Thieme

Intensivmedizin compact

Für den klinischen Alltag und die Zusatzweiterbildung Intensivmedizin

Herausgegeben von
Markus A. Weigand, Andreas Hecker,
Konstantin Mayer, Dominik Michalski

Mit Beiträgen von

Marc Altvater
Anastasia Antonopoulou
Felix Arlt
Ingolf Askevold
Carsten Bantel
Michael Bauer
Matthias Bayer
Fabienne Bender
Michael Bernhard
Christopher Beynon
Frank Bloos
Andreas Böning
Andreas Brcic
Thorsten Brenner
Joseph Claßen
Marko Dahmer
Thomas Discher
Rainer Dziewas
Fabian Edinger
Mascha Fiedler
Philippe Grieshaber
Marco Gruß
Albrecht Günther
Ulf Günther
Marit Habicher
Christian Hamm
Andreas Hecker
Birgit Hecker
Christina-Maria Hecker
Matthias Hecker
Alexandra Heininger
Martin Heinrich
Christian Heiß
Rüdiger Hörbelt
Hagen B. Huttner
Nils Jennewein
Lars Kihm
Christian Koch
Matthias Kochanek
Norbert Krauss
Stefan Kuhnert
Christoph Lichtenstern
Juliane Liese
Dirk Lindner
Lukas Martin
Gernot Marx
Konstantin Mayer
Andreas Meisel
Jürgen Meixensberger
Uta Merle
Patrick Meybohm
Mark Michael
Dominik Michalski
Annekatrin Müller
Wolfgang Müllges
Kurt G. Naber
Simon Nagel
Peter P. Nawroth
Thomas Neumann
Bernd Niemann
Christian Nusshag
Frank Oehmke
Philip Ulrich Oppelt
Winfried Padberg
Johann Pelz
Peter Karl Plinkert
Erik Popp
Aniella K. Reichert
Martin Reichert
Lars Reinhardt
Alexander Reinisch-Liese
Daniel Richter
Katrin Richter
Jens G. Riedel
Jost-Julian Rumpf
Khaschayar Saadat-Gilani
Michael Sander
Stefan Schaller
Franziska Scheibe
Karsten Schmidt
Thomas Schmoch
Emmanuel Schneck
Franziska Schneck
Andreas A. Schnitzbauer
Stefan Schob
Tobias Schürholz
Monica Soboletzki
Natascha Sommer
Maximilian Sprügel
Thomas Standl
Khodr Tello
Janina Trauth
István Vadász
Florian Wagenlehner
Hans-Dieter Walmrath
Tobias Warnecke
Markus A. Weigand
Kay Welpert
Sabine Westphal
Thomas Wichter
Biruta Witte
Matthias Wolff
Kai Zacharowski
Karim Zaoui
Alexander Zarbock

130 Abbildungen

Georg Thieme Verlag
Stuttgart • New York

Bibliografische Information der Deutschen Nationalbibliothek
Die Deutsche Nationalbibliothek verzeichnet diese Publikation in der Deutschen Nationalbibliografie; detaillierte bibliografische Daten sind im Internet über http://dnb.d-nb.de abrufbar.

Ihre Meinung ist uns wichtig! Bitte schreiben Sie uns unter:
www.thieme.de/service/feedback.html

Wichtiger Hinweis: Wie jede Wissenschaft ist die Medizin ständigen Entwicklungen unterworfen. Forschung und klinische Erfahrung erweitern unsere Erkenntnisse, insbesondere was Behandlung und medikamentöse Therapie anbelangt. Soweit in diesem Werk eine Dosierung oder eine Applikation erwähnt wird, darf der Leser zwar darauf vertrauen, dass Autoren, Herausgeber und Verlag große Sorgfalt darauf verwandt haben, dass diese Angabe **dem Wissensstand bei Fertigstellung des Werkes** entspricht.
Für Angaben über Dosierungsanweisungen und Applikationsformen kann vom Verlag jedoch keine Gewähr übernommen werden. **Jeder Benutzer ist angehalten**, durch sorgfältige Prüfung der Beipackzettel der verwendeten Präparate und gegebenenfalls nach Konsultation eines Spezialisten festzustellen, ob die dort gegebene Empfehlung für Dosierungen oder die Beachtung von Kontraindikationen gegenüber der Angabe in diesem Buch abweicht. Eine solche Prüfung ist besonders wichtig bei selten verwendeten Präparaten oder solchen, die neu auf den Markt gebracht worden sind. **Jede Dosierung oder Applikation erfolgt auf eigene Gefahr des Benutzers.** Autoren und Verlag appellieren an jeden Benutzer, ihm etwa auffallende Ungenauigkeiten dem Verlag mitzuteilen.
Marken, geschäftliche Bezeichnungen oder Handelsnamen werden nicht in jedem Fall besonders kenntlich gemacht. Aus dem Fehlen eines solchen Hinweises kann nicht geschlossen werden, dass es sich um einen freien Handelsnamen handelt.

Georg Thieme Verlag KG
Rüdigerstraße 14, 70469 Stuttgart, Germany
www.thieme.de

Printed in Germany

Redaktion: Ingrid Ahnert, Kunreuth
Covergestaltung: © Thieme
Bildnachweis Cover: Monitor: © synthex/stock.adobe.com;
Person: © Fotograf Daniel Carreno, Aachen; Composing: © Thieme
Zeichnungen: Christine Lackner, Ittlingen; Prof. Jürgen Wirth, Dreieich (Abb. 1.5), Ralf Hoppe, Hannover (Abb. 1.3, 1.9 (Zeichnungen), 21.2, 21.3)
Satz: L42 AG, Berlin; gesetzt aus: PTC APP
Druck: Westermann Druck Zwickau GmbH, Zwickau

DOI 10.1055/b000000029

ISBN 978-3-13-241853-0 1 2 3 4 5 6

Auch erhältlich als E-Book:
eISBN (PDF) 978-3-13-241854-7
eISBN (epub) 978-3-13-241855-4

Wo datenschutzrechtlich erforderlich, wurden die Namen und weitere Daten von Personen redaktionell verändert (Tarnnamen). Dies ist grundsätzlich der Fall bei Patienten, ihren Angehörigen und Freunden, z. T. auch bei weiteren Personen, die z. B. in die Behandlung von Patienten eingebunden sind.
Um den Lesefluss zu erhalten, wird im Nachfolgenden in der Regel die maskuline Geschlechtsform verwendet. Sie bezieht alle Geschlechter gleichermaßen mit ein.

Vorwort

Aufgrund einer sich verändernden Alterspyramide sowie immer komplexer werdender und invasiverer Behandlungen ist der Bedarf an hochqualifizierter Intensivmedizin in den letzten Jahren deutlich gestiegen. Gerade auch periprozedural entscheidet sich die Prognose des Patienten häufig durch eine optimale Versorgung. Diese Aufgabe fällt zu einem bedeutenden Anteil in die Hand von Intensivmedizinern. Sie müssen den zumeist komplexen Patienten aus allen Altersstufen und mit Erkrankungen aus allen Fachdisziplinen gerecht werden. Hierzu sind ein breites, fachübergreifendes medizinisches Wissen, gute kommunikative Fähigkeiten und Interprofessionalität unverzichtbar.

Die zentrale Rolle der Intensivmedizin wird vor allem bei der Sicherstellung einer flächendeckenden und zugleich hochwertigen Versorgung schwer erkrankter Patienten sichtbar. Situationen mit eingeschränkten Ressourcen oder einer vermehrten Inanspruchnahme wie beispielsweise im Rahmen von Pandemien stellen dabei besondere Herausforderungen dar. Der Anspruch an das intensivmedizinische Fachpersonal ist insgesamt hoch: Alle klinischen Entscheidungen müssen im Sinne des Patienten, empathisch, ethisch vertretbar, fachlich fundiert und prozessorientiert getroffen werden. Hierfür ist die Kenntnis des aktuellen intensivmedizinischen Wissens sowie neuester wissenschaftlicher Ergebnisse erforderlich, die gute Intensivmediziner jedoch individualisiert auf jeden einzelnen Intensivpatienten anwenden müssen.

Dieses Buch stellt sehr kompakt, aber nicht minder ausführlich intensivmedizinisches Wissen und die sich ergebenden Zusammenhänge aus dem gesamten Spektrum der Intensivmedizin dar. Es dient als fächerübergreifendes Werk sowohl für den Einstieg auf der Intensivstation und die Vorbereitung auf die Facharztprüfung oder die Zusatzbezeichnung „Spezielle Intensivmedizin“ als auch als Nachschlagewerk für den erfahrenen intensivmedizinisch Tätigen.

Intensivmedizin compact kann somit zum zuverlässigen Begleiter für jeden Tag auf Intensivstation werden.

Heidelberg, Gießen, Karlsruhe, Leipzig
im Winter 2020
Markus A. Weigand
Andreas Hecker
Konstantin Mayer
Dominik Michalski

Inhaltsverzeichnis

Allgemeine Intensivmedizin

Anschriften

Herausgeber

Prof. Dr. med. Markus A. **Weigand**
Universitätsklinikum Heidelberg
Klinik für Anästhesiologie
Im Neuenheimer Feld 110
69120 Heidelberg

PD Dr. med. Andreas **Hecker**
Universitätsklinikum Gießen & Marburg GmbH,
Standort Gießen
Klinik für Allgemein-, Viszeral-, Thorax-,
Transplantations- und Kinderchirurgie
Rudolf-Buchheim-Str. 7
35392 Gießen

Prof. Dr. med. Konstantin **Mayer**
St. Vincentius-Klinik
Pneumologie und Schlafmedizin
Südendstr. 32
76137 Karlsruhe

Prof. Dr. med. Dominik **Michalski**
Universitätsklinikum Leipzig AöR
Klinik und Poliklinik für Neurologie
Liebigstr. 20
04103 Leipzig

Mitarbeiter

Dr. med. Marc **Altvater**
Universitätsklinikum Heidelberg
Klinik für Anästhesiologie
Im Neuenheimer Feld 110
69120 Heidelberg

Dr. Anastasia **Antonopoulou**
Universitätsklinikum Gießen und Marburg
Med. Klinik II, Pneumologische Intensivstation
Klinikstr. 33
35392 Gießen

Dr. med. Felix **Arlt**
Universitätsklinikum Leipzig AöR
Klinik und Poliklinik für Neurochirurgie
Liebigstr. 20
04103 Leipzig

Dr. med. Ingolf **Askevold**, MHBA
Universitätsklinikum Gießen
Klinik für Allgemeinchirurgie
Rudolf-Buchheim-Str. 7
35392 Gießen

Dr. med. Carsten **Bantel**, Ph. D.
Klinikum Oldenburg AöR
Anästhesiologie, Intensivmedizin, Notfallmedizin,
Schmerztherapie
Rahel-Straus-Str. 10
26133 Oldenburg

Prof. Dr. med. Michael **Bauer**
Universitätsklinikum Jena
Klinik Anästhesiologie und Intensivmedizin
Am Klinikum 1
07747 Jena

Dr. med. Matthias **Bayer**
UKGM – Uniklinikum Gießen-Marburg
Medizinische Klinik 1 Kardiologie
Klinikstr. 33
35392 Gießen

Dr. med. Fabienne **Bender**
Universitätsklinikum
Allgemein- und Thoraxchirurgie
Rudolf-Buchheim-Str. 7
35392 Gießen

Prof. Dr. med. habil. Michael **Bernhard**
Universitätsklinikum Düsseldorf
Zentrale Notaufnahme
Moorenstr. 5
40225 Düsseldorf

Prof. Dr. med. Christopher **Beynon**
Universitätsklinikum Heidelberg
Neurochirurgie
Im Neuenheimer Feld 400
69120 Heidelberg

PD Dr. med. Frank **Bloos**
Universitätsklinikum Jena
Klinik für Anästhesiologie und Intensivmedizin
Am Klinikum 1
07747 Jena

Prof. Dr. med. Andreas **Böning**
Universitätsklinikum Gießen
Klinik für Herz-/Kinderherz-/Gefäßchirurgie
Rudolf-Buchheim-Str. 7
35392 Gießen

Dr. Andreas **Brcic**
Universitätsklinikum Essen
Klinik für Anästhesiologie und Intensivmedizin
Hufelandstr. 55
45147 Essen

Prof. Dr. med. Thorsten **Brenner**
Universitätsklinikum Essen
Klinik für Anästhesiologie und Intensivmedizin
Hufelandstr. 55
45147 Essen

Prof. Dr. med. Joseph **Claßen**
Universitätsklinikum Leipzig AöR
Klinik und Poliklinik für Neurologie
Liebigstr. 20
04103 Leipzig

Dr. med. Marko **Dahmer**
Gemeinschaftspraxis für
Herz- und Gefäßkrankheiten
P 7 13
68161 Mannheim

Dr. med. Thomas **Discher**
Justus-Liebig Universität Gießen
Medizinische Klinik und Poliklinik II
Klinikstr. 33
35392 Gießen

Prof. Dr. med. Rainer **Dziewas**
Klinik für Neurologie und
Neurologische Frührehabilitation
Klinikum Osnabrück
Am Finkenhügel 1
49076 Osnabrück

Dr. med. Fabian **Edinger**
Universitätsklinikum Gießen
Anästhesiologie, operative Intensivmedizin und
Schmerztherapie
Rudolf-Buchheim-Str. 7
35392 Gießen

Dr. med. Mascha **Fiedler**
Universitätsklinikum Heidelberg
Klinik für Anästhesiologie
Im Neuenheimer Feld 110
69120 Heidelberg

PD Dr. med. Philippe **Grieshaber**
Universitätsklinikum Heidelberg
Klinik für Herzchirurgie
Sektion Kinderherzchirurgie
Im Neuenheimer Feld 430
69120 Heidelberg

PD Dr. med. Marco **Gruß**
Klinikum Hanau GmbH
Klinik für Anästhesiologie, operative
Intensivmedizin und Schmerztherapie
Leimenstr. 20
63450 Hanau

Dr. med. Albrecht **Günther**
Universitätsklinikum Jena
Hans-Berger-Klinik für Neurologie
Am Klinikum 1
07747 Jena

PD Dr. med. Ulf **Günther**
Klinikum Oldenburg AöR
Anästhesiologie, Intensivmedizin, Notfallmedizin,
Schmerztherapie
Rahel-Straus-Str. 10
26133 Oldenburg

Dr. med. Marit **Habicher**
Universitätsklinikum Gießen
Anästhesiologie, operative Intensivmedizin und
Schmerztherapie
Rudolf-Buchheim-Str. 7
35392 Gießen

Prof. Dr. med. Christian **Hamm**
Universitätsklinikum Gießen
Medizinische Klinik I (Kardiologie, Angiologie)
Klinikstr. 33
35392 Gießen

Dr. med. Birgit **Hecker**
St. Josefs Krankenhaus Balserische Stiftung
Abteilung Anästhesie
Wilhelmstraße 7
35392 Gießen

Dr. phil. nat. Christina-Maria **Hecker**
Wiskottstr. 4
44141 Dortmund

PD Dr. med. Matthias **Hecker**, Ph. D.
Universitätsklinikum Gießen
Medizinische Klinik und Poliklinik II
Klinikstr. 33
35392 Gießen

Prof. Dr. med. Alexandra **Heininger**
UMM Universitätsmedizin Mannheim
Krankenhaushygiene
Theodor-Kutzer-Ufer 1–3
68167 Mannheim

Dr. med. Martin **Heinrich**
Universitätsklinikum
Klinik für Unfallchirurgie
Rudolf-Buchheim-Str. 7
35392 Gießen

Prof. Dr. Dr. h. c. Christian **Heiß**
Klinik und Poliklinik für Unfall-, Hand- und Wiederherstellungschirurgie
Universitätsklinikum Gießen GmbH
Rudolf-Buchheim-Str. 7
35392 Gießen

PD Dr. med. Rüdiger **Hörbelt**
Universitätsklinikum Gießen
Klinik für Allgemein Thoraxchirurgie
Rudolf-Buchheim-Str. 7
35392 Gießen

Prof. Dr. med. Hagen B. **Huttner**
Uniklinikum Erlangen
Neurologische Klinik – Kopfklinik
Schwabachanlage 6
91054 Erlangen

Rechtsanwalt Nils **Jennewein**
Bette Westenberger Brink Rechtsanwälte PartGmbB
Große Langgasse 1a
55116 Mainz

PD Dr. med. Lars **Kihm**
Medizinische Universitätsklinik (Krehl-Klinik)
Klinik für Endokrinologie, Stoffwechsel und Klinische Chemie (Innere Medizin I)
Im Neuenheimer Feld 410
69120 Heidelberg

Dr. med. Christian **Koch**
Universitätsklinikum Gießen u. Marburg, Standort Gießen
Klinik für Anästhesiologie, operative Intensivmedizin und Schmerztherapie
Rudolf-Buchheim-Str. 7
35392 Gießen

PD Dr. med. Matthias **Kochanek**
Universitätsklinikum Köln (AöR)
Klinik I für Innere Medizin
Kerpener Str. 62
50937 Köln

Dr. med. Norbert **Krauss**
Universitätsklinikum Gießen
Zentrale interdisziplinäre viszeralmedizinische Endoskopie (ZIVE)
Klinikstr. 33
35392 Gießen

Dr. med. Stefan **Kuhnert**
UKGM, Standort Gießen
Pneumologische Ambulanz
Klinikstr. 33
35392 Gießen

PD Dr. med. Christoph **Lichtenstern**
Universitätsklinikum Heidelberg
Klinik für Anästhesiologie
Im Neuenheimer Feld 110
69120 Heidelberg

PD Dr. med. Juliane **Liese**
Universitätsklinikum Gießen
Klinik für Allgemein-, Viszeral-, Thorax-, Transplantations- und Kinderchirurgie
Rudolf-Buchheim-Str. 7
35392 Gießen

PD Dr. med. Dirk **Lindner**
Universitätsklinikum
Klinik für Neurochirurgie
Liebigstr. 20
04103 Leipzig

PD Dr. med. Lukas **Martin**, MHBA
Universitatsklinikum Aachen
Klinik für Operative Intensivmedizin und Intermediate Care
Pauwelsstr. 30
52074 Aachen

Prof. Dr. med. Gernot **Marx**, FRCA
Universitatsklinikum Aachen
Klinik für Operative Intensivmedizin und
Intermediate Care
Pauwelsstr. 30
52074 Aachen

Prof. Dr. med. Andreas **Meisel**
Charité Berlin CCM – Klinik für Neurologie
mit Experimenteller Neurologie
Chariteplatz 1
10117 Berlin

Prof. Dr. med. Jürgen **Meixensberger**
Universitätsklinikum Leipzig AöR
Klinik und Poliklinik für Neurochirurgie
Liebigstr. 20
04103 Leipzig

Prof. Dr. med. Uta **Merle**
Universitätsklinikum Heidelberg
Innere Medizin IV
Im Neuenheimer Feld 410
69120 Heidelberg

Prof. Dr. med. Patrick **Meybohm**
Universitätsklinikum Würzburg
Klinik und Poliklinik für Anästhesiologie, Intensiv-
medizin, Notfallmedizin und Schmerztherapie
Oberdürrbacher Str. 6
97080 Würzburg

Dr. med. Mark **Michael**
Universitätsklinikum Düsseldorf
Zentrale Notaufnahme
Moorenstr. 5
40225 Düsseldorf

Dr. med. Annekatrin **Müller**
Universitätsklinikum Leipzig AöR
Klinik und Poliklinik für Neurologie
Liebigstr. 20
04103 Leipzig

Prof. Dr. med. Wolfgang **Müllges**
Uniklinikum Würzburg
Klinik und Poliklinik für Neurologie
Josef-Schneider-Str. 11
97080 Würzburg

Prof. Dr. med. Kurt G. **Naber**
Karl-Bickleder-Str. 44c
94315 Straubing

Prof. Dr. med. Simon **Nagel**
Universitätsklinikum Heidelberg
Neurologische Klinik
Im Neuenheimer Feld 400
69120 Heidelberg

Prof. Dr. Dr. h. c. Peter P. **Nawroth**
Universitätsklinikum Heidelberg
Innere Medizin I
Endokrinologie, Stoffwechsel und
Klinische Chemie
Im Neuenheimer Feld 410
69120 Heidelberg

Prof. Dr. Thomas **Neumann**
Kerckhoff Klinik GmbH
Abteilung für Kardiologie
Benekestr. 2–8
61231 Bad Nauheim

PD Dr. med. Bernd **Niemann**
Universitätsklinikum Gießen und Marburg,
Standort Gießen
Klinik für Herz-, Kinderherz- und Gefäßchirurgie
Rudolf-Buchheim-Str. 7
35392 Gießen

Dr. med. Christian **Nusshag**
Universitätsklinikum Heidelberg
Sektion Nephrologie/Nierenzentrum Heidelberg e. V.
Im Neuenheimer Feld 162
69120 Heidelberg

Dr. med. Frank **Oehmke**
Universitätsklinikum Gießen
Frauenheilkunde und Geburtshilfe
Klinikstr. 33
35392 Gießen

Philip Ulrich **Oppelt**
Universitätsklinikum Gießen
Klinik für Allgemeinchirurgie
Rudolf-Buchheim-Str. 7
35392 Gießen

Prof. Dr. med. Winfried **Padberg**
Universitätsklinikum Gießen
Klinik für Allgemein-, Viszeral-, Thorax-,
Transplantations- und Kinderchirurgie
Rudolf-Buchheim-Str. 7
35392 Gießen

Dr. med. Johann **Pelz**
Universitätsklinikum Leipzig AöR
Klinik und Poliklinik für Neurologie
Liebigstr. 20
04103 Leipzig

Prof. Dr. Dr. h. c. Peter Karl **Plinkert**
UniversitätsKlinikum Heidelberg
Im Neuenheimer Feld 400
69120 Heidelberg

Prof. Dr. med. Erik **Popp**
Universitätsklinikum Heidelberg
Klinik für Anästhesiologie
Im Neuenheimer Feld 110
69120 Heidelberg

Dr. med. Aniella Katharina **Reichert**
Universitätsklinikum Gießen
Zentrum für Frauenheilkunde und Geburtshilfe
Klinikstr. 33
35392 Gießen

Dr. med. Martin **Reichert**
Universitätsklinikum Gießen und Marburg,
Standort Gießen
Abteilung für Allgemein-, Viszeral-, Thorax-,
Transplantations- und Kinderchirurgie
Rudolf-Buchheim-Str. 7
35392 Gießen

Dr. med. Lars **Reinhardt**
Universitätsklinikum Heidelberg
Klinik für Anästhesiologie
Im Neuenheimer Feld 110
69120 Heidelberg

Dr. med. Alexander **Reinisch-Liese**
Klinikum Wetzlar
Allgemein-, Viszeral- und Onkologische Chirurgie
Forsthausstr. 1–3
35578 Wetzlar

Dr. med. Daniel **Richter**
Universitätsklinikum Heidelberg
Klinik für Anästhesiologie
Im Neuenheimer Feld 110
69120 Heidelberg

Dr. rer. nat. Katrin **Richter**
Universitätsklinikum Gießen
Klinik für Allgemeinchirurgie
Rudolf-Buchheim-Str. 7
35392 Gießen

Dr. med. Jens G. **Riedel**
Universitätsklinikum Gießen
Klinik für Allgemein-, Viszeral-, Thorax-,
Transplantations- und Kinderchirurgie
Rudolf-Buchheim-Str. 7
35392 Gießen

Dr. med. Jost-Julian **Rumpf**
Universitätsklinikum Leipzig AöR
Klinik und Poliklinik für Neurologie
Liebigstr. 20
04103 Leipzig

Dr. med. Khaschayar **Saadat-Gilani**
Klinik für Anästhesiologie, operative
Intensivmedizin und Schmerztherapie
Universitätsklinikum Münster
Albert-Schweitzer-Campus 1, Gebäude A1
48149 Münster

Prof. Dr. med. Michael **Sander**
Universitätsklinikum Gießen und Marburg GmbH
Klinik für Anästhesiologie, operative
Intensivmedizin und Schmerztherapie
Rudolf-Buchheim-Str. 7
35392 Gießen

Prof. Dr. Stefan **Schaller**
Charité – Universitätsmedizin Berlin
Charitéplatz 1
10117 Berlin

Dr. med. Franziska **Scheibe**
Charité Berlin CCM
Klinik für Neurologie mit Experimenteller
Neurologie
Charitéplatz 1
10117 Berlin

Dr. med. Karsten **Schmidt**
Universitätsklinikum Essen
Klinik für Anästhesiologie und Intensivmedizin
Hufelandstr. 55
45147 Essen

Dr. med. Thomas **Schmoch**
Klinik für Anästhesiologie und Intensivmedizin
Universitätsklinikum Essen (AöR)
Hufelandstraße 55
45147 Essen

Dr. med. Emmanuel **Schneck**
Universitätsklinikum Gießen
Anästhesiologie, operative Intensivmedizin und Schmerztherapie
Rudolf-Buchheim-Str. 7
35392 Gießen

Dr. Franziska **Schneck**
Uniklinik
Medizinische Klinik I/Kardiologiee
Klinikstr. 33
35392 Gießen

Prof. Dr. med. Andreas A. **Schnitzbauer**
Universitätsklinikum Frankfurt
Klinik für Allgemein- und Viszeral- und Transplantationschirurgie
Theodor-Stern-Kai 7
60596 Frankfurt

Dr. med. Stefan **Schob**
Universitätsklinikum Leipzig
Institut für Neuroradiologie
Liebigstr. 20
04103 Leipzig

Prof. Dr. med. Tobias **Schürholz**
Universitätsmedizin Rostock
Klinik für Anästhesiologie und Intensivtherapie
Schillingallee 35
18057 Rostock

Dr. med. Monica **Soboletzki**
Universitätsklinikum Heidelberg
Gastroent., Infektionskrankheiten, Vergiftungen
Im Neuenheimer Feld 410
69120 Heidelberg

PD Dr. med. Natascha **Sommer**, Ph. D.
Universitätsklinikum Gießen und Marburg
Medizinische Klinik und Poliklinik II
Klinikstr. 36
35392 Gießen

Dr. med. Maximilian **Sprügel**
Neurologische Univ.-Klinik
Kopfklinik
Schwabachanlage 6
91054 Erlangen

Prof. Dr. med. Thomas **Standl**, MHBA
Klinik für Anästhesie, Operative Intensiv- und Palliativmedizin
Städtisches Klinikum Solingen gGmbH
Akademisches Lehrkrankenhaus der Universität zu Köln
Gotenstr. 1
42653 Solingen

Dr. Khodr **Tello**
Medizinische Klinik II,
Pneumologie und Intensivmedizin
UKGM, Standort Gießen
Klinikstr. 36
35392 Gießen

Dr. med. Janina **Trauth**
Medizinische Klinik II SP Infektiologie
Universitätsklinikum Gießen und Marburg GmbH
Klinikstr. 33
35392 Gießen

Dr. med. István **Vadász**
UKGM – Uniklinikum Gießen-Marburg
Zentrum für Innere Medizin
Klinikstr. 33
35392 Gießen

Prof. Dr. med. Florian **Wagenlehner**
Justus Liebig Universität Gießen
Klinik für Urologie, Kinderurologie und Andrologie
Rudolf-Buchheim-Str. 7
35392 Gießen

Prof. Dr. med. Hans-Dieter **Walmrath**
Universitätsklinikum Gießen und Marburg
Klinik und Poliklinik der Medizinischen Klinik II
Klinikstr. 33
35392 Gießen

Prof. Dr. med. Tobias **Warnecke**
Universitätsklinikum Münster
Klinik für Neurologie
Albert-Schweitzer-Campus 1
48149 Münster

Dr. med. Kay **Weipert**
Kerckhoff Klinik GmbH
Abteilung für Kardiologie
Benekestr. 2–8
61231 Bad Nauheim

Dr. rer. nat. Sabine **Westphal**
Universitätsklinikum Eppendorf
III. Medizinische Klinik und Poliklinik
Campus Forschung (N27)
Martinistr. 52
20246 Hamburg

Prof. Dr. med. Thomas **Wichter**
Niels-Stensen-Kliniken
Marienhospital Osnabrück
Klinik für Innere Medizin / Kardiologie
Bischofsstr. 1
49074 Osnabrück

PD Dr. med. Biruta **Witte**
Universitätsklinikum Gießen und Marburg
Sektion Thoraxchirurgie
Rudolf-Buchheim-Str. 7
35392 Gießen

Prof. Dr. med. Matthias **Wolff**
Universitätsklinikum Gießen
Anästhesiologie, operative Intensivmedizin,
Schmerztherapie
Rudolf-Buchheim-Str. 7
35392 Gießen

Prof. Dr. Dr. Kai **Zacharowski**
Universitätsklinikum Frankfurt
Klinik für Anästhesiologie, Intensivmedizin &
Schmerztherapie
Theodor-Stern-Kai 7
60590 Frankfurt

PD Dr. Karim **Zaoui**
Universitätsklinikum Heidelberg
Hals-Nasen-Ohrenklinik
Im Neuenheimer Feld 400
69120 Heidelberg

Prof. Dr. med. Alexander **Zarbock**
Universitätsklinikum Münster
Klinik für Anästhesiologie, operative
Intensivmedizin und Schmerztherapie
Albert-Schweitzer-Campus 1, Gebäude A1
48149 Münster

Teil I

Allgemeine Intensivmedizin

I

I

1 Intensivmedizinische Techniken

1.1 Atemwegsmanagement

Karsten Schmidt

1.1.1 Einleitung

▸ **Aufgaben einer effektiven Atemwegssicherung.** Die Fähigkeit zur Atemwegssicherung ist eine Kernkompetenz in der Anästhesiologie sowie der Notfall- und Intensivmedizin. Oberste Priorität jeder Atemwegssicherungsmaßnahme ist es, die Oxygenierung eines Patienten zu gewährleisten. Eine effektive Atemwegssicherung zeichnet sich durch die Vermeidung einer Hypoxämie, die Aufrechterhaltung der hämodynamischen Stabilität und die Verhinderung einer pulmonalen Aspiration aus. Die gefürchtetsten Folgen von Komplikationen sind der Tod oder eine hypoxische Gehirnschädigung des Patienten. Atemwegssicherungsmaßnahmen besitzen folgerichtig das inhärente Risiko, sich zu zeitkritischen und lebensbedrohlichen Notfallsituationen zu entwickeln. Das intensivmedizinische Behandlungsumfeld ist ein Hochrisikobereich für erschwerte Atemwegssicherungsbedingungen und schwerwiegende Komplikationen im Rahmen der Atemwegssicherung [3], [9], [15], [16].

M!

Merke

Die Inzidenz für einen tödlichen Verlauf und eine hypoxische Gehirnschädigung nach Atemwegskomplikationen ist im intensivmedizinischen Bereich fast 60fach höher als im perioperativen anästhesiologischen Umfeld [3], [9], [15].

▸ **Stringentes algorithmusbasiertes Vorgehen.** Mehrere Fachgesellschaften empfehlen in behandlungskontext- und risikoadaptierten Leitlinien bei erwarteten und unerwarteten Atemwegsproblemen ein stringentes algorithmusbasiertes Vorgehen zur Atemwegssicherung [7], [9], [13], [15], [17]. Alle Algorithmen enthalten vier Eskalationsstufen mit möglichen Zugängen zur Sicherung der Atemwege:

- Spontanatmung/Maskenbeatmung
- Verwendung von extraglottischen Atemwegshilfen (EGA)
- Platzierung eines Endotrachealtubus in der Trachea
- translaryngealer/transtrachealer Zugang

Unter Verwendung einer konsequenten Vorwärtsstrategie müssen bei nicht beherrschbaren Oxygenierungsproblemen die Eskalationsstufen ohne Zeitverlust abgearbeitet werden. In begründeten Situationen ist es dem erfahrenen Anwender vorbehalten, vom Algorithmus abzuweichen. Institutionell sollten anästhesiologische und intensivmedizinische Abteilungen einen miteinander abgestimmten Algorithmus verwenden. Dieser sollte sich an lokalen Gegebenheiten orientieren und einfach aufgebaut sein.

Atemwegswägen müssen standardisiert und auf den verwendeten Algorithmus abgestimmt sein. Das *Überwachungsmonitoring* sollte nationalen Versorgungsstandards entsprechen. Die kontinuierliche Verfügbarkeit eines *Bronchoskops* sowie eines *Videolaryngoskops* wird empfohlen. Ein Behandlungsteam sollte in der Verwendung des Atemwegswagens geschult und durch regelmäßiges Training mit den Algorithmen vertraut sein.

Kognitive Hilfsmittel (grafische Darstellung von Algorithmen, standardisierte Beschriftung von Materialien, Intubationschecklisten, bettseitige Risikowarnschilder) verbessern in Stresssituationen die Handlungsfähigkeit und sind integraler Teil einer Gesamtstrategie. Institutionell sollten die Verfügbarkeit von Expertenhilfe (anästhesiologisch/chirurgisch) kontinuierlich organisiert und *Notrufketten* etabliert sein.

1.1.2 Atemwegsevaluation und Risikoantizipation

In der Intensivmedizin muss eine kombinierte Evaluation von anatomischen, physiologischen und behandlungskontextbedingten Risikofaktoren für eine schwierige Atemwegssicherung erfolgen.

Anatomisch schwieriger Atemweg

Der Begriff anatomisch schwieriger Atemweg wird für Schwierigkeiten bei der Maskenbeatmung, bei der Verwendung von EGAs, der direkten/indirekten Laryngoskopie, der trachealen Intubation und bei translaryngealen/transtrachealen Verfahren verwendet. Eine strukturierte Untersuchung auf das Vorliegen von Risiken für einen schwierigen Atemweg bzw. für das Versagen der geplanten Atemwegssicherungstechnik wird von allen Leitlinien empfohlen [7], [9], [15], [17].

Anamnestische Informationen der letzten Atemwegsevaluation und die Dokumentation von vorherigen Atemwegssicherungsbedingungen sollten bei intensivmedizinisch betreuten Patienten *strukturiert dokumentiert* werden. Komplikationen bei einer vorangegangenen Atemwegssicherung haben sich als bester Prädiktor für einen schwierigen Atemweg und eine erhöhte Wahrscheinlichkeit für das erneute Auftreten von Schwierigkeiten erwiesen. Erkrankungsschwere und Intensivtherapie können allerdings vorher normale anatomische Atemwege zu schwierigen Atemwegen machen. Faktoren wie eine positive Flüssigkeitsbilanz, Bauchlagerungstherapie, prolongierte Beatmungstherapie, Atemwegstraumatisierungen und operative Eingriffe können zu erheblichen Veränderungen der Atemwegssicherungsbedingungen führen. Für jede Eskalationsstufe der Atemwegssicherung sollten Faktoren erhoben werden, die zu Schwierigkeiten und/oder dem Versagen des geplanten Verfahrens führen können.

M!

Merke

Ein besonderes Augenmerk sollte auf die Beurteilung der Durchführbarkeit von Notfalltechniken gelegt werden, da das Risiko für Anwendungsschwierigkeiten oder deren Versagen deutlich erhöht ist, wenn bereits die Primärtechnik erschwert war oder versagt hat. Eine standardisierte Atemwegsevaluation sollte in der Intensivmedizin immer erfolgen [9], [15], [17] und mindestens die Überprüfung der Mundöffnung, der Halsbeweglichkeit und der gezielten Lokalisierung des Lig. cricothyroideum beinhalten.

Ein etabliertes Verfahren zur strukturierten Risikoevaluation bei Notfallintubationen ist die (modifizierte) *LE(MO)N-Methode* (Look, Evaluate, Mallampati, Obstruction, Neck Mobility) [11], [18]. Im intensivmedizinischen Bereich ist die Verwendung der Sonografie zur Atemwegsevaluation empfohlen (z. B. Identifizierung des Lig. cricothyroideum, Ausschluss einer ösophagealen Intubation) [9], [12].

Der bislang einzige validierte Score zur Identifikation von schwierigen Intubationsbedingungen in der Intensivmedizin ist der *MACOCHA-Score*. Dieser Score integriert anatomische und physiologische Patientenfaktoren mit Anwenderqualifizierungsfaktoren (▶ Tab. 1.1)

Tab. 1.1 MACOCHA-Score: Es können 12 Punkte vergeben werden und die Intubationsschwierigkeit erhöht sich von 0 (einfach) auf 12 (sehr schwer) [5].

Faktoren	Punkte
Patientenfaktoren	
• Mallampati-Score III oder IV (bedeutet weicher und harter bzw. nur harter Gaumen sichtbar)	5
• Obstruktives Schlafapnoe-Syndrom (OSAS)	2
• zervikale Beweglichkeit reduziert	1
• Mundöffnung < 3 cm	1
pathologische Faktoren	
• Koma	1
• schwere Hypoxie	1
Anwenderfaktoren	
• kein (ausgebildeter) Anästhesist	1
gesamt	*maximal 12*

Physiologisch schwieriger Atemweg

Ein physiologisch schwieriger Atemweg beschreibt das Risiko des Patienten aufgrund reduzierter kardiopulmonaler Reserven im Rahmen von Narkoseinduktion und Atemwegssicherung lebensbedrohlich instabil zu werden [1], [9], [15], [16]. Die Intubationsstrategie sollte die zugrunde liegende Pathophysiologie des Patienten berücksichtigen (z. B. Risiko für erhöhten Hirndruck, Schockzustände, höhergradige Klappenvitien etc.). Beide Formen des schwierigen Atemwegs liegen häufig kombiniert mit ineinandergreifenden Komplikationspotenzialen vor und müssen im Rahmen der Atemwegssicherung antizipiert werden.

1.1.3 Atemwegssicherungsalgorithmus

Die Leitlinien zur Atemwegssicherung im intensivmedizinischen Bereich betonen, dass immer von einer potenziell schwierigen Atemwegssicherung ausgegangen werden muss [9], [15]. Eine Optimierung der Ausgangsbedingungen mit dem Ziel der Risikominimierung und eine strukturierte Planung sind für den primären Intubationserfolg von großer Bedeutung. Effektive Atemwegssicherung beinhaltet deshalb gutes Teamwork, situatives Rollenverständnis und klare Kommunikationsregeln.

Im Folgenden werden zentrale Aspekte mehrerer Leitlinienempfehlungen zum algorithmusbasierten Vorgehen in der Intensivmedizin zusammengefasst dargestellt [9], [15], [17]. Die Verwendung einer standardisierten Intubationscheckliste bei der Vorbereitung hilft, die Intubationssituation zu optimieren und Komplikationen deutlich zu reduzieren. Zur Orientierung ist in ▶ Abb. 1.1 der adaptierte Atemwegssicherungsalgorithmus der Intensivstation des Autors dargestellt.

Rollen innerhalb eines Intubationsteams

Intubationsteams sollten aus bis zu 6 Personen bestehen. Idealerweise übt der Teamleiter eine koordinierende Führungsrolle aus. Die Rollenverteilung muss immer vom Behandlungskontext abhängig gemacht werden. Die Zuordnung spezifischer Aufgaben vor der Narkoseeinleitung reduziert das Risiko von kognitiver Überforderung in Stresssituationen und kreiert ein gemeinsames situatives Bewusstsein. Folgende Rollen sind zu definieren:

- Teamleiter
- Anwender Intubationsversuch
- Anwender Alternativverfahren
- Anwender translarnygeales/transtracheales Verfahren
- Anwender Krikoiddruck
- Medikamentenapplikation und hämodynamische Stabilisierung
- Atemwegmaterialassistenz
- Beobachterfunktion (Vitalparameter, Zeitmanagement etc.)
- Springer für Material und Alarmierung von Hilfe

Definition der Kommunikationsregeln und Teambriefing

Allen Beteiligten sollten Namen und Funktion der Teammitglieder bekannt sein. Das Äußern von situativen Bedenken und Fragen sollte unterstützt werden. Explizite und laute Verbalisierung von Problemen resultiert in einem besseren Situationsbewusstsein des Teams und erleichtert eine konsequente Vorwärtsstrategie. Ein strukturiertes Teambriefing sollte vor Beginn jeder Narkoseinduktion erfolgen.

Vorbereitungen der Intubation

- **Präoxygenierung**
  - Um die Apnoetoleranz zu verlängern, ist eine Präoxygenierung und Denitrogenisierung obligat (optimales Präoxygenierungsziel ist eine $etO_2 > 85\,\%$).
  - Sofern kein respiratorisches Versagen vorliegt, sollte unter Verwendung einer dicht sitzenden Maske mindestens für 3–5 Minuten mit 10–15 l/min 100 % O_2 präoxygeniert werden.
  - Bei hypoxiegefährdeten Patienten sollten CPAP-, NIV- oder nasale High-Flow- Techniken zur Optimierung der Oxygenierung angewendet werden (CPAP: 5–10 cmH_2O; supportive NIV-Techniken mit Tidalvolumina von 7–10 ml/kg; nasale High-Flow-Verfahren mit 30–70 l/min 100 % O_2).
  - Bei allen Präoxygenierungsmaßnahmen sollte auf eine suffiziente Magenentlastung geachtet werden.
- **Positionierung**
  - Eine optimierte Oberkörper-, Hals- und Kopfpositionierung (z. B. Neutralposition, Schnüffelposition, 25–30 Grad erhöhter Oberkörper, Rampenposition bei Adipositas) verbessert das Offenhalten der oberen Atemwege, reduziert das Aspirationsrisiko, erhöht die funktionelle Residualkapazität, verbessert die Effektivität der Präoxygenierung und Apnoeoxygenierung und optimiert den Atemwegzugang für potenzielle translaryngeale/transtracheale Notfalltechniken.

- **Monitoring/Material**
  - Verwendung von gut sichtbar platziertem Standardmonitoring (SpO_2, EKG, invasiver Blutdruck, Kapnografie) mit aktivierten Alarmen
  - Überprüfung der Funktionsfähigkeit des Beatmungsgeräts/der O_2-Versorgung
  - Die Etablierung einer invasiven Blutdruckmessung sollte außer in perakuten Notfällen vor Narkoseinduktion erfolgen; ein geprüfter intravenöser/intraossärer Zugang sollte vorhanden sein.
  - Das Atemwegssicherungsmaterial sollte überprüft und gebrauchsfertig gemäß der Eskalationsstufen vorbereitet sein (Plan A → B → C → D).
- **Aspirationsprophylaxe**
  - Das Aspirationsrisiko kann sonografisch abgeschätzt werden.
  - Anlage einer Magensonde bzw. Absaugen einer einliegenden Magensonde
  - *Krikoiddruck*
    - Die Durchführung des Krikoiddrucks im Rahmen einer Rapid Sequence Induction wird kontrovers in der Fachliteratur diskutiert. Die Leitlinien zur Atemwegssicherung im intensivmedizinischen Bereich der Difficult Airway Society, Intensive Care Society und des Royal College of Anaesthetists empfehlen die Durchführung eines Krikoiddrucks [9]. Er sollte immer unter Risiko-Nutzen-Abwägung bei einer RSI in Betracht gezogen werden [17].
    - Bei korrekter Anwendung durch einen qualifizierten Anwender kann ein Krikoiddruck das Aspirationsrisiko reduzieren: manueller Druck des Krikoids gegen Halswirbelsäule; Beginn vor Bewusstseinsverlust; die applizierte Kraft wird gesteigert nach Eintreten der Bewusstlosigkeit; die ausgeübte Kraft sollte von 1 kg (10N) auf 3 kg (30N) gesteigert werden; Beendigung nach Inflation des Tubuscuffs; Visualisierung über einen Videolaryngoskopiemonitor erhöht die Durchführungseffektivität [9].
    - Bei schwieriger Maskenbeatmung, Laryngoskopie, Tubuspassage oder aktivem Erbrechen muss der Krikoiddruck gelockert werden [9].
- **präemptive hämodynamische Stabilisierung**
  - Eine gezielte bzw. präemptive Flüssigkeits-, Vasopressor- und Inotropikatherapie vor und während der Narkoseinduktion wird empfohlen.
  - Eine fokussierte Echokardiografie kann die hämodynamische Therapieplanung der Intubationsphase auch in zeitkritischen Situationen optimieren.
- **Rapid Sequence Induction (RSI)**
  - Die Rapid Sequence Induction (Synonym: Ileuseinleitung, Crushintubation, Blitzeinleitung) ist die favorisierte Narkoseeinleitungsstrategie.
  - RSI-Sequenz: Narkoseinduktion und neuromuskuläre Blockade → keine Zwischenbeatmung → endotracheale Intubation
  - „Modifizierte" RSI-Konzepte sollten unter individueller Risikoabwägung durchgeführt werden [9], [15], [17]:
    - beatmungsdruckkontrollierte (maschinelle) Zwischenbeatmung mit Krikoiddruck bei schwerer Hypoxie, Adipositas oder zur Reduktion einer Hyperkapnie, z. B. bei erhöhtem intrazerebralem Druck
- **Medikamente zur Narkoseinduktion**
  - Auswahl immer unter hämodynamischer Nutzen-Risiko-Abwägung
  - *Ketamin* ist aufgrund seines pharmakologischen Wirkprofils das präferierte Induktionsmedikament in der Intensivmedizin [9], [15], [16]; Kombinationspartner sind schnellwirksame Opiate. Alternativ sollte *Etomidat* erwogen werden, z. B. bei Patienten mit hochgradigen Klappenvitien.
  - *Propofol* ist aufgrund seiner pharmakologischen Eigenschaften/Nebenwirkung bei der Nutzen-Risiko-Abwägung bei kombiniertem physiologisch und anatomisch schwierigem Atemweg kein Induktionsnarkotikum der ersten Wahl.
  - *Rocuronium* wird als schnellwirksames nicht depolarisierendes Muskelrelaxans mit Antagonisierungsmöglichkeit empfohlen [7], [9], [15], [17].
- **Apnoeoxygenierung**
  - Die Fortsetzung von nasaler Sauerstoffapplikation mit 15 l/min 100 % O_2 oder High-Flow-Therapie kann die Oxygenierung in der Apnoephase während Intubationsversuchen verbessern und sollte erwogen werden [9], [15].
- **Zeitmanagement**
  - Mit Beginn der Narkoseinduktion sollte eine gut sichtbare Uhr zur Visualisierung der verstrichenen Zeit gestartet werden. Um Zeitverluste zu vermeiden, muss ein Teammitglied

den Zeitverlauf beobachten und das Einhalten des Algorithmus konsequent einfordern.

Durchführung Atemwegssicherung

Plan A: tracheale Intubation

Im intensivmedizinischen Bereich treten unerwartet schwierige Intubationsbedingungen fast doppelt so häufig auf wie im perioperativ-anästhesiologischen Bereich. Hiermit ist auch ein vermehrtes Fehlschlagen des primären Intubationsversuchs mit erhöhtem Risiko für konsekutive CICO-Situationen (cannot intubate, cannot oxygenate) assoziiert. Ziel ist daher eine schnelle, atraumatische tracheale Intubation mit einer minimalen Anzahl von Versuchen unter Verwendung von direkten und indirekten Laryngoskopieverfahren [4], [9], [15], [16], [17].

- **direkte Laryngoskopie**
  - Die Anzahl der Intubationsversuche mit direkter Laryngoskopie sollten limitiert sein: je nach Leitlinie maximal zwei [15], [17] bzw. drei Versuche [9]; das Einführen eines Laryngoskopspatels in die Mundhöhle gilt als ein Versuch.
  - Der Patient sollte optimal positioniert, präoxygeniert, narkotisiert und relaxiert sein.
  - Aus einem fehlgeschlagenen Versuch muss eine Optimierungsmaßnahme vor einem erneuten Versuch oder ein Anwenderwechsel resultieren:
    - Optimierung der Positionierung
    - Sicherstellung der adäquaten Narkosetiefe und Muskelrelaxierung
    - Absaugung von Sekret/Blut/Erbrochenem
    - Optimierung des Krikoiddrucks
    - externe Larynxmanipulation: OELM- bzw. BURP-Manöver (BURP: backward upward rightward pressure
    - Spatelwechsel (gerade/gebogen/mit Hebel zum Anheben der Epiglottis)
    - Verwendung von atraumatischen Tubuseinführhilfen (Intubationsbougie)
    - Technikwechsel zur Videolaryngoskopie/indirekten Laryngoskopie
  - Blinde Intubationsversuche sollten zur Vermeidung von Atemwegsverletzungen nicht erfolgen.
- **Videolaryngoskopie**
  - Sie sollte bei Patienten im intensivmedizinischen Bereich mit Risiken für einen schwierigen Atemweg als Primärverfahren erwogen werden.
  - Bei Problemen mit der direkten Laryngoskopie soll frühzeitig ein Einsatz der Videolaryngoskopie erfolgen.
  - Videolaryngoskope mit für das gesamte Team sichtbaren Bildschirmen verbessern Hilfestellungen (OELM/BURP; Absaugen des Atemwegs, Krikoiddruck).
  - Trotz optimaler Glottisvisualisierung können bei einem Videolaryngoskop mit stark gekrümmtem Spatel beim Intubationsvorgang Probleme auftreten: Der Tubus muss in einem der Krümmung des Spatels entsprechenden steilen Winkel vorgeschoben und die Tubusspitze nach Passage der Stimmbänder abgesenkt werden. Daher ist bei Verwendung dieser Spatelform generell ein Führungsstab erforderlich.
- **Eskalationsstrategie**
  - Zwei fehlgeschlagene Intubationsversuche sind laut zu verbalisieren.
  - Zur Aufrechterhaltung der Oxygenierung soll sofort zu einer der Notfalltechniken von Plan B und Plan C übergegangen und Expertenhilfe alarmiert werden.
  - Die B-nach-C-Sequenz ist konzeptionell sinnvoll, stellt aber für die klinische Praxis eine artifizielle Unterscheidung dar. Nach fehlgeschlagenen Intubationsversuchen werden erfahrene Anwender parallel zu Platzierungsversuchen von extraglottischen Atemwegshilfen (EGA) intermittierende Maskenbeatmungsversuche durchführen (siehe halbkreisförmige Pfeile in ▸ Abb. 1.1).
  - Mit Beginn der Plan-B-nach-C-Sequenz sollte das Risiko eines bevorstehenden translaryngealen/transtrachealen Atemwegs angekündigt und das entsprechende Equipment vorbereitet werden.

Plan B: Verwendung von EGA zur Oxygenierung nach fehlgeschlagenen Intubationsversuchen

- Mit EGA (Larynxmaske oder Larynxtubus) der zweiten Generation soll versucht werden, die Oxygenierung und Ventilation des Patienten sicherzustellen. Diese besitzen einen integrierten Drainagekanal zur Magenentlastung und verfügen über einen erhöhten oropharnygealen Verschlussdruck zur Verbesserung der Ventilation.

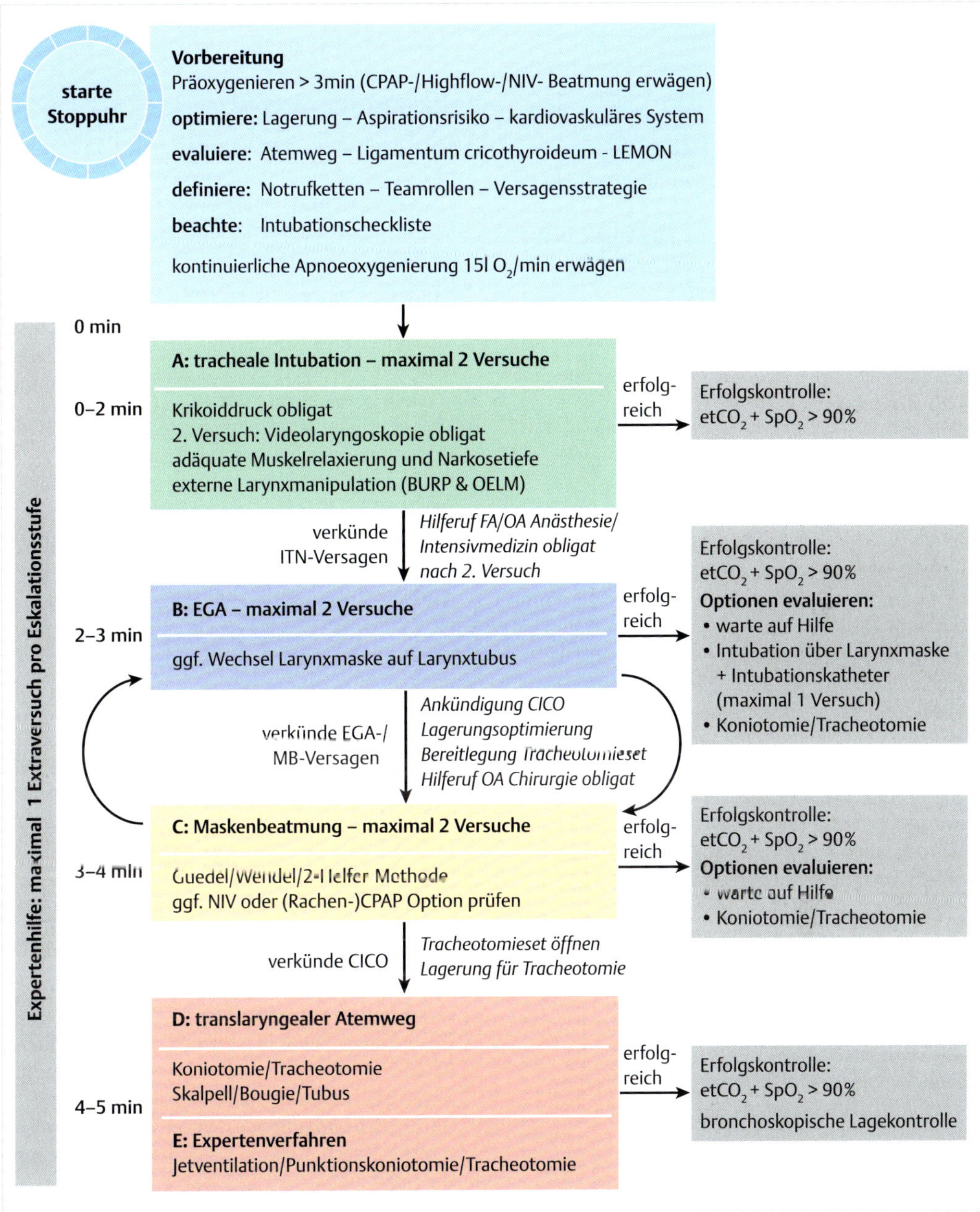

Abb. 1.1 Atemwegssicherung in der Intensivmedizin. Algorithmus (Die halbkreisförmigen Pfeile stellen die „B nach C"-Sequenz dar. Diese ist konzeptionell sinnvoll, stellt aber für die klinische Praxis eine artifizielle Unterscheidung dar. Nach fehlgeschlagenen Intubationsversuchen werden erfahrene Anwender parallel zu EGA-Platzierungsversuchen intermittierende Maskenbeatmunsversuche durchführen.) (BURP: backward upward rightward pressure, CICO: cannot intubate, cannot oxygenate, CPAP: Continuous Positive Airway Pressure, EGA: extraglottischer Atemweg, $etCO_2$: endexspiratorische Sauerstoffkonzentration, FA: Facharzt, ITN: Intubation, MB: Maskenbeatmung, NIV: nichtinvasive Beatmung, OA: Oberarzt, SpO_2: periphere Sauerstoffsättigung, OELM: optimal external laryngeal manipulation).

- Die Anzahl der Versuche ist auf zwei (maximal drei) zu beschränken [9], [15].
- Die suffiziente EGA-Platzierung wird durch positive Kapnografie und sich stabilisierende Oxygenierung bestätigt.
- Aus einem fehlgeschlagenen Versuch sollte immer eine Optimierungsmaßnahme vor einem erneuten Versuch resultieren:
  - EGA-Wechsel (Larynxmaske auf Larynxtubus)
  - Wechsel der EGA-Größe
  - Lageoptimierung des Patienten
  - Aufheben des Krikoiddrucks
  - Anwenderwechsel
  - Sicherstellung der adäquaten Narkosetiefe und Muskelrelaxierung
- Eine suffiziente EGA-Technik ermöglicht die Aufrechterhaltung der Oxygenierung und eröffnet die Evaluation von Handlungsoptionen:
  - Fortsetzen der Beatmung über die EGA bei stabiler klinischer Situation und Eintreffen von weiterer Hilfe abwarten
  - zweizeitiges Verfahren mit fiberoptischer Intubation über die EGA
  - Etablierung eines transtrachealen/translaryngealen Atemwegs unter EGA-Beatmung
- Für fiberoptische Intubationsversuche über eine einliegende EGA sollte die Verwendung eines Intubationskatheters (z. B. Aintree Intubation Catheter) in Erwägung gezogen werden; die Anzahl der Versuche sollte auf einen Versuch beschränkt werden; dieses Verfahren sollte nur vom erfahrenen Anwender durchgeführt werden [9], [15], [17].

Plan C: Maskenbeatmung zur Oxygenierung nach fehlgeschlagenen Intubationsversuchen

- Eine suffiziente Maskenbeatmung (Kriterien analog zu EGAs) ermöglicht ebenfalls eine Evaluation von Handlungsoptionen.
- Maskenbeatmungsversuche zwischen Wiederholungsversuchen oder Verfahrenswechseln ist von entscheidender Bedeutung, um die Oxygenierung aufrecht zu halten.
- CPAP-Maskenbeatmung kann bei kritisch kranken Patienten vorteilhaft sein.
- Die Optimierung der Kopfposition, Esmarch-Handgriff, Einsatz von nasopharyngealen (z. B. Wendl-Tubus) und/oder oropharyngealen (z. B. Guedel-Tubus) sowie eine Zweihelfermethode erhöhen die Erfolgschance für eine suffiziente Maskenbeatmung.

Eskalationsstrategie

- Nach expliziter Erklärung, dass eine CICO-Situation eingetreten ist (Verfahren von Plan A → B → C sind gescheitert), sollte unverzüglich ein translaryngealer/transtrachealer Atemweg etabliert werden [9], [15], [17].
- Um eine konsequente Vorwärtsstrategie im Algorithmus zu gewährleisten, sollte das Material für Stufe D (z. B. Koniotomieset) beim ersten fehlgeschlagenen EGA- bzw. Maskenbeatmungsversuch bereitgelegt werden.
- Eine deutliche Mitteilung von fehlgeschlagenen Versuchen erleichtert es, das Team auf den Schritt zur Durchführung eines transtrachealen/translaryngealen Verfahrens vorzubereiten.
- Eine adäquate Muskelrelaxierung und optimierte Lagerung erhöhen den Erfolg von translaryngealen/transtrachealen Techniken.

Plan D: translaryngeale und transtracheale Techniken

- Translaryngeale und transtracheale Techniken sind die Ultima Ratio im Atemwegsmanagement. Die Wahrscheinlichkeit, dass zur definitiven Atemwegssicherung der Einsatz einer dieser Techniken notwendig ist, ist im intensivmedizinischen Bereich deutlich erhöht [3], [4], [9].
- Eine verzögerte Durchführung dieser Techniken aufgrund von Zurückhaltung gegenüber diesen Techniken ist hinsichtlich der resultierenden Mortalität schwerwiegender als die verfahrensassoziierten Komplikationen.
- Die optimale Technik ist derzeit nicht abschließend geklärt; die britischen Leitlinien zur Atemwegssicherung favorisieren ausdrücklich eine *chirurgische Koniotomie* (Synonym: Krikothyreotomie, Krikothyreoidotomie) als primäre Technik [7], [9]:
  - Zentrale Aspekte der Skalpell-Bougie-Tubus-Koniotomietechnik sind:
    - Lagerung in maximaler Halsüberstreckung
    - Identifizierung des Lig. cricothyroideum
    - horizontaler Schnitt bei tastbarem Lig. cricothyroideum und Durchtrennen des Ligaments
    - Einführen eines Intubationsbougies als Tubusführungsschiene

- Einführen des Tubus und Erfolgskontrolle
- Bei nicht tastbaren anatomischen Verhältnissen wird ein vertikaler Schnitt in der Mittellinie des Halses mit stumpfer Präparation bis zum Lig. cricothyroideum empfohlen.
- Bei nicht tastbarerer Anatomie wird eine sonografische Identifikation der Zielstrukturen empfohlen [9].

- *Nadelpunktionstechniken* für eine Koniotomie können ebenfalls verwendet werden:
  - Die erhöhte Wahrscheinlichkeit für ein Fehlgeschlagen dieser Techniken ist zu beachten, weswegen diese Techniken für erfahrene Anwender empfohlen werden [9], [15], [17].
  - Bei einer notfallmäßigen Platzierung von dünnen Kanülen durch das Lig. cricothyroideum wird zwar ein trachealer Zugang etabliert, aber aufgrund des kleinen Lumens besteht nur eine eingeschränkte Möglichkeit der Oxygenierung und Ventilation.
  - Die translaryngeale/transtracheale Jetventilationsverfahren sollten aufgrund des Komplikationsrisikos bei Obstruktion des oberen Atemwegs nur von erfahrenen Anwendern eingesetzt werden [17].
  - Die Anwendung neuerer technischer Verfahren mit verbesserter CO_2-Elimination kann auch bei einem komplett obstruierten oberen Atemweg eine Exspiration bzw. ein Abströmen der Exspirationsluft gewährleisten; im intensivmedizinischen Bereich besteht allerdings noch keine große Erfahrung mit diesen Systemen.
- Eine weitere Möglichkeit ist die Durchführung einer *plastischen Tracheotomie* parallel zu fortgesetzten Versuchen der Oxygenierung.
- Alle oben genannten notfallmäßigen Atemwegszugänge bedürfen einer zeitnahen Konversion in eine plastische Tracheotomie.

Erfolgskriterien

Bei allen Atemwegsicherungstechniken ist eine suffiziente Erfolgskontrolle mittels *Kapnografie* obligat. Als visuelle Kontrolle ist eine sofortige *bronchoskopische Lageverifizierung* möglich. Die Kombination beider Verfahren ist bei schwerwiegenden Komplikationen sinnvoll.

Die suffiziente Oxygenierung muss ebenfalls anhand der *Sauerstoffsättigung* ($SpO_2 > 90\%$) evaluiert werden.

Expertenhilfe

Ein Experte kann die Teamleiterrolle übernehmen oder Experteninterventionen durchführen. Um die Wiederholung frustraner Versuche zu minimieren und eine konsequente Vorwärtsstrategie zu gewährleisten, sollte festgelegt werden, dass Experten pro Eskalationsstufe maximal einen zusätzlichen Versuch durchführen dürfen.

Der erwartet schwierige Atemweg

► **Fiberoptische Wachintubation.** Beim erwartet schwierigen Atemweg soll der Atemweg sofern möglich bei erhaltener Spontanatmung gesichert werden (Wachintubation). Die Intubation mittels flexibler Intubationsendoskopie („Fiberoptik") oder alternativ die Tracheotomie in Lokalanästhesie sind hierfür die Verfahren der Wahl [7], [9], [17].

Die zeitkritische Intubationsnotwendigkeit, die fehlende Kooperationsfähigkeit des Patienten, Blut- und/oder Erbrochenes im Atemweg sowie eine begrenzte Hyperkapnietoleranz limitieren jedoch die Durchführbarkeit fiberoptischer Wachintubationen in der Intensivmedizin. Die Atemwegssicherung in einem Fall aus grenzwertig kompensierter kardiopulmonaler Situation und schwierigem Atemweg muss dem qualifiziertesten Anwender vorbehalten sein. Bei Patienten mit instabilen Verletzungen der Halswirbelsäule muss eine effektive Atemwegssicherung mit maximaler Reduktion weiterer neuraxialer Schädigungen verbunden werden. Bei wachen, kooperativen und kardiopulmonal stabilen Patienten ist die *fiberoptische Intubation* die Methode der Wahl.

Eine RSI sollte immer unter manueller Inlinestabilisierung der Halswirbelsäule und mit Videolaryngoskopie erfolgen. Bei einer RSI sollte die kontrollierte Entfernung der vorderen Anteile von Zervikalstützen erfolgen, um die Mundöffnung zu verbessern und den Zugang zur Trachea für translaryngeale und transtracheale Techniken zu ermöglichen. Hierbei ist eine manuelle Inlinestabilisierung der HWS durchzuführen.

► **Double Set-up.** Für alle Fälle einer vorhersehbaren schwierigen Atemwegssicherung wird ein so genanntes „Double Set-up" mit Durchführung der Atemwegssicherungsmaßnahme in Koniotomie-/Tracheotomiebereitschaft empfohlen.

Extubation

Ungefähr ein Drittel der im Rahmen des Atemwegsmanagements beobachteten schwerwiegenden Zwischenfälle treten in der Extubationsphase auf. Mehrere Fachgesellschaften haben Empfehlungen für die risikoadaptierte Planung einer Extubation veröffentlicht [17], [6].

Eine Extubation sollte *verschoben* werden, sofern nicht optimierte Risiken bestehen und eine Aufgabe des gesicherten Atemwegs als unsicher erachtet wird. Kriterien für die Durchführung und das Versagen einer Extubation sowie Pläne zur erneuten Atemwegsicherung sollten *für jeden Patienten definiert* werden. Jedes Behandlungsteam sollte die Notwendigkeit einer *Reintubation* mit erschwerten Atemwegssicherungsbedingungen antizipieren.

Atemwegsödeme, Atemwegsverletzungen, Dysphagie und ein reduzierter oropharyngealer Muskeltonus sind *Risikofaktoren* für ein Extubationsversagen. Heiserkeit, Schluckbeschwerden, Stridor, Thoraxschmerzen und Emphysembildung nach einer Extubation sollten *frühzeitig erkannt* werden.

Um beispielsweise ein *Larynxödem* zu identifizieren, kann vor einer Extubation der *Nebenlufttest* durchgeführt werden. Hierzu sollte nach Entblocken des Cuffs die Differenz aus in- und exspiratorischem Tidalvolumen der ersten 6 Atemzüge bestimmt werden. Ein mittleres Nebenluftvolumen von mehr als 110 ml pro Atemzug deutet auf ein geringes Risiko für ein klinisch relevantes Larynxödem hin [17].

Eine etablierte Extubationsmethode bei erhöhtem Reintubationsrisiko ist die Verwendung eines *Extubationskatheters*, über den zunächst der Tubus entfernt wird. Der Katheter bleibt dann als Schienung für eine mögliche Reintubation tracheal unter Spontanatmung platziert [17], [6].

Bei persistierender Gefährdung des Patienten mit Unmöglichkeit der sicheren Extubation muss letztendlich eine *Tracheotomie* erwogen werden.

1.1.4 Tracheotomie

Allgemeines

Indikationen für eine Tracheotomie sind eine Gefährdung durch den Verlust des oberen Atemwegs, eine Langzeitbeatmung und eine protrahierte Beatmungsentwöhnung [19]. Tracheotomien stellen die häufigsten operativen Eingriffe bei beatmungspflichtigen Patienten in der Intensivmedizin dar. Die Betreuung tracheotomierter Patienten ist intensivmedizinische Routine, erfordert aber von den Behandelnden ein fundiertes Wissen über die medizinische Versorgung und die Therapie tracheotomieassoziierter Komplikationen [3], [13], [16].

Tracheotomietechniken sind die offene chirurgische *Tracheotomie/Tracheostomie (OCT)* und die *perkutane dilatative Tracheotomie (PDT)*. Das Spektrum der Indikationen und Kontraindikationen für OCT und PDT bedingen, dass im Rahmen der modernen Intensivmedizin beide Techniken verwendet werden. Bislang hat sich keine der beiden Techniken in Bezug auf Mortalität oder Inzidenz schwerwiegender Komplikationen als überlegen erwiesen. Intensivmedizinische und chirurgische Behandlungsteams sollten daher interdisziplinär entscheiden, bei welcher Technik für den Patienten das *günstigste Risiko-Nutzen-Verhältnis* besteht.

Unabhängig vom durchgeführten Verfahren und dem Durchführungsort gelten die gleichen Rahmenbedingungen wie bei anderen elektiven Eingriffen. Die Verwendung von standardisierten Checklisten analog der *Surgical Safety Checklist* der WHO wird zur Verbesserung der Patientensicherheit empfohlen. Beide Verfahren sind in Abhängigkeit von der jeweiligen Infrastruktur und Expertise sowohl auf der Intensivstation als auch im Operationssaal möglich.

> **Merke** M!
>
> Für die sichere Durchführung beider Tracheotomietechniken ist eine fundierte Ausbildung und Supervision durch erfahrene Operateure und Intensivmediziner unabdingbar.

Zeitpunkt der Tracheotomie

Bei der Indikationsstellung muss die Prognose des Krankheitsverlaufs und die Betreuung des Patienten nach der Intensivstation mit in Betracht gezogen werden. Grundsätzlich ist eine *strukturierte Beatmungsentwöhnung* mit Extubation des Patienten das priorisierte Therapieziel. Zum optimalen *Zeitpunkt* und der zu präferierenden *Technik* der Tracheotomie besteht noch kein allgemein verbindlicher Konsens.

- Bei einer voraussichtlichen Beatmungsdauer von *weniger als 10 Tagen* sollte der *translaryngealen* Intubation in der Regel der Vorzug vor einer Tracheotomie gegeben werden.
- Sofern die invasive Beatmungsdauer nicht abgeschätzt werden kann, sollte täglich eine *Risiko-Nutzen-Abwägung* erfolgen, wann und ob eine Tracheotomie sinnvoll ist.
- Eine frühzeitige Tracheotomie sollte nach *4–7 Tagen* invasiver Beatmung erwogen werden, wenn voraussichtlich keine Option für eine Extubation mit anschließender nicht invasiver Beatmung besteht.
- Spätestens nach *14–21 Tagen* invasiver Beatmung sollte eine Tracheotomie erfolgen, wenn eine erfolgreiche Beatmungsentwöhnung bis zu diesem Zeitpunkt nicht möglich war [19].
- Bei Patienten mit neurologischen Krankheitsbildern (z. B. persistierender Vigilanzminderung und fehlende Schutzreflexe), bei Patienten mit Polytraumatisierung, Traumatisierung des Gesichtsschädels und/oder schwerem Schädel-Hirn-Trauma sowie bei schwerem Verbrennungs-/Inhalationstrauma ist eine *frühzeitige Tracheotomie* indiziert.
- Bei Patienten mit voraussichtlich permanenter Abhängigkeit von einer Tracheotomie sollte eine OCT präferiert bzw. eine PDT sekundär in eine OCT umgewandelt werden.

M!

Merke

Vorteile der Tracheotomie gegenüber der translaryngealen Intubation

- Reduktion des Analgosedierungsbedarfs
- früherer Beginn der Beatmungsentwöhnung und erleichtertes Spontanatmungstraining
- Reduktion von Traumatisierungen des Kehlkopfes, der Trachea und des Nasen-Rachen-Raumes
- Atem-, Schluck- und Sprachtraining sowie Mobilisationsmaßnahmen früher möglich
- verbesserte nasopharyngeale, oropharyngeale und bronchiale Hygiene

Tracheotomietechniken

Die Begriffe Tracheotomie und Tracheostomie werden im klinischen Alltag häufig synonym verwendet. Da tracheotomierte Patienten ein besonders vulnerables Risikopatientenkollektiv für schwerwiegende Atemwegskomplikationen sind [3], [13], sind die korrekte Anwendung und das Wissen um die Besonderheiten der unterschiedlichen Tracheotomietypen wichtige Faktoren für die sichere Versorgung tracheotomierter Patienten.

Eine Tracheotomie ist grundsätzlich eine Öffnung der vorderen Wand der Trachea zur Schaffung einer zusätzlichen Atemöffnung (Tracheostoma). Die zur Verfügung stehenden OCT und PDT wurden eingehend in der Literatur vorgestellt [8], [10] und werden nachfolgend zusammengefasst dargestellt.

Offene chirurgische Tracheotomie (OCT)

- **Indikationen**
  - permanente Gefährdung durch den Verlust des oberen Atemwegs und/oder erschwerte/unmögliche Atemwegssicherung
  - protrahierte Beatmungsentwöhnung
  - dauerhafte (außerklinische) Langzeitbeatmung
- **absolute Kontraindikationen**
  - Infektion im OP-Gebiet
  - nicht optimierbare Gerinnungssituation
  - schwere kardiopulmonale Insuffizienz
- **chirurgisches Tracheostoma**
  - *plastische Tracheotomie/Tracheostomie/epithelialisiertes Tracheostoma*
    - Chirurgische Eröffnung der prätrachealen Haut-/Weichteilstrukturen und der Trachealwand; der Tracheotomiekanal wird durch Vernähen der Strukturen zwischen Trachea und Haut permanent fixiert.
    - *Risikobewertung*: Durch die stabile Verbindung der Trachealwand zur äußeren Haut wird bei entfernter Trachealkanüle das Lumen des Tracheotomiekanals offengehalten. Das Risiko für eine Fehlplatzierung der Trachealkanülen in die Halsweichteile ist bei einer akzidenziellen Dekanülierung auch bei noch nicht ausgeheiltem Tracheotomiekanal im Vergleich zur PDT geringer.
  - *nicht plastische Tracheotomie/Tracheostomie/nicht epithelialisiertes Tracheostoma*
    - chirurgische Eröffnung der prätrachealen Haut-/Weichteilstrukturen und der Trachealwand *ohne* zirkuläre Fixierung des Tracheotomiekanals an der Halshaut

- *Risikobewertung*: entspricht hinsichtlich des Risikos für ein Kulissenphänomen dem Risiko einer PDT (siehe unten)
- *endständiges Tracheostoma/Tracheostomie*
  - Bei Patienten mit Laryngektomie wird der Kehlkopf vollständig reseziert und die Trachea am Hals ausgeleitet und fixiert. Es besteht keine Verbindung mehr zum Rachenbereich.
  - *Risikobewertung*: Eine konventionelle Atemwegssicherung ist nicht möglich. Eine Kanülendislokation/-obstruktion kann in kürzester Zeit katastrophale Folgen haben.

Perkutane dilatative Tracheotomie (PDT)

- **Indikation**
  - protrahierte Beatmungsentwöhnung, bei der voraussichtlich eine definitive Beatmungsentwöhnung möglich ist
- **absolute Kontraindikationen**
  - Infektion im Punktionsgebiet
  - nicht optimierbare Gerinnungssituation
  - schwere kardiopulmonale Insuffizienz
  - Malignom im Punktionsgebiet
  - relevante anatomische Zielstrukturen unmöglich zu identifizieren
  - (arterielle) Gefäße im Punktionsgebiet
  - Schilddrüsenisthmus im Punktionsgebiet
  - bekannter oder zu erwartender schwieriger Atemweg
  - instabile Verletzungen der Halswirbelsäule
  - Alter < 16 Jahre
- **relative Kontraindikationen (individuelle Risiko-Nutzen-Abwägung)**
  - Gerinnungsstörungen
  - Adipositas
  - stabile Verletzungen der Halswirbelsäule
  - Zustand nach zervikaler OP (z. B. Strumektomie)
  - Beatmungsinvasivität
  - Krankheitsbilder mit verminderter Hyperkapnietoleranz (z. B. erhöhter intrakranieller Druck)
- **dilatatives Tracheostoma**
  - Zur Bildung eines Tracheotomiekanals werden die Haut, die prätrachealen Weichteilstrukturen und die Tracheavorderwand durchstoßen, dilatiert/bougiert und nicht vernäht.
  - Der Tracheotomiekanal hat eine Schrumpfungstendenz, so dass er sich nach Dekanülierung in der Regel verschließt.
  - *Risikobewertung*: Ein ausreichend stabiler Tracheotomiekanal bildet sich bei einer PDT frühestens nach dem 8.–10. postoperativen Tag. Bei einer frischen dilatativen Tracheotomie ist eine *Kanülendislokation* immer ein lebensbedrohlicher Notfall. Es besteht ein hohes Risiko für ein Kulissenphänomen mit Verschiebung der dilatierten Weichteile vor die Tracheaöffnung. Die Trachealkanüle kann nicht mehr sicher replatziert werden und es droht der Verlust des Atemwegs.
  - *Notfallmanagement*: Entsprechend der korrekten Indikationsstellung besitzen Patienten mit PDT einen konventionell sicherbaren Atemweg. Der primäre Therapieansatz bei PDT-Patienten sollte daher bei jeglichem Zweifel hinsichtlich der korrekten Kanülenposition die oropharyngeale Intubation unter Vorbereitung für das Auftreten eines schwierigen Atemwegs sein.
- **PDT-Techniken**
  - Prinzip ist die ein- oder mehrschrittige Dilatation des prätrachealen Gewebes und der vorderen Trachealwand nach Punktion der Trachea in der Mittellinie zwischen der 2. und 3. oder 3. und 4. Trachealspange unter (video-) bronchoskopischer und/oder sonografischer Kontrolle mit anterograder (oder retrograder) Platzierung der Trachealkanüle. Mehrere Techniken der Dilatationstracheotomie sind in der Literatur ausführlich beschrieben [10], [8].
  - Die *Ein-Schritt-Dilatationstechnik nach Ciaglia* ist aufgrund der geringeren Komplikationsraten das präferierte Verfahren in Europa [20] (▸ Abb. 1.2).

Trachealkanülenwechsel

Der erste Kanülenwechsel ist unabhängig von der Art der Tracheotomie mit einem erhöhten Komplikationsrisiko verbunden. Unter Beachtung individueller Atemwegssicherungsrisiken sollte der erste Wechsel in einem sicheren Versorgungsumfeld mit der notwendigen Ausstattung zur erschwerten Atemwegssicherung und durch qualifiziertes Personal erfolgen. Für den ersten Wechsel oder bei Wechseln mit einer erhöhten Risikokonstellation für Kanülendislokationen wird unabhängig von

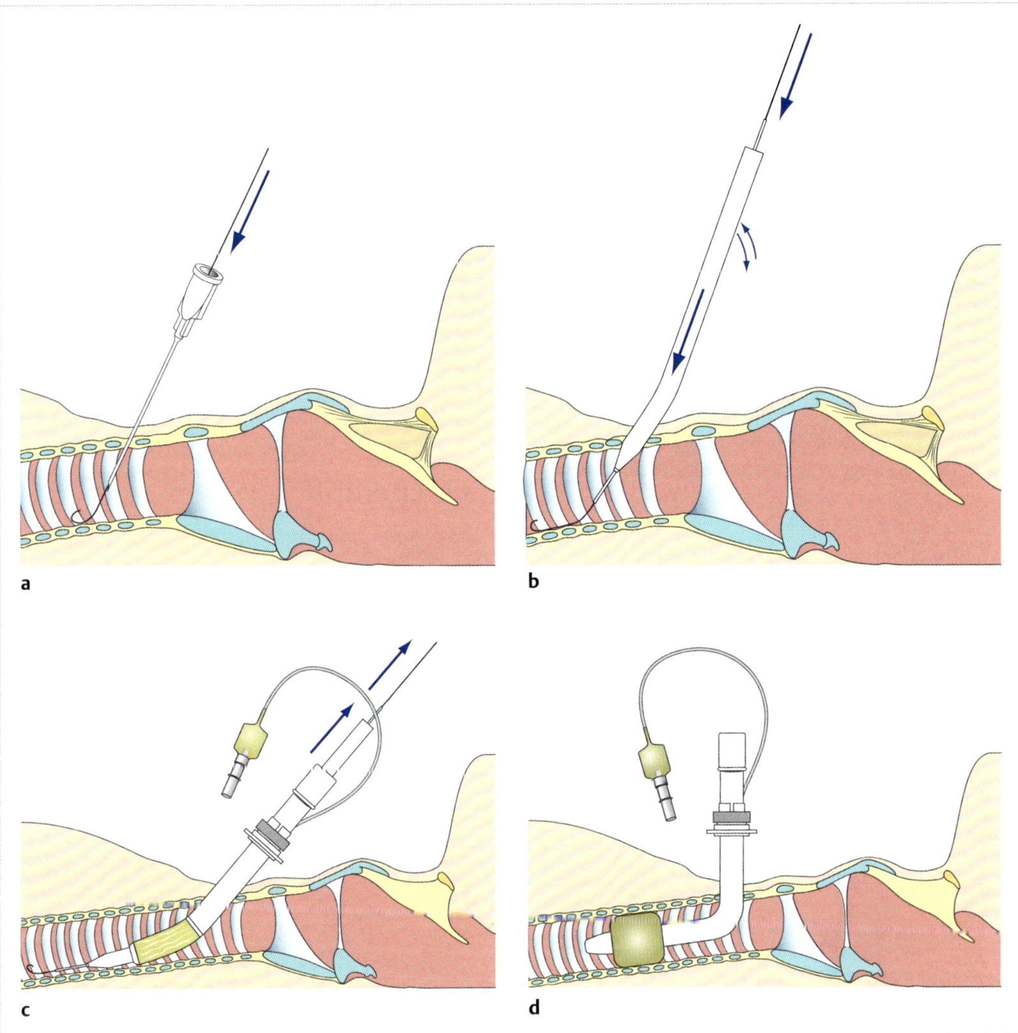

Abb. 1.2 Tracheotomie nach Ciaglia. Vorschieben eines Führungsdrahts durch eine Kanüle. Hierzu wird der Draht etwas geneigt, so dass er in Richtung Bifurkation gleitet (**a**). Über einen kunststoffarmierten Führungsdraht erfolgt die stufenweise Erweiterung des Trachealfensters bis zur gewünschten Größe (**b**). Auffädelung der Trachealkanüle auf einen Dilatator (**c**). Erführen in die Trachea (**d**). (Quelle: Männle C, Herth F. Dilatative Tracheotomie nach Ciaglia. In: Haverkamp W, Herth F, Messmann H, Hrsg. Internistische Intensivmedizin. 1. Auflage. Stuttgart: Thieme; 2008)

der Art des Tracheostomas die Verwendung eines *Führungskatheters* empfohlen.

Der erste Kanülenwechsel bei einer OCT sollte frühestens nach 4 Tagen, bei einer PDT nach 7–10 Tagen erfolgen. Die britische Gesellschaft für Intensivmedizin befürwortet den Wechsel von Trachealkanülen *ohne Innenkanüle alle 7–14 Tage* und *mit Innenkanüle alle 30 Tage* [2].

Verlegungen aus dem intensivmedizinischen Bereich sollten erst nach erfolgtem erstem Trachealkanülenwechsel erfolgen. Wechselintervalle und letzter Wechsel sollten in Verlegungsberichten dokumentiert werden.

Komplikationen

Man unterscheidet bei OCT und PDT *intraoperative*, *frühe* und *späte* Komplikationen. Frühe Komplikationen resultieren häufig aus Fehlern bei der Tracheotomie, Spätkomplikationen aus Nebenwirkungen der Trachealkanülen. Das jeweilige Komplikationsmanagement wird ausführlich in der Literatur dargestellt [13].

- **intraoperative Komplikationen**
  - Blutungen
  - Verlust des Atemwegs (Dislokation und Obstruktion der Trachealkanüle)
  - Trachealverletzungen (Trachealspangen, Tracheahinterwand)
  - perioperative Ringknorpel-, Gefäß- und Nervenverletzungen, Verletzungen der Schilddrüse bzw. des Ösophagus und der Trachea
  - Pneumothorax und Pneumomediastinum
  - Fehlplatzierung der Trachealkanüle
- **frühe Komplikationen (< 7 Tage)**
  - Infektionen
  - Verlust des Atemwegs (Dislokation und Obstruktion der Trachealkanüle)
  - Tracheomalazie
  - tracheoösophageale Fistel
  - Arrosionsblutung des Truncus brachiocephalicus
- **späte Komplikationen (> 7 Tage)**
  - Infektion
  - Verlust des Atemwegs (Dislokation und Obstruktion der Trachealkanüle)
  - Arrosionsblutung des Truncus brachiocephalicus
  - Trachealstenosen
  - Tracheomalazie
  - tracheokutane/tracheoösophageale Fisteln
  - Granulationen
  - kosmetisch ungünstige Narben
  - Aspiration
  - Dysphagie

Tracheotomieassoziierte Todesfälle treten mit ähnlicher Häufigkeit nach PDT und OCT auf, wobei der Verlust des Atemwegs aufgrund von Kanülendislokationen bzw. Obstruktionen sowie Blutungen die gefährlichsten Komplikationen darstellen. In Großbritannien sind umfangreiche Leitlinien für die optimierte Versorgung tracheotomierter Patienten entwickelt worden [2], [13]. Als weiterführende Literatur sei hier auf das National Tracheostomy Safety Project und die assoziierte Literatur verwiesen [14]. Zusammengefasst sind die (Notfall-) Strategien für das Komplikations- und Atemwegsmanagement bei tracheotomierten Patienten abhängig von der Art des Tracheostomas bzw. des zugrunde liegenden Atemwegs.

Oberste Priorität bei Notfällen hat die Gewährleistung der Oxygenierung des Patienten. Eine Information zur Atemwegsicherungsstrategie in Notfällen und die Art des Tracheostomas sollten bettseitig verfügbar sein. Es wurden mehrere Notfallalgorithmen entwickelt, die sich durch eine konsequente Vorwärtsstrategie im fortgeschrittenen Management des schwierigen Atemwegs bei tracheotomierten Patienten auszeichnen [2], [13], [14].

1.1.5 Literatur

[1] Ahmed A, Azim A. Difficult tracheal intubation in critically ill. J Intensive Care 2018; 6: 49

[2] Bodenham A, Bonner S, Branch F et al. Standards for the care of adult patients with a temporary Tracheostomy; standards and guidelines. Intensive care society standards 2014

[3] Cook TM, Woodall N, Harper J et al. Major complications of airway management in the UK: results of the Fourth National Audit Project of the Royal College of Anaesthetists and the Difficult Airway Society. Part 2: Intensive care and emergency departments. Br J Anaesth 2011; 5: 632–642

[4] Cook TM. Strategies for the prevention of airway complications – a narrative review. Anaesthesia 2018; 1: 93–111

[5] De Jong A, Molinari N, Terzi N et al. Early identification of patients at risk for difficult intubation in the intensive care unit: development and validation of the MACOCHA score in a multicenter cohort study. Am J Respir Crit Care Med 2013; 8: 832–839

[6] Difficult Airway Society Extubation Guidelines G, Popat M, Mitchell V, Dravid R et al. Difficult Airway Society Guidelines for the management of tracheal extubation. Anaesthesia 2012; 3: 318–340

[7] Frerk C, Mitchell VS, McNarry AF et al. Difficult Airway Society 2015 guidelines for management of unanticipated difficult intubation in adults. Br J Anaesth 2015; 6: 827–848

[8] Gill-Schuster D. [Tracheotomie revisited]. Laryngorhinootologie 2016; 9: 640–652

[9] Higgs A, McGrath BA, Goddard C et al. Guidelines for the management of tracheal intubation in critically ill adults. Br J Anaesth 2018; 2: 323–352

[10] Hillejan L, Rawert H. [Tracheotomy – surgical and percutaneous]. Zentralbl Chir 2015; 3: 339–358; quiz 359–360

[11] Ji SM, Moon EJ, Kim TJ et al. Correlation between modified LEMON score and intubation difficulty in adult trauma patients undergoing emergency surgery. World J Emerg Surg 2018; 13: 33

[12] Kristensen MS. Ultrasonography in the management of the airway. Acta Anaesthesiol Scand 2011; 10: 1155–1173

[13] McGrath BA, Bates L, Atkinson D et al. Multidisciplinary guidelines for the management of tracheostomy and laryngectomy airway emergencies. Anaesthesia 2012; 9: 1025–1041

[14] McGrath BA, National Tracheostomy Safety Project (Great Britain). Comprehensive tracheostomy care: the National Tracheostomy Safety Project manual. Chichester, West Sussex: John Wiley & Sons Inc.; 2014
[15] Myatra SN, Ahmed SM, Kundra P et al. The all india difficult airway association 2016 guidelines for tracheal intubation in the intensive care unit. Indian J Anaesth 2016; 12: 922–930
[16] Nolan JP, Kelly FE. Airway challenges in critical care. Anaesthesia 2011; 66 (Suppl 2): 81–92
[17] Piepho TCE, Noppens R, Byhahn C et al. S1 Leitlinie: Atemwegsmanagement/Airwaymanagement 2015 (AWMF-Register Nr.: 001/028)
[18] Reed MJ, Dunn MJ, McKeown DW. Can an airway assessment score predict difficulty at intubation in the emergency department? Emerg Med J 2005; 2: 99–102
[19] Schonhofer B, Geiseler J, Dellweg D et al. [Prolonged weaning: S2k-guideline published by the German Respiratory Society]. Pneumologie 2014; 1: 19–75
[20] Vargas M, Sutherasan Y, Antonelli M et al. Tracheostomy procedures in the intensive care unit: An international survey. Crit Care 2015; 19: 291

1.2 Gefäßzugänge

Andreas Brcic

1.2.1 Zentralvenöser Zugang

Grundlagen

Eine der Basisfertigkeiten des Intensivmediziners ist die Anlage eines zentralvenösen Katheters (ZVK). Als ZVK wird ein Katheter beschrieben, der sich durch eine perkutane Punktion nach Einbringen mit seiner Spitze in einer der zentralen Venen befindet. Die optimale Lage des Katheters ist die V. cava superior, etwa 2–3 cm vor der Mündung in den rechten Vorhof.

Bei der Auswahl des Kathetertyps sind Indikation und Anzahl der benötigten Lumina wichtig, da insbesondere jedes nicht genutzte Lumen eine potenzielle Infektionsquelle darstellen kann.

Ein ZVK kann mithilfe folgender *Techniken* gelegt werden:
- chirurgischer Venenschnitt
- Venenverweilkanülentechnik
- Seldinger-Technik

Grundsätzlich gibt es 4 *ZVK-Arten*:
- *„normale" ZVK:*
  - variable Länge, Innendurchmesser und Anzahl der Lumina
- *Dialysekatheter:*
  - 2-lumig (Shaldon-Katheter) oder 3-lumig (mit Zusatzlumen für Medikamente oder Messung des zentralen Venendrucks [ZVD]; sog. „Schockkatheter"
- *perkutane Einführbestecke (venöse Schleusen):*
  - Die Schleusen können auch mit zusätzlichen Lumina für die Medikamentenapplikation ausgestattet sein (Multilumen Access Catheter, MAC) und somit die Anlagen eines zusätzlichen ZVK vermeiden.

Unabhängig von der Art dieser Katheter werden sie üblicherweise mittels *Seldinger-Technik* und unter *sterilen Kautelen* eingebracht.
- *peripher eingebrachte ZVK:*
  - Der Katheter wird über eine Venenverweilkanüle in einer großen peripheren Vene (z. B. über die V. cubitalis und die V. basilica) in eine zentrale Position vorgeschoben.

Generell gilt:
- Die Durchmesser werden in French (Fr) oder Charrière (Ch) angegeben.
- Hierbei gilt folgende Größenberechnung: 1 Fr = 1 Ch = ⅓mm

Indikationen

Für eine ZVK-Anlage gibt es folgende Indikationen:
- Messung des ZVD: indirektes Zeichen der Funktion des rechten Ventrikels (RV) und des Volumenstatus
- Blutgasanalyse: zentralvenöse Sättigung, arteriovenöse CO_2-Differenz
- Verabreichung von Medikamenten mit hoher Osmolarität (> 800mosm/l) oder extremen pH-Werten
- Verabreichung von Medikamenten über unterschiedliche Lumina bei Interaktionspotenzial
- kontinuierliche Katecholamintherapie
- parenterale Ernährung
- Notwendigkeit eines Nierenersatzverfahrens: Dialysekatheter
- Notwendigkeit eines Pulmonalarterienkatheters (PAK) oder passagerer Herzschrittmachers (Schleuse)
- eventuell als Notfallzugang, wenn kein peripherer Zugang möglich ist
- Volumentherapie: venöse Schleusen oder Dialysekatheter

Zugangswege

Folgende Venen kommen als Zugangsweg in Betracht:
- V. jugularis interna
- V. subclavia
- V. femoralis
- V. jugularis externa
- V. anonyma (= Vena brachiocephalica)

Periphere Venen wie die V. brachialis, V. basilica und cephalica sowie V. axillaris können bei peripher eingeführten ZVKs verwendet werden. Diese ZVK werden in der Intensivmedizin sehr selten verwendet und haben heute eher einen historischen Wert.

Vorgehen

- Trendelenburg-Lagerung (15–20 Grad), um eine optimale Füllung der Venen zu erreichen und die Punktion zu erleichtern. Durch die Lagerung wird auch das Luftembolierisiko bei spontanatmenden Patienten gesenkt. Die ultraschallgestützte Punktion gilt auf Intensivstation zwischenzeitlich als Standard und findet sich auch schon in internationalen Leitlinienempfehlungen [28].
- Hautdesinfektion, Händedesinfektion
- steriler Kittel, Mundschutz, Kopfbedeckung und sterile Handschuhe
- Abdecken des Punktionsorts mit einem sterilen Lochtuch
- bei wachen Patienten Lokalanästhesie des Stichkanals
- bei ultraschallgesteuerter Punktion: optimale Lage des Ultraschallgeräts, sterile Hülle für den Schallkopf und optimale Bildeinstellungen
- Vorbereitung des Sets und eventuell Entlüftung der Lumina

Die ultraschallgesteuerten Punktionen gelten als der Goldstandard für die Anlage der ZVK im Intensivbereich [22], [35]. Neben der Punktion wird auch die Kontrolle der intravasalen Lage des Führungsdrahts mittels Ultraschall empfohlen. Hierdurch konnte die Komplikationsrate im Bereich der Intensivmedizin gesenkt. (Die Anlage mit Ultraschall gilt heute in Amerika als Qualitätsmerkmal im Gesundheitswesens [32].)

Es werden grundsätzlich 2 Punktionsmethoden unterschieden:
- *indirekte Methode:*
  - Identifikation der anatomischen Landmarken und des Venenverlaufs mittels Ultraschall
  - Anbringen entsprechender Markierungen, anhand derer man die Punktion vornimmt
- *direkte Methode:*
  - Platzierung der Punktionsnadel unter sonografischer Sicht in das Gefäß
  - Die Punktion erfolgt mit einem steril abgedeckten Schallkopf in *In-Plane- oder Out-of-Plane-Technik.*

Weiteres hierzu findet sich im Kapitel Ultraschalldiagnostik in der Intensivmedizin (S. 58).

Punktion V. jugularis interna

> **Merke** M!
>
> Die Anlage des ZVK in die V. jugularis interna ist der meist genutzte Zugangsweg in der Anästhesie und Intensivmedizin. Die hohe Erfolgsquote (90–99 %), einfach zu identifizierende Landmarken und die Möglichkeit der Palpation der A. carotis communis charakterisieren diesen Zugangsweg.

Durchführung:
- Vorgehen wie oben angegeben
- Kopf in neutraler und leicht retroflektierter Position lagern
- Identifikation der anatomischen Strukturen am Hals sowie Auswahl des Zugangswegs zur Anlage. Der Autor empfiehlt den hochmedialen Zugang (in der Höhe des Thyroidknorpels).
- Palpation der A. carotis communis im Kieferwinkel mit der nicht punktierenden Hand (▶ Abb. 1.3)
- Punktion so kranial wie möglich unter einem Winkel von 10–15 Grad nach lateral und 30–45 Grad zur Hautoberfläche
- vorsichtiges Vorschieben der Nadel unter Aspiration
- Die Vene ist in einer Tiefe von 2–3 cm zu erwarten und verläuft anterolateral oder lateral zur Arterie im Punktionsgebiet. Durch Rotation des Kopfes verändern sich die anatomischen Korrela-

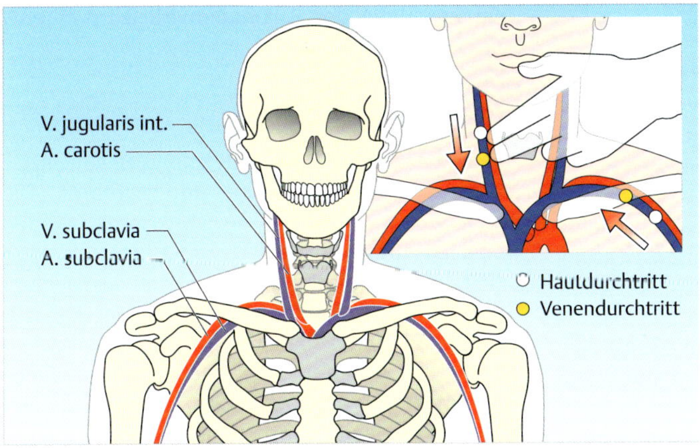

Abb. 1.3 Punktionsorte zentraler Venen. (Quelle: Adams H, Flemming A, Friedrich L et al. Taschenatlas Notfallmedizin. 3. Auflage. Stuttgart: Thieme; 2016)

tionen, welche die Punktion erschweren oder Fehlpunktionen der A. carotis forcieren.

- Nach Platzieren der Nadel im Gefäß wird die Spritze entfernt, die Nadel mit der linken Hand fixiert und der Seldinger-Draht vorsichtig vorgeschoben.
- Dann wird die Nadel entfernt und der Seldinger-Draht fixiert, um eine Dislokation zu vermeiden.
- Durchführen einer Schnittinzision mit dem Skalpell, um das Vorschieben des Katheters zu erleichtern (meist nur bei großlumigen Kathetern nötig)
- Vorschieben eines Dilatators über den Seldinger-Draht, um die Eintrittsstellen im Gefäß zu erweitern
- Vorschieben des Katheters über den Seldinger-Draht. Hierbei ist essenziell, den Draht mit einer Hand zu fixieren, um zu vermeiden, dass der Draht zusammen mit dem ZVK in das Gefäß vorgeschoben wird.
- Nach erfolgreicher Anlage erfolgt die Aspiration aller Lumina, um die intravasale Lage zu bestätigen (Cave: Alle Lumina müssen durchgespült werden, um Blutreste zu entfernen!)
- Lagekontrolle mit intravasalem EKG (falls Vorhanden und Sinusrhythmus)
- Sollte dies nicht möglich sein → Lagekontrolle mittels Röntgenthorax
- Annähen des Katheters
- Anlegen eines sterilen Verbands

Cave

- zu kaudale Punktion → Pneumothoraxgefahr
- zu mediale Stichrichtung → Gefahr der Karotispunktion
- zu laterale Stichrichtung → Gefahr der Verletzung der Plexus brachialis
- zu tiefe Punktion → Gefahr der Verletzung oder Punktion der A. vertebralis, der V. vertebralis sowie des Plexus cervicalis

Bei akzidenteller Punktion der A. carotis muss eine digitale Kompression unmittelbar erfolgen, um eine Hämatomentwicklung zu verhindern. Hämatome im Halsbereich können zur Kompression der Trachea, Nerven und Gefäße führen. Nach der Sicherstellung, dass sich kein Hämatom entwickelt hat, darf ein erneuter Punktionsversuch an der kontralateralen V. jugularis vorgenommen werden.

Punktion der V. subclavia

Die Anlage des ZVK in die V. subclavia zeigte in einigen Studien eine reduzierte Infektionsgefahr, jedoch gleichzeitig ein erhöhtes Pneumothoraxrisiko. Eine Empfehlung zur bevorzugten Punktion besteht laut Robert Koch-Institut (RKI) nicht. Die Stenosegefahr ist nach der Anlage der Dialysekatheter höher als bei anderen Gefäßen. Die V. subclavia kann auch bei Hypovolämie häufig problemlos punktiert werden, da die Vene durch das umliegende Gewebe offengehalten wird.

Durchführung:
- Vorgehen wie oben angegeben
- Arme des Patienten werden immer an den Körper angelagert. (Durch ausgelagerte Arme verändert sich die anatomische Lage der Gefäße und die Punktion ist erschwert oder unmöglich.)
- Identifikation der Landmarken: Es ist ratsam, eine Linie zwischen Processus coracoideus und Jugulum zu ermitteln, die der Punktionsrichtung entspricht. Mit dieser Orientierungshilfe liegt die erfolgreiche Punktionswahrscheinlichkeit bei 97 % laut einer veröffentlichten Studie [38].
- Punktion erfolgt am Übergang des lateralen zum medialen Drittel der Klavikula
- Kanüle direkt unter Knochenkontakt unter der Klavikula in Richtung Jugulum vorschieben

Punktion der V. femoralis

Die V. femoralis stellt einen leicht zu punktierenden Zugang für einen zentralen Venenkatheter dar.

Durchführung:
- Vorgehen wie oben angegeben
- leichte Unterpolsterung des Beckens
- Landmarken: Identifikation des Leistenbandes Spina iliaca anterior superior und Symphyse
- Tasten der A. femoralis, Vene medial der Arterie („IVAN" : von innen: **V**ene, **A**rterie, **N**erv)
- Punktion erfolgt 2–3 cm unterhalb des Leistenbandes unter einem Winkel von 30–45 Grad
- Nach erfolgreicher Punktion wird die Nadel so flach wie möglich gelegt, um den Verlauf der Vene zu begleiten. Dies erleichtert das Vorschieben des Drahtes.

Lagekontrolle

Die Lagekontrolle ist nach jeder ZVK-Anlage obligat. Die optimale Lage der Katheterspitze von über die obere Einflussbahn eingebrachter ZVKs befindet sich 2–3 cm vor der Mündung der V. cava superior in den rechten Vorhof. Die Lagekontrolle erfolgt durch bildgebende Verfahren (Thorax-Röntgenbild) oder das intrakardiale EKG.

Die Projektion der Katheterspitze im Thorax-Röntgen ist 1 cm oberhalb der Trachealbifurkation oder dem hinteren Ansatz der 5. Rippe und dem vorderen Ansatz der 3. Rippe und damit an der Einmündungsstelle der V. azygos. Auf Komplikationen wie Pneumothorax oder arterielle Fehllagen ist zu achten. Bei Kathetern in der V. cava inferior befindet sich die optimale Lage kaudal der Mündung der Nierenvenen, was im Abdomen-Röntgenbild der Höhe des 3. Lendenwirbelkörpers entspricht.

Intrakardiales EKG

Während der Anlage des ZVK kann man eine intrakardiale Elektrokardiografie durchzuführen. Die elektrischen Potenziale des Myokards werden durch das intrakardiale Blut zur Katheterspitze geleitet. Im Katheter muss sich ein leitendes Medium befinden, das entweder in flüssiger Form (elektrolythaltige Lösung: Katheter wird zur elektrischen Brücke) oder mittels eines Metalldrahts (Seldinger-Draht) zur Anwendung kommt. Es wird ein EKG-Adapter zwischengeschaltet und Ableitung II nach Einthoven eingestellt.

Das Vorschieben des Katheters in die Nähe des Vorhofs hat einen Anstieg der P-Welle zur Folge. Bei einer maximalen P-Welle befindet sich die Katheterspitze auf der Höhe oder im rechten Vorhof. Der Katheter wird zurückgezogen, bis erneut eine normale P-Welle auf dem Monitor erscheint. Üblicherweise sind 2 cm nötig, bis man sich erneut in der V. cava superior befindet. Bei Herzrhythmusstörungen ist die Lagekontrolle nicht eindeutig.

Vorteile der EKG-Methode sind bettseitige korrekte Katheterpositionierung, unmittelbare Lagekontrolle, Lagekorrektur und Reduktion der Strahlenbelastung.

Bei Verdacht auf einen Pneumothorax kann dieser mittels Ultraschall unmittelbar nach der Punktion ausgeschlossen werden. Ein Röntgen-Thorax ist unter Umständen innerhalb einer Zeitspanne von 4–6 Stunden notwendig, um bei Unsicherheit den Ausschlusses des Pneumothoraxes zu erreichen.

Kontraindikationen

- *absolute* Kontraindikationen:
  - Infektionen im Punktionsbereich
  - Thrombose des Gefäßes
- *relative* Kontraindikationen:
  - Schrittmacher oder intravasale Lage eines Katheters im gleichen Gefäß
  - erhöhte Blutungsneigung (abhängig vom Zugangsweg)

Komplikationen

punktionsbedingt:
- Luftembolie
- Herzrhythmusstörungen
- Arterienpunktion (Hämatom, Gefäßläsionen, Dissektion, Aneurysmata, arteriovenöse Fisteln)
- Verletzung umliegender Strukturen (Nervenschaden)
- Pleuraverletzungen, Pneumothorax
- Hämato-, Infusionsthorax
- Chylothorax durch Verletzung des Ductus thoracicus bei Punktionen auf der linken Seite
- Perforation der Vene, vor allem V. subclavia, oder des rechten Vorhofs oder Ventrikels mit dem Führungsdraht (cave: Perikarderguss, Tamponade)
- katheterassoziierte Infektion
- Venenthrombose
- Katheterfehllage

katheterbedingt:
- Katheterfehllage
- Schlingenbildung
- Katheterembolie
- Keimverschleppung
- Thrombophlebitis oder Thrombose
- Endokarditis
- Gefäßperforation
- Herzrhythmusstörungen
- Herzklappenläsionen
- Myokardperforation mit Perikarderguss
- Luftembolie bei Spontanatmung und Hypovolämie

Therapiemaßnahmen bei Komplikationen:
- Kompression des Punktionsareals bei Hämatomen
- Hämatothorax oder Pneumothorax: Sauerstoffgabe beschleunigt die Resorption, Thoraxdrainage bei Bedarf
- Heparinisierung bei Thrombose
- bei Verdacht auf Katheterinfekt: Katheterspitze entfernen und mikrobiologisch untersuchen lassen (cave: kein routinemäßiger Wechsel der ZVK); unter Umständen Antibiotikatherapie

1.2.2 Arterieller Zugang

Aufgaben, Indikationen

Aufgaben:
- kontinuierliche Blutdruckmessung
- wiederholte Blutentnahmen (arterielle Blutgasanalysen)
- Messung des Herzzeitvolumens und der Steuerung der Volumentherapie (Spezialkatheter und Systeme); siehe Kapitel Kardiopulmonales Monitoring (S. 88)

Indikationen:
- Blutdruckinstabilität
- Dauerinfusion vasoaktiver Substanzen
- Notwendigkeit einer engmaschigen Blutdrucküberwachung, z. B. bei drohender Aneurysmaruptur
- hämodynamisch relevante Arrhythmien
- pulmonale Erkrankungen mit respiratorischer Insuffizienz
- Langzeitbeatmung (regelmäßige Blutgasanalysen)
- schwer einstellbare Hypertonie
- alle Arten von Schockformen
- Schädel-Hirn-Trauma oder neurologische Erkrankungen

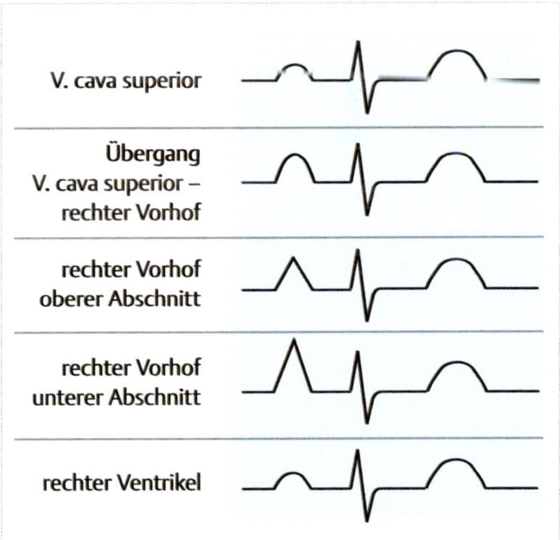

Abb. 1.4 Anlage eines zentralen Venenkatheters. Intrakardiale EKG-Ableitung zur Lagekontrolle. (Quelle: Leuwer M, Marx G, Trappe H et al., Hrsg. Checkliste Intensivmedizin. 5., überarbeitete Auflage. Stuttgart: Thieme; 2017)

I

Punktionsorte

mögliche Punktionsorte:

- A. radialis
- A. brachialis
- A. axillaris
- A. femoralis
- A. dorsalis pedis

M!

Merke

Die am häufigsten verwendete Anlagestelle ist die *A. radialis der nicht dominanten Hand*. Bei eingeschränkter Funktion eines Armes (z. B. bei Hemiparese nach Apoplex) sollte dieser gewählt werden. Die A. femoralis sollte wegen mangelnder Kollateralisierung mit einer höheren Thrombose und Ischämiegefahr zurückhaltend punktiert werden.

Testverfahren

Allen-Test

Vor der Anlage der arteriellen Kanülen in die A. radialis beurteilen viele Kliniker die Kollateralisierung der Hand mit dem modifizierten Allen-Test. Der Untersucher komprimiert sowohl die Radial- als auch die Ulnararterie. Der Patient wird aufgefordert, eine enge Faust zu bilden und somit die Handfläche blutarm zu machen. Der Patient öffnet dann die Hand, um eine Überdehnung des Handgelenks oder der Finger zu vermeiden. Nachdem die A. ulnaris freigegeben wird, wird die Farbe der offenen Handfläche beobachtet. Normalerweise kehren der Blutfluss und somit auch die Farbe innerhalb weniger Sekunden zur Handfläche zurück. Ein stark reduzierter ulnarer Kollateralfluss liegt vor, wenn die Handfläche länger als 6–10 Sekunden blass bleibt.

Obwohl der Allen-Test häufig verwendet wird, ist seine Vorhersage für ischämische Komplikationen eher schlecht. Die diagnostische Genauigkeit des modifizierten Allen-Tests mit einem Schwellenwert von 5 Sekunden beträgt nur 80 % bei 76 % Sensitivität und 82 % Spezifität.

Flush-Test

Die technischen Voraussetzungen eines Systems sind die schnelle und verzerrungsfreie Reaktion auf Druckschwankungen, anderseits auch die Eigenschaft, dass die Schwingungen rasch zum Stillstand kommen. Um diese Eigenschaften zu erreichen, muss jedes System optimal gedämpft werden. Um die Dämpfung im klinischen Alltag zu ermitteln, behilft man sich mit dem Flush-Test. Das System wird geöffnet (mit der Spülfunktion) und nach 2 Sekunden geschlossen.

Beobachtet werden die Kurve und deren Nachschwingungen von der Nulllinie.

- *optimal gedämpftes System*: 1,5–2 Oszillationen, bevor es zum erneutem Schreiben der arteriellen Kurve kommt
- *nicht suffizient gedämpftes System*: > 2 Oszillationen, hohe und spitze systolische Kurve mit überschätztem systolischem Druck
- *zu stark gedämpfte System*: < 1,5 Oszillationen, optisch eine sehr flache Kurve; hier ist – wenn überhaupt – nur der mittlere arterielle Druck verwertbar

Vor Inbetriebnahme der invasiven Messungen wird der Flush-Test empfohlen, um die Dämpfung zu ermitteln.

Aus der arteriellen Kurve sind folgende wichtige Informationen erhältlich:

- Herzfrequenz
- systolischer Druck
- diastolischer Druck: unter anderem als Maß für die koronare Perfusion des linken Ventrikels (LV)
- mittlerer arterieller Druck: systemische Perfusion (errechneter Wert)
- Pulsdruck: erhöht bei Aorteninsuffizienz, erniedrigt bei geringer Auswurfsfraktion des LV
- Veränderungen der systolischen Amplitude durch die mechanische Beatmung (Swing, Pulsdruckvariation, Schlagvolumenvariation)

Die Herz-Lungen-Interaktionen, verursacht durch die mechanische Ventilation, können als dynamischer Vorlastparameter genutzt werden. Bei der Volumengabe oder dem Test mit Autotransfusion (Passive-Leg-Raise-Test) wird die Zunahme des Schlagvolumen > 10 % als volumenreagibel bezeichnet. Durch die invasive Beatmung können die Vorlastabhängigen, hämodynamischen Effekte auf das Schlagvolumen während der Inspiration zusätzlich demaskiert werden. Diese Veränderung der systolischen Druckvariation ist als Arterial

Swing bekannt. Beim invasiven Monitoring kann dieses bei den Surrogatparametern, wie beispielsweise Pulsdruckvariation oder Schlagvolumenvariation, verwendet werden, um die Volumentherapie zu steuern.

Ein Swing der arteriellen Kurve entsteht nicht nur bei der Hypovolämie, sondern auch bei Versagen des rechten Ventrikels oder bei obstruktiven Schockformen. Um Fehlentscheidungen zu vermeiden, müssen immer auch andere Parameter in Betracht gezogen werden (siehe ▶ Abb. 1.6).

Punktionstechniken

perkutan:

- Venenverweilkanülentechnik: Direktpunktion oder Durchstichmethode
- Seldinger-Technik

Venenverweilkanülentechnik

Die Einlage der arteriellen Kanüle erfolgt üblicherweise perkutan unter Palpation des avisierten Gefäßes. Durch die Gegebenheiten in der Intensivmedizin ist die Indikation zur ultraschallgesteuerten Punktion großzügig zu stellen. Das Vorgehen bei der ultraschallgesteuerten Punktion ist identisch mit dem bei Anlage eines ZVK.

Nach erfolgreicher Palpation der Arterie sollte das Vorgehen analog der Venenpunktion erfolgen. Die Punktion erfolgt unter einem Winkel von 30–45 Grad. Nach der Perforation der Arterie muss die Kanüle stark abgesenkt und noch weitere 1–2 mm vorgeschoben werden. Die Kunststoffhülle der Kanülen wird in die Arterie vorgeschoben.

Eine *Lokalanästhesie* wird stets empfohlen, da dadurch die Gefahr eines Vasospasmus vermindert werden kann (siehe ▶ Abb. 1.5).

Seldinger-Technik

Die Seldinger-Technik ist die meist verwendete Anlagetechnik für arterielle Kanülen in der Intensivmedizin. Diese Technik erleichtert die Punktion bei schwierigen Gefäßverhältnissen.

Analog zur ZVK-Anlage erfolgt die Punktion mit einer Stahlkanüle. Nach der erfolgreichen Punktion wird ein dünner, flexibler Draht mit der weichen Spitzen voran in das Gefäß vorgeschoben. Nach Entfernung der Kanüle dient diese als Führungsdraht für den Katheter.

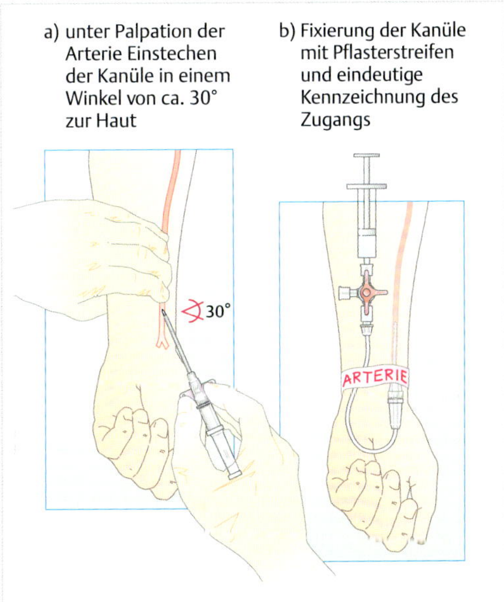

Abb. 1.5 Arterieller Gefäßzugang. Punktion der A. radialis. (Quelle: Roewer N, Thiel H, Hrsg. Taschenatlas Anästhesie. 6., aktualisierte und erweiterte Auflage. Stuttgart: Thieme; 2017)

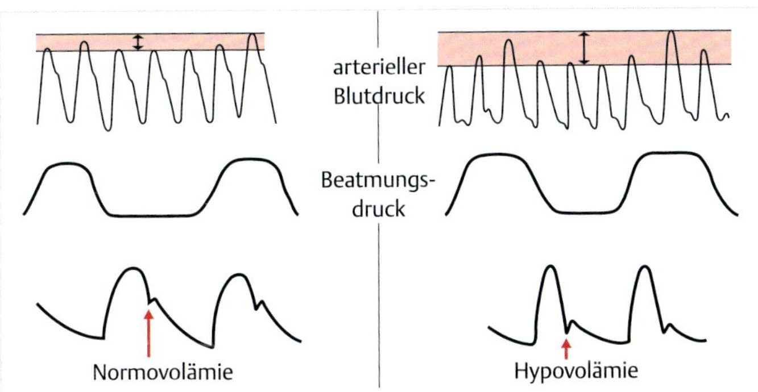

Abb. 1.6 Arterielle Kurven. (Quelle: Grundmann U, Schirle P. Direkt-arterielle Blutdruckmessung. In: Kretz F, Eberius C, Hrsg. Anästhesie bei Kindern. 4., vollständig überarbeitete Auflage. Stuttgart: Thieme; 2019)

Komplikationen

punktionsbedingt:

- Spasmus der zu punktierenden oder kanülierenden Arterie (sofortige, weitere Punktionsversuche sind oft erfolglos)
- Bildung eines Hämatoms durch mehrfache Punktionen
- Nervenläsionen
- Gefäßokklusionen durch Thrombose
- arteriovenöse Fisteln oder Aneurysma
- distale Embolisierung durch Plaques bei der Kanülierung

katheterbedingt:

- Fehlinjektionen
- Diskonnektion mit Blutung
- retrograde Embolisierung von Luft oder Thromben
- Infektion
- Thrombosen (Reduktion durch kontinuierliche Spülung des Systems, wobei ein Heparinzusatz nicht nötig ist)
- Infektionen (Blutentnahmen sollten patientennah erfolgen; hierbei sollte vermieden werden, dass das gesamte Schlauchsystem bis in den Bereich der Druckkammer aspiriert werden muss.)

Akzidentielle intraarterielle Injektion

Die versehentliche intraarterielle Injektion verschiedener Medikamente kann zu einem ausgeprägten Gefäßspasmus mit anschließender Schädigung der abhängigen Extremität führen. Dies gilt insbesondere für Barbiturate und in öliger Lösung vorliegende Benzodiazepine, aber auch für viele andere Substanzen. Daher müssen arterielle Kanülen und die angeschlossenen Messleitungen gut sichtbar gekennzeichnet sein.

Aus Fallberichten ist bekannt, dass wache Patienten häufig über distal der Injektionsstelle ausstrahlende brennender Schmerz berichten; bei analgosedierten Intensivpatienten wird dieses Warnzeichen meist fehlen.

Merke M!

Vorgehen bei akzidentieller intraarterieller Injektion

- sofort nach Fehlinjektion aspirieren und Medikamentenreste vollständig aus Kanüle und Messleitung entfernen – *Kanüle keinesfalls sofort ziehen*!
- dann langsam und wiederholt mit 10–20 ml isotoner Kochsalzlösung durchspülen
- bei Vasospasmus („weiße" Hand) langsame und eventuell wiederholte Injektion von 10 ml Lidocain 0,25 % (unter Beachtung der Höchstdosis), unter Umständen lokale oder systemische Antikoagulation mit Heparin
- eventuell Sympathikusblockade, z. B. durch Plexus-axillaris-Anästhesie
- eventuell lokale Vasodilatationsbehandlung mit Prostaglandininfusion
- eventuell operative Revision mit Thrombektomie und Faszienspaltung

Häufige Fehlerquellen und Veränderungen der Messverhältnisse

- fehlerhafter Nullabgleich
- fehlerhafter Nullpunkt der Messkammer, Höhendifferenz zwischen Messort und Drucksensor
- zu geringe Dämpfung durch das Schlauchsystem: Kurve „Schleuderzacken"
- Zu starke Dämpfung: Abknicken des Schlauchsystems oder der Kanüle, Thrombose, Druckabfall proximal der Katheterspitze bei arterieller Verschlusskrankheit oder dissoziierendem Aneurysma, beispielsweise Luftblasen im System; da Gase kompressibel sind, steigt die Compliance des Systems, was zu einer zusätzlichen Dämpfung führt.
- Fremdkörper im System: Thromben im oder an der Spitze des Katheters reduzieren den effektiven Querschnitt des Katheters und damit die Resonanzfrequenz; deshalb werden die Systeme kontinuierlich gespült.

Kontraindikationen

- Gerinnungsstörungen
- Gefäßprothese bei A. femoralis
- Bei vitaler Indikation gibt es nur relative Kontraindikationen für diesen Zugang.

Merke

M!

Die deutliche Kennzeichnung des arteriellen Zugangs ist unumgänglich!

1.2.3 Intraossärer Zugang

Durch den technischen Fortschritt hat sich die Anwendung der intraossären Punktion von einem absoluten „Ausnahmeverfahren" zu einem „alternativen Standardverfahren" entwickelt. Durch die interdisziplinäre Zusammenarbeit im Jahr 2017 ist die vorliegende Leitlinie der Deutschen Gesellschaft für Anästhesiologie und Intensivmedizin (DGAI) aus dem Jahr 2010 überarbeitet worden und erreicht nun die formalen Vorgaben der Arbeitsgemeinschaft der Wissenschaftlichen Medizinischen Fachgesellschaften e.V. (AWMF) zur S1-Leitlinie. Ziel der Leitlinien sind die klare Handlungsempfehlung bezüglich Punktion und Applikation von intraossären Medikamenten.

Laut den letzten internationalen Reanimationsleitlinien 2015 gilt die intraossäre Punktion auch als Methode der Wahl bei der kardiopulmonalen Reanimation in Fällen, bei denen die Anlage eines intravenösen Zugangs misslingt oder verzögert ist.

Empfohlene Punktionsstellen

- proximale Tibia
- distale Tibia
- proximales Femur
- distales Femur
- proximaler Humerus

Merke

M!

Die proximale mediale Tibia wird 1–2 cm distal der Tuberositas tibiae (cave: Wachstumsfuge) als erste Wahl empfohlen. Als Alternative kann die distale mediale Tibia 1–2 cm proximal des medialen Malleolus punktiert werden. Bei Erwachsenen ist der proximale Humerus eine zusätzliche Alternative.

Alle 3 Punktionsstellen erfüllen folgende Kriterien:

- relativ dünne Kortikalis
- großer Markraum
- möglichst flache Oberfläche
- einfache anatomische Landmarken zur schnellen und sicheren Identifikation und Punktion

Die Liegedauer der Kanüle ist grundsätzlich so kurz wie möglich zu halten. Die empfohlene Liegedauer von maximal 24 Stunden sollte nicht überschritten und die Kanülen innerhalb der ersten 2 Stunden nach Klinikaufnahme entfernt werden. Nach der Entfernung der Kanüle erfolgt die Einmalgabe eines Antibiotikums (Cefuroxim oder Cephazolin). Die Insertionsstelle wird für 48 Stunden steril verbunden.

Nach dem aktuellen Stand können nahezu alle Arten von Notfallmedikamenten (inklusive Katecholamine, Infusionslösungen, Blutprodukte und Anästhetika) intraossär appliziert werden. Die Ausnahme bilden lediglich hypertone oder stark alkalische Lösungen.

Durch die geringe Flussgeschwindigkeit werden die Medikamente mit 10–20 ml Flüssigkeitsbolus nachgespült, um eine schnelle systemische Einschwemmung zu erreichen.

Der Markraum entspricht vom Prinzip her der Punktion einer „knöchernen" Vene, die auch bei Kälte, Vasokonstriktion oder Hypovolämie nicht kollabiert.

Der Blutdruck des Cavitas medullaris liegt bei etwa 20–30 mmHg, was ungefähr einem Drittel des systemischen Mitteldrucks entspricht. Die Durchflussrate bei Schwerkraftinfusion beträgt etwa 30 ml/min (entspricht der einer 22-G-Venenverweilkanüle), die durch Anwendung eines Druckinfusionsbeutels (Druckbeutelmanometer bis zu 300 mmHg) bis auf 165 ml/min (entspricht der einer 17-G- bis 16-G-Venenverweilkanüle) gesteigert werden kann.

Indikation zur Anlage

- Herz-Kreislauf-Stillstand
- ausgeprägte hypovolämische Schockzustände
- schwere Hypothermie
- kritisch Kranke oder Verletzte, bei denen zur Wiederherstellung der Vitalfunktionen eine Medikamenten- und/oder Volumengabe notwendig ist

Vorgehen

- Identifizierung der anatomischen Landmarken (▸ Abb. 1.7a)
- Anlage unter sterilen Kautelen (▸ Abb. 1.7b)
- Lokalanästhesie der Punktionsstelle (falls erforderlich)
- Ansetzen der Nadel bis auf den Knochen und Abschätzen der weiteren Eindringtiefe
- Einbringen der intraossären Punktionskanüle (▸ Abb. 1.7c)
- Aspiration von Knochenmark zur Kontrolle der Kanülenlage (cave: trotz korrekter Lage nicht in allen Fällen möglich) (▸ Abb. 1.7d)
- Entnahme von Knochenmarkblut zur Diagnostik (z. B. Blutgasanalyse, Hämoglobin, Gerinnung, Elektrolyte, Blutkulturen),
- Injektion von Lokalanästhetikum (falls erforderlich) (z. B. Lidocain 1 % 0,5 mg/kgKG), Injektion eines Flüssigkeitsbolus (z. B. 5–10 ml NaCl 0,9 %), (▸ Abb. 1.7e und ▸ Abb. 1.7f)
- regelmäßige Kontrollen zur Erkennung einer Fehllage (Schwellung, Paravasat)
- Sicherung des intraossären Zugangs und der Infusionsleitung

▸ Abb. 1.7d–f zeigen den Ablauf der intraossären Applikation am Beispiel der EZ-IO.

Komplikationen

- Infektionen der Punktionsstelle
- Osteomyelitis
- Dislokationen
- Extravasationen mit Entwicklung eines Kompartmentsyndroms
- Schmerzen bei Infusion
- Extra- bzw. Paravasate an der Punktionsstelle
- Luftembolien
- Fett- und Knochenmarkmobilisierung (cave: Rechts-links-Shunt – zerebrale Embolisierung)

Heute stehen mehrere manuelle, halbautomatische und automatische Systeme zur Verfügung. Unabhängig vom vorhandenen Material ist es unumgänglich, Schulungen zum Umgang durchzuführen, um in der Notfallsituation die Fehlerquote und Komplikationen zu minimieren. Die primäre Erfolgsrate für geschultes Personal liegt bis zu 98 % bei einer Anlagedauer von in der Regel einer Minute.

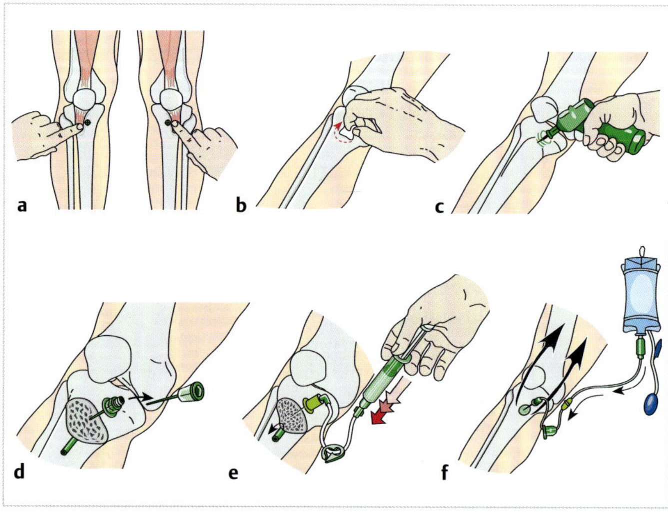

Abb. 1.7 Intraossärer Zugang. **a**: Identifikation der Punktionsstelle. 2 cm distal der Tuberositas tibiae und 2 cm medial. **b**: Desinfektion. **c**: Punktion. **d**: Entfernen des Stahlmandrins. **e**: Durchspülen des i.O.-Zugangs. **f**: Anschluss der Infusion. (Quelle: Müller S. Memorix Notfallmedizin. 10., aktualisierte Auflage. Stuttgart: Thieme; 2017)

Merke

M!

Die Autoren der Leitlinie empfehlen bei Verwendung von halbautomatischen Punktionssystemen (z. B. EZ-IO) und in allen Altersklassen als Punktionsstelle der ersten Wahl grundsätzlich die proximale mediale Tibia.

Relative Kontraindikationen

- Zellulitis der potenziellen Punktionsstelle
- Osteomyelitis an der Punktionsstelle
- Schädigung der V. cava inferior oder V. cava superior im Einstromgebiet der Punktionsstelle
- vorheriger Versuch am selben Beinknochen
- Osteogenesis imperfecta, Osteopetrose oder Osteopenie (cave: Frakturgefahr)
- Frakturen
- Quetschverletzungen
- Extremität mit einem Gefäßverschluss
- Verlust der Hautintegrität
- bekannte Osteomyelitis an der betroffenen Stelle
- bekannte angeborene Herzerkrankungen mit intrakardialem Shunt (höheres Risiko für zerebrale Embolien)

1.2.4 Literatur

[21] Adams H, Flemming A, Friedrich L et al. Taschenatlas Notfallmedizin. 3. Aufl. Stuttgart: Thieme; 2016

[22] Bodenham A, Babu S, Bennett J et al. Association of Anaesthetists of Great Britain and Ireland. Safe vascular access 2016. Anaesthesia 2016; 5: 573–585

[23] Caruso LJ, Gravenstein N, Layon AJ et al. A better landmark for positioning a central venous catheter. J Clin Monit Comput 2002; 17: 331–334

[24] Grundmann U, Schirle P. Direkt-arterielle Blutdruckmessung. In: Kretz F, Eberius C, Hrsg. Anästhesie bei Kindern. 4. Aufl. Stuttgart: Thieme; 2019

[25] Helm M, Breschinski W, Lampl L et al. Die intraossäre Punktion in der präklinischen Notfallmedizin. Anaesthesist 1996;45:1196–1202

[26] Leuwer M, Marx G, Trappe H et al., Hrsg. Checkliste Intensivmedizin. 5. Aufl. Stuttgart: Thieme; 2017

[27] Müller S. Memorix Notfallmedizin. 10., aktualisierte Auflage. Stuttgart: Thieme; 2017

[28] National Institute for Clinical Excellence. Guidance on the use of ultrasound locating devices for placing central venous catheters. London; 2002. http:/www.nice.org.uk/guidance/ta49/resources/guidance-on-the-use-of-ultrasound-locating-devices-for-placing-central-venous-catheters-pdf-2294585518021/

[29] Olasveengen TM, de Caen AR, Mancini ME et al. 2017 International consensus on cardiopulmonary resuscitation and emergency cardiovascular care science with treatment recommendations summary. Resuscitation 2017; 121: 201–214

[30] Petipas F, Guenezan J, Vendeuvre T, et al: Use of intra-osseous access in adults: a systematic review. Critical Care 2016; 20: 102–111

[31] Roewer N, Thiel H, Hrsg. Taschenatlas Anästhesie. 6. Aufl. Stuttgart: Thieme; 2017

[32] Rothschild JM. Ultrasound guidance of central vein catheterization. Evidence report/technology assessment, No. 43. Making health care safer. A critical analysis of patient safety practices. 2001 Agency for Healthcare Research and Quality Rockville, Md 245–253

[33] S1-Leitlinie: Die intraossäre Infusion in der Notfallmedizin Anästh Intensivmed 2018; 59: 667–677

[34] Sanford TJ. Internal jugular vein cannulation versus subclavian vein cannulation. An anesthesiologist's view: The right internal jugular vein. J Clin Monit 1985; 1: 58–61

[35] Schmidli J, Widmer M, Basile C et al. Vascular access. 2018 Clinical practice guidelines of the European Society Vascular Surgery (ESVS). Eur J Vasc Endovasc Surg 2018; 55: 757–818

[36] Spivey WH. Intraosseous infusions. J Pediatr 1987; 11: 639–643

[37] Tobias JD, Ross AK. Intraosseous infusions: A review for the anesthesiologist with a focus on pediatric use. Anesth Analg 2010; 110: 391–401

[38] Tripathi M, Tripathi M. Subclavian vein cannulation: an approach with definite landmarks. Ann Thorac Surg 1996 Jan; 61(1): 238–240

1.3 Punktionen

Andreas Bric

1.3.1 Perikardpunktion

Grundlagen

▶ **Perikarderguss.** Als Perikarderguss wird jede Vermehrung der perikardialen Flüssigkeit bezeichnet, die über das physiologische Maß (20–30 ml) hinausgeht. Die Ursachen sind zahlreich und deren Zusammensetzung ist von der Ätiologie abhängig:

- Exudat: Entzündungen (Perikarditis), Neoplasien
- Transsudat: systemische Retention von Flüssigkeit (Hydroperikard)
- Blut: Blutungen, Perforationen, postoperativ (herzchirurgische Operationen/Trauma)
- Eiter: Pyoperikard
- Lymphe: Chyloperikard
- und deren Kombinationen

Der Perikarderguss ist in der herzchirurgischen und kardiologischen Intensivmedizin eine häufige Ursache der hämodynamischen Instabilität. Das Diagnostikum der Wahl in der Intensivmedizin ist die Sonografie. Mit der systematischen Untersuchung im Rahmen der notfallsonografischen

Protokolle wie FATE- oder FEEL-Untersuchung (FATE: Focus Assessed Transthoracic Echocardiography [43], FEEL: Focused Echocardiographic Evaluation in Life Support [39], [40]) wird neben dem Perikarderguss oder der Perikardtamponade auch nach anderen Schockformen gesucht.

Bei der Verdachtsdiagnose eines Perikardergusses sind folgende Fragen zu beantworten:

- Ist ein Perikarderguss vorhanden?
- Ist der Perikarderguss hämodynamisch relevant?
- Ist eine Perikardiozentese möglich?
- Welche Fachabteilung/welcher Kollege verfügt über die Expertise, die Punktion durchzuführen?

Echokardiografisch wird die Ergussmengenbestimmung enddiastolisch bestimmt und nach der Ausbreitung in folgenden Kategorien eingeteilt [48]:

- kleiner Perikarderguss (< 0,5 cm): entspricht 100–200 ml Ergussmenge
- mittlerer Perikarderguss (0,5–2 cm): entspricht ca. 200–500 ml Ergussmenge
- großer Perikarderguss (> 2 cm): entspricht ca. 500 ml Perikardergussmenge

▸ **Perikardtamponade.** Wenn intraperikardiale Flüssigkeit eine Kompression der Herzhöhlen (rechter Vorhof [RA], rechter und linker Ventrikel [RV, LV]) verursacht und somit eine hämodynamische Instabilität bewirkt, wird dies als Perikardtamponade bezeichnet. Es handelt sich um eine lebensbedrohliche Situation, die eine sofortige Behandlung benötigt.

Indikationen, Kontraindikationen

▸ Tab. 1.2 zeigt die Indikationen für eine Perikardpunktion.

- Es bestehen keine ***absoluten*** Kontraindikationen.
- relative Kontraindikationen:
  - Thrombozyten < 50 000/µl
  - International Normalized Ratio (INR) > 1,5

Vorgehen bei Perikarderguss/Perikardtamponade

- hämodynamische Instabilität?
  - Herzfrequenz > 90/min
  - systolischer Blutdruck < 100 mmHg
  - Pulsus paradoxus
  - hoher zentralvenöser Druck
- Größe des Ergusses und Geschwindigkeit der Ansammlung?
- Verschlechterung der Symptome (Dyspnoe, Tachypnoe, Orthopnoe, Oligurie, Brustschmerzen)?
- eventuell klinisch: Beck-Trias (leise Herztöne, erniedrigter arterieller Druck und erhöhter zentralvenöser Druck)
- Befunde von transthorakaler/transösophagealer Echokardiografie (TTE/TEE) [46]:
  - systolischer Kollaps des RA
  - diastolischer Kollaps des RV oder des LV
  - venöse Einflussstauung
  - schwingendes Herz (Swinging Heart)

Vorbereitung

- Patientenaufklärung (falls möglich)
- Echokardiografie (zirkulärer oder lokalisierter Erguss): Identifikation des Punktionsfensters; Differenzierung, ob Punktion oder operativer Zugang bevorzugt wird (intraperikardiale Gerinnsel, lokalisierte Ergüsse, postoperativ, kein gutes Punktionsfenster)

Tab. 1.2 Indikationen für eine Perikardpunktion. Die Klassen bedeuten den Evidenzgrad, in Studien belegt.

Klassen	Indikation
Klasse-I-Indikationen	Perikardtamponade
	Perikarderguss mit über 20 mm diastolischer Separation im Echokardiogramm
	Verdacht auf purulenten oder tuberkulösen Perikarderguss
Klasse-IIa-Indikationen	Perikardergüsse (ausgenommen purulente und tuberkulöse) mit 10–20 mm diastolischer Separation im Echokardiogramm zu diagnostischen Zwecken
	Verdacht auf malignen Perikarderguss
Klasse-IIb-Indikationen	Ergüsse (ausgenommen purulente und tuberkulöse) mit < 10 mm diastolischer Separation im Echokardiogramm zu diagnostischen Zwecken

- Ausschluss von Diagnosen, die ein operatives Vorgehen erfordern (Typ-A-Dissektion oder Ventrikelruptur)
- Standardmonitoring:
  - EKG (Niedervoltage? Tachykardie)
  - Blutdruckmonitoring (Hypotension, Pulsus paradoxus)
  - Sauerstoffsättigung (SpO_2)
- Labor (Gerinnung) und Kreuzblut abnehmen (bei operativem Vorgehen)
- Material: Punktionsset – Einmalpunktion oder Anlage eines Pigtail-Katheters, eventuell einlumiger ZVK

Durchführung

- sterile Kautelen
- Patientenlagerung: halbsitzende Oberkörperhochlagerung
- Monitoring: EKG (Extrasystolen bei Punktion des rechten Ventrikels → Nadelrückzug, Blutdruck, SpO_2)
- Lokalanästhesie (falls notwendig)
- Zugangswege: subxiphoidal, parasternal oder apikal; optimales Punktionsfenster mit Ultraschall identifizieren

Bei subxiphoidaler Punktion ohne Ultraschall

- Einstichstelle ca. 1 cm links lateral des Processus xiphoideus/subxiphoidal
- Stichrichtung : mittlere linke Klavikula
- Einstichwinkel: 30 Grad bei Oberkörperhochlagerung zu frontaler Ebene des Patienten
- Nadel unter Aspiration vorschieben bis zur Aspiration von Flüssigkeit
- Blutgasanalyse (BGA) aus Perikardflüssigkeit (Hämoglobin-/Hämatokritgehalt, O_2-partialdruck und -sättigung): Differenzierung zwischen perikardialer Flüssigkeit und ventrikulärem Blut
- Punktionsmöglichkeiten:
  - Einmalpunktion (selten)
  - Einlegen eines Pigtail-Katheters in Seldinger-Technik (häufig)
- echokardiografische Lagekontrolle, eventuell mit Echokontrastmittel (Bubbles)

Nachsorge

- Röntgen-Thorax (Pneumothorax?) oder eventuell CT-Thorax mit Kontrastmittel
- echokardiografische Kontrolluntersuchungen (Progression oder Regression?)
- eventuell Punktatmaterial zur Diagnostik

Entfernung des Pigtail-Katheters

- spätestens nach 48 Stunden (Vermeidung von Sekundärinfektionen)
- bei Tagesmengen < 30–50 ml (ca. 0,5 ml/kgKG): Restablauf
- bei Rezidiv: Perikardfensterung

Aktuelle Empfehlungen sehen immer die Nutzung der Echokardiografie bei der Perikardpunktion vor [47] (▶ Abb. 1.8).

1.3.2 Thoraxdrainage und Pleurapunktion

Heute gilt der Thoraxultraschall als Methode der Wahl für die Diagnostik eines Pleuraergusses. Neben dem Goldstandard CT-Thorax ist der Röntgen-Thorax eine zusätzliche Methode zur Diagnostik (niedrige Sensitivität und Spezifität).

Der Pleuraerguss ist der häufigste Grund einer Oxygenierungsstörung in der Intensivmedizin und wird bei mehr als der Hälfte der Patienten gefunden. Um die Oxygenierung zu verbessern, kann eine Einmalpunktion oder eine Drainagenanlage erforderlich sein.

Thoraxdrainagen

Es gibt 2 typische Stellen für die Anlagen einer Thoraxdrainage:

- Monaldi-Zugang:
  - anteriorer Zugangsweg
  - Zugang bei Spitzenpneumothorax (Entlastungsthorakotomie mit Nadel) oder als kurzfristige Entlastung eines Pneumothoraxes. Bis dato gibt es keine Studien, die eine Überlegenheit des Monaldi-Zugangs gegenüber dem Bülau-Zugang bei der Therapie eines Pneumothoraxes zeigen konnten.
  - Punktionsstelle: 2.–3. Interkostalraum (ICR) medioklavikular

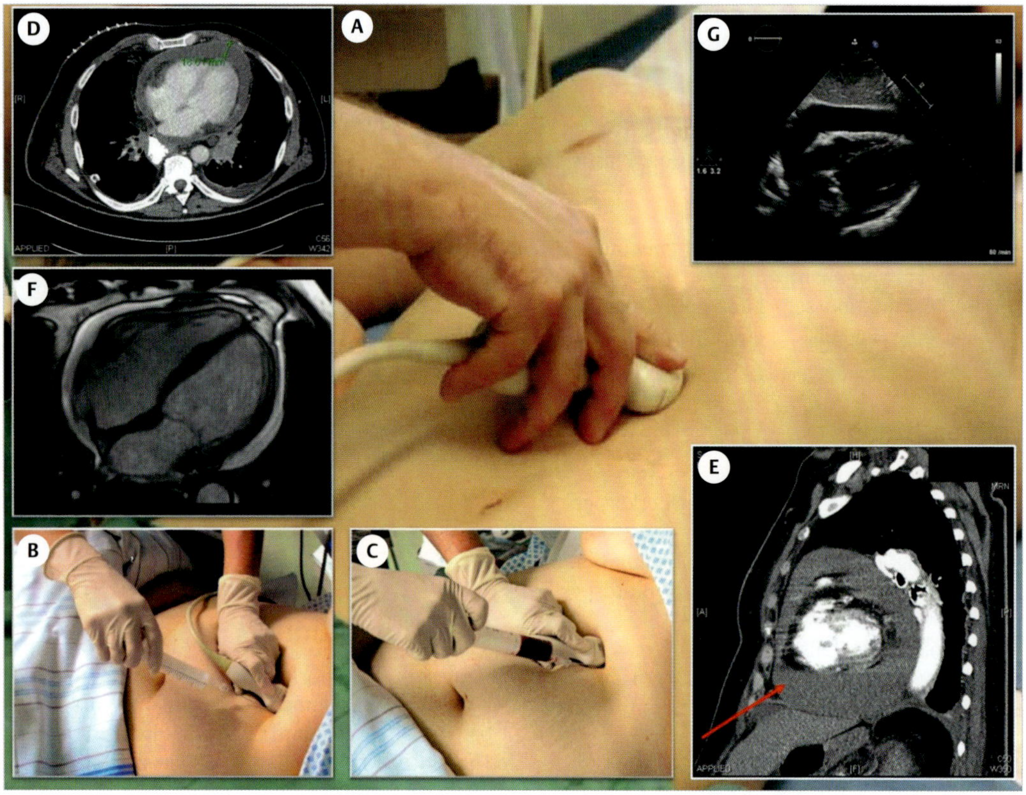

Abb. 1.8 Perikardpunktion und Diagnostik. **A**: Darstellung mit Ultraschall, **B** und **C**: Punktion mit Ultraschall, **D**: Perikarderguss im Computertomogramm, **E**: Darstellung des Punktionswinkels, **F**: Perikarderguss im Magnetresonanztomogramm, **G**: Perikarderguss im Ultraschall.

- Bülau-Zugang:
  - lateraler Zugangsweg
  - bevorzugter Zugangsweg bei Liquidothorax oder Pneumoliquidothoraxes
  - Punktionsstelle 4.–5. ICR mittlere Axillarlinie (im so genannten sicheren Dreieck – M. pectorialis, M. latissimus dorsi und 4. oder 5. ICR bilden eine Dreiecksstruktur, siehe ▶ Abb. 1.9).

Indikationen, Kontraindikationen

- Indikationen:
  - Spannungspneumothorax: Notfallindikation
  - Pneumothorax: bei beatmeten Patienten oder großem Pneumothorax mit Dyspnoe
  - Hämatothorax
  - Hämatopneumothorax
  - großer Pleuraerguss mit Oxygenierungsstörungen
  - Pyothorax (Pleuraempyem)
- Es gibt keine *absoluten* Kontraindikationen.
- *relative* Kontraindikationen:
  - Thrombozyten < 50 000/µl
  - INR > 1,5
  - duale Plättchenantikoagulation
  - therapeutische Antikoagulation mit niedrigmolekularem oder unfraktioniertem Heparin oder direkten oralen Antikoagulanzien (DOAKs)

Anlage

Vorbereitungen

- Patientenaufklärung (falls möglich)
- Lagerung: Rückenlage mit Oberkörperhochlagerung mit 30–45 Grad, Arm fixiert in Abduktion nach oben
- Monitoring: EKG, Blutdruck, SpO_2

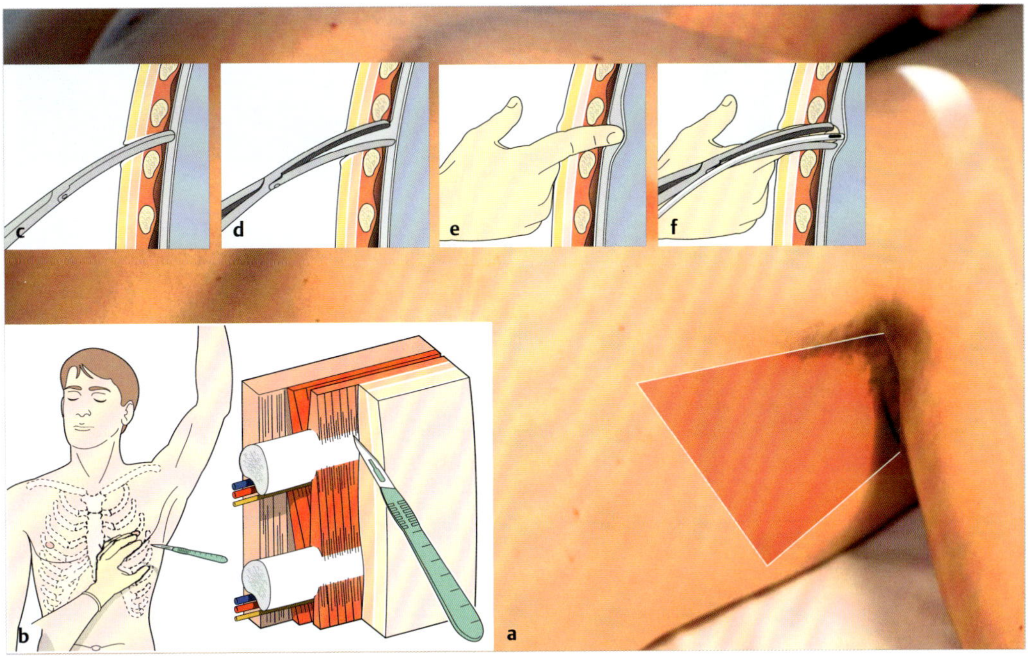

Abb. 1.9 Thoraxdrainage in Schritten. **a**: Abbildung mit Darstellung des sicheren „Dreiecks" zur Punktion oder Thoraxdrainagenanlage in „Bülau"-Position; **b**: Darstellung der richtigen Schnitthöhe am Oberrand der Rippe; **c, d**: Darstellung der Präparation mit Schere; **e**: Durchstoßen der Pleura mit dem Finger; **f**: Einbringen der Drainage mittels gebogener Zange. (Quelle: Zeichnungen: Adams H, Flemming A, Friedrich L et al. Taschenatlas Notfallmedizin. 3. Auflage. Stuttgart: Thieme; 2016)

- intravenöser Zugang für Analgesie und Sedierung
- Labor (cave: Gerinnung)
- Röntgen-Thorax: Verdacht auf hochgradigen Pneumothorax, Summe der Messwerte ≥ 4 cm nach Collins [41]
- Thoraxultraschall (▸ Abb. 1.10): Ergussmenge, Pneumothoraxdiagnose (Volumetrie des Pneumothoraxes ist mit Thoraxultraschall nicht möglich), nach kranial verlagertes Diaphragma bei Intensivpatienten
- Material:
  - Thoraxdrainage (Pneumothorax: 18–24 Ch, Hämatothorax: 28–32 Ch),
  - steriles chirurgisches Set
  - stumpfe Präparierschere
  - gebogene und gerade Klemmen
  - Skalpell mit 11er-Klinge,
  - Nahtset/Nahtmaterial
  - Wasserschloss

▸ **Minithorakotomie.** Zugang der Wahl bei Hämatothorax, Pleuraerguss oder Pneumothorax (4.–5. ICR mittlere Axillarlinie). Die Trokartechnik sollte aufgrund erhöhter Komplikationsraten nicht mehr zur Anwendung kommen.

Durchführung

- sterile Kautelen
- Lokalanästhesie (falls erforderlich) mit zusätzlicher intravenöser Analgosedierung
- Hautschnitt: ca. 3–4 cm entlang des Rippenoberrands
- stumpfes Präparieren der Interkostalmuskulatur mittels Schere und/oder Finger
- Durchstoßen der Pleura parietalis am Rippenoberrand mit Finger (cave: am Unterrand der Rippe laufen Gefäße und Nerven)
- Pleurahöhle/Lunge wird mit dem Finger exploriert, um Adhäsionen zu lösen
- Einlage der Thoraxdrainage mithilfe einer gebogenen Klemme oder Führung des Fingers

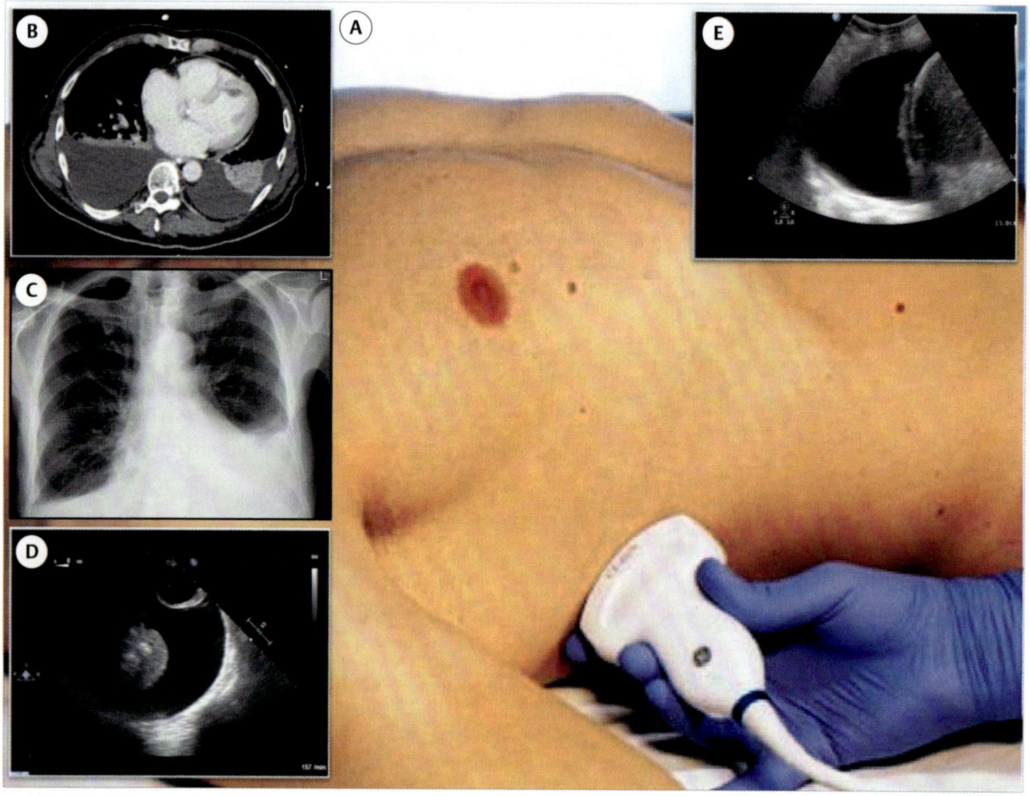

Abb. 1.10 Der Pleuraerguss in verschiedenen diagnostischen Verfahren. **A:** Die Sonde wird im Bereich des 8. bzw. 9. Interkostalraums, in der hinteren Axillarlinie, in der kraniokaudalen Ausrichtung in einem Winkel von ca. 45 Grad angelegt. Durch eine leichte Drehung des Schallkopfes wird der Ultraschallstrahl parallel. **B:** Pleuraerguss im Computertomogramm, **C:** Pleuraerguss im Röntgen-Thorax, **D:** Pleuraerguss im transösophagealen Echokardiogramm (TEE), **E:** Pleuraerguss im Ultraschall mit konvexer Sonde.

- Vorschieben der Drainage (die letzte Öffnung sollte wenigstens 10 cm intrapleural zum Liegen kommen)
- bei Pneumothorax nach kranioventral oder bei Liquidothorax dorsokaudal
- Drainagenfixierung (Tabaksbeutelnaht)
- Anschließen an das Drainagesystem (Dreiflaschensystem: Sekretauffangflasche, Wasserschloss und Sogregulierung) mit Sog von ca. –15 bis –20 cmH_2O

► **Nadeldekompression.** Die Nadeldekompression des Spannungspneumothorax ist nur eine vorübergehende Maßnahme bis zu Anlage der Thoraxdrainage. Die Nadeldekompression wird in der Monaldi-Position durchgeführt. Es wird empfohlen, mit einer langen Kanüle mit aufgesetzter Spritze unter Aspiration vorzugehen. Nach Aspiration der Luft wird die Spritze entfernt, um das Entweichen von Luft zu ermöglichen. Die Kunststoffkanüle wird bis zu Thoraxdraingenanlage in situ belassen.

Nachbetreuung

- Röntgen-Thorax: Lagekontrolle der Drainage, Regression des Pneumo-/Hydrothorax
- Sonografie zu Kontrolle der Ergussmenge
- Einstellen eines adäquaten Sogs: ca. –15 bis –20 cmH_2O
- eventuell Material in Mikrobiologie, Pathologie oder Zytologie schicken

Cave

Bei beatmeten Patienten kann das Abklemmen der Thoraxdrainage zu einem Spannungspneumothorax führen.

Das Drainagesystem wird unter Patientenniveau platziert, um das Abfließen der Drainageflüssigkeit zu erleichtern.

Fistelnde Thoraxdrainagen dürfen nicht abgeklemmt oder entfernt werden.

Entfernung

Pneumothorax:

- Drainagen vor der Entfernung abklemmen
- mindestens 4–6 Stunden nach Abklemmen Röntgen-Thorax-Kontrolle

Pleuraerguss:

- bei Fördermengen von ≤ 150–200 ml Pleuradrainage entfernen (Drainagen führen zu Reizergüssen, die durch die Pleurairritation entstehen (die Menge entspricht etwa einer Tagesmenge von 150–200 ml)

bei fehlender Progression:

- Drainage unter vorheriger Analgesie entfernen
- Anlage einer Tabaksbeutelnaht, falls keine Naht bei der Anlage vorgelegt wurde
- Bei sicherem chirurgischem Verschluss ist kein Dachziegelverband notwendig.
- Röntgen-Thorax: unmittelbar und 24 Stunden nach Entfernen der Thoraxdrainage

Pleurapunktion

Die einmaligen Punktionen erfolgen zu diagnostischen oder therapeutischen Zwecken. Die aktuellen Leitlinien empfehlen Punktionen unter Ultraschallkontrolle [42]. Durch die ultraschallgestützten Punktionen werden die Komplikationsraten reduziert, die Erfolgsquote erhöht und potenzielle komplexe sonografische Merkmale wie Septierungen oder Adhäsionen identifiziert. So kann dies eine Hilfe bei der Entscheidungsfindung für die Anlage einer Thoraxdrainage sein.

Ultraschall ermöglicht die Messung der Distanz von der Haut zur Pleura, der Spaltgröße (minimaler Abstand: > 10–15 mm zur Lunge) und der maximalen vorgesehenen Nadeleindringtiefe vor der Punktion. Es ist essenziell, nach der Bestimmung der Punktionsstelle keine weiteren Lagerungsmaßnahmen vorzunehmen.

Nach der Punktion wird das Vorhandensein eines Pneumothorax mit Thoraxultraschall ausgeschlossen oder bestätigt.

Vorbereitungen und Vorgehen

Identisches Vorgehen wie bei der Thoraxdrainage.

Die Anlage von Drainagen ist immer eine *klinische Entscheidung* sowohl bei Pleuraergüssen als auch bei Pneumothoraxes. Prophylaktische Anlagen von Drainagen müssen vermieden werden.

Bei beatmeten Patienten ist die Indikation zur Entlastung von Pneumothoraxes großzügiger zu stellen. Bei jedem Pleuraerguss oder Pneumothorax sind die klinische Überwachung, radiologische Kontrolluntersuchungen oder Thoraxultraschall obligat.

Neben der klassischen Anlage mit der chirurgischen Minithorakotomie sind in den letzten Jahren mehrere minimalinvasive Modelle auf dem Markt erschienen. Die auf der Trokartechnik (Pleuracath) oder Seldinger-Technik basierenden Modelle erfreuen sich zunehmender Beliebtheit in der Intensivmedizin. Die Vorbereitung ist identisch mit der klassischen Minithorakotomie.

1.3.3 Lungenultraschall zur Diagnostik des Pneumothorax

Die Diagnostik ist einfach und schnell erlernbar. Fachgesellschaften empfehlen die Nutzung des Lungenultraschalls in der Intensivmedizin mit einer GoR-1a-Empfehlung.

In ▶ Abb. 1.11 sind die Lungenartefakte im Überblick dargestellt.

▶ Bat Sign, Lungengleiten. Die Ausgangsposition des Thoraxultraschalls bei der Pneumothoraxdiagnostik ist das Bat Sign (Fledermauszeichen). Mit einer Anlotung im Interkostalraum, die in der parasternalen Linie und quer zum Rippeverlauf verläuft, ist das atemsynchrone Verschieben von Pleura parietalis und visceralis gut sichtbar. Dies ist im B-Mode als feine Bewegung, d. h. als „Lungengleiten", sichtbar. *Dieser Befund schließt einen Pneumothorax in dieser Anlotung aus.*

▶ Seashore Sign, Lungenpuls. Um dieses besser zu visualisieren, wird der M-Mode benutzt. Das entstandene Bild wird als *Seashore Sign* bezeichnet.

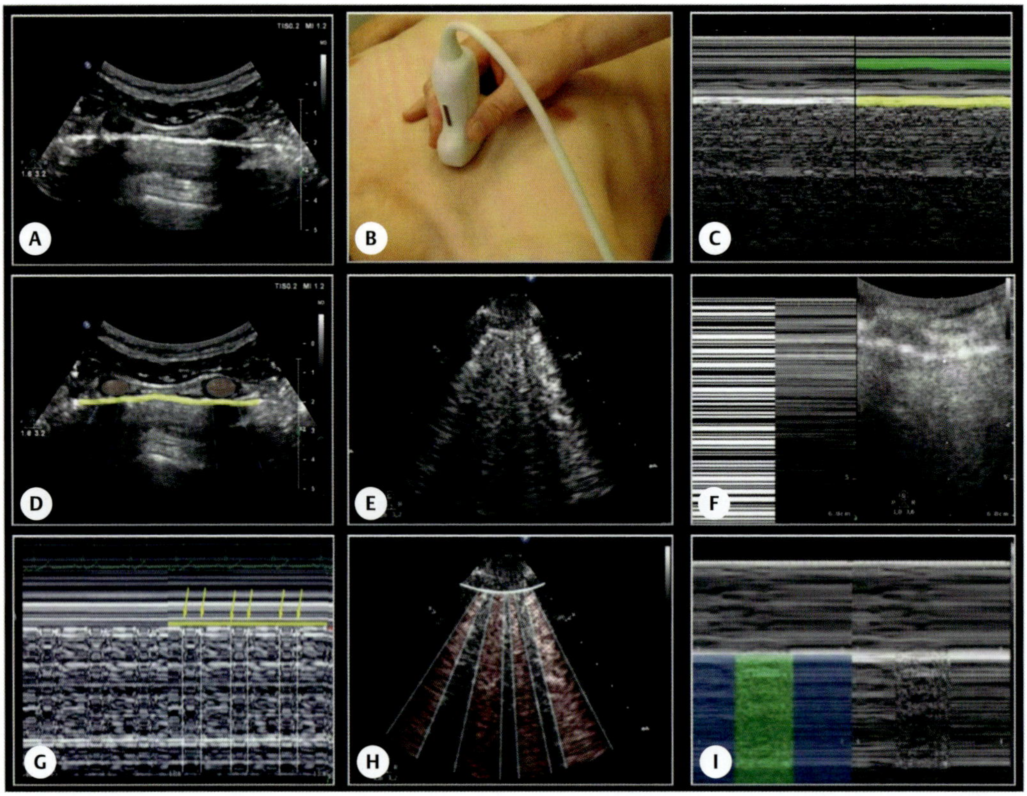

Abb. 1.11 **Thoraxultraschall.** Lungenartefakte im Überblick. **A** und **D**: Bat Sign, **B**: Ausgangsposition des Thoraxultraschalls, **C**: Seashore Sign, **E** und **H**: B-Linien, **F**: Stratospheric Sign, **G**: Lungenpuls, **I**: Lungenpunkt.

Dieses Bild kann zu Dokumentationszwecken ausgedruckt und den Unterlagen beigefügt werden.

Im M-Mode-Bild ist die pulssynchrone, minimale Form des Lungengleitens sichtbar, die das Zeichen der anliegenden Pleura darstellt. Dies ist der *Lungenpuls*. In besonderen Situationen wie bei einseitiger Intubation oder Hyperinflation der Lunge (chronisch-obstruktive Lungenerkrankung, Asthma oder hoher positiver endexspiratorischer Druck) kann der Lungenpuls eine große Hilfe bei der Diagnostik des Pneumothorax sein. In solchen Situationen ist das Lungengleiten nicht sichtbar, allerdings ist der Lungenpuls vorhanden. *Ein sichtbarer Lungenpuls schließt einen Pneumothorax sicher aus.*

► **B-Linien.** Durch eine Überwässerung der pleuranahen Alveolen und des Lungeninterstitiums entstehen B-Linien. Diese zeigen sich als vertikale, hyperechogene Artefakte, die sich ausgehend von der Pleuralinie kometenschweifartig bis zum Bildrand ausbreiten [44]. *Das Auftreten der B-Linien schließt einen Pneumothorax aus.*

► **Stratospheric oder Barcode Sign, Lungenpunkt.** Bei Abwesenheit von Lungengleiten und Seashore Sign kann im M-Mode ein barcodeähnliches Muster sichtbar sein. Dieses ist bekannt als Stratospheric Sign oder Barcode Sign. *Bei passender Klinik spricht dies für einen Pneumothorax.*

Der respiratorische Wechsel zwischen Stratospheric Sign (anliegende Pleura) und Lungengleiten (abstehende Pleura) ist der so genannte *Lungenpunkt*. Diese Übergangszone ist *nahezu 100 % spezifisch und sensitiv für einen Pneumothorax* [45]. Hierbei wird der der Schallkopf von ventral nach dorsolateral im Interkostalraum verschoben, bis der Lungenpunkt identifiziert ist.

► Abb. 1.12 und ► Tab. 1.3 zeigt den Algorithmus für die Diagnose eines Pneumothorax.

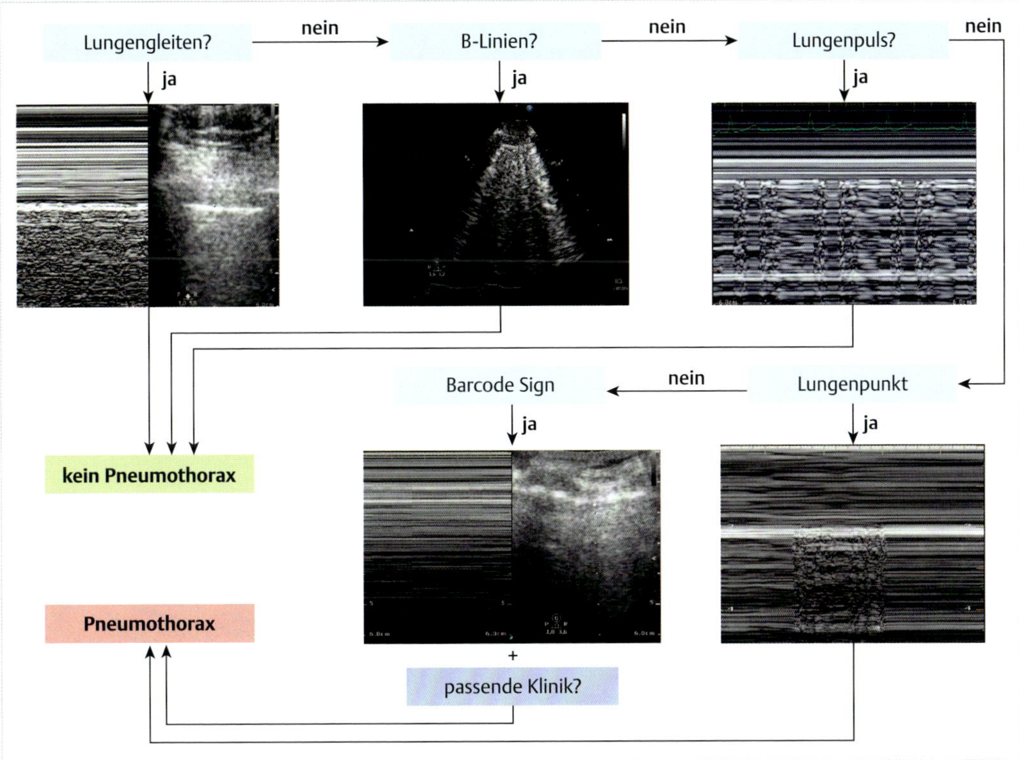

Abb. 1.12 Thoraxultraschall zur Diagnostik des Pneumothorax. Diagnostischer Algorithmus.

Tab. 1.3 Pneumothorax: diagnostischer Algorithmus.

Diagnose-Schritte	
Schritt 1	Darstellung des Bat Signs und Identifizierung der Pleuralinien am ventralen Anteil der Rippen
Schritt 2	a) Lungengleiten nachweisbar → kein Pneumothorax
	b) kein Nachweis des Lungengleitens im B- oder M-Mode; bei Abwesenheit zum Schritt 3 vorgehen
Schritt 3	a) B-Linien vorhanden → kein Pneumothorax
	b) keine B-Linien; weiter zum Schritt 4 vorgehen
Schritt 4	a) Lungenpuls vorhanden → kein Pneumothorax
	b) kein Lungenpuls im M-Mode; bei Abwesenheit zum Schritt 5 vorgehen
Schritt 5	a) bei positiver Darstellung des Lungenpunktes → Pneumothorax diagnostiziert
	b) kein nachgewiesener Lungenpunkt im B- oder M-Mode; bei Abwesenheit zum Schritt 6 vorgehen
Schritt 6	Bei Abwesenheit des Lungenpunkts werden bei alleinigem Befund des Barcode Signs zusätzlich klinisches Bild, körperliche Untersuchung mit Auskultation oder Röntgenthorax als Ergänzung und zur Sicherung der Diagnose empfohlen.

1.3.4 Literatur

[39] Breitkreutz R, Walcher F, Seeger FH. Focused echocardiographic evaluation in resuscitation management. Concept of an advanced life support-conformed algorithm. Crit Care Med 2007; 5 (Suppl): S 150–161

[40] Breitkreutz R, Walcher F, Seeger FH. ALS conformed use of echocardiography or ultrasound in resuscitation management. Resuscitation 2008; 2: 270–272; author reply 272–273

[41] Collins CD, Lopez A, Mathie A et al. Quantification of pneumothorax size on chest radiographs using interpleural distances: Regression analysis based on volume measurements from helical CT. Am J Roentgenol 1995; 5: 1127–1130

[42] Dancel R, Schnobrich D, Nitin Puri et al. Recommendations on the use of ultrasound guidance for adult thoracentesis: A position statement of the society of hospital medicine. J Hosp Med 2018; 2: 126–135

[43] Jensen M, Sloth E, Larsen K et al. Transthoracic echocardiography for cardiopulmonary monitoring in intensive care. Eur J Anaesthesiol 2004; 9: 700–707

[44] Lichtenstein D, Mézière G, Biderman P et al. The comet-tail artifact. An ultrasound sign of alveolar-interstitial syndrome. Am J Respir Crit Care Med 1997; 5: 1640–1646

[45] Lichtenstein D, Mézière G, Biderman P et al. The „lung point“: An ultrasound sign specific to pneumothorax. Intens Care Med 2000; 10: 1434–1440

[46] Shabetai R. Pericardial effusion: Haemodynamic spectrum. Heart 2004; 90: 255–256

[47] Silvestry FE, Kerber RE, Brook MM et al. Echocardiography-guided interventions. J Am Soc Echocardiogr 2009; 22: 213–231; quiz 316–317. Erratum in: J Am Soc Echocardiogr 2009; 22: 336

[48] Weitzman LB, Tinker WP, Kronzon I et al. The incidence and natural history of pericardial effusion after cardiac surgery – an echocardiographic study. Circulation 1984; 69: 506–511

1.4 Ultraschalldiagnostik in der Intensivmedizin

Karsten Schmidt

1.4.1 Definition, Inhalte

Moderne Ultraschalltechnik macht die Integration sonografischer Befunde verschiedener Organsysteme in den intensivmedizinischen Behandlungskontext möglich und trägt wesentlich zu einer Verbesserung von Diagnostik, Therapiesteuerung und Patientensicherheit in der Intensivmedizin bei.

Merke M!

Die fokussierte Ultraschalldiagnostik in der Intensivmedizin (Critical Care Ultrasonography, CCUS) ist definiert als jederzeit verfüg- und wiederholbare, strukturierte und leitsymptomorientierte sonografische Statuserhebung des kritisch kranken Patienten. Die übergeordneten Ziele von CCUS sind die zeitnahe Evaluation von Differenzial- und Arbeitsdiagnosen sowie die effektive Therapiesteuerung und Initiierung zielgerichteter erweiterter Diagnostik. Die CCUS beinhaltet zwei komplementäre Hauptzweige, die mit General Critical Care Ultrasonography (GCCUS) [58] und Critical Care Echocardiography (CCE) [64] bezeichnet werden.

CCUS-Untersuchungsalgorithmen werden in den intensivmedizinischen Behandlungskontext intergiert und finden unter anderem Anwendung in lebensbedrohlichen Akutsituationen, im Rahmen des hämodynamischen Monitorings, der Evaluation der Beatmungstherapie und bei bettseitigen Interventionen. Angepasst an die aktuelle Fragestellung ermöglichen die Untersuchungsprotokolle sowohl die Beantwortung einfacher geschlossener binärer Fragen in zeitkritischen Akutsituationen als auch differenzierte Fragestellungen im Rahmen der hämodynamischen Therapie des Intensivpatienten.

Die intensivmedizinische Ultraschalldiagnostik ist explizit am intensivmedizinischen Behandlungskontext orientiert und ersetzt nicht die qualifizierte fachspezifische und organbezogene Ultraschalldiagnostik. Um eine Verlaufs- bzw. Mitbeurteilung durch einen Fachspezialisten zu ermöglichen, ist eine gute Bilddokumentation in den Standardschnitten durch den Intensivmediziner erforderlich. Sonografie eröffnet interdisziplinäre Synergiepotenziale zwischen Intensivmedizinern und Fachspezialisten, wovon die Versorgungsqualität von Intensivpatienten deutlich profitiert.

1.4.2 Voraussetzungen

Aus den vielfältigen intensivmedizinischen Fragestellungen, bei denen CCUS verwendet wird, ergibt sich, dass die *Anwenderqualifikation* (Basislevel bis Expertenlevel) eine entscheidende Komponente für den suffizienten Ultraschalleinsatz ist. Für die Qualität der Bildaufnahme, die Interpretation und die Integration in den klinischen Kontext ist der Intensivmediziner verantwortlich. Mehrere Fachgesellschaften haben daher Empfehlungen bzw. Leitlinien zur Ultraschalldiagnostik in der Intensivmedizin und zu den erforderlichen *Qualifikations- und Zertifizierungsstandards* veröffentlicht [57], [58], [64], [67], [75].

Weiterbildungsassistenten sollten eine kompetenzorientierte und strukturierte Ultraschallausbildung erhalten. Die für den Basislevel notwendigen Kenntnisse in fokussierter Multiorgan-Sonografie (multi-organ point-of-care ultrasound, MOPOCUS [60]) und die Anwendung von Notfallprotokollen sind rasch und verlässlich zu erlernen. Zur Gewährleistung der Patientensicherheit bei interventionellen Maßnahmen (z. B. Gefäß-, Pleura-, Abdomenpunktionen) ist heute die sichere Ultraschallanwendung obligat. Eine gezielte und strukturierte Supervision ist im Rahmen einer „Hands-on-Ausbildung“ im Alltag und zur Validierung der Befundqualität unerlässlich.

Die *Bild- und Befunddokumentation* sollte standardisiert und gemäß den Vorgaben der jeweiligen Fachgesellschaften erfolgen. Für die spezielle *Weiterbildung* in Intensivmedizin ist eine fundierte Qualifizierung auf Expertenlevel mit fachgesellschaftsspezifischer Zertifizierung erstrebenswert, da Ultraschalldiagnostik aufgrund der technischen Weiterentwicklung zukünftig einen noch höheren Stellenwert in der Intensivmedizin haben wird.

1.4.3 MOPOCUS-Strategie

MOPOCUS-Protokolle beruhen auf der kombinierten Beurteilung mehrerer Organsysteme, um Differenzialdiagnosen und Therapieeffekte im jeweiligen Behandlungskontext zu evaluieren. MOPOCUS-Protokolle können im Notfall in wenigen Minuten abgearbeitet werden, wobei fokussiert nach pathologischen Befunden gesucht und eine binäre Entscheidungsstrategie mit Priorisierung zeitkritischer Behandlungsindikationen verfolgt wird.

MOPOCUS ist eine effektive Ergänzung zur klinischen Beurteilung, da Verdachtsdiagnosen bestätigt, aber auch widerlegt werden können. In umfangreicheren MOPOCUS-Untersuchungen können Arbeitshypothesen im Rahmen der Therapiesteuerung evaluiert werden (z. B. Beatmungseinstellung, hämodynamische Therapie, Flüssigkeitsstatus, etc.). Aus den gewonnenen Informationen kann direkt eine Arbeitsdiagnose mit entsprechender Akuttherapie und erweiterter Diagnostik abgeleitet werden.

Die Möglichkeit der Effektivitätskontrolle der eingeleiteten Therapie ist ein weiterer MOPOCUS-Vorteil. Der Einsatz von MOPOCUS-Konzepten führt daher zu einer zielstrebigen Diagnostik mit hoher Diagnosesicherheit unter optimiertem Ressourceneinsatz.

1.4.4 Anwendungsgebiete der Sonografie

Die Anwendungsgebiete der intensivmedizinischen Ultraschalldiagnostik sind vielfältig. Die Abgrenzung der CCUS-Untersuchung zur organspezifischen Spezialuntersuchungen kann abhängig von der Anwenderqualifikation sowie dem Behandlungskontext fließend sein. Nachfolgend wird unter Verweis auf weiterführende Literatur eine Übersicht über Anwendungsgebiete der Sonografie in der Intensivmedizin gegeben.

Anlotungspositionen und die Schallkopfausrichtung für eine kombinierte Tracheal- [53] und Lungensonografieuntersuchung [66], [68] sind in ▶ Abb. 1.13 und für eine eFAST-Untersuchung (eFAST: extended Focused Assessment with Sonography for Trauma) [68] in ▶ Abb. 1.14 dargestellt.

Neurosonografie

▶ **Indikation**

- orientierende Diagnostik, Verlaufsbeurteilung und Therapiekontrolle bei Hirndruck- (ICP) und Bestimmung des zerebralen Perfusionsdrucks (CPP)
- eventuell ergänzt mit sonografischer Untersuchung der extrakraniellen Gefäße und Echocardiografie je nach klinischem Kontext

▶ **transorbitale Sonografie des Sehnervs und der Sehnervenscheide [69]**

- Eine ICP-Erhöhung führt zu einer Erweiterung der Sehnervenscheide (optic nerve sheath diameter, ONSD) und unter Umständen zu einer Stauungspapille.

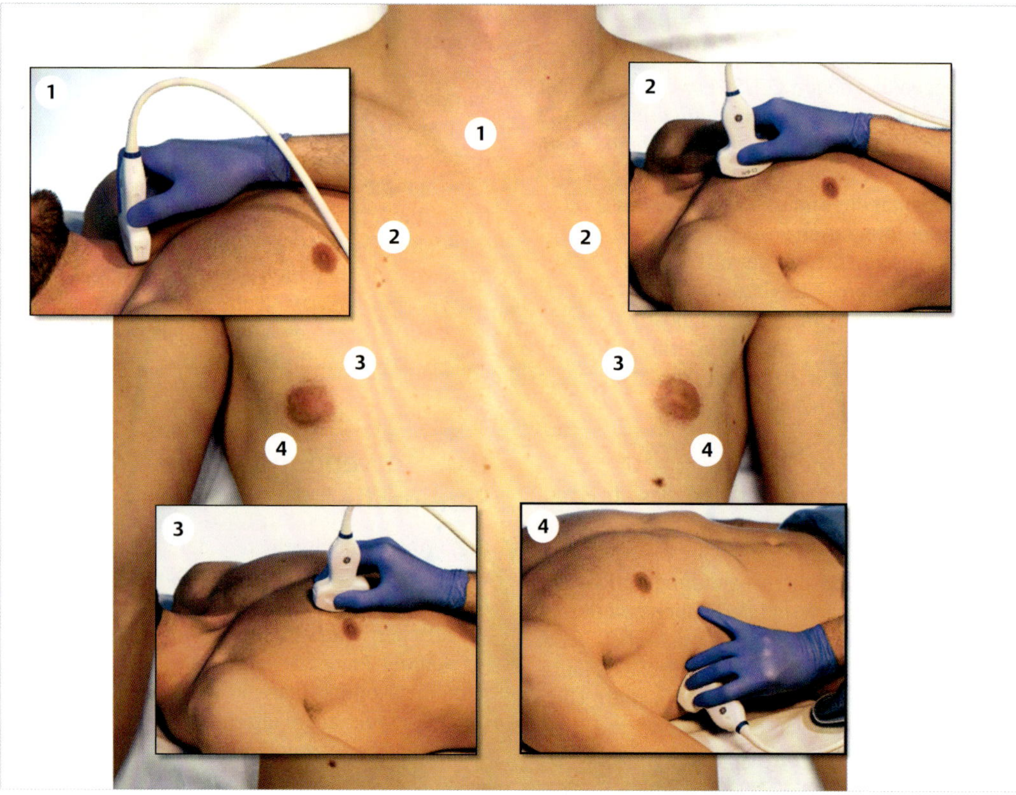

Abb. 1.13 Tracheal- und Lungensonografieuntersuchung. Anlotungspositionen und Schallkopfausrichtung. (Quelle: Dr. Andreas Brčić, Essen)

- Klinischer Kontext und Veränderungsdynamik sind bei der Interpretation von OSND- und Papillenbefunden entscheidend.
  - Untersuchungstechnik
    - Linearsonde
    - B-Bild-Sonografie (B-Mode)
    - Anlotung: transorbital; (transversal orientiert)
    - Zielstruktur: Sehnerv (echoarm) ist umgeben von der Sehnervenscheide (echoreicher Saum); Messung OSND in 3 mm Tiefe hinter der Retina; Papille bei Normalbefund nicht abgrenzbar
- Hinweis für pathologisch erhöhten ICP bei:
  - OSND > 6 mm
  - Auftreten einer Stauungspapille (Blickdiagnose)

▶ **transkranielle Dopplersonografie** (TCD) [59]

- ICP-Erhöhungen können anhand der veränderten Pulsatilität und der Strömungsgeschwindigkeit der hirnzuführenden Arterien beurteilt werden.
- orientierende Bestimmung des CPP mittels Beurteilung von Flussgeschwindigkeitsprofilen und Pulsatilitätsindexen
- fortgeschrittene bzw. neurologische Untersuchungstechnik mittels transkranieller (Farb-) Duplexsonografie
- Bestandteil der Hirntoddiagnostik

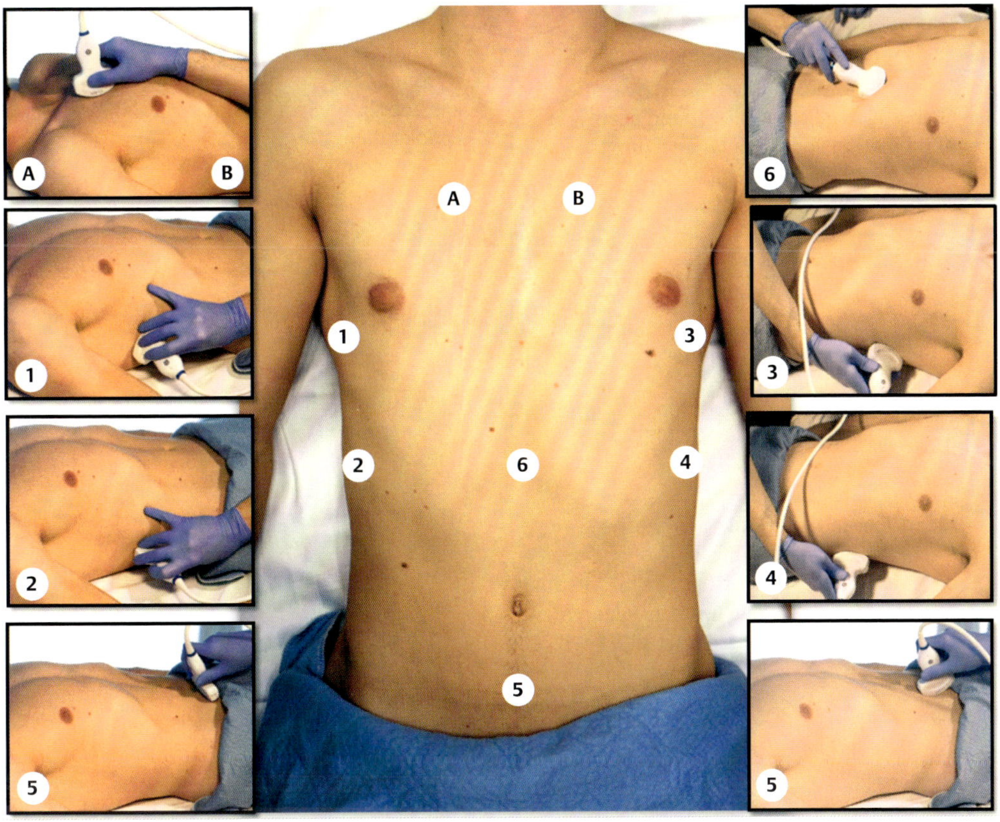

Abb. 1.14 eFAST-Untersuchung (eFAST: extended Focused Assessment with Sonography for Trauma). Anlotungspositionen und die Schallkopfausrichtung. (Quelle: Dr. Andreas Brčić, Essen)

Atemwegssonografie

▶ **Indikation**

- Evaluation von Risikofaktoren im Atemwegsmanagement
- Notfallmanagement bei Atemwegskomplikationen
- prä- und periinterventionell bei perkutan dilatativen Tracheotomien (PDT)

▶ **Beurteilung des Aspirationsrisikos [70], [71]**

- sonografische Bestimmung von Quantität und Qualität der Magenfüllung
  - Untersuchungstechnik:
    - Konvexsonde
    - B-Bild-Sonografie (B-Mode)
    - Anlotung: subxiphoidal/epigastral/transhepatisch/transkostal-ventral der Milz; wichtig ist die Darstellung der V. cava inferior oder der Aorta descendens zur Orientierung
    - Zielstruktur: Magenantrum
- Die Lagekontrolle der Magensonde ist sonografisch möglich [74].

▶ **Atemwegsevaluation**

- Der gesamte Atemweg inklusive der Halsweichteile kann beurteilt werden [76].
  - Untersuchungstechnik:
    - Linear- und Konvexsonde
    - B-Bild-Sonografie (B-Mode)
- beurteilt werden: Oropharynx/Zunge, Larynx/Stimmbänder, Trachea, Ösophagus, Schilddrüse, Halsweichteile
- klinische Fragestellungen:
  - Identifikation der Trachea und anatomische Lage bzw. pathologische Veränderungen
  - Makroglossie, Stimmbandparese, Laryngospasmus, zervikale Raumforderungen etc.

► **Atemwegsmanagement**

- Ausschluss von Atemwegs- und Beatmungsproblemen [53], [54], [76]
  - Untersuchungsprotokoll:
    - TRUE (tracheal rapid ultrasound exam) [53]; Kombination von Trachea- und Lungensonografie (LUS) [77], Strategie bei elektiven und Notfällen Intubationen erprobt
  - Untersuchungstechnik:
    - Linear- (und Konvex-)Sonde
    - B-Bild-Sonografie (B-Mode), (M-Mode bei LUS)
    - Anlotung: zervikale Mittellinie über Jugulum (► Abb. 1.13: Position 1), parasternal rechts und links (► Abb. 1.13: Position 2 und 3)
    - binäre Evaluation; Suche nach Blickdiagnosen
  - Fragestellungen:
    - Normalbefund: Identifikation/Verifizierung tracheale Tubuslage, Lungengleiten beidseits bestätigt Tubuslage über Trachealbifurkation
    - Ausschluss ösophageale Intubation durch Identifikation des „double tract signs"
    - Beurteilung Pneumothorax, DD: Atelektase mittels LUS-Algorithmen
- Notfallkoniotomie [76]
  - Identifikation des Lig. cricothyreoideum und der Trachea [62] ist Leitlinienempfehlung zur Risikoevaluation bei schwierigem Atemweg und bei CICO-Situation (cannot intubate – cannot oxygenate).
  - Lig. cricothyreoideum hat spezifische Bildmorphologie.
    - anatomische Information zu Lage und Tiefe
    - Untersuchungstechnik: Linearsonde, B-Bild-Sonografie (B-Mode), Anlotung: zervikale Mittellinie transversal/sagittal

► **ultraschallkontrollierte PDT-Technik [76]**

- Vor PDT wird eine zervikale Sonografie zur periinterventionellen Risikoevaluation empfohlen.
- etablierte ultraschallkontrollierte Punktionstechnik
  - Punktionsprinzip analog zu sonografischen Gefäßpunktionen
  - Vorteil: Erstpunktionserfolgsrate erhöht, eventuell bessere anatomische Orientierung auch bei anspruchsvoller Anatomie

Lungensonografie

► **Indikation**

- Dyspnoe
- kardiopulmonale Instabilität kombiniert mit Echokardiografie
- hämodynamische Therapiesteuerung
- Beatmungstherapie/ Beatmungsentwöhnung
- periinterventionell

► **Protokolle**

- Der Lungenultraschall (LUS) ist integraler Bestandteil von MOPOCUS-Untersuchungen [60], [63].
- Untersuchungen erfolgen gemäß Empfehlungen der International Evidence-based Recommendations for Point-of-Care Lung Ultrasound [75]
- etablierte Untersuchungsprotokolle:
  - BLUE (bedside lung ultrasound in emergency) [66]
  - FALLS (fluid administration limited by lung sonography) [65]

► **LUS-Untersuchungsstrategie**

- Linear-, Konvex- und Sektorsonden können verwendet werden; keine spezifischen Geräteanforderungen erforderlich.
- LUS beruht auf spezifischen Bildartefakten/Befunden in B- und M-Mode und der Analyse von/zur Pleuralinie in Beziehung stehenden Artefakten.
- seitengleiche Einteilung des Thorax in Untersuchungsquadranten; in Notfall- und Intensivmedizin sind 3–6 Anlotungen pro Hemithorax etabliert (► Abb. 1.13: Position 2,3,4)
- seitenvergleichender Untersuchungsablauf von ventral nach dorsal analog strukturierter Auskultationsuntersuchung bei Inspiration und Exspiration
- Basisanlotung: Schallkopfausrichtung quer zum Rippenverlauf im Interkostalraum (ICR) (► Abb. 1.13: Position 2 und 3). Bildmorphologisch resultiert im B-Mode das „Fledermauszeichen" („bat sign") als Grundbild des LUS
  - 2 Rippen mit dorsaler Schallauslöschung und der echoreich darstellbaren Pleuralinie

► **LUS-Normalbefund [75]**

- Bat Sign (B-Mode)
- Lungengleiten: positiv (B-Mode)
- Reverberationsartefakte (früher: A-Linien): positiv (B-Mode)

- Seashore-Zeichen: positiv (M-Mode)
- entspricht der ventilierten Lunge mit physiologischem Luft-Wasser-Verhältnis
  - Cave: Abhängig vom klinischen Bild kann dieser sonografische Normalbefund auch bei Asthma bronchiale, AECOPD (akute Exazerbation der chronisch obstruktiven Lungenerkrankung) und Lungenarterienembolie auftreten – deswegen immer Korrelation mit Klinik und weiterer Diagnostik, z. B. transthorakale Echokardiografie (TTE) oder Venenultraschall.

▶ **Pneumothorax [58], [75]**

- LUS ist zum Ausschluss des Pneumothorax eine 1-A-Empfehlung [58], [75].
- ICRs der anterolateralen Quadranten werden untersucht.
- B-Mode und M-Mode wird zur Evaluation verwendet.
- Der Algorithmus beinhaltet die Evaluation von:
  - Lungengleiten (ja – nein) (B-Mode)
  - Seashore-Zeichen vs. Barcode-Zeichen (M-Mode)
  - B-Linien (ja – nein) (B-Mode)
  - Lungenpuls (ja – nein) (M-Mode)
  - Lungenpunkt (ja – nein) (M-Mode)
- Lungengleiten, Lungenpuls und/oder B-Linien schließen einen Pneumothorax im jeweiligen ICR aus, der Lungenpunkt beweist ihn.
- Lungengleiten und Seashore-Zeichen: kein Pneumothorax
- kein Lungengleiten und Barcode-Zeichen: Pneumothorax wahrscheinlich
- Lungenpuls: pulssynchrone Bewegung der Pleura visceralis gegen die Pleura parietalis im M-Mode/B-Mode durch die Weiterleitung der Herzkontraktion
- Lungenpunkt: atemsynchroner Wechsel zwischen Seashore-Zeichen (Inspiration) und Barcode-Zeichen (Exspiration); identifiziert die Grenze zwischen anliegendem Lungengewebe und Pneumothorax

▶ **Interstitielles Syndrom [51], [72]**

- sonografische Darstellung des pulmonalen Flüssigkeitsgehalts durch B-Linien-Analyse als integraler Bestandteil zur Diagnostik von Lungenödem, ARDS, Lungenkontusion, Lungenfibrose.
  - B-Linien-Definition: vertikale, hyperechogene von der Pleuralinie ausgehende kometenschweifartige bis zum Bildrand reichende Artefakte
  - B-Linien entsprechen Überwässerungszeichen der pleuranahen Alveolen und des Lungeninterstitiums und treten bei pathologischer Veränderung des pulmonalen Luft-Wasser-Verhältnisses auf.
- Pathologisch: ≥ 3 B-Linien in einem ventralen ICR; Anzahl der B-Linien korreliert hochsensitiv und dynamisch mit Veränderungen des Luft-Wasser-Verhältnisses und einer Zu- bzw. Abnahme des extravaskulären Lungenwassers (EVLW) [50], [56], [72].
- Schweregrad der Überwässerung kann anhand der Summe der B-Linien pro Hemithorax objektiviert werden. Ätiologische Spezifität ist aufgrund der multiplen Differenzialdiagnosen eingeschränkt, weshalb immer der klinische Gesamtkontext beurteilt werden muss.
- B-Linien-Analyse wird im Rahmen der hämodynamischen Therapie, der Beatmungstherapie in Kombination mit TTE/TEE-Untersuchungen (TEE: transösophageale Echokardiografie) genutzt; beispielsweise werden B-Linien als Stoppzeichen im Rahmen der Flüssigkeitstherapie verwendet [65], [66].

▶ **Lungenkonsolidierungen [49], [51]**

- Konsolidierungen (pneumonisches Infiltrat, DD: Atelektase) finden sich in den dorsalen Lungenarealen (▶ Abb. 1.13: Position 3) und stellen sich bildmorphologisch mit leberähnlicher, inhomogener Gewebedarstellung dar.
- Konsolidierungen können ein echoreiches Aerobronchogramm aufweisen.
  - dynamisch: atemsynchroner Kollaps und Wiedereröffnung des Minderbelüftungsareals
  - statisch: kein Anschluss des Minderbelüftungsareals an das ventilierte Bronchialsystem
- Konsolidierungen treten in der Regel mit Begleiterguss auf.
- Konsolidierungen in ventralen Lungenarealen mit irregulärer Begrenzung sind bei entsprechender Klinik beweisend für eine Pneumonie.
- Pneumoniestadien bzw. Therapieeffekte können im zeitlichen Verlauf sonografisch evaluiert werden.
- sonografische Beatmungseinstellung mit Rekruitmentmanöver bzw. PEEP-Titration (PEEP: positiver endexspiratorischer Druck) an Veränderungen der Konsolidierungen möglich
  - Cave: Zentrale Lungenprozesse ohne Pleurakontakt lassen sich sonografisch nicht darstellen.

▶ Pleuraerguss [58], [75]

- Sonografie ist die sensitivste Methode, um Pleuraergüsse darzustellen.
- Sonografisch kann die Ergussmenge abgeschätzt werden.
- Es ist keine sonografische Differenzierung zwischen Transsudat und Exsudat möglich.
- Komplizierte Ergüsse stellen sich septiert oder gekammert dar (z. B. Pleuraempyem oder Hämothorax).
- In großen Ergüssen flottiert atemsynchron die Lunge als Kompressionsatelektase.

▶ Interventionen [55], [58]

- Die periinterventionelle Anwendung der Sonografie reduziert die Komplikationsrate bei Thorakozentesen/Thoraxdrainageanlagen und erhöht die Erfolgsrate. Zur Verbesserung der Patientensicherheit wird die Verwendung der Sonografie empfohlen.

Abdomensonografie

▶ Indikation

- Hämodynamische Instabilität
- Akutes Abdomen
- Infektionsfokussuche (Expertenlevel)
- Organperfusionsevaluation (Expertenlevel)
- Periinterventionell

▶ Evaluation bei hämodynamischer Instabilität [68]

- Untersuchungsprotokoll
  - eFAST-Protokoll zum Ausschluss von:
    - Pneumothorax
    - Liquidothorax
    - Perikarderguss
    - Intraabdomineller Flüssigkeit
  - binäre Fragestellungen mit hoher Sensitivität und Spezifität
- Untersuchungstechnik (einfach) (▶ Abb. 1.14):
  - Konvexsonde
  - B-Bild-Sonografie (B-Mode)
  - Anlotungen (▶ Abb. 1.14):
    - parasternal rechts und links (▶ Abb. 1.14: Position A und B)
    - rechter und linker oberer Quadrant; Zielstruktur: Diaphragma und Leber (▶ Abb. 1.14: Position 1) bzw. Milz (▶ Abb. 1.14: Position 3)
    - Morrison-Pouch/Koller-Pouch; Zielstruktur: Raum zwischen Leber/Milz (▶ Abb. 1.14: Position 2) und rechter/linker Niere (▶ Abb. 1.14: Position 4)
    - retrovesikaler Raum („Proust-Raum") bei Männern; Raum zwischen Uterus und Rektum („Douglas-Raum") bei Frauen (▶ Abb. 1.14: Position 5)
    - subxyphoidales Fenster (▶ Abb. 1.14: Position 6)

▶ sonografisch evaluierbare Krankheitsbilder bei akutem Abdomen [68]

- Ileus
- freie peritoneale Flüssigkeit
- Cholezystitis, Cholezystolithiasis, Cholestase, Cholangitis
- Appendizitis
- Aortenaneurysma/Aortendissektion
- retroperitoneales Hämatom
- Im klinischen Kontext kann auch der Verdacht auf Hohlorganperfusion mit massiver Luftüberlagerung sonografisch gestellt werden.

▶ Differenzierte abdominelle sonografische Evaluation in der Intensivmedizin. (je nach Fragestellung und Schwierigkeitsgrad fortgeschrittene bzw. fachspezifische Untersuchung) [58], [68]

- Ileus
  - pathologischer Befund:
    - dilatierte und flüssigkeitsgefüllte Darmschlingen
    - typisches „Strickleiterbild"/„Klaviertastenmuster" bei Darstellung einzelner Kerckring-Falten im flüssigkeitsgefüllten Darm
    - Peristaltikbeurteilung (hyperdynam bis adynam)
- Leberwerterhöhung und Ikterus mit/ohne Infektkonstellation
  - akute kalkulöse Cholezystitis:
    - Cholezystolithiasis
    - Flüssigkeit im Gallenblasenbett
    - Verdickung (≥ 3 mm) und 3-Schichtung der Gallenblasenwand
    - Murphy-Zeichen positiv (u. a. Schmerz bei gezielter Schallkopfpalpation der Gallenblase)
  - akute akalkulöse Cholezystitis:
    - Verdickung (≥ 3 mm) und 3-Schichtung Gallenblasenwand, eventuell Gaseinschlüsse
    - Flüssigkeit im Gallenblasenbett
    - Sludge-Spiegel in der Gallenblase
    - Gallenblasenhydrops
    - Murphy-Zeichen positiv (u. a. Schmerz bei gezielter Schallkopfpalpation der Gallenblase)

- intrahepatische Cholestase:
  - „Doppelflintenphänomen" (Sichtbarkeit der dilatierten Gallengänge entlang von Pfortaderästen)
- extrahepatische Cholestase:
  - Dilatation des Ductus hepatocholedochus: > 7 mm ohne Cholezystektomie, > 11 mm bei Zustand nach Cholezystektomie
- orientierende Evaluation bei Leberparenchymveränderungen:
  - fortgeschrittene Zirrhosezeichen, unter anderem unregelmäßige Oberfläche, inhomogen-körnige Leberstruktur
- Evaluation der Leberperfusion: Farbduplexsonografie der Pfortader, der A. hepatica und der Lebervenen
  - Beurteilung der Flussprofile mit Fragestellungen zu: arterieller Minderperfusion, Pfortaderthrombose, Budd-Chiari-Syndrom
- Evaluation bei Infektfokussuche unter anderem:
  - abszessverdächtige Raumforderungen in Leber, Milz und Nieren
  - Cholezystitis/Cholangitis
  - Appendizitis

► **Interventionen/Lagekontrolle von Drainagen**
- ultraschallkontrollierte Parazentese
- Lagekontrolle von abdominellen Drainagen
- ultraschallkontrollierte Punktion von Flüssigkeitsverhalten

Nierensonografie

► **Indikation**
- akutes Nierenversagen
- Fokussuche (Expertenlevel)
- periinterventionell

► **Evaluation bei akutem Nierenversagen zum Ausschluss einer postrenalen Genese [58], [68]**
- Vorliegen eines Harnaufstaus
  - echofreier, typischerweise fingerförmige Aufweitung des Nierenbeckenkelchsystems
- Beurteilung der Blasenfüllung bzw. Ausschluss einer Blasentamponade
- Anhalt für Pyelonephritis
- Nephro-/Urolithiasis
- infravesikale Abflussbehinderung

► **Interventionen/Lagekontrolle von Drainagen**
- ultraschallkontrollierte Anlage eines suprapubischen Katheters
- Lagekontrolle eines Blasenkatheters

Gefäßsonografie

► **Indikation**
- hämodynamische Therapie
- Evaluation des arteriellen und venösen Gefäßsystems mit Beurteilung von
  - Thrombosen
  - Gefäßdissektion
  - Gefäßverschlüssen
  - Aneurysmata
  - Hämatomen
  - Fisteln
- Anlage und Lagekontrolle von Kathetern und Kanülen

► **hämodynamische Therapie [68]**
- Evaluation der V. cava inferior (VCI)
- Beurteilung von Gefäßdurchmesser und Atemvariabilität bei hämodynamischen Fragestellungen
  - Untersuchungstechnik:
    - Konvex- und Sektorsonde
    - B-Mode und M-Mode
    - Anlotung: subxyphoidal/epigastrisch kraniokaudale Schallkopfausrichtung, Messung 0,5–3 cm unterhalb der Leberveneneinmündung oder von der Mündung der VCI in den rechten Vorhof
- Bei Spontanatmung kann
  - ein schmaler Gefäßdurchmesser (< 1 cm) mit einer ausgeprägten Atemvariabilität bis hin zum inspiratorischen Kollaps auf eine Hypovolämie hindeuten.
  - ein weites Gefäß (> 2,2 cm) mit erweiterten Lebervenen (mündungsnah > 10 mm) bei reduzierter Atemvariabilität auf eine untere Einflussstauung, z. B. Flüssigkeitsüberladung oder Rechtsherzinsuffizienz, hinweisen.
- Bei beatmeten Patienten ist die inspiratorische Atemvariabilität eingeschränkt; hier sollten spezifische Messalgorithmen wie der Distensibility Index (M-Mode-Messung der atemvariablen Veränderung der V. cava inferior als prozentualer Index, um eine Flüssigkeitsreagibilität abzuschätzen) verwendet werden [61].
- Eine komplett starre VCI ohne Atemvariabilität macht eine Flüssigkeitsreagibilität des Patienten

wenig wahrscheinlich (gilt bei Spontanatmung und Beatmung).
- cave: immer Beatmungssituation und intraabdominellen Druck in die hämodynamische Interpretation mit einbeziehen; mit LUS und/oder TTE zur hämodynamischen Interpretation kombinieren

▶ Evaluation der Aorta abdominalis
- Ausschluss Aortenaneurysma/Aortendissektion
  - Konvex-Sektorschallkopf

▶ Evaluation von arteriellen Gefäßverschlüssen
- Linearschallkopf

▶ Evaluation zum Ausschluss von Venenthrombosen [58]
- Linearschallkopf
- komplette Sonografie der Arm-, Hals- und Beinvenen mit Kompressionssonografie der untersuchten Venen
- Evaluation zur Lungenemboliediagnostik kombiniert mit LUS und TTE

▶ Interventionen [52], [58], [73]
- Gefäßpunktionen/Anlage von arteriellen und zentralvenösen Kathetern sollten ultraschallkontrolliert erfolgen.
  - Schallkopf: linear
- Lagekontrolle von Kathetern/Kanülen

1.4.5 Literatur

[49] Alzahrani SA, Al-Salamah MA, Al-Madani WH et al. Systematic review and meta-analysis for the use of ultrasound versus radiology in diagnosing of pneumonia. Crit Ultrasound J 2017; 9: 6

[50] Anile A, Russo J, Castiglione G et al. A simplified lung ultrasound approach to detect increased extravascular lung water in critically ill patients. Crit Ultrasound J 2017; 9: 13

[51] Bello G, Blanco P. Lung ultrasonography for assessing lung aeration in acute respiratory distress syndrome: A narrative review. J Ultrasound Med 2019; 38: 27–37

[52] Bodenham Chair A, Babu S, Bennett J et al. Association of Anaesthetists of Great Britain and Ireland: Safe vascular access 2016. Anaesthesia 2016; 71: 573–585

[53] Chou HC, Tseng WP, Wang CH et al. Tracheal rapid ultrasound exam (T.R.U.E.) for confirming endotracheal tube placement during emergency intubation. Resuscitation 2011; 82: 1279–1284

[54] Chou HC, Chong KM, Sim SS et al. Real-time tracheal ultrasonography for confirmation of endotracheal tube placement during cardiopulmonary resuscitation. Resuscitation 2013; 84: 1708–1712

[55] Dancel R, Schnobrich D, Puri N et al. Recommendations on the use of ultrasound guidance for adult thoracentesis: A position statement of the society of hospital medicine. J Hosp Med 2018; 13: 126–135

[56] Enghard P, Rademacher S, Nee J et al. Simplified lung ultrasound protocol shows excellent prediction of extravascular lung water in ventilated intensive care patients. Crit Care 2015; 19: 36

[57] Expert Round Table on Echocardiography in ICU. International consensus statement on training standards for advanced critical care echocardiography. Intensive Care Med 2014; 40: 654–666

[58] Frankel HL, Kirkpatrick AW, Elbarbary M et al. Guidelines for the appropriate use of bedside general and cardiac ultrasonography in the evaluation of critically ill patients-part i: General ultrasonography. Crit Care Med 2015; 43: 2479–2502

[59] Gahn G, Widder B. Diagnostik bei erhöhtem Hirndruck und zerebralem Kreislaufstillstand. In: Widder B, Hamann GF, Hrsg. Duplexsonographie der hirnversorgenden Arterien. Berlin, Heidelberg: Springer; 2018

[60] Ha YR, Toh HC. Clinically integrated multi-organ point-of-care ultrasound for undifferentiated respiratory difficulty, chest pain, or shock: A critical analytic review. J Intensive Care 2016; 4: 54

[61] Janssens U, Jung, C., Hennersdorf, M. et al. Empfehlungen zum hämodynamischen Monitoring in der internistischen Intensivmedizin. Kardiologe 2016; 10: 149. doi:10.1007/s12181-016-0060-x

[62] Kristensen MS, Teoh WH, Rudolph SS. Ultrasonographic identification of the cricothyroid membrane: best evidence, techniques, and clinical impact. Br J Anaesth 2016; 117 (Suppl 1): i39–i48

[63] Kruisselbrink R, Chan V, Cibinel GA et al. I-AIM (indication, acquisition, interpretation, medical decision-making) framework for point of care lung ultrasound. Anesthesiology 2017; 127: 568–582

[64] Levitov A, Frankel HL, Blaivas M et al. guidelines for the appropriate use of bedside general and cardiac ultrasonography in the evaluation of critically ill patients-part ii: Cardiac ultrasonography. Crit Care Med 2016; 44: 1206–1227

[65] Lichtenstein D. FALLS-protocol:Llung ultrasound in hemodynamic assessment of shock. Heart Lung Vessel 2013; 5: 142–147

[66] Lichtenstein DA. BLUE-protocol and FALLS-protocol: Two applications of lung ultrasound in the critically ill. Chest 2015; 147: 1659–1670

[67] Michels G, Zinke H, Mockel M et al. [Recommendations for education in ultrasound in medical intensive care and emergency medicine: Position paper of DGIIN, DEGUM and DGK]. Med Klin Intensivmed Notfmed 2017; 112: 314–319

[68] Milkau M, Noll T, Sayk F. [Point-of-care ultrasonography of the abdomen in emergency and intensive care medicine]. Med Klin Intensivmed Notfmed 2018; 113: 638–648

[69] Nedelmann M. Transorbitale Sonographie. In: Widder B, Hamann GF, Hrsg. Duplexsonographie der hirnversorgenden Arterien. Berlin, Heidelberg: Springer; 2018

[70] Perlas A, Van de Putte P, Van Houwe P et al. I-AIM framework for point-of-care gastric ultrasound. Br J Anaesth 2016; 116: 7–11

[71] Perlas A, Arzola C, Van de Putte P. Point-of-care gastric ultrasound and aspiration risk assessment: A narrative review. Can J Anaesth 2018; 65: 437–448

[72] Picano E, Pellikka PA. Ultrasound of extravascular lung water: A new standard for pulmonary congestion. Eur Heart J 2016; 37: 2097–2104

[73] Troianos CA, Hartman GS, Glas KE et al. Guidelines for performing ultrasound guided vascular cannulation: recommendations of the American Society of Echocardiography and the Society of Cardiovascular Anesthesiologists. J Am Soc Echocardiogr 2011; 24: 1291–1318
[74] Tsujimoto H, Tsujimoto Y, Nakata Y et al. Ultrasonography for confirmation of gastric tube placement. Cochrane Database Syst Rev 2017; 4: CD012083
[75] Volpicelli G, Elbarbary M, Blaivas M et al. International evidence-based recommendations for point-of-care lung ultrasound. Intensive Care Med 2012; 38: 577–591
[76] You-Ten KE, Siddiqui N, Teoh WH et al. Point-of-care ultrasound (POCUS) of the upper airway. Can J Anaesth 2018; 65: 473–484
[77] Zechner PM, Breitkreutz R. Ultrasound instead of capnometry for confirming tracheal tube placement in an emergency? Resuscitation 2011; 82: 1259–1261

1.5 Echokardiografie

Karsten Schmidt, Andreas Brcic

1.5.1 Einleitung

► **Stellenwert.** Die Echokardiografie ermöglicht die Beurteilung von Herzgröße, Struktur, Funktion und Hämodynamik. Der Intensivmediziner kann dadurch zugrunde liegende Ursachen für eine hämodynamische Instabilität charakterisieren, Therapieoptionen abwagen und die Effektivität der durchgeführten Therapie überprüfen. Die Empfehlungen internationaler Fachgesellschaften unterstreichen übereinstimmend den besonders hohen Stellenwert der Echokardiografie für die Notfalldiagnostik, die differenzierte Therapiesteuerung und als hämodynamisches Monitoring in der Akut- und Intensivmedizin (z. B. [79], [81], [86], [89], [91]).

► **Vorteile.** Vorteile der Echokardiografie sind die schnelle, nicht invasive, patientennahe, sichere und beliebig wiederholbare Untersuchungsmöglichkeit im jeweiligen Behandlungskontext. Durch die Visualisierung kardialer Strukturen und die Erfassung hämodynamisch relevanter Parameter besitzt die Echokardiografie einen hohen klinischen Informationsgehalt mit therapeutischer Relevanz. Die mobile Gerätetechnik ermöglicht einen flexiblen klinischen Einsatz und eine kosteneffiziente Verwendung.

► **Kontraindikationen.** Für die nicht invasive transthorakalen Echokardiografie (TTE) bestehen keine und für die semiinvasive transösophageale Echokardiografie (TEE) wenige Kontraindikationen [88], [102]. Ein TEE sollte immer dann angewendet werden, wenn die transthorakale Bildqualität nicht ausreicht, um die Fragestellung adäquat zu beantworten [87], [88], [93], [99], [102]. Zur Qualitätssicherung und der Verlaufskontrolle sind TTE und TEE entsprechend den Fachgesellschaftsempfehlungen zwingend zu dokumentieren.

► **Nachteile.** Wie jedes diagnostische Verfahren besitzt die Echokardiografie Limitationen, die der Anwender selbstkritisch in seine Therapieentscheidungen intergieren muss. Ein relativer Nachteil von TTE und TEE ist die diskontinuierliche Anwendbarkeit, weswegen patientenadaptiert eine Kombination mit einem erweiterten kontinuierlichen hämodynamischen Monitoring verwendet werden sollte [79], [87], [89], [93].

Merke M!

Grundsätzlich obliegt dem heutigen Intensivmediziner die Verantwortung, ein patientenadaptiertes Therapiekonzept aus klinischer Untersuchung, fokussierter/organspezifischer MOPOCUS-Sonografie/Echokardiografie (MOPOCUS: multi-organ point-of-care ultrasound), invasivem kontinuierlichem Monitoring und Biomarkern der Gewebeoxygenierung umzusetzen und die gewonnenen hämodynamischen Informationen effektiv zu interpretieren und in seine Therapie zu integrieren [79], [85], [87], [89], [95].

1.5.2 Echokardiografieausbildung

Generell besteht bei TTE und TEE eine interindividuelle Untersucherabhängigkeit. Für eine valide Anwendung der Technik und Interpretation der Ergebnisse ist eine fundierte und strukturierte Ausbildung erforderlich. Mehrere Fachgesellschaften haben Empfehlungen zu Ausbildungs-, Qualifizierungs- und Zertifizierungsstandards veröffentlicht [82], [83], [84], [93], [96], [102], [107]. Prinzipiell enthalten alle Empfehlungen mehrere Erfahrungsstufen von der Basis- bis zur Expertenqualifizierung.

Um die Wahrscheinlichkeit potenzieller katastrophaler diagnostischer und therapeutischer Fehler zu verringern, ist es wichtig, die Vor- und Nachteile von TTE und TEE genau zu kennen. Angesichts des weiterhin steigenden Stellenwerts der

Echokardiografie in der Intensivmedizin sollte eine zertifizierte Qualifikation durch Intensivmediziner angestrebt werden.

Basisqualifikation

► **Anforderungen.** Eine Qualifizierung auf diesem Niveau wird übereinstimmend als Basiskompetenz in der Intensivmedizin angesehen. Die Mehrheit der lebensbedrohlichen Pathologien bei Patienten mit Schock ist mithilfe von 2D-Echokardiografie und M-Mode-Echokardiografie auf Basisniveau gut zu identifizieren. Auf diesem Qualifikationsniveau soll der TTE-Anwender über Kenntnisse in der Bilderfassung, -interpretation und klinischen Anwendung einer begrenzten Anzahl echokardiografischer Standardeinstellungen verfügen.

► **Standardeinstellungen.** Die echokardiografischen Standardeinstellungen (► Abb. 1.15), die für die fokussierte Echokardiografie beherrscht werden sollten, sind:

- parasternale lange und kurze Achse (PLAX und PSAX)
- apikaler 4-Kammer-Blick (A4Ch)
- subxiphoidaler 4-Kammer-Blick (S 4Ch) mit Beurteilung der V. cava inferior (SIVC)
- subxiphoidale kurze Achse (SSAX) = Alternative zur PSAX

► **Untersuchungsprotokolle.** Durch die Anwendung von festgelegten Protokollen werden durch visuelle Einschätzung Ursachen der hämodynamischen Instabilität oder des Kreislaufstillstands bestätigt oder ausgeschlossen. Die zu beurteilenden Pathologien sind inhaltlich eingegrenzt und werden mit binären Entscheidungsstrategien fokussiert nach ihrem Gefahrenpotenzial abgearbeitet. Die biventrikuläre Funktion wird dabei visuell ohne weiterführende Quantifizierung der Funktion beurteilt (Eye Balling).

Etablierte Untersuchungsprotokolle sind unter anderem Focused Echocardiography in Emergency

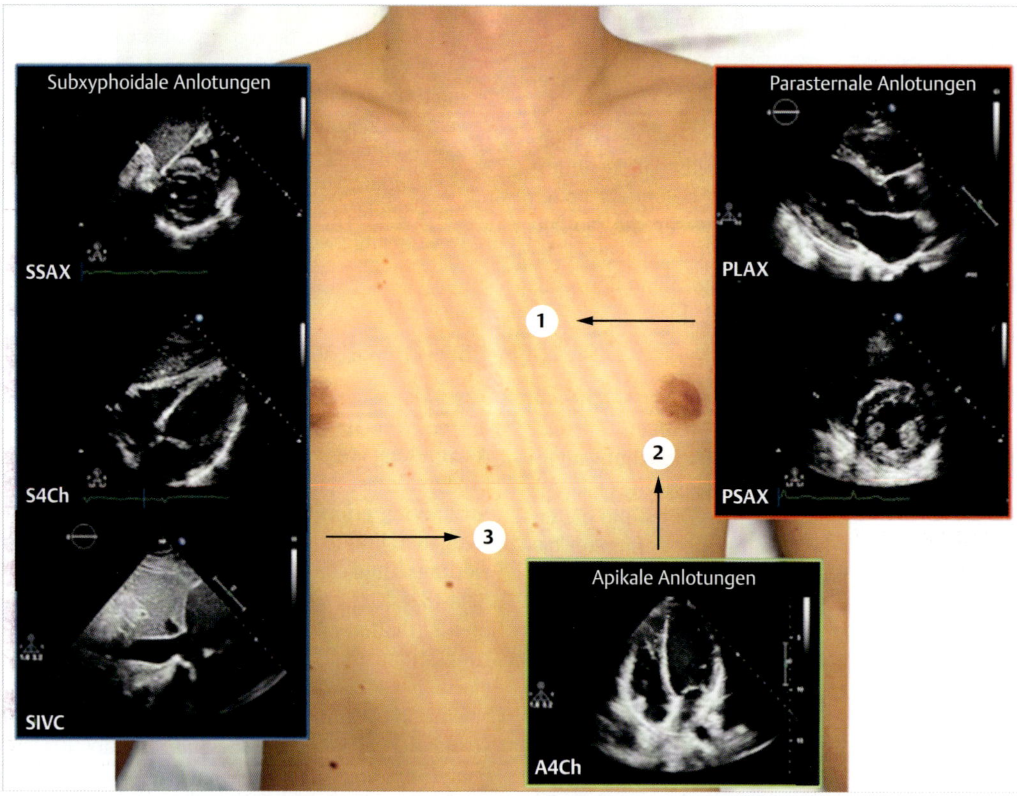

Abb. 1.15 Echokardiografie. Transthorakale Anlotungspositionen für die Standardeinstellungen.

Life Support (FEEL) [78] und Focused Assessed Transthoracic Echocardiography (FATE) [90].

► **Fokussierte MOPOCUS-Untersuchungen.** Moderne Untersuchungsstrategien integrieren fokussierte Echokardiografie und Sonografie als MOPOCUS-Sonografie [85] (z. B. die Protokollkombination aus transthorakaler Echokardiografie (TTE): FATE [90] mit Lungenultraschall (LUS): BLUE und FALLS [94]). Die Integration von fokussierten MOPOCUS-Untersuchungen in die klinische Erstuntersuchung verringert nachweislich die diagnostische Unsicherheit bei unklarem Schockgeschehen und führt zu einer optimierten Therapie.

Zur Diagnosesicherung von speziellen und/oder unklaren Befunden in der fokussierten Echokardiografie sollten entsprechend qualifizierte Anwender auf Expertenniveau und/oder Fachspezialisten (Kardiologie/Kardiochirurgie) konsultiert werden [96], [99].

Expertenqualifikation

Mit *Advanced Critical Care-Echokardiografie* wird in der Fachliteratur ein Qualifizierungsniveau mit umfassenden TTE- und TEE-Kenntnissen zur hämodynamischen Therapie im intensivmedizinischen Behandlungskontext bezeichnet [93], [83]. Internationale Referenz für dieses Ausbildungsniveau ist das European Diploma in advanced critical care EchoCardiography (EDEC) der European Society of Intensive Care Medicine (ESICM). Untersuchungsumfang und Ausbildungsniveau sind auf fachspezifisch-kardiologischem Niveau. Inhaltliche Schwerpunkte liegen auf der qualitativen und quantitativen Beurteilung der Herzstruktur und -funktion sowie der differenzierten hämodynamischen Therapie.

Der Anwender ist qualifiziert, fokussierte und umfangreiche organspezifische TTE- und TEE-Untersuchungen durchzuführen, zu interpretieren und danach im intensivmedizinischen Kontext die Therapie zu steuern. Es werden alle echokardiografischen Bildgebungstechniken (Farbdoppler, Spektraldoppler, Gewebedoppler etc.) und erweiterte Standardeinstellungen verwendet. Das Spektrum der hämodynamischen Evaluation wird in den Untersuchungen abhängig von der Fragestellung wesentlich erweitert. TTE und TEE werden als hämodynamisches Monitoring (Schlagvolumina, Flüssigkeitsreagibilität, Herz-Lungen-Interaktion, kardiale Füllungsdrücke), aber auch für die Evaluation komplexer Pathologien wie etwa Endokarditis oder Aortendissektion verwendet.

1.5.3 Anwendungsgebiete

In der folgenden Zusammenfassung wird unter Verweis auf weiterführende Literatur eine exemplarische Übersicht über die Anwendungsgebiete gegeben.

Unklare kardiopulmonale Instabilität/Schock

Alle Patienten mit unklarer kardiopulmonaler Instabilität und/oder kardiopulmonalen Leitsymptomen sollen eine TTE erhalten. Die TTE ist die Diagnostik der Wahl zur schnellen Beurteilung der zugrunde liegenden Schockursache und zur Initiierung der weiterführenden Therapie [79], [89], [93], [99], [100], [107]. Bei Patienten, die nicht positiv auf die eingeleitete hämodynamische Therapie ansprechen, wird eine echokardiografische Evaluierung empfohlen [79].

Merke

M!

Für die Evaluierung von Differenzialdiagnosen (z. B. Thoraxschmerz: Herzinfarkt versus Aortendissektion) und potenziell letaler Komplikationen (z. B. akuter Ventrikelseptumdefekt bei Herzinfarkt) besitzt die Echokardiografie einen hohen Stellenwert.

Lungenembolie

Bei hämodynamisch instabilen Patienten mit der klinischen Differenzialdiagnose einer Lungenembolie sollte regelhaft und schnellstmöglich eine bettseitige Echokardiografie erfolgen [93], [92]. Bei Verdacht auf Lungenembolie bietet die Echokardiografie unter anderem in der Festlegung einer risikoadaptierten Versorgungsebene (Intensivstation versus Normalstation) eine therapeutische und prognostische Entscheidungshilfe [92], [93].

Kardiopulmonale Reanimation

Neben der obligaten klinischen Untersuchung ist die Echokardiografie eine wichtige Hilfe, um reversible Ursachen des Herz-Kreislauf-Stillstandes zu identifizieren [106].

Hämodynamische Therapiesteuerung

Die Echokardiografie kann wertvolle qualitative Hinweise auf den Status der Hämodynamik/des Herzzeitvolumens geben und sollte zum Therapiemonitoring genutzt werden [87]. Zur Effektivitätsbeurteilung der Flüssigkeits-, Inotropika-, Vasopressor- und Vasodilatatortherapie sollte bei akut- und intensivmedizinisch betreuten Patienten eine TTE/TEE erfolgen [79], [87], [93].

Die echokardiografische Bestimmung des Schlagvolumens (SV)/Herzzeitvolumens (HZV) hat einen besonders hohen Stellenwert für die hämodynamische Therapie [79]. Echokardiografisch können SV und HZV schnell, reproduzierbar und mit geringer Interobservervariabilität bestimmt werden. Hierfür werden der Durchmesser des linksventrikulären Ausflusstrakts (LVOT), die Herzfrequenz und das Geschwindigkeits-Zeit-Intergral (velocity time integral, VTI) des Blutflusses im LVOT gemessen. Als dynamische Zielparameter der hämodynamischen Therapie kann die VTI-Varianz als echokardiografisches Äquivalent zu invasiv gemessenen Parametern wie der Schlagvolumenvarianz (SVV) oder Pulsdruckvarianz (PPV) verwendet werden.

Durch diese Methode ist es bettseitig möglich, zeitnah Veränderungen des SV und des HZV zu erfassen und differenzierte hämodynamische Therapiemaßnahmen durchzuführen. Wesentliche Limitationen sind eine unzureichende Bild- bzw. Messqualität bei schlechten Schallbedingungen und eine höhergradige Aortenklappeninsuffizienz.

Flüssigkeitstherapie

Bei Patienten mit rascher Volumensubstitution unter Schockbedingungen ist die echokardiografische Bestimmung der links- und rechtsventrikulären Funktion unverzichtbar [89]. 50 % der Intensivpatienten mit hämodynamischer Instabilität oder Hypotension sind flüssigkeitsreagibel. Flüssigkeitsreagibilität ist definiert als die Fähigkeit, nach Reagibilitätstestung das SV und HZV um > 10–15 % zu steigern.

Merke M!

In Kombination mit dem Lungenultraschall sind die TTE/TEE für die Flüssigkeitstherapiesteuerung hervorragend geeignet, da es möglich ist, sowohl die Flüssigkeitsreagibilität als auch Stoppzeichen für eine Flüssigkeitstherapie zu evaluieren und das Nutzen-Risiko-Verhältnis der Flüssigkeitstherapie abzuwägen. Die echokardiografische Bestimmung der dynamischen Zielparameter SV/HZV wird daher insbesondere bei Sepsis oder septischem Schock zur differenzierten Flüssigkeitstherapie und zur Beurteilung der biventrikulären Funktion empfohlen [93].

Linksventrikuläre Füllungsdrücke, diastolische Dysfunktion

Die *Füllungsdrücke des linken Ventrikels* können durch Messung der Geschwindigkeiten des Mitralklappeneinflusses und der Gewebegeschwindigkeit des Mitralklappenanulus echokardiografisch bestimmt werden [98]. Somit können wesentliche Aspekte des pulmonaliskatheterbasierten erweiterten Monitorings nicht invasiv echokardiografisch ersetzt werden. Diese Messungen ermöglichen die bettseitige Differenzierung zwischen einem kardiogenen und einem nicht kardiogenen Lungenödem.

Die Echokardiografie ist außerdem die einzige bettseitige Methode zur Diagnose und Graduierung der *linksventrikulären diastolischen Dysfunktion* (LVDD) [98].

Für die Intensivmedizin sind diese echokardiografischen Möglichkeiten unter anderem von prognostischem Stellenwert, um bei Patienten mit Risikofaktoren für ein kardiales Weaningversagen eine differenzierte Beatmungsentwöhnungstherapie zu entwickeln [103], [109].

Rechtsventrikuläre Funktion

Merke M!

Die Echokardiografie ist zur Evaluierung der rechtsventrikulären Funktion das Mittel der Wahl und sollte bei invasiv beatmeten Patienten fester Therapiebestandteil sein.

Eine invasive Beatmungstherapie kann zu relevanten kardiopulmonalen Interaktionen aufgrund der Nachlasterhöhung für den rechten Ventrikel führen. Bei rund 30 % Patienten mit akutem Atemnotsyndrom (ARDS) tritt ein akutes Cor pulmonale auf. Die echokardiografische Diagnostik und Therapiesteuerung ermöglicht die Beurteilung der (relativen und absoluten) kardialen Größenverhältnisse, der systolischen und diastolischen rechtsventrikulären Funktion sowie hämodynamischer Parameter wie des pulmonalarteriellen Druckes [87], [89], [93], [104].

Endokarditis/Klappenpathologien

Bei einem Verdacht auf Endokarditis ist die Echokardiografie (TTE oder TEE) das Diagnostikum der Wahl. Bei Unklarheiten im TTE oder unzureichenden Bildqualität ist eine TEE obligat. Neben der Diagnostik ist die Echokardiografie auch das Monitoring der Therapie und die Entscheidungshilfe zur eventuellen operativen Versorgung der Endokarditis [86]. Orientierende echokardiografische Untersuchungen sollten zur Identifizierung relevanter Klappenpathologien genutzt werden. Bei Verdacht auf höhergradige Klappenpathologien sollte eine ausführliche echokardiografische Untersuchung durch einen qualifizierten Anwender durchgeführt werden [93].

Aortenpathologien

Die TTE wird bei Verdacht auf eine Typ-A-Aortendissektion als primäre Bildgebung empfohlen [81], [93]. Zur Darstellung des Aortenbogens ist zusätzlich eine suprasternale Anlotung notwendig. Sollte trotz unauffälliger transthorakaler Echokardiografie weiterhin der klinische Verdacht auf eine Aortendissektion bestehen, sollte in Abhängigkeit von der hämodynamischen Situation und der lokalen Verfügbarkeit eine TEE und/oder eine CT-Anigografie erfolgen.

Extrakorporale Verfahren

Die Echokardiografie ist integraler Bestandteil in der gesamten Therapie (Evaluation, Implantation, Komplikationsmanagement, Weaning) von Patienten mit extrakorporalen Unterstützungssystemen [80], [108].

1.5.4 Transthorakale Anlotungspositionen für die Standardeinstellungen

► **parasternale lange Achse (PLAX)**

- *optimale Einstellung:*
  - Septum horizontal zum Schallstrahl
  - Aortenklappe (AK) und Mitralklappe (MK) im Zentrum der Anlotung
  - symmetrisches öffnen der AK
  - Apex des linken Ventrikels (LV) nicht sichtbar
- *sichtbare Strukturen:*
  - AK und MK
  - LV basale und mittlere Segmente der Wandabschnitte
  - linker Vorhof (LA)
  - rechtsventrikulärer Ausflusstrakt (RVOT)
  - Aorta ascendens – Aortenbulbus
  - Aorta descendens
- *Beurteilung:*
  - Morphologie der AK und MK
  - Bewegung des vorderen Segels der Mitralklappe zum Septum: End-Point Septal Separation (EPSS) [105]
  - Perikarderguss
  - Pleuraerguss
- *Tipps zu Eye Balling („Bildqualität"):*
  - RVOT, AV, LA und Aorta descendens sind in gleich großen parallelen Bildarealen.

► **parasternale kurze Achse (PSAX)**

- *optimale Einstellung:*
  - LV als runde Struktur
- *sichtbare Strukturen:*
  - mittlere Segmente des LV
- *Beurteilung:*
  - LV-Funktion: visuelle Einschätzung der Funktion
  - paradoxe Bewegung des intraventrikulären Septums (D-Sign) als Zeichen einer RV-Dysfunktion [104]
  - regionale Wandbewegungsstörungen
  - Perikarderguss
- *Tipps zu Eye Balling („Pumpfunktion"):*
  - Im LV-Mittelpunkt wird ein virtueller Punkt festgelegt, auf den sich die Wände zubewegen.

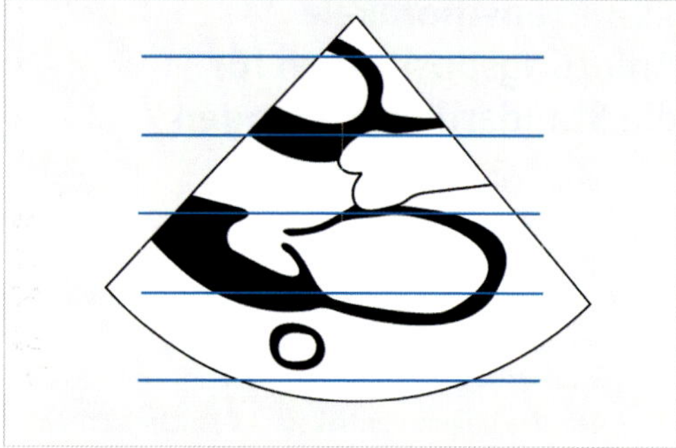

Abb. 1.16 Echokardiografie: transthorakale Anlotungspositionen. Parasternale lange Achse (PLAX).

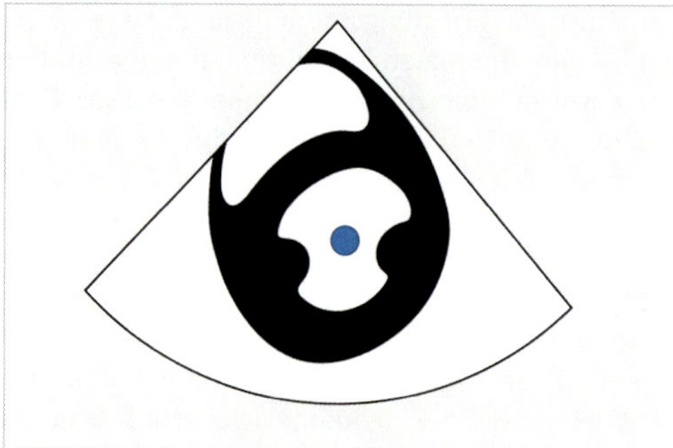

Abb. 1.17 Echokardiografie: transthorakale Anlotungspositionen. Parasternale kurze Achse (PSAX).

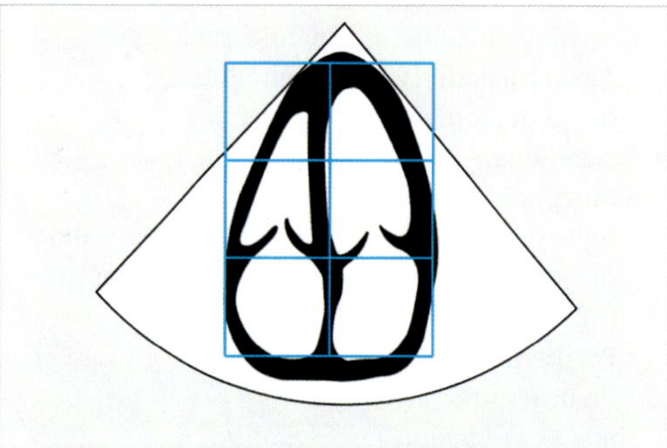

Abb. 1.18 Echokardiografie: transthorakale Anlotungspositionen. Apikaler 4-Kammer-Blick (A4Ch).

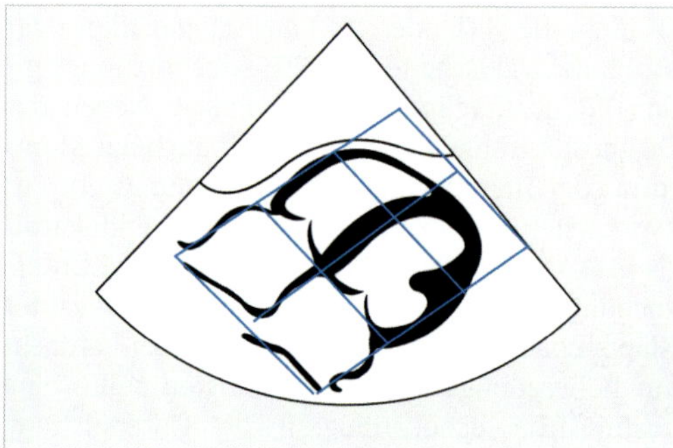

Abb. 1.19 Echokardiografie: transthorakale Anlotungspositionen. Subxyphoidaler 4-Kammer-Blick (S 4Ch).

► **apikaler 4-Kammer-Blick (A4Ch)**
- *optimale Einstellung:*
  - LV-Apex in der Mitte des Bildes
  - interventrikuläres und interatriales Septum vertikal zum Schallstrahl bzw. Bildsektor
  - MK und Trikuspidalklappe (TK) mit maximaler Öffnungsfläche
  - Klappenebene (MK/TK) im 90-Grad-Winkel zum Septum
  - beide Vorhöfe vollständig sichtbar
- *sichtbare Strukturen:*
  - alle Herzkammern (LV/RV, LA/RA)
  - MK und TK
  - interventrikuläres (IVS) und interatriales Septum (IAS)
- *Beurteilung:*
  - Perikarderguss
  - RV-LV-Verhältnis:
    - RV/LV < 0,6: Normalbefund
    - RV/LV > 1: hoch pathologisch
  - Vorhof-Kammer-Verhältnis:
    - A/V = 1:2: Normalbefund
    - A/V = 1:1: impliziert chronische Herzstrukturveränderung
  - Apex im A4Ch:
    - LV-spitzenbildend: Normalbefund
    - RV-spitzenbildend: chronische Veränderung des RV
  - LV-Funktion:
    - visuelle Einschätzung
    - M-Mode-Messung der Bewegung des lateralen Annulus der MK
    - MAPSE (mitral annular plane systolic excursion) < 7 mm: reduzierte LV-Funktion [97]
  - RV-Funktion:
    - M-Mode-Messung der Bewegung des lateralen Annulus der TK
    - TAPSE (tricuspid annular plane systolic excursion) < 17 mm: reduzierte RV-Funktion [104]

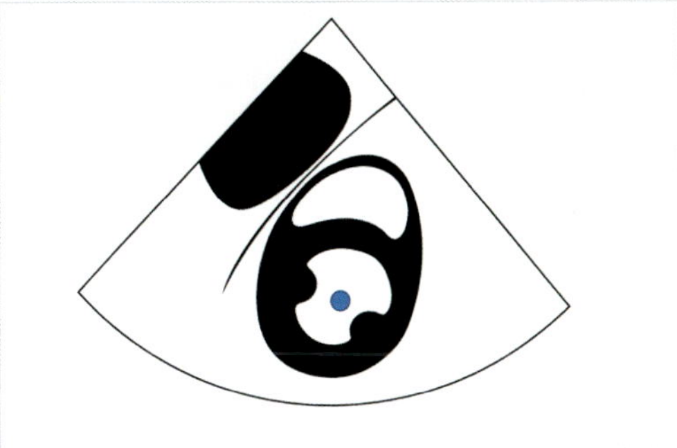

Abb. 1.20 Echokardiografie: transthorakale Anlotungspositionen. Subxyphoidale kurze Achse (SSAX).

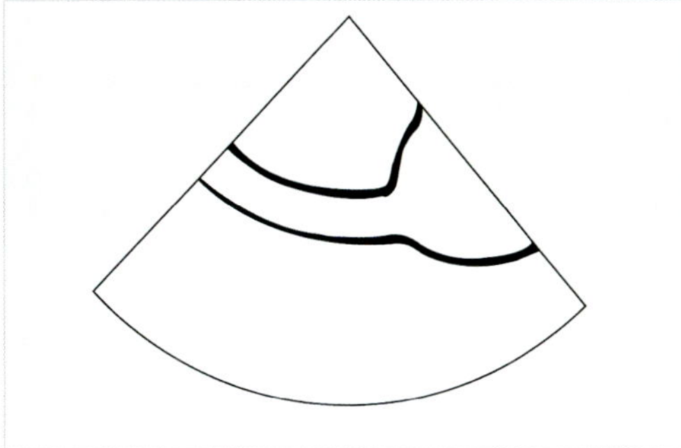

Abb. 1.21 Echokardiografie: transthorakale Anlotungspositionen. Subxyphoidaler Vena-cava-interior-Blick (SICV).

  - paradoxe Septumbewegung
  - Klappenmorphologie
- *Tipps zu Eye Balling („Größenverhältnisse"):*
  - Die Anlotung als 3 × 2 Quadrate vorstellen; LV und RV: 2 Quadrate, LA und RA: jeweils 1 Quadrat; der RV hat eine Dreiecksform, ist kleiner als der LV und nicht herzspitzenbildend.

► **subxiphoidaler 4-Kammer-Blick (S 4Ch)**
- *optimale Einstellung:*
  - alle Herzhöhlen sichtbar
  - MK und TK mit maximaler Öffnungsfläche sichtbar
  - RV befindet sich schallkopfnah liegend neben der Leber
- *sichtbare Strukturen:*
  - identisch wie bei A4Ch
- *Beurteilung:*
  - Perikarderguss
  - RV-LV-Verhältnis
- *Tipps zu Eye Balling:*
  - identisch wie bei A4Ch

► **subxiphoidale kurze Achse (SSAX)**
- *optimale Einstellung:*
  - identisch wie bei PSAX
- *sichtbare Strukturen:*
  - identisch wie bei PSAX
- *Beurteilung:*
  - identisch wie bei PSAX
- *Tipps zu Eye Balling:*
  - identisch wie bei PSAX

► **subxyphoidaler Vena-cava-interior-Blick (SICV)**
- *optimale Einstellung:*
  - V. cava inferior (VCI) horizontal zum Schallstahl und in der Länge zu verfolgen
  - Mündung der VCI in den RA ist sichtbar
- *sichtbare Strukturen:*
  - VCI
  - RA
  - Lebervenen
- *Beurteilung:*
  - IVC-Durchmesser
  - respiratorische Variabilität

1.5.5 Literatur

[78] Breitkreutz R, Walcher F, Seeger FH. Focused echocardiographic evaluation in resuscitation management: concept of an advanced life support-conformed algorithm. Crit Care Med 2007; 35: S 150–161

[79] Cecconi M, De Backer D, Antonelli M et al. Consensus on circulatory shock and hemodynamic monitoring. Task force of the European Society of Intensive Care Medicine. Intensive Care Med 2014; 40: 1795–1815

[80] Doufle G, Roscoe A, Billia F et al. Echocardiography for adult patients supported with extracorporeal membrane oxygenation. Crit Care 2015; 19: 326

[81] Erbel R, Aboyans V, Boileau C et al. 2014 ESC Guidelines on the diagnosis and treatment of aortic diseases: Document covering acute and chronic aortic diseases of the thoracic and abdominal aorta of the adult. The Task Force for the Diagnosis and Treatment of Aortic Diseases of the European Society of Cardiology (ESC). Eur Heart J 2014; 35: 2873–2926

[82] Expert Round Table on Ultrasound in ICU. International expert statement on training standards for critical care ultrasonography. Intensive Care Med 2011; 37: 1077–1083

[83] Expert Round Table on Echocardiography in ICU. International consensus statement on training standards for advanced critical care echocardiography. Intensive Care Med 2014; 40: 654–666

[84] Greim CA, Weber S, Göpfert M et al. Perioperative fokussierte Echokardiographie in der Anästhesiologie und Intensivmedizin. Anästh Intensivmed 2017; 58: 616–648

[85] Ha YR, Toh HC. Clinically integrated multi-organ point-of-care ultrasound for undifferentiated respiratory difficulty, chest pain, or shock: A critical analytic review. J Intensive Care 2016; 4: 54

[86] Habib G, Lancellotti P, Antunes MJ et al. 2015 ESC Guidelines for the management of infective endocarditis: The Task Force for the Management of Infective Endocarditis of the European Society of Cardiology (ESC). Endorsed by: European Association for Cardio-Thoracic Surgery (EACTS), the European Association of Nuclear Medicine (EANM). Eur Heart J 2015; 36: 3075–3128

[87] Habicher M, Zajonz T, Heringlake M et al. [S3 guidelines on intensive medical care of cardiac surgery patients: Hemodynamic monitoring and cardiovascular system-an update]. Anaesthesist 2018; 67: 375–379

[88] Hahn RT, Abraham T, Adams MS et al. Guidelines for performing a comprehensive transesophageal echocardiographic examination: Recommendations from the American Society of Echocardiography and the Society of Cardiovascular Anesthesiologists. J Am Soc Echocardiogr 2013; 26: 921–964

[89] Janssens U, Jung C, Hennersdorf M et al. Empfehlungen zum hämodynamischen Monitoring in der internistischen Intensivmedizin. Kardiologe 2016; 10: 149

[90] Jensen MB, Sloth E, Larsen KM et al. Transthoracic echocardiography for cardiopulmonary monitoring in intensive care. Eur J Anaesthesiol 2004; 21: 700–707

[91] Konstantinides SV, Torbicki A, Agnelli G et al. 2014 ESC guidelines on the diagnosis and management of acute pulmonary embolism. Eur Heart J 2014; 35: 3033–3069, 3069a–3069k

[92] Konstantinides SV. 2014 ESC Guidelines on the diagnosis and management of acute pulmonary embolism. Eur Heart J 2014; 35: 3145–3146

[93] Levitov A, Frankel HL, Blaivas M et al. Guidelines for the Appropriate Use of Bedside General and Cardiac Ultrasonography in the Evaluation of Critically Ill Patients-Part II: Cardiac Ultrasonography. Crit Care Med 2016; 44: 1206–1227

[94] Lichtenstein DA. BLUE-protocol and FALLS-protocol: Two applications of lung ultrasound in the critically ill. Chest 2015; 147: 1659–1670

[95] Ma IWY, Arishenkoff S, Wiseman J et al. Internal Medicine Point-of-Care Ultrasound Curriculum: Consensus Recommendations from the Canadian Internal Medicine Ultrasound (CIMUS) Group. J Gen Intern Med 2017; 32: 1052–1057

[96] Michels G, Zinke H, Mockel M et al. [Recommendations for education in ultrasound in medical intensive care and emergency medicine: Position paper of DGIIN, DEGUM and DGK]. Med Klin Intensivmed Notfmed 2017; 112: 314–319

[97] Mitchell C, Rahko PS, Blauwet LA et al. Guidelines for Performing a Comprehensive Transthoracic Echocardiographic Examination in Adults: Recommendations from the American Society of Echocardiography. J Am Soc Echocardiogr 2019; 32: 1–64

[98] Nagueh SF, Smiseth OA, Appleton CP et al. Recommendations for the Evaluation of Left Ventricular Diastolic Function by Echocardiography: An Update from the American Society of Echocardiography and the European Association of Cardiovascular Imaging. J Am Soc Echocardiogr 2016; 29: 277–314

[99] Neskovic AN, Hagendorff A, Lancellotti P et al. Emergency echocardiography: The European Association of Cardiovascular Imaging recommendations. Eur Heart J Cardiovasc Imaging 2013; 14: 1–11

[100] Ponikowski P, Voors AA, Anker SD et al. 2016 ESC Guidelines for the diagnosis and treatment of acute and chronic heart failure: The Task Force for the diagnosis and treatment of acute and chronic heart failure of the European Society of Cardiology (ESC)Developed with the special contribution of the Heart Failure Association (HFA) of the ESC. Eur Heart J 2016; 37: 2129–2200

[101] Price S, Via G, Sloth E et al. Echocardiography practice, training and accreditation in the intensive care: document for the World Interactive Network Focused on Critical Ultrasound (WINFOCUS). Cardiovasc Ultrasound 2008; 6: 49

[102] Reeves ST, Finley AC, Skubas NJ et al. Basic perioperative transesophageal echocardiography examination: a consensus statement of the American Society of Echocardiography and the Society of Cardiovascular Anesthesiologists. J Am Soc Echocardiogr 2013; 26: 443–456

[103] Roche-Campo F, Bedet A, Vivier E et al. Cardiac function during weaning failure: The role of diastolic dysfunction. Ann Intensive Care 2018; 8: 2

[104] Rudski LG, Lai WW, Afilalo J et al. Guidelines for the echocardiographic assessment of the right heart in adults: a report from the American Society of Echocardiography endorsed by the European Association of Echocardiography, a registered branch of the European Society of Cardiology, and the Canadian Society of Echocardiography. J Am Soc Echocardiogr 2010; 23: 685–713; quiz 786–688

[105] Silverstein JR, Laffely NH, Rifkin RD. Quantitative estimation of left ventricular ejection fraction from mitral valve E-point to septal separation and comparison to magnetic resonance imaging. Am J Cardiol 2006; 97: 137–140

[106] Soar J, Callaway CW, Aibiki M et al. Part 4: Advanced life support: 2015 International Consensus on Cardiopulmonary Resuscitation and Emergency Cardiovascular Care Science with Treatment Recommendations. Resuscitation 2015; 95: e71–120

[107] Spencer KT, Kimura BJ, Korcarz CE et al. Focused cardiac ultrasound: recommendations from the American Society of Echocardiography. J Am Soc Echocardiogr 2013; 26: 567–581

[108] Stainback RF, Estep JD, Agler DA et al. echocardiography in the management of patients with left ventricular assist devices: Recommendations from the American Society of Echocardiography. J Am Soc Echocardiogr 2015; 28: 853–909

[109] Vignon P. Cardiovascular failure and weaning. Ann Transl Med 2018; 6: 354

1.6 Bronchoskopie

Fabian Edinger, Matthias Hecker

1.6.1 Indikationen

Die Durchführung einer Bronchoskopie kann in der Intensiv- und Notfallmedizin in zahlreichen klinischen Situationen indiziert sein.

Atelektasen

Atelektasen entstehen häufig durch Sekretverhalte, Blut oder Aspirate. Ursächlich sind häufig eine verminderte mukoziliäre Clearance, ein entzündungsbedingtes Exsudat sowie ein verminderter Hustenreflex. Die bronchoskopisch gezielte Absaugung von Sekret mit anschließender Rekrutierung ist oftmals effektiver als das ungezielte Absaugen.

Aspiration

Besteht der Verdacht auf eine Aspiration, kann die Diagnose durch die Bronchoskopie gesichert und sichtbares Aspirat aus dem Tracheobronchialsystem entfernt werden. Um einen Säureschaden (chemische Pneumonitis) durch Verteilung des Aspirats nicht zu vergrößern, sollte die Bronchoskopie ohne Zeitverzug erfolgen.

Lagekontrolle

Nach Tracheotomie oder Intubation mit Doppellumentubus dient die Bronchoskopie zur Lagekontrolle. Im Gegensatz zum Röntgenbild können auch funktionelle Probleme wie Lumenverlegung, Cuffherniationen, Atemwegsstenosen oder Ventilmechanismen diagnostiziert werden.

Tracheobronchiale Verletzungen

Nach stumpfem oder penetrierendem Thoraxtrauma kann es zu tracheobronchialen Verletzungen kommen, die mittels Bronchoskopie diagnostiziert werden können. Bei stumpfem Thoraxtrauma sind die Verletzungen häufig bifurkationsnah lokalisiert.

Selektive Materialgewinnung

Merke M!

Die gezielte bronchoskopische Materialgewinnung zur Isolierung und Resistenztestung von verursachenden Keimen kann in der Diagnostik und gezielten Therapie der Pneumonie eine entscheidende Rolle spielen.

Neben einer *einfachen Bronchialspülung* mit einer kleinen Menge NaCl 0,9 % (z. B. 10 ml) kann bei speziellen Fragestellungen (z. B. bei unklaren Pneumonien unter Immunsuppression) eine *bronchoalveoläre Lavage* (BAL) erwogen werden, bei der durch das Einbringen (und Absaugen) größerer Mengen einer Spüllösung (z. B. 100 ml) auch das alveoläre Kompartiment erreicht wird.

Zur *Durchführung* der BAL sollte das Bronchoskop in „Wedge-Position" gebracht werden (Verschlusssubsegment, zumeist in Lingula oder Mittellappen). Anschließend wird sterile körperwarme NaCl 0,9 %-Lösung über den Arbeitskanal eingebracht (Kinder: 1–4 ml/kgKG, Erwachsene: maximal 5 Portionen à 20 ml), abgesaugt und einer weiteren Diagnostik zugeführt.

Bronchoskopische Intubation

Die fiberoptische Wachintubation gilt als Goldstandard bei Verdacht auf das Vorliegen eines schwierigen Atemweges (z. B. vorbekannte Tumoren im Oropharynxbereich, Morbus Bechterew).

Hämoptysen

Mittels Bronchoskopie kann diagnostisch die Blutungsquelle eingeordnet und lokalisiert werden. Eine therapeutische Blutstillung kann bronchoskopisch je nach Befund durch lokale Instillation von Vasokonstriktoren (z. B. Norepinephrin), thermische Verfahren (z. B. Laserkoagulation) oder Einlegen eines Bronchusblockers gelingen.

Entfernung von Fremdkörpern

Je nach Größe des Fremdkörpers kann dieser in flexibler oder starrer Bronchoskopie entfernt werden. Zur Bergung stehen Zangen, Schlingen, Bergekörbe oder Kryosonden zur Verfügung.

1.6.2 Durchführung

Voraussetzungen

Der Patient sollte außerhalb vitaler Notfallindikationen über die geplante Bronchoskopie *aufgeklärt* werden.

Die *Auswahl des Bronchoskops* richtet sich nach Außendurchmesser (AD) des Bronchoskops und Innendurchmesser (ID) des Atemwegs. Je größer der AD, desto weniger Luftquerschnitt verbleibt zur Beatmung beim Bronchoskopieren über einen gesicherten Atemweg, so dass der Beatmungsdruck deutlich ansteigen kann. Je kleiner der ID, desto schwieriger wird es zähes Sekret abzusaugen.

Außer dem Bronchoskop sollten noch folgende *Hilfsmittel* bereit gelegt werden:

- Absaugung mit steriler Sekretfalle
- mehrere 10-ml-Spritzen mit NaCl 0,9 % zur Spülung
- Mittel zur Reduktion des Reibungswiderstands (z. B. Silikonöl)
- Antibeschlagspray für die Objektivspitze

Um das Einbringen von pathogenen Keimen in das Tracheobronchialsystem zu vermeiden, empfiehlt sich das Arbeiten unter *sterilen Kautelen.*

Während der Bronchoskopie sollte als *Basismonitoring* EKG, Pulsoxymetrie (Sättigungston) und Blutdrucküberwachung durchgeführt werden. Außerdem ist auf *ausreichende Thoraxexkursionen* zu achten.

Zur *Durchführung* der Bronchoskopie wird neben dem durchführenden Arzt eine qualifizierte Pflegekraft benötigt. Vor Beginn der Bronchoskopie sollte eine technische Funktionskontrolle erfolgen.

In ▸ Abb. 1.22 sind Tracheoskopie und Bronchoskopie mit starren Winkeloptiken schematisch dargestellt.

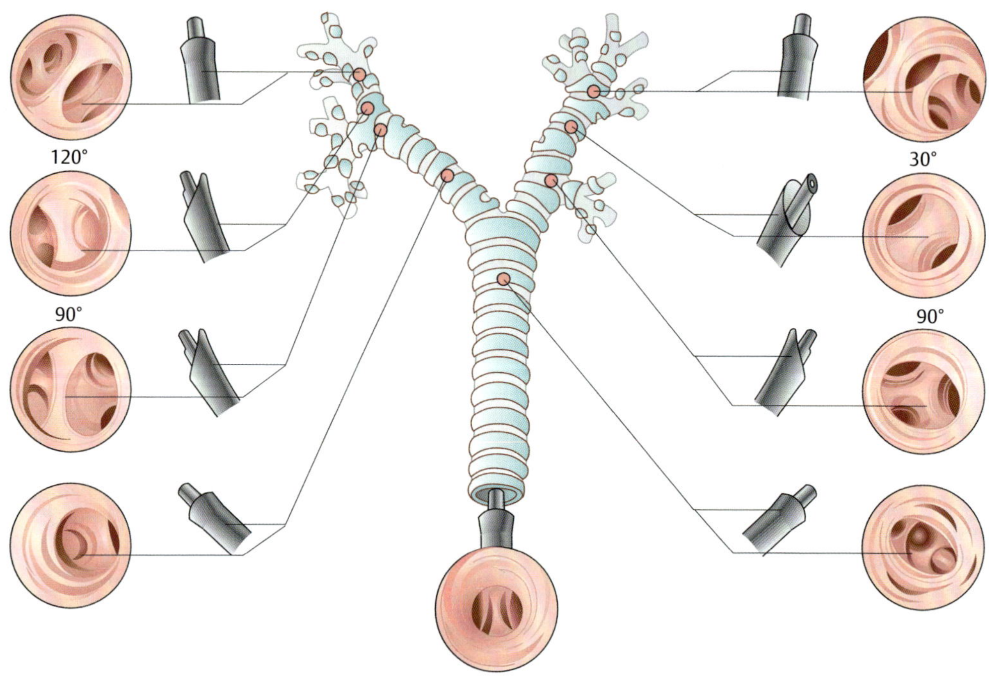

Abb. 1.22 Bronchoskopie. Schematische Darstellung der Tracheoskopie und Bronchoskopie mit starren Winkeloptiken. (Quelle: Strutz J. Vorgehen. In: Strutz J, Mann W, Hrsg. Praxis der HNO-Heilkunde, Kopf- und Halschirurgie. 3., unveränderte Auflage. Thieme; 2017. doi:10.1055/b-005-143318)

Praktisches Vorgehen

Spontanatmung ohne gesicherten Atemweg

► **Oxygenierung.** Zur Sicherung der Oxygenierung während der Bronchoskopie sollte Sauerstoff per Nasensonde oder geeigneter Gesichtsmaske appliziert werden. Vor einem transnasalen Vorgehen ermöglichen xylometazolinhaltige Nasentropfen eine Schleimhautabschwellung.

► **Topische Anästhesie.** Eine topische Anästhesie der oberen Atemwege gelingt durch Besprühen der Schleimhäute mit 2–4 % Lidocain (spezielle Verneblersysteme). Larynx, Trachea und Bronchien lassen sich unter Sicht über die Applikation von 1–2 ml Lidocain 1–2 % plus 3–4 ml Luft über den Arbeitskanal des Bronchoskops gut anästhesieren (hierbei Absaugung unterbrechen).

► **Intravenöse Sedierung.** Zusätzlich zur topischen Anästhesie sollte unter Umständen eine intravenöse Sedierung ohne Einschränkung der Spontanatmung erfolgen. Bewährt hat sich die kontinuierliche Applikation von Propofol via Spritzenpumpe. Mit Remifentanil steht eine geeignete Alternative als Monoanästhetikum zur Verfügung. Bei kontinuierlicher Infusion (Spritzenpumpe) ohne Boli spielt die Nebenwirkung Thoraxrigidität keine wesentliche Rolle. Die Dosierung erfolgt nach Wirkung, beginnend mit 0,05 µg/kg/min.

Gesicherter Atemweg

► **Vorbereitung.** Beim Vorgehen über den gesicherten Atemweg (Tubus, Trachealkanüle) ermöglicht ein handelsüblicher *Swivel-Adapter* eine nahezu leckagefreie Beatmung. Um Verletzungen zu vermeiden, sollte auch beim intubierten Patienten ein *Beißschutz* eingesetzt werden oder eine Vertiefung der Sedation/eventuell Relaxierung erfolgen.

► **Anpassen der Beatmung.** *Vor Beginn der Bronchoskopie* sollte die Beatmung angepasst werden (Erhöhung der inspiratorischen Sauerstofffraktion [FiO_2], eventuell Erniedrigung des positiven endexspiratorischen Druckes [PEEP]). Zu berücksichtigen ist immer, dass das Einführen des Bronchoskops in den Tubus zu einer deutlichen Reduktion der Querschnittsfläche führt. Dies kann durch den Anstieg des Atemwegswiderstands und des endexspiratorischen Druckes zu einer *signifikanten Verschlechterung der Beatmungssituation* führen, was bei der Indikationsstellung berücksichtigt werden muss.

► **Lokalanästhesie.** *Nach Einführen des Bronchoskops* über den Tubus bzw. die Kanüle erfolgt auch beim intubierten Patienten die endobronchiale Lokalanästhesie mittels Lidocain wie oben beschrieben.

Weiteres Vorgehen

Nach Einbringen des Bronchoskops und Applikation der endobronchialen Lokalanästhesie erfolgt die systematische Inspektion und Beurteilung des Bronchialsystems. Beginnend in der Trachea, erfolgt dann die Inspektion der Hauptkarina, des rechtsseitigen Bronchialsystems mit Oberlappen-, Mittellappen- und Unterlappenostien und des linksseitigen Bronchialbaums (Oberlappen und Unterlappenostien). Je nach Fragestellung wird nachfolgend beispielsweise die mikrobiologische Materialgewinnung (BAL) durchgeführt.

1.6.3 Komplikationen

Während Bronchoskopien kann es insbesondere bei pulmonal vorerkrankten Patienten zu einer *Bronchospastik* kommen. In diesem Fall kann während der Untersuchung über den Arbeitskanal des Bronchoskops ein Beta-2-Sympathomimetikum endobronchial instilliert werden.

Durch die BAL kann es zur *Surfactantauswaschung* und Translokation von Endotoxinen kommen. In der Folge kann der arterielle Sauerstoffpartialdruck abfallen.

Nach jeder Bronchoskopie mit Biopsie sollte ein *Pneumothorax* beispielsweise mittels einer Röntgenaufnahme oder Thoraxsonografie *ausgeschlossen werden.*

I

2 Kardiopulmonale Reanimation (CPR)

Lars Reinhardt, Erik Popp

2.1 Außerklinischer und innerklinischer Kreislaufstillstand

Der Herz-Kreislauf-Stillstand (cardiac arrest, CA) kann in den außerklinischen (out-of-hospital, OHCA) und innerklinischen Kreislaufstillstand (in-hospital, IHCA) unterteilt werden. Beide betreffen zusammen etwa 300 000 Menschen jährlich in Europa. Auch wenn

- die Anwesenheit von Personen bei Eintritt des CA (witnessed arrest),
- die Durchführung von CPR durch Laien bis zum Eintreffen professioneller Hilfe (bystander CPR),
- die Zeit von Eintritt des CA bis zum Beginn der CPR (No-Flow-Zeit),
- der initiale Rhythmus im Elektrokardiogramm (EKG) bei Beginn der CPR,
- die Dauer der CPR (Low-Flow-Zeit) bis zum Eintritt eines Spontankreislaufs (ROSC: return of spontaneous circulation) sowie
- patienteneigene Faktoren u. v. a.

eine Rolle spielen, ist die Prognose insgesamt schlecht.

Beim *OHCA* beträgt die Lebend-Entlassungsrate etwa 12 % [115] und die 1-Jahres-Überlebensrate lediglich 7 % [111].

Der *IHCA* tritt mit einer Inzidenz von 1–6/1 000 Krankenhausaufnahmen auf. Die Chance, danach lebend entlassen zu werden, liegt bei ca. 13–19 % [122], [128], [129]. Dem IHCA geht häufig eine Phase der klinischen Verschlechterung von mehreren Stunden voraus [113]. Daher kommt dem rechtzeitigen Einsatz von Medical Emergency Teams (medizinische Einsatzteams, MET) große Bedeutung zu, um Risikopatienten noch vor Eintritt eines IHCA rechtzeitig zu erkennen. In den Leitlinien des European Resuscitation Counsil (ERC) von 2015 wird eine Implementierung von Alarmierungskriterien oder eines Frühwarnsystems zur zeitgerechten Reaktion auf eine Patientenverschlechterung gefordert [130]. Eine Implementierung von MET scheint mit einer Reduzierung der Häufigkeit von IHCA sowie der Krankenhausmortalität einherzugehen [132].

2.2 CPR

Die folgenden Maßnahmen beschreiben die Durchführung einer leitliniengerechten CPR des Erwachsenen anhand der Empfehlungen des ERC von 2015 [121] und die Ergänzungen von 2017 [123], [125].

2.2.1 Basic Life Support (BLS)

Das schnelle Erkennen eines Patienten mit CA und der Beginn eines suffizient durchgeführten BLS im Verhältnis Thoraxkompressionen/Beatmung 30:2 ist entscheidend. Fallstricke sind für Ungeübte das Verwechseln von Schnappatmung (Beginn unmittelbar nach Eintritt des CA) mit suffizienter Atmung oder das Nichterkennen des CA beim Krampfanfall.

M!

Merke

High-Quality-CPR: Die effektive Durchführung der Thoraxkompressionen (hard and fast: 5 cm Tiefe, ausreichende Entlastung, Frequenz: 100–120/Minute) mit nur minimaler Unterbrechung ist für erweiterte Maßnahmen essenziell.

Um der unvermeidbaren Erschöpfung des Helfers in der Position der Thoraxkompression entgegenzuwirken, soll alle 2 Minuten, am besten während der Puls-/Rhythmuskontrolle, gewechselt werden (*2-Minuten-Zyklus*). Zudem soll sobald wie möglich ein EKG/Defibrillator angeschlossen werden, um defibrillierbare Rhythmen zu therapieren.

2.2.2 Advanced Life Support (ALS)

Die Verzahnung von suffizientem BLS mit erweiterten Maßnahmen durch darin geschultes Personal bestimmt die Effizienz der CPR (▶ Abb. 2.1).

M!

Merke

Frühestmöglich soll eine Differenzierung zwischen den *defibrillierbaren Rhythmen* Kammerflimmern (ventricular fibrillation, VF) und pulslose ventrikuläre Tachykardie (PVT) sowie den *nicht defibrillierbaren Rhythmen* Asystolie (ASY) und pulslose elektrische Aktivität (PEA) erfolgen.

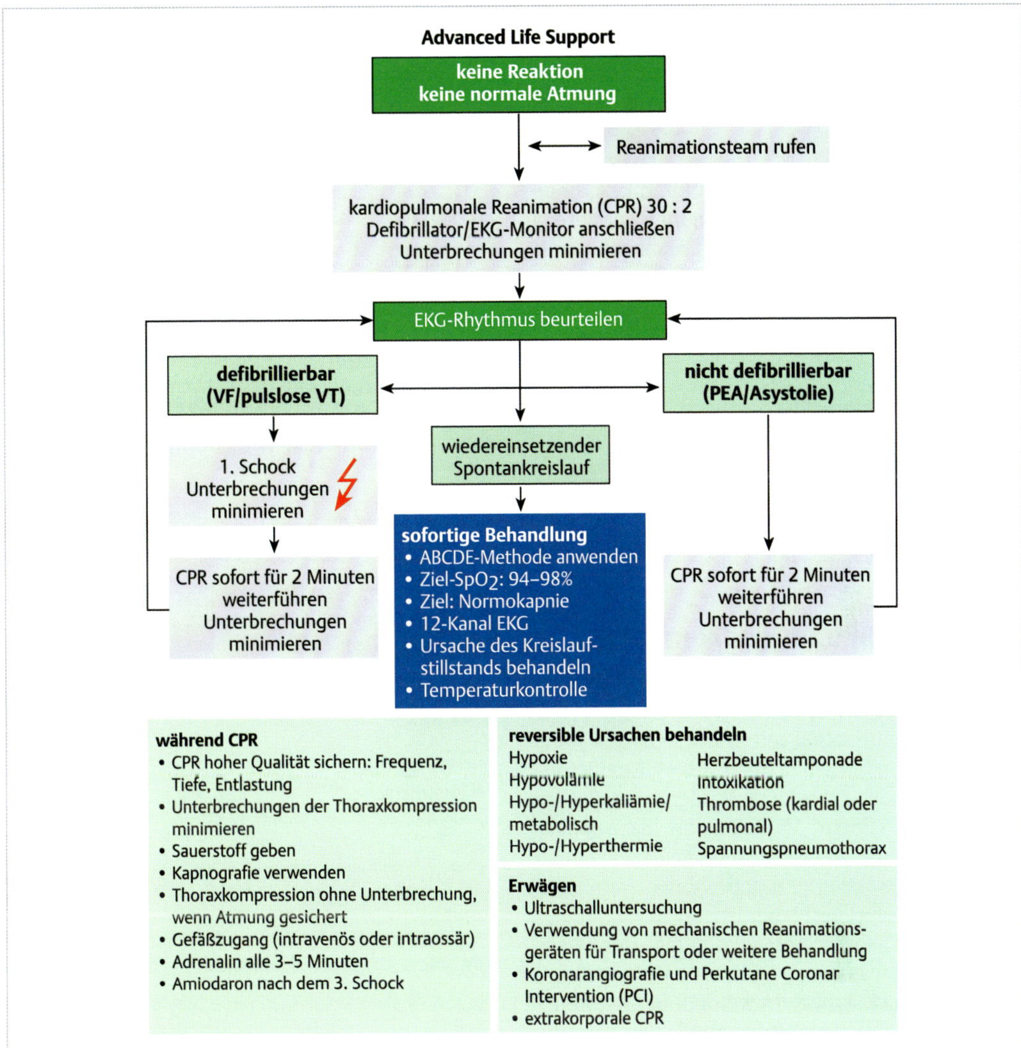

Abb. 2.1 Advanced Life Support. CPR: kardiopulmonale Reanimation, EKG: Elektrokardiogramm, PEA: pulslose elektrische Aktivität, SpO_2: Sauerstoffsättigung, VF: Kammerflimmern (ventricular fibrillation), VT: ventrikuläre Tachykardie. (Quelle: Soar J, Nolan JP, Böttiger BW et al. Erweiterte Reanimationsmaßnahmen für Erwachsene („adult advanced life support"). Notfall + Rettungsmedizin 2015; 18: 770–832. © German Resuscitation Council (GRC) und Austrian Resuscitation Council (ARC) 2015)

Atemweg und Beatmung

Zwischen den Thoraxkompressionen soll der Patient mit zwei Atemhüben suffizient ventiliert werden. Dies kann durch Beutel-Masken-Beatmung oder durch ein supraglottisches Atemwegsdevice (SGA) geschehen.

Die *endotracheale Intubation* (ETI) soll nur durch darin erfahrene Anwender durchgeführt werden und die Thoraxkompressionen dafür möglichst nicht (ERC: maximal 5 Sekunden) unterbrochen werden. Nach ETI muss in jedem Fall die korrekte Tubuslage unmittelbar durch eine endexspiratorische Kapnografie ($etCO_2$) verifiziert werden. Auf seitengleiche Belüftung und korrekte Tubustiefe ist zu achten. Nur bei dicht sitzendem SGA oder korrekt einliegendem ET-Tubus können die Thoraxkompressionen kontinuierlich mit einer Frequenz von 100–120/ Minute weitergeführt werden und der Patient mit zirka 10 Atemhüben/Minute ventiliert werden (cave: akzidentelle Hyperventilation mit folgender Hypokapnie und zerebraler Minderperfusion vermeiden!).

Mehrere Studien beschäftigten sich mit verschiedenen Atemwegsdevices während CPR, ohne die klare Überlegenheit eines einzelnen Verfahrens zeigen zu können [110], [133]. Gleichwohl stellt im innerklinischen Setting mit erfahrenen Anwendern die ETI den *Goldstandard* dar.

Merke M!

Für die Beatmung während CPR ist die suffiziente Ventilation und Oxygenierung des Patienten durch ein vom Anwender vorher trainiertes Verfahren entscheidend.

Defibrillation und Medikamente

Bei Kammerflimmern/pulsloser ventrikulärer Tachykardie (VF/PVT) steht neben suffizientem BLS die zügige Defibrillation mit mindestens 150 Joule (biphasisch) und gegebenenfalls Energiesteigerungen bei folgenden Schocks im Vordergrund. Bei am Monitor beobachteter VF/PVT kann die Applikation von drei schnell aufeinanderfolgenden Schocks in Erwägung gezogen werden, wenn der Defibrillator sofort verfügbar ist.

Bei VF/PVT sollte *Adrenalin* 1 mg intravenös (i. v.) oder intraossär (i.o.) erstmals nach dem 3. erfolglosen Schock appliziert werden. Bei Asystolie/ pulsloser elektrischer Aktivität (ASY/PEA) ist die schnellstmögliche Gabe angezeigt. Bei allen Formen des CA soll im Verlauf eine Wiederholung alle 3–5 Minuten erfolgen. Auch wenn Adrenalin beim OHCA in Bezug auf das neurologische Outcome und das Langzeitüberleben keinen Vorteil zu bringen scheint [124], [114], erzeugt es jedoch höhere ROSC-Raten und ist daher fester Bestandteil der medikamentösen Reanimation.

Das Antiarrhythmikum *Amiodaron* 300 mg i. v./ i. o. soll bei VF/PVT nach dem 3. erfolglosen Schock appliziert werden und im Verlauf nach dem 5. erfolglosen Schock mit 150 mg i. v./i. o. repetiert werden. Zwischen Amiodaron, Lidocain und Plazebo gab es zuletzt in großen Studien jedoch keinen Unterschied bezüglich Überleben und neurologischem Outcome [117], [119].

Die Applikation von Medikamenten erfolgt jeweils *zu Beginn eines neuen 2-Minuten-Zyklus*, damit durch die folgenden Thoraxkompressionen eine Verteilung im Blutkreislauf stattfinden kann.

2.2.3 Reversible Ursachen und Besonderheiten im innerklinischen Setting

Grundsätzlich sollten bei allen Formen des CA reversible Ursachen (4 Hs und HITS, ▸ Tab. 2.1) abgearbeitet und kausal therapiert werden. Insbesondere eine PEA als Periarrestrhythmus ist hochverdächtig für Hypovolämie/Hämorrhagie, Spannungspneumothorax, Perikardtamponade (häufig

Tab. 2.1 Reversible Ursachen des Kreislaufstillstandes und Befunde in der Blutgasanalyse (BGA) und Sonografie (Sono).

reversible Ursache (4 Hs und HITS)	Zeichen
Hypoxie	BGA: paO_2 ↓, Kapnografie, Tubuslage
Hypovolämie/ Hämorrhagie	Sono: LV + RV leer, VCI kollaptisch; BGA: Hb ↓, BE negativ, Sono: FAST
Hypo-/Hyperkaliämie/metabolisch	BGA: Kalium ↓ ↑, pH, BZ messen
Hypo-/Hyperthermie	Temperatur messen, am besten ösophageal
Herzbeuteltamponade	Sono: typisches Bild
Intoxikation	eventuell BGA: pH, BE, Laktat etc.
Thrombose	
• Lungenembolie	Sono: D-Shape, BGA: Missmatch zw. $etCO_2$ ↓ und $paCO_2$ ↑
• Myokardinfarkt	Sono: LV-Funktion ↓, ggf. Wandbewegungsstörungen
Spannungspneumothorax	Sono: Lunge: fehlendes Pleuragleiten, Barcode-Sign

BE: base excess, BZ: Blutzucker, $etCO_2$: endexspiratorischer Kohlendioxidpartialdruck, Hb: Hämoglobin, LV/RV: linker/ rechter Ventrikel, $paCO_2$: arterieller Kohlendioxidpartialdruck, paO_2: arterieller Sauerstoffpartialdruck, VCI: V. cava inferior in der Herzchirurgie) oder Lungenarterienembolie (häufig im operativen Bereich).

Im innerklinischen Bereich besteht noch mehr als in der Präklinik die Möglichkeit, mittels diagnostischer Maßnahmen wie *fokussierter Notfallsonografie* und *Blutgasanalyse* (BGA) zügig reversible Ursachen zu erkennen. Die V. jugularis externa ist ein typischer Notfallzugang und in der Regel gut rückläufig, so dass hier eine venöse BGA auch während CPR erfolgen kann. Die Anlage einer *invasiven arteriellen Blutdruckmessung* während CPR (z. B. femoral) bietet neben der BGA auch Informationen über die Effektivität der Thoraxkompressionen und einen wieder einsetzenden Kreislauf (ROSC).

2.2.4 Mechanische CPR und extrakorporale CPR

Der Einsatz von Thoraxkompressionsgeräten (mechanische CPR: mCPR) scheint bei OHCA bislang nicht routinemäßig gerechtfertigt [126]. Bestimmte Situationen wie CPR während boden-/luftgebundenem oder innerklinischem Transport, während Thrombolyse oder perkutaner Koronarintervention (PCI), prolongierte CPR bei Intoxikationen oder Hypothermie stellen jedoch sinnvolle Indikationen dar. Um bei Anbringen des Geräts die No-Flow-Phasen zu minimieren, ist ein trainiertes Team notwendig.

Eine weitere Indikation zur mCPR ist das Bridging zur extrakorporalen CPR (eCPR). Hierunter wird die Kanülierung und Inbetriebnahme einer venoarteriellen extrakorporalen Membranoxygenierung (va-ECMO) unter laufender CPR verstanden. In einem selektierten Patientenkollektiv konnten hierdurch höhere Überlebensraten als mit konventioneller CPR erreicht werden [131].

Zur eCPR sind im Februar 2019 erstmals nationale Empfehlungen erschienen [120]. Ein beobachteter CA mit vermuteter kardialer Genese oder reversibler Ursache, No-Flow-Zeit ≤ 5 Minuten und Low-Flow-Zeit ≤ 60 Minuten mit hochwertig durchgeführter CPR scheinen prognostisch mit einem guten Outcome der eCPR einherzugehen. Auch die frühe Koronarangiografie spielt hierbei eine Rolle. Trainierte eCPR-Teams mit personellen, strukturellen und qualitativen Voraussetzungen sind hierfür notwendig.

2.3 Postreanimationsbehandlung

Kann ein ROSC erreicht werden, soll die weitere Therapie und Prognoseerstellung nach den ERC-Leitlinien, Sektion 5, erfolgen [121], [123] (▸ Abb. 2.2). Bei einem reanimierten Patienten kommt es abhängig von Dauer und Ursache des CA zu einem Postreanimationssyndrom, das neben der zum CA führenden Pathologie zerebrale, kardiozirkulatorische und systemische Schädigungen beinhaltet. Dies erfordert eine spezialisierte Behandlung auf einer Intensivstation. Hierfür wird die Etablierung von Cardiac-Arrest-Zentren (CAC) gefordert.

2.3.1 Atemweg und Beatmung, Sauerstoff und Kohlendioxid

Entscheidend sind für den reanimierten Patienten ein freier Atemweg und Normoventilation mit ausgeglichenen Blutgasen. Nach kurzem CA und bei neurologisch adäquaten, spontan atmenden Patienten muss eine Sedierung und Atemwegssicherung daher nicht zwingend notwendig sein. Häufiger sind Patienten nach ROSC jedoch neurologisch eingeschränkt, sediert oder komatös, was eine endotracheale Intubation und invasive Beatmung erforderlich macht.

Merke

M!

Beim reanimierten, komatösen Patienten ist neben der Verifizierung der korrekten Tubuslage die Vermeidung von Hypo-/Hyperoxie und Hypo-/Hyperkapnie wichtig.

Die Anlage einer invasiven arteriellen Blutdruckmessung ist erforderlich. Zielwerte sind eine Sauerstoffsättigung (SpO_2) von 94–98 % bzw. ein arterieller Sauerstoffpartialdruck (paO_2) von 80–100 mmHg. Der arterielle Kohlendioxidpartialdruck ($paCO_2$) sollte im normokapnischen Bereich bei 35–45 mmHg liegen [118]. Die $etCO_2$-Werte liegen bei physiologischen Ventilations-/Perfusionsverhältnissen der Lungenstrombahn erfahrungsgemäß etwas unterhalb der $paCO_2$-Werte. Vorsicht ist im Fall einer Lungenembolie geboten, da das $etCO_2$ hier falsch niedrig sein kann und nicht dem erhöhten $paCO_2$ entspricht. Atemzugvolumina sollten im Sin-

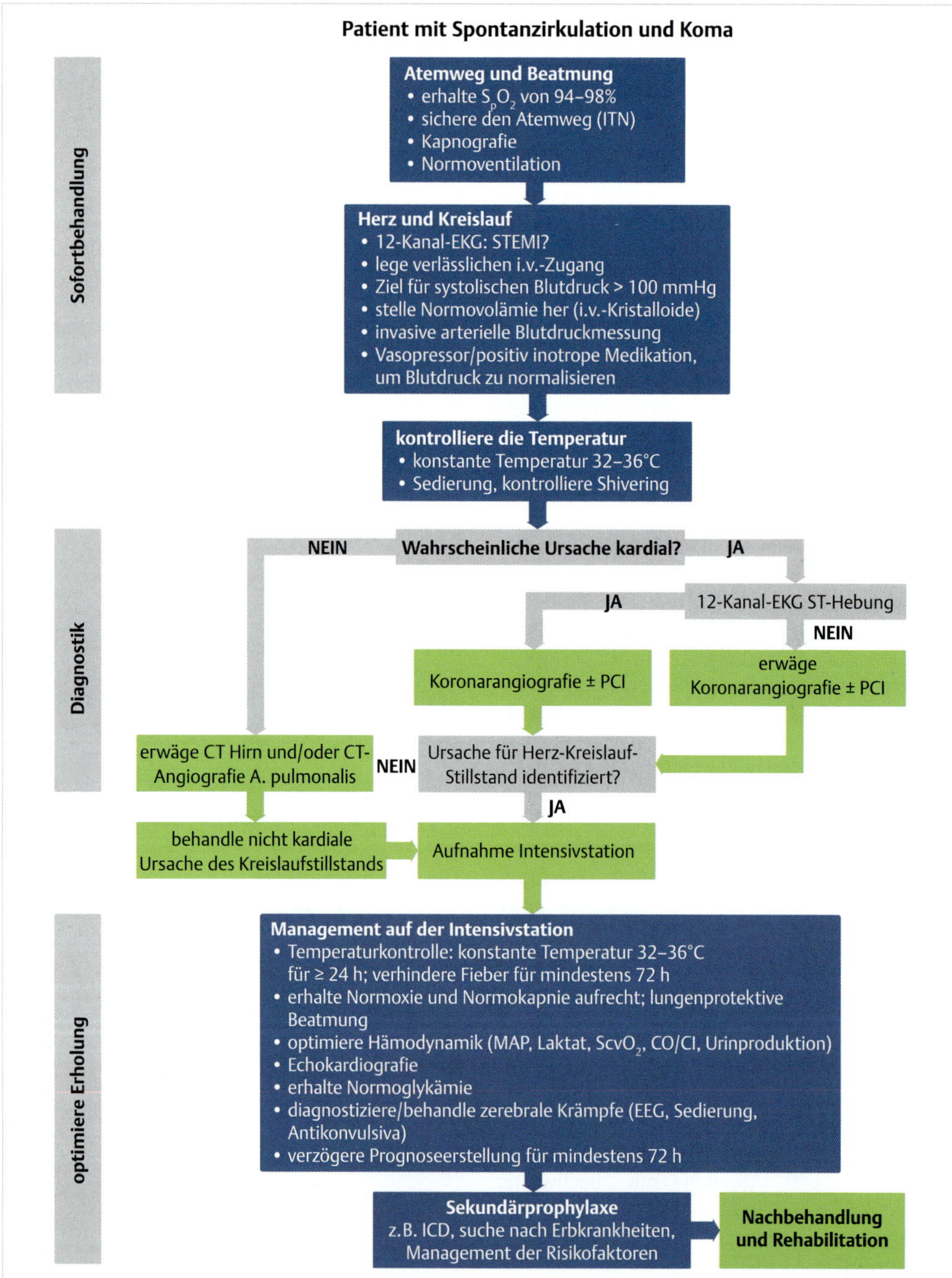

Abb. 2.2 Postreanimationsbehandlung. Algorithmus (CO/CI: Cardiac Output/Cardiac Index, CT: Computertomografie, EEG: Elektroenzephalogramm, i. v.: intravenös, ICD: implantierbarer Kardioverter-Defibrillator, ITN: endotracheale Intubation, MAP: mittlerer arterieller Blutdruck, PCI: perkutane Koronarintervention, $ScvO_2$: zentralvenöse Sauerstoffsättigung, SpO_2: Sauerstoffsättigung, STEMI: ST-Segment Hebungsinfarkt). (Quelle: Nolan JP, Soar A, Cariou A et al. Postreanimationsbehandlung. Notfall + Rettungsmedizin 2015; 18: 904-931. © German Resuscitation Council (GRC) und Austrian Resuscitation Council (ARC) 2015)

ne einer lungenprotektiven Beatmung bei 6–8 ml/kg des Idealkörpergewichts liegen [116].

2.3.2 Koronare Reperfusion und Hämodynamik

Ein *12-Kanal-EKG* nach ROSC ist obligat, um die Dringlichkeit einer Koronarangiografie abschätzen zu können. Wann immer möglich, sollte im Fall einer vermuteten kardialen Genese unmittelbar kardiologische Expertise eingeholt werden, um eine koronare Reperfusionsstrategie zu planen (▶ Abb. 2.2).

In jedem Fall soll nach ROSC ein verlässlicher *vaskulärer Zugang* gelegt oder erhalten werden. Intraossäre Zugänge sind sobald als möglich zu entfernen. Bei hämodynamisch instabilen, katecholaminpflichtigen Patienten sollte ein zentraler Venenkatheter gelegt werden, was zusätzlich den Vorteil der wiederholten Messung der zentralvenösen Sauerstoffsättigung ($ScvO_2$) als Zielparameter einer Katecholamin-/Volumentherapie bietet. Auch eine Sonografie des Herzens, die Bestimmung von Laktat sowie die Urinproduktion sollen hierzu herangezogen werden.

Unter Umständen kann mittels *Pulskonturanalyse* eine Bestimmung des Cardiac Output erfolgen. Der mittlere arterielle Blutdruck (MAP) als Zielparameter sollte ausreichend hoch eingestellt werden. Hier zeigen neuere Studien einen Vorteil für Werte > 90 mmHg [127]. Bei ausgewählten Patienten kann die Durchführung von *extrakorporalem Life Support* (ECLS) mittels Etablierung passagerer ventrikulärer Herzunterstützungssysteme oder einer venoarteriellen extrakorporalen Membranoxygenierung als Ultima Ratio sinnvoll sein.

2.3.3 Temperaturmanagement und Sedierung

Um das Postreanimationssyndrom auf zerebraler Ebene zu kontrollieren, ist ein *zielgerichtetes Temperaturmanagement* (targeted temperature management, TTM) erforderlich. Ein komatöser, reanimierter Patient soll für mindestens 24 Stunden nach ROSC auf einer Zieltemperatur von 32–36 °C gehalten werden. *Kontraindikation* für ein TTM bei 33 °C ist eine bereits bestehende Koagulopathie, z. B. infolge Hämorrhagie. Eine Wiedererwärmung auf Werte < 37 °C soll mit 0,25–0,5 °C/Stunde erfolgen, wobei Fieber vermieden werden soll [112].

Merke

Für 72–96 Stunden nach ROSC muss das Auftreten von Fieber strikt vermieden werden, da dies mit verschlechtertem neurologischem Outcome einhergeht.

Um Kältezittern und erhöhten Sauerstoffverbrauch beim TTM zu vermeiden, ist bei beatmeten Patienten nach ROSC regelhaft eine *Sedierung* notwendig. Kurzwirksame Substanzen wie z. B. Propofol/Remifentanil erlauben nach Wiedererwärmung eventuell eine schnellere neurologische Beurteilbarkeit. Ihr Einsatz ist jedoch bei hämodynamischer Instabilität aufgrund ihrer kreislaufdepressiven Wirkung gegenüber alternativen Substanzen wie Benzodiazepinen, Alpha-2-Agonisten oder volatilen Substanzen abzuwägen.

Eine *Blutzuckerkontrolle* sollte Zielwerte ≤ 180 mg/dl anstreben, hypoglykäme Phasen und starke Blutzuckerschwankungen zu vermeiden sind.

2.3.4 Prognose

Die Prognose nach CA ist abhängig vom Ausmaß der hypoxisch-ischämischen Hirnschädigung. Die Prognoseerstellung für die Erholung der „Black Box“ Gehirn bei einem komatösen Patienten ist schwierig. Störfaktoren wie Analgosedierung, neuromuskuläre Blockade, Hypothermie, Hypotonie, Hypoglykämie und schwere metabolische/respiratorische Störungen sollten deshalb zum Untersuchungszeitpunkt möglichst ausgeschlossen sein. Generell sollten für die Prognosebeurteilung mindestens 72–96 Stunden nach ROSC abgewartet werden.

Ein multimodales Konzept zur Prognoseerstellung wird in den ERC-Leitlinien empfohlen. Dies besteht zunächst aus dem Zusammenspiel klinischer Untersuchung (Pupillen- und Kornealreflexe) und somatosensorisch evozierter Potenziale. Unter Umständen kann dies durch Vorhandensein von Myoklonien sowie Befunde von neuronenspezifischer Enolase (NSE) im Serum, Elektroenzephalogramm (EEG) sowie zerebraler Bildgebung ergänzt werden.

2.4 Literatur

[110] Benger JR, Kirby K, Black S et al. Effect of a strategy of a supraglottic airway device vs tracheal intubation during out-of-hospital cardiac arrest on functional outcome. The AIRWAYS-2 Randomized Clinical Trial. JAMA 2018; 320 (8): 779–791

[111] Berdowski J, Berg RA, Tijssen JGP et al. Global incidences of out-of-hospital cardiac arrest and survival rates: Systematic review of 67 prospective studies. Resuscitation 2010; 81: 1479–1487

[112] Bray JE, Stub D, Bloom JE et al. Changing target temperature from 33 °C to 36 °C in the ICU management of out-of-hospital cardiac arrest: A before and after study. Resuscitation 2017; 113: 39–43

[113] Buist MD, Jarmolowski E, Burton PR et al. Recognising clinical instability in hospital patients before cardiac arrest or unplanned admission to intensive care. A pilot study in a tertiary-care hospital. Med J Aust 1999; 171: 22–25

[114] Gough CJR, Nolan JP. The role of adrenaline in cardiopulmonary resuscitation. Critical Care 2018; 22: 139

[115] Gräsner JT, Wnent J, Seewald S et al. Jahresbericht Außerklinische Reanimation 2016 des Deutschen Reanimationsregisters. Anästh Intensivmed 2017; 58: 365–366

[116] Johnson NJ, Carlbom DJ, Gaieski DF. Ventilator management and respiratory care after cardiac arrest. CHEST 2018; 153 (6): 1466–1477

[117] Kudenchuk PJ, Brown SP, Daya M et al. Amiodarone, lidocaine, or placebo in out-of-hospital cardiac arrest. NEJM 2016; 374 (18): 1711–1722

[118] McKenzie N, Williams TA, Tohira H et al. A systematic review and meta-analysis of the association between arterial carbon dioxide tension and outcomes after cardiac arrest. Resuscitation 2017; 111: 116–126

[119] McLeod SL, Brignardello-Petersen R, Worster A et al. Comparative effectiveness of antiarrhythmics for out-of-hospital cardiac arrest: A systematic review and network meta-analysis. Resuscitation 2017; 121: 90–97

[120] Michels G, Wengenmayer T, Hagl C et al. Empfehlungen zur extrakorporalen kardiopulmonalen Reanimation (eCPR): Konsensuspapier der DGIIN, DGK, DGTHG, DGfK, DGNI, DGAI, DIVI und GRC. Anästh Intensivmed 2019; 60: 84–93

[121] Monsieurs KG, Nolan JP, Bossaert LL et al. European Resuscitation Council Guidelines for Resuscitation 2015. Resuscitation 2015; 95: 1–311

[122] Nolan JP, Soar J, Smith GB et al. Incidence and outcome of in-hospital cardiac arrest in the United Kingdom National Cardiac Arrest Audit. Resuscitation 2014; 85: 987–992

[123] Nolan JP, Ornato JP, Parr MJA et al. Resuscitation highlights in 2017. Resuscitation 2018; 124 (2018): A1–A8

[124] Perkins GD, Ji C, Deakin DC et al. A randomized trial of epinephrine in out-of-hospital cardiac arrest. NEJM 2018; 379 (8): 711–721

[125] Perkins GD, Olasveengen TM, Maconochie I et al. European Resuscitation Council Guidelines for Resuscitation: 2017 update. Resuscitation 2018; 123: 43–50

[126] Poole K, Couper K, Smyth MA et al. Mechanical CPR: Who? When? How? Critical Care 2018; 22: 140

[127] Roberts BW, Hope Kilgannon J, Hunter BR et al. Association between elevated mean arterial blood pressure and neurologic outcome after resuscitation from cardiac arrest: results from a multicenter prospective cohort study. Critical Care Medicine 2019; 47: 93–100

[128] Schluep M, Gravesteijn BY, Stolker RJ et al. One-year survival after in-hospital cardiac arrest: A systematic review and meta-analysis. Resuscitation 2018; 132: 90–100

[129] Seewald S, Brenner S, Fischer M et al. Jahresbericht Innerklinische Reanimation 2017 des Deutschen Reanimationsregisters. Anästh Intensivmed 2018; 59: 450–452

[130] Soar J, Nolan JP, Böttiger BW et al. Erweiterte Reanimationsmaßnahmen für Erwachsene („adult advanced life support"). Kapitel 3 der Leitlinien zur Reanimation 2015 des European Resuscitation Council. Notfall Rettungsmed 2015; 18: 770–832

[131] Spangenberg T, Schewel J, Dreher A et al. Health related quality of life after extracorporeal cardiopulmonary resuscitation in refractory cardiac arrest. Resuscitation 2018; 127: 73–78

[132] Van Aken H, Ertmer C, Geldner G et al. Verbesserung der postoperativen Behandlungsqualität und Etablierung medizinischer Einsatzteams. Gemeinsame Empfehlung DGAI, DGCH, BDA, BDC. Anästh Intensivmed 2017; 58: 232–234

[133] Wang HE, Schmicker RH, Daya MR et al. Effect of a strategy of initial laryngeal tube insertion vs endotracheal intubation on 72-hour survival in adults with out-of-hospital cardiac arrest: A randomized clinical trial. JAMA 2018; 320 (8): 769–778

3 Intensivmedizinisches Monitoring

3.1 Orientierende Untersuchung

Birgit Hecker, Andreas Hecker

3.1.1 Anamnese

Vor der Untersuchung steht eine ausführliche Anamnese, vor allem bei Übernahme des Patienten auf die Intensivstation. Das Einholen von Informationen über die Entwicklung des akuten Krankheitsbilds und die Übergabe der Krankenunterlagen (einschließlich OP-Berichte, Befunde, Ergebnisse von Labor, Histologie, Zytologie) stehen am Anfang, gefolgt von einer detaillierten Medikamenten- und Sozialanamnese, die auch die Frage nach einer etwaigen Vorsorgevollmacht einschließt. Die anschließende Dokumentation sollte so gründlich erfolgen, dass auch nachfolgende Schichten alle Informationen der Patientenakte entnehmen können.

3.1.2 Körperliche Untersuchung

M!

Merke

Während des Aufenthalts auf der Intensivstation sollte der Patient mindestens einmal pro Schicht körperlich untersucht werden.

Daily Goals

Bei der täglich mehrfach durchgeführten Untersuchung auf einer Intensivstation schließt die orientierende körperliche Untersuchung immer auch ein, sich ein Gesamtbild des Gesundheitszustands des Patienten zu machen. Zudem muss der Intensivmediziner sein Handeln kritisch hinterfragen und Ziele für die eigene Schicht, den Tag oder die Woche definieren. Hier können die so genannten „daily goals" eine Hilfestellung sein [143]:

- Was müssen wir für diesen Patienten tun, damit er von der Intensivstation entlassen werden kann?
- Was ist das größte Sicherheitsrisiko für diesen Patienten und was können wir tun, um dieses Risiko zu vermindern?
- Bekommt er ausreichend Schmerzmedikamente bzw. Sedierung?
- Wie ist der Zustand von Herz, Kreislauf und Volumen?
- Wie steht es mit Atmung, Beatmungseinstellung, Spontanatmungsversuch und Weaningmöglichkeit?
- Wie weit ist eine Mobilisierung möglich bzw. erfolgt?
- Bestehen Infektionen? Sind Abstriche, Kulturen und Medikamentenspiegel geprüft?
- Wie ist der Status des Magen-Darm-Trakts? Wie erfolgt die Ernährung?
- Hat sich etwas an den Medikamenten geändert, können Medikamente abgesetzt werden?
- Stehen heute Untersuchungen oder Prozeduren an?
- Sind vorgesehene Laborwerte, Routinewerte und Röntgenbefunde kontrolliert?
- Sind Konsiliaruntersuchungen vorgesehen und eventuell organisiert?
- Müssen Mitarbeiter von Sozialdienst, Seelsorge oder weiteren Diensten einbezogen werden?
- Wie ist der Stand der Kommunikation mit den Angehörigen des Patienten?
- Können Katheter oder Drainagen entfernt werden?
- Sind Prophylaxen gegen Thrombose und Stressulkus verordnet?

Qualitätsindikatoren

Die Deutsche Gesellschaft für Anästhesie und Intensivmedizin (DGAI), die Deutsche Interdisziplinäre Vereinigung für Intensiv- und Notfallmedizin (DIVI) und die Deutsche Gesellschaft für Internistische Intensivmedizin (DGIN) haben 10 *Indikatoren* erarbeitet, anhand derer die Qualität einer intensivmedizinischen Behandlung ermittelt werden kann.

> **Merke**
>
> **Qualitätsindikatoren für die Intensivmedizin**
> - Oberkörperhochlagerung
> - Monitoring von Sedierung, Analgesie und Delir
> - lungenprotektive Beatmung
> - Weaningprotokoll mit Spontanatmungsversuch
> - frühzeitige und adäquate Antibiotikatherapie
> - therapeutische Hypothermie nach Herz-Kreislauf-Stillstand
> - frühe enterale Ernährung
> - Dokumentation von Angehörigengesprächen
> - Verbrauch von Händedesinfektionsmitteln
> - 24-stündige Besetzung der Intensivstation mit Experten

Ablauf

Initial sollte der wache Intensivpatient angesprochen werden, um sich anhand der Reaktion einen subjektiven Eindruck von dessen Zustand zu verschaffen. Anschließend erfolgt die körperliche Untersuchung zur Objektivierung des Ersteindrucks.

Der komplette Untersuchungsablauf sollte nicht länger als 10 Minuten dauern und so standardisiert sein, dass die Ergebnisse unterschiedlicher Schichten miteinander vergleichbar sind. Auf die orientierende neurologische Untersuchung wird an dieser Stelle bewusst nicht eingegangen. Hier wird auf Kap. Spezielle neurologische Untersuchung und apparatives Monitoring (S. 501) verwiesen.

- *Inspektion*: Hierbei liegt die Aufmerksamkeit auf Hautturgor und -farbe, möglichen Ödemen, Thoraxexkursionen und Atemmustern sowie Körperhaltung und Asymmetrien bei Bewegungen.
- *Palpation*: Palpiert werden unter anderem die Extremitäten, um mögliche Temperaturunterschiede zu detektieren. Bei der abdominellen Palpation kann dagegen zum Beispiel eine Abwehrspannung auffallen.
- *Perkussion*: Sie wird vor allem abdominal durchgeführt, um geblähte von flüssigkeitsgefüllten Darmschlingen unterscheiden zu können. Thorakal hat sie beim Beatmeten kaum einen Stellenwert, da die Sonografie verlässlichere Ergebnisse liefert.
- *Auskultation*: Auskultiert werden im Allgemeinen Herz, Thorax und Abdomen. Bei der Auskultation des *Herzens* liegt die Aufmerksamkeit auf Rhythmus, Lautstärke der Herztöne, Herzgeräuschen und möglichem Perikardreiben. Bei der *Thoraxauskultation* achtet man auf die Atemgeräusche und mögliche Atemnebengeräusche wie Rasselgeräusche oder Giemen. Die *abdominelle* Auskultation fokussiert sich auf das Vorhandensein und die Qualität der Darmgeräusche.
- *Zugänge/Drainagen*: Diese sind in ihrer Lage zu kontrollieren (eventuell mit Verbandswechsel verbinden). Die Fördermenge von Drainagen ist regelmäßig zu dokumentieren. Natürlich sollte täglich reevaluiert werden, ob Drainagen, Dauerkatheter, Venenverweilkatheter oder Ähnliches noch gebraucht werden.
- *Geräte*: Auch die Einstellung der Geräte (z. B. Perfusoren, Patientenmonitor, Beatmungsgerät) sollte überprüft und Alarmgrenzen bei Bedarf angepasst werden.

FAST-HUG-Konzept

Die repetitive Untersuchung des Intensivpatienten sollte so standardisiert wie möglich erfolgen. Hierbei können Checklisten sehr hilfreich sein. Im Jahr 2005 etablierte J.-L. Vincent das *FAST-HUG-Konzept* in der Intensivmedizin. „FAST HUG" stellt ein Akronym dar, das die tägliche Arbeit auf der Intensivstation erleichtern soll [145].

- **F**: Feeding (Ernährung)
- **A**: Analgesia (Schmerztherapie)
- **S**: Sedation (Sedierung)
- **T**: Thromboembolic Prophylaxis (Thromboseprophylaxe)
- **H**: Head and Bed elevated (Oberkörperhochlagerung)
- **U**: (Stress) Ulcer Prophylaxis (Ulkusprophylaxe)
- **G**: Glucose Control (Blutzuckerkontrolle)

▸ **Ernährung.** Mangelernährung auf Intensivstation verschlechtert das Outcome intensivmedizinischer Patienten signifikant [137]. Leider gibt es keinen spezifischen Marker, der den Ernährungszustand des Patienten genau widerspiegelt. Die einfache Erfassung von Gewichtsverlust ist vermutlich genauso verlässlich wie komplexere Tests [140].

Es existieren mehrere Leitlinien zur Ernährung kritisch kranker Patienten [144]. Im Allgemeinen liegt das Ernährungsziel pro Tag bei ca. 5,6 kJ/kg.

Trauma- und Sepsispatienten bedürfen jedoch häufig einer deutlich höheren Energiemenge.

Falls eine orale Ernährung nicht möglich ist, sollte eine vorübergehende parenterale Ernährung möglichst innerhalb von 24–48 Stunden nach Aufnahme auf die Intensivstation initiiert werden [138].

Um die optimale Zusammensetzung der Ernährung für unterschiedliche Erkrankungsbilder und -stadien benennen zu können, sind weitere Studien notwendig.

▶ **Schmerztherapie.** Kein Patient sollte unnötig Schmerzen auf der Intensivstation ausgesetzt sein, da dies die psychologische und physiologische Rekonvaleszenz beeinträchtigt. Bei wachen Patienten ist der Einsatz von visuellen oder numerischen Schmerzskalen sinnvoll, um Schmerzen zu detektieren und klassifizieren. Bei Sedierten ist auf schmerzassoziiertes Verhalten wie Grimassieren, Abwehrbewegungen und physiologische Indikatoren (Tachykardie, Hypertension) zu achten, z. B. BPS-(NI).

Regelmäßige Analgetikagaben nach Schema sind der Gabe nach Bedarf überlegen und helfen, chronischen Schmerzsyndromen vorzubeugen. Eine Orientierung ist anhand des WHO-Schemas möglich (s. Kap. Analgesie und Sedierung (S. 95)).

▶ **Sedierung.** Sedativa sind individuell zu titrieren. Eine Übersedierung ist zu vermeiden, um einem erhöhten Risiko für Thrombose, Darmparalyse, Hypotensionen und ICU-Polyneuropathie vorzubeugen [145]. Vincent et al. verwenden die *CCC-Regel* (calm, comfortable, collaborative), um eine angemessene Sedierung des Patienten einzustellen (s. Kap. 4).

▶ **Thromboseprophylaxe.** Patienten, die keine Thromboseprophylaxe erhalten, haben ein Risiko zwischen 13 und 31 % eine tiefe Venenthrombose zu entwickeln [136]. Deshalb wird empfohlen, dass alle Intensivpatienten zumindest Heparin subkutan bekommen sollten, sofern dies nicht kontraindiziert ist. Natürlich muss der Nutzen der Thromboseprophylaxe gegen das Blutungsrisiko abgewogen werden.

▶ **Oberkörperhochlagerung.** Mehrere Studien haben gezeigt, dass das Oberkörperhochlagern um 45 Grad die Inzidenz von gastroösophagealem Reflux bei beatmeten Intensivpatienten senken kann [139]. Eventuell lässt sich somit auch das Risiko nosokomialer Pneumonien reduzieren.

Cave

Es ist darauf zu achten, dass nicht nur das Kopfteil des Patientenbetts verstellt und damit die Wahrscheinlichkeit für ein Herunterrutschen des Patienten im Bett (mit dann überstreckter HWS) erhöht wird, sondern der *Patiententhorax in eine erhöhte Lage* gebracht wird.

▶ **Stressulkusprophylaxe.** Es gibt wahrscheinlich keinen Vorteil für eine standardmäßige Stressulkusprophylaxe bei jedem Intensivpatienten. Aber bei Patienten mit Atemstörungen, Hämorrhagien oder Dauerkortikoidtherapie erscheint die medikamentöse Prophylaxe eines Stressulkus sinnvoll [135].

Die optimale Medikation ist zurzeit trotz mehrerer Metaanalysen ungeklärt. Auch nach den Ergebnissen der europäischen SUP-ICU Studie (40 mg Pantoprazol i. v. versus Plazebo) bleibt unklar, welche Subgruppe von Intensivpatienten von einer Protonenpumpeninhibition zur Blutungsprophylaxe profitiert. Bis auf Weiteres gilt, dass der routinemäßige Einsatz auf der Intensivstation nur nach individueller Risiko-Nutzen-Abwägung erfolgen sollte [141].

▶ **Blutzuckerkontrolle.** Dass intensivmedizinische Patienten von einer Blutzuckerkontrolle profitieren, geht auf eine Studie an vorwiegend chirurgischen Patienten von van den Berghe et al. zurück [134]. Seine strikten Vorgaben (Blutzuckerwerte zwischen 80 und 110 mg/dl) sind in der täglichen Routine schwer umzusetzen. Gemeinhin gilt ein Blutzucker unter 180 mg/dl als adäquat. Wie von Krinsley gezeigt wurde, kann durch eine konsequente Überwachung des Blutzuckers und ein Gegensteuern auf Werte < 140 mg/dl die Letalität um 29,3 % gesenkt werden [142]. Ob die kontinuierliche Überwachung der Blutglukosekonzentration (continuous glucose monitoring, CGM) auf der Intensivstation Standard werden wird, ist noch nicht sicher einzuschätzen.

Weitere Checklisten

▶ **FAST-HUG-BID.** Grundlage des FAST-HUG-Prinzips sind die in der Luftfahrt gängigen Checklisten, die zuverlässig verhindern sollen, dass wichtige Punkte übersehen werden. Unter dem Akronym FAST-HUG-BID schlugen 2009 Kollegen eine Erweiterung der FAST-HUG-Checkliste vor, wobei BID für Bowel Regimen, Indwelling Catheter/Removal und Deescalation of Antibiotics steht [146].

▶ **FAST HUG EACH HOUR.** Vincent selbst erweiterte sein FAST-HUG-Konzept dagegen um das Akronym EACH HOUR (Elektrolyte, Atemweg, Katheter, Hämatologie, Hämodynamik, Mundhygiene, Urinanalyse, Angehörige). Wie man sich leicht vorstellen kann, wird die „einfache" Checkliste auf diese Weise immer komplexer und bei der täglich vom Intensivmediziner durchzuführenden Untersuchung umständlicher. Auch hier darf man sich an der Luftfahrt orientieren: Dort umfassen Checklisten maximal neun Punkte, um sie alltagstauglich zu halten.

- **E**: Elektrolytes (Elektrolyte)
- **A**: Airway (Atemweg)
- **C**: Catheters (Katheter)
- **H**: Hematology (Hämatologie)
- **H**: Hemodynamic (Hämodynamik)
- **O**: Oral Care (Mundhygiene)
- **U**: Urin Analysis (Urinanalyse)
- **R**: Relatives (Angehörige)

3.1.3 Literatur

[134] Berghe G Van Den. Intensive insulin therapy in critically ill patients. N Engl J 2001; 345:1359–1367

[135] Cook DJ. Risk factors for gastrointestinal bleeding in critically ill patients. Canadian Critical Care Trials Group. N Engl J Med 1994; 330:377–381

[136] Geerts W, Selby R. Prevention of venous thromboembolism in the ICU. Chest 2003; 124:357–363

[137] Giner M, Laviano A, Meguid MM et al. In 1995 a correlation between malnutrition and poor outcome in critically ill patients still exists. Nutrition 1996; 12:23–29

[138] Gramlich L, Kichian K, Pinilla J et al. Does enteral nutrition compared to parenteral nutrition result in better outcomes in critically ill adult patients? A systematic review of the literature. Nutrition 2004; 20:843–848

[139] King W. Pulmonary aspiration of gastric contents. Updat Anaesth 2010; 26: 28–31

[140] Kondrup J. Nutritional-risk scoring systems in the intensive care unit. Curr Opin Clin Nutr Metab Care 2014: 17:177–82

[141] Krag M, Marker S, Perner A et al. Pantoprazole in patients at risk for gastrointestinal bleeding in the ICU. N Engl J Med 2018; 379:2199–2208

[142] Krinsley JS. Effect of an intensive glucose management protocol on the mortality of critically Ill adult patients. Mayo Clin Proc 2004; 79:992–1000

[143] Pronovost P, Berenholtz S, Dorman T et al. Improving communication in the ICU using daily goals. J Crit Care 2003; 18:71–75

[144] Singer P, Blaser AR, Berger MM et al. ESPEN guideline on clinical nutrition in the intensive care unit. Clin Nutr 2019; 38:48–79

[145] Vincent JL. Give your patient a fast hug (at least) once a day. Crit Care Med 2005; 33: 1225–1229

[146] Vincent WR, Hatton KW.Critically ill patients need "FAST HUGS BID" (an updated mnemonic). Crit Care Med 2009; 37(7):2326–2327

3.2 Kardiorespiratorisches Monitoring

Marit Habicher, Matthias Wolff, Michael Sander

3.2.1 Allgemeine Aspekte

Neben der klinischen Untersuchung stellt ein apparatives Monitoring des Intensivpatienten eine wichtige Grundsäule der intensivmedizinischen Therapie und Überwachung dar. Grundsätze bei der Anwendung von apparativen Monitoringverfahren sollte ein physiologischer Plan für den individuellen Intensivpatienten sein. Entsprechend sollte im Rahmen von gewissen Grenzen auch das intensivmedizinische Monitoring individuell ausgewählt werden und sich an der Erkrankung des Patienten orientieren. Natürlich werden aufgrund des typischen Patientenguts auf Intensivstationen einige Monitoringverfahren bei allen Patienten standardmäßig festgelegt sein. Hierzu sollten entsprechende Standards auf den einzelnen Stationen vorhanden und die Ausrüstung eines intensivmedizinischen Arbeitsplatzes hinsichtlich des Monitorings schriftlich festgelegt sein.

Monitoring per se kann nicht die Erkrankung oder das intensivmedizinische Problem des Patienten beheben. Nur die Therapie, die aufgrund von erhobenen Daten durch Monitoring eingeleitet wurde, kann entsprechende Störungen beheben und dem Patienten helfen. Einen weiteren Aspekt stellt der sinnvolle Einsatz von Monitoringverfahren dar. Grundsätzlich sollten nur Parameter erhoben werden, die bei dem betreffenden Patienten möglicherweise pathologisch sind oder gezielt beeinflusst werden sollen. Ein Monitoring von Parametern, die derzeit und auch in naher Zukunft für den Patienten keine pathophysiologische Bedeutung haben, wird mit sehr hoher Wahrscheinlichkeit für den Patienten keine Therapieänderung ergeben und sollte daher auch unterbleiben, zumal vielfältige Monitoringverfahren auch durch ihre Invasivität entsprechende Nebenwirkungen haben können [147]. In ► Tab. 3.1 sind einige wichtige hämodynamische Parameter und deren Zielwerte für die intensivmedizinische Therapie aufgeführt.

Praxisbeispiel

Die routinemäßige Anwendung eines pulmonalarteriellen Katheters nach herzchirurgischen Bypassoperationen bei Patienten mit geringem perioperativem Risiko (normale Herzfunktion, kein Risiko für postoperative Rechtsherzdysfunktion, kein pulmonalarterieller Hypertonus) sollte unterlassen werden, da mit hoher Wahrscheinlichkeit die erhobenen Parameter die Behandlung nicht steuern werden. Hingegen sollte durchaus ein entsprechendes Monitoring erfolgen, wenn Patienten postoperativ mit Stickstoffmonoxid behandelt werden, da eine der Zielgrößen hier der pulmonalarterielle Widerstand ist und dieser zur Steuerung der Therapie entsprechend überwacht werden sollte.

Tab. 3.1 Hämodynamische Variablen und Zielwerte in der Intensivtherapie. Modifiziert nach den Empfehlungen der S3-Leitlinie zur postoperativen Therapie herzchirurgischer Patienten [150].

Variable	Zielwert
MAD	≥ 65 mmHg
ZVD	≤ 15 mmHg[1)]
$SzvO_2/SvO_2$	≥ 70 %/ ≥ 65 %
HI	3,0–5,0 $l/min/m^2$ Körperoberfläche
SVI	> 35 $ml/min/m^2$ Körperoberfläche
SVV/PPV	< 10–13 %
PAOP	≤ 15–18 mmHg[1)]
GEDVI	680–800 ml/m^2
EVLWI	3,0–7,0 ml/kg
SVRI	1 700–2 400 dyn × s × cm^{-5} × m^2
Diurese	> 0,5 ml/kgKG/h

EVLWI: extravaskulärer Lungenwasserindex, GEDVI: global enddiatolischer Volumenindex, HI: Herzindex, MAD: mittlerer arterieller Blutdruck, PAOP: pulmonary artery occlusion pressure, PPV: Pulsdruckvariation, SVI: Schlagvolumenindex, SvO_2: gemischtvenöse Sauerstoffsättigung, SVRI: systemisch vaskulärer Widerstandsindex, SVV: Schlagvolumenvariation, $SzvO_2$: zentralvenöse Sauerstoffsättigung, ZVD: zentraler Venendruck
1) individuelle Grenzwerte nach Volumenoptimierung durch TTE/TEE (transthorakale oder transösophageale Echokardiografie) oder nach dynamischen Parametern bestimmen

3.2.2 Physiologische und pathophysiologische Erwägungen

Schon 1872 stellte Prof. Pflüger fest, dass das kardiorespiratorische System seine physiologische Aufgabe erfüllt, indem es die zelluläre Sauerstoffversorgung gewährleistet. Damit ist zu erkennen, dass eigentliche Parameter wie Blutdruck und Herzfrequenz, aber auch Herzzeitvolumen in ihrer Bedeutung in den Hintergrund treten und bestenfalls Surrogatparameter einer adäquaten Funktion des kardiorespiratorischen Systems sind. Von wesentlicher Bedeutung ist also der Sauerstofftransport in der Mikrozirkulation bis an die Zelle und damit gewinnen Parameter wie *Sauerstoffangebot* und *Sauerstoffverbrauch* sowie die davon abgeleiteten Größen wie *venöse Sättigungen* an Bedeutung, da sie es ermöglichen abzuschätzen, inwieweit der Organismus seinen Sauerstoffbedarf aktuell zu decken im Stande ist.

Das arterielle Sauerstoffangebot (DO_2) berechnet sich aus dem Herzzeitvolumen (HZV) und dem arteriellen O_2-Gehalt (CaO_2). Der Sauerstoffverbrauch (VO_2) des menschlichen Körpers berechnet sich aus dem Sauerstoffangebot, dem HZV und dem venösen O_2-Gehalt (CvO_2) des Blutes. Unter physiologischen Umständen sind DO_2 und VO_2 ausgeglichen. Bei Abnahme des Sauerstoffangebots kann der Körper bis zu einem bestimmten Punkt weiterhin den gleichen Sauerstoffverbrauch haben. Bei Unterschreiten eines kritischen Werts kommt es jedoch zu einer signifikanten Abnahme des Sauerstoffverbrauchs, einem zunehmend anaeroben Stoffwechsel und zur Entstehung einer *Sauerstoffschuld* des Körpers (► Abb. 3.1).

Daraus ergeben sich entsprechende Therapieoptionen, die idealerweise physiologisch orientiert einem sinnvollen Behandlungsplan folgen. Häufige Fragen, die der Intensivmediziner durch ein entsprechendes hämodynamisches Monitoring besser beantworten kann, sind daher Fragen nach der

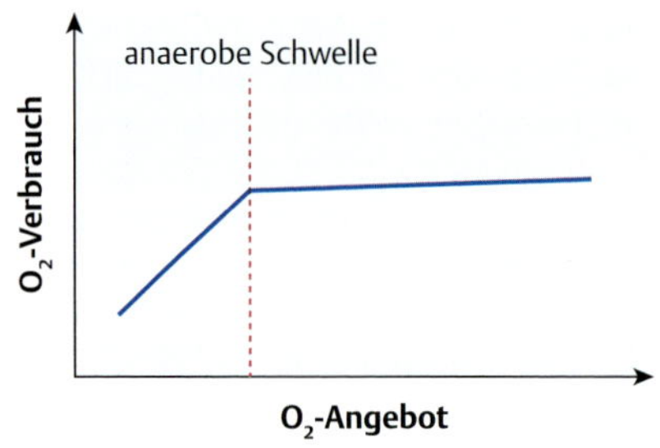

$$DO_2 = HZV \times CaO_2 \times 10$$
$$CaO_2 = SaO_2 \times Hgb \times 1{,}34 + paO_2 \times 0{,}0031$$
$$VO_2 = DO_2 - HZV \times CvO_2 \times 10$$
$$CvO_2 = SvO_2 \times Hgb \times 1{,}34 + pvO_2 \times 0{,}0031$$

Abb. 3.1 Kardiorespiratorisches Monitoring. Formeln Sauerstoffangebot, Verbrauch Graphik Verhältnis Sauerstoffangebot (DO_2)/Sauerstoffverbrauch (VO_2) (HZV: Herzzeitvolumen, CaO_2: arterieller Sauerstoffgehalt, SAO_2: arterielle Sauerstoffsättigung, Hgb: Hämoglobin, paO_2: arterieller Sauerstoffpartialdruck, CvO_2: venöser Sauerstoffgehalt, SvO_2: venöse Sauerstoffsättigung, PvO_2: venöser Sauerstoffpartialdruck.

Sinnhaftigkeit einer Volumentherapie, einer Therapie mit inotropen Substanzen und/oder mit vasoaktiven Substanzen wie Vasopressoren [154]. Nachfolgend werden hierzu Parameter und Monitoringverfahren dargestellt, die dies ermöglichen, und mit ihren Limitationen diskutiert.

3.2.3 Monitoring des pulmonalen Organsystems

▸ **Unterstützung der Atmung.** Das Monitoring der pulmonalen Funktion spielt bei intensivmedizinischen Patienten neben der kardialen Funktion eine wichtige Rolle. Bei einigen Intensivpatienten ist die pulmonale Funktion kritisch eingeschränkt, so dass eine Unterstützung der Atmung, sei es in Form einer Sauerstoffapplikation oder aber auch eine Unterstützung mittels einer nicht invasiven oder invasiven Beatmung, notwendig wird.

▸ **Pulsoxymetrie.** Zur allgemeinen Überwachung der pulmonalen Funktion bei Intensivpatienten sollte standardmäßig bei jedem Patienten die arterielle Sauerstoffsättigung mittels Pulsoxymetrie kontinuierlich überwacht werden. Darüber hinaus sollten regelmäßig arterielle und venöse Blutgasanalysen durchgeführt werden.

▸ **Kapnometrie, Kapnografie.** Bei invasiv beatmeten Patienten sollte darüber hinaus über die Bestimmung des Kohlendioxidpartialdrucks im Atemgas mittels Infrarotspektrometrie (*Kapnometrie*) nachgedacht werden. Die grafische Darstellung des Kohlendioxidpartialdrucks im Atemgas wird als *Kapnografie* bezeichnet und muss bettseitig auf einer Intensivstation verfügbar sein. Sie ermöglicht bei einem beatmeten Patienten die Überwachung der Normoventilation und in Notfallsituationen die korrekte Lage des Beatmungstubus.

▸ **Blutgasanalyse.** Die Blutgasanalyse ermöglicht unter anderem die Bestimmung der Parameter pH, pO_2, pCO_2 und SaO_2. Der pO_2 und die SaO_2 erlauben die Einschätzung einer adäquaten Oxygenierung, der pCO_2 die Einschätzung einer adäquaten Ventilation und der pH ermöglicht eine Einschätzung des Säure-Base-Gleichgewichts. Zusätzlich kann durch die Durchführung einer zentralvenösen Blutgasanalyse eine Einschätzung über den Sauerstoffverbrauch und somit auch die Berechnung des Sauerstoffangebots erfolgen (▸ Abb. 3.1).

In Bezug auf Parameter, die eine Beatmung adäquat überwachen, sowie die sinnhafte Manipulation dieser Parameter sei auf die entsprechende Leitlinie verwiesen (AWMF S3-Leitlinie 001-021 Invasive Beatmung).

3.2.4 Monitoring der Hämodynamik

EKG

Beim jedem intensivmedizinischen Patienten ist die kontinuierliche Erfassung der Herzfrequenz und des Herzrhythmus mittels EKG obligatorisch und als *Basismonitoring* anzusehen. Nur so können schnell Veränderungen des klinischen Zustands des kritisch kranken Patienten, die mit einem kontinuierlichen EKG erfasst werden können (z. B. Tachykardien, Bradykardien), erkannt und behandelt werden.

Um frühzeitig Rhythmusstörungen oder Anzeichen einer kardialen Ischämie zu erkennen und rechtzeitig behandeln zu können, empfiehlt sich der Einsatz einer *kontinuierlichen Arrhythmie- und ST-Strecken-Analyse.* Das Standardmonitoring besteht daher aus einem EKG mit 2 Ableitungen (II und V5) mit aktivierter ST-Strecken- und Arrhythmieanalyse (Sensitivität für Ischämieepisoden etwa 80 %) [150].

Blutdruckmessung

Ein weiterer, wichtiger Bestandteil des Basismonitorings bei intensivmedizinischen Patienten ist die Messung des arteriellen Blutdrucks. Die Messung des arteriellen Perfusionsdrucks ist prinzipiell nicht invasiv (oszillometrisch oder Volume-Clamp-Methode) oder invasiv, durch eine arterielle Gefäßkanülierung, möglich. Bei der Wahl der Methode zur Blutdruckmessung ist die klinische Verfassung des Patienten ausschlaggebend.

▸ **Nicht invasive Blutdruckmessung.** Bei Patienten in klinisch stabilem Zustand mit normotonen Blutdruckwerten bei der nicht invasiven Messung und fehlender Notwendigkeit der Gabe von vasoaktiven und inotropen Substanzen ist zunächst eine *nicht invasive, oszillometrische* Messung des arteriellen Blutdrucks ausreichend. Jedoch sollte der klinische Zustand des Intensivpatienten engmaschig reevaluiert werden und das Messintervall der nicht invasiven Blutdruckmessung regelmäßig angepasst werden.

Klinische Untersuchungen haben gezeigt, dass oszillometrisch nicht invasiv gemessene Blutdruckwerte eine Messwertabweichung im Vergleich zu invasiv gemessenen Werten von > 10 % haben können. Bei klinischer Verschlechterung des Patienten mit der zunehmenden Notwendigkeit der kontinuierlichen Blutdrucküberwachung kann auch zeitweise eine *kontinuierliche, nicht invasive* Blutdruckmessung in Betracht gezogen werden.

Gerade In den letzten Jahren fand eine neue Technologie zur kontinuierlichen, nicht invasiven Blutdruckmessung, die auf der *Volume-Clamp-Methode* beruht, zunehmende Beachtung und Verwendung im klinischen Bereich. Bei dieser Methode, die in den 1970er Jahren erstmalig durch den tschechischen Physiologen Prof. J. Peñáz vorgestellt wurde, wird der arterielle Blutdruck am Finger mithilfe eines Fingercuffs gemessen.

Durch kontinuierliche Weiterentwicklung der Methode wurden in den letzten Jahren mehrere Technologien auf den Markt gebracht, die eine kontinuierliche Blutdruckmessung und auch Herzzeitvolumenmessungen anhand von *Pulskonturanalysen* möglich machen [148], [149], [157]. Diese wurden auch schon in einigen Studien untersucht in bezug auf die Genauigkeit im Vergleich zum invasiven Blutdruck und auch zum oszillometrisch gemessenen nicht invasiven Blutdruck. Die Ergebnisse waren dabei, ebenso wie die eingeschlossen Patientenkollektive, uneinheitlich. Jedoch kann diese Methode als Alternative angesehen werden zum oszillometrisch nicht invasiv gemessenen Blutdruck oder zur Überbrückung, bis eine invasive Blutdruckmessung etabliert ist [147].

▸ **Invasive Blutdruckmessung.** Bei intensivmedizinischen Patienten mit zunehmender klinischer Instabilität und Hypotonie stellt die *invasive Blutdruckmessung* das Verfahren der Wahl dar. Durch die invasive Blutdruckmessung wird eine kontinuierliche Überwachung des Kreislaufs gewährleistet und damit die unmittelbare klinische Beurteilung. Bei der Gabe vasoaktiver und positiv inotroper Substanzen sind die Therapieeffekte kontinuierlich eruierbar und zudem sind repetitive Blutentnahmen für Blutgas- und Laboranalysen problemlos durchzuführen.

Monitoring der pulmonalarteriellen Strombahn

Der Pulmonalarterienkatheter (PAK) gilt seit Jahren als Goldstandard des erweiterten hämodynamischen Monitorings zur Messung des Herzzeitvolumens beim operativen Patienten und in der Intensivmedizin und ist ein nützliches Instrument zur Diagnostik und Therapie einer hämodynamischen Instabilität [155]. Jedoch wird der PAK in den letzten Jahren zunehmend kontrovers diskutiert und weniger verwendet durch die Einführung alternativer, weniger invasiver Verfahren zur Herzzeitvolumenbestimmung und auch aufgrund der zunehmenden Verbreitung der Echokardiografie in der Intensivmedizin.

Merke

M!

Dennoch ist der PAK das einzige Monitoringverfahren, das die Messung der gemischtvenösen Sauerstoffsättigung zulässt und auch das einzige kontinuierliche Verfahren zur Evaluation der rechtsventrikulären Pumpfunktion und der Druckverhältnisse in der pulmonalarteriellen Strombahn.

Demensprechend hat der PAK nach Indikationsstellung eine große Bedeutung zur Differenzierung der Ursache und Steuerung der Therapie eines schweren Low Cardiac Output Syndroms (LCOS), zur Steuerung der Therapie im akuten respiratorischen Versagen und zur Diagnostik und Therapie der akuten und chronischen pulmonalen Hypertonie [150], [151] (https://www.awmf.org/uploads/tx_szleitlinien/001-016l_S3_Intensivmedizinische_Versorgung-Haemodynamisches-Monitoring_2018-06.pdf). Mithilfe des Pulmonalarterienkatheters kann der pulmonalarterielle Verschlussdruck gemessen werden, der Aufschluss über die Druckverhältnisse im kleinen Kreislauf und im linken Vorhof und somit der Vorlast des linken Ventrikels unter physiologischen und pathophysiologischen Bedingungen gibt (▸ Tab. 3.2).

Tab. 3.2 Direkte Messgrößen mittels Pulmonaliskatheter [159].

Variable	Normalwert
RAP	0–8 mmHg
RVPsyst.	15–30 mmHg
RVP diast.	0–8 mmHg
PAPsyst.	15–30 mmHg
PAPdiast.	4–12 mmHg
PAPmitt.	9–16 mmHg
PAOP	2–12 mmHg
RVEF	40–50 %

PAOP: mittlerer pulmonalarterieller Verschlussdruck, PAP: pulmonalarterieller Druck, RAP: mittlerer rechtsatrialer Druck, RVEF: rechtsventrikuläre Ejektionsfraktion, RVP: rechtsventrikulärer Druck

Messung des Herzzeitvolumens

Für die Messung des Herzzeitvolumens stand lange Zeit der *Pulmonalarterienkatheter* als einzige Technologie zur Verfügung und gilt immer noch als der Goldstandard der Herzzeitvolumenmessung auf der Intensivstation.

Durch technologische Weiterentwicklungen haben in den letzten Jahrzehnten zunehmend andere Technologien (z. B. transpulmonale *Thermodilution, Pulskonturanalyse*) Einzug in den klinischen Alltag auf der Intensivstation gehalten (▸ Abb. 3.2), so dass der Pulmonalarterienkatheter heute zunehmend weniger auf den Intensivstationen zum Einsatz kommt, jedoch hat er weiterhin seine Indikationen und Vorteile in der intensivmedizinischen Therapie, die im Abschnitt „Monitoring der pulmonalarteriellen Strombahn (S. 91)" näher beschrieben werden.

Das Herzzeitvolumen kann alternativ auch geschätzt werden mittels eines kalibrierten Verfah-

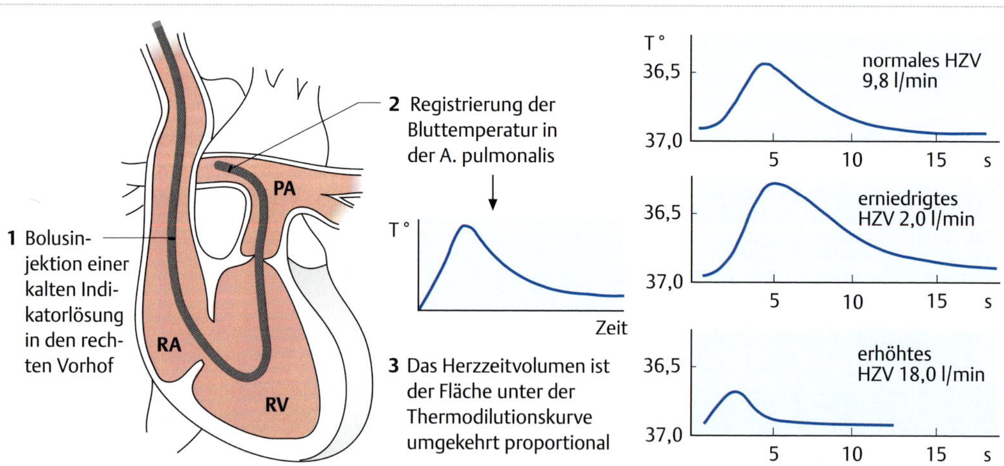

Abb. 3.2 Monitoring der Hämodynamik. Messung des Herzzeitvolums mit der Thermodilationsmethode (PA: Pulmonalarterie, RA: rechter Vorhof, RV: rechter Ventrikel). (Quelle: Lapp H. Messprinzip. In: Lapp H, Hrsg. Das Herzkatheterbuch. 5., vollständig überarbeitete und erweiterte Auflage. Stuttgart: Thieme; 2019. doi:10.1055/b-006-160381)

rens, der so genannten transpulmonalen Thermodilutionsmethode (TPTD) bestimmt werden oder durch unkalibrierte Verfahren, bei denen sich die HZV-Messung nur auf die Pulskonturanalyse stützt [158]. Natürlich ist auch eine Herzzeitvolumenmessung mittels Echokardiografie möglich, hierzu sei auf das Kapitel Echokardiografie (S. 67) verwiesen.

Kalibrierte Verfahren

Merke

Die kalibrierten Verfahren zur Herzzeitvolumenmessung nutzen zur Kalibrierung das durch transpulmonale Thermodilution nach der Stewart-Hamilton-Methode bestimmte Herzzeitvolumen (HZV), die spätere kontinuierliche Messung des HZV erfolgt danach mittels Pulskonturanalyse. Mit dieser Methode kann nicht nur das Herzzeitvolumen bestimmt werden, sondern es können auch kardiale und intrathorakale Volumina geschätzt werden sowie die dynamischen Parameter Schlagvolumenvarianz und Pulsdruckvarianz, die einen guten Überblick über den Volumenstatus des Patienten geben können.

Zur Messung des Herzzeitvolumens mittels *transpulmonaler Thermodilution* (▶ Abb. 3.3) sind eine stammnahe arterielle invasive Blutdruckmessung über einen Katheter mit einem speziellen Thermistor sowie das Vorhandensein eines zentralen Venenkatheters notwendig. Der arterielle Zugang erfolgt in der Regel über die A. femoralis. Die Kalibrierung erfolgt ähnlich wie bei der pulmonalarteriellen Thermodilution mittels eines Indikators (▶ Abb. 3.2), in der Regel wird dafür heute kalte isotonische Kochsalz- oder Glukoselösung verwendet [153].

Neben der Bestimmung des HZV durch die Thermodilution können weitere Parameter berechnet werden, unter anderem der intrathorakale Blutvolumenindex (ITBVI) und der globale enddiastolische Volumenindex (GEDVI) als Parameter der Vorlast, der kardiale Funktionsindex (CFI) als das Verhältnis zwischen Fluss (Herzzeitvolumen) und Vorlastvolumen (GEDV) und der extravasale Lungenwasserindex (EVLWI) als Parameter für Kapillarleck, Überwässerung und Stauungsödem sowie der systemische Gesamtwiderstand (SVR). Nach der ersten Ka-

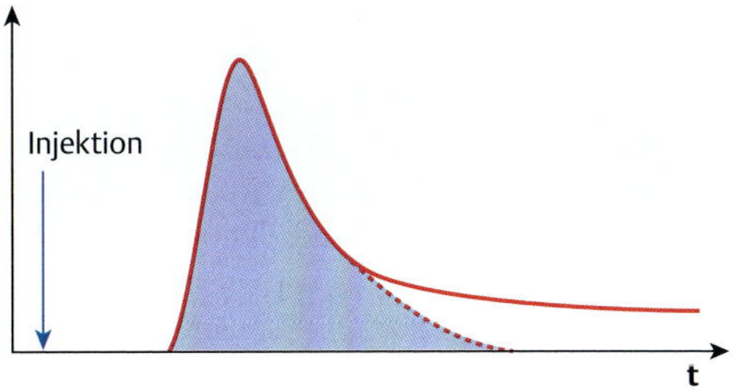

$$HZV_{TDa} = \frac{(T_b - T_i) \cdot V_i \cdot K}{\int \Delta T_b \cdot dt}$$

T_b = Bluttemperatur
T_i = Injektattemperatur
V_i = Injektatvolumen
K = Korrekturfaktor, aus spezifischem Gewicht und spezifischer Wärmekapazität von Blut und Injektat
$\int \Delta T_b \cdot dt$ = Fläche unter der Thermodilutionskurve

Abb. 3.3 Transpulmonale Thermodilution Berechnung des Herzzeitvolumens durch Analyse der Thermodilutionskurve nach modifizierter Stewart-Hamilton-Methode.

librierung des Herzzeitvolumens können über die *Pulskonturanalyse* kontinuierlich die Schlagvolumenvariation (SVV) und die Pulsdruckvariation (PPV), das Pulskontur-HZV und der systemische Gesamtwiderstand abgeschätzt werden.

Nachteilig ist, dass bei Änderungen des klinischen Zustands des Patienten oder nach Therapieänderungen regelmäßig eine Rekalibration (alle 4–8 Stunden) durchzuführen ist, damit die durch die kontinuierliche Pulskonturanalyse angezeigten Werte valide dargestellt werden können [150]. Klinisch zeigte sich bei Einhaltung der regelmäßigen Rekalibration eine gute Übereinstimmung der HZV-Messung im Vergleich zur pulmonalarteriellen HVZ-Messung.

Ob die Verwendung von HZV-Monitoringverfahren bei intensivmedizinischen Patienten das Outcome der Patienten verbessern kann, ist wissenschaftlich nicht sicher belegt, da aufgrund der Komplexität des intensivmedizinischen Patienten und der dementsprechenden Therapie nicht sicher nachgewiesen werden kann, inwiefern das Monitoring Einfluss auf das Outcome hat [148]. Sicher ist jedoch, dass ein HZV-Monitoring im Zusammenhang mit einem zielgerichteten Therapiekonzept verwendet werden sollte.

Unkalibrierte Verfahren

Die unkalibrierten Verfahren zur HZV-Messung verwenden im Wesentlichen die Methode der *Pulskontur-HZV-Messung*. Die kontinuierliche Messung des HZV wird durch einen peripheren arteriellen Katheter mittels einer Pulskonturanalyse durchgeführt, die ohne initiale, externe Kalibrierung stattfindet. Die interne Kalibrierung der Systeme erfolgt mithilfe eines mathematischen Algorithmus, in den verschiedene Parameter wie Alter, Geschlecht, Größe und Gewicht des Patienten eingehen.

Als Gefäßzugang ist eine arterielle Kanülierung notwendig, die jedoch nicht mit einem speziellen arteriellen Katheter durchgeführt werden muss, so dass die Aufrüstung von einer „normalen" invasiven Blutdruckmessung auf ein nicht kalibriertes HZV-Monitoring ohne eine weitere Punktion des Patienten erfolgen kann. Notwendig dafür ist nur der Anschluss eines speziellen Sensors an den bereits liegenden arteriellen Zugang, der auf der anderen Seite mit einem speziellen Monitor verbunden ist.

Die verfügbaren verschiedenen Technologien bieten damit die Option, mittels arterieller Druckkurvenanalyse das kontinuierliche Herzzeitvolumen, das Schlagvolumen, die Schlagvolumenvariation und den systemischen Gefäßwiderstand unter Einbeziehung des ZVD ohne externe Kalibrierung zu bestimmen. Berechnet wird primär das Schlagvolumen, das nach Multiplikation mit der Pulsfrequenz das HZV ergibt.

Merke M!

Im intensivmedizinischen Alltag zeigte sich jedoch, dass es divergierende Ergebnisse hinsichtlich der Reliabilität und Validität dieses Monitoringverfahrens im Vergleich zur pulmonalarteriellen und auch zur transpulmonalen Thermodilution gibt. Es zeigten sich bei Untersuchungen an Patienten mit Vorhofflimmern oder hohen Katecholamindosen, aber auch bei Patienten mit akuten Änderungen des peripheren Widerstands oder der Spontanatmung deutliche Unterschiede bei den HZV-Messungen im Vergleich zum Standardverfahren mittels PAK.

3.2.5 Literatur

[147] Ameloot K, Van De Vijver K, Broch O et al. Nexfin noninvasive continuous hemodynamic monitoring: Validation against continuous pulse contour and intermittent transpulmonary thermodilution derived cardiac output in critically ill patients. Scientific World Journal 2013: 519080

[148] Eeftinck Schattenkerk DW, van Lieshout JJ, van den Meiracker AH et al. Nexfin noninvasive continuous blood pressure validated against Riva-Rocci/Korotkoff. Am J Hypertens 2009; 4: 378–383

[149] Guelen I, Westerhof BE, van der Sar GL et al. Validation of brachial artery pressure reconstruction from finger arterial pressure. J Hypertens 2008; 7: 1321–1327

[150] Habicher M, Zajonz T, Heringlake M et al. [S3 guidelines on intensive medical care of cardiac surgery patients: Hemodynamic monitoring and cardiovascular system-an update]. Anaesthesist 2018; 1: 1084

[151] Heringlake M, Paarmann H. [Perioperative heart failure – acute intraoperative heart failure]. Anästhesiologie, Intensivmedizin, Notfallmedizin, Schmerztherapie: AINS 2015; 5: 340–348

[152] Monnet X, Teboul JL. Transpulmonary thermodilution: advantages and limits. Crit Care 2017; 1: 1–12

[153] Sakka SG, Reuter DA, Perel A. The transpulmonary thermodilution technique. J Clin Monit Comput 2012; 5: 347–353

[154] Saugel B, Vincent JL. Cardiac output monitoring. Curr Opin Crit Care 2018; 3: 165–172

[155] Shaw AD, Mythen MG, Shook D et al. Pulmonary artery catheter use in adult patients undergoing cardiac surgery: A retrospective, cohort study. Perioper Med (Lond) 2018; 1: 24

[156] Vincent JL, Pelosi P, Pearse R et al. Perioperative cardiovascular monitoring of high-risk patients: A consensus of 12. Crit Care 2015; 19(224): 1–12

[157] Wesseling KH, Jansen JR, Settels JJ et al. Computation of aortic flow from pressure in humans using a nonlinear, three-element model. J Appl Physiol 1993; 5: 2566–2573

[158] Wittkowski U, Spies C, Sander M et al. [Haemodynamic monitoring in the perioperative phase. Available systems, practical application and clinical data]. Anaesthesist 2009; 58(8): 764–786

[159] Zink W, Graf BM. Der Pulmonalarterienkatheter. Anaesthesist 2001; 50: 623–645

4 Analgesie und Sedierung

Ulf Günther, Carsten Bantel

Mehr als 400 000 Menschen werden in Deutschland pro Jahr auf Intensivstationen beatmet, die meisten von diesen erhalten für eine gewisse Zeit eine medikamentöse Sedierung. Mit „Sedierung" ist eigentlich die Dämpfung des zentralen Nervensystems mit dem Ziel der Stressvermeidung während der maschinellen Beatmung oder unangenehmer Prozeduren gemeint. Je nach Sedierungstiefe kann der Übergang zur Narkose fließend sein. Falls keine Kontraindikationen vorliegen, sollten die Patienten möglichst wenig sediert, d. h. wach und kooperativ sein. Es existiert hierzu eine deutschsprachige S3-Leitlinie „Delirmanagement, Analgesie und Sedierung" der Deutschen Gesellschaft für Anästhesiologie und Intensivmedizin [165], sowie die US-amerikanische Leitlinie für „Pain, Agitation/Sedation, Delirium, Immobility and Sleep Disruption" (PADIS-Guideline 2018) [166].

M!

Merke

Je wacher die Patienten sind, desto wahrscheinlicher nehmen sie Schmerzen wahr.

4.1 Analgesie

Die Grundprinzipien der Therapie von Schmerzen auf der Intensivstation unterscheiden sich nicht von denen, die auch für die moderne postoperative Schmerztherapie auf der Normalstation gültig sind. Generell gilt, dass Schmerz nach dem *biopsychosozialen Modell* behandelt werden sollte [167]. Eine gute intensivmedizinische, medikamentöse Schmerztherapie beginnt im Idealfall schon präoperativ mit der Auswahl der geeignetsten Therapiestrategie.

Grundsätzlich gilt, dass Akutschmerz pharmakologisch-multimodal, d. h. durch eine Kombination von Medikamenten mit unterschiedlichem Wirkprofil behandelt werden sollte [163]. Ziel ist es dabei, die Analgesiequalität zu verbessern und Opioide zu sparen. Die ausgewählte Analgetikakombination sollte regelmäßig als *Basismedikation* gegeben werden. Zusätzlich sollten aber auch Medikamente (in der Regel Opioide) bei Bedarf (*Bedarfsmedikation*) angeordnet werden.

4.1.1 Schmerzmonitoring

Unerlässlich ist eine regelmäßige Schmerzerfassung. Diese sollte bei *stabilen Schmerzen* mindestens einmal pro Schicht durchgeführt und dokumentiert werden. In Situationen, in denen *instabile Schmerzen* wahrscheinlich sind, z. B. in der unmittelbaren postoperativen Phase, nach Verbandswechseln, Katheter- und Drainageeinlage oder -entfernung wird allerdings eine engmaschigere Überwachung (alle 2–4 Stunden) empfohlen. Außerdem sollte der Therapieerfolg zusätzlich applizierter Analgetika überprüft werden. Leider sind *regelmäßige Schmerzerfassung und -dokumentation* in der Intensivmedizin immer noch keine Selbstverständlichkeit. Schmerzrelevante Einträge sind in der Intensivmedizin noch deutlich unterrepräsentiert [173].

Die zurzeit gebräuchlichsten Instrumente zur Schmerzerfassung verwenden entweder Skalen oder Fragebögen. Diese sollen entweder eine (*unidimensional*) oder mehrere Dimensionen (*multidimensional*) des Schmerzerlebens abbilden und werden entweder vom Patienten selbst berichtet (*Selbstreport*) oder durch medizinisches Personal (*Fremdeinschätzung*) erfasst.

Selbsteinschätzung (NRS, VRS und VAS)

Für den Selbstreport des Erwachsenen, kognitiv nicht oder nur wenig eingeschränkten Patienten kommen die *numerische (NRS)* und *verbale (VRS) Rangskala* sowie die visuelle *Analogskala (VAS)* zum Einsatz. Da Letztere aber schwieriger in der Anwendung ist, wird sie fast nur noch in klinischen Studien verwendet. Patienten mit leichter und oft sogar moderater Demenz reagieren häufig adäquat auf eine numerische oder verbale Rangskala.

Fremdeinschätzung (BPS, BPS-NI)

Methoden zur Fremdeinschätzung der Schmerzintensität werden bei sedierten Patienten verwendet oder solchen, deren Kognition durch Delir oder Demenz eingeschränkt ist. Bei intubierten Patienten sowie bei Patienten mit Delir kommen häufig Varianten der *Behavioral Pain Scale (BPS)* zum Ein-

Tab. 4.1 Behavioral Pain Scale (BPS) [176].

Parameter	Punktwert
Gesichtsausdruck	
• entspannt	1
• teilweise angespannt	2
• stark angespannt	3
• Grimassieren	4
obere Extremität	
• keine Bewegung	1
• teilweise Bewegung	2
• Anziehen mit Bewegung der Finger	3
• ständiges Anziehen	4
Anpassung an Beatmungsgerät	
• Toleranz	1
• seltenes Husten	2
• Kämpfen gegen Beatmungsgerät	3
• Beatmung unmöglich	4
Je höher der Punktewert, desto wahrscheinlicher ist das Vorliegen von Schmerzen. Idealerweise sollte der Punktwert <6 sein.	

satz (▶ Tab. 4.1). Diese Skalen bewerten jeweils den Gesichtsausdruck und die Bewegung der oberen Extremitäten. Bei intubierten Patienten (BPS-intubierter Patient) wird zusätzlich die Adaptation an das Beatmungsgerät eingeschätzt, während bei nicht intubierten, aber deliranten Patienten (BPS-nicht-intubierter Patient) auch Lautäußerungen bewertet werden.

4.1.2 Bedeutung der Physiotherapie bei der Schmerztherapie

Intensivmedizinische Patienten sind oft nicht in der Verfassung, sich in ausreichender Weise selbst zu mobilisieren und in bequeme Körperpositionen zu bringen. Häufige und suffiziente Positionswechsel können Schmerzen verhindern oder lagerungsbedingte Schmerzen lindern. Zusätzlich für eine gute Schmerztherapie unabdingbar ist die Physiotherapie. Sie soll unter anderem die Beweglichkeit von Muskeln, Bändern und Gelenken fördern und erhalten und so eine Schmerzentstehung verhindern. Suffiziente Physiotherapie ermöglicht nicht nur die Mobilisation und Rehabilitation, sondern hilft auch, muskuläre Verhärtungen zu lockern, die Darmtätigkeit zu fördern und durch einen verbesserten Lymphabfluss (Lymphdrainage) Gewebe zu entlasten und Spannungsschmerzen zu reduzieren.

All die oben genannten Maßnahmen sind wichtige Bausteine des schmerzmedizinisch-biologischen Therapieansatzes auf Intensivstationen. Im Zentrum der Therapie stehen jedoch immer noch *medikamentöse Verfahren* zur Schmerzlinderung.

4.1.3 WHO-Stufenschema

Die zur Schmerztherapie auf Intensivstationen verwendeten Medikamente können grob anhand ihrer Stellung in dem von der Weltgesundheitsbehörde (WHO) entwickelten Stufenschema (WHO-Stufenschema) eingeteilt werden [184]. In seiner modifizierten Version unterscheidet man heute vier Stufen und die sogenannten Koanalgetika [182].

- *WHO-Stufe I*: Hier sind Nichtopioidanalgetika eingeteilt. Zu diesen gehören in Deutschland Paracetamol, nicht steroidale Antiphlogistika (NSAR), Zyklooxygenase-2-Inhibitoren (COX-2-Inhibitoren, Coxibe) und Metamizol.
- *WHO-Stufe II*: Die so genannten schwachen Opioide konstituieren die WHO-Stufe II.
- *WHO-Stufe III*: Hier werden die sogenannten starken Opioide zusammengefasst.
- *WHO-Stufe IV*: Hierzu gehören invasive Maßnahmen, z. B. Regionalanästhesieverfahren.

WHO-Stufe I

▶ **Paracetamol.** Paracetamol gilt als das Schwächste der WHO-I-Analgetika. Allerdings hat es wie die NSAR einen nachgewiesenen opioidsparenden Effekt [164]. Sein Wirkmechanismus ist immer noch ungeklärt, es gibt aber Hinweise auf eine Zyklooxygenasehemmung und Interaktionen mit endogenen Opioid- und Cannabinoidsystemen.

Paracetamol zeichnet sich durch eine *geringe therapeutische Breite* aus, so dass selbst bei Normalgewichtigen Dosierungen über der empfohlenen Tageshöchstdosis von 4 g zu einer Lebertoxizität führen können. Bei Patienten unter 50 kg Körpergewicht, bei Mangel- oder Fehlernährten sowie bei über 75-jährigen Patienten wird deshalb eine Reduktion der maximalen Tagesdosis auf 3 g empfohlen.

Im Fall einer *Überdosierung* kann die Gabe von N-Azetylzystein innerhalb der ersten 10 Stunden wahrscheinlich schlimmere Schäden vermeiden (initialer Bolus: 150 mg/kgKG IV über 1h, gefolgt von 50 mg/kgKG über 4 h und anschließend 100 mg/kgKG über die nächsten 16h; Ziel ist die Gabe einer Gesamtdosis von 300 mg/kgKG über 21h; zur *Dosiskalkulation* sollte maximal ein Gewicht von 110 kgKG verwendet werden) [179].

▸ **Nicht steroidale Antiphlogistika (NSAR) und Coxibe.** NSAR (auch als traditionelle nicht steroidale Antiphlogistika bezeichnet) und COX-2-Inhibitoren (Coxibe) eigenen sich gut zur Behandlung von muskuloskelettalen, Entzündungs-, Kopf- und Tumorschmerzen. Sie wirken über eine kompetitive Hemmung der Zyklooxygenase in peripheren Geweben sowie im zentralen Nervensystem. Sowohl NSAR als auch Coxibe können beide relevanten COX-Isoformen (COX-1 und COX-2) hemmen, sind also *nicht selektiv*. Allerdings unterscheiden sich die Substanzen in ihrer jeweiligen Potenz, mit der sie die COX-Isoformen hemmen. *Ibuprofen* und *Naproxen* präferieren z. B. COX-1, während *Diclofenac* COX-1 und COX-2 etwa äquipotent hemmt. *Parecoxib* und *Etoricoxib* hingegen hemmen bevorzugt COX-2

Alle COX-Inhibitoren können zu *gastroduodenalen Ulzerationen* führen, vor allem bei Patienten, die ≥ 65 Jahre alt sind, eine Ulkusanamnese oder schwere Allgemeinerkrankung haben sowie mit Steroiden oder Thrombozytenaggregationshemmern behandelt werden. Zusätzlich können sie zu *Schädigungen der Niere, Natrium- und Wasserretention* sowie *Hyperkaliämie* führen.

Merke

M!

Coxibe sollten deshalb bei älteren Patienten (> 65 Jahre) und Patienten mit einer vorbestehenden Nierenerkrankung sowie solchen, die mit Diuretika, Angiotensin-Converting-Enzyme-(ACE-)Inhibitoren und Sartanen behandelt werden, nur mit Vorsicht eingesetzt werden. Bei einer schweren Niereninsuffizienz (GFR < 30 %) sollte ganz auf sie verzichtet werden. Coxibe und traditionelle nicht steroidale Antiphlogistika sollten zudem bei *Herzinsuffizienz, koronarer Herzkrankheit, peripherer arterieller Verschlusskrankheit* und *zerebrovaskulären Erkrankungen* nicht eingesetzt werden. Coxibe steigern auch das kardio-vaskuläre Risiko.

▸ **Metamizol.** Ähnlich dem Paracetamol ist auch bei Metamizol der genaue Wirkmechanismus nicht geklärt. Auch hier werden eine COX-Hemmung und Interaktionen mit endogenen Opioid- und Cannabinoidsystemen diskutiert. Metamizol kann zur Therapie von *Tumorschmerzen* sowie starken *postoperativen, posttraumatischen* und *kolikartigen Schmerzen* eingesetzt werden.

Metamizol steht im Verdacht, bei intensivmedizinischen Patienten zu einer *Nierenfunktionsstörung* zu führen [179]. Zudem kann es nach intravenöser Gabe zu teilweise erheblichen *Blutdruckabfällen* kommen. Am gefürchtetsten ist aber die Induktion einer potenziell tödlichen *Agranulozytose* (Trias: Fieber, Angina tonsillaris, Stomatitis aphthosa; Häufigkeit ca. 1:1 Mio.). Die Agranulozytose tritt im Median 2 Wochen nach Absetzen des Medikaments auf, kann sich aber auch noch einige Monate danach entwickeln.

WHO-Stufen II und III (Opioide)

▸ **Charakteristika.** Die Wirkung der Opioide kommt vorrangig über µ-Opioid-Rezeptoren zustande. Sie können Atemdepression, Sedierung, Obstipation bis hin zum Ileus, Übelkeit, Erbrechen, Juckreiz (zentral oder peripher durch Histaminausschüttung) und Harnverhalt auslösen. Das Referenzanalgetikum ist Morphin, die verabreichten Tagesdosen werden häufig in Morphinäquivalenten (ME) angegeben. Ab einer Tagesdosis von > 20 mg ME steigt auch beim Akutschmerz das

Risiko einer *Atemdepression* und *Sterblichkeit* [162], [169].

Bis auf *Remifentanil* werden alle Opioide soweit bekannt über zum Teil sehr unterschiedliche Mechanismen verstoffwechselt und durch die Niere ausgeschieden. Dabei können bei manchen Opioiden (Morphin) aktive Metaboliten entstehen, die bei eingeschränkter Nierenfunktion kumulieren. Einige Opioide werden zusätzlich auch in relativ großem Umfang unverändert renal eliminiert (*Oxycodon*). In beiden Fällen muss die Opioiddosis der glomerulären Filtrationsrate angepasst oder gar auf die Substanz verzichtet werden, um die Gefahr einer Atemdepression zu vermindern (▶ Tab. 4.2, ▶ Tab. 4.3). Auch bei Leberfunktionseinschränkungen kann es durch den verminderten Abbau eines Opioids zu einer Akkumulation kommen.

Der Metabolismus eines Medikaments in der Leber ist von seiner *hepatischen Extraktionsrate* abhängig. Die Extraktionsrate der Leber für ein Medikament ist entweder abhängig von der Leberperfusion (perfusionslimitiert, high clearance drugs) oder vom Leberstoffwechesel (kapazitätslimitiert, low clearance drugs). Fentanyl, Sufentanil und Morphin sind high clearance drugs, d. h., ihre Elimination durch die Leber ist proportional zu deren Durchblutung. Selbst bei einem Leberzellschaden können diese Medikamente noch ausreichend abgebaut werden, wenn die Leberdurchblutung aufrechterhalten bleibt. Bei Abnahme der Leberperfusion steigt dann allerdings das Risiko einer Akkumulation dieser Substanzen. (▶ Tab. 4.2, ▶ Tab. 4.3). Die Wirkung fast aller Opioide kann ebenfalls durch CYP-stimulierende (z. B. Steroide, Thiopental) oder CYP-hemmende Medikamente (z. B. Amiodaron, Erythromycin, Paracetamol) verändert werden.

▶ **Schwache Opioide (WHO-Stufe II).** In dieser Stufe stehen nur noch *Tilidin* und *Tramadol* zur Verfügung, da das für diese Stufe prototypische Kodein im deutschsprachigen Raum nicht mehr zur Schmerztherapie genutzt wird. Beide spielen allerdings – unter anderem wegen ihrer ungünstigen Pharmakokinetik – in der Intensivmedizin als Therapeutika nur eine *sehr untergeordnete Rolle*.

▶ **Starke Opioide (WHO-Stufe III).** Eine bedeutsamere Rolle in der Intensivtherapie spielen naturgemäß die intravenös gegebenen Substanzen. Hier sind in erster Linie Morphin, Sufentanil, Fentanyl und Remifentanil, Alfentanil, Hydromorphon und in Deutschland das Piritramid zu nennen (▶ Tab. 4.3 zeigt ihre wichtigsten Charakteristika).

▶ **Fentanyl, Sufentanil.** Die im Moment am häufigsten bei sedierten Patienten zur Langzeitanalgesie (> 72h) genutzten Opioide im deutschen Sprachraum sind Fentanyl (Dosierung: 0,07–10 µg/kgKG/h) und Sufentanil (Dosierung: 0,6–1,5 µg/kgKG/h). Sufentanil hat dabei aufgrund seiner kürzeren kontextsensitiven Halbwertszeit (HWZ) das wahrscheinlich bessere pharmakologische Profil. Da es zusätzlich stärker sediert als Fentanyl, kann es dazu beitragen, den Verbrauch an Sedativa zu senken.

Tab. 4.2 Charakteristika der häufigsten oral eingesetzten Opioide.

Substanz	relative Wirkstärke	Wirkungseintritt/ Wirkdauer (min)	Metabolismus/ Metaboliten	Akkumulation bei Leber-/Niereninsuffizienz	Bioverfügbarkeit
Morphin	1	15–45/240–300	Glukuronidierung/Morpin-3- und 6-Glukuronid	++/+++	30 %
Hydromorphon	7,5	60–120/300	Glukuronidierung/Hydromorphon-3-Glukoronid	++/++	36 %
Oxycodon	2	10–15/240–300	CYP3A4, CYP2D6/Oxymorphon	+++/+++	65 %
Methadon	1,5	30–60/300–480	CYP3A4/keine aktiven Metaboliten	+++/+	90 %
Tapentadol	0,3–0,4	20–40/180–300	CYP2C9, CYP2C19, Glukuronidierung/keine aktiven Metaboliten	+/+	32 %

CYP: Metabolismus über Cytochrom P450 in der Leber

Tab. 4.3 Charakteristika der häufigsten intravenös eingesetzten Opioide.

Substanz	relative Wirkstärke	Wirkungseintritt/ Wirkdauer (min)	Metabolismus/Metaboliten	Akkumulation bei Leber-/Niereninsuffizienz	kontextsensitive Halbwertszeit (min)
Morphin	1	5–10/240	Glukuronidierung/Morpin-3- und 6-Glukuronid	++/+++	a)
Sufentanil	500–1 000	2–3/30	CYP3A4/5, N-Dealkylierung/keine aktiven Metaboliten	+/+	34 c)
Fentanyl	100	0,5–2/20–30	CYP3A4/5, N- Dealkylierung/keine aktiven Metaboliten	+/+	360 e)
Remifentanil	100	1–3/2–3	unspezifische Plasmaesterasen/ keine relevanten Metaboliten	–/–	3 b)
Alfentanil	40–50	1/15–20	CYP3A4/5, N- Dealkylierung/keine aktiven Metaboliten	+++/+	47 b)
Hydromorphon	5	5–15/300	Glukuronidierung/Hydromorphon-3-Glukoronid	++/++	26–84 d), f)
Oxycodon	0,75	2–3/280	CYP3A4, CYP2D6/Oxymorphon	+++/+++	230–280
Piritramid	0,7	17/240–360	CYP/keine aktiven Metaboliten	+/+ g)	360 e)

a) gilt aufgrund des langsamen Anflutens, Verteilens und Blut-Hirn-Konzentrationsausgleichs als vernachlässigbar, b) 3-Stunden-Infusion, c) 4-Stunden-Infusion, d) 6-Stunden-Infusion, e) 12-Stunden-Infusion, f) altersabhängig, g) keine verlässlichen Angaben

Merke

M!

Sufentanil und *Fentanyl* zeichnen sich beide durch eine geringe Wirkung auf das Herz-Kreislauf-System aus und erreichen dadurch eine gute kardiovaskuläre Stabilität.

▸ **Remifentanil.** Remifentanil, das einzige ultrakurz wirksame Opioid, scheint aufgrund seines Metabolismus bei Leber- und Niereninsuffizienz gut geeignet, sollte kontinuierlich allerdings nur bis zu 72 Stunden gegeben werden (Startdosis: 0,05–0,15 µg/kgKG/min) Eine schnelle Toleranzentwicklung oder gar das Auftreten einer sogenannten opioidinduzierten Hyperalgesie (OIH) werden im Zusammenhang mit seinem Gebrauch diskutiert. Es muss allerdings angemerkt werden, dass es bis heute keine allgemeingültige Definition und deshalb auch keine generell akzeptierten klinischen Kriterien zur Diagnose der OIH gibt [160].

▸ **Oral applizierte WHO-III-Analgetika.** Zu den wichtigsten oral applizierten WHO-III-Analgetika dieser Gruppe gehören *Morphin*, *Hydromorphon*, *Oxycodon*, *Methadon* und *Tapentadol* (▸ Tab. 4.2 stellt die wichtigsten Charakteristika dieser Medikamente dar).

▸ **Morphin, Piritramid.** Die größte Erfahrung weltweit haben Kliniker mit der Verwendung von *Morphin*. Obwohl als prototypischer µ-Rezeptor-Agonist geltend, wird es auf Intensivstationen in Deutschland nur noch relativ selten genutzt. Ein Grund hierfür könnte seine vergleichsweise stärkere Histaminfreisetzung und das damit verbundene größere Pruritusrisiko sein. Auch soll es die Magen-Darm-Funktion (Obstipation, Ileus) stärker beeinflussen als die moderneren Opioide.

Merke

M!

Das in Deutschland weit verbreitete *Piritramid* wird auch auf Intensivstationen häufig als Analgetikum im Rahmen von Kurzinfusionen oder intravenösen patientenkontrollierten Analgesiestrategien (IVPCA) eingesetzt. Es hat den Vorteil einer relativ langen Wirkdauer und kann auch bei Patienten mit ausgeprägter Leber- und Nierenfunktionseinschränkung gegeben werden [171].

► **Hydromorphon, Oxycodon.** *Hydromorphon* ist in der perioperativen Schmerztherapie aufgrund seiner vorteilhaften Eigenschaften als oral und parenteral applizierbares Medikament (► Tab. 4.2, ► Tab. 4.3) ein wichtiger Baustein und gewinnt auch in der Intensivmedizin an Bedeutung.

Ähnliches gilt für *Oxycodon*. Zwar gibt es diese Substanz auch als intravenöse Präparation, populär in Deutschland ist aber seine orale Anwendung. Die Kombination mit Naloxon soll dabei die opioidinduzierte Darmträgheit reduzieren. Auch retardierte Oxycodonpräparationen beinhalten einen schnell wirksamen Akutanteil, so dass sich ihre Wirkung innerhalb von 60 Minuten entfaltet.

WHO-Stufe IV (Regionalanästhesieverfahren)

► **Periduralanästhesie.** Zu den für die Intensivmedizin relevanten Regionalanästhesieverfahren gehört vor allem die Periduralanästhesie (PDA). Diese wird häufig bei thorakalen und bauchchirurgischen Eingriffen sowie zur Schmerztherapie bei Pankreatitis und Rippenserienfrakturen eingesetzt.

Ihr *Vorteil* ist eine im Vergleich zur systemischen Medikamentengabe bessere Analgesiequalität und geringere Motilitätsstörung des Gastrointestinaltrakts. *Nachteile* ergeben sich aus ihrer technischen Aufwendigkeit, ihrer absoluten Kontraindikation bei Gerinnungsstörungen, der Notwendigkeit regelmäßiger Kontrollen zur Komplikationsentdeckung und -vermeidung (in der Regel durch einen Akutschmerzdienst [ASD] durchgeführt) sowie der Möglichkeit schwerwiegender Komplikationen (epidurales Hämatom oder Abszess, hämodynamische Instabilität).

► **Paravertebraler Block und weitere Blocks.** Eine Alternative zur PDA ist der paravertebrale Block für brust-, thorax-, nieren- und leberchirurgische Eingriffe sowie Rippenfrakturen [181], [185]. Weitere Alternativen zur Schmerztherapie von Rippenfrakturen sind der *Erector-spinae-Plane (ESP)*, *Serratus-anterior-Plane-(SAP-)Block* sowie in der Bauchchirurgie und Urologie der *Transversus-abdominis-Plane-(TAP-)Block* [161], [170], [175]. Alle Blöcke können ultraschallgesteuert mit geringem Risiko durchgeführt werden.

Koanalgetika

Koanalgetika haben in den letzten Jahren an Bedeutung gewonnen. Sie sollen ebenfalls helfen, die Analgesiequalität zu verbessern und Opioide zu sparen. Zu den wichtigsten Vertretern gehören Ketamin, Lidocain, Gabapentanoide, Alpha-2-Adrenozeptor-Agonisten und Antidepressiva.

► **Ketamin.** Ketamin hemmt nicht kompetitiv den Einstrom von Ca^{2+} an NMDA-Rezeptoren. Im Handel sind das Razemat sowie das rechtsdrehende Enantiomer S(+)-Ketamin, das weniger unerwünschte Wirkungen besitzt als das Razemat.

In *niedriger Dosierung* (0,125–0,25 mg/kgKG bzw. 0,3–1,5 mg/kgKG/h) wirkt S-Ketamin vor allem analgetisch. Unangenehme psychische Nebenwirkungen sind in niedrigen Dosierungen kaum zu erwarten. Interessant ist die Vermeidung einer *opioidinduzierten Hyperalgesie*. In *höheren* Dosen (S-Ketamin 0,5–1 mg/kgKG/h i. v.) hat Ketamin einen insgesamt dämpfenden Effekt auf das ZNS bis hin zum Auftreten einer dissoziativen Anästhesie. Hierbei kann es zu sehr unangenehmen *Halluzinationen* kommen. Eine Schwächung des zerebralen Vasomotorentonus trägt zu *erhöhter Hirndurchblutung* und potenziell *erhöhtem Hirndruck* bei. Dies ist – vor allem in Kombination mit $GABA_A$-Agonisten – durch Normoventilation vermeidbar. Eine neurotoxische Wirkung ist insbesondere für Neonaten und Säuglinge nicht sicher auszuschließen.

► **Lidocain.** Lidocain ist ein Lokalanästhetikum vom Aminoamidtyp und wirkt im Wesentlichen über eine Hemmung spannungsabhängiger Natriumkanäle. Das Medikament kann zur Infiltration im Rahmen einer örtlichen Betäubung, topisch auf Haut und Schleimhäuten sowie intravenös appliziert werden.

Ob die intravenöse Gabe von Lidocain (z. B. 1–3 mg/kgKG i. v. Bolus (maximal 100 mg), gefolgt von 1,5–2,5 mg/kgKG/h 24 Stunden unter permanenter EKG-Kontrolle) in der postoperativen Phase Einfluss auf Schmerzen, die Erholung des Magen-Darm-Traktes und den Opioidverbrauch hat, war Gegenstand von zwei Metaanalysen. Während die Autoren 2015 Evidenz für eine Schmerzreduktion in den ersten 24 Stunden nach Operationen und eine schnellere Erholung des Magen-Darm-Traktes fanden (45 Studien, n = 2 802 Patienten), relativierten sie ihre Aussagen 2018 (68 Studien, n = 4 525 Patienten) [174], [183]. Ein analgetischer Effekt und ein positiver Einfluss auf die Darmmotilität sei in den ersten 24 postoperativen Stunden nicht sicher nachweisbar, eine Gabe über den ersten postoperativen Tag bringe wohl keinen Vorteil [183].

▸ **Gabapentanoide (Gabapentin, Pregabalin).** Die Gabapentanoide sind Gammaaminobuttersäure-(GABA-)Derivate, die allerdings keine GABAerge Wirkung entfalten. Sie vermitteln ihre Effekte im Wesentlichen über eine Hemmung der α2δ-Untereinheiten präsynaptischer spannungsabhängiger Kalziumkanäle und verhindern so die Freisetzung exzitatorischer Neurotransmitter.

Gabapentin ist zur Behandlung fokaler oder sekundärer generalisierter Krampfanfällen sowie peripherer neuropathischer Schmerzen zugelassen *Pregabalin* hingegen hat seine Zulassung zur Behandlung fokaler Krampfanfälle, peripherer und zentraler Neuropathien sowie generalisierter Angststörungen. Zusätzlich konnten klinische Studien einen geringfügigen opioidsparenden Effekt in der Akutschmerztherapie aufzeigen.

M!

Merke

Gabapentin und Pregabalin interagieren kaum mit anderen Medikamenten und stehen im Ruf, gut vertragen zu werden. Allerdings können sie bei älteren Patienten bedingt durch ihre zentral dämpfenden Eigenschaften zu *Fallneigungen* führen. Auch sind bei beiden Medikamente *proarrhythmogene Effekte* beschrieben worden.

Gabapentin kann perioperativ in Kombination mit Opioiden bei älteren Personen *Atemdepressionen* auslösen. Pregabalin sollte zudem bei Patienten mit bekannter Suchtanamnese zurückhaltend verwendet werden.

▸ **Antidepressiva.** Antidepressiva wie das trizyklische Antidepressivum *Amitriptylin* und die selektiven Serotonin-Noradrenalin-Wiederaufnahmehemmer (SSNRI) *Duloxetin* und *Venlafaxin* werden heute auch in der Schmerztherapie zur Behandlung neuropathischer und Tumorschmerzen eingesetzt. Amitriptylin und das tetrazyklische Antidepressivum *Mirtazapin* werden auch gern als Alternativen zu Benzodiazepinen genommen, um bei Patienten den Nachtschlaf anzuregen.

4.2 Sedierung

4.2.1 Sedierungstiefeassessment

Die Anwendung von Sedativa und Neuroleptika erfordern die regelmäßige Überprüfung der Wirkung, also der Sedierungstiefe bzw. des Agitationsgrads. Die S3-DAS-Leitlinie empfiehlt die Richmond Agitation Sedation Scale oder die Sedation Agitation Scale (SAS, Riker-Scale, RASS).

M!

Merke

Sofern keine Indikation für eine tiefe Sedierung vorliegt, sollten Sedativa eingesetzt werden, um Agitation zu vermeiden bzw. eine komfortable Situation herzustellen, ohne eine tiefe Sedierung anzustreben.

Richmond Agitation Sedation Scale (RASS)

Die RASS vergibt positive Skalenwerte (+ 1 bis + 4) für unruhige, agitierte oder aggressive Patienten, negative Werte (–1 bis –5) für schläfrige, sedierte oder sogar komatöse Patienten (▸ Tab. 4.4). Ein RASS = 0 bezeichnet wache, kooperativ wirkende Patienten. Zu beachten ist, dass RASS = 0 keinen Delirausschluss bedeutet. Andererseits gibt es häufiger Patienten, die agitiert oder sediert wirken, ohne ein Delir zu haben. Hierfür ist ein spezieller Test erforderlich.

Tab. 4.4 Richmond Agitation Sedation Scale (RASS) zur Überprüfung der Sedierungstiefe bzw. des Agitationsgrads [180].

Beschreibung	Ausdruck	Punkte
streitlustig	gewalttätig, unmittelbare Gefahr für Personal (fremdgefährdet)	+ 4
sehr agitiert	zieht an Schläuchen oder am Katheter, aggressiv (eigengefährdet)	+ 3
agitiert	häufig ungezielte Bewegungen, atmet gegen das Beatmungsgerät	+ 2
unruhig	ängstlich, aber Bewegungen nicht aggressiv oder lebhaft	+ 1
aufmerksam, ruhig	–	0
schläfrig	nicht ganz aufmerksam, durch Ansprache erweckbar, Augenkontakt > 10s	–1
leichte Sedierung	nur kurz erweckbar durch Ansprache, Augenkontakt < 10s	–2
mäßige Sedierung	Bewegungen/Augenöffnen durch Ansprache, aber kein Augenkontakt	–3
tiefe Sedierung	keine Reaktion durch Ansprache, aber durch Berührung	–4
nicht erweckbar	keine Reaktion – weder durch Ansprache noch durch Berührung	–5

4.2.2 Delirassessment

Sedativa, insbesondere kontinuierlich applizierte Benzodiazepine, aber auch Opioide und zahlreiche andere Substanzen im Intensivbereich (vor allem mit anticholinergen Wirkungen) können ein Delir verursachen. Daher ist insbesondere bei Anwendung psychotroper Substanzen ein regelmäßiges Delirassessment mit einem dafür geeigneten Instrument obligat.

Hierzu stehen im Intensivbereich für intubierte Patienten die Intensive Care Delirium Screening Checklist (ICDSC) und die Confusion Assessment Method for Intensive Care Units (CAM-ICU) zur Verfügung. Die ICDSC vergibt nach Vorhandensein von Delirsymptomen maximal 8 Punkte und lässt so – im Gegensatz zur CAM-ICU – eine Einstufung nach Schweregraden zu.

Im Kern der Delirdiagnose steht der Nachweis einer akuten Aufmerksamkeitsstörung, verbunden mit einer akut veränderten Vigilanz (hierzu kann zur Einschätzung die RASS herangezogen werden) oder einer Denkstörung. Darüber hinaus ist das Delirmonitoring geeignet, eine kognitive Störung im Rahmen einer aufkommenden Sepsis früh zu erkennen, und aus diesem Grund ohne die Anwendung von Sedativa eine unerlässliche Maßnahme nicht nur im Intensivbereich.

Merke M!

Häufiges Symptom einer beginnenden Sepsis ist ein Delir!

4.2.3 Sedativa

Sedativa dämpfen dosisabhängig höhergradige ZNS-Funktionen und Reflexe. In höheren Dosen kommt es zu Bewusstseinstrübung und -verlust. Es stehen verschiedene intravenöse und inhalative Sedativa zur Verfügung.

Intravenöse Sedativa

▶ **Propofol.** Propofol ist ein Agonist am Gammahydroxybuttersäure-(GABA-)Rezeptor. Es wirkt reflexdämpfend, sedierend und in höheren Dosen narkotisch. Propofol wirkt negativ inotrop und in höheren Dosen peripher vasodilatierend. Die Langzeitgabe von Propofol kann ein „Propofolinfusionssyndrom" (Rhabdomyolyse, Laktatanstieg, Myoglobinurie, Nierenversagen) verursachen, das Risiko ist bei Kindern erhöht.

Aus diesem Grund soll laut S3-DAS-Leitlinie die Anwendungszeit auf maximal 7 Tage und die Dosis auf maximal 4 mg/kgKG/h begrenzt werden sowie engmaschige Überwachung des Säure-Basen-Haushalts und der Rhabdomyolyseparameter

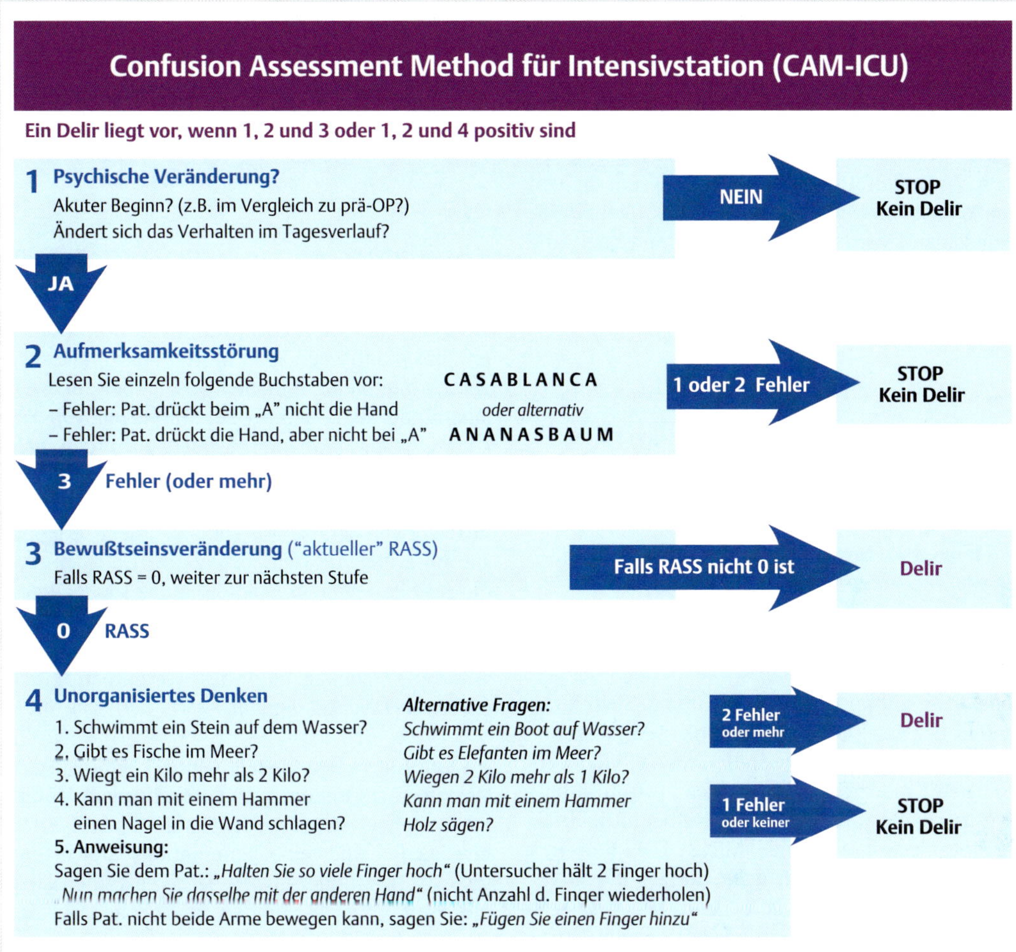

Abb. 4.1 Delirassessment. Confusion Assessment Method for Intensive Care Units (CAM-ICU). (Quelle: © 2013, E. Wesley Ely, MD, MPH and Vanderbilt University, all rights reserved)

durchgeführt werden. Propofol ist in Deutschland erst ab dem 17. Lebensjahr und für maximal 7 Tage zur Sedierung zugelassen.

▶ **Barbiturate.** Barbiturate wirken agonistisch am GABA-Rezeptor und somit zentral dämpfend. Zur Verfügung steht im deutschsprachigen Raum nur noch Thiopental. Es wird nur zur Narkoseeinleitung verwendet Thiopental verursacht eine tiefe Narkose bis hin zu Nulllinien-EEGs. Dies kann zur Senkung eines erhöhten Hirndrucks z. B. bei Patienten mit schwerem Schädel-Hirn-Trauma genutzt werden [168]. Die Bedeutung für das Langzeitergebnis ist aber umstritten, da Barbiturate eine Immunsuppression verursachen, die den günstigen Effekt auf den Hirndruck aufheben kann.

▶ **Benzodiazepine.** Sie verstärken die dämpfende Wirkung von Glutamat am GABA-Rezeptor. Für Benzodiazepine wurde mehrfach gezeigt, dass sie ein *hohes delirogenes Potenzial* haben. In einer multizentrischen randomisiert kontrollierten Studie stieg die Delirprävalenz in der Gruppe derer, die mit Midazolam (versus Dexmedetomidin) sediert wurden, an [178]. In einer prospektiven Kohortenstudie mit mehr als 1 000 Intensivpatienten wurde zudem gezeigt, dass das Delirrisiko bei kontinuierlicher Administration höher ist als bei diskontinuierlicher Bolusgabe. Unabhängig davon verursachen Benzodiazepine eine anterograde Amnesie, die eine Reorientierung älterer Patienten auf Intensivstation unmöglich machen kann.

Dennoch haben Benzodiazepine ihren festen Platz in der Therapie zerebraler Krampfanfälle, akuter Angststörungen und bei Entzugssyndromen. Zu Letzterem gehört neben dem Entzug von Benzodiazepinen vor allem der von Alkohol. Für Deutschland wird die Anzahl der Menschen, die von Alkohol abhängig sind oder davon „schädlichen Gebrauch" machen, auf 3,5 Mio. geschätzt.

Merke M!

Benzodiazepine reduzieren Schwere und Häufigkeit des Alkoholentzugssyndroms (Tremor, Unruhe, Schlafstörungen, Hypertonus) und reduzieren die Häufigkeit schwererer Entzugskomplikationen wie Delir und Entzugskrampf.

Inhalative Sedativa

Inhalative Substanzen wie Isofluran, Sevofluran sind in der Anästhesie als Narkotika seit Jahrzehnten bekannt. Mittlerweile stehen sie dank der Verfügbarkeit moderner Applikatoren auch im Intensivbereich als moderne Alternative bei intubierten Patienten bereit (Anaconda, Mirus). Die klinischen Erfahrungen hinsichtlich des Schutzes kognitiver Funktionen sind vielversprechend. Bei ARDS-Patienten war der Oxygenierungsindex in der Gruppe der inhalativ Sedierten signifikant höher als in der intravenös sedierten Gruppe [172]. Zu beachten ist das Risiko einer Umgebungskontamination durch flüchtiges Gas infolge unsachgemäßen Umgangs mit den Behältern, z. B. beim Nachfüllen, sowie das sehr seltene Risiko einer malignen Hyperthermie.

▸ **Maligne Hyperthermie.** Der malignen Hyperthermie liegt eine seltene, angeborene Störung der sarkoplasmatischen Kalziumregulation der Skelettmuskulatur zugrunde. Sie wird unter anderem durch inhalative Sedativa und depolarisierende Muskelrelaxanzien getriggert und verläuft ohne Therapie meist tödlich. Zur Therapie einer malignen Hyperthermiewird Dantrolen (2,5 mg/kg i. v.) eingesetzt, das jederzeit verfügbar sein muss.

Merke M!

Die maligne Hyperthermie ist eine seltene, aber spezifische Komplikation einer Therapie mit inhalativen Sedativa.

Kosedativa

▸ **Alpha-2-Agonisten.** Alpha-2-Agonisten wirken dämpfend auf die Ausschüttung von Noradrenalin am präsynaptischen Spalt und somit vor allem vegetativ dämpfend, in hohen Dosen aber auch vigilanzmindernd. Dies führt zur *Einsparung von Narkotika*. Eine Mononarkose gelingt mit ihnen nicht. Entsprechend der Wirkung kann es zu Hypotonien und Bradykardien kommen. Durch die Dämpfung nozizeptiver Reflexe auf spinaler Ebene erlauben sie außerdem die *Einsparung von Opioiden*, was die Ausbildung einer Opioidtoleranz sowie andere unerwünschte Wirkungen von Opioiden zu verhindern hilft. Zur Verfügung stehen das länger wirksame *Clonidin* und das wesentlich kürzer wirksame *Dexmedetomidin*.

▸ **Clonidin.** Neben seiner alpha-2-agonistischen Wirkung hat Clonidin auch eine schwache Affinität zum Alpha-1-Rezeptor (Alpha-2-:Alpha-1-Affinität = 200:1) und eine Eliminationshalbwertszeit von 12–16 Stunden. Bei repetitiven Gaben steigt diese auf bis zu 48 Stunden an. Übliche Dosierungen sind 2–3 µg/kgKG/h; die Applikationsrate muss wegen des Kumulationsrisikos im Verlauf reduziert werden.

Clonidin wird zu 20 % hepatisch zu renal auszuscheidenden Metaboliten metabolisiert. Dies ist nur zu 2 Dritteln an Plasmaeiweiß gebunden. Der Rest wird unverändert ausgeschieden. Der hepatische Metabolismus ist Cytochrom-P450–2D 6-abhängig, hierfür wurde in Deutschland eine Rate von 5–10 % so genannte „Slow Metabolizer" identifiziert. Diese bauen Cytochrom-P450–2D 6-abhängige Subtanzen wesentlich langsamer ab; es besteht ein erhöhtes Kumulationsrisiko.

Neben den Risiken *Hypotension* und *Bradykardie* ist vor allem auf eine *Störung der Darmmotilität* zu achten.

▸ **Dexmedetomidin.** Mit 2–3 Stunden hat Dexmedetomidin eine wesentlich günstigere Eliminationshalbwertszeit als Clonidin, die Affinität zum

Alpha-1-Rezeptor ist wesentlich geringer (Alpha-2-: Alpha-1-Affinität = 1 620:1). Die Elimination erfolgt über Cytochrom P450 2B6. Kontinuierliche Anwendungen bei Intensivpatienten lassen die Eliminationshalbwertszeit unter Umständen auf 3,7 Stunden anwachsen.

Merke

Wegen der wesentlich geringeren Rate ungünstiger Effekte hinsichtlich der Kognition empfiehlt die US-amerikamische PADIS-Guideline 2018 primär die Nutzung von Dexmedetomidin und Propofol anstelle von Benzodiazepinen [166].

Mit Dosierung von 0,5–1,0 µg/kgKG/h lassen sich kaum tiefe Sedierungen bewirken (ein meist günstiger Effekt), es wirkt allerdings genauso wie Clonidin bradykardisierend und kann AV-Blöcke verursachen. Das Hinzufügen von Dexmedetomidin zu einer Standardsedierung mit Propofol führte zu einer signifikanten Reduktion der Beatmungsdauer in einer plazebokontrollierten Studie [177].

Neuroleptika

Neuroleptika lassen sich in hoch- und niedrigpotente Neuroleptika einteilen. *Hochpotente* Neuroleptika können eingesetzt werden, wenn es im Rahmen des Intensivaufenthalts zu psychotischen Symptomen kommt. Ziel dieser Maßnahme ist es, unnötige Sedativa zu vermeiden. Manche Patienten entwickeln teils quälende Halluzinationen mit paranoiden Gedanken, denen mit teilweise schon geringen Dosierungen eines hochpotenten Neuroleptikums, z. B. *Haloperidol* (2- bis 3-mal 0,5 mg/d i. v. oder p. o. – cave: i. v.-Gabe ist seit einiger Zeit selbst am Monitor Off-Label-Use), beizukommen ist. Wegen der kardiovaskulären Nebenwirkungen ist beim Haloperidol an ein EKG-Monitoring zu denken. Alternativen mit deutlich geringerem extrapyramidalem Nebenwirkungsprofil sind *Risperidon* oder *Quetiapin*

Niedrigpotente Neuroleptika dienen der Förderung des Schlaf-Wach-Rhythmus; hierzu müssen sie hochdosiert und nicht zu spät am Abend eingesetzt werden. Bewährt hat sich z. B. Melperonsaft am Abend (50–100 mg p. o.). In den folgenden Tagen lässt sich die Dosierung schnell reduzieren.

Ein hochpotentes, niedrigdosiertes Neuroleptikum und ein niedrigpotentes, hochdosiertes Neuroleptikum können unter Beachtung des Nebenwirkungsspektrums sinnvoll *kombiniert* werden. Auch hier ist es das Ziel, eine unnötige Sedierung zu vermeiden.

4.3 Literatur

[160] Bantel C, Shah S, Nagy I. Painful to describe, painful to diagnose: opioid-induced hyperalgesia. Br J Anaesth 2015; 72: 850–851

[161] Blanco R, Parras T, McDonnell JG et al. Serratus plane block: a novel ultrasound-guided thoracic wall nerve block. Anaesthesia 2013; 68: 1107–1113

[162] Bohnert ASB, Valenstein M, Bair MJ et al. Association between opioid prescribing patterns and opioid overdose-related deaths. J Am Med Assoc 2011; 305: 1315–1321

[163] Buvanendran A, Kroin JS. Multimodal analgesia for controlling acute postoperative pain. Curr Opin Anaesthesiol 2009; 22: 588–593

[164] Dahl JB, Nielsen RV, Wetterslev J et al. Post-operative analgesic effects of paracetamol, NSAIDs, glucocorticoids, gabapentinoids and their combinations: a topical review. Acta Anaesthesiol Scand 2014; 58: 1165–1181

[165] DAS-Taskforce, Baron R, Binder A et al. Evidence and consensus based guideline for the management of delirium, analgesia, and sedation in intensive care medicine. Revision 2015 (DAS-Guideline 2015) – short version. Ger Med Sci 2015; 13: Doc19

[166] Devlin JW, Skrobik Y, Gelinas C et al. Clinical practice guidelines for the prevention and management of pain, agitation/sedation, delirium, immobility, and sleep disruption in adult patients in the ICU. Crit Care Med 2018; 46: e825–e873

[167] Engel GL. Need for a new medical model – challenge for biomedicine. Science 1977; 196 (4286): 129–136

[168] Firsching R, Rickels E, Mauer UM et al. S2e-Leitlinie Schädel-Hirn-Trauma im Erwachsenenalter. Arbeitsgemeinschaft Wissenschaftlicher Medizinischer Fachgesellschaften (AWMF); 2015

[169] Gupta K, Nagappa M, Prasad A et al. Risk factors for opioid-induced respiratory depression in surgical patients: a systematic review and meta-analyses. BMJ Open 2018; 8: e024086

[170] Hamilton DL, Manickam B. Erector spinae plane block for pain relief in rib fractures. Br J Anaesth 2017; 118: 474–475

[171] Hinrichs M, Weyland A, Bantel C. [Piritramide: A critical review]. Schmerz 2017; 31: 345–352

[172] Jabaudon M, Boucher P, Imhoff E et al. Sevoflurane for sedation in acute respiratory distress syndrome. A randomized controlled pilot study. Am J Respir Crit Care Med 2017; 195: 792–800

[173] Kemp HI, Bantel C, Gordon F et al. Pain Assessment in INTensive care (PAINT): an observational study of physician-documented pain assessment in 45 intensive care units in the United Kingdom. Anaesthesia 2017; 72: 737–748

[174] Kranke P, Jokinen J, Pace NL et al. Continuous intravenous perioperative lidocaine infusion for postoperative pain and recovery. Cochrane Database Syst Rev 2015; 7: CD009642

[175] Mukhtar K. Transversus Abdominis Plane (TAP) Block. The Journal of the New York School of Regional Anesthesia 2009; 12: 28–33

[176] Payen JF, Bru O, Bosson JL et al. Assessing pain in critically ill sedated patients by using a behavioral pain scale. Crit Care Med 2001; 12:2258–2263

[177] Reade MC, Eastwood GM, Bellomo R et al. Effect of dexmedetomidine added to standard care on ventilator-free time in patients with agitated delirium: A randomized clinical trial. JAMA 2016; 315: 1460–1468

[178] Riker RR, Shehabi Y, Bokesch PM et al. Dexmedetomidine vs midazolam for sedation of critically ill patients: a randomized trial. JAMA 2009; 301: 489–499

[179] Schneider J, Kreutz R, Bolbrinker J. Pharmakologie der Nichtopioidanalgetika. Der Schmerz 2019; 33: 165–179

[180] Sessler CN, Gosnell MS, Grap MJ et al. The Richmond Agitation-Sedation Scale: validity and reliability in adult intensive care unit patients. Am J Respir Crit Care Med 2002; 10: 1338–1344

[181] Thavaneswaran P, Rudkin GE, Cooter RD et al. Brief reports: paravertebral block for anesthesia: a systematic review. Anesth Analg 2010; 110: 1740–1744

[182] Vargas-Schaffer G. Is the WHO analgesic ladder still valid? Twenty-four years of experience. Can Fam Physician 2010; 56: 514–517, e202–205

[183] Weibel S, Jelting Y, Pace NL et al. Continuous intravenous perioperative lidocaine infusion for postoperative pain and recovery in adults. Cochrane Database Syst Rev 2018; 6: CD009642

[184] WHO. The ICD-10 classification of mental and behavioural disorders: clinical descriptions and diagnostic guidelines. Geneva: World Health Organization; 1992

[185] Womack J, Pearson JD, Walker IA et al. Safety, complications and clinical outcome after ultrasound-guided paravertebral catheter insertion for rib fracture analgesia: a single-centre retrospective observational study. Anaesthesia 2019; 74: 594–601

5 Beatmung und Weaning

Anastasia Antonopoulou, István Vadász

5.1 Einleitung

Die mechanische Beatmung ist ein untrennbarer Bestandteil der modernen Intensivmedizin. Die erste Anwendung der Überdruckbeatmung fand in den 1950er-Jahren während der Poliomyelitisepidemie statt. Damals führte die Empfehlung des Anästhesisten Bjørn Ibsen in Kopenhagen zur Tracheotomie und Überdruckbeatmung zu einer beeindruckenden Reduktion der Letalität von 87 auf 40 % über Nacht [228].

Dank der Entwicklung komplexer Intensivrespiratoren sind diverse assistierte und kontrollierte Beatmungsverfahren verfügbar, die optimale Anpassungen an die Bedürfnisse der Patienten ermöglichen. Die modere mechanische Beatmung ist eine Überdruckbeatmung mit dem Ziel, die Oxygenierung zu gewährleisten, während gleichzeitig eine ausreichende Abatmung von Kohlenstoffdioxid (CO_2) und eine Entlastung der Atemmuskulatur erfolgt. Die Wirkung der Beatmung auf Lunge und Herz-Kreislauf-System sowie Interaktionen zwischen Herz und Lunge werden dabei berücksichtigt, um mögliche beatmungsassoziierte Probleme zu vermeiden.

5.2 Beatmungsmodi

Ein Beatmungsmodus wird klassifiziert anhand des kontrollierten Parameters, der Beatmungsphasen und der Zielvariablen [195], [211]. Man unterscheidet zwischen *assistierter* und *kontrollierter* (oder mandatorischer) Beatmung, abhängig davon, ob der Patient inspiratorische Anstrengung zeigt oder nicht. Ein Atemzug wird als *spontan* bezeichnet, wenn sein Beginn und sein Ende vom Patienten bestimmt sind. Wenn der Patient keine inspiratorische Anstrengung zeigt, ist die Beatmung kontrolliert, zeitgetriggert und zeitgesteuert.

Die Phasen des Beatmungszyklus sind in ▶ Abb. 5.1 dargestellt. Die Zielvariablen stellen das Verhältnis zwischen Einstellungen und Leistungsabgabe des Beatmungsgeräts in Form eines Rückmeldungssystems dar [195].

Es gibt fünf *Basismuster* der mechanischen Beatmung:

▶ **Volumenkontrollierte kontinuierlich-mandatorische Beatmung.** Die Beatmung ist zeitgesteuert mit einem voreingestellten Zieltidalvolumen. Der Patient zeigt keine inspiratorische Anstrengung. Atemfrequenz und Atemzyklusdauer sowie inspiratorische Sauerstofffraktion (FiO_2) und Flussmuster werden vom Anwender eingestellt.

▶ **Volumenkontrollierte intermittierend-mandatorische Beatmung.** Der Patient kann Atemzüge triggern, die mit der mandatorischen volumenkontrollierten Beatmung synchronisiert werden.

▶ **Druckkontrollierte kontinuierlich-mandatorische Beatmung.** Die Beatmung ist zeitgesteuert

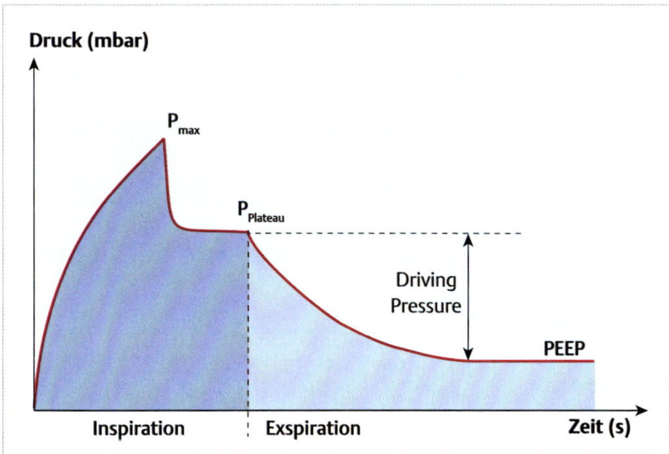

Abb. 5.1 Phasen des Beatmungszyklus. (PEEP: positiver endexspiratorischer Druck).

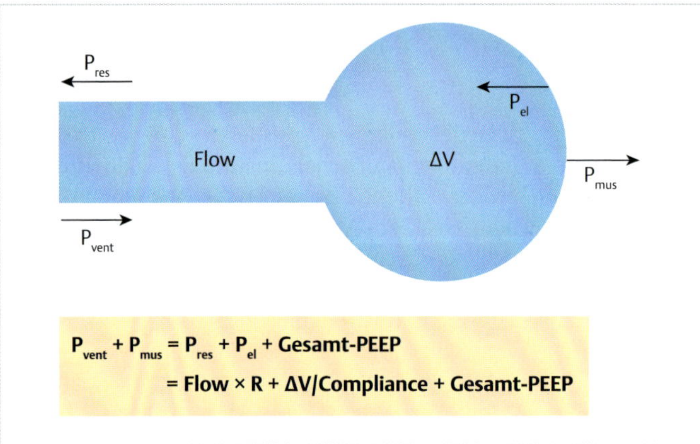

Abb. 5.2 Beatmung. Bewegungsgleichung für das respiratorische System. Der Atemwegsdruck kann mathematisch über die Bewegungsgleichung des respiratorischen Systems vorausberechnet werden (blau = Alveole; P_{vent}: Druck erzeugt von der Beatmungsmaschine, P_{mus}: Druck erzeugt von der inspiratorischen Atemmuskulatur, P_{res}: resistiver Druck = Fluss × Atemwegswiderstand (R), P_{el}: elastischer Druck = Tidalvolumen geteilt durch Compliance, PEEP: positiver endexspiratorischer Druck, ΔV: Volumenänderung).

mit einem voreingestellten inspiratorischen Druck. Das Tidalvolumen ist abhängig von den mechanischen Eigenschaften des respiratorischen Systems nach der Bewegungsgleichung für das respiratorische System [194], [195], [210], [211], [214] (▶ Abb. 5.2). Der Patient zeigt keine inspiratorische Anstrengung, somit müssen Atemfrequenz und Atemzyklusdauer auch eingestellt werden.

▶ **Druckkontrollierte intermittierend-mandatorische Beatmung.** Der Patient zeigt inspiratorische Anstrengung, die eingestellte Atemfrequenz ist die minimale Atemfrequenz pro Minute. Zielvariable ist der inspiratorische Druck; das Tidalvolumen ergibt sich aus den mechanischen Eigenschaften des respiratorischen Systems und das Minutenvolumen ergibt sich aus dem mandatorischen plus dem spontanen Atemvolumen.

▶ **Druckkontrollierte kontinuierlich-spontane Beatmung.** Jede inspiratorische Anstrengung des Patienten wird mit einem zielinspiratorischen Druck unterstützt. Alle Atemzüge sind patientengetriggert.

Die Beatmungsgeräte messen diverse *Variablen* und erlauben somit die Kontrolle über den gesamten Beatmungsmodus und die abgegebene Leistung.

▶ **Sollwert.** Ein Parameter wird vom Anwender eingestellt und das Beatmungsgerät versucht, ihn zu erreichen, z. B. Zieltidalvolumen der volumenkontrollierten Beatmung oder inspiratorischer Druck der druckkontrollierten Beatmung. Der Sensor des Beatmungsgeräts misst den Fluss und adjustiert ihn, um den Zielwert zu gewährleisten.

▶ **Duales Ziel.** Das Beatmungsgerät stellt während desselben Atemzugs von einem Kontrollparameter auf einen anderen um. Ein Atemzug kann beispielsweise druckkontrolliert beginnen, im Verlauf wird der Zieldruck erreicht und die Maschine stellt auf Volumenkontrolle um, um das eingegebene Zieltidalvolumen zu erreichen.

▶ **Servokontrolle.** Ein Signal vom Patienten wird als ein proportionales Unterstützungsniveau interpretiert. Beispiele sind die automatische Tubuskompensation und die proportionale assistierte Ventilation. Patientensignale können Volumen, Fluss oder Elektromyogramm des Zwerchfells sein.

▶ **Adaptive Zielvariable.** Ein typisches Beispiel ist die druckregulierte volumenkontrollierte Beatmung (PRVC), bei welcher der inspiratorische Druck automatisch an die wechselnde Compliance angepasst wird, um ein Durchschnittstidalvolumen zu erreichen.

▶ **Optimale Zielvariable.** Eine komplexere adaptive Form, abhängig von den biometrischen Daten des Patienten, so dass das Beatmungsgerät mit den bestmöglichen Druck- und Volumenparametern das gewichtadjustierte Tidalvolumen erreicht.

5.2.1 Terminologie und häufigste Modi

Die Terminologie der Beatmungsmodi ist herstellerspezifisch, so dass unterschiedliche Bezeichnungen für identische Beatmungsmodi und umgekehrt existieren (z. B. PSV: pressure support ventilation, ASB: assisted spontaneous breathing = CPAP (continuous positive airway pressure) + Druckunterstützung). Die am häufigsten angewandten Modi sind nachfolgend aufgeführt [199], [210], [239]:

Kontrollierte Modi

▸ **Volumenkontrollierte Beatmung.** Dieser Beatmungsmodus ist zeitgetriggert und zeitgesteuert, mit dem gewünschten Tidalvolumen als Sollvariable. Vorteil dieses Modus ist das konstante Minutenvolumen und somit der konstante pCO_2-Wert (pCO_2: Kohlendioxidpartialdruck; wünschenswert beispielsweise bei Patienten mit erhöhtem intrakraniellem Druck)

▸ **Druckkontrollierte Beatmung.** Diese Beatmungsform ist zeitgetriggert und zeitgesteuert mit dem inspiratorischen Druck als Sollvariable. Das Tidalvolumen ist abhängig von den mechanischen Eigenschaften der Lunge (Compliance, Resistance).

▸ **Druckregulierte volumenkontrollierte Beatmung (PRVC).** Der inspiratorische Druck ist die adaptive Zielvariable, um das eingestellte Wunschtidalvolumen zu erreichen, und wird automatisch angepasst. Vorteile des Modus sind der dezelerierende Fluss und der niedrigere Spitzendruck, mit dem das Tidalvolumen erreicht wird.

Assistierte Modi

▸ **A/C (assist control).** Es handelt sich um eine primär kontrollierte Beatmung mit der Möglichkeit, bei spontanem Triggern einen maschinellen Atemhub zu erzeugen, der druck- oder volumenkontrolliert ist.

▸ **Synchronisierte intermittierend mandatorische Beatmung.** Die maschinellen Atemhübe werden mit der spontanen Bemühung des Patienten synchronisiert. Zwischen den mandatorischen Atemhüben, mit dem Tidalvolumen als Zielvariable, kann der Patient triggern, seine spontanen Atemzüge werden meistens druckunterstützt. Das Triggern eines maschinellen Atemhubs erfolgt innerhalb eines Triggerfensters, das von der mandatorischen Atemfrequenz abhängig ist. Außerhalb dieses Fensters atmet der Patient spontan. Dieser früher zum Weaning bevorzugte Modus zeigte sich der Druckunterstützung nicht überlegen und wird immer weniger angewendet [239].

▸ **CPAP (continuous positive airway pressure).** Spontane Atmung um ein voreingestelltes Druckniveau, das bei Inspiration und Exspiration gleich bleibt. Dieser Modus dient dazu, das von Dystelektasen verkleinerte Lungenvolumen durch Reexpansion kollabierter Alveolen wieder anzuheben [239].

▸ **Druckunterstützte Beatmung (pressure support).** Jeder vom Patienten getriggerte Atemzug wird druckunterstützt in der Inspirationsphase. Die Atemfrequenz ist vom Patienten bestimmt. Der Anwender bestimmt Unterstützungsdruck, PEEP, FiO_2, Inspirationsanstiegzeit und Zyklusvariable.

▸ **BIPAP/APRV (biphasic positive airway pressure/ airway pressure release ventilation).** Entspricht einer druckkontrollierten Beatmung mit der Möglichkeit der spontanen Atmung sowohl in der Inspirations- als auch in der Exspirationsphase. Beim BIPAP-Modus erfolgt ein zeitgesteuerter Wechsel zwischen den beiden Druckniveaus. APRV kann auch als druckkontrollierte intermittierend mandatorische Beatmung mit inversem Verhältnis von Inspiration zu Exspiration und uneingeschränkter Spontanatmung beschrieben werden [221]. Der Anwender bestimmt das obere Druckniveau, das der Inspiration entspricht, und dessen Dauer. Zudem bestimmt der Anwender das untere Druckniveau, das die Exspiration des Patienten unterstützt, und dessen Dauer. APRV kann die Oxygenierung verbessern, hat aber keinen Einfluss auf die Mortalität [221]. Ein anderer vermuteter Vorteil dieses Verfahrens ist die kurze Dauer des niedrigen Druckniveaus, welche die Vermeidung der Derekrutierung und somit des Atelektraumas begünstigt [189].

▸ **PAV, PPS (proportional assist ventilation, proportional pressure support).** Die Bewegungsgleichung wird kontinuierlich von der Beatmungsgerät berechnet und die Druckunterstützung entsprechend der Patientenanstrengung, Atemarbeit und Lungenmechanik proportional angepasst.

▸ **ASV (adaptive support ventilation).** Bei der adaptiv unterstützten Beatmung werden ein Beatmungsmuster in Bezug auf das Körpergewicht des Patienten, ein minimales Minutenvolumen und ein Drucklimit angestrebt [236].

▶ **NAVA (neurally adjusted ventilatory assist).** Mittels einer speziellen Ösophagus- bzw. Magensonde wird die elektrische Aktivität des Zwerchfells abgeleitet und die Druckunterstützung an diese adjustiert.

ATC (automated tube compensation)

Dynamische Anpassung des Hilfsdrucks an den momentanen Gasfluss, um eine unzureichende Unterstützung in der Inspiration und eine übermäßige Unterstützung in der Exspiration zu vermeiden.

Hybridformen

Hybridbeatmungsmodi kombinieren Tidalvolumen- mit Minutenvolumen-Unterstützung in diversen Variationen und unter unterschiedlichen Namen (z. B. BIPAP + PSV, ATC, PSV + ATC, IMV + PSV, PAV + ATC) [203].

Spezielle Modi

▶ **HFOV (high frequency oscillation ventilation).** Durch hochfrequente Oszillationen wird das Gasgemisch in den leitenden Atemwegen in Schwingung versetzt, was zu ausreichendem Gasaustausch trotz Tidalvolumina unterhalb des Totraums führt. Bei Erwachsenen werden Frequenzen von 180–900 Atemzügen pro Minute (3–15 Hz) angewendet. Vorteil der Methode ist die ultraprotektive Beatmung, wofür aber fast immer eine tiefe Sedierung und Muskelrelaxierung erforderlich sind [223], da der Druck in der Lunge praktisch konstant gehalten werden soll. Überzeugende Daten über den Vorteil dieses Verfahrens beim Erwachsenen sind nicht vorhanden.

5.2.2 Beatmungskurven

Anhand der am Monitor des Beatmungsgeräts angezeigten Kurven (Druckzeitkurve, Flusszeitkurve und Volumenzeitkurve) und nach Anwendung einer inspiratorischen und exspiratorischen Pause lassen sich wichtige Informationen über die mechanischen Eigenschaften des respiratorischen Systems ableiten. Mit Anwendung einer inspiratorischen Pause entsteht ein Intervall ohne Gasfluss, währenddessen sich der Druck in den Alveolen und in den Bronchien ausgleicht. Dieser entspricht dem Plateaudruck (P_{plat}) (▶ Abb. 5.1). Die Messung von P_{plat} erlaubt die Berechnung der statischen Compliance:

$$\text{Compliance} = \text{Tidalvolumen (Vt)}/\text{Pplat} - \text{PEEP}$$

Anhand einer exspiratorischen Pause kann der intrinsische PEEP gemessen werden [214]. In ▶ Abb. 5.3 sind die Druck-Zeit-Kurve und Fluss-Zeit-Kurve in volumenkontrollierter, druckkontrollierter und druckunterstützter Beatmung entsprechend abgebildet.

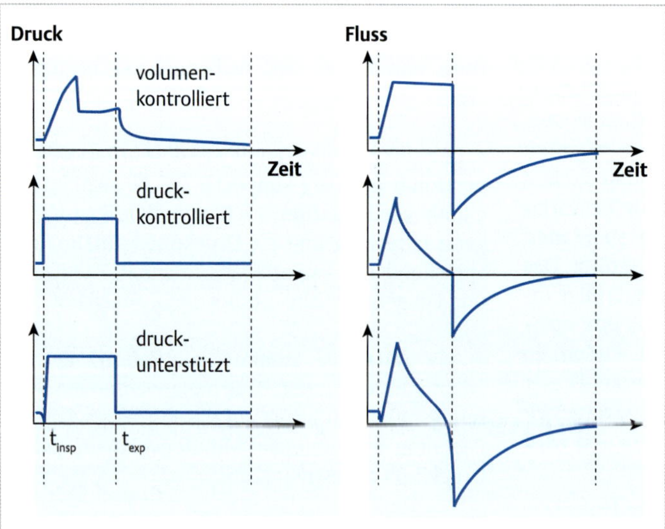

Abb. 5.3 Beatmung. Druck-Zeit-Kurve und Fluss-Zeit-Kurve bei volumenkontrollierter, druckkontrollierter und druckunterstützter Beatmung (t_{insp}: Inspirationszeit, t_{exp}: Exspirationszeit).

5.3 Indikationen

Die Entscheidung zur Einleitung einer mechanischen Beatmung ist oft unabhängig von der Entscheidung zur Atemwegssicherung. Es sind die Ziele, eine adäquate Oxygenierung und Decarboxylierung zu sichern und gleichzeitig die Atemmuskulatur und das Herz-Kreislauf-System vor übermäßiger Spontanatemarbeit zu entlasten [202]. Die Spontanatmung ist ein energieaufwendiger Vorgang, die Atemmuskulatur benötigt Sauerstoff und erhöhten Blutfluss und produziert CO_2 [215]. Aus pathophysiologischer Sicht ersetzt die mechanische Beatmung die Funktion der Atemmuskulatur oder unterstützt diese, um Zeit zur Genesung von der Ursache, die zur mechanischen Beatmung führte, zu gewinnen [238].

Merke

Apnoe, Erlöschen der Schutzreflexe und die Unfähigkeit der Patienten, die Atemwege offen zu halten, sind absolute Indikationen für den Beginn einer mechanischen Beatmung [239].

5.3.1 Hypoxämische respiratorische Insuffizienz

Die hypoxämische respiratorische Insuffizienz ist eine weitere Indikation zu maschineller Beatmung, wenn andere Formen der Sauerstoffapplikation nicht ausreichend sind. Diese können zwischen Sauerstoffapplikation über Nasenbrille oder Sauerstoffmaske bis zu nasaler High-Flow-Sauerstoffzufuhr variieren.

Die High-Flow Saeuerstoffzufuhr liefert angefeuchteten und angewärmten Sauerstoff mit einem FiO_2 von 21 % bis 100 % und Flussraten bis zu 60 ml/min über eine modifizierte Nasenbrille oder eine Maske mit einem PEEP-Ventil. Zu den Vorteilen gehören die Reduktion der Atemarbeit und Linderung der Dyspnoe, die bessere Toleranz der speziellen Nasenbrille im Vergleich zur den Masken der NIV, die Sekretmobilisation, die Erhöhung der funktionellen Residualkapazität und die CO_2-Elimination aus den proximalen Atemwegen mit Reduktion des anatomischen Totraums. Angewandt wird die Methode in der akuten hypoxämischen respiratorischen Insuffizenz zur Vermeidung einer Intubation, in der hypoxämischen respiratorischen Insuffizienz der Post-Extubation-Phase, aber auch als palliative Maßnahme bei Patienten, die eine Intubation ablehnen [209], [204].

Wenn diese nicht ausreichend sind oder die Applikation von höherem PEEP erforderlich ist, ist die mechanische Beatmung indiziert, entweder nicht invasiv (zum Beispiel über eine Maske oder mit einem Helm) oder invasiv.

Insbesondere ist die mechanische Beatmung bei der hypoxämischen respiratorischen Insuffizienz mit erhöhtem alveoloarteriellem Sauerstoffgradienten ($AaDO_2$) indiziert, die auf Sauerstoffzufuhr nicht anspricht. Zu deren Ursachen gehören unter anderem Pneumonie, akutes Atemnotsyndrom (ARDS), kardiogenes Lungenödem, Lungenarterienembolie, Aspiration, Polytrauma [236].

5.3.2 Hyperkapnische respiratorische Insuffizienz

Eine weitere Indikation zur mechanischen Beatmung ist die hyperkapnische respiratorische Insuffizienz. Typische Ursachen sind unter anderem chronisch-obstruktive Lungenerkrankung (COPD), schweres Asthma, ZNS-Pathologien mit Abnahme des Atemantriebs, Medikamente/ Drogen, neuromuskuläre Erkrankungen (z. B. Guillain-Barré-Syndrom), Obstruktion der oberen Atemwege, Dysfunktion der Skelettmuskulatur und Deformität der Thoraxwand (z. B. extreme Skoliose) [236]. Zu den Indikationen der mechanischen Beatmung gehört ferner die Entlastung der Atemmuskulatur von übermäßiger Anstrengung (metabolische Azidose, hyperdynamer Kreislauf).

5.4 Ziele

Die Überdruckbeatmung hat unterschiedliche Auswirkungen auf das rechte und linke Herz. Die Erhöhung des intrathorakalen Druckes bei der Inspiration wird auf den rechten Vorhof übertragen und wirkt negativ auf den venösen Rückfluss, was zur Reduktion der rechtsventrikulären Vorlast und somit zur Reduktion des rechtsventrikulären Schlagvolumens führt. Die Erhöhung des Lungenvolumens kann zum Anstieg des pulmonal-vaskulären Widerstands führen [196], [215], [217].

Aufgrund der ventrikulären Interdependenz ist dementsprechend die Vorlast des linken Ventrikels reduziert. Die Erhöhung des intrathorakalen Druckes führt zur Abnahme der linksventrikulären Wandspannung durch einen Mechanismus der Autoregulation des aortalen Druckes, was eine reduzierte linksventrikuläre Nachlast bedeutet [196]. Eine kompromittierte linkskardiale Funktion kann durch die Abnahme der Vorlast und Nachlast, die mit der Ökonomisierung des myokardialen Sauerstoffangebots einhergeht, profitieren [228]. Oft ist hier die nicht invasive Beatmung ausreichend [217].

5.5 Komplikationen der mechanischen Beatmung

Bis jetzt gibt es keine absolut sichere Form der mechanischen Beatmung, obwohl diese eine lebensrettende Maßnahme für viele kritisch kranke Patienten ist. Ihre wichtigsten Nebeneffekte sind hämodynamische Instabilität aufgrund des erhöhten intrathorakalen Druckes und direktes mechanisches Trauma des Lungengewebes.

5.5.1 Beatmungsinduzierter Lungenschaden

Definition

Der Begriff beatmungsinduzierter Lungenschaden (VILI) fasst den von der Beatmung induzierten Schaden einer vorher gesunden Lunge und den additiven Schaden einer vorher erkrankten Lunge zusammen [238]. Diverse biomechanische Vorgänge verursachen oder tragen zum beatmungsassoziiertem Lungenschaden bei.

Traumata und Effekte der Beatmung

Als *Barotrauma* wird die alveolare Leckage aufgrund von Beatmung mit übermäßigem Druck mit resultierendem Pneumothorax, Pneumomediastinum, subkutanem Emphysem oder Gasembolie definiert.

Volutrauma beschreibt die Überdehnung der Alveolarwand bei hohem Tidalvolumen mit stressbedingtem Zusammenbruch der endothelialen und/oder epithelialen Barrierefunktion.

Als *Atelektrauma* wird die zyklische Rekrutierung/Derekrutierung von Alveolen bei unzureichendem positivem endexspiratorischem Druck und übermäßiger Spannung zwischen belüfteten und nicht belüfteten Arealen bezeichnet.

Die zyklische Öffnung und der Verschluss von Alveolen führen zur Aktivierung von Mechanotransduktionskaskaden mit Freisetzung von proinflammatorischen Zytokinen und somit zur Schädigung entfernter Organe und Multiorganversagen, was als *Biotrauma* beschrieben wird [190], [196].

Aus der Perspektive der Lungenmechanik ist der wichtigste Effekt der mechanischen Beatmung der *Einfluss auf die Elastizität* [189]. Was zu VILI beiträgt, ist nicht der Atemwegsdruck, sondern der Druck, der auf die Lunge wirkt, d. h. der transpulmonale Druck (▸Abb. 5.4) [237]. Der *alveoläre* Druck kann als Atemwegsdruck (P_{aw}) mittels eines inspiratorischen Okklusionsmanövers und Nullfluss gemessen werden und entspricht dem Druck, der das respiratorische System dehnt. Ein Teil dehnt die Thoraxwand. Der *transpulmonale* Druck ist der Teil des Atemwegsdrucks, der zur Dehnung der Lunge dient [238]. Begrenzung oder bessere Bestimmung und Einstellung des transpulmonalen Druckes stellt eine Möglichkeit dar, um VILI zu minimieren [237].

In den letzten Jahren wurde der Begriff *Ergotrauma* eingeführt, um die Assoziation der beatmungsassoziierten Lungenschädigung mit der Energie zu beschreiben, die vom Beatmungsgerät an das respiratorische System pro Zeiteinheit übertragen wird. Der schädigende Faktor ist der Druck, der direkt auf die Lunge ausgeübt wird (transpulmonaler Druck) (stress) zusammen mit dem assoziierten Volumenwandel relativ zum Ruhevolumen (strain) [218]. In den diversen Glei-

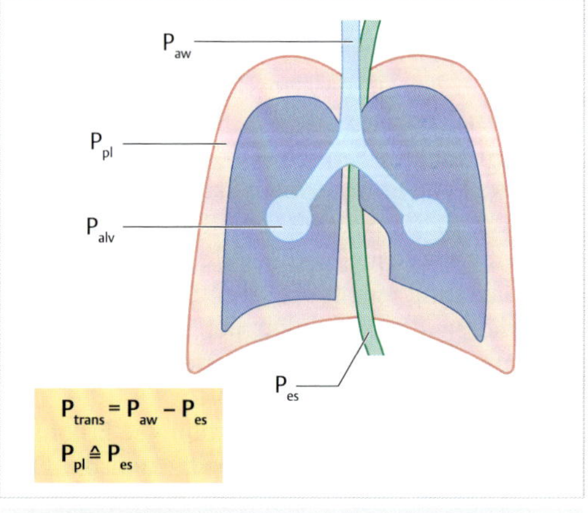

Abb. 5.4 Effekte der mechanischen Beatmung. Der transpulmonale Druck (P_{trans}) ist gleich dem Atemwegsdruck (P_{aw}) minus den pleuralen Druck (P_{pl}), dem der ösophageale Druck (P_{es}) entspricht.

chungen, mit denen diese Energie berechnet wird, gehen Druck, Tidalvolumen die Atemfrequenz und der Gasfluss mit ein [233].

Um die Invasivität der mechanischen Beatmung und die Gefahr der VILI zu reduzieren, wird oft auf eine Normokapnie verzichtet. Für diese elektive Hypoventilation wird der Begriff *permissive Hyperkapnie* verwendet. Allerdings muss Rücksicht auf die negativen Effekte der respiratorischen Azidose genommen werden, insbesondere in Fällen mit erhöhtem intrakraniellem Druck und erhöhtem pulmonal-vaskulärem Druck. Ferner gibt es Daten, dass die respiratorische Azidose die Kontraktilität des Zwerchfells und des Myokards sowie auch humorale Immunmechanismen negativ beeinflussen kann [236].

Beatmungsinduzierte diaphragmale Dysfunktion

Eine weitere negative Wirkung der mechanischen Beatmung ist die *Atrophie der Atemmuskulatur.* In multiplen Studien wird von einer beatmungsinduzierten diaphragmalen Dysfunktion (VIDD) berichtet, die bis zu 53 % der beatmeten Patienten innerhalb 24 Stunden nach Intubation betrifft. Die Inzidenz der VIDD ist doppelt so hoch wie die erworbene Muskelschwäche der kritisch Kranken [227].

Eine Studie hat gezeigt, dass die Diaphragmaatrophie mit geringerem Erfolg der Entwöhnung von der maschinellen Beatmung und höherem Komplikationsrisiko korreliert [206]. Es handelt sich sowohl um eine Atrophie mit reduzierter Proteinsynthese und hochregulierter Proteolyse als auch um eine kontraktile Dysfunktion aufgrund zerstörter Sarkomerstrukturen und beeinträchtigter mitochondrialen Atmung, die eine Apoptose induziert [229], [236]. Sonografisch kann eine VIDD mit Bestimmung der Zwerchfellexkursion während der Spontanatmung und der endexspiratorischen Dicke des Zwerchfells in der Appositionszone objektiviert werden [227].

M!

Merke

Um VIDD zu vermeiden, muss die Phase der kontrollierten Beatmung so kurz wie möglich gehalten werden und die Spontanatmung – soweit vom Patienten tolerabel – gefördert werden [236].

Asynchronie und patientenselbstinduzierter Lungenschaden

Für die Reduktion der Atemarbeit und die Entlastung der Atempumpe ist die harmonische Interaktion des Patienten mit dem Beatmungsgerät erforderlich. Die Ungleichheit zwischen Patientenbedürfnis und Unterstützung durch das Beatmungsgerät wird Asynchronie genannt [198]. Asynchronie ist nicht immer einfach zu diagnostizieren und kann sich negativ auf die Prognose auswirken, weil sie zu längerer Sedationsdauer, prolongierter Beatmung, längerem Intensivaufenthalt, Schlafstörung und höherer Mortalität beitragen kann.

Die häufigsten Formen der Asynchronie sind:

- *Ineffektives Triggering*, meistens in der Exspirationsphase beobachtet, wenn die Anstrengung des Patienten nicht adäquat ist, um die Triggerschwelle des Beatmungsgeräts zu erreichen. Folgen davon ist nicht nur Dyspnoe, sondern auch eine Erschöpfung der Atemmuskulatur.
- *Doppeltes Triggering*, bei unzureichendem Fluss von der Beatmungsmaschine, das zu einem höheren Tidalvolumen führt und mit der Gefahr des Volutraumas einhergeht [234].

Um Asynchronie zu vermeiden, ist es wichtig, die Spontanatmung zu fördern, sobald diese vom Zustand des Patienten möglich ist. In letzter Zeit gibt es dennoch Daten, dass die spontane Atmung auch zu Lungenschäden beitragen kann, wofür der Begriff patientenselbstinduzierter Lungenschaden (P-SILI) verwendet wird. Hoher Atemantrieb resultiert in höheren transpulmonalen Drücken und hiermit möglicherweise hohen Tidalvolumina, die nicht mehr im protektiven Bereich sind [243]. Zudem führt der negative intrathorakale Druck zu einem erhöhten venösen Rückfluss und erhöhten transmuralen vaskulären Druckgradienten, was zum Lungenödem führen kann [193].

Ventilationsassoziierte Pneumonie

Eine der klinisch wichtigsten Komplikationen der invasiven Beatmung ist die ventilationsassoziierte Pneumonie (VAP), die mit einem längeren Intensivaufenthalt und hohen Letalitätsrisiko assoziiert ist und deren Inzidenz mit der Dauer der invasiven Beatmung zunimmt [199]. Das Risiko der Pneumonie bei beatmeten Patienten ist 6- bis 20fach höher im Vergleich zu nicht beatmeten kritisch kranken

Patienten und führt zu einem 2- bis 10fach höheren Letalitätsrisiko.

Die Pathogenese ist multifaktoriell: Beeinträchtigte anatomische Barrieren sowie Veränderungen des zellulären und humoralen Immunsystems begünstigen die Kolonisation der Atemwege. Zudem tragen andere Faktoren wie Schwere der Erkrankung, langer Krankenhausaufenthalt, Antibiotikatherapie, respiratorische Erkrankungen und Reintubation dazu bei [236].

5.5.2 Neuropsychiatrische Folgen

Die mechanische Beatmung ist auch mit neuropsychiatrischen Folgen verbunden. Ein Drittel der Intensivpatienten entwickeln chronische neurokognitive Folgen, bei ARDS-Patienten erreicht die Prävalenz 80 %. Die Patienten leiden an psychopathologischen Symptomen, insbesondere Depression und Angst.

Ursächlich sind die prolongierte mechanische Beatmung, Hypoxämie, Hypotension und Analgosedierung. Gedächtnisstörungen sind mit dem Einfluss von inflammatorischen Zytokinen assoziiert. Neben Änderungen der zerebralen Oxygenierung und des fokalen Blutflusses, die die mechanische Beatmung verursachen kann, sind im oder auch nach ARDS strukturelle Änderungen des Hippokampus, an der hypoxieempfindlichsten Struktur, beschrieben [213].

5.6 Mechanische Beatmung bei speziellen Zuständen

5.6.1 Akutes Atemnotsyndrom (ARDS)

Die Meilensteinstudie des ARDS-Networks von 2000 führte zur Etablierung der lungenprotektiven Beatmung [235]. In dieser Studie führte die *Begrenzung des Tidalvolumens* bei ARDS-Patienten auf 6 ml/kg Standardkörpergewicht zu einer Reduktion der Letalität um 22 %. Zur Berechnung des Standardkörpergewichts werden meist folgende Formeln verwendet:

- Frau: Standardkörpergewicht = 45,5 + 0,91* (Größe in cm –152,4)
- Mann: Standardkörpergewicht = 50 + 0,91* (Größe in cm –152,4)

Retrospektive Daten weisen darauf hin, dass die lungenprotektive Beatmung mit niedrigerem Tidalvolumen und Begrenzung des Plateaudrucks ≤ 30 cmH_2O mit einem Überlebensvorteil sowohl bei Patienten mit ARDS als auch bei maschinell beatmeten Patienten ohne ARDS korreliert [219].

► **Driving Pressure.** Seit Kurzem wird der Driving Pressure als möglicher Parameter zur Optimierung der Beatmung beschrieben [232]. Definiert als die Differenz zwischen endinspiratorischem und endexspiratorischem Druck (► Abb. 5.1), entspricht der Driving Pressure dem Inflationsdruck der Lunge für ein bestimmtes Tidalvolumen ($\Delta P = Vt/Compliance$). Er stellt das Verhältnis zwischen Tidalvolumen und vorhandenem Lungenvolumen dar und ist somit ein Ausmaß der Lungenüberdehnung (strain) [226], [232]. Retrospektive Daten weisen darauf hin, dass er ein unabhängiger Prädiktor für akutes Rechtsherzversagen und Mortalität ist und dass die Begrenzung des Tidalvolumens und die Applikation eines höheren PEEP nur dann positiv auf das Überleben wirken, wenn ihre Änderungen zu einem kleineren Driving Pressure (≤ 15 cmH_2O) führen [187], [225], [231].

Merke M!

Laut einer Expertenempfehlung ist die Begrenzung des Driving Pressure als ergänzend zur Begrenzung des Plateaudrucks zu betrachten [225]. Einen bestimmten Wert für den Driving Pressure ohne Berücksichtigung anderer Parameter zu wählen, kann zu einer inkorrekten Bewertung des Risikos für ein Atelektrauma führen [216].

► **PEEP-Einstellung.** Die optimale PEEP-Einstellung ist ein noch nicht endgültig beantwortetes Thema. Der aktuelle Behandlungsstandard ist es, den PEEP-Wert anhand der FiO_2/PEEP-Tabellen des ARDS-Networks einzustellen [199]. Da die individuelle Lungenmechanik nicht berücksichtigt wird, sind die ARDS-Network-Tabellen nur orientierend. Es wird empfohlen, in den schwersten ARDS-Fällen höhere PEEP-Werte zu bevorzugen [199]. Es ergab sich kein signifikanter Unterschied bei der Dauer der Beatmung oder des Intensivaufenthalts zwischen hohem und niedrigem PEEP [216]. Eine andere Möglichkeit ist die schrittweise Erhöhung des PEEP-Wertes zur Bestimmung der optimalen

Compliance anhand der Lungendehnungskurve. Es wird empfohlen, den PEEP etwa 2 cmH_2O über dem unteren Wendepunkt (LIP) einzustellen [199].

Die Individualisierung der Beatmung setzt die Bestimmung des transpulmonalen Druckes mittels einer speziellen ösophagealen Sonde voraus. Diese Methode erscheint vorteilhaft bei speziellen Patientengruppen (z. B. bei Adipositas oder erhöhtem intraabdominellem Druck), ob sie aber routinemäßig angewendet werden sollte, bleibt kontrovers [224]. In einer randomisierten Studie bezüglich der PEEP-Einstellung mittels Bestimmung des transpulmonalen Druckes und anhand der FiO_2/PEEP-Tabelle zeigte sich kein Unterschied hinsichtlich Mortalität und ventilationsfreien Tagen [191]. Experten empfehlen, die Bestimmung des transpulmonalen Druckes zur Optimierung der Beatmung bei schwersten ARDS-Fällen anzuwenden [205].

▸ **Rekrutierungsmanöver.** Die regelmäßige Durchführung von Rekrutierungsmanövern, die der Wiedereröffnung kollabierter Lungenareale mittels vorübergehender Erhöhung der Atemwegsdrücke dienen, wird nicht empfohlen [199].

▸ **Beatmung in Bauchlage.** Die Beatmung in Bauchlage bewirkt eine vorteilhafte Umverteilung von Ventilation und Perfusion und verbessert die Lungenmechanik mit Rekrutierung von Lungenparenchym und Wiederherstellung der Homogenität ohne vermehrte Überdehnung [231]. Die Anwendung über mindestens 16 Stunden bei ARDS-Patienten mit pO_2/FiO_2 (Horowitz-Index) ≤ 150 im Rahmen der PROSEVA-Studie führte zu einem signifikanten Überlebensvorteil und wird aktuell bei der Behandlung solcher Patienten empfohlen [199], [207].

▸ **Spontane Atmung.** In den letzten Jahren wird bei ARDS-Patienten dafür plädiert, die Spontanatmung zu ermöglichen. Bei schwerem ARDS gibt es widersprüchliche Daten bezüglich der Prognose nach Vermeidung der spontanen Atemzüge. Ältere Daten weisen darauf hin, dass eine neuromuskuläre Blockade in der frühen Phase des schweren ARDS das Biotrauma vermindern kann. Laut älteren Daten kann eine kontinuierliche neuromuskuläre Blockade in der frühen Phase des schweren ARDS das Risiko für Biotrauma reduzieren. Aktuellere Daten weisen allerdings darauf hin, dass die frühe kontinuierliche neuromuskuläre Blockade in keinen Überlebensvorteil im moderaten bis schweren ARDS resultiert. Bei milderen Formen hat die spontane Atmung geringeren prognostischen Einfluss, kann aber die Lungenfunktion verbessern, zusätzlichen beatmungsassoziierten Lungenschaden vermeiden und in manchen Fällen die Dauer der invasiven Beatmung verkürzen [222], [234], [243].

5.6.2 Schweres Asthma und COPD

▸ **Asthma.** Die wichtigste Störung im schweren Asthmaanfall ist die Obstruktion der Atemwege durch Bronchospasmus, Schleimhautödem und vermehrtem zähem Sekret, die zur Erhöhung des Atemwegswiderstands, erhöhter Atemarbeit, Air Trapping und Überblähung führt. Indikationen zur invasiven Beatmung sind Atemstillstand, Vigilanzminderung und drohende Erschöpfung der Atemmuskulatur [236].

Bei den initialen Einstellungen wird empfohlen, eine niedrige Atemfrequenz mit verlängertem Verhältnis von Inspiration zu Exspiration (I:E-Verhältnis, ein niedriges Tidalvolumen (5–8 ml/kg Standardkörpergewicht), einen relativ niedrigen PEEP in der kontrollierten Beatmung und die Begrenzung des P_{max} bei 30 cmH_2O zu bevorzugen [211].

▸ **COPD.** Der Wert der *nicht invasiven* Beatmung bei exazerbierter COPD wurde in mehreren Studien und Metaanalysen dokumentiert [199], [201]. Dennoch gibt es Fälle, in denen die *invasive* Beatmung nicht vermieden werden kann. Die wichtigsten pathophysiologischen Folgen der Exazerbation sind die Einschränkung des Atemflusses, der erhöhte Widerstand mit Zunahme der Atemarbeit und die Überblähung mit Air Trapping.

Eine ausreichende Exspirationszeit ist erforderlich, um die Zunahme der Überblähung zu vermeiden, und kann durch Verlängerung des I:E-Verhältnisses auf 1:3–4 (bei ausgedehnter Verminderung des exspiratorischen Flusses auf bis zu 1:10) erzielt werden.

Hohe Tidalvolumina müssen vermieden werden, um das Risiko des Volutraumas zu minimieren. Es wird empfohlen, 6–8 ml/kg Standardkörpergewicht zu Beginn der Beatmung nicht zu überschreiten. Das Konzept der permissiven Hyperkapnie wird auch in diesen Fällen angewendet [211]. Eine rasche Senkung des Kohlendioxidpartialdrucks ($paCO_2$), die zu posthyperkapnischer metabolischer Alkalose führt, muss auch vermieden werden.

Wie im schweren Asthmaanfall ist die optimale externe PEEP-Einstellung oft herausfordernd, da die Patienten einen hohen intrinsischen PEEP aufweisen. In der Entwöhnungsphase wird empfohlen, den externen PEEP auf 85 % des intrinsischen einzustellen, um das Triggering zu erleichtern [211], [236].

5.6.3 Lungengesunde und Adipositaspatienten

▶ **Patienten ohne ARDS.** Ein beatmungsassoziierter Lungenschaden kann nach einigen Stunden Beatmung auch bei lungengesunden Patienten entstehen [186]. Klinische Daten weisen darauf hin, dass bei Patienten ohne ARDS die Wahl eines kleineren Tidalvolumens zu Beginn der Beatmung mit einem besseren Outcome, inklusive kürzeren Intensivaufenthalt, reduzierter Mortalität, geringeren pulmonalen Infekten und weniger Atelektasen, assoziiert ist [208]. Auch bei Patienten ohne ARDS erscheint die Höhe des Inspirationsdrucks ein unabhängiger Mortalitätsfaktor zu sein. Höhere Driving Pressure und Plateaudrücke stellen einen größeren Stress für die Lungen von Patienten ohne ARDS dar und sind mit einem höheren Mortalitätsrisiko assoziiert [219].

▶ **Adipositaspatienten.** Die Erkrankung prädisponiert für eine schnellere Abnahme der funktionellen Residualkapazität in Rückenlage und eine niedrigere Elastizität der Thoraxwand. Die optimale Einstellung der Beatmungsparameter stellt in dieser Patientengruppe eine Herausforderung dar.

Eine randomisierte Studie untersuchte den Einfluss von zwei unterschiedlichen intraoperativen Beatmungsstrategien auf postoperative respiratorische Komplikationen: höherer PEEP mit Rekrutierungsmanöver versus niedriger PEEP ohne Rekrutierungsmanöver. Die intraoperative Beatmung mit dem höherem PEEP und der Durchführung eines Rekrutierungsmanövers hatte keinen Einfluss auf die postoperativen pulmonalen Komplikationen. Die Oxygenierung dieser Patienten war besser, allerdings wurden intraoperativ mehr kardiovaskuläre Ereignisse (Hypotonie, Bradykardie) beobachtet [242]. Die Notwendigkeit für eine individuelle Einstellung der Beatmungsparameter mit Rücksicht auf die Lungenmechanik und die Hämodynamik ist unentbehrlich.

5.7 Nicht invasive Beatmung (NIV)

Merke

M!

Die nicht invasive Überdruckbeatmung ist eine Form der mechanischen Beatmung ohne invasiven künstlichen Atemweg unter Verwendung einer Nasenmaske, Nasen-Mund-Maske, Gesichtsmaske oder eines Beatmungshelms.

Das Verfahren findet Anwendung bei der *chronischen respiratorischen Insuffizienz* aufgrund pulmonaler (z. B. COPD, Mukoviszidose oder interstitielle Lungenerkrankungen) und extrapulmonaler Erkrankungen (unter anderem Thoraxwandanomalien, progressive neuromuskuläre Erkrankungen oder zentrale Hypoventilation).

In den letzten Jahren wird die nicht invasive Beatmung zunehmend in der Behandlung des *akuten respiratorischen Versagens* eingesetzt [236], deren Evidenz in der S3-Leitlinie der Deutschen Gesellschaft für Pneumologie und Beatmungsmedizin zusammengefasst ist [199]. Außerdem ist die NIV eine Option in der palliativen Behandlung von *dyspnoeischen Patienten* mit terminaler Erkrankung und nicht gewünschter invasiver Beatmung zur Symptomlinderung und als Methode zur Vereinfachung der Entwöhnung von der mechanischen Beatmung.

Die Rationale für eine nicht invasive Beatmung ist, dass man die Entlastung der Atemarbeit mit Vermeidung der Komplikationen der invasiven Beatmung (Notwendigkeit für Sedation, infektiöse Komplikationen, prolongierter Aufenthalt, Tracheostomienotwendigkeit, erhöhte Mortalität) sowie mit höherem Patientenkomfort erreichen kann [199], [236]. Kritisch für den Erfolg des Verfahrens ist die Auswahl der Patienten.

5.7.1 Kontraindikationen

Absolute Kontraindikationen für nicht invasive Beatmung sind Atemwegsverlegung, fehlende Spontanatmung oder Schnappatmung, nicht hyperkapnisches Koma, gastrointestinale Blutung oder Ileus. Bei komatösen hyperkapnischen Patienten kann die nicht invasive Beatmung erwogen werden, allerdings nur unter engmaschigem Monitoring und Intubationsbereitschaft.

Massiver Sekretverhalt trotz Bronchoskopie, Agitation, schwergradige Hypoxie oder Azidose, Interface-Inkompatibilität, hämodynamische Instabilität und Zustand nach oberer gastrointestinaler Operation stellen die *relativen* Kontraindikationen dar, bei denen das individuelle Nutzen-Risiko-Verhältnis berücksichtigt werden muss [199].

5.7.2 Akutes respiratorisches Versagen

▸ **COPD.** Patienten mit akut exazerbierter COPD sind Kandidaten für eine nicht invasive Beatmung, um eine respiratorische Azidose zu vermeiden; das heißt, wenn eine Hyperkapnie noch von einem normwertigen pH begleitet ist oder um die Intubation und invasive Beatmung in milder bis moderater Azidose zu vermeiden, in Kombination mit der indizierten medikamentösen Therapie. Der Wert des Verfahrens liegt darin, die Dyspnoe zu bekämpfen, die Atemarbeit zu reduzieren, indem die Atempumpe entlastet wird, und die Mortalität zu senken.

Ein positives Ansprechen ist innerhalb von 1–4 Stunden nach Beginn zu erwarten. Je niedriger der pH-Wert ist, desto engmaschiger muss die Überwachung sein, um den Misserfolg des Verfahrens und die Notwendigkeit zur invasiven Beatmung rechtzeitig zu erkennen [230]. Risikofaktoren für ein NIV-Versagen sind niedrige pH-Werte (< 7,25) vor Beginn der NIV und nach 1–2 Stunden NIV, APACHE-II-Score > 29 und Glasgow Coma Scale < 11 [212].

▸ **Kardiogenes Lungenödem.** Für die Anwendung der nicht invasiven Beatmung bei kardiogenem Lungenödem gibt es zahlreiche Studien. Der hohe kapillare Druck mit oder ohne linksventrikuläre Dysfunktion führt zu reduzierter Compliance des respiratorischen Systems und alveolarer Überflutung [230]. Die Überdruckbeatmung reduziert die Nachlast des linken Ventrikels und verbessert die Atemmechanik.

▸ **ARDS.** Die Effektivität der nicht invasiven Beatmung in der Reduktion der Atemarbeit der de novo akuten respiratorischen Insuffizienz (ohne vorbestehende Lungenerkrankung) ist geringer. Patienten mit hohem Atemantrieb erreichen große transpulmonale Drücke, die in hohen Tidalvolumina resultieren, die stark von der protektiven Beatmung abweichen und zu weiterem Lungenschaden beitragen können. Insbesondere beim ARDS (acute respiratory distress syndrome) ist die Empfehlung, die nicht invasive Beatmung nur bei milden Formen und in spezialisierten Zentren zu erwägen, da die Versagerquote höher als 50 % beträgt, abhängig von der Schwere der Oxygenierungsstörung und der generellen Schwere der Erkrankung [199].

Merke

M!

Die europäische Gesellschaft für Pneumologie (European Respiratory Society) empfiehlt die nicht invasive Beatmung als Maßnahme in erster Linie für *immunsupprimierte Patienten mit mildem bis moderatem akutem respiratorischem Versagen* [230], da die Mortalität bei invasiver Beatmung in dieser Patientengruppe zwischen 50 und 70 % beträgt. In einer Studie wurde gezeigt, dass die Immunsuppression einen Risikofaktor für Mortalität, nicht aber für den Misserfolg der nicht invasiven Beatmung darstellt [197].

5.7.3 Hyperkapnisches respiratorisches Versagen

Das hyperkapnische respiratorische Versagen in der Postextubationsphase kann auch mit nicht invasiver Beatmung behandelt werden. Risikofaktoren sind COPD, schwieriges Weaning in der Anamnese, hohes Alter, Herzinsuffizienz, vermehrte Sekretbildung [199]. Allerdings ist die nicht invasive Beatmung bei bereits entwickelter hypoxämischer respiratorischer Insuffizienz nach Extubation mit höherer Mortalität assoziiert, die wahrscheinlich auf eine verzögerte Reintubation zurückzuführen ist [230].

5.7.4 Chronisches respiratorisches Versagen

In den letzten Jahren hat sich die nicht invasive Beatmung auch in der Behandlung des chronischen respiratorischen Versagens im außerklinischen Bereich bewährt. In diesem Fall handelt es sich um eine intermittierende Beatmung, vor allem nachts, um die ventilatorische Funktion zu unterstützen. Die Normokapnie wird nicht immer erreicht, aber Vorteile sind die Entlastung der Atemmuskulatur mit Zunahme ihrer Ausdauer und die Vermeidung von Hypoventilationen im Schlaf, was auch zu einer Besserung der Lebensqualität und einer Verlängerung der Lebenserwartung führt [241].

Erkrankungen, die zu chronischem ventilatorischem Versagen mit Indikation zur NIV-Einstellung führen, sind hauptsächlich COPD, organisches Schlafapnoesyndrom, Obesitas-Hypoventilations-Syndrom, thorakal restriktive Erkrankungen und neuromuskuläre Erkrankungen [241].

► **COPD.** Kriterien für die Einleitung einer nicht invasiven Beatmung bei COPD sind: chronische Tageshyperkapnie mit arteriellem Kohlendioxidpartialdruck ($PaCO_2$) ≥ 50 mmHg, nächtliche Hyperkapnie mit $PaCO_2$ ≥ 55 mmHg

- milde Tageshyperkapnie mit 46–50 mmHg und Anstieg des transkutanen Kohlendioxidpartialdrucks ($PtcCO_2$) um ≥ 10 mmHg während des Schlafs
- nach Beendigung einer Akutbeatmung bei respiratorischer Azidose, wenn mindestens 14 Tage danach eine Hyperkapnie > 53 mmHg persistiert
- nach prolongiertem Weaning, wenn eine Dekanülierung nur mithilfe der NIV zur Kontrolle von Symptomen und zur Vermeidung einer Hyperkapnie langfristig möglich ist [241].

► **Obesitas-Hypoventilations-Syndrom.** Das Obesitas-Hypoventilations-Syndrom ist definiert als Kombination aus Adipositas (Body-Mass-Index ≥ 30 $kgKG/m^2$), Tageshyperkapnie mit pCO_2 ≥ 45 mmHg und schlafbezogenenen Atemstörungen nach Ausschluss anderer Ursachen der Hypoventilation [220]. Die initiale Beatmungstherapie kann bei fehlender Komorbidität und signifikanter Hyperkapnie eine CPAP-Beatmung sein. Sollte sich aber nach 3 Monaten der CPAP-Therapie eine persistierende oder zunehmende Hypoventilation zeigen, ist die Umstellung auf die nicht invasive Beatmung mit zwei Druckniveaus indiziert.

► **Mukoviszidose.** Die Einleitung einer nicht invasiven Beatmung kann auch bei Mukoviszidose erwogen werden, mit dem Ziel, den Gasaustausch zu bessern und die Leistungsfähigkeit der Atemmuskulatur zu steigern, um in Kombination mit Physiotherapie eine bessere Sekretmobilisierung zu erreichen [241].

5.8 Entwöhnung von der mechanischen Beatmung

Die Entwöhnung von der maschinellen Beatmung (Weaning) ist als Vorgang der Befreiung des Patienten von der invasiven Beatmung und des Übergangs zur spontanen Atmung ohne künstlichen Atemweg definiert [211]. Die Mehrheit der Patienten kann nach kurzer Zeit von der Beatmung getrennt werden, für ungefähr 20 % der Patienten ist dieser Vorgang prolongiert [200]. Die Überlegung, wie der Patient von der maschinellen Beatmung entwöhnt wird, beginnt oft mit der Intubation. Im Prinzip kann der Vorgang initiiert werden, sobald sich die Erkrankung, die zur invasiven Beatmung geführt hat, gebessert hat [239].

Es werden 6 *Phasen* der maschinellen Beatmung beschrieben [192], [200], [192]:

1. Behandlung des respiratorischen Versagens, in der eventuell keine Überlegung bezüglich des Weanings stattfindet
2. Phase der Vermutung, dass der Patient entwöhnt werden kann
3. Evaluation der Bereitschaft zu Entwöhnung
4. Spontanatmungsversuch (spontaneous breathing test, SBT)
5. Extubation
6. eventuell Reintubation

Das Weaning nimmt ungefähr 40 – 50 % der Gesamtdauer der mechanischen Beatmung ein und beginnt mit der Phase 4 [200]. Die Verzögerung des Vorgangs zwischen Extubationsbereitschaft und Extubation führt zur Erhöhung der Mortalität. Interessant ist, dass nach akzidenteller Extubation nur ungefähr die Hälfte der Patienten reintubiert werden muss [200]. Andererseits hat eine zu frühzeitige Extubation mit Notwendigkeit zu Reintubation auch negative Folgen wie ein erhöhtes Risiko einer ventilationsassoziierten Pneumonie und eine Verlängerung des Intensivaufenthalts.

M!

Merke

Kriterien für die Weaningbereitschaft und Extubation: ausreichende Vigilanz, adäquater Hustenstoß und vorhandene Schutzreflexe, keine übermäßige Sekretbildung, hämodynamische Stabilität, ausreichende Oxygenierung, adäquate respiratorische Funktion mit ausreichendem Tidalvolumen (> 5 ml/kgKG), adäquate Atemfrequenz (< 35/min) und Ausgleich metabolischer Störungen [192].

▸ **Definitionen, Kategorien.** 2007 wurden in einer internationalen Konsensuskonferenz *Definitionen* für den Weaningprozess erstellt, die in der aktuellen Leitlinie zum prolongierten Weaning der deutschen Gesellschaft für Pneumologie und Beatmungsmedizin adaptiert werden [192], [200].

- Laut dieser Leitlinie ist eine Extubation ohne nachfolgende mechanische Unterstützung für mindestens 48 Stunden ein *Weaningerfolg*.
- Entsprechend gelten als *Weaningversagen* gescheiterter Spontanatmungsversuch, Reintubation/Rekanülierung und/oder Wiederaufnahme der ventilatorischen Unterstützung oder Tod innerhalb von 48 Stunden nach Extubation.

Es werden drei *Kategorien* des Weanings definiert:

- *einfaches* Weaning: Erfolg nach dem 1. Spontanatmungsversuch
- *schwieriges* Weaning: Erfolg spätestens beim 3. Spontanatmungsversuch oder 7 Tage nach dem 1. Spontanatemversuch
- *prolongiertes* Weaning: Erfolg nach dem 3. Spontanatmungsversuch oder länger als 7 Tage nach dem 1. Spontanatmungsversuch

▸ **Spontanatmungsversuch.** Der Spontanatmungsversuch dient der Evaluation der Kapazität des Patienten, extubiert zu werden. Es werden zwei unterschiedliche Verfahren vorgeschlagen: druckunterstützte Beatmung in niedrigem Niveau oder Spontanatmung mit T-Stück, ohne Unterschied bezüglich des Erfolgs.

Neuere Daten zeigen, dass ein Spontanatmungsversuch von 30 Minuten ebenso aussagekräftig für eine erfolgreiche Extubation ist wie ein Spontanatmungsversuch von 2 Stunden. Kriterien eines *erfolgreichen* Spontanatmungsversuchs sind Atemmuster, ausreichender Gasaustausch, hämodynamische Stabilität und Patientenkomfort. Am Ende des Spontanatemversuchs werden die Atemfrequenz und der Quotient aus Atemfrequenz und Tidalvolumen (rapid shallow breathing index, RSBI) erhoben. Der Versuch gilt als erfolgreich, wenn die Atemfrequenz < 35/min und der RSBI < 105 betragen.

Nach einem *gescheiterten* Spontanatmungsversuch ist es wichtig, der Atemmuskulatur eine adäquate Erholung am Beatmungsgerät zu erlauben [192], [200].

▸ **Schwieriges und prolongiertes Weaning.** Ursachen des schwierigen bzw. prolongierten Weanings sind:

- erhöhte Atemarbeit
- erhöhte kardiale Belastung
- neuromuskuläre Insuffizienz
- neuropsychiatrische Faktoren
- metabolische/endokrinologische Störungen

Bei Beendigung der mechanischen Beatmung muss die Atempumpe in der Lage sein, die gesamte Atemarbeit zu leisten. Faktoren wie Neuropathie/Myopathie des kritisch Kranken oder beatmungsassoziierte diaphragmale Dysfunktion (VIDD) oder noch bestehende Überblähung und Obstruktion können dazu führen, dass die Atemmuskulatur überlastet wird.

Außerdem senkt die mechanische Beatmung die Nachlast des linken Ventrikels und der Wegfall dieses Effekts in der Weaningphase kann eine linksventrikuläre Dysfunktion demaskieren. Zudem nimmt bei Spontanatmung der Sympathikotonus zu. Zur Diagnose können Echokardiografie, Lungensonografie, biochemische Marker (natriuretisches Peptid Typ B [BNP] oder N-terminal natriuretisches Peptid pro-B-Typ [NT-pro-BNP]) oder möglicherweise eine invasive Diagnostik (pulmonalarterieller Katheter) durchgeführt werden. Therapeutische Maßnahmen betreffen Volumenstatus, Hypertonie- und Tachykardiebehandlung, medikamentöse Unterstützung der linksventrikulären Funktion und die Therapie einer möglichen koronaren Herzerkrankung [240].

Elektrolytstörungen und *Mangelernährung* tragen auch zum prolongierten Weaning bei. Insbesondere Störungen des Magnesium- und Phosphathaushalts beeinträchtigen die Muskelkraft. Andererseits muss *Hyperalimentation* auch vermieden werden, da eine übermäßige Kalorienzufuhr zu vermehrter CO_2-Bildung führt. Andere

Ursachen sind reduzierter Sauerstofftransport bei Anämie oder erhöhter Sauerstoffbedarf bei Infektionen, Hyperthyreose und Agitation [192].

► **Maßnahmen zur Unterstützung des Weanings.** Zu den Maßnahmen, die das frühere Weaning begünstigen und die Langzeitbeatmung vermeiden, gehört unter anderem die *Vermeidung von übermäßiger Sedation* mit täglicher Sedationspause. Somit werden die Spontanatmung und Frühmobilisation begünstigt, die zur Prävention der Neuromyopathie des kritisch Kranken (Polyneuropathie des kritisch Kranken [CIP], Polymyopathie des kritisch Kranken [CIM]) wichtig sind. Außerdem trägt die Vermeidung der übermäßigen Sedierung zur Vorbeugung des Delirs bei.

Beatmungsverfahren, die das Weaning unterstützen, sind diejenigen, die eine assistierte Beatmung erlauben. Der früher für das Weaning bevorzugte SIMV-Modus wird nicht mehr empfohlen, da gezeigt wurde, dass die Atemmuskulatur in den unterstützten Atemzügen aktiv bleibt, was zu Erschöpfung führen kann [200]. Die Daten über die Modi mit adaptiver oder optimaler Zielvariable sind noch nicht ausreichend, um ihre Überlegenheit im Weaning zu unterstützen, obwohl diese Verfahren eine Bekämpfung der Asynchronie zwischen Patienten und Beatmungsgerät versprechen [188]. Die aktuelle Empfehlung ist, dass Druckunterstützung zum Weaning angewendet werden kann; möglicherweise ist aber die Kombination mit Spontanatmungsintervallen überlegen, wenn der Atemmuskulatur adäquate Erholung zwischen diesen ermöglicht wird.

Eine weitere Überlegung, die das *schwierige* Weaning betrifft, ist die Durchführung einer *Tracheotomie*. Es ist Evidenz vorhanden, dass eine Tracheotomie die Beatmungszeit verkürzen und ein prolongiertes Weaning möglicherweise vermeiden kann. Es gibt jedoch keine Empfehlung zur routinemäßigen Durchführung einer Frühtracheotomie (innerhalb der ersten 4 Tage nach Intubation). Die Tracheotomie bleibt eine individuelle Entscheidung, mit Rücksicht auf den Gesamtnutzen, die möglichen assoziierten Komplikationen und das Risiko einer Übertherapie [200].

In Bezug auf den Einsatz *nicht invasiver Beatmung* in der Weaningphase gibt es Daten, dass die Entwöhnung insbesondere von Patienten mit ventilatorischem Versagen (z. B. bei akut exazerbierter COPD) dadurch erleichtert wird [230]. Sobald die Kriterien zur Extubation erfüllt sind und die NIV-Fähigkeit gegeben ist, wird der Patient extubiert und die nicht invasive Beatmung unmittelbar eingeleitet [192].

Fazit

Zusammenfassend sind die Ursachen des prolongierten Weanings multifaktoriell, dementsprechend strebt die Behandlung diverse Ziele an. Wichtige Bestandteile sind die Förderung der Leistungsfähigkeit der Atempumpe und die Behandlung neuropsychiatrischer Störungen. Eine multidisziplinäre Behandlung ist notwendig, oft in spezialisierten Weaning-Zentren.

5.9 Literatur

[186] Alencar R, D'Angelo V, Carmona R et al. Patients with uninjured lungs may also benefit from lung-protective ventilator settings. F1000Research 2017; 6: 2040. doi:10.12688/f1000research.12225.1

[187] Amato MBP, Meade MO, Slutsky AS et al. Driving pressure and survival in the acute respiratory distress syndrome. N Engl J Med 2015; 372: 747–755

[188] Ambrosino N, Vitacca M. The patient needing prolonged mechanical ventilation: A narrative review. Multidiscip Resp Med 2018; 13: 6– 15

[189] Bates JHT, Smith BJ. Ventilator-induced lung injury and lung mechanics. Ann Transl Med 2018; 6: 378–390

[190] Beitler JR, Malhotra A, Thompson BT. Ventilator-induced lung injury. Clin Chest Med 2016; 37: 633–646

[191] Beitler JR, Sarge T, Banner-Goodspeed VM et al. Effect of titrating positive end-expiratory pressure (PEEP) with an esophageal pressure-guided strategy vs an empirical high PEEP-FIO_2 strategy on death and days free from mechanical ventilation among patients with acute respiratory distress syndrome. A randomized clinical trial. JAMA 2019; 321: 846–857

[192] Boles JM, Bion J, Connors A et al. Weaning from mechanical ventilation. Eur Respir J 2007; 29: 1033–1056

[193] Brochard L, Slutsky A, Pesenti A. Mechanical ventilation to minimize progression of lung injury in acute respiratory failure. Am J Respir Crit Care Med 2017; 195: 438–442

[194] Chatburn RL, Mireles-Capodevila E. Closed-loop control of mechanical ventilation:Ddescription and classification of targeting schemes. Respir Care 2011; 56: 85–98

[195] Chatburn RL, El-Khatib M, Mireles-Capodevila E. A taxonomy for mechanical ventilation: 10 fundamental maxims. Respir Care 2014; 59: 1747–1763

[196] Cheifetz IM. Cardiorespiratory interactions: The relationship between mechanical ventilation and hemodynamics. Respir Care 2014; 59: 1937–1945

[197] Coudroy R, Pham T, Boissier F et al. Is Is immunosuppression status a risk factor for noninvasive ventilation failure in patients with acute hypoxemic respiratory failure? A post hoc matched analysis. Ann Intensive Care 2019; 9: 90–98

[198] de Haro C, Ochagavia A, López-Aguilar J et al. Patient-ventilator asynchronies during mechanical ventilation: Current knowledge and research priorities. Intensive Care Med Exp 2019; 7 (Suppl 1): 43–56

[199] Deutsche Gesellschaft für Anästhesiologie und Intensivmedizin. S3-Leitlinie Invasive Beatmung und Einsatz extrakorporaler Verfahren bei akuter respiratorischer Insuffizienz. 1. Aufl. Stand 04.12.2017. AWMF Leitlinien-Register Nr. 001/021

[200] Deutsche Gesellschaft für Pneumlogie und Beatmungsmedizin. Prolongiertes Weaning. S2K Leitlinie. AWMF-Register Nr. 020/015

[201] Deutsche Gesellschaft für Pneumologie und Beatmungsmedizin. S3 Leitlinie Nichtinvasive Beatmung als Therapie der akuten respiratorischen Insuffizienz. Stand 04.07.2019. AWMF-Register-Nr. 020/004

[202] Fernández J, Miguelena D, Mullet H et al. Adaptive support ventilation: State of the art review. Indian J Crit Care Med 2013; 17: 16–22

[203] Fichtner F, Moerer O, Weber-Carstens S et al. Clinical guideline for treating acute respiratory insufficiency with invasive ventilation and extracorporeal membrane oxygenation: Evidence based recommendations for choosing modes and setting parameters of mechanical ventilation. Respiration 2019; 98: 357–372

[204] Frat JP, Thille AW, Mercat A et al. FLORALI Study Group; REVA Network. High-flow oxygen through nasal cannula in acute hypoxemic respiratory failure. N Engl J Med. 2015; 372(23): 2185-2196

[205] Gattinoni L, Giosa L, Bonifazi M et al. Targeting transpulmonary pressure to reduce ventilator-induced lung injury. Expert Rev Respir Med 2019; 13: 737–746

[206] Goligher EC, Dres M, Fan E et al. Mechanical ventilation-induced diaphragm atrophy strongly impacts clinical outcomes. Am J Respir Crit Care Med 2018; 197: 204–213

[207] Guérin C, Reignier J, Richard JC et al. Prone positioning in severe acute respiratory distress syndrome. N Engl J Med 2013; 368: 2159–2168

[208] Guo L, Wang W, Zhao N et al. Mechanical ventilation strategies for intensive care unit patients without acute lung injury or respiratory distress syndrome: A systematic review and network meta-analysis. Critical Care 2016; 20: 226–236

[209] Helviz Y, Einav S. A systematic review of the High-Flow Nasal Cannula for adult patients. Crit Care 2018; 22: 71-79

[210] Hess DR. Respiratory mechanics in ventilated patients. Respir Care 2014; 59: 1773–1794

[211] Larsen R, Ziegenfuß T, Mathes A. Beatmung. Indikationen-Techniken-Krankheitsbilder. 6 Aufl. Berlin: Springer; 2018

[212] Liu J, Duan J, Bai L et al. Noninvasive ventilation tolerance: characteristics, predictors and outcomes. Respir Care 2016; 61: 277–284

[213] López-Aguilar J, Fernández-Gonzalo MS, Turon M et al. Lung-brain interaction in the mechanically ventilated patient. Med Intensiva 2013; 37: 485–492

[214] Lucangelo U, Bernabé F, Blanch L. Respiratory mechanics derived from signals in the ventilator circuit. Respir Care 2005; 50: 55–65

[215] Mahmood SS, Pinsky MR Heart-lung interactions during mechanical ventilation: The basics. Ann Transl Med 2018; 6: 349–356

[216] Marini JJ. Evolving concepts for safer ventilation. Crit Care 2019; 23 (Suppl 1): 114–120

[217] Marini JJ, Dries DJ Critical Care Medicine: The essentials and more. 5th ed. Philadelphia: Wolters Kluwe; 2019

[218] Marini JJ, Rocco PRM, Gattinoni L. Static and dynamic contributors to VILI in clinical practice: Pressure, energy and power. Am J Resp Care Crit Care Med 2019; 1–48. doi:10.1164/rccm.201908–1545CI

[219] Martin-Loeches I, de Haro C, Dillinger RP et el. Effectiveness of a inspiratory pressure-limited approach to mechanical ventilation in septic patients. Eur Respir J 2013; 41: 157–164

[220] Masa JF, Pépin JL, Borel JC et al. Obesity hypoventilation syndrome. Eur Respir Rev 2019; 28: 180097–180111

[221] Miller AG, Gentile MA, Davies JD et al. Clinical management strategies for airway pressure release ventilation: A survey of clinical practice. Respir Care 2017; 62: 1264–1268

[222] National Heart, Lung, and Blood Institute PETAL Clinical Trials Network, Moss M, Huang DT, et al. Early neuromuscular blockade in the acute respiratory distress syndrome. N Engl J Med 2019; 380: 1997–2008

[223] Nguyen AP, Schmidt UH, MacIntyre N. Should high-frequency ventilation in the adult be abandoned? Respir Care 2016; 61:791–800

[224] Nieman GF, Satalin J, Andrews P et al. Personalizing mechanical ventilation according to physiologic parameters to stabilize alveoli and minimize ventilator induced lung injury (VILI). Intensive Care Med Exp 2017; 5: 8–28

[225] Papazian L, Aubron C, Brochard L et al. Formal guidelines: management of acute respiratory syndrome. Ann Intensive Care 2019; 9: 69–87

[226] Pelosi P, Ball L. Should we titrate ventilation on driving pressure? Maybe not in the way we would expect. Ann Transl Med 2018; 6: 389–397

[227] Peñuelas O, Keough E, López Rodríguez L et al. Ventilator-induced diaphragma dysfunction: Translational mechanisms lead to therapeutical alternatives in the critically ill. Intensive Care Med Exp 2019; 7 (Suppl 1): 48–72

[228] Pham T, Brochard LJ, Slutsky AS. Mechanical ventilation: State of the art. Mayo Clin Proc 2017; 92: 1382–1400

[229] Powers SK, Wiggs MP, Sollanek KJ et al. Ventilator induced diaphragm dysfunction: Cause and effect. Am J Physiol Regul Integr Comp Physiol 2013; 305: R464–R477

[230] Rochwerg B, Brochard L, Elliott MW et al. Official ERS/ATS clinical practice guidelines: noninvasive ventilation for acute respiratory failure. Eur Respir J 2017; 50: 1602426. https://doi.org/10.1183/13993003.02426-2016

[231] Rusotto V, Bellani G, Foti G. Respiratory mechanics in patients with acute respiratory distress syndrome. Ann Transl Med 2018; 6: 382–392

[232] Sahetya SK, Mallow C, Sevransky JE. Association between hospital mortality and inspiratory airway pressures in mechanically ventilated patients without acute respiratory distress syndrome: a prospective cohort study. Crit Care 2019; 23: 367– 376

[233] Silva PL, Ball L, Rocco PRM et al. Power to mechanical power to minimize ventilator-induced lung injury? Intensive Care Med Exp 2019; 7 (Suppl 9): 38–48

[234] Subirá C, de Haro C, Magrans R et al. Minimizing asynchronies in mechanical ventilation: Current and future trends. Respir Care 2018; 63: 464–478

[235] The acute respiratory distress syndrome network. Ventilation with lower tidal volumes as compared with traditional tidal volumes for acute lung injury and the acute respiratory distress syndrome. N Engl J Med 2000; 342: 1301–1308

[236] Tobin MJ. Principles and practice of mechanical ventilation. 3rd ed. China: McGraw-Hill; 2013

[237] Tonetti T, Vasques F, Rapetti F et al. Driving pressure and mechanical power: New targets for VILI prevention. Ann Transl Med 2017; 5: 286–295

[238] Umbrello M, Chiumello D. Interpretation of the transpulmonary pressure in the critically ill patient. Ann Transl Med 2018; 6: 383–394

[239] Van Aken H, Reinhart K, Welte T, Weigand M. Intensivmedizin. 3. Aufl. Stuttgart: Thieme; 2014

[240] Vignon P. Cardiovascular failure and weaning. Ann Transl Med 2018; 6: 354–363

[241] Windisch W, Dreher M, Geiseler J et al. S2k-Leitlinie: Nichtinvasive und invasive Beatmung als Therapie der chronischen respiratorischen Insuffizienz – Revision 2017. Pneumologie 2017; 71: 722–795

[242] Writing Committee for the PROBESE Collaborative Group of the PROtective VEntilation Network (PROVEnet) for the Clinical Trial Network of the European Society of Anaesthesiology. Effect of intraoperative high positive end-expiratory pressure (PEEP) with recruitment maneuvers vs low peep on postoperative pulmonary complications in obese patients. A randomized clinical trial. JAMA 2019; 321: 2292–2305

[243] Yoshida T, Fujino Y, Amato MB. Fifty years research in ARDS. Spontaneous breathing during mechanical ventilation. Risks, mechanisms and management. Am J Respir Crit Care Med 2017; 195: 985–992

6 Volumentherapie

Lukas Martin, Gernot Marx

6.1 Einleitung und allgemeine Vorbemerkungen

Die adäquate und zielgerichtete Volumentherapie stellt einen wichtigen Therapiepfeiler beim kritisch kranken Patienten dar. Dabei ist äußerst wichtig, dass die Volumentherapie unverzüglich initiiert wird, da nur durch Wiederherstellung und Aufrechterhaltung des notwendigen Plasmavolumens eine adäquate Makro- und Mikrozirkulation und schließlich eine suffiziente Organperfusion sichergestellt werden kann. Es ist daher Aufgabe der behandelnden Professionen, neben der Feststellung eines Volumenmangels und der Steuerung einer Volumentherapie die Vor- und Nachteile der verschiedenen Plasmaersatzlösungen für den individuellen Patienten in der jeweiligen Krankheitsphase kritisch und evidenzbasiert abzuwägen.

Merke

M!

Das wichtigste Ziel der Volumentherapie ist die Steigerung des Herzzeitvolumens und die Sicherstellung eines ausreichenden Sauerstoffangebots (DO_2) der Organe.

6.2 Diagnose des Volumenmangels

Zu Beginn einer Volumentherapie ist es von entscheidender Wichtigkeit, den Volumenbedarf eines Patienten richtig abzuschätzen. Ein standardisierter Algorithmus zur Volumentherapie des kritisch kranken Patienten ermöglicht in der Praxis ein standardisiertes Vorgehen bei Patienten mit Verdacht auf einen Volumenmangel. ▶ Abb. 6.1 illustriert ein Beispiel eines in der klinischen Routine anwendbaren Algorithmus zur Volumentherapie beim Intensivpatienten.

Die aktuelle S3-Leitlinie „Intravasale Volumentherapie beim Erwachsenen" empfiehlt bei jedem Patienten mit einem Verdacht auf einen Volumenmangel zunächst die Klärung der Ursache für einen Volumenmangel (DD: Blutung, Dehydratation, Kapillarleck etc.). Hierfür muss neben der Anamnese eine strukturierte körperliche Untersuchung erfolgen. Bei jedem Patienten mit unklarer hämodynamischer Instabilität (insbesondere wenn eine kardiale Ursache vermutet wird) sollte eine Echokardiografie durchgeführt werden. Statische Vorlastparameter (zentraler Venendruck [ZVD], Pulmonary Artery Occlusive Pressure [PAOP]) sollten zur Beurteilung des Volumenstatus eines Patienten nicht verwendet werden [250].

Ein einfach und bettseitig gut durchführbarer Test ist das *Passive Leg Raising* (PLR). In Kombination mit einem hämodynamischen Monitoring kann damit die Reaktion des Patienten auf eine Volumengabe abgeschätzt werden. Hierbei werden die Beine des Patienten passiv angehoben und dadurch aus einer Oberkörperhochlagerung eine Trendenlenburglagerung induziert und anschließend der Anstieg des Schlagvolumens quantifiziert. Der Anstieg des mittleren arteriellen Blutdrucks (MAD), des Herzzeitvolumens oder des Schlagvolumens (Schlagvolumenindex, SVI) nach Anheben der Beine (Autotransfusion) kann ein Hinweis für eine Reagibilität des Patienten auf einen Volumenbolus sein [251]. In einer derzeit rekrutierenden Studie wird die Volumenreagibilität als ein Anstieg von > 10 % des MAD nach PLR definiert (GENIUS; ClinicalTrials.gov Identifier: NCT02715466). Neben ergänzenden Laborparametern wie Laktat, $ScvO_2$, Hämatokrit oder Base Excess (BE) können weitere flussbasierte und/oder dynamische Parameter mittels folgender diagnostischer Maßnahmen herangezogen werden [250]:

- volumetrische Vorlastparameter: intrathorakales Blutvolumen (ITBV), global enddiastolisches Volumen (GEDV)
- dynamische Vorlastparameter: SVV (beatmungsinduzierte Variation des Schlagvolumens)
- transthorakale Echokardiografie (TTE)
- transösophageale Echokardiografie (TEE)
- Sonografie der V. cava inferior (IVC): Die atmungsabhängige Schwankung des IVC-Durchmessers um > 12 % stellt einen Hinweis auf eine Volumenreagibilität dar.

6.3 Plasmaersatzlösungen

Nach erfolgreicher Einschätzung des Volumenstatus eines Patienten folgt dann die Wahl der richtigen Volumenersatzlösung. Die Auswahl der Plasmaersatzlösung muss von der zugrunde liegenden Ursache des Volumenmangels abhängig gemacht werden. Die Anforderungen an einen idealen Volumenersatz sind:

- großer Volumeneffekt
- ausreichende intravasale Verweildauer
- vollständige renale Elimination ohne Speicherung im Gewebe
- verbesserte Gewebeoxygenierung
- kein Einfluss auf Elektrolyt- und Säuren-Basen-Haushalt, Nierenfunktion und Gerinnung
- keine allergische Reaktion und keine Gefahr einer Infektion
- niedrige Kosten

Diese umfangreichen Anforderungen lassen bereits vermuten, dass ein solch idealer Volumenersatz derzeit nicht verfügbar ist. ▶ Tab. 6.1 illustriert eine Übersicht der Zusammensetzung verschiedener Plasmaersatzlösungen, die nachfolgend näher erläutert werden.

6.3.1 Balancierte kristalloide Plasmaersatzlösungen und 0,9 % NaCl

▶ **Balancierte Lösungen.** Die aktuelle S3-Leitlinie „Intravasale Volumentherapie beim Erwachsenen" empfiehlt zur initialen Stabilisierung des Patienten als Plasmaersatz der ersten Wahl die Verwendung von *isotonischen, balancierten kristalloiden* Plasmaersatzlösungen [250]. Balancierte Lösungen enthalten weitgehend die physiologische Elektrolytzusammensetzung des Plasmas (Natrium: 140 ± 5 mmol/l, Kalium: 4,5 ± 0,5 mmol/l, Kalzium: 2,5 ± 0,5 mmol/l, Chlorid: 103 ± 3 mmol/l) [254].

Die Infusion größerer Mengen bikarbonatfreier Plasmaersatzlösungen kann zu einer Dilutionsazidose führen. Da aus galenischen Gründen jedoch kein Bikarbonat zugesetzt werden kann, enthielten früher viele Lösungen Laktat (aus 1 mol Laktat wird 1 mol H^+ aus H_2CO_3 entzogen und 1 mol HCO_3^- freigesetzt). Um die negativen Effekte einer *Laktatsubstitution* zu vermeiden, enthalten die heute verwendeten balancierten Infusionslösungen mittlerweile überwiegend *Azetat* (▶ Tab. 6.1). Zusammengefasst ist eine balancierte Lösung im Idealfall

- isoionisch (Verhältnis von Ionen und Kationen ist 1:1)
- isoonkotisch (plasmaähnliche Osmolalität)
- isotonisch (wird erreicht durch die physiologische Elektrolytzusammensetzung)
- isohydrisch (potenzieller BE von 0 ± 10 mmol/l)

▶ **Nicht balancierte Infusionslösung.** Wichtig ist, an dieser Stelle anzumerken, dass die als physiologische Kochsalzlösung bezeichnete *0,9 %ige NaCl-Lösung* eine *nicht balancierte* Infusionslösung darstellt. Die Applikation von 0,9 %iger NaCl-Lösung birgt die Gefahr, den Säure-Base-Haushalt nachhaltig zu stören. Vor allem der unphysiologisch hohe Chloridgehalt (154 statt 103 mmol/l) ist ein unabhängiges

Tab. 6.1 Zusammensetzung ausgewählter Volumenersatzlösungen.

Produkt	Na^+ (mmol/l)	K^+ (mmol/l)	Ca^{2+} (mmol/l)	Mg^{2+} (mmol/l)	Cl^- (mmol/l)	Azetat (mmol/l)	Laktat (mmol/l)	Malat (mmol/l)	Osmolarität (mosmol/l)
Blutplasma	135–145	3,5–4,5	2,1–2,6	0,7–1,2	98–112	–	–	–	280–295
0,9 % NaCl	154	–	–	–	154	–	–	–	308
Ringer-Laktat	130,9	5,4	1,8	1	112	–	28,3	–	276
Sterofundin Iso BBraun	140	4,0	2,5	1,0	127	24	–	5	303
Gelafundin 4 % BBraun	151	4	1	1	120	24	–	–	284
Jonosteril	137	4	1,65	1,25	110	37	–	–	291

Risiko für die Entwicklung einer *hyperchlorämischen Azidose*. Weitere Folgen eines unphysiologisch hohen Chloridgehalts sind eine renale Vasokonstriktion, ein verminderter renaler Blutfluss, eine verminderte glomeruläre Filtrationsrate mit resultierender verminderter Diurese und Supprimierung des Renin-Aldosteron-Systems [254].

▶ **Vorteile und Risiken.** Sowohl die SMART-Studie (SMART: Isotonic Solutions and Major Adverse Renal Events Trial) [254] als auch die SALT-ED-Studie (SALT-ED: Saline against Lactated Ringer's or Plasma-Lyte in the Emergency Department) [253] liefern gute Evidenz dafür, dass vor allem bei Patienten mit Sepsis oder septischem Schock die Verwendung *balancierter kristalloider* Plasmaersatzlösungen zu *signifikant weniger schweren renalen Komplikationen* im Vergleich zur Verwendung von 0,9 % NaCl führt.

Beide Studien belegen, dass der Einsatz von *0,9 % NaCl signifikant häufiger zu schweren renalen Komplikationen* (Tod, Notwendigkeit der Nierenersatztherapie oder persistierende Nierendysfunktion) im Vergleich zum Einsatz von balancierten kristalloiden Infusionslösungen führt.

Merke

M!

Isotonische, balancierte kristalloide Plasmaersatzlösungen sind die Lösungen der ersten Wahl bei Patienten im perioperativen Setting.

6.3.2 Kolloidale Plasmaersatzlösungen

▶ **Wirkung.** Kolloidale Plasmaersatzlösungen sind hochmolekulare Substanzen, deren etwaiger Vorteil im Vergleich zu balancierten kristalloiden Lösungen in einer *verbesserten Volumenexpansion* aufgrund der Retention im intravasalen Raum liegt. Die in Kolloiden enthaltenen großen Moleküle wie Stärke und Proteine können – im Gegensatz zu Kristalloiden – die (gesunde) Kapillarmembrane nicht durchdringen, was ihre längere Verweildauer im Gefäßsystem erklärt.

▶ **Eigenschaften.** Klinisch werden *körpereigene* Kolloide (Humanalbumin, Plasmaproteinlösungen und gefrorenes Frischplasma) sowie *künstliche* Kolloide (Gelatine) eingesetzt. Gelatineprodukte werden durch Hydrolyse aus Rinderkollagen hergestellt, Dextrane werden aus Saccharose durch Bakterien biosynthetisiert und Hydroxyethylstärke (HES) wird aus dem von Mais stammenden D-Glukose-Polymer Amylopektin synthetisiert.

Die individuellen Eigenschaften der halbsynthetischen Kolloide bestimmen jedoch nicht nur die Dauer der Volumenexpansion, sondern auch das Nebenwirkungsprofil (unter anderem akute Nierenschädigung, Anaphylaxie und Blutungen) [244]. Das Ruhen der Zulassung für den Einsatz von HES-Lösungen ist nach der Intervention durch das Pharmacovigilance Risk Assessment Committee (PRAC) der EMA im Jahre 2013 für den Einsatz bei Patienten mit Sepsis oder septischem Schock im Mai 2018 erneuert worden.

▶ **Albumin.** Seit Jahren besteht eine kontroverse Diskussion um die Anwendung *natürlicher Kolloide* (Albumin) vor allem bei Patienten mit Sepsis oder septischem Schock. Albumin ist das Protein mit der höchsten Konzentration im Plasma und verantwortlich für die Aufrechterhaltung des kolloidosmotischen Drucks. Mehrere Studien (unter anderem SAFE-Studie, ALBIOS-Studie) konnten keinen signifikanten Unterschied feststellen im Hinblick auf die 28 Tage Sterblichkeit zwischen Patienten, die mit Kristalloiden oder Kristalloiden und Albumin (4 % SAFE-Studie, 20 % ALBIOS-Studie) behandelt wurden [245], [247]. Die hohen Kosten und die begrenzten Ressourcen von humanem Albumin (Gewinnung aus menschlichem Plasma) führten zu der Entwicklung von halbsynthetischen Kolloiden.

▶ **Balancierte Lösungen vorziehen.** Analog der kristalloiden Lösungen sind auch bei kolloidalen Plasmaersatzlösungen balancierte Lösungen nicht balancierten Lösungen vorzuziehen. In diesem Zusammenhang untersuchte eine prospektive, kontrollierte, randomisierte, doppelblinde, duale Phase-III-Studie den Einfluss einer balancierten im Vergleich zu einer nicht balancierten Gelatine-/Elektrolytlösung auf die intraoperativen Veränderungen des Säure-Basen-Haushalts. Die Applikation einer balancierten Gelatinelösung (Gelaspan 4 %) in Kombination mit einer balancierten kristalloiden Plasmaersatzlösung (Sterofundin ISO) zeigte einen signifikant geringeren Einfluss auf die primären Endpunkte Base Excess (BE) und Serumchlorid im Vergleich zu einer nicht balancierten Gelatinelösung (Gelafundin 4 %) in Kombination mit NaCl 0,9 % [249].

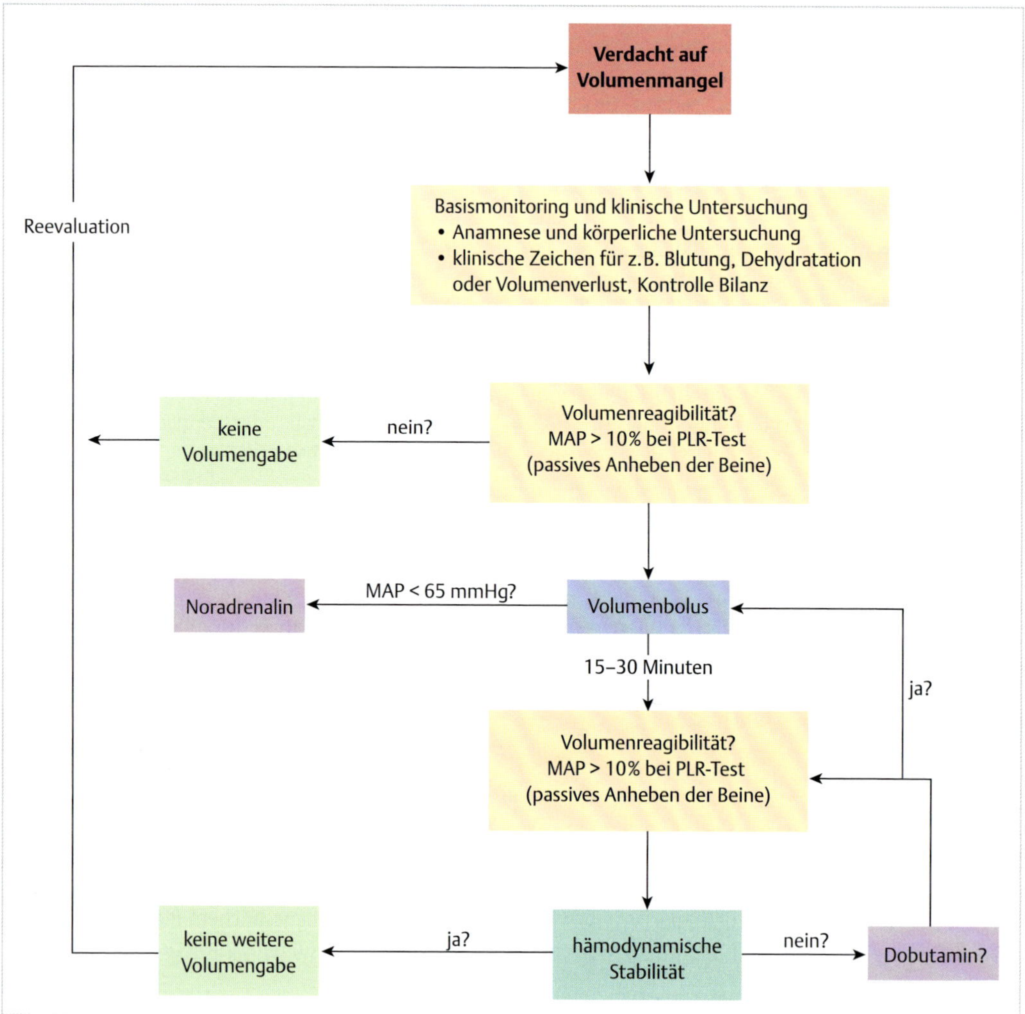

Abb. 6.1 Volumentherapie beim Intensivpatienten. Diagnostischer Algorithmus (MAP: mittlerer arterieller Druck, PLR: Passive Leg Raising).

Merke

Wenn nach Einschätzung des Arztes eine akute Hypovolämie allein mit Kristalloiden nicht ausreichend therapiert werden kann, können darüber hinaus Gelatine und Humanalbumin zum Einsatz kommen.

6.4 Steuerung der Volumentherapie

▸ **Grundsätze.** Die Steuerung der Volumentherapie, angepasst an die tatsächlichen Bedürfnisse des individuellen Patienten, ist eine Herausforderung in der Intensivmedizin. Stets muss die Frage nach der besten (und individuell anzupassenden) Dosis gestellt werden. Analog zu jeder anderen medikamentösen Therapie muss auch beim Volumenersatz (ein Medikament) eine medikamentöse Unter- und Überdosierung strengstens verhindert werden, um sowohl eine Hypo- als auch eine Hypervolämie zu vermeiden. Gute Evidenz zur Steuerung der Volumentherapie liegt vor allem bei Patienten mit *Sepsis* vor.

▸ **Surviving-Sepsis-Campaign-Leitlinie.** Diese aktuelle Leitlinie empfiehlt, bei Patienten mit Hypotension und/oder einem Serumlaktatspiegel von ≥4 mmol/l einen initialen Flüssigkeitsbolus von 30 ml/kgKG über die ersten 3 Stunden zu applizieren [252]. Auch nach initialer Stabilisierung sind im weiteren Verlauf der Therapie des septischen Schocks Volumenboli wichtige therapeutische Maßnahmen im Rahmen des hämodynamischen Managements. Eine algorithmusbasierte regelmäßige klinische (Re-)Evaluation der Volumenreagibilität des Patienten ist hierbei sehr wichtig (▸ Abb. 6.1).

▸ **FENICE (fluid challenges in intensive care).** Diese Beobachtungsstudie untersuchte an 2213 Patienten auf Intensivstationen weltweit Variablen, die zur Gabe eines Volumenbolus führten [246]. Auch wenn die Hypotonie eine der häufigsten Gründe für die Gabe eines Volumenbolus darstellte (1211 Fälle; 59 %, CI: 57–61 %), wurde in 43 % (CI: 41–45 %) der Fälle keine hämodynamische Variable verwendet. Lediglich in 483 von 2213 Fällen (22 %, CI: 20–24 %) wurden die empfohlenen, dynamischen und/oder flussbasierten Variablen genutzt. Die Studie belegt eine *hohe Variabilität* in der derzeitigen Praxis und Bewertung der Gabe von Volumenboli bei kritisch kranken Patienten. Die Vorhersage der Volumenreagibilität des Patienten wird nicht routinemäßig verwendet.

M!

Merke

Zur (Re-)Evaluation des Volumenstatus sollten flussbasierte und/oder dynamische Parameter sowie der PLR-Test (passives Anheben der Beine) genutzt werden.

▸ **CLASSIC-Studie (restricting volumes of resuscitation fluid in adults with septic shock after initial management).** Die CLASSIC-Studie untersuchte die Auswirkungen einer restriktiven im Vergleich zu einer Standardvolumengabe zur Stabilisierung von Patienten mit septischem Schock (n = 151) [248]. Patienten in der Gruppe mit restriktiver Volumengabe erhielten nur dann Volumenboli, wenn Anzeichen einer schweren Hypoperfusion auftraten (Laktat ≥4 mmol/l, MAD < 50 mmHg trotz Noradrenalin, livide Verfärbungen oberhalb der Kniescheibe oder Oligurie).

Patienten in der Gruppe mit Standardvolumengabe erhielten Volumenboli, solange eine Verbesserung der Blutzirkulation festzustellen war. Patienten der Gruppe mit restriktiver Volumengabe wiesen häufiger eine Verschlechterung der akuten Nierenschädigung im Vergleich zur Gruppe mit Standardvolumengabe auf (OR: 0,46; CI: 0,23–0,92; p = 0,03). Diese Daten weisen auf den *Nutzen einer protokoll-/algorithmusbasierten Volumengabe* auf der Intensivstation bei Patienten mit septischem Schock hin. Eine laufende große, multizentrische Studie untersucht derzeit die Unterschiede zwischen einer liberalen und restriktiven Strategie der Volumentherapie in der frühen Phase der Sepsis (CLOVERS; ClinicalTrials.gov Identifier: NCT03434028).

6.5 Literatur

[244] Brown RM, Semler MW. Fluid management in sepsis. J Intensive Care Med 2019; 34: 364–373

[245] Caironi P, Tognoni G, Masson S et al. Albumin replacement in patients with severe sepsis or septic shock. N Engl J Med 2014; 370: 1412–1421

[246] Cecconi M, Hofer C, Teboul JL et al. Fluid challenges in intensive care: the FENICE study: A global inception cohort study. Intensive Care Med 2015; 41: 1529–1537

[247] Finfer S, Bellomo R, Boyce N et al. A comparison of albumin and saline for fluid resuscitation in the intensive care unit. N Engl J Med 2004; 350: 2247–2256

[248] Hjortrup PB, Haase N, Bundgaard H et al. Restricting volumes of resuscitation fluid in adults with septic shock after initial management: the CLASSIC randomised, parallel-group, multicentre feasibility trial. Intensive Care Med 2016; 42: 1695–1705

[249] Marx G, Meybom P, Schuerholz P et al. Impact of a new balanced gelatine on electrolytes and pH in the perioperative care: 2019. PLoS ONE 14(4): e0213057

[250] Marx G, Schindler AW, Mosch C et al. Intravascular volume therapy in adults: Guidelines from the Association of the Scientific Medical Societies in Germany. Eur J Anaesthesiol 2016; 33: 488–521

[251] Monnet X, Marik P, Teboul JL. Passive leg raising for predicting fluid responsiveness: A systematic review and meta-analysis. Intensive Care Med 2016; 42: 1935–1947

[252] Rhodes A, Evans LE, Alhazzani W et al. Surviving sepsis campaign: International guidelines for management of sepsis and septic shock: 2016. Intensive Care Med 2017; 43: 304–377

[253] Self WH, Semler MW, Wanderer JP et al. Balanced crystalloids versus saline in noncritically ill adults. N Engl J Med 2018; 378: 819–828

[254] Semler MW, Self WH, Wanderer JP et al. Balanced crystalloids versus saline in critically ill adults. N Engl J Med 2018; 378: 829–839

[255] Vincent JL, De Backer D. Saline versus balanced solutions: are clinical trials comparing two crystalloid solutions really needed? Crit Care 2016; 20: 250

7 Katecholamine und Kreislauftherapie

Marc Altvater

7.1 Einführung

Katecholamine und andere kreislaufwirksame Medikamente stellen in der Intensivmedizin einen wichtigen Pfeiler dar, um die Organperfusion – in gewissen Grenzen – aufrecht zu halten. Dabei bieten diese Medikamente insbesondere bei Schock nur eine überbrückende Lösung bis zur Behebung der der Kreislaufstörung zugrunde liegenden Störung. Es ist wichtig, sich vor Augen zu führen, welche Wirkungen und vor allem auch welche unerwünschten Wirkungen die einzelnen Substanzen haben, um einen rationalen Einsatz zu gewährleisten. Dabei sollte man sich den „Kreislauf" (wenn auch vereinfacht) noch einmal vor Augen führen (▶ Abb. 7.1).

Merke M!

relevante kardiale Reflexe

- *Bowditch-Effekt (Kraft-Frequenz-Beziehung)*: In gewissen Grenzen erhöht sich mit steigender Frequenz auch die Schlagkraft des Herzens (erhöhte intrazelluläre Kalziumspiegel).
- *Frank-Starling-Effekt (Kraft-Volumen-Beziehung)*: In gewissen Grenzen erhöht sich mit stärkerer Füllung der Herzkammern auch die Schlagkraft (Optimierung der Überlappung der Myofibrillen).

7.2 Rezeptoren

Bei der Rezeptorausstattung ist zu erwähnen, dass sie sich von Gewebe zu Gewebe und von Organ zu Organ unterscheidet (▶ Tab. 7.1). So ist die zerebrale Blutzufuhr fast völlig unabhängig von sympathischen Einflüssen, Koronararterien sind mit mehr Beta-1-Rezeptoren als Beta-2-Rezeptoren ausgestattet und nur die großen Koronararterien haben Alpha-1-Rezeptoren. Im Gegenzug dazu haben das Splanchnikusgebiet, die Muskulatur und die Lungengefäße eine hohe Alpha-1-Rezeptordichte und in abnehmender Häufigkeit Beta-2- und Beta-1-Rezeptoren [256]. Außerdem kommt es bei kritisch Kranken und im Verlauf der Therapie zu Veränderungen dieser Rezeptoren was Ausprägung und Ansprechen auf Liganden angeht [256].

7.3 Therapieziele

Je nach Patienten, Grunderkrankung, Begleiterkrankung und Erkrankungsphase variieren die Ziele der Therapie mit kreislaufwirksamen Medikamenten.

So kann im *akuten Schock* die Aufrechterhaltung eines mittleren arteriellen Drucks (MAP) das primäre Therapieziel sein. Kurzfristig kann so die *Perfusion der zentralen Gefäße* sichergestellt und so-

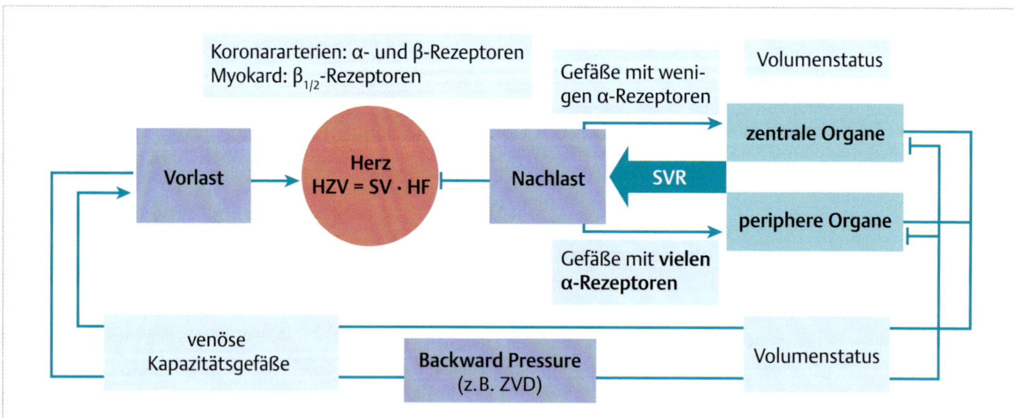

Abb. 7.1 Kreislaufmodell. Vereinfachte Darstellung (HF: Herzfrequenz, HZV: Herzzeitvolumen, SV: Schlagvolumen, SVR: Systemvaskulärerwiderstand, ZVD: zentraler Venendruck).

Tab. 7.1 Rezeptorwirkung auf Organsysteme.

Organ	Alpha-1-Rezeptor	Beta-1-Rezeptor	Beta-2-Rezeptor	V1-, V2-, V3-Rezeptoren
Herz	Vasokonstriktion Koronararterien	positiv Inotrop, chronotrop, bathmotrop, lusitrop	Vasodilatation Koronararterien	–
Blutgefäße	Konstriktion	–	Dilatation	V1: Konstriktion
Lungengefäße	Konstriktion	Dilatation	Dilatation	keine Wirkung
Bronchien	–	Sekretion	Dilatation	–
	–	–	Sekretion	–
	–	–	Erhöhung des Zilienschlags	–
Leber	Glykogenolyse	–	Glykogenolyse	–
	–	–	Glukoneogenese	–
Fettgewebe	Inhibition der Lipolyse	Lipolyse	Lipolyse	–
Immunzellen	Leukozytose bei Endotoxinämie	Leukozytose	Apoptose von Lymphozyten	–
	Apoptose von Lymphozyten	chemotaktisch auf Neutrophile	Reduktion der proinflammatorischen und Steigerung der antiinflammatorischen Zytokine	–
	Steigerung der proinflammatorischen und Reduktion der antiinflammatorischen Zytokine	–	Hemmung der Histaminfreisetzung	–
Niere	Vasokonstriktion Vas afferenz	Reninfreisetzung	–	V2: antidiuretisch
Magen-Darm-Passage	Sphinkterkonstriktion	Abnahme der Motilität	Abnahme der Motilität	–
Thrombozyten	vWF-/Faktor-VIII-Freisetzung	vWF-/Faktor-VIII-Freisetzung	–	V2: vWF-/Faktor-VIII-Freisetzung
	Alpha-2: Plättchenaktivierung	–	–	–

vWF: Von-Willebrand-Faktor

mit vor allem die koronare sowie die zerebrale Durchblutung aufrechterhalten werden.

Außerhalb dieser Akutsituation sollte das Ziel in der Intensivmedizin darin liegen, eine *adäquate Gewebeperfusion* sicherzustellen und dabei so wenig Nebenwirkungen wie möglich zu tolerieren.

Hier scheinen zusätzlich zum mittleren arteriellen Druck noch andere Parameter hilfreich zu sein:

- PLR-Test (Volumenreagibilität)
- Urinausscheidung
- Rekapillarisierungszeit und Hautmarmorierung
- Serumlaktat, pH-Wert und Base Excess
- zentralvenöse Sauerstoffsättigung und arteriovenöse CO_2-Differenz
- Bei Inotropika kann ein erweitertes Monitoring (Pulskonturanalyse; Pulmonalarterienkatheter: z. B. Herzzeitvolumen (HZV), systemvaskulärer Widerstand (SVR), zentraler Venendruck (ZVD), pulmonalkapillarer Wedge-Druck (PCWP), pulmonalarterieller Druck (PAP), zentrales Blutvolumen, extravasales Lungenwasser) die Therapiesteuerung erleichtern.
- Als einfacher klinischer Parameter kann hier auch schon die Herzfrequenz einen Anhaltspunkt zur Therapiesteuerung bieten. Es sollte eine Herzfrequenz unter 95/min angestrebt werden, da höhere Frequenzen mit einem schlechteren Outcome vergesellschaftet sind [271]. Auch die Echokardiografie ist eine gute Hilfestellung, um die Inotropikadosis zu optimieren.

7.4 Unerwünschte Wirkungen

7.4.1 Vasopressoren

Durch Vasokonstriktion der Arteriolen kann es zu einer Verschlechterung der Gewebeperfusion mit anaerobem Stoffwechsel und Freisetzung von Laktat und Zytokinen kommen. Dies kann zum einen dazu führen, dass die Wirksamkeit der Vasopressoren nachlässt, zum anderen kann es klinisch zu *Ischämien* und *Nekrosen* führen. Im höheren Dosisbereich werden diese Effekte auch an den Koronararterien wirksam, was insbesondere bei vorgeschädigten Gefäßen zu einer *Koronarischämie* führen kann. Außerdem können Vasopressoren durch den Barorezeptorreflex zur *Bradykardie* führen.

Abschließend ist zu sagen, dass sich (bei minderer Datenqualität) keine Unterschiede in der Letalität für verschiedene Vasopressoren zeigen ließen. Jedoch zeigte sich ein Anstieg der Arrhythmieneigung bei Verwendung von Dopamin gegenüber Noradrenalin [258].

7.4.2 Inotropika

Unerwünschte Wirkungen der Inotropika folgen aus Ihrer Wirkung. Außer zu positiver Inotropie führen Inotropika auch zu erhöhter Chronotropie, Dromotropie, Bathmotropie und Lusitropie.

Definition

- *Inotropie*: Kontraktionsfähigkeit
- *Chronotropie*: Erregungsbildungsgeschwindigkeit
- *Dromotropie*: Erregungsleitungsgeschwindigkeit
- *Bathmotropie*: Reizschwelle
- *Lusitropie*: Muskelerschlaffungsgeschwindigkeit

Hieraus folgt eine *Erhöhung der Arrhythmieneigung*, welche die häufigste Nebenwirkung direkter oder auch indirekter Betasympathomimetika darstellt. Es sei darauf hingewiesen, dass auch Noradrenalin betastimulierende Eigenschaften besitzt. Außerdem führt ein intrazellulär erhöhter Kalziumspiegel, besonders bei vorbestehender ischämischer Herzerkrankung, zum inadäquaten Abtransport in das sarkoplasmatische Retikulum und dadurch zur *diastolischen Relaxationsstörung* [271].

Des Weiteren kommt es bei den meisten inotrop wirkenden Medikamenten (Ausnahme bildet hier der Kalziumsensitizer Levosimendan) zur starken Erhöhung des Energieverbrauchs und damit zu einem erhöhten Sauerstoffbedarf des Herzmuskels. Konsekutiv führt dies zu einer erhöhten Ischämieneigung und einer zusätzlichen Steigerung der Arrhythmieneigung. In extremen Fällen kann dies zu *Myokardinfarkten* oder *Stresskardiomyopathie* führen.

Zusätzlich entsteht durch den erhöhten intrazellulären Kalziumspiegel oxidativer Stress (auch der Mitochondrien), was zu *Apoptose* und *Nekrose von Herzmuskelgewebe* führen kann [271]. Verstärkt wird dieser Effekt durch weitere Sauerstoffradikale im Zytoplasma, die zum Teil auch durch Stoffwechselprodukte der Katecholamine selbst entstehen [271]. Zudem können durch Reaktion des Glykogen-/Glukosestoffwechsels der Leber *Hyperglykämien* auftreten. Adrenorezeptoren führen außerdem zur Aktivitätsänderung von Kaliumtransportern und können so zu *Hypokaliämie* führen [261].

7.4.3 Katecholamine

Noradrenalin

Noradrenalin ist ein physiologisch vorkommender Neurotransmitter im sympathischen Nervensystem. Er hat eine überwiegende Wirkung auf Alpharezeptoren und eine schwache Wirkung auf Betarezeptoren (▸ Tab. 7.2). Klinisch wird er überwiegend als *Vasopressor* eingesetzt.

Gerade in höheren Dosierungen ist die vorwiegend beta-1-sympathomimetische Wirkung nicht zu vernachlässigen und führt zu einer erhöhten Rate an Arrhythmien, insbesondere *Vorhofflimmern* [266]. Die vasokonstriktorische Wirkung auf das pulmonalarterielle und das venöse System ist schwächer ausgeprägt als auf die Arteriolen, was sich wahrscheinlich auch auf die leichte betasympathomimetische Wirkkomponente zurück führen lässt [268]. In hohen Dosen kommt es durch die Vasokonstriktion zu *Laktatazidosen* und *Ischämien*.

Adrenalin

Adrenalin ist ein aus dem Nebennierenmark stammendes, natürlich vorkommendes Hormon. Insgesamt zeigt es eine Wirkung auf alle Adrenorezeptoren (▸ Tab. 7.2). In niedrigen Dosen überwiegt seine *betasympathomimetische* Wirkung mit *Erhöhung des Herzzeitvolumens und der Bronchodilatation* (▸ Tab. 7.2). In höheren Dosen tritt hierzu eine starke alpharezeptorvermittelte *Vasokonstriktion.*

Die betasympathomimetischen Wirkungen sind besonders bei der anaphylaktischen Reaktion interessant. Hier kommt es zu einer *direkten Stabilisierung der Mastzellen* mit Hemmung der Histaminausschüttung. Außerdem kann die bronchodilatatorische Wirkung bei Atemwegsobstruktion besonders nützlich sein. Durch die Aktivierung von Betarezeptoren können auch *Elektrolytstörungen* (z. B. Hypokaliämie) auftreten.

Des Weiteren können sowohl *Hyperglykämie* durch Wirkung auf die Glykogenolyse und Glukoneogenese in der Leber als auch *Hypoglykämien* durch erhöhten Grundumsatz vorkommen. Azidosen können durch Wirkung auf den Fettstoffwechsel und die Mikrozirkulation entstehen, außerdem hat Adrenalin direkten Einfluss auf den Glukosestoffwechsel und kann zur *Laktatfreisetzung* führen [259].

Dopamin

Dopamin spielt physiologisch als Neurotransmitter und Hormon eine Rolle. In der Intensivmedizin schien es lange Zeit aufgrund seiner *dosisabhängigen Wirkung* besonders interessant (▸ Tab. 7.2).

In *niedrigen* Dosen überwiegt die Wirkung auf Dopaminrezeptoren. Folge ist eine Durchblutungssteigerung in den Mesentrialgefäßen, den Nierenarterien sowie in den Koronararterien und den zerebralen Arterien. Bei *steigender* Dosis kommt eine betasympathomimetische Wirkung hinzu, die zu erhöhter Ino-, Chrono-, Bathmo-, Dromo- und Lusitropie führt. Wird die Dosis weiter gesteigert, überwiegt die Wirkung auf Alpharezeptoren mit der Folge einer *Vasokonstriktion* [273].

Trotz dieser theoretisch unterschiedlichen Wirkungen konnte Dopamin bei Erwachsenen *keine Vorteile* in Bezug auf Nierenversagen und Überlebenswahrscheinlichkeit erbringen [256]. Außerdem zeigte sich Dopamin in Studien Noradrenalin als Vasopressor bezüglich Nebenwirkungen (z. B. das Auftreten von Arrhythmien) unterlegen. Beim kardiogenen Schock wurde zusätzlich eine erhöhte Letalität unter Dopamintherapie nachgewiesen [257]. Folgen der neurohumoralen Wirkung sind erniedrigte Prolaktin-, Schilddrüsen- und Wachstumshormonspiegel sowie erhöhte Glukokortikoidspiegel im peripheren Blut [256].

Phenylephrin

Phenylephrin ist ein künstliches Katecholamin, das vollständig alphaselektiv ist (▸ Tab. 7.2). Damit ist es ein potenter *Vasopressor* ohne die unerwünschten Wirkungen durch die Betarezeptorwirkung anderer Katecholamine. Bisherige Daten deuten darauf hin, dass Phenylephrin eine *stärkere Vasokonstriktion* der pulmonalarteriellen und der venösen Gefäße *als Noradrenalin* bewirkt [268].

Die Datenlage bezüglich des Einsatzes von Phenylephrin anstelle von Noradrenalin ist bislang noch wenig aussagekräftig. Es lässt sich jedoch vor allem bei septischen Patienten ein kleiner Vorteil von Noradrenalin in Bezug auf die Durchblutung im Bereich der Leber, der Nieren und des Splanch-

Tab. 7.2 Übersicht Kreislaufwirksamer Medikamente [274].

Wirkstoff	Infusionsrate	Alpha-rezeptor	Beta-1-Rezeptor	Beta-2-Rezeptor	D-Rezeptor	hämodynamische Effekte	wichtige Nebenwirkungen
Vasopressoren							
Noradrenalin	0,05–0,5 µg/kg/min	+++	++	(+)	–	SVR↑↑, HZV↑	Arrhythmieneigung
Adrenalin	0,005–0,02 µg/kg/min	++	+++	+++	–	HZV↑↑, SVR↓/↔	Immunsuppression, Arrhythmieneigung, Elektrolytstörungen, Hyperkoagulopathie
Adrenalin	0,01–0,5 µg/kg/min	+++	+++	++	–	HZV↑↑, SVR↑↑	Immunsuppression, Arrhythmieneigung, Elektrolytstörungen, Hyperkoagulopathie
Phenylephrin	0,1–10 µg/kg/min	+++	–	–	–	SVR↑↑	–
Dopamin	0,5–2 µg/kg/min	–	+	–	+++	HZV↑	Immunsuppression, Übelkeit/Erbrechen, Tachykardien
Dopamin	5–10 µg/kg/min	+	+++	(+)	++	HZV↑↑, SVR↑	Immunsuppression, Arrhythmieneigung
Dopamin	10–20 µg/kg/min	+++	++	(+)	++	SVR↑↑, CO↑	Immunsuppression
Vasopressin	0,02–0,04 IE/min	Wirkung auf V1-, V2-, V3-Rezeptoren				SVR↑↑, PVR↔	Immuneffekte
Inotropika/Inodilatatoren							
Dobutamin	2,5–20 µg/kg/min	+	+++	++	–	HZV↑↑, SVR↓, PVR↓	Arrhythmieneigung, Erhöhung des kardialen Sauerstoffverbrauchs
Milrinon	0,125–0,75 µg/kg/min	PDE-III-Hemmer				HZV↑, SVR↓, PVR↓	Arrhythmieneigung, Erhöhung des kardialen Sauerstoffverbrauchs
Enoximon	2–10 µg/kg/min	PDE-III-Hemmer				HZV↑, SVR↓, PVR↓	Arrhythmieneigung, Erhöhung des kardialen Sauerstoffverbrauchs
Levosimendan	0,05–0,2 µg/kg/min	Myofilament-Kaliumsensitizer, PDE-III-Hemmer				HZV↑, SVR↓, PVR↓	–

CO: Cardiac Output, HZV: Herzzeitvolumen, PVR: pulmonalvaskulärer Widerstand, SVR: systemvaskulärer Widerstand nikusgebiets sowie eine geringere Laktatkonzentration zeigen.

Vorteile von Phenylephrin könnten die niedrige Arrhythmieneigung sowie die Möglichkeit der periphervenösen Infusion sein, wobei der negative Effekt der periphervenösen Noradrenalingabe nicht evident ist [268].

Dobutamin

Dobutamin ist das Razemat eines synthetisch hergestellten Katecholamins. Es hat überwiegend betasympathomimetischer Wirkung, wobei Beta-1-Rezeptoren dreimal stärker angesprochen werden als Beta-2-Rezeptoren, und zeigt gleichzeitig nur eine schwache Wirkung an Alpharezeptoren (▶ Tab. 7.2). Dies erklärt, dass sich in höheren Dosen die Wirkung auf den Vasotonus überwiegend aufhebt. Somit wird Dobutamin in der Intensivmedizin als *Inotropikum* eingesetzt [256].

Es sollte bedacht werden, dass die Steigerung der kardialen Ino-, Chrono-, Bathmo-, Dromo- und Lusitropie auch zu erhöhtem myokardialen Sauerstoffverbrauch und somit zu erhöhter Arrhythmieneigung führen kann. Deshalb ist es wichtig, sinnvolle Therapieziele zu definieren. Diese sollten dann mittels Echokardiografie oder eventuell eines erweiterten hämodynamischen Monitorings auch überwacht werden. Als hilfreicher basisdiagnostischer Parameter kann die *Herzfrequenz* dienen. Hierbei sollte unter Therapie stets eine Frequenz von unter 95/min angestrebt werden, da höhere Frequenzen bei Patienten im Schock mit erhöhter Letalität einhergehen [271].

7.4.4 Weitere kreislaufwirksame Medikamente

Vasopressin

Vasopressin sowie die Verwandte Substanz *Terlipressin* wirken auf Vasopressinrezeptoren, somit führen sie am Gefäßsystem zur *Vasokonstriktion* und an der Niere zur *Wasserrückresorption* (▶ Tab. 7.1). Für beide Substanzen wurde in Metaanalysen nachgewiesen, dass sie in niedrigen Dosen (Vasopressin ≤0,05 IE/min, Terlipressin ≤40 µg/h) dazu beitragen, klassische Vasopressoren, *insbesondere Noradrenalin, einzusparen*. Hierdurch zeigen Vasopressinagonisten in einigen Studien eine Reduktion der Herzfrequenz, ein höheres Herzzeitvolumen sowie eine verminderte Letalität [272], andere haben keinen Einfluss auf die Letalität nachgewiesen [269]. Gleichzeitig konnten einige Autoren eine etwas erhöhte Extremitätenischämierate feststellen [269].

Auch die im Gegensatz zu Noradrenalin fehlende Wirkung auf die pulmonalarterielle Strombahn könnte ein Vorteil dieser Substanzklasse sein. Um einen generellen Einsatz zu empfehlen, sind jedoch weitere Studien nötig. Für Terlipressin und Vasopressin wurde – in Kombination mit Nitroglyzerin – eine portalvenöse Drucksenkung in einigen perioperativen Studien nachgewiesen [276], [264].

Phosphodiesterasehemmer (PDE-Hemmer)

▶ **Milrinon und Enoximon.** Beide Substanzen sind *PDE-III-Hemmer* (▶ Tab. 7.2). Durch Hemmung des Abbaus des Second Messengers cAMP wird die *Wirkung von klassischen Katecholaminen verstärkt*. Außerdem kann auch bei Rezeptorsättigung oder -downregulierung noch eine Wirkung auf das Myokard erzielt werden. Dabei steigt der Sauerstoffverbrauch des Myokards an und fällt der systemvaskuläre Widerstand (SVR) ab [262]. Die Arrhythmieneigung steigt durch die Gabe eines PDE-III-Hemmers ebenfalls an. Eine Verbesserung der hämodynamischen Parameter gegenüber der Dobutamingabe konnte nur bei Patienten gezeigt werden, die mit einem Betablocker vorbehandelt waren [267].

Außerdem stehen PDE-III-Hemmer im Verdacht, vor allem bei pädiatrischen Patienten zu einer *Thrombozytopenie* zu führen. Eine relevante Blutungsneigung bleibt meist aus [270], [263].

▶ **Levosimendan.** Der *Inodilatator (Inotropikum und Vasodilatator)* und *Kalziumsensitizer* Levosimendan, der in höheren Dosen auch die PDE-III-hemmt, kann das *Herzzeitvolumen erhöhen*, ohne dabei den myokardialen Sauerstoffbedarf relevant zu erhöhen (▶ Tab. 7.2). Dabei bindet Levosimendan an Troponin C und erhöht hier die Empfindlichkeit für Kalziumionen, inhibiert die Wirkung von Troponin I und verlängert so die Aktin-Myosin-Interaktion. Dies geschieht aber nur, wenn die Kalziumkonzentrationen hoch genug sind.

Die nötigen Konzentrationen werden nur während der Systole erreicht. Hierdurch kommt es im Gegensatz zu Betainotropika nicht zu einer diastolischen Relaxationsstörung [256]. Im Gefäßsystem wirkt Levosimendan durch Öffnung von Kaliumkanälen und Verminderung der Kalziumsensitivität der Myofilamente der glatten Muskulatur als *Vasodilatator* [256].

Die Wirkung von Levosimendan ist durch eine lange Halbwertszeit (HWZ) des aktiven Metaboliten OR-1896 verlängert, so dass eine kontinuierliche Gabe über 24 Stunden zu einer *96-stündigen therapeutische Wirkung* führt [256]. Der Wirkstoff zeigt im Vergleich zu Dobutamin eine niedrigere Arrhythmieneigung [275]. Bei der Tako-Tsubo-Kardiomyopathie (Stresskardiomyopathie) scheint die Levosimendantherapie der Dobutamintherapie überlegen zu sein [260]. Was nach pathophysiologischen Überlegungen, bei der auch Betarezeptoren bei der Kardiotoxizität eine wichtige Rolle spielen, auch plausibel zu sein scheint.

Methylenblau

Unter bestimmten Umständen, besonders nach verlängerter Herz-Lungen-Maschinen-Zeit, kann ein *vasopleges Syndrom* auftreten. Hier kommt es trotz adäquater Vasopressorentherapie zu einem erniedrigten SVR bei erhöhtem oder normalem Herzzeitvolumen [265]. Weitere Risikofaktoren sind intravenöse Heparingabe, ACE-Hemmer-Therapie, Therapie mit Betablockern, Kalziumkanalblockern oder Amiodaron und die Verwendung von Protamin. Als pathophysiologische Ursache wird eine Anhäufung von Stickstoffmonoxid (NO) und als Folge dessen von zyklischem Guanosinmonophosphat (cGMP) vermutet [265].

Methylenblau hemmt auf der einen Seite die Synthese von NO aus L-Arginin und auf der anderen Seite wird die lösliche Guanylatzyklase (sGC) gehemmt. Dies führt zur Verminderung der NO- und cGMP-Konzentration und somit zum *erhöhten Vasotonus* und besseren Ansprechen auf Vasopressoren [265].

Als nachteilig haben sich in manchen Studien eine erniedrigte arterielle Sauerstoffkonzentration durch pulmonale Vasokonstriktion und eine mesenteriale Vasokonstriktion gezeigt. Bei längerfristiger kontinuierlicher peripherer Infusion kann Methylenblau *Hautnekrosen* verursachen. Außerdem kann durch den Farbstoff die Pulsoxymetrie artifiziell erniedrigt erscheinen [265].

Für den vasoplegen Schock werden Dosierungen von 1–2 mg/kgKG über 10–20 Minuten beschrieben und können als Ultima-Ratio-Therapie eingesetzt werden [265].

7.5 Literatur

[256] Bangash MN, Kong ML, Pearse RM. Use of inotropes and vasopressor agents in critically ill patients. Br J Pharmacol 2012; 7: 2015–2033. Epub 2011/07/12. doi:10.1111/j.1476-5381.2011.01588.x. PubMed PMID: 21740415; PubMed Central PMCID: PMCPMC3413841

[257] De Backer D, Biston P, Devriendt J et al. Comparison of dopamine and norepinephrine in the treatment of shock. N Engl J Med 2010; 9: 779–789. Epub 2010/03/05. doi:10.1056/NEJMoa0907118. PubMed PMID: 20200382

[258] Gamper G, Havel C, Arrich J et al. Vasopressors for hypotensive shock. Cochrane Database Syst Rev 2016; 2: CD003709. Epub 2016/02/16. doi:10.1002/14651858.CD003709.pub4. PubMed PMID: 26878401

[259] Gjedsted J, Buhl M, Nielsen S et al. Effects of adrenaline on lactate, glucose, lipid and protein metabolism in the placebo controlled bilaterally perfused human leg. Acta Physiol (Oxf) 2011; 4: 641–648. Epub 2011/06/01. DOI:10.1111/j.1748-1716.2011.02316.x. PubMed PMID: 21624100

[260] Gupta S, Gupta MM. Takotsubo syndrome. Indian Heart J 2018; 1: 165–1674. Epub 2018/02/20. DOI: 10.1016/j.ihj.2017.09.005. PubMed PMID: 29455773; PubMed Central PMCID: PMCPMC5902911

[261] Hartmann C, Radermacher P, Wepler M et al. Non-hemodynamic effects of catecholamines. Shock 2017; 4: 390–400. Epub 2017/09/16. DOI: 10.1097/SHK.0000000000000879. PubMed PMID: 28915214

[262] Kaheinen P, Pollesello P, Levijoki J et al. Effects of levosimendan and milrinone on oxygen consumption in isolated guinea-pig heart. J Cardiovasc Pharmacol 2004; 4: 555–561. Epub 2004/04/16. DOI: 10.1097/00005344-200404000-00011. PubMed PMID: 15085067

[263] Kikura M, Lee MK, Safon RA et al. The effects of milrinone on platelets in patients undergoing cardiac surgery. Anesth Analg 1995; 1: 44–48. Epub 1995/07/01. DOI: 10.1097/00000539-199507000-00009. PubMed PMID: 7598280

[264] Mahdy MM, Abbas MS, Kamel EZ et al. Effects of terlipressin infusion during hepatobiliary surgery on systemic and splanchnic haemodynamics, renal function and blood loss: a double-blind, randomized clinical trial. BMC Anesthesiol 2019; 1: 106. Epub 2019/06/16. DOI: 10.1186/s12871-019-0779-6. PubMed PMID: 31200638; PubMed Central PMCID: PMCPMC6570915

[265] McCartney SL, Duce L, Ghadimi K. Intraoperative vasoplegia: methylene blue to the rescue! Curr Opin Anaesthesiol 2018; 1: 43–49. Epub 2017/11/28. DOI: 10.1097/ACO.0000000000000548. PubMed PMID: 29176374

[266] McIntyre WF, Um KJ, Alhazzani W et al. Association of vasopressin plus catecholamine vasopressors vs catecholamines alone with atrial fibrillation in patients with distributive shock: A systematic review and meta-analysis. JAMA 2018; 18: 1889–1900. Epub 2018/05/26. DOI: 10.1001/jama.2018.4528. PubMed PMID: 29801010

[267] Metra M, Nodari S, D'Aloia A et al. Beta-blocker therapy influences the hemodynamic response to inotropic agents in patients with heart failure: a randomized comparison of dobutamine and enoximone before and after chronic treatment with metoprolol or carvedilol. J Am Coll Cardiol 2002; 7: 1248–1258. Epub 2002/10/18. PubMed PMID: 12383572

[268] Mets B. Should norepinephrine, rather than phenylephrine, be considered the primary vasopressor in anesthetic practice? Anesth Analg 2016; 5: 1707–1714. Epub 2016/04/23. DOI: 10.1213/ANE.0000000000001239. PubMed PMID: 27101504

[269] Nagendran M, Russell JA, Walley KR et al. Vasopressin in septic shock: An individual patient data meta-analysis of randomised controlled trials. Intensive Care Med 2019; 6: 844–855. Epub 2019/05/08. DOI: 10.1007/s00134-019-05620-2. PubMed PMID: 31062052

[270] Ramamoorthy C, Anderson GD, Williams GD et al. Pharmacokinetics and side effects of milrinone in infants and children after open heart surgery. Anesth Analg 1998; 2: 283–289. Epub 1998/02/12. DOI: 10.1097/00000539-199802000-00011. PubMed PMID: 9459233

[271] Riessen R, Tschritter O, Janssens U et al. [Catecholamines: pro and contra]. Med Klin Intensivmed Notfmed 2016; 1: 37–46. Epub 2015/03/26. doi: 10.1007/s00063-015-0011-5. PubMed PMID: 25804726

[272] Serpa Neto A, Nassar AP, Cardoso SO et al. Vasopressin and terlipressin in adult vasodilatory shock: a systematic review and meta-analysis of nine randomized controlled trials. Critical Care (London, England) 2012; 4: R154. Epub 2012/08/15. DOI: 10.1186/cc11469. PubMed PMID: 22889256; PubMed Central PMCID: PMCPMC3580743

[273] Thiel HR, Röwer N. Anästhesiologische Pharmakotherapie. 3. Aufl. Stuttgart: Thieme; 2013

[274] van Diepen S, Katz JN, Albert NM et al. Contemporary management of cardiogenic shock: A scientific statement from the American Heart Association. Circulation 2017; 16: e232–e268. Epub 2017/09/20. DOI: 10.1161/CIR.0000000000000525. PubMed PMID: 28923988

[275] Wang B, He X, Gong Y et al. levosimendan in patients with left ventricular dysfunction undergoing cardiac surgery: An update meta-analysis and trial sequential analysis. Biomed Res Int 2018; 7563083. Epub 2018/06/02. DOI: 10.1155/2018/7563083. PubMed PMID: 29854789; PubMed Central PMCID: PMCPMC5964575

[276] Wisen E, Svennerholm K, Bown LS et al. Vasopressin and nitroglycerin decrease portal and hepatic venous pressure and hepato-splanchnic blood flow. Acta Anaesthesiol Scand 2018; 7: 953–961. Epub 2018/03/27. DOI: 10.1111/aas.13117. PubMed PMID: 29578250

I

8 Transfusionen und Patient Blood Management

Patrick Meybohm, Sabine Westphal, Kai Zacharowski

8.1 Allgemeine Bemerkungen

Die Anwendung von Blutpräparaten wird detailliert geregelt mithilfe von:

- Direktiven der Europäischen Union
- Transfusionsgesetz
- „Richtlinien zur Gewinnung von Blut und Blutbestandteilen und zur Anwendung von Blutprodukten (Hämotherapie-Richtlinien)" [288]
- Querschnittsleitlinien zur Therapie mit Blutkomponenten und Plasmaderivaten [290]

8.2 Transfusionen

Blutprodukte werden in deutschsprachigen Ländern ausschließlich in Form der einzelnen Blutkomponenten transfundiert. Die Isolation der Komponenten erfolgt entweder mittels Zentrifugation oder Zellapherese. Bei der Apherese werden dem Spender nur die einzelnen Blutkomponenten entnommen, während die restlichen Bestandteile sofort wieder retransfundiert werden. Dadurch lassen sich die einzelnen Blutbestandteile in hoher Reinheit und Ausbeute gewinnen.

Alle zellulären Blutprodukte (Erythrozyten- und Thrombozytenkonzentrate) sind in Deutschland seit 2001 leukozytendepletiert und dürfen pro Einheit maximal 1×10^6 Restleukozyten enthalten (entspricht einer Depletionseffizienz von mindestens 99,9 %).

8.2.1 Erythrozytenkonzentrate (EK)

► **Einteilung.** In Deutschland sind mehr als 190 verschiedene EK zugelassen und können neben der Blutgruppenkompatibilität auch nach folgenden Kriterien eingeteilt werden:

- *Leukozytendepletiertes EK in Additivlösung*: Durch die Leukozytendepletion wird das Risiko einer Immunreaktion stark gesenkt sowie die Übertragung zellständiger Viren (z. B. Zytomegalievirus; CMV) fast vollständig verhindert.
- *Gewaschenes EK*: Leukozytendepletiertes EK wird mehrfach gewaschen, um restliche Plasmaproteine und Thrombozyten zu entfernen. Gewaschenes EK wird sehr selten benötigt und muss unverzüglich nach Aufreinigung transfundiert werden.
- *Kryokonserviertes EK*: Anwendung nur bei sehr seltenen Blutgruppen und Antikörperkonstellationen.
- *Bestrahltes leukozytendepletiertes EK*: Die Bestrahlung erfolgt mit einer mittleren Dosis von 30 Gy, um insbesondere restliche Leukozyten zu eliminieren. Sie bedarf einer strengen Indikation und reduziert das Risiko für eine Graft-versus-Host-Reaktion.

► **Indikationsstellung zur Erythrozytentransfusion.** Die Indikation zur Transfusion eines EK ist eine Vermeidung einer manifesten anämischen Hypoxie. Hierbei ist es wichtig, nicht nur den Hb- bzw. den Hämatokritwert zur Indikationsstellung heranzuziehen, sondern zusätzliche Kriterien zu berücksichtigen [290]:

- Ursache, Dauer und Schweregrad der Anämie
- Ausmaß und Geschwindigkeit des Blutverlustes
- Fähigkeit des Patienten zur Kompensation eines verminderten Sauerstoffgehalts des arteriellen Blutes
- Vorerkrankungen des Patienten, die die Kompensationsfähigkeit limitieren (z. B. kardiale, vaskuläre, pulmonale Erkrankungen)
- aktueller klinischer Zustand des Patienten
- Symptome, die nach Ausschluss anderer Ursachen auf das Vorliegen einer anämischen Hypoxie hinweisen können (*physiologische Transfusionstrigger*)
- intravasaler Volumenstatus

Nachfolgend zusammengefasst sind klinische Symptome, die nach Ausschluss anderer Ursachen auf eine anämische Hypoxie hinweisen können (bei laborchemisch gesicherter Anämie und Normovolämie) (nach [290]).

Merke

physiologische Transfusionstrigger
- **kardiopulmonale Symptome**
  - Tachykardie
  - Hypotension
  - Blutdruckabfall unklarer Genese
  - Dyspnoe
  - Kopfschmerzen/neurologische Symptome unklarer Genese
  - Erschöpfung/Fatique/Müdigkeit/eingeschränkte Gedächtnisleistung oder reduzierte kognitive Funktionen unklarer Genese
- **ischämietypische EKG-Veränderungen**
  - neu auftretende ST-Senkungen oder -Hebungen
  - neu auftretende Rhythmusstörungen
- **neu auftretende regionale myokardiale Kontraktionsstörungen im EKG**
- **globale Indizes einer unzureichenden Sauerstoffversorgung**
  - Anstieg der globalen O_2-Extraktion > 50 %
  - Abfall der O_2-Aufnahme > 10 % vom Ausgangswert
  - Abfall der gemischtvenösen O_2-Sättigung < 50 %
  - Abfall des gemischtvenösen pO_2 < 32 mmHg
  - Abfall der zentralvenösen O_2-Sättigung < 60 %
  - Laktatazidose (Laktat > 2 mmol/l + Azidose)

Die Leitlinien der Bundesärztekammer empfehlen zur Indikationsstellung einer Erythrozytentransfusion die individuelle Berücksichtigung der Kriterien Hb-Wert, Kompensationsfähigkeit und Risikofaktoren des Patienten. Eine Transfusionstrigger-Checkliste (▶ Abb. 8.1) kann den transfundierenden Arzt bei der Indikationsstellung unterstützen.

Merke

Die Hämoglobinkonzentration allein ist kein adäquates Maß des Sauerstoffangebots.

Bei jeder Erythrozytentransfusion erneute Angabe des Transfusionstriggers!
(Ausnahme: Massivtransfusion)

Hb < 6 g/dl
☐ **unabhängig von Kompensationsfähigkeit**

Hb 6–8 g/dl
☐ **Hinweis auf anämische Hypoxie**
(Tachykardie, Hypotension, EKG-Ischämie, Laktatazidose)
☐ **Kompensation eingeschränkt, Risikofaktoren vorhanden**
(koronare Herzkrankheit, Herzinsuffizienz, zerebrovaskuläre Erkrankungen)

☐ (sonstige Indikation: ....)

Die Transfusion bei einem Hb > 8 g/dl ist mit einem unklaren Nutzen-Risiko-Verhältnis verbunden.
Hb > 8 g/dl
☐ Indikation nur in Einzelfällen;
sehr schwacher Empfehlungsgrad (2 C)

Abb. 8.1 Erythrozytentransfusion. Transfusionstrigger-Checkliste des Universitätsklinikum Frankfurt, basierend auf den Empfehlungen zur Transfusion von Erythrozyten bei akuter Anämie (Querschnitts-Leitlinien (BÄK) zur Therapie mit Blutkomponenten und Plasmaderivaten [290]).

▶ **Ablauf der Erythrozytentransfusion.** Da die Hälfte aller schweren Transfusionszwischenfälle auf eine Verwechslung der Blutkonserve bzw. des Patienten beruht, schreibt das Transfusionsgesetz genaue Anweisungen zur Transfusion vor.
- Aufklärung und Einwilligung des Patienten
- Prüfung des Blutprodukts und des Patienten (Name und Geburtsdatum des Patienten, Nummer Blutprodukt und Begleitschein identisch, Blutgruppe kompatibel, Verfallsdatum Blutprodukt prüfen, Blutprodukt auf Beschädigungen prüfen)
- AB0-Bedside-Test (Die Bestimmung muss unmittelbar am Patientenbett erfolgen und nicht im Vorraum!), erneuter Test bei Arztwechsel!
- Überprüfung, ob Blutgruppe der Konserve und Blutgruppe des Patienten kompatibel sind
- Überwachung des Patienten während der Transfusion
- Erwärmung der Transfusion nur bei spezieller Indikation (z. B. Massivtransfusion)
- Transfusionsgeschwindigkeit nach klinischem Zustand des Patienten

- Transfusion erfolgt über ein Transfusionssystem mit Filtertropfkammer
  - angestochene Konserve muss innerhalb von 6 Stunden transfundiert werden
  - kein Beifügen von Medikamenten
  - nach Beendigung der Transfusion Aufbewahrung des Beutels und Transfusionsbestecks für 24 Stunden bei + 1 bis + 10 °C
- Dokumentation des Transfusionszeitpunkts und Chargennummer des Blutprodukts auf dem Konservenbegleitschein und in der Patientenakte
- Dokumentation von Transfusionsindikation und -erfolg, unerwünschte Ereignisse, Reaktionen und Nebenwirkungen

Während die Variation zwischen Chargen für ein chemisches Pharmakon minimal ist, sind jeder Blutspender und die Blutspende biologisch einzigartig; daher ist jedes Blutprodukt sogar eine einzige Charge. Das Volumen eines EK schwankt nicht unerheblich, die Spezifikation liegt bei 225–370 ml.

Merke M!

- Ein EK hebt den Hb-Wert um etwa 0,5–1 g/dl an.
- Die allogene Bluttransfusion ist immer nur die „Ultima Ratio" einer Anämietherapie.

8.2.2 Thrombozytenkonzentrate (TK)

Thrombozytenkonzentrate können sowohl *therapeutisch* (z. B. bei aktiver Blutung) als auch *prophylaktisch* (z. B. bei schwerer chronischer Thrombozytopenie) eingesetzt werden.

Aufgrund des erhöhten Infektionsrisikos bei TK (Risiko 1:1 000) [284] bedarf es bei einer Transfusion mit TK einer *strengen Indikationsstellung*. Bei nicht blutenden Intensivpatienten kann eine Thrombozytenzahl von bis 10–20/nl toleriert und überwacht werden. Eine medikamentöse (duale) Thrombozytenaggregationshemmung sollte bei einer Thrombozytenzahl von < 70–100/nl pausiert werden.

Merke M!

Bei invasiven Risikoeingriffen, blutenden Intensivpatienten und/oder Komedikation mit Antikoagulanzien sollte eine Thrombozytenzahl von 50–100/nl vorliegen [283].

Die *Dosierung* der TK-Gabe sollte der Grunderkrankung und der aktuellen Thrombozytenzahl des Patienten angepasst sein. Da TK immer eine geringe Menge an Erythrozyten enthält, ist es wichtig, den Rhesusfaktor zu berücksichtigen, um eine Rhesus-D-Immunisierung zu verhindern.

Merke M!

Als grobe Regel gilt, dass es pro transfundiertem TK zu einem Anstieg der Thrombozyten um 20–40/nl kommt.

Kontraindikationen für die TK-Gabe:
- TTP (thrombotisch-thrombozytopenische Purpura)
- HIT II (akute heparininduzierte Thrombozytopenie)
- HUS (hämolytisch-anämisches Syndrom)
- posttransfusionelle Purpura
- DIC (disseminierte intravasale Gerinnung)

Im akuten Blutungsnotfall muss eine Einzelfallentscheidung getroffen werden.

8.2.3 Gefrorenes Frischplasma (GFP, FFP)

Gefrorenes Frischplasma wird nach Gewinnung bei mindestens –30 °C schockgefroren und ist dann 1–2 Jahre haltbar, wobei die Aktivität der Gerinnungsfaktoren erhalten bleibt.

Laut Leitlinien der Bundesärztekammer ist die Gabe nur *indiziert*, wenn
- die Plasmaaktivitäten der Gerinnungsfaktoren und Inhibitoren bei komplexen Koagulopathien wegen manifester Blutungen oder drohender schwerer Blutungen vor invasiven Eingriffen angehoben werden müssen und/oder
- Plasmaaktivitäten der Gerinnungsfaktoren V und XI oder der VWF:CP (Von-Willebrand-Faktor) angehoben werden müssen, für deren Substitution

noch keine zugelassenen Konzentrate zur Verfügung stehen.

Keine Indikationen dagegen sind:

- primärer Volumenersatz
- Ausgleich einer medikamenteninduzierten Koagulopathie (Vitamin-K-Antagonisten)
- Substitution von Immunglobulinen
- Mangel an Gerinnungsfaktoren (z. B. Hämophilie A oder B)
- Hämostasestörungen, die mit GFP grundsätzlich nicht wirksam behandelt werden können (z. B. Thrombozytopenie, Thrombozytopathie, Hyperfibrinolyse)

8.2.4 Transfusionsreaktionen

Aufgrund zahlreicher Optimierungen, Qualitätskontrollen und strikter Einhaltung der Leitlinien der Bundesärztekammer sind Blutprodukte in den letzten Jahren immer sicherer geworden. Trotz der hohen Produktsicherheit handelt es sich bei einem EK aber immer noch um ein komplexes Arzneimittel, so dass es sich eher schon um eine Art „Minitransplantation" handelt.

Folgende Transfusionsreaktionen wurden beschrieben:

- akute hämolytische Transfusionsreaktion
- anaphylaktische Reaktion
- bakterielle Infektion
- virale Infektion
- nicht hämolytische, febrile Transfusionsreaktion
- transfusionsassoziierte akute Lungenschädigung (TRALI)
- Immunmodulation (TRIM: transfusion related immunomodulation)
- transfusionsassoziierte Volumenüberladung (TACO: transfusion-associated circulatory overload)

Insofern bedarf jegliche Transfusion eine *strenge Indikation*.

Blutprodukte müssen zur Vermeidung von Transfusionsreaktionen regelhaft AB0-gleich, in Ausnahmefällen AB0-kompatibel, transfundiert werden (▶ Tab. 8.1).

Merke

In der akuten Notfallsituation können unabhängig von der Blutgruppe folgende Blutprodukte transfundiert werden:

- EK der Blutgruppe 0 Rh negativ
- GFP der Blutgruppe AB

Bei *Verdacht auf eine Transfusionsreaktion* gilt:

- Transfusion sofort stoppen
- Blutprodukt keimfrei verschließen (für bakterielle Untersuchungen)
- Laboruntersuchungen
    - erneuter AB0-Test (Spenderblut und Empfänger)
    - eventuell Blutkulturen anlegen
- engmaschige Überwachung des Patienten

8.3 Patient Blood Management (PBM)

Das Patient Blood Management ist ein interdisziplinäres Diagnose-, Verhaltens- und Therapiekonzept, um die Ausprägung und die Raten von Anämien zu reduzieren, unnötige Blutverluste zu vermeiden, und strebt einen rationalen Umgang mit Blutprodukten an.

Ziel des PBM ist es, den Patienten optimal auf seine geplante Operation und Intensivstationsauf-

Tab. 8.1 Blutgruppenkompatible Transfusionen.

Blutgruppe	Antikörper	kompatible Blutprodukte		
		EK	TK	GFP
A	anti-B	A oder 0	A oder 0	A oder AB
B	anti-A	B oder 0	B oder 0	B oder AB
AB	–	A, B, AB oder 0	A, B, AB oder 0	AB
0	anti-A, anti-B	0	0	A, B, AB oder 0

EK: Erythrozytenkonzentrate, GFP: gefrorenes Frischplasma, TK: Thrombozytenkonzentrate

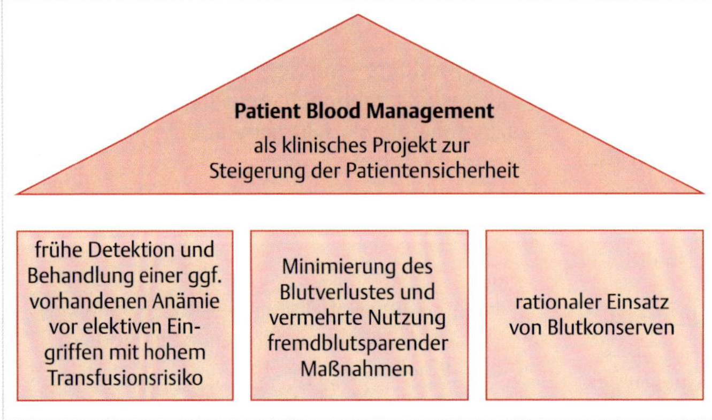

Abb. 8.2 Die 3 Säulen des Patient Blood Managements. (Quelle: Meybohm P, Choorapoikayil S, Zacharowski K. Patient Blood Management in der Intensivmedizin. Intensivmedizin up2date. 2017; 13(03): 291–307)

enthalt vorzubereiten sowie vermeidbare Blutverluste während des Intensivstations- und Krankenhausaufenthaltes bestmöglich zu reduzieren. Die Vielzahl der hierfür getroffenen Maßnahmen lassen sich in 3 Säulen zusammenfassen (▶ Abb. 8.2).

8.3.1 Säule 1: Diagnostik und Therapie der präinterventionellen Anämie

Jeder dritte chirurgische Patient hat eine präoperative Anämie. Eine perioperative Anämie ist ein unabhängiger Risikofaktor für eine erhöhte Mortalität und Morbidität. Im Rahmen von PBM werden Patienten mit einem erwarteten Blutverlust von > 500 ml oder einer Transfusionswahrscheinlichkeit von > 10 % frühzeitig präoperativ auf das Vorliegen einer Anämie untersucht.

Die mit Abstand häufigste Anämieform ist die *Eisenmangelanämie* (Transferrinsättigung < 20 %, Ferritin < 100 ng/ml (< 300 ng/ml bei Herzinsuffizienz oder chronischen Nierenerkrankungen), die inzwischen mit einer Einmalgabe von intravenösen Präparaten frühzeitig korrigiert werden kann. Das Ziel ist die Erhöhung des präoperativen Hb-Wertes um 1–2 g/dl, um die Anzahl der perioperativen EK-Transfusionen zu reduzieren [280], [291].

Der Nutzen einer Eisentherapie bei intensivpflichtigen Patienten ist bislang nicht eindeutig belegt. Erste Ergebnisse in diesem Zusammenhang lieferte die IRONMAN-Studie [282], in der bei anämischen Intensivpatienten (Hb < 10 g/dl) zum Zeitpunkt der Aufnahme auf die Intensivstation 500 mg Eisen i. v. im Vergleich zu Plazebo den Hb-Wert zum Zeitpunkt der ICU-Entlassung um knapp 1 g/dl anheben und die Rate an Fremdbluttransfusionen um 29 % reduzieren konnte.

8.3.2 Säule 2: Minimierung von Blutverlusten und Nutzung fremdblutsparender Maßnahmen

Bei Intensivpatienten können labordiagnostikassoziierte Blutverluste von bis zu 500 ml pro Woche auftreten, so dass bei etwa 50 % aller intensivpflichtigen Patienten mindestens eine EK-Transfusion erforderlich wird, nur um die iatrogenen Blutverluste zu kompensieren.

Im Rahmen von PBM sollten zahlreiche Maßnahmen auf der Intensivstation umgesetzt werden, um unnötige diagnostikassoziierte Blutverluste zu minimieren und die Nutzung fremdblutsparender Maßnahmen zu intensivieren.

- *Reduktion der Anzahl an Blutentnahmen:*
  - Anzahl der zu bestimmenden Blutparameter und Anzahl der Blutentnahmen auf das medizinisch Notwendige reduzieren
- *Umstellung auf kleinere Monovetten:*
  - Durch die Verwendung kleinerer Monovetten können die iatrogenen Blutverluste durch geringere Blutentnahmevolumina reduziert werden [277].
- *geschlossene Druckaufnehmer-/Blutentnahmesysteme:*
  - Durch die Verwendung geschlossener Druckaufnehmer-/Blutentnahmesysteme wird der Blutverwurf, der bei offenen Systemen unumgänglich ist, um ca. 20 ml pro Tag reduziert [293].
  - Darüber hinaus wird das Risiko für katheterassoziierte Infektionen verringert.

- *Zitratantikoagulation bei kontinuierlicher Nierenersatztherapie:*
    - Reduktion von Blutungskomplikationen durch extrakorporale Zitratantikoagulation anstatt systemischer therapeutischer Antikoagulation
- *maschinelle Autotransfusion (MAT):*
    - Auch bei Intensivpatienten kann im Fall einer akuten (Nach-)Blutung mittels MAT Wund-/Drainagenblut aufgefangen, gewaschen und dem Patienten retransfundiert werden, was zur Reduktion/Vermeidung von allogenen Transfusionen beiträgt [292].
- *Gerinnungsmanagement:*
    - Prävention einer Koagulopathie, z. B. durch Einstellen des pH-Wertes auf > 7,2, des Ca^{2+}-Wertes auf > 1 mmol/l sowie durch ein differenziertes Wärmemanagement [287].
    - kalkulierte Gabe von Tranexamsäure als Antifibrinolytikum
    - Point-of-Care-(POC-)Verfahren (aggregometrische und viskoelastische Methoden)
    - algorithmusbasiertes Management sowie differenzierte und leitliniengerechte Substitution entsprechender Gerinnungsfaktoren mittels Prothrombinkomplex-Konzentrat, Fibrinogen, Faktor XIII und/oder gefrorenem Frischplasma

8.3.3 Säule 3: Rationaler Einsatz von Erythrozytenkonzentraten

Maßnahmen, die einen rationalen Einsatz von Blutprodukten gewährleisten, umfassen die Einhaltung der Querschnittsleitlinien der Bundesärztekammer zur Therapie mit Blutkomponenten und Plasmaderivaten [290] sowie die Abfrage des Transfusionsgrunds im Krankenhausinformationssystems („Transfusionstrigger-Checkliste“ ▶ Abb. 8.1).

Prinzipiell sollten vor einer Transfusionsentscheidung die Risiken der Transfusion mit den Risiken der Anämie miteinander abgewogen werden. Dabei ist allerdings zu beachten, dass die Patienten aufgrund des unterschiedlichen Gesundheitszustands und gegebenenfalls schon vorbestehenden Komorbiditäten eine unterschiedliche Anämietoleranz aufweisen.

In den letzten Jahren wurden Studien geführt, um die ideale Transfusionsstrategie für individuelle Patientengruppen zu ermitteln. Hierbei wurde oft eine liberale mit einer restriktiven Transfusionsstrategie verglichen. Eine skandinavische Studie [281] an ungefähr 1 000 intensivpflichtigen Patienten im septischen Schock konnte zeigen, dass die Mortalität und die Rate an ischämischen Ereignissen, Wiederbelebungsmaßnahmen und supportiver, lebenserhaltener Therapie in der *restriktiv* (Transfusion von 1 EK bei Hb < 7 g/dl) transfundierten Patientengruppe der *liberalen* Gruppe (Ziel Hb-Wert > 9 g/dl) nicht unterlegen war. Die liberale Gruppe erhielt aber im Schnitt doppelt so viele EKs (3 099 versus 1 545) als die restriktive.

Zu ähnlichen Ergebnissen kam eine Studie mit Patienten mit kardiovaskulären Risikofaktoren und einer Hüftfraktur [279]. Als primäre Endpunkte wurden der Tod oder das Unvermögen, 60 Tage nach der Operation mit einer Gehhilfe einen Raum zu passieren, festgelegt. Erstaunlicherweise zeigte die *liberale* Gruppe im Vergleich zur restriktiven Gruppe kein besseres Outcome.

Auch bei akuten oberen gastrointestinalen Blutungen hat sich eine restriktive Transfusionspraxis in Studien bewährt [289]. In einer Studie mit 936 Patienten führte die *restriktive* Transfusionsstrategie zu weniger Nachblutungen und einer besseren Überlebensrate verglichen mit einer liberalen Transfusionspraxis.

Mit über 5 000 herzchirurgischen Patienten stellt die aktuelle TRICCS-III-Studie [285] alle bisherigen Studien in den Schatten. Selbst bei kardiovaskulären Hochrisikopatienten konnte ein liberales Transfusionsmanagement mit Ziel-Hämoglobinwerten höher als 9,5 g/dl das Risiko für Komplikationen wie akutes Nierenversagen, Schlaganfall, Herzinfarkt oder Tod im Vergleich zu einem restriktiven Management mit Ziel-Hb-Werten von unter 9,5 g/dl **nicht** reduzieren.

8.4 Fazit

Von der Umsetzung des PBM-Konzepts profitieren vor allem die Patienten. PBM führt zu einer Stärkung und Schonung der patienteneigenen Blutressourcen, reduziert unnötige EK-Transfusionen, verkürzt die Intensiv- und Krankenhausverweildauer, reduziert die Komplikationsrate und steigert somit die Patientensicherheit [278], [286]. Darüber hinaus trägt das PBM-Konzept dazu bei, die wertvolle und limitierte Ressource „Fremdblut“ (inklusive EK, FFP, TK) zu schonen.

8.5 Literatur

[277] Adam EH, Zacharowski K, Hintereder G et al. Validation of a new small-volume sodium citrate collection tube for coagulation testing in critically ill patients with coagulopathy. Clin Lab 2018; 64: 1083–1089

[278] Althoff FC, Neb H, Herrmann E et al. Multimodal patient blood management program based on a three-pillar strategy: A systematic review and meta-analysis. Ann Surg 2019; 269: 794–804

[279] Carson JL, Terrin ML, Noveck H et al. Liberal or restrictive transfusion in high-risk patients after hip surgery. N Engl J Med 2011; 365: 2453–2462

[280] Froessler B, Palm P, Weber I et al. The Important role for intravenous iron in perioperative patient blood management in major abdominal surgery: A randomized controlled trial. Ann Surg 2016; 264: 41–46

[281] Holst LB, Haase N, Wetterslev J et al. Lower versus higher hemoglobin threshold for transfusion in septic shock. N Engl J Med 2014; 371: 1381–1391

[282] Investigators I, Litton E, Baker S et al. Intravenous iron or placebo for anaemia in intensive care: the IRONMAN multicentre randomized blinded trial: A randomized trial of IV iron in critical illness. Intensive Care Med 2016; 42: 1715–1722

[283] Kaufman RM, Djulbegovic B, Gernsheimer T et al. Platelet transfusion: A clinical practice guideline from the AABB. Ann Intern Med 2015; 162: 205–213

[284] Levy JH, Neal MD, Herman JH. Bacterial contamination of platelets for transfusion: Strategies for prevention. Crit Care 2018; 22: 271

[285] Mazer CD, Whitlock RP, Shehata N. Restrictive versus liberal transfusion for cardiac surgery. N Engl J Med 2018; 379: 2576–2577

[286] Meybohm P, Herrmann E, Steinbicker AU et al. Patient blood management is associated with a substantial reduction of red blood cell utilization and safe for patient's outcome. a prospective, multicenter cohort study with a noninferiority design. Ann Surg 2016; 264: 203–211

[287] Meybohm P, Zacharowski K, Weber CF. Point-of-care coagulation management in intensive care medicine. Crit Care 2013; 17: 218

[288] Richtlinie zur Gewinnung von Blut und Blutbestandteilen und zur Anwendung von Blutprodukten (Richtlinie Hämotherapie). Jahrgang 2017. https://www.bundesaerztekammer.de/aerzte/medizin-ethik/ (Richtlinie Haemotherapie-Transfusionsmedizin)

[289] Villanueva C, Colomo A, Bosch A et al. Transfusion strategies for acute upper gastrointestinal bleeding. N Engl J Med 2013; 368: 11–21

[290] Vorstand der Bundesärztekammer auf Empfehlung des Wissenschaftlichen Beirats. Querschnitts-Leitlinien (BÄK) zur Therapie mit Blutkomponenten und Plasmaderivaten. 4. Aufl. 2014

[291] Westphal S, Isik S, Choorapoikayil S et al. [Patient blood management: preoperative anemia and case reports from the anemia walk-in clinic]. Anasthesiol Intensivmed Notfallmed Schmerzther 2019; 54: 182–193

[292] Westphal S, Zacharowski K, Choorapoikayil S et al. [Cell salvage in anesthesiology]. Aneasthesiol Intensivmed Notfallmed Schmerzther 2019; 54: 170–181

[293] Westphal S, Zacharowski K, Kudraschow A et al. Comparison of open and closed, invasive pressure monitoring devices in patient blood management – review of engineering, outcome, patient safety and economic viability. Anästh Intensivmed 2018; 59: 1–7

9 Gerinnungsstörungen und Antikoagulation

Emmanuel Schneck, Matthias Wolff, Michael Sander

9.1 Vorbemerkung

Das hämostaseologische Management stellt Intensivmediziner täglich vor eine Herausforderung, da sowohl Blutungs- als auch thrombotische Ereignisse für die Patienten schwere Folgen haben können. So weisen kritisch kranke Patienten mit Koagulopathien eine 3- bis 4fach erhöhte Mortalität im Vergleich zu solchen ohne Gerinnungsstörungen auf [302]. Neben den seltenen angeborenen oder häufiger erworbenen Koagulopathien müssen Störungen anderer Organsysteme berücksichtigt werden, während auch immer eine suffiziente Thromboseprophylaxe gewährleistet sein sollte.

9.2 Physiologische Grundlagen der Gerinnung beim kritisch kranken Patienten

Das Gerinnungssystem stellt ein komplexes System dar, in dem neben plasmatischen Gerinnungsfaktoren zelluläre Blutbestandteile und das Gefäßendothel eine wichtige Rolle spielen. Im physiologischen Zustand wird eine Balance zwischen den prokoagulatorischen und fibrinolytischen Faktoren des Blutgerinnungssystems aufrechterhalten. Im Rahmen von schweren Erkrankungen kann dieses sensible System allerdings an vielen Stellen gestört werden, so dass ein grundlegendes Verständnis der Gerinnungsphysiologie Voraussetzung für eine suffiziente intensivmedizinische Behandlung darstellt.

Um die vielseitigen Ursachen der Gerinnungsstörungen mit der gemeinsamen Endstrecke einer schweren schockinduzierten Koagulopathie zu bündeln, wurde der Begriff *Shock-induced Endotheliopathy (SHINE)* definiert. SHINE beschreibt einen Zustand, bei dem es zunächst unabhängig vom Schocktrigger (z. B. Trauma, Operation oder Sepsis) durch eine reflektorische Aktivierung des sympathikoadrenergen Systems zu einer endogenen Katecholaminausschüttung kommt, die mit einer Schädigung der Glykokalyx und des Endothels assoziiert ist. Dies führt zu einer Störung der primären Hämostasereaktion, einer Abnahme der antikoagulativen Kompetenz sowie einem Verlust der endotheliären Barrierefunktion [302].

Parallel hierzu entsteht abhängig von der Grunderkrankung eine Akut-Phase-Reaktion unterschiedlicher Ausprägung. Typischerweise kommt es dabei zu einer systemischen Reaktion mit Ausschüttung von endothelialen und leukozytären Zytokinen, welche die weitere Immun- und Gerinnungsantwort triggern. Als klinische Korrelate dieser Prozesse lassen sich ein Kapillarleck mit zunehmendem Volumenbedarf, kapilläre Mikrothrombosen mit Organdysfunktionen und konsekutive Störungen des Sauerstoffaustauschs mit Laktatazidose beobachten.

Unbehandelt führen diese Störungen zu einem Circulus vitiosus mit Aggravierung der Organdysfunktionen und letztlich zur *Verbrauchskoagulopathie*. Infolgedessen kommt es zum Verlust von Thrombozyten und plasmatischen Gerinnungsfaktoren mit Überwiegen der fibrinolytischen Komponenten und schweren Blutungskomplikationen. Spätestens in diesem Stadium der Koagulopathie steigt die Mortalität auch unter einer intensivmedizinischen Behandlung rasant an [306], [312].

9.2.1 Störungen der primären Hämostase

Als primäre oder auch zelluläre Hämostase ist die Aktivierung, Adhäsion und Aggregation von Thrombozyten an das Gefäßendothel definiert. Während der Von-Willebrand-Faktor und der Glykoprotein-(GP-)Ib-Rezeptor für die Thrombozytenadhäsion von hoher Relevanz sind, spielen Adenosindiphosphat und Thromboxan A2 eine wichtige Rolle in der Aktivierung von Thrombozyten. Außerdem hemmt Thromboxan A2 die antikoagulatorischen endothelialen Prostazykline und wirkt vasokonstriktorisch auf den betroffenen Gefäßabschnitt. Als weitere relevante Faktoren der Thrombozytenaggregation sind GPIIb/IIIa-Rezeptoren und Fibrinogen zu nennen.

Seltene angeboren Defekte wie beispielsweise die Storage Pool Disease (eine autosomal-rezessiv vererbte Thrombozytenspeicherkrankheit) spielen im intensivmedizinischen Alltag kaum eine Rolle. Dagegen kommen erworbene Störungen der primären Hämostase wesentlich häufiger vor, denen drei Pathomechanismen zugeordnet werden können:

9

Thrombozytopathien

▶ **Medikamentöse Ursachen.** Sie sind als Störungen der Thrombozytenfunktion definiert und werden am häufigsten durch Medikamente verursacht. Thrombozytenaggregationshemmer werden häufig zur Prophylaxe und Therapie von Komplikationen der Arteriosklerose eingesetzt und umfassen unter anderem Azetylsalizylsäure, P2Y12-, ADP- und GPIIb/IIIa-Rezeptor-Inhibitoren. Aber auch andere Medikamentengruppen wie etwa nicht steroidale Antiphlogistika, Penicilline, Cephalosporine, Betablocker und Heparine stören die Thrombozytenfunktion [298], [309].

▶ **Nicht medikamentöse Ursachen.** Aus Sicht der Intensivmedizin stehen als nicht medikamentöse Ursachen insbesondere systemische Grunderkrankungen wie die Urämie, Anämie, chronische und akute Lebererkrankungen, aber auch myeloproliferative Erkrankungen im Vordergrund. Seltenere Ursachen sind Autoimmunthrombozytopathien im Rahmen eines systemischen Lupus erythematodes oder einer idiopathischen thrombozytopenische Purpura [296].

Thrombozytopenien

Thrombozytopenien sind als eine quantitative Reduktion der Thrombozytenzahl definiert. Es existieren unterschiedliche Grenzwerte, aber generell akzeptiert ist die Definition eines Abfalls der Thrombozytenzahl unter 150 000/µl, wobei eine Reduktion unter 5 0000/µl als schwere Thrombozytopenie definiert wird [300]. Unter einer Anzahl von 20 000/µl muss mit spontanen Blutungen gerechnet werden.

Es kann zwischen *angeborenen* und *erworbenen* Thrombozytopenien unterschieden werden, wobei der Hauptanteil auf der Intensivstation vom erworbenen Typ sind. Häufige Ursachen sind [300], [313]:

- Hämodilution (z. B. Infusionstherapie, Massentransfusion, Autotransfusion)
- reduzierte Thrombozytopoese (z. B. hämatogene Erkrankungen, medikamenteninduziert)
- krankhafte Zustände mit erhöhtem Thrombozytenkonsum (z. B. Blutung, Sepsis, extrakorporale Zirkulation)
- gesteigerter Abbau (z. B. Autoimmunerkrankungen, heparininduzierte Thrombozytopenie [HIT] Typ II, Splenomegalie)
- Pseudothrombozytopenien (z. B. Laborartefakte)

Eine plötzlich abfallende Anzahl der Thrombozyten unter einer Heparintherapie sollte immer an eine immunologische Ursache denken lassen.

▶ **Heparininduzierte Thrombozytopenien.** Aufgrund des häufigen Einsatzes von Heparin(-derivaten) ist die HIT in der Intensivmedizin eine wichtige Differenzialdiagnose bei der Bewertung von Thrombozytopenien.

Die *nicht immunologische Frühform (HIT Typ I)* beruht auf einer direkten Wechselwirkung des Heparins mit den Thrombozyten und ist durch einen Abfall von maximal 30 % der Thrombozyten in den ersten 5 Tagen nach dem Beginn einer Heparintherapie charakterisiert.

Bei der *Spätform (HIT Typ II)* handelt es sich um eine Immunthrombozytopenie. Hierbei bilden sich Antikörper gegen den Plättchenfaktor-4-Heparin-Komplex, so dass die Thrombozytopenie (Abfall um > 50 % vom Ausgangswert, in der Regel unter 100 000/µl) erst nach 5–14 Tage nach Beginn der Heparintherapie auftritt. Dabei wird die HIT II häufiger von unfraktionierten als von niedermolekularen Heparinen verursacht [300].

Im Gegensatz zur HIT Typ I stellt der Typ II eine *potenziell lebensbedrohliche Situation* dar, da die gebildeten Autoimmunkomplexe zu thrombotischen Verschlüssen von arteriellen und venösen Gefäßen führen können. Aus diesem Grund muss bei Thrombozytenabfällen unter einer Heparintherapie immer zwingend an eine HIT Typ II gedacht werden.

Cave

Auf keinen Fall sollte bei Auftreten von *thrombembolischen Komplikationen* reflexartig die Heparintherapie intensiviert werden, sondern alle heparinhaltigen Medikamente (z. B. auch Salben) unmittelbar abgesetzt und zur Antikoagulation auf einen direkten Thrombininhibitor (z. B. Argatroban) gewechselt werden. Zur Risikostratifizierung kann der 4T-Score angewendet werden, eine definitive Diagnose erfolgt mit einem positiven Nachweis von Plättchenfaktor-4-Heparin-Komplexen.

Thrombozytosen

Thrombozytosen sind als eine Erhöhung der Thrombozytenzahl über 450 000/µl definiert und gehen häufig mit einer Dysfunktion der Thrombozyten einher, so dass sie neben thrombembolischen Ereignissen auch zu *Blutungen* führen können. Analog zu den Thrombozytopenien liegt in der Intensivmedizin der Fokus auf *erworbenen* Thrombozytosen, die in der Regel als physiologische Reaktionen auf einen erhöhten Verbrauch (z. B. Blutungen, Sepsis, Anämie), seltener auch durch myeloproliferative Erkrankungen verursacht werden [314].

9.2.2 Störungen der sekundären Hämostase

Kongenitale Störungen

Als Störungen der sekundären Hämostase werden Störungen der *plasmatischen Koagulation* definiert. Zwar existiert eine Vielzahl von kongenitalen Störungen der sekundären Hämostase wie etwa Hämophilien, dennoch spielen sie im intensivmedizinischen Alltag nur eine untergeordnete Rolle. Einzige Ausnahme ist das Von-Willebrand-Syndrom (VWS), das entweder mit einer Reduktion oder auch seltener mit einer Dysfunktion des Von-Willebrand-Faktors einhergeht. Folge ist eine vermehrte Blutungsneigung im Rahmen von chirurgischen Interventionen oder kritischen Erkrankungen [305].

► **Von-Willebrand-Syndrom (VWS).** Das VWS ist zum einen die häufigste kongenitale Hämostasestörung, zum anderen kann es sich aber auch im Lauf eines Intensivaufenthalts entwickeln (z. B. durch eine extrakorporale Zirkulation). Infolge struktureller Veränderungen oder einer Verminderung des Von-Willebrand-Faktors kommt es zu Störungen in der Interaktion mit Faktor VIII, was zu einer Dysfunktion der Thrombozytenadhäsion und -aggregation führt. Hierdurch erklärt sich die klinische Präsentation als thrombozytäre Hämostasestörung (z. B. Petechien und Schleimhautblutungen), obwohl es sich um eine *plasmatische Gerinnungsstörung* handelt.

Die Diagnostik des VWS ist erschwert, da die globalen Gerinnungswerte nicht zur Diagnose herangezogen werden können, sondern ein detailliertes Hämostaseprofil notwendig ist. Für die intensivmedizinische Therapie ist die Unterscheidung der *Subtypen* des VWS wichtig.

So zeichnet sich der *Typ 1* durch eine quantitative Verminderung des Von-Willebrand-Faktors aus, der mit Desmopressin behandelt werden kann. Desmopressin führt zu einer stärkeren Ausschüttung des Von-Willebrand-Faktors, kann jedoch aufgrund einer einsetzenden Erschöpfung der thrombozytären Reserve nicht mehrfach eingesetzt werden. Es sollte daher bei Blutungen oder zur perioperativen Prophylaxe angewendet werden.

Während der *Typ 2* durch strukturelle Veränderungen mit konsekutivem Defekt des Von-Willebrand-Faktors charakterisiert ist, handelt es sich beim *Typ 3* um einen absoluten Mangel des von-Willebrand-Faktors. Daher können diese beiden Typen nur mit der Substitution des Von-Willebrand-Faktors behandelt werden.

Erworbene Störungen

Im klinischen Alltag stellen erworbene Störungen der sekundären Hämostase den Hauptanteil der Gerinnungsstörungen dar. Die mannigfaltigen und häufig verschmelzenden Ursachen sind für Diagnostik und Therapie eine Herausforderung. Während viele intensivmedizinische Medikamente Koagulopathien verursachen können, muss für extrakorporale Zirkulationsverfahren häufig die Gerinnung therapeutisch gehemmt werden. Schwere Grunderkrankungen, wie z. B. Nieren- und Leberinsuffizienzen oder Anämien, gehen ebenso häufig mit einer Koagulopathie einher, die dann im Rahmen akuter Erkrankungen (z. B. Blutungen, Sepsis, Schock) dekompensieren kann. Die disseminierte intravasale Koagulopathie (DIC) ist schließlich die gemeinsame Endstrecke der Gerinnungsstörungen [310].

9.3 Diagnostik

► **Körperliche Untersuchung, Anamnese.** Analog zur allgemeinen intensivmedizinischen Therapie sind die körperliche Untersuchung und Anamnese die Basis des Managements von Gerinnungsstörungen. Wichtige Anamnesefragen sind das Erfassen von bekannten Gerinnungsstörungen, der Vormedikation sowie des Ausmaßes und zeitlichen Verlaufs von Blutungsereignissen. Insbesondere verlängerte Blutungszeiten nach chirurgischen Eingriffen (z. B. Zahneingriffen) oder bei der Menstruation sind von hohem Interesse. Petechien können Hinweise auf eine thrombozytäre Ursache sein, während großflächige Hauteinblutungen auf eine plasmatische Genese der Gerinnungsstörung hindeuten.

9

▶ **Orientierende Blutuntersuchung.** Im nächsten Schritt sollte bei kritisch kranken Patienten mit klinisch manifester Gerinnungsstörung eine orientierende Blutuntersuchung mit Blutgasanalyse, aktivierter Thromboplastinzeit (aPTT) und Activated Clotting Time (ACT) zum Ausschluss einer heparininduzierten Blutung, der Internationalized Ratio (INR) als Hinweis auf eine Vitamin-K-abhängige Ursache sowie des Fibrinogenspiegels als Indiz für eine Hyperfibrinolyse bestimmt werden [310].

▶ **Thrombelastografie, Thrombozytenaggregometrie.** Zur zügigen und detaillierten Untersuchung sollte außerdem bettseitig eine *Thrombelastografie* durchgeführt werden, die mithilfe des Einsatzes unterschiedlicher Reagenzien Aufschluss auf die Ursache der Gerinnungsstörung geben kann [301]. Beispielsweise kann die Gerinnung einer rekalzifierten Probe zunächst mit Tissue Factor (EXTEM®, ROTEM®) aktiviert werden, während gleichzeitig eine etwaige Hyperfibrinolyse mit dem Antifibrinolytikum Aprotinin (TRAPTEM®, ROTEM®) demaskiert wird.

Bei Verdacht auf medikamenteninduzierte thrombozytäre Störungen kann darüber hinaus bettseitig eine *Thrombaggregatrometrie* durchgeführt werden, die mittels verschiedener Reagenzien die Wirkung von Azetylsalizylsäure, GPIIa/IIIb-Antagonisten und ADP-Rezeptor-Inhibitoren anzeigt [294].

▶ **Einzelfaktorenanalyse.** Sie unterliegt spezialisierten Laboreinrichtungen und ermöglicht die detaillierte Diagnostik hämorrhagischer Diathesen. Sie dient in erster Linie der Abklärung therapierefraktärer Blutungen oder perioperativer Blutungsneigungen unklarer Genese [310].

9.4 Therapie

Merke

M!

Die Therapie von Gerinnungsstörungen bei intensivmedizinischen Patienten ist eine Herausforderung. Einerseits muss sie patientenindividuell angepasst sein, andererseits sollte für akute Blutungen ein zielorientiertes und algorithmusbasiertes Vorgehen erfolgen.

▶ **Algorithmusbasiertes Vorgehen.** Grundsätzlich gilt es, Vorerkrankungen und Vormedikationen zu beachten und diese in der Behandlung zu berücksichtigen. Im Rahmen der *Basistherapie* erfolgen das Herstellen eines ausgeglichenen Säure-Base-Haushalts, einer Normothermie und -kalziämie sowie die Behandlung einer Anämie. Dies gilt insbesondere im Rahmen von Massivtransfusionen mit Erythrozytenkonzentraten und gefrorenem Frischplasma, die häufig mit den oben genannten Alterationen der Basisfaktoren einhergehen können.

Auch bei geringem Verdacht auf eine chirurgische Blutungsquelle sollte eine adäquate Diagnostik (z. B. Computertomografie) durchgeführt und ein Chirurg hinzugezogen werden. Handelt es sich um eine diffuse Blutung im Rahmen einer Koagulopathie, empfiehlt es sich, parallel zur globalen Gerinnungsanalyse, eine Point-of-Care-Thrombelastografie sowie einen Thrombozytenfunktionstest durchzuführen.

Unabhängig von der eingeleiteten Diagnostik sollte zur frühzeitigen Therapie einer diffusen Blutung mit klinischen Zeichen einer Koagulopathie das Antifibrinolytikum *Tranexamsäure* (15–25 mg/kgKG) *intravenös* appliziert werden. ▶ Abb. 9.1 zeigt einen Therapiealgorithmus für ein mögliches Gerinnungsmanagement in der Kardiochirurgie, dem die Parameter der Thrombelastografie zugrunde liegen [297]. Bei diesem Algorithmus ist zu beachten, dass kardiochirurgische Patienten intraoperativ routinemäßig Tranexamsäure erhalten. Eine besondere Bedeutung kommt dabei im Fall einer Hypofibrinogenämie der frühzeitigen Gabe von *Fibrinogen* (1–2 g initial, Erwachsene: 30–40 mg/kgKG erhöhen den Plasmaspiegel um 1 g/l) zur Vermeidung einer Verbrauchskoagulopathie zu.

Nach individueller Risikoabschätzung kann bei *therapierefraktären Blutungen* außerdem die Gabe von *Desmopressin* (zur Behandlung der häufigsten Gerinnungsstörung, dem Von-Willebrand-Syndrom; 0,3–0,4 µg/kgKG) und in sehr restriktiver Indikationsstellung als Ultima Ratio die Gabe von *rekombinantem Faktor VIIa* (90 µg/kgKG, Off-Label-Use) erwogen werden [307], [311].

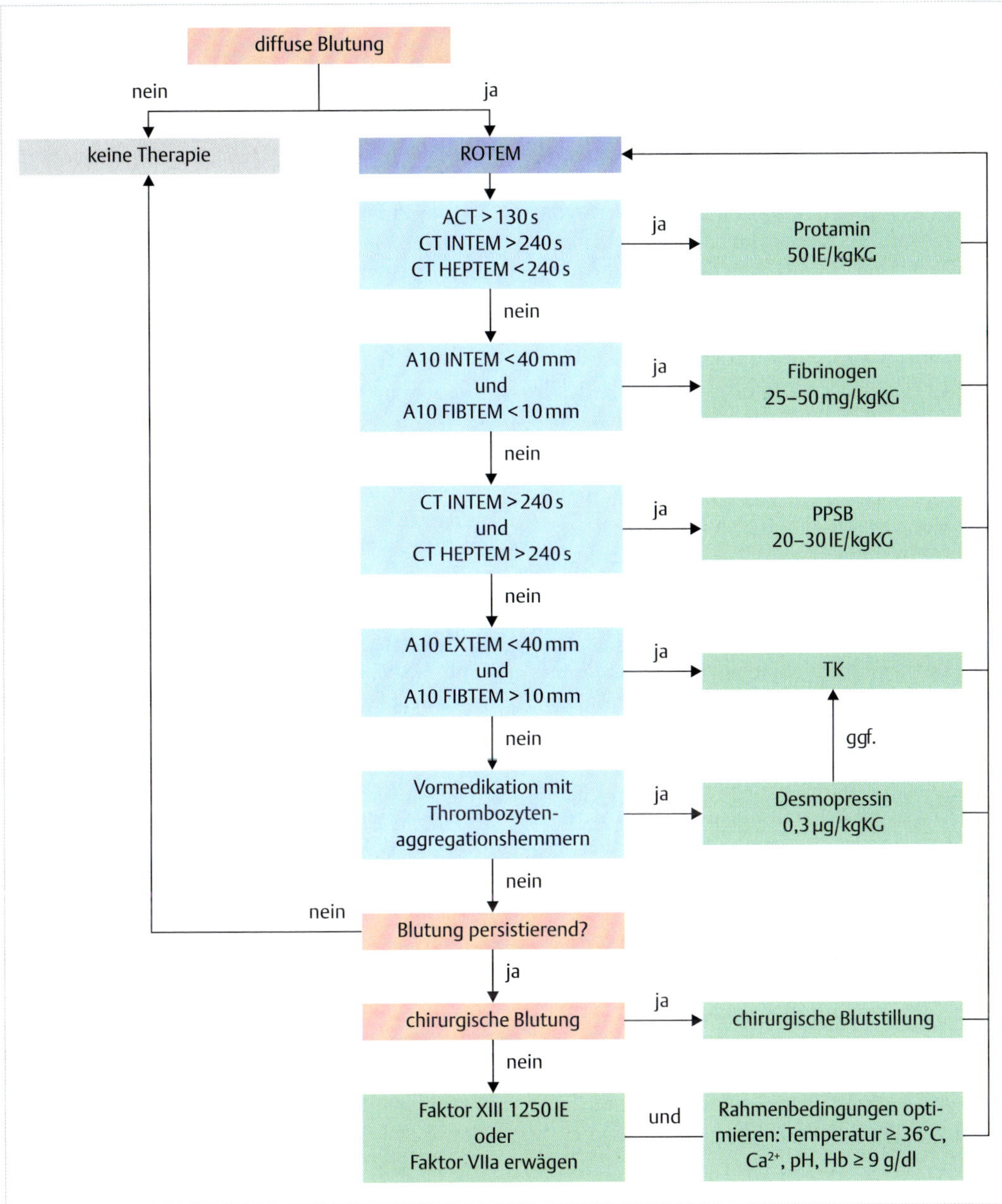

Abb. 9.1 Gerinnungsalgorithmus. Anwendung in der Kardioanästhesie der Asklepios Klinik St. Georg (ACT: Activated Clotting Time, CT: Clotting Time, PPSB: Prothrombinkonzentrat, TK: Thrombozytenkonzentrat). (Quelle: Bein B, Schiewe R. Kardioanästhesie: Monitoring der Gerinnung und Gerinnungstherapie. Anästhesiol Intensivmed Notfallmed Schmerzther 2018; 53: 364–379)

▸ **Antagonisierung einer Antikoagulation.** Parallel zum algorithmusbasierten Vorgehen können *spezifische Maßnahmen*, wie beispielsweise eine Antagonisierung einer Antikoagulation, eingeleitet werden.

- Für *Vitamin-K-Antagonisten* stehen als Antidote Vitamin K für weniger dringende Fälle und für Notfälle Prothrombinkonzentrate zur Verfügung.
- Für die Antagonisierung von *direkten oralen Antikoagulanzien (DOAK)* steht der monoklonale Antikörper Idarucizumab (Praxbind 5g) zur Verfügung, der allerdings nur die Wirkung von Dabigatran (Pradaxa) antagonisieren kann [303]. Darüber befindet sich das Antidot Andexanet alfa für Blutungen unter Anti-Xa-Inhibitoren in Europa im Prozess der Einführung. Alternativ bleibt die symptomatische Therapie mit gefrorenem Frischplasma (FFP) und Prothrombinkonzentraten Mittel der Wahl unter DOAK-assoziierten Blutungen, in seltenen Fällen sind auch Plasmapheresen, die Gabe von Aktivkohle (nur, wenn kurz zuvor die orale Aufnahme erfolgte) oder eine Hämodialyse (nur bei Dabigatran, aufgrund der zu hohen Proteinbindung bei den anderen DOAKs) zur Senkung der Medikamentenspiegel indiziert.
- *Unfraktioniertes Heparin* kann durch Protamin antagonisiert werden, wobei Protamin in einem Verhältnis von 1:1 zum Heparin dosiert wird. *Niedermolekulare Heparine* (Low Molecular Weight Heparin, LWMH) können nur partiell (Anti-IIa-Wirkung) mit Protamin antagonisiert werden, es stehen keine spezifischen Antagonisten zur Verfügung. Ggf. Therapie mit Andnexanet alfa.
- *Thrombozytenaggregationshemmer* können nicht direkt antagonisiert werden, so dass dem akut blutenden Patienten mit Thrombozytenkonzentraten funktionsfähige Thrombozyten transfundiert werden können [311].

9.5 Antikoagulation auf der Intensivstation

Thrombosen mit konsekutiven Lungenembolien sind eine häufige Komplikation bei kritisch kranken Patienten dar. So wurde bei bis zu 27 % aller Intensivpatienten post Mortem eine Lungenembolie festgestellt [308]. Neben der Immobilisation, einliegenden (zentral-)venösen Kathetern sind akute inflammatorische Prozesse Ursachen für die erhöhte Inzidenz von thrombembolischen Ereignissen bei Intensivpatienten. Insbesondere die Schwere der Erkrankung mit den entsprechenden Indikatoren (invasive Beatmung, Einsatz von Vasopressoren) sind unabhängige Prädiktoren für thrombembolische Ereignisse [299], [304].

Des Weiteren können klinische Zeichen der Thrombose aufgrund von Ödemen überlagert werden, während D-Dimere häufig im Rahmen der Grunderkrankung erhöht sind und somit ihren diagnostischen Wert verlieren. Daher kommt der Thromboseprophylaxe bei operativen und kritisch kranken Patienten eine besondere Bedeutung zu.

Merke M!

Grundsätzlich stehen zur Thromboseprophylaxe mit der *Mobilisation*, der *medikamentösen* und *mechanischen Thromboseprophylaxe* drei Präventionsmöglichkeiten zur Verfügung.

▸ **Medikamentöse Thromboseprophylaxe.** Während die Mobilisation bei Intensivpatienten meist erschwert ist, sollten alle Patienten, deren Leber-, Nieren- und Gerinnungssituation es erlaubt, eine medikamentöse Thromboseprophylaxe erhalten. Grundsätzlich können hierfür *unfraktionierte* und *niedermolekulare Heparine* angewendet werden. Beide Medikamentengruppen führen zu einer effektiven Thromboseprophylaxe, wobei LWMH mit einem erniedrigten Auftreten von Lungenembolien assoziiert sind. Somit sollten diese entsprechend untere Beachtung ihrer Kontraindikationen insbesondere bei *Hochrisikopatienten* eingesetzt werden [308].

Vorteile des *unfraktionierten Heparins* sind die Möglichkeit zur Antagonisierung, die kurze Wirkdauer, die intravenöse Verabreichung und das vergleichsweise einfache Monitoring mittels aPTT und ACT, während LWMH nur mittels eines anti-Faktor-Xa-Spiegels überwacht werden können. Da Letztere eine längere Wirkdauer aufweisen, müssen sie zur Thromboseprophylaxe in der Regel nur einmal pro Tag appliziert werden.

Weitere Medikamente zur Thromboseprophylaxe sind der Anti-Xa-Inhibitor *Fondaparinux* und der direkte Thrombininhibitor *Argatroban*. Beide Medikamente können auch bei Vorliegen einer heparininduzierten Thrombopenie Typ II appliziert werden.

▶ **Mechanische Thromboseprophylaxe.** Hierzu sollten alle kritisch kranken Patienten Kompressionsstrümpfe erhalten [308]. Die intermittierende pneumatische Kompression ist ein Verfahren, das mit Manschetten periodisch das Blut des venösen Gefäßsystems der Beine in Richtung Oberkörper pumpt. Allerdings zeigte diese Methode in einer aktuellen Studie keinen Nutzen im Sinne einer Vermeidung von Thrombosen [295]. Daher sollte die Indikation kritisch überprüft werden und bei Anwendung der mechanischen Thromboseprophylaxe auf die Perfusion der Beine geachtet werden; durch den Einsatz von Vasopressoren kann nämlich insbesondere bei Vorliegen einer Arteriosklerose eine *Ischämie* drohen.

9.6 Literatur

[294] Agarwal S. Platelet function testing in cardiac surgery. Transfus Med 2016; 26: 319–329

[295] Arabi YM, Al-Hameed F, Burns KEA et al. Adjunctive intermittent pneumatic compression for venous thromboprophylaxis. N Engl J Med 2019; 380: 1305–1315

[296] Casari C, Bergmeier W. Acquired platelet disorders. Thromb Res Elsevier Ltd; 2016; 141: S 73–S 75

[297] Dirkmann D, Britten M, Frey U. Point-of-Care-Diagnostik in der Traumatologie – Methoden und Evidenz. AINS – Anästhesiologie Intensivmed Notfallmedizin Schmerztherapie 2018; 53: 440–457

[298] Gesellschaft für Thrombose- und H. Leitlinie Thrombozytopathien: Diagnose von Thrombozytenfunktionsstörungen – Thrombozytopathien. AMWF 2018

[299] Gould MK, Garcia DA, Wren SM et al. Prevention of VTE in nonorthopedic surgical patients: antithrombotic therapy and prevention of thrombosis. 9th ed. American college of chest physicians evidence-based clinical practice guidelines. Chest 2012; 141: e227S-e277S

[300] Greinacher A, Selleng S. How i evaluate and treat thrombocytopenia in the intensive care unit patient. Blood 2016; 128: 3032–3042

[301] Haas T, Görlinger K, Grassetto A et al. Thromboelastometry for guiding bleeding management of the critically ill patient: a systematic review of the literature. Minerva Anestesiol 2014; 80: 1320–1335

[302] Johansson PI, Stensballe J, Ostrowski SR. Shock induced endotheliopathy (SHINE) in acute critical illness – a unifying pathophysiologic mechanism. Crit Care Critical Care; 2017; 21: 1–7

[303] Kaatz S, Mahan CE, Nakhle A et al. Management of elective surgery and emergent bleeding with direct oral anticoagulants. Curr Cardiol Rep 2017; 19: 124

[304] Kahn SR, Lim W, Dunn AS et al. Prevention of VTE in nonsurgical patients: Antithrombotic therapy and prevention of thrombosis. 9th ed. american college of chest physicians evidence-based clinical practice guidelines. Chest 2012; 141: e195S-e226S

[305] Leebeek FWG, Eikenboom JCJ. Von Willebrand's Disease. N Engl J Med 2016; 375: 2067–2080

[306] Levi M, Scully M. How I treat disseminated intravascular coagulation. Blood 2018; 131: 845–854

[307] Maegele M, Nardi G, Schöchl H. Hemotherapy algorithm for the management of trauma-induced coagulopathy: The German and European perspective. Curr Opin Anaesthesiol 2017; 30: 257–264

[308] Minet C, Potton L, Bonadona A et al. Venous thromboembolism in the ICU: Main characteristics, diagnosis and thromboprophylaxis. Crit Care Critical Care; 2015; 19: 1–9

[309] R.E. S. Drugs that affect platelet function. Semin Thromb Hemost 2012; 38: 865–883

[310] Retter A, Barrett NA. The management of abnormal haemostasis in the ICU. Anaesthesia 2015; 70 Suppl 1: 121–127, e40–41

[311] Rossaint R, Bouillon B, Cerny V et al. The European guide line on management of major bleeding and coagulopathy following trauma. 4th ed. Crit Care Critical Care; 2016; 20: 1–55

[312] Spahn DR, Bouillon B, Cerny V et al. Management of bleeding and coagulopathy following major trauma: an updated European guideline. Crit Care 2013; 17: R76

[313] Thachil J, Warkentin TE. How do we approach thrombocytopenia in critically ill patients? Br J Haematol 2017; 177: 27–38

[314] Wille K, Sadjadian P, Griesshammer M. Thrombozytose und Thrombozytopenie – Ursachen und klinische Bedeutung. Dtsch med Wochenschr 2017; 142: 1732–1743

I

10 Ernährung und metabolische Kontrolle

Konstantin Mayer

10.1 Einleitung

Die Ernährung ist ein integraler Teil der Behandlung des Intensivpatienten. Der behandelnde Kliniker muss an den aktuellen Zustand des Patienten angepasst eine ausreichende und passende Kalorienzufuhr sicherstellen. Die Schwierigkeit liegt in der Bestimmung des Bedarfs, der in verschiedenen Phasen der Erkrankung erheblich schwanken kann.

▶ **Einteilung.** Die aktualisierten Leitlinien der Ernährungstherapie[320], [323] teilen den Verlauf in verschiedene Phasen ein, aufgrund derer sie dann eine adaptierte Ernährung empfehlen. Eine Einteilung nach Cuthbertson [318] in eine Ebb- und Flow-Phase wurde zugunsten einer Einteilung in eine akute und eine späte Phase verlassen.

- Die akute Phase wird in eine frühe Periode mit metabolischer Instabilität und stark gesteigertem Katabolismus und in eine späte Periode mit Stabilisation der metabolischen Störung und gesteigertem Muskelabbau eingeteilt.
- Daran schließt sich eine späte Phase mit entweder Gesundung und Rehabilitation oder dem Eintritt in eine chronische Phase. Die chronische Phase beinhaltet ein Erkrankungsbild mit Entzündung und Katabolismus (prolonged inflammatory and catabolic syndrome [PICS], ▶ Abb. 10.1) an. Dabei handelt es sich um keine Einbahnstraße; eine Verschlechterung (second hit) kann jederzeit zu einem erneuten Beginn mit schwerem Katabolismus und metabolischer Entgleisung führen.

▶ **Evaluation.** Generell empfehlen die Leitlinien die Evaluation einer Ernährungstherapie für alle Patienten, die länger als 48 Stunden auf der Intensivstation behandelt werden. Dabei können unterschiedliche Scoringsysteme oder apparative Methoden zur Bestimmung der Muskelmasse zur Anwendung kommen. Von der deutschen Leitliniengruppe wird ein krankheitsspezifischer Score empfohlen. In diesem wird gefahndet nach:

- aktuellem Body-Mass-Index (BMI) < 18,5 kg/m²
- ungewolltem Gewichtsverlust > 10 % in den letzten 3–6 Monaten
- BMI < 20 kg/m² und einem ungewollten Gewichtsverlust > 5 % in den letzten 3–6 Monaten
- Nahrungskarenz > 7 Tage

Bei chronischer Inflammation kann ebenfalls eine Energiezufuhr ≤ 75 % für ≥ 1 Monat als Indikator dienen oder Hinweise auf eine verminderte Muskelmasse geben. Alternativ wird die Nutzung des Subjective Global Assessment of Nutritional Status (SGA) empfohlen. Die Evaluation sollte bei Aufnahme auf die Intensivstation erfolgen.

▶ **Lokales Protokoll.** Insgesamt wird die Nutzung eines lokalen Protokolls auf der Intensivstation für die Ernährungstherapie empfohlen. Die Nutzung eines solchen Protokolls, das an die örtlichen Gegebenheiten angepasst wurde, hat eine adäquatere Ernährung, eine höhere Nutzung enteraler Ernährung und die bessere Zufuhr von Kalorien und Protein zur Folge.

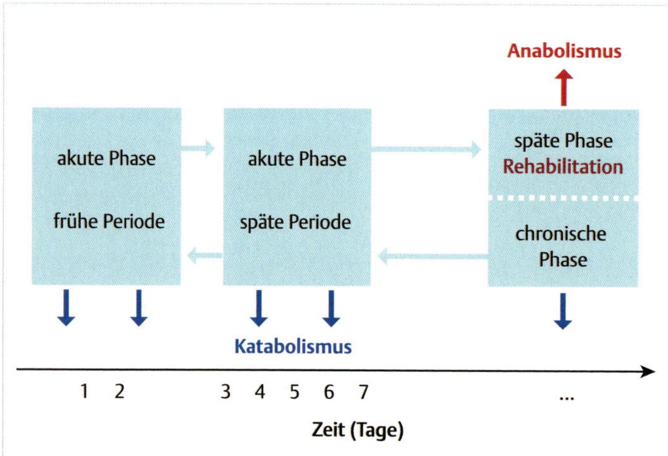

Abb. 10.1 Phasen der Ernährung. Nach Trauma, Infektion, Stress lassen sich 3 Phasen abgrenzen. Die akute Phase wird in eine frühe und in eine späte Periode unterteilt. Für die späte Phase wird unterschieden, ob der Patient sich verbessert oder in eine chronische Phase übergeht, die als PICS (prolonged inflammatory and catabolic syndrome) beschrieben wird [323].

Merke

- Nutzung eines lokalen Protokolls zur Ernährungstherapie
- Screening der Patienten bei Aufnahme auf die Intensivstation

10.2 Steuerung der Ernährungstherapie

Intensivpatienten stellen eine heterogene Gruppe dar. Neben unterschiedlichen Indikationen zur Aufnahme auf die Station (z. B. chirurgisch, internistisch, neurologisch) kommen diverse Vorerkrankungen, unterschiedliche akute Organversagen und das Alter des Patienten zum Tragen. Durch diese Heterogenität ist eine Empfehlung für eine allgemeingültige Ernährungs- und Intensivtherapie nicht möglich.

▸ **Messung des Energieumsatzes.** Vor diesem Hintergrund ist die Empfehlung der Leitliniengruppen zu verstehen, den Energieumsatz der Patienten möglichst zu messen. Vorgeschlagen werden die indirekte Kalorimetrie oder die Produktionsrate von CO_2 bei beatmeten Patienten. Alternativ kann die Abschätzung mittels Faustformel bei nicht adipösen Patienten (BMI < 30 kg/m^2) mit 24 kcal/kg aktuelles Körpergewicht für die akute Phase erfolgen.

Die Nutzung von komplexen Formeln wird nicht mehr empfohlen. Die Verfügbarkeit der empfohlenen indirekten Kalorimetrie ist derzeit eingeschränkt und in der Breite der Intensivmedizin nicht verfügbar. Allerdings wird die Verfügbarkeit einer neuen Generation von Messgeräten von den Leitliniengruppen antizipiert.

Merke

- Bestimmung des Energieumsatzes mittels Messung (Kalorimetrie, CO_2-Produktion)
- alterativ: Nutzung einer Faustformel (24 kcal/kg/d, Laufrate entspricht dann dem Körpergewicht bei 1 kcal/ml Standardernährung)

Zu berücksichtigen ist selbst bei Messung des Energieumsatzes, dass der gemessene Wert des Umsatzes keinesfalls der notwendigen Kalorienzufuhr entsprechen muss. In der akuten Phase mit metabolischer Instabilität und krankheitsassoziierter Katabolie kann das Ausmaß der Katabolie nicht durch exogene Zufuhr von Energie oder Protein beeinflusst werden.

▸ **Abschätzung anhand des Insulinbedarfs.** Daraus resultiert das von den Leitlinien in den Vordergrund gerückte Konzept der an die metabolische Verträglichkeit angepassten Ernährung. Für die Kalorienzufuhr wird dies anhand des Insulinbedarfs abgeschätzt (▸ Abb. 10.2). Gestartet werden sollte die Kalorienzufuhr mit dem Ziel von etwa 75 % des erwarteten Bedarfs. Nach dem 2. Tag wird bei einer Insulinzufuhr von 0–1 IE/h in den letzten 24 Stunden der Ernährungstherapie die Kalorienzufuhr um 6 kcal/kg/d erhöht. Bei einer Insulinzufuhr von 2–4 IE/h wird die Zufuhr um 6 kcal/kg/d gesenkt, bei einer Insulinzufuhr über 4 IE/h wird die Kalorienzufuhr um 12 kcal/kg/d bis eventuell auf 0 kcal reduziert.

Ein ähnliches Schema wird gemäß der Messung der Phosphatkonzentration als Parameter der Verträglichkeit für Protein empfohlen [320]. Die Höhe und die Adaptation der Proteinzufuhr war in der Leitlinienkommission umstritten, die aktuelle Leitlinie stellt einen Kompromiss dar.

Der für die Insulinzufuhr relevante obere Blutzuckergrenzwert wird mit 180 mg/dl festgelegt. Oberhalb dieser Grenze sollte eine Insulinzufuhr erfolgen. Unter Nutzung der oben genannten Schemata sollte eine bedarfsdeckende Ernährungstherapie nach 4–7 Tagen erreicht werden. Während der Rekonvaleszenz oder Rehabilitation kann der Kalorienbedarf höher liegen. In der chronischen Phase wird eine bedarfsdeckende Ernährung empfohlen.

In die Kalorienzufuhr sollte die Gesamtzufuhr von Energie einberechnet werden; hierzu zählen Kalorien aus der Zufuhr von Propofol, einer Zitratdialyse oder glukosehaltiger Infusionslösungen. Diese nicht aus ernährungsmedizinischen Gründen zugeführten Kalorien können einen relevanten Teil der Kalorienzufuhr erbringen.

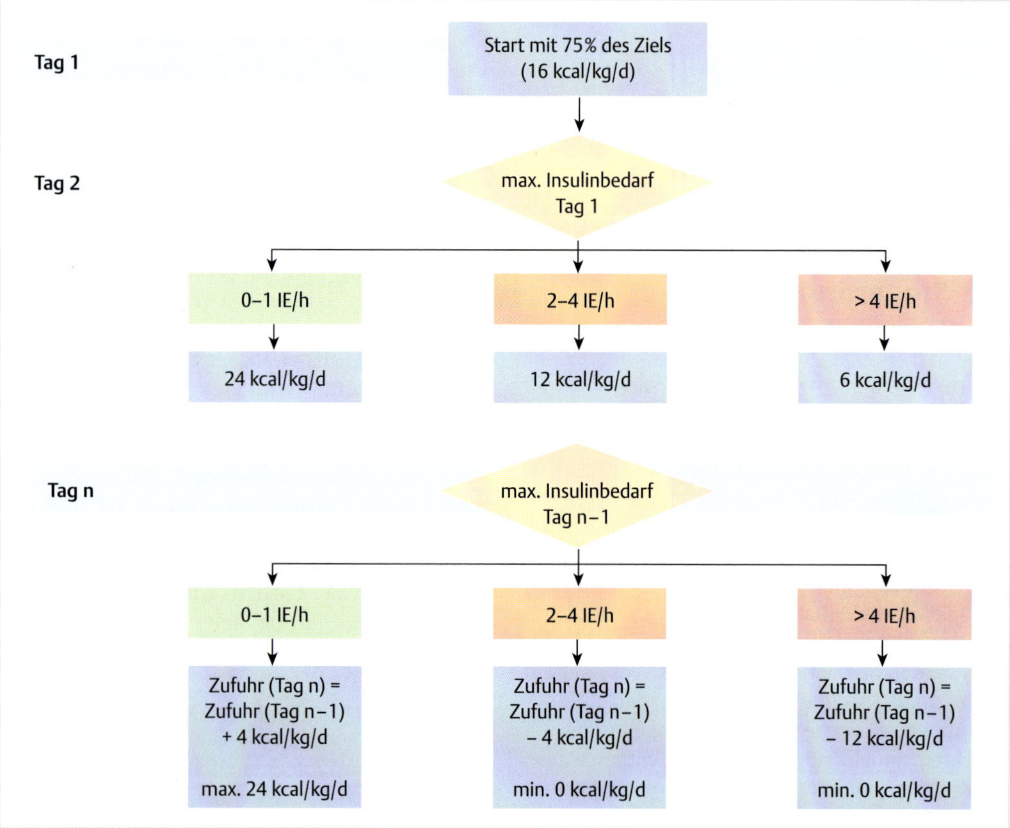

Abb. 10.2 Vorschlag eines Algorithmus der Kalorienzufuhr. In Abhängigkeit des maximalen Insulinbedarfs am Vortag als Parameter der Verträglichkeit wird die Gesamtkalorienzufuhr angepasst. Bei einem niedrigen Insulinbedarf kann die Kalorienzufuhr gesteigert werden, bei erhöhtem Insulinbedarf wird die Kalorienzufuhr reduziert [320].

Merke M!

- Nutzung von Schemata zum kalorischen Aufbau der Ernährung
- Bestimmung der Gesamtkalorienzufuhr inklusive der nicht durch die Ernährung zugeführten Energie
- Kontrolle der metabolischen Toleranz (z. B. Blutzucker, Insulin, Phosphat)

Vermieden werden soll durch den protokollierten und schematisierten Aufbau der Ernährungstherapie sowohl eine Hypo- als auch eine Hyperalimentation. Für beides häufen sich die Hinweise auf einen negativen Effekt für den Intensivpatienten.

10.3 Grundsätze der enteralen Ernährung

Die Zufuhr der Ernährung sollte primär *oral* erfolgen. Allerdings kann dies bei den schwer kranken Intensivpatienten, auf die die Leitlinie fokussiert, mit hoher Wahrscheinlichkeit nicht suffizient erreicht werden. Der nächste Schritt ist die Initiierung einer *enteralen* Ernährung mittels Sonde. Die Lage der Sonde sollte so „tief wie nötig und so hoch wie möglich“ sein. Der primäre Ernährungsversuch sollte nach dieser Regel mit einer gastralen Sonde erfolgen.

Kann die Ernährung aufgrund von Problemen wie beispielsweise Erbrechen oder Reflux nicht ausreichend erfolgen, sollte die Anlage einer *postpylorischen Sonde* erwogen werden.

Wichtig erscheint auch der Hinweis, dass bei Patienten in Bauchlagerung oder an der extrakorporalen Membranoxygenierung (ECMO) primär eine enterale Ernährung nicht kontraindiziert ist. Bei nicht invasiver Beatmung sollten eine genaue Abwägung und Evaluation des Patienten mit einer Risikoabschätzung (Schutzreflexe, abdominale Distension, Luftschlucken, funktionierender Gastrointestinaltrakt) erfolgen.

▶ **Sonden.** Die gastrale Ernährung kann als Bolus oder kontinuierlich erfolgen. Hier sollte das lokale Protokoll die mögliche Praxis widerspiegeln. Im Gegensatz hierzu soll bei postpylorischer Ernährung eine kontinuierliche Zufuhr erfolgen. Ebenfalls ist bei der Zufuhr von Medikamenten die Lage der Sonde zu beachten. Neben der Formulierung wie etwa einer Retardierung oder der Notwendigkeit der Aktivierung des Pharmakons durch die Magensäure dürfen bestimmte Medikamente aufgrund der Osmolarität nicht postpylorisch gegeben werden.

Bei längerfristiger enteraler Therapie, die wahrscheinlich länger als 4 Wochen dauern wird, kann eine perkutane endoskopische Gastrostomie (PEG) oder Jejunostomie (PEJ) angelegt werden. Sollte bei liegender PEG die Notwendigkeit zur postpylorischen Ernährung entstehen, kann eine Verlängerung mittels JET-PEG (jejunal extension tube) erfolgen.

▶ **Motilitätsstörungen.** Bei *gastralen* paralytischen Motilitätsstörungen empfiehlt die deutsche Leitliniengruppe die Nutzung von Metoclopramid und/oder Erythromycin. Die europäische Leitliniengruppe empfiehlt nur noch den Einsatz von Erythromycin. Bei einer regelmäßigen und häufigen Nutzung des Antibiotikums ist jedoch auf eine potenzielle Resistenzentwicklung auf der Intensivstation zu achten.

Bei *intestinalen* paralytischen Motilitätsstörungen können Prokinetika (z. B. Neostigmin), Weichmacher wie Parafinöl oder osmotisch aktive Substanzen (z. B. Macrogol) zum Einsatz kommen.

Eine *Standardernährung* mit *Ballaststoffen* (fiber) kann nach der Akutphase oder bei niedrigem Risiko einer Darmischämie genutzt werden. Bei hohem Risiko für eine Darmischämie sollten ballaststoffreiche Lösungen nicht genutzt werden.

10.4 Grundsätze der (supplementierenden) parenteralen Ernährung

Inzwischen wird von den neuen Leitlinien eine parenterale Supplementierung der enteralen Ernährung empfohlen, falls das *Kalorienziel ab dem Ende der Akutphase* (4–7 Tage) nicht erreicht wird. Bei einer Kontraindikation für enterale Ernährung [319] oder schwerer intestinaler Dysfunktion soll der Patient parenteral unter den gleichen Kautelen wie dem Aufbau der Ernährungstherapie, Kalorienziel und Evaluation der Verträglichkeit ernährt werden.

Ebenfalls sollte bei *hämodynamischer Instabilität* mit steigenden Katecholamindosen oder Zeichen der persistierenden oder progredienten Minderperfusion von Organen eine *parenterale* Ernährung erfolgen. Auch in diesem Falle sollten die oben erwähnten Kautelen beachtet werden. Bei hochosmolaren (≥ 900mosml/l) Ernährungslösungen sollte ein zentraler Venenzugang genutzt werden. Eine supplementierende parenterale Ernährung (≤ 900mosml/l) kann auch mittels peripherem Venenzugang verabreicht werden.

Inzwischen haben *Dreikammerbeutel* eine weite Verbreitung in der Intensivmedizin gefunden. Die Leitliniengruppen empfehlen deren Nutzung gegenüber der Nutzung von Einzelkomponenten aufgrund der einfachen Anwendung sowie der Verminderung von Infektionen und Verschreibungsfehlern. Bei komplexen Patienten oder Problemen kann immer auf die Nutzung von Einzelkomponenten zurückgegriffen werden.

10.5 Zufuhr von Makro- und Mikronährstoffen

▶ **Immunmodulierende Nährlösungen.** Die Datenlage für die enterale Zufuhr immunmodulierender Komponenten erlaubt keine Empfehlung mehr zur Nutzung immunmodulierender Nährlösungen. Sowohl arginin- als auch glutaminbasierte Lösungen sollten *nicht mehr eingesetzt* werden.

▶ **Kohlenhydrate.** Glukose sollte als alleinige Quelle von Kohlenhydraten in der parenteralen Ernährung genutzt werden, keine Empfehlung wird mehr für Zuckeraustauschstoff ausgesprochen. Die Obergrenze der Zufuhr wird mit 4 g Glukose/kg/d

10

unter Beachtung der individuellen Toleranz abgeschätzt. Dabei sollten sowohl das kalorische Kohlenhydrat-Lipid-Verhältnis von 70:30 bis 50:50 betragen und das Verhältnis von Glukose-/Aminosäurekalorien unter 3:1 liegen.

▸ **Lipide.** Lipide sollten integraler Bestandteil jeder Ernährungstherapie sein. Bei der parenteralen Zufuhr sollten Lipidemulsionen mit vermindertem Gehalt an N-6-Lipiden genutzt werden. Dies kann durch den Einsatz von Lösungen auf der Basis von Olivenöl oder Sojabohnenöl mit Supplementierung von Kokos- und Fischöl bzw. mit Kokos-, Oliven- und Fischöl erreicht werden. Eine parenterale Lipidzufuhr sollte immer über 12–24 Stunden pro Tag erfolgen. Bolusapplikationen sind zu vermeiden. Hintergrund ist die potenzielle Verschlechterung des Lungenversagens durch Überlastung von Clearancemechanismen. Die Obergrenze der parenteralen Zufuhr wird mit 1,5 g Fett/kg/d abgeschätzt und richtet sich ebenfalls nach der individuellen Toleranz. Für die Nutzung von Lipidemulsionen mit einem Anteil von N-3-Lipiden sprechen inzwischen mehrere Metaanalysen (z. B. [321]), die den Nachweise einer verminderten Morbidität unter anderem mit reduzierten Infektionen und verringerter Liegezeit erbringen, allerdings keinen statisch signifikanten Einfluss auf die Sterblichkeit nachweisen konnten.

▸ **Aminosäuren.** Sie sollten ebenfalls integraler Bestandteil der parenteralen Ernährungstherapie sein. Die Zufuhr sollte sich nach der individuell abgeschätzten Toleranz richten, wobei die Proteinzufuhrrate zur Berechnung der Aminosäurezufuhr mit 1,2 multipliziert werden sollte. Die Proteinzufuhr in der Akutphase sollte 1,0 g/kg/d betragen. Die Zufuhr sollte mit etwa 75 % begonnen werden, um nach 4–7 Tagen 100 % zu erreichen.

Für Patienten mit Niereninsuffizienz gelten die gleichen Kautelen, allerdings ist ein Verlust von Proteinen/Aminosäuren an der Dialyse zu berücksichtigen. Auch auf den Verlust an wasserlöslichen Vitaminen ist zu achten.

Eine enterale Zufuhr von *Glutamin* wird nicht mehr empfohlen. Die parenterale Zufuhr von Glutamin aus pharmakologischen Überlegungen kann unter Umständen bei überwiegend parenteral ernährten Intensivpatienten erfolgen, bei denen kein schweres Nieren-, Leber- oder Multiorganversagen vorliegt. Hintergrund dieser Empfehlung sind alte positive Studien an Patienten, die im stabilen Intensivverlauf rein parenteral ernährt wurden. Diese Studien stehen im Gegensatz zu neueren Studien an Patienten mit Organversagen in der Akutphase, die keine positiven oder sogar negativen Effekte zeigten.

▸ **Vitamine, Spurenelemente.** Die Zufuhr von Vitaminen und Spurenelementen sollte erfolgen, wenn durch orale oder enterale Ernährung der Tagesbedarf nicht gedeckt werden kann. Auch bei supplementierender parenteraler Ernährung kann dies der Fall sein. Bei parenteraler Ernährung sind Vitamine und Spurenelemente immer Teil des Therapiekonzepts.

- Für eine pharmakologische Zufuhr von *Selen* gibt es derzeit nicht genügend Evidenz.
- Die pharmakologische Zufuhr von *Vitamin D* ist nicht endgültig geklärt, bei schwerem Mangel kann eine entsprechende Substitution erfolgen.
- Eine pharmakologische Nutzung von *Thiamin* kann bei klinischen Hinweisen für einen Mangel (z. B. Alkoholabusus) erfolgen.

10.6 Ernährungsgrundsätze beim prolongierten Weaning

Die neue Leitlinie prolongiertes Weaning umfasst einen Abschnitt, der sich mit der Ernährung im Weaning befasst [322]. Hingewiesen wird auf die dringende Notwenigkeit der regelmäßigen *Messung von Phosphat.* Aus alten Arbeiten geht hervor, dass der Weaningerfolg an die muskuläre Funktion unter anderem des Zwerchfells und diese an die Verfügbarkeit von Phosphat gekoppelt ist [316], [317]. Ältere Arbeiten zeigen zudem einen Vorteil der der reduzierten enteralen Zufuhr von Kohlenhydraten und der gesteigerten Zufuhr von Lipiden mit dem Ziel, durch die Metabolisierung von Lipiden den respiratorischen Quotienten zu senken und weniger CO_2 und damit weniger Atemarbeit zu generieren [315], [324]. Bisher fehlen hierzu größere Studien, die das Konzept bestätigen; die Anwendung wird nicht empfohlen.

In der Zusammenschau der Leitlinien können auch hier die bereits erwähnten Prinzipien angewendet werden. Der Ernährungsbedarf sollte – falls möglich – gemessen werden; er liegt wahrscheinlich höher als erwartet. Die Nutzung einer *perkutanen endoskopischen Gastrostomie* (PEG) sollte rechtzeitig erwogen werden, da bei Patienten nach langer Intensivtherapie mit möglichen Folgeerkrankungen wie Chronical-Illness-Polyneuropathie und Chronical-Illness-Myopathie sowie bei Patienten mit neurologischen Erkrankungen eine Schluckstörung vorliegen kann. Wie bereits erwähnt, muss bei dem Übergang auf eine nicht invasive Beatmung das Aspirationsrisiko evaluiert werden.

10.7 Literatur

[315] al-Saady NM, Blackmore CM, Bennett ED. High fat, low carbohydrate, enteral feeding lowers $PaCO_2$ and reduces the period of ventilation in artificially ventilated patients. Intensive Care Med 1989; 15: 290–295

[316] Alsumrain MH, Jawad SA, Imran NB et al. Association of hypophosphatemia with failure-to-wean from mechanical ventilation. Ann Clin Lab Sci 2010; 40: 144–148

[317] Aubier M, Murciano D, Lecocguic Y et al. Effect of hypophosphatemia on diaphragmatic contractility in patients with acute respiratory failure. N Engl J Med 1985; 313: 420–424

[318] Cuthbertson DP. The disturbance of metabolism produced by bony and non-bony injury, with notes on certain abnormal conditions of bone. Biochem J 1930; 24: 1244–1263

[319] Doig GS, Simpson F, Sweetman EA et al. Early parenteral nutrition in critically ill patients with short-term relative contraindications to early enteral nutrition: A randomized controlled trial. JAMA 2013; 309: 2130–2138

[320] Elke G, Hartl WH, Kreymann KG et al. Clinical nutrition in critical care medicine. Aktuel Ernahrungsmed 2018; 43: 341–408

[321] Pradelli L, Mayer K, Klek S et al. omega-3 Fatty-acid enriched parenteral nutrition in hospitalized patients: Systematic review with meta-analysis and trial sequential analysis. JPEN J Parenter Enteral Nutr 2020; 44: 44–57

[322] Schönhofer B, Geiseler J, Dellweg D et al. [Prolonged weaning – S2k-guideline published by the German Respiratory Society]. Pneumologie 2019; 73: 723–814

[323] Singer P, Blaser AR, Berger MM et al. ESPEN guideline on clinical nutrition in the intensive care unit. Clin Nutr 2019; 38: 48–79

[324] van den Berg B, Bogaard JM, Hop WC. High fat, low carbohydrate, enteral feeding in patients weaning from the ventilator. Intensive Care Med 1994; 20: 470–475

I

11 Mobilisation

Stefan Schaller

11.1 Einleitung

Die Skelettmuskulatur entspricht etwa 40 % des Körpergewichts eines Menschen. Bei einem kritisch Erkrankten wird die Muskulatur unmittelbar, d. h. bereits innerhalb der ersten 24 Stunden, beeinträchtigt. In diesem Kapitel wird dargestellt, welche negativen Auswirkungen Immobilität auf den Intensivpatienten hat, welche Effekte von Mobilisation zu erwarten sind und wie diese durchgeführt werden kann.

11.2 Grundlagen

Es gilt drei Qualitäten bei der Skelettmuskulatur zu unterscheiden:

- Muskelmasse
- Muskelkraft
- Funktionalität

Beim Intensivpatienten sind alle drei Qualitäten beeinträchtigt.

Der Verlust der *Muskelmasse* ist bei Patienten mit einem Multiorganversagen mit rund 15 % in der ersten Woche stärker ausgeprägt als bei Patienten mit singulären Organversagen [346].

Die *Muskelkraft* sinkt deutlich und die Patienten entwickeln eine auf der Intensivstation erworbenen Muskelschwäche (Intensive Care Unit Acquired Weakness, ICUAW). Definitionsgemäß ist die Diagnose gestellt, wenn ein Patient 42 Punkte oder weniger (von maximal 60 Punkten) beim MRC-Score (MRC: Medical Research Council; ▶ Tab. 11.1) erreicht [328] und keine andere Ursache für den Kraftverlust existiert (z. B. traumatischer Querschnitt, Myasthenie) [341].

ICUAW ist ein rein klinisch beschreibender Begriff, dem entsprechende neuronale Veränderungen (Critical-Illness-Polyneuropathie, CIP), muskuläre Veränderungen (Critical-Illness-Myopathie, CIM) oder die Kombination aus beiden (Critical-Illness-Polyneuromyopathie, CIPM) zugrunde liegen.

Zur Unterscheidung können eine Elektromyografie (EMG) und Messung der Nervenleitgeschwindigkeit (ENG) sinnvoll sein. Der *Goldstandard für die Diagnose* von muskulären Veränderungen stellt allerdings die *Muskelbiopsie* dar. Je ausgeprägter die Muskelschwäche, umso höher ist die 1-Jahres-Mortalität der Patienten [334].

Tab. 11.1 MRC-Score. Es werden folgende Muskelgruppen getestet und jeweils 0–5 Punkte vergeben, so dass maximal 60 Punkte erreicht werden können (1: Schulterabduktion, 2: Ellbogenflexion, 3: Handgelenkextension, 4: Hüftflexion, 5: Knieextension, 6: Fußgelenkdorsiflexion) [327].

MRC-Wert	Beschreibung
0	keine Muskelkontraktion
1	Muskelzuckung oder Spur einer Muskelkontraktion
2	Bewegung unter Aufhebung der Schwerkraft
3	Bewegung gegen die Schwerkraft möglich
4	Bewegung möglich gegen verminderten Widerstand
5	normale Muskelkraft

MRC: Medical Research Council

Definition

Unabhängig vom Ort der Schädigung (Nerv, Muskel) ist derzeit die *auf Intensivstation erworbene Muskelschwäche* definiert als ein MRC-Score ≤ 42.

Die funktionellen Auswirkungen eines Intensivaufenthalts sind gravierend: Es wurden funktionelle Einschränkungen (d. h. verminderte Gehstrecke im Vergleich zu einer altersentsprechenden Kohorte) mit begleitenden sozioökonomischen Auswirkungen (d. h. verminderte Reintegration in das Arbeitsleben) noch 5 Jahre nach dem Intensivaufenthalt nachgewiesen [335].

Merke

M!

Einschränkungen der Funktionalität sind auch noch 5 Jahre nach dem Intensivaufenthalt wissenschaftlich nachgewiesen.

Durch Mobilisation versucht man die drei Qualitäten der Muskulatur aufrechtzuerhalten bzw. den Abbau zu verlangsamen. Es gibt Hinweise, dass ein protokollbasiertes Frühmobilisierungsprogramm die *Atrophie der Muskelfasern* verhindern kann [352].

Die Aufrechterhaltung oder Steigerung der *Muskelkraft* konnte während des Intensivaufenthaltes allerdings bis jetzt nicht durch randomisiert kontrollierte Studien nachgewiesen werden [332], [347], [350]. Auch im späteren Rehabilitationsverlauf zeigt sich die Regeneration der Muskelkraft bei Intensivpatienten im Vergleich zu anderen Formen des Muskelverlustes (z. B. Schwerelosigkeit bei Astronauten) schwer eingeschränkt. Die zugrunde liegenden Mechanismen werden noch nicht vollständig verstanden. Sowohl epigenetische Phänomene als auch die für die Regeneration verantwortlichen Satellitenzellen der Muskulatur scheinen hierbei eine Rolle zu spielen.

Im Gegensatz dazu konnten bei der *Funktionalität* positive Effekte durch Maßnahmen auf der Intensivstation nachgewiesen werden, wie im Folgenden dargelegt wird.

11.3 Konzepte zum Erhalt der Funktionalität

11.3.1 Mobilisation

Die Annahme, es sei ausreichend, den Patienten dann zu mobilisieren, wenn er die Akutphase einer kritischen Erkrankung überstanden hat und sich auf dem Weg der Besserung befindet, ist leider falsch. Derartige Konzepte der Mobilisation sind gescheitert, auch wenn es sich um intensive physiotherapeutische Trainingsprogramme handelte. Selbst dann, wenn die physiotherapeutische Begleitung auch nach dem Krankenhausaufenthalt fortgeführt wurde, waren sie erfolglos [333].

Es ist daher für den Behandlungserfolg nicht ausreichend, lediglich die Anzahl von Physiotherapieeinheiten zu erhöhen, sondern essenziell, *evidenzbasierte Konzepte* anzuwenden, die positive Langzeiteffekte auf den Patienten nachweisen können.

11.3.2 Frühmobilisation

Frühmobilisation ist die Mobilisation des Patienten innerhalb von 72 Stunden nach Aufnahme auf die Intensivstation. Sie sollte bei allen Intensivpatienten durchgeführt werden, die keine Kontraindikation aufweisen [326]. Die Frühmobilisation verbessert das Patientenoutcome, insbesondere die Funktionalität bei Krankenhausentlassung [347], [350].

Wenn Frühmobilisation durchgeführt wird, bringt die zusätzliche Anwendung eines Bettergometers (Bettfahrrad) und einer neuromuskulären elektrischen Stimulation [332] keinen zusätzlichen Nutzen. Sie bieten aber möglicherweise bei mangelnden Personalressourcen Alternativen zur Muskelaktivierung. Auch spezielle Trainingsprogramme zeigten im Vergleich zur Frühmobilisation keinen zusätzlichen Nutzen für den Patienten [331].

Merke

M!

Um positive Effekte für den Patienten zu erzielen, ist es notwendig, innerhalb von 72 Stunden nach Intensivaufnahme mit der Mobilisierung beginnen.

11.3.3 Bettergometrie

Die Bettergometrie ist die aktive oder passive Verwendung eines Bettfahrrads. *Aktiv* bedeutet dabei, dass der Patient selbst tritt und Muskelkraft aufwendet, während *passiv* impliziert, dass der Motor des Bettfahrrads diese Arbeit übernimmt und die Beine somit passiv durchbewegt werden. Auch in der aktiven Form unterstützt der Motor den Patienten, wenn die Eigenleistung zu gering wird oder endet.

Vorteil des Bettfahrrads ist, dass es bereits bei komatösen oder tief sedierten Patienten zur Anwendung kommen kann. Wird dies täglich für mindestens 20 Minuten durchgeführt, gibt es einen positiven Einfluss auf den Muskelkrafterhalt und die Funktionalität der Patienten [333]. In der aktiven Form ermöglicht es die Mobilisierung über einen längeren Zeitraum mit nur einer beaufsichtigenden Person, die den Patienten währenddessen motiviert.

11.3.4 Neuromuskuläre elektrische Stimulation (NMES)

Bei der NMES wird mittels auf der Haut angebrachter Elektroden durch elektrische Reize eine Muskelstimulation hervorgerufen. Wie beim Bettfahrrad zeigt sich kein zusätzlicher Nutzen, wenn die Frühmobilisation bereits konsequent umgesetzt wird [332], [352]. Hinzu kommt, dass sich oft Stimulationsprobleme zeigen und das optimale Stimulationsmuster für den Patienten nicht bekannt ist.

Bei der klassischen Anwendung an der *Oberschenkelmuskulatur* konnten bisher keine relevanten Effekte gezeigt werden. Derzeit gibt es keine Studien oder Anwendungen für die *Rumpfmuskulatur*. Lediglich eine kleinere Studie mit Stimulation des M. pectoralis major und M. rectus abdominis konnte einen Muskelerhalt mitteln NMES nachweisen [329]. Ob die NMES bei Intensivpatienten einen relevanten Effekt auf das Outcome hat, muss zukünftig geklärt werden.

11.4 Konzepte zur Umsetzung von Frühmobilisation

11.4.1 SOMS-Konzept

Das SOMS-Konzept (SOMS: Surgical Optimal Mobilization Score) [347], [348] basiert auf 2 Säulen: dem SOMS-Algorithmus und adäquater Teamkommunikation. Der SOMS-Algorithmus unterscheidet 5 Mobilisierungsstufen:

- 0: keine Mobilisierung
- 1: Oberkörperhochlagerung und passives Durchbewegen des Patienten
- 2: Sitzen
- 3: Stehen
- 4: Gehen

▶ Abb. 11.1 zeigt den Algorithmus, der das Mobilisierungslevel festlegt. Wesentlich ist:

- Die SOMS-Strategie unterscheidet nicht zwischen aktiven (z. B. an der Bettkante sitzend) oder passiven (Sitzen im Stuhl) Formen der Mobilisation (im Gegensatz zum IMS-Konzept (S. 159))
- Die endotracheale Intubation ist für die Mobilisierung nicht relevant. Der Tubus entscheidet nicht über das Mobilisierungslevel und schränkt dieses auch nicht ein.

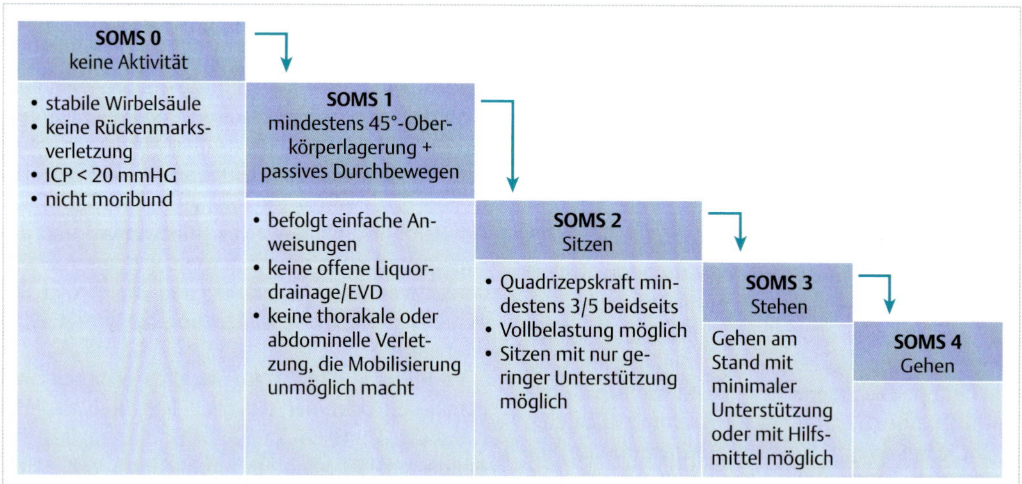

Abb. 11.1 Modifizierter SOMS-Algorithmus (SOMS: Surgical Optimal Mobilization Scale). Der Algorithmus dient zur täglichen Feststellung des Mobilisierungsziels eines Intensivpatienten. Wenn die Kriterien unter dem aufgeführten Level erfüllt sind, sollte das nächsthöhere Ziel angestrebt werden. Quadrizepskraft gemessen mit MRC-Score; 3/5 bedeutet Kontraktion gegen Schwerkraft möglich (ICP: intrakranieller Druck, EVD: externe Ventrikeldrainage) [347].

Das SOMS-Konzept ist ein Teamkonzept. Die Mobilisierung kann von Pflegekräften, Physiotherapeuten oder Ärzten durchgeführt wird. Auch die Familie kann eingebunden werden. Wesentlich ist, dass das Mobilisierungsziel erreicht wird. Dazu ist es notwendig, dass das Erreichen des Tagesziels am selben Tag evaluiert wird und – wenn notwendig – Anpassungen getroffen werden, um dieses zu erreichen.

M!

Merke

Die endotracheale Intubation ist keine Kontraindikation für die Mobilisierung eines Patienten.

11.4.2 IMS-Konzept

Das IMS-Konzept (IMS: Intensive Care Mobility Scale) [338] basiert auf der 11-stufigen ICU Mobility Scale (▶ Tab. 11.2). Folgende Annahmen liegen diesem Konzept (▶ Abb. 11.2) zugrunde:

- Die aktive Mobilisierung ist die wesentliche Komponente, um ein positives Outcome für die Patienten zu erreichen.
- Der Patient soll mit dem maximal zumutbaren Mobilisierungslevel am Beginn des Tages starten.

Zeitliche Zielvorgaben und die Fokussierung auf aktive Mobilisierungskomponenten bedeuten einen hohen personellen und zeitlichen Aufwand. Auf höheren Mobilisierungsstufen können Inten-

Tab. 11.2 IMS-Konzept (IMS: Intensive Care Mobility Scale) [336].

IMS-Level	Kurzbeschreibung	Details
0	keine Bewegung (im Bett liegend)	inkludiert passives Lagern oder passives Durchbewegen, jedoch nicht aktive Bewegung
1	im Bett sitzend, Übungen im Bett	jegliche Aktivitäten im Bett inklusive Rollen, Brücke brauen, aktive Übungen, aktives Bettfahrrad
2	passiver Transfer in den Stuhl	Lifter, passiver Transfer in das Bett, ohne an der Bettkante zu sitzen
3	Sitzen an der Bettkante	kann unterstützt werden durch das Personal, aber beinhaltet das aktive Sitzen an der Bettkante mit teilweiser Rumpfkontrolle
4	Stehen	Stehen mit Gewicht auf den Beinen mit oder ohne Hilfe; Geräte zur Unterstützung oder ein Kipptisch dürfen verwendet werden.
5	aktiver Transfer von Bett zu Stuhl	Patient ist fähig, sich stehend zum Sessel zu bewegen. Dies inkludiert, das Gewicht von einem Bein auf das andere zu verlagern, um zum Sessel zu gelangen. Falls der Patient ein Hilfsmittel nutzt, um aufzustehen, muss er zumindest zum Stuhl gehen (d. h., er wird nicht hinübergeschoben, z. B. mittels „Deckenlifter“).
6	Gehen am Stand (neben dem Bett)	Schafft es am Stand zu gehen, in dem er abwechselnd ein Bein anhebt (zumindest 4 Mal; d. h. zweimal pro Bein mit oder ohne Hilfe)
7	Gehen mit der Hilfe von zwei oder mehr Personen	Gehen von zumindest 5 m, unterstützt durch 2 oder mehrere Personen
8	Gehen mit der Hilfe von einer Person	Gehen von zumindest 5 m, unterstützt durch eine Person
9	unabhängiges Gehen mit Gehhilfe	Gehen von zumindest 5 m, unterstützt durch eine Gehhilfe, aber keine weitere Hilfe durch eine Person; bei Personen im Rollstuhl bedeutet es, mindestens 5 m mit dem Rollstuhl zurücklegen
10	unabhängiges Gehen	Gehen von zumindest 5 m ohne Gehhilfe oder mit Hilfe einer Person

ermittelter maximaler IMS	zeitliches Therapie-tagesziel	aktive Mobilisation	zusätzlich Sitzen (zweimal täglich)
7–10 →	60 min →	so lange wie möglich gehen, dann ↓	außerhalb des Bettes 30–60 min
4–6 →	45 min →	so lange wie möglich stehen, dann Balance-training, dann Sitz-Steh-Übungen so lange wie möglich, dann ↓	im Bett oder außerhalb des Bettes 30–60 min
3 →	30 min →	Sitzbalancetraining, dann baumelnd so lange wie möglich, dann ↓	im Bett oder außerhalb des Bettes 30–60 min
1–2 →	30 min →	aktive Übungen im Bett so lange wie möglich	im Bett oder außerhalb des Bettes 30–60 min
0 →			im Bett 15–30 min

Abb. 11.2 Teamkonzept basierend auf dem IMS (Intensive Care Mobility Scale). Nach Festlegung der maximalen Mobilisierungskapazität eines Tages leitet sich daraus das Tagestherapieziel in Minuten ab. Es wird mit dem höchsten Level gestartet und dann weiter nach unten gearbeitet, wenn die Kapazitäten erschöpft sind. Pausen sind zulässig, d. h. die Einheiten können über den ganzen Tag verteilt werden.

sivpatienten aufgrund ihrer eingeschränkten Belastbarkeit meist nur kurze Trainingseinheiten von wenigen Minuten durchführen. Danach ist eine Erholung notwendig, bevor erneut eine Einheit durchgeführt werden kann.

> **Merke**
>
> Intubation stellt keine Kontraindikation für Mobilisation dar.

11.5 Sicherheit und Mobilisation

Mobilisation von Intensivpatienten ist sicher: Die häufig formulierte Sorge, dass bei intubierten Patienten der Tubus dislozieren könnte, ist unbegründet: Tatsächlich kam dies bei einer Analyse von über 17 000 Mobilisationen zweimal vor, was einer Inzidenz von 0,01 % entspricht. Am häufigsten sind hämodynamische Veränderungen (0,7 %), SpO_2-Abfall (0,5 %) und Probleme mit intravaskulären Kathetern (0,2 %). Stürze (0,07 %) sowie ein Herz-Kreislauf-Stillstand (0,03 %) sind äußerst selten [343].

Definierte stationsinterne Regelungen sind die Grundlage jeder Therapie (wie der Mobilisation). Hierfür eignet sich ein Ampelsystem (rot – gelb – grün). Es legt fest, wann eine Mobilisierung zu unterlassen ist (rot), wann eine individuelle Absprache notwendig ist (gelb) oder wann sie ohne Rücksprache erfolgen kann (grün) [337]. Folgende Vitalparameter haben sich bewährt, um eine Mobilisierung durchführen zu können [326], [330]:

- $65 < MAP < 110$ mmHg
- RR systolisch < 200 mmHg
- $40/min < HF < 130/min$
- $SpO_2 \geq 88$ %

Erhält der Patient Katecholamine, sollte individuell abgewogen werden, ob er mobilisiert werden kann. Hierzu sind der aktuelle Patientenzustand und seine Entwicklung miteinzubeziehen. Wünschenswert sind daher tägliche interdisziplinäre und interprofessionelle Visiten, welche die Physiotherapeuten einbeziehen.

11.6 Lücken in der Evidenz

11.6.1 Mobilisation in Neurocritical Care

Patienten mit neurologischen und neurochirurgischen Erkrankungen stellen ein besonderes Patientengut dar. Aufgrund des meist eingeschränkten Bewusstseinszustands ist eine Mobilisierung nicht immer möglich. Patienten dieser Gruppe könnten von passivem Durchbewegen, dem passiven Bettfahrrad oder NMES profitieren [342], [349], [352].

Für Patienten mit aneurysmatischen Subarachnoidalblutungen kann keine abschließende Beurteilung vorgenommen werden. Es gibt lediglich Hinweise, dass Mobilisierung eventuell positive Effekte haben könnte [333], [339], [340], [344].

11.6.2 Adäquate Dosierung

Die optimale Dosis der Mobilisierung ist nicht bekannt. Es besteht noch Unklarheit bezüglich der optimalen Frequenz, Dauer oder Belastung einer optimalen Mobilisierung. Es gibt Hinweise, dass mehrere kleine Einheiten pro Tag das Outcome günstiger beeinflussen als eine lange Einheit. Ebenso besteht Unklarheit über den Effekt der Mobilisierung bei Patienten, die bereits vor dem Intensivaufenthalt funktionell eingeschränkt waren.

11.7 Mobilisierung eingebettet in ein Gesamtkonzept

Mobilisierung soll in ein Gesamtkonzept der Intensivstation eingebettet sein, dass die Symptomkontrolle von Schmerz, Angst, Agitation und Delir sowie die tägliche Überprüfung der Spontanatmung enthält [326]. Ein solches Konzept aus dem amerikanischen Raum ist das ABCDEF-Konzept (▶ Tab. 11.3) der ICU-Liberation-Bewegung der Society of Critical Care Medicine (http://www.iculiberation.org). Es wurde in großen Beobachtungsstudien nachgewiesen, dass das Outcome der Patienten umso besser ist, je besser das gesamte Maßnahmenbündel umgesetzt wird [325], [345].

Tab. 11.3 ABCDEF-Konzept [351].

Kategorie	Erläuterung
A (Assess, Prevent + Manage Pain)	Sicherstellung einer adäquaten Schmerztherapie
B (Both SAT + SBT)	täglicher Aufwach- und Spontanatmungsversuch
C (Choice of Analgesia + Sedation)	adäquate Sedierungstiefe mit den optimalen Schmerz- und Sedierungsmedikamenten
D (Delirium: Assess, Prevent + Manage)	regelmäßiges Delirassessment, regelmäßige Delirprävention und -therapie
E (Early Mobilization)	Frühmobilisation
F (Family Engagement + Empowerment)	Einbindung der Familie, die den Regenerationsprozess unterstützen kann

SAT: Spontaneous Awakening Trial; SBT: Spontaneous Breathing Trial

Zusammenfassung

Mobilisierung von Intensivpatienten ist sicher und soll in ein Gesamtkonzept wie das ABCDEF-Konzept eingebettet sein. Ein endotrachealer Tubus stellt keine Kontraindikation für eine Mobilisierung dar. Um positive Effekte auf die Funktionalität zu erzielen, ist ein früher Beginn der Mobilisierung, d. h. innerhalb von 72 Stunden nach Aufnahme auf der Intensivstation, essenziell.

11.8 Literatur

[325] Barnes-Daly MA, Phillips G, Ely EW. Improving hospital survival and reducing brain dysfunction at seven california community hospitals: Implementing PAD guidelines via the ABCDEF bundle in 6,064 patients. Crit Care Med 2017; 45: 171–178

[326] Bein T, Bischoff M, Bruckner U et al. S2e guideline: positioning and early mobilisation in prophylaxis or therapy of pulmonary disorders: Revision 2015: S2e guideline of the German Society of Anaesthesiology and Intensive Care Medicine (DGAI). Der Anaesthesist 2015; 64 (Suppl 1): 1–26

[327] Ciesla N, Dinglas V, Fan E et al. Manual muscle testing: a method of measuring extremity muscle strength applied to critically ill patients. J Vis Exp 2011; 50: 2632
[328] Compston A. Aids to the investigation of peripheral nerve injuries. Medical Research Council: Nerve Injuries Research Committee. His Majesty's Stationery Office: 1942; pp. 48 (iii) and 74 figures and 7 diagrams; with aids to the examination of the peripheral nervous system. By Michael O'Brien for the Guarantors of Brain. Saunders Elsevier: 2010; pp. [8] 64 and 94 Figures. Brain 2010; 133: 2838–2844
[329] Dall'Acqua AM, Sachetti A, Santos LJ et al. Use of neuromuscular electrical stimulation to preserve the thickness of abdominal and chest muscles of critically ill patients: A randomized clinical trial. J Rehabil Med 2017; 49: 40–48
[330] Devlin JW, Skrobik Y, Gelinas C et al. Clinical practice guidelines for the prevention and management of pain, agitation/sedation, delirium, immobility, and sleep disruption in adult patients in the ICU. Critical Care medicine 2018; 46: e825–e873
[331] Eggmann S, Verra ML, Luder G et al. Effects of early, combined endurance and resistance training in mechanically ventilated, critically ill patients: A randomised controlled trial. PLoS One 2018; 13: e0207428
[332] Fossat G, Baudin F, Courtes L et al. Effect of in-bed leg cycling and electrical stimulation of the quadriceps on global muscle strength in critically ill adults: A randomized clinical trial. J Am Med Assoc 2018; 320: 368–378
[333] Fuest K, Schaller SJ. Recent evidence on early mobilization in critical-Ill patients. Curr Opin Anaesthesiol 2018; 31: 144–150
[334] Hermans G, Van Mechelen H, Clerckx B et al. Acute outcomes and 1-year mortality of intensive care unit-acquired weakness. A cohort study and propensity-matched analysis. Am J Respir Crit Care Med 2014; 190: 410–420
[335] Herridge MS, Tansey CM, Matte A et al. Functional disability 5 years after acute respiratory distress syndrome. N Engl J Med 2011; 364: 1293–1304
[336] Hodgson C, Needham D, Haines K et al. Feasibility and inter-rater reliability of the ICU Mobility Scale. Heart & Lung 2014; 1: 19–24
[337] Hodgson CL, Stiller K, Needham DM et al. Expert consensus and recommendations on safety criteria for active mobilization of mechanically ventilated critically ill adults. Crit Care 2014; 18: 658
[338] Hodgson CL, Bailey M, Bellomo R et al. A binational multicenter pilot feasibility randomized controlled trial of early goal-directed mobilization in the ICU. Crit Care Med 2016; 44: 1145–1152
[339] Karic T, Roe C, Nordenmark TH et al. Effect of early mobilization and rehabilitation on complications in aneurysmal subarachnoid hemorrhage. J Neurosurg 2017; 126: 518–526
[340] Karic T, Roe C, Nordenmark TH et al. Impact of early mobilization and rehabilitation on global functional outcome one year after aneurysmal subarachnoid hemorrhage. J Rehabil Med 2016; 48: 676–682
[341] Kress JP, Hall JB. ICU-acquired weakness and recovery from critical illness. N Engl J Med 2014; 370: 1626–1635
[342] Machado ADS, Pires-Neto RC, Carvalho MTX et al. Effects that passive cycling exercise have on muscle strength, duration of mechanical ventilation, and length of hospital stay in critically ill patients: A randomized clinical trial. J Bras Pneumol 2017; 43: 134–139
[343] Nydahl P, Sricharoenchai T, Chandra S et al. Safety of patient mobilization and rehabilitation in the intensive care unit. systematic review with meta-analysis. Ann Am Thorac Soc 2017; 14: 766–777
[344] Olkowski BF, Devine MA, Slotnick LE et al. Safety and feasibility of an early mobilization program for patients with aneurysmal subarachnoid hemorrhage. Phys Ther 2013; 93: 208–215
[345] Pun BT, Balas MC, Barnes-Daly MA et al. Caring for critically ill patients with the ABCDEF bundle: Results of the ICU liberation collaborative in over 15,000 adults. Crit Care Med 2019; 47: 3–14
[346] Puthucheary ZA, Rawal J, McPhail M et al. Acute skeletal muscle wasting in critical illness. J Am Med Assoc 2013; 310: 1591–1600
[347] Schaller SJ, Anstey M, Blobner M et al. Early, goal-directed mobilisation in the surgical intensive care unit: A randomised controlled trial. Lancet 2016; 388: 1377–1388
[348] Schaller SJ, Stauble CG, Suemasa M et al. The german validation study of the surgical intensive care unit optimal mobility score. J Crit Care 2016; 32: 201–206
[349] Schaller SJ, Scheffenbichler FT, Bose S et al. Influence of the initial level of consciousness on early, goal-directed mobilization: A post hoc analysis. Intensive Care Med 2019; 45: 201–210
[350] Schweickert WD, Pohlman MC, Pohlman AS et al. Early physical and occupational therapy in mechanically ventilated, critically ill patients: a randomised controlled trial. Lancet 2009; 373: 1874–1882
[351] Society of Critical Care Medicine. ICU Liberation Bundle (A–F). http://www.sccm.org/ICULiberation/ABCDEF-Bundles
[352] Wollersheim T, Grunow JJ, Carbon NM et al. Muscle wasting and function after muscle activation and early protocol-based physiotherapy: an explorative trial. J Cachexia Sarcopenia Muscle 2019; 10: 734–747

Teil II

Spezielle Intensivmedizin

II

12 Schock[1]

Frank Bloos, Michael Bauer

II

12.1 Klassifikation und klinische Zeichen

Definition

Schock beschreibt die Fehlfunktion des kardiozirkulatorischen Systems, ein zur Deckung des zellulären Energiebedarfs ausreichend hohes zelluläres Sauerstoffangebot aufrechtzuerhalten.

Ein Schock kann unterschiedliche Ursachen haben. Die *Diagnose der Schockätiologie ist von fundamentaler Bedeutung*, da sich die therapeutischen Ansätze nach Ätiologie und zugrunde liegender Pathophysiologie unterscheiden. Als wesentliche Schockursachen sind die Verminderung des zirkulierenden Blutvolumens (*Volumenmangelschock*), das kardiale Versagen (*kardiogener Schock*), die obstruktiven Schockformen (*Spannungspneumothorax, Lungenembolie, Perikardtamponade*) sowie die distributiven Schockformen zu nennen. Letzteren liegt eine Fehlverteilung des Blutvolumens durch ein Versagen der Vasomotorik zugrunde. Zu den distributiven Schockformen gehören *septischer Schock, neurogener Schock* und *anaphylaktischer Schock* (▸ Tab. 12.1).

Tab. 12.1 Übersicht der Schockformen.

	hypovolämer Schock	kardiogener Schock	obstruktiver Schock	distributiver Schock
Ursache	intravasaler Volumenmangel durch ausgeprägte Flüssigkeitsverluste (z. B. Hämorrhagie, Diarrhö)	myokardiales Pumpversagen	extrakardiale Beeinträchtigung der kardialen Pumpfunktion (Perikardtamponade, Spannungspneumothorax, Lungenembolie)	Sepsis, Anaphylaxie, neurogen
Schocktherapie	Volumengabe (eventuell überbrückend Vasopressoren)	Inotropika, Nachlastsenkung, Vorlastkontrolle	überbrückend Vasopressoren/Inotropika (ohne Ausschalten der Ursache nicht beherrschbar)	Volumengabe, Vasopressortherapie (*Anaphylaxie*: Adrenalin, *Sepsis*: Inotropika können zusätzlich sinnvoll sein)
Echokardiografie	Kontraktilität nicht eingeschränkt, verminderte Füllung	eingeschränkte Kontraktilität, Herzhöhlen vergrößert	*Perikardtamponade*: Perikarderguss, komprimierte Ventrikel; *Spannungspneumothorax*: kleine Ventrikel, fehlende Atemverschieblichkeit der Pleura; *Lungenembolie*: dilatierter rechter Ventrikel, kleiner linker Ventrikel	Kontraktilität in der Regel nicht eingeschränkt, verminderte Füllung
Kapitelverweis	Volumentherapie (S. 123) und Katecholamine und Kreislauftherapie (S. 128)	Kardiogener Schock (S. 353)	Pulmonale Hypertonie (S. 272)	Infektion und Sepsis (S. 174), Anaphylaxie (S. 170), Neurogener Schock (S. 172)

[1] Dieses Kapitel basiert auf dem Kapitel 9.1 Bloos F, Bauer M, Reinhart K. Schock. In: Van Aken HK, Reinhart K, Welte T, Weigand M. Intensivmedizin. 3. Auflage. Stuttgart: Thieme; 2014

Merke

M!

Das klinische Bild des Schocks kann je nach seiner Ätiologie unterschiedlich ausfallen. Folgende Symptome lassen sich jedoch fast immer beobachten:
- Hypotonie
- Tachykardie
- Tachypnoe
- Oligurie
- Störungen der Vigilanz, Desorientiertheit
- marmorierte Haut

12.2 Allgemeine Pathophysiologie

Die Hauptaufgabe des kardiozirkulatorischen Systems besteht in der Versorgung der Zellen mit Sauerstoff. Die Qualität dieser Funktion wird durch das Sauerstoffangebot und den Perfusionsdruck bestimmt.

12.2.1 Sauerstoffangebot

Das O_2-Angebot beschreibt, wie viel Sauerstoff pro Minute vom kardiozirkulatorischen System transportiert wird. Das O_2-Angebot besteht aus den beiden Faktoren *Herzzeitvolumen* (HZV) und *arterieller O_2-Gehalt*. Ein Abfall des O_2-Angebots bewirkt zunächst jedoch keine Limitierung des O_2-Verbrauchs. Durch Kapillarrekrutierung wird die für die Diffusion zur Verfügung stehende Endotheloberfläche im Bereich der Mikrozirkulation erhöht. Dies ermöglicht eine *Steigerung der O_2-Extraktion*, und der O_2-Verbrauch bleibt erhalten.

Erst nach Ausschöpfung aller Kompensationsmechanismen limitiert ein weiterer Abfall des O_2-Angebots den O_2-Verbrauch. Unterhalb dieses kritischen O_2-Angebots besteht eine Abhängigkeit des O_2-Verbrauchs vom O_2-Angebot (▶ Abb. 12.1) [370]. In diesem Bereich besteht daher eine Minderversorgung der Organe mit Sauerstoff, so dass ein anaerober Stoffwechsel mit *Laktatazidose* resultiert.

12.2.2 Perfusionsdruck

Eine suffiziente Organdurchblutung kann jedoch nur bei einem ausreichenden Perfusionsdruck erfolgen. Autoregulationsmechanismen erlauben eine gewisse Unabhängigkeit regionaler Blutflüsse vom Perfusionsdruck. Allerdings kann das Gefäßbett einzelner Organe einen bedarfsgerechten Blutfluss nur innerhalb eines gewissen Blutdruckbereichs gewährleisten. Wird dieser Bereich unterschritten, wird die Organperfusion nicht mehr hauptsächlich vom O_2-Bedarf des entsprechenden Organs, sondern vom Blutdruck bestimmt.

Merke

M!

Die *Hypotonie* ist ein wesentliches Leitsymptom des Schocks. Beim *Volumenmangelschock* besteht eine enge Korrelation zwischen Blutdruck und HZV, bei den *distributiven Schockformen* muss die Hypotonie nicht unbedingt mit einem Abfall des HZV im gleichen Ausmaß einhergehen.

12

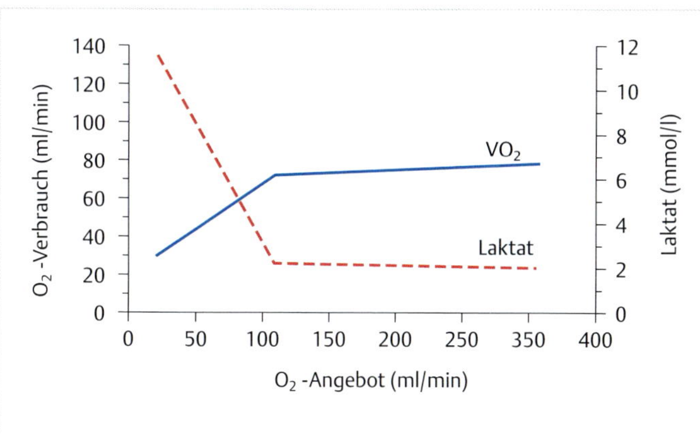

Abb. 12.1 Beziehung zwischen O_2-Angebot und O_2-Verbrauch. Auch bei deutlich eingeschränktem O_2-Angebot kann der O_2-Verbrauch (VO_2) aufrechterhalten werden. Erst wenn das O_2-Angebot unter das kritische O_2-Angebot fällt, entsteht eine Abhängigkeit zwischen O_2-Angebot und O_2-Verbrauch [370]. (Quelle: Bloos F, Bauer M, Reinhart K. Allgemeine Pathophysiologie. In: Van Aken H, Reinhart K, Welte T et al., Hrsg. Intensivmedizin. 3., vollständig überarbeitete Auflage. Stuttgart: Thieme; 2014)

Von der Ausprägung des Blutdruckabfalls kann nicht direkt auf das Ausmaß der Einschränkung des O_2-Angebots geschlossen werden. Andererseits kann auch bei noch normalem Blutdruck nicht immer auf ein adäquates O_2-Angebot geschlossen werden.

12.2.3 Kompensationsmechanismen

Mehrere Kompensationsmechanismen sind für die Aufrechterhaltung des Perfusionsdrucks von Bedeutung. Eine Hypotonie aktiviert die *Barorezeptoren* im Glomus caroticum und Mechanorezeptoren im rechten Ventrikel (▶ Abb. 12.2). Dies führt zur Aktivierung des Sympathikus. Das über das Nebennierenmark ausgeschüttete Adrenalin wirkt auf das Myokard sowohl positiv inotrop als auch positiv chronotrop und erzeugt eine generalisierte Vasokonstriktion. Ein Abfall der renalen Perfusion führt im juxtaglomerulären Apparat zur Freisetzung von *Renin*, das die Formierung von Angiotensinogen zu Angiotensin I induziert.

Angiotensin I wird überwiegend in der Lunge durch das Angiotensin Converting Enzyme in die wirksame Form Angiotensin II umgewandelt. Auch dieser Mediator ist ein potenter Vasokonstriktor. Er induziert außerdem in der Nebennierenrinde die Freisetzung von Aldosteron, so dass es zu einer vermehrten Natrium- und Wasserretention kommt und das intravasale Volumen zunimmt. Zusätzlich wird durch die herabgesetzte Dehnung des Vorhofs die Produktion des atrialen natriuretischen Faktors (ANF) vermindert, der physiologischerweise die Auswirkungen des Renin-Angiotensin-Systems hemmt. Die Freisetzung von antidiuretischem Hormon (ADH, Vasopressin) und Kortisol bewirkt ebenfalls eine Natrium- und Wasserretention.

Merke

Diese Kompensationsmechanismen setzen im Prinzip einen Volumenmangel voraus, werden aber auch bei anderen Schockformen in gleicher Weise aktiviert und können beispielsweise beim kardiogenen Schock unerwünscht sein.

Bei prolongiertem Schock mit zunehmender Laktatazidose kommt es unabhängig von der Schockursache schließlich zu einer Deregulierung der Stickstoffmonoxid-(NO-)Synthese und damit zur Vasodilatation. Die Auswirkungen der gesteigerten NO-Freisetzung werden durch eine Erschöpfung der körpereigenen Vasopressinspeicher noch verstärkt. Je länger der Schock also besteht, desto mehr rückt die Vasodilation hämodynamisch in den Vordergrund [364].

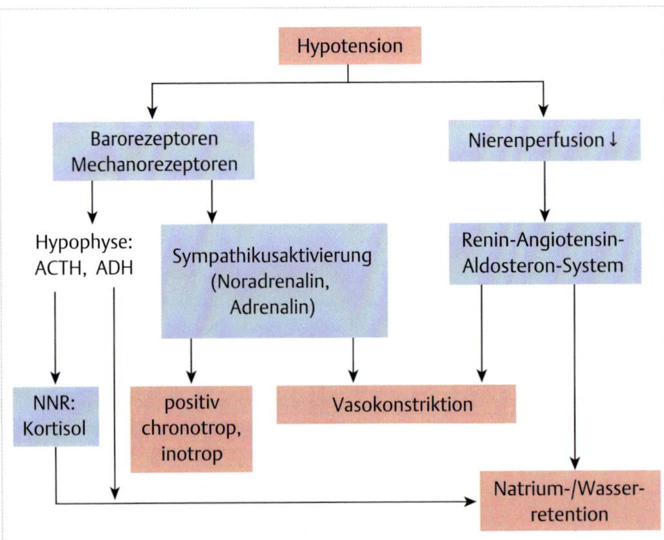

Abb. 12.2 Schock. Neurohumorale Kompensationsmechanismen (ACTH: adrenokortikotropes Hormon, ADH: antidiuretisches Hormon, NNR: Nebennierenrinde). (Quelle: Bloos F, Bauer M, Reinhart K. Allgemeine Pathophysiologie. In: Van Aken H, Reinhart K, Welte T et al., Hrsg. Intensivmedizin. 3., vollständig überarbeitete Auflage. Stuttgart: Thieme; 2014)

12.2.4 Organbeteiligungen

Herz

Da die myokardiale O_2-Extraktion nur geringfügig gesteigert wird, das Myokard aber andererseits keine O_2-Schuld eingehen kann, ist das Herz auf einen koronaren Blutfluss angewiesen, der kontinuierlich dem myokardialen O_2-Bedarf angepasst werden muss. Bereits kurzfristige Einschränkungen der Kopplung zwischen myokardialem O_2-Bedarf und -Angebot können zu Einschränkungen in der kardialen Kontraktilität führen. Die Suffizienz der koronaren Perfusion und damit der Kontraktilität beeinflusst wesentlich die Dauer der hämodynamischen Kompensation des Schocks. Mehrere Faktoren können bei einer Schocksituation die myokardiale Leistungsfähigkeit beeinträchtigen [360].

Die ATP-Depletion (ATP: Adenosintriphoshat) während einer Ischämie führt zu einem Versagen der membranständigen Na^+-K^+-Pumpe und Ca^{2+}-Pumpe. Dies wiederum hat ein Zellödem sowie eine intrazelluläre Natrium- und Kalziumüberladung mit diastolischen Funktionsstörungen sowie Neigung zu Rhythmusstörungen zur Folge. Eine exzessive Sympathikusaktivierung und hohe Plasmakatecholaminkonzentrationen können durch eine zusätzliche ATP-Depletion die Myokardfunktion weiter beeinträchtigen. Die dabei zu beobachtende Verminderung der Expression betaadrenerger Rezeptoren trägt zusätzlich zur Entwicklung einer myokardialen Dysfunktion bei. Während der Reperfusion kommt es durch die vermehrt anfallenden Sauerstoffradikale zu oxidativem Stress, der seinerseits einen Myokardschaden erzeugen kann.

Die bei der Sepsis freigesetzten Mediatoren TNF-alpha (TNF: Tumor-Nekrose-Faktor), IL-1 und IL-6 (IL: Interleukin) wirken als „so genannte" myokarddepressive Substanzen. Dabei führt die Aktivierung der induzierbaren NO-Synthetase zu einer vermehrten intrakardialen Freisetzung von NO, das eine Beeinträchtigung der Kontraktilität nach sich zieht.

Gehirn

Der zerebrale Blutfluss wird durch eine Vielzahl von Faktoren (arterieller Blutdruck, intrakranieller Druck, arterielle Blutgase, neuronaler O_2-Bedarf) beeinflusst, die im Rahmen eines Schockgeschehens beeinträchtigt sein können. Die zerebrale Autoregulation hält ein adäquates O_2-Angebot der neuronalen Zellen während Schwankungen des Blutdruckes aufrecht. Wird der für die Autoregulation benötigte Mindestdruck unterschritten (normaler zerebraler Autoregulationsbereich: 50–150 mmHg), kann keine bedarfsgerechte Blutflussregulierung mehr stattfinden und es besteht die Gefahr einer Ischämie mit konsekutiver neuronaler Schädigung. Dabei sind die kortikalen Strukturen besonders gefährdet.

M!

Merke

Als Sitz der höheren Hirnfunktionen ist das Ausmaß der Kortexschädigung entscheidend für die langfristige neurologische Prognose und bestimmt ganz wesentlich, ob eine Reintegration in den Alltag oder das Berufsleben möglich ist [366].

Lunge

Bei progredienter Schocksymptomatik ist auch die Perfusion der Atemmuskulatur betroffen, so dass es zu einer Hypoventilation kommt. Somit kann bereits der Gasaustausch signifikant gestört sein, ohne dass eine direkte pulmonale Beteiligung stattgefunden hat. Darüber hinaus kann ein Lungenödem als Folge eines kardiogenen Schocks oder eine erhöhte Kapillarpermeabilität (z. B. anaphylaktischer Schock, Sepsis) den Gasaustausch zusätzlich beeinträchtigen.

Infolge einer schockgetriggerten Hyperinflammation kann sich ein ARDS (S. 255) (acute respiratory distress syndrome, akutes Atemnotsyndrom) entwickeln). Allerdings scheint eine solche Komplikation nicht häufig aufzutreten. Weniger als 10 % der beobachteten ARDS-Fälle waren auf eine Schockgenese zurückzuführen [359].

Nieren

Die *Oligurie* ist ein typisches Symptom des Schocks. Die im Rahmen der hormonellen Kompensation des Schocks ausgeschütteten Hormone Aldosteron, Kortisol und antidiuretisches Hormon (ADH) bewirken in der Henle-Schleife eine erhöhte Wasserretention. Die im Schock beobachtete Natrium- und Wasserretention führt zur Ausscheidung eines natriumarmen Urins. Weiterhin kommt es als Folge des Absinkens des Perfusionsdrucks zu einer *renalen Hypoperfusion* mit Abfall der glomerulären Filtrationsrate. Diese Veränderungen sind bei Wiederherstellung der hämodynamischen Kompetenz reversibel.

Kommt es jedoch zu einer ischämieinduzierten *Tubulusnekrose* oder zur Verlegung der Tubuli durch Makromoleküle (z. B. Myoglobin), kann die Nierenfunktion nachhaltig beeinträchtigt sein [367].

Gastrointestinaltrakt

Die Darmmukosa ist durch die anatomische Struktur der villösen Mikrozirkulation extrem anfällig für eine Reduktion des O_2-Angebots. Dies führt bereits früh im Schockgeschehen zu einer *mukosalen Minderperfusion*: Es kann zum Verlust der intestinalen Barrierefunktion gegenüber dem bakteriell besiedelten Darmlumen kommen. Mikroorganismen und deren Toxine können dann durch eine erhöhte parazelluläre Permeabilität in den Körper translozieren [365].

Die *hepatische Minderperfusion* geht bei rund 20 % der Schockpatienten mit einer Beeinträchtigung der Leberfunktion einher. Ein Drittel der Patienten mit schockinduzierter Leberdysfunktion erfüllt die Kriterien eines *akuten Leberversagens*. Die schockinduzierten laborchemischen Veränderungen treten in der Regel in den ersten 24 Stunden nach dem auslösenden Ereignis auf. Hier ist zunächst ein massiver Anstieg der Aspartat-Aminotransferase (AST, GOT) und Alanin-Aminotransferase (ALT, GPT) im Serum zu beobachten; verzögert folgt ein Anstieg des Bilirubins.

Auch die *hepatische Syntheseleistung* kann gestört sein und wird durch einen deutlichen Anstieg der INR bzw. einen Abfall des Quick-Wertes auffällig. Das Ausmaß der Beeinträchtigung der Syntheseleistung limitiert die Prognose des Patienten. Das retikuloendotheliale System der Leber spielt eine entscheidende Rolle bei der Eliminierung aus dem Darm translozierter Mikroorganismen und Toxine. Eine Beeinträchtigung dieser Funktion wird als ein wichtiger Faktor in der Pathogenese eines *Multiple Organ Dysfunction Syndrome* (MODS) angesehen [361].

12.2.5 Zelluläre Auswirkungen

Fehlt Sauerstoff zur ATP-Gewinnung, resultiert ein *anaerober Stoffwechsel*. Das Glykolyseprodukt Pyruvat wird dabei durch die Laktatdehydrogenase zu Laktat umgewandelt, statt in den O_2-abhängigen Zitronensäurezyklus zu gelangen. Während bei der oxidativen Phosphorylierung 36 mol ATP pro 1 mol Glukose entstehen, können im anaeroben Stoffwechsel nur 2 mol ATP pro 1 mol Glukose gewonnen werden. Dies reicht langfristig nicht aus, um den zelluläre Energiebedarf zu decken.

Wird die Sauerstoffzufuhr nicht wiederhergestellt, entstehen ultrastrukturelle Schäden, die umso ausgeprägter ausfallen, je länger ein anaerober Stoffwechsel besteht. Daraus folgt, dass die Schocksituation so schnell wie möglich abgewendet werden muss. Man spricht daher auch von der *Golden Hour of Shock*, da eine erfolgreiche Schocktherapie in der 1. Stunde entscheidend für die Prognose des Patienten ist [355].

> **Merke** (M!)
>
> Die *Konzentration des Laktats*, des Produkts der anaeroben Glykolyse, ist ein geeigneter laborchemischer Parameter, um das Ausmaß der anaeroben Stoffwechsellage abzuschätzen. Sowohl die Höhe der *Laktatkonzentration* als auch die *Dauer der Laktaterhöhung* korrelieren mit der Sterblichkeit.

12.3 Allgemeines Vorgehen in Diagnose und Therapie

Jede Form des Schocks stellt für den Patienten eine vitale Bedrohung dar und benötigt eine sofortige Therapie.

> **Merke** (M!)
>
> Ziel der Schocktherapie muss die Wiederherstellung eines adäquaten O_2-Angebots und Perfusionsdrucks sein, um eine suffiziente Organperfusion und Gewebeoxygenierung zu erreichen.

12.3.1 Orientierende Untersuchung und erste Maßnahmen

Zunächst sollte eine *orientierende Untersuchung* entsprechend dem *ABC-Schema* stattfinden, die nur wenige Minuten in Anspruch nehmen darf:

- Atemwege freihalten
- Atemstabilität (Oxygenierung, Atemfrequenz, pulmonale Auskultation)
- Kreislaufstabilität (Herzfrequenz, Herzrhythmus, Blutdruck, kardiale Auskultation, periphere Ödeme)
- Bewusstseinslage (Glasgow-Koma-Skala)

Im Rahmen dieser orientierenden Untersuchung sollte ein *Basismonitoring* (EKG, Pulsoxymetrie und nicht invasive Blutdruckmessung) etabliert und ein *periphervenöser Zugang* gelegt werden. Sind große Volumenumsätze zu erwarten, sind mehrere *großlumige intravenöse Zugänge* zu legen.

Diese initialen Schritte ermöglichen bereits eine erste Abschätzung der vitalen Bedrohung des Patienten und sollten dementsprechende erste Maßnahmen (z. B. Volumen-, Katecholamingabe, Atemwegssicherung, O_2-Gabe) nach sich ziehen. Während der Primärversorgung ist bereits gezielt auf *Hinweise zur Schockursache* zu achten. Eine *Echokardiografie* kann differenzialdiagnostisch wichtige zusätzliche Hinweise geben (▶ Tab. 12.1).

12.3.2 Weitere Versorgung

▶ **Hämodynamisches Monitoring.** Nach Einleitung der Sofortmaßnahmen sollte die Kreislaufstabilisierung sich an hämodynamischen Zielkriterien orientieren. Hierbei müssen sowohl ein *ausreichender Perfusionsdruck* als auch ein *suffizientes Herzzeitvolumen* erreicht werden [357], [358].

M!

Merke

Ein arterieller Mitteldruck von 65–70 mmHg ist ein sinnvolles primäres Therapieziel. Die zentralvenöse Sauerstoffsättigung ($ScvO_2$) kann als Surrogat für das Herzzeitvolumen verwendet werden, wobei eine $ScvO_2$ von mindestens 70 % angestrebt werden sollte.

Allerdings haben sich starre hämodynamische Ziele als nicht sinnvoll erwiesen. Daher sollte die Adäquatheit der eingeleiteten Maßnahmen und der zugeordneten hämodynamischen Ziele patientenindividuell angepasst werden. Hierzu sollten Diurese, Aussehen der Haut, Rekapillarisierungszeit und Vigilanz in die Beurteilung mit einfließen. Bei Patienten mit erhöhten Serumlaktatkonzentrationen weist eine *positive Laktatclearance*, d. h. der Abfall des Laktats über die Zeit, auf einen Erfolg der Kreislaufstabilisierung hin [369].

▶ **Erweitertes hämodynamisches Monitoring.** Wenn die eingeleiteten Maßnahmen zu keiner befriedigenden Verbesserung der Schocksymptomatik führen, ist ein erweitertes hämodynamisches Monitoring mit direkter HZV-Messung in Betracht zu ziehen; siehe auch Kapitel Kardiorespiratorisches Monitoring (S. 88). Dies ermöglicht es, die pharmakologische Therapie individueller an die hämodynamische Situation anzupassen [357]. Allerdings ist es nicht bewiesen, ob ein erweitertes hämodynamisches Monitoring tatsächlich zu einer verbesserten Schockversorgung mit geringerer Sterblichkeit führt.

▶ **Endotracheale Intubation.** Die Entscheidung zur endotrachealen Intubation sollte bei Patienten im Schock auch ohne Vorliegen einer Störung des Gasaustauschs frühzeitig gestellt werden, da die Atemarbeit insbesondere in einer Stresssituation den O_2-Bedarf des Körpers beträchtlich steigert. Sedierung, Intubation und Beatmung allein können den O_2-Verbrauch signifikant vermindern. Bewusstlosigkeit oder Hypoxie sind *absolute Indikationen* für eine Intubation.

▶ **Invasive Blutdruckmessung, zentraler Venenkatheter, Blasenkatheter.** Sie liefern zusätzlich wichtige Informationen. In dieser Phase der Versorgung bestimmt jedoch zunehmend die kausale Therapie der zugrunde liegenden Schockursachen das Geschehen. Die Anlage zusätzlicher Katheter sollte die Einleitung spezifischer Therapiemaßnahmen nicht verzögern und kann auch später im Verlauf der Versorgung erfolgen.

- Eine *invasive Druckmessung* ist nützlich, um kurzfristige Blutdruckveränderungen schnell zu erkennen. Außerdem können indirekte Messverfahren im Schock ungenaue Blutdruckwerte liefern.
- Der *Blasenkatheter* liefert über die Diurese wichtige Informationen zur Nierenfunktion und damit einen empfindlichen Parameter der Organperfusion.
- Der *zentrale Venenkatheter* ermöglicht eine sichere Medikamentenapplikation. Der zentrale Venendruck (ZVD) liefert einen Beitrag zur Differenzialdiagnose des Schocks (z. B. niedriger ZVD bei Volumenmangel, hoher ZVD bei kardioge-

nem Schock). Allerdings wird die Bedeutung des ZVD in der Versorgung von Intensivpatienten zunehmend kritisch gesehen [358].

12.4 Anaphylaktischer Schock

Die Anaphylaxie ist eine akute systemische Reaktion mit Symptomen einer allergischen Sofortreaktion. Allergische Reaktionen sind zwar selten, können aber lebensbedrohliche Ausmaße annehmen.

12.4.1 Pathophysiologie

▸ **Anaphylaktische Sofortreaktion.** Dem anaphylaktischen Schock liegt in der Regel eine anaphylaktische Sofortreaktion *(Typ-I-Reaktion nach Coombs und Gell)* zugrunde. Voraussetzung für eine allergische Reaktion ist eine Sensibilisierung während einer vorangegangenen Exposition gegen ein normalerweise harmloses Antigen, bei der IgE-Antikörper gegen das Allergen gebildet werden. Bei *erneuter Exposition* bilden sich Antigen-IgE-Antikörper-Komplexe, die sich an die Oberflächenrezeptoren von Mastzellen binden und dort eine Ausschüttung von Histamin und Leukotrienen auslösen.

▸ **Andere anaphylaktische Reaktionen.** Allerdings können auch Immunglobuline anderer Klassen allergische Reaktionen hervorrufen (*Immunkomplex*). Es wurden auch anaphylaktische Reaktionen beobachtet, bei denen offenbar keine Sensibilisierung stattgefunden hat (*nicht allergische Anaphylaxie*). Hier scheint es zu einer direkten Aktivierung von Mediatoren zu kommen (z. B. Komplementsystem, Kallikrein-Kinin-System).

▸ **Mediatoren.** Die Zusammensetzung der am anaphylaktischen Schock beteiligten Mediatoren ist komplex. Es handelt sich hierbei um Histamin, plättchenaktivierenden Faktor (PAF), Prostaglandine, Leukotriene, Adenosin, Serotonin sowie um chemotaktische Faktoren, Enzyme (z. B. Proteasen) und strukturelle Proteoglykane.

Merke M!

Histamin spielt neben den Leukotrienen die entscheidende Rolle bei der Ausprägung der hämodynamischen und pulmonalen Symptomatik (primäre Mediatoren). Im Bereich der Mikrozirkulation resultiert eine *erhöhte Kapillarpermeabilität*, die zur *Ödembildung* führt. Synergistisch mit anderen Mediatoren der anaphylaktischen Reaktion – insbesondere den Leukotrienen – löst Histamin eine H_1-vermittelte *Bronchokonstriktion* aus. Dabei ist zu beachten, dass die Mediatoren nicht zeitgleich sezerniert werden, sondern es noch Stunden nach dem auslösenden Ereignis zu *Spätreaktionen* kommen kann.

12.4.2 Diagnose

Je nach Ausmaß der freigesetzten Mediatoren werden in der Ausprägung der Symptomatik die Stadien I–IV unterschieden (▸ Tab. 12.2), die sich innerhalb von Sekunden bis Minuten nach der Allergenexposition entwickeln können. Das *Stadium III* entspricht dem anaphylaktischen Schock, bei dem die hämodynamische Beeinträchtigung und die Dyspnoe im Vordergrund stehen. Hauterscheinungen wie Juckreiz, Erythem, Urtikaria und Angioödem erleichtern die Differenzialdiagnose zu anderen Schockformen.

Jedoch ist zu beachten, dass Hauterscheinungen fehlen oder erst nach Entwicklung der Schock-

Tab. 12.2 Stadieneinteilung der anaphylaktischen Reaktion [368].

Grad	Symptomatik
I (leichte Allgemeinreaktion)	disseminierte kutane Reaktionen mit Juckreiz und Angioödem
II (ausgeprägte Allgemeinreaktion)	Kreislaufdysregulation, leichte Dyspnoe, beginnender Bronchospasmus, Angioödem
III (bedrohliche Allgemeinreaktion)	Schock (Hypotonie, Tachykardie), Bronchospasmus, Angst, Unruhe, Bewusstlosigkeit, Angioödem
IV (vitales Organversagen)	Atem- und Kreislaufstillstand

symptomatik auftreten können. Insbesondere bei einem fulminanten Verlauf mit Atem- und Kreislaufstillstand (Stadium IV) ist die allergische Pathogenese des Schocks nicht immer erkennbar, was für die nun anstehende Reanimationssituation jedoch von untergeordneter Bedeutung ist.

12.4.3 Therapie

Initiale Maßnahmen

An erster Stelle steht bei der Therapie der anaphylaktischen Reaktion die sofortige *Unterbrechung der Antigenexposition* (z. B. Unterbrechung der Zufuhr des auslösenden Medikaments). Die weitere Therapie entscheidet sich nach der Ausprägung der Symptomatik.

M!

Merke

Die Gabe von Adrenalin und die zügige Volumengabe mit Vollelektrolytlösungen über einen großlumigen *intravenösen* Zugang stellen die wichtigsten Maßnahmen bei der Behandlung des anaphylaktischen Schocks dar. Adrenalin kann 0,1-mg-weise in einer Verdünnung von 1 mg/10 ml i. v. gegeben werden.

Steht noch kein intravenöser Zugang zur Verfügung, wird eine *intramuskuläre* Applikation (0,3–0,5 mg) empfohlen. Die Applikation über einen *intraossären* Zugang ist ebenfalls möglich. Beim intubierten Patienten kann die Gabe auch *intratracheal* erfolgen. Patienten mit Bronchospasmen sollten zusätzlich mit Beta-2-Mimetika (z. B. Salbutamol) als Inhalation behandelt werden.

Adrenalin ist das Katecholamin der ersten Wahl bei der Behandlung des anaphylaktischen Schocks, weil es *vasokonstriktorisch*, *bronchodilatatorisch* und *antiödematös* wirkt. Darüber hinaus verringert Adrenalin über Beta-2-Rezeptoren die Mediatorenfreisetzung aus den Mastzellen.

Noradrenalin oder *Vasopressin* können beim therapierefraktären Schock als Zweit- bzw. Drittlinientherapie gegeben werden.

Die relative *Hypovolämie* wird durch eine zügige intravenöse Volumengabe therapiert. Ähnlich wie beim Volumenmangelschock gibt es keine gesicherten Erkenntnisse über die beste Art des Volumenersatzes. Es wird empfohlen, *in erster Linie kristalloide Lösungen* zu verwenden, um das mögliche Risiko einer Unverträglichkeitsreaktion auf das Kolloid zu vermeiden. Es gibt allerdings keinen Hinweis darauf, dass Patienten mit anaphylaktischen Reaktionen eine erhöhte Rate an Unverträglichkeitsreaktionen gegenüber kolloidalen Lösungen aufweisen. Bei sehr hohen Volumenumsatz ist daher die Gabe eines kolloidalen Volumenersatzes zu erwägen.

Weitere Maßnahmen

▸ **Glukokortikoide.** Sie können über ihre antiinflammatorische Wirkung die Produktion weiterer Mediatoren reduzieren. Ein Wirkungseintritt ist jedoch erst nach 1–2 Stunden zu erwarten. Darüber hinaus werden therapeutisch günstige Wirkungen der Glukokortikoide bei der Anaphylaxie einem unspezifischen membranstabilisierenden Effekt zugeschrieben, der bereits nach 10–30 Minuten eintreten soll. Es gibt keine belastbaren Daten zur Indikation von Glukokortikoiden für den anaphylaktischen Schock. Für die Mehrzahl dieser Wirkungen sind hohe Kortikoiddosierungen (z. B. 0,5–1 g Prednisolonäquivalent) nötig.

M!

Merke

Wegen des verzögerten Wirkungseintritts spielen die Glukokortikoide für die akute Behandlung der Schocksymptomatik keine Rolle und erfolgen daher nachgeordnet zu den initialen Maßnahmen.

12

▸ **H_1- und H_2-Antihistaminika.** Inwieweit H_1-Antihistaminika im Rahmen eines anaphylaktischen Schocks noch eine klinische Wirkung entfalten können, ist unklar. Daher gibt es verschiedene Ansichten, ob die Gabe in dieser Indikation überhaupt sinnvoll ist. Die deutschen Leitlinien empfehlen jedoch die Applikation von *Dimetinden* (0,1 mg/kgKG) oder *Clemastin* (0,05 mg/kgKG). Eine Behandlung mit H_2-Antihistaminika kann bei therapierefraktären Anaphylaxien zusätzlich erwogen werden.

Wegen eines möglichen biphasischen Verlaufs sollten Patienten mit schweren anaphylaktische Reaktionen intensivmedizinisch überwacht werden. Hier kann eine prophylaktische Behandlung mit oralen nicht sedativen H_1-Antihistaminika der neueren Generation oder mit Kortikosteroiden

(z. B. Dexamethason 0,1–0,4 mg/kgKG) sinnvoll sein [368], [363].

12.4.4 Latexallergie

▶ **Allergene.** Latex ist ein milchiger Saft des Kautschukbaumes Hevea brasiliensis. Der Saft enthält über 100 verschiedene Proteine. In der Weiterverarbeitung werden zusätzlich noch Chemikalien (z. B. Akzeleratoren, Antioxidanzien) zugesetzt, die ebenfalls für allergische Reaktionen verantwortlich sein können. Bei der Latexallergie handelt es sich in erster Linie um eine *anaphylaktische Typ-I-Reaktion*, jedoch ist gelegentlich auch eine *Typ-IV-Reaktion* möglich. Allergene sind in erster Linie die im Latex enthaltenen Proteine, wobei 14 Hauptproteine von Bedeutung sind. Patienten, die im Rahmen ihrer medizinischen Versorgung oder der Berufsausübung Latex ausgesetzt sind, zeigen ein erhöhtes Risiko, eine Latexallergie zu entwickeln [356].

▶ **Symptome, Diagnose.** Die Symptome einer Latexallergie unterscheiden sich nicht von anaphylaktischen Reaktionen anderer Genese (▶ Tab. 12.2). Es ist jedoch zu beachten, dass diese beim beatmeten Patienten unvollständig ausgeprägt sein können oder erst Stunden nach der Exposition auftreten.

Von zentraler Bedeutung für die Verdachtsdiagnose Latexallergie sind anamnestische Hinweise, ob in der Vergangenheit bei Latexexposition (z. B. Handschuhe, Luftballons, Kondome) Allergiesymptome auftraten. Die Absicherung der Diagnose einer Latexallergie erfolgt mit allergologischen Testverfahren wie *Prick- oder RAST-Test* (RAST: Radioallergosorbent-Test) erst im Intervall und spielt in der Akutversorgung keine Rolle.

Merke

M!

Die *Vermeidung einer Latexexposition* ist bei Patienten mit Latexallergie essenziell. Die Diagnose sollte am Bett eindeutig kenntlich gemacht werden. Alle latexhaltigen Materialien sollten aus dem direkten Umfeld des Patienten entfernt und durch latexfreie Produkte (z. B. Untersuchungshandschuhe, Infusionsleitungen ohne Zuspritzkanal) ersetzt werden, um eine versehentliche Nutzung latexhaltiger Materialien am Patienten zu vermeiden.

12.5 Neurogener Schock

Ein neurogener Schock entsteht durch die *hämodynamischen Auswirkungen einer Verletzung im Bereich des zentralen Nervensystems.* Dem kann ursächlich die Zerstörung des Vasomotorenzentrums in der Medulla oblongata oder eine Schädigung des sympathischen Nervensystems bei spinalem Trauma zugrunde liegen. Vom neurogenen Schock im engeren Sinne wird oft nur bei traumatischen Rückenmarkverletzungen gesprochen.

12.5.1 Pathophysiologie

Der neurogene Schock gehört zu den *distributiven Schockformen*. Die pathophysiologischen Vorgänge werden durch Beeinträchtigungen des sympathischen Nervensystems im Rückenmark ausgelöst. Diese können entweder pharmakologischer (z. B. Spinalanästhesie) oder mechanischer (z. B. traumatischer oder tumorbedingter) Natur sein. Aufgrund der *Sympathikolyse* kommt es zu einer arteriellen und venösen Vasoplegie mit einer Stase des Blutflusses in den abhängigen Körperpartien. Damit sinkt der venöse Rückstrom zum Herzen und das Herzzeitvolumen fällt ab. Die Symptomatik ist umso ausgeprägter, je höher die Blockade im Rückenmark liegt.

Merke

M!

Die Schocksymptomatik muss nicht immer unmittelbar am Unfallort auftreten, sondern kann sich auch verzögert entwickeln. In der Regel ist mit den hämodynamischen Auswirkungen innerhalb von 2 Stunden nach dem Trauma zu rechnen.

12.5.2 Diagnose

Die Klinik des neurogenen Schocks ist durch einen *relativen Volumenmangel* geprägt. Es bestehen eine Hypotonie, niedrige Füllungsdrücke und ein niedriger peripherer Gefäßwiderstand. Liegt die Läsion oberhalb von Th 1, fehlt die kompensatorische Tachykardie durch totale Blockade der Nn. accelerantes, so dass trotz Hypovolämie eine Bradykardie vorliegen kann. Aufgrund der regionalen Hyperämie sind die abhängigen Körperpartien überwärmt. Neben der hämodynamischen Symptomatik bestehen neurologische Ausfälle entsprechend der Höhe der Rückenmarkläsion (z. B. Tetraplegie, Sensibilitätsstörungen usw.).

12.5.3 Therapie

Die Therapie des neurogenen Schocks besteht in der Steigerung des venösen Rückstroms zum Herzen. Diese wird hauptsächlich durch *Volumengabe* gewährleistet. Als adjuvante Maßnahme kann die Applikation eines *Vasopressors* (z. B. Noradrenalin) nötig werden. Die Bradyarrhythmien können mit positiv chronotropen Substanzen wie Atropin behandelt werden. Im Einzelfall ist die Implantation eines Schrittmachers zu erwägen [353], [362].

12.6 Literatur

[353] Adams HA, Baumann G, Cascorbi I et al. Empfehlungen zur Diagnostik und Therapie der Schockformen der IAG Schock der DIVI. Intensivmed 2004; 8: 618–626

[354] Bloos F, Bauer M, Reinhart K. Allgemeine Pathophysiologie. In: Van Aken H, Reinhart K, Welte T et al., Hrsg. Intensivmedizin. 3., vollständig überarbeitete Auflage. Stuttgart: Thieme; 2014

[355] Blow O, Magliore L, Claridge JA et al. The golden hour and the silver day: detection and correction of occult hypoperfusion within 24 hours improves outcome from major trauma. J Trauma 1999; 5: 964–969

[356] Cabañes N, Igea JM, la Hoz de B et al. Latex allergy: Position Paper. J Investig Allergol Clin Immunol 2012; 5: 313–330

[357] Cecconi M, De Backer D, Antonelli M et al. Consensus on circulatory shock and hemodynamic monitoring. Task force of the European Society of Intensive Care Medicine. Intensive Care Med 2014; 12: 1795–1815

[358] Cecconi M, Hernandez G, Dunser M et al. Fluid administration for acute circulatory dysfunction using basic monitoring: narrative review and expert panel recommendations from an ESICM task force. Intensive Care Medicine 2018; 1: 21–32

[359] Dembinski R, Mielck F. ARDS – Ein Update – Teil 1: Epidemiologie, Pathophysiologie und Diagnostik. Anästhesiol Intensivmed Notfallmed Schmerzther 2018; 2: 102–111

[360] Donati A, Carsetti A, Damiani E. The role of cardiac dysfunction in multiorgan dysfunction. Curr Opin Anaesthesiol 2016; 2: 172–177

[361] Drolz A, Horvatits T, Roedl K et al. Schockleber und Cholestase beim kritisch Kranken. Med Klin Intensivmed Notfmed 2014; 4: 228–234

[362] Fox AD. Spinal shock. Assessment & treatment of spinal cord injuries & neurogenic shock. JEMS 2014; 11: 64–67

[363] Kolawole H, Marshall SD, Crilly H et al. and New Zealand Anaesthetic Allergy Group/Australian and New Zealand College of Anaesthetists Perioperative Anaphylaxis Management Guidelines. Anaesth Intensive Care 2017; 2: 151–158

[364] Landry DW, Oliver JA. The pathogenesis of vasodilatory shock. N Engl J Med 2001; 345: 588–595

[365] Meng M, Klingensmith NJ, Coopersmith CM. New insights into the gut as the driver of critical illness and organ failure. Curr Opin Crit Care 2017; 2: 143–148

[366] Nistor M, Behringer W, Schmidt M et al. A systematic review of neuroprotective strategies during hypovolemia and hemorrhagic shock. IJMS 2017; 11: 2247

[367] Post EH, Vincent JL. Renal autoregulation and blood pressure management in circulatory shock. Crit Care 2018; 1: 81

[368] Ring J, Beyer K, Biedermann T et al. Leitlinie zur Akuttherapie und Management zur Anaphylaxie. Allergo J Int 2014; 3: 96–112

[369] Vincent JL, De Backer D. Circulatory shock. N Engl J Med 2013; 369 (18): 1726–1734

[370] Vincent JL, De Backer D. Oxygen transport-the oxygen delivery controversy. Intensive Care Med 2004; 11: 1990–1996

13 Infektion und Sepsis

13.1 Diagnose der Sepsis

Thomas Schmoch, Daniel Richter, Thorsten Brenner

II

13.1.1 Definition Sepsis und septischer Schock

Definition

Sepsis ist definiert als eine akut „lebensbedrohliche Organdysfunktion, hervorgerufen durch eine inadäquate Wirtsantwort auf eine Infektion".

Als lebensbedrohliche Organdysfunktion im Sinne der Definition gilt eine Erhöhung des SOFA-Scores (SOFA: Sequential Organ Failure Assessment) um ≥ 2 Punkte (▶ Tab. 13.1). Ein Patient, bei dem ein Anstieg des SOFA-Scores auf 2 Punkte festgestellt wurde, hat eine Krankenhausletalität von etwa 10 %.

Der Begriff *septischer Schock* beschreibt eine Untergruppe von Patienten mit Sepsis, bei denen die metabolischen, zellulären und zirkulatorischen Veränderungen so schwerwiegend sind, dass sie eine signifikant höhere Letalität (> 40 %) als diejenigen Patienten aufweisen, die „nur" die Sepsisdefinition erfüllen. Die Definition des septischen Schocks wird operationalisiert durch das Zusammenkommen einer Sepsis mit einem Vasopressorbedarf zur Aufrechterhaltung eines mittleren arteriellen Drucks (MAP) von ≥ 65 mmHg und einem Serumlaktatwert von ≥ 2 mmol/l (etwa 18 mg/dl), trotz einer suffizienten initialen Flüssigkeitstherapie. Außer dem Laktat ist kein weiterer Bio- oder Entzündungsmarker in der Definition der Sepsis enthalten.

13.1.2 Abgrenzung der Sepsis von Infektionen

Infektionen können lokal begrenzt oder systemisch verlaufen. Dabei stellt nicht jede schwere, generalisierte Infektion zugleich eine Sepsis dar

Tab. 13.1 SOFA-Score (SOFA: Sequential Organ Failure Assessment) [436].

Organ	Parameter	0	1	2	3	4
Atmung	PaO_2/FiO_2 (mmHg)	> 400	≤ 400	≤ 300	≤ 200 und Atemunterstützung	≤ 100 und Atemunterstützung
Gerinnung	Thrombozyten ($10^3/mm^3$)	> 150	≤ 150	≤ 100	≤ 50	≤ 20
Leber	Bilirubin (mg/dl)	< 1,2	1,2–1,9	2,0–5,9	6,0–11,9	> 12,0
Leber	Bilirubin (µmol/l)	< 20	20–32	33–101	102–204	> 204
Herz-Kreislauf	Hypotension	keine Hypotension	MAP < 70 mmHg	Dopamin ≤ 5 oder Dobutamin (unabhängig von der Dosis)	Dopamin > 5 oder Adrenalin ≤ 0,1 oder Noradrenalin ≤ 0,1	Dopamin > 15 oder Adrenalin > 0,1 oder Noradrenalin > 0,1
zentrales Nervensystem	Glasgow Coma Scale	15	13–14	10–12	6–9	< 6
Niere	Kreatinin (mg/dl)	< 1,2	1,2–1,9	2,0–3,4	3,5–4,9	> 5
	Kreatinin (µmol/l)	< 110	110–170	171–299	300–440	> 440
	Urinproduktion (ml)	–	–	–	< 500	< 200

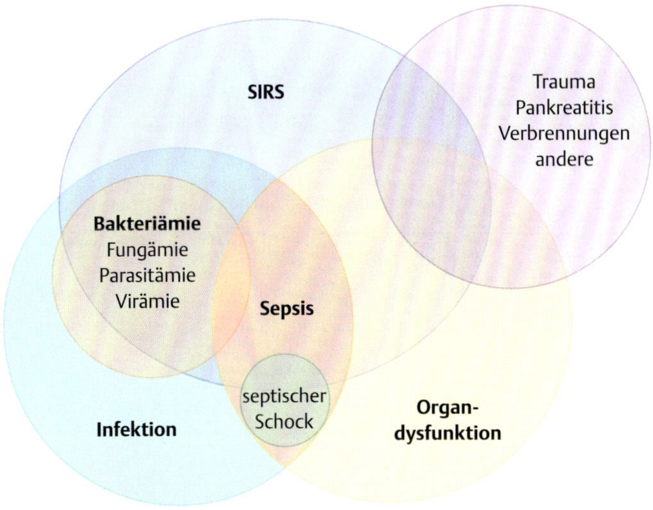

Abb. 13.1 Schematische Darstellung der Abgrenzung der Sepsis von Infektion und SIRS. SEPSIS-3 definiert Sepsis als „lebensbedrohliche Organdysfunktion, die durch eine fehlregulierte Wirtsantwort auf eine Infektion hervorgerufen wird". Viele dieser Sepsispatienten erfüllen nach wie vor die SIRS-Kriterien, diese sind allerdings nicht mehr Teil der Definition. Lokal begrenzte Infektionen, aber auch generalisierte Infektionen, die mit einer systemischen Immunantwort einhergehen, werden damit von Infektionen abgegrenzt, bei denen es zu einer lebensbedrohlichen Fehlregulation der Wirtsantwort kommt. Als lebensbedrohlich wird die Fehlregulation der Wirtsantwort betrachtet, wenn sie zu einer Organdysfunktion führt. Der septische Schock ist eine Teilmenge der Sepsis, bei der so schwerwiegende kardiozirkulatorische, zelluläre und metabolische Veränderungen vorliegen, dass die Sterblichkeit im Vergleich zur Sepsis signifikant erhöht ist. (Quelle: Schmoch T, Bernhard M, Uhle F, Bickenbach J et al. Neue Definitionen der Sepsis. Intensivmed Up2date 2018; 14: 371–389)

(▶ Abb. 13.1). So kann der früher als Systemic Inflammatory Response Syndrome (SIRS) bezeichnete Symptomkomplex aus Tachykardie, Tachypnoe, Leukozytose/Leukozytopenie und Hyper- oder Hypothermie beispielsweise Ausdruck einer physiologischen, systemischen Reaktion auf eine Infektion oder ein Warnzeichen für eine beginnende Sepsis sein. Für SIRS gelten folgende Kriterien:

- Tachykardie > 90/min
- Tachypnoe > 20/min oder $paCO_2$ < 32 mmHg
- Hyperthermie > 38 °C oder Hypothermie < 36 °C
- Leukozytenzahl < 4/nl oder > 12/nl

Von einer *Sepsis* spricht man erst dann, wenn diese Reaktion des Wirtsorganismus auf eine Infektion „fehlreguliert" und diese Fehlregulation so schwerwiegend ist, dass sie zu einer Organdysfunktion und einer *Erhöhung des SOFA-Scores (▶ Tab. 13.1) um ≥ 2 Punkte* führt.

Hiervon abzugrenzen sind auch *sterile generalisierte Entzündungsreaktionen* (z. B. Pankreatitis, posttraumatisch, postoperativ), die zu einer Organdysfunktion geführt haben.

13.1.3 Diagnosestellung von Sepsis und septischem Schock

13

Diagnostischer Algorithmus

Die Diagnose Sepsis setzt eine (mutmaßliche) Infektion sowie eine daraus resultierende Organdysfunktion voraus (Anstieg des SOFA-Scores um ≥ 2 Punkte). Da der SOFA-Score (▶ Tab. 13.1) auf Laborwerten beruht, die nicht überall schnell verfügbar sind, wird im Rahmen der SEPSIS-3-Definiton der quick(q)SOFA eingeführt und als Screeninginstrument für das Vorliegen einer Sepsis für den Bereich außerhalb von Intensivstationen (z. B. Normalstation, Notaufnahme, Rettungs- und Notarztdienst) vorgeschlagen. Er beinhaltet die drei einfach und bettseitig zu erhebenden Parameter

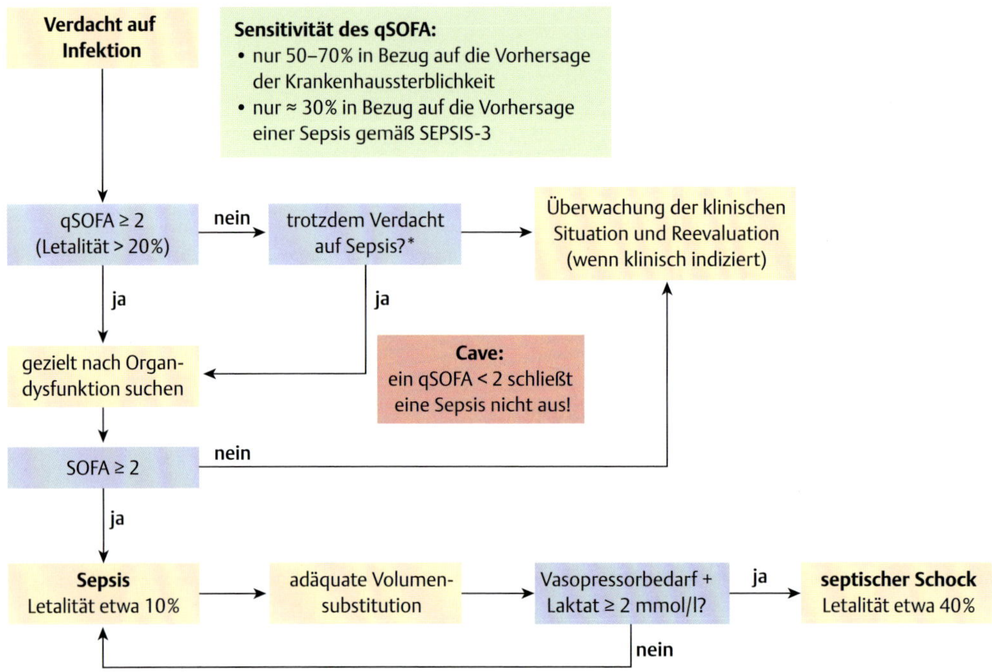

* Beispiel: Für einen Patienten mit 39°C Fieber, einer Herzfrequenz von 110/min bei einem systolischen Blutdruck von 90 mmHg und Leukozyten von 17/nl wäre das Sepsis-Screening mit dem qSOFA negativ, solange sein GCS 15 und seine Atemfrequenz < 22/min sind.

Abb. 13.2 Sepsis. Diagnostischer Algorithmus (GCS: Glasgow Coma Scale). (Quelle: Schmoch T, Bernhard M, Uhle F, Bickenbach J et al. Neue Definitionen der Sepsis. Intensivmed Up2date 2018; 14: 371–389)

Atemfrequenz, Blutdruck sowie Bewusstseinsstatus.

qSOFA-Score (Quick SOFA):

- Atemfrequenz ≥ 22/min
- Veränderung der Bewusstseinslage (GCS < 15)
- systolischer Blutdruck ≤ 100 mmHg

Darauf basierend wurde im Rahmen der SEPSIS-3-Definition ein exemplarischer Algorithmus für die Diagnosestellung der Sepsis außerhalb von Intensivstationen (▶ Abb. 13.2) veröffentlicht [427]. Danach soll bei Verdacht auf eine Infektion mit dem qSOFA evaluiert werden, ob der betroffene Patient wahrscheinlich eine Sepsis hat.

Ist der qSOFA *positiv*, erfolgt die Verlegung in einen intensivmedizinischen Überwachungsbereich, wo dann mithilfe des SOFA-Scores gezielt nach einer Organdysfunktion gesucht werden soll. Ist der SOFA um ≥ 2 Punkte angestiegen, muss eine Sepsis angenommen werden und es sollte gezielt nach den Diagnosekriterien für einen septischen Schock gesucht werden. Wenn die Vorwerte für den SOFA- und den qSOFA-Score nicht bekannt sind, können sie als „0“ angenommen werden.

Ist der qSOFA-Score *negativ* und der Behandelnde hat trotzdem den Verdacht, dass eine Sepsis vorliegt, sollte der SOFA-Score dennoch erhoben werden. Besteht dieser Verdacht nicht, soll eine klinische Überwachung und Reevaluation stattfinden, sofern dies indiziert erscheint. Gleiches gilt, wenn der SOFA-Score bei der Erhebung negativ ist; auch hier sollen eine klinische Überwachung und Reevaluation erfolgen, sofern diese indiziert erscheinen.

Der Screeningtest qSOFA hat eine *Sensitivität von nur etwa 50–70%* bezogen auf die Letalität [390], [440]. Dies bedeutet umgekehrt, dass 30–50% der Patienten, die mit der Hauptdiagnose Infektion in eine Notaufnahme kommen und in den folgenden Wochen versterben, zum Zeitpunkt der Aufnahme nicht vom qSOFA-Score erkannt werden. Sie fallen gemäß dem Algorithmus in die Gruppe derer, die „soweit klinisch indiziert" überwacht werden sollen (▶ Abb. 13.2). Es bleibt den Behandelnden überlassen, nach welchen Kriterien hier eine Überwachung indiziert oder eine Behandlung begonnen werden sollte. Bezogen auf die Vorhersage der Entstehung einer Sepsis im Sinne der Definition (= Infektion + Erhöhung des SOFA-Scores um ≥ 2 Punkte) ist die Sensitivität des qSOFA-Scores sogar noch niedriger.

Der National Health Service (NHS) in Großbritannien versucht diese Schwächen der neuen Definition beispielsweise durch die Verwendung des *National Early Warning Scores* (NEWS) (▶ Tab. 13.2) auszugleichen [405], der bis 2019 landesweit eingeführt werden soll. Im direkten Vergleich war der NEWS sowohl den SIRS-Kriterien als auch dem qSOFA-Score in Bezug auf die Vorhersage der Krankenhaussterblichkeit überlegen [380].

In der Zusammenschau scheint der qSOFA-Score daher geeignet, um Hochrisikopatienten, die akut einer intensivmedizinischen Behandlung bedürfen, zuverlässig zu erkennen. Umgekehrt ist er als alleiniges Screeninginstrument ungenügend, um potenziell gut behandelbare Frühstadien einer Sepsis zu erkennen.

Besonderheiten bei der Diagnostik der Sepsis auf der Intensivstation

Auch auf der Intensivstation definiert formal das Zusammenkommen einer Infektion mit einem Anstieg des SOFA-Scores um ≥ 2 Punkte die Sepsis. Der Vorteil ist hier, dass die benötigten Laborparameter im Rahmen der Routineblutanalysen einmal und bei Bedarf auch mehrmals pro Tag erhoben werden können und der SOFA-Score im Idealfall sogar computergestützt berechnet wird. Auch hier ist die Definition aus akademischer Sicht sinnvoll, da man ab dem Moment von einer Sepsis sprechen sollte, ab dem es zu einer Organdysfunktion aufgrund der fehlregulierten Wirtsantwort auf eine Infektion kommt.

Trotzdem ist die Diagnose der Sepsis auf der Intensivstation aus nachfolgend genannten Gründen eine besondere Herausforderung:

Tab. 13.2 National Early Warning Score (NEWS) [419].

Parameter	3	2	1	0	1	2	3
Atemfrequenz (1/min)	≤ 8	–	9–11	12–20	–	21–24	≥ 25
Sättigung (%)	< 91	92–93	94–95	≥ 96	–	–	–
Sauerstoffbedarf	–	ja	–	nein	–	–	–
systolischer Blutdruck (mmHg)	≤ 90	91–100	101–110	111–219	–	–	≥ 220
Puls (1/min)	≤ 40	–	41–50	51–90	91–110	111–130	> 130
Bewusstseinslage nach dem AVPU-Schema [1)] [401]	–	–	wach	–	–	motorische, verbale oder Vigilanzeinschränkungen	–
Temperatur (°C)	≤ 35,0	–	35,1–36,0	36,1–38,0	38,1–39,0	≥ 39,1	–

Bei einem Summenwert von 5 gilt der Patient als gefährdet. Hat nur ein Parameter einen Wert von 3, wird dies ebenfalls als Alarmzeichen gewertet. Bei einem Summenwert von 7 gilt ein Patient als Hochrisikopatient.
1) AVPU (alert, voice, pain, unresponsive). *Alert*: (engl. wach und ansprechbar): Der Patient ist wach und öffnet seine Augen spontan. Der Orientierungsgrad fließt nicht in die Beurteilung ein. *Voice*: Der Patient reagiert in irgendeiner Art und Weise auf Ansprache. Die Reaktion muss dabei nicht verbal sein. *Pain*: Reaktion auf Schmerzreiz. *Unresponsive*: Der Patient reagiert nicht/ist bewusstlos. Im Rahmen des NEWS gibt jede AVPU-Beurteilung, die schlechter als A ist, 3 Punkte.

- Auf Intensivstationen findet man überdurchschnittlich häufig Patienten mit *vorbestehenden Organversagen*. Derzeit ist jedoch noch unzureichend untersucht, wie valide der Anstieg des SOFA-Scores für die Diagnose der Sepsis bei Patienten ist, die in verschiedenen SOFA-Kategorien gar keine Punkte mehr hinzugewinnen können, da die Funktion einer oder mehrerer Organsysteme bereits vollständig verloren ist. Beispiele hierfür wären Patienten im Endstadium einer chronisch obstruktiven Lungenerkrankung (COPD), mit einer Aplasie im Rahmen einer Chemotherapie, mit einer Leberzirrhose oder einer vorbestehenden dialysepflichtigen Niereninsuffizienz. Auch bei Patienten, die aufgrund eines Schädel-Hirn-Traumas intubiert sind und beatmet werden, ist unklar, ob es wirklich sinnvoll ist, den Wert der Glasgow Coma Scale (GCS) vor der Intubation für die gesamte Beatmungszeit anzunehmen.
- Auf Intensivstationen finden sich überdurchschnittlich häufig Patienten, bei denen ein Organversagen auf dem Boden einer Infektion/Sepsis von einem Organversagen anderer Ursache unterschieden werden muss. Dies ist insbesondere im Fall eines Organversagens auf dem Boden einer sterilen, systemischen Inflammationsreaktion (z. B. in Folge eines Polytraumas) schwierig.

Um eine Verschlechterung einer vorliegenden Grunderkrankung (z. B. ARDS nach Trauma) von einer hinzukommenden infektbedingten Organdysfunktion (= Sepsis) abzugrenzen, ist man im klinischen Alltag auf Intensivstationen darauf angewiesen, den klinischen Verlauf in Zusammenschau mit der Plasmakinetik von Biomarkern (vgl. 13.1.6) zu beurteilen. Dabei ist die Indikation für eine Fokussuche (z. B. mittels Schnittbildgebung) großzügig zu stellen (13.1.5).

13.1.4 Diagnose der Infektion

Die Diagnose der Infektion ist entscheidend für die Diagnose einer Sepsis. Eine gezielte Anamneseerhebung mit Erfassung von (infektionsassoziierten) Symptomen wie Fieber, Schmerzen oder Übelkeit (oder z. B. Auslandsaufenthalte) kann bei der Erhärtung des Verdachts auf eine Infektion sowie der Eingrenzung des zugrunde liegenden Fokus entscheidende Hinweise geben. Bei der ergänzenden körperlichen Untersuchung sollte in jedem Fall die Körpertemperatur bestimmt werden, da eine Hyper- oder Hypothermie eines der Kardinalsymptome einer Infektion darstellt.

Empfohlen wird hier die Verwendung kalibrierter Methoden, entweder über zentrale Messungen der Körperkerntemperatur (rektal, zentralvenös, Harnblase, Ösophagus) oder – falls nicht verfügbar – mittels Infrarotthermometer in Ohr oder Mund.

Evaluation von Risikofaktoren

▸ **Erhöhte Vulnerabilität für Infektionen.** Die Vulnerabilität des Patienten für Infektionen wird durch das Vorliegen eines oder mehrerer der folgenden Faktoren erhöht: Neutropenie, Zustand nach Splenektomie, schlecht kontrollierte Infektion mit dem HI-Virus (humanen Immundefizienz-Virus), hohes (oder sehr niedriges) Lebensalter, schlecht kontrollierter Diabetes mellitus (insbesondere, wenn bereits Spätkomplikationen vorliegen), chronisch obstruktive Lungenerkrankung (COPD), Leberversagen, Dialysepflichtigkeit, stattgehabte Organtransplantationen, fortgeschrittene Tumorerkrankung oder andauernde Strahlen- oder Chemotherapie. Hier ist an opportunistische Infektionen wie Virusreaktivierungen (z. B. Zytomegalievirus) oder Pilzinfektionen zu denken; siehe auch Kapitel Viren, Pilze, bakterielle Infektionen (S. 199).

▸ **Nosokomiale Infektion.** Bei Patienten, bei denen erstmalige Anzeichen für eine Infektion am 3. Tag im Krankenhaus aufgetreten sind [404] oder die in den zurückliegenden Monaten Krankenhaus- oder Pflegeheimaufenthalte hatten, muss mit nosokomialen Infektionen gerechnet werden. In diesem Fall sollten sie sich des Resistenzspektrums ihres Krankenhauses bzw. des zuverlegenden Krankenhauses bewusst sein.

▸ **Reisende aus Endemiegebieten.** Bei Patienten, die in den zurückliegenden Monaten eine Fernreise gemacht haben, muss mit veränderten Resistenzmustern gerechnet werden [391]. Zudem sollten die endemischen Erkrankungen des Reiselandes berücksichtigt werden (z. B. Malaria).

Probenmaterial zur mikrobiologischen Diagnostik

Bei Patienten in intensivmedizinischer Behandlung sollten vor dem Beginn einer antiinfektiven Therapie regelhaft geeignete Materialien für die mikrobiologische Diagnostik entnommen werden. Dies gilt insbesondere bei Patienten, bei denen der Verdacht auf eine Sepsis oder einen septischen Schock besteht.

Eine sinnvolle mikrobiologische Diagnostik besteht dabei zunächst immer aus *mindestens zwei Blutkultursets* (bestehend aus jeweils mindestens aerober und anaerober Flasche, 2 × 2 = 4 Flaschen) [122], [398], da wiederholt gezeigt wurde, dass Blutstrominfektionen lediglich mit einer Sensitivität von knapp über 70 % durch ein einzelnes Paar Blutkulturen detektiert werden, während durch die Gewinnung von zwei Blutkulturpärchen bereits 80–90 % und durch die Abnahme von *drei Blutkulturpärchen über 98 % der krankheitsauslösenden Erreger nachgewiesen werden können* [122], [398], [420].

Außerdem kann die Asservierung von Liquor-, Urin-, Sputum oder Trachealsekretproben (Suche nach Bakterien und gegebenenfalls Viren [Respiratory Syncytial Virus, RSV; Herpes-simplex-Virus, HSV; Zytomegalievirus, CMV; Influenzavirus etc.] und Schimmelpilze) sowie Wundabstrichen vor der ersten Gabe eines Antibiotikums sinnvoll sein. **Dies darf jedoch zu keiner wesentlichen Verzögerung des Beginns der antimikrobiellen Therapie führen.** So ist es beispielsweise aufgrund des Zeitverzugs meist nicht sinnvoll, mit der Gabe der ersten Dosis des Antiinfektivums auf eine operative Probenentnahme zu warten. Da allerdings insbesondere nekrotische Gewebe oder Abszesse nicht gut von Antibiotika erreicht werden, kann eine Probenasservierung aus solchen Arealen auch noch nach der Erstgabe des Antiinfektivums sinnvoll sein. Die Probenentnahme sollte dabei stets fokusorientiert sein. Die Anfertigung von so genannten „Pan-Kulturen“ bringt keinen weiteren Vorteil [435].

13.1.5 Fokussuche

Sowohl für die Abgrenzung einer sterilen Entzündung von einer Infektion als auch für die Auswahl des geeigneten antiinfektiven Therapieregimes sowie für die Festlegung der Therapiestrategie zur Fokuskontrolle/-sanierung ist die Fokussuche entscheidend. Eine Kontrolle oder, wenn immer möglich, Sanierung des Fokus sollte Teil jedes infektiologischen Behandlungskonzepts sein, da dies gerade bei Patienten mit Sepsis und septischem Schock ein prognosebestimmender Aspekt ist [377], [378]; siehe auch Kapitel Therapie der Sepsis (S. 215).

Stellenwert bildgebender Verfahren

Bildgebende Verfahren sind dafür geeignet, um Verdachtsdiagnosen, die aufgrund der Anamnese und der klinischen Untersuchung gestellt wurden, zu erhärten und eventuell sogar zu beweisen oder zu falsifizieren. Die meisten Verfahren setzen dabei allerdings eine genaue Fragestellung voraus.

► **Computertomografie (CT).** Sie ist eines der wenigen Verfahren, das eine relativ ungezielte Fokussuche erlaubt. Moderne Multidetektorcomputertomografen vermögen den gesamten menschlichen Körper innerhalb weniger Sekunden abzubilden. Hierdurch können auch bei kritisch kranken Patienten, bei denen ein Atemstopp nicht möglich ist, artefaktarme Bilder erzeugt werden.

CT-Untersuchungen können selbst bei beatmeten Patienten unter maximaler Intensivtherapie zeitnah realisiert werden und spielen daher in der Intensivmedizin eine besondere Rolle bei der Abgrenzung einer Sepsis von einer Verschlechterung im Rahmen einer sterilen Inflammation [373]. Natürlich können sie auch bei der initialen Fokussuche ambulanter Patienten indiziert sein.

Die *venöse Phase* ist in der Regel die wichtigste Kontrastmittelphase zur Darstellung der Infektionsherde. Sie ermöglicht es beispielsweise, konsolidierende pneumonische Infiltrate von Atelektasen zu differenzieren und zeigt die typische periphere Kontrastmittelanreicherung von Abszessen meist am deutlichsten. Soll die Durchblutung der parenchymatösen Oberbauchorgane und des Darmes beurteilt werden, sollte zusätzlich eine *arterielle Phase* des Abdomens durchgeführt werden. Bei klinischem Verdacht auf eine Lungenarterienembolie sollte der Thorax in der pulmonalarteriellen Phase abgebildet werden.

Die CT ist der *Projektionsradiografie* (= konventionelle Röntgendiagnostik) bei der Infektionsdiagnostik der Lunge und Pleura *deutlich überlegen* und liefert beispielsweise bei Patienten mit schweren ambulant erworbenen Pneumonien in über 50 % der Fälle wertvolle neue Erkenntnisse gegenüber dem klassischen Röntgen-Thorax [397].

Die CT ist der *Sonografie* bei der Detektion intraabdomineller Infektionsherde überlegen [386]. Vor allem interenterische, retroperitoneale und peripankreatische Flüssigkeitsverhalte sind häufig schwierig mittels Sonografie zu detektieren, vor allem dann, wenn sie von Darmgas überlagert werden. Auf der anderen Seite ist die Sonografie sensitiver als die CT bei der Darstellung von Septierungen in Abszessen oder Pleuraergüssen [413].

► **Magnetresonanztomografie (MRT).** Sie hat bei der Akutdiagnostik des septischen Patienten aufgrund der längeren Untersuchungsdauer sowie zusätzlichen Problemen, die durch MRT-inkompatibles Fremdmaterial und eine erschwerte Überwachung des Patienten während der Untersuchung entstehen, meist eine *untergeordnete Bedeutung*. Die MRT bietet jedoch gegenüber der CT aufgrund ihres höheren Weichteilkontrasts Vorteile bei der Detektion einer Abszessmembran.

Die diffusionsgewichtete MRT kann helfen, seröse von putriden Flüssigkeitsverhalten [408] und transsudative von exsudativen Pleuraergüssen zu differenzieren [374]. Darüber hinaus ist die MRT die Bildgebungsmethode der Wahl zur Diagnostik der akuten Spondylodiszitis [414] und zum Nachweis zentralnervöser Manifestationen bzw. Komplikationen einer Sepsis, wie beispielsweise der septisch-embolischen Enzephalitis [438].

► **Positronenemissionstomografie und Computertomografie (PET/CT).** PET-CT können bei speziellen Fragestellungen wertvolle Zusatzinformationen liefern. Eine PET-CT kann beispielsweise dann hilfreich sein, wenn trotz negativer Mikrobiologie eine Infektion weiterhin vermutet wird oder wahrscheinlich ist [389]. Allerdings wird eine nuklearmedizinische Untersuchung wie eine PET-CT nicht zeitnah zur Verfügung stehen und spielt eher bei *protrahierten infektiologischen Verläufen* eine Rolle.

► **Sonografie.** Zum Stellenwert einer allgemeinen Ultraschalldiagnostik zur Fokussuche bei Sepsis existieren relativ wenige Studien. Daher wird die Sonografie als alleiniges diagnostisches Mittel zur Fokussuche *selten eingesetzt*. Ausnahmen sind natürlich differenzierte Fragestellungen bzw. die Evaluation von Foci im Bereich des Herzens (vgl. Kap. 15.1) oder zur Diagnose der Appendizitis, von Infektionen im Bereich der Muskulatur oder der Gelenke (Empyem) oder auch der Lunge (Darstellung von Erguss- oder Abszessformationen bereits bettseitig).

13.1.6 Rolle von Biomarkern beim mikrobiologischen Monitoring

Infektiologische Biomarker sind nicht dafür geeignet, um Infektionen in der Frühphase der Sepsis sicher diagnostizieren und diese klar von sterilen, nicht infektiologisch bedingten Inflammationsreaktionen (z. B. nach Trauma) abgrenzen zu können [409], [399]. Sie sind daher auch nicht Bestandteil der Sepsisdefinition und sollten nur in Zusammenschau mit der Anamnese, der bildgebenden Diagnostik und dem klinischen Verlauf beurteilt werden.

Der Wert infektiologischer Biomarker wie beispielsweise Prokalzitonin (PCT oder C-reaktives Protein (CRP) liegt in erster Line im Bereich der antiinfektiven Therapiesteuerung (z. B. Beurteilung der Therapieeffizienz, Festlegung der Dauer der antimikrobiellen Therapie, Erkennen eines Therapieversagens) septischer Patienten auf der Intensivstation [425].

In einer 2019 veröffentlichten Untersuchung evaluierten Parlato und Kollegen im Rahmen der prospektiven Observationsstudie namens „CAPTAIN“ [409] verschiedene Biomarker hinsichtlich ihrer Fähigkeit zwischen einer (nicht septischem) SIRS und einer Sepsis zu differenzieren. Bei insgesamt 279 Patienten (91 Sepsis, 188 nicht septisches SIRS) wurden jeweils 29 serologische und 10 zellwandgebundene Biomarker untersucht. Das Ergebnis war insofern enttäuschend, als dass keiner der Biomarker hinreichend gut zwischen Sepsis und SIRS unterscheiden konnte. Im Vergleich schnitten das CRP und die HLA-DRA-mRNA noch am besten ab.

Diese Daten unterstreichen noch einmal, dass die Rolle von Biomarkern der Sepsis/Infektion im klinischen Alltag vor allem in der *Therapiesteuerung* und dem *Monitoring der therapeutischen Maßnahmen* und nicht bei der Diagnosestellung zu suchen ist.

Im Folgenden werden einige Infektionsbiomarker vorgestellt und ihre Wertigkeit in der Sepsis diskutiert. Weiterhin wird kurz auf zwei viel versprechende neue Sepsisbiomarker eingegangen.

Prokalzitonin (PCT)

Prokalzitonin wird weiterhin als relativ spezifischer Marker für eine bakterielle Infektion gesehen [396], [426], [434], [437] und besitzt mit einer *Induktionszeit von 2–4 Stunden* (Spitzenwerte binnen 14 Stunden) eine günstige Kinetik zur raschen

Detektion einer bakteriellen Infektion [379], [383]. Trotz eines hohen negativen prädiktiven Wertes [372], [393] ist PCT nicht sensitiv und spezifisch genug, um eine Sepsis sicher von einem (nicht infektbedingten) SIRS differenzieren zu können [430]. Ebenso können lokal begrenzte oder isolierte Infektionen (z. B. eine Osteomyelitis) ohne relevante PCT-Anstiege einhergehen. Andererseits treten beispielsweise im unmittelbaren postoperativen Verlauf nach multiviszeralen Operationen oder einer Lebertransplantation regelmäßig PCT-Anstiege auf, ohne dass eine Infektion vorliegt [437].

Wichtiger und für die unmittelbare Therapie entscheidender ist die PCT-Kinetik. Im Rahmen der MOSES-Studie wurde exemplarisch gezeigt, dass der *Abfall der PCT-Spiegel* während der Behandlung septischer Patienten ein prognostischer Faktor für das Überleben der Patienten war [423]. Darüber hinaus scheinen die Spitzenkonzentrationen des PCT sehr gut mit der Erkrankungsschwere der Patienten zu korrelieren [375]. Somit können Spitzenspiegel und Kinetik dem Intensivmediziner eine realistische Einschätzung der Erkrankungsschwere und der Prognose des individuellen Patienten geben.

Am bedeutsamsten scheint allerdings die Nutzung des PCT zum *Monitoring der Wirksamkeit* einer antibakteriellen Therapie sowie zur zeitlichen Begrenzung der Antibiotikabehandlung von Infektionen allgemein [395], [400], [422], [424] und der Sepsis im Speziellen [384], [394], [407], [412] zu sein.

Auch wenn die PCT-gesteuerte antimikrobielle Therapie weiterhin Gegenstand der klinischen Forschung und kontroverser Diskussionen ist, kann aufgrund der heutigen Datenlage bei einem Abfall des PCT-Wertes um ≥ 80 % oder auf Werte ≤ 0,25–0,5 ng/ml die Beendigung der antibiotischen Therapie erwogen werden, sofern das klinische Bild dazu passt. Somit ist das PCT als hilfreiches Tool für einen rationalen Antibiotikaeinsatz zu sehen und geeignet, eine Reduktion der Therapiedauer/Antibiotikaexposition ohne Anstieg der Sterblichkeit zu erzielen [384], [394], [415], [421].

C-reaktives Protein (CRP)

Das C-reaktive Protein wurde von seinen Erstbeschreibern William Tillett und Thomas Francis 1930 so benannt, da es mit der aus Pneumokokken aufgereinigten „C-Fraktion" zu reagieren und diese auszufällen vermag [431].

Bei der Diagnostik der Sepsis spielt es eine eher *untergeordnete Rolle*. Dies liegt vor allem an der relativ langen Induktionszeit (4–6 Stunden), dem relativ langsamen Erreichen von Spitzenspiegeln nach ca. 36 Stunden [376], [410] und der CRP-Ausschüttung durch eine Vielzahl nicht infektiologischer Auslöser bzw. Erkrankungen (Pankreatitis, Trauma, Verbrennungen, postoperative Induktion [381].

Da jedoch alle verfügbaren Alternativen ähnliche Probleme haben, war das CRP im Rahmen der CAPTAIN-Studie zur Diskrimination zwischen (nicht septischem) SIRS und Sepsis allen anderen Biomarkern zumindest nicht unterlegen [409]. So korrelieren die CRP-Plasmaspiegel durchaus mit der Erkrankungsschwere [411] und der Abfall des CRP kann zum Monitoring der Effektivität einer antimikrobiellen Therapie verwendet werden [417]. Die CRP-Kinetik und die Plasmaspiegelverläufe sind im Rahmen der Sepsis auch dann relevant, wenn es unter antimikrobieller Therapie und nach (mutmaßlicher) Sanierung des Infektionsfokus zu einem Wiederanstieg des CRP kommt bzw. erhöhte CRP-Spiegel im Verlauf der Therapie persistieren [399], [439].

Interleukin-6 (IL-6)

Interleukin-6 weist als Akute-Phase-Protein mit einer *Induktionszeit von 2 Stunden* eine optimale Kinetik auf, wird jedoch auch sehr stark durch nicht infektiöse Stimuli beispielsweise im Rahmen eines schweren Traumas ausgeschüttet [416]. Obwohl die Höhe der IL-6-Spiegel mit der Erkrankungsschwere bei septischen Patienten korreliert, diskriminiert IL-6 nur unzureichend zwischen Sepsis und SIRS [406], [432]. Dennoch kann der Verlauf der IL-6-Konzentrationen während der Therapie kritisch kranker Patienten durchaus *prognostische Wertigkeit* (28-Tage-Sterblichkeit) besitzen und möglicherweise zum *Monitoring der antimikrobiellen Therapie* verwendet werden [396].

Presepsin

Presepsin bezeichnet einen löslichen Subtyp des CD14-Oberflächenrezeptors (sCD14-ST) auf Leukozyten. Im Rahmen der Sepsis und des septischen Schocks kommt es binnen 6 Stunden zu einem deutlichen Anstieg der sCD14-ST-Konzentrationen [441]. Presepsin scheint ein relativ spezifischer Parameter für eine bakterielle Infektion zu sein.

Es gehört zu einer Gruppe von lipopolysaccharidbindenden Proteinen (LBP), die spezifisch Lipopolysaccharid an der bakteriellen Zellmembran binden und durch Präsentation dieses Antigens eine Immunantwort durch die Interaktion mit Cluster-of-Differentiation-Rezeptoren (CD14) oder Toll-like-Rezeptoren (TLR 2 und 4) triggern.

Presepsin könnte daher ein relevanter Marker für die Differenzierung zwischen einer bakteriellen Sepsis und anderen Entitäten sein [388], [442]. Für Presepsin bzw. für die Presepsinplasmaspiegel wird eine prognostische Wertigkeit postuliert. Diese scheint insgesamt aber eher gering zu sein, so dass Presepsin wohl eher ein *Diagnostikum* als einen prognostischen Parameter darstellt [433], [442].

Midregionales-proAdrenomedullin (MR-pro-ADM)

Humanes *Adrenomedullin* (ADM) ist ein aus insgesamt 52 Aminosäuren bestehendes Peptid aus der gleichen Familie wie Kalzitonin. Es wirkt vasodilatierend und wird in den meisten Geweben (z. B. Nebenniere, Lunge, Hirn, Herz und Niere) exprimiert. Im Rahmen der Sepsis wird der Produktion in Endothel und glatter Muskulatur eine besondere Bedeutung zugesprochen. Allgemein wird Adrenomedullin bei Entzündung induziert. Da es schnell an seine Rezeptoren bindet, hat es eine sehr kurze Halbwertszeit, was eine valide Messung der Plasmakonzentrationen extrem erschwert.

Es wird allerdings aus einem 185 Aminosäuren langen Peptid generiert (proADM), das seinerseits in Unterfragmente gespalten wird, die zum Teil biologisch aktiv sind. MR-proADM ist (nach heutigem Wissen) der nicht biologisch aktive mittlere Teil des proADM. Es wird daher in gleichen Mengenverhältnissen wie ADM produziert, hat aber eine längere Halbwertszeit, was die Bestimmung der Plasmakonzentrationen wesentlich erleichtert.

Dieses MR-proADM scheint nach aktuellem Studienstand ein *viel versprechender Biomarker der Sepsis und von schweren Infektionen* zu sein. Seine Plasmaspiegel korrelieren gut mit der Erkrankungsschwere und dem Verlauf einer Sepsis [428]. Die prognostische Aussagekraft von MR-pro-ADM wurde bereits 2013 durch Suberviola et al. [429] nachgewiesen. Passend dazu kam eine Arbeit der SepNet-Studiengruppe zu dem Ergebnis, dass MR-proADM die Wahrscheinlichkeit, an einem sepsisinduzierten Multiorganversagen zu versterben, unabhängig von der Höhe des SOFA signifikant genauer vorhersagt als andere Biomarker (Laktat, CRP, PCT) [387].

In Zukunft könnte MR-proADM auch als Biomarker für die Diagnose einer Sepsis herangezogen werden [371]. Es scheint dabei mit der diagnostischen Wertigkeit des PCT vergleichbar zu sein. Als optimale Schwellenwerte für die Diagnose der Sepsis werden für das PCT 0,42 ng/ml (Sensitivität: 79 %, Spezifität: 93 %) und für MR-pro-ADM 1 nmol/l (Sensitivität: 89 %, Spezifität: 97 %) angegeben. MR-proADM scheint dabei vor allem bei der Identifikation fungaler Infektionen als diagnostisch hilfreich und PCT überlegen (AUC 0,67 versus 0,93).

Einen diagnostischen Mehrwert bringt in diesen Fällen vor allem die *Kombination von MR-pro-ADM und PCT*. So kann beispielsweise die Post-Test-Wahrscheinlichkeit bezüglich der Identifikation von fungalen Infektionen von 0,93 (MR-pro-ADM) und 0,67 (PCT) auf 0,96 (Kombination) gesteigert werden. Die diagnostische Wertigkeit von MR-proADM im Rahmen von fungalen Infektionen wurde zwischenzeitlich auch durch weiterführende Studien bestätigt. Es muss allerdings berücksichtigt werden, dass ADM (und damit auch MR-proADM) durch eine Reihe nicht infektiologischer Auslöser bzw. Erkrankungen aus dem kardiovaskulären und autoimmunologischen Formenkreis induziert wird [403] und daher falsch positiv sein kann.

bioADM

Mittlerweile ist auch die direkte Messung des aktiven ADM (bioADM) möglich, dessen Plasmakonzentrationen ebenfalls mit der Höhe des SOFA-Scores korrelieren [402]. bioADM-Werte ≥ 70 pg/ml sind mit einer hohen 28-Tage-Letalität und einer hohen Wahrscheinlichkeit für das Fortbestehen des Organversagens assoziiert. Im Gegensatz dazu sind unter Therapie schnell abfallende Werte als prognostisch günstig einzustufen. Mit Adrecizumab wird derzeit ein Antikörper gegen bio-ADM in einer Phase-II-Studie (ADRENOSS-2) getestet, die insgesamt 300 Patienten mit Sepsis einschließen und einen möglichen kausalen Einfluss von bioADM auf den Krankheitsverlauf untersucht [392].

13.1.7 Literatur

[371] Angeletti S, Battistoni F, Fioravanti M et al. Procalcitonin and mid-regional pro-adrenomedullin test combination in sepsis diagnosis. Clin Chem Lab Med 2013; 51: 1059–1067
[372] Assicot M, Gendrel D, Carsin H et al. High serum procalcitonin concentrations in patients with sepsis and infection. Lancet Lond Engl 1993; 341: 515–518
[373] Barkhausen J, Stöblen F, Dominguez-Fernandez E et al. Impact of CT in patients with sepsis of unknown origin. Acta Radiol Stockh Swed 1987 1999; 40: 552–555
[374] Baysal T, Bulut T, Gökirmak M et al. Diffusion-weighted MR imaging of pleural fluid: differentiation of transudative vs exudative pleural effusions. Eur Radiol 2004; 14: 890–896
[375] Bloos F, Marshall JC, Dellinger RP et al. Multinational, observational study of procalcitonin in ICU patients with pneumonia requiring mechanical ventilation: A multicenter observational study. Crit Care Lond Engl 2011; 15: R88
[376] Bloos F, Reinhart K. Rapid diagnosis of sepsis. Virulence 2014; 5: 154–160
[377] Bloos F, Thomas-Rüddel D, Rüddel H et al., MEDUSA Study Group. Impact of compliance with infection management guidelines on outcome in patients with severe sepsis: a prospective observational multi-center study. Crit Care Lond Engl 2014; 18: R42
[378] Bloos F, Rüddel H, Thomas-Rüddel D et al., MEDUSA study group. Effect of a multifaceted educational intervention for anti-infectious measures on sepsis mortality: A cluster randomized trial. Intensive Care Med 2017; 43: 1602–1612
[379] Brunkhorst FM, Heinz U, Forycki ZF. Kinetics of procalcitonin in iatrogenic sepsis. Intensive Care Med 1998; 24: 888–889
[380] Churpek MM, Snyder A, Han X et al. qSOFA, SIRS, and Early Warning Scores for Detecting Clinical Deterioration in Infected Patients Outside the ICU. Am J Respir Crit Care Med 2017; 7: 906-911
[381] Clyne B, Olshaker JS. The C-reactive protein. J Emerg Med 1999; 17: 1019–1025
[382] Cockerill FR, Wilson JW, Vetter EA et al. Optimal testing parameters for blood cultures. Clin Infect Dis Off Publ Infect Dis Soc Am 2004; 38: 1724–1730
[383] Dandona P, Nix D, Wilson MF et al. Procalcitonin increase after endotoxin injection in normal subjects. J Clin Endocrinol Metab 1994; 79: 1605–1608
[384] de Jong E, van Oers JA, Beishuizen A et al. Efficacy and safety of procalcitonin guidance in reducing the duration of antibiotic treatment in critically ill patients: A randomised, controlled, open-label trial. Lancet Infect Dis 2016; 16: 819–827
[385] Decker SO, Sigl A, Grumaz C et al. Immune-response patterns and next generation sequencing diagnostics for the detection of mycoses in patients with septic shock—results of a combined clinical and experimental investigation. Int J Mol Sci 2017; 18: 1796
[386] Dobrin PB, Gully PH, Greenlee HB et al. Radiologic diagnosis of an intra-abdominal abscess. Do multiple tests help? Arch Surg Chic Ill 1960 1986; 121: 41–46
[387] Elke G, Bloos F, Wilson DC et al. Identification of developing multiple organ failure in sepsis patients with low or moderate SOFA scores. Crit Care 2018; 22: Article number 147
[388] Endo S, Suzuki Y, Takahashi G et al. Usefulness of presepsin in the diagnosis of sepsis in a multicenter prospective study. J Infect Chemother Off J Jpn Soc Chemother 2012; 18: 891–897
[389] Fort R, Ledochowski S, Friggeri A. PET-CT in Critically Ill Patients: Diagnosing the Unsuspected. Crit Care Med 2018; 46: e166–e169
[390] Freund Y, Lemachatti N, Krastinova E et al. Prognostic accuracy of sepsis-3 criteria for in-hospital mortality among patients with suspected infection presenting to the emergency department. JAMA 2017; 317: 301–308
[391] Gelband H, Miller-Petrie M, Pant S et al. The state of the world's antibiotics2015. Washington, D.C.: Center for Disease Dynamics, Economics & Policy; 2015
[392] Geven C, Blet A, Kox M et al. A double-blind, placebo-controlled, randomised, multicentre, proof-of-concept and dose-finding phase II clinical trial to investigate the safety, tolerability and efficacy of adrecizumab in patients with septic shock and elevated adrenomedullin concentration (AdrenOSS-2). BMJ Open 2019; 9: e024475
[393] Harbarth S, Holeckova K, Froidevaux C et al., Geneva Sepsis Network. Diagnostic value of procalcitonin, interleukin-6, and interleukin-8 in critically ill patients admitted with suspected sepsis. Am J Respir Crit Care Med 2001; 164: 396–402
[394] Hohn A, Balfer N, Heising B et al. Adherence to a procalcitonin-guided antibiotic treatment protocol in patients with severe sepsis and septic shock. Ann Intensive Care 2018; 8: 68
[395] Huang DT, Yealy DM, Filbin MR et al. Procalcitonin-guided use of antibiotics for lower respiratory tract infection. N Engl J Med 2018; 379: 236–249
[396] Jekarl DW, Lee SY, Lee J et al. Procalcitonin as a diagnostic marker and IL-6 as a prognostic marker for sepsis. Diagn Microbiol Infect Dis 2013; 75: 342–347
[397] Karhu J, Ala-Kokko T, Ahvenjärvi L et al. Early chest computed tomography in adult acute severe community-acquired pneumonia patients treated in the intensive care unit. Acta Anaesthesiologica Scandinavica 2016; 60: 1102–1110
[398] Lee A, Mirrett S, Reller LB et al. detection of bloodstream infections in adults: how many blood cultures are needed? J Clin Microbiol 2007; 45: 3546–3548
[399] Lichtenstern C, Brenner T, Bardenheuer HJ et al. Predictors of survival in sepsis: What is the best inflammatory marker to measure? Curr Opin Infect Dis 2012; 25: 328–336
[400] Matthaiou DK, Ntani G, Kontogiorgi M et al. An ESICM systematic review and meta-analysis of procalcitonin-guided antibiotic therapy algorithms in adult critically ill patients. Intensive Care Med 2012; 38: 940–949
[401] McNarry AF, Goldhill DR. Simple bedside assessment of level of consciousness: comparison of two simple assessment scales with the Glasgow Coma scale. Anaesthesia 2004; 59: 34–37
[402] Mebazaa A, Geven C, Hollinger A et al. AdrenOSS-1 study investigators. Circulating adrenomedullin estimates survival and reversibility of organ failure in sepsis: The prospective observational multinational Adrenomedullin and Outcome in Sepsis and Septic Shock-1 (AdrenOSS-1) study. Crit Care 2018; 22: 354
[403] Morgenthaler NG, Struck J, Alonso C et al. Measurement of midregional proadrenomedullin in plasma with an immunoluminometric assay. Clin Chem 2005; 51: 1823–1829
[404] Nationales Referenzzentrum für Surveillance von nosokomialen Infektionen, Robert Koch-Institut. Definitionen nosokomialer Infektionen für die Surveillance im Krankenhaus-Infektions-Surveillance-System - KISS-Definitionen. 2017; 82

[405] NHS England. Sepsis guidance implementation advice for adults. Im Internet: https://www.england.nhs.uk/wp-content/uploads/2017/09/sepsis-guidance-implementation-advice-for-adults.pdf. Stand: 11.11.2020

[406] Oberhoffer M, Russwurm S, Bredle D et al. Discriminative power of inflammatory markers for prediction of tumor necrosis factor-alpha and interleukin-6 in ICU patients with systemic inflammatory response syndrome (SIRS) or sepsis at arbitrary time points. Intensive Care Med 2000; 26 Suppl 2: S 170–174

[407] Oliveira CF, Botoni FA, Oliveira CRA et al. Procalcitonin versus C-reactive protein for guiding antibiotic therapy in sepsis: A randomized trial. Crit Care Med 2013; 41: 2336–2343

[408] Oto A, Schmid-Tannwald C, Agrawal G et al. Diffusion-weighted MR imaging of abdominopelvic abscesses. Emerg Radiol 2011; 18: 515–524

[409] Parlato M, Philippart F, Rouquette A et al., Captain Study Group. Circulating biomarkers may be unable to detect infection at the early phase of sepsis in ICU patients: the CAPTAIN prospective multicenter cohort study. Intensive Care Med 2018; 44: 1061–1070

[410] Pepys MB, Hirschfield GM. C-reactive protein: A critical update. J Clin Invest 2003; 111: 1805–1812

[411] Póvoa P, Coelho L, Almeida E et al. C-reactive protein as a marker of infection in critically ill patients. Clin Microbiol Infect Off Publ Eur Soc Clin Microbiol Infect Dis 2005; 11: 101–108

[412] Prkno A, Wacker C, Brunkhorst FM et al. Procalcitonin-guided therapy in intensive care unit patients with severe sepsis and septic shock–a systematic review and meta-analysis. Crit Care Lond Engl 2013; 17: R291

[413] Renwick I. Postoperative abdominal sepsis: Imaging and percutaneous management. Surg Oxf Int Ed 2012; 30: 659–661

[414] Sans N, Faruch M, Lapègue F et al. Infections of the spinal column–spondylodiscitis. Diagn Interv Imaging 2012; 93: 520–529

[415] Sawyer RG, Claridge JA, Nathens AB et al. Trial of short-course antimicrobial therapy for intraabdominal infection. N Engl J Med 2015; 372: 1996–2005

[416] Schlüter B, König B, Bergmann U et al. Interleukin 6–a potential mediator of lethal sepsis after major thermal trauma: Evidence for increased IL-6 production by peripheral blood mononuclear cells. J Trauma 1991; 31: 1663–1670

[417] Schmit X, Vincent JL. The time course of blood C-reactive protein concentrations in relation to the response to initial antimicrobial therapy in patients with sepsis. Infection 2008; 36: 213–219

[418] Schmoch T, Bernhard M, Uhle F et al. [New sepsis-3 definition: Do we have to treat sepsis before we can diagnose it from now on?]. Anaesthesist 2017; 8: 614-621

[419] Schmoch T, Bernhard M, Uhle F et al. Neue Definitionen der Sepsis. Intensivmed Up2date 2018; 14: 371–389

[420] Schmoch T, Al-Saeedi M, Hecker A et al. [Evidence-based interdisciplinary treatment of abdominal sepsis]. Chir Z Alle Geb Oper Medizen 2019; 5: 363-378

[421] Schuetz P, Chiappa V, Briel M et al. Procalcitonin algorithms for antibiotic therapy decisions: a systematic review of randomized controlled trials and recommendations for clinical algorithms. Arch Intern Med 2011; 171: 1322–1331

[422] Schuetz P, Briel M, Christ-Crain M et al. Procalcitonin to guide initiation and duration of antibiotic treatment in acute respiratory infections: an individual patient data meta-analysis. Clin Infect Dis Off Publ Infect Dis Soc Am 2012; 55: 651–662

[423] Schuetz P, Birkhahn R, Sherwin R et aal. Serial procalcitonin predicts mortality in severe sepsis patients: Results from the multicenter Procalcitonin MOnitoring SEpsis (MOSES) Study. Crit Care Med 2017; 45: 781–789

[424] Schuetz P, Wirz Y, Sager R et al. Procalcitonin to initiate or discontinue antibiotics in acute respiratory tract infections. Cochrane Database Syst Rev 2017; 10: CD007498

[425] Siegler BH, Weiterer S, Lichtenstern C et al. [Use of biomarkers in sepsis: Update and perspectives.] Anaesthesist 2014; 63(8-9): 678-690

[426] Simon L, Gauvin F, Amre DK et al. Serum procalcitonin and c-reactive protein levels as markers of bacterial infection: A systematic review and meta-analysis. Clin Infect Dis 2004; 39: 206–217

[427] Singer M, Deutschman CS, Seymour CW et al. the third international consensus definitions for sepsis and septic shock (sepsis-3). JAMA 2016; 315: 801–810

[428] Suberviola B, Castellanos-Ortega A, Llorca J et al. Prognostic value of proadrenomedullin in severe sepsis and septic shock patients with community-acquired pneumonia. Swiss Med Wkly 2012; 142: w13542

[429] Suberviola B, Castellanos-Ortega A, Ruiz Ruiz A et al. Hospital mortality prognostication in sepsis using the new biomarkers suPAR and proADM in a single determination on ICU admission. Intensive Care Med 2013; 39: 1945–1952

[430] Tang BMP, Eslick GD, Craig JC. Accuracy of procalcitonin for sepsis diagnosis in critically ill patients: systematic review and meta-analysis. Lancet Infect Dis 2007; 7: 210–217

[431] Tillett WS, Francis T. Serological reactions in pneumonia with a non-protein somatic fraction of pneumococcus. J Exp Med 1930; 52: 561–571

[432] Tsalik EL, Jaggers LB, Glickman SW et al. Discriminative value of inflammatory biomarkers for suspected sepsis. J Emerg Med 2012; 43: 97–106

[433] Ulla M, Pizzolato E, Lucchiari M et al. Diagnostic and prognostic value of presepsin in the management of sepsis in the emergency department: a multicenter prospective study. Crit Care Lond Engl 2013; 17: R168

[434] Uzzan B, Cohen R, Nicolas P et al. Procalcitonin as a diagnostic test for sepsis in critically ill adults and after surgery or trauma: A systematic review and meta-analysis. Crit Care Med 2006; 34: 1996–2003

[435] Vaughn VM, Chopra V. Revisiting the panculture. BMJ Qual Saf 2017; 26: 236–239

[436] Vincent JL, Moreno R, Takala J et al. The SOFA (Sepsis-related Organ Failure Assessment) score to describe organ dysfunction/failure. On behalf of the Working Group on Sepsis-Related Problems of the European Society of Intensive Care Medicine. Intensive Care Med 1996; 22: 707–710

[437] Wacker C, Prkno A, Brunkhorst FM et al. Procalcitonin as a diagnostic marker for sepsis: A systematic review and meta-analysis. Lancet Infect Dis 2013; 13: 426–435

[438] Weber W, Henkes H, Felber S et al. Septisch-embolischer und septisch-metastatischer Hirnabszess. Radiol 2000; 40: 1017–1029

[439] Welsch T, Frommhold K, Hinz U et al. Persisting elevation of C-reactive protein after pancreatic resections can indicate developing inflammatory complications. Surgery 2008; 143: 20–28

[440] Williams JM, Greenslade JH, McKenzie JV et al. SIRS, qSOFA and organ dysfunction: insights from a prospective databa-

se of emergency department patients with infection. Chest 2017; 3: 586-596
[441] Yaegashi Y, Shirakawa K, Sato N et al. Evaluation of a newly identified soluble CD14 subtype as a marker for sepsis. J Infect Chemother Off J Jpn Soc Chemother 2005; 11: 234-238
[442] Zhang J, Hu Z-D, Song J et al. Diagnostic value of presepsin for sepsis: A systematic review and meta-analysis. Medicine (Baltimore) 2015; 94: e2158

13.2 Allgemeine Antibiotikatherapie

Daniel Richter, Thorsten Brenner, Markus A. Weigand

13.2.1 Grundlagen der antiinfektiven Therapie bei Sepsis und septischem Schock

Vorbemerkungen

Ziel jeder antiinfektiven Therapie ist eine für den Patienten sichere und effektive Behandlung. Diese Ziele können mit dem Begriff der „adäquaten Antibiotikatherapie" beschrieben werden. Antiinfektive Substanzen werden nach klinisch-infektiologischen, mikrobiologischen und resistenzepidemiologische Überlegungen ausgewählt. Die Einbeziehung klinischer Parameter (Zustand des Patienten, Biomarker) komplettieren den adäquaten Antiinfektivaeinsatz. Im ersten Teil des Kapitels werden grundsätzliche Aspekte der antiinfektiven Therapie auf der Intensivstation erläutert. Nachfolgend werden Möglichkeiten einer individualisierten, antiinfektiven Therapie bei schweren Infektionen aufgezeigt. Konkrete Therapievorschläge werden in diesem Kapitel und im Kapitel 13.4 vorgestellt.

Wichtige Begriffsdefinitionen

► **Empirische Therapie.** Antiinfektive Therapie ohne Erregernachweis oder Resistenztestung. Durch Detektion des (wahrscheinlichen) Infektionsfokus kann das Erregerspektrum jedoch häufig eingegrenzt werden.

► **Gezielte/definitive Therapie.** Anwendung einer auf den jeweils isolierten Erreger und seinen Resistenzphänotypus zielende, antiinfektive Substanz. Zur Anwendung kommt die Substanz mit dem mikrobiologisch engsten Spektrum und der spezifischsten Wirkung gegenüber dem isolierten Erreger (Pharmakodynamik). Gleichzeitig werden pharmakokinetische Aspekte (Gewebepenetranz, Verteilungsvolumen etc.) bei der Auswahl berücksichtigt.

► **Pharmakokinetik (PK).** Diese bezeichnet den Prozess der Freisetzung, Aufnahme, Verteilung, Metabolisierung und Exkretion eines Arzneistoffs.

► **Pharmakodynamik (PD).** Diese definiert allgemein die Wirkung und Wirksamkeit eines Arzneistoffs; im Fall der Antibiotika also die bakteriziden oder bakteriostatischen Effekte.

Da Pharmakokinetik und -dynamik in vivo untrennbar miteinander verbunden sind und die Abtötungskinetik einer antiinfektiven Substanz determinieren, werden Antibiotika anhand ihres spezifischen PK/PD-Index beschrieben [446].

► **Inokulumeffekt.** Er beschreibt das Phänomen eines Anstiegs der minimalen Hemmkonzentration (MHK) eines Antibiotikums bei höherer Erregerdichte (Inokulum). Der Effekt ist beispielsweise bei Cefazolin für Staphylococcus aureus beschrieben: Hier ändert sich das Resistogramm von „sensibel" (Testung mit 10^5 koloniebildenden Einheiten, KBE) zu „resistent", wenn mit höherer Erregerkonzentration getestet wird (10^7 KBE). Als Ursache dieses Effekts wird das schnellere Eintreten in die stationäre Wachstumsphase und der Verlust von penizillinbindenden Proteinen (PBP) diskutiert [462].

► **Postantibiotischer Effekt (PAE).** Dieser Effekt beschreibt die zeitlich fortdauernde antibakterielle Wirkung nach Absinken der Antibiotikakonzentration unter die erregerspezifische MHK. Als Ursache wird eine gute Protein-/Zielstrukturbindung des Antibiotikums diskutiert. Der PAE kann wenige Minuten bis mehrere Stunden anhalten. Substanzen mit PAE sind zum Beispiel Makrolide, Tetrazykline, Aminoglykoside und Chinolone. Nach der Wirkungsqualität werden zwei Charakteristika unterschieden: Bakterizidie und Bakteriostase.

► **Bakterizidie.** Abtötung der Erreger mit definitionsgemäßer Reduktion um ≥ 99,9 % (3-$\log_{10}$-Stufen der koloniebildenden Einheiten des Inokulums) binnen 18–24 Stunden. Bakterizide Antibiotika sind ohne die körpereigene Immunantwort (funktionsfähige Phagozyten) in ihrer Wirkung eingeschränkt.

► **Bakteriostase.** Wachstumshinderung durch Übergang des Erregers in die stationäre Wachstumsphase (keine Zunahme der Erregerzahl) bzw. Abnahme der Bakterienzahl um bis zu 90% des ursprünglichen Inokulums. Bei der Behandlung mit bakteriostatischen Antibiotika bedarf es zur effektiven Therapie daher in der Regel eines zweiten, bakteriziden Antibiotikums bzw. der spezifischen und unspezifischen Immunantwort des Patienten. Dies muss insbesondere dann bedacht werden, wenn der Infektionsfokus in Geweben liegt, die schlecht perfundiert werden (Knochen, kartilaginäre Strukturen, Abszess) und/oder in denen die körpereigene Immunantwort schlecht ist (z. B. Endokard, Abszesse).

Bakteriostase und Bakterizidie sind im klinischen Alltag nicht unkritisch zu sehen und hängen von diversen Variablen ab. So kann die Inokulumdichte am Infektionsfokus deutlich höher sein als die für die In-vitro-Testung selektierten 5×10^5 KBE/ml und ein bakterizides Antibiotikum dann eben doch nicht alle Erreger abtöten, wie es der Begriff suggeriert. Weiter zeigen Studien, dass entgegen der akademischen Differenzierung beider Gruppen bakteriostatische und bakterizide Substanzen klinisch auch bei komplizierten Infektionen durchaus gleich effizient sind.

Empirische Initialtherapie

Der zeitkritische Start einer empirischen antiinfektiven Therapie stellt eine große Herausforderung dar und ist gleichzeitig ein relevanter, therapieentscheidender Schritt [452], [456], [457], [464]. Bei der Wahl der initialen antiinfektiven Therapie sollten patientenspezifische Faktoren (z. B. Vorerkrankungen, Risiko für multiresistente Erreger), der vermutete Fokus (und damit ein bestimmtes Erregerspektrum) und die lokale Resistenzepidemiologie Beachtung finden. Aus diesen Betrachtungen lassen sich empirische Antibiotika und Antibiotikakombinationen für die initiale Therapie kritisch kranker Patienten ableiten, die dann auch in der Notfallambulanz (und im Schockraum) vorgehalten und bei entsprechender Indikation unverzüglich (nach Fokusidentifikation und Gewinnung von Probenmaterial/Blutkulturen) bereits dort appliziert werden.

Mono- oder Kombinationstherapie

Die Kombinationstherapie ist der Monotherapie nicht prinzipiell überlegen [449]. Die Erfahrung zeigt, dass Kliniker insbesondere beim septischen Schock eine Kombinationstherapie favorisieren [458], [459]. Die Entscheidung zur Mono- oder Kombinationstherapie hängt von diversen Faktoren ab:

- (vermuteter) Infektionsfokus
- mögliches Erregerspektrum
- lokale Resistenzepidemiologie
- Wahrscheinlichkeit einer Infektion durch multiresistente Erreger (► Tab. 13.3).

► **Erregerspektrum.** Multiresistente Erreger (MRE) liegen zwar weit überwiegend, aber nicht mehr ausschließlich bei nosokomialen Infektionen vor (Stichwort: Kolonisation [471]). Oft besteht bereits bei Aufnahme in das Krankenhaus eine Kolonisation [455]. Daher muss das Risikoprofil für das Vorliegen eines MRE (im Übrigen auch für invasive Pilzinfektionen oder virale Infektionen (S. 199)) bei kritisch kranken Patienten evaluiert und im Verlauf der Erkrankung immer wieder reevaluiert werden. Ein besonderes Risikokollektiv stellt hierbei die Gruppe immunsupprimierter Patienten dar (Neutropenie, HIV/AIDS, hämatoonkologische Patienten).

Neben den *bakteriellen* MRE muss bei diesen Patienten auch mit invasiven *Pilzinfektionen* (Candidasepsis, Aspergillose), *viralen* (Herpes-viridae-Infektionen) oder *opportunistischen* Infektionen (z. B. Kryptokokkose, Pneumocystispneumonie, Toxo1plasmose) gerechnet werden. Diese Überlegungen unterstreichen die herausragende Rolle der sorgfältigen Anamnese (eventuell auch nach der Erstversorgung) und der körperlichen Untersuchung im Kontext der Sepsis und anhängiger Therapieentscheidungen.

► **Indikationen einer Kombinationstherapie.** Die Kombinationstherapie dient vor allem der Erweiterung des durch die Therapie erfassten Erregerspektrums. Eine empirische Kombinationstherapie ist eine Alternative im septischem Schock; umso mehr wenn der Fokus nicht oder nicht sicher detektiert werden kann. Ziel ist die Kombination zweier (in Einzelfällen auch mehrerer) Substanzen, die das grampositive und gramnegative Spektrum (inklusive häufiger MRE) abdecken. Daten zur Effektivität einer Kombinationstherapie fußen allerdings auf Studien mit in der Regel nachgewiesenen

Tab. 13.3 Darstellung evidenzbasierter Risikofaktoren für das Vorliegen multiresistenter Erreger (MRE) [446], [462].

Risikofaktor	Bemerkungen
allgemeine Risikofaktoren einer MRE-Infektion	Vorbehandlung mit Antibiotika (z. B. infizierter diabetischer Fuß)
	Antibiotikatherapie < 90 Tage zurückliegend
	Verlegung aus Land/Region mit hoher Prävalenz multiresistenter Erreger
	bekannte MRE-Kolonisation
	(medikamentöse) Immunsuppression
	prolongierter Krankenhaus-/Intensivstationsaufenthalt
zusätzliche Risikofaktoren für Bauchrauminfektionen durch MRE	postoperative Peritonitis
	tertiäre Peritonitis
	MRE-Kolonisation des Magen-Darm-Traktes
Risikofaktoren für MRE-Pneumonie	Hospitalisierung ≥ 5 Tage
	Kolonisation durch MRGN, MRSA oder Pseudomonas aeruginosa
	strukturelle Lungenerkrankungen (Emphysem, Fibrose, Bronchiektasie)
	ARDS

ARDS: Acute Respiratory Distress Syndrome, MRE: multiresistenter Erreger, MRGN: multiresistenter gramnegativer Erreger, MRSA: methicillinresistenter Staphylococcus aureus

Infektionen und in Kenntnis des ursächlichen MRE.

Exemplarisch zeigt sich z. B. ein Vorteil einer Kombinationstherapie (hier vor allem mit Reserveantibiotika wie Colistin, Tigecyclin und Meropenem) bei schweren Infektionen durch carbapenemresistente Erreger [454], [463]. Allerdings besteht der entscheidende Vorteil v. a. für das Kollektiv der schwer erkrankten Patienten mit einem bereits a priori hohen Risiko zu versterben. Es wird ersichtlich, dass auf Basis dieser Daten für die empirische Therapie des septischen Patienten kaum eine Rechtfertigung abgeleitet werden kann, nur aufgrund des klinisch schweren Erkrankungsbildes (Schock) grundsätzlich eine Kombinationstherapie zu favorisieren. Eine Ausnahme bilden die Krankheitsbilder, bei denen eine Kombination aus anderen Gründen erfolgt, beispielsweise bei der ambulant erworbenen Pneumonie (Therapie mit einem Betalaktamantibiotikum und einem Makrolid) oder der nekrotisierenden Fasziitis.

Fazit

Zusammenfassend besteht im septischen Schock (ohne nachgewiesenen Fokus) bzw. bei (wahrscheinlichem) Vorliegen eines (hoch) resistenten Erregers eine Indikation für eine empirische Kombinationstherapie. Eine definitive Empfehlung darüber, wann eine Mono- bzw. eine empirische Kombinationstherapie bei Sepsis generell zu empfehlen ist, kann nicht gegeben werden und ist individuell zu entscheiden.

Deeskalation

Deeskalation beschreibt im Kontext der antiinfektiven Therapie die Verschmälerung der therapeutischen Breite und zunehmende Fokussierung auf bestimmte Erreger. Klassischerweise erfolgt dies durch Wechsel von einem Breitspektrum-Antibiotikum (z. B. Carbapenem) auf eine Substanzklasse mit eingeschränktem Spektrum (Cephalosporine, Penicilline). In der Intensivmedizin erfolgt die Deeskala-

Tab. 13.4 Klinische Parameter zur Entscheidung einer Deeskalation der antiinfektiven Therapie.

Parameter	Bemerkungen
klinische Parameter	Resolution des Schocks
	Reduktion der Katecholamine/Vasopressoren
	Verbesserung der Organdysfunktion
laborchemische Verbesserung	Abfall infektiologischer Surrogate: Prokalzitonin, C-reaktives Protein, Interleukin-6
Infektiologie/Mikrobiologie	sichere Fokusidentifikation und Sanierung
	sichere Erregeridentifikation und Resistenztestung
	Anwendung der Antiinfektiva unter PK/PD-Optimierung
	Evaluation des Risikos invasiver Pilzinfektionen bzw. viraler Infektionen

PD: Pharmakodynamik, PK: Pharmakokinetik

tion der empirischen Therapie meist nach Identifikation des Erregers und vorliegender Resistenztestung oder bei deutlicher, klinischer Verbesserung des Patienten [447]. Ziel der Deeskalation ist die pharmakodynamische Fokussierung auf den isolierten und kausalen Erreger unter Würdigung seines möglichen Resistenzphänotyps. Hierdurch werden Breitspektrumantibiotika gespart, Selektionsdruck reduziert, Resistenzbildung verzögert und Nebenwirkungen für den Patienten minimiert. Somit ist die Deeskalation einer initial breiten empirischen Therapie obligater Bestandteil der Intensivtherapie.

Obwohl Studien die Sicherheit dieser Maßnahme belegen [453], [460], [469], existieren hierzu keine Handlungsempfehlungen als Orientierungshilfe. Vielmehr werden Surrogatparameter als Sicherheitsmargen gewählt, z. B. Katecholaminbedarf, Beatmungsinvasivität, Fieber, laborchemische Infektparameter, klinische Untersuchung, Veränderung von (Spül-)Drainagesekreten (▸ Tab. 13.4). Daher ist die Entscheidung zur Deeskalation im klinischen Alltag mitunter schwierig und beinhaltet viele Faktoren. Insbesondere komplexe Patienten mit langen infektiologischen Verläufen, einer Vielzahl an potenziellen Erregern (Leiterreger?), wiederholten Operationen und möglicherweise mehreren betroffenen Organsystemen (Ist der richtige Fokus saniert? Existieren Verhalte?) stellen eine Herausforderung dar.

Zuletzt existieren auf ärztlicher Seite psychologische große Hürden, gerade dann, wenn es bei schweren Verläufen zu einer Besserung kommt (Wahrnehmung der Deeskalation als Gefahr für das Wohl des Patienten). Die Organisation interdisziplinärer Visiten im Sinne eines Antimicrobial (ABS) oder Infectious Diseases Stewardship (IDS) ist dabei hilfreich.

M!

Merke

Ein mit klinischen Infektiologen und behandelnden Fachdisziplinen (z. B. Chirurgie, Innere Medizin, Neurologie/Neurochirugie und viele andere) konsentiertes Vorgehen – vor allem bei schwerkranken Patienten und/oder komplexen Infektionen – erhöht die Sicherheit für den Patienten und das intensivmedizinische Behandlungsteam bei geplanter Deeskalation der Therapie. Aus der Erfahrung empfiehlt sich, eine Deeskalationsstrategie zu fixieren, aber ebenso zu definieren, unter welchen Umständen die Therapie wieder eskaliert werden sollte und welche Antiinfektiva dann zum Einsatz kommen sollten (Rückfallebene). Fokusbezogene Leitlinien der entsprechenden Fachgesellschaften sind bei der Therapieplanung zu berücksichtigen.

Therapiedauer

Die Surviving Sepsis Campaign (SSC)-Therapieleitlinie limitiert die Dauer der antiinfektiven Therapie auf 7–10 Tage [464]. Trotz des schwachen Evidenzgrades dieser Empfehlung existieren bisher keine Studien, die einen Vorteil durch eine längere

Exposition nachweisen. Mit Verweis auf die Kriterien in ▶ Tab. 13.4 kann aber beispielsweise ein nicht zu sanierender Fokus bzw. ein Fokus in einem Kompartiment, das vom Antibiotikum schwer penetriert werden kann (z. B. Gehirn, Pankreasloge), eine deutlich längere Therapiedauer nach sich ziehen.

Dies gilt ebenso für Infektionen mit speziellen Erregern, z. B. der Bakteriämie durch Staphylococcus aureus (bei unkomplizierter Bakteriämie mindestens 14 Tage Therapie, bei komplizierten Verläufen bis zu 4 Wochen oder länger) und einigen fungalen oder viralen Infektionen. Bei immunsupprimierten/neutropenen Patienten kann die Therapiedauer ebenfalls deutlich abweichen; zur Therapiedauer siehe auch Kapitel 13.4.

13.2.2 Spezielle Aspekte der antiinfektiven Therapie bei Sepsis und septischem Schock

Ein zentrales Problem der antiinfektiven Therapie bei Sepsis besteht darin, dass die substanzspezifische Pharmakokinetik (PK) vieler Substanzen gravierend verändert ist. Einerseits geschieht dies schon im Rahmen der pathophysiologischen Veränderungen und Organdysfunktionen, andererseits durch die Anwendung extrakorporaler Systeme. Dabei sind verschiedene Substanzen je nach Stadium der Sepsis mehr oder weniger betroffen [466]. Im Folgenden werden die pathophysiologischen Prozesse in zwei Phasen dargestellt:

- Initialphase der Sepsis und des septischen Schocks
- Phase der zunehmenden Organdysfunktion und des Organersatzes

Initialphase

In der Initialphase sind es vor allem die hydrophilen Antibiotika, deren Pharmakokinetik aufgrund der Expansion des Verteilungsvolumens (Vd) und einer unter Umständen erhöhten renalen Elimination verändert ist. Nachfolgend wird ein Überblick über die physikochemischen Eigenschaften relevanter Substanzgruppen gegeben. ▶ Abb. 13.3 zeigt die pharmakokinetischen Veränderungen für hydrophile Antibiotika schematisch.

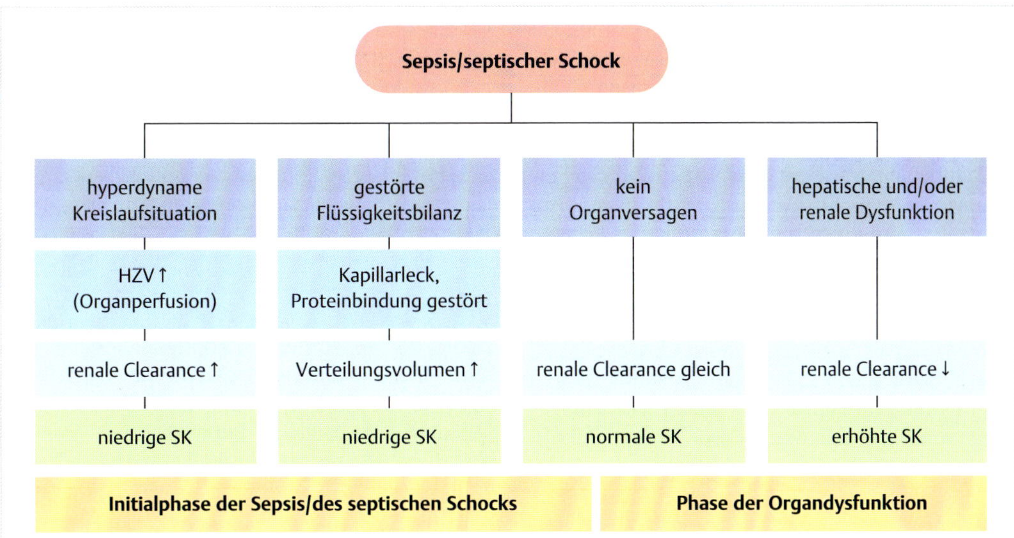

Abb. 13.3 Antiinfektive Therapie. Exemplarische Darstellung pathophysiologischer Veränderungen bei Patienten mit Sepsis und septischem Schock und deren Effekt auf die substanzspezifische Pharmakokinetik und Serumkonzentrationen (SK) von (hydrophilen) antiinfektiven Substanzen. Unterschieden werden die Initialphase der Sepsis/des septischen Schocks und die meist anschließende Phase der Organdysfunktion bzw. des Organersatzes (HZV: Herz-Zeit-Volumen, SK: Serumkonzentration).

Merke

pharmakokinetische Eigenschaften von Antiinfektiva

renale Clearance, niedriges Verteilungsvolumen:
- Aminoglykoside
- Betalaktame (Carbapeneme, Acylaminopenicillline)
- Glykopeptide
- Daptomycin
- Colistin
- Fluconazol

extrarenale Clearance, hohes Verteilungsvolumen:
- Fluorchinolone
- Oxazolidinone
- Makrolide
- Tigecyclin
- Lincosamide
- Voriconazol

Wie aus ▶ Abb. 13.3 (links) ersichtlich ist, verstärken sich in der akuten Phase der Sepsis und des septischen Schocks mitunter zwei wesentliche Determinanten der individuellen Pharmakokinetik: Die septische, hyperdyname Kreislaufsituation (Schock) wird durch eine tiefgreifende Störung der Flüssigkeitsbilanz auf Basis der endothelialen Desintegration verstärkt. Konkret kommt es durch ein Kapillarleck, die iatrogene Substitution hoher Flüssigkeitsvolumina und die Anwendung von Katecholaminen einerseits zu einer Expansion des Verteilungsvolumens für hydrophile Substanzen. Andererseits kann durch die Ausbildung des Schocks mit hohen Herz-Zeit-Volumina (HZV) und konsekutivem Anstieg der Organperfusion die renale Eliminationsleistung initial enorm ansteigen – ein Problem, das als Augmented Renal Clearance (ARC, Kreatininclearance ≥ 130 ml/min) bekannt ist und renal eliminierte Substanzen betrifft. Die Anwendung von Katecholaminen (z. B. Norepinephrin) kann hier deutlich verstärkend wirken.

Wenn auch in der akuten Phase der Sepsis selten angewendet, kann der frühe Einsatz *extrakorporaler Organunterstützungssysteme* (z. B. Dialyse, Hämofiltration, extrakorporale Membranoxygenierung [ECMO]) zusätzliche Veränderungen der Pharmakokinetik bedingen. Insgesamt muss unter Würdigung der genannten pathophysiologischen Veränderungen in der initialen Phase der Sepsis mit einer deutlichen Steigerung des Verteilungsvolumens eines septischen Patienten auf das ≥ 2- bis 3fache des Gesunden gerechnet werden. Unmittelbare Folge kann ein kritischer Abfall der Plasmakonzentrationen, vor allem der hydrophilen und/oder renal eliminierten Antiinfektiva, auf insuffizient niedrige Werte und konsekutives Therapieversagen in der Frühphase sein.

Phase der Organdysfunktion und des Organersatzes

Ist die akute Phase überstanden, dominieren in der Folge Dysfunktionen wichtiger Eliminationsorgane und deren Unterstützung/Ersatz durch extrakorporale Verfahren. Entgegen der Tendenz zu niedrigen Serumspiegeln in der Initialphase, führen Leber- und/oder Nierenfunktionsstörung zunächst oft zur Akkumulation und konsekutiv hohen Serumspiegeln (bis hin zur Toxizität). Ein weiteres Problem stellt in dieser Phase auch die Verschiebung der Plasmaproteinbindung (PPB) von Antiinfektiva dar. Auch wenn theoretisch eine Steigerung möglich wäre, wird die Vielzahl der Intensivpatienten beispielsweise durch Katabolismus, Ernährungsprobleme, Leber- und Nierendysfunktion eine Hypoproteinämie (Hypalbuminämie) ausbilden. Betroffen sind hiervon primär die stark proteingebundenen Antiinfektiva (z. B. Ceftriaxon, PPB 85 %), deren freie Wirkstofffraktion beträchtlich erhöht werden kann. Eine besondere Gefahr liegt im Synergismus der Steigerung der freien Konzentration durch Hypoproteinämie bei gleichzeitig reduzierter Elimination durch beispielsweise Niereninsuffizienz oder -versagen bei hydrophilen Substanzen.

Interaktionen

Neben den genannten, pathophysiologischen Veränderungen und deren Folgen für die Pharmakokinetik von Antiinfektiva sind Medikamenteninteraktionen ein (vielleicht unterschätztes) Problem, das die Wirkung von Antiinfektiva beeinflussen kann. Obwohl durch elektronische Verordnungen und die Nutzung einer entsprechenden pharmazeutischen Software heute bereits eine automatische Kontrolle wichtiger und potenziell gefährlicher Medikamenteninteraktionen gelingt, sollte der Intensivmediziner einige Interaktionen kennen.

Exemplarisch werden Teile des hepatischen Cytochrom-P-Systems (CYP3A4) durch Rifampicin, Antikonvulsiva (Carbamazepin, Phenytoin, Oxcarbazepin) oder zum Beispiel Antimykotika und Fluorchinolone (Ciprofloxacin) induziert. Amiodaron, Azole, Proteaseinhibitoren, Makrolide und Antiarrhythmika (Amiodaron, Verapamil) hingegen führen zu einer CYP3A4-Inhibition. Die bereits breit etablierten Antibiotic-Stewardship-Visiten (ABS-Visiten) zwischen Klinikern und Pharmazeuten/Pharmakologen spielen auch mit Blick auf Interaktionen eine zunehmend wichtige Rolle.

Fazit

Die Vielzahl der möglichen Einflüsse auf die PK von Antiinfektiva im Rahmen der Sepsis und des septischen Schocks können erhebliche Schwankungen der Plasmaspiegel nach sich ziehen. Besonders in der initialen Phase der Behandlung sind insuffizient niedrige Plasmaspiegel gefürchtet. Insbesondere bei multimorbiden Patienten mit vorbestehender Organdysfunktion können die Effekte auf die PK nicht sicher vorhergesagt werden. Therapeutische Spiegelmessungen (S. 197) (Therapeutic Drug Monitoring, TDM) und individuelle Dosierungen (S. 191) sind Möglichkeiten, auf die geschilderten Probleme zu reagieren und Schwankungen der Serumkonzentrationen deutlich zu vermindern.

Die Abkehr vom Prinzip der Standarddosierungen (One-Size-fits-all-Prinzip) [468] und die Therapie anhand definierter pharmakokinetischer/pharmakodynamischer Ziele (PK/PD) kann Dosierungsprobleme bei Sepsis und septischem Schock reduzieren.

13.2.3 Individualisierte Dosierung anhand definierter PK/PD-Ziele

Moderne antiinfektive Therapiekonzepte septischer Patienten werden klinisch zunehmend als individualisierter Einsatz von Antiinfektiva realisiert. Die Abkehr von Standarddosierungen, das Anwenden prolongierter oder kontinuierlicher Applikationsregime und die TDM-gesteuerte Umsetzung von definierten pharmakokinetischen/pharmakodynamischen Zielen sind bei diesem Konzept wichtige Grundpfeiler. Wie aus ▸ Tab. 13.5 hervorgeht, existieren für eine Vielzahl von Antiinfektiva PK/PD-Ziele. Diese stehen als konsentiertes Positionspapier internationaler Fachgesellschaften zur Verfügung [443].

In einer Reihe von Studien wurde belegt, dass individuelle Dosierungskonzepte anhand von PK/PD-Zielen einen Vorteil für schwer erkrankte Patienten darstellen. Eine statistisch herausragende Metaanalyse von Roberts et al. [467] dient hierbei als Grundlage einer aktuell rekrutierenden, prospektiven, randomisierten und multizentrischen Studie (Beta-Lactam Infusion Group Study, BLING III, NCT03213990). Im deutschprachigen Raum untersucht die TARGET-Studie (Therapeutic drug monitoring-based dose optimisation of piperacillin in patients with severe sepsis or septic shock to investigate effects on organ functions and survival: a prospective, multicenter, randomized controlled trial, DRKS00011159) den Effekt einer TDM-gesteuerten, individuellen Therapie.

Im Folgenden werden einige Methoden der individuellen Therapie vorgestellt.

Therapieoptionen

Es werden fünf wesentliche Therapieoptionen unterschieden, die einzeln oder in Kombination durchgeführt, den Therapierfolg drastisch steigern können:

- alternative Applikationsregime (prolongierte, kontinuierliche Verfahren und Veränderungen der Dosisintervalle)
- Anwendung von Dosisnomogrammen für den individuellen Patienten (z. B. gewichtsbezogene Dosierung von Vancomycin oder Kreatinin-Clearance-basierte Dosierung von renal eliminierten Substanzen)
- softwareunterstützte Applikation unter Verwendung populationspharmakokinetischer Modelle
- therapeutische Spiegelmessungen (TDM)
- inhalative Applikation von Antiinfektiva

Tab. 13.5 Klinisch validierte pharmakokinetische/pharmakodynamische Ziele und Toxizitätsgrenzen für ausgewählte Antibiotika.

Substanzklasse	PK/PD-Index	klinisches PK/PD-Ziel	Toxizitätsgrenze
Aminoglykoside			
Amikacin	AUC_{0-24}/MHK	C_{max}/MHK ≥ 8–10	C_{min} > 5 mg/l
Gentamicin/Tobramycin	AUC_{0-24}/MHK	• AUC_{0-24}/MHK ≥ 110 • C_{max}/MHK ≥ 8–10	C_{min} > 1 mg/l
Betalaktame			
Carbapeneme	% fT > MHK	50 % fT > MHK	C_{min} > 44,5 mg/l
Cephalosporine	% fT > MHK	45–100 % fT > MHK	C_{min} > 20 mg/l
Penicilline	% fT > MHK	50–100 % fT > MHK	C_{min} > 361 mg/l
Fluorchinolone	AUC_{0-24}/MHK	• AUC_{0-24}/MHK ≥ 125–250 • C_{max}/MHK ≥ 12,2	unklar
Daptomycin	AUC_{0-24}/MHK	AUC_{0-24}/MHK ≥ 666 mg/l	C_{min} > 24,3 mg/l
Cotrimoxazol	unklar	unklar	unklar
Glykopeptide			
Teicoplanin	–	C_{min} ≥ 10 mg/l	unklar
Vancomycin	AUC_{0-24}/MHK	• AUC_{0-24}/MHK ≥ 400 • C_{min} > 10–20 mg/l	• AUC_{0-24} > 700 mg × h/l • C_{min} > 20 mg/l
Linezolid	AUC_{0-24}/MHK	• AUC_{0-24}/MHK: 80–20 • ≥ 85 % T > MHK	• AUC_{0-24} > 300 • C_{min} > 7 mg/l
Polymyxine			
Colistin	AUC_{0-24}/MHK	–	C_{min} > 2,4 mg/l
Polymyxin B	AUC_{0-24}/MHK	–	AUC_{0-24} > 100

AUC_{0-24}: Area under the Curve in 24 Stunden (Integral des Plasmakonzentrationsverlaufs über 24 Stunden), C_{min}: minimale Plasmakonzentration/Talspiegel, C_{max}: Spitzenkonzentration, fT > MHK: Zeitspanne mit einer Konzentration des freien Wirkstoffs oberhalb der erregerspezifischen, minimalen Hemmkonzentration, MHK: erregerspezifische, minimale Hemmkonzentration, PD: Pharmakodynamik, PK: Pharmakokinetik

Alternative Applikationsregime

Prospektive Studien wiesen konsistent nach, dass intermittierende Bolusgaben von Standarddosen verschiedener Betalaktame bei Intensivpatienten mit insuffizienten Plasmaspiegeln assoziiert waren (▶ Abb. 13.4a) [465], [470].

▶ **Substanzen.** *Betalaktame* zählen zu den so genannten *zeitabhängigen Substanzen*. Dies bedeutet, dass nicht die absolute Höhe der applizierten Dosis, sondern die Zeit, in der die freie Konzentration über der erregerspezifischen minimalen Hemmkonzentration (fT > MIC) bleibt, für die bakterizide Wirkung maßgeblich ist. Die pathophysiologischen Veränderungen führen bei der Gruppe der Betalaktame aufgrund ihrer Hydrophilie zu insuffizienten Plasmaspiegeln und einer Reduktion der fT > MHK (▶ Abb. 13.4b). Verlängert man aber das Applikationsintervall (durch prolongierte [PI] oder kontinuierliche Infusion [CI]) im Sinne einer PK-Optimierung, kann eine resultierende Steigerung

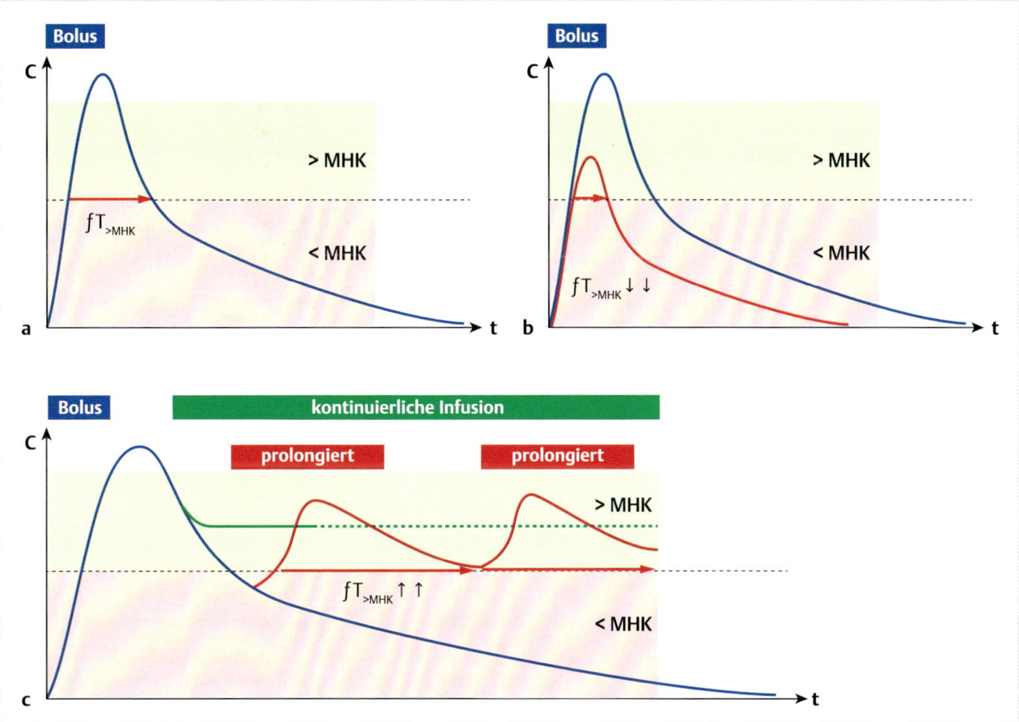

Abb. 13.4 Antiinfektive Therapie. Schematische Darstellung des Verlaufs der Serumkonzentrationen bei verschiedenen Infusionsregimen.

- **a** Einmalige Bolusinjektion eines Betalaktams bei einem gesunden Probanden. Die Bolusgabe führt zu einem relativ steilen Anstieg der Serumkonzentration bis zu einer maximalen Konzentration, die deutlich über der minimalen Hemmkonzentration (MHK) des Erregers liegt. Das Zeitintervall, in dem die freie Konzentration über der MHK bleibt, wird mit fT > MHK beschrieben (roter Pfeil) und ist der relevante PK/PD-Parameter bei z. B. Betalaktamen.
- **b** Im Vergleich zu einem gesunden Probanden (blaue Linie) führt die gleiche Dosis des Betalaktams bei einem Patienten im septischen Schock (rote Linie) zu einer relevanten Reduktion der fT > MHK (roter Pfeil).
- **c** Schematische Darstellung von PK/PD-Optimierungsstrategien (hier von Betalaktamen) durch prolongierte (rote Linie) und kontinuierliche (grüne Linie) Infusion. Beachte die deutliche Expansion der fT > MHK bei prolongierter Infusion (roter Pfeil) und die Erweiterung des Intervalls auf bis zu 100 % bei kontinuierlicher Infusion (grüne Linie).

der fT > MHK die Therapieeffizienz erhöhen (▶ Abb. 13.4c).

Neben den Betalaktamen können prolongierte Infusionen auch bei *Vancomycin* oder *Linezolid* mit ähnlichem Effekt angewendet werden.

Neben den zeitabhängigen Substanzen können anhand ihrer PK/PD-Indizes weiter Spitzenspiegelsubstanzen und eine gemischte Gruppe unterschieden werden. Ein klassischer Vertreter der ersten Gruppe sind die *Aminoglykoside*. Bei dieser Gruppe ist der Spitzenspiegel (C_{max}) der relevante PK/PD-Parameter und eine Optimierung erfolgt meist durch Variation der Dosis. Letztgenannte Gruppe vereinigt sowohl Aspekte des Dosierungsintervalls als auch die der Spitzenspiegel (Area-under-the-curve (AUC)/MHK)).

▸ **Loading Dose.** Unabhängig vom Dosierungsregime ist die initiale Gabe eines ausreichenden Bolus als Loading Dose zu Therapiebeginn absolut essenziell und darf unter keinen Umständen vergessen werden. Die Datenlage hierzu ist nicht sehr belastbar, dennoch muss bei septischen Patienten initial eine ausreichende Wirkstoffkonzentration im Blut erreicht werden, um auch im Zielkompartiment effektive Spiegel zu realisieren. Eine Loading Dose ist insbesondere bei einer kontinuierlichen Infusion wichtig, da sonst eine prolongierte

Phase mit Konzentrationen unter der minimalen Hemmkonzentration resultieren kann.

► **Stabilität der Substanz.** Zwar können viele, aber längst nicht alle möglichen Substanzen sicher als prolongierte oder kontinuierliche Infusionen verwendet werden (z. B. Imipenem/Cilastatin). Der Grund dafür ist hauptsächlich die Stabilität bzw. Instabilität der Substanz in einer Lösung. Als pharmakologisch stabil gelten dabei jene Substanzen, deren Zerfall im Dosierungsintervall weniger als 10 % beträgt. Im Zweifelsfall muss vor Beginn einer Therapie Rücksprache mit der Pharmakologie gehalten werden, da die Konsequenzen eines vermehrten Zerfalls der Substanz die Therapie gefährdet (Therapieversagen).

► **Prolongierte Infusion.** Durch die Veränderung des Applikationsintervalls für Betalaktame kann die Zeit über der MHK (fT > MHK) deutlich gesteigert werden bzw. eine optimale Exposition zwischen Erreger und Antibiotikum erreicht werden (► Abb. 13.4c). Die praktische Umsetzung sieht zunächst die Gabe einer Loading Dose vor (20–30 Minuten), weitere Gaben erfolgen dann prolongiert (über 3–4 Stunden). Ob als Bolus die einfache oder gar die doppelte Dosis gewählt werden sollte, ist durch Studien nicht klar belegt. Da im Gegensatz zur kontinuierlichen Gabe relative Spitzenspiegel und Spiegeltäler auftreten, kann eine doppelte Dosierung als Loading Dose gerechtfertigt sein. Alternativ kann durch eine pharmakokinetische Simulation eine entsprechende Dosis patientenindividuell errechnet werden (siehe unten) oder durch Zuhilfenahme von Dosisnomogrammen abgeschätzt werden. Die Durchführung therapeutischer Spiegelkontrollen ist bei der prolongierten Infusion nicht zwingend notwendig, kann aber wichtige Informationen zur Therapiesteuerung und -effizienz liefern.

► **Kontinuierliche Infusion.** Die kontinuierliche Infusion nutzt die Möglichkeit, *Betalaktame* durch dauerhafte Zufuhr (Dosis über 24 Stunden) in ihrer Abtötungskinetik noch weiter zu optimieren, als dies mit der prolongierten Infusion möglich ist. Ziel ist hierbei eine Steady-State-Konzentration mit einer dauerhaften fT > MHK über 100 % des Dosierungsintervalls (► Abb. 13.4c). Bei diesem Vorgehen sind therapeutische Spiegelmessungen (TDM) obligat, um insbesondere eine Unterschreitung des PK/PD-Zieles rechtzeitig zu bemerken und ihr entgegenzuwirken.

In der praktischen Durchführung appliziert man zunächst eine Loading Dose und verabfolgt die kontinuierliche Infusion unmittelbar nach Ende der Loading Dose. Bezüglich der zu applizierenden Initialdosis existieren kaum belastbare Daten. Als Loading Dose werden Bereiche von der halben bis zur doppelten Dosis der angewendeten Substanz diskutiert. Pharmakokinetische Simulationen zeigen aber beispielsweise, dass je nach Nierenfunktion bei Infusion von Piperacillin/Tazobactam die halbe Dosis (2,25g) als Loading Dose vor der kontinuierlichen Infusion absolut ausreicht.

Nach spätestens 24 Stunden sollte eine therapeutische Spiegelmessung erfolgen und auf Basis des Ergebnisses unter Umständen eine Dosisanpassung nach Zielspiegel erfolgen. Auch hier kann die additive Verwendung einer PK-Dosissimulation oder von Dosisnomogrammen helfen, bereits von Beginn der Therapie eine individuelle Dosis für den Patienten zu finden und insbesondere Überdosierungen zu vermeiden (siehe unten). Wird die kontinuierliche Infusion von Betalaktamen nach einem *standardisierten Protokoll* durchgeführt, scheinen Unterdosierungen bzw. insuffizient niedrige Antibiotikakonzentrationen insgesamt selten vorzukommen.

Die kontinuierliche Infusion ist nicht nur mit Betalaktamen möglich. Sie kann auch erfolgreich bei der Therapie mit *Vancomycin* und *Linezolid* durchgeführt werden und scheint im Fall von Vancomycin mit weniger toxischen Nebenwirkungen assoziiert zu sein [450]. ► Abb. 13.5 zeigt eine pharmakokinetische Simulation der Spiegelverläufe von Cefepim während verschiedener Applikationsregime.

Dosisnomogramme

Dosisnomogramme verbinden in ihrer einfachsten Form spezifische Patientencharakteristika (Gewicht, Körperoberfläche) bzw. Organfunktionen mit der notwendigen Dosierung einer Substanz. Ein Beispiel hierfür ist die Beziehung der Kreatininclearance (als Surrogatparameter der Nierenfunktion) und der notwendigen Vancomycindosis (Erhaltungsdosis). Durch Anwendung von Nomogrammen kann vor allem in komplexen Situationen mit großer Unsicherheit bei der Dosisfindung eine sicherere Therapie gewährleistet werden.

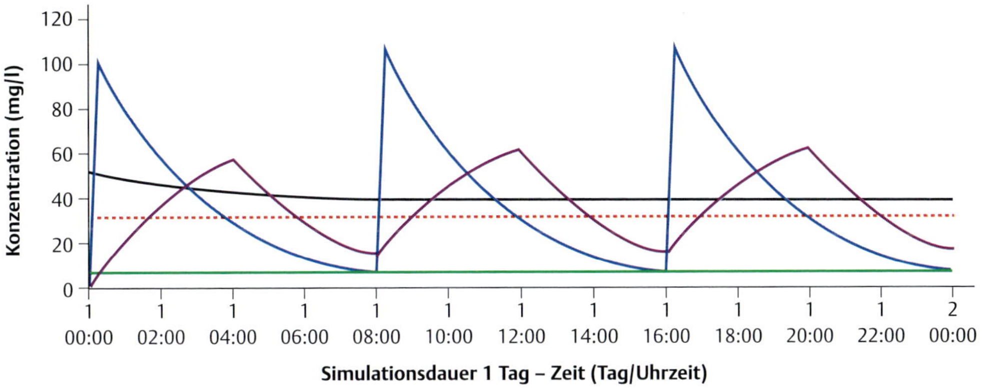

Abb. 13.5 Antiinfektive Therapie. Beispiel einer pharmakokinetischen Simulation für Cefepim über 24 Stunden mit verschiedenen Infusionsregimen. Als pharmakokinetischer Zielkorridor wird hier beispielhaft eine Cefepim-Serumkonzentration zwischen 8 (grüne Linie) und 32 mg/l (rote Linie) (entsprechend 1- bis 4fache minimale Hemmkonzentration (MHK) eines Pseudomonas aeruginosa) zugrunde gelegt. Man beachte die Serumspiegelverläufe in Abhängigkeit des Infusionsmodus und die respektiven Zeiten, in denen die Serumkonzentration mindestens über die 1fache MHK bleibt. Insbesondere die prolongierte (violette Linie, 3 × 2000 mg über 4 Stunden) und kontinuierliche Infusion (schwarze Linie, Loading Dose 1000 mg, dann 6000 mg/24h) resultieren in dauerhaften Serumkonzentrationen deutlich über der minimalen Hemmkonzentration (MHK, grüne Linie) des isolierten Pseudomonas aeruginosa im Vergleich zur intermittierenden Bolusgabe von Cefepim (3 × 2000 mg) [448].

Ein oft zitiertes Beispiel sind die mitunter großen Dosierungsprobleme von Vancomycin, das mit seiner Nephro- und Ototoxizität im klinischen Alltag engen therapeutischen Spiegelmessungen unterliegt. Trotz dieser Vigilanz zeigte sich wiederholt, dass in der klinischen Routine das pharmakokinetische Ziel für Vancomycin (10–20 mg/l) in über 50 % der Fälle nicht erreicht wurde [465]. Die Anwendung von Dosisnomogrammen kann die Therapieeffizienz durch Dosisoptimierung nachhaltig steigern [444], [445].

Insbesondere die Anwendung von Nierenersatzverfahren stellt den Intensivmediziner häufig vor die Frage, wie unter Dialyse dosiert werden soll. Auch in dieser Situation können nomogrammunterstützte Dosierungen hilfreich sein und die Zahl der Patienten im Zielbereich auf über 80 % steigern [444]. Entsprechende Nomogramme existieren auch für andere Substanzgruppen, z. B. für Aminoglykoside.

Softwareunterstützte Dosierung

Der Vorteil dieser teilweise aufwändigen Verfahren besteht in der Möglichkeit, verschiedene Kovariablen in eine pharmakokinetische Simulation zu integrieren und daraus eine approximative Dosis für den individuellen Patienten und individuelle Situationen (Dialyse und andere extrakorporale Systeme) zu errechnen. Diese Simulationen können darüber hinaus auch dynamische Veränderungen der Nierenfunktion abbilden und mitunter sogar diverse Formen der Nierenersatztherapie (kontinuierliche veno-venöse Hämofiltration [CVVHD], Sustained low Efficiency Dialysis [SLED]) mit allen relevanten Parametern (Filtrationsraten, Blutfluss, Dialysedauer, Flussraten des Dialysats, Kreatininclearance) oder andere, extrakorporale Verfahren (ECMO) in die Berechnung einer individuellen Dosis integrieren. Beispiel für ein einfaches und kostenfrei nutzbares Programm ist der Calculator to Approximate Doses in Dialysis (CADDy, http://www.thecaddy.de).

Neben der Komplexität der Programme spielt auch der (vor allem in der Intensivmedizin relevante) Zeitfaktor der Dateneingabe eine Rolle. Die Integration der klinischen Pharmazie oder Pharmakologie, beispielsweise im Rahmen interprofessioneller Ansätze wie dem Antibiotic Stewardship (ABS), kann hier ebenfalls eine sinnvolle Maßnahme sein. Zusätzlich werden entsprechende Dosierungshinweise und pharmakokinetische Informationen wie Verteilungsvolumen, Halbwertszeit, Plasmaproteinbindung und anderes mit ausgegeben.

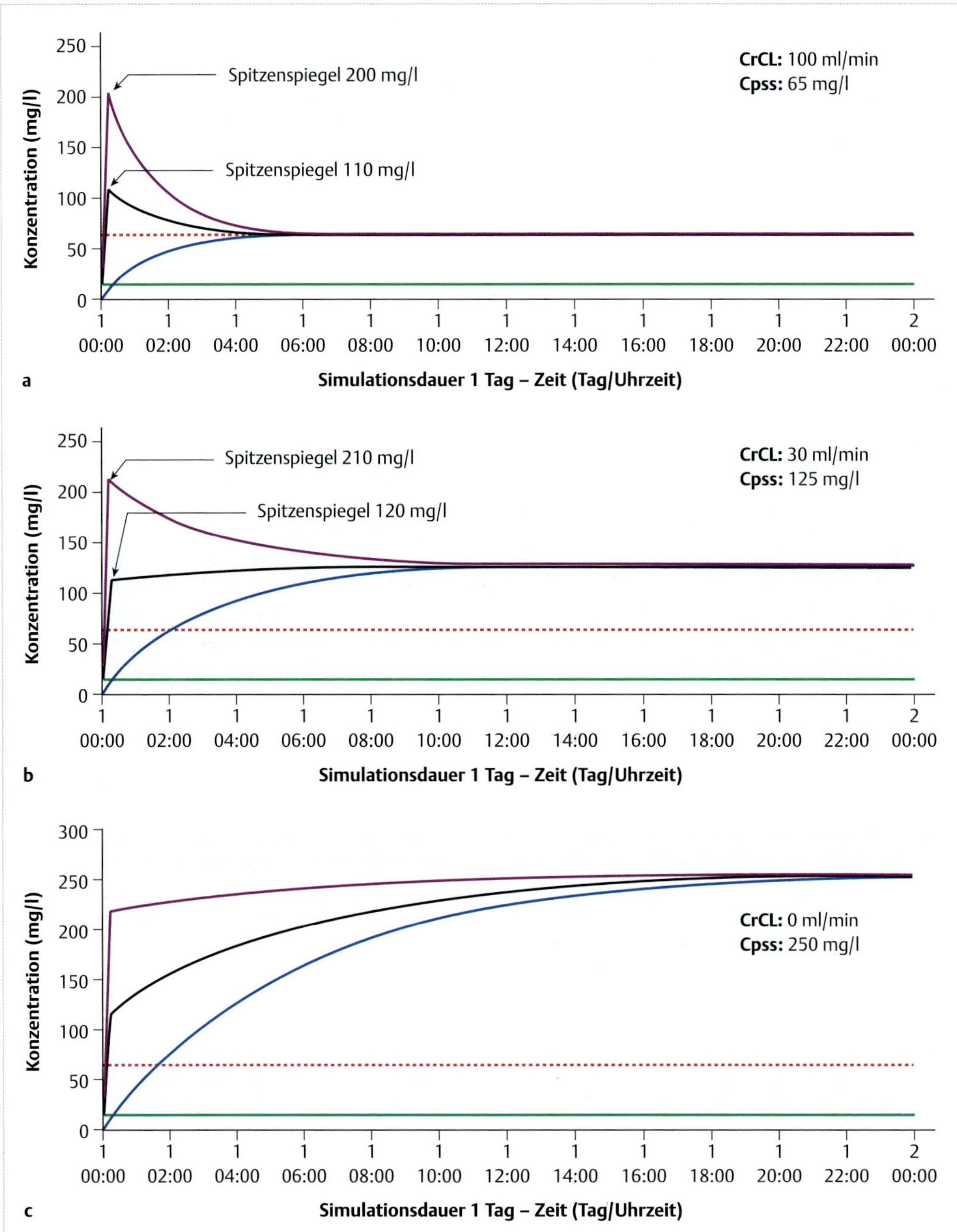
Spitzenspiegel 200 mg/l
Spitzenspiegel 110 mg/l
CrCL: 100 ml/min
Cpss: 65 mg/l
Konzentration (mg/l)
250
200
150
100
50
0
1 00:00
1 02:00
1 04:00
1 06:00
1 08:00
1 10:00
1 12:00
1 14:00
1 16:00
1 18:00
1 20:00
1 22:00
2 00:00
a
Simulationsdauer 1 Tag – Zeit (Tag/Uhrzeit)
Spitzenspiegel 210 mg/l
Spitzenspiegel 120 mg/l
CrCL: 30 ml/min
Cpss: 125 mg/l
b
Simulationsdauer 1 Tag – Zeit (Tag/Uhrzeit)
300
CrCL: 0 ml/min
Cpss: 250 mg/l
c
Simulationsdauer 1 Tag – Zeit (Tag/Uhrzeit)

▶ Abb. 13.6 zeigt exemplarisch eine pharmakokinetische Dosissimulation von Piperacillin (Loading Dose und kontinuierliche Infusion) mit Fokus auf die renale Exkretionsleistung, die sich vor allem beim Intensivpatienten oft rapide verändern kann.

Therapeutische Spiegelmessungen (TDM)

TDM sind mittlerweile für fast alle relevanten antimikrobiellen Substanzen verfügbar. Ursprünglich zur Vermeidung bzw. zum Erkennen toxischer Konzentrationen genutzt, stellen TDM vor dem Hintergrund individueller Dosierungen (wie oben genannt) eine Möglichkeit dar, die Effektivität und das Erreichen von PK/PD-Zielen zu überprüfen und Dosierungen individuell anzupassen.

Bei der Anwendung von TDM sollte ein standardisiertes Verfahren angewendet werden. Ebenso müssen feste Entnahmezeitpunkte (Tal- versus Spitzenspiegel) definiert werden. Aktuell existieren belastbare Daten, dass TDM das Erreichen und das dauerhafte Halten von definierten PK/PD-Zielen bei kritisch kranken Patienten signifikant erhöht. Obwohl die Verbindung von TDM und PK/PD wiederholt bestätigt wurden, existieren bis dato noch keine Studien, die einen Überlebensvorteil für die Patienten nachgewiesen haben.

Inhalative Applikation

Im Rahmen einer schweren beatmungsassoziierten oder nosokomialen Pneumonie kommt auch die inhalative Applikation antiinfektiver Substanzen in Betracht [451], [472]. Diese ist bis auf wenige Ausnahmen (z. B. wie Tobramycin bei Patienten mit zystischer Fibrose) eine additive Maßnahme im Rahmen einer Eskalationsstrategie. Aufgrund der fehlenden Evidenz mit Blick auf Endpunkte wie etwa Patientensterblichkeit sollte die inhalative Applikation zur definitiven (erreger- und resistenzgerechten) antiinfektiven Therapie und zusätzlich zur systemischen Therapie zum Einsatz kommen.

Bei der inhalativen Applikation wird die Substanz als Aerosol über den Respirator direkt in das tracheobronchiale und alveoläre System transportiert. Dadurch wird nachvollziehbar die Wirkstoffkonzentration am Infektionsort (Alveolen, Interstitium) deutlich erhöht und die Therapie (zumindest theoretisch) effektiver. Dabei scheint es nach den Ergebnissen einiger Observationsstudien nicht zu einer relevanten Veränderung der Plasmaspiegel zu kommen [461].

Es existieren diverse *Verneblersysteme*, die das Aerosol beispielsweise mit Ultraschall produzieren. In jedem Fall sollte sichergestellt sein, dass der verwendete Respirator durch das Aerosol nicht geschädigt wird bzw. mit dem Vernebler kompatibel ist. Gleiches gilt für die verwendeten Atemgasfilter, die bei Inkompatibilität oder bei falscher Positionierung im System Feuchtigkeit retinieren und das System verschließen können.

Typische, inhalativ verwendete *Substanzen* sind Polymyxine und Aminoglykoside. Allerdings können auch Antimykotika oder Virostatika in dieser Form verwendet werden. Besteht keine Erfahrung, sollte vor der Anwendung Rücksprache mit der klinischen Pharmazie/Pharmakologie gehalten werden.

◀ **Abb. 13.6 Antiinfektive Therapie.** Pharmakokinetische Simulation für Piperacillin/Tazobactam (Loading Dose und kontinuierliche Infusion) unter Berücksichtigung der Nierenfunktion (Kreatininclearance, CrCL). Als pharmakokinetische Ziele sind sowohl die 1fache minimale Hemmkonzentration (1 MHK) eines resistenten Pseudomonas aeruginosa (grüne Linie) mit 16 mg/l und die 4fache MHK (rote Linie) angegeben. (Quelle: Mit freundlicher Genehmigung von Herr Prof. Dr. Alexander Brinkmann, Frau Dr. Anka Röhr und Herr Dr. Otto R. Frey, Klinische Pharmazie, Klinikum Heidenheim)

a Vergleich der Spiegelverläufe mit einer Loading Dose von 4 000 mg Piperacillin (violett) und einer Dosis von 2 000 mg (schwarz) mit nachfolgender kontinuierlicher Applikation bei normaler Nierenfunktion. Vergleiche hierzu den Spiegelverlauf ohne Loading Dose (blau); hier wird die 1fache MHK nach etwa 25 Minuten erreicht, die 4fache MHK nach > 4 Stunden. Cpss mit 65 mg/l > 4fache MHK.

b Gleiches klinisches Szenario mit einer deutlich eingeschränkten Nierenfunktion. Ohne Loading Dose wird die 1fache MHK nach etwa 25 Minuten erreicht, die 4fache MHK nach 2 Stunden. Cpss mit 125 mg/l bereits sehr hoch.

c Spiegelverläufe bei terminaler Niereninsuffizienz. Cpss mit 250 mg/l sicher im toxischen Spiegelbereich

Neben den technischen Restriktionen sind auch patientenspezifische Probleme kritisch zu diskutieren. Zwar werden die Aerosole direkt in das pulmonale System eingespeist, dennoch bestehen bei invasiv beatmeten Patienten unter Umständen Sekretverhalte oder Obstruktionen, die eine effektive Einspeisung der Substanz erschweren. Weiterhin können Diskrepanzen des Perfusions-Ventilations-Quotienten zu einer ungleichen Verteilung des Antiinfektivums führen (z. B. akutes Atemnotsyndrom; ARDS).

13.2.4 Literatur

[443] Abdul-Aziz MH, Alnaar JWC, Bassetti M et al. Antimicrobial therapeutic drug monitoring in critically ill adult patients: a Position Paper. Intensive Care Med 2020; 46: 1127–1153

[444] Baptista JP, Roberts JA, Sousa E et al. Decreasing the time to achieve therapeutic vancomycin concentrations in critically ill patients: Developing and testing of a dosing nomogram. Crit Care 2014; 18: 654

[445] Blot S, Koulenti D, Akova M et al. Does contemporary vancomycin dosing achieve therapeutic targets in a heterogeneous clinical cohort of critically ill patients? Data from the multinational DALI study. Crit Care 2014; 18: R99

[446] Brinkmann A, Röhr A, Köberer A et al. Adäquate Antiinfektivatherapie. Der Anaesthesist 2018; 6: 1–15

[447] Brinkmann A, Röhr A, Frey O et al. S2k-Leitlinie der PEG zur kalkulierten parenteralen Initialtherapie bakterieller Erkrankungen bei Erwachsenen. Der Anaesthesist 2018; 67: 936–949

[448] Brinkmann A, Richter D, Frey OR et al. Applikation von ß-Lactam-Antibiotika bei kritisch Kranken: Bolus oder prolongiert/kontinuierlich? Intensiv-News 2019; 3: 20–22

[449] Brunkhorst FM, Oppert M, Marx G et al. Effect of empirical treatment with moxifloxacin and meropenem vs meropenem on sepsis-related organ dysfunction in patients with severe sepsis: A randomized trial. JAMA 2012; 307: 2390–2399

[450] Cristallini S, Hites M, Kabtouri H et al. A new regimen for continuous infusion of vancomycin in critically ill patients. Antimicrob Agents Chemother 2016; AAC. 00330–00316

[451] Falagas ME, Trigkidis KK, Vardakas KZ. Inhaled antibiotics beyond aminoglycosides, polymyxins and aztreonam: A systematic review. Int J Antimicrob Agents 2015; 45: 221–233

[452] Ferrer R, Martin-Loeches I, Phillips G et al. Empiric antibiotic treatment reduces mortality in severe sepsis and septic shock from the first hour: Results from a guideline-based performance improvement program. Crit Care Med 2014; 42: 1749–1755

[453] Garnacho-Montero J, Gutiérrez-Pizarraya A, Escoresca-Ortega A et al. De-escalation of empirical therapy is associated with lower mortality in patients with severe sepsis and septic shock. Intensive Care Med 2014; 40: 32–40

[454] Gutiérrez-Gutiérrez B, Salamanca E, de Cueto M et al. Effect of appropriate combination therapy on mortality of patients with bloodstream infections due to carbapenemase-producing Enterobacteriaceae (INCREMENT): A retrospective cohort study. Lancet Infect Dis 2017; 17: 726–734

[455] Hagel S, Makarewicz O, Hartung A et al. ESBL colonization and acquisition in a hospital population: The molecular epidemiology and transmission of resistance genes. PLoS One 2019; 14: e0208505

[456] Kumar A, Roberts D, Wood KE et al. Duration of hypotension before initiation of effective antimicrobial therapy is the critical determinant of survival in human septic shock. Crit Care Med 2006; 34: 1589–1596

[457] Kumar A, Ellis P, Arabi Y et al. Initiation of inappropriate antimicrobial therapy results in a fivefold reduction of survival in human septic shock. Chest 2009; 136: 1237–1248

[458] Kumar A, Zarychanski R, Light B et al. Early combination antibiotic therapy yields improved survival compared with monotherapy in septic shock: A propensity-matched analysis. Crit Care Med 2010; 9: 1773–1785

[459] Kumar A, Safdar N, Kethireddy S et al. A survival benefit of combination antibiotic therapy for serious infections associated with sepsis and septic shock is contingent only on the risk of death: A meta-analytic/meta-regression study. Crit Care Med 2010; 38: 1773–1785

[460] Leone M, Bechis C, Baumstarck K et al. De-escalation versus continuation of empirical antimicrobial treatment in severe sepsis: a multicenter non-blinded randomized noninferiority trial. Intensive Care Med 2014; 40: 1399–1408

[461] Luyt CE, Clavel M, Guntupalli K et al. Pharmacokinetics and lung delivery of PDDS-aerosolized amikacin (NKTR-061) in intubated and mechanically ventilated patients with nosocomial pneumonia. Crit Care 2009; 13: R200

[462] Miller WR, Seas C, LP Carvajal LP et al. The cefazolin inoculum effect is associated with increased mortality in methicillin-susceptible Staphylococcus aureus bacteremia. Open Forum Infectious Diseases 2018; 6: ofy123

[463] Paul M, Daikos GL, Durante-Mangoni E et al. Colistin alone versus colistin plus meropenem for treatment of severe infections caused by carbapenem-resistant Gram-negative bacteria: an open-label, randomised controlled trial. Lancet Infect Dis 2018; 18: 391–400

[464] Rhodes A, Evans LE, Alhazzani W et al. Surviving sepsis campaign: International guidelines for management of sepsis and septic shock: 2016. Intensive Care Med 2017; 43:1–74

[465] Roberts JA, Paul SK, Akova M et al. DALI: defining antibiotic levels in intensive care unit patients: Are current betalactam antibiotic doses sufficient for critically ill patients? Clin Infect Dis 2014; 58: 1072–1083

[466] Roberts JA, Abdul-Aziz MH, Lipman J et al. Individualised antibiotic dosing for patients who are critically ill: challenges and potential solutions. Lancet Infect Dis 2014; 14: 498–509

[467] Roberts JA, Abdul-Aziz M-H, Davis JS et al. Continuous versus intermittent beta-lactam infusion in severe sepsis: A meta-analysis of individual patient data from randomized trials. Am J Respir Crit Care Med 2016; 6: 681-691

[468] Roberts JA, Kumar A, Lipman J. Right dose, right now: Customized drug dosing in the critically ill. Crit Care Med 2017; 45: 331–336

[469] Tabah A, Bassetti M, Kollef MH et al. Antimicrobial de-escalation in critically ill patients: A position statement from a task force of the European Society of Intensive Care Medicine (ESICM) and European Society of Clinical Microbiology and Infectious Diseases (ESCMID) Critically Ill Patients Study Group (ESGCIP). Intensive Care Med 2020; 2: 245-265

[470] Udy AA, Varghese JM, Altukroni M et al. Subtherapeutic initial beta-lactam concentrations in select critically ill patients: association between augmented renal clearance and low trough drug concentrations. Chest 2012; 142: 30–39

[471] van der Bij AK, Pitout JD. The role of international travel in the worldwide spread of multiresistant Enterobacteriaceae. J Antimicrob Chemother 2012; 67: 2090–2100

[472] Vardakas KZ, Mavroudis AD, Georgiou M et al. Intravenous plus inhaled versus intravenous colistin monotherapy for lower respiratory tract infections: A systematic review and meta-analysis. J Infect 2018; 76: 321–327

13.3 Pilze, Viren und bakterielle Infektionen

Daniel Richter, Markus A. Weigand, Alexandra Heininger

Der Fokus des Kapitels liegt auf häufigen und relevanten Pathogenen der Intensivmedizin. Fragen zu speziellen Erregern werden in der entsprechenden Fachliteratur sowie den Leitlinien der Fachgesellschaften diskutiert. Das Kapitel bezieht sich explizit nicht auf hämatoonkologische Patienten.

13.3.1 Vorbemerkung zur infektiologischen Erregerdiagnostik

Ziel der infektiologischen Diagnostik ist nicht nur die Identifikation von Pathogenen, sondern auch die Evaluation von Suszeptibilität und Resistenz gegenüber antiinfektiven Substanzen. Die fokussierte Diagnostik ist in Zeiten steigender Resistenzen ein wichtiger Teil der Therapie und determiniert den Therapieerfolg. Grundlage einer sinnvollen Erregerdiagnostik ist die Kenntnis des (wahrscheinlichen) Infektionsfokus und die gezielte Entnahme von mikrobiologischen Proben.

Direkter und indirekter Erregernachweis

Man unterscheidet den *direkten* Erregernachweis (kultureller Nachweis oder mikroskopischer Nachweis von beispielsweise Pilzhyphen) vom *indirekten* Nachweis (molekularbiologische Verfahren, z. B. Polymerasekettenreaktion [PCR] oder immunologische Nachweise etc.).

Der *indirekte* Erregernachweis durch die PCR-basierte Amplifikation von Erreger-DNA oder -RNA ist ein seit vielen Jahren ein etabliertes Standardverfahren. Unterschieden werden *universelle* und *erregerspezifische* PCR-Verfahren; sie unterscheiden sich hinsichtlich der diagnostischen Fragestellungen.

Häufig werden kulturelle und PCR-basierte Verfahren kombiniert, um den Erregernachweis zu beschleunigen und eine gezielte Therapie früher zu realisieren.

▸ **Erregerspezifische PCR.** Sie verwendet definierte/erregerspezifische Primer; amplifiziert somit Nukleinsäuren distinkter Erreger. Damit ist die erregerspezifische PCR ein hochsensitives Testverfahren (z. B. Herpes-simplex-PCR). Bei Infektionen durch schwer kultivierbare Erreger (Viren [Zytomegalievirus, Herpes-simplex-Virus], Legionella spp.) werden gezielte PCRs verwendet. Auch bei bestimmten Proben (z. B. Gewebeproben, Punktate) kann der Nachweis durch gezielte PCRs erfolgen.

▸ **Universelle PCR.** Sie nutzt im Gegensatz dazu Primer, die an konservierte fungale oder bakterielle Genomabschnitte binden können, damit also einem breiten Suchansatz entsprechen. Beispiele sind die wenig sensitiven eubakteriellen oder panfungalen PCRs, die ein großes Erregerspektrum detektieren. Der Vorteil der PCR-Verfahren gegenüber kulturellen Verfahren besteht darin, dass Fragmente von Erreger-DNA/-RNA auch dann noch nachgewiesen und amplifiziert werden können, wenn der Erreger selbst kulturell bereits nicht mehr nachweisbar ist. Ein Beispiel hierfür sind wiederholt negative kulturelle Ergebnisse bei bereits initiierter Therapie im Rahmen einer Meningoenzephalitis oder Endokarditis. Hier reichen DNA-Fragmente des Erregers oder Biopsate (bzw. Proben der zu sanierenden Herzklappe) aus, um den Erreger donnoch zu identifizieren.

Neue Verfahren

Eine Vielzahl neuer Verfahren zur Erregerdetektion befinden sich in Erprobung oder sind teilweise bereits zugelassen. Der klinische Stellenwert dieser Verfahren ist aktuell noch unklar.

Allen gemein ist eine schnellere Detektion bestimmter Erreger. Einige dieser Verfahren können zusätzlich distinkte Resistenzgene erkennen und eine automatisierte Resistenztestung durchführen. In der Regel werden für die Verfahren jedoch zunächst positive Blutkulturen benötigt. Zu den Verfahren zählen die Kombination von PCR und Massenspektrometrie, Real-Time-Multiplex-PCR-Systeme und die Erregerdetektion mittels Next-Generation Sequencing (NGS).

Probenmaterialien zur Diagnostik

▶ **Blutkulturen.** Mit Ausnahme viraler Infektionen (hier erfolgt die Diagnostik bereits primär mittels PCR) stellt die direkte, kulturelle Erregeridentifikation den Goldstandard dar. Blutkulturen können einfach der mikrobiologischen Diagnostik entnommen werden und sind (wenn lege artis entnommen) bei existenter Bakteriämie/Fungämie in > 90 % der Fälle positiv. Blutkulturen sollten streng steril und multilokulär entnommen werden (≥ 2 Paare). Die korrekte Befüllung (richtiges Inokulationsvolumen, herstellerabhängig) und der zügige Transport in das Labor sind präanalytisch relevante Schwachstellen. Außer mit Blut können die Blutkulturflaschen auch mit anderen Proben beimpft werden (z. B. mit Liquor, Punktate).

▶ **Respiratorische Proben.** Eine Diagnostik aus respiratorischen Sekreten ist vor allem bei Infektionen der Atemwege sinnvoll. Zur Beantwortung intensivmedizinischer Fragestellungen ist die Einsendung von Sputum aber in der Regel nicht sinnvoll. Hier ist tiefen Atemwegssekreten (tief tracheal oder endobronchial gewonnen) klar der Vorzug zu geben. Auch wenn tiefes tracheobronchiales Aspirat (TBAS) und die bronchoalveoläre Lavage (BAL) grundsätzlich als gleichwertig bewertet werden, ist die (invasivere und potenziell komplikationsreichere) BAL bei Immunsuppression/Immundefizienz oder bei Aggravation der Symptome unter antiinfektiver Therapie bzw. drohendem oder bestehendem Therapieversagen [485] primär indiziert.

▶ **Sekrete aus Drainagen/Abstriche.** Nur Proben aus frisch eingebrachten Drainagen (< 24 Stunden) können diagnostisch sinnvoll verwendet werden (Gefahr der Kontamination bzw. der Isolation von Kontaminanten > 24 Stunden). Auch die Einsendung von Wundabstrichen birgt im Intensivbereich ein hohes Risiko falsch positiver Befunde bzw. der Isolation von Kontaminanten oder einer Mischflora, die therapeutisch nicht verwertbar ist. Intraoperativ aus sonst sterilen Kompartimenten entnommene Abstriche (z. B. intraabdomineller Abstrich, Abstrich einer Prothese) besitzen hingegen einen hohen diagnostischen Wert. Gewebsflüssigkeit, Gewebeproben und Pus sind einem reinen Abstrich vorzuziehen, weil eine höhere Sensitivität der Untersuchung zu erwarten ist. Außerdem kann im Bedarfsfall neben dem kulturellen Nachweis auch eine PCR-Diagnostik durchgeführt werden.

▶ **Punktate.** Sofern steril gewonnen, kann beispielsweise die computertomografie- oder sonografiegesteuerte Punktion eines vermuteten Infektionsfokus den Erregernachweis erbringen. Dies gilt umso mehr, wenn bei aktiver Infektion andere Proben (z. B. Blutkulturen) mehrfach steril geblieben sind.

13.3.2 Invasive Pilzinfektionen

Epidemiologie

Die Inzidenz invasiver Pilzinfektionen (invasive fungale Infektionen, IFI) auf Intensivstationen ist in den letzten Jahren angestiegen. In über 20 % der Fälle müssen fungale Pathogene als kausal oder zumindest beteiligte Erreger einer Sepsis betrachtet werden [478]. Neben typischen Risikofaktoren (siehe Infobox (S. 201)) spielt die Zunahme immunsupprimierter und/oder organtransplantierter Patienten eine Rolle.

Unterschieden werden *endogene* (z. B. Candida spp., meist kolonisiert/Standortflora) und *exogene* invasive Pilzinfektionen (z. B. Schimmelpilze wie Aspergillus spp.). Während endogene invasive Pilzinfektionen durch Translokation des Erregers aus kolonisierten Körperregionen (Haut, oberer Gastrointestinaltrakt) entstehen, bedarf es bei der exogenen invasiven Pilzinfektion der Inokulation/Ingestion des Erregers, im Fall von Aspergillus spp. durch Einatmen der Sporen.

Wenn auch mit geringerer Inzidenz können auch seltenere Hefe- und Schimmelpilze in der Intensivmedizin schwere invasive Pilzinfektionen auslösen (Absidia spp., Mucor spp., Cunninghamella spp., Rhizomucor spp., Rhizopus spp.) [483], [509].

Info

Überblick über das Spektrum fungaler Pathogene [485]:

Hefepilze

- Candida spp.:
  - C. albicans, C. glabrata, C. gulliermondii, C. kefyr, C. krusei, C. lusitaniae, C. rugosa, C. parapsilosis, C. tropicalis, C. auris
- andere Hefepilze:
  - Blastoschizomyces spp., Cryptococcus neoformans, Malassezia spp., Rhodotorula spp., Saccharomyces spp., Trichosporon spp.

Schimmelpilze

- Aspergillus spp.:
  - A. fumigatus, A. niger, A. flavus, A. terreus
- Zygomycetes:
  - Absidia spp., Cunninghamella spp., Mucor spp., Rhizomucor spp., Rhizopus spp.
- andere hyaline Schimmelpilze:
  - Acremonium spp., Fusarium spp., Paecilomyces spp., Scedosporium spp., Trichoderma spp.

Info

Risikofaktoren von Candidämie und invasiver Aspergillose [478]:

Candidämie:

- Breitspektrumantibiotika (Anzahl, Dauer)
- Kortikosteroide
- Patientenalter (< 1, > 70 Jahre)
- maligne Erkrankung, Chemotherapie
- Kolonisation (≥ 2 Stellen)
- invasive Katheter (zentraler Venenkatheter, Hickmann-Katheter)
- totale parenterale Ernährung
- Neutropenie (≤ 500/µl)
- gastrointestinale Leckage/ Zustand nach Operation
- maschinelle Beatmung
- Nierenversagen
- Malnutrition
- Intensivaufenthalt > 10 Tage
- Magensäureproduktionshemmer

invasive Aspergillose:

- Lungen-, Leber-, Herz-, Nierentransplantation
- akute, chronische Abstoßungsreaktion
- chronische obstruktive Atemwegserkrankung (COPD)
- Leberzirrhose
- Kortikosteroide
- Hämodialyse, Nierenversagen
- Kalzineurininhibitoren, OKT 3
- Zytomegalievirus (CMV)
- Retransplantation
- Splenektomie
- Diabetes mellitus, diabetische Ketoazidose
- Koinzidenz von invasiver Aspergillose und vorangegangener Influenza-Infektion

Erregeridentifikation

Kultureller Nachweis und Resistenztestung sind der diagnostische Goldstandard fungaler Pathogene. PCR-basierte Nachweise aus Probenmaterial sind heute in der Diagnose invasiver Pilzinfektionen bereits fest etabliert, um die zeitliche Latenz zum kulturellen Ergebnis zu überbrücken. Auch kann eine Zunahme an resistenten Fungi beobachtet werden, weshalb die Resistenztestung des Isolates zum Standard gehört.

Candida spp.

Infektionen durch Candida spp. sind meist nosokomialer Genese und durch Translokation aus kolonisierten Körperregionen in sterile Kompartimente, z. B. durch Desintegration einer physiologischen Barriere (z. B. intestinale Perforation, Hautbarriere) entstanden. Intravasal eingebrachte Katheter (vor allem zentrale Wege) dienen als Leitschiene einer Candida-Invasion und konsekutiven Candidämie.

Intensivmedizinisch relevante Infektionen sind Candida-Bakteriämien/-Blutstrominfektionen und die Candida-Peritonitis. In Europa treten etwa 7 Episoden einer invasiven Candida-Infektion pro 1 000 Aufnahmen auf eine Intensivstation auf [476]. Andere Infektionen (z. B. Candidurien, okuläre Candida-Infektion) kommen vor, werden aber an dieser Stelle nicht dezidiert besprochen.

Candida-Blutstrominfektionen

Candida spp. sind die vierthäufigsten Erreger einer Blutstrominfektion (BSI). Candida-BSI werden zu 95 % der Fälle durch C. albicans, C. glabrata, C. tropicalis und C. parapsilosis verursacht. C. auris ist eine relativ neue, hochresistente Variante, die bisher bei lokalen Ausbrüchen relevante Bedeutung erlangte (Übertragung Mensch-Mensch), aber weltweit an Relevanz gewinnen könnte [483].

▸ **Diagnose.** Mit der Isolation von Candida spp. aus steril entnommenen Blutkulturen ist die BSI bewiesen und die Therapieindikation gegeben.

▸ **Therapie [482], [500].** Neben intrinsisch resistenten Spezies (C. krusei mit Azolresistenz) existieren auch erworbene (extrinsische) Resistenzen, weswegen die Resistenztestung obligat und die Therapie entsprechend anzupassen ist.

Schwer kranke/kritische (nicht neutropene) Patienten werden primär mit einem Echinocandin

Therapieoptionen bei invasiven Infektionen durch Candida ssp. und bei invasiver pulmonaler Aspergillose (IPA)

Klasse	Substanz	*Candida spp.*				Therapie BSI/Peritonitis			*Aspergillus spp.*			Therapie IPA			
		albicans	*glabrata*	*krusei*	*parapsilosis*		Dosierung (intravenös, i.v.)	Anmerkung	*fumigatus*	*tereus*	*flavus*		Dosierung (intravenös, i.v.)	Anmerkung	Nebenwirkungen
Azole	Fluconazol	eR	eR		eR		• LD: 800 mg (12 mg/kg) • dann: 400 mg/d (6 mg/kg)	• nicht bei kritischen Patienten • Azolresistenz unwahrscheinlich • Deeskalation (Resistogramm!)							Zephalgie, GIT, Leberenzyme
Azole	Itraconazol						kaum Evidenz								
Azole	Isavuconazol	eR	eR	eR	eR							Alternative 1st line	• Tag 1+2: 3 × 200 mg • dann: 200 mg	Vorteil gegenüber Posaconazol und Voriconazol: • kein Cyclodextrin (Nephrotox) • Anwendung bei Niereninsuffizienz • Bioäquivalenz oral vs. i.v. • Wirkung bei *Mucorales spp.*	Hypokaliämie, Zephalgie, Somnolenz, GIT, Leberwerte
Azole	Posaconazol	eR	eR	eR	eR		keine Daten für Candidämie						• Tag 1: 2 × 300 mg • dann: 1 × 300 mg	• TDM sinnvoll	Hypokaliämie, Zephalgie, Somnolenz, GIT, Leberwerte, Parästhesien
Azole	Voriconazol	eR	eR	eR	eR		• Tag 1: 2 × 6 mg/kg • dann: 2 × 4 mg/kg	• Deeskalation bei vorliegender Resistenztestung • TDM empfohlen • CYP3A4-Interaktion				1st line & empirisch	• Tag 1: 2 × 6 mg/kg • dann: 2 × 4 mg/kg	• TDM empfohlen • CYP3A4-Interaktion	Zephalgie, Sehstörung, GIT, Leberwerte
Polyen	L-AmB						• 1–3 mg/kg/24h	• Alternative bei Resistenz (Azole und/oder Echinocandine) • primär bei Biofilmen (Bsp.: ZVK muss in situ verbleiben)					• 1–3 mg/kg/24h (nach Erreger)	• primär bei (möglicher) Koinfektion mit Mucorales	Hypokaliämie, GIT, Elektrolytstörung, Tachykardie, Hypotonie, Dyspnoe, Leberwerte
Echinocandine	Anidulafungin	eR	eR	eR	eR	1st line	• LD: 200 mg • 100 mg/d	• bessere Wirksamkeit bei Biofilmbildung gegegenüber Azolen	K	K	K				Hypokaliämie, GIT, Zephalgie, Leberwerte
Echinocandine	Micafungin	eR	eR	eR	eR	1st line	• 100 mg/d		K	K	K				Hypokaliämie, Zephalgie, GIT, Blutbild, Leberwerte
Echinocandine	Caspofungin	eR	eR	eR	eR	1st line	• LD: 70 mg • 50 mg/d		K	K	K			• Indikation nur bei Kontraindikation für andere Azole und L-AmB	Hypokaliämie, Zephalgie, Leberwerte

Wirksamkeit — Resistenzen möglich — Resistenz

Abb. 13.7 Invasive Pilzinfektionen. Erregerbezogene Therapieoptionen (BSI: Blutstrominfektionen, CYP3A4: Cytochrom-P 3A4, eR: erworbene Resistenz möglich, GIT: Gastrointestinaltrakt, IPA: invasive pulmonale Aspergillose, K: keine Resistenzen bekannt, L-AmB: liposomales Amphotericin B, LD: Loading Dose (initiale Bolusgabe zum Therapiestart), TDM: therapeutische Spiegelmessungen, ZVK: zentraler Venenkatheter) [483], [509].

behandelt (Caspofungin, Anidulafungin oder Micafungin). Cave bei BSI mit C. parapsilosis: Dieser Erreger zeigt eine Echinocandin-Resistenz. Ist eine Azolresistenz unwahrscheinlich oder ausgeschlossen und befindet sich der Patient in nicht kritischem Zustand, stellen Fluconazol oder Voriconazol (therapeutische Spiegelmessung, TDM) eine Alternative dar. Liposomales Amphotericin wird vor allem bei Azol- oder Echinocandinresistenz eingesetzt (▶ Abb. 13.7). Die Therapiedauer einer Candidämie beträgt mindestens 2 Wochen nach negativer Blutkultur.

Merke M!

Bei Diagnose einer Candidämie ist der sofortige Wechsel intravasaler Katheter indiziert. Im Verlauf der Therapie sind wiederholte Blutkulturen (Pathogen-Clearance und Dauer der Therapie) und die augenärztliche Untersuchung (Endopthalmitis) wichtig. Bei persistierender Fungämie ist eine Echokardiografie (Vegetation der Herzklappen) indiziert.

Candida-Peritonitis/Intraabdominelle Candidiasis

40 % der Patienten mit einer tertiären Peritonitis entwickeln im Verlauf eine Candida-Peritonitis. Ursächlich ist die Perforation eines mit Candida besiedelten Organs (typischerweise oberer Gastrointestinaltrakt) und konsekutiver, zeitlich verzögerter Peritonitis. Somit sind Hochrisikogruppen z. B. Patienten mit rezidivierenden gastrointestinalen Perforationen, Anastomoseninsuffizienz nach Ösophagusresektionen und Patienten mit akuter, nekrotisierender Pankreatitis.

▶ **Diagnose.** Erregerisolation aus intraoperativ gewonnenen Abstrichen/Proben eigentlich steriler Regionen und eine klinische Peritonitis legen die Diagnose nah. Abstriche aus Wunden und Sekrete aus Drainagen (> 24 Stunden) sind diagnostisch nicht verwertbar.

▶ **Therapie [482], [500].** Primär ist eine chirurgische Sanierung des Infektionsfokus der wichtigste therapeutische Schritt. Ab wann bei positivem Candida-Nachweis auch eine antimykotische Therapie erfolgen sollte oder muss, ist auf Basis der aktuellen Datenlage nicht eindeutig zu sagen. Zeigt der Patient allerdings nach chirurgischer Sanierung und suffizienter antibakterieller Therapie (Stichwort: residuelle Kontamination) keine klinische Besserung oder eine rekurrente (oder persistierende) Sepsis, ist eine antimykotische Therapie indiziert. Gegebenenfalls muss auch eine erneute Fokussuche erfolgen.

Der frühere Therapiestart ist bei Hochrisikogruppen (Immunsuppression nach Transplantation) indiziert. Die antimykotische Therapie erfolgt analog der bei Candidämie (▶ Abb. 13.7). Die Therapiedauer richtet sich nach dem klinischen Erfolg (Besserung) und der Effektivität der (chirurgischen) Fokuskontrolle (längere Therapie, wenn Fokuskontrolle nicht sicher gelungen ist).

Aspergillus spp.

Invasive pulmonale Aspergillose (IPA)

Aus der Gattung der Schimmelpilze sind Aspergillus spp. (vor allem A. fumigatus, A. flavus, A. tereus, A. niger und A. nidulans) häufige Auslöser einer exogenen invasiven Pilzinfektion. Die Risikofaktoren einer Aspergillus-Infektion sind vielfältig; siehe hierzu Kapitel Epidemiologie (S. 200).

Die Sterblichkeit der Patienten mit einer Aspergillus-Infektion ist mit 65–80 % extrem hoch; allerdings sind die Schwere der Grunderkrankung (Sepsis, septischer Schock) und präexistente Organdysfunktionen an der hohen Sterblichkeit maßgeblich beteiligt. Die zuschreibbare Mortalität beträgt dennoch 20–30 %. An eine IPA sollte bei Intensivpatienten durch die Akkumulation von Risikofaktoren frühzeitig gedacht werden.

▶ **Diagnose [501].** Goldstandard ist auch hier der kulturelle Nachweis des Erregers aus der BAL (molekularbiologische Verfahren noch nicht flächendeckend). Da die zeitliche Latenz bis zum kulturellen Ergebnis aufgrund der hohen Sterblichkeit der Patienten kein therapiefreies Intervall darstellen darf, sollte bei entsprechendem Verdacht auf Basis der Galaktomannan-(GM-)Konzentration in den BAL-Proben bereits eine Therapie eingeleitet werden. (Anmerkung: Das Polysaccharid Galaktomannan ist Bestandteil der fungalen Zellwand und kann daher eine invasive Aspergillose anzeigen.) Liegt der Antigenindex in der BAL wiederholt (in > 2 Messungen) über > 0,5 oder einmalig über ≥ 1, ist eine Therapie bis zum kulturellen Ergebnis indiziert.

Eine Dünnschicht-Computertomografie des Thorax (hr-CT) ist bei Verdacht einer IPA indiziert

13

und kann die Diagnose einer IPA – bei eindeutigen radiologischen Zeichen (Halo-Zeichen, Luftsichel) – sogar sichern.

Ein Monitoring des Serum-GM zur Diagnosesicherung wird nicht generell empfohlen, kann aber beispielsweise bei hämatoonkologischen Patienten als Screeningparameter verwendet werden. Serum-GM kann parallel als Verlaufsparameter nach Therapiebeginn bestimmt werden.

Cave

Unter einer antimikrobiellen Therapie mit Piperacillin/Tazobactam und Amoxcillin werden falsch-hohe Galaktomannan-Konzentrationen diskutiert.

Einen klinischen Diagnose-Algorithmus zeigt ▶ Abb. 13.8.

▶ **Therapie [501].** Primär erfolgt die Therapie mit *Voriconazol* (mit Loading Dose, LD). Therapeutische Spiegelmessungen (TDM) reduzieren die (Neuro-)Toxizität und steigern die Therapieeffizienz. Voriconazol besitzt ein hohes Interaktionspotenzial mit CYP3A4. Alternativen sind liposomales Amphotericin B oder Isavuconazol. Kombinationstherapien (Voriconazol + Echinocandin) sind selektierten Patientengruppen vorbehalten.

Neben der medikamentösen Therapie muss immer die Möglichkeit einer chirurgischen Sanierung erörtert werden (Débridement, Resektion peripherer Lungenabschnitte, Resektion eines Aspergilloms).

Bei kritischen Patienten unter Immunsuppression ist die Reduktion oder das Pausieren der Immunsuppression meist unumgänglich. Supportive Maßnahmen (z. B. Granulozytentransfusion, Granulozyten-Monozyten-Kolonie-stimulierender Faktor [GM-CFS]) können erwogen werden. ▶ Abb. 13.9 gibt einen Überblick über die Differentialtherapie invasiver fungaler Infektionen bei Immunsuppression/nach Organtransplantationen. [508].

Invasive Infektionen durch andere Schimmelpize

Exogene invasive Pilzinfektionen durch andere Schimmelpilze sind zwar Raritäten, gehen aber mit extrem hoher Sterblichkeit einher. Zygomyzeten (die am häufigsten nachgewiesen werden), Fusarium spp., Scedosporium spp., und Alternaria spp. sind Spezies, die gelegentlich nachgewiesen werden; siehe hierzu auch Kapitel Epidemiologie (S. 200).

Neben den erwähnten Risikofaktoren spielen ein nicht therapierter Diabetes mellitus, eine Deferoxamintherapie oder eine Ketoazidose eine Rolle. Pathognomonisch sind die Gefäßinvasion mit Thrombosierung, Embolisierung und konsekutiven Infarkten bzw. Infarzierungen relevant. Neben diesen Komplikationen gestaltet sich die antimykotische Therapie aufgrund schlechterer Suszeptibilität gegenüber Standardantimykotika schwierig. Der Therapieerfolg hängt auch hier von der Fokussanierung und der Immunrekonstitution des Patienten ab.

13.3.3 Bakterielle Infektionen

Dieser Abschnitt geht auf Infektionen durch häufige nosokomiale und multiresistente bakterielle (grampositive und -negative) Erreger ein. Sie stellen den Kliniker regelhaft vor schwierige Therapieentscheidungen. Allgemeine Therapieempfehlungen oder Wissenswertes zu hier nicht diskutierten Erregern finden sich in den Leitlinien der entsprechenden infektiologischen/mikrobiologischen Fachgesellschaften.

Methicillinresistenter Staphylococcus aureus (MRSA)

▶ **Epidemiologie.** Nosokomiale Infektionen mit MRSA zeigen sich in den letzten Jahren insgesam rückläufig [488], [498]. MRSA-Infektionen führen (im Vergleich zu Infektionen durch sensible Staphylococcus aureus (MSSA) zu einer längeren Hospitalisation (43,9 % MRSA versus 10,2 % MSSA) [503] und scheinen mit erhöhter Patientensterblichkeit (30 % versus 21 %) assoziiert zu sein [490]. Kritisch zu berücksichtigen ist allerdings, dass viele Patienten MRSA-unabhängige Risikofaktoren und Komorbiditäten aufweisen (z. B. Diabetes mellitus, Niereninsuffizienz, Hämodialyse, Herzerkrankungen), die alleine bereits zu einer erhöhten Sterblichkeit führen [510].

Die Resistenz von MRSA gegenüber Betalaktamantibiotika beruht auf dem Resistenzgen mecA (mehrere Varianten), dessen Expression zur Synthese eines gegenüber Betalaktamantibiotika unempfindlichen Subtyps (2A) des penizillinbindenden Proteins (PBP) führt.

Algorithmus: mutmaßliche invasive, pulmonale Aspergillose (IPA)

Voraussetzungen zur Anwendung:
1) kritisch kranker Patient (± Risikofaktoren für IPA)
2) respiratorische Problematik (z.B. ARDS, Beatmung, ...)

Galaktomannan (GM)-Bestimmung in BAL

- > 1 → positiv
- 0,5 –1 → erneute Kontrolle

kultureller Aspergillus-Nachweis TBAS/BAL

- Infektion?
- Kolonisation?

klinischer Diagnosealgorithmus
(**alle** 3 Kriterien müssen erfüllt sein!)

1. klinische Symptomatik:

- refraktäres Fieber trotz ≥ 3-tägiger antibiotischer Vortherapie
- rezidivierendes Fieber nach mind. 48-stündiger afebriler Phase unter antibiotischer Therapie ohne sonstigen Auslöser
- pleuritische Thoraxschmerzen, pleuritisches Reiben
- Dyspnoe, Hämoptysen
- Verschlechterung der Respiratio trotz angemessener antibiotischer Therapie und Atemunterstützung

2. pathologische Bildgebung:

- Computertomografie (CT)
- Projektionsradiografie Thorax

3. patientenbezogene Risikofaktoren einer IPA:

- Neutropenie (absolute Neutrophilenzahl < 500/mm³) vor oder bei Aufnahme auf Intensivstation
- hämatologische/hämatoonkologische Grunderkrankung + Therapie mit zytotoxischen Substanzen
- Dauertherapie mit Glukokortikoiden (Prednisolonäquivalent > 20 mg/d)
- Immundefizienzsyndrome (angeboren und erworben)
- Leberzirrhose/eingeschränkte Leberfunktion
- schlecht eingestellter Diabetes mellitus

Mutmaßliche IPA (Therapieindikation):

- kritisch kranker Patient mit respiratorischer Symptomatik, GM >1 (oder kultureller Nachweis) **und** Vorliegen aller 3 Kriterien (Klinik, Bildgebung, Risikofaktoren)
- wenn ≥ 1 der o.g. Kriterien zur Diagnosesicherung nicht erfüllt ist, wird der Befund als **Kolonisation** eingestuft (keine Therapie). Bei klinischer Verschlechterung Reevaluation!

Abb. 13.8 Vermutete pulmonale Aspergillose. Algorithmus zum Beginn einer antimykotischen Therapie (TBAS: tiefes bronchiales Sekret, BAL: bronchoalveoläre Lavage).

► **Therapie.** Zur primären Therapie von MRSA-Infektionen eignen sich daher (Lipo-)Glykopeptide (z. B. Vancomycin, Teicoplanin und die neu eingeführten Präparate Telavancin und Dalbavancin), das Lipopetid Daptomycin, das Glycylcyclin Tigecyclin und das Oxazolidinon Linezolid (► Tab. 13.6) [487]. Letzteres wird als Therapieoption für vancomycinresistente Enterokokken bei MRSA-Infektionen meist restriktiv eingesetzt. Neu zugelassene Präparate sind die Cephalosporine Ceftarolin und Ceftobiprol.

13

Differenzialtherapie invasiver, fungaler Infektionen bei Immunsuppression

Haupt-symptome/-befunde	**Fieber**	**noduläre oder kavitäre pulmonale Läsionen**	**pulmonale, basale Milchglastrübung mit belastungsinduzierter Dyspnoe**	
zusätzliche Symptome	***keine (Belastungs-) Dyspnoe***	***± Fieber (cave bei Steroidtherapie)***	***± Fieber***	***CAVE: Metastasierung in das zentrale Nervensystem***
Klinik, RFs	• Frühphase nach SOT • TX: Leber, Pankreas, Dünndarm • RF: Re-Tx, Antibiotikatherapie, Dialyse	• Frühphase nach TX Herz, Leber • Spätphase nach TX Lunge • RF: Schimmelpilzprophylaxe, Rejektion des Organs, multimikrobielle Infektionen	• Spätphase nach SOT • TX: vor allem Niere • RF: keine Pneumocystis-Prophylaxe, Lymphopenie, Rejektion des Organs	• Spätphase nach SOT • RF: (unkontrollierter) Diabetes, Eisenüberladung
häufige Erreger	**Candida spp.**	**Aspergillus spp.**	**Pneumocystis**	**Mucorales spp.**
seltene Erreger	Cryptococcus Histoplasma	Schimmelpilze (Mucorales spp, Fusarium spp.) Cryptococcus Histoplasma	prinzipiell andere IFIs wie IPA Existenz anderer pulmonaler Läsionen?	Aspergillus spp.
Diagnose, primär	**kulturell:** • BSI: Blutkultur (frische Punktion, multilokulär) • Candida-Peritonitis: frische, intraoperative Abstriche **PCR:** panfungale/unspezifische PCR	**BAL:** • Mikroskopie und Kultur • Bestimmung GM in BAL (ggf. seitengetrennt) • spezifische PCR aus BAL-Probe **Biopsie/Lungenbiopsie:** • Histopathologie, Kultur	**BAL:** • Mikroskopie • PCR	• Histologie und Kultur aus OP-Präparat und/oder Biopsie
Diagnose, alternativ	**1,3-β-D-Glukan im Serum** • Aussagekraft vor allem bei vorhandener Baselinemessung bzw. repetitiver Bestimmung (Profil) • nicht spezifisch für *Candida spp.*	**Serumgalaktomannan** • ausschließlich nach HSCT/hämatoonkologischer Erkrankung • kein Screeningmarker bei SOT 1,3-β-D-Glukan • nicht spezifisch für *Aspergillus spp.* • diagnostischer Wert nur bei HSCT/hämatoonkologischen Erkrankungen	**1,3-β-D-Glukan im Serum**	PCR
Behandlung	**Candida spp:** • non-albicans: Echinocandine (Cave: bei C. parapsilosis Azol) • C. albicans: Azole, Echinocandine	**Voriconazol**	**TMP/SMX**	**L-AmB** **Isavuconazol** **Voriconazol**
alternative Behandlung		s. Abb. 13.7		s. Abb. 13.7

Management der immunsuppressiven Therapie nach SOT bei Sepsis/septischem Schock und kritischem Patientenzustand (interdisziplinär)

1. **Risiko der Abstoßung des Organes evaluieren**
   a) Tod des Spenders
   b) Anzahl der HLA-Mismatches
   c) spezifische Antikörper des Spenders
   d) Welches Organ wurde transplantiert (Rejektionsrisiko: Herz, Lunge > Niere > Leber)?
2. **hohes immunologisches Risiko: Immunsuppression belassen**
3. **geringes immunologisches Risiko: Modifikation**
   - PAUSE: Mycophenolat-Mofetil, Everolimus, Sirolimus
   - ERSETZEN: Prednisolon durch Hydrocortison
   - WEITER: Kalzineurininhibitoren (oral, enteral bevorzugen), ggf. auch Reduktion der Kalzineurininhibitor-Dosis/Herabsetzen des Zielspiegels; Pause bei Sepsis/septischem Schock

Abb. 13.9 Relevante Pilzinfektionen bei organtransplantierten Patienten. (BAL: bronchoalveoläre Lavage, BSI: Blutstrominfektion, GM: Galaktomannan, HSCT: Hematopoietic Stem Cell Transoplantation (Stammzelltransplantation), IFI: invasive fungale Infektion, IPA: invasive pulmonale Aspergillose, L-AmB: liposomales Amphotericin B, PCR: Polymerasekettenreaktion, RF: Risikofaktor, SMX: Sulfamethoxazol, SOT: single-organ transplantation/Transplantation eines soliden Organs, TMP: Trimethoprim, TX: Transplantation).

Tab. 13.6 Therapieoptionen bei Infektionen durch methicillinresistente Staphylokokken (MRSA).

Antibiotikum	Dosierung	Hinweis
Pneumonie		
Vancomycin	• IB: LD (15 mg/kgKG; Talspiegel 15 mg/l) oder • KI: LD (15–25 mg/kgKG; Steady State 15–20 mg/l)*	• nur GP-Spektrum • Penetration Parenchym ↓ • bessere Penetration mit Kombinationspartner
Teicoplanin	• 1. Tag: 2 × 400 mg • 6–12 mg/kgKG alle 24h	nur GP-Spektrum
Linezolid	600 mg alle 12h	• nur GP-Spektrum • Blutbildveränderungen • maximal 28-tägige Therapie • keine Anpassung bei Niereninsuffizienz
Kombinationspartner		
Fosfomycin	3–5 g alle 8 h oder 5–8 g alle 12 h (maximal 20 g/d)	• nur Kombination • keine RCTs zu HAP/VAP • cave Nierenfunktion
Rifampicin	10 mg/kgKG in 24h	Kombination bei schwerer Pneumonie möglich (Datenlage schlecht)
Alternativen		
Ceftobiprol	500 mg alle 8 h (2-h-Infusion)	• nur HAP • prolongierte Infusion möglich
Ceftarolin	600 mg alle 12 h (1-h-Infusion)	• nur CAP • keine prolongierte Infusion
Zweitlinientherapie		
Telavancin	10 mg/kgKG alle 12h	KI bei Kreatininclearance < 30 ml/min
intraabdominelle Infektionen		
Tigecyclin	• LD 100 mg, dann 50 mg alle 12h • schwere Infektion: LD 200 mg, dann 100 mg alle 12–24h	Monitoring der Leberenzyme
Vancomycin	siehe oben	siehe oben
Daptomycin	8–10–(12)mg/kgKG alle 24 h (erhöhte Dosis)	• Monitoring Kreatinkinase • Rhabdomyolyse, Myopathie • nicht bei Pneumonie
Linezolid	siehe oben	• keine Daten zur IAI • nur GP
Bakteriämie / Blutstrominfektion		
Vancomycin	siehe oben	siehe oben

Tab. 13.6 Fortsetzung

Antibiotikum	Dosierung	Hinweis
Kombinationspartner		
+ Rifampicin	900(–1 200) mg in 2–3 Einzeldosen pro Tag	• Datenlage schwach • z. B. bei Biofilmbildnern bzw. Unmöglichkeit des Wechselns besiedelter, implantierter Medizinprodukte
Daptomycin	8–12 mg/kgKG alle 24h	siehe oben
Teicoplanin	1 × 400 mg, dann 1 × 200–400 mg/alle 24h	• nur GP-Spektrum • Oto-/Nephrotoxizität (Adaption an Niereninsuffizienz und Dialyse • Thrombophlebitis • Blutbildveränderung

* abhängig von der minimalen Hemmkonzentration des isolierten Erregers gegenüber Vancomycin
BSI: Blutstrominfektion/Bakteriämie, KI: kontinuierliche Infusion, GN: gramnegative Erreger, GP: grampositive Erreger, HAP: hospital-acquired pneumonia, nosokomiale Pneumonie, IAI: intraabdominelle Infektion, IB: intermittierende Bolusgabe, LD: Loading Dose, initiale Bolusgabe, RCT: randomized controlled trail, randomisierte und kontrollierte Studie, VAP: ventilator-associated pneumonia, beatmungsassoziierte Pneumonie

Glykopeptid-/vancomycinresistente Enterokokken (GRE, VRE)

▸ **Epidemiologie.** Aus der Gruppe der glykopeptid-/vancomycinresistenten Enterokokken ist vor allem die Spezies Enterococcus faecium in Deutschland klinisch relevant. Die Gruppe der Van-Gene vermittelt die Resistenz gegenüber Glykopeptiden (nicht nur ausschließlich gegenüber Vancomycin).

Erworbene Resistenzen sind vor allem auf VanA, VanB und VanD zurückzuführen, die chromosomal oder – im Fall von VanA und Van B – auch plasmidisch vorkommen können [492]. Während bei VanB noch eine Wirksamkeit gegenüber Teicoplanin bestehen kann, vermittelt VanA eine komplette Glykopeptidresistenz. Diese Differenzierung ist auch für die Klinik relevant, da ein lokales Vorkommen von VanB unter Umständen eine nur inkomplette Resistenz gegenüber Glykopeptiden nach sich zieht. VanC führt zur intrinsischen Resistenz (nicht induzierbar).

Klinische Relevanz erlangen VRE meist bei komplizierten, intraabdominellen Infektionen (cIAI) und Blutstrominfektionen [484], [496].

▸ **Therapie.** Mit Ausnahme der Glykopeptide besteht eine therapeutische Analogie zu MRSA-Infektionen (▸ Tab. 13.7). Die *VRE-cIAI* wird primär mit *Tigecyclin* behandelt. Das Wirkspektrum von Tigecyclin umfasst zwar auch einige relevante gramnegative Erreger, eine Monotherapie ist bei Sepsis nicht sicher und sollte unterbleiben. Die zusätzliche Applikation eines zweiten Antibiotikums mit breiter Wirkung gegen gramnegative Pathogene ist – zumindest bei einer Sepsis – erforderlich. Alternativ steht Linezolid zur Verfügung. Auch bei Linezolid besteht keine Wirkung gegenüber gramnegativen Erregern oder Anaerobiern, was eine Kombinationstherapie (mindestens bei Sepsis) notwendig macht.

Der Einsatz von Daptomycin ist bei komplizierten, intraabdominellen Infektionen zwar möglich, aufgrund der insuffizienten Datenlage aber eine Einzelfallentscheidung.

Eine *VRE-Blutstrominfektion* sollte jedoch aufgrund der bakteriziden Wirkung nach Auffassung der Autoren primär mit *Daptomycin* behandelt werden, auch wenn die vergleichende Datenlage zwischen Daptomycin und Linezolid schlecht ist und sich im Wesentlichen aus Review-Artikeln und Metaanalysen [475], [477], [480], [511] weniger Studien konstituiert [475], [477]. Da Enterokokken im Vergleich zu Staphylokokken eine höhere minimale Hemmkonzentration besitzen, muss Daptomycin bei der Behandlung einer Blutstrominfektion in höherer Dosierung angewendet werden (8–12 mg/kgKG) [474], [481].

Tab. 13.7 Therapieoptionen bei Infektionen durch vancomycinresistente Enterokokken (VRE).

Antibiotikum	Dosierung	Hinweis
komplizierte intraabdominelle Infektion (cIAI)		
Tigecyclin	• LD 100 mg, dann 50 mg alle 12h • schwere Infektion: LD 200 mg (off-label), dann 100 mg alle 12–24 h	• Monitoring Leberenzyme • Monotherapie bei definitivem Erreger möglich (GP- und GN-Spektrum) • *keine* Monotherapie bei Sepsis/septischem Schock (z. B. Pseudomonadenlücke)
Linezolid	600 mg alle 12h	• nur GP-Spektrum • Blutbildveränderungen • maximal 28-tägige Therapie • keine Anpassung bei Niereninsuffizienz • cave linezolidresistente Enterokokken
Daptomycin	8–(12)mg/kgKG alle 24h	• Monitoring CK • Rhabdomyolyse, Myopathie • keine kontrollierten Daten bei cIAI
Bakteriämie / Blutstrominfektion (BSI)		
Daptomycin	8–12 mg/kgKG alle 24h	Kombination mit Betalaktam (z. B. Ampicillin) bei schweren Verläufen erörtern
Linezolid	siehe oben	siehe oben

BSI: Blutstrominfektion/Bakteriämie, CK: Phosphokreatinkinase, GN: gramnegative Erreger, GP: grampositive Erreger, LD: Loading Dose, initiale Bolusgabe, IAI: intraabdominelle Infektion

Eine primäre Kombination mit einem *Betalaktamantibiotikum* (z. B. Ampicillin) kann der Entstehung von De-novo Resistenzen gegenüber Daptomycin entgegenwirken bzw. eine Daptomycinresistenz durchbrechen. Durch die Bindung von Ampicillin an seine Zielstruktur (PBPs) scheint eine resultierende transmembranäre Ladungsverschiebung an der Zellmembran dafür zu sorgen, dass Daptomycin wieder in die Zellmembran inkorporiert werden kann [505], [506].

Bei niereninsuffizienten Patienten mit einer Kreatininclearance (CrCL) < 30 ml/min ist das Dosierungsintervall von Daptomycin auf 48 Stunden zu erhöhen und die Nierenfunktion engmaschig zu kontrollieren.

Tigecyclin ist aufgrund seiner kurzen Verweildauer im Blut (Lipophilie) und einer raschen Gewebepenetration zur Behandlung der VRE-Bakteriämie ungeeignet.

Erreger mit Expression von Betalaktamasen mit erweitertem Wirkspektrum (ESBL)

▸ **Epidemiologie.** ESBL-Erreger sind gegen nahezu alle Cephalosporine und teilweise auch gegen Acylaminopenicilline wie Piperacillin/Tazobactam resistent. Die ESBL sind meist auf plasmidischen Resistenzgenen kodiert, was eine rasche Übertragung zwischen Bakterien erklärt.

▸ **Therapie.** Primär ist die Therapie mit einem *Carbapenem* indiziert [489]. Bei Infektionen der ableitenden Harnwege (komplizierte Harnwegsinfektion, Pyelonephritis) mit ESBL-Bildnern ist die Therapie mit Piperacillin/Tazobactam in erhöhter Dosierung und nach entsprechendem Resistogramm als individuelle Einzelfallentscheidung möglich (hohe lokale Konzentration).

Carbapenemresistente Erreger (CRE)

▸ **Epidemiologie.** Carbapenemresistente Erreger zählen heute zu den globalen Problemerregern [507]. In einer bereits 2015 veröffentlichten Studie wies man auf 341 deutschen Intensivstationen insgesamt 848 CRE-Fälle nach [495]. Insgesamt 325 CRE wurden auf der Intensivstation (nosokomial) erworben. Bei 373 (44 %) der Patienten kam es zu einer klinischen Infektion durch den Erreger. Die Prävalenz der CRE lag bei 0,29 pro 100 Patienten.

Nach Zahlen des Nationalen Referenzzentrums für gramnegative Krankenhauserreger (NRZ) des Jahres 2017 [502] sind Enterobacterales (Escherichia coli und Klebsiella pneumoniae) mit insgesamt 1 427 carbapenemresistenten Isolaten (44,4 %) vertreten. Es folgen Pseudomonas aeruginosa und Acinetobacter baumannii mit jeweils 360 (24,7 %) bzw. 431 (93,9 %) carbapenemresistenten Isolaten.

Die häufigsten Carbapenemasen bei Enterobacterales sind OXA-48, VIM-1, KPC-2/3 und NDM-1 [502]. Damit sind die Erreger oft hochresistent und ihre Behandlung beschränkt sich (je nach Vorhandensein anderer Resistenzmechanismen, z. B. Porinverlust, Effluxpumpen) auf nur noch wenige Substanzen (▸ Abb. 13.10). Entsprechend hoch ist die Patientensterblichkeit bei CRE-Infektionen (Blutstrominfektion: 31,2 %; nosokomiale Pneumonie: 33,3 %; beatmungsassoziierte Pneumonie: VAP 35 %; komplizierte Harnwegsinfektion: 17,3 %). Allerdings bedeutet der Nachweis einer Carbapenemase nicht automatisch das Vorliegen eines phänotypisch resistenten Erregers. Daher ist es wichtig, dass die minimalen Hemmkonzentrationen gegenüber Imipenem und Meropenem ermittelt und an den behandelnden Arzt kommuniziert werden (MHK ≤ 8 mg/l gegenüber Meropenem bedeutet zum Beispiel Wirksamkeit als Kombinationspartner).

▸ **Therapie** (▸ **Abb. 13.10**). Die Carbapenem-Resistenz von Pseudomonas aeruginosa ist häufig nicht durch eine Carbapenemase vermittelt, sondern viel häufiger durch Efflux-Pumpen, Porinverlust und andere Mechanismen. Aus diesem Grund sind in dieser Situation häufig Substanzen wie Fluorchinolone, Aminoglykoside, Piperacillin/Tazobactam trotzdem wirksam. Daher spielt hier die Resistenztestung eine bedeutende Rolle. Bei Vorliegen eines 4-MRGN Pseudomonas aeruginosa sind als neue Therapieoption neben Ceftazidim/Avibactam v. a. Ceftolozan/Tazobactam zugelassen [491].

Liegt ein 4-MRGN der Gruppe der Enterobacterales vor, muss auf Reserveantibiotika zurückgegriffen werden (▸ Abb. 13.10). Hier kann v. a. Ceftazidim/Avibactam häufig eine sinnvolle Alternative sein [497].

Bezüglich der Therapie von CRE existieren wenige kontrollierte Studien, was generelle und allgemein gültige Empfehlungen erschwert. Aufgrund der aktuellen Studeinlage erscheint eine primäre Kombinationstherapie bei CRE gerechtfertigt. Hier kommen primär noch Reservepräparate wie Aminoglykoside, Tigecyclin (NICHT bei P. aeruginosa, möglich bei Enterobacterales), Colistin und Fosfomycin (nur in Kombination) zur Anwendung. Neue Pärparate wie Ceftazidim/Avibactam oder Ceftolozan/Tazobactam sollten erst nach Vorliegen der Resistenztestung eingesetzt werden. Wird eine Metallobetalaktamasa (MBL) nachgewiesen, kann z. B. die Kombination mit dem Monobaktam Aztreonam sinnvoll sein. Durch Sättigung der MBL durch Aztreonam wird das kombinierte Betalaktam-Antibiotikum nicht mehr hydrolysiert und kann an seine Zielstrukturen binden.

Bei Pneumonien durch CRE sollte auch an die Möglichkeit der inhalativen Applikation von *Colistin* (zusätzlich zur systemischen Therapie) gedacht werden. So lassen sich hohe alveoläre Konzentrationen erzielen, während die systemische Resorption vernachlässigbar gering ist. Auch wenn CRE häufig gleichzeitig Resistenzen gegenüber Aminoglykosiden aufweisen, soll an dieser Stelle darauf hingewiesen werden, dass neben Colistin auch die *Aminoglykoside* wie Tobramycin und Amikacin inhalativ appliziert werden können [486].

Eine therapeutische Sonderstellung liegt beim carbapenemresistenten *Acinetobacter baumannii* vor. Neben Tigecyclin und Colistin spielen hier im Speziellen Sulbactam und Trimethoprim/Sulfamethoxazol eine Rolle. Sulbactam besitzt als einziger Betalaktamaseinhibitor eine eigene antibakterielle Aktivität gegen A. baumannii. Auch Trimethoprim/Sulfamethoxazol wirkt potenziell gegen diesen Erreger; Studien fehlen jedoch. Dennoch ist die Substanz (auch aufgrund ihrer renalen Elimination) eine Therapieoption der komplizierten Harnwegsinfektion durch CRE.

Mit Cefiderocol (Zulassung durch die U.S. Food and Drug Administration, von der Europäischen Arzneimittel-Agentur empfohlen) steht ein neuartiges, hochpotentes Antibioitkum zur Behand-

Carbapenemase	Resistenz/Suszeptibilität	Therapieoption
	CR-Enterobacterales	
MBL	AGS *[S]*	AGS + MER*
	FCH *[S]*	FCH + MER/FCH + AGS
	AGS *[R]*	
	COL *[S]*	COL + MER
	TIG *[S]*	TIG + MER
	CFT/AV *[S]*	CFZ/AV + AZT
KPC	AGS *[S]*	AGS + MER
	FCH *[S]*	FCH + MER
	AGS *[R]*	
	COL *[S]*	COL + MER*
	TIG *[S]*	TIG + MER
	CFZ/AV *[S]*	CFZ/AV (± AGS)
OXA-48	CFZ/AV *[S]*	CFZ/AV (± AGS oder MER)
KPC/GES	FOS *[S]*	FOS + MER (COL)
nicht typisiert	COL *[S]*	COL + MER
	CFZ/AV *[S]*	CFZ/AV
Salvagetherapie → Therapieversagen	COL *[S]*	COL + ERT +MER
	COL *[R]*	ERT + MER (TIG)
	Acinetobacter baumannii	
	COL *[S]*	COL + MER
	COL + TIG *[S]*	COL + TIG
Salvagetherapie 1 → Therapieversagen		COL + MER + AMP/SB
		COL + MER + TIG
Salvagetherapie 2 → Therapieversagen		MIN + MER/IMI (+ COL)
		MIN + COL
		CFZ/AV

* Bei Vorliegen einer Metallobetalaktamase sind erhöhte Carbapenemdosen und prolongierte (möglicherweise kontinuierliche Infusionen) Applikation sinnvoll. Liegt die minimale Hemmkonzentration des Carbapenems über 8 mg/l, ist eine Therapie mit Carbapenemen nicht mehr sinnvoll.

Wirksamkeit | Resistenzen möglich | Resistenz

Abb. 13.10 Infektionen durch carbapenemresistente Erreger (CRE). Therapieoptionen (AGS: Aminoglykosid, AMP/SB: Ampicillin/Sulbactam, AZT: Aztreonam, CFT/TAZ: Ceftolozan/Tazobactam, CFZ/AV: Ceftazidim/Avibactam, COL: Colistin, ERT: Ertapenem, FCH: Fluorchinolon, FOS: Fosfomycin, GES: Guiana extended-spectrum-Carbapenemase, IMI: Imipenem, KPC: Klebsiella-pneumoniae-Carbapenemase, MBL: Metallobetalaktamasen, MER: Meropenem, MIN: Minocyclin, OXA-48: Carbapenemase vom Oxacillinasetyp, TIG: Tigecyclin; [S] Sensibilität gegenüber grün hinterlegtem Antibiotikum, [R] Resistenz gegenüber rot hinterlegtem Antibiotikum).

lung schwerer Infektionen durch gramnegative Erreger zur Verfügung. Cefiderocol nutzt Siderophoren als Eintrittspforte (aktiver Symport) in die Zellmembran, um dort an seine Zielstruktur zu binden (PBP). Cefiderocol besitzt hervorragende Wirkung gegen ein breites Spektrum gramnegativer Erreger und v. a. Carbapenem-resistenter Erreger (inkl. Non-Fermenter).

13.3.4 Virale Infektionen

Herpesviridae

Humanes Herpesvirus 5 (HHV-5, Zytomegalievirus)

► **Epidemiologie.** Der überwiegende Teil der Bevölkerung (60–90 %) durchläuft die CMV-Primärinfektion subklinisch. Das Virus persistiert im Organismus und kann bei entsprechender Immun-

13

lage reaktivieren. Hierbei sind die Mechanismen bis dato noch nicht eindeutig verstanden: So können Sepsis und Immunsuppression eine Reaktivierung des Virus auslösen (durch Zytokine [Tumor-Nekrose-Faktor-alpha] und alterierte Funktion von T-Zellen und natürlichen Killerzellen). Vice versa kann die Reaktivierung aber auch eine Sepsis und alterierte Immunlage erst auslösen.

Die Konsequenz der Virusreaktivierung ist bisher noch unklar, die Entscheidung zur Therapie daher oft schwierig und von verschiedenen Faktoren abhängig. Per se sind kritisch kranke Patienten gefährdet, eine CMV-Reaktivierung und -infektion zu entwickeln. Aktive CMV-Infektionen werden bei 15–20% der Intensiv-Patienten berichtet (20-40% bei Patienten mit positiver CMV-Serologie) [499]. Die Sterblichkeit der Patienten mit einer manifesten CMV-Erkrankung wird mit bis zu 81% angegeben, ist aber sicher von der Schwere der Grunderkrankung abhängig. Häufige Manifestationen einer CMV-Erkrankung sind Pneumonie, Kolitis, Enzephalitis oder Ophthalmitis.

▸ **Diagnose.** Die Diagnose erfolgt durch den PCR-gestützten Nachweis von Erreger-DNA bei entsprechender/organspezifischer Klinik einer Infektion. Bei Verdacht einer Pneumonie sollte eine bronchoalveoläre Lavage (BAL), bei Verdacht einer Kolitis eine Koloskopie mit Biopsie und histologischem Nachweis des Virus aus dem Gewebe erfolgen. Umgekehrt muss eine Kolitis oder eine atypische (virale) Pneumonie bei Risikopatienten bzw. immunsupprimierten Patienten immer an eine Zytomegalievirusinfektion denken lassen.

▸ **Therapie.** Ganciclovir (2 × 5 mg/kgKG i. v.) oder Valganciclovir (2 × 900 mg p. o.) Eine generelle Prophylaxe intensivpflichtiger Patienten wird aber nicht empfohlen. Als Alternativen (z. B. bei Vorliegen von Resistenzen) dienen Foscarnet oder Cidofovir.

Humanes Herpesvirus 1 und 2 (HHV-1 und -2)

▸ **Epidemiologie.** Latente Infektionen mit HHV-1 und -2 bestehen mit einer Serumprävalenz der Bevölkerung zwischen 84 und 92%. Analog der CMV-Reaktivierung begünstigt die Immunsuppression eine Reaktivierung und Infektion. Klassisch für die Primärinfektion sind lokale, ulzerös-vesikuläre Läsionen, vor allem orolabial, genital oder auch perianal.

Das Virus persistiert in neuronalen Ganglien und wird im Fall der Reaktivierung anterograd transportiert. In der Intensivmedizin und bei immunkompromittierten Patienten spielen der retrograde Transport (Meningoenzephalitis, transverse Myelitis und rekurrente lymphozytische Meningitis) und die hämatogene Dissemination (z. B. viszeral, Ösophagitis, Hepatitis, Pneumonie, Keratitis) eine große Rolle. Für die Intensivmedizin zeigen Studien an immunkompetenten, beatmeten Patienten beispielsweise Reaktivierungsraten (Nachweis im Trachealsekret) zwischen 3 und 64%. HHV-Infektionen zeigen sich vor allem bei Immunsuppression häufig atypisch, ohne klassische Läsionen.

▸ **Diagnose.** Mit einer viermal höheren Sensitivität im Vergleich zu kulturellen Verfahren oder der Immunfluoreszenz erfolgt die definitive Diagnose heute in der Regel PCR-basiert (Sensitivität: 98%) aus Sekreten oder Biopsien des infizierten Organsystems (Nachweis aus der BAL, Liquor, Abstrich, Biopsie). Mit Ausnahme eines Nachweises aus dem Liquor (Spezifität für eine Infektion 100% bei positivem Nachweis) ist das PCR-Ergebnis aufgrund der hohen Durchseuchung immer im Kontext der Klinik zu sehen.

Auch hier ist der Effekt einer Virusreaktivierung unklar. Eine klare Demarkation zwischen Reaktivierung und Infektion allein auf Basis der Viruskopien ist nicht möglich. Eine wichtige Rolle spielen einerseits die Klinik (z. B. blutiges Trachealsekret und ulzeröse Läsionen in der Bronchoskopie), andererseits auch die Bildgebung (temporomesiale Hyperintensitäten im kranialen MRT). Eine HSV-Resistenztestung sollte bei begründetem Verdacht eines Therapieversagens (z. B. anhaltend hohe oder steigende Viruslast unter effektiver Therapie) erfolgen.

Insbesondere bei immunkompromittierten Patienten ist bereits bei begründetem Verdacht einer vorliegenden Aciclovirresistenz ein Wechsel des Therapieregimes angezeigt. Ist eine Aciclovirresistenz nachgewiesen oder hoch wahrscheinlich, kann eine Therapie mit Foscarnet (80–120 mg/kgKG in 2–3 Einzeldosen) oder Cidofovir 5 mg/kgKG mit Probenecid) etabliert werden.

▸ **Therapie.** Die schwere (disseminierte) Herpes simplex-Infektion wird primär mit Aciclovir (10 mg/kgKG alle 8 Stunden) behandelt (▸ Tab. 13.8). Die Infusion sollte über den Zeitraum von einer Stunde infundiert werden.

Tab. 13.8 Therapie von schweren Herpes simplex-Infektionen: Anpassung der Aciclovirdosis an die Nierenfunktion (nach Kreatininclearance) bzw. Nierenersatzverfahren.

Kreatininclearance (ml/min)	Dosis (%), Intervall
> 50	100 %, alle 8 h
50–25	100 %, alle 12 h
25–10	100 %, alle 24 h
kontinuierliche Nierenersatzverfahren	
CVVH	100 %, alle 24 h
CVVHDF	100 %, alle 12 h
intermittierende Hämodialyse	50 %, alle 24 h (zusätzlich 50 % nach der Dialyse)
CAPD (peritoneale Dialyse)	50 %, alle 24h

CVVH: kontinuierliche veno-venöse Hämofiltration, CVVHDF: kontinuierliche veno-venöse Hämodiafiltration

Influenza-A/-B-Virus und respiratorisches Synzytial-Virus (RSV)

► **Epidemiologie.** Influenza- und RS-Viren sind in der Regel saisonal auftretende, respiratorische Viren, die vor allem pneumonische und bronchiolitische Krankheitsbilder mit Fieber und (im Fall des RSV) eine Obstruktion der Atemwege auslösen. Ambulant erworbene Viruspneumonien (CAP) mit der Notwendigkeit einer Aufnahme auf eine Intensivstation werden in bis zu 9 % der Fälle von Influenza-A- und -B-Virus sowie in 10 % der Fälle von RSV ausgelöst [479].

Schwere ambulant erworbene Virusinfektionen weisen oft ein zweigipfliges Verteilungsmuster innerhalb der Alterskohorten der Bevölkerung auf; sowohl Kinder als auch sehr betagte Personen sind meist besonders gefährdet. Eine Ausnahme stellt SARS-CoV-2 dar, das zwar in hohem Maß ältere Personen, nicht aber Kinder zu bedrohen scheint. Schwere Krankheitsverläufe führen die Patienten bis zum akuten Lungenversagen (ARDS) und Lungenersatzverfahren. Aus diesem Grund sollte eine Diagnostik auf respiratorische Viren (Parainfluenza, Influenza, RSV) bei ARDS-Patienten immer durchgeführt werden. Respiratorische Viren werden in erheblichem Maße von Besuchern und auch medizinischem Personal auf Patienten übertragen.

Bei primären Viruspneumonien liegt oft eine bakterielle Koinfektion vor (atypische Erreger [Mycoplasma pneumoniae, Legionella spp. Chlamydia pneumoniae], Haemophilus influenza, Streptococcus pneumoniae, Enterobacterales spp., Staphylococcus aureus). Vice versa kommt es saisonal regelhaft zu einer viralen Koinfektion mit den genannten Viren. Relevant ist die Assoziation der Influenzapneumonie mit einer invasiven, pulmonalen Aspergillose (IPA). Insbesondere bei schweren Verläufen mit Influenzanachweis sollte immer auch eine Diagnostik zur IPA angeschlossen werden.

► **Diagnose.** Die Diagnostik auf respiratorische Viren erfolgt als PCR aus tiefen Atemwegssekreten (BAL oder tiefes endobronchiales Aspirat). Auf eine ausreichende Menge ist zu achten. Orientierend existieren Schnelltests, die auf einem Antigennachweis beruhen. Der Immunstatus des Patienten (hämatologische Erkrankung, Transplantation, hohes Alter) muss bekannt sein. Außer den Atemwegen spielen auch extrapulmonale Manifestationen eine Rolle. Neben der Virämie sind vor allem bei Influenza eine Enzephalitis/Zerebritis, Hepatitis, Peri-/Myokarditis oder Rhabdomyolyse möglich.

► **Therapie.** Wärend die Impfung einen Teil der Influenza-Infektionen verhindert, kann der Neuraminidasehemmer Oseltamivir (2 × 75 mg p.o., < 48 h nach Symptombeginn für ≥ 5d) insbesondere bei frühem Beginn der Therapie das kumulative Überleben von schwer Erkrankten steigern [504]. Als Risikogruppen gelten folgende Patienten: Schwangere, Immunsupprimierte, chronisch Kranke, Kinder < 2 Jahre, schwer erkrankte Personen und hospitalisierte Patienten. Peramivir gilt als intravenöse Rescuetherapie. Inhalativ appliziertes Zanamivir (2 × 10 mg/d) ist adjunktiv möglich. Vom Einsatz von Kortikosteroiden ist abzusehen.

Eine spezifische Therapie der *RSV-Infektion* existiert nicht. Hier gilt es, supportive Therapien bis hin zur extrakorporalen Membranoxygenierung anzuwenden. Hochrisikokinder können als Prophylaxe Palivizumab erhalten. Der Einsatz von Ribavirin bei RSV-Infektion ist möglich, wird aber laut Robert Koch-Institut inhalativ und oral nicht mehr empfohlen (Ausnahme: Hämatologie und nach Lungentransplantation). Auch bei RSV-Infek-

13

tion ist der Einsatz von Kortikosteroiden nicht sinnvoll.

II

SARS-CoV-2 (severe acute respiratory syndrome coronavirus 2)

Zukünftig werden auch andere virale Erreger eine wichtige Rolle in der Intensivmedizin spielen. Exemplarisch sei hier SARS-CoV-2 genannt, das sich im Jahr 2020 – ausgehend von der chinesischen Provinz Wuhan – pandemisch ausbreitete. Obwohl die Vielzahl der Infektionen asymptomatisch oder klinisch mit den Symptomen eines grippalen Infekts verliefen, scheint diese Virusvariante in einer noch nicht eindeutig definierten Subgruppe von Patienten (Alter > 50 Jahre, Vorliegen kardiovaskulärer, pulmonaler und metabolischer Risikofaktoren) schwere Pneumonien mit Lungenversagen und konsekutiv hoher Letalität hervorzurufen.

Literatur

[473] Arens C, Bernhard M, Koch C et al. Strategien bei Versagen einer antimykotischen Therapie auf Intensivstation. Der Anaesthesist 2015; 64: 643–658

[474] Avery LM, Kuti JL, Weisser M et al. Pharmacodynamic analysis of daptomycin-treated enterococcal bacteremia: It is time to change the breakpoint. Clin Infect Dis 2019; 68: 1650-1657

[475] Balli EP, Venetis CA, Miyakis S. Systematic review and meta-analysis of linezolid versus daptomycin for treatment of vancomycin-resistant enterococcal bacteremia. Antimicrob Agents Chemotherapy, 2014; 58: 734–739

[476] Bassetti M, Giacobbe DR, Vena A et al. Incidence and outcome of invasive candidiasis in intensive care units (ICUs) in Europe: Results of the EUCANDICU project. Crit Care 2019; 23: 219

[477] Britt NS, Potter EM, Patel N et al. Comparison of the effectiveness and safety of linezolid and daptomycin in vancomycin-resistant enterococcal bloodstream infection: A national cohort study of veterans affairs patients. Clin Infect Dis 2015; 61: 871–878

[478] Brunkhorst FM, Oppert M, Marx G et al. Effect of empirical treatment with moxifloxacin and meropenem vs meropenem on sepsis-related organ dysfunction in patients with severe sepsis: A randomized trial. JAMA 2012; 307: 2390–2399

[479] Choi SH, Hong S-B, Ko G-B et al. Viral infection in patients with severe pneumonia requiring intensive care unit admission. Am J Respir Crit Care Med 2012; 186: 325–332

[480] Chuang YC, Wang J-T, Lin H-Y et al. Daptomycin versus linezolid for treatment of vancomycin-resistant enterococcal bacteremia: systematic review and meta-analysis. BMC Infect Dis 2014; 14: 687

[481] Chuang YC, Lin H-Y, Chen P-Y et al. Effect of daptomycin dose on the outcome of vancomycin-resistant, daptomycin-susceptible Enterococcus faecium bacteremia. Clin Infect Dis 2017; 64: 1026–1034

[482] Cornely O, Bassetti M, Calandra T et al. ESCMID guideline for the diagnosis and management of candida diseases 2012: Non-neutropenic adult patients. Clinical Microbiology and Infection 2012; 18: 19–37

[483] Cortegiani A, Misseri G, Fasciana T et al. Epidemiology, clinical characteristics, resistance, and treatment of infections by Candida auris. J Intensive Care 2018; 6: 69

[484] Dalhoff K, Abele-Horn M, Andreas S et al. [Epidemiology, diagnosis and treatment of adult patients with nosocomial pneumonia. S-3 Guideline of the German Society for Anaesthesiology and Intensive Care Medicine, the German Society for Infectious Diseases, the German Society for Hygiene and Microbiology, the German Respiratory Society and the Paul-Ehrlich-Society for Chemotherapy]. Pneumologie 2012; 66: 707–765

[485] Du Rand I, Blaikley J, Booton R et al. British Thoracic Society guideline for diagnostic flexible bronchoscopy in adults: Accredited by NICE. Thorax 2013; 68 (Suppl 1): i1–i44

[486] Falagas ME, Trigkidis KK, Vardakas KZ. Inhaled antibiotics beyond aminoglycosides, polymyxins and aztreonam: A systematic review. Int J Antimicrob Agents, 2015; 45: 221–233

[487] Forstner C, Pletz MW. Multiresistente Erreger–Therapiestrategien. AINS 2016; 51: 126–134

[488] Geffers C, Maechler F, Behnke M et al. Multiresistente Erreger – Epidemiologie, Surveillance und Bedeutung. AINS 2016; 51: 104–111

[489] Harris PNA, Tambyah PA, Lye DC et al. effect of piperacillin-tazobactam vs meropenem on 30-day mortality for patients with e coli or klebsiella pneumoniae bloodstream infection and ceftriaxone resistance: A randomized clinical trial. JAMA 2018; 320: 984–994

[490] Khatib R, Saeed S, Sharma M et al. Impact of initial antibiotic choice and delayed appropriate treatment on the outcome of Staphylococcus aureus bacteremia. Eur J Clin Microbiol Infect Dis 2006; 25: 181–185

[491] Kollef MH, Nováček M, Kivistik Ü et al. Ceftolozane-tazobactam versus meropenem for treatment of nosocomial pneumonia (ASPECT-NP): a randomised, controlled, double-blind, phase 3, non-inferiority trial. Lancet Infect Dis 2019 Dec; 19(12): 1299–1311

[492] Klare I, Witte W, Wendt C et al. Vancomycin-resistente enterokokken (VRE). Bundesgesundheitsblatt Gesundheitsforschung Gesundheitsschutz 2012; 55: 1387–1400

[493] Lichtenstern C, Swoboda S, Hirschburger M et al. Update: Invasive fungal infections: Diagnosis and treatment in surgical intensive care medicine. Der Anaesthesist 2010; 59: 30–52

[494] von Lilienfeld-Toal M, Wagener J, Einsele H et al. Invasive fungal infection: New treatments to meet new challenges. Dtsch Ärztebl Int 2019; 116: 271

[495] Maechler F, Diaz LP, Schröder C et al. Prevalence of carbapenem-resistant organisms and other Gram-negative MDRO in German ICUs: First results from the national nosocomial infection surveillance system (KISS). Infection 2015; 43: 163–168

[496] Maschmeyer G, Beinert T, Buchheidt D et al. Diagnosis and antimicrobial therapy of pulmonary infiltrates in febrile neutropenic patients. Ann Hematol 2003; 82: S 118–S 126

[497] Mazuski J, Gasnik LB, Armstrong J et al. Efficacy and Safety of Ceftazidime-Avibactam Plus Metronidazole Versus Meropenem in the Treatment of Complicated Intra-abdominal Infection: Results From a Randomized, Controlled, Double-Blind, Phase 3 Program. Clin Infect Dis 2016; 62(11): 1380–1389

[498] Meyer E, Schroder C, Gastmeier P et al. The reduction of nosocomial MRSA infection in Germany: An analysis of data from the Hospital Infection Surveillance System (KISS) between 2007 and 2012. Dtsch Ärztebl Int 2014; 111: 331–336

[499] Papazian L, Hraiech S, Lehingue S et al. Cytomegalovirus reactivation in ICU patients. Intensive Care Med 2016; 42(1): 28–37

[500] Pappas PG, Kauffman CA, Andes DR et al. Clinical practice guideline for the management of candidiasis: 2016 update by the Infectious Diseases Society of America. Clin Infect Dis 2015; 62: e1–e50

[501] Patterson TF, Thompson III GR, Denning DW et al. Practice guidelines for the diagnosis and management of aspergillosis: 2016 update by the Infectious Diseases Society of America. Clin Infect Dis 2016; 63: e1–e60

[502] Pfennigwerth N. Bericht des Nationalen Referenzzentrums (NRZ) für gramnegative Krankenhauserreger. 2017

[503] Pollack CV, Amin A, Ford WT et al. Acute bacterial skin and skin structure infections (ABSSSI): Practice guidelines for management and care transitions in the emergency department and hospital. J Emerg Med 2015; 48: 508–519

[504] Rodríguez A, Alvarez-Rocha L, Sirvent J et al. Recommendations of the Infectious Diseases Work Group (GTEI) of the Spanish Society of Intensive and Critical Care Medicine and Coronary Units (SEMICYUC) and the Infections in Critically Ill Patients Study Group (GEIPC) of the Spanish Society of Infectious Diseases and Clinical Microbiology (SEIMC) for the diagnosis and treatment of influenza A/H1N1 in seriously ill adults admitted to the intensive care unit. Medicina Intensiva (english edition) 2012; 36: 103–137

[505] Smith JR, Barber KE, Raut A et al. β-Lactam combinations with daptomycin provide synergy against vancomycin-resistant Enterococcus faecalis and Enterococcus faecium. Journal of Antimicrobial Chemotherapy 2015; 70(6): 1738–1743

[506] Smith JR, Barber KE, Raut A et al. β-Lactams Enhance Daptomycin Activity against Vancomycin-Resistant Enterococcus faecalis and Enterococcus faecium in In Vitro Pharmacokinetic/Pharmacodynamic Models. Antimicrobial Agents and Chemotherapy 2015; 59(5): 2842–2848

[507] Tacconelli E, Carrara E, Savoldi A et al. Discovery, research, and development of new antibiotics: The WHO priority list of antibiotic-resistant bacteria and tuberculosis. Lancet Infect Dis 2018; 18: 318–327

[508] Timsit JF, Sonneville R, Kalil AC et al. Diagnostic and therapeutic approach to infectious diseases in solid organ transplant recipients. Intensive Care Med 2019; 45: 573–591

[509] Walsh T, Groll A. Overview: Non-fumigatus species of Aspergillus: Perspectives on emerging pathogens in immunocompromised hosts. Curr Opin Investigational Drugs 2001; 2: 1366

[510] Yaw LK, Robinson JO, Ho KM. A comparison of long-term outcomes after meticillin-resistant and meticillin-sensitive Staphylococcus aureus bacteraemia: An observational cohort study. 2014; 14: 967–975

[511] Zhao M, Liang L, Ji L et al. Similar efficacy and safety of daptomycin versus linezolid for treatment of vancomycin-resistant enterococcal bloodstream infections: A meta-analysis. Int J Antimicrob Agents 2016; 48: 231–238

13.4 Therapie der Sepsis

Thomas Schmoch, Daniel Richter, Thorsten Brenner

M!

Merke

Sepsis ist ein medizinischer Notfall! Entscheidend für das Überleben von Patienten mit Sepsis oder septischem Schock ist folgende Trias:
- frühzeitige Diagnose
- rasche kausale Therapie, bestehend aus Fokussanierung und Antiinfektivaapplikation
- frühzeitige hämodynamische Stabilisierung

13.4.1 Startzeitpunkt

Jeder Patient mit dem Verdacht auf eine Sepsis oder einen septischen Schock sollte gemäß den Leitlinien der Surviving Sepsis Campaign (SSC) [603] oder der Deutschen Sepsis-Gesellschaft (DSG) behandelt werden. Da es sich bei der Sepsis um einen zeitkritischen Notfall handelt und der formale Nachweis von Infektion und Organdysfunktion häufig erst verzögert, nach Stunden oder Tagen, möglich ist, *sollte mit der Therapie begonnen werden, sobald der klinische Verdacht auf eine Sepsis vorliegt*. Das Organversagen kann aber auch die klinische Erstmanifestation einer Sepsis sein.

Es kann daher im Alltag sinnvoll sein, sowohl auf das Vorliegen einer generalisierten Infektion (z. B. mithilfe der SIRS-Kriterien) als auch auf das Vorliegen eines Organversages zu screenen. Das Screening mit dem quick(q)SOFA (SOFA: Sequential Organ Failure Assessment) ist ein Instrument zur Erfassung von Hochrisikopatienten (▶ Tab. 13.1). Bei einem qSOFA ≥ 2sollte in jedem Fall unverzüglich therapiert werden. Eine Organdysfunktion im Sinne einer Erhöhung des SOFA-Scores um ≥ 2 Punkte kann jedoch auch vorliegen, bevor der qSOFA positiv wird. Im Alltag ist daher der klinische Gesamtaspekt entscheidend.

Insbesondere das Zusammenkommen einer wahrscheinlichen Infektion mit einer Hypoperfusion (*z. B. Hypotension, Rekapillarisierungszeit > 3 s, Serumlaktat ≥ 2 mmol/l, Mottling Score: 4–5, kalte Extremitäten, reduzierte Urinausscheidung*) ist bereits als Gefahrenzeichen zu werten, obwohl der Blutdruck „noch" nicht beeinträchtigt ist [535]. Auch wenn solch ein Patient die Sepsiskriterien formal nicht erfüllt, weil der SOFA noch nicht erhöht ist, sollte er ohne Zeitverzug behandelt werden. Auf die Diagnosestellung wird im Kapitel Infektion und Sepsis: Diagnostik (S. 174) im Detail eingegangen.

13.4.2 Therapieprinzip

Bei der Therapie der Sepsis werden kausale sowie supportive und adjunktive Maßnahmen unterschieden.

Die *kausale Therapie* fasst die Gabe von antiinfektiven Medikamenten und die Fokussanierung zusammen.

Unter *supportiver Therapie* versteht man alle Maßnahmen zur Unterstützung der essenziellen Organfunktionen (▶ Tab. 13.9).

Hierbei gelten im Wesentlichen die gleichen Grundsätze, wie sie bei anderen kritisch Kranken Anwendung finden. Entsprechend werden sie in diesem Kapitel nicht gesondert diskutiert. Eine Ausnahme ist die hämodynamische Stabilisierung, die ein entscheidendes Element bei der Behandlung septischer Patienten darstellt.

Die *adjunktive Therapie* umfasst alle darüber hinaus gehenden Behandlungsansätze (z. B. Immunmodulation).

Die Sepsistherapie sollte im Rahmen einer *Standard Operating Procedure* (SOP) organisiert sein, da dies die Therapiequalität insbesondere in Zeiten schwacher Personalbesetzung (nachts oder am Wochenende) verbessert. Das 1-Stunden-Maßnahmenbündel der SSC kann die Grundlage für eine SOP sein (▶ Tab. 13.10). Andere mögliche Grundlagen für eine SOP sind in Abbildung ▶ Abb. 13.11 und ▶ Abb. 13.12 aufgeführt.

Tab. 13.9 Elemente der supportiven Therapie.

Maßnahme
hämodynamische Stabilisierung
Nierenersatztherapie (S. 462)
lungenprotektive Beatmung; siehe Kapitel Acute Respiratory Distress Syndrome (S. 255)
Thromboseprophylaxe; siehe Kapitel Gerinnungsstörungen und Antikoagulation (S. 143)
Fieberkontrolle
Analgosedierung
(Früh-)Mobilisation
Ernährung (früh enteral, eventuell parenteral ab Tag 4–7)
protokollbasierte metabolische Kontrolle
Stressulkusprophylaxe

Tab. 13.10 Das 1-Stunden-Maßnahmenbündel der Surviving Sepsis Campaign (SSC).

Maßnahmen, die innerhalb der 1. Stunde nach dem Erkennen/Vermuten der Sepsis abgeschlossen/initiiert worden sein sollten [575]
Messung des Serumlaktatwerts + wiederholte Messungen, wenn das initiale Serumlaktat ≥ 2 mmol/l war
Abnahme von Blutkulturen vor der Gabe eines Antiinfektivums
intravenöse Gabe eines Breitspektrumantibiotikums
Beginn der schnellen Gabe von 30 ml/kgKG kristalloider Elektrolytlösung bei Hypotension oder einem Serumlaktatwert ≥ 4 mmol/l. Die Flüssigkeitsgabe muss nicht zwingend in der 1. Stunde, sollte allerdings innerhalb der ersten 3 Stunden nach dem Erkennen der Sepsis abgeschlossen sein; vergleiche Kapitel Flüssigkeitstherapie (S. 224).
Gabe von Vasopressoren während oder nach der Volumengabe, um den mittleren arteriellen Druck (MAP) ≥ 65 mmHg zu halten

Initialphase der Sepsistherapie
(ohne Zeitverzug abarbeiten, idealerweise < 1 h)

NOTFALL

1) schnelle Diagnose/Diagnostik:
- Was erhärtet den Verdacht? Hinweise auf eine Infektion (Anamnese, klinische Untersuchung)?
  - Ist Bildgebung nötig?
    Cave: Die kausale und supportive Therapie dürfen nicht unnötig verzögert werden!
- **Fieber messen!**
- **Laktat messen** (und wiederholt alle 1–2 h messen, wenn ≥ 2 mmol/l)
- **Blutkulturen abnehmen** (2–3 Paare, anaerob + aerob)!
- **nach Zeichen für Hypoperfusion suchen, z.B. Hypotension, Rekapillarisierungszeit > 3 s, Serumlaktat ≥ 2 mmol/l, Motting-Score 4–5, kalte Extremitäten, reduzierte Urinausscheidung**

2) kausale Therapie:
- **intravenöse Gabe eines Breitspektrumantibiotikums!**
- **Fokussanierung, wenn möglich!**
  - einliegende Fremdkörper entfernen/austauschen (insbesondere ZVK, ggf. Herzschrittmacher, Blasenkatheter, Portsysteme, Ventrikeldrainagen)
  - fokussanierende OP so schnell wie möglich, idealerweise innerhalb von ≤ 2 h, spätestens ≤ 6 h!

3) hämodynamische Stabilisierung/supportive Therapie
- schnelle Gabe von **30 ml/kgKG kristalloider Flüssigkeit bei Hinweis auf Hypoperfusion**
- mittleren arteriellen Blutdruck ≥ **65 mmHg** halten; ggf. frühzeitig Noradrenalin einsetzen

Abb. 13.11 Initialtherapie der Sepsis. Punkte, die innerhalb einer Stunde adressiert sein sollten, auch wenn sie nicht alle zwingend in dieser Zeit abgeschlossen sein müssen.

13.4.3 Kausale Therapie

Antiinfektive Therapie

Probenasservierung

Bei Patienten, bei denen der Verdacht auf eine Sepsis oder septischen Schock besteht, sollten vor Beginn der antiinfektiven Therapie regelhaft geeignete Materialien für die mikrobiologische Diagnostik entnommen werden. Diese beinhalten immer mindestens zwei Blutkultursets (jeweils bestehend aus mindestens aerober und anaerober Flasche) [538], [568]. Die Probenasservierung wird ausführlicher im Kapitel Infektion und Sepsis: Diagnostik diskutiert.

Initiale antiinfektive Therapie

▸ **Antibiotische Therapie.** Patienten, bei denen der Verdacht auf eine Sepsis oder einen septischen Schock besteht, sollten so schnell wie möglich, idealerweise innerhalb einer Stunde nach dem ersten Arztkontakt bzw. nachdem die Verdachtsdiagnose gestellt wurde, ein intravenöses Antiinfektivum erhalten [603]. Indiziert ist eine empirische Breitspektrumtherapie mit einem oder unter Umständen mehreren *Antibiotika*, die geeignet sind, alle potenziell relevanten bakteriellen Erreger zu erfassen.

Nachfolgend finden sich Auflistungen wahrscheinlicher Keime und möglicher Antibiotikaregime für die Therapie von Sepsis und septischem Schock für ausgewählte Foci [532], [595], [604]. Die Vorschläge der Autoren sind fett gedruckt. Alternative Therapievorschläge richten sich nach den Leitlinien für „Kalkulierte parenterale Initialtherapie bakterieller Erkrankungen bei Erwachsenen – Update 2018“ der Paul-Ehrlich Gesellschaft [593].

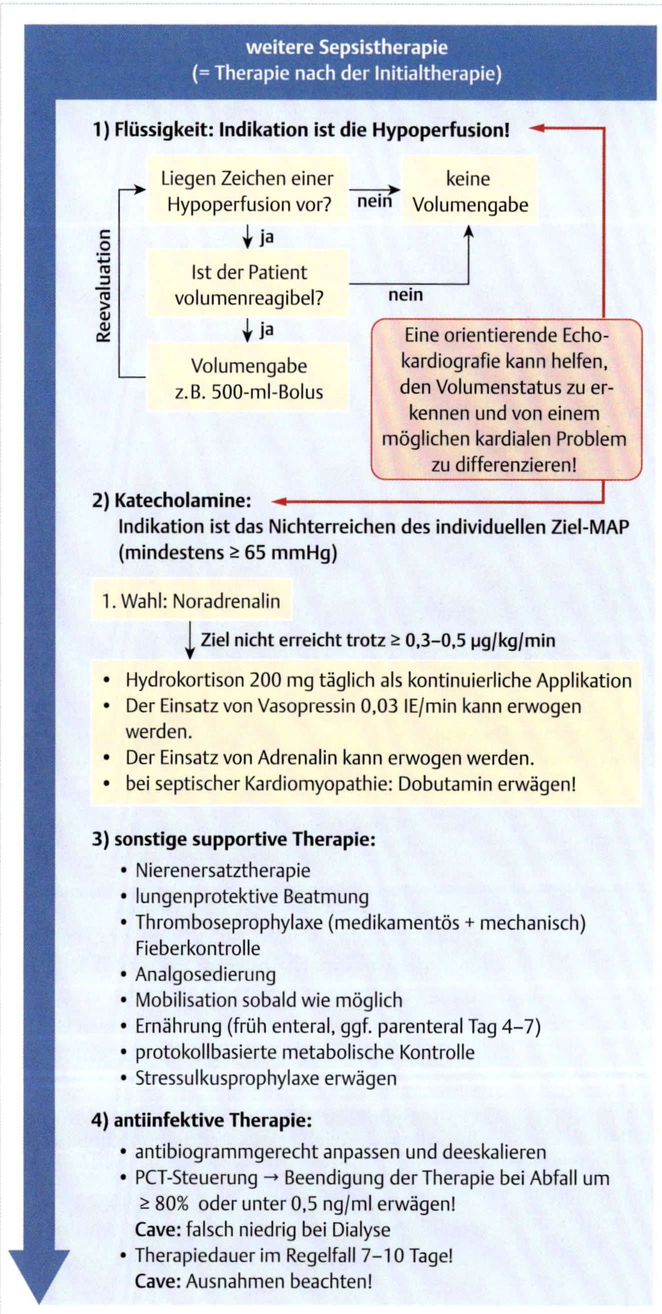

Abb. 13.12 Weiterführende Sepsistherapie. Zusammenfassung der wichtigsten Aspekte bei der weiteren Behandlung von septischen Patienten nach der Phase der Initialtherapie (MAP: mittlerer arterieller Druck, PCT: Prokalzitonin).

antiinfektive Therapie bei unbekanntem Fokus

wahrscheinliche Erreger:
- Staphylococcus aureus
- Streptococcus spp.
- Escherichia coli
- Enterococcus spp.
- Klebsiella spp.
- Pseudomonas spp.

Therapie bei Sepsis, ohne antibiotische Vorbehandlung, ohne Schock:
- **Piperacillin/Tazobactam** [1, 2, 3, 6]
- Cefuroxim oder Cefotaxim oder Ceftriaxon (+ Ciprofloxacin10 oder Levofloxacin10)
- Ampicillin/Sulbactam (+ Ciprofloxacin10 oder Levofloxacin10)

Therapie bei Sepsis und antibiotischer Vorbehandlung oder Schock[6]:
- **Carbapenem + Vancomycin[1, 2, 6] (eher Lunge: Meropenem, eher Abdomen: Imipenem)**
- Piperacillin/Tazobactam + Ciprofloxacin[10] oder Levofloxacin[10] oder Fosfomycin
- Cefepim + Ciprofloxacin[10] oder Levofloxacin[10] oder Fosfomycin

antiinfektive Therapie bei Infektion der Atemwege

ambulant erworbene Pneumonie (CAP):
- *wahrscheinliche Erreger:*
  - Streptococcus pneumoniae
  - Haemophilus influenzae
  - Staphylococcus aureus
  - Enterobacteriaceae
- *seltene Erreger:*
  - Enterobacteriaceae
  - Chlamydophila spp.
  - Legionella spp.

nosokomiale Pneumonie (HAP)/ beatmungsassoziierte Pneumonie (VAP):
- *wahrscheinliche Erreger:*
  - Enterobacteriaceae
  - Streptococcus pneumoniae
  - Haemophilus influenzae
  - methicillinsensitiver Staphylococcus aureus (MSSA)
- *häufige multiresistente Erreger (MRE):*
  - Pseudomonas spp.
  - Enterobactericae (Betalaktamasen mit erweitertem Spektrum [ESBL] oder multiresistente gramnegative Erreger [MRGN])
  - Acinetobacter spp.
  - Stenotrophomonas maltrophila
  - multiresistenter/methicillinresistenter Staphylococcus aureus (MRSA)[1]

Therapie Sepsis, ohne antibiotische Vorbehandlung, ohne Schock:
- **Cefotaxim**[4] **oder Ceftriaxon**[4] oder Cefuroxim + Erythromycin oder **Clarithromycin**[1, 7]
- **Piperacillin/Tazobactam** + Erythromycin oder Clarithromycin[7]
- **Meropenem** oder Imipenem + Erythromycin oder Clarithromycin[7] (in besonders schweren Fällen, Differenzierung entsprechend Pseudomonasrisiko)
- Option bei CAP durch MRSA: Ceftarolin

Therapie bei Sepsis + antibiotischer Vorbehandlung oder Schock[6]:
- **Piperacillin/Tazobactam + Ciprofloxacin** oder Levofloxacin oder Fosfomycin[1]
- **Meropenem**[1] oder Imipenem + Ciprofloxacin[10] oder Levofloxacin[10] oder Fosfomycin
- Ceftazidim/Avibactam[8] oder Cefepim + **Ciprofloxacin**[10] oder Levofloxacin[10] oder Fosfomycin
- ggf. + Tobramycin oder Colistin inhalativ
- Option bei Pseudomonas aeruginosa oder ESBL: Ceftolozan/Tazobactam (oder Ceftazidim/Avibactam)
- Option bei HAP durch MRSA: Ceftobiprol

antiinfektive Therapie bei Infektion der Harnwege

wahrscheinliche Erreger:
- Enterobacteriaceae insbesondere E. coli
- Proteus mirabilis

häufige MRE bei nosokomialer Infektion/Risiko:
- MRGN inklusive Pseudomonas spp.
- Enterokokken spp.:
  - E. faecalis
  - E. faecium
  - vancomycinresistente Enterokokken (VRE)

Therapie bei Sepsis, ohne antibiotische Vorbehandlung, ohne Schock[5]:
- Ampicillin/Sulbactam ± Aminoglykosid
- **Cefotaxim** oder Ceftriaxon
- Ertapenem

Therapie bei Sepsis + antibiotischer Vorbehandlung oder Schock[2, 5, 6]:
- **Piperacillin/Tazobactam**
- **Imipenem** oder Meropenem
- Cefotaxim oder Ceftriaxon oder Ceftazidim/Avibactam oder Cefepim

antiinfektive Therapie bei intraabdomineller Infektion

wahrscheinliche Erreger:
- Enterobacteriaceae
- Anaerobier
- Enterokokken spp. (inklusive VRE)
- Pseudomonas spp.

häufige nosokomiale Erreger/post-OP:
- Enterobacteriaceae (inklusive ESBL + MRGN)
- Enterococcus spp. (inklusive VRE)
- MRSA[1]
- Anaerobier
- Pseudomonas spp.
- Candida spp.

Therapie bei Sepsis, ohne antibiotische Vorbehandlung, ohne Schock:
- **Piperacillin/Tazobactam** [1, 2, 3]
- **Cefotaxim** oder Ceftriaxon + **Metronidazol**[1, 2, 3]
- Ertapenem
- alternativ bei Gallenweginfektionen: Ciprofloxacin[10] oder Levofloxacin[10] + Aminopenicillin
- alternativ bei Gallenweginfektionen: Ceftriaxon + Aminopenicillin

Therapie bei Sepsis + antibiotischer Vorbehandlung oder Schock[5, 6]:
- **Imipenem** oder Meropenem
- Piperacillin/Tazobactam
- Ceftazidim oder Cefepim + Metronidazol
- Ciprofloxacin oder Levofloxacin + Metronidazol

Therapie bei Mediastinitis (Zustand nach Ösophagusresektionen):

+ **Echinocandin**

antiinfektive Therapie bei Infektion von Haut/Weichgewebe

wahrscheinliche Erreger:
- bei Erysipel: Streptococcus pyogenes (seltener Gruppe B-, C-, G-Streptokokken)
- Phlegmone: Staphylococcus aureus

seltener bei Phlegmone, nekrotisierender Fasziitis oder Fournier-Gangrän:
- Anaerobier
- Enterobacteriaceae (+ Clostridiaceae)
- Pseudomoas aeruginosa

häufige nosokomiale Erreger/post-OP:
- Staphylococcus aureus (inklusive MRSA[1])
- Anaerobier
- Enterobacteriaceae (inklusive MRGN) (+ Clostridiaceae)
- Pseudomoas aeruginosa (inklusive MRGN)

Therapie bei Sepsis, ohne antibiotische Vorbehandlung, ohne Schock:
- Cefazolin oder Cefuroxim + Clindamycin
- bei Erysipel: Penicillin G oder Clindamycin oder Moxifloxacin

Therapie bei Sepsis + antibiotischer Vorbehandlung oder Schock/nekrotisierender Fasziitis/ Founier-Gangrän[7]:
- Piperacillin/Tazobactam[1] + Penicillin G + Clindamycin
- Piperacillin/Tazobactam + Clindamycin
- Ceftazidim oder Cefepim + Clindamycin
- Ciprofloxacin[10] oder Levofloxacin[10] + Cefuroxim oder Clindamycin
- Imipenem oder Meropenem + Clindamycin (+ Penicillin G)
- optional bei MRSA: Telavancin oder Ceftarolin oder Ceftobiprol

antiinfektive Therapie bei katheterassoziierter Infektion

wahrscheinliche Erreger:
- koagulasenegative Staphylokokken (KNS)[9]
- Staphylococcus aureus (MSSA, eventuell MRSA[1])
- gramnegative Stäbchenbakterien (MRGN)
- Enterococcus spp. (inklusive VRE)
- Corynebacterium jeikeium
- Propionibakterien
- cave: Candida spp.

Therapie bei Sepsis, ohne antibiotische Vorbehandlung, ohne Schock:
- **immer Entfernung des Katheters!**
- Glykopeptid ± Piperacillin/Tazobactam
- Glykopeptid ± Cefotaxim oder Ceftriaxon oder Cefepim
- Glykopeptid ± Imipenem oder Meropenem

Therapie bei Sepsis + antibiotischer Vorbehandlung oder Schock[5, 6]:
- **immer Entfernung des Katheters!**
- Glykopeptid (**Vancomycin**) oder Lipopeptid ± Imipenem oder **Meropenem**
- Glykopeptid oder Lipopeptid (Daptomycin) ± Piperacillin/Tazobactam
- Glykopeptid oder Lipopeptid ± Cefotaxim oder Ceftriaxon oder Cefepim
- bei Biofilm und schwieriger Fokussanierung (z. B. Aortenprothese): **+ Rifampicin** zusätzlich

Für obige Auflistungen gelten folgende Anmerkungen:

Lücken bisheriger Antibiotikatherapie und Erregerbefunde sowie das spezielle Risikoprofil des Patienten (z. B. Aspergillusinfektion bei Neutropenie) stehen im Vordergrund; die genannten Kombinationen sind bestenfalls als Orientierung zu verstehen.

1. relevantes MRSA-Risiko: Kombination mit Vancomycin oder Daptomycin (katheterassoziiert), Linezolid (CAP/HAP), Tigecyclin (bei abdominellem Fokus, keine Monotherapie bei Sepsis)
2. relevantes Pseudomonasrisiko: Kombination mit Ciprofloxacin [552], Aminoglykosid oder Ceftazidim
3. relevantes ESBL-Risiko: Carbapenem [552]
4. ohne typisches Pseudomonasrisiko
5. falls Enterokokkenselektion (E.-faecium-Risiko) bzw. hohes Risiko durch Immunsuppression →

Vancomycin additiv (alternativ Tigecyclin additiv (bei Sepsis keine Monotherapie mit Tigecyclin)
6. relevantes Risiko für Pilzinfektion: Kombination mit Echinocandin
7. Absetzen von Clarithromycin bei Pneumonie, sobald Atypiker-PCR negativ!
8. nur in Kombination mit einer Substanz, die grampositive Keime abdeckt
9. koagulasenegative Staphylokokken (z. B. Staphylococcus haemolyticus, lugdunensis oder saprophyticus) haben zwar weniger Pathogenitätsfaktoren als Staphylococcus aureus, sind aber bis auf Ausnahmen deutlich resistenter gegen Antibiotika als MSSA. Cave: An mögliche Kontaminationen denken. Der Nachweis von KNS hat oft keine pathologische Relevanz!
10. Es liegt ein Rote-Hand-Brief der Hersteller von Fluorchinolonen in Deutschland vor, der besagt, dass diese bei Patienten mit einem Risiko für Aortenaneurysmen und -dissektionen nur noch nach sorgfältiger Nutzen-Risiko-Abwägung und unter Berücksichtigung anderer Therapiemöglichkeiten angewendet werden dürfen [629].

► **Antimykotische und antivirale Therapie.** Eine zusätzliche kalkulierte antimykotische oder antivirale Therapie ist nur bei besonderen Risikopatienten zu erwägen und sollte fokusbezogen angepasst werden. Hervorzuheben ist Folgendes:

- Ein vermuteter Fokus im Bauchraum oder eine Blutstrominfektion per se kann ein potenzielles Risiko für eine *Candidainfektion* darstellen, so dass die Hinzunahme eines *Echinocandins* (z. B. Caspofungin) in die Initialtherapie erwogen werden kann [528], [598], [614].
- Ist die Lunge der vermutete Fokus, kann eine *invasive Aspergillose* ursächlich sein. Neben dem Kollektiv der vorbestehend immunsupprimierten Patienten scheinen insbesondere Patienten mit einer Influenzainfektion anfällig für eine Superinfektion durch Aspergillus spp. zu sein [544], [609]. Für die Therapie invasiver Aspergillosen wird *Voriconazol* empfohlen [594]. Alternativ kommen lipidverkapseltes Amphotericin B oder Isavuconazol infrage.

Auf die Therapie von *Virusinfektionen* wird im Kapitel Pilze, Viren, bakterielle Infektionen (S. 199) detailliert eingegangen.

Steuerung der antiinfektiven Therapie

► **Allgemeine Empfehlungen.** Sobald ein plausibler Erreger nachgewiesen werden konnte, sollte die antiinfektive Therapie angepasst werden. Dies beinhaltet die Anpassung an die Art des Erregers sowie dessen Resistenzprofil. Sofern eine klinische Verbesserung (z. B. Reduktion des SOFA-Scores) zu beobachten ist, sollte eine initiale Kombinationstherapie jedoch auch bei fehlendem Erregernachweis innerhalb von 72 Stunden auf eine *Monotherapie* deseskaliert werden, um den Selektionsdruck zu reduzieren und Resistenzentwicklungen vorzubeugen.

Merke

M!

Im Fall einer Sepsis ist meist eine *Behandlungsdauer* von 7–10 Tagen sinnvoll [603].

Bei abdominellen, gut sanierbaren Fokussen sind kürzere Behandlungsdauern von 5 Tagen nach Fokussanierung vertretbar und gleichzeitig nebenwirkungsärmer [608]. Sollte sich der Zustand des Patienten schneller verbessern und es zu einer Remission des Organversagens kommen, sollte nur noch für 3–5 Tage weiter behandelt werden.

Für die Entscheidungsfindung, wie lange eine antiinfektive Therapie bei Patienten mit Sepsis fortgeführt werden sollte, kann und sollte zusätzlich der *Prokalzitoninserumspiegel* herangezogen werden. Für eine Beendigung der Therapie sprechen beispielsweise eine deutliche klinische Besserung und ein dazu passender Abfall des Prokalzitoninserumspiegels um ≥ 80 % oder auf Werte ≤ 0,25–0,5 ng/ml [527], [529], [532], [593], [616].

► **Bakterielle Infektionen.** Ausgenommen von diesen allgemeinen Empfehlungen sind Problemkeime und Infektionsorte, die deutlich längere Behandlungszeiten benötigen: So sollten Blutstrominfektionen mit *Staphylococcus aureus* beispielsweise für mindestens 14 Tage nach der ersten negativen Blutkultur mit Flucloxacillin (1. Wahl) oder Cefazolin (bei bekannter Unverträglichkeit Clindamycin, alternativ Linezolid, Daptomycin oder Vancomycin (Zulassungsbegrenzungen beachten) behandelt werden [595]. Dabei ist zu betonen, dass die Behandlungsergebnisse insbesondere mit Flucloxacillin (!), aber auch mit Cefazolin besser sind als mit den genannten Alternativen.

Bei einer *komplizierten* Staphylococcus-aureus-Infektion (mit septischen Absiedlungen) sollte für mindestens 4 Wochen behandelt werden. Zudem darf keines der folgenden Kriterien für eine *unkomplizierte* Staphylococcus-aureus-Bakteriämie vorliegen:

- Ausschluss einer Endokarditis durch eine transösophagealer Echokardiografie
- Patient ohne implantierte Prothesen
- 2–4 Wochen nach den initialen (positiven) Blutkulturen wurden Folgeblutkulturen abgenommen, die negativ waren.
- Entfieberung innerhalb von 72 Stunden nach Therapiebeginn
- kein Hinweis auf Abszessabsiedelungen

Bei Osteomyelitis oder Endokarditis sollte die Therapiedauer sogar auf 4–6 Wochen ausgedehnt werden.

Auch *Candidämien* benötigen eine Behandlung für mindestens 14 Tage nach der ersten negativen Blutkultur [531].

▸ **Virale Infektionen, Infektionen im Knochen oder ZNS.** Virale Infektionen (z. B. mit Zytomegalievirus; CMV) oder Infektionen im Knochen oder ZNS können deutlich längere Behandlungszeiten erfordern; Näheres hierzu findet sich in den Kapiteln Infektion und Sepsis: Diagnostik (S. 174) sowie Allgemeine Antibiotikatherapie (S. 185). In solchen Fällen ist die frühzeitige Einbeziehung eines Infektiologen in die Therapieplanung sinnvoll, um kritische Punkte wie zum Beispiel mögliche Absiedlungen in inneren Organen, auf Prothesen oder Herzklappen rechtzeitig zu erkennen und bei der Therapieplanung zu berücksichtigen [562].

Fokussanierung

Die Fokussanierung ist der zweite entscheidende Teil der kausalen Sepsistherapie. Eine operative oder interventionelle Fokussanierung sollte „so schnell wie medizinisch und logistisch möglich erfolgen" [603]. Dies schließt ein, dass alle einliegenden Fremdmaterialien als Fokus in Betracht gezogen werden müssen.

Die Formulierungen der Leitlinien bezüglich des einzuhaltenden Zeitrahmens bleiben wage, da nicht alle Eventualitäten abgebildet werden können. Die SSC empfiehlt aber, ein maximales Zeitfenster von 6–12 Stunden nicht zu überschreiten [603]. Wahrscheinlich ist es aber sinnvoll, eine deutlich schnellere Versorgung, nämlich innerhalb von 2 Stunden, anzustreben, da bereits gezeigt wurde, dass Patienten, die 6 statt 2 Stunden auf die operative Versorgung warten mussten, ein erhöhtes Risiko haben, die Sepsis nicht zu überleben [526].

Andere Fremdkörper wie intravaskuläre Zugänge oder Portsysteme, die einen möglichen Ausgangspunkt für die Sepsis oder den septischen Schock darstellen, können und sollten jedoch *sofort* entfernt werden.

Insbesondere bei schwerkranken Patienten im septischen Schock lassen sich diese zeitlichen Ziele nur einhalten, wenn der Fokussanierung nach der initialen hämodynamischen Stabilisierung die höchste Priorität eingeräumt wird. Die weitere differenzierte hämodynamische Stabilisierung sollte dann nicht primär auf der ICU, sondern im OP (parallel zur Fokussanierung) stattfinden [603], [619]. Das bedeutet konsequenterweise, dass ein unter Umständen hämodynamisch grenzwertig stabilisierter Patient durch ein erfahrenes Behandlungsteam mit „vorgelagerten" intensivmedizinischen Maßnahmen (erweitertes hämodynamisches Monitoring mit transthorakaler Echokardiografie (TTE) oder Pulse Contour Cardiac Output (PiCCO©), differenzierter Einsatz von Vasopressoren, Transfusion) intraoperativ weiterversorgt werden muss [613].

Gerade im Rahmen der abdominellen Sepsis [608], [619] kann durch zügige Resektion gangränöser Darmabschnitte oder die operative Versorgung einer Hohlorganperforation der Fokus schnell saniert werden. Ebenso gelingt durch dieses Vorgehen die zügige Entnahme mikrobiologischer Proben aus dem unmittelbaren Infektionsfokus.

Durch die Möglichkeit der perkutanen Drainageneinlage in abszesssuspekte Flüssigkeitsverhalte unter der Kontrolle bildgebender Verfahren spielt die Radiologie heute auch bei der Therapie der Sepsis eine nennenswerte Rolle. Theoretisch können Computertomografie (CT), Magnetresonanztomografie (MRT) und Sonografie zur Steuerung einer interventionellen Drainagenanlage angewendet werden.

Die MRT spielt aufgrund von zusätzlichen Anforderungen an das Instrumentarium durch das starke Magnetfeld des Tomografen keine Rolle bei der Anlage interventioneller Drainagen. Die Sonografie ist der CT vor allem bei Luftüberlagerung unterlegen, bietet allerdings den Vorteil der fehlenden Strahlenbelastung und der bettseitigen Verfügbarkeit. Ob die CT oder Sonografie zur Steuerung der Drainagenanlage verwendet werden, ist häufig eine Frage der persönlichen Präferenzen des Interventionalisten und der örtlichen Gegebenheiten.

Bei *unilokulären Flüssigkeitsverhalten* ohne Anschluss an den Gastrointestinaltrakt, die Gallengänge oder einen Pankreasgang besteht die größte Chance, dass eine Drainagenanlage als alleinige Therapie zur Rückbildung des Verhaltes ausreichend ist. *Komplizierte Flüssigkeitsverhalte* mit multiplen Septierungen und alte Hämatome (organisiert und daher nicht zu drainieren) bedürfen häufiger einer operativen Sanierung [521].

Lufteinschlüsse können Folge gasbildender Bakterien sein. Ausgeprägte Lufteinschlüsse innerhalb eines Flüssigkeitsverhaltes zeigen eine mögliche Fistelbildung vom Gastrointestinaltrakt oder Bronchialsystem an, wobei sich in diesen Fällen eine Therapie mittels interventioneller Drainagen oftmals langwieriger gestaltet, häufig aber dennoch erfolgreich ist [521]. Doppellumige Saug-Spül-Drainagen bieten gegenüber einlumigen Drainagen den Vorteil der Möglichkeit einer Dauerspülung.

Da die sichere Differenzierung zwischen sterilen und superinfizierten Flüssigkeitsverhalten mittels Bildgebung häufig schwierig ist, sollte im Zweifelsfall eine Probe der Flüssigkeit durch *Punktion* gewonnen werden. Sterile Flüssigkeitsverhalte sollten in der Regel nur dann drainiert werden, wenn sie einen klinisch relevanten, raumfordernden Effekt auf umgebende Strukturen (z. B. Darm oder Ureter) ausüben, da immer die Gefahr einer sekundären Superinfektion des Flüssigkeitsverhaltes über die Drainage besteht. Besteht der Verdacht auf eine postoperative Pankreasfistel, sollte die Indikation zur Drainageeinlage unter Umständen großzügiger gestellt werden, da die Gefahr einer Arrosionsblutung besteht [627].

13.4.4 Flüssigkeitstherapie

Initiale Flüssigkeitstherapie

Empfehlungen

Ziel jeder Flüssigkeitstherapie im Rahmen der Behandlung der Sepsis ist es, die Hypoperfusion des Gewebes zu minimieren oder sogar aufzuheben. Eine sepsisinduzierte Hypoperfusion kann sich durch eine akute Organdysfunktion (z. B. eine Veränderung des Wachheits- oder Geisteszustands) und/oder eine Verringerung des Blutdrucks sowie eine Erhöhung des Serumlaktats manifestieren. Als weitere einfach bettseitig eruierbare Parameter kommen der Mottling Score [512] oder die Rekapillarisierungszeit [553] infrage.

Bei dem Verdacht auf eine sepsisinduzierte Hypoperfusion sollten zur hämodynamischen Stabilisierung 30 ml/kgKG einer kristalloiden Lösung innerhalb der ersten 3 Stunden nach Diagnose/Triage intravenös verabreicht werden [603].

Zwei wesentliche Gründe unterstützen die Empfehlung der SSC, die inzwischen von vielen nationalen Leitlinien übernommen wurde.

- Vieles spricht dafür, dass eine schnelle Aufhebung der Hypoperfusion die Organdysfunktion und die Prognose günstig beeinflussen kann.
- In den allermeisten Fällen schadet die Menge von durchschnittlich etwa 2 l kristalloider Lösung nicht, selbst wenn sich die initiale Verdachtsdiagnose im Nachhinein als falsch erweisen sollte. Es gibt natürlich auch Ausnahmen wie etwa Patienten mit grenzwertig kompensierter oder dekompensierter Rechts- (oder auch Links-) herzinsuffizienz. Eine klinische Verschlechterung unter der Initialtherapie sollte daher immer zum Anlass genommen werden, die initiale Verdachtsdiagnose kritisch zu hinterfragen.

Hintergrund der Empfehlung

Die Empfehlung zu 30 ml/kgKG einer kristalloiden Lösung zur Initialtherapie löst die Empfehlung der protokollbasierten, quantitativen Flüssigkeitstherapie anhand fester Zielgrößen (early goal-directed therapy, EGDT) ab. Diese hatte sich nach einer Studie von Rivers et al. durchgesetzt, in der durch das Anstreben vorgegebener Zielgrößen ein signifikanter Überlebensvorteil (33 versus 49 %, p = 0,009) bei Patienten mit septischem Schock erreicht werden konnte. Zu diesen Zielgrößen gehörten der zentralvenöse Druck (central venous pressure, CVP; 8–12 mmHg), der mittlere arterielle Druck (MAP; 65–90 mmHg), die zentralvenöse Sauerstoffsättigung (central venous oxygen saturation/ $S_{cv}O_2$; > 70 %) und die Urinausscheidung (> 0,5 ml/ kgKG/h) [605]. Obwohl die Studie durch eine eher kleine Anzahl eingeschlossener Patienten gekennzeichnet war (n = 263), hatte sie enorme Auswirkungen auf die Behandlung von septischen Patienten.

In den Folgejahren wurden die Standardtherapieregime weltweit angepasst, ohne dass eine kritische Reevaluation der Ergebnisse stattgefunden hatte. Erst 10 Jahre später wurden schließlich drei große randomisierte, multizentrische Studien namens ProCESS (Protocolized Care for Early Septic Shock), ARISE (Australasian Resuscitation in Sepsis Evaluation) und ProMISe (Protocolized Management in Sepsis) in den USA, Australien/Neuseeland und England mit dem Ziel durchgeführt, die Ergebnisse von Rivers et al. auf den Prüfstand zu stellen.

Die Ergebnisse dieser drei Studien wurden in den Jahren 2014 und 2015 im New England Journal of Medicine veröffentlicht und führten dazu, dass der Sinn einer dogmatischen Umsetzung des Rivers-Protokolls zunehmend kritisch hinterfragt wurde [599], [612]. Dies liegt darin begründet, dass entgegen den Erwartungen keine dieser drei Studien einen Vorteil der frühen zielgrößenorientierten Therapie gegenüber einer Standardbehandlung (nach Ermessen des behandelnden Arztes) reproduzieren konnte [519], [589], [600].

Bei genauem Hinsehen ist dies allerdings wenig verwunderlich, da (1.) die zentralvenöse Sättigung in allen Gruppen vor Therapiebeginn bereits > 70 % lag und (2.) im Gegensatz zu der initialen Studie von Rivers et al. die Sterblichkeit in allen drei Studien in allen Behandlungsarmen relativ niedrig (18–29 %) war. Trotzdem muss man die Sinnhaftigkeit der gewählten statischen Zielgrößen für die Flüssigkeitstherapie angesichts dieser prima vista negativen Ergebnisse kritisch hinterfragen. Sie lassen allerdings keine Rückschlüsse auf den Nutzen der initialen Flüssigkeitstherapie zu, denn diese wurde in den drei Studien nicht untersucht. So erhielten die Patienten in allen drei Studien etwa 30 ml/kgKG (1 950–2 600 ml) Flüssigkeit vor Studieneinschluss [524], [612].

Insgesamt gibt es leider nur wenige Studien, die explizit die „initiale Flüssigkeitstherapie“ untersucht haben. Allerdings konnte die SSC durch eine Auswertung ihrer Datenbanken gut belegen, dass das 2011 veröffentlichte 6-Stunden-Bündel, das unter anderem die Gabe von mindestens 30 ml/kgKG einer kristalloiden Flüssigkeit sowie das Halten eines MAP von ≥ 65 mmHg empfiehlt, in der Lage ist, die Überlebenswahrscheinlichkeit von Patienten mit Sepsis signifikant zu erhöhen [573], [574]. Dies scheint sogar für Patienten mit vorbestehenden Herz- oder Nierenerkrankung zu gelten [576].

Leisman et al. konnten darüber hinaus zeigen, dass die Überlebenswahrscheinlichkeit der Patienten signifikant steigt, wenn die Volumentherapie *innerhalb der ersten 30 Minuten nach Diagnosestellung* begonnen wird [570]. Gleichzeitig sinkt die Wahrscheinlichkeit, dass ein Patient im septischen Schock gut auf eine Volumengabe anspricht, bereits nach kurzer Zeit drastisch ab und ist 2 Stunden nach Diagnosestellung signifikant reduziert [571].

Diesen Daten widersprechen scheinbar die Daten von Seymour et al. [618], die bei der retrospektiven Auswertung der Behandlungsdaten von knapp 50 000 Patienten mit Sepsis oder schwerer Sepsis aus 149 Krankenhäusern nicht nachweisen konnten, dass die Zeit bis zur Gabe des initialen Volumenbolus mit der Krankenhaussterblichkeit korreliert. Allerdings unterstreichen die Autoren in der Einordnung ihrer Ergebnisse, dass diese nicht als Argument für eine Abschaffung der frühen Flüssigkeitstherapie angeführt werden sollten, da ihre Daten retrospektiver Natur und dementsprechend anfällig für Störvariablen sind.

Zusammenfassend kann festgehalten werden, dass die Gabe von 30 ml/kgKG einer kristalloiden Lösung innerhalb der ersten 3 Stunden ein pragmatischer und sicherer Ansatz zu sein scheint, der einerseits dem Patienten nicht schadet und andererseits dem Kliniker Zeit verschafft, um genauere Informationen über den Patienten sowie präzisere Messergebnisse zur konkreten Einschätzung des hämodynamischen Status einzuholen.

Diese Flüssigkeitsgabe sollte sobald wie möglich, spätestens jedoch innerhalb einer Stunde begonnen werden.

Eine klinische Verschlechterung unter der initialen Flüssigkeitstherapie sollte Anlass dazu geben, die initiale Diagnose und das eingeleitete Therapiekonzept kritisch zu hinterfragen. Insbesondere bei Patienten mit grenzwertig kompensiertem oder bereits dekompensiertem Herzversagen kann bereits die erste Volumengabe potenziell gefährlich sein.

Aber auch bei bestimmten Risikopatienten mit Sepsis/septischem Schock (z. B. malariainduzierte Sepsis, vorbestehend schlechter Allgemeinzustand durch Koinfektion mit Tuberkulose und HIV) können bereits die ersten 30 ml/kgKG einer kristalloiden Infusionslösung mit Nebenwirkungen assoziiert sein, die bei fehlender intensivmedizinischer Kompensation zu einer relevanten Prognoseverschlechterung führen können [515], [578].

Weiterführende Flüssigkeitstherapie

Jede über die initiale Flüssigkeitstherapie hinausgehende Flüssigkeitstherapie sollte sorgfältig gegen die mittelfristig zu erwartenden Nebenwirkungen abgewogen werden. Hierbei ist insbesondere an ein *Polykompartmentsyndrom* [579] zu denken, das in der Folge repetitiver Flüssigkeitsgaben durch Akkumulation im Gewebe entsteht. Aus diesem Grund sollten zusätzliche Flüssigkeitsgaben nach dem initialen Flüssigkeitsbolus durch häufig wiederholte Kontrollen des hämodynamischen Status begleitet werden.

Die Indikation zur weiteren Volumengabe besteht nur beim Zusammenkommen von Volumenbedarf und Volumenreagibilität.

Es ist daher in der Praxis sinnvoll, weitere Flüssigkeitsgaben bolusweise vorzunehmen und nach jedem Bolus die Notwendigkeit der nächsten Bolusgabe zu reevaluieren. Der Volumenbedarf sowie die Volumenreagibilität können dabei wie folgt abgeschätzt werden.

Volumenbedarf

Die Flüssigkeitstherapie sollte nur fortgesetzt werden, wenn weiterhin Zeichen einer Hypoperfusion vorliegen (▶ Tab. 13.11). Soweit verfügbar bietet es sich im intensivmedizinischen Bereich an, *eine bettseitige echografische Beurteilung der kardialen Pumpfunktion, des Füllungsstatus der V. cava und eventuell der Lunge durchzuführen*. Näheres hierzu findet sich in den Kapiteln Ultraschalldiagnostik (S. 58) und Echokardiografie (S. 67). So kann relativ einfach eine Pumpfunktionsstörung, beispielsweise aufgrund einer septischen Kardiomyopathie oder durch vorbestehende Vitien, von der relativen intravasalen Hypovolämie im Rahmen des distributiven septischen Schockes unterschieden werden. Insbesondere können so ein beginnendes Linksherzversagen mit Lungenödem oder ein Rechtsherzversagen (z. B. bei Lungenarterienembolie) rechtzeitig erkannt und therapeutisch berücksichtigt werden.

Es ist technisch leider nicht möglich, den tatsächlichen Volumenbedarf genau zu bestimmen. Stattdessen muss er, möglichst unter Kenntnis der Anamnese und in Zusammenschau des klinischen Befundes, mit den verfügbaren Laborparametern und gegebenenfalls der Ulltraschallbildgebung abgeschätzt werden.

Besonders erwähnenswert ist, dass der *zentrale Venendruck* (ZVD) nicht als alleiniger Parameter zur Beurteilung des Volumenbedarfs herangezogen werden sollte. Entsprechend ist es nicht indiziert, einzig zur ZVD-Messung einen zentralen Venenkatheter (ZVK) zu legen. Bei ohnehin liegendem ZVK bietet es sich jedoch an, den ZVD regelmäßig im Verlauf zu bestimmen. So kann ein sprunghaft ansteigender ZVD ein Hinweis für eine beginnende Rechtsherzdekompensation sein, während ein sehr niedriger ZVD (< 5 mmHg) tendenziell gegen eine Volumenüberladung spricht. Darüber hinaus werden exzessive Volumengaben im Lauf der Zeit auch zu einer langsamen Erhöhung des ZVD führen.

Da der Perfusionsdruck der Organe aber im Wesentlichen von der Differenz zwischen dem mittleren arteriellen Druck (MAP) und dem ZVD abhängt, ist der ZVD eine entscheidende Stellgröße

Tab. 13.11 Parameter zu Abschätzung des Volumenbedarfs bei hypotensiven Patienten [612].

Parameter	pro Volumenbedarf	kontra Volumenbedarf
Blutdruck	< 65 mmHg	≥ 65 mmHg
Laktat [576]	≥ 2 mmol/l	< 1,5 mmol/l
relative Temperatur der Extremitäten [557]	kalt	warm
zentraler Venendruck [558]	< 5 mmHg	≥ 20 mmHg
V. cava inferior (sonografisch) [545], [558]	Durchmesser < 10 mm	Durchmesser > 22 mm
Mottling Score [512]	4–5	< 4
Rekapillarisierungszeit [553]	> 3s	≤ 3s
Urinausscheidung	reduziert	gut

für die Mikrozirkulation eines Organs [581]. Bei der Sepsis kommt hinzu, dass die Autoregulation der Organe häufig gestört ist, so dass die Perfusion noch stärker von der Druckdifferenz abhängt. Insbesondere reagieren zum Beispiel die Nieren sehr empfindlich auf eine Reduktion des venösen Rückstroms [569], [601].

Volumenreagibilität

Auch bei vorhandenem Volumenbedarf ist eine über die Initialtherapie hinausgehende Flüssigkeitsgabe nur dann sinnvoll, wenn eine Volumenreagibilität vorliegt. Hierunter versteht man eine Verbesserung der Kreislaufsituation unter Volumengabe. Diese wiederum kann nur dann eintreten, wenn zwei Bedingungen erfüllt sind: Erstens müssen beide Ventrikel im aufsteigenden Teil der Frank-Starling-Kurve arbeiten [580]. Zweitens muss das zusätzlich zugeführte Volumen zu einer Erhöhung des Füllungsdrucks des zirkulierenden Volumens führen, die größer ist als die Zunahme des ZVD. Denn nur dann nehmen der venöse Rückstrom und damit die Vorspannung des Herzens zu und der Frank-Starling-Mechanismus kann zu einer Zunahme des HZV führen [580], [610]. Es gibt unter anderem folgende Möglichkeiten, um eine *Volumenreagibilität vorherzusagen*:

- passiver Beinhochlagerungsversuch (Passive Leg Raising, PLR)
- probatorische Zufuhr definierter Flüssigkeitsboli unter gleichzeitigen Schlagvolumenmessungen (Fluid Challenges)
- Messung der Variationen des systolischen Druckes, des Pulsdrucks oder des Schlagvolumens auf Änderungen des intrathorakalen Druckes unter mechanischer Beatmung [588]

Den Anstieg des Blutdrucks als Zielparameter für die Beurteilung des Beinhebeversuchs oder der Volumenbolusgabe heranzuziehen, ist dabei nur bei katecholaminfreien Patienten statthaft. Bei katecholaminpflichtigen Patienten ist der prädiktive Wert eines kurzzeitigen Blutdruckanstiegs für die Voraussage des mittelfristigen Erfolgs der Flüssigkeitsgabe jedoch sehr eingeschränkt [537]. Bei katecholaminpflichtigen Patienten sollten dabei auch zur Beurteilung der Volumenreagibilität im Rahmen des Beinhebeversuchs oder der Volumenbolusgabe bevorzugt dynamische Verfahren zum Einsatz kommen. Für eine valide Interpretation der Pulsdruck- und Schlagvolumenvariation (PPV und SVV) zur Prädiktion der Volumenreagibilität, müssen allerdings folgende Punkte erfüllt sein:

- maschinelle Beatmung
- keine Spontanatmungsanteile
- keine Arrhythmie
- Tidalvolumen ≥ 8 ml/kg Idealgewicht
- Herzfrequenz/Atemfrequenz > 3,6
- totale respiratorische Compliance > 30 ml/cmH_2O
- ausreichende Rechtsherzfunktion (gemäß Echokardiografie)

Obwohl die Volumenreagibilität die Grundvoraussetzung für die Sinnhaftigkeit jeder über die Initialtherapie hinausgehenden Volumengabe ist, sollte es *nicht* das Ziel der Volumentherapie sein, einem Patienten so lange Volumenboli zu geben, bis er nicht mehr auf Flüssigkeitsgaben anspricht und die Ventrikel somit den Scheitel der Frank-Starling-Kurve erreicht haben. In diesem Fall droht die oben beschriebene Volumenüberladung, die kurzfristig zu einer Dekompensation des rechten Herzens und langfristig zu einem Polykompartmentsyndrom führen kann [584]

Wahl der Flüssigkeit

Balancierte Kristalloide

Sowohl für die initiale als auch die weiterführende Flüssigkeitstherapie bei Patienten mit Sepsis und septischem Schock sind *balancierte kristalloide Lösungen das Mittel der Wahl*. Sie sind reinen Natriumchloridlösungen vorzuziehen, da diese mit einem erhöhten Risiko für akute Nierenschädigungen (AKI) vergesellschaftet sind [606], [617].

13

Kolloide

▶ **Hydroxyethylstärke.** *Albumin* oder *Gelatine* sollten *nur* verwendet werden, *wenn eine Stabilisierung mit Kristalloiden nicht möglich ist*. Hydroxyethylstärkepräparationen sind im Rahmen der Therapie kritisch kranker Patienten heute obsolet, nachdem sie in drei großen randomisierten Studien mit einer erhöhten Wahrscheinlichkeit für AKI assoziiert waren [533], [590], [597].

▶ **Gelatinepräparate.** Bei der Verwendung von *Gelatinepräparaten* ist das dreifach erhöhte Risiko für *anaphylaktoide Reaktionen* zu beachten [587]. Sie können erwogen werden, ihr *Nutzen* ist jedoch im Gegensatz zu der weit verbreiteten subjektiven Empfindung *nicht belegt* [516], [522], [587], [615].

▶ **Humanalbumin.** *Humanalbumin* ist im Gegensatz dazu zwar deutlich teurer, es ist jedoch recht gut belegt, dass es keine negativen Auswirkungen auf die Überlebenswahrscheinlichkeit von Patienten mit Sepsis hat [586]. Bei Patienten im therapierefraktären septischen Schock könnte es sogar von Vorteil sein [534], [623].

Blutplasma

Die Gabe von gefrorenen Frischplasmaprodukten zur Volumentherapie bei nicht blutenden Patienten mit Sepsis und septischem Schock ist aus heutiger Sicht *nicht indiziert* [541].

Erythrozytenkonzentrate

Bei nicht blutenden Patienten mit Sepsis oder septischem Schock kann ein Hb-Wert von 7,0–7,5 g/dl als sicherer Transfusionstrigger verwendet werden [554], [555]. Die Transfusion auf höhere Hb-Werte scheint keinen Vorteil mit sich zu bringen, birgt aber die typischen transfusionsassoziierten Risiken und Nebenwirkungen. Allerdings kann und sollte von dieser Empfehlung abgewichen werden, sobald zusätzliche patientenspezifische Risikofaktoren (z. B. kardiale Vorerkrankungen, Schlaganfall, möglicherweise auch onkologische Erkrankungen [523]) vorliegen, die eine frühere Transfusion notwendig machen.

13.4.5 Weitere Kreislauftherapie

Zielblutdruck

Empfehlungen zum Zielblutdruck

Merke M!

Bei Patienten mit katecholaminpflichtigem septischem Schock sollte zunächst ein mittlerer arterieller Druck von 65 mmHg angestrebt werden [603].

Im weiteren Verlauf sollte der Zielblutdruck individuell festgelegt werden. Wegweisend sind hierbei die kardiovaskulären Risikofaktoren des einzelnen Patienten. So könnten beispielsweise Patienten mit vorbeschriebener, schlecht eingestellter arterieller Hypertonie von Zielwerten in Höhe des gewohnten Blutdruckniveaus profitieren.

Begründung des Zielblutdrucks

Zwar verfügen die wichtigsten Organe wie etwa das Gehirn oder die Niere über Autoregulationsmechanismen, die die Gewebeperfusion in weiten Blutdruckbereichen konstant halten, allerdings hängt außerhalb dieses Autoregulationsbereichs die Organperfusion linear vom arteriellen Druck ab.

So konnte gezeigt werden, dass eine Erhöhung des MAP bei Patienten im septischen Schock von 65 auf 75 oder 85 mmHg zwar den Herzindex erhöht, aber nicht zu einer signifikanten Änderung des Harnflusses, der arteriellen Laktatwerte, der Sauerstoffversorgung und des Sauerstoffverbrauchs, des Kohlendioxidpartialdrucks (pCO_2) der Magenschleimhaut, der Erythrozytengeschwindigkeit oder der Kapillarströmung der Haut führen [530], [567].

Darüber hinaus zeigte sich in einer multizentrischen Studie, dass die für die Erreichung des höheren Zielblutdrucks notwendigen vermehrten Katecholamindosen mit einem erhöhten Risiko für Arrhythmien vergesellschaftet sind, ohne dass hieraus ein positiver Einfluss auf die 28-Tage-Letalität resultiert hätte [520]. Allerdings wurde das Ziel der Studie verfehlt, da eigentlich MAP-Werte von 65 mit 75 mmHg verglichen werden sollten. Stattdessen wurden MAP-Werte von 75 mit 85 mmHg verglichen, so dass letztlich unklar bleibt, ob niedrigere MAP-Werte nicht vielleicht doch einen negativen Einfluss haben könnten.

Hiervon scheinen insbesondere Patienten mit vorbestehender arterieller Hypertension betroffen zu sein, da bei ihnen die Autoregulation der Organe an höhere MAP-Werte adaptiert ist. Dementsprechend konnte für diese Subgruppe gezeigt werden, dass höhere Ziel-MAP-Werte (ca. 85 mmHg) zu einem reduzierten Bedarf an Nierenersatztherapien führen [520]. Im Gegensatz hierzu scheint aber auch gerade bei Patienten mit einem Lebensalter von > 75 Jahren das Risiko von Herzrhythmusstörungen bei höheren MAP-Werten erhöht zu sein [566], so dass der anzustrebende Ziel-MAP unter Berücksichtigung der jeweiligen Begleiterkrankungen stets eine *Individualentscheidung* bei jedem septischen Patienten darstellt.

Katecholamintherapie

Noradrenalin

Merke

M!

Im Rahmen der Therapie des septischen Schocks ist Noradrenalin der Vasopressor der ersten Wahl [602], [603].

Obwohl die Gabe von Katecholaminen in vielen Sepsisguidelines der Volumentherapie nachgeordnet ist, sollte ein Patient, der aufgrund einer Sepsis hypoton ist, frühzeitig Katecholamine erhalten. Ziel der Therapie sollte es sein, die Zeit der Hypotonie möglichst kurz zu halten [551]. Dabei ist es durchaus legitim, den relativen Flüssigkeitsverlust (aufgrund einer erhöhten Durchlässigkeit der Gefäßwände, im Sinne eines Capillary Leakage) sowie die periphere Vasodilatation gleichzeitig und nicht konsekutiv mit Flüssigkeit und Katecholaminen zu behandeln [525], [551], [607]. Dies gilt insbesondere, wenn in der klinischen Untersuchung auffällt, dass der Patient trotz Hypotonie nicht zentralisiert ist, was für eine starke vasodilatatorisch bedingte Komponente der Hypotonie spricht [525].

Vasopressin oder Adrenalin (bei Eskalation)

Wenn eine Flüssigkeitstherapie zusammen mit einer hochdosierten Vasopressortherapie (etwa ab einer Noradrenalindosierung von 0,3–0,5 µg/kgKG/min) nicht in der Lage sind, die hämodynamische Stabilität wiederherzustellen, spricht man von einem *therapierefraktären Schock*. In diesem Fall kann eine Hinzunahme von Vasopressin oder Adrenalin erwogen werden, um den mittleren arteriellen Druck auf den oben genannten Zielwert zu steigern. Es gibt hierzu allerdings bis heute keine validen Studienergebnisse, so dass diese Art der Mehrfachtherapie zwar im Rahmen eines individuellen Heilversuchs gerechtfertigt werden kann, spätestens aber bei einem Nichtansprechen kritisch hinterfragt werden sollte.

Vasopressin solle nie als Ersatz von Noradrenalin verwendet werden [549]. Stattdessen kann Vasopressin bis zu einer Dosierung von 0,03 IE/min unter der Prämisse ergänzt werden, den Zielblutdruck zu erreichen oder die Noradrenalindosis zu verringern. Allerdings besteht ein erhöhtes Risiko für akrale Nekrosen. Manche Autoren empfehlen den frühzeitigen additiven Einsatz von Vasopressin unter der Idee, über einen komplementären Wirkmechanismus früher eine Blutdruckstabilität zu erreichen. Auch dieser Ansatz ist jedoch nicht durch Studienergebnisse gesichert.

Adrenalin kann unter den gleichen Prämissen wie Vasopressin eingesetzt werden. Es steht jedoch im Verdacht, die Durchblutung im Splanchnikusgebiet zu verschlechtern und über die Aktivierung von Beta-2-Rezeptoren (z. B. im Skelettmuskel) die aerobe Laktatproduktion zu stimulieren.

Dopamin (nicht ideal, nur für besondere Indikationen)

Das früher regelhaft verwendete Dopamin hat sich dem Noradrenalin als unterlegen erwiesen, da es häufiger zu Arrhythmien führt, die Hypothalamus-Hypophysen-Achse ungünstig beeinflusst und immunsuppressive Effekte haben soll. Bei Patienten mit einem geringen Risiko für Tachyarrhythmien und einer absoluten oder relativen Bradykardie kann sein Einsatz jedoch erwogen werden [548].

Die Verwendung von *Niedrigdosisdopamin* zum Nierenschutz ist heute jedoch obsolet, da sich der erhoffte Effekt auf die Urinausscheidung, die Dauer bis zur Erholung der Nierenfunktion, die Überlebensrate, die Aufenthaltsdauer auf der Intensivstation, die Häufigkeit der Notwendigkeit von Nierenersatzverfahren oder die Krankenhausaufenthaltsdauer nicht belegen ließ.

Stattdessen gibt es Hinweise, dass niedrig dosiertes Dopamin zwar die Durchblutung im Splanchnikusgebiet verbessert, die relative Verteilung des Blutes aber zuungunsten des nekrosegefährdeten Darmepithels hin zur Muskularis verschiebt.

Dobutamin (bei septischer Kardiomyopathie)

Im Fall einer vorbestehenden oder im Rahmen der Sepsis neu aufgetretenen myokardialen Dysfunktion ist die probatorische Hinzunahme von Dobutamin als Inotropikum indiziert [602]. Diese Maßnahme kann als effektiv angesehen werden, wenn der Bedarf an Noradrenalin in der Folge signifikant gesenkt werden kann. Kommt es gleichzeitig zu Tachykardien oder Arrhythmien, müssen Risiko und Nutzen sorgsam gegeneinander abgewogen werden. Die Visualisierung der Dobutaminwirkung auf das Myokard durch eine transthorakale Echokardiografie kann hier bei der Entscheidungsfindung helfen.

Levosimendan (niedrige Evidenz, hohe Kosten)

Der Einsatz des Kalziumsensitizers Levosimendan kann ebenfalls im Fall einer sepsisinduzierten oder vorbestehenden myokardialen Dysfunktion erwogen werden. Levosimendan hat positiv inotrope und vasodilatatorische Wirkkomponenten, ohne dabei den Sauerstoffverbrauch des Herzens signifikant zu erhöhen.

Allerdings konnte der theoretische Nutzen des Medikaments bis heute nicht in randomisierten, kontrollierten Studien belegt werden [536], [549]. Dies schließt natürlich nicht aus, dass einzelne Patienten, insbesondere bei Vorliegen einer rechtsventrikulären Dysfunktion von einer Anwendung profitieren könnten. Die Evidenz ist allerdings niedrig und die Kosten sind vergleichsweise hoch, so dass Dobutamin im Regelfall vorzuziehen ist.

Laktat als Zielparameter

Bei Patienten, bei denen erhöhte Laktatwerte infolge einer Gewebehypoperfusion vorliegen, kann die Normalisierung der Laktatwerte ein sinnvoller Zielparameter sein, um die hämodynamische Stabilisierung zu steuern [559].

> **Merke**
>
> Laktat ist *kein Biomarker* für eine Infektion oder Inflammation und ist demnach ebenso wenig spezifisch für das Vorliegen einer Sepsis oder eines septischen Schockes. Zudem ist das Serumlaktat kein direkter Maßstab für die Gewebeperfusion [572].

Sie können im Rahmen einer Gewebehypoxie (durch Minderperfusion oder globale Hypoxie), durch eine beschleunigte aerobe Glykolyse (z. B. durch übermäßige betaadrenerge Stimulation) oder auch in Folge eines Leberversagens mit konsekutiver Einschränkung der Lakatatverstoffwechselung entstehen. Auch wenn erhöhte Laktatwerte im Rahmen der Sepsis bzw. des septischen Schockes multifaktoriell bedingt sind, *korrelieren* die gemessenen Laktatspiegel bei Patienten mit Sepsis und septischem Schock (unabhängig von der Quelle) *signifikant mit der Letalität* [535]. Dies gilt insbesondere dann, wenn Laktatspiegel > 2 mmol/l und eine Hypotension zusammenkommen [615].

Umgekehrt korreliert ein Abfall des Laktatwerts um mehr als 10 % des Ausgangswerts binnen der ersten Stunden nach Therapiebeginn mit einer geringeren Organdysfunktion (gemessen anhand des APACHE-2-Scores) und kann als Surrogat für ein *Ansprechen auf die Therapie* gewertet werden [550], [591]. Ein fehlender Abfall des Laktatspiegels sollte dementsprechend eine Reevaluierung der therapeutischen Strategie nach sich ziehen.

13.4.6 Weitere Bausteine der supportiven Therapie in Kürze

Während die Kreislauftherapie im Rahmen der Sepsis den oben beschriebenen besonderen Regeln folgt, unterscheiden sich die weiteren Elemente der supportiven Therapie bei der Sepsis kaum von den supportiven Therapieelementen anderer kritisch erkrankter Patienten. Daher wird hier nur in Kürze auf einige Besonderheiten eingegangen.

Beatmungsstrategie und Sedierung

Die Beatmungsstrategie sowie das Sedierungskonzept entsprechen denen beim Acute Respiratory Distress Syndrome (ARDS) (S. 255) und sind in dem entsprechenden Kapitel detailliert beschrieben.

Nierenersatztherapie

Bis heute ist unklar, ob bei der Behandlung der sepsisinduzierten akuten Nierenschädigung (AKI) ein frühzeitiger oder eher späterer Beginn der Nierenersatztherapie ein günstigeres Risiko-Nutzen-Verhältnis hat [521], [627]. Es ist zwar belegt, dass diejenigen Patienten, die im Krankheitsverlauf ohnehin dialysepflichtig werden (KDIGO-Stadium III, KDIGO: Kidney Disease – Improving Global Outcomes), von einem frühzeitigen Einsatz (bereits im KDIGO-Stadium II) profitieren könnten [627], allerdings gibt es bis heute kein Diagnoseverfahren, um genau diese Patienten frühzeitig und spezifisch zu identifizieren.

Ein liberaler, frühzeitiger Einsatz der Nierenersatztherapie würde daher all jene Patienten unnötigen Risiken und Nebenwirkungen aussetzen, bei denen sich die Nierenfunktion im Verlauf spontan wieder erholen würde. Die Risiko-Nutzen-Abwägung für den Beginn einer Nierenersatztherapie muss daher individuell und patientenzentriert getroffen werden [614].

Gut belegt ist hingegen, dass Patienten mit AKI (KDIGO-Stadium II und III) sensibel auf pH-Wert-Abfälle reagieren. Die *Gabe von Natriumbikarbonat* zur Normalisierung des pH-Wertes (Ziel: 7,3–7,4) senkt die Letalität in dieser Patientengruppe signifikant [556]. Diese Ergebnisse beziehen sich allerdings explizit nur auf Patienten mit AKI.

Die Datenlage für diese Patienten ist derzeit noch unklar, da die puffernde Wirkung im Blut nicht direkt auf die intrazelluläre Situation übertragbar ist. Im Gegenteil kann es nach der Gabe von Natriumbikarbonat zu einer CO_2-Akkumulation und konsekutiv zu einer Verschlechterung der intrazellulären Azidose kommen. Weitere potenziell schädliche häufige Nebenwirkungen der Therapie mit Natriumbikarbonat sind Hypernatriämie und Hypokalziämie.

Entsprechend gibt es in den aktuellen Behandlungsempfehlungen der SSC auch ein klares Statement gegen die Verwendung von Natriumbikarbonat zur Verbesserung der Hämodynamik oder Reduktion des Vasopressorbedarfs bei Patienten mit hypoperfusionsinduzierter Laktatazidose und einem pH ≥ 7,15 [603]. Klare Handlungsempfehlungen für schwere Azidosen (pH < 7,15) werden jedoch nicht gegeben.

Thromboseprophylaxe und septische Koagulopathie

▸ **Pharmakologische Prophylaxe.** Patienten mit Sepsis und septischem Schock haben ein erhöhtes Risiko für tiefe Beinvenenthrombosen (etwa 10 %) [539] und konsekutive Lungenarterienembolien (2–4 %) [513], [560]. Sofern keine Kontraindikationen vorliegen, sollte daher eine Thromboseprophylaxe erfolgen; siehe hierzu auch Kapitel Gerinnungsstörungen und Antikoagulation (S. 143). Neben den allgemeinen Kontraindikationen ist insbesondere an die septische Koagulopathie zu denken [626].

> **Merke** M!
>
> Allgemein gilt bei Patienten mit Sepsis: Unter Berücksichtigung der Kontraindikationen für die verwendeten Wirkstoffe ist eine pharmakologische Prophylaxe der venösen Thrombembolie (VTE) (unfraktioniertes Heparin [UFH] oder niedermolekulares Heparin [NMH]) indiziert [513].

Dabei ist das NMH dem UFH vorzuziehen. Bei katecholaminpflichtigen Patienten kann jedoch die Hautdurchblutung derart reduziert sein, dass die Resorption von NMH gestört ist und auf UFH umgestellt werden muss.

▸ **Mechanische Prophylaxe.** Die pharmakologische VTE-Prophylaxe sollte wenn möglich *mit einer mechanischen Prophylaxe kombiniert werden* (intermittierende pneumatische Kompression und/oder graduierte Kompressionsstrümpfe).

Es ist jedoch nicht eindeutig belegt, ob hierdurch wirklich ein additiver Effekt gegenüber der pharmakologischen Monotherapie zu erreichen ist. Die mechanischen Verfahren zur Prophylaxe sollten jedoch insbesondere im Falle von Kontraindikationen gegen eine pharmakologische VTE-Prophylaxe zum Einsatz kommen.

Ernährung und metabolische Kontrolle

Ergänzend zum Kapitel Ernährungstherapie (S. 150) und den Leitlinien zur „Klinischen Ernährung in der Intensivmedizin“ der Deutschen Gesellschaft für Ernährungsmedizin (DGEM) wird an dieser Stelle auf einige Besonderheiten der Ernährungstherapie bei Patienten mit Sepsis und septischem Schock eingegangen [543].

Blutzuckereinstellung

Der sepsisassoziierte Stressmetabolismus zeichnet sich unter anderem durch erhöhte Blutzuckerwerte aus und stellt eine physiologische Anpassung an einen veränderten Bedarf dar [542], [611]. Umgekehrt können spontan auftretende Hypoglykämien als Warnzeichen für eine Fehlregulation interpretiert werden, die mit einer schlechten Prognose assoziiert sind [547], [592].

Passend dazu haben sich Überlegungen zur strengen Blutzuckereinstellung (80–110 mg/dl) nicht durchgesetzt, nachdem die NICE-SUGAR-Studie [592] Anfang der 2000er-Jahre [543], [603], [622] gezeigt hatte, dass ein solch strenges Regime eine erhöhte Sterblichkeit mit sich bringt. Protokolle zur Blutzuckereinstellung von Patienten mit Sepsis sollten daher darauf ausgerichtet sein, *Extremwerte* (Hypoglykämien < 110 mg/dl oder Hyperglykämien > 180 mg/dl) *zu vermeiden*.

Ernährung

▶ **Parenterale Ernährung.** Auf eine parenterale Ernährung sollte im Regelfall *verzichtet werden*, was in besonderem Maße für die akute Phase der Sepsis gilt. Bei Bedarf kann eine glukosehaltige Infusionslösung verwendet werden.

▶ **Enterale Ernährung.** Wenn immer möglich, sollte eine frühe enterale Ernährung (Zottenschutz = 10 ml/h und langsamer Kostaufbau) versucht werden. Ein hoher Katecholaminbedarf und die konsekutiv reduzierte Durchblutung des Gastrointestinaltrakts sind dabei als relative Kontraindikationen für einen forcierten enteralen Kostaufbau (nicht für den Zottenschutz) zu sehen. Andere Kontraindikationen sind beispielsweise eine frische hohe Ösophagusanastomose, eine Anastomoseninsuffizienz (Ösophagus/Magen) oder hohe Refluxmengen (> 250 ml/Einzelmessung oder > 500 ml/d). In solchen Fällen kann eine parenterale Ernährung zwischen dem 4. und 7. Krankheitstag erwogen werden [603].

Ein offener Bauch oder eine Bauchlagerung sind keine Kontraindikationen für eine enterale Ernährung [592], [613].

▶ **Immunonutrition.** Die hochdosierte Gabe von Omega-3-Fettsäuren, Selen oder Glutamin im Sinne einer Immunonutrition ist heute obsolet [527], [603].

Stressulkusprophylaxe

Nicht jeder Patient mit Sepsis benötigt eine Stressulkusprophylaxe! Diese sollte nur durchgeführt werden, wenn Risikofaktoren für eine Blutung vorliegen [622]; hierzu zählen:

- nicht ausgeheilte Operation am oberen Gastrointestinaltrakt
- Lebererkrankungen
- Nierenersatztherapie
- vorbestehende oder neu erworbene Koagulopathie
- hoher SOFA-Score (SOFA: Sepsis-related Organ Failure Assessment)
- Therapie mit Glukokortikoiden

Der Grund für diese Empfehlung gegen eine regelhafte Stressulkusprophylaxe ist, dass ihr Nutzen insofern begrenzt ist, als das Risiko für gastrointestinale Blutungen bei Intensivpatienten unter moderner Intensivtherapie nur noch bei etwa 2,4–4,2 % liegt [564] [565] und durch Protonenpumpenhemmer (PPI) oder H_2-Blocker nur um etwa weitere 10 % gesenkt werden kann [620].

Ein positiver Einfluss einer PPI-Gabe auf die 90-Tage-Überlebenswahrscheinlichkeit konnte in Studien nicht belegt werden [564], [565]. Im Gegenteil gibt es Hinweise darauf, dass eine länger andauernde Therapie mit PPI das Risiko für eine nosokomiale Pneumonie oder eine Clostridium-difficile-Enteritis erhöht [514], [621].

13.4.7 Adjunktive Therapie

Hydrokortison (Eskalation der Kreislauftherapie)

Im Fall eines *therapierefraktären septischen Schockes* kann die Gabe von *Hydrokortison (200 mg/d)* erwogen werden [561]. Zuvor sollte jedoch versucht worden sein, die Kreislaufstabilität ohne Kortikosteroid wiederherzustellen, da die Evidenz zur Gabe von niedrig dosiertem Hydrokortison uneinheitlich ist. Während einige Studien den Kortikosteroiden eine Senkung der Letalität im septischen Schock bescheinigen [517], [518], kommen andere eher zu dem Ergebnis, dass sie zwar den Aufenthalt auf der Intensivstation und die Beatmungszeit verkürzen könnten, aber keinen Einfluss auf die Überlebenswahrscheinlichkeit haben [623].

Zudem ist weiterhin unklar, ob das Behandlungsschema (kontinuierliche Applikation versus Bolusgabe, Ausschleichen ja oder nein, zusätzlich Mineralokortikoid ja oder nein) einen Einfluss auf die Wirksamkeit haben könnte. Da allerdings hämodynamische und immunologische Reboundeffekte nach einem abrupten Absetzen von Kortikosteroiden nicht ausgeschlossen werden können, erscheint ein *Ausschleichen der Therapie sinnvoll.*

Ebenso sollte bei der Verwendung von Kortikosteroiden an deren Wirkung auf den *Blutzucker-*

spiegel und den *Natriumhaushalt* gedacht und ein entsprechendes Monitoring etabliert werden. Wahrscheinlich sind bei einer kontinuierlichen Applikation weniger Blutzuckerspitzen und Hypernatriämien als bei einer bolusweisen Gabe zu erwarten [517].

Blutreinigungsverfahren

Da die Sepsis auf dem Boden einer fehlregulierten Wirtsantwort entsteht, gab und gibt es immer wieder Bestrebungen, Zytokine und toxische Metaboliten über Blutreinigungsverfahren wie etwa Hochvolumen-Hämofiltration, Hämoadsorption (oder Hämoperfusion), Plasmaaustausch, Plasmafiltration oder kombinierte Plasmafiltrations- und -adsorption (CPFA) aus dem Blut zu entfernen.

Der Mehrwert dieser Blutreinigungsverfahren konnte jedoch in wissenschaftlichen Studien bislang nicht belegt werden [540], [563], [577], [596], [628]. Sie sollten daher nur im Rahmen klinischer Studien zum Einsatz kommen [603].

Immunglobuline

Die intravenöse Gabe von Immunglobulinen könnte eine viel versprechende adjuvante Therapieform darstellen. Eine erste Sicherheitsstudie, in der Trimodulin, eine polyvalente Immunglobulin-(Ig-) Mischung (ca. 23 % IgM, ca. 21 % IgA, und ca. 56 % IgG; Ig: Immunglobulin) bei Patienten mit ambulant erworbener Pneumonie verabreicht wurde, war insofern positiv, als dass es nicht zu vermehrten unerwünschten Medikamentenwirkungen kam und zumindest im Trend eine (wenn auch nicht signifikante) Reduktion der beatmungsfreien Tage und der Gesamtletalität zu verzeichnen war [625].

In Deutschland läuft darüber hinaus derzeit die PEPPER-Studie, in der die Ig-Mischung Pentaglobulin (50 mg Plasmaproteine vom Menschen, mindestens 95 % Immunglobulin mit IgM 6 mg, IgA 6 mg und IgG 38 mg) als adjuvante Therapie bei Patienten mit Sepsis und septischem Schock getestet wird.

Vitamin C, Thiamin

Der Effekt einer adjunktiven Vitamin-C-Gabe bei der Behandlung der Sepsis wird derzeit noch kontrovers diskutiert. Im Jahr 2017 war eine viel beachtete, retrospektive Untersuchung veröffentlicht worden, in der eine klare Assoziation zwischen der adjunktiven Gabe einer Kombination aus Vitamin C, Thiamin und Hydrokortison und einer reduzierten Letalität sowie einem selteneren Voranschreiten der Organfunktion aufgezeigt wurde [585].

In einer ersten großen, randomisierten kontrollierten Studie, in die 167 Patienten eingeschlossen wurden, konnte jedoch kein signifikanter Effekte auf die Erholung der Organfunktion oder die Höhe der Entzündungsmediatoren in den ersten 96 Stunden nachgewiesen werden [546]. Allerdings war die 28-Tage-Sterblichkeit in der Gruppe, die mit Vitamin C behandelt wurde, signifikant geringer. Da die Studie jedoch nicht auf die Messung der Überlebenswahrscheinlichkeit ausgelegt war, ist unklar, ob es sich hierbei um einen zufälligen Effekt handelt.

13.4.8 Literatur

[512] Ait-Oufella H, Lemoinne S, Boelle PY et al. Mottling score predicts survival in septic shock. Intensive Care Med 2011; 37: 801–807

[513] Alhazzani W, Lim W, Jaeschke RZ et al. Heparin thromboprophylaxis in medical-surgical critically ill patients: a systematic review and meta-analysis of randomized trials. Crit Care Med 2013; 41: 2088–2098

[514] Alhazzani W, Alshamsi F, Belley-Cote E et al. Efficacy and safety of stress ulcer prophylaxis in critically ill patients: a network meta-analysis of randomized trials. Intensive Care Med 2018; 44: 1–11

[515] Andrews B, Semler MW, Muchemwa L et al. Effect of an early resuscitation protocol on in-hospital mortality among adults with sepsis and hypotension: A randomized clinical trial. JAMA 2017; 318: 1233–1240

[516] Annane D, Siami S, Jaber S et al., CRISTAL Investigators. Effects of fluid resuscitation with colloids vs crystalloids on mortality in critically ill patients presenting with hypovolemic shock: the CRISTAL randomized trial. JAMA 2013; 310: 1809–1817

[517] Annane D, Bellissant E, Bollaert PE et al. Corticosteroids for treating sepsis. Cochrane Database Syst Rev 2015; CD002243

[518] Annane D, Renault A, Brun-Buisson C et al., CRICS-TRIGGERSEP Network. Hydrocortisone plus fludrocortisone for adults with septic shock. N Engl J Med 2018; 378: 809–818

[519] ARISE Investigators, ANZICS Clinical Trials Group, Peake SL, Delaney A, Bailey M et al. Goal-directed resuscitation for patients with early septic shock. N Engl J Med 2014; 371: 1496–1506

[520] Asfar P, Meziani F, Hamel JF et al., SEPSISPAM Investigators. High versus low blood-pressure target in patients with septic shock. N Engl J Med 2014; 370: 1583–1593

[521] Barbar SD, Clere-Jehl R, Bourredjem A et al., IDEAL-ICU Trial Investigators and the CRICS TRIGGERSEP Network. Timing of renal-replacement therapy in patients with acute kidney injury and sepsis. N Engl J Med 2018; 379: 1431–1442

[522] Bayer O, Reinhart K, Kohl M et al. Effects of fluid resuscitation with synthetic colloids or crystalloids alone on shock reversal, fluid balance, and patient outcomes in patients

with severe sepsis: A prospective sequential analysis. Crit Care Med 2012; 40: 2543–2551

[523] Bergamin FS, Almeida JP, Landoni G et al. Liberal versus restrictive transfusion strategy in critically ill oncologic patients: The transfusion requirements in critically ill oncologic patients randomized controlled trial. Crit Care Med 2017; 45: 766

[524] Bernhard M, Brenner T, Brunkhorst FM et al. Frühe innerklinische Sepsistherapie. Notf Rettungsmedizin 2015; 18: 595–605

[525] Bloch A, Berger D, Takala J. Understanding circulatory failure in sepsis. Intensive Care Med 2016; 42: 2077–2079

[526] Bloos F, Thomas-Rüddel D, Rüddel H et al, MEDUSA Study Group. Impact of compliance with infection management guidelines on outcome in patients with severe sepsis: A prospective observational multi-center study. Crit Care Lond Engl 2014; 18: R42

[527] Bloos F, Trips E, Nierhaus A et al. for SepNet Critical Care Trials Group. Effect of Sodium Selenite Administration and Procalcitonin-Guided Therapy on Mortality in Patients With Severe Sepsis or Septic Shock: A Randomized Clinical Trial. JAMA Intern Med 2016; 176: 1266–1276

[528] Blumberg HM, Jarvis WR, Soucie JM et al. National Epidemiology of Mycoses Survey(NEMIS) Study Group. Risk factors for candidal bloodstream infections in surgical intensive care unit patients: the NEMIS prospective multicenter study. The National Epidemiology of Mycosis Survey. Clin Infect Dis Off Publ Infect Dis Soc Am 2001; 33: 177–186

[529] Bodmann D, Schenker M, Heinlein W, Wilke M. Procalcitonin als Instrument zur Erfolgsmessung der Therapie einer schweren Sepsis: Eine Untersuchung mit klinischen Routinedaten. Medizinische Klinik - Intensivmedizin und Notfallmedizin 2018; 7. Online

[530] Bourgoin A, Leone M, Delmas A et al. Increasing mean arterial pressure in patients with septic shock: effects on oxygen variables and renal function. Crit Care Med 2005; 33: 780–786

[531] Bow EJ, Evans G, Fuller J et al. Canadian clinical practice guidelines for invasive candidiasis in adults. Can J Infect Dis Med Microbiol J Can Mal Infect Microbiol Medicale 2010; 21: e122–e150

[532] Brinkmann A, Röhr AC, Frey OR et al. S2k-Leitlinie der PEG zur kalkulierten parenteralen Initialtherapie bakterieller Erkrankungen bei Erwachsenen. Anaesthesist 2018; https://doi.org/10.1007/s00101-018-0512-8

[533] Brunkhorst FM, Engel C, Bloos F et al. Intensive insulin therapy and pentastarch resuscitation in severe sepsis. N Engl J Med 2008; 358: 125–139

[534] Caironi P, Tognoni G, Masson S et al. ALBIOS Study Investigators. Albumin replacement in patients with severe sepsis or septic shock. N Engl J Med 2014; 370: 1412–1421

[535] Casserly B, Phillips GS, Schorr C et al. Lactate measurements in sepsis-induced tissue hypoperfusion: Results from the Surviving Sepsis Campaign database. Crit Care Med 2015; 43: 567–573

[536] Chang W, Xie JF, Xu JY et al. Effect of levosimendan on mortality in severe sepsis and septic shock: A meta-analysis of randomised trials. BMJ Open 2018; 8: e019338

[537] Cherpanath TGV, Hirsch A, Geerts BF et al. predicting fluid responsiveness by passive leg raising: A systematic review and meta-analysis of 23 clinical trials. Crit Care Med 2016; 44: 981–991

[538] Cockerill FR, Wilson JW, Vetter EA et al. Optimal testing parameters for blood cultures. Clin Infect Dis Off Publ Infect Dis Soc Am 2004; 38: 1724–1730

[539] Cook D, Crowther M, Meade M et al. Deep venous thrombosis in medical-surgical critically ill patients: prevalence, incidence, and risk factors. Crit Care Med 2005; 33: 1565–1571

[540] Dellinger RP, Bagshaw SM, Antonelli M et al., EUPHRATES Trial Investigators. Effect of targeted polymyxin b hemoperfusion on 28-day mortality in patients with septic shock and elevated endotoxin level: The EUPHRATES Randomized Clinical Trial. JAMA 2018; 320: 1455–1463

[541] Deutsche Gesellschaft für Anästhesiologie und Intensivmedizin (federführend). S3-Leitlinie Intravasale Volumentherapie beim Erwachsenen; 2014. http://www.awmf.org/leitlinien/detail/ll/001-020.html

[542] Dungan KM, Braithwaite SS, Preiser JC. Stress hyperglycaemia. Lancet 2009; 373: 1798–1807

[543] Elke G, Hartl WH, Kreymann KG et al. DGEM-Leitlinie: „Klinische Ernährung in der Intensivmedizin“. Aktuelle Ernährungsmedizin 2018; 43: 341–408

[544] European Centre for Disease Prevention and Control. Influenza-associated invasive pulmonary aspergillosis, Europe. Stockholm; 2018

[545] Feissel M, Michard F, Faller JP et al. The respiratory variation in inferior vena cava diameter as a guide to fluid therapy. Intensive Care Med 2004; 30: 1834–1837

[546] Fowler AA, Truwit JD, Hite RD et al. Effect of vitamin c infusion on organ failure and biomarkers of inflammation and vascular injury in patients with sepsis and severe acute respiratory failure: The CITRIS-ALI Randomized Clinical Trial. JAMA 2019; 322: 1261–1270

[547] Freire Jorge P, Wieringa N, de Felice E et al. The association of early combined lactate and glucose levels with subsequent renal and liver dysfunction and hospital mortality in critically ill patients. Crit Care 2017; 21: 218

[548] Gamper G, Havel C, Arrich J et al. Vasopressors for hypotensive shock. Cochrane Database Syst Rev 2016; 2: CD003709

[549] Gordon AC, Mason AJ, Thirunavukkarasu N et al., VANISH Investigators. Effect of early vasopressin vs norepinephrine on kidney failure in patients with septic shock: The VANISH Randomized Clinical Trial. JAMA 2016; 316: 509–518

[550] Gu WJ, Zhang Z, Bakker J. Early lactate clearance-guided therapy in patients with sepsis: A meta-analysis with trial sequential analysis of randomized controlled trials. Intensive Care Med 2015; 41: 1862–1863

[551] Hamzaoui O, Scheeren TWL, Teboul JL. Norepinephrine in septic shock: When and how much? Curr Opin Crit Care 2017; 23: 342–347

[552] Harris PNA, Peleg AY, Iredell J et al. Meropenem versus piperacillin-tazobactam for definitive treatment of bloodstream infections due to ceftriaxone non-susceptible Escherichia coli and Klebsiella spp (the MERINO trial): Study protocol for a randomised controlled trial. Trials 2015; 16: 24

[553] Hernández G, Ospina-Tascón GA, Damiani LP et al., ANDROMEDA-SHOCK Investigators and the Latin America Intensive Care Network (LIVEN). Effect of a resuscitation strategy targeting peripheral perfusion status vs serum lactate levels on 28-day mortality among patients with septic shock: The ANDROMEDA-SHOCK Randomized Clinical Trial. JAMA 2019; 321: 654–664

[554] Holst LB, Haase N, Wetterslev J et al., TRISS Trial Group, Scandinavian Critical Care Trials Group. Lower versus hig-

her hemoglobin threshold for transfusion in septic shock. N Engl J Med 2014; 371: 1381–1391
[555] Holst LB. Benefits and harms of red blood cell transfusions in patients with septic shock in the intensive care unit. Dan Med J 2016; 63(2): B5209
[556] Jaber S, Paugam C, Futier E et al., BICAR-ICU Study Group. Sodium bicarbonate therapy for patients with severe metabolic acidaemia in the intensive care unit (BICAR-ICU): A multicentre, open-label, randomised controlled, phase 3 trial. Lancet Lond Engl 2018; 392: 31–40
[557] Jaffee W, Hodgins S, McGee WT. Tissue edema, fluid balance, and patient outcomes in severe sepsis: An organ systems review. J Intensive Care Med 2017; 33(5): 885066617742832
[558] Janssens U, Jung C, Hennersdorf M et al. Empfehlungen zum hämodynamischen Monitoring in der internistischen Intensivmedizin. Kardiologe 2016; 10: 149–169
[559] Jones AE, Shapiro NI, Trzeciak S et al., Emergency Medicine Shock Research Network (EMShockNet) Investigators. Lactate clearance vs central venous oxygen saturation as goals of early sepsis therapy: A randomized clinical trial. JAMA 2010; 303: 739–746
[560] Kahn SR, Lim W, Dunn AS et al. Prevention of VTE in nonsurgical patients: Antithrombotic therapy and prevention of thrombosis, 9th ed: American College of Chest Physicians Evidence-Based Clinical Practice Guidelines. Chest 2012; 141: e195S-e226S
[561] Keh D, Trips E, Marx G et al., SepNet–Critical Care Trials Group. Effect of hydrocortisone on development of shock among patients with severe sepsis: The HYPRESS Randomized Clinical Trial. JAMA 2016; 316: 1775–1785
[562] Kimmig A, Weis S, Hagel S et al. Infektiologische Konsile bei Patienten mit Staphylococcus-aureus-Bakteriämie – eine retrospektive Beobachtungsstudie am Universitätsklinikum Jena. Dtsch Med Wochenschr 2018; 143: e179–e187
[563] Klein DJ, Foster D, Schorr CA et al. The EUPHRATES trial (Evaluating the Use of Polymyxin B Hemoperfusion in a Randomized controlled trial of Adults Treated for Endotoxemia and Septic shock). Study protocol for a randomized controlled trial. Trials 2014; 15: 218
[564] Krag M, Perner A, Wetterslev J et al., SUP-ICU co-authors. Prevalence and outcome of gastrointestinal bleeding and use of acid suppressants in acutely ill adult intensive care patients. Intensive Care Med 2015; 41: 833–845
[565] Krag M, Marker S, Perner A et al. Pantoprazole in patients at risk for gastrointestinal bleeding in the ICU. N Engl J Med 2018; 379: 2199–2208
[566] Lamontagne F, Meade MO, Hébert PC et al., Canadian Critical Care Trials Group. Higher versus lower blood pressure targets for vasopressor therapy in shock: A multicentre pilot randomized controlled trial. Intensive Care Med 2016; 42: 542–550
[567] LeDoux D, Astiz ME, Carpati CM, Rackow EC. Effects of perfusion pressure on tissue perfusion in septic shock. Crit Care Med 2000; 28: 2729
[568] Lee A, Mirrett S, Reller LB et al. Detection of bloodstream infections in adults: How many blood cultures are needed? J Clin Microbiol 2007; 45: 3546–3548
[569] Legrand M, Dupuis C, Simon C et al. Association between systemic hemodynamics and septic acute kidney injury in critically ill patients: A retrospective observational study. Crit Care Lond Engl 2013; 17: R278
[570] Leisman D, Wie B, Doerfler M et al. Association of fluid resuscitation initiation within 30 minutes of severe sepsis and septic shock recognition with reduced mortality and length of stay. Ann Emerg Med 2016; 3: 298-311
[571] Leisman DE, Doerfler ME, Schneider SM et al. Predictors, prevalence, and outcomes of early crystalloid responsiveness among initially hypotensive patients with sepsis and septic shock. Crit Care Med 2017; 2: 189-198
[572] Levy B. Lactate and shock state: The metabolic view. Curr Opin Crit Care 2006; 12: 315–321
[573] Levy MM, Dellinger RP, Townsend SR et al., Surviving Sepsis Campaign. The Surviving Sepsis Campaign: Results of an international guideline-based performance improvement program targeting severe sepsis. Crit Care Med 2010; 38: 367–374
[574] Levy MM, Rhodes A, Phillips GS, et al. Surviving Sepsis Campaign: Association between performance metrics and outcomes in a 7.5-year study. Crit Care Med 2015; 43: 3–12
[575] Levy MM, Evans LE, Rhodes A. The Surviving Sepsis Campaign Bundle: 2018 update. Intensive Care Med 2018; 44: 925–928
[576] Liu VX, Morehouse JW, Marelich GP et al. Multicenter implementation of a treatment bundle for patients with sepsis and intermediate lactate values. Am J Respir Crit Care Med 2016; 193: 1264–1270
[577] Livigni S, Bertolini G, Rossi C et al. Units GGI per la V degli I in TI (Italian G for the E of I in ICM is an independent collaboration network of IIC. Efficacy of coupled plasma filtration adsorption (CPFA) in patients with septic shock: A multicenter randomised controlled clinical trial. BMJ Open 2014; 4: e003536
[578] Maitland K, Kiguli S, Opoka RO et al., FEAST Trial Group. Mortality after fluid bolus in African children with severe infection. N Engl J Med 2011; 364: 2483–2495
[579] Malbrain MLNG, Roberts DJ, Sugrue M et al. The polycompartment syndrome: A concise state-of-the-art review. Anaesthesiol Intensive Ther 2014; 46: 433–450
[580] Marik PE, Monnet X, Teboul JL. Hemodynamic parameters to guide fluid therapy. Ann Intensive Care 2011; 1: 1
[581] Marik PE. Iatrogenic salt water drowning and the hazards of a high central venous pressure. Ann Intensive Care 2014; 4: 21
[582] Marik P. „Vitamin S“ (steroids) and vitamin c for the treatment of severe sepsis and septic shock!. Crit Care Med 2016; 44: 1228–1229
[583] Marik PE, Khangoora V, Rivera R et al. Hydrocortisone, vitamin c, and thiamine for the treatment of severe sepsis and septic shock: A retrospective before-after study. Chest 2017; 151: 1229–1238
[584] Marik PE, Linde-Zwirble WT, Bittner EA et al. Fluid administration in severe sepsis and septic shock, patterns and outcomes: An analysis of a large national database. Intensive Care Med 2017; 43: 625–632
[585] Marik PE. Vitamin C for the treatment of sepsis: The scientific rationale. Pharmacol Ther 2018; 189: 63–70
[586] Mayr W, Prowse C. Retraction: Finfer S, Norton R, Bellomo R et al., on behalf of the SAFE Study Investigators. The SAFE study: Saline vs. albumin for fluid resuscitation in the critically ill. Vox Sang 2004; 87 (Suppl 2): S 123–S 131. Vox Sang 2004; 87: 142
[587] Moeller C, Fleischmann C, Thomas-Rueddel D et al. How safe is gelatin? A systematic review and meta-analysis of gelatin-containing plasma expanders vs crystalloids and albumin. J Crit Care 2016; 35: 75–83

[588] Monnet X, Marik P, Teboul JL. Passive leg raising for predicting fluid responsiveness: A systematic review and meta-analysis. Intensive Care Med 2016; 12:1935-1947

[589] Mouncey PR, Osborn TM, Power GS et al., ProMISe Trial Investigators. Trial of early, goal-directed resuscitation for septic shock. N Engl J Med 2015; 372: 1301–1311

[590] Myburgh JA, Finfer S, Bellomo R et al. Hydroxyethyl starch or saline for fluid resuscitation in intensive care. N Engl J Med 2012; 367: 1901–1911

[591] Nguyen HB, Rivers EP, Knoblich BP et al. Early lactate clearance is associated with improved outcome in severe sepsis and septic shock. Crit Care Med 2004; 32: 1637–1642

[592] NICE-SUGAR Study Investigators, Finfer S, Chittock DR, Su SYS et al. Intensive versus conventional glucose control in critically ill patients. N Engl J Med 2009; 360: 1283–1297

[593] Nobre V, Harbarth S, Graf J-D et al. Use of procalcitonin to shorten antibiotic treatment duration in septic patients: a randomized trial. Am J Respir Crit Care Med 2008; 177: 498–505

[594] Patterson TF, Thompson GR, Denning DW et al. Practice guidelines for the diagnosis and management of aspergillosis: 2016 update by the Infectious Diseases Society of America. Clin Infect Dis 2016; 63: e1–e60

[595] Paul-Ehrlich-Gesellschaft für Chemotherapie e.V. (PEG). S2k Leitlinie Kalkulierte parenterale Initialtherapie bakterieller Erkrankungen bei Erwachsenen – Update 2018. 2017; AWMF-Registernummer 082–006

[596] Payen DM, Guilhot J, Launey Y et al., ABDOMIX Group. Early use of polymyxin B hemoperfusion in patients with septic shock due to peritonitis: A multicenter randomized control trial. Intensive Care Med 2015; 41: 975–984

[597] Perner A, Haase N, Guttormsen AB et al., 6S Trial Group, Scandinavian Critical Care Trials Group. Hydroxyethyl starch 130/0.42 versus Ringer's acetate in severe sepsis. N Engl J Med 2012; 367: 124–134

[598] Pittet D, Monod M, Suter PM et al. Candida colonization and subsequent infections in critically ill surgical patients. Ann Surg 1994; 220: 751–758

[599] ProCESS/ARISE/ProMISe Methodology Writing Committee, Huang DT, Angus DC, Barnato A et al. Harmonizing international trials of early goal-directed resuscitation for severe sepsis and septic shock: Methodology of ProCESS, ARISE, and ProMISe. Intensive Care Med 2013; 39: 1760–1775

[600] ProCESS Investigators, Yealy DM, Kellum JA, Huang DT et al. A randomized trial of protocol-based care for early septic shock. N Engl J Med 2014; 370: 1683–1693

[601] Prowle JR, Kirwan CJ, Bellomo R. Fluid management for the prevention and attenuation of acute kidney injury. Nat Rev Nephrol 2014; 10: 37–47

[602] Reinhart K, Brunkhorst FM, Bone HG et al. Prävention, Diagnose, Therapie und Nachsorge der Sepsis. Anaesthesist 2010; 59: 347–370

[603] Rhodes A, Evans LE, Alhazzani W et al. Surviving Sepsis Campaign: International Guidelines for Management of Sepsis and Septic Shock: 2016. Intensive Care Med 2017; 43: 304–377

[604] Richter DC, Heininger A, Brenner T et al. Bacterial sepsis: Diagnostics and calculated antibiotic therapy. Anaesthesist 2017; 66(10): 737-761

[605] Rivers E, Nguyen B, Havstad S et al., Early Goal-Directed Therapy Collaborative Group. Early goal-directed therapy in the treatment of severe sepsis and septic shock. N Engl J Med 2001; 345: 1368–1377

[606] Rochwerg B, Alhazzani W, Sindi A et al., Fluids in Sepsis and Septic Shock Group. Fluid resuscitation in sepsis: A systematic review and network meta-analysis. Ann Intern Med 2014; 161: 347–355

[607] Russell JA, Rush B, Boyd J. Pathophysiology of Septic Shock. Crit Care Clin 2018; 34: 43–61

[608] Sartelli M, Catena F, Abu-Zidan FM et al. Management of intra-abdominal infections: Recommendations by the WSES 2016 consensus conference. World J Emerg Surg WJES 2017; 12: 22

[609] Schauwvlieghe AFAD, Rijnders BJA, Philips N et al. Invasive aspergillosis in patients admitted to the intensive care unit with severe influenza: A retrospective cohort study. Lancet Respir Med 2018; 6: 782–792

[610] Schmoch T, Bernhard M, Brenner T et al. Supportive Sepsistherapie. In: DIVI Jahrbuch 2016/2017, Hrsg. Berlin: Medizinisch Wissenschaftliche Verlagsgesellschaft; 2017: 397–408

[611] Schmoch T, Uhle F, Siegler BH et al. The glyoxalase system and methylglyoxal-derived carbonyl stress in sepsis: Glycotoxic aspects of sepsis pathophysiology. Int J Mol Sci 2017; 18(3): 657

[612] Schmoch T, Bernhard M, Siegler BH et al. Hämodynamische Stabilisierung des septischen Patienten in der Notaufnahme. Notf Rettungsmedizin 2019; 22: 205–218

[613] Schmoch T, Al-Saeedi M, Hecker A et al. [Evidence-based interdisciplinary treatment of abdominal sepsis]. Chir Z Alle Geb Oper Medizen 2019; 5: 363-378

[614] Schmoch T, Al-Saeedi M, Hecker A et al. Evidenzbasierte, interdisziplinäre Behandlung der abdominellen Sepsis. Chir 2019; 5: online

[615] Schortgen F, Lacherade JC, Bruneel F et al. Effects of hydroxyethylstarch and gelatin on renal function in severe sepsis: a multicentre randomised study. Lancet Lond Engl 2001; 357: 911–916

[616] Schuetz P, Bolliger R, Merker M et al. Procalcitonin-guided antibiotic therapy algorithms for different types of acute respiratory infections based on previous trials. Expert Rev Anti Infect Ther 2018; 16: 555–564

[617] Semler MW, Self WH, Wanderer JP et al., SMART Investigators and the Pragmatic Critical Care Research Group. Balanced crystalloids versus saline in critically ill adults. N Engl J Med 2018; 378: 829–839

[618] Seymour CW, Gesten F, Prescott HC et al. Time to treatment and mortality during mandated emergency care for sepsis. N Engl J Med 2017; 376: 2235–2244

[619] Solomkin JS, Mazuski JE, Bradley JS et al. Diagnosis and management of complicated intra-abdominal infection in adults and children: Guidelines by the Surgical Infection Society and the Infectious Diseases Society of America. Clin Infect Dis Off Publ Infect Dis Soc Am 2010; 50: 133–164

[620] Toews I, George AT, Peter JVet al. Interventions for preventing upper gastrointestinal bleeding in people admitted to intensive care units. Cochrane Database Syst Rev 2018; 6: CD008687

[621] Vaezi MF, Yang YX, Howden CW. Complications of proton pump inhibitor therapy. Gastroenterology 2017; 153: 35–48

[622] Van den Berghe G, Wouters P, Weekers F et al. Intensive insulin therapy in critically ill patients. N Engl J Med 2001; 345: 1359–1367

[623] Vasques F, Duscio E, Romitti F et al. Septic shock-3 vs 2: An analysis of the ALBIOS study. Crit Care Lond Engl 2018; 22: 237

[624] Venkatesh B, Finfer S, Cohen J et al. Adjunctive glucocorticoid therapy in patients with septic shock. N Engl J Med 2018; 378: 797–808
[625] Welte T, Dellinger RP, Ebelt H et al. Efficacy and safety of trimodulin, a novel polyclonal antibody preparation, in patients with severe community-acquired pneumonia: A randomized, placebo-controlled, double-blind, multicenter, phase II trial (CIGMA study). Intensive Care Med 2018; 44: 438–448
[626] Yamakawa K, Umemura Y, Hayakawa M et al., Japan Septic Disseminated Intravascular Coagulation (J-Septic DIC) study group. Benefit profile of anticoagulant therapy in sepsis: A nationwide multicentre registry in Japan. Crit Care Lond Engl 2016; 20: 229
[627] Zarbock A, Kellum JA, Schmidt C et al. Effect of early vs delayed initiation of renal replacement therapy on mortality in critically ill patients with acute kidney injury: The ELAIN Randomized Clinical Trial. JAMA 2016; 315: 2190–2199
[628] Zhou F, Peng Z, Murugan R et al. Blood purification and mortality in sepsis: A meta-analysis of randomized trials. Crit Care Med 2013; 41: 2209–2220
[629] Zulassungsinhaber. Rote Hand Brief „Systemisch und inhalativ angewendete Fluorchinolone: Risiko für Aortenaneurysmen und -dissektionen“; 2018. https://www.kvs-sachsen.de/fileadmin/data/kvs/downloads/ms_abisz/ecb25afdb4cb793f244c121996ab304e3be98a58/Arzneimittel_A-Z/Rote-Hand-Brief_Fluorchinolone_10-2018.pdf

13.5 COVID-19

Mascha Fiedler, Markus A. Weigand

Die Erkrankung COVID-19 (Coronavirus Disease 2019) als weltweite Pandemie stellt alle Wissenschaftler, Ärzte, Beatmungsexperten, Virologen, Epidemiologen, Krankenpfleger und Politiker ständig vor neue Herausforderungen. Aktuelle wissenschaftliche Erkenntnisse und Erfahrungen zur Erkrankung gibt es täglich, so dass dieser Buchbeitrag eher als Übersichtsartikel zu verstehen ist. Empfehlenswert sind die Internetseiten des Robert Koch-Instituts (http://www.rki.de) und die Literaturseiten im Internet (http://www.ncbi.nlm.nih.gov) sowie die Handlungsanweisungen über DIVI (Deutsche Interdisziplinäre Vereinigung für Intensiv- und Notfallmedizin; http://www.divi.de) und AWMF (Arbeitsgemeinschaft der Wissenschaftlichen Medizinischen Fachgesellschaften; http://www.awmf.org/leitlinien/detail/ll/001–020.html), die regelmäßig aktualisiert werden.

13.5.1 Einleitung

Ende des Jahres 2019 hat sich von China (Wuhan, Provinz Hubei) ausgehend eine akute respiratorische Erkrankung durch ein neuartiges humanpathogenes Coronavirus (SARS-CoV-2) verbreitet. Die Erkrankung wird als „coronavirus disease 2019“ (COVID-19) bezeichnet. Am 11.03.2020 wurde die Epidemie durch die Weltgesundheitsorganisation (WHO) offiziell als Pandemie bezeichnet, da sich COVID-19 weltweit ausbreitet. Die Übertragung zwischen den Menschen scheint überwiegend durch *Tröpfcheninfektion* zu erfolgen.

Die klinischen *Symptome* der Patienten, die an SARS-CoV-2 positiv getestet worden sind, zeigen primär das Bild einer respiratorischen Erkrankung mit Fieber, Husten, Dyspnoe und Müdigkeit, aber auch gastrointestinale Beschwerden (z. B. Diarrhö) [700]. Mehr als 35 % der Patienten haben neurologische Beschwerden. Häufig wurden bei COVID-19 sowohl Anosmie als auch Ageusie beschrieben, wobei diese Symptome auch bei anderen Virusinfekten der oberen Atemwege auftreten können [674].

Eine gezielte *antivirale, medikamentöse Therapie* gegen das Coronavirus SARS-CoV-2 gibt es bisher nicht, allerdings wurde Remdesivir nun auch in Europa unter Auflagen die Zulassung zur Behandlung von COVID-19 erteilt. Neue, vorab veröffentlichte Daten aus Oxford beschreiben einen positiven Effekt von *Dexamethason* auf die Sterblichkeit schwerkranker Patienten (Intensivstation oder Sauerstoffpflichtigkeit) [672].

Ansonsten richtet sich die Behandlung nach der Symptomatik der Patienten. Im Vordergrund der Schweregradeinteilung steht die Hypoxämie mit dem respiratorischen Versagen und der Notwendigkeit der Applikation von Sauerstoff. Dies geschieht überwiegend nicht invasiv und trotz zunächst negativer Beurteilungen auch erfolgreich über *High-Flow-Oxygenierung* (HFNO) [673], [677]. Kritisch kranke Patienten, die trotz High-Flow-Oxygenierung nicht suffizient zu oxygenieren sind, müssen zur Gewährleistung der Sauerstoffversorgung schlussendlich intubiert und *invasiv beatmet* werden.

Die fundamentale *Pathophysiologie* der schweren Viruspneumonie entspricht in etwa einem schweren ARDS (adult respiratory distress syndrom). Allerdings spielen beim Lungenversagen durch COVID-19 zum Teil Perfusionsheterogenitäten, pulmonalvaskuläre Endothelentzündungen und Mikrothrombosen eine bedeutende Rolle [630]. Unabhängig von der noch nicht im Detail geklärten Pathophysiologie sollten Patienten mit COVID-19, die eine schwere Pneumonie mit Hypoxie entwickeln und auf eine invasive Beatmung angewiesen sind, eine *lungenprotektive Beatmungs-*

therapie zur Verbesserung der Oxygenierung erhalten. Dieses Verfahren der protektiven Beatmung beruht auf Ergebnissen der jahrzehntelangen ARDS-Forschung [654] und aus Untersuchungen zu viralen Pneumonien [635].

Im Regelfall führt eine Dyspnoe mit erhöhter Atemfrequenz (> 30/min) zur Aufnahme in das Krankenhaus. Abhängig von der Schwere der Symptome und der Hypoxämie ist eine *intensivpflichtige Überwachung* notwendig. Bereits zu diesem Zeitpunkt sind in der Bildgebung oft pulmonale Infiltrate bzw. Konsolidierungen zu sehen [650].

13.5.2 Virologie

Ursprung und Klassifikation

Im Dezember 2019 wurde aus einigen Krankenhäusern in Wuhan, Provinz Hubei, China, eine respiratorische Viruserkrankung gemeldet, die schließlich COVID-19 genannt wurde. Chinesische Ärzte beschrieben die Erkrankung nach klinischen Manifestationen, Bluttests und computertomografischen Untersuchungen des Thorax als virusinduzierte Pneumonie.

Erste epidemiologische Untersuchungen ergaben, dass zuvor eine Vielzahl der Patienten den lokalen Markt in Huanan besucht hatten. Dort gibt es vor allem Meeresfrüchte, aber auch viele verschiedene und vor allem lebende Wildtiere für den Verzehr zu erwerben. Aus einigen Proben konnte tatsächlich das Virus SARS-CoV-2 isoliert werden, so dass der Markt nicht nur geschlossen wurde, sondern vom China Center for Disease Control and Prevention (CDC) als Ursprungsort der Virusverbreitung gesehen wurde. Diese Annahme wurde bereits zum Teil zurückgenommen, da einer der ersten Patienten nie auf dem Markt gewesen war [661], [698]. Es waren bereits zwei verschiedene SARS-CoV-2-Stämme einige Monate vor der offiziellen Kundgebung von COVID-19 aufgetreten [663], [701]. Somit bleibt der Ursprung von SARS-CoV-2 bisher sehr unbeständig und wird vom chinesischen Gesundheitsamt weiterhin untersucht.

Am 30. Dezember 2019 konnte erstmalig SARS-CoV-2 von drei Patienten, die an COVID-19 erkrankt waren, aus einer bronchoalveolären Lavage (BAL) isoliert werden [704]. Nach der Analyse konnte festgestellt werden, dass SARS-CoV-2 zur *β-CoV-Familie* gehört. Es sind einsträngige RNA-Viren mit einer Hülle und vielen nach außen ragenden Andockstellen bzw. Spikes. Diese Virusfamilie kann respiratorische, intestinale, hepatische und neurologische Erkrankungen hervorrufen. Humanpathologisch sind α- und β-CoV [651], [692], [703]. SARS-Coronavirus (SARS-CoV) und MERS-Coronavirus (MERS-CoV) gehören zur β-CoV-Familie [692]. Genomweite phylogenetische Untersuchen zeigen, dass sich SARS-CoV-2 jeweils 79,5 % und 50 % der Sequenzenidentität von SARS-CoV und MERS-CoV teilt [671], [703], [704].

Rezeptorinteraktion und Zelleintritt

Zum Zelleintritt dockt SARS-CoV-2 an einen funktionalen Rezeptor an, das humane *Angiotensin-Converting-Enzym 2* (ACE 2), wie das bereits für SARS-CoV einige Jahre zuvor beschrieben wurde [666], [670]. ACE 2 ist ein Typ-I-Membranprotein, das insbesondere im Nasen-Rachen-Raum [660] sowie in der Lunge, im Herz, in den Nieren und im Darm nachweisbar ist und meistens im Zusammenhang mit kardiovaskulären Erkrankungen erwähnt wird.

ACE 2 hat eine direkte Bindungsstelle für das *S-Protein* von Coronaviren [652]. Nach dem Andocken des Virus an den Rezeptor kommt es über komplexe Transformationen der Zellmembran zur Aufnahme des Virus ins Zellinnere. Nach dem Andocken an ACE 2 wird der Rezeptor dann zum Teil von der Zelle abgespalten. Nach biophysikalischen und strukturellen Untersuchungen von SARS-CoV-2 konnte gezeigt werden, dass das S-Protein dieses Virus eine 10- bis 20fach höhere Affinität zum humanen ACE-2-Rezeptor aufweist als SARS-CoV [663], [696].

Übertragungsweg

SARS-CoV-2 wird primär über *Tröpfcheninfektion* (droplet transmission) und engen Kontakt zu infizierten Personen übertragen (Einatmung von Aerosolpartikeln). Inwiefern die *fäkal-orale Übertragung* eine Rolle spielt, ist noch nicht abschließend geklärt [663], [677].

Die primäre virale Replikation geschieht vermutlich in der Mundschleimhaut und im oberen Respirationstrakt (Nase und Pharynx) mit weiterer Multiplikation im unteren Respirationstrakt und vermutlich auch in der gastrointestinalen Schleimhaut [663]. Dies führt zunächst zu einer milden Virämie. Bei den meisten infizierten Menschen scheint die Infektion asymptomatisch zu verlaufen, trotzdem können sie infektiös sein.

Es gibt auch Patienten, die keine respiratorische Symptomatik aufweisen, sondern Probleme in anderen Organen haben können, wie z. B. Niereninsuffizienz, erhöhte Leberwerte, Herzinsuffizienz und Diarrhö [663], [690]. Dies liegt daran, dass der ACE-2-Rezeptor im menschlichen Körper ubiquitär von den unterschiedlichsten Zellen exprimiert wird und SARS-CoV-2 als Andockstelle dient.

Pathophysiologie

Die Erkrankung an COVID-19 verläuft in drei *Phasen* [646], [687]:

- frühe Infektion
- pulmonale Manifestation
- schwere hyperinflammatorische Phase

Das Virus infiltriert in der frühen Phase den Nasen-Rachen-Raum und gegebenenfalls das Lungenparenchym und beginnt zu replizieren. Daraufhin kommt es zu einer Entzündungsreaktion, die zu einer lokalen Vasodilatation mit erhöhter endothelialer Permeabilität und einem Leukozytenanstieg führt [641], [676]. Eine Hypoxämie und eine kardiovaskuläre Stressreaktion entstehen schlussendlich durch die Herdpneumonie.

Patienten mit schwerer Erkrankung zeigen erhöhte Inflammationswerte, einige Patienten können ein Makrophagenaktivierungssyndrom entwickeln, ähnlich einem so genannten Zytokinsturm. Es kommt zu einem Anstieg von Interleukin-(IL-)6, IL-1, IL-2, IL-7, Tumor- Nekrose-Faktor-(TNF-)α, Interferon-γ, Inducible-Protein-(IP-)10, Monocyte-Chemoattractant-Protein-(MCP-)1, Macrophage-Inflammatory-Protein-(MIP-)1α, Granulocyte-Colony Stimulating Factor (G-CSF), C-reaktivem Protein (CRP), Prokalzitonin, D-Dimeren und Ferritin [661], [684], [690], [699], [702].

Die erhöhte bzw. ansteigende Konzentration von IL-6, Laktatdehydrogenase (LDH), Ferritin und D-Dimeren sowie die Ausprägung der Lymphopenie sind von *prognostischer Relevanz*. Verstorbene COVID-19-Patienten zeigten signifikant höhere Werte von IL-6, Ferritin und CRP. D-Dimere und Troponin scheinen ebenso prognostische Marker zu sein [684], [702]. Diese schwere primäre lokale Inflammation durch das SARS-CoV-2 kann zu einer schweren Schädigung des Lungenparenchyms mit den Folgen der progredienten respiratorischen Insuffizienz führen. Im weiteren Verlauf der Erkrankung ist das Auftreten eines Multiorganversagens durch die systemische Inflammationsreaktion möglich.

Bereits im Jahr 2005 wurden in pathologisch-anatomischen Untersuchungen bei SARS eine Vaskulitis sowie eine *Thrombosierung der kleinen Gefäße* gezeigt [658]. Ackermann et al. konnten in ihren Autopsien an Lungen von verstorbenen COVID-19-Patienten einen diffusen alveolären Schaden nachweisen mit der Infiltration von perivaskulären T-Zellen. Weitere ausgeprägte vaskuläre Eigenschaften waren schwere endotheliale Verletzungen mit dem intrazellulären Nachweis des Virus und zerrissenen Zellmembranen. In histologischen Untersuchungen der pulmonalen Gefäße fand man ausgedehnte Thrombosen mit Mikroangiopathien [630].

13.5.3 Symptomatik, Diagnostik

Die Hauptsymptome der an COVID-19 erkrankten Patienten sind Fieber, Husten und Myalgien oder Müdigkeit [661], [690]. Über die Hälfte der Patienten leidet an Dyspnoe. Andere Symptome sind erhöhte Sputumproduktion, Kopfschmerzen, Geruchs- und Geschmacksverlust, Hämoptysis und Diarrhö. Die durchschnittliche Inkubationszeit liegt bei ungefähr 5,2 Tagen (95-%-Konfidenzintervall: 4,1–7,0) [669]. Die Reproduktionszahl (R) für Deutschland liegt derzeit bei 0,81 (07.07.2020; http://www.rki.de).

Definition

Die *Reproduktionszahl* beschreibt, wie viele Menschen im Mittel von einer infizierten Person angesteckt werden können. Liegt der Wert der Reproduktion < 1, nehmen die Neuinfektionen ab, liegt der Wert > 1, nehmen die täglichen Neuinfektionen zu.

Das Blutbild der Patienten zeigt normale oder reduzierte Leukozyten (25 %) an, während im Differenzialblutbild häufig eine Lymphopenie nachzuweisen ist [661], [677], [690]. Etwa 98 % der Patienten mit COVID-19-Pneumonie zeigen bilaterale, atypische Infiltrate in der computertomografischen Darstellung des Thorax. Typische Zeichen im *CT-Thorax* bei den Patienten, die auf Intensivstation aufgenommen werden müssen, sind bilaterale, multiple lobäre und subsegmentale Konsolidierungen. Dagegen zeigen repräsentative CT-Untersuchungen von Nichtintensivpatienten bilaterale, milchglasartige Verschattungen und subsegmentale Areale von Konsolidierungen [661], [704].

Im Median trat das Symptom Dyspnoe aus Daten von Intensivpatienten mit COVID-19 erst nach 6,5 Tagen nach Beginn der ersten Symptome auf. Rasch entwickelte sich jedoch ein moderates bis schweres ARDS im Median 2,5 Tage nach Auftreten der Dyspnoe [636], [700], [702]. Von einer schweren COVID-19-Pneumonie spricht man bei einer Sauerstoffsättigung von ≤ 93 % in Ruhe.

Die deutsche Gesellschaft für Pulmonologie und Beatmungsmedizin e. V. [677] empfiehlt für die klinische Einschätzung des Verlaufs von COVID-19-Pneumoniepatienten ein *klinisches* (z. B. quick-SOFA-Score) und *laborchemisches Monitoring* (mindestens: D-Dimere, CRP, PCT, Thrombozyten, LDH, Troponin, Ferritin und N-terminal natriuretisches Peptid pro-B-Typ [NT-Pro-BNP]) zur Detektion eines multiplen Organversagens in Verbindung mit einem weiteren Parameter des respiratorischen Versagens (z. B. arterielle Sauerstoffsättigung [SaO_2]).

Akute hypoxämische respiratorische Insuffizienz

Eine schwere Pneumonie oder ein sich in der Folge entwickelndes ARDS-ähnliches Bild sind Ursachen einer hypoxämischen respiratorischen Insuffizienz. Symptome der schweren Pneumonie oder des vermuteten Atemwegsinfekts sind eine erhöhte Atemfrequenz > 30/min, Dyspnoe und/oder eine periphere kapillare Sauerstoffsättigung (SpO_2) < 90 % bei Raumluft. Zur Therapie der respiratorischen Insuffizienz und vorliegenden Hypoxämie steht die *Sauerstoffgabe* im Vordergrund. Dies kann über Nasensonde, Venturi-Maske und nasale High-Flow-Sauerstofftherapie geschehen [677]. Kommt es zu keiner Verbesserung des Gasaustausches und zu einem vermehrten Sauerstoffbedarf unter der etablierten Therapie, sollte die Indikation zur *nicht invasiven* (NIV) bzw. *invasiven Beatmungstherapie* gestellt werden. Das schwierigste neben der Indikationsstellung der Beatmungsform ist es, den adäquaten Zeitpunkt dafür festzulegen. Liegt eine „Do-not-intubate"-Order vor, sollte vorab geklärt werden, ob zumindest die Durchführung einer nicht invasiven Beatmung gewünscht ist [677].

Bei akuter hypoxämischer respiratorischer Insuffizienz wird die nasale *High-Flow-Sauerstofftherapie* häufig eingesetzt und kann die Notwendigkeit einer Intubation reduzieren [683]. Trotz erhöhter Aerosolbildung ist unter Einsatz der persönlichen Schutzausrüstung der Einsatz der High-Flow-Therapie bei Patienten mit einer COVID-19-Pneumonie zu empfehlen, um ein invasives Beatmungsverfahren möglichst zu umgehen [632], [634]. Ein weiterer Therapieversuch als Eskalationsstufe bei bestehender Hypoxämie mit respiratorischer Insuffizienz besteht in Form von NIV. Insbesondere bei im Vordergrund stehender hyperkapnischer respiratorischer Insuffizienz (z. B. COPD, Obesitas-Hypoventilation, obstruktives Schlafapnoesyndrom, kardiale Komorbidität, neuromuskuläre Erkrankung) ist ein NIV-Therapieansatz empfehlenswert [634], [677].

Beim *mittelschweren und schweren ARDS* führt der Einsatz der nicht invasiven Beatmung zu einem Therapieversagen in mehr als 50 % der Fälle. Dieses ist bei schwerem ARDS mit Mortalitätsraten von fast 50 % assoziiert [682], [694]. Neben der Schwere des aktuellen Krankheitsbildes erweist sich das Ausmaß der Oxygenierungsstörung als Prädiktor für das NIV-Versagen. Als kritische Grenze für eine erhöhte Letalität wird ein PaO_2/FiO_2 < 150 mmHg (Sauerstoffpartialdruck/inspiratorische Sauerstoffkonzentration) beschrieben und ein hohes Tidalvolumen (> 9,5 ml/kgKG) in den ersten 4 Behandlungsstunden ist prädiktiv für ein NIV-Versagen [638], [645].

Da es bei Patienten mit einer schweren COVID-19-Pneumonie zu einer raschen Verschlechterung mit ausgeprägter Hypoxämie kommen kann, sollten diese auf Intensivstation überwacht werden, damit eine notwendige Intubation rasch durchgeführt werden kann [677].

Entscheidend ist es, eine zu frühe Intubation zu vermeiden aus Angst des medizinischen Personals vor einer Infektion mit SARS-CoV-2 bzw. eine Therapie mit High-Flow-Sauerstoff oder/und NIV bei schwerer Oxygenierungsstörung unnötig in die Länge zu ziehen. Dies bedeutet, dass bei Patienten mit einer schweren Hypoxämie (PaO_2/FiO_2 < 150 mmHg) und Atemfrequenzen > 30/min eine Intubation und invasive Beatmung anzustreben sind [634], [665]. Durch die Intubation soll auch ein patienteninduzierter Lungenschaden (P-SILI) vermieden werden. Brochard et al. beschrieben bereits 2017, dass bei spontan atmenden Patienten mit einer vorgeschädigten Lunge durch hohe Atemfrequenzen und hohe Tidalvolumina lokale Schädigungen und Mikrozirkulationsveränderungen im Gewebe auftreten können. Eine Intubation mit lungenprotektiver Beatmung könnte die weitere Schädigung verhindern [643].

M!

Merke

Aufgrund des hohen Ansteckungspotenzials bei Patienten mit COVID-19 sollte eine notfallmäßige Intubation vermieden werden. Intubation und Bronchoskopie sollten aufgrund der Tröpfchenbildung möglichst von hocherfahrenem Personal durchgeführt werden.

ARDS

Generell werden als Ursache für ein schweres respiratorisches Versagen bei ARDS ein intrapulmonaler Ventilations-Perfusions-Mismatch oder Shunts angesehen [681]. SARS-CoV-2 führt zusätzlich in den Lungengefäßen zu einer vaskulären Komplikation, so dass eine Störung der Mikrozirkulation resultiert [630]. Die genauen pathophysiologischen Veränderungen beim ARDS bei COVID-19-Pneumonie sind noch nicht eindeutig geklärt, aber zeigen besonders in der invasiven und lungenprotektiven Beatmungstherapie Unterschiede im Vergleich zur bisherigen ARDS-Therapie.

Gattinoni et al. fanden im Rahmen ihrer Untersuchungen an invasiv beatmeten Patienten mit COVID-19-Pneumonie, die die Berlin-Kriterien des ARDS erfüllten, heraus, dass im Gegensatz zum typischen ARDS ein so genanntes ***„atypisches ARDS“*** vorliegen kann [655], [656]. Dies ist durch einen Verlust der Lungenperfusionsregulation und eine hypoxische Vasokonstriktion bei erhaltener Lungenmechanik gekennzeichnet. Es zeigt sich außerdem, dass bei einigen Patienten die Oxygenierung unter PEEP nicht immer Folge einer verbesserten Rekrutierbarkeit der Alveolen war [655], [656], [675]. Daraufhin kam es zu unterschiedlichen Einstellungen der Beatmungsdrücke, speziell des positiven endexspiratorischen Druckes (PEEP). Dieser ist bei erhaltener Compliance eher $\leq 10\,cmH_2O$ zu wählen. Die Effektivität der *Bauchlagerung* rückt in den Vordergrund [635], [655], [675].

Für die invasive Beatmung von Patienten mit COVID-19-Pneumonie sind somit die grundsätzlichen lungenprotektiven Maßnahmen mit einem Tidalvolumen von 6 ml/kg idealem Körpergewicht und einem endinspiratorischen Atemwegsdruck $\leq 30\,cmH_2O$ zu empfehlen. Eine starre Empfehlung für die PEEP-Einstellung kann bei derzeit fehlenden Daten gerade in der Frühphase der Erkrankung nicht gegeben werden und sollte nach den klinischen Befunden und der individuellen Situation des Patienten angepasst werden [665].

Die Einstellung des PEEP-Levels sollte bei Entwicklung eines klassischen ARDS nach der ARDS-Network-Tabelle (FiO_2/PEEP-Tabelle) eingestellt werden [644], [685]. Nach den Empfehlungen sollte bei bestehender Hypoxämie und einem $PaO_2/FiO_2 < 150$ mmHg konsequent eine Bauchlagerung durchgeführt werden mit einem Lagerungsintervall von mindestens 16 Stunden [659]. Mittlerweile gibt es Forschungsarbeiten und Fallberichte über die Bauchlagerung beim wachen und spontan atmenden Patienten mit COVID-19-Pneumonie. Es fehlen jedoch noch randomisierte Studien.

Je nach Schwere der Hypoxämie können die Applikation von *inhalativem Stickstoffmonoxid* (NO) und die kontinuierliche *Muskelrelaxierung* erwogen werden [654]. Bei Patienten mit therapierefraktärer Hypoxämie ($PaO_2/FiO_2 < 80$ bzw. 60 mmHg) ist der Einsatz der ***venovenösen extrakorporale Membranoxygenierung*** (ECMO) eine therapeutische Option, um die Oxygenierung zu gewährleisten [647], [654].

13.5.4 Therapie

Spezifische antivirale Medikationen, um SARS-CoV-2 zu behandeln, sind bisher nur bedingt vorhanden. Eine zugelassene Impfung gegen COVID-19 existiert bisher noch nicht. Für die klinische Praxis werden symptomatische Behandlungsstrategien vorrangig empfohlen. Es werden in diesem Buchbeitrag einige potenzielle Therapeutika benannt, die für die Behandlung von SARS-CoV-2 in Erwägung gezogen werden können. Dazu wurden auch die Leitlinien der Infectious Diseases Society of America (IDSA) hinzugezogen [640].

Antivirale Substanzen

▶ **Typ-I-Interferon (IFN).** Dies ist ein antivirales Zytokin, welches eine Reihe von Proteinen aktivieren kann, die wiederum die Virusreplikation in der Zielzelle beeinträchtigen. Vorherige Studien haben gezeigt, dass IFN-β besser gegen SARS-CoV wirkt als IFN-α [686].

13

▸ **Chloroquin, Hydroxychloroquin.** Chloroquin (CQ) und sein Derivat Hydroxychloroquin (HCQ) gehören zur Klasse der Aminoquinoline, die neben ihrem Einsatz als Antimalariamittel auch relevante Effekte gegen eine Zahl von RNA-Viren haben (z. B. Zikavirus, SARS-CoV und MERS-CoV), nachweislich in In-vitro-und auch In-vivo-Studien. Das Medikament ist ein potenter Inhibitor von SARS-CoV, da es mit dem ACE-2-Rezeptor interagiert.

Chloroquin kann effektiv SARS-CoV-2 in vitro hemmen. Bisher konnte jedoch in klinischen Studien kein Nutzen vor dem Hintergrund der Nebenwirkungen bei hospitalisierten Patienten gezeigt werden [639], [653], [657]. Boulware et al. zeigten in einer randomisierten Studie, dass *Hydroxychloroquin* als Postexpositionsprophylaxe nach Kontakt mit COVID-19-Patienten keinen Vorteil bringt bezüglich der Entstehung der Erkrankung und des möglichen Krankheitsverlaufs. Schlussendich blieben die Nebenwirkungen geringer als erwartet [642].

▸ **Ribavarin.** Zur Ribavarinaktivität gegen SARS-CoV-2 gibt es derzeit überwiegend In-vitro-Daten und wenig klinische Daten [640]. Die mittlere effektive Konzentration (EC_{50}) war signifikant höher als für Chloroquin und Remdesivir; verglichen mit diesen Mitteln ist Ribavarin in vitro weniger potent [691]. Während einer erhöhten Infektionsrate mit SARS in Hong Kong wurde Ribavarin mit Steroiden eingesetzt [693]. Wegen seiner Nebenwirkungen sollte die Gabe des Mittels abgewogen und die Dosierung vorsichtig angepasst werden. Zudem ist es fruchtschädigend und bei Schwangeren kontraindiziert.

▸ **Lopinavir/Ritonavir.** Die Kombinationstherapie aus den Proteasehemmern Lopinavir/Ritonavir ist weit verbreitet zur Behandlung der HIV-Infektion. Beim Einsatz gegen SARS und MERS zeigte Lopinavir/Ritonavir positive therapeutische Effekte [648], [664]. In den amerikanischen Leitlinien wird es zur Behandlung von COVID-19 eingeschränkt empfohlen [640].

Die Kombination aus Interferon-1β, Lopinavir/Ritonavir und Ribavirin zur Behandlung von Patienten mit milden bis moderaten COVID-19-Symptomen ergab, dass die Symptome gemildert wurden, der nasopharyngeale Abstrich im Median nach 7 Tagen negativ und der Krankenhausaufenthalt kürzer war [662].

▸ **Remdesivir.** Von Remdesivir wurde bereits vor der COVID-19-Pandemie berichtet, dass es SARS-CoV in vivo hemmt [633] und in Kombination mit Interferon-1β sowohl in vitro als auch in vivo gegen MERS-CoV wirkt [663]. In einer randomisierten, doppelblinden, plazebokontrollierten klinischen Studie konnte nach Verabreichung von intravenösem Remdesivir nach einer Loading Dose von 200 mg am 1. Tag und anschließenden Verabreichung von 100 mg/d für weitere 9 Tage für COVID-19-Erkrankte nach stationärer Aufnahme eine schnellere Rekonvaleszenz erreicht werden [637]. Aus diesem Grund erfolgte nun die Zulassung von Remdesivir zur Behandlung von COVID-19 unter Auflagen. Das Nebenwirkungsprofil ist noch nicht umfangreich charakterisiert; bekannt ist eine Hepatotoxizität.

Kortison

▸ **Hydrokortison.** Kortikosteroide wie Hydrokortison und Dexamethason haben antiinflammatorische, antifibrotische und vasokonstriktive Effekte. Den Einfluss dieser positiven Wirkungen haben Intensivmediziner bereits über Jahrzehnte bei Patienten mit ARDS und/oder septischen Schock eingesetzt und erforscht mit differenten Ergebnissen [679]. Die regelhafte Gabe von Steroiden ist beim ARDS nicht empfehlenswert, da sie die virale Clearance verzögern und eine fungale Superinfektion begünstigen können [665]. Eine Ausnahme bildet die niedrig dosierte Hydrokortisontherapie beim septischen Schock ohne Ansprechen auf Flüssigkeits- und Vasopressortherapie über einen Zeitraum von mehr als einer Stunde [631], [665], [689].

Eine bereits bestehende multizentrische und multinationale Studie für Pneumonie (REMAP-CAP) randomisierte 403 der Patienten mit schwerer COVID-19 Pneumonie und konnte eine positive Tendenz bezüglich des Einsatzes von Hydrokortison erkennen [697].

▸ **Dexamethason.** Aus einer großen britischen, kontrolliert randomisierten Studie an 6 425 hospitalisierten Patienten mit schwerer COVID-19 Pneumonie (RECOVERY-Studie) ging hervor, dass die Mortalität der beatmeten Patienten durch die Gabe von Dexamethason (6 mg/d für 10 Tage) gesenkt werden konnte, sowie bei spontan atmenden Patienten, die eine unterstützende Sauerstofftherapie benötigten [680]. Es gab jedoch keinen Benefit bei Patienten, die erkrankt waren und keinen Sauerstoff benötigten. Eine mögliche Schädigung der Patienten durch die tägliche Gabe von Dexamethason kann nicht ausgeschlossen werden. Eine durch die WHO initiierte prospektive Metaanalyse von klinischen Studien an kritisch erkrankten Patienten mit COVID-19, die systemisch Kortikosteroide erhielten, zeigten eine geringere 28-Tage Mortalität verglichen mit Patienten, die nach Standard behandelt wurden oder Placebo erhielten [688]. Bleibt abzuwarten, ob Hydrokortison oder Dexamethason einen Vorteil bringen wird.

Antikoagulation

▸ **Thromboseprophylaxe/Antikoagulation.** Eine häufige Komplikation bei COVID-19-Erkrankten sind thrombembolische Ereignisse; vorwiegend venöse, aber auch arterielle Thrombosen ließen sich nachweisen [630], [668], [695]. Eine Thromboseprophylaxe sollte bei allen stationären Patienten etabliert werden. Es scheint aber sinnvoll zu sein, die mögliche Höchstdosis von *niedermolekularem Heparin* (NMH) zu verabreichen. Alternativ, z. B. bei Heparinunverträglichkeit oder stattgehabter heparininduzierter Thrombozytopenie (HIT), ist die Gabe von *Fondaparinux* zu erwägen [665].

Bei beatmeten Intensivpatienten mit COVID-19-assoziiertem ARDS ist wegen der Ausbildung von Mikrothromben in der pulmonalen Endstrombahn eine therapeutische Antikoagulation unter individueller Abwägung von Nutzen und Risiko (z. B. pulmonale Hämorrhagien) eine mögliche Therapieoption [630], [665]. Haben die Patienten zusätzlich eine eingeschränkte Nierenfunktion (geschätzte glomeruläre Filtrationsrate [eGFR] < 30 ml/min), ist eine Antikoagulation mit *unfraktioniertem Heparin* (UFH) auf Intensivstation zu bevorzugen. Ist die Verabreichung von Vasopressoren nicht notwendig, könnte auch eine subkutane Gabe von UFH oder abhängig von der glomerulären Filtrationsrate niedermolekulares Heparin (NMH) verabreicht werden. Es hat sich als sinnvoll erwiesen, bei COVID-19-Patienten relevante laborchemische Gerinnungsparameter regelmäßig zu überwachen (Thrombozytenzahl, Quick/ International Normalized Ratio [INR], Fibrinogen, D-Dimere, Antithrombin).

Weitere Therapieansätze

▸ **Rekonvaleszentes Plasma.** Die Verabreichung von rekonvaleszentem Plasma ist in der Geschichte zur Behandlung von Infektionskrankheiten sowie viralen Infektionen des unteren Respirationstrakts durchaus bekannt. Vor allem bei schweren Verläufen der COVID-19-Pneumonie können durch die Verabreichung des Plasmas dem immunsupprimierten Empfänger die notwendigen Antikörper zur Bekämpfung des Virus möglicherweise zur Verfügung gestellt werden. Es besteht jedoch immer die Gefahr, dass der Patient eine transfusionsassoziierte Lungeninsuffizienz oder eine allergische Reaktion auf das Plasma zeigt [639], [640].

▸ **Sonstige Behandlungsansätze.** Inzwischen gibt es noch viele weitere mögliche Therapieansätze (z. B. Antizytokinstrategien wie Tocilizumab (IL-6-Rezeptorantagonist), Anakinra (IL-1-Rezeptorantagonist), Chemokinrezeptorblocker, Verabreichung von Immunglobulinen, Fibrinolysetherapie, extrakorporale Verfahren, Gabe von Vitamin C). Es fehlen jedoch noch weitere klinische Studien bei Patienten mit COVID-19, um die Sicherheit und die Effektivität dieser Medikamente abschätzen zu können.

13.5.5 Prophylaxe

Nachweis einer SARS-CoV-2-Infektion

Patienten, die möglicherweise an COVID-19 erkrankt sind, aber auch asymptomatische Menschen (wie z. B. Ärzte und Pflegekräfte) können durch einen doppelten Abstrich mit einem Tupfer aus dem Rachen und Nasen-Rachen-Raum verifiziert werden (aktuelle Empfehlungen vgl. RKI). Der nachfolgende Test basiert auf einer *Reverse-Transkriptase-Polymerase-Kettenreaktion* (RT-PCR). Ein negativer Test schließt eine Infektion jedoch nicht aus. Ist der Patient negativ getestet und hat nachweislich grippale Symptome, sollte er wie ein an COVID-19 Erkrankter behandelt und nachgetestet werden [667]. Bei einer Inkubationszeit von im Mittel 5 Tagen konnten Kurcirka et al. zeigen, dass mit einem Test 8 Tage nach möglicher Infektion oder 3 Tage nach Symptombeginn die falsch negativen Ergebnisse minimiert werden können [667].

Bei stationär aufgenommen und schwer erkrankten Patienten konnte die Pneumonie entweder durch eine *CT-Thorax-Diagnostik* oder auch durch die weitere Testung von *Trachealsekret* oder *bronchoalveolärer Lavage* nachgewiesen werden [639], [663], [699].

Der Nachweis der Virus-RNA kann durch *Antikörpertests* ergänzt werden. Hierdurch können auch Hinweise auf stattgehabte Infektionen gewonnen werden. Die Wertigkeit der Antikörpertest ist zurzeit noch nicht abschließend zu bewerten, da sowohl Spezifität als auch Sensitivität nicht klar sind. Daneben scheint die Antikörperkonzentration im längeren Verlauf abzusinken und manche Patienten mit leichtem Verlauf entwickeln keine messbare Konzentration. Weiterhin wurde die Entwicklung einer lymphozytären Antwort berichtet.

Übertragung von SARS-CoV-2 vermeiden

Die Ausbreitung einer COVID-19-Pandemie konnte nicht verhindert werden, wurde aber in einigen Ländern durch die Einhaltung strikter Verhaltensregeln in Schach gehalten.

So ist es nachweislich sinnvoll, eine *Quarantänezeit* einzuhalten, nicht nur als Erkrankter, sondern auch als Reisender. Das vorsorgliche Tragen eines *Mundschutzes* kann sowohl die Verbreitung als auch die Inhalation des Virus minimieren. Die Grundlagen der *Hygiene* wie regelmäßiges Händewaschen, das Verzichten auf den Handschlag bei der Begrüßung, das Schneuzen in die Ellenbeuge beim Niesen und das Desinfizieren der Hände tragen dazu bei, dass das Virus keinen neuen Wirt findet [649], [678]. Die Einhaltung eines Abstandes von 1,5 m zwischen zwei Personen sorgt zusätzlich dazu, dass das Virus sich nicht verbreitet [678].

Für Hochrisikotätigkeiten wie NIV/High-Flow-Oxygenierung oder Intubation wird das Tragen von ausreichender persönlicher *Schutzausrüstung* empfohlen. Diese besteht in der Regel aus dicht sitzenden FFP2-/FFP3-Atemschutzmasken, Schutzvisier oder Schutzbrille, Schutzkittel und Einmalhandschuhen. Ist eine Intubation indiziert, ist der Einsatz von Videolaryngoskopen sinnvoll.

Schlussendlich bleibt es in der Verantwortung jedes Einzelnen, bei grippalen Symptomen zu Hause zu bleiben. Wir werden lernen müssen, mit dem SARS-CoV-2 zu leben. Mittlerweile wurden 2 mRNA-Impfstoffe (Fa. BioNTech und Fa. Moderna) zugelassen. Für weitere Kandidaten wurde die Zulassung beantragt oder sie befinden sich in Phase-II- und Phase-III-Studien. Die Effektivität der beiden zugelassenen mRNA-Impfstoffe wird mit 90% und mehr angegeben. Vermittelt wird sie überwiegend durch Gedächtnis-T- und B-Zellen und die gebildeten Antikörper. Wie lange die schützende Wirkung der Impfstoffe anhält, ist derzeit noch unklar; insbesondere vor dem Hintergrund der absinkenden Antikörperkonzentrationen nach COVID-19 muss dies genau beobachtet werden.

13.5.6 Literatur

[630] Ackermann M, Verleden SE, Kuehnel M et al. Pulmonary vascular endothelialitis, thrombosis, and angiogenesis in Covid-19. N Engl J Med 2020; 383: 120–128

[631] Annane D, Renault A, Brun-Buisson C et al. Hydrocortisone plus Fludrocortisone for Adults with Septic Shock. N Engl J Med 2018; 378: 809–18

[632] Agarwal A, Basmaji J, Muttalib F et al. High-flow nasal cannula for acute hypoxemic respiratory failure in patients with COVID-19: systematic reviews of effectiveness and its risks of aerosolization, dispersion, and infection transmission. Can J Anaesth 2020; Jun 15: 1–32

[633] Agostini ML, Andres EL, Sims AC et al. Coronavirus susceptibility to the antiviral remdesivir (gs-5734) is mediated by the viral polymerase and the proofreading exoribonuclease. MBio 2018; 2: e00221–18

[634] Alhazzani W, Moller MH, Arabi YM et al. Surviving Sepsis Campaign: guidelines on the management of critically ill adults with coronavirus disease 2019 (COVID-19). Crit Care Med 2020; 6: e440–e469

[635] Arabi YM, Fowler R, Hayden FG. Critical care management of adults with community-acquired severe respiratory viral infection. Intensive Care Med 2020; 2: 315–28

[636] Arentz M, Yim E, Klaff L et al. Characteristics and outcomes of 21 critically ill patients with COVID-19 in Washington State. JAMA 2020; 16: 1612–1614

[637] Beigel JH, Tomashek KM, Dodd LE et al. Remdesivir for the treatment of Covid-19 – preliminary report. N Engl J Med 2020; May 22. Online ahead of print

[638] Bellani G, Laffey JG, Pham T et al. Noninvasive ventilation of patients with acute respiratory distress syndrome. Insights from the LUNG SAFE Study. Am J Respir Crit Care Med 2017; 1: 67–77

[639] Berlin DA, Gulick RM, Martinez FJ. Severe Covid-19. N Engl J Med 2020; May 15. Online ahead of print

[640] Bhimraj A, Morgan RL, Shumaker AH et al. Infectious Diseases Society of America Guidelines on the treatment and management of patients with COVID-19. Clin Infect Dis 2020; Apr 27. Online ahead of print
[641] Blanco-Melo D, Nilsson-Payant BE, Liu WC et al. Imbalanced host response to SARS-CoV-2 drives development of COVID-19. Cell 2020; 5: 1036–1045 e9
[642] Boulware DR, Pullen MF, Bangdiwala AS et al. A randomized trial of hydroxychloroquine as postexposure prophylaxis for Covid-19. N Engl J Med 2020; Jun 3. Online ahead of print
[643] Brochard L, Slutsky A, Pesenti A. Mechanical ventilation to minimize progression of lung injury in acute respiratory failure. Am J Respir Crit Care Med 2017; 4: 438–442
[644] Brower RG, Lanken PN, MacIntyre N et al. Higher versus lower positive end-expiratory pressures in patients with the acute respiratory distress syndrome. N Engl J Med 2004; 4: 327–336
[645] Carteaux G, Millan-Guilarte T, De Prost N et al. Failure of noninvasive ventilation for de novo acute hypoxemic respiratory failure: role of tidal volume. Crit Care Med 2016; 2: 282–290
[646] Channappanavar R, Perlman S. Pathogenic human coronavirus infections: causes and consequences of cytokine storm and immunopathology. Semin Immunopathol 2017; 5: 529–539
[647] Cheng A, Sun HY, Tsai MS et al. Predictors of survival in adults undergoing extracorporeal membrane oxygenation with severe infections. J Thorac Cardiovasc Surg 2016; 6: 1526–1536
[648] Chu CM, Cheng VC, Hung IF et al. Role of lopinavir/ritonavir in the treatment of SARS: initial virological and clinical findings. Thorax 2004; 3: 252–256
[649] Chu DK, Akl EA, Duda S et al. Physical distancing, face masks, and eye protection to prevent person-to-person transmission of SARS-CoV-2 and COVID-19: a systematic review and meta-analysis. Lancet 2020; 10242: 1973–1987
[650] Chung M, Bernheim A, Mei X et al. CT imaging features of 2019 novel coronavirus (2019-nCoV). Radiology 2020; 1: 202–207
[651] de Wilde AH, Snijder EJ, Kikkert M et al. Host factors in coronavirus replication. Curr Top Microbiol Immunol 2018; 419: 1–42
[652] Donoghue M, Hsieh F, Baronas E et al. A novel angiotensin-converting enzyme-related carboxypeptidase (ACE2) converts angiotensin I to angiotensin 1–9. Circ Res 2000; 5: E1–9
[653] Esposito S, Noviello S, Pagliano P. Update on treatment of COVID-19: ongoing studies between promising and disappointing results. Infez Med 2020; 2: 198–211
[654] Fan E, Brodie D, Slutsky AS. Acute respiratory distress syndrome: advances in diagnosis and treatment. JAMA 2018; 319 (7): 698–710
[655] Gattinoni L, Chiumello D, Caironi P et al. COVID-19 pneumonia: different respiratory treatments for different phenotypes? Intensive Care Med 2020; 6: 1099–1102
[656] Gattinoni L, Coppola S, Cressoni M et al. COVID-19 does not lead to a „typical" acute respiratory distress syndrome. Am J Respir Crit Care Med 2020; 10: 1299–1300
[657] Geleris J, Sun Y, Platt J et al. Observational study of hydroxychloroquine in hospitalized patients with Covid-19. N Engl J Med 2020; 25: 2411–2418
[658] Gu J, Gong E, Zhang B et al. Multiple organ infection and the pathogenesis of SARS. J Exp Med 2005; 3: 415–424
[659] Guerin C, Reignier J, Richard JC et al. Prone positioning in severe acute respiratory distress syndrome. N Engl J Med 2013; 23: 2159–2168
[660] Hou YJ, Okuda K, Edwards CE et al. SARS-CoV-2 reverse genetics reveals a variable infection gradient in the respiratory tract. Cell 2020; 27. Mai. Online ahead of print
[661] Huang C, Wang Y, Li X et al. Clinical features of patients infected with 2019 novel coronavirus in Wuhan, China. Lancet 2020; 10223: 497–506
[662] Hung IF, Lung KC, Tso EY et al. Triple combination of interferon beta-1b, lopinavir-ritonavir, and ribavirin in the treatment of patients admitted to hospital with COVID-19: an open-label, randomised, phase 2 trial. Lancet 2020; 10238: 1695–1704
[663] Jin Y, Yang H, Ji W et al. Virology, epidemiology, pathogenesis, and control of COVID-19. Viruses 2020; 4: 372
[664] Kim UJ, Won EJ, Kee SJ et al. Combination therapy with lopinavir/ritonavir, ribavirin and interferon-alpha for Middle East respiratory syndrome. Antivir Ther 2016; 5: 455–459
[665] Kluge S, Janssens U, Welte T et al. German recommendations for critically ill patients with COVID19. Med Klin Intensivmed Notfmed 2020; Apr 14: 1–4
[666] Kuba K, Imai Y, Penninger JM. Angiotensin-converting enzyme 2 in lung diseases. Curr Opin Pharmacol 2006; 3: 271–276
[667] Kucirka LM, Lauer SA, Laeyendecker O et al. Variation in false-negative rate of reverse transcriptase polymerase chain reaction-based SARS-CoV-2 tests by time since exposure. Ann Intern Med 2020; May 13. Online ahead of print
[668] Langer F, Kluge S, Klamroth R et al. Coagulopathy in COVID-19 and its implication for safe and efficacious thromboprophylaxis. Hamostaseologie 2020; Jun 4. Online ahead of print
[669] Li Q, Guan X, Wu P et al. Early transmission dynamics in Wuhan, China, of novel coronavirus-infected pneumonia. N Engl J Med 2020; 13: 1199–1207
[670] Li W, Moore MJ, Vasilieva N et al. Angiotensin-converting enzyme 2 is a functional receptor for the SARS coronavirus. Nature 2003; 6965: 450–454
[671] Lu R, Zhao X, Li J et al. Genomic characterisation and epidemiology of 2019 novel coronavirus: implications for virus origins and receptor binding. Lancet 2020; 10224: 565–574
[672] Mahase E. Covid-19: Demand for dexamethasone surges as RECOVERY trial publishes preprint. BMJ 2020; 369: m2512
[673] Meng L, Qiu H, Wan L et al. Intubation and ventilation amid the COVID-19 outbreak: Wuhan's experience. Anesthesiology 2020; 132: 1317–1332
[674] Niazkar HR, Zibaee B, Nasimi A et al. The neurological manifestations of COVID-19: a review article. Neurol Sci 2020; Jun 1: 1–5
[675] Pan C, Chen L, Lu C et al. Lung recruitability in COVID-19-associated acute respiratory distress syndrome: a single-center observational study. Am J Respir Crit Care Med 2020; 10: 1294–1297
[676] Peiris JS, Chu CM, Cheng VC et al. Clinical progression and viral load in a community outbreak of coronavirus-associated SARS pneumonia: a prospective study. Lancet 2003; 9371: 1767–1772
[677] Pfeifer M, Ewig S, Voshaar T et al. Positionspapier zur praktischen Umsetzung der apparativen Differenzialtherapie der akuten respiratorischen Insuffizienz bei COVID-19. Pneumologie 2020; 6: 337–357

[678] Prather KA, Wang CC, Schooley RT. Reducing transmission of SARS-CoV-2. Science 2020; 368: 1422–1424
[679] Prescott HC, Rice TW. Corticosteroids in COVID-19 ARDS: Evidence and Hope During the Pandemic. JAMA 2020; published online September 2, 2020
[680] RECOVERY Collaborative Group, Horby P, Lim WS, Emberson JR et al. Dexamethasone in Hospitalized Patients with Covid-19 – Preliminary Report. N Engl J Med 2020; Jul 17: online ahead of print
[681] Rhodes A, Evans LE, Alhazzani W et al. Surviving Sepsis Campaign: international guidelines for management of sepsis and septic shock: 2016. Crit Care Med 2017; 3: 486–552
[682] Rochwerg B, Brochard L, Elliott MW et al. Official ERS/ATS clinical practice guidelines: noninvasive ventilation for acute respiratory failure. Eur Respir J 2017; 2: 1602426
[683] Rochwerg B, Granton D, Wang DX et al. High flow nasal cannula compared with conventional oxygen therapy for acute hypoxemic respiratory failure: a systematic review and meta-analysis. Intensive Care Med 2019; 5: 563–572
[684] Ruan Q, Yang K, Wang W et al. Clinical predictors of mortality due to COVID-19 based on an analysis of data of 150 patients from Wuhan, China. Intensive Care Med 2020; 5: 846–848
[685] Sahetya SK, Goligher EC, Brower RG. Fifty years of research in ARDS. Setting positive end-expiratory pressure in acute respiratory distress syndrome. Am J Respir Crit Care Med 2017; 11: 1429–38
[686] Scagnolari C, Vicenzi E, Bellomi F et al. Increased sensitivity of SARS-coronavirus to a combination of human type I and type II interferons. Antivir Ther 2004; 6: 1003–1011
[687] Siddiqi HK, Mehra MR. COVID-19 illness in native and immunosuppressed states: a clinical-therapeutic staging proposal. J Heart Lung Transplant 2020; 5: 405–407
[688] The WHO Rapid Evidence Appraisal for COVID-19 Therapies (REACT) Working Group. Sterne JAC, Murthy S, Diaz JV, Slutsky AS, Villar J, et al. Association Between Administration of Systemic Corticosteroids and Mortality Among Critically Ill Patients With COVID-19: A Meta-analysis. JAMA 2020; Sep 2: online ahead of print
[689] Venkatesh B, Finfer S, Cohen J et al. Adjunctive Glucocorticoid Therapy in Patients with Septic Shock. N Engl J Med 2018; 378: 797–808
[690] Wang D, Hu B, Hu C et al. Clinical characteristics of 138 hospitalized patients with 2019 novel coronavirus-infected pneumonia in Wuhan, China. JAMA 2020; 11: 1061–1069
[691] Wang M, Cao R, Zhang L et al. Remdesivir and chloroquine effectively inhibit the recently emerged novel coronavirus (2019-nCoV) in vitro. Cell Res 2020; 3: 269–271
[692] Weiss SR, Leibowitz JL. Coronavirus pathogenesis. Adv Virus Res 2011; 81: 85–164
[693] Wenzel RP, Edmond MB. Managing SARS amidst uncertainty. N Engl J Med 2003; 20: 1947–1948
[694] Westhoff M, Schonhofer B, Neumann P et al. Nicht-invasive Beatmung als Therapie der akuten respiratorischen Insuffizienz. S3-Leitlinie herausgegeben von der Deutschen Gesellschaft für Pneumologie und Beatmungsmedizin e. V. Pneumologie 2015; 12: 719–756
[695] Wichmann D, Sperhake JP, Lutgehetmann M et al. autopsy findings and venous thromboembolism in patients with COVID-19. Ann Intern Med 2020; May 6. Online ahead of print
[696] Wrapp D, Wang N, Corbett KS et al. Cryo-EM structure of the 2019-nCoV spike in the prefusion conformation. Science 2020; 6483: 1260–1263
[697] Writing Committee for the R-CAPI, Angus DC, Derde L, Al-Beidh F et al. Effect of Hydrocortisone on Mortality and Organ Support in Patients With Severe COVID-19: The REMAP-CAP COVID-19 Corticosteroid Domain Randomized Clinical Trial. JAMA 2020; September 2: online ahead of print
[698] Wu Z, McGoogan JM. Characteristics of and important lessons from the coronavirus disease 2019 (covid-19) outbreak in china: summary of a report of 72314 cases from the Chinese Center for Disease Control and Prevention. JAMA 2020; Feb 24. Online ahead of print
[699] Xiong Y, Liu Y, Cao L et al. Transcriptomic characteristics of bronchoalveolar lavage fluid and peripheral blood mononuclear cells in COVID-19 patients. Emerg Microbes Infect 2020; 1: 761–770
[700] Yang X, Yu Y, Xu J et al. Clinical course and outcomes of critically ill patients with SARS-CoV-2 pneumonia in Wuhan, China: a single-centered, retrospective, observational study. Lancet Respir Med 2000; 15: 475–481
[701] Zheng Y, Xiong C, Liu Y et al. Epidemiological and clinical characteristics analysis of COVID-19 in the surrounding areas of Wuhan, Hubei Province in 2020. Pharmacol Res 2020; 157: 104821
[702] Zhou F, Yu T, Du R et al. Clinical course and risk factors for mortality of adult inpatients with COVID-19 in Wuhan, China: a retrospective cohort study. Lancet 2020; 10229: 1054–1062
[703] Zhou P, Yang XL, Wang XG et al. A pneumonia outbreak associated with a new coronavirus of probable bat origin. Nature 2020; 7798: 270–273
[704] Zhu N, Zhang D, Wang W et al. A novel coronavirus from patients with pneumonia in China, 2019. N Engl J Med 2020; 8: 727–733

13.5.7 Internetadressen

- Robert Koch Institut: https://www.rki.de/DE/Content/InfAZ/N/Neuartiges_Coronavirus/nCoV.html
- National Library of Medicine (PubMed): https://pubmed.ncbi.nlm.nih.gov/?term=covid+19+
- Deutsche Interdisziplinäre Vereinigung für Intensiv- und Notfallmedizin (DIVI): https://www.divi.de/register/aktuelle-informationen
- AWMF-S1-Leitlinie: https://www.awmf.org/uploads/tx_szleitlinien/113-001l_S1_Intensivmedizinische-Therapie-von-Patienten-mit-COVID-19_2020-07.pdf

14 Respiratorische Erkrankungen

14.1 Pneumonie

Khodr Tello

14.1.1 Einleitung

Die aktuellen nationalen S3-Leitlinien „Epidemiologie, Diagnostik und Therapie erwachsener Patienten mit nosokomialer Pneumonie- Update 2017“ [715] und die S3-Leitlinien zur „Behandlung von erwachsenen Patienten mit ambulant erworbener Pneumonie und Prävention“ aus dem Jahr 2016 geben wertvolle Unterstützung für eine praxisnahe und evidenzbasierte Behandlung von und Patienten mit ambulant erworbener Pneumonie und Patienten mit nosokomialer Pneumonie [719]. Auf Grundlage dieser Leitlinien werden nachfolgend Strategien zur rationalen Diagnostik und Therapie vorgestellt.

14.1.2 Definition

- In den aktuellen Leitlinien wird die *ambulant erworbene Pneumonie* (CAP) als außerhalb des Krankenhauses erworbene Pneumonie des immunkompetenten Patienten definiert.
- Die *nosokomiale Pneumonie* (HAP) ist *eine frühestens 48 Stunden nach Krankenhausaufnahme* aufgetretene Pneumonie [715]. Eine innerhalb der ersten 3 Monate nach Krankenhausaufenthalt auftretende Pneumonie wird aufgrund der möglichen Kolonisation durch Krankenhauserreger ebenfalls als nosokomial bezeichnet.
- Eine Sonderform der HAP ist die *beatmungsassoziierte Pneumonie* (ventilator-associated pneumonia, VAP), die sich auf invasiv beatmete Patienten bezieht.
- Diese Pneumonieformen grenzen sich von der *Pneumonie bei schwergradiger Immunsuppression* (zum Beispiel Neutropenie, Zustand nach Organ- oder Stammzelltransplantation, HIV-Infektion oder angeborene Immundefekte) ab. Die Einteilung erfolgt nach der so genannten „Pneumonietriade“, die den Ort des Erwerbens der Pneumonie und den Immunstatus des Patienten erfasst.

14.1.3 Ambulant erworbene Pneumonie (CAP)

Die ambulant erworbene Pneumonie ist eine häufige Erkrankung mit bis zu etwa 500 000–600 000 Fällen pro Jahr in Deutschland [719]. Dabei zeigt sich eine nicht unerhebliche Letalität der hospitalisierten CAP-Patienten mit circa 13 %. Das Alter spielt eine entscheidende Rolle, denn mit steigendem Alter nimmt die Letalität zu [719]. Das mediane Alter von Krankenhauspatienten mit CAP in Deutschland beträgt 76 Jahre [725].

Mit den Daten des CAP-Netzes konnte gezeigt werden, dass in mindestens *50 % der Fälle kein Erreger gefunden wurde*. Streptococcus pneumoniae ist der häufigste Erreger, vor Hämophilus influenzae und Mykoplasmen [730]. Die Häufigkeit und Relevanz der Viren (Influenza A/B, RS-Viren) ist saisonal unterschiedlich. In Abhängigkeit der Komorbiditäten finden sich auch Erregernachweise von Staphylococcus aureus, Pseudomonas aeruginosa und gramnegativen Enterobakterien.

Risikostratifizierung

Risikoklassen

Eine rasche Identifikation von Risikopatienten ist essenziell bedingt durch die assoziierte hohe Letalität. Im Update der nationalen Leitlinie von 2016 wurde die CAP in 3 Risikoklassen untergliedert [719]:

- *Gruppe 1a* umfasst Patienten mit guter bis ausreichender Funktionalität, definiert als Bettlägerigkeit < 50 % des Tages.
- Patienten der *Gruppe 1b* zeigen eine eingeschränkte Funktionalität, definiert als Bettlägerigkeit ≥ 50 % des Tages.
- Patienten der *Gruppe 2* haben schwere Komorbiditäten mit infauster Prognose.

CRB-65-Index

▸ **Kriterien.** Unabhängig von der Funktionalität als Risikoprädiktor sollte auch weiterhin der CRB-65-Index zur initialen Risikostratifizierung zur Anwendung kommen [707]. Dabei werden drei klinische und ein anamnestischer Parameter berücksichtigt als jeweils unabhängige Prädiktoren für einen letalen Ausgang der Pneumonie. Die Letalität steigt von 0 % bei keinem erfüllten CRB-65-Kriterium, auf 6 % bei 1–2 erfüllten Kriterien und auf 23 % bei 3–4 erfüllten Kriterien an [707].

▶ **Limitationen.** Allerdings hat der CRB-65-Index einige Limitationen. Bei multimorbiden Patienten spiegelt der Score unzureichend das Risiko wider [712]. Auch die Oxygenierungsstörung bei Patienten mit ambulant erworbener Pneumonie, die häufig ein Aufnahmegrund ist, wird nicht berücksichtigt. Um dem Rechnung zu tragen und diese Gruppe der Patienten in der Risikostratifizierung besser zu erfassen, wurde in den aktuellen Leitlinien vorgeschlagen, dass *Komorbidität* und eine *Oxygenierungsstörung* (periphere Sauerstoffsättigung < 90 %) erfasst werden.

Bei einem CRB-65 von 0, gutem funktionellem Status, fehlenden instabilen Komorbiditäten und ausreichender peripherer Sauerstoffsättigung kann nach klinischer Einschätzung des Arztes der CAP-Patient ambulant therapiert werden. Dabei sollte eine Reevaluation nach 48–72 Stunden erfolgen. Alle Patienten, welche die Anforderungen an ein niedriges Risikoprofil nicht erfüllen, sollten stationär behandelt werden. Bei erhöhtem Risikoprofil wird eine stationäre Behandlung initiiert. Dann müssen rasch CAP-Patienten identifiziert werden, die einer intensivierten Überwachung bzw. einer intensivmedizinischen Versorgung bedürfen.

▶ **Major- und Minorkriterien.** Diese Risikoevaluation sollte laut Leitlinie primär nach den Major- und Minorkriterien der American Thoracic Society/Infectious Disease Society of America (ATS/IDSA) erfolgen [719]. Bei Vorliegen eines Majorkriteriums (Notwendigkeit der Intubation und maschinellen Beatmung oder Notwendigkeit der Gabe von Vasopressoren) ist eine sofortige intensivmedizinische Versorgung erforderlich. Sollte kein Majorkriterium vorhanden sein, erfolgt eine weitere Risikostratifizierung mithilfe der Minorkriterien. *Patienten mit > 2 Minorkriterien gelten als akut vital gefährdet.* Diese Patienten sollten früh intensivmedizinisch überwacht und therapiert werden.

Merke M!

Majorkriterien

- invasive mechanische Beatmung
- septischer Schock mit Notwendigkeit von Vasopressoren

Minorkriterien

- schwere akute respiratorische Insuffizienz (arterieller Sauerstoffpartialdruck PaO_2 ≤ 55 mmHg)
- Atemfrequenz ≥ 30/min
- multilobäre Infiltrate in der Röntgenuntersuchung des Thorax
- neu aufgetretene Bewusstseinsstörung
- systemische Hypotension mit Notwendigkeit der aggressiven Volumentherapie
- akutes Nierenversagen (Harnstoff ≥ 20 mg/dl)
- Leukopenie (Leukozyten < 4 000/mm^3)
- Thrombozytopenie (Thrombozyten < 100 000/mm^3)
- Hypothermie (< 36 °C)

Diagnostik

▶ **Symptome.** Klinische Symptome der ambulant erworbenen Pneumonie sind Husten, Dyspnoe, atemabhängige thorakale Schmerzen, Allgemeinsymptome wie Fieber, Arthralgien und Myalgien. Bei älteren Patienten kommen auch neurologische Symptome wie „Desorientiertheit" vor.

▶ **Bildgebende Verfahren.** Die Bildgebung, sei es die *Röntgenuntersuchung* oder die *Sonografie*, spielen eine wichtige Rolle. Der Nachweis eines neu aufgetretenen Infiltrats in einem der beiden bildgebenden Verfahren erlaubt die Bestätigung der Diagnose und die Abgrenzung einer Bronchitis oder einer nicht infektexazerbierten chronisch obstruktiven Lungenerkrankung (COPD).

▶ **Biomarker.** In Situationen, in denen eine adäquate Bildgebung nicht zur Verfügung steht, wie etwa im ambulanten Bereich, können Biomarker eine wichtige Rolle spielen. *C-reaktives Protein* (CRP) und *Prokalzitonin* (PCT) haben einen hohen Nutzen hinsichtlich der Diagnosesicherung und Antibiotikaverordnungen [705], [709].

▶ **Mikrobiologische Untersuchungen.** Bein einem erhöhten Risikoprofil des Patienten sollten erweiterte mikrobiologische Untersuchungen angestrebt werden. Diese bestehen aus mindestens einer Abnahme von mindestens zwei Blutkulturpärchen, einem Urinantigentest auf Legionellen (optional auch auf Pneumokokken) sowie der Gram-Färbung und Kultur von Sputum. In Abhängigkeit der epidemiologischen Lage empfiehlt sich auch eine PCR-basierte (PCR: Polymerasekettenreaktion) Testung auf Influenza A/B und SARS-CoV-2.

Therapie

Eine Risikostratifizierung ist essenziell bei der Einleitung einer kalkulierten antibiotischen Therapie. Dabei wird zwischen *leichter* (CRB-65 = 0, ausreichende Oxygenierung, keine dekompensierte Komorbidität), *mittelschwerer* und *schwerer* Pneumonie (akute respiratorische Insuffizienz und/oder schwere Sepsis bzw. septischer Schock und/oder dekompensierte Komorbidität) unterschieden [719]. Bei Vorliegen einer schweren Sepsis bzw. bei septischem Schock sollte die Therapie möglichst innerhalb der 1. Stunde erfolgen.

Leichtgradige Pneumonie

▸ **Fehlende Komorbidität.** Die häufigsten Erreger sind Streptococcus pneumoniae, influenzae, Influenzaviren der Saison und bei jüngeren Patienten < 60 Jahre Mycoplasma pneumoniae. Die Therapie der Wahl bei Patienten mit einer leichten Pneumonie ohne Komorbidität ist eine *Monotherapie* mit *hoch dosiertem Amoxicillin.* Als Alternative bei Penicillinallergie sollte ein *Fluorchinolon* (Moxifloxacin, Levofloxacin) eingesetzt werden, wobei Moxifloxacin die beste Pneumokokkenwirksamkeit hat.

Makrolide (Clarithromycin, Azithromycin) und *Doxycyclin* sollten eher als *zweitrangig* in dieser Hinsicht betrachtet werden, da Resistenzenraten gegenüber Pneumokokken von rund 10 % vorliegen. *Ciprofloxacin* ist als Monotherapeutikum bei schlechter Pneumokokkenwirksamkeit *kontraindiziert.*

▸ **Definierte Komorbidität.** Liegt bei Patienten mit leichter Pneumonie eine definierte Komorbidität (chronische Herzinsuffizienz, Erkrankungen des zentralen Nervensystems (ZNS) mit Schluckstörungen, schwere COPD (Chronic Obstructive lung disease), Bronchiektasen, Perkutane Endoskopische Gastrostomie (PEG) vor, besteht ein erhöhtes Risiko für einige weitere Pneumonieerreger. Deshalb ist hier die Therapie mit *Amoxicillin* und einem *Betalaktamaseinhibitor* empfohlen. Die Kombination von Amoxicillin mit einem Betalaktamaseinhibitor (z. B. Clavulansäure) ist bei diesen Patienten zur Erweiterung des Spektrums um S. aureus, Enterobakterien und betalaktamasebildende Haemophilus influenzae angezeigt.

Therapiealternativen bei Allergie oder Unverträglichkeit sind auch bei dieser Patientengruppe die Fluorchinolone *Moxifloxacin* oder *Levofloxacin.* Bei Patienten mit schwerer COPD und/oder Bronchiektasen besteht ein Risiko für eine Pseudomonasinfektion. Bei hinreichendem Verdacht kann hier eine *Kombinationstherapie mit Ciprofloxacin* erwogen werden.

Mittelgradige Pneumonie

Bei der mittelschweren Pneumonie spielt der Anteil an Staphylococcus aureus, Enterobakterien und Pseudomonas aeruginosa eine größere Rolle. Daher werden für die initiale kalkulierte antibiotische Therapie eine *Aminopenicillin-Betalaktamaseinhibitor-Kombination* oder *Cephalosporine* der Generation 2 und 3a empfohlen, die in der Regel intravenös appliziert werden. Therapiealternativen stellen auch hier die *Fluorchinolone* (Moxifloxacin, Levofloxacin) dar.

Bei hospitalisierten Patienten ohne akute Organdysfunktion kann optional eine *Betalaktam-Makrolid-Kombination* für 3 Tage erwogen werden. Der Grund liegt einerseits in der Wirksamkeit der Makrolide gegen atypische Erreger (insbesondere Legionellen) und andererseits in antiinflammatorischen und immunmodulierenden Wirkungen. Hierbei werden als Kombinationspartner zum Betalaktamantibiotikum *Clarithromycin* und *Azithromycin* empfohlen.

Schwergradige Pneumonie

Initial sollte wegen des hohen Letalitätsrisikos der Patienten eine *intravenöse Kombinationstherapie* bestehend aus einem *Betalaktam mit breitem Spektrum* (Piperacillin/Tazobactam, Ceftriaxon oder Cefotaxim) und einem *Makrolid* eingeleitet werden, da auch hier Streptococcus pneumoniae, Haemophilus influenzae und atypische bakterielle Erreger die entscheidenden Erreger sind. Wenn keine atypischen bakteriellen Erreger nachweisbar sind, kann das Makrolid nach 3 Tagen abgesetzt werden.

Liegt kein septischer Schock vor, können *Moxifloxacin* oder *Levofloxacin* alternativ als *Monotherapie* eingesetzt werden.

Es sollte unbedingt beachtet werden, dass *Fluorchinolone* bei leichten bis mittelschweren Infektionen (akuter Exazerbation einer chronischen

Bronchitis und chronisch obstruktiver Lungenerkrankung, akuter bakterieller Rhinosinusitis und akuter Otitis media) vermieden werden (Rote Hand Brief 04/19), es sei denn, andere Antibiotika werden als ungeeignet erachtet.

Influenza

Ein signifikanter Anteil der ambulant erworbenen Pneumonien wird viral ausgelöst. Influenza A/B sollte in der kalkulierten Therapie saisonal berücksichtigt werden. Gerade der frühe Therapiebeginn (< 48 Stunden nach Aufnahme) der Influenza beispielsweise mit *Oseltamivir* zeigt ein signifikant verbessertes Überleben im Vergleich zu einer verzögerten Therapie [731].

Therapiedauer

In der Regel beträgt die empfohlene Therapiedauer der *leichten bis mittelschweren* Pneumonie 5–7 Tage. Dabei sollte vor Therapieende eine klinische Stabilisierung für mindestens 2 Tage erfolgt sein. Die Therapie der *schweren* Pneumonie sollte eine Zeitdauer von 7 Tage nicht überschreiten.

Dabei sollte berücksichtigt werden, dass eine sequenzielle Therapie mit Umstellung auf eine orale Therapie bei oral gut bioverfügbaren Antibiotika sinnvoll sein kann und in allen Fällen erwogen werden sollte.

Supportive Maßnahmen

Bei stabilen CAP-Patienten wird eine *Frühmobilisation* zur Verkürzung des Krankenhausaufenthalts empfohlen. Patienten mit kardiovaskulären Risikofaktoren und Pneumonie haben ein erhöhtes Letalitätsrisiko [710]. Die Fortführung einer bereits bestehenden kardiovaskulär indizierten *Azetylsalizylsäuretherapie* sollte daher im Rahmen der Pneumonie fortgeführt oder (falls nicht vorbestehend) begonnen werden [719].

Der Stellenwert einer supportiven systemischen *Steroidtherapie* im Rahmen einer ambulant erworbenen Pneumonie wird kontrovers diskutiert. Zum jetzigen Zeitpunkt kann anhand der bestehenden Datenlage keine Empfehlung für den routinemäßigen Einsatz von Steroiden bei der CAP gegeben werden kann. Systemische Steroide sollten adjuvant entsprechend den üblichen Therapieempfehlungen bei einer exazerbierten obstruktiven Atemwegserkrankung und Pneumonie eingesetzt werden.

14.1.4 Nosokomial erworbene Pneumonie (HAP)

Die nosokomiale Pneumonie (Hospital acquired Pneumonia, HAP) ist eine *häufige Erkrankung*. Dies zeigt sich anhand der Daten des Krankenhaus-Infektions-Surveillance-Systems (KISS) für Intensivpatienten, das eine durchschnittliche Pneumonierate 3,65 pro 1 000 Beatmungstage bei Patienten mit invasiver Beatmung ausweist.

Untersuchungen zur Letalität der HAP und insbesondere der VAP werden kontrovers diskutiert. Die so genannte „ attributable mortality" ist der durch die VAP bedingte Anteil der Letalität. In einigen Studien wird dieser Anteil mit 8 % angegeben [728]. Für die HAP ohne die VAP gibt es nur wenige Daten. Einige Berechnungen gehen von 27 000 HAP-bedingten Sterbefällen in Europa pro Jahr aus. Die VAP führt zu einer zusätzlichen Verweildauer von 4–6 Tagen auf den Intensivstationen und dementsprechend zu deutlichen Zusatzkosten in der Behandlung [711].

Erregerspektrum

M!

Merke

Gramnegative Stäbchenbakterien sind die häufigsten Erreger der HAP. Dabei spielen Enterobacteriaceae wie Escherichia coli und Klebsiella spp., Haemophilus influenzae, Stenotrophomonas und Acinetobacter baumanii eine entscheidende Rolle. *Grampositive* Erreger sind vor allem Staphylococcus aureus und Streptococcus pneumoniae, die in der empirischen Therapie berücksichtigt werden sollten.

Enterococcus faecalis und faecium sowie koagulasenegative Staphylokokken spielen in der Pathogenese der Erkrankung keine Rolle und sollten in der Therapieentscheidung nicht berücksichtigt werden.

Auch Candida spp. sind als Erreger einer Pneumonie nicht relevant. Daher sollte von einer Therapie bei positivem Nachweis im Trachealsekret oder Sputum abgesehen werden [727]. Bei Risikopatienten (Patienten mit Immunsuppression, COPD, Influenzapneumonie) mit einem Nachweis von Aspergillus spp. sollte jedoch eine Therapie erwogen werden [715].

▶ Risikofaktoren für Infektionen mit multiresistenten Erregern. Multiresistente Erregern spielen eine immer entscheidendere Rolle und sollten sowohl in der therapeutischen Abdeckung als auch unter hygienischen Aspekten berücksichtigt werden. Wichtige Risikofaktoren, die die Wahrscheinlichkeit für das Auftreten multiresistenter Erreger erhöhen, sind:

- vorausgegangene intravenöse antimikrobielle Therapie innerhalb der letzten 90 Tage
- Hospitalisierung über 5 Tage
- Kolonisation mit MRGN (multiresistente gramnegative Erreger) und MRSA (methicillinresistenter Staphylococcus aureus)
- medizinische Versorgung in Süd- und Osteuropa, Afrika, im Nahen Osten und in Asien
- septischer Schock und sepsisassoziierte Organdysfunktion

Dabei erfuhren die Risikofaktoren für multiresistente Erreger im Vergleich zur Leitlinie von 2012 eine entscheidende Anpassung. Nun gelten die medizinische Versorgung in Süd- und Osteuropa, Afrika, im Nahen Osten und in Asien sowie eine Hospitalisierung über 5 Tage anstatt über 4 Tage als Risikofaktoren. Die Aufnahme aus Langzeitpflegebereichen, chronische Dialyse, Tracheostomaträger, offene Hautwunden und Malnutrition *wurden dabei von der Liste der Risikofaktoren gestrichen.*

▶ Risikofaktoren für Pseudomonas-aeruginosa-Infektionen. Strukturelle Lungenerkrankungen wie COPD im fortgeschrittenen Stadium, Bronchiektasien sowie eine bekannte Kolonisation mit Pseudomonas aeruginosa sind zusätzliche Risikofaktoren für Infektionen durch Pseudomonas aeruginosa. Diese sollten in der empirischen Therapie berücksichtigt werden. Dies gilt ebenso für die vorbestehende Kolonisation mit MRSA.

Jedoch ist es essenziell, dass trotz der genannten Risikofaktoren die *klinische Einschätzung für die Beurteilung entscheidend* ist, ob eine Kolonisation oder eine Infektion vorliegt. Diese Einschätzung sollte im Team, im günstigsten Falle im Antibiotic-Stewardship-Team, bestehend aus Vertretern von Infektiologie, Mikrobiologie und Pharmakologie, erfolgen.

Diagnostik

Merke

M!

Bei einem neu aufgetretenen, persistierenden oder progredienten Infiltrat in Kombination mit 2 von 3 Kriterien wie Leukozytose > 10F000/µl oder < 4 000/µl, Fieber > 38,3 °C und purulentem Sekret ist die Diagnose einer nosokomial erworbenen Pneumonie gegeben [724], [722]. Wichtige Differenzialdiagnosen wie kryptogen organisierende Pneumonie (COP) oder Atelektasen sind abzugrenzen.

Patienten mit der Verdachtsdiagnose einer HAP sollten bezüglich des *Vorliegens einer Sepsis* evaluiert werden. Dabei sollten außerhalb der Intensivstation der q(quick)SOFA-Score (SOFA: Sepsis-related Organ Failure Assessment) und auf der Intensivstation der SOFA-Score verwendet werden. Prokalzitonin (PCT) und Laktat sind die einzigen empfohlenen Biomarker. Die Entnahme von Blutkulturen zur Therapiesteuerung, die Detektion extrapulmonaler Infektionsquellen und die Risikostratifizierung sind unabdingbar [723], [735]. Die gilt insbesondere bei bakteriämischen Staphylococcus-aureus-Infektionen.

Bildgebende Diagnostik

Die bildgebende Diagnostik, insbesondere eine *Röntgenuntersuchung des Thorax in 2 Ebenen* ist entscheidend, sollte jedoch insbesondere zur Diagnosesicherung und Erkennung von Komplikationen wie Abszessen oder parapneumonischen Ergüssen sowie zur Differenzialdiagnostik durch eine *Thoraxsonografie* ergänzt werden [708] (▶ Abb. 14.1). Eine *CT des Thorax* sollte bei persistierenden Infiltraten erwogen werden, um z. B. Abszesse auszuschließen.

Mikrobiologische Diagnostik

Die Materialentnahme zur mikrobiologischen Diagnostik bei VAP sollte aus den unteren Atemwegen erfolgen, entweder aus einem *tracheobronchialen Aspirat* oder einer *bronchoalveolären Lavage* (BAL). sollte auf Qualitätskriterien geachtet werden: Mehr als 25 polymorphkernige Granulozyten sowie weniger als 10 Plattenepithelien pro Blickfeld Material aus den unteren Atemwegen zeigen

14

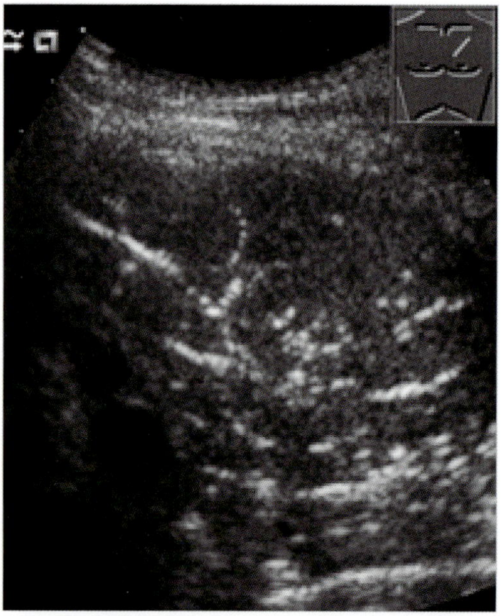

Abb. 14.1 Nosokomial erworbene Pneumonie (HAP). Thoraxsonografie. Die Abbildung zeigt Lufteinschlüsse in einer echoarmen Konsolidierung mit unregelmäßiger Abgrenzung im Sinne eines Infiltrates.

eine für die Diagnostik zufrieden stellende Konstellation [715]. Die invasive Diagnostik mittels BAL bietet keinen Vorteil gegenüber der nicht invasiven Diagnostik mittels Tracheobronchialsekret [732].

Die Keimzahlen müssen stets im klinischen Kontext interpretiert werden: 10^5 koloniebildende Einheiten (KBE)/ml für das tracheobronchiale Aspirat, 10^4 KBE/ml für die BAL und 10^3 KBE/ml für die PSB (protected specimen brush; Gewinnung einer mikrobiologischen Probe invasiv mittels Bronchoskopie und speziellem zytokatheterähnelndem Katheter) werden in der Literatur als mögliche relevante Richtwerte angegeben. Die genannten Zahlen haben jedoch allenfalls *orientierenden Charakter* und sind nicht prädiktiv für das Vorliegen einer Pneumonie [706].

Mykologische und virologische Diagnostik

► **Candidanachweis.** Eine gezielte mykologische Diagnostik zum Nachweis von Candida wird nicht empfohlen, da eine Hefepilzinfektion bei immunkompetenten Patienten sehr unwahrscheinlich ist. Ein Candidanachweis ist somit bei *immunkompetenten Patienten nicht therapiebedürftig* [727].

► **Aspergillusnachweis.** Dies ist anders bei einem Aspergillusnachweis. Auch bei immunkompetenten Patienten sollte bei positivem Nachweis eine Therapie erwogen werden, wenn beispielsweise strukturelle Lungenerkrankungen bestehen oder in entsprechender Bildgebung (High-Resolution-Computertomography) Zeichen einer (broncho-) invasiven Aspergillose detektierbar sind.

► **Galaktomannan-Test.** Dieser Test kann aus der BAL oder dem Serum erfolgen. Die Sensitivität aus der BAL ist höher und nimmt unter antimykotischer Therapie ab. Falsch positive Befunde sind ebenso bei gleichzeitiger bestehender Antibiotikatherapie, insbesondere mit Betalaktamantibiotika, möglich [736], treten aber nicht regelhaft unter Betalaktamantibiotika auf. Daher sollte die laufende Betalaktamtherapie kein Grund sein, auf die Galaktomannan-Diagnostik aus BAL bei begründetem Verdacht und bei Risikopatienten zu verzichten [718], [729].

► **Virologische Diagnostik.** Bei immunkompetenten Patienten wird eine routinemäßige virologische Diagnostik nicht empfohlen. Insbesondere in der Influenzasaison sollte jedoch eine Diagnostik zur Erfassung einer Influenzainfektion erfolgen; dabei sollten molekulare Testverfahren eingesetzt werden [720], [721].

Therapie

Merke

M!

Der Beginn einer antibiotischen Therapie soll zunächst nach Entnahme von Untersuchungsmaterial (Blutkultur und eventuell BAL) erfolgen. Die Antibiotikagabe sollte nicht durch diagnostische Maßnahmen wie etwa Bildgebung verzögert werden [726].

- Für Patienten *ohne erhöhtes Risiko für multiresistente Erreger* kommen Aminopenicilline/Betalaktaminhibitor, Cephalosporine der Gruppe 3a und pneumokokkenwirksame Fluorchinolone zum Einsatz.

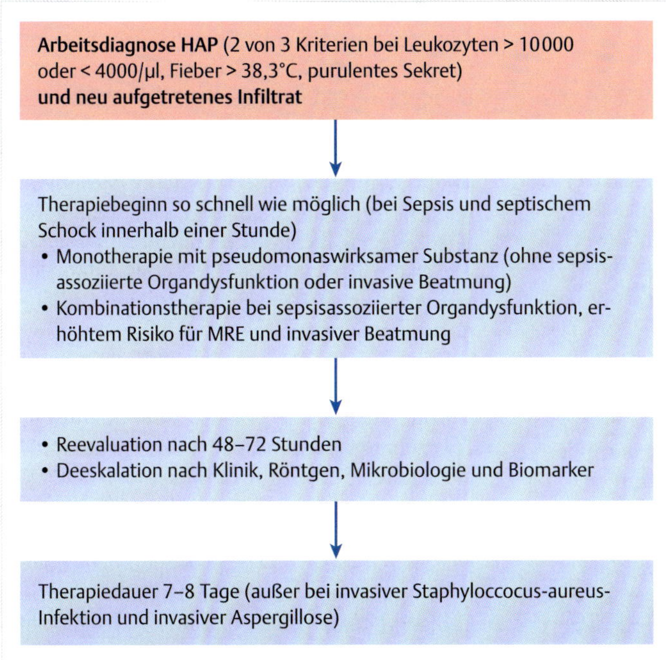

Abb. 14.2 Nosokomial erworbene Pneumonie (HAP). Therapeutischer Algorithmus.

- Empfohlene Antibiotika für Patienten mit nosokomialer Pneumonie und *erhöhtem Risiko für Infektionen mit multiresistenten Erregern* sind: Piperacillin/Tazobactam, Cefepim, Imipenem, Meropenem, Ceftazidim (nur in Kombination mit einer gegen grampositive Erreger wirksamen Substanz) [715]. Als Kombinationspartner sollten laut Leitlinie Aminoglykoside oder pseudomonaswirksame Fluorchinolone eingesetzt werden. Sollte ein klinischer Verdacht auf eine *MRSA-Infektion* bestehen, wird eine Kombinationstherapie mit einer MRSA-wirksamen Substanzen empfohlen wie beispielsweise Vancomycin oder Linezolid.
- *Ceftazidim* sollte nicht als Monotherapie verabreicht werden, da insbesondere die Wirksamkeit gegenüber Pneumokokken und Staphylococcus aureus unzureichend ist.
- Bei Verdacht auf *ESBL-Bildner* (ESBL: Erweiterte Spektrum Beta-Laktamasen) sind *Carbapeneme* Mittel der Wahl. *Colistin* sollte für carbapenemresistente multiresistente Erreger (MRE) vorbehalten werden, um colistinresistente Stämme zu vermeiden.
- Eine Monotherapie kann bei Patienten ohne sepsisassoziierte Organdysfunktion und ohne invasive Beatmung mit einer pseudomonaswirksamen Substanz begonnen werden.
- Eine *Kombinationstherapie* sollte bei Patienten mit erhöhtem Risiko für das Vorliegen von MRE, bei sepsisassoziierter Organdysfunktion und bei invasiver Beatmung erfolgen, da sonst das Risiko einer inadäquaten Initialtherapie zu hoch wäre [726]. Die Kombinationstherapie sollte nach 48–72 Stunden reevaluiert werden und bei Bedarf (z. B. bei Stabilisierung und Nachweis eines empfindlichen Erregers auf eine Monotherapie) deeskaliert werden (▶ Abb. 14.2).
- Bei *klinischer Besserung ohne Nachweis eines relevanten Keimes* kann auf ein Betalaktamantibiotikum oder ein Fluorchinolon deeskaliert werden [717]. Bei *Nachweis eines relevanten Keimes* ist eine gezielte Deeskalation auf ein Antibiotikum mit einem schmalen Spektrum zu empfehlen und anzustreben. Insbesondere eine Kombinationstherapie mit einem Aminoglykosid ist aufgrund der Toxizität der Aminoglykoside frühzeitig zu reevaluieren und gegebenenfalls zu deeskalieren.

14

Merke

Der *Therapieerfolg* sollte nach 48–72 Stunden unter Berücksichtigung des Therapieansprechens *reevaluiert* werden. Hier helfen insbesondere die Biomarker C-reaktives Protein und Prokalzitonin, die an Tag 4 unabhängige Prädiktoren für das Überleben darstellen. Beachtet werden sollten der Verlauf bzw. der relative Abfall der Biomarker vor und nach Therapie [734].

- Im Regelfall beträgt die *Therapiedauer 7–8 Tage (in der Leitlinie von 2012 wurden 8 Tage empfohlen)*, lediglich bei septikämischem Verlauf einer Staphylococcus-aureus-Pneumonie wird eine mindestens 14-tägige Therapie erfolgen[713]. Dabei ist es von besonderer Bedeutung, regelmäßige Blutkulturen zu entnehmen. Eine *bronchoinvasive Aspergillose* wird mindestens 6 Wochen behandelt. Eine Therapiesteuerung mittels Prokalzitonin kann dazu führen, den Antibiotikaeinsatz zu reduzieren und somit den Selektionsdruck zu begrenzen [716].
- Nach erfolgter Reevaluation nach 48–72 Stunden sowie ausbleibender klinischer Besserung und Ausbreitung von Röntgeninfiltraten ist von einem *Therapieversagen* auszugehen. Bei korrekt gestellter Diagnose einer HAP kann es sich beispielsweise um eine Infektion mit einem primär resistenten Erreger handeln. Komplizierende Verläufe mit Pleuraempyem oder Lungenabszess sollten berücksichtigt werden. Auch Differenzialdiagnosen wie COP (kryptogenorganisierende Pneumonie), Herzinsuffizienz, Lungenarterienembolie oder Atelektasen sollten bedacht werden. Bei Therapieversagen ist eine erneute mikrobielle Diagnostik empfohlen.
- Bei *multiresistenten gramnegativen Erregern*, die nur gegenüber Aminoglykosiden oder Colistin empfindlich sind, sollte eine *inhalative Therapie* bedacht werden, wobei hierbei die Datenlage sehr spärlich ist und keine Studie in einem randomisierten, kontrollierten Design bislang einen Vorteil der Inhalationstherapie gezeigt hat.
- Bei einer *MRSA-Pneumonie* sollte entweder mit *Vancomycin* oder *Linezolid* behandelt werden. Eine Überlegenheit von Linezolid konnte bislang in keiner prospektiven, randomisierten, kontrollierten Studie dargestellt werden.
- Bei *carbapenemresistenten Enterobakterien* sollte möglichst eine Kombinationstherapie angestrebt werden. Das Antibiotic-Stewardship-Team sollte in jedem Fall hinzugezogen werden. Dabei ist zu beachten, dass Colistin in Kombination mit zum Beispiel Aminoglykosiden, Fosfomycin oder Ceftazidim/Avibactam eingesetzt wird. Besondere Vorsicht ist bei der *Kombination mit Aminoglykosiden* geboten, da diese Kombination in besonderem Maße *nephrotoxisch* ist. In bestimmten Situationen kann auch eine höher dosierte Carbapenemtherapie sinnvoll sein, wie beispielsweise bei einer geringen minimalen Hemmkonzentration (MHK) für Imipenem und Meropenem (< 8 mg/l) [715].
- *Ceftazidim/Avibactam* ist ein relativ neues Antibiotikum mit Zulassung für Pneumonie und sollte nur in ausgewählten Fälle mit carbapenemresistenten Enterobakterien eingesetzt werden.
- Bei sepsisassoziierter Organdysfunktion kann die *Infusionsdauer* einiger *Betalaktamantibiotika* (z. B. Meropenem oder Piperacillin/Tazobactam) *prolongiert* werden (z. B. über 2–4 Stunden), da diese Antibiotika zeitabhängig wirksam sind [714]. Auch bei der Applikation von Vancomycin gibt es Daten, die für eine kontinuierliche Infusion sprechen [733].

14.1.5 Literatur

[705] Almirall J, Bolibar I, Toran P et al. Contribution of C-reactive protein to the diagnosis and assessment of severity of community-acquired pneumonia. Chest 2004; 4: 1335–1342

[706] Baselski VS, el-Torky M, Coalson JJ et al. The standardization of criteria for processing and interpreting laboratory specimens in patients with suspected ventilator-associated pneumonia. Chest 1992; 5 (Suppl 1): 571s–579s

[707] Bauer TT, Ewig S, Marre R et al. CRB-65 predicts death from community-acquired pneumonia. J Intern Med 2006; 1: 93–101

[708] Berlet T, Etter R, Fehr T et al. Sonographic patterns of lung consolidation in mechanically ventilated patients with and without ventilator-associated pneumonia: A prospective cohort study. J Crit Care 2015; 2: 327–333

[709] Burkhardt O, Ewig S, Haagen U et al. Procalcitonin guidance and reduction of antibiotic use in acute respiratory tract infection. Eur Respir J 2010; 3: 601–607

[710] Cangemi R, Calvieri C, Falcone M et al. Relation of cardiac complications in the early phase of community-acquired pneumonia to long-term mortality and cardiovascular events. Am J Cardiol 2015; 4: 647–651

[711] Cassini A, Plachouras D, Eckmanns T et al. Burden of six healthcare-associated infections on european population health: estimating incidence-based disability-adjusted life years through a population prevalence-based modelling study. PLoS Med 2016; 10: e1002150

[712] Corrales-Medina VF, Musher DM, Wells GA et al. Cardiac complications in patients with community-acquired pneumonia: incidence, timing, risk factors, and association with short-term mortality. Circulation 2012; 6: 773–781
[713] Cosgrove SE, Fowler jr VG. Management of methicillin-resistant Staphylococcus aureus bacteremia. Clin Infect Dis 2008; 46 (Suppl 5): S 386–393
[714] Craig WA. Basic pharmacodynamics of antibacterials with clinical applications to the use of beta-lactams, glycopeptides, and linezolid. Infect Dis Clin North Am 2003; 3: 479–501
[715] Dalhoff K, Abele-Horn M, Andreas S et al. Epidemiologie, Diagnostik und Therapie erwachsener Patienten mit nosokomialer Pneumonie – Update 2017. S3-Leitlinie der Deutschen Gesellschaft für Anästhesiologie und Intensivmedizin e. V., der Deutschen Gesellschaft für Infektiologie e. V., der Deutschen Gesellschaft für Hygiene und Mikrobiologie e. V., der Deutschen Gesellschaft für Pneumologie und Beatmungsmedizin e. V., der Paul-Ehrlich Gesellschaft für Chemotherapie e.V, der Deutschen Röntgengesellschaft und der Gesellschaft für Virologie. Pneumologie 2018; 1: 15–63
[716] de Jong E, van Oers JA, Beishuizen A et al. Efficacy and safety of procalcitonin guidance in reducing the duration of antibiotic treatment in critically ill patients: a randomised, controlled, open-label trial. Lancet Infect Dis 2016; 7: 819–827
[717] de With K, Allerberger F, Amann S et al. Strategies to enhance rational use of antibiotics in hospital: A guideline by the German Society for Infectious Diseases. Infection 2016; 3: 395–439
[718] Demiraslan H, Atalay MA, Eren E et al. Assessing the risk of false positive serum galactomannan among patients receiving piperacillin/tazobactam for febrile neutropenia. Med Mycol 2017; 5: 535–540
[719] Ewig S, Höffken G, Kern WV et al. Behandlung von erwachsenen Patienten mit ambulant erworbener Pneumonie und Prävention – Update 2016. Pneumologie 2016; 3: 151–200
[720] Hagel S, Ludewig K, Moeser A et al. Characteristics and management of patients with influenza in a German hospital during the 2014/2015 influenza season. Infection 2016; 5: 667–672
[721] Huzly D, Kurz S, Ebner W et al. Characterisation of nosocomial and community-acquired influenza in a large university hospital during two consecutive influenza seasons. J Clin Virol 2015; 73: 47–51
[722] Johanson jr. WG, Pierce AK, Sanford JP et al. Nosocomial respiratory infections with gram-negative bacilli. The significance of colonization of the respiratory tract. Ann Intern Med 1972; 5: 701–706
[723] Kaasch AJ, Barlow G, Edgeworth JD et al. Staphylococcus aureus bloodstream infection: a pooled analysis of five prospective, observational studies. J Infect 2014; 3: 242–251
[724] Kalil AC, Metersky ML, Klompas M et al. Management of adults with hospital-acquired and ventilator-associated pneumonia: 2016 clinical practice guidelines by the Infectious Diseases Society of America and the American Thoracic Society. Clin Infect Dis 2016; 5: e61–e111
[725] Kolditz M, Ewig S. Community-acquired pneumonia in adults. Dtsch Arztebl Int 2017; 49: 838–848
[726] Kumar A, Roberts D, Wood KE et al. Duration of hypotension before initiation of effective antimicrobial therapy is the critical determinant of survival in human septic shock. Crit Care Med 2006; 6: 1589–1596
[727] Meersseman W, Lagrou K, Spriet I et al. Significance of the isolation of Candida species from airway samples in critically ill patients: A prospective, autopsy study. Intensive Care Med 2009; 9: 1526–1531
[728] Nguile-Makao M, Zahar JR, Francais A et al. Attributable mortality of ventilator-associated pneumonia: respective impact of main characteristics at ICU admission and VAP onset using conditional logistic regression and multi-state models. Intensive Care Med 2010; 5: 781–789
[729] Otting KA, Stover KR, Cleary JD. Drug-laboratory interaction between beta-lactam antibiotics and the galactomannan antigen test used to detect mould infections. Braz J Infect Dis 2014; 5: 544–547
[730] Pletz MW, Rohde G, Schütte H et al. Epidemiologie und Erreger bei ambulant erworbener Pneumonie (CAP). Dtsch Med Wochenschr 2011; 15: 775–780
[731] Rodriguez A, Diaz E, Martin-Loeches I et al. Impact of early oseltamivir treatment on outcome in critically ill patients with 2009 pandemic influenza A. J Antimicrob Chemother 2011; 5: 1140–1149
[732] Ruiz M, Torres A, Ewig S et al. Noninvasive versus invasive microbial investigation in ventilator-associated pneumonia: evaluation of outcome. Am J Respir Crit Care Med 2000; 1: 119–125
[733] Rybak MJ, Lomaestro BM, Rotschafer JC et al. Therapeutic monitoring of vancomycin in adults summary of consensus recommendations from the American Society of Health-System Pharmacists, the Infectious Diseases Society of America, and the Society of Infectious Diseases Pharmacists. Pharmacotherapy 2009; 11: 1275–1279
[734] Seligman R, Meisner M, Lisboa TC et al. Decreases in procalcitonin and C-reactive protein are strong predictors of survival in ventilator-associated pneumonia. Crit Care 2006; 5: R125
[735] Sopena N, Sabria M. Multicenter study of hospital-acquired pneumonia in non-ICU patients. Chest 2005; 1: 213–219
[736] Sulahian A, Touratier S, Ribaud P. False positive test for aspergillus antigenemia related to concomitant administration of piperacillin and tazobactam. N Engl J Med 2003; 24: 2366–2367

14.2 Acute Respiratory Distress Syndrome (ARDS)

Matthias Hecker, Hans-Dieter Walmrath

14.2.1 Definition

Die klinische Entität des Acute Respiratory Distress Syndrome (ARDS) wurde erstmals im Jahr 1967 durch Ashbough und Kollegen beschrieben [739]. Sie charakterisierten 12 Patienten mit vergleichbaren klinischen Befunden (schwere refraktärer Hypoxämie, diffuse pulmonale Infiltrate und Dyspnoe), bei denen jedoch unterschiedliche Erkrankungen und Ereignisse zu dem schweren Lungenschaden geführt hatten.

► **AECC-Definition.** Seit dieser Erstbeschreibung vergingen jedoch Jahrzehnte bis zur Etablierung der ersten standardisierten und weltweit akzeptierten Definition des ARDS im Jahr 1994 durch die Amerikanisch-Europäische Konsensuskonferenz (AECC). Mit unter anderem einer exakteren Beschreibung der Schwere der Gasaustauschstörung anhand des Oxygenierungsindex (paO_2/FiO_2), Erläuterungen radiologischer Veränderungen und der Einführung der Definition des Acute Lung Injury (ALI) sollte eine Vereinheitlichung der Definition für Forschung, epidemiologische Studien und Patientenversorgung auf dem Gebiet des ARDS gewährleistet werden [742].

► **Berlin-Definition.** Aufgrund zunehmender Kritik an der Validität und Präzision der beschriebenen ARDS-Kriterien und vor dem Hintergrund neuer medizinischer Entwicklungen (z. B. Verbreitung der Computertomografie und Echokardiografie) traf sich 2011 in Berlin eine international besetzte ARDS Definition Task Force zur Revision der bestehenden AECC-Klassifizierung des ARDS [755]. Als Ergebnis wurde 2012 die aktuell gültige Berlin-Definition veröffentlicht, in der die meisten der ursprünglichen AECC-Kriterien modifiziert und präzisiert wurden.

Nach dem Ausmaß der Gasaustauschstörungen wird der Schweregrad des ARDS nun unter Berücksichtigung des eingestellten PEEP (positive end-exspiratory pressure) in mild, moderat oder schwer eingeteilt. Der Begriff des ALI wurde verlassen und durch den Begriff des milden ARDS ersetzt. Weitere Neuerungen sind eine präzisere Definition des zeitlichen Verlaufs ebenso wie ausführlichere Erläuterungen zur Ursache des Lungenödems und radiologischen Diagnostik (► Tab. 14.1).

14.2.2 Epidemiologie, Prognose

Daten zur Häufigkeit des ARDS sind aufgrund uneinheitlicher Definitionen sowie ätiologischer und geografischer Unterschiede schwer abzuschätzen. So schwankt die Inzidenz in großen Studien aus Europa und den USA zwischen 1,5 und 88 ARDS-Fällen pro 100 000 Einwohner pro Jahr [748]. Vor diesem Hintergrund wurde in der 2016 veröffentlichten *LUNG-SAFE-Studie* durch stringente Anwendung der Berlin-Definition und ein multizentrisches Vorgehen (459 Intensivstationen aus 50 verschieden Ländern) versucht, valide Aussagen zur Epidemiologie zu generieren [741]. Von den 29 144 eingeschlossenen Intensivpatienten aller teilnehmenden Intensivstationen erfüllten 3 022 (10,4 %) die ARDS-Kriterien nach der Berlin-Definition, was 23,4 % aller auf den Stationen beatmeten Patienten entspricht.

Hinsichtlich des *Schweregrads* lag bei 30 % ein mildes, bei 46,6 % ein moderates und bei 23,6 % der Fälle ein schweres ARDS vor. In der LUNG-SAFE Studie wurden auch die *Risikofaktoren* des ARDS analysiert. Mit 59 % bestätigt sich auch in dieser Studie, dass die Pneumonie als Hauptrisikofaktor anzusehen ist, gefolgt von nicht pneumogener Sepsis (16 %) und Aspiration (14 %). Im Allgemeinen kann ätiologisch zwischen zwei *Schädigungsmechanismen* unterschieden werden: Ein direkter Lungenschaden betrifft direkt das Lungenparenchym (z. B. Pneumonie, Aspiration), wohingegen

Tab. 14.1 Berlin-Definition des Acute Respiratory Distress Syndrome (ARDS).

Kriterien	Spezifizierung
zeitlicher Verlauf	Beginn innerhalb einer Woche bei bekannter Ursache oder neuer oder verschlimmerter Symptome
radiologischer Befund	bilaterale Infiltrate, die sich nicht vollständig durch Pleuraergüsse, Atelektasen oder Rundherde erklären lassen
Ursache des Lungenödems	respiratorisches Versagen nicht vollständig über Herzinsuffizienz oder Volumenüberschuss erklärbar; Notwendigkeit weiterer Untersuchungen zum Ausschluss eines hydrostatischen Ödems, falls kein Risikofaktor vorhanden
Oxygenierungsstörung	mildes ARDS: paO_2/FiO_2 201–300 mmHg mit PEEP oder CPAP $\geq$ 5 cmH_2O moderates ARDS: paO_2/FiO_2 101–200 mmHg mit PEEP $\geq$ 5 cmH_2O schweres ARDS: paO_2/FiO_2 $\leq$ 100 mmHg mit PEEP $\geq$ 5 cmH_2O

CPAP: Continuous Positive Airway Pressure, paO_2/FiO_2: Oxygenierungsindex, PEEP: positive end-exspiratory pressure bei einem indirekten Schaden der Ursprung extrapulmonal liegt [747].

Die *Letalität* des ARDS liegt trotz immensen Anstrengungen auf dem Gebiet der klinischen und experimentellen Forschung weltweit bei etwa 40 %. In der LUNG-SAFE Studie konnte diese Sterblichkeitsrate in Abhängigkeit des Schweregrads weitgehend bestätigt werden (mildes ARDS: 35 %, moderates ARDS: 40 %, schweres ARDS: 46 %). Interessanterweise zeigt eine Subgruppenanalyse der LUNG-SAFE-Daten für Deutschland eine im internationalen Vergleich mit 30 % deutlich niedrigere Krankenhausletalität [753].

Merke M!

Häufige Ursachen des ARDS

- *direkter Lungenschaden*: Pneumonie, Aspiration von Magensaft, Inhalationstrauma, Beinahe-Ertrinken, Lungenkontusion, pulmonale Vaskulitis
- *indirekter Lungenschaden*: Sepsis, Schock, Pankreatitis, Massentransfusion, Intoxikation, Verbrauchskoagulopathie

14.2.3 Pathophysiologie

▸ **Akute exsudative Phase.** Hauptcharakteristikum des ARDS ist die Entwicklung eines eiweißreichen Permeabilitätsödems aufgrund einer Schädigung der alveolokapillären Schranke mit konsekutiver schwerer Hypoxämie.

Pathophysiologisch wird bei direktem pulmonalem Schaden (z. B. Inhalationstrauma) primär das aus Typ-I- und surfactantproduzierenden Typ-II-Zellen bestehende alveolare Epithel angegriffen [748]. Die zunehmende Zerstörung der epithelialen Integrität kann zur Folge haben, dass die aktive und passive Entfernung von Flüssigkeit aus dem Alveolarraum reduziert wird und ein Lungenödem entstehen kann. Des Weiteren führt der Untergang von Typ-II-Zellen zu einer Abnahme der Surfactantproduktion mit konsekutiver Atelektasenbildung [750]. Erreicht das schädigende Agens die Lunge über die Blutbahn, wie es beim indirekten Lungenschaden der Fall ist, ist der primäre Angriffspunkt das pulmonalkapilläre Endothel. Auch über diesen Weg begünstigt die erhöhte Permeabilität den Einstrom von eiweißreicher Flüssigkeit und Entzündungszellen in die Alveole und damit die Entwicklung eines Lungenödems.

Unabhängig vom primären Schädigungsmuster ist die initiale exsudative Phase des ARDS durch gleichartige pathophysiologische Prozesse charakterisiert. Zentrales Merkmal ist die Akkumulation und Aktivierung von *neutrophilen Granulozyten* in den Alveolen, deren Anzahl in vielen Fällen mit dem Ausmaß des Lungenschadens korreliert. Im Zusammenspiel mit weiteren Immunzellen werden als primäre antimikrobielle Abwehrmaßnahme große Menge von Zytokinen, Proteasen sowie reaktiven Sauerstoffspezies ausgeschüttet. Diese initial sinnvolle Inflammationsreaktion kann insbesondere durch eine Imbalance zwischen den hochaktiven Proteasen/reaktiven Sauerstoffspezies und deren Inhibitoren zu einer *Verstärkung der alveolokapillären Schrankenstörung* führen.

Eine weitere Folge unkontrollierter Entzündungsprozesse ist eine *Aktivierung der Blutgerinnung* mit einer Bildung von Mikrothromben in den Lungenkapillaren. In Verbindung mit einer hypoxämiebedingten pulmonalen Vasokonstriktion entwickelt sich beim schweren ARDS häufig eine pulmonale Hypertonie mit akuter Rechtsherzbelastung.

Die Gesamtheit der aufgeführten pathophysiologischen Prozesse gipfelt in der Entwicklung eines *Missverhältnisses zwischen Perfusion und Ventilation* (V/Q-Mismatch), was entscheidenden Anteil an der schweren Hypoxämie hat. Zum einen weisen ARDS-Patienten einen hohen intrapulmonalen Shuntfluss von bis zu 30 % auf, was hauptsächlich durch die gute Perfusion von minderbelüfteten ARDS-bedingten Atelektasen (Surfactantmangel!) bedingt ist, wodurch große Mengen von venösem nicht oxygeniertem Blut in die Systemzirkulation gelangen. Des Weiteren werden belüftete Alveolen durch eine entzündungsbedingte Störung der hypoxischen Vasokonstriktion (Euler-Lilljestrand-Mechanismus) und durch Mikrothromben schlechter durchblutet, nehmen somit am Gasaustausch nur unzureichend teil und erhöhen letztlich die Totraumventilation [747].

▸ **Subakute proliferative Phase.** Die akute exsudative Phase des ARDS geht schleichend in die subakute proliferative Phase über, die von Reparaturprozessen zur Wiederherstellung der alveolarendothelialen Integrität dient. Diese Mechanismen können zur vollständigen Wiederherstellung der Lungenstruktur und -funktion führen. Ein Versagen ist dagegen mit einer verlängerten Exposition gegenüber proinflammatorischen und profibrotischen Mediatoren verbunden, was eine Proliferation von Fibroblasten und somit einen prognostisch ungünstigen *fibrotischen Umbau der Lunge* zur Folge haben kann.

14.2.4 Klinisches Bild, Diagnostik

Merke

Klinisches Hauptcharakteristikum eines akuten Lungenversagens ist eine *progrediente schwere Hypoxämie*, die sich innerhalb weniger Stunden in ein konservativ nicht mehr zu beherrschendes Krankheitsbild entwickeln kann.

Insbesondere beim direkten Lungenschaden präsentieren sich die Patienten mit ausgeprägter Dyspnoe, Tachypnoe und blass-zyanotischem Hautkolorit. Auskultatorisch dominieren meist feinblasige Rasselgeräusche. Schwieriger kann die Diagnose im Fall der indirekten Auslöser sein, bei denen extrapulmonale Erkrankungen im Vordergrund stehen, die im Verlauf jedoch durch ein ARDS kompliziert werden können.

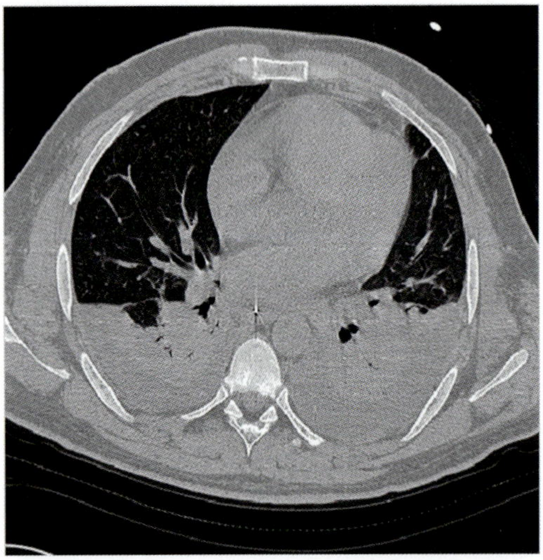

Abb. 14.3 Acute Respiratory Distress Syndrome (ARDS). CT-Thorax eines ARDS-Patienten mit typischer dorsaler Atelektasenbildung in den abhängigen Arealen.

Obligatorisch ist im diagnostischen Ablauf der radiologische Nachweis von *bilateralen alveolären Infiltraten*, die sich meist schon innerhalb der ersten 24 Stunden entwickeln und im weiteren Verlauf in das typische Bild der „weißen Lunge“ des ARDS gipfeln können. Wichtig und Teil der Definition ist ferner der *Ausschluss eines Lungenödems* aufgrund eines reinen Volumenüberschusses oder eines Linksherzversagens (in der Regel mittels Echokardiografie). Eine wertvolle Ergänzung insbesondere zur Ausdehnungsbeurteilung des ARDS und zur Erkennen möglicher Differenzialdiagnosen (z. B. Lungenembolie) ist ferner die thorakale Computertomografie (▶ Abb. 14.3).

Unabdingbar sowohl für die Diagnose (Definition!) als auch für die Beurteilung des ARDS-Schweregrads ist die rasche Durchführung einer *Blutgasanalyse* und die Bestimmung des paO_2/FiO_2-Quotienten.

Im Rahmen einer weiterführenden Diagnostik können *mikrobiologische*, *serologische* (z. B. Antikörper bei Verdacht auf pulmonale Vaskulitiden) oder *bronchoskopische* Untersuchungen zielführend sein.

14.2.5 Therapie

Eine wesentliche Säule jeder ARDS-Therapie liegt in der *Behandlung der zum Lungenversagen führenden Ereignisse*, sofern dies klinisch möglich ist. So kann beispielsweise eine erfolgreiche Therapie eines sepsisbedingten indirekten Lungenschadens nur gelingen, wenn ein möglicher infektiöser Fokus durch geeignete antibiotische Therapie und/ oder chirurgische Maßnahmen saniert wird.

Integraler Bestandteil der ARDS-Therapie ist weiterhin ein *differenziertes Beatmungsregime*, das mit supportiven Ansätzen kombiniert wird. Die in den letzten Jahren immer leistungsstärker gewordenen extrakorporalen Oxygenierungssysteme sind in spezialisierten Zentren bereits eine wichtige Behandlungsoption für Patienten mit dem Bild eines schweren ARDS. ▶ Tab. 14.2 zeigt eine orientierende Übersicht der aktuellen Therapieoptionen des ARDS.

Tab. 14.2 Therapiemanagement von ARDS-Patienten.

Maßnahme	Inhalte							
Therapie der Grunderkrankung	**z. B. antibiotische Therapie und ggf. chirurgische Fokussanierung bei Sepsis**							
Beatmungsmanagement von ARDS-Patienten entsprechend der ARDS-Network-Studie [738]	Tidalvolumen 6 ml/kg ideales Körpergewicht [1)]							
	Plateaudruck ≤ 30 cmH_2O							
	möglichst niedriger FiO_2 (Ziel-SaO_2: 90–95 %)							
	PEEP in Abhängigkeit von der FiO_2							
	FiO_2	0,3	0,4	0,5	0,6	0,7	0,8	0,9	1,0
	PEEP	5	5–8	8–10	10	10–14	14	14–18	18–24
Bauchlagerung	mindestens 16 Stunden täglich, mehrere Zyklen möglich							
ECMO	Kontaktaufnahme mit ARDS-/ECMO-Zentrum bei moderatem/schwerem ARDS							
Flüssigkeitsmanagement	eher restriktiv bei stabiler Hämodynamik							
Pharmakotherapie	inhalative Vasodilatatoren (NO) als Rescuetherapie in spezialisierten Zentren							
	eventuell kurzzeitiger Einsatz von Muskelrelaxation (< 48 Stunden nach ARDS-Beginn)							
	kein ARDS-spezifischer Mortalitätsvorteil für Glukokortikoide, Surfactant, Beta-2-Mimetika, Immunnutrition, Statine, N-Acetylcystein							

1) idealisiertes Körpergewicht: *Männer*: 50 + 0,91 × [Größe (in cm)–152,4]; *Frauen*: 45,5 + 0,91 × [Größe (in cm)–152,4]
ECMO: extrakorporale Membranoxygenierung, FiO_2: inspiratorischen Sauerstofffraktion, PEEP: positiver endexspiratorischer Druck, SaO_2: arterielle Sauerstoffsättigung

Beatmungstherapie

Merke

Als Goldstandard des Beatmungsregimes im ARDS gilt das Konzept der *lungenprotektiven Beatmung*. Grundlage sind die positiven Ergebnisse der bislang einzigen outcomerelevanten Studie hinsichtlich der Beatmungstherapie beim ARDS, die im Jahr 2000 vom ARDS-Network vorgestellt wurde [738]. So wurde gezeigt, dass eine signifikante Senkung der Mortalität erreicht werden konnte durch:

- Reduktion des Atemzugvolumens auf 6 ml/kg idealem Körpergewicht
- Begrenzung des Beatmungsspitzendrucks auf ≤ 30 cmH_2O
- Reduktion des FiO_2
- Anwendung von PEEP

▶ **Baby-Lung-Konzept.** Als pathophysiologische Grundlage gilt das Baby-Lung-Konzept [745]: Da in einer ARDS-Lunge Atelektasen und Konsolidierung dominieren, machen die normal ventilierten Lungenanteile nur noch 20–30 % der physiologischen Gasaustauschfläche aus – sinnbildlich verfügt der ARDS-Patient funktionell nur noch über die *Lunge eines Kleinkinds*, für die eher niedrige Tidalvolumina mit begrenztem Spitzendruck adäquat sind.

▶ **Ultraprotektive Beatmung.** In der Xtravent-Studie wurde der Effekt einer ultraprotektiven Beatmung mit sehr kleinen Tidalvolumina (*3 ml/kg*), kombiniert mit einer extrakorporalen CO_2-Elimination im Vergleich zur konventionellen lungenprotektiven Beatmung (6 ml/kg) untersucht [740]. Für den primären Endpunkt „beatmungsfreie Tage“ bestand primär keine Vorteil einer ultraprotektiven Beatmung. Lediglich in einer Post-hoc-Analyse konnte gezeigt werden, dass in einer Subgruppe von Patienten mit einer schlechteren Oxygenierung ($paO_2/FiO_2 \leq 150$) nach 60 Tagen ein signifikant höherer Anteil beatmungsfreier Tage zu verzeichnen war.

► **Hochfrequenzoszillationsventilation (HFOV).** Mit der HFOV wurde ein weiterer Ansatz mit extrem niedrigen Tidalvolumina in mehreren Studien im ARDS untersucht, die teilweile bei einer Übersterblichkeit in der HFOV-Gruppe abgebrochen werden musste. Aufgrund der Datenlage kann die HFOV beim akuten Lungenversagen *derzeit nicht empfohlen werden*.

► **PEEP-Anwendung.** Rationale für die PEEP-Anwendung im ARDS ist eine Rekrutierung atelektatischer Areale und eine Verhinderung eines endexspiratorischen Alveolarkollapses, um auf diese Weise letztlich den intrapulmonalen Shuntfluss zu reduzieren. Andererseits birgt ein inadäquat hoher PEEP vor dem Hintergrund des Baby-Lung-Konzepts die Gefahr von Baro-/Volutraumata. Die *Höhe des optimalen PEEP* wird seit Jahren kontrovers diskutiert und muss *individuell* für den zu beatmenden ARDS-Patienten *festgelegt werden*. Initiale Orientierungshilfe kann die PEEP-Tabelle des ARDS-Netzwerkes liefern [738].

Zur Festlegung eines individualisierten *„Best-PEEP"* wurden verschiedene Konzepte vorgeschlagen, wobei aus pathophysiologischen Überlegungen vieles dafür spricht, das PEEP-Niveau knapp oberhalb des unteren Flexionspunkts der Druck-Volumen-Schleife zu wählen, um möglichst viele Alveolarbezirke zu rekrutieren. Für den klinischen Alltag praktikabler zur Best-PEEP-Bestimmung sind wahrscheinlich Techniken, bei denen der PEEP unter fest eingestelltem Atemzugvolumen bis zum Erreichen von optimalen Oxygenierungswerten (paO_2) oder größtmöglicher Zunahme der statischen Compliance titriert wird.

► **Lungenrekrutierung mit Spitzendrücken.** Im Rahmen des Open-Lung-Konzepts wird postuliert, dass atelektatische Lungengebiete durch ein Blähmanöver (z. B. Lachmann-Manöver) mit kurzfristig hohem Beatmungsdruck (60–80 cmH_2O) wiedereröffnet werden sollten und durch Anlegen eines individuell titrierten PEEP offen gehalten werden können, um langfristig die Oxygenierung zu verbessern. Dieses Vorgehen kann vor dem Hintergrund einer randomisierten, kontrollierten Studie mit über 1 000 ARDS-Patienten *ausdrücklich nicht mehr empfohlen werden*, da eine Übersterblichkeit in der Interventionsgruppe (Lungenrekrutierung mit Spitzendrücken bis 60 cmH_2O) beobachtet wurde [743].

Bauchlage

► **Wirkungsweise.** In den letzten Jahren hat die Bauchlagerung aufgrund überzeugender Studiendaten enorm an Bedeutung in der Therapie des schweren ARDS gewonnen. Das Prinzip der Bauchlage mit einer Umwendung des Patienten um 180 Grad beruht auf einer homogeneren Verteilung der pulmonalen Ventilation und Perfusion, wodurch das Ventilations-Perfusions-Verhältnis verbessert und das intrapulmonale Shuntvolumen verringert wird. Ferner wird oftmals eine effektivere Sekretmobilisation ermöglicht.

► **Studienergebnisse.** Grundlage für die positive Bewertung der Bauchlage sind die Ergebnisse der multizentrischen PROSERVA-Studie [746]. So konnte an 466 ARDS-Patienten eindrucksvoll gezeigt werden, dass Patienten mit einem $paO_2/FiO_2 \leq 150$ mmHg von einer früh angewendeten, prolongierten Bauchlagerung (im Mittel 17 Stunden) profitieren und hierdurch ein signifikant verbessertes Outcome (28- und 90-Tage-Letalität) aufwiesen.

Im Gegensatz zu früheren negativ verlaufenen Studien, scheint bei der PROSERVA-Studie das positive Ergebnis hauptsächlich in den *verlängerten Bauchlagerungsintervallen von mindestens 16 Stunden* begründet zu sein.

Cave

Kritisch ist die Bauchlagerung bei *schwerer hämodynamischer Instabilität, ausgeprägter Adipositas* oder *instabilen Wirbelsäulen-/Gesichtsfrakturen* zu bewerten. Ein geschultes Team aus Ärzten und Pflegenden ist Grundvoraussetzung für eine sichere Durchführung der Methode und kann das Risiko eines akzidenziellen Verlustes von Tubus oder Kathetern minimieren.

Extrakorporale Lungenunterstützung

▶ **Wirkungsweise.** Durch das Verfahren der venovenösen extrakorporalen Membranoxygenierung (vv-ECMO) kann im ARDS für einen begrenzten Zeitraum ein kompletter Lungenersatz gewährleistet und somit die Heilung der geschädigten Lunge unterstützt werden. Prinzipiell wird bei diesem Verfahren über zwei Einzel- oder eine Doppellumenkanüle venöses Blut pumpengetrieben kontinuierlich durch einen Membranoxygenator, der eine vollständige Oxygenierungsleistung und Kohlendioxidelimination ermöglicht, geführt und letztlich aufoxygeniertes Blut in den Körper zurückgeführt. Die erkrankte Lunge wird somit ersetzt und kann unter Beatmung mit niederfrequenten kleinen Tidalvolumina ausheilen.

▶ **Studienergebnisse.** Die Effektivität der ECMO im ARDS konnte erstmals in der randomisierten, kontrollierten *CESAR-Studie* nachgewiesen werden [752]. Im Vergleich zur konventionellen Beatmung wurde ein signifikanter Überlebensvorteil von ARDS-Patienten in der ECMO-Gruppe, die ausnahmslos in einem spezialisierten Zentrum behandelt worden waren, nachgewiesen.

In die *EOLIA-Studie* wurden 249 ARDS-Patienten mit sehr schwerem ARDS ($paO_2/FiO_2 \leq 50$) eingeschlossen und in ECMO- und Kontrollgruppe randomisiert, wobei ein Wechsel von der Kontroll- in die ECMO-Gruppe bei refraktärer Hypoxämie möglich war [744]. Patienten im ECMO-Arm wiesen eine 11 % niedrigere Mortalität auf, wobei dieses Ergebnis das Signifikanzniveau am ehesten aufgrund der zu geringen Fallzahl nicht erreichte.

Merke

M!

Zusammenfassend haben sich Techniken zur extrakorporalen Lungenunterstützung unter strenger Indikationsstellung zu einer festen Säule in der Therapie des schweren ARDS entwickelt. Entsprechende Verfahren sollten vor dem Hintergrund möglicher Komplikationen und entsprechender Erfahrung in spezialisierten Zentren durchgeführt werden.

Flüssigkeitsmanagement

Der Einfluss eines restriktiven oder liberalen Flüssigkeitsmanagements auf definierte Verlaufsparameter wurde in der randomisierten, kontrollierten FACTT-Studie des ARDS- Networks bei 1 000 ARDS-Patienten untersucht [737]. Zwar zeigte sich kein Letalitätsunterschied, jedoch wiesen Patienten mit restriktiver Volumentherapie einen besseren Oxygenierungsindex auf und verblieben kürzere Zeit auf der Intensivstation.

Da das restriktive Volumenmanagement in dieser Studie nur bei hämodynamisch stabilen Patienten angewendet wurde, können die Resultate nicht unkritisch auf hämodynamisch instabile ARDS-Patienten, z. B. im schweren septischen Schock, übertragen werden.

Pharmakotherapie

Neben den bereits vorgestellten etablierten interventionellen Therapieoptionen wurden in den letzten Jahrzehnten zahlreiche pharmakologische Behandlungsansätze untersucht. Mit dem Wissen um die dem ARDS zugrunde liegenden Pathomechanismen bestehen intensive Bemühungen, die Prognose dieser Krankheit pharmakologisch zu verbessern durch:

- antiinflammatorische Ansätze
- antioxidative Ansätze
- das V/Q-Mismatch optimierende Ansätze

Glukokortikoide

▶ **Wirkung.** Rationale für den Einsatz von Glukokortikoiden im ARDS sind die potenten antiinflammatorischen Eigenschaften vor allem in der Frühphase zur Reduktion des inflammatorischen Zellschadens, aber auch die antiproliferative Wirkung in der späteren fibrosierenden Phase.

▶ **Bewertung.** In einer Vielzahl kontrollierter Studien wurde die Wirkung von Glukokortikoiden in der Früh- und Spätphase des ARDS umfänglich untersucht, wobei in der Zusammenschau *kein therapeutischer Vorteil nachgewiesen* werden konnte und somit insbesondere der Einsatz von *hochdosierten Glukokortikoiden nicht empfohlen werden kann* [749].

Deutlich abgegrenzt werden sollten steroidresponsive Erkrankungen wie die eosinophile Pneumonie, Pneumocystis-jirovecii-Pneumonie oder die kryptogenorganisierende Pneumonie, die sich ähnlich wie ein ARDS präsentieren können.

Surfactantsubstitution

► **Wirkung.** Die im ARDS insgesamt verringerte alveoläre Surfactantkonzentration induziert eine gesteigerte alveoläre Instabilität mit konsekutiver Atelektasenbildung und intraplumonaler Shuntbildung.

► **Bewertung.** Obwohl es viel versprechende Daten zur exogenen Substitution von Surfactant bei Neonaten gibt, zeigten auch große Multizenterstudien keinen Überlebensvorteil einer Surfactantgabe bei Erwachsenen mit ARDS. *Der Einsatz kann also nicht empfohlen werden.*

Inhalatative Vasodilatatoren

► **Wirkung.** Die inhalative Gabe von pulmonal-selektiven Vasodilatatoren im ARDS bewirkt eine bessere Durchblutung in gut ventilierten Arealen mit Reduktion des intrapulmonalen Shutflusses und somit Verbesserung der Oxygenierung. Ferner sinkt der pulmonalarterielle Druck und das rechte Herz wird entlastet.

► **Bewertung.** Die meisten Studiendaten liegen zum Einsatz von inhalativem Stickstoffmonoxid (NO) im ARDS vor. Zwar zeigt sich auch in kontrollierten Studien eine initiale Verbesserung der Oxygenierung, jedoch ließ sich keine Verbesserung der Morbidität und der Letalität nachweisen. In einer Metaanalyse wurde sogar ein vergrößertes Risiko für eine renale Dysfunktion aufgezeigt [754].

Der routinemäßige Einsatz von inhalativem NO oder aerosoliertem Prostazyklin kann im ARDS *nicht empfohlen werden*. Letztlich bleibt diese Rescuetherapie speziellen Zentren, z. B. als Überbrückungsschritt bis zur ECMO-Anlage, vorbehalten.

Muskelrelaxanzien

► **Wirkung.** Im Jahr 2010 untersuchten Papazian et al. erstmals in einer kontrollierten Multizenterstudie die Frage, ob der kurzzeitige Einsatz (48 Stunden) des Muskelrelaxans Cisatracurium in der Frühphase des schweren ARDS den Verlauf der Erkrankung verbessern kann [751]. Es zeigte sich eine signifikante Reduktion der adjustierten 90-Tage-Sterblichkeit. Ein weit verbreiteter Erklärungsansatz liegt in einer verbesserten Patienten-Ventilator-Synchronie durch die Relaxanziengabe und ist somit in einer optimierten Durchführung der lungenprotektiven Beatmung begründet.

Die Studie ist Gegenstand kontroverser Diskussion, da sie den Stellenwert der Spontanatmung im Beatmungsregime des ARDS-Patienten infrage stellt. Ferner wurde in der Studie volumenkontrolliert beatmet, was die Gefahr einer zusätzlichen Lungenschädigung durch ein Volu- bzw. Barotrauma in sich birgt und sich in der relativ hohen Zahl von Pneumothoraces in Studien- und Kontrollgruppe [751] widerspiegelt. Die Muskelrelaxation erfüllte in dieser Studie somit den Zweck, eine lungenprotektive Beatmung erst zu ermöglichen, wobei schonendere Beatmungsverfahren und ein differenziertes Sedierungsregime eine sinnvolle Alternative zu den nebenwirkungsbehafteten Muskelrelaxanzien darstellen würden.

► **Bewertung.** Zusammenfassend könnte der *frühe, kurzfristige Einsatz* muskelrelaxierender Substanzen bei Patienten mit schwerem ARDS (paO_2/FiO_2-Ratio < 150) möglicherweise sinnvoll zu sein, um eine *optimierte lungenprotektive Beatmung zu erzielen.*

14.2.6 Literatur

[737] Acute Respiratory Distress Syndrome (ARDS) Clinical Trials Network. Comparison of two fluid-management strategies in acute lung injury. N Engl J Med 2006; 354: 2564–2575

[738] Acute Respiratory Distress Syndrome Network. Ventilation with lower tidal volumes as compared with traditional tidal volumes for acute lung injury and the acute respiratory distress syndrome. N Engl J Med 2000; 342: 1301–1308

[739] Ashbaugh D, Boyd BD, Petty T et al. Acute respiratory distress in adults. Lancet 1967; 290: 319–323

[740] Bein T, Weber-Carstens S, Goldmann A et al. Lower tidal volume strategy (≈3 ml/kg) combined with extracorporeal CO2 removal versus „conventional" protective ventilation (6 ml/kg) in severe ARDS: the prospective randomized Xtravent-study. Intensive Care Med 2013; 39: 847–856

[741] Bellani G, Laffey JG, Pham T et al. Epidemiology, patterns of care, and mortality for patients with acute respiratory distress syndrome in intensive care units in 50 countries. JAMA 2016; 315: 788–800

[742] Bernard GR, Artigas A, Brigham KL et al. The American-European Consensus Conference on ARDS. Definitions, mechanisms, relevant outcomes, and clinical trial coordination. Am J Respir Crit Care Med 1994; 149: 818–824

[743] Cavalcanti AB, Suzumura EA, Laranjeira LN et al. Effect of lung recruitment and titrated positive end-expiratory pressure (PEEP) vs low PEEP on mortality in patients with acute respiratory distress syndrome. JAMA 2017; 318: 1335–1345

[744] Combes A, Hajage D, Capellier G et al. Extracorporeal membrane oxygenation for severe acute respiratory distress syndrome. N Engl J Med 2018; 378: 1965–1975

[745] Gattinoni L, Pesenti A. The concept of „baby lung". Intensive Care Med 2005; 31:776–784

[746] Guérin C, Reignier J, Richard J-C et al. Prone positioning in severe acute respiratory distress syndrome. N Engl J Med 2003; 368: 2159–2168

[747] Hecker M, Walmrath HD, Seeger W et al. Clinical aspects of acute lung insufficiency (ALI/TRALI). Transfus Med Hemotherapy 2008; 35: 80–88

[748] Hecker M, Weigand MA, Mayer K. Akute respiratorische insuffizienz. Internist 2012; 53: 557–566

[749] Hecker M, Weigand MA, Mayer K. Adjunctive pharmacotherapy for acute respiratory distress syndrome. Dtsch Med Wochenschr 2017; 142: 96–101

[750] Matthay MMA, Ware LLB, Zimmerman GA et al. The acute respiratory distress syndrome. J Clin Invest 2012; 122: 2731–2740

[751] Papazian L, Forel JM, Gacouin A et al. Neuromuscular blockers in early acute respiratory distress syndrome. N Engl J Med 2010; 363: 1107–1116

[752] Peek GJ, Mugford M, Tiruvoipati R et al. Efficacy and economic assessment of conventional ventilatory support versus extracorporeal membrane oxygenation for severe adult respiratory failure (CESAR): A multicentre randomised controlled trial. Lancet 2009; 374: 1351–1363

[753] Raymondos K, Dirks T, Quintel M et al. Outcome of acute respiratory distress syndrome in university and non-university hospitals in Germany. Crit Care 2017; 21: 122

[754] Ruan SY, Huang TM, Wu HY et al. Inhaled nitric oxide therapy and risk of renal dysfunction: a systematic review and meta-analysis of randomized trials. Crit Care 2015; 19: 137

[755] The ARDS Definition Task Force. Acute respiratory distress syndrome: The Berlin definition. J Am Med Assoc 2012; 307: 2526–2533

14.3 Chronisches respiratorisches Versagen

Stefan Kuhnert

14.3.1 Einleitung

Dieses Kapitel widmet sich den speziellen Aspekten der außerklinischen Beatmung bei chronischer ventilatorischer Insuffizienz bzw. bei Weaningversagen.

Eine chronische ventilatorische Insuffizienz liegt vor, wenn alveoläre Hypoventilation zur Hyperkapnie führt. Die Therapie besteht klassischerweise in der assistierten Beatmung. Selbstständig durch den Patienten kann die nicht invasive Beatmung (NIV) über eine Beatmungsmaske durchgeführt werden. Aber auch eine invasive Beatmung kann über ein Tracheostoma mit hohem technischem und pflegerischem Aufwand ambulant oder in spezialisierten Heimen realisiert werden. In den letzten Jahren ist die Zahl außerklinisch beatmeter Patienten stark angestiegen.

Merke

Heute wird quasi ausschließlich mit Positivdruck beatmet. Im frühen 20. Jahrhundert kam die Negativdruckbeatmung über die so genannte Eiserne Lunge während der Polioepidemie (Postpoliosyndrom) zum Einsatz.

14.3.2 Ventilatorische Insuffizienz

▸ **Definition.** Die Aufnahme von Sauerstoff (O_2) und Abgabe von Kohlendioxid (CO_2) erfolgt durch das respiratorische System. Hierbei übernimmt die *Lunge* die Funktion des *Gasaustauschs* und die *Atemmuskulatur* die der *Ventilation* (Atempumpe). Bei einer pulmonalen Insuffizienz ist so zunächst die Oxygenierung beeinträchtigt und kann allein durch die Gabe von Sauerstoff korrigiert werden.

Merke

Eine Beatmung kann durch Rekrutierung atelektatischer Lungenareale ebenfalls die Oxygenierung verbessern.

Eine ventilatorische Insuffizienz (Atempumpeninsuffizienz, alveoläre Hypoventilation) führt neben einer Hypoxie auch zu einer CO_2-Retention (Hyperkapnie). Zur Therapie ist eine assistierte Beatmung notwendig (▸ Abb. 14.4).

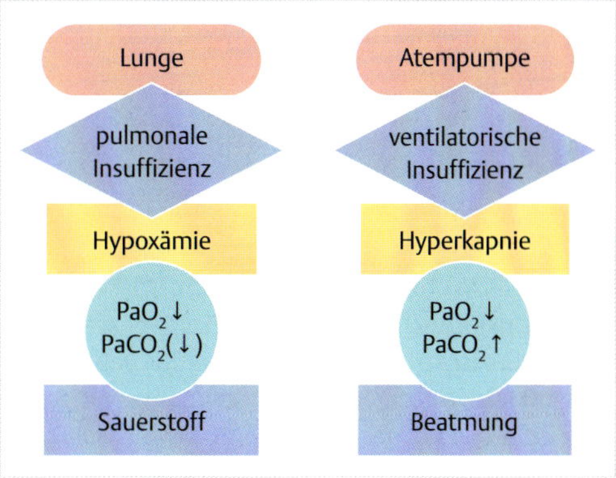

Abb. 14.4 Respiratorisches System. Einteilung der Störungen (paO_2: arterieller Sauerstoffpartialdruck; $paCO_2$: arterieller Kohlendioxidpartialdruck).

▶ **Pathogenese.** Eine häufige Ursache einer Hyperkapnie ist die alveoläre Hypoventilation, seltene Ursachen sind eine Totraumerhöhung (Lungenembolie, Kompression von Kapillaren bei Überblähung) sowie eine vermehrte CO_2-Produktion oder -Aufnahme.

Das ventilatorische System setzt sich aus dem Atemzentrum, der Atemmuskulatur, insbesondere dem Zwerchfell, und deren Innervierung sowie dem knöchernen Thorax zusammen. Störungen können bei Erkrankungen in allen beteiligten Strukturen auftreten. Häufig ist die Pathogenese multifaktoriell und die alveoläre Hypoventilation entsteht aus einem Missverhältnis zwischen erhöhter Beanspruchung des Systems (Last) und verminderter Funktionalität (Kapazität).

▶ **Krankheitsbilder.** Die häufigsten Krankheitsbilder, die zu einer ventilatorischen Insuffizienz führen umfassen:

- Thorax- oder Wirbelsäulendeformitäten
- strukturelle/obstruktive Lungenerkrankungen
- Weaningversagen
- neuromuskuläre Erkrankungen (NME)
- Obesitas-Hypoventilations-Syndrom (OHS)
- zentrale Atemregulationsstörungen

▶ **Symptome.** Die Symptome einer chronischen ventilatorischen Insuffizienz mit Hyperkapnie sind vielfältig und wenig spezifisch. Anfangs kann eine Hyperkapnie nur bei Belastung oder während des Schlafes auftreten. Schlafstörungen wie nächtliche Dyspnoe und Alpträume, Tagesmüdigkeit bzw. -schläfrigkeit treten auf. Zeichen einer CO_2-assoziierten Vasodilatation sind morgendliche Kopfschmerzen, Rötung der Konjunktiven und Ödeme. Zudem kann es zu Angststörungen und Depression kommen.

Diagnostik

▶ **Blutgasanalyse.** Wichtigste Untersuchung ist die CO_2-Bestimmung in einer arteriellen Blutgasanalyse (BGA) bzw. einer kapillären BGA aus dem hyperämisierten Ohrläppchen ($paCO_2$: arterieller Kohlendioxidpartialdruck). Eine *akute* ventilatorische Insuffizienz führt zur Hyperkapnie mit respiratorischer Azidose. Bei einem *chronischen* Geschehen wird diese metabolisch kompensiert und zeigt sich blutgasanalytisch an einem erhöhten Bikarbonat (27 mmol/l) und Base Exzess (> 3 mmol/l) bei normalem pH-Wert.

M!

Merke

Eine akute ventilatorische Insuffizienz führt zu einem Anstieg des $paCO_2$ (> 45 mmHg) mit Ausbildung einer respiratorischen Azidose (pH < 7,35). Bei einer chronisch ventilatorischen Insuffizienz wird diese metabolisch kompensiert (Anstieg des Bikarbonats und des Base Exzess).

Bei nächtlicher ventilatorischer Insuffizienz kann eine Blutgasanalyse direkt nach dem Erwachen hilfreich sein. Ein erhöhtes Bikarbonat und oder Base Exzess am Tag können bei normalem $paCO_2$ ebenfalls Hinweise auf eine nächtliche ventilatorische Insuffizienz geben. Zu erwägen ist in diesem Fall die transkutane CO_2-Registrierung ($PtcCO_2$).

▶ **Poly(somno)grafie.** Bei Verdacht auf eine nächtliche Hyperkapnie kann eine Poly(somno) grafie weitere Hinweise liefern. Lang andauernde Desaturation (mittlere Sauerstoffsättigung [SpO_2] < 90 % in der Nacht oder SpO_2 < 90 % für mindestens 10 % der gemessenen Zeit) bzw. intermittierende Desaturationen unter 85 % von mehr als 5 Minuten entsprechen in aller Regel einer Hypoventilation.

▶ **Messung der Atemmuskelfunktion und -kraft.** Die direkte Messung der Atemmuskelfunktion ist zeitaufwändig, mitarbeitsabhängig und steht nicht flächendeckend zur Verfügung. Im klinischen Alltag anwendbar sind die Bestimmung der maximalen Atemmuskelkraft (PI_{max}) sowie der Atemmuskelkraft 0,1 Sekunden nach dem Beginn einer normalen Einatmung (P0.1), welche die Last der Atemmuskulatur wiedergibt. Ein Quotient aus beiden Werten ($P0.1/PI_{max}$) gibt die respiratorische Kapazität wieder. Ab einem Wert von 20–25 % kann ein drohendes Atemmuskelversagen vermutet werden [761].

Therapie

Methoden

▶ **Maschinelle Beatmung.** Eine chronische ventilatorische Insuffizienz kann durch Augmentierung der alveolären Ventilation mittels maschineller Beatmung effizient behandelt werden. Bei akuter ventilatorischer Insuffizienz mit respiratorischer

Azidose erfolgt dies meist im intensivmedizinischen Rahmen.

▶ **Beatmungsmaske, Tracheostoma.** Eine chronische ventilatorische Insuffizienz kann elektiv auf eine geeignete, der Grunderkrankung angepasste außerklinische Beatmung eingestellt werden. Die Therapie kann prinzipiell nicht invasiv über Beatmungsmasken oder invasiv über ein Tracheostoma erfolgen.

Merke

M!

Die Beatmung ist meist intermittierend anzuwenden, bevorzugt nachts. Das Ziel sollte die Normalisierung des $paCO_2$ sein (Normokapnie). Das Ausmaß der Entlastung der Atempumpe ist abhängig von der Intensität und der Dauer der Beatmung. Idealerweise sollte der $paCO_2$ auch am Tag im therapiefreien Intervall normalisiert werden [762].

Wirkungen

Unter suffizienter Beatmung können krankheitsspezifisch unterschiedliche Effekte erreicht werden.

- Es kommt zu einer Verbesserung der Blutgase sowohl unter Beatmung als auch im Spontanatmungsintervall. Die Ursache hierfür dürfte multifaktoriell sein, wahrscheinlich kommt es neben den folgenden Punkten auch noch zu einem „Resetting“ des Atemzentrums für CO_2 (Wiederherstellung der zentralen Chemosensitivität).
- verbesserte Atemmechanik
- Zunahme der Atemmuskelkraft und Ausdauer
- Vermeidung von nächtlicher Hypoventilation
- Verbesserung der pulmonalen/thorakalen Compliance
- bei fast allen Indikationen Verbesserung der Lebensqualität und auch der Prognose [762]

Nebenwirkungen

▶ **Nicht invasive Beatmung.** Probleme der nicht invasiven Beatmung ergeben sich hauptsächlich durch den Beatmungszugang über *Maske*:

- Druckstellen bis zum Dekubitus im Gesicht (Nase)
- Störung des Nachtschlafs durch Gerät, Maske oder Schläuche
- Augenirritationen durch Leckagen schlecht sitzender/verrutschter Masken
- Irritationen der Atemwege durch Austrocknung
- Blähungen oder Völlegefühl durch verschluckte Luft

Diese Probleme lassen sich durch Anpassung von Maske, Beatmungsdruck oder -modus sowie Befeuchtung über die Zeit zumindest teilweise beheben. Es ist nicht immer möglich, den Nebenwirkungen zufriedenstellend zu begegnen, sie können dauerhaft die Beatmungsqualität beinträchtigen oder zum Therapieabbruch führen.

▶ **Invasive Beatmung.** Bei invasiver Beatmung über ein *Tracheostoma* sind Blutungen, Granulationsgewebebildung, Stenosen, Fistelbildung, Verlegung oder Dislokation der Kanüle, Schluck- und Sprechstörungen, Schmerzen sowie die Beeinträchtigung des Abhustens möglich. Dies sind Komplikationen, deren Behebung bei einer akuten und chronischen ambulanten Heimbeatmung beherrscht werden müssen.

Therapieeinleitung

Die Therapie sollte an einem spezialisierten Beatmungszentrum begonnen werden. Vorausgehen sollte eine umfassende pneumologische und eventuell eine neurologische Basisdiagnostik.

Therapiekontrollen

Routinekontrollen der Heimbeatmung sind anfangs häufig (unter Umständen alle 4–8 Wochen) notwendig, um die optimale Beatmung mit effizienter $paCO_2$-Reduktion und optimaler Akzeptanz zu erreichen. Derzeit werden *stationäre Beatmungskontrollen* empfohlen.

Weitere Kontrollintervalle sind von den Ergebnissen der Beatmung und der Grunderkrankung abhängig, wahrscheinlich aber 1- bis 2-mal jährlich notwendig. Nach Einleitung einer Beatmung gelingt über die Zeit oft eine Adaptation an die Therapie. Falls dauerhaft keine Therapieadhärenz erreicht werden kann, sollte die Beatmung beendet werden.

Im Rahmen der Kontrollen werden Erfolg, Akzeptanz, Effektivität, Nebenwirkungen und adäquater Zustand des Beatmungssystems beurteilt. Die technischen Kontrollen der Geräte erfolgen durch die Geräteprovider.

Merke

M!

Geräte- oder Systemwechsel (auch Schlauchsysteme oder neue Beatmungszugänge), Verstellung der Beatmungsparameter, Hinzunahme oder Änderungen einer Sauerstofftherapie sollen unbedingt im Rahmen einer stationären Kontrolle erfolgen.

Indikation

► Tab. 14.3 zeigt die Indikationen für eine nicht invasive Beatmung bei unterschiedlichen Grunderkrankungen.

Ethische Aspekte

Die Einleitung der Therapie setzt eine Zustimmung des Patienten voraus. Die Auseinandersetzung mit Wünschen oder mutmaßlichem Willen soll möglichst erfolgen, bevor die Entscheidung über eine Beatmung in einer Notfallsituation getroffen werden muss. Eine Beatmung kann prinzipiell auch in einem palliativem Therapiekonzept zum Tragen kommen; in dieser Situation ist die ursprüngliche Indikation zu hinterfragen.

Beatmung

Die Terminologie und Klassifikation der Beatmung ist uneinheitlich und verwirrend. Verschiedene herstellerspezifische Abwandlungen führen zu immer neuen Bezeichnungen, was die Einteilung der

Tab. 14.3 Indikationen für eine nicht invasive Beatmung (NIV) bei unterschiedlichen Grunderkrankungen [766].

Erkrankung	Symptome
chronische obstruktive Lungenerkrankung (COPD)	chronische Tageshyperkapnie ($paCO_2 \geq 50$ mmHg)
	nächtliche Hyperkapnie ($paCO_2 \geq 55$ mmHg), bzw. Anstieg des $PtcCO_2$ um ≥ 10 mmHG bei milder Tageshyperkapnie ($paCO_2$ 46–50 mmHg)
	persistierende Hyperkapnie ($paCO_2 > 53$ mmHg) mindestens 14 Tage nach Exazerbation mit beatmungspflichtiger respiratorischer Azidose
thorakal-restriktive Erkrankungen (TRE)	chronische Tageshyperkapnie ($paCO_2 \geq 45$ mmHg)
	nächtliche Hyperkapnie mit $paCO_2 \geq 50$ mmHg oder nächtlicher Anstieg des $PtcCO_2$ ≥ 10 mmHg bei Normokapnie am Tag
Obesitas-Hypoventilationssyndrom (OHS)	schwere Tageshyperkapnie oder schwere symptomatische Komorbiditäten (vor allem kardiovaskulär)
	Umstellung auf NIV bei etablierter CPAP-Therapie
	Anstieg des $PtcCO_2 \geq 10$ mmHg im REM-Schlaf oder Anstieg des Tages $paCO_2 \geq 10$ mmHg bei Patienten mit einem Ausgangs-$paCO_2 > 55$ mmHg
	Persistenz von Hypopnoen (lang andauernde Desaturationen $SpO_2 < 80$ % von ≥ 10 min) oder Weckreaktionen bei erhöhter Atemarbeit (RERAs)
neuromuskuläre Erkrankungen (NME)	$paCO_2$ (Tag oder Nacht) ≥ 45 mmHg
	nächtliches $PtcCO_2 \geq 50$ mmHg über 30 min
	bei Normokapnie am Tag Anstieg des $PtcCO_2$ um ≥ 10 mmHg in der Nacht
	rasche Abnahme der FVC > 10 % des Ausgangswerts bei ALS oder anderen rasch progredienten NME innerhalb von 3 Monaten

ALS: amyotrophe Lateralsklerose, CPAP: Continuous Positive Airway Pressure, FVC: forcierte Vitalkapazität, $paCO_2$: arterieller Kohlendioxidpartialdruck, $PtcCO_2$: transkutaner Kohlendioxidpartialdruck, SpO_2: arterielle Sauerstoffsättigung

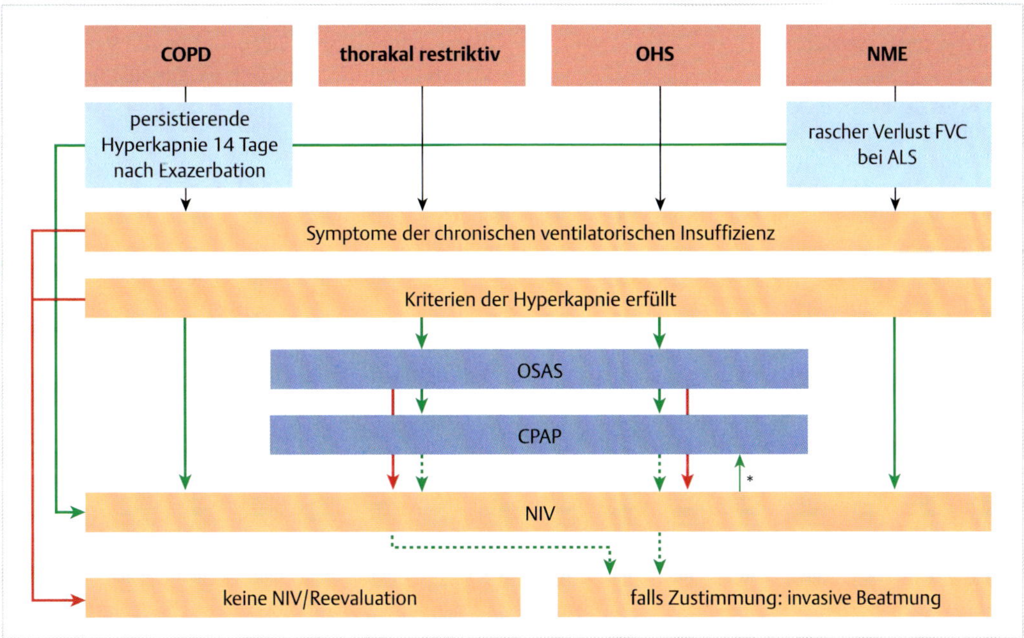

Abb. 14.5 Beatmung. Vorgehen bei der Einleitung einer Beatmung bei verschiedenen Krankheitsgruppen (grüne Pfeile: ja, rote Pfeile: nein, gestrichelte Pfeile: bei Therapieversagen, *: im Fall einer Gewichtsreduktion; ALS: amyotrophe Lateralsklerose, COPD: chronische obstruktive Lungenerkrankung, CPAP: Continuous Positive Airway Pressure, FVC: forcierte Vitalkapazität, NIV: nicht invasive Beatmung, NME: neuromuskuläre Erkrankungen, OHS: Obesitas-Hypoventilationssyndrom, OSAS: obstruktives Schlafapnoesyndrom).

Beatmungsmodi sehr unübersichtlich macht. Die Grundlagen der Beatmung und besonders der invasiven Beatmung werden im Kapitel Beatmung und Weaning (S. 107) beschrieben, hier wird ergänzend auf wichtige Aspekte der außerklinischen invasiven und nicht invasiven Beatmung eingegangen.

Beatmungsmodus

Ziel ist die Entlastung der Atempumpe. Die Anwendung einer kontrollierten Beatmung übernimmt klassischerweise die meiste Atemarbeit des Patienten, aber auch mit assistierten Beatmungsformen kann eine CO_2-Reduktion erzielt werden.

In Europa erfolgt ganz überwiegend eine Beatmung mittels vorgegebenen Druckes (*druckkontrolliert*), in den USA erfolgt die Beatmung überwiegend durch die Vorgabe eines Zielvolumens (*volumenkontrolliert*). Bisher konnten keine klinisch relevanten Unterschiede der beiden Beatmungsformen gezeigt werden. Es existieren zudem verschiedenste Hybridmodi, die beide Beatmungsformen kombinieren und bei speziellen Anforderungen oder Problemen mit der Beatmung zur Geltung kommen können.

Nicht invasive Beatmung (NIV)

▶ **Beatmungszugang.** Die NIV nutzt als Zugang verschiede Beatmungsmasken. Es kommen hier im ambulanten Bereich *Nasen-*, *Mund-Nasen-* und *Ganzgesichtsmasken* zum Einsatz. Die Nasenmaske hat erhebliche Vorteile in der Akzeptanz. Bei geöffnetem Mund kommt es jedoch über orale Leckagen zum Verlust des Beatmungsdrucks; dies mag auch der Grund sein, weshalb sie in der Realität bei hohen Beatmungsdrücken weniger eingesetzt wird.

Im Fall oraler Leckagen kann ein Kinnband versucht werden oder es muss auf eine Mund-Nasen-Maske umgestellt werden. Die Ganzgesichtsmaske (und eventuell auch Beatmungsmundstücke) kommen bei ausgeprägten Problemen mit Druckstellen der Mund-Nasen-Maske zum Einsatz und können

14

zusätzlich zur zeitweiligen Entlastung bei Druckstellen genutzt werden.

▶ **Alarme.** Anders als bei Patienten auf der Intensivstation sind bei der außerklinischen NIV Alarmfunktionen nicht zwingend notwendig und oft durch Fehlalarmierungen eher störend. Lediglich bei Stromausfall sollte alarmiert werden. Änderungen der Beatmungsparameter sollten in jedem Fall vom Gerät selbstständig protokolliert werden.

Invasive Beatmung

Die Zahl der invasiv außerklinisch beatmeten Patienten hat in den letzten Jahren erheblich zugenommen. Sie kann prinzipiell bei jeder Indikation angewendet werden, kommt aber am häufigsten bei Weaningversagen von Patienten mit Lungengrunderkrankungen oder neuromuskulären Erkrankungen vor. Es müssen einige Aspekte bei der invasiven Beatmung berücksichtigt werden, die bei einer Beatmung über Maske eine untergeordnete Rolle spielen.

▶ **Alarme.** Alarme sind bei der invasiven Beatmung obligat. Es muss in jedem Fall eine Alarmierung bei Hypoventilation, Obstruktion der Atemwege, Diskonnektion oder Geräteausfall vorhanden sein.

▶ **Beatmungszugang.** Für eine Heimbeatmung muss ein sicheres, möglichst epithelialisiertes Tracheostoma vorhanden sein, das bevorzugt chirurgisch angelegt werden sollte. Dilatative Tracheostomata neigen zur Schrumpfung, es kann hier zudem vermehrt zu Kanülenfehllagen kommen.

▶ **Trachealkanülen.** Es müssen immer Reservekanülen vorhanden sein, möglichst auch in kleineren Größen. Für einen Sprechaufsatz müssen die Kanülen ungeblockt sein oder es werden speziell gefensterte Kanülen verwendet. Für blockbare Kanülen muss ein Cuffdruckmesser vorhanden sein.

▶ **Absaugung.** Es muss jederzeit die Möglichkeit zur trachealen Absaugung bestehen, die Geräte müssen eine ausreichende Leistung erbringen, ein Ersatzgerät mit Akkubetrieb muss vorgehalten werden. Auch ein Pulsoxymeter für gelegentliche Messungen muss vorhanden sein.

▶ **Befeuchtung.** Bei invasiver Beatmung muss eine aktive oder passive Befeuchtung zur Vermeidung von stark zähflüssigem Sekret, das zu einer akuten Verlegung der großen Atemwege führen kann, angewendet werden.

▶ **Beatmungspflege.** Die Versorgung invasiv beatmeter Patienten im ambulanten Bereich ist ausgesprochen aufwendig und erfordert oft eine 24-stündige Präsenz von speziell ausgebildeten Pflegekräften.

Technische und organisatorische Voraussetzungen

Man unterscheidet Heimbeatmungsgeräte zur Atemunterstützung und Heimbeatmungsgeräte für vom Gerät abhängige Patienten. Hiernach sind unterschiedliche Spezifikationen zu erfüllen. Ist die Beatmung an mehr als 16 Stunden pro Tag notwendig, müssen ein Ersatzgerät sowie ein externer Akku vorhanden sein. Bei wirklich lebenserhaltender Beatmung muss das Beatmungsgerät über einen internen Akku verfügen.

Für alle Personen, die ein Beatmungsgerät außerklinisch bedienen werden, muss eine qualifizierte Einweisung erfolgen. Die Geräte zur ambulanten Heimbeatmung sind in der Regel Turbinengeräte. Sie sind aufgrund ihrer besseren Triggerfunktion und ihrem hohen inspiratorischen Fluss meist geeigneter als Intensivrespiratoren.

▶ **Schlauchsysteme und Ventile.** Überwiegend kommen *Einschlauchsysteme* zum Einsatz, was für fast alle Anwendungen ausreichend ist. Ein *Zweischlauchsystem* mit der Möglichkeit, das exspiratorische Volumen zu bestimmen, ist bei ambulanter Beatmung selten notwendig. Überwiegend werden Systeme mit offenem Auslass, so genannte Leckagesysteme genutzt. Da das Auswaschen von CO_2 dann einen dauerhaften Flow erfordert, muss bei diesem System meist ein positiver endexspiratorischer Druck (PEEP/EPAP) eingesetzt werden.

Bei einem gesteuerten Ausatemventil ist die CO_2-Elimination nur von dem Totraum und dem Tidalvolumen abhängig. Bei Patienten mit ausgeprägter Hypoxie sind geschlossene Systeme zur Oxygenierung vorteilhafter, da ein beigemischter Sauerstoffanteil nicht wie bei einem Leckagesystem verloren geht.

▸ **Sauerstoffbeimischung.** Diese kann direkt durch Anschluss an das Beatmungsgerätgerät erfolgen, dann sollte die O_2-Fraktion messbar und einstellbar sein. Bei den meisten NIV-Geräten zur ambulanten Beatmung wird Sauerstoff aber über einen Adapter am Beatmungsschlauch zugeführt.

Beatmungszentrum

Die Organisation der Therapie sollte an einem Beatmungszentrum bzw. Weaningzentrum erfolgen. In einem solchen Zentrum erfolgen die Ersteinstellung sowie die Kontrolle und Optimierung der außerklinischen Beatmung. Die Zentren sollten spezielle Expertise in Weaning und Beatmung besitzen und zudem die Möglichkeit einer umfassenden pneumologischen inklusive schlafmedizinischen und eventuell neurologischen Diagnostik. Man unterscheidet:

- Weaningzentrum (zertifiziert)
- Zentrum für außerklinische Beatmung (Zertifizierung existiert noch nicht)
- Zentrum für außerklinische und invasive außerklinische Beatmung (Zertifizierung existiert noch nicht)

Erfolgloses Weaning

> **Merke**
>
> Von erfolglosem Weaning spricht man, wenn eine Entlassung nur mit einer invasiven Beatmung über Trachealkanüle möglich ist, eine Entlassung mit NIV gilt nicht als Weaningversagen [764].

Erfolgloses Weaning sollte von einem Weaning- oder Beatmungszentrum festgestellt oder bestätigt werden. Bei einem hohen Prozentsatz initialer Weaningversager war die Entwöhnung zumindest von der invasiven Beatmung doch noch möglich, wenn die Patienten in ein Weaningzentrum verlegt wurden [765].

Eine Kanülierung sollte nur bestehen bleiben, wenn sie auch zur invasiven Beatmung genutzt wird. Eine liegende Trachealkanüle ohne Beatmung fördert Schluckstörungen und die Aspiration von Speichel auch bei angelegter Blockung, der Hustenstoß mit Trachealkanüle ist nicht effektiv. Die Prognose von tracheotomierten Patienten ist besser, wenn die liegende Kanüle entfernt wird.

Sollte eine invasive außerklinische Beatmung nicht vermeidbar sein, muss bedacht werden, dass diese mit großem personellem und technischem Aufwand verbunden ist. Sie ist nicht nur mit hohen Kosten verbunden, sondern bedeutet insbesondere erhebliche Einschnitte in der Lebensführung und Autonomie der betroffenen Patienten.

14.3.3 Chronische obstruktive Lungenerkrankung (COPD)

Für die COPD ist die Datenlage über den Nutzen einer NIV bei akuter ventilatorischer Insuffizienz deutlich besser als bei der chronischen Form [758]. Eine schwere chronische Hyperkapnie ist einer Therapie mit NIV jedoch gut zugänglich, eine invasive Beatmung ist selten notwendig, meist nur nach erfolglosem Weaning. Aber gerade bei COPD-Patienten ist die Zufriedenheit mit der chronischen invasiven Beatmung nach nicht erfolgreichem Weaning niedrig.

Diagnostik

Patienten mit milder Tageshyperkapnie ($paCO_2$: 46–50 mmHg) benötigen eine nächtliche Diagnostik. Wenn $PtcCO_2$ nicht verfügbar ist, kann eine morgendliche BGA direkt nach dem Aufwachen hilfreich sein. Zudem gibt ein erhöhtes Bikarbonat (> 27 mmol/l) einen Hinweis auf eine nächtliche Hyperkapnie. Bei wiederholten Exazerbationen mit respiratorischer Azidose erfolgt zunächst nur ein engmaschiges Monitoring auf Tageshyperkapnie mittels BGA, insbesondere direkt 14 Tage nach Entlassung. Hier ist die enge Kooperation mit den ambulanten Pneumologen essenziell.

Beatmung

Ziel ist die Normalisierung der $paCO_2$-Werte, zumindest die Senkung unter 50 mmHg, was sich im Hinblick auf die Prognose als effizient erwiesen hat [762]. Um dies zu erreichen, sind zum Teil hohe inspiratorische Beatmungsdrücke oft über 20 mmHg notwendig (High-Intensity-NIV), sofern dies toleriert wird. In jedem Fall soll der maximal tolerable Druck eingesetzt werden, unter Umständen mit einer Anpassung nach einiger Zeit der NIV-Adaptation.

Meist ist ein kontrollierter oder assistiert-kontrollierter Modus notwendig, aber auch die assistierte Beatmung kann effizient sein. Bei assistierten Modi erschweren bei COPD-Patienten meist Fehltriggerungen aufgrund exspiratorischer Flussschwankungen die Akzeptanz. Hier kann eine frühexspiratorische Triggersperre hilfreich sein. Bei komorbider Schlafapnoe muss ein zudem ein PEEP/EPAP angewendet werden.

14.3.4 Thorakal-restriktive Erkrankungen (TRE)

Zu den TRE zählt man Thorax- und Wirbelsäulendeformitäten (posttraumatisch, postoperativ, Skoliosen, Kyphosen, Kiel-, Trichterbrust und restriktive Pleuraerkrankungen, z. B. Post-TBC-Syndrom). Von postoperativen Zuständen abgesehen, sind die Verläufe meist sehr langsam progredient. Die chronische ventilatorische Insuffizienz entsteht hier durch die reduzierte Thoraxcompliance und die oft sehr ungünstige Atemmechanik.

Diagnostik

Meist geht der Tageshyperkapnie schon früh eine nächtliche Hyperkapnie voraus. Längere Entsättigungen in der Polygrafie können auf Hypopnoen hinweisen. Bei schweren Restriktionen (Vitalkapazität < 50 %) sollte alle 3 Monate auf nächtliche Hypoventilation untersucht werden. Eine Beatmung sollte vergleichsweise früh – bereits beim Auftreten einer leichten Tageshyperkapnie mit $paCO_2$-Werten ≥ 45 mmHg oder bei nächtlicher Hyperkapnie mit $paCO_2$ ≥ 50 mmHg – erwogen werden.

Beatmung

Die Beatmung kann druck- oder volumengesteuert erfolgen. Meist sind Drücke über 20 mmHg notwendig. Bei den restriktiven Erkrankungen können Unterbrechungen der Beatmung nach wenigen Tagen bereits zu einer Verschlechterung der Blutgase führen. Eventuell ist bei persistierender Hypoxie unter Beatmung zusätzlich eine O_2-Therapie notwendig.

Lungenfibrose

Bei interstitiellen Lungenerkrankungen gelten prinzipiell die gleichen Indikationen. Eine chronische ventilatorische Insuffizienz tritt meist im Endstadium der Erkrankung auf. Eine Beatmung kann als Überbrückung bis zur Lungentransplantation oder in einer palliativen Situation und Intention erfolgen.

14.3.5 Obesitas-Hypoventilationssyndrom (OHS)

Das OHS wird mit steigender Prävalenz der Adipositas auch in Zukunft häufiger werden. Beim OHS bestehen eine alveoläre Hypoventilation und eine symptomatische Tageshyperkapnie ($paCO_2$ ≥ 45 mmHg) ab einem Body-Mass-Index (BMI) > 30 $kgKG/m^2$, nach Ausschluss anderer Ursachen einer chronischen ventilatorischen Insuffizienz. Es besteht ein Zusammenhang mit dem Grad des Übergewichts.

Fast regelhaft (90 %) besteht eine Überlappung zur obstruktiven Schlafapnoe (obstruktives Schlafapnoesyndrom, OSAS). Neben der erhöhten Atemarbeit, der ungünstigen Atemmechanik durch die extrathorakale restriktive Ventilationsstörung, dem Alveolarkollaps und der nächtlichen obstruktiven Schlafapnoe trägt eine gestörte zentrale Atemregulation mit vermindertem Atemantrieb auf hypoxische bzw. hyperkapnische Stimuli zur Entstehung bei. Das OHS zeigt unbehandelt eine um 23 % erhöhte Mortalitätsrate.

Diagnostik

Primär ist eine schlafmedizinische Diagnostik sinnvoll. Vor geplanten Operationen sollte bei Adipositas ein Screening auf OHS erfolgen. Sollte keine Tageshyperkapnie vorliegen, kann ein erhöhtes Bikarbonat (> 27 mmol/l) hinweisend sein.

Beatmung

Im Vordergrund steht die Adipositas Therapie einer komorbiden Schlafapnoe, zunächst mittels CPAP-Therapie. Nur wenn unter austitrierter CPAP-Beatmung weiterhin ausgeprägte Symptome, anhaltende Hypopnoen oder Erwachen aufgrund vermehrter Atemarbeit (respiratory effort related arousals, RERA) [757] bzw. ein relevanter (nächtlicher) $paCO_2$-Anstieg [763] auftreten, sollte eine Umstellung auf eine NIV vorgenommen werden.

Erste Kontrollen einer CPAP-Therapie sollte dabei nach 3 Monaten vorgenommen werden. Die NIV muss mit ausreichend hohem PEEP/EPAP zur Therapie der OSAS eingestellt werden. Eine Gewichtsreduktion ist anzuraten, die Therapie muss nach eventuell erfolgter Reduktion reevaluiert werden.

14.3.6 Neuromuskuläre Erkrankungen (NME)

Verschiedenste neuromuskuläre Erkrankungen mit Beteiligung der Atemmuskulatur oder deren Innervation führen in fortgeschrittenen Fällen zur chronischen ventilatorischen Insuffizienz:

- Muskeldystrophien
- Myopathien (kongenital, metabolisch)
- myotone Dystrophie
- spinale Muskelatrophie
- amyotrophe Lateralsklerose (ALS)
- erworbene NME (z. B. Critical-Illness-Polyneuropathie/-Myopathie)

Bei der amyotrophen Lateralsklerose kann es bei einem kleinen Teil der Patienten vergleichsweise früh bzw. rasch progredient zu Beeinträchtigungen der Atmung kommen.

Diagnostik

Je nach Grunderkrankung und Progress sollte regelmäßig (alle 3–12 Monate) auf eine (nächtliche) Hypoventilation untersucht werden. Bei einer FVC ≤ 70 % treten Hypopnoen im Schlaf meist in der REM-Phase auf, bei einer FVC ≤ 50 % auch in anderen Schlafstadien. Wenn möglich, sollte eine $PtcCO_2$ durchgeführt werden, alternativ eine morgendliche BGA. Lang anhaltende Desaturationen in der Polygrafie geben auch Hinweise auf eine relevante Hypoventilation. Prognostisch wichtig ist auch die Bestimmung eines ausreichenden Hustenstoßes (peak cough flow, PCF < 270 l/h).

Beatmung

Eine Beatmung sollte bei neuromuskulären Erkrankungen insbesondere bei raschem Progress möglichst frühzeitig eingeleitet werden. Die Entwicklung einer Tageshyperkapnie sollte nicht abgewartet werden. Die Indikation besteht in einzelnen Fällen schon bei raschem FVC-Verlust. Eine prophylaktische Beatmung kommt jedoch nicht infrage. Öfter als bei anderen Erkrankungen stellt sich die Frage einer invasiven Beatmung meist dann, wenn die Sekretelimination durch Hustenschwache oder Schluckschwäche beeinträchtigt ist oder es zu gehäuften Aspirationen kommt. Eine Beatmung kann über viele Jahre lebenserhaltend sein und muss vorab mit den Patienten eingehend besprochen werden.

14.3.7 Literatur

[756] Budweiser S1, Heinemann F, Fischer W et al. Impact of ventilation parameters and duration of ventilator use on non-invasive home ventilation in restrictive thoracic disorders. Respiration 2006; 4: 488–494

[757] DGSM. S3-Leitlinie Nicht erholsamer Schlaf/Schlafstörungen – Kapitel „Schlafbezogene Atmungsstörungen“. Somnologie 2017; 20: 97–180

[758] Ergan B, Oczkowski S, Rochwerg B et al. European Respiratory Society guidelines on long-term home non-invasive ventilation for management of COPD. Eur Respir J 2019; 3: 1–18

[759] Estenne M1, Gevenois PA, Kinnear W et al. Lung volume restriction in patients with chronic respiratory muscle weakness: The role of microatelectasis. Thorax 1993; 7: 698–701

[760] Huttmann SE, Magnet FS, Karagiannidis C et al. Quality of life and life satisfaction are severely impaired in patients with long-term invasive ventilation following ICU treatment and unsuccessful weaning. Ann Intensive Care 2018; 1: 8

[761] Kabitz HJ, Waltersbacher S, Mellies U et al. Messung der Atemmuskelfunktion. Deutsche Atemwegsliga. Dustri-Verlag; 2014

[762] Köhnlein T, Windisch W, Köhler D et al. Non-invasive positive pressure ventilation for the treatment of severe stable chronic obstructive pulmonary disease: A prospective, multicentre, randomised, controlled clinical trial. Lancet Respir Med 2014; 2: 698–705

[763] Piper AJ, Wang D, Yee BJ et al. Randomised trial of CPAP vs bilevel support in the treatment of obesity hypoventilation syndrome without severe nocturnal desaturation. Thorax 2008; 63: 395–401

[764] Schönhofer B, Geiseler J, Dellweg D et al. Prolongiertes Weaning. Pneumologie 2014; 68: 19–75

[765] WeanNet Study Group. WeanNet: Das Netzwerk von Weaning-Einheiten der Deutschen Gesellschaft für Pneumologie und Beat mungsmedizin (DGP). Dtsch Med Wochenschr 2016; 141: e166 – e172

[766] Windisch W, Dreher M, Geisler J et. al. Nichtinvasive und invasive Beatmung als Therapie der chronischen respiratorischen Insuffizienz – Revision 2017. Pneumologie 2017; 11: 722–795

14

14.4 Pulmonale Hypertonie und Rechtsherzversagen

Natascha Sommer, Matthias Hecker

14.4.1 Übersicht

Rechtsherzinsuffizienz und -versagen sind häufige Komplikationen im intensivmedizinischen Bereich und können akut (z. B. bei Lungenembolie) oder chronisch, mit oder ohne (z. B. rechtskardiale Ischämie) Nachlasterhöhung auftreten [775]. Die Nachlasterhöhung aufgrund einer pulmonalen Hypertonie (PH) ist eine häufige Ursache für chronische Rechtsherzinsuffizienz sowie Dekompensation mit Rechtsherzversagen und Inhalt dieses Beitrages.

Die pulmonale Hypertonie ist durch einen Anstieg des invasiv bestimmten mittleren pulmonalarteriellen Druckes (mPAP) auf ≥ 25 mmHg (Normalwert: 14 ± 3 mmHg) und für präkapilläre Formen des pulmonalvaskulären Widerstands (PVR) > 3 Wood Units (WU, entspricht 240 dyn) definiert und umfasst eine Gruppe von heterogenen pulmonalvaskulären Erkrankungen, die sich in ihrer Ätiologie und Behandlung deutlich unterscheiden und gemäß der Nizza-Klassifikation eingeteilt werden (▸ Tab. 14.4) [768], [776].

Gemeinsames Kennzeichen dieser progredienten pulmonalvaskulären Erkrankungen sind eine *Gasaustauschstörung* und eine *zirkulatorische Kompromittierung* durch die prognostisch limitierende Rechtsherzinsuffizienz. Klinische Symptome werden verursacht durch ein Rückwarts- und Vorwärtsversagen im Anfangsstadium in Form unspezifischer Symptome wie Belastungseinschränkung, Dyspnoe, Beschwerden durch Stauung von Leber, Niere, Gastrointestinaltrakt und im fortgeschrittenen Stadium auch Schwindel, Synkopen und pektanginöse Beschwerden.

Ein Rechtsherzversagen führt zu zunehmenden Endorganschäden und ist durch einen Circulus vitiousus aus zunehmender Überwässerung und abnehmender Diurese charakterisiert. Die wichtigste diagnostische Screeningmethode der Rechtsherzinsuffizienz bzw. -versagens ist die Echokardiografie, wobei die Diagnose der pulmonalen Hypertonie zwingend durch eine invasive hämodynamische Messung gestellt werden muss, auch um hyperzirkulatorische Ursachen und pulmonalvenöse Formen zu erkennen und entsprechend zu therapieren.

Tab. 14.4 Pulmonale Hypertonie: Nizza-Klassifikation mit Therapieindikation.

Einteilung	Diagnose[1]	Therapie
Gruppe 1: pulmonalarterielle Hypertonie (PAH)		
1.1 idiopathische PAH (IPAH)	präkapillär: • mPAP ≥ 25 mmHg • PAWP ≤ 15 mmHg	Therapie der Grunderkrankung, Allgemeinmaßnahmen, spezifische medikamentöse Therapie (PDE5-Inhibitoren/sGC-Stimulatoren, ERAs, Prostazykline)
1.2 hereditäre PAH (HPAH):		
1.2.1 BMPR2		
1.2.2 andere (ALK1, Endoglin [mit oder ohne hereditäre hämorrhagische Teleangiektasie])		
1.3 arzneimittel- und toxininduziert (DPAH)		
1.4 assoziierte pulmonalarterielle Hypertonie (APAH):		
1.4.1 Kollagenosen		
1.4.2 HIV-Infektion		
1.4.3 portale Hypertonie		
1.4.4 kongenitale Herzerkrankung		
1.4.5 Schistosomiasis		

Tab. 14.4 Fortsetzung

Einteilung	Diagnose[1]	Therapie
1.5 Langzeitresponder von Kalziumkanalinhibitoren		
1.6 PAH mit offenkundig venöser/kapillärer Beteiligung (pulmonale venookklusive Erkrankung, pulmonalkapilläre Hämangiomatose)		
1.7 persistierende PAH des Neugeborenen		
Gruppe 2: PH bei Linksherzerkrankungen (einzige isoliert postkapilläre Form der PH)		
2.1 PH bei Herzinsuffizienz mit erhaltener LV-Funktion 2.2 PH bei Herzinsuffizienz mit reduzierter LV-Funktion 2.3 Klappenerkrankungen 2.4 kongenitale/erworbene kardiovaskuläre Veränderungen, die zu postkapillärer PH führen	postkapillär: • mPAP ≥ 25 mmHg • PAWP > 15 mmHg kombiniert post-/präkapillär: zusätzlich PVR > 3WU	Therapie der Grunderkrankung
Gruppe 3: PH bei Lungenerkrankungen und/oder Hypoxie		
3.1 obstruktive Lungenerkrankung 3.2 restriktive Lungenerkrankung 3.3 andere Lungenerkrankung mit gemischt restriktiv/obstruktivem Muster 3.4 Hypoxie ohne Lungenerkrankung 3.5 entwicklungsbedingte Lungenerkrankungen	präkapillär: • mPAP ≥ 25 mmHg • PAWP ≤ 15 mmHg schwere PH: • mPAP > 35 mmHg oder • mPAP ≥ 25 mmHg • und CI < 2,0 l/min/m2	Therapie der Grunderkrankung, Sauerstoffsupplementation schwere PH: individuelle medikamentöse Therapie kann in einem Expertenzentrum für PH erwogen werden
Gruppe 4: PH bei Obstruktion der Pulmonalarterie		
4.1 chronisch thrombembolische PH 4.2 andere pulmonalarterielle Obstruktionen	präkapillär: • mPAP ≥ 25 mmHg • PAWP ≤ 15 mmHg	Antikoagulation, PEA, spezifische medikamentöse Therapie (sGC-Stimulator)
Gruppe 5: PH mit unklaren und/oder multifaktoriellen Mechanismen		
5.1 hämatologische Erkrankungen: chronische hämolytische Anämie, myeloproliferative Erkrankungen 5.2 systemische und metabolische Erkrankungen: pulmonale Langerhanszellenhistiozytose, Morbus Gaucher, Glykogenspeicherkrankheit, Neurofibromatose, Sarkoidose 5.3 andere: fibrosierende Mediastinitis, chronisches Nierenversagen mit/ohne Dialyse 5.4 komplexe angeborene Herzerkrankungen	präkapillär: • mPAP ≥ 25 mmHg • PAWP ≤ 15 mmHg postkapillär: • mPAP ≥ 25 mmHg • PAWP > 15 mmHg kombiniert post-/präkapillär: • PVR > 3WU	Therapie der Grunderkrankung

1) gemessen in Ruhe, Belastungs-PH ist nicht weiter definiert
ALK: activin-like kinase, BMPR: bone morphogenic protein receptor CI: Cardiac Index, PEA: pulmonale Thrombendarteriektomie, ERAs: Endothelinrezeptorantagonisten, mPAP: mittlerer pulmonalarterieller Druck, PAWP: pulmonalarterieller Verschlussdruck, PDE5: Phosphodiesterase 5, PVR: pulmonalvaskulärer Widerstand, sGC: löslicher Guanylatzyklasestimulator, WU: Wood Units

14

Aktuell ist eine spezifisch vasoaktive Therapie zur Senkung des pulmonalvaskuären Widerstands nur für spezielle präkapilläre Formen der pulmonalen Hypertonie zugelassen, wobei die Therapie der Rechtsherzinsuffizienz und des Rechtsherzversagens hauptsächlich Allgemein- und Supportivmaßnahmen beinhaltet [773], [775], [779].

14.4.2 Definition

Definition pulmonale Hypertonie

Die pulmonale Hypertonie ist nach den aktuellen europäischen Leitlinien von 2015 definiert durch eine Druckerhöhung des pulmonalen Kreislaufs auf einen invasiv gemessenen mPAP von ≥ 25 mmHg (neuere Empfehlungen definieren eine pulmonale Hypertonie ab einem mPAP > 20 mmHg [780]) und für die präkapillären Formen zusätzlich durch die Erhöhung des PVR auf > 3 Wood Units (entspricht 240 dyn), um den Einfluss des Herzzeitvolumens (HZV) auf den mPAP zu berücksichtigten [768], [776].

Einteilung in präkapilläre und postkapilläre Formen

Durch Bestimmung des pulmonalarteriellen Verschlussdrucks (Pulmonary arterial Wedge Pressure, PAWP) wird die postkapilläre Form der pulmonalen Hypertonie (Gruppe 2, PH bei Linksherzerkrankungen) mit einem PAWP > 15 mmHg von den präkapillären Formen unterschieden, wobei isolierte postkapilläre Formen von kombiniert prä- und postkapillären durch den PVR unterschieden werden können (PVR ≤ 3WU bzw. > 3WU). Der PVR errechnet sich folgendermaßen:

$$\text{PVR} = \frac{(\text{PAP}-\text{PAWP})}{\text{Herzzeitvolumen}}$$

Es ist essenziell, eine pulmonalvenöse Beteiligung zu identifizieren, da sich die Therapie dieser Formen der pulmonalen Hypertonie wesentlich von denen der reinen präkapillären Formen unterscheidet und die Therapie einer pulmonalvenösen pulmonalen Hypertonie mit spezifisch präkapillär ausgerichteter pulmonal-vasoaktiver Therapie zu lebensgefährlichen Komplikationen, insbesondere einem Lungenödem führen kann. Siehe auch Kapitel Diagnostisches Vorgehen (S. 275).

Klinische Klassifikation der pulmonalen Hypertonie

Die klinische Klassifikation wurde zuletzt auf dem 6. Weltsymposium für pulmonale Hypertonie 2018 in Nizza aktualisiert (▸ Tab. 14.4) [780]. Pathophysiologisch betrachtet können *präkapilläre* Formen (Gruppe 1, 3, 4), die über ein Remodelling der pulmonalen Arterien charakterisiert ist, von *postkapillären* Formen, die hauptsächlich durch eine linkskardial bedingte pulmonalvenöse Stauung verursacht werden (Gruppe 2), und *gemischte* Formen (Gruppe 5 sowie die anderen Gruppen mit jeweiliger zusätzlicher prä- oder postkapillärer Komponente) unterschieden werden.

Die Gesamtheit der Formen tritt mit einer geschätzten globalen Prävalenz von 1 %, im Alter von über 65 Jahren sogar von möglicherweise 10 % [771] relativ häufig auf, wobei spezielle Formen, insbesondere die *pulmonalarterielle Hypertonie* (PAH, Gruppe 1 nach Nizza-Klassifikation), sehr selten sind. Dies ist von besonderem Interesse, da die meisten spezifischen pulmonal-vasoaktiven Therapeutika speziell für diese Form der pulmonalen Hypertonie zugelassen sind.

Am häufigsten tritt die pulmonale Hypertonie in Assoziation mit Linksherz- oder Lungenerkrankungen auf (Gruppe 2 und 3, bis zu 50 % bzw. 30–45 % der PH-Erkrankungen). Sie ist allerdings meist eher mild ausgeprägt und es sind aktuell keine spezifisch pulmonal-vasoaktiven Medikamente zugelassen. Die *chronisch thrombembolische pulmonale Hypertonie* (CTEPH) ist vor allem im intensivmedizinischen Bereich von besonderer Bedeutung, da sie zur akuten Lungenembolie abgegrenzt werden muss, aber auch häufig als deren Folge oder Vorerkrankung („akut-auf-chronisch") auftritt.

Definition Rechtsherzinsuffizienz, Rechtsherzversagen

Aktuell gibt es keine einheitliche Definition der Rechtsherzinsuffizienz oder des Rechtsherzversagens.

Rechtsherzinsuffizienz bei pulmonaler Hypertonie kann als komplexes klinisches Syndrom definiert werden, das durch ein inadäquates Herzzeitvolumen (HZV) und/oder einen erhöhten zentralvenösen Druck (ZVD) aufgrund einer erhöhten rechtsventrikulären Nachlast verursacht wird.

Von einem *Rechtsherzversagen* (= dekompensierte Rechtsherzinsuffizienz) wird gesprochen, wenn Symptome der funktionellen WHO-Klasse IV auftreten zusammen mit Zeichen der eingeschränkten Organperfusion und/oder klinischen Zeichen der venösen Stauung (Halsvenenstauung, Leberkapselschmerz) mit Flüssigkeitseinlagerung (periphere Ödeme, Aszites, Gewichtszunahme) [779].

14.4.3 Diagnostisches Vorgehen

Die diagnostische Abklärung dient zum einen der Identifikation einer pulmonalen Hypertonie und eines Rechtsherzversagens und zum anderen der ursächlichen Abklärung. Eine Zusammenfassung des diagnostischen Algorithmus findet sich in den aktuellen Leitlinien [768] und ist vereinfacht in ▶ Abb. 14.6 dargestellt. Aktuelle Aspekte des Weltsymposiums 2018 und ein Kommentar deutschsprachiger Fachgesellschaften finden sich in neuerer Literatur [767], [776].

Symptome: pulmonale Hypertonie, Rechtsherzinsuffizienz und -versagen

Klinische Zeichen der pulmonalen Hypertonie sind im Anfangsstadium Belastungsdyspnoe, Ödeme und Halsvenenstauung. Zeichen des akuten Rechtsherzversagens sind Müdigkeit, Blässe, periphere Zyanose, systolische Hypotonie und Synkopen (aufgrund eines Vorwärtsversagens) sowie zentralvenöse Stauung, Aszites und Ödeme (aufgrund eines Rückwärtsversagens). Die abnehmende Diurese wird durch eine Kombination aus Vorwärts- und Rückwärtsversagen mit konsekutiver Abnahme der renalen Perfusion verursacht. Zusätzlich tritt oft eine Stauung des Gastrointestinaltrakts (GIT) auf, die zum einen die Resorption von Medikamenten (Diuretika!) reduziert und zum anderen GIT-Infekte begünstigt [773], [779].

Diagnostisches Vorgehen

Schritt 1: nicht invasive Abschätzung der Wahrscheinlichkeit des Vorliegens einer PH in Abhängigkeit bestimmter Grunderkrankungen

Merke

Die *Echokardiografie* ist das wichtigste Screeningtool für die pulmonale Hypertonie und die Rechtsherzinsuffizienz; sie eignet sich aber nicht zur Diagnosestellung, insbesondere nicht zur Abgrenzung von prä- und postkapillären Formen. Allerdings kann die Echokardiografie ein wichtiges Hilfsmittel zur Evaluation linkskardialer Differenzialdiagnosen bzw. pulmonalvenöser Aspekte und zur Abschätzung der Akutizität der pulmonalen Hypertonie (siehe unten) sein.

Ein geschätzter rechtsventrikulärer Druckgradient (= Tricuspid Regurgitation Gradient [TRG], entspricht geschätztem systolischem pulmonalarteriellen Druck ohne zentralvenösen Druck) von 46 mmHg ohne bzw. > 31 mmHg in Verbindung mit zusätzlichen Zeichen der Rechtsherzbelastung zeigt eine hohe Wahrscheinlichkeit einer pulmonalen Hypertonie an (▶ Tab. 14.5).

Dabei sollte die echokardiografische Risikoeinschätzung durch *weitere Untersuchungen* zur Abschätzung der Erkrankungswahrscheinlichkeit bzw. Differenzialdiagnostik (z. B. EKG, BNP [B-Typ natriuretisches Peptid]-Bestimmung, Lungenfunktion, Bildgebung) ergänzt werden.

Schritt 2: Indikationsstellung zur bildgebenden Diagnostik

Bei intermediärem oder hohem Risiko für ein pulmonale Hypertonie sollte die weitere Abklärung erfolgen, wenn sich die pulmonale Hypertonie nicht im Rahmen einer Linksherz- oder Lungenerkrankung ausreichend erklären lässt [770], [777]. Dazu gehören auch Formen der Rechtsherzinsuffizienz ohne erhöhte Nachlast, vor allem ischämische Erkrankungen des rechten Ventrikels und restriktive Kardiomyopathien (inklusive Perikardtamponade).

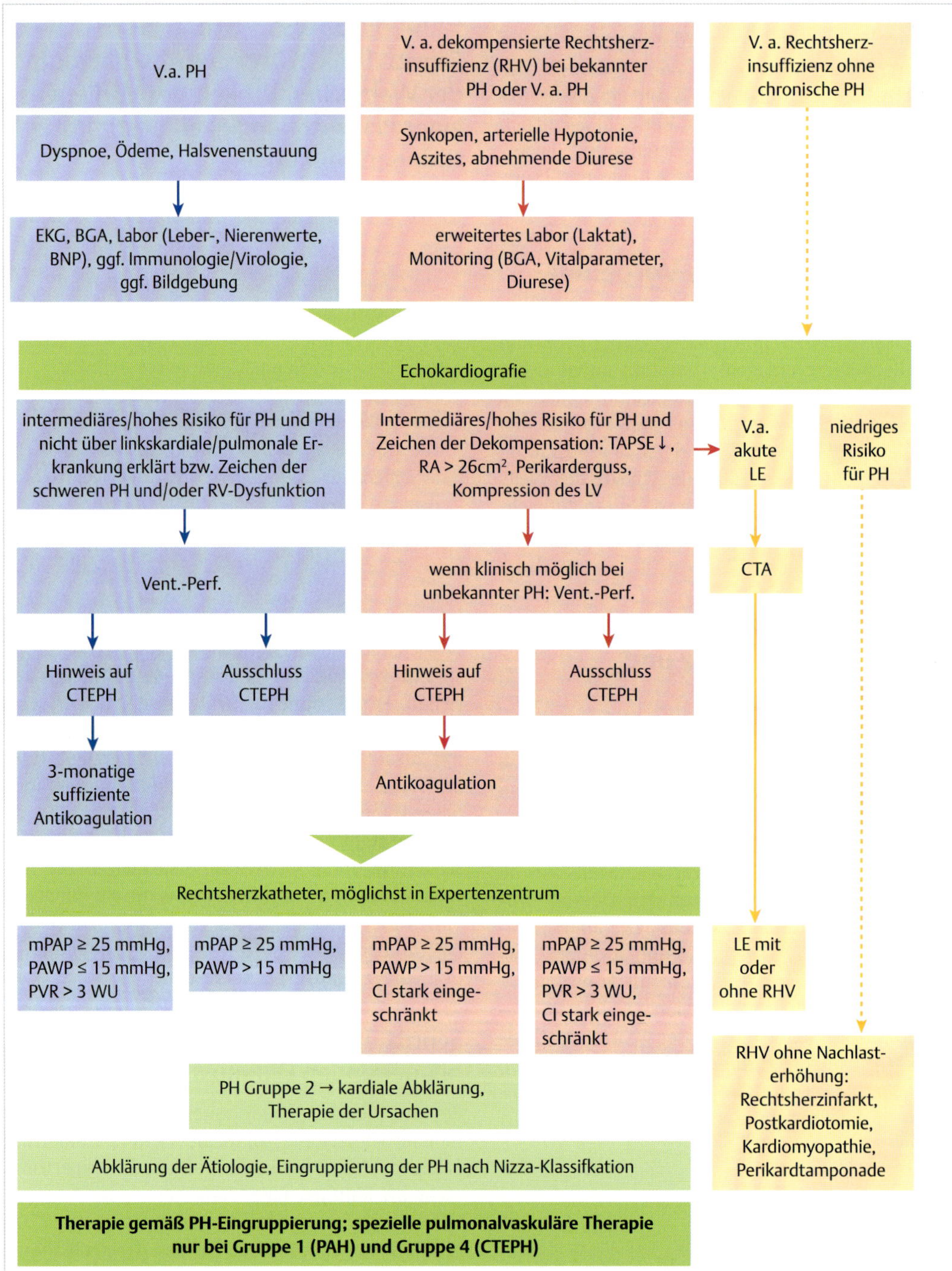

Abb. 14.6 Pulmonale Hypertonie und Rechtsherzversagen. Vereinfachter Diagnostikalgorithmus (BGA: Blutgasanalyse, CI: Cardiac Index, CTEPH: chronisch thrombembolische pulmonale Hypertonie, CTA: Computertomografische Angiografie, LE: Lungenembolie, LV: linker Ventrikel, mPAP: mittlerer pulmonalarterieller Druck, PAH: pulmonalarterielle Hypertonie, PAWP: pulmonalarterieller Verschlussdruck, RA: rechter Vorhof, RHV: Rechtsherzversagen, TAPSE: Tricuspid annular plane systolic excursion, V. a.: Verdacht auf Vent.-Perf.: Ventilations-Perfusionsszintigrafie, WU: Wood Units).

Tab. 14.5 Echokardiografische Diagnostik einer pulmonalen Hypertonie (PH) und weiteres Vorgehen.

Regurgitationsgeschwindigkeit über der Trikuspidalklappe/rechtsventrikulärer Druckgradient 1)	echokardiografische Zeichen für Rechtsherzbelastung 2)	echokardiografische Wahrscheinlichkeit einer PH	weiteres Vorgehen ohne Risikofaktoren für PAH/CTEPH 3)	weiteres Vorgehen mit Risikofaktoren für PAH/CTEPH 3)
≤ 2,8 m/s bzw. 31 mmHg oder nicht messbar	nein	niedrig	alternative Diagnose erwägen	ggf. Echo im Verlauf
≤ 2,8 m/s bzw. 31 mmHg oder nicht messbar	ja	intermediär	ggf. Echo im Verlauf, ggf. weitere Abklärung 4)	ggf. weitere Abklärung inkl. RHK 4)
2,9–3,4 m/s bzw. 34 mmHg–46 mmHg	nein	intermediär	ggf. Echo im Verlauf, ggf. weitere Abklärung 4)	ggf. weitere Abklärung inkl. RHK 4)
2,9–3,4 m/s bzw. 34 mmHg–46 mmHg	ja	hoch	weitere Abklärung	weitere Abklärung
> 3,4 m/s bzw. 46 mmHg	ja/nein	hoch	weitere Abklärung	weitere Abklärung

1) Ein geschätzter rechtsventrikulärer Druckgradient (TRG) von 31 mmHg/34 mmHg entspricht einer Regurgitationsgeschwindigkeit über der Trikuspidalklappe (TRV) von 2,8 m/s/2,9 m/s bzw. 46 mmHg entsprechen 3,4 m/s (gemäß $TRG = 4[TRV]^2$). Dabei wird der rechtsatriale Druck, der dem zentralvenösen Druck entspricht (ZVD) und der in die Bestimmung des systolischen pulmonalarteriellen Drucks (sPAP) eingeht (sPAP = TRG + ZVD), nicht berücksichtigt.
2) Dazu gehören vergrößerter rechter Ventrikel, Abflachung des interventrikularen Septums, pathologisches Flussprofil des rechten Ausflusstraktes, Erweiterung der V. cava, vergrößerter rechter Vorhof.
3) Die Abwägung alternativer Diagnosen und Bestimmung eines Risikoprofils bzw. weiterer Hinweise auf eine pulmonalarterielle Hypertonie (PAH), chronische thromboembolische pulmonale Hypertonie (CTEPH) oder andere Form der PH ergibt sich aus Anamnese, klinischer Untersuchung und Durchführung von EKG, Lungenfunktion, Bildgebung, Blutgasanalyse.
4) in Abhängigkeit der Anwesenheit von Risikofaktoren für andere Formen der PH

▶ **Ventilations-Perfusionsszintigrafie.** In den meisten Fällen des intermediären bzw. hohen echokardiografischen Risikos einer pulmonalen Hypertonie, auf jeden Fall bei Zeichen einer schweren pulmonalen Hypertonie, sollte im Verdachtsfall, wenn klinisch möglich, an nächster Stelle die Durchführung einer Ventilations-Perfusionsszintigrafie erfolgen, die als Goldstandard der Abklärung einer CTEPH [774] dient.

▶ **CT-Angiografie.** Bei schwerer Dekompensation, auch bei bekannter pulmonaler Hypertonie, sollte immer eine akute Lungenembolie als Ursache der Dekompensation erwogen werden und dementsprechend eventuell eine weitere Diagnostik durchgeführt werden (Goldstandard: CT-Angiografie). Bei zentraler, akuter Lungenembolie ist eine Untersuchung mittels *Rechtsherzkatheter kontraindiziert.*

Die weitere Abklärung sollte in Kooperation mit einem PH-Expertenzentrum stattfinden.

Schritt 3: invasive Diagnosestellung

▶ **Rechtsherzkatheteruntersuchung.** Die Diagnose der pulmonalen Hypertonie und Rechtsherzinsuffizienz wird durch eine Rechtsherzkatheteruntersuchung gestellt. In dieser können prä- und postkapilläre Formen unterschieden werden und der Schweregrad mittels Bestimmung der Herzleistung, beispielsweise als Herzminutenvolumen, festgestellt werden.

Die Identifikation einer *postkapillären Komponente* ist für die weitere Therapie äußerst wichtig, daher sollte die Bestimmung des pulmonalarteriellen Verschlussdrucks (PAWP) mit höchster Sorgfalt und von einem erfahrenen Untersucher erfolgen und eventuell durch die Zusammenschau weiterer Befunde, z. B. Koronarangiografie mit Messung des linksventrikulären enddiastolischen

Druckes oder bildgebende Zeichen der pulmonalvenösen Stauung, ergänzt werden.

► **Vasoreagibilitätstestung.** Die Vasoreagibilitätstestung (indiziert nur bei idiopathischer pulmonalarterieller Hypertonie [IPAH], hereditärer PAH oder medikamenteninduzierter PAH) zur Erkennung von Patienten, die für eine Therapie mit Kalziumantagonisten geeignet sind, ist Expertenzentren vorbehalten.

Schritt 4: Einteilung in PH-Form und Therapieeinleitung

Da die Therapie der pulmonalen Hypertonie von der klinischen Klassifikation der pulmonalen Hypertonie (► Tab. 14.4) abhängt, ist nach erfolgter invasiver Diagnosestellung eine genaue Abklärung der Ätiologie mittel laborchemischer, immunologischer, virologischer oder bildgebender Untersuchungen unabdingbar für die Einleitung einer Therapie. Bei Überschneidungen sollte die führende Diagnose (z. B. PAH mit zusätzlicher Lungenerkrankung) definiert werden.

Bei der IPAH handelt es sich dabei um eine Ausschlussdiagnose. Eine sehr seltene Unterform der Gruppe 1 ist die *pulmonale venookklusive Erkrankung* (PVOD), die durch eine zunehmende Oxygenierungsstörung unter pulmonaler vasodilatativer Therapie und spezielle radiologische Zeichen im HR-CT (High-resolution Computertomografie) gekennzeichnet ist. Bei fehlender Therapieansprache bzw. Verschlechterung unter spezifisch vasodilatativer PAH-Therapie sollte daher immer die ursprüngliche Diagnose überprüft werden (pulmonalvenöse PH, andere Ursache für Rechtsherzversagen?) und eventuell eine PVOD ausgeschlossen werden.

Eine offen chirurgische oder thorakoskopische *Lungenbiopsie* im Rahmen der Diagnostik ist kontraindiziert.

Merke M!

Wichtig:

- invasive Diagnosestellung
- ätiologische Abklärung zur weiteren Therapieentscheidung
- keine Lungenbiopsie

Besonderheiten bei Verdacht auf Rechtsherzversagen

Ein akutes Rechtsherzversagen bei pulmonaler Hypertonie bedarf der schnellen Diagnose und Therapieeinleitung. Ziel des Vorgehens sollte die Identifikation des Rechtsherzversagens und der Beteiligung von Endorganschäden (vor allem Leber, Niere, Gastrointestinaltrakt) sein.

► **Echokardiografisches Monitoring.** Das Monitoring der *Rechtsherzfunktion* kann mittels Echokardiografie erfolgen. Insbesondere die systolische Bewegung des Trikuspidalklappenrings (Tricuspid annular plane systolic Excursion, TAPSE), die Fläche des rechten Vorhofes (RA > 26 cm^2), der Durchmesser der V. cava inferior, die Quantifizierung eines Perikardergusses und Zeichen der linksventrikulären Füllung (z. B. „D-Sign“, linksventrikulärer Exzentritätsindex) sind dazu geeignet.

► **Invasives hämodynamisches Monitoring.** Bei *schwerer Rechtsherzinsuffizienz* und *drohendem Rechtsherzversagen* sollte auch ein invasives hämodynamisches Monitoring optimalerweise mit Bestimmung des rechtsatrialen Druckes (RAP), der gemischt-venösen Sättigung (SvO_2) und des Herzzeitvolumens (HZV) erfolgen. Prognostisch relevante invasive Zeichen sind ein RAP > 14 mmHg, eine SvO_2 < 60 % und ein Cardiac Index (CI) < 2,0 l/min/m^2 [769]. Ein kontinuierliches Monitoring über einen zentralvenösen Katheter mit Bestimmung von zentralem Venendruck (ZVD) und zentralvenöser Sättigung zur Abschätzung des HZV ist allerdings die Mindestanforderung für diese Patienten.

► **Überwachung der Endorganfunktionen.** Die Endorganfunktionen sollten durch die üblichen Laborparameter (Nierenwerte, Leberwerte, Laktat, ggf. Troponin) und Vitalparameter (Sauerstoffsättigung [SpO_2], systemischer Blutdruck, EKG) sowie die Diurese überwacht werden. Außerdem sind Gewichtskontrollen und die regelmäßige Durchführung einer BGA notwendig. Der BNP bzw. NT-proBNP (N-terminales Fragment von proBNP)-Wert eignen sich sehr gut als Verlaufsparameter. Zeichen einer hohen Mortalität sind erhöhte Laktatspiegel, ein Abfall der gemischt- oder zentralvenösen Sättigung und abnehmende Diurese [773], [779].

14.4.4 Allgemeine Therapie

Aktuell ist nur für die Gruppe 1 (PAH) sowie Gruppe 4 (CTEPH) eine spezifische pulmonal-vasoaktive Therapie zugelassen. Bei allen anderen Formen der *pulmonalen Hypertonie* stehen die Therapie der Grunderkrankung und die supportive Therapie im Vordergrund.

Zur Behandlung der *Rechtsherzinsuffizienz* steht aktuell keine spezifische medikamentöse Therapie zur Verfügung, die supportive Therapie sowie die Therapie von Triggerfaktoren sind daher essenziell. Außerdem sollte eine Intubation vermieden werden und frühzeitig die Möglichkeit von extrakorporalen Membranoxygenierung (ECMO) und Lungentransplantation evaluiert werden [773], [775], [779].

Ein vereinfachter Therapiealgorithmus ist in ▶ Abb. 14.7 dargestellt.

Therapie der Grunderkrankungen und Triggerfaktoren

Als Basistherapie muss bei allen Formen der pulmonalen Hypertonie (ausgenommen der IPAH) eine optimale Therapie der *Grunderkrankung* er-

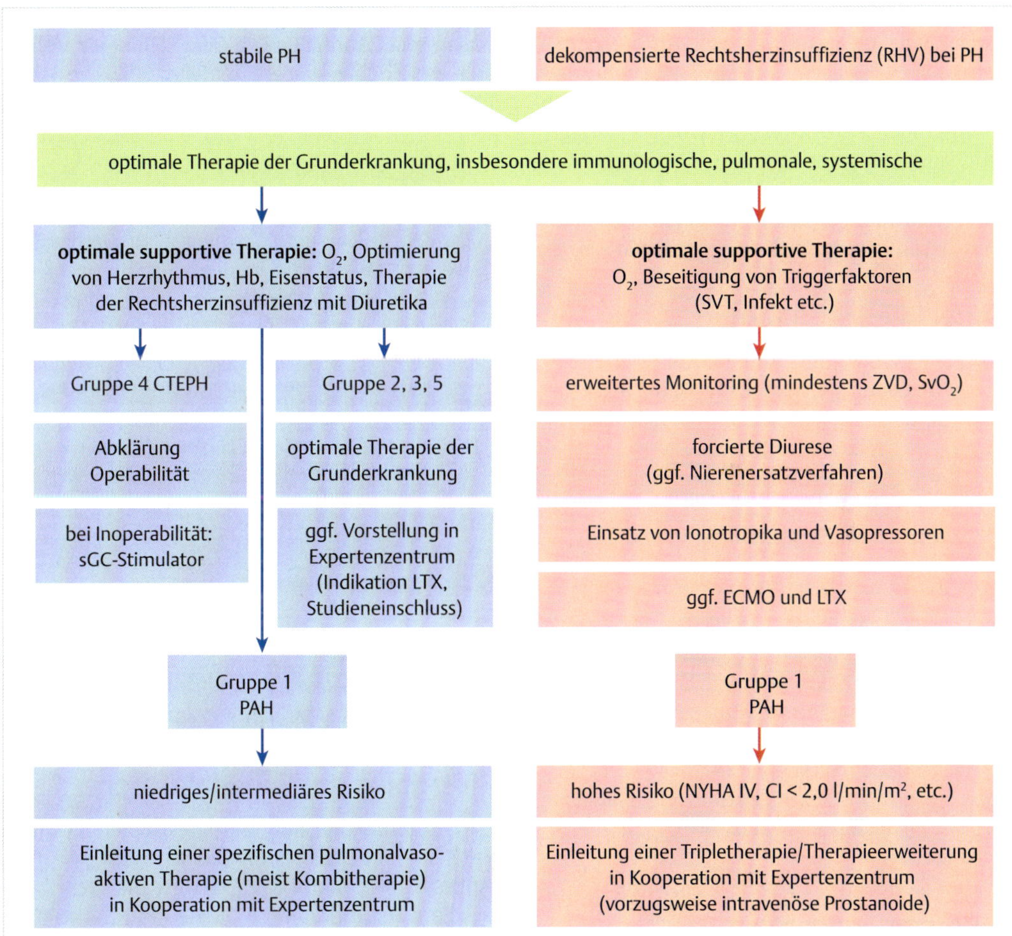

Abb. 14.7 Pulmonale Hypertonie (PH) und Rechtsherzversagen. Vereinfachter Therapiealgorithmus (CTEPH: chronisch thrombembolische pulmonale Hypertonie, ECMO: extrakorporale Membranoxygenierung, Hb: Hämoglobin, LTX: Lungentransplantation, NYHA: funktionelle Klassen gem. der New York Heart Association, PAH: pulmonalarterielle Hypertonie, sGC: lösliche Guanylatzyklase, SvO_2: zentralvenöse Sättigung, SVT: supraventrikuläre Tachykardie, ZVD: zentralvenöser Druck).

folgen. Dabei muss darauf geachtet werden, dass die pulmonalvaskuläre Erkrankung als singuläre oder Erstmanifestation der Grunderkrankung, z. B. bei immunologischen Grunderkrankungen, auftreten kann.

Häufige Ursachen für eine Dekompensation sind *supraventrikuläre* Tachykardien und Infektionen (pulmonal, aber auch gastrointestinal bei Prädisposition durch gastrointestinale Stauung). Dagegen sind *ventrikuläre* Tachykardien eher selten bei pulmonalarterieller Hypertonie. Eine Rhythmus- oder – wenn dies nicht möglich – Herzfrequenzkontrolle sollte bei supraventrikulären Tachykardien mittels interventioneller bzw. medikamentöser Therapie angestrebt werden.

Eine mangelnde Resorption der PAH-Medikation bei zunehmender gastrointestinaler Stauung oder Infekt sollten außerdem beachtet werden und unter Umständen eine Schwangerschaft als *Triggerfaktor* ausgeschlossen werden. Differenzialdiagnostisch sollten außerdem Triggerfaktoren wie eine Lungenembolie, ein Myokardinfarkt oder eine Hyper-/Hypothyreose in Betracht gezogen werden.

Supportive Maßnahmen

Supportive Maßnahmen im intensivmedizinischen Bereich umfassen vor allem die *Sauerstoffsupplementation* und das *Volumenmanagement* zur Therapie der Rechtsherzinsuffizienz. Dabei sollte ein $pO_2 > 60$ mmHg angestrebt werden, um einer hypoxieinduzierten pulmonalen Vasokonstriktion entgegenzuwirken. Außerdem sollten eine Hyperkapnie und Azidose vermieden werden.

Eine *Antikoagulation* aufgrund der pulmonalen Hypertonie wird nur bei speziellen Formen der PAH (IPAH, hereditärer PAH und pulmonale Hypertonie induziert durch Anorexine) sowie CTEPH empfohlen. Für den Einsatz von neuen oralen Antikoagulanzien gibt es in dieser Indikationsstellung keine ausreichenden Daten [774].

Der Stellenwert des Ausgleichs einer Anämie/eines Eisenmangels bei PAH ist noch nicht endgültig geklärt.

Volumenmanagement

Zur Therapie der Rechtsherzinsuffizienz kommt bereits im frühen Stadium der pulmonalen Hypertonie die Entlastung des rechten Herzens durch *Diuretika* zum Einsatz. Flüssigkeitsüberladung ist ein wichtiger pathophysiologischer Mechanismus der Rechtsherzinsuffizienz und führt zu erhöhter rechtsventrikulärer Wandspannung, Kompression des linken Ventrikels und verminderter Koronarperfusion.

Häufig werden Schleifendiuretika in Kombination mit Mineralokortikoid-Rezeptorantagonisten eingesetzt. Eine Volumenüberladung, beispielsweise bei progredienter Niereninsuffizienz, ist eine häufige Ursache der Rechtsherzdekompensation bei pulmonaler Hypertonie. Die rechtskardiale Stauung führt häufig zur weiteren Verschlechterung der Nierenfunktion im Sinne eines Circulus vitiosus, so dass eine *forcierte diuretische Therapie* und eventuell auch der (temporäre) Einsatz von *Nierenersatzverfahren* notwendig sind. Zur optimalen rechtskardialen Funktion sollte eine Vorlast von 8–12 mmHg (geschätzt über ZVD) erhalten bleiben.

> **Merke** M!
>
> Bei dem Volumenmanagement sollte beachtet werden, dass sich eine arterielle Hypotonie aufgrund einer Rechtsherzdekompensation durch Flüssigkeitsentzug verbessert, aber durch Volumengabe verschlechtert. Eine arterielle Hypotonie aufgrund anderer Ursachen (z. B. Dehydratation bei chronischer Diarrhö, Linksherzinsuffizienz) muss daher sorgfältig von einer rechtskardial bedingten arteriellen Hypotonie unterschieden werden. Dazu sind die invasive Bestimmung von rechtsatrialem Druck oder ZVD und HZV sowie echokardiografische Parameter zur Bestimmung der rechtsventrikulären Füllung sinnvoll.

Eine Volumenbelastung durch *Anheben der Beine* als diagnostische Maßnahme kann hilfreich sein.

Inotropika und Inodilatatoren

Zur Steigerung der Kontraktilität können Inotropika, insbesondere *Dobutamin* (bis 5 µg/kgKG/min) eingesetzt werden. Dieses steigert die rechtsventrikuläre Funktion und senkt die rechtsventrikuläre Nachlast, senkt allerdings auch den systemischen Widerstand, steigert den myokardialen Sauerstoffverbrauch und führt (vor allem in höheren Dosierungen) zu einer Tachykardie, die die diastolische Füllung des rechten Ventrikels weiter beeinträchtigt.

Phosphodiesterase-3-Inhibitoren (z. B. Milrinon) führen neben einer Steigerung der myokardialen Kontraktilität auch zu einer systemischen Nachlastsenkung, so dass ihr Einsatz bei Rechtsherzversagen mit arterieller Hypotonie eingeschränkt ist.

Vasopressoren

Zur Therapie der arteriellen Hypotonie ist *Noradrenalin* das Mittel der Wahl. Allerdings erhöht Noradrenalin auch den myokardialen Sauerstoffverbrauch und PVR.

Vasopressin könnte aus pathophysiologischen Erwägungen vorteilhaft sein, allerdings fehlen aktuell Daten zu dessen Einsatz beim Rechtsherzversagen.

Nicht medikamentöse Therapieformen

Extrakorporalen Membranoxygenierung (ECMO)

Eine Evaluation geeigneter Patienten für eine ECMO zur Überbrückung bis zur Transplantation oder eventuell auch bei behebbaren Triggerfaktoren zur Überbrückung bis zur Erholung sollte frühzeitig erfolgen und mit einem entsprechenden Zentrum Kontakt aufgenommen werden. Zur ECMO wird ein venoarterielles Verfahren empfohlen, da ein venovenöser Ansatz zwar die Oxygenierung verbessert, aber nicht das rechte Herz entlastet, vorzugsweise als sogenannte „Wach-ECMO" beim nicht intubierten Patienten unter Spontanatmung.

Lungentransplantation, atriale Septostomie

Die Option der *Lungentransplantation* sollte rechtzeitig, d. h. bei stabilem Patienten im ambulanten Setting, evaluiert und geplant werden. Eine Listung unter dekompensierten Bedingungen ist nur in Ausnahmefällen möglich. Bei dekompensierten bereits gelisteten Patienten sollte unter Umständen eine Zuweisung eines Organs gemäß Ausnahmekriterien beantragt werden, da die üblichen Kriterien bei PAH-Patienten oft nicht die klinische Situation ausreichend widerspiegeln.

Die *atriale Septostomie* als palliatives Verfahren spielt in Europa keine Rolle.

14.4.5 Therapie spezieller Formen der pulmonalen Hypertonie

Spezifische vasodilatierende medikamentöse Therapie bei PAH

Substanzklassen

Die aktuelle Therapie adressiert vor allem die endotheliale Dysfunktion und damit verbundene Signalwege, die die Vasodilatation und Gefäßmuskelproliferation beeinflussen (▶ Tab. 14.6) [768], [769], [772] Die aktuell zugelassenen Medikamente gehören zu drei Substanzklassen, die untereinander kombiniert zum Einsatz kommen:

- Substanzen, die den *NO-cGMP-Signalweg* (NO: Stickstoffmonoxid, cGMP: zyklisches Guanylatmonophosphat) verstärken: Phosphodiesterase-5-Inhibitoren (PDE-5-Inhibitoren: Sildenafil, Tadalafil) und der Stimulator der löslichen Guanylatzyklase (Soluble guanylate Cyclase) Riociguat, der im Gegensatz zu PDE-5-Inhibitoren die cGMP-Konzentration auch NO-unabhängig erhöht. Diese Substanzen dürfen aufgrund der Gefahr von arterieller Hypotonie nicht kombiniert werden.
- *Endothelinrezeptorantagonisten* (ERA), die spezifisch den Endothelin-A-Rezeptor (ETA: vasokonstringierend und mitogen auf glatter Gefäßmuskulatur) oder unspezifisch den ETA und Endothelin-B-Rezeptor (ETB: zusätzlich vasodilatierend auf Endothelzellen) inhibieren können (Ambrisentan bzw. Macitentan/Bosentan)
- *Prostazyklinanaloga* (Iloprost, Epoprostenol, Treprostinil) und der orale *Prostazyklinrezeptoragonist* Selexipag

Kalziumantagonisten spielen bei der Therapieinitiierung der PAH im intensivmedizinischen Bereich keine Rolle, eine Therapie mit ihnen sollte bei zuverlässig nachgewiesenem positivem Vasoreagibilitätstest aber fortgeführt werden. Sie können bei falscher Indikation kardiodepressiv wirken und sind Patienten mit positivem Vasoreagibilitätstest nach Indikationsstellung von einem Expertenzentrum vorbehalten.

Unerwünschte Wirkungen

Die wichtigsten Nebenwirkungen der Substanzen betreffen das Auftreten einer systemischen Hypotonie für Substanzen, die den *NO-cGMP-* und den *Prostazyklinsignalweg* adressieren, die allerdings

Tab. 14.6 Übersicht spezifischer medikamentöser Therapien bei pulmonalarterieller Hypertonie (PAH).

Therapie	Dosierung	UAW/PH-relevante Interaktionen	Besonderheit
Endothelinrezeptorantagonisten			
ETA (vasokonstriktiv und mitogen), ETB (auch vasodilatierend)			
Bosentan oral	2-mal tgl. 125 mg	Leberschädigungen (ca. 10 % der Patienten haben Transaminaseerhöhungen), reversibel nach Therapieende; Interaktion: Kontrazeptiva, orale Antikoagulanzien, Sildenafil	Leberwertkontrolle alle 4 Wochen obligat, nicht mehr Mittel der ersten Wahl bei Patienten mit neu diagnostizierter PAH
Selektiv ETA (vasokonstriktiv und mitogen)			
Ambrisentan oral	2-mal tgl. 5 mg	weniger negative Auswirkungen auf Leberwerterhöhung als Bosentan, vermehrt Ödembildung, häufig Anämie	Leberwertkontrolle alle 4 Wochen empfohlen
Macitentan oral	1 tgl. 10 mg	Lebertoxizität auf Plazeboniveau, Anämie, periphere Ödeme, Neigung zu respiratorischen Infekten	–
Substanzen, die auf den NO-cGMP-Signalweg wirken			
Phosphodiesterase Typ 5 Inhibitoren			
Sildenafil oral, i. v.	3-mal tgl. 20 mg oral oder 30 mg/24 h i. v.	arterielle Hypotonie, Kopfschmerzen, Flushs, Nasenbluten	KI: Nitrate, NO-Donatoren, KI: Riociguat
Tadalafil oral	1-mal tgl. 40 mg	siehe Sildenafil	KI: Nitrate, NO-Donatoren, KI: Riociguat
Riociguat oral	Beginn mit 3-mal tgl. 1 mg, bis 3-mal tgl. 2,5 mg	arterielle Hypotonie, Kopfschmerzen, gastrointestinale Beschwerden, periphere Ödeme	Auch bei CTEPH zugelassen, KI: Nitrate, NO-Donatoren, KI: Sildenafil, Tadalafil
Substanzen, die auf den Prostazyklinsignalweg wirken			
Prostazyklinanaloga			
Epoprostenol i. v.	Start: 2–4 ng/kg/min, Ziel: 20–40 ng/kg/min	systemische Hypotonie, Kieferschmerzen, Flushs, Diarrhö	HWZ: 3–5 min, Mittel der Wahl bei Rechtsherzdekompensation
Treprostinil s. c., i. v., wenn s. c. nicht toleriert	Start: 1–2 ng/kg/min, Ziel: 40–150 ng/kg/min	wie Epoprostenol sowie lokale Beschwerden an Applikationsstelle	HWZ: ca. 4 h
Iloprost inhalativ	6- bis 9-mal tgl. (Dosierung 2,5 oder 5 µg)	wie Epoprostenol sowie Husten, Brustschmerz und trockener Mund	HWZ: 20–30 min
Prostazyklin-(IP-)Rezeptoragonist			
Selexipag oral	einschleichend dosiert bis maximal 2-mal 1 600 µg/d	siehe Epoprostenol	HWZ: 6,2–13,5 h; zugelassen bei vorbehandelten Patienten bei WHO-FC II/III

CTEPH: chronisch thrombembolische pulmonale Hypertonie, KI: Kontraindikation, HWZ: Halbwertszeit, NO: Stickstoffmonoxid, UAW: unerwünschte Arzneimittelwirkungen nur gering ausfallen und toleriert werden sollten, wenn eine Einschränkung des HZV hauptsächlich durch die pulmonale Hypertonie verursacht ist.

Bei älteren *ERA* (vor allem Bosentan) ist die wichtigste Nebenwirkung eine Lebertoxizität (ca. 10% aller behandelten Patienten haben Transaminaseerhöhungen), die dosisabhängig und reversibel ist. Bosentan gilt aktuell nicht mehr als Mittel der ersten Wahl zur Therapie der PAH.

Kombinationstherapie

M!

Merke

Die Kombinationstherapie von Sildenafil und Bosentan sollte aufgrund verminderter Wirksamkeit vermieden werden. Mit Ausnahme von inhalativem Iloprost und parenteralen Prostanoiden dürfen Substanzen innerhalb einer Substanzklasse nicht kombiniert werden. Substanzen, die den NO-cGMP-Signalweg adressieren, dürfen nicht mit Nitraten kombiniert werden!

Therapieoptionen bei PAH-Hochrisikopatienten und Rechtsherzversagen

Parenterale Prostazykline

Prostazyklin wird von Endothelzellen produziert und ist ein potenter Vasodilatator in allen Gefäßen sowie der stärkste endogene Inhibitor der Plättchenaggregation, was auch im perioperativen Management zu beachten ist. In Europa sind *Treprostinil* (s. c. und – wenn s. c. nicht vertragen – auch i. v.) für die Therapie von Patienten der WHO-Klasse III und *Epoprostenol* (i. v.) auch für Patienten der WHO-Klasse IV zugelassen.

Exogene Prostazykline sind sehr potente Therapeutika der pulmonalen Hypertonie, aufgrund ihrer kurzen Halbwertszeit (Epoprostenol: 3–5 min, Treprostinil: ca. 4h) und der Beeinflussung des systemischen Kreislaufs mitunter jedoch schwierig in der Anwendung. Parenterale Prostanoide werden aufgrund ihrer hohen Effektivität bei Hochrisikopatienten bzw. im Rahmen einer akuten Rechtsherzdekompensation obligat auch als *Initialtherapie in Kombination mit oralen Therapeutika* eingesetzt.

Die Therapie mit Epoprostenol wird gemäß Leitlinie in einer Dosierung von 2–4 ng/kgKG/min begonnen (erfahrungsgemäß mit 0,5 ng/kgKG/min) und bei guter Verträglichkeit schrittweise gesteigert, bis Nebenwirkungen in Form von systemischer Hypotonie, Kieferschmerzen, Kopfschmerzen, Flushs oder Diarrhö auftreten. Durch eine optimale Behandlung der Nebenwirkungen kann häufig die Prostazyklintherapie bis zur Entfaltung ihrer optimalen Wirkung erweitert werden. Obergrenzen sind individuell und schwanken typischerweise zwischen 20 und 40 ng/kgKG/min.

Wegen ihrer kurzen Halbwertszeit sollte eine Therapieunterbrechung vermieden werden. Aufgrund der sehr kurzen Halbwertszeit wird *Epoprostenol* in Deutschland meist bei akuter Dekompensation ***überbrückend*** angewendet, während *Treprostinil* für die *Dauertherapie* günstigere Eigenschaften besitzt.

Inhalative Prostanoide (Iloprost) und Stickstoffmonoxid (NO)

Intravenöse Prostazykline sind das Mittel der Wahl bei diesen Patienten. Inhalative Vasodilatatoren (Iloprost und NO) sind weniger effizient und nicht für die Therapie der dekompensierten Rechtsherzinsuffizienz zugelassen, werden aber gelegentlich bei Patienten, die eine systemische Therapie mit Prostazyklinen nicht vertragen, eingesetzt. Weiterhin wird NO nach operativen kardialen Eingriffen oder beim ARDS (Acute respiratory Distress Syndrome) eingesetzt.

Die inhalative Therapie hat den Vorteil geringerer systemischer unerwünschter Arzneimittelwirkungen, insbesondere systemischer Hypotonie, und einer intrapulmonalen Selektivität. Das heißt, es erfolgt eine vasodilatative Wirkung nur in ventilierten Alveolen, so dass das Ventilations-Perfusions-Verhältnis optimiert und im Gegensatz zu systemischen Prostazyklinen die arterielle Oxygenierung weniger beeinträchtigt wird.

Aufgrund der kurzen Halbwertszeit muss NO kontinuierlich und Iloprost 6- bis 9-mal täglich (Dosierung: 2,5 oder 5 µg) inhaliert werden. Verschiedene spezielle Inhalatoren, die die Applikationszeit verkürzen, stehen für Iloprost zur Verfügung. Beim beatmeten Patienten muss allerdings aufgrund der Aerosolgröße ein Ultraschallvernebler bevorzugt verwendet werden.

II

Parenterales Sildenafil

Parenterales Sildenafil sollte bei Patienten mit rechtskardialer Dekompensation und verminderter Resorption aufgrund gastrointestinaler Stauung eingesetzt werden. Dabei entspricht ein intravenöser 10-mg-Bolus einer oralen Gabe von 20 mg [781], wobei eine kontinuierliche intravenöse Applikation einer Bolusgabe erfahrungsgemäß vorzuziehen ist.

Therapie der PH-Gruppen 2–5

Für die Gruppen 2, 3 und 5 ist keine spezifisch pulmonal-vasoaktive Therapie zugelassen [768], [770], [777], [778]. Es sollte eine optimale Therapie der Grunderkrankung erfolgen.

Bei sehr schweren Formen der *PH-Gruppe 3* (mPAP > 35 mmHg oder Kombination eines PAP ≥ 25 mmHg mit einem Herzindex < 2,0 l/min/m^2 sowie PVR > 6 WU) sind möglicherweise spezifische vasoaktive Medikamente vorteilhaft. Aufgrund möglicher negativer Auswirkungen auf das Ventilations-Perfusions-Matching und die überwiegend ventilatorische Limitierung bei schwerer Lungenerkrankung wird die Therapie mit vasodilativen Medikamenten kritisch gesehen. Aktuell wird diese nicht empfohlen, bis endgültige Ergebnisse aus randomisierten, kontrollierten Studien vorliegen. [778].

Für die inoperable CTEPH (*Gruppe 4*) ist Riociguat zugelassen sowie eine lebenslange Antikoagulation auch nach pulmonaler Endarteriektomie (PEA) obligat [774].

14.4.6 Perioperatives Management

Das intraoperative Monitoring von Patienten mit pulmonaler Hypertonie sollte wenigstens eine invasive Blutdruckmessung und einen zentralen Venenkatheter beinhalten. Die Regionalanästhesie sollte bevorzugt eingesetzt werden, um eine mechanische Ventilation und eine damit verbundene Nachlasterhöhung zu vermeiden. Zur Durchführung einer Vollnarkose wird von den meisten Autoren eine höhere Dosis von Opioiden unter Einsparung inhalativer Anästhetika empfohlen.

Hypothermie, Hypoxämie, Hyperkapnie und Azidose sollten vermieden werden. Es sollte beachtet werden, dass eine arterielle Hypotonie Ausdruck einer Rechtsherzinsuffizienz sein kann, so dass eine Volumentherapie (S. 280) sorgfältig abgewogen werden muss. Bei parenteraler Prostazyklintherapie ist zu berücksichtigen, dass diese die Blutungsneigung steigert [779].

14.4.7 Literatur

[767] Frost A, Badesch D, Gibbs JSR et al. Diagnosis of pulmonary hypertension. Eur Respir J 2019; 53(1): 1801904

[768] Galie N, Humbert M, Vachiery JL et al. 2015 ESC/ERS Guidelines for the diagnosis and treatment of pulmonary hypertension: The Joint Task Force for the Diagnosis and Treatment of Pulmonary Hypertension of the European Society of Cardiology (ESC) and the European Respiratory Society (ERS): Endorsed by: Association for European Paediatric and Congenital Cardiology (AEPC), International Society for Heart and Lung Transplantation (ISHLT). Eur Respir J 2015; 46: 903–975

[769] Galie N, Channick RN, Frantz RP et al. Risk stratification and medical therapy of pulmonary arterial hypertension. Eur Respir J 2019; 53(1): 1801889

[770] Gerges C, Gerges M, Lang IM. Pulmonary hypertension associated with left heart disease: Efforts to improve the meaning of haemodynamic phenotypes. Eur Respir J 2019; 53(3): 1802393

[771] Hoeper MM, Humbert M, Souza R et al. A global view of pulmonary hypertension. Lancet Respir Med 2016; 4: 306–322

[772] Hoeper MM, Apitz C, Grunig E et al. Targeted therapy of pulmonary arterial hypertension: Updated recommendations from the Cologne Consensus Conference 2018. Int J Cardiol 2018; 272S: 37–45

[773] Hoeper MM, Benza RL, Corris P et al. Intensive care, right ventricular support and lung transplantation in patients with pulmonary hypertension. Eur Respir J 2019; 53(1): 1801906

[774] Kim NH, Delcroix M, Jais X et al. Chronic thromboembolic pulmonary hypertension. Eur Respir J 2019; 53(1): 1801915

[775] Konstam MA, Kiernan MS, Bernstein D et al. Evaluation and management of right-sided heart failure: A scientific statement From the American Heart Association. Circulation 2018; 137: e578–e622

[776] Kovacs G, Dumitrescu D, Barner A et al. Definition, clinical classification and initial diagnosis of pulmonary hypertension: Updated recommendations from the Cologne Consensus Conference 2018. Int J Cardiol 2018; 272S: 11–19

[777] Nathan SD, Barbera JA, Gaine SP et al. Pulmonary hypertension in chronic lung disease and hypoxia. Eur Respir J 2019; 53: 1801914

[778] Olschewski H, Behr J, Bremer H et al. Pulmonary hypertension due to lung diseases: Updated recommendations from the Cologne Consensus Conference 2018. Int J Cardiol 2018; 272S: 63–68

[779] Olsson KM, Halank M, Egenlauf B et al. Decompensated right heart failure, intensive care and perioperative management in patients with pulmonary hypertension: Updated recommendations from the Cologne Consensus Conference 2018. Int J Cardiol 2018; 272S: 46–52

[780] Simonneau G, Montani D, Celermajer DS et al. Haemodynamic definitions and updated clinical classification of pulmonary hypertension. Eur Respir J 2019; 53: 1801913

[781] Vachiery JL, Huez S, Gillies H et al. Safety, tolerability and pharmacokinetics of an intravenous bolus of sildenafil in patients with pulmonary arterial hypertension. Br J Clin Pharmacol 2011; 71: 289–292

14.5 Lungenersatzverfahren

Anastasia Antonopoulou

14.5.1 Extrakorporale Membranoxygenierung und CO_2-Elimination

Technische Entwicklungen haben zur Erweiterung der Anwendung von extrakorporalen Gasaustauschverfahren geführt.

Extrakorporale Membranoxygenierung (ECMO)

▶ **Funktionsweise, Eigenschaften.** Ein ECMO-System besteht aus Entnahme- und Rückgabekanülen, Schlauchsystem, Zentrifugalpumpe und Oxygenator. Venöses Blut wird aus der V. cava inferior über eine großlumige Kanüle mithilfe der Zentrifugalpumpe gesaugt und in den Oxygenator geführt. Die früher verwendeten Rollerpumpen sind durch magnetisch getriebenen Zentrifugalpumpen ersetzt, die geringere Hämolyse verursachen [806]. Der Oxygenator besteht aus einem Hohlfasersystem, das die Diffusion von Gas erlaubt. Moderne Hohlfasern sind aus Polymethylpenten gebildet, das plasmadicht bleibt und eine längere Lebensdauer hat. Die heute verwendeten Schlauchsysteme sind heparinbeschichtet mit geringerer Aktivierung des Gerinnungssystems und der Entzündungskaskaden. Diese Eigenschaften ermöglichen eine zugelassene Anwendungsdauer von 2–4 Wochen [810].

▶ **Einlegen und Lagekontrolle der Kanülen.** Zur Entnahme des Blutes wird meist eine *großlumige Kanüle* in die V. cava inferior über die V. femoralis eingelegt [806]. Das oxygenierte und dekarboxylierte Blut wird dem Patienten durch die Rückgabekanüle in der Nähe des rechten Vorhofs zurückgeführt. Die Rückgabekanüle wird meist über die rechte V. jugularis interna in die V. cava superior am Übergang zum rechten Vorhof eingebracht (▶ Abb. 14.8).

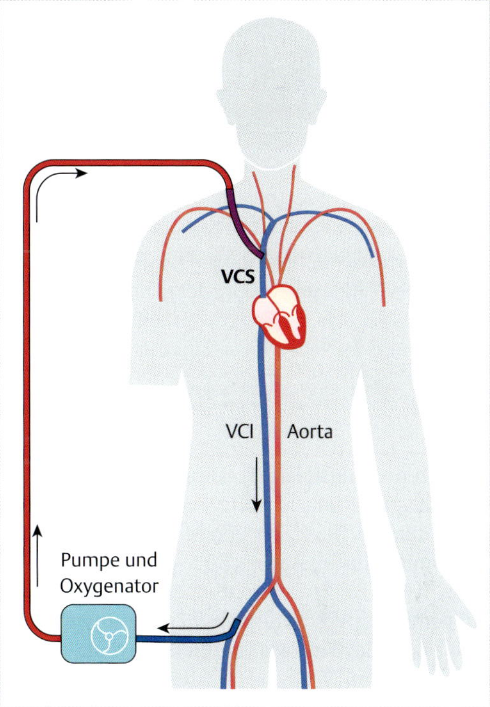

Abb. 14.8 Venovenöse extrakorporale Membranoxygenierung (ECMO). Venöses Blut wird durch die Kanüle der V. femoralis gesaugt, in den Oxygenator geführt und dekarboxyliert und oxygeniert durch die Rückgabekanüle in der V. cava superior dem Patienten wieder zugeführt (VCI: V. cava inferior, VCS: V. cava superior).

Die Kanülen können in *Seldinger-Technik* eingelegt werden. Die Kontrolle der richtigen Positionierung erfolgt mittels transösophagealer Echokardiografie (TEE) oder alternativ radiologisch unterstützt (Durchleuchtung, Kontrollaufnahme). Die *Lagekontrolle* der Kanülen ist erforderlich, um die Rezirkulation zu minimieren. Dafür ist ein Abstand zwischen Entnahme- und Rückgabekanüle von zirka 15 cm erforderlich, ansonsten wird oxygeniertes Blut von der Entnahmekanüle gesaugt, was die Effektivität des Systems reduziert [806].

Es besteht auch die Möglichkeit, *beide Femoralvenen* zu kanülieren. Eine kürzere Kanüle in der V. cava inferior sorgt für die Entnahme des venösen Blutes und eine längere Kanüle über die kontralaterale V. femoralis für die Rückgabe von oxygeniertem Blut möglichst in der Nähe des rechten Vorhofs. Bei dieser Konfiguration ist jedoch die Gefahr der Rezirkulation höher [806].

▶ **Doppellumige Kanülen.** Seit einigen Jahren sind auch doppellumige Kanülen verfügbar, die in die rechte V. jugularis interna eingelegt werden. Diese Kanülen erlauben die Entnahme von venösem Blut sowohl aus der V. cava inferior als auch aus der V. cava superior. Die Rückgabe des oxygenierten Blutes erfolgt über ein getrenntes Lumen in den rechten Vorhof in Richtung der Trikuspidalklappe. Die Kontrolle der korrekten Positionierung der Kanüle mittels TEE ist erforderlich, um die richtige Funktion zu sichern.

Merke

M!

Der Vorteil der doppellumigen Kanüle ist der singuläre vaskuläre Zugang, der die Lagerung (inklusive Bauchlagerung) und eventuell die Mobilisierung des Patienten vereinfacht [806], [810].

► **Oxygenierungsleistung und CO_2-Elimination.** Die Oxygenierungsleistung wird hauptsächlich durch den Blutfluss über den Membranoxygenator bestimmt. Blutflussraten < 50 % des Herzzeitvolumens haben keinen wesentlichen Einfluss auf die Oxygenierung des Patienten. Erst ab einem Blutfluss ≥ 60 % des Herzzeitvolumens ist eine ausreichende Oxygenierung erreichbar [790]. Die CO_2-Elimination hängt von der Oberflächengröße des Oxygenators und vom Frischgasfluss (1–10 l/min), der über den Oxygenator geleitet wird, ab. Je höher der Gasfluss, desto höher ist die CO_2-Elimination [806].

Extrakorporale CO_2-Elimination (ECCO2-R)

Zur Behebung einer *refraktären Hyperkapnie* bei ausreichender Oxygenierung bietet sich das Verfahren der CO_2-Elimination (extracorporeal CO_2-removal) oder partiellen Lungenunterstützung an. Dank der hohen Löslichkeit des Kohlendioxids ist ein niedriger Fluss durch die Gasaustauschmembran ausreichend, um es zu eliminieren [789]. Flussraten von 300–400 ml/min können ungefähr 50 % der ventilatorischen Funktion der nativen Lunge ersetzen [801]. Dabei muss man berücksichtigen, dass bei solchem niedrigen Fluss keine Oxygenierung erfolgen kann.

► **Arteriovenöse Konfiguration.** Als erstes CO_2-Eliminationssystem wurde ein pumpenloses System bei kreislaufstabilen Patienten angewendet, wobei Blut über eine 13–15 Fr große Kanüle in der A. femoralis in die Gasaustauschmembran getrieben wurde und dem Patienten, dekarboxyliert,

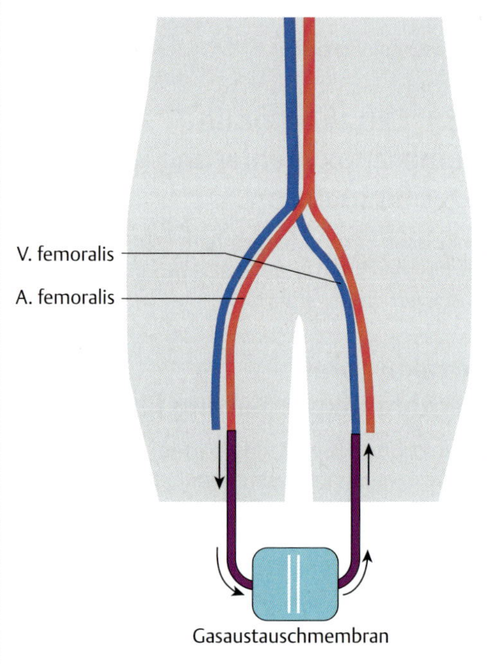

Abb. 14.9 Pumpenlose extrakorporale CO_2-Elimination.

über eine femorovenöse 15–17 Fr große Kanüle zurückgegeben wurde (*arteriovenöse oder pumpenlose extrakorporale Lungenunterstützung*, pumpless extracorporeal lung assist, pECLA) (► Abb. 14.9).

Die Gasaustauschmembran wird unterhalb der Herzhöhe zwischen den Beinen des Patienten positioniert. Der Nachteil dieses Systems ist, dass ein arteriovenöser Druckgradient von 60 mmHg erforderlich ist. Außerdem sind großlumige Kanülen erforderlich, die die arterielle Perfusion des Beines beeinträchtigen können [806].

► **Venovenöse Konfigurationen.** Technische Weiterentwicklungen haben zu *venovenösen Konfigurationen mit Pumpen* geführt. Aktuell stehen vier verschiedene Systeme zu Verfügung, wovon eines eine Membran verwendet, die in Serie mit einem Dialysesystem geschaltet ist [801]. Die heparinbeschichteten Schläuche und die Zusammensetzung der Membranen aus Polymethylpenten erlauben eine bessere Biokompatibilität und eine geringere Aktivierung humoraler Systeme.

14.5.2 Venovenöse extrakorporale Membranoxygenierung (vv-ECMO)

Die Mortalität des therapierefraktären akuten Lungenversagens (ARDS) ist trotz optimaler Beatmungstherapie immer noch hoch. Für Patienten mit schwerem ARDS, die auf konventionelle Therapie nicht ansprechen, bietet die Anwendung der extrakorporalen Membranoxygenierung die Möglichkeit, vorübergehend die Lungenfunktion zu ersetzen, die Invasivität der maschinellen Beatmung zu deeskalieren und somit Zeit zu gewinnen, die Ursache zu bekämpfen und eine Erholung des Lungenparenchyms abzuwarten [813].

▸ Ergebnisse aus der 1970er- und 1980er-Jahren. Die erste erfolgreiche Behandlung eines 24-jährigen Patienten mit schwerer Hypoxämie aufgrund von ARDS nach Polytrauma mittels extrakorporaler Membranoxygenierung fand 1972 statt [796]. 1974 folgte die erste große randomisierte multizentrische Studie, in der eine *venoarterielle ECMO* mit einer konventionellen Therapie bei erwachsenen Patienten mit ARDS verglichen wurde. Es zeigte sich eine *Mortalität von bis 90%* in der ECMO-Gruppe ohne signifikanten Unterschied zur Kontrollgruppe [798].

In den 1980er-Jahren konnten Gattinoni et al. unter apnoeischer Oxygenierung durch die nativen Lungen und CO_2-Elimination durch die artifizielle Lunge das Konzept der lungenprotektiven Beatmung untersuchen. Die niedrige Flussrate (20–30% des Herzzeitvolumens) ermöglichte hierbei eine *venovenöse* Konfiguration. Die ***Überlebensrate*** betrug *bis zu 49%* [798]. Die nachfolgenden Daten kamen primär von Observierungsstudien, die aber methodische Probleme aufwiesen, so dass keine Empfehlung zur ECMO-Therapie erfolgte [803].

▸ Australisch-neuseeländische Studie. Während der *H1N1-Influenza-Pandemie* 2009 berichteten Autoren aus Australien/Neuseeland über die mittels ECMO erfolgreiche Behandlung bei 68 Patienten mit schwerem ARDS und therapierefraktärer Hypoxämie, mit einer *Überlebensrate von 70%*. Dieser Bericht führte zur Schlussfolgerung, dass ECMO eine Rettungstherapie anbieten kann, vorausgesetzt, dass die Patienten in ein spezialisiertes Zentrum mit entsprechender Erfahrung verlegt werden [811].

▸ CESAR-Studie. Die Ergebnisse der ersten multizentrischen randomisierten kontrollierten Studie wurden 2009 veröffentlicht [805]. In der CESAR-Studie wurden 180 Patienten mit ARDS eingeschlossen, randomisiert entweder zu ECMO-Therapie (n = 90) oder zu konventioneller Beatmungstherapie (n = 90). 63% der Patienten, die zu ECMO-Therapie randomisiert wurden, überlebten 6 Monate ohne Behinderung, im Vergleich zu 47% in der konventionellen Therapiegruppe. Diese Studie wurde stark kritisiert, weil nur 76% der zur ECMO-Therapie randomisierten Patienten diese tatsächlich erhielten. Außerdem hatte das Studienprotokoll keine lungenprotektive Beatmungsstrategie vorgesehen und diese wurde nur bei 30% der Patienten der konventionellen Therapiegruppe angewendet [799], [803].

Trotzdem erfolgten nach der Veröffentlichung dieser Studie sowohl ein Anstieg der Nutzung als auch eine Erweiterung der Indikation bei der Anwendung von ECMO. Ältere Patienten mit Komorbiditäten wurden nicht ausgeschlossen. Die Überlebensrate blieb gleich, was auf die technische Entwicklung der ECMO-Bestandteile, auf die bessere Fähigkeit zur Behebung von Komplikationen und auf die Optimierung der allgemeinen Therapie der Patienten mit ARDS zurückzuführen ist [799].

▸ EOLIA-Studie. Demnach folgte die EOLIA-Studie, eine internationale randomisierte prospektive Studie, die den primären Endpunkt 60-Tage-Mortalität hatte und auch die methodischen Probleme der CESAR-Studie zu vermeiden anstrebte [787]. Eingeschlossen wurden Patienten, die weniger als 7 Tage invasiv beatmet waren entweder mit einem paO_2/FiO_2 < 50 mmHg für > 3 Stunden oder paO_2/FiO_2 < 80 mmHg für > 6 Stunden oder pH < 7,25 und $paCO_2$ > 60 mmHg, bei einer Atemfrequenz von 35/min und adjustierten Beatmungsparametern, so dass der Plateaudruck (Pplat) < 32 cmH_2O bei FiO_2 > 0,8, Tidalvolumen 6 ml/kgKG und PEEP (positiver endexspiratorischer Druck) > 10 cmH_2O erhalten war (paO_2: arterieller Sauerstoffpartialdruck, FiO_2: inspiratorische Sauerstofffraktion). Inhalatives Stickstoffmonoxid, Rekrutierungsmanöver und Bauchlagerung waren erlaubt.

Die Studie wurde nach 67 Monaten frühzeitig abgebrochen, als die vierte geplante Zwischenanalyse keinen Überlebensvorteil zeigte. Insgesamt wurden 249 Patienten in die Studie eingeschlossen, 125 in die ECMO-Gruppe und 124 in die

Gruppe der konventionellen Therapie. An Tag 60 betrug die Mortalität in der ECMO-Gruppe 35 versus 46 % in der Kontrollgruppe ($p = 0{,}07$) [787]. Bei 28 % der Patienten der Kontrollgruppe war ein Übergang zur ECMO aufgrund einer therapierefraktären Hypoxämie erforderlich.

Auch diese Studie wurde stark kritisiert. Es wurde eine Reduktion von 11 % der absoluten 60-Tage-Mortalität festgestellt, die aber die statistische Signifikanz von $p = 0{,}05$ nicht erreichte. Dies wurde von den Autoren der Studie als nutzlos gewertet und führte zum Abbruch der Studie. Gattinoni et al. kritisierten diese Schlussfolgerung, da ein nennenswerter Beitrag dieser Studie im Nachweis bestand, dass die ECMO eine Rettungstherapie darstellt, da 15 von 35 Patienten der Kontrollgruppe nach Rescue-ECMO überlebten [795]. Zudem hat diese Studie auch dazu beigetragen, den Effekt der protektiven Beatmung (Reduktion von Tidalvolumen und Atemfrequenz bei konstantem PEEP) unter ECMO zu verstehen [795].

Merke

M!

Laut Angaben des zentralen ECMO-Registers der ELSO (Extracorporeal Life Support Organization) nimmt die Anzahl der Patienten, die mittels ECMO unterstützt werden, kontinuierlich zu. Im Januar 2019 betrug die Überlebensrate bei extrakorporalem Lungenersatzverfahren 69 % [792]. Aus dem deutschen Bereich zeigen epidemiologische Daten von Karagiannidis et al. [797] eine wesentliche Zunahme der Anwendung von ECMO für die Behandlung des schweren respiratorischen Versagens seit 2007. Die Mortalität sank insgesamt, blieb aber dennoch bei 58 % hoch.

14.5.3 Indikationen

Obwohl die meisten ARDS-Patienten an einem Multiorganversagen versterben, verstirbt ein beträchtlicher Anteil an refraktärer Hypoxämie, definiert als $paO_2 < 60$ mmHg bei FiO_2 1,0 [794]. Die extrakorporale Membranoxygenierung kann eine lebensrettende Maßnahme sein, wenn *alle Therapieoptionen* (Optimierung der maschinellen Beatmung, Inhalation von Stickstoffmonoxid, Bauchlagerung) *ausgeschöpft sind.*

Laut den *Leitlinien der ELSO* sollte die Anwendung von ECMO erwogen werden, wenn der Quotient $paO_2/FiO_2 < 150$ mmHg ist. Eine ECMO ist indiziert, wenn $paO_2/FiO_2 < 80$ mmHg beträgt [791]. ECMO ist außerdem indiziert, wenn der Kohlendioxidpartialdruck (pCO_2) > 80 mmHg oder Pplat > 30 cmH_2O betragen.

Die deutsche *S3-Leitlinie* zum Einsatz von ECMO bei Lungenversagen gibt eine *starke Empfehlung* zur Nutzung von ECMO als Rescuetherapie [790]. Als therapierefraktär gelten eine Hypoxämie von $paO_2/FiO_2 < 80$ mmHg, eventuell sogar < 60 mmHg trotz protektiver Beatmung, erfolgreicher PEEP-Optimierung, ohne schwerwiegende Überwässerung, nach Behebung anderer Probleme wie etwa Pneumothorax und nachdem eine Bauchlagerung (bei fehlenden Kontraindikationen) zur Optimierung des Gasaustausches durchgeführt wird [790]. Diese Empfehlung beruht auch auf einer ELSO-Expertenempfehlung, die bei Patienten mit einem $paO_2/FiO_2 < 80$ mmHg und PEEP > 15 cmH_2O von einer Sterblichkeit von 80 % ohne vv-ECMO ausgeht und die Anwendung einer vv-ECMO unter diesen Umständen für gerechtfertigt hält.

Mit einem *schwachen Empfehlungsgrad* ist der Einsatz von ECMO auch im Fall einer *nicht behebbaren respiratorischen Azidose* (pH < 7,2) zu erwägen, da die invasive Beatmung unter diesen Umständen ein hohes Risiko für einen beatmungsassoziierten Lungenschaden voraussetzt.

14.5.4 Kontraindikationen

Laut der Leitlinien der ELSO gibt es *keine absolute* Kontraindikation zum Einsatz des Lungenersatzverfahrens [791].

Es gibt aber Faktoren, die mit einem schlechteren Ergebnis zusammenhängen, und diese sollten als *relative* Kontraindikationen berücksichtigt werden. Zu diesen Faktoren gehören:

- Dauer der invasiven Beatmung bei eskalierten Einstellungen (Pplat > 30 cmH_2O, $FiO_2 > 0{,}9$) länger als 7 Tage
- neue oder zunehmende zentralnervöse Blutung
- fehlender vaskulärer Zugang und nicht heilbare Komorbidität, z. B. terminale maligne Erkrankung

Sowohl ELSO als auch die deutsche Leitlinie empfehlen zur Behandlung von schwerem ARDS, wo eventuell eine ECMO-Therapie erwogen wird, *die rechtzeitige Kontaktaufnahme mit erfahrenen Zen-*

tren. Als solche werden Zentren beschrieben, die in der Regel mindestens 20 ECMO-Anwendungen pro Jahr durchführen [786], [790].

Die extrakorporalen Verfahren sind mit einer hohen Komplikationsrate verknüpft. Eine Analyse von über 2 000 Patienten des ELSO-Registers führte zur Identifikation von 12 unabhängigen *Risikofaktoren* (vor dem ECMO-Einsatz) *für Mortalität*:

- Alter
- Immunschwäche
- Dauer der maschinellen Beatmung vor ECMO-Einsatz
- Ursache des ARDS
- ZNS-Dysfunktion
- anderer akuter Infekt (nicht respiratorisch)
- Muskelrelaxierung
- Stickstoffmonoxidinhalation
- Herzstillstand
- inspiratorischer Spitzendruck
- Serumbikarbonat und $paCO_2$

Prognostischen Wert hat interessanterweise nicht die Schwere der Hypoxämie, sondern die Lungenmechanik [808]. Zurzeit können *Scoringsysteme zur Risikostratifizierung* der Entscheidung zum ECMO-Einsatz ergänzend genutzt werden.

14.5.5 Komplikationen

▶ **Technische und medizinische Komplikationen.** Die venovenöse extrakorporale Membranoxygenierung ist nicht komplikationsfrei. Man unterscheidet technische und medizinische Komplikationen. Eine neue Metaanalyse zeigte, dass technische Komplikationen bei etwa 11 % und medizinische Komplikationen bei etwa 40 % der Patienten auftreten. Trotzdem hatten die Komplikationen einen geringen Einfluss auf die Mortalität, da sie zu nur 7 % zu einem letalen Ergebnis beitrugen [813].

Zu den *technischen* gehören unter anderem Kanülenprobleme (z. B. Gefäßverletzung bei der Anlage oder Dislokation), Versagen des Oxygenators mit Notwendigkeit zum Austausch oder Thrombenbildung im System [793], [806]. Zu den wichtigsten *medizinischen* Komplikationen gehören Blutungen, Hämolyse und Sepsis.

▶ **Aktivierung der inflammatorischen Kaskade.** Beim Kontakt des Blutes mit der Systemoberfläche lagern sich Proteine, vor allem Albumin und Fibrinogen, und im Verlauf Fibronektin und Von-Willebrand-Faktor (vWF) auf die Schläuche auf. Thrombozyten binden sich via GPIIb/IIIa-Rezeptoren (GP: Glykoprotein) an diese Auflagerungen an und aktivieren die Gerinnungskaskade. Die extrakorporale Zirkulation führt zur Hämolyse und das freigesetzte Hämoglobin verstärkt die Interaktion zwischen Thrombozyten und vWF und fördert die Gerinnung. Beim Kontakt mit dem System setzen Neutrophile und Monozyten ihre Zytokine, inklusive Tumor-Nekrose-Faktor-alpha (TNFα) und Interleukin-6 (IL-6), frei und aktivieren die inflammatorische Kaskade [802].

▶ **Antikoagulation.** Trotz der Heparinbeschichtung der Schläuche ist eine systemische Antikoagulation an der ECMO erforderlich. Meist erfolgt diese über kontinuierliche Gabe von *unfraktioniertem Heparin* mit einem vorgeschlagenen Ziel-aPTT-Wert (aPPT: aktivierte partielle Thromboplastinzeit) von 50–60 Sekunden [785]. Ein wichtiger Nachteil ist, dass 10–15 % der ECMO-Patienten eine *heparininduzierte Thrombozytopenie* entwickeln [812]. Eine alternative Antikoagulation mittels beispielsweise *Argatroban* ist dann indiziert.

▶ **Blutung, Thrombose.** Retrospektive Daten weisen auf einen Zusammenhang zwischen Schwere der Erkrankung und einer höheren aPTT am Vortag und Blutung hin. In Registerdaten werden bis zu 30 % Blutungsereignisse an ECMO angegeben, am häufigsten handelt es sich um Blutungen an den Eintrittsstellen der Kanülen. Die gefährlichste und oft letale Komplikation ist die *intrazerebrale Blutung*, die bei bis zu 40 % der Patienten an ECMO während der H1N1-Influenza-Pandemie 2009 berichtet wurde.

Thrombotische Komplikationen treten bei ungefähr 15 % der ECMO-Anwendungen auf [782].

14.5.6 Maschinelle Beatmung an der vv-ECMO

M!

Merke

Zweck der extrakorporalen Membranoxygenierung im akuten Lungenversagen ist es, die Oxygenierung zu sichern, bis sich die nativen Lungen erholen können. In diesem Sinne stellt die ECMO keine definitive Therapie, sondern eine Rettungstherapie dar. Eine entscheidende Komponente der Behandlung ist die maschinelle Beatmung an der ECMO.

▸ **Empfohlene Werte.** Der Überlebensvorteil der protektiven Beatmung von ARDS-Patienten ist seit der Meilenstein-Studie des ARDS Network von 2001 gut etabliert. Hierunter werden ein Tidalvolumen von 6 ml/kgKG und ein Spitzendruck < 30 cmH_2O verstanden. Neuere Daten weisen jedoch darauf hin, dass möglicherweise keine sichere oberste Grenze für Tidalvolumen und Pplat genannt werden kann [798]. Aktuell wird von der ELSO empfohlen, eine niedrige Frequenz von zirka 10-15/min zu wählen und das Tidalvolumen so einzustellen, dass der Pplat < 25 cmH_2O gehalten wird. Der PEEP ist so zu wählen, dass sowohl eine alveoläre Derekrutierung als auch eine Überblähung vermieden werden [791], [804].

▸ **Sedierung.** Initial ist wegen der protektiven Beatmung eine tiefe Sedierung erforderlich. Wenn eine Besserung der Compliance festgestellt wird und die Beatmungsparameter weniger restriktiv sein können, ist die Reduktion der Sedierung auch möglich, um spontane Atemzüge zu ermöglichen. Hierbei ist auf die Vermeidung übermäßiger Atemarbeit mit großen Schwankungen des transpulmonalen Druckes mit der Gefahr eines patienteninduzierten Lungenschadens zu achten [784], [791].

14.5.7 Extrakorporale CO_2-Elimination

Ziele der extrakorporalen CO_2-Elimination sind es, eine Intubation zu vermeiden oder die Dauer der invasiven Beatmung bei Patienten mit COPD zu verkürzen, eine schnellere Entwöhnung von der maschinellen Beatmung zu ermöglichen und die Invasivität der maschinellen Beatmung bei Patienten mit mildem ARDS zu reduzieren [790].

▸ **COPD.** Bisherige Daten bei 25 Patienten mit infektexazerbierter COPD (ECLAIR-Studie) unter Einsatz einer ECCO2-R zeigen, dass bei 56 % die Intubation und invasive Beatmung vermieden werden konnte, ohne die Sterblichkeit signifikant zu beeinflussen. Gravierende Komplikationen wurden bei ungefähr einem Drittel der Patienten beobachtet. 36 % der Einsätze waren mit Blutungsereignissen kompliziert und bei 12 % kam es zur Unterbrechung des Blutflusses aufgrund von thrombotischen Ereignissen oder Luft im System [783].

Weitere Daten stammen vor allem aus Beobachtungsstudien mit hoher Inhomogenität. Die physiologischen Ergebnisse der extrakorporalen CO_2-Elimination sind beeindruckend, das Verfahren ist aber nicht komplikationsfrei, und bis dato ist kein Nachweis eines Überlebensvorteils in randomisierten Studien vorhanden [809].

▸ **ARDS.** Die Rolle der ECCO2-R wurde bei ARDS-Patienten untersucht, bei denen die Reduktion der Invasivität der maschinellen Beatmung auch wünschenswert ist. Die Ergebnisse der SUPERNOVA-Studie wurden 2019 veröffentlicht [788]: In 23 internationalen Zentren wurden 95 Patienten mit moderatem ARDS (paO_2/FiO_2: 101–200 mmHg) eingeschlossen. Zu 82 % konnte nach 24 Stunden ECCO2-R eine ultraprotektive Beatmung (Tidalvolumen 4 ml/kgKG) ohne Anstieg des pCO_2 > 20 % vom Ausgangswert erreicht werden. Das extrakorporale CO_2-Eliminationsverfahren wurde über 5 Tage angewendet. Die Dauer der invasiven Beatmung betrug im Mittel 17 Tage. 73 % der Patienten überlebten bis zum Tag 28 und 62 % bis zur Krankenhausentlassung.

In dieser Studie wurde die Durchführbarkeit der ECCO2-R bei moderatem ARDS nachgewiesen. Es sind jedoch randomisierte Studien zur Beurteilung von Nutzen und Risiko erforderlich, bevor eine allgemeine Empfehlung erfolgen kann. Mit starkem Empfehlungsgrad wird in der aktuellen S3-Leitlinie der DGAI keine Anwendung von low-flow Systemen zur CO_2-Elimination, mit dem Ziel die Invasivität der maschinellen Beatmung bei ARDS Patienten zu reduzieren, empfohlen. [790].

▸ **Terminale respiratorische Insuffizienz.** Eine weitere Anwendung besteht in der Unterstützung von Patienten mit terminaler respiratorischer Insuffizienz bei einer akuten Verschlechterung bis zur Lungentransplantation (bridge to transplant). Die Rationale dabei ist, die invasive Beatmung und Sedation zu vermeiden und es dem wachen Patienten zu ermöglichen, sich zu mobilisieren und aktiv an Physiotherapie zu beteiligen, um eine Muskelatrophie zu vermeiden [800]. Dieses Verfahren nach Daten aus publizierten Fallserien kann in erfahrenen Zentren mit guten Ergebnissen (Erreichen der Transplantation, Überleben) angewendet werden [807].

14.5.8 Literatur

[782] Aubron C, DePuydt J, Belon F et al. Predictive factors of bleeding events in adults undergoing extracorporeal membrane oxygenation. Ann Intensive Care 2016; doi 10.1186/s13613-016-0196-7

[783] Braune S, Sieweke A, Brettner S et al. The feasibility and safety of extracorporeal carbon dioxide removal to avoid intubation in patients with COPD unresponsive to noninvasive ventilation for acute hypercapnic respiratory failure (ECLAIR study): Multicentre case-control study. Intensive Care Med 2016; 42: 1437–1444

[784] Braune S, Slewecke A, Jarczak D et al. Extrakorporale Verfahren zur Lungenunterstützung. Med Klin Intensivmed Notfmed 2017; 112: 426–436

[785] Camboni D, Philipp A, Foltan M et al. Extrakorporale Lungenunterstützung mithilfe der venovenösen Membranoxygenierung. Z Herz- Thorax- Gefäßchir 2018; doi.org/10.1007/s00398-018-0271-5

[786] Combes A, Brodie D, Bartlett R et al. Position paper for the organization of extracorporeal membrane oxygenation programs for acute respiratory failure in adult patients. Am J Resp Crit Care Med 2014; 190: 488–496

[787] Combes A, Hajage D, Capellier G et al. Extracorporeal Membrane Oxygenation for Severe Acute Respiratory Distress Syndrome. N Engl J Med 2018; 378: 1965–1975

[788] Combes A, Fanelli V, Pham T et al. Feasibility and safety of extracorporeal CO2 removal to enhance protective ventilation in acute respiratory distress syndrome: the SUPERNOVA study. Intensive Care Med 2019; https://doi.org/10.1007/s00134-019-05567-4

[789] Cove ME, MacLaren G, Federspiel WJ et al. Bench to bedside review: Extracorporeal carbon dioxide removal, past, present and future. Crit Care 2012; 16: 232–240

[790] Deutsche Gesellschaft für Anästhesiologie und Intensivmedizin. S3-Leitlinie Invasive Beatmung und Einsatz extrakorporaler Verfahren bei akuter respiratorischer Insuffizienz 1. Aufl., Langversion. https://www.awmf.org/uploads/tx_szleitlinien/001-021l_S3_Invasive_Beatmung_2017-12.pdf

[791] Extracorporeal Life Support Organization. Guidelines for Adult Respiratory Failure v1.4, August 2017. https://www.elso.org/Portals/0/ELSO%20Guidelines%20For%20Adult%20Respiratory%20Failure%201_4.pdf

[792] Extracorporeal Life Support Organization. ECLS Registry Report. International Summary; 2019. https://www.elso.org/Registry/Statistics/InternationalSummary.aspx

[793] Fan E, Gattinoni L, Combes A et al. Venovenous extracorporeal membrane Oxygenation for acute respiratory failure. A clinical review from an international group of experts. Intensive Care Med 2016; 42: 712–72

[794] Ferguson ND, Guérin C. Adjunct and rescue therapies for refractory hypoxemia: prone position, inhaled nitric oxide, high-frequency oscillation, extracorporeal life support. Intenisve Care Med 2018; 44: 1528–1531

[795] Gattinoni L, Vasques F, Quintel M. Use of ECMO in ARDS: Does the EOLIA trial really help? Crit Care 2018; 22: 171–172

[796] Hill JD, O'Brien TG, Murray JJ et al. Prolonged extracorporeal oxygenation for acute post-traumatic respiratory failure (shock-lung syndrome) – use of the bramson membrane lung. N Engl J Med 1972; 286: 629–634

[797] Karagiannidis C, Brodie D, Strassmann S et al. Extracorporeal membrane oxygenation: Evolving epidemiology and mortality. Intensive Care Med 2016; 42: 889–896

[798] Lewandowski K. Extracorporeal membrane oxygenation for severe ARDS. Crit Care 2000; 4: 156–168

[799] Mao J, Paul S, Sedrakyan A. The evolving use of ECMO: The impact of the CESAR trial. Int J Surg 2016; 35: 95–99

[800] Morelli A, del Sorbo L, Pesenti A et al. Extracorporeal carbon dioxide removal (ECCO2R) in patients with acute respiratory failure. Intensive Care Med 2017; 43: 519–530

[801] Morimont P, Batchinsky A, Lambermont B. Update on the role of extracorporeal CO2 removal as an adjunct to mechanical ventilation in ARDS. Crit Care 2015; DOI 10.1186/s13054-015-0799-7

[802] Mulder MMG, Fawzy I, Lancé MD. ECMO and anticoagulation: A comprehensive review. Neth J Crit Care 2016; 26: 1–13

[803] Parekh M, Abrams D, Brodie D. Extracorporeal techniques in acute respiratory distress syndrome. Ann Transl Med 2017; 5: 296–306

[804] Patroniti N, Bonatti G, Senussi T et al. Mechanical ventilation and respiratory monitoring during extracorporeal membrane oxygenation for respiratory support. Ann Transl Med 2018; 6: 386–397

[805] Peek GJ, Prof. Mugford M, Tiruvoipati R et al. Efficacy and economic assessment of conventional ventilator support versus extracorporeal membrane oxygenation for sever adult respiratory failure (CESAR): a multicentre randomize controlled trial. Lancet 2009; 374: 1351–1363

[806] Pilarczyk K, Trummer G, Jakob H-G et al. Extrakorporale Herz- und Lungenersatzverfahren. Z Herz-Thorax-Gefäßchir 2013; 27: 37–48

[807] Schellongowski P, Riss K, Staudinger T et al. Extracorporeal CO2 removal as bridge to lung transplantation in life-threatening hypercapnia. Transpl Int 2014; doi:10.1111/tri.12486

[808] Schmidt M, Bailey M, Sheldrake J et al. predicting survival after extracorporeal membrane oxygenation for severe acute respiratory failure. The Respiratory Extracorporeal Membrane Oxygenation Survival Prediction (RESP) Score. Am J Resp Crit Care Med 2014; 189: 1374–138

[809] Sklar MC, Beloncle F, Katsios CM et al. Extracorporeal carbon dioxide removal in patients with chronic obstructive pulmonary disease: A systematic review. Intensive Care Med 2015; 41: 1752–1762

[810] Staudinger T. Extrakorporale Lungenersatzverfahren – was gibt es Neues, was kommt? Med Klin Intensivmed Notfmed 2018; 113: 401–408

[811] The Australia and New Zealand Extracorporeal Membrane Oxygenation (ANZ ECMO) Influenza Investigators. Extracorporeal membrane oxygenation for 2009 influenza A (H1N1) acute respiratory distress syndrome. JAMA 2009; 302: 1888–1895

[812] Tulman DB, Stawicki SPA, Whitson PA et al. Veno-venous ECMO: A synopsis of nine key potential challenges, considerations, and controversies. BMC Anesthesiology 2014; 14: 65–75

[813] Vaquer S, de Haro C, Peruga P et al. Systematic review and meta-analysis of complications and mortality of veno-venous extracorporeal membrane oxygenation for refractory acute respiratory distress syndrome. Ann Intensive Care 2017; 7: 51–63

II

14.6 Intensivmedizinische Therapie nach thoraxchirurgischen Eingriffen

Biruta Witte, Matthias Hecker

Die Voraussetzungen einer erfolgreichen intensivmedizinischen Behandlung nach thoraxchirurgischen Eingriffen werden frühzeitig im Behandlungsverlauf geschaffen: präoperativ durch überlegte Indikationsstellung und sorgfältige Vorbereitung der Patienten, intraoperativ durch professionelle Thoraxanästhesie und atraumatische, zügige, möglichst wenig invasive Operationstechniken.

14.6.1 Thoraxchirurgie in 5 Minuten

Indikations- und Eingriffsspektrum

Thoraxchirurgie ist operative Therapie von Neubildungen, Entzündungen, Form- und Funktionseinschränkungen von Lunge, zentralen Atemwegen, Pleura, Mediastinum, Brustwand und Zwerchfell. Hinzu kommen diagnostische Eingriffe in diesem Bereich.

▸ **Lokalisation.** Wohl die häufigsten Eingriffe stellen *Lungenresektionen* dar. Hierbei sind *anatomische* Resektionen wie Pneumonektomie, Bilobektomie, Lobektomie und Segmentektomie mit Absetzung von Bronchus, Arterien und Venen abzugrenzen von den situativ durch Parenchym geführten, somit *nicht anatomischen* Resektionen wie Keilresektion und Enukleation. Manschettenlobektomien bedingen Resektion und Anastomose zentraler Leitungsbahnen. Sie betreffen am häufigsten die Oberlappen mit Anastomosen zwischen Haupt- und Zwischenbronchus rechts bzw. Unterlappenbronchus links sowie zwischen zentralem und interlobärem Abschnitt der Pulmonalarterie. Auch resezierende Eingriffe an den *zentralen Atemwegen* hinterlassen teilweise komplexe Anastomosen.

Erweiterte Resektionen umfassen en bloc mit dem Lungenresektat Anteile von Perikard, Thoraxwand, Zwerchfell, Mediastinum, gegebenenfalls mit Nerven und Gefäßen, sowie die entsprechenden Rekonstruktionen. Onkologische Lungenresektionen beinhalten die Entfernung der interlobären, hilären und mediastinalen Lymphknoten [814].

▸ **Resektionsausmaß.** Das Resektionsausmaß soll in Relation zur präoperativen pulmonalen Reserve bewertet werden [815]. Hierzu werden die zu erwartende postoperative Einsekundenkapazität (FEV1) und Diffusionskapazität (DLCO) herangezogen. Sie ergibt sich durch Multiplikation des präoperativen Wertes mit dem Quotienten aus postoperativ verbliebenen Segmenten und präoperativ funktionstüchtigen Segmenten, die im Zweifelsfall am einfachsten durch Lungenperfusionsszintigrafie ermittelt werden. Bei Unterschreiten von 50 % der Norm kann ein erhöhtes, unter 30 % ein prohibitives Risiko angenommen werden, wobei auch die kardiozirkulatorische Kompensationsfähigkeit ins Kalkül zu ziehen ist.

Als Surrogatparameter wird die spiroergometrisch ermittelte maximale Sauerstoffaufnahme herangezogen. Die entsprechenden Grenzwerte sind 15 respektive 10 ml O_2/min × kgKG. Erweiterte Resektionen können weitere Einschränkungen bedingen, wenn sie Thoraxwand, Zwerchfell und Nn. phrenicus und recurrens betreffen. Nach Manschettenresektionen kann die Erholung der reanastomosierten Restlunge längere Zeit in Anspruch nehmen [816].

▸ **Zugänge.** Thoraxchirurgie wird *offen* oder *minimalinvasiv* (videoassistiert-thorakoskopisch: VAT, roboterassistiert-thorakoskopisch: RAT) durchgeführt. Thorakotomie und Sternotomie bedingen längere Inzisionen, die Durchtrennung von Atemhilfsmuskulatur (anterolaterale Thorakotomie: M. serratus anterior, posterolaterale Thorakotomie: M. latissimus dorsi) und den Einsatz von Rippen- bzw. Sternumsperrer(n). Minimalinvasive Zugänge sind früh-postoperativ weniger schmerzhaft, somit vorteilhaft hinsichtlich Mobilisation, Analgetikabedarf und pulmonaler Komplikationen.

Thoraxdrainagen dienen der postoperativen Ableitung von Luft, Blut und Lymphflüssigkeit und werden regelhaft zurückgelassen [826].

Patientenkollektiv

Thoraxchirugische Patienten können aus verschiedenen, meist zusammentreffenden Gründen zur Überwachung oder Therapie „intensivpflichtig" sein.

Der *präoperative Zustand* vieler Elektivpatienten lässt aufgrund ihrer Vorerkrankungen ein erhöhtes Risiko erkennen. Im thoraxchirurgischen Krankengut sind chronisch-obstruktiven Lungenerkrankung (COPD), Emphysem, koronare Herzerkrankung, fortgesetztes inhalatives Zigarettenrauchen sowie

Fehl- und Mangelernährung häufig anzutreffen; beispielsweise liegt in der onkologischen Thoraxchirurgie das mediane Alter bei 68 Jahren und der Anteil an Rauchern oder Exrauchern bei 85 % [821].

M!

Merke

Akutpatienten sind durch ihre Grunderkrankung (Hämoptoe, thorakale Sepsis, schwere Thoraxverletzung) bereits *präoperativ lebensbedrohlich erkrankt*.

Intraoperativer Verlauf

Die *Operationsdauer* und damit die Zeitspanne der Einlungenventilation vieler, insbesondere onkologischer Eingriffe beträgt 2–5 Stunden. Mit zunehmender Dauer werden eine verlängerte Aufwachphase, Atelektasen, Störungen des Wärmehaushalts, der Flüssigkeits- und Elektrolytbalance wahrscheinlicher.

Der intraoperative *Verlauf* kann in vielerlei Hinsicht gestört sein, woraus sich ein erhöhtes Komplikationspotenzial oder intensivmedizinischer Handlungsbedarf ergibt. Typische Ereignisse sind Überschreiten des geplanten Resektionsausmaßes, Konversion von minimalinvasivem zu offenem Vorgehen, Hämorrhagie, Hämostaseprobleme in inflammatorisch oder neoplastisch verändertem Gewebe, septische Einschwemmung, Hypoxie unter Einlungenventilation, Hyperkapnie unter Jet-Ventilation, Arrhythmien, unvollkommen abdichtbare Parenchymleckagen, Auskühlung und selbstverständlich postoperativ fortbestehende Katecholamin- oder Respiratorabhängigkeit.

14.6.2 Ziele der perioperativen Thoraxmedizin

Erstrebenswert ist der im Operationssaal extubierte Patient, der einer angemessenen Überwachung, nicht aber einer Intensivtherapie bedarf, und im weiteren Verlauf die erfolgreiche Prävention von Komplikationen, was angesichts der oben skizzierten fachspezifischen Behandlungsrealität eine nicht immer erreichbare Vorgabe ist.

Tatsächlich werden für onkologische lungenresezierende Eingriffe folgende Kennzahlen mitgeteilt: eine postoperative Morbidität zwischen 30 und 40 % und Mortalitätsraten von 2 % (Lobektomie) bis 5 % (Pneumonektomie) [820].

Fortschritte der Intensivmedizin, Thoraxanästhesie und Thoraxchirurgie haben in den zurückliegenden Dekaden erstrangig eine erhebliche Indikationsausweitung ermöglicht und gerade dadurch nicht in gleichem Maße zu einer Senkung der Morbiditäts- und Mortalitätsraten geführt.

14.6.3 Normaler Verlauf nach thoraxchirurgischen Eingriffen

Überwachung und Grundversorgung

- *Grundlagerung* ist die Rückenlage mit 30–45 Grad erhöhtem Oberkörper.
- Früh-postoperativ ist der Patient bedroht durch Nachblutung, respiratorische und ventilatorische Insuffizienz, Volumenüberladung sowie Störungen von Orientierung und Vigilanz. Demzufolge beinhaltet die *Überwachung* die kontinuierliche Registrierung von EKG, Blutdruck, Atemfrequenz, transkutaner Sauerstoffsättigung und Temperatur. Engmaschig erfolgen persönliche Ansprache, klinische Kontrolle sowie die Überwachung der Drainage- und Urinexkretion, situativ angepasst Kontrollen des Drainagesystems und Blutgasanalysen.
- *Thoraxdrainagen* dürfen nicht abgeknickt oder abgeklemmt sein. Nach Pneumonektomie darf kein Sog angelegt werden.
- Die *Sauerstoffsättigung* soll durch O_2-Gabe über Nasensonde oder Maske hochnormal, bei COPD-Patienten im präoperativen Bereich gehalten werden. Nach Manschettenlobektomien und Eingriffen an Trachea, Hauptbifurkation und Hauptbronchien sollen Maßnahmen an den zentralen Atemwegen wie *Sekretabsaugung* oder *Reintubation* nicht blind, sondern *unter bronchoskopischer Sicht* erfolgen.
- Die *Infusionsrate* ist knapp zu halten, eine Urinexkretion von 0,5–1 ml/h/kgKG genügt.
- Die *prophylaktische Antikoagulation* kann wenige Stunden postoperativ wieder aufgenommen werden, sofern Drainageexkretion, Laborwerte und Röntgen-Thorax a. p. keine Nachblutung erkennen lassen.
- Frühestmöglich erfolgen *Mobilisation, Atem- und Physiotherapie*, nach thorakoskopischen Eingriffen wenige Stunden postoperativ, nach größeren Ein-

griffen spätesten am ersten postoperativen Tag [817].

II

Schmerztherapie

Thorakale Operationszugänge sind ebenso wie Thoraxdrainagen aufgrund ihres unmittelbaren Lagebezugs zu Interkostalnerven, Periost und Pleura außerordentlich schmerzhaft. Zudem ist die Thoraxwand notwendigerweise durch Atmung, Mobilisation und Hustenmanöver unablässig aktiv in Bewegung. Aktivitätseinschränkungen führen zu Entfaltungsdefiziten und Sekretretention, woraus typischerweise respiratorische Insuffizienz und postoperative Infektionen der unteren Atemwege resultieren.

M!

Merke

Die adäquate postoperative Schmerztherapie hat deshalb eine überragende Bedeutung für den postoperativen Verlauf. Anzustreben sind Schmerzfreiheit in Ruhe und suffiziente Expektoration bei erhaltener Vigilanz und Kooperationsfähigkeit. Grundsätzlich bedarf es hierzu einer Kombination von einem *stark wirksamen Opiat* und 1–2 *peripher wirksamen Analgetika*, zuzüglich *Komedikation*. Im Hinblick auf Dosierung, Nebenwirkungen und Schmerzkontrolle sind zusätzliche *lokale Analgesieverfahren* günstig.

In der minimalinvasiven Chirurgie bieten sich Interkostalnervenblockaden zur einmaligen oder subpleurale Paravertebralkatheter zur *kontinuierlichen Bupivacainapplikation* an. Paravertebralkatheter sind oft auch für die anterolaterale Standardthorakotomie geeignet.

Patienten, die sich komplexeren Zugängen oder Eingriffen an der Thoraxwand unterziehen, profitieren von thorakalen *Periduralkathetern* oder patientenkontrollierter *intravenöser Analgesie*. [814].

14.6.4 Typische Komplikationen nach thoraxchirurgischen Eingriffen

Statistisch gesehen ist jeder dritte thoraxchirurgische Patient von Störungen im postoperativen Verlauf betroffen, wobei das individuelle Risiko abhängig ist von Resektionsausmaß, Zugang, Operations- und Beatmungsdauer, pulmonaler und kardiozirkulatorischer Reserve, thorakaler Grunderkrankung und Komorbidität.

Alle typischen und häufigen postoperativen Störungen hängen zusammen mit der anästhesiologischen und chirurgischen Vorgehensweise, den Zielorganen dieser Bemühungen, Lunge und Atemwegen, sowie dem kompensatorisch geforderten kardiozirkulatorischen System [819].

Anästhesiologische Probleme

Nachbeatmung

Sie ist mit Rücksicht auf Sekretclearance und Heilungsvorgänge an Atemwegen und Parenchym auf das unumgängliche Maß zu beschränken. Typische Indikationen sind Wiedererwärmung, protrahierte Aufwachphase und fortbestehende Instabilität nach Notfalleingriffen wie etwa eine schwere septische Allgemeinerkrankung nach Sanierung eines Sepsisherdes oder ein protrahierter hämorrhagischer Schock nach Blutstillung.

Atemwegsverletzungen

Atemwegsverletzungen durch die vergleichsweise voluminösen Doppellumentuben können auch durch vorsichtige bronchoskopisch geführte Platzierung nicht immer vermieden werden, insbesondere, wenn die zentralen Atemwege fixiert, deformiert oder voroperiert sind. Typischerweise entstehen Längsrisse der membranösen Tracheahinterwand, die sich nach rechts über den Tracheobronchialwinkel hinweg in den Hauptbronchus erstrecken. Sie werden intra- oder postoperativ durch Mediastinal- und Weichteilemphysem, Blutung aus den Atemwegen, Leckage am Respirator oder über die Thoraxdrainage manifest.

Ist die Lazeration durch mediastinales Fett-/Bindegewebe oder Ösophagusvorderwand abgedeckt, wird sie unter *konservativer Therapie* ausheilen. Bei Kommunikation mit der Pleurahöhle besteht diese Möglichkeit schon aufgrund der akuten respiratorischen Verschlechterung nicht. Geboten sind hier die präliminäre Überbrückung durch bronchoskopisch geführte *Reintubation*, eventuell die *Drainage eines Pneumothorax* und die *rasche operative Versorgung*.

Chirurgische Probleme

Nachblutungen

▶ **Klinik.** Nachblutungen werden in den ersten Stunden postoperativ manifest. Neben den bekannten klinischen Zeichen des Volumenmangels ist die Hämorrhagie direkt an den Drainageverlusten oder bildgebend als *intrathorakales Hämatom* auszumachen. Typischerweise werden Nachblutungen gespeist von kleinen Gefäßen des großen Kreislaufs, nämlich Interkostal- und Bronchialarterien, ferner aus dem mediastinalen Lymphadenektomiebett, flächenhaften pleuralen Wundflächen nach Adhäsiolyse oder Dekortikation, gelegentlich aber auch von Einrissen des Lungenparenchyms und Endpunkten von Parenchymklammernähten. Die Praktikabilität radiologisch-interventioneller Hämostaseverfahren ist demnach sehr begrenzt, Blutstillung und oft auch Hämatomausräumung erfordern die operative Revision.

▶ **Therapie.** Bei kardiozirkulatorisch und respiratorisch stabilem Patienten kann dies durchaus minimalinvasiv erfolgen. Mitbedingende Gerinnungsstörungen müssen begleitend erkannt und ausgeglichen werden. Die Indikation zur Revision soll frühzeitig vor Ausprägung eines Volumenmangelschocks erfolgen. Eine revisionspflichtige Blutung kann unterstellt werden, wenn die Fördermenge der Thoraxdrainage(n) in der ersten postoperativen Stunde 200 ml übersteigt und in den folgenden beiden Stunden 100 ml nicht unterschreitet. In Zweifelsfällen sind eine Hb-Bestimmung aus Drainagesekret und eine Übersichtsradiografie aufschlussreich.

Katastrophale Nachblutungen durch das Abgleiten pulmonalarterieller Ligaturen sind bei korrekter chirurgischer Technik extrem selten. Einzig sofortiges Handeln an Ort und Stelle: Klemmen der Drainagen, Reintubation, Eröffnung des Thorax und präliminäre Hämostase kann einen fatalen Ausgang abwenden.

Merke

M!

Eine vollständige therapeutische Antikoagulation soll früh-postoperativ nicht ohne angemessenen Grund weitergeführt oder begonnen werden, da spontane Einblutungen in die Restlunge oder Hämatome nach Drainagezug vorkommen können.

Luftleckagen

Luftleckagen können insbesondere nach Pleurolyse, Dekortikation oder Nachbeatmung zunächst erheblich sein und klingen im Regelfall bei entfalteter Lunge im Verlauf rasch ab. Anhaltende, zunehmende oder neu auftretende Leckagen müssen den Verdacht auf eine Frühinsuffizienz der Bronchusabsetzung oder -anastomose lenken. Sie können weitere Probleme verursachen, wenn das Fistelvolumen respiratorisch relevant wird oder in die Weichteile abströmt und dort als Emphysem in Erscheinung tritt.

Bronchusstumpf- oder Anastomoseninsuffizienz

Das frühzeitige Erkennen einer Bronchusstumpf- oder Anastomoseninsuffizienz ist wichtig, weil über die Luftleckage hinaus weitere schwerwiegende Probleme drohen: Aspiration von Pleurasekret sowie peribronchiale Inflammation mit Gefahr eines Gefäßarrosion und eines Pleuraempyems. Trotz technischer Fortschritte bezüglich Nahttechnik und -deckung bleiben Risikofaktoren allgegenwärtig: onkologische Lymphadenektomie, neoadjuvante Chemo-, insbesondere Radiochemotherapie, Befall der Bronchusabsetzung durch Tumor oder Entzündung, blindes tiefes Absaugen, längere Beatmung oder Katecholamintherapie.

▶ **Klinik.** Klinische Verdachtsmomente sind neben einer erheblichen Luftfistel oder nach Drainagezug eines Seropneumothorax oder Weichteilemphysems die Expektoration seröser oder blutig tingierter Flüssigkeit, Fistel- und Rasselgeräusche, einhergehend mit respiratorischer Verschlechterung. Je nach Größe der Nahtinsuffizienz können die Symptome subtil oder dramatisch sein. Die Maximalausprägung – Insuffizienz eines Hauptbronchusstumpfs nach Pneumonektomie – ist durch Spannungssymptomatik und Asphyxiegefahr unmittelbar lebensbedrohlich.

▶ **Therapie.** Die *Erstversorgung* klinisch apparenter Insuffizienzen erfordert die Drainage des betroffenen Hemithorax, die Lagerung des Patienten auf die operierte Seite, die bronchoskopische Diagnosesicherung und gegebenenfalls in diesem Rahmen die Intubation des kontralateralen Bronchialsystems. Wenn ein einlumiger rechts- oder linksläufiger Spezialtubus im Notfall nicht zur Hand ist, kann auf Doppellumen-, dünne Einlumentuben, im Bereich von Zwischenbronchus und linkem Hauptbronchus auch auf Bronchusblocker zurückgegriffen werden.

Der definitive *operative Verschluss* ist zeitnah anzustreben, auch wenn er Nachresektionen oder aufwändige Rekonstruktionsverfahren erfordern sollte [822].

Haut- und Weichteilemphysem

Das postoperative Haut- und Weichteilemphysem wird in der Regel von *Parenchymfisteln* mit Anschluss an das peribronchiale Fettbindegewebe oder an die Thoraxwandweichteile im Bereich von Inzisionen unterhalten und ist meist selbstlimitierend, sofern gleichzeitig bestehende Pneumothoraxtaschen ausgeschlossen oder suffizient drainiert sind. Überwachungs-, gelegentlich Intubationsindikation besteht bei Ausdehnung auf Halsweichteile und Kehlkopf, klinisch erkennbar an der charakteristischen Stimmveränderung, Dyspnoe und inspiratorischer Obstruktion.

Schwer therapierbare *großvolumige postoperative Fisteln* können durch seitengetrennte Ventilationsstrategien mit Jet-Ventilation der betroffenen Lunge beherrscht werden.

Chylothorax

▸ **Klinik.** Der postoperative Chylothorax manifestiert sich mit Aufnahme der oralen Ernährung durch milchige Eintrübung und Volumenzunahme der Drainageexkretion. Ursache ist die intraoperative Verletzung des beim perioperativ nüchternen Patienten kaum in Erscheinung tretenden Ductus thoracicus im Rahmen der mediastinalen Lymphadenektomie und bei Eingriffen im hinteren Mediastinum oder an der oberen Thoraxapertur links. Demzufolge ist das triglyzerid- und lymphozytenreiche Drainagesekret laborchemisch oder durch Sudan-III-Färbung eindeutig zu charakterisieren; Differenzialdiagnosen wären das Pleuraempyem und die Ösophagusverletzung (Formuladiät/Sondenkost).

▸ **Therapie.** Eine *Lymphografie* kann in komplexen Situationen, etwa bei thorakoabdominellen Eingriffen, die Fistel lokalisieren und soll gelegentlich deren Spontanverschluss begünstigen. Betroffene Patienten sind durch Volumenmangel, Malnutrition und Immundefizienz mittelbar vital gefährdet, so dass Diagnose und Therapie umgehend erfolgen.

Unter *konservativer* Therapie mit Minimierung des Lymphflusses durch totale parenterale Ernährung und maximaler Expansion der Restlunge durch optimierte Drainage- und Physiotherapie kann ein Spontanverschluss der Fistel erwartet werden, sofern sich das Drainagesekret vollständig klärt und die Fördermenge dauerhaft unter 500 ml/24 h absinkt. Nach einwöchiger konservativer Therapie erfolgt der Kostaufbau über MCT-Kost (MCT: mittelkettige Triglyzeride), die im Triglyzeridanteil ausschließlich mittelkettige, portalvenös transportierte Fettsäuremoleküle enthält.

Misslingt die konservative Therapie, wird die Fistel *operativ* verschlossen oder der Ductus thoracicus epiphrenisch ligiert [823].

Torsion eines Lungenlappens

Eine seltene Differenzialdiagnose der postoperativen Atelektase oder Pneumonie ist die Torsion eines Lungenlappens. Hiervon ist nach oberer Lobektomie rechts der Mittellappen, selten links der Unterlappen betroffen. Sie wird durch den Nachweis torquierter Leitungsbahnen in Bronchoskopie und CT-Schnittbildgebung verifiziert und schnellstmöglich operativ revidiert. Das anfangs reversible mechanische Problem schreitet rasch zur Lungengangrän fort und bedarf dann der Lobektomie.

Herzluxation

Eine seltene Ursache der postoperativen Rechtsherzdekompensation ist die Herzluxation. Die Luxation erfolgt durch einen nicht oder insuffizient verschlossenen Perikarddefekt nach intraperikardial erweiterter Pneumonektomie. Sie wird durch entsprechende, wenige Tage zurückliegende Voroperation, Klinik, transthorakale Sonografie oder Übersichtsradiografie wahrscheinlich gemacht. Bei Verdacht wird der Patient umgehend auf die gesunde Seite gelagert, und schnellstmöglich die Rethorakotomie zur Reposition des Herzens vorgenommen.

Perikardergüsse

Hämodynamisch wirksame Perikardergüsse treten ebenfalls nach intraperikardial erweiterten Resektionen, gelegentlich auch parainfektiös und selten als Ausdruck einer Chylusfistel auf. Eine rasche Entlastung durch sonografisch gesteuerte Drainageeinlage oder subxiphoidale Perikardiotomie sind erforderlich.

Respiratorische Probleme

Merke

M!

Ein großer Teil der intensivmedizinisch relevanten postoperativen Störungen betrifft die Atmung und nimmt ihren Ausgang von einer inadäquaten analgetischen Therapie. Sowohl Unter- als auch Überdosierung führen durch unzureichende ventilatorische Bemühungen und ineffektive Expektoration zu Sekretretention, Atelektasen und letztendlich Infektionen der unteren Atemwege. Ein erhöhtes Risiko besteht bei aktiven Rauchern, COPD, Reflux, Tracheostomaträgern, nach neoadjuvanter Therapie, nach Atemwegsanastomosen sowie bei Zwerchfell- und N.-recurrens-Paresen [824].

Sekretretention

Zur Behandlung der Sekretretention empfiehlt sich neben Frühmobilisation, Physiotherapie, Sekretolytika und Aerosoltherapie vor allem die großzügige Indikationsstellung zur bronchoskopischen Sekretabsaugung, beginnend postoperativ vor Extubation. Große, über längere Zeiträume regelmäßig anfallende Sekretmengen können einfacher über eine Minitracheotomie entfernt werden. Blindes tiefes Absaugen der unteren Atemwege geht mit Perforationsgefahr von Bronchusabsetzungen und -anastomosen einher.

Pneumonie

▶ **Klinik.** Bei eitrigem Sekret zusammen mit Fieber, Leukozytose, ansteigendem C-reaktivem Protein (CRP) oder einem radiologisch fassbarem Infiltrat liegt bereits eine Pneumonie vor, die zunächst unter Berücksichtigung des lokalen Keim- und Resistenzspektrums kalkuliert und frühestmöglich resistogrammgerecht antibiotisch behandelt wird.

▶ **Therapie.** Bei der *kalkulierten antibiotischen Therapie* ist neben der Dauer des stationären Aufenthalts zu berücksichtigen, dass viele Patienten in der näheren Vorgeschichte antibiotisch therapierte Atemwegsinfekte, diagnostische Interventionen und vorausgehende Hospitalisationen oder eine Sputumkolonisation bei chronischen Infektionen wie COPD oder Bronchiektasen aufweisen, so dass nicht selten auf mikrobiologische Befunde zurückgegriffen werden kann.

Ein *mikrobiologisches Screening* intraoperativ entnommenen Bronchialsekrets ist ebenfalls vorteilhaft.

Postthorakotomie-Lungenödem

▶ **Klinik.** Das Postthorakotomie-Lungenödem ist ein eiweißreiches, nicht kardiogenes Ödem, das in der ersten Hälfte der ersten postoperativen Woche frühzeitig übersichtsradiografisch fassbar wird, bevor es akut klinisch manifest wird. Als Risikofaktoren für die ursächlich angenommene Schrankenstörung gelten die Pneumonektomie, verminderter Lymphabstrom durch Lymphadenektomie oder Bestrahlung, Einlungenbeatmung, Volumentrauma, hohe inspiratorische Sauerstoffkonzentrationen, Überwässerung und Pneumonie.

▶ **Diagnostik.** Je knapper die postoperativen pulmonalen Reserven, desto eher werden postoperative Pneumonie oder Lungenödem zur respiratorischen und ventilatorischen Insuffizienz führen. Deutet sich eine respiratorische Verschlechterung an, soll frühzeitig eine geeignete *Bildgebung* mit der Frage nach koexistenten Problemen wie chirurgischen Komplikationen, Lungenödem, pulmonalarterieller Embolie oder kardialer Dekompensation erfolgen.

▶ **Therapie.** Bei günstigem Verlauf können überbrückende nicht invasive Beatmungsverfahren (CPAP, BiPAP) hinreichen. Anderenfalls soll elektiv intubiert, lungenschonend beatmet und frühzeitig tracheotomiert werden. Unzureichendem Gasaustausch und weiteren Lungenschäden durch aggressivere Beatmungsmuster kann durch extrakorporale Membranoxygenierung (ECMO) überbrückend bis zur Erholung der Lungenfunktion, in geeigneten Fällen auch während der Weaningphase, vorgebeugt werden [818].

Kardiozirkulatorische Probleme

Lungenresezierende Eingriffe zwingen das kardiozirkulatorische System über die Phase der intraoperativen Einlungenventilation hinaus zu einer kompensatorischen Mehrarbeit, die sich in vorübergehenden Funktionsstörungen äußern kann. Darüber hinaus haben viele pulmonale und kardiozirkulatorische Erkrankungen mit dem inhalativen Zigarettenrauchen einen gemeinsamen ätiologischen Faktor und sind daher oft vergesellschaftet. So sind postoperative kardiale Probleme ähnlich häufig wir respiratorische oder chirurgische Komplikationen.

Tachyarrhythmia absoluta

Die postoperative Tachyarrhythmia absoluta kann als klinisch inapparenter Zufallsbefund oder als Ursache kardiozirkulatorischer Symptome in Erscheinung treten. Es kann eine Erstmanifestation, ein Verlust der Rhythmuskontrolle oder eine diesbezüglich unklare Situation vorliegen. Nach Frequenzkontrolle und Ausschluss intrakardialer Thromben soll zügig die elektrische, gegebenenfalls auch medikamentöse Konversion zum Sinusrhythmus erfolgen, um dem Patienten früh-postoperativ die bestmögliche kardiale Leistungsfähigkeit zurückzugeben und eine therapeutische Antikoagulation zu umgehen.

Oft lässt sich auch das unmittelbar auslösende Moment eruieren und beheben, typischerweise Elektrolytstörung, Volumenüberladung, respiratorische Belastungsinsuffizienz, nächtliche Hypoxiephasen oder beginnende Infektion der unteren Atemwege [827].

Rechtsherzinsuffizienz und -dekompensation

▶ **Klinik.** Die postoperative Rechtsherzinsuffizienz und -dekompensation entwickelt sich entweder aus akutem postoperativem Anlass wie Lungenembolie und respiratorischem Versagen oder sie entsteht durch Verschlechterung einer rechtsventrikulären Funktionsstörung auf dem Boden einer klinisch latenten hypoxischen oder venösen pulmonalarteriellen Hypertonie bei chronischer Lungen- oder Linksherzerkrankung.

Merke M!

Diagnose und Therapiesteuerung erfolgen durch *Echokardiografie*. Die Behandlung ist komplex und hat mehrere Ansatzpunkte: Therapie der Ursache, Therapie der Herzinsuffizienz, Unterstützung der Herz- und Lungenfunktion. Die Ökonomisierung der Herzleistung muss vier Parameter ins rechte Verhältnis bringen: Vorlast, Nachlast, Kontraktilität, Koronarperfusion.

▶ **Therapie.** Die Volumentherapie erhöht die Auswurfleistung des rechten Ventrikels, behindert aber auch dessen diastolische Koronarperfusion. So sind normale Druckwerte im großen Kreislauf anzustreben. Die Optimierung der Volumengabe kann insbesondere bei ausgeprägter Rechtsherzbelastung komplex sein; Näheres hierzu siehe Kapitel Pulmonale Hypertonie (S. 272). So sollte beachtet werden, dass eine arterielle Hypotonie Ausdruck einer bereits manifesten Rechtsherzdekompensation sein kann, die sich unter Volumengabe möglicherweise verschlechtert.

Eine Möglichkeit, den Druck im kleinen Kreislauf zu senken, besteht in der Gabe von ***inhalativen Vasodilatatoren*** (NO und Iloprost, Off-Label), die das Ventilations-Perfusions-Verhältnis der Lunge optimieren können. Bei Bedarf können intravenös systemische *Prostazykline* oder *Sildenafil* ebenfalls zur akuten Therapie der pulmonalen Hypertonie eingesetzt werden. Die Katecholamintherapie steigert die Kontraktilität beider Ventrikel und findet auch bei Patienten mit Rechtsherzbelastung zur Steigerung des systemischen Blutdrucks Anwendung.

Therapeutisch direkt angehbar ist die *Lungenembolie* durch *Lysetherapie* oder – falls dies der vorgenommene Eingriff verbietet – durch *Embolektomie*. Ein Lungenversagen infolge Pneumonie oder Lungenödem als Ursache der Dekompensation benötigt längere Zeiträume bis zur Erholung der Lungenfunktion und wird durch lungenschonende Beatmungsverfahren unterstützt. Erlauben diese keine hinreichende Oxygenierung, ist eine ergänzende *venovenöse ECMO-Therapie* (vgl. Kapitel ECMO) günstiger als eine Eskalation des Beatmungsregimes [825]; Näheres hierzu siehe Kapitel Lungenersatzverfahren (S. 285).

14.6.5 Thoraxchirurgische Maßnahmen in der Intensivtherapie

Sanierung thorakaler Sepsisherde

Thoraxchirurgisch sanierungspflichtige Sepsisherde sind parapneumonische, sekundäre und postoperative Pleuraempyeme, Abszesse in Lunge und Mediastinum, Abszesse und Osteoarthritiden der Thoraxwand sowie die deszendierende nekrotisierende Mediastinitis.

Pleuraempyeme

Sie entwickeln sich aus kontaminierten, anfangs makroskopisch klaren, frei auslaufenden Pleuraergüssen. Ein Empyem im *Stadium I* (exsudative Phase) weist folgende Merkmale auf: mikroskopischer Nachweis zahlreicher Leukozyten, Proteingehalt und Laktatdehydrogenase (LDH) erhöht (> 1 000 U/l), pH < 7,2 und Glukosegehalt erniedrigt (< 40 mg/dl). Es bedarf der Ableitung durch eine ausreichend dimensionierte Thoraxdrainage. Das *Stadium II* (fibrinopurulente Phase) ist durch zähes, eitriges Sekret und eine Kammerung charakterisiert, so dass die komplette thorakoskopische Ausräumung indiziert ist – idealerweise vor Einsetzen der Schwartenbildung (*Stadium III*), die zur definitiven Sanierung die Dekortikation der Lunge erfordert.

Bei *sekundären* Empyemen muss die Grunderkrankung wie Abszess, Mediastinitis oder Ösophagusperforation ebenfalls saniert werden.

Abszesse

Intrathorakale Abszesse sind grundsätzlich, sofern die Topografie dies zulässt, einer Drainagetherapie, ansonsten der thorakoskopischen Drainage zugänglich, um eine Sepsis zu beherrschen. Zur definitiven Sanierung bedarf es häufig zusätzlicher chirurgischer Maßnahmen, etwa der Resektion destruierter Lungenareale oder Gelenkanteile (Sternoklavikulargelenk!).

Thoraxwandabszesse sollten primär weit eröffnet und dann einer VAC-Therapie (Vakuum-Therapie) zugeführt werden.

Nekrotisierende Fasziitis und Mediastinitis

Die *nekrotisierende Fasziitis* wird notfallmäßig komplett und erforderlichenfalls wiederholt exzidiert.

Dasselbe trifft für die *deszendierende nekrotisierende Mediastinitis*, eine unmittelbar lebensbedrohliche Komplikation oropharyngealer und odontogener Entzündungsprozesse, zu. Deren Fortleitung in alle mediastinalen Kompartimente und beide Pleurahöhlen kann mehrere minimalinvasive oder bei Hämorrhagie und Konsolidierungen extensive offene Zugänge erforderlich machen.

Hier kommt es darauf an, bei Abweichungen im klinischen Verlauf zügig die Indikation zur Revision zu stellen, unterstützt durch aktuelle Schnittbildgebung, falls zur Operationsplanung erforderlich. Keinesfalls sollte radiologischen Befunden hinterheroperiert werden. Häufig benötigt der oropharyngeale oder odontogene Ausgangspunkt ebenfalls wiederholte operative Zuwendung.

Drainageresistente intrapleurale Kollektionen

Häufig handelt es sich um gekammerte oder organisierte Ergüsse und Hämatome unterschiedlicher Ursache, die sich während der ersten Wochen ihres Bestehens meist gut thorakoskopisch ausräumen lassen. Fehler in der Drainagetherapie, beispielsweise fehlplatzierte, dekonnektierte oder verstopfte Drainagen, Funktionseinschränkungen der Ableitungssysteme oder Sogquellen, sollten zuvor behoben oder ausgeschlossen sein.

Instabiler Thorax

Reanimation und Thoraxtrauma können Sternum- und Rippenfrakturen verursachen. Dislozierte Rippenserienfrakturen ohne Kontakt der Fragmentenden oder Stückbrüche mit größeren paradox beweglichen Thoraxwandsegmenten führen in der Regel zur ventilatorischen Insuffizienz und sollen daher durch entsprechende Osteosynthesen stabilisiert werden, um kurzfristig die Entwöhnung vom Respirator und längerfristig die funktionelle Wiederherstellung zu ermöglichen.

14.6.6 Literatur

[814] AWMF. S3-Leitlinie Behandlung akuter perioperativer und posttraumatischer Schmerzen, 2009, AWMF-Registriernummer 041/001

[815] British Thoracic Society. BTS guidelines: Guidelines on the selection of patients with lung cancer for surgery. Thorax 2001; 56: 89–108

[816] Brunelli A, Refai M, Salati M et al. Predicted versus observed FEV1 and DLCO after major lung resection: a prospective evaluation at different postoperative periods. Ann Thorac Surg 2007; 83: 1134–1139

[817] Bryant A, Cerfolio RJ. Perioperative Management. In: Kuzdzal J, Asamura H, Detterbeck F et al., eds. ESTS Textbook of Thoracic Surgery. Cracow: Medycyna Praktyczna; 2014

[818] Dünser M, Hasibeder W, Rieger M et al. Successful therapy ofnsevere pneumonia-associated ARDS after pneumonectomy with ECMO and steroids. Ann Thorac Surg 2004; 78: 335–337

[819] Gebitekin C, Varela G, Aranda JL et al. Postoperative complications. In: Kuzdal J, Asamura H, Detterbeck F et al., eds. ESTS Textbook of Thoracic Surgery. Cracow: Medycyna Praktyczna; 2014

[820] Ginsberg RJ, Hill LD, Eagan RT et al. Modern thirty-day mortality for surgical resections in lung cancer. J Thorac Cardiovasc Surg 1983; 86: 654–659

[821] Leitlinienprogramm Onkologie (Deutsche Krebsgesellschaft, Deutsche Krebshilfe, AWMF): Prävention, Diagnostik, Therapie und Nachsorge des Lungenkarzinoms. Langversion 1.0, 2018, AWMF-Registriernummer 02/007OL

[822] Mendel T, Jakubetz J, Steen M et al. Post-lobectomy bronchopleural fistula – a challenge for postoperative intensive care. Anaesthesiol Intensivmad Notfallmed Schmerzther 2006; 41: 278–283

[823] Nair SK, Petko M, Hayward MP. Management of chylothorax in adults. Eur J Cardiovasc Surg 2007; 32: 362–369

[824] Nan DN, Fernandez-AlayaM, Farinas-AlvarezC et al. Nosocomial infection after lung surgery: Incidence and risk factors. Chest 2005; 128: 2647–2652

[825] Price LC, Wort SJ, Finney SJ et al. Pulmonary vascular and right ventricular dysfuncttion in adult critical care: Current and emerging options for management: a systematic literature review. Crit Care 2010; 14: R169

[826] Reichert M, Alkoudmani I, Hecker A et al. Thoraxchirurgie für Allgemeinchirurgen. Teil II: Aseptische Eingriffe. Allgemein- und Viszeralchirurgie up2date 2018; 12: 355–375

[827] Roselli EE, Murthy SC, Rice TW et al. Atrial fibrillation complicating lung cancer resection. J Thorac Cardiovasc Surg 2005; 130: 438–444

15 Kardiologische/kardiochirurgische Erkrankungen

15.1 Endokarditis

Franziska Schneck, Christian Hamm

15.1.1 Definition, Epidemiologie

Die infektiöse Endokarditis ist eine Besiedelung des kardialen Endothels, insbesondere des Klappenapparats. Unterschieden werden infektiöse und nicht infektiöse Endokarditiden sowie Besiedelungen von Nativ- und prothetischen Klappen. Das Vorkommen der Erkrankung liegt bei 3–10 pro 100 000 pro Jahr bei tendenziell steigender Inzidenz [830].

15.1.2 Ätiologie

Meist sind die linksseitigen Herzklappen, also die Aorten- und Mitralklappe, betroffen. Seltener kommt es zu einem Befall des rechten Klappenapparats; hier sind meistens eine Infektion von Fremdmaterial (zentralvenöse Katheter, Schrittmacher- oder ICD-Kabel [ICD: implantierbarer Defibrillator]), angeborene Herzfehler oder ein intravenöser Drogenabusus prädisponierend.

Infektiöse Ursachen

Der häufigste pathogene Keim, der sowohl bei Nativ- als auch bei prothetischen Klappen eine Endokarditis verursacht, ist *Staphylococcus aureus*. Je nach Literaturangaben sind Staphylokokken für 30–40 % aller Endokarditiden verantwortlich [836], [837]. Meist stellt sich der Verlauf aggressiv und kompliziert dar, so dass gehäuft Embolien, Schlaganfälle und Todesfälle unter Bakteriämien mit S. aureus beobachtet werden [831]. Die Inzidenz von S. aureus mit Betalaktamresistenzen ist in Europa seit Jahren zunehmend und führt zu einer Verkomplizierung der Therapie der infektiösen Endokarditis.

Streptokokken der Viridans-Gruppe sowie *Enterokokken* werden ebenfalls häufig bei Endokarditiden von Nativklappen nachgewiesen (17 und 10 %). Zudem zeigt sich ein gehäuftes Vorkommen (bis zu 10 %) von *koagulasenegativen Staphylokokken* bei Patienten mit Klappenprothesen, insbesondere in den ersten 12 postoperativen Monaten [828], [835].

Seltene Verursacher der infektiösen Endokarditis sind Erreger der *HAECK-Gruppe* (Haemophilus ssp., Aggregatibacter ssp., Eikenella corrodens, Cardiobacterium hominis, Kingella ssp.), Zoonosen sowie Pilzinfektionen mit insgesamt weniger als 5 % [830]. Bei etwa 10–20 % aller Patienten gelingt es allerdings nicht, einen Erreger mittels Blutkulturen zu identifizieren. Dies kann entweder durch eine vorausgegangene Antibiotikatherapie, Zoonosen oder Pilzinfektionen oder einer alternativen Ursache des klinischen Erkrankungsbildes erklärt werden [840].

Nicht infektiöse Ursachen

Hier sind insbesondere die Endocarditis rheumatica (verrucosa) sowie die Libman-Sacks-Endokarditis bei systemischem Lupus erythematodes zu nennen. Bei der *Endocarditis rheumatica* zeigen sich typischerweise nach einer Latenzzeit von etwa 1–3 Wochen nach einer vorangegangenen Infektion mit betahämolysierenden Streptokokken der Gruppe A warzenähnliche Auflagerungen insbesondere an Aorten- oder Mitralklappenrändern. Die *Libman-Sacks-Endokarditis* stellt sich durch größere Fibrinauflagerungen an Mitral-, Aorten- oder auch Pulmonalklappe dar und tritt häufig in Begleitung mit einer Perikarditis oder Pleuritis in Erscheinung.

Eine Verdickung und Infiltration des Myo- und Endokards der rechten Herzkammer zeigt sich gehäuft bei der *Endocarditis eosinophilica* (Löffler-Syndrom) [833].

15.1.3 Klinik

86–96 % aller Patienten mit infektiöser Endokarditis präsentieren sich mit *Fieber*. Zudem sollten ein *neu aufgetretenes Herzgeräusch* (48 % der Patienten) oder eine *Aggravierung eines bekannten Herzgeräusches* (20 %) an eine Klappendestruktion durch infektiöse Ursachen denken lassen. *Hämaturie* (26 %), *septische Embolien* (17 %) und *Splenomegalie* (11 %) sind weitere klinische Befunde.

Außerdem zeigen sich oft endokarditistypische *kutane Symptome*. Hier sind insbesondere Petechien bzw. Splinter-Hämorrhagien unter den Nägeln (8 %), Janeway-Läsionen im Bereich der Handflächen oder Fußsohlen (etwa 5 %), seltener Osler-Knötchen an Fingern und Zehen, bedingt durch immunkomplexvermittelte Vaskulitis, sowie retinale Einblutungen (Roth's Spots) zu nennen [845].

II

15.1.4 Komplikationen

Eine gefürchtete und häufige Komplikation der infektiösen Endokarditis ist die Embolisation in das Hirn mit konsekutiver *zerebraler Ischämie*. Je nach Literaturangabe variiert das Vorkommen zwischen 20 und 40 %. Zudem ist das Auftreten eines *zerebralen Insults* ein unabhängiger negativer Prädiktor für das Überleben bei Patienten mit Endokarditis [842], [829]. Das höchste Risiko besteht bei Diagnosestellung und fällt dann im Verlauf unter gezielter antibiotischer Therapie ab.

Spezifische Risikofaktoren für Embolisationen sind eine Infektion mit Staphylococcus aureus, eine Vegetationsgröße von über 10 mm, frei flottierende Vegetationen sowie ein Befall der Mitralklappe [832], [843], [844]. Eine Herausforderung in der Prävention von Embolien ist die zeitgerechte Indikationsstellung zur operativen Therapie bei infektiöser Endokarditis.

Neben dem Apoplex können auch *periphere Embolien* mit folgenden Endorganschäden den Verlauf einer Endokarditis komplizieren. Zudem besteht durch die mögliche Klappendestruktion die Gefahr der Entwicklung einer *Herzinsuffizienz*. Bei etwa 14–20 % der Fälle entwickelt sich ein intrakardialer Abszess, der nur mit einer operativen Sanierung erfolgreich behandelt werden kann [830], [836], [839].

15.1.5 Diagnostik

M!

Merke

Die Diagnostik der infektiösen Endokarditis kann insbesondere bei fehlendem Keimnachweis oder bei Klappenprothesen bzw. prothetischem Fremdmaterial erschwert sein. Goldstandard der initialen Diagnostik sind die Echokardiografie und der mikrobiologische Erregernachweis.

Echokardiografie

► **Transthorakale Echokardiografie** (TTE). Die TTE ist die bedeutendste bildgebende Diagnostik bei Verdacht auf eine Endokarditis (► Abb. 15.1). Sie ist zunächst hilfreich, um eine mögliche Klappendestruktion, beispielsweise eine höhergradige Insuffizienz, zu erkennen. Echokardiografische *Hauptkriterien* für eine infektiöse Endokarditis

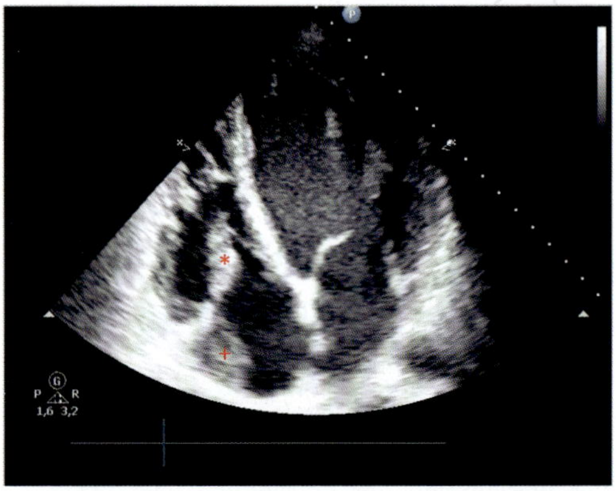

Abb. 15.1 Transthorakale Echokardiografie einer Trikuspidalklappenendokarditis. Die mit * gekennzeichnete Struktur stellt endokarditische Auflagerungen am anterioren Segel der Trikuspidalklappe dar. Nebenbefundlich zeigt sich ein großer, kugeliger Thrombus im rechten Atrium (+). (Quelle: Dr. med. Matthias Bayer, Universitätsklinikum Gießen)

sind der Nachweis von Vegetationen, intrakardiale Abszesse sowie eine neu aufgetretene Dehiszenz einer Klappenprothese.

► **Transösophageale Echokardiografie** (TEE). In den meisten Fällen ist eine anschließende TEE zur detaillierten Beurteilung der infektiösen Endokarditis indiziert. Somit besteht auch bei *unauffälliger* TTE, aber klinischem Verdacht auf eine Endokarditis laut aktuellen Leitlinien eine Empfehlung zur weiterführenden Diagnostik mittels TEE.

Auch bei *positivem Befund* im Rahmen der TTE sowie bei Patienten mit Klappenprothesen bzw. intrakardialem Fremdmaterial sollte eine TEE folgen, da intrakardiale Strukturen hier meist mit einer besseren Auflösung dargestellt werden können. Möglich sind eine genauere Lokalisation von möglichen Vegetationen sowie die Darstellung der betroffenen Herzklappe im dreidimensionalen Bild.

Bei initial *negativer TEE*, aber weiterhin starkem Verdacht auf das Vorliegen einer Endokarditis, sollte eine TEE *nach 5–7 Tagen wiederholt* werden [841].

Mikrobiologische Diagnostik

Vor Therapiebeginn ist die Entnahme von mindestens 3 Paaren aerober sowie anaerober Blutkulturen erforderlich. Im Anschluss sollte unverzüglich eine empirische antibiotische Therapie eingeleitet werden. Bei positivem Erregernachweis in der Blutkultur sollte dann die Antibiotikatherapie entsprechend dem Antibiogramm umgestellt werden.

Weitere bildgebende Diagnostik

Zusätzlich zur transthorakalen und transösophagealen Echokardiografie kann in manchen Fällen eine weiterführende bildgebende Diagnostik sinnvoll sein. Dabei spielt die Durchführung einer *Mehrschicht-CT*, seltener auch der *kardialen MRT*, insbesondere beim Nachweis von paravalvulären Abszedierungen oder in der Darstellung von Klappenprothesen eine zunehmende Rolle.

Auch nuklearmedizinische Verfahren wie die *18F-FDG-PET/CT* können eine pathologische Aktivität insbesondere in den Randbereichen einer Klappenprothese nachweisen [833] und sind in unklaren Fällen indiziert.

Duke-Kriterien

Die Duke-Kriterien werden zur Diagnose einer infektiösen Endokarditis herangezogen. In den modifizierten Duke-Kriterien aus dem Jahr 2015 wurden erstmals 3 zusätzliche bildgebende diagnostische Kriterien aufgenommen.

M!

Merke

Das Bestehen einer infektiösen Endokarditis gilt als gesichert, wenn 2 Hauptkriterien oder 1 Haupt- sowie 3 Nebenkriterien oder 5 Nebenkriterien erfüllt werden.

Hauptkriterien

- positive Blutkulturen für eine infektiösen Endokarditis
  - endokarditistypische Mikroorganismen in 2 unabhängigen Blutkulturen
  - Mikroorganismen vereinbar mit einer infektiösen Endokarditis in anhaltend positiven Blutkulturen
  - Eine einzelne positive Blutkultur mit Coxiella burnetii oder Phase-I-IgG-Antikörper-Titer > 1:800
- Bildgebung positiv für eine infektiösen Endokarditis
  - auffällige Echokardiografie (Vegetation, Abszess, Fistel, Pseudoaneurysma, Klappenperforation/Aneurysma, neue Dehiszenz einer Klappenprothese)
  - abnorme Aktivität in der Umgebung der implantierten Klappenprothese nachgewiesen in 18F-FDG-PET/CT (nur bei Implantation vor > 3 Monaten) oder im Leukozyten-SPECT/CT
  - Nachweis paravalvulärer Läsionen in der kardialen CT

Nebenkriterien

- prädisponierende Herzerkrankung oder intravenöser Drogenabusus
- Fieber > 38,0 °C
- *vaskuläre Phänomene* (einschließlich solcher, die nur in der Bildgebung detektiert wurden): arterielle Embolien, septische Lungeninfarkte, mykotisches Aneurysma, intrakranielle Blutungen, konjunktivale Einblutungen, Janeway-Läsionen
- *immunologische Phänomene*: Glomerulonephritis, Osler-Knötchen, Roth's Spots, Rheumafaktoren
- *mikrobiologischer Nachweis*: positive Blutkulturen, die nicht einem Hauptkriterium entsprechen, oder serologischer Nachweis einer aktiven Infektion mit einem mit einer infektiösen Endokarditis zu vereinbarendem Organismus [841]

15.1.6 Therapie

Die Festlegung des Therapieregimes sollte idealerweise im interdisziplinären Endokarditisteam erfolgen. Dieses sollte sich aus Kardiologen, Kardiochirurgen, Mikrobiologen und Infektiologen zusammensetzen. Hier werden gemeinsam Entscheidungen zu chirurgischer und konservativer Therapie sowie Art der Antibiose, Dauer der Behandlung und Nachbeobachtungsintervallen festgelegt. Studien haben gezeigt, dass sich die 1-Jahres-Mortalität bei Patienten mit infektiöser Endokarditis durch gemeinsamen Konsensus im Endokarditisteam signifikant senken ließ [841].

Medikamentöse Therapie

Für eine erfolgreiche Behandlung der infektiösen Endokarditis ist die frühzeitige Initiierung der antibiotischen Therapie von großer Bedeutung. Diese zeichnet sich durch einen langen Applikationszeitraum aus, um eine vollständige und effektive Eliminierung der entsprechenden Erreger zu erzielen. Bei *Nativklappen* liegt die Dauer der antibiotischen Behandlung je nach Therapieschema

15

Tab. 15.1 Antibiotische Therapie der infektiösen Endokarditis bei Infektion durch orale Streptokokken und Streptokokken der Bovis-Gruppe [841].

Antibiotikum	Dosierung	Therapiedauer (Wochen)	Evidenz
Penicillin G	12–18 Mio. IE/d i. v. in 4–6 Dosen oder kontinuierlich	4	I B
oder Ampicillin	3–4 × 2–4 g i. v.	4	I B
oder Ceftriaxon	2–4 g/d in 1–2 Dosen	4	I B
Penicillin G	12–18 Mio. IE/d i. v. in 4–6 Dosen oder kontinuierlich	2	I B
oder Ampicillin	3–4 × 2–4 g i. v.	2	I B
oder Ceftriaxon	2–4 g/d i. v. in 1–2 Dosen	2	I B
oder Ceftriaxon kombiniert mit Gentamicin	3 mg/kg/d i. v. in einer Dosis1)	2	I B
oder Netilmicin	4–5 mg/kg/d in einer Dosis1)	2	I B

1) Bei Gentamicin und Netilmicin sollten regelmäßige Spiegelkontrollen durchgeführt werden: Der Talspiegel bei beiden Substanzen sollte nicht über 1 mg/l bei täglicher Einmalgabe liegen.

zwischen *2 und 6 Wochen*, bei *prothetischem Material* verlängert sich die Applikationsdauer auf *mindestens 6 Wochen.* ▶ Tab. 15.1 zeigt die antibiotische Therapie bei Streptokokken, ▶ Tab. 15.2 die Therapie bei unbekannten Erregern.

Bei Patienten mit *Penicillinallergie* wird alternativ eine 4-wöchige Therapie mit *Vancomycin* (30 mg/kg/d i. v. in 2 Dosen) empfohlen. Auch hier ist eine Bestimmung des Talspiegels notwendig, dieser sollte bei 10–15 mg/dl liegen. Liegt eine relative Penicillinresistenz vor, wird zusätzlich zu einem der oben genannten Antibiotika (Penicillin G, Ampicillin oder Ceftriaxon über 4 Wochen; ▶ Tab. 15.1) eine 2-wöchige Therapie mit *Gentamicin* in oben genannter Dosierung empfohlen [841].

Bei *methicillinempfindlichen Staphylokokken* wird laut den Leitlinien der Europäischen kardiologischen Gesellschaft von 2015 eine Therapie mit Flucloxacillin 12 g/d i. v. in 4–6 Einzeldosen über 4–6 Wochen empfohlen (▶ Tab. 15.2). Bei bekannten Resistenzen oder Allergien kann alternativ Vancomycin verwendet werden. Liegt eine infektiöse Endokarditis einer Klappenprothese vor, sollte folgendes Antibiotikaregime verwendet werden:

Flucloxacillin 12 g/d i. v. in 4–6 Dosen plus Rifampicin 900(–1 200)mg/d einmalig i. v. oder oral

Tab. 15.2 Empirische Initialtherapie bei unbekanntem Erreger bei ambulant erworbener Nativklappenendokarditis oder später infektiöser Endokarditis einer prothetischen Klappe (> 12 Monate postoperativ) [841].

Antibiotikum	Dosierung
Ampicillin	12 g/d i. v. in 4–6 Dosen
plus (Flu)Cloxacillin	12 g/d i. v. in 4–6 Dosen
plus Gentamicin1)	3 mg/kg/d i. v. in einer Dosis
Vancomycin1)	30–60 mg/kg/d i. v. in 2–3 Dosen
plus Gentamicin1)	3 mg/kg/d i. v. in einer Dosis

1) Bei Gentamicin und Vancomycin sind regelmäßige Spiegelkontrollen zum Therapiemonitoring notwendig (Referenzwerte siehe oben).

in 2–3 geteilten Dosen für mindestens 6 Wochen sowie Gentamicin 3 mg/kg/d 1-mal täglich über 2 Wochen (▶ Tab. 15.3).

Bei *Penicillinallergie* oder *Resistenzen* sollte Flucloxacillin durch Vancomycin ersetzt werden.

Die Empfehlung der aktuellen Leitlinien der europäischen Gesellschaft für Kardiologie sieht für

Tab. 15.3 Antibiotische Therapie bei unbekanntem Erreger bei früher infektiöser Endokarditis einer prothetischen Klappe (< 12 Monate postoperativ) oder nosokomialer und nicht nosokomialer mit der Krankenversorgung assoziierter infektiöser Endokarditis [841].

Antibiotikum	Dosierung
Vancomycin	30–60 mg/kg/d i. v. in 2–3 Dosen
plus Gentamicin	3 mg/kg/d i. v. in einer Dosis
Rifampicin	900 (–1 200) mg/d i. v. oder oral in 2 oder 3 Dosen

eine infektiöse Endokarditis verursacht durch *Enterokokken* eine Kombinationstherapie aus Ampicillin (3–4 × 2–4 g i. v.) mit Gentamicin (3 mg/kg/d i. v. 1-mal täglich) oder mit Ceftriaxon (2–4 g/d i. v. in 1–2 Dosen) über 4–6 Wochen vor.

Chirurgische Therapie

Nicht in allen Fällen ist eine alleinige antibiotische Behandlung der infektiösen Endokarditis erfolgversprechend. Somit ist unter Umständen eine *kombinierte chirurgische und medikamentöse Therapie* indiziert.

Ein *notfallmäßiger chirurgischer Eingriff* innerhalb von 24 Stunden wird bei Befall der Aorten- oder Mitralklappe (nativ und prothetisch) mit resultierender schwerer akuter Insuffizienz und damit einhergehendem Lungenödem oder kardiogenem Schock empfohlen.

Eine *dringliche OP-Indikation* innerhalb von 7 Tagen besteht bei schwerer Aorten- oder Mitralklappeninsuffizienz, die mit Symptomen einer Herzinsuffizienz einhergeht. Weitere Indikationen zur dringlichen chirurgischen Intervention sind das Auftreten von Abszessen oder Fisteln, eine Infektion durch Pilze oder multiresistente Keime sowie eine Vegetationsgröße von über 1 cm, insbesondere wenn es hierbei bereits zu embolischen Ereignissen unter medikamentöser Therapie gekommen ist.

Bei Patienten mit Endokarditis der *rechtsseitigen Herzklappen* wird eine chirurgische Sanierung nur bei antibiotikaresistenter Symptomatik, rezidivierenden Lungenembolien und dem Auftreten paradoxer Embolien empfohlen [841].

Merke

Wenn möglich sollte die Indikationsstellung zum operativen oder medikamentösen Vorgehen im Endokarditisteam für jeden Patienten individuell gestellt werden.

Intensivmedizinische Therapie

In manchen Fällen kann eine Behandlung der infektiösen Endokarditis auf der Intensivstation notwendig sein. Eine Untersuchung von über 4 000 Patienten mit infektiöser Endokarditis zeigte, dass in fast zwei Dritteln der Fälle eine intensivmedizinische Behandlung aufgrund einer komplizierenden Herzinsuffizienz notwendig war, gefolgt von septischem Schock (21 %) und neurologischen Komplikationen (15 %). Fast 80 % des Patientenkollektivs benötigte eine mechanische Ventilation, 73 % der Patienten erhielten eine intravenöse Katecholamintherapie. Bei etwa 40 % trat im Verlauf ein akutes Nierenversagen auf [834], [838].

▸ **Klappeninsuffizienzen.** Bei Auftreten von schweren Klappeninsuffizienzen mit resultierender Kreislaufinstabilität bis hin zum kardiogenen Schock sollte eine unverzügliche Konsultation der Herzchirurgie erfolgen, da in diesen Fällen eine notfallmäßige OP-Indikation zu stellen ist. Als Überbrückung bis zur Operation kann eine differenzierte *Katecholamintherapie* notwendig werden, siehe auch Kapitel Herzinsuffizienz (S. 315). Bei schweren Klappeninsuffizienzen oder eingeschränkter linksventrikulärer Pumpfunktion sollte zudem ein sorgfältiges *Volumenmanagement* mit erweitertem hämodynamischem Monitoring initiiert werden.

Zur Quantifizierung der kardialen Funktion bieten sich zum einen die *Echokardiografie* und zum anderen die *transpulmonalarterielle* oder *transpulmonale Pulskonturanalyse* an. Insbesondere die TEE ist beim beatmeten Patienten für die Beurteilung der akuten Veränderungen der Klappenfunktion für das intensivmedizinische Management von besonderem Interesse. Sowohl die Anlage der hierfür notwendigen zentralvenösen Zugänge als auch das Einführen der TEE-Sonde sollten unter Beachtung der Kontraindikationen und unter sterilen Bedingungen erfolgen.

► **Akute infektiöse Endokarditis.** Für intensivmedizinische Patienten, die an einer akuten infektiösen Endokarditis leiden, gelten ansonsten die gleichen Versorgungsprinzipien wie bei anderen kardiologischen Intensivpatienten. Insbesondere bei immuninkompetenten Patienten muss allerdings an eine rechtsseitige sowie *Pilzendokarditis* gedacht werden. Die Antibiose muss dann entsprechend dem Erregerspektrum des Patienten und der Intensivstation sowie den Organfunktionen des Patienten individuell angepasst werden [834].

15.1.7 Prophylaxe

Eine Antibiotikaprophylaxe vor Hochrisikoeingriff wird nach den aktuellen Leitlinien nur noch für solche Patienten empfohlen, die als *Höchstrisikopatienten* für eine infektiöse Endokarditis eingestuft werden. Hierzu gehören:

- Patienten nach Klappenersatz (mechanische und biologische Prothesen, Transkatheterklappen) sowie nach Rekonstruktion unter Verwendung von alloprothetischem Material
- Patienten mit überstandener Endokarditis
- Patienten mit angeborenen Herzfehlern

Zudem sollte bei allen mit prothetischem Material behandelten Herzfehlern in den ersten 6 Monaten nach Operation eine Endokarditisprophylaxe bei Exposition initiiert werden. Bei intermediärem Risiko für eine infektiöse Endokarditis (z. B. Erkrankungen nativer Klappen) wird aktuell keine prophylaktische Antibiotikagabe vor Risikoeingriffen mehr empfohlen.

> **Merke** M!
>
> Insgesamt gilt nur noch der bevorstehende Zahneingriff mit potenzieller Verletzung der Gingiva oder der oralen Mukosa als Hochrisikoeingriff, der eine präventive Antibiotikagabe bei dem oben genannten Höchstrisikokollektiv erfordert. Eine Endokarditisprophylaxe vor Eingriffen an Respirations-, Gastrointestinal- oder Urogenitaltrakt wird nur noch in Ausnahmefällen verabreicht.

Die Antibiotikaprophylaxe sollte etwa 30–60 Minuten vor der Prozedur verabreicht werden. Hierzu werden laut Leitlinien der Europäischen Gesellschaft für Kardiologie 2 g Amoxicillin oral oder intravenös empfohlen. Alternativ können bei Penicillinallergie 600 mg Clindamycin oral oder intravenös eingenommen werden [841].

15.1.8 Literatur

[828] Alonso-Valle H, Fariñas-Álvarez C, García-Palomo JD et al. Clinical course and predictors of death in prosthetic valve endocarditis over a 20-year period. J Thorac Cardiovasc Surg 2010; 139: 887–893

[829] Barsic B, Dickerman S, Krajinovic V et al. influence of the timing of cardiac surgery on the outcome of patients with infective endocarditis and stroke. Clin Infect Dis 2013; 56: 209–217

[830] Cahill TJ, Baddour LM, Habib G et al. Challenges in Infective Endocarditis. J Am Coll Cardiol 2017; 69: 325–344

[831] Fowler VG, Miro JM, Hoen B et al. Staphylococcus aureus Endocarditis. J Am Med Assoc 2005; 293: 3012-3021

[832] García-Cabrera E, Fernández-Hidalgo N, Almirante B et al. Neurological complications of infective endocarditis. Circulation 2013; 127: 2272–2284

[833] Herold G. Herold – Innere Medizin 2019. Köln: Gerd Herold Verlag; 2019

[834] Keynan Y, Singal R, Kumar K et al. Infective endocarditis in the intensive care unit. Crit Care Clin 2013; 29: 923–951

[835] Lopez J, Revilla A, Vilacosta I et al. Definition, clinical profile, microbiological spectrum, and prognostic factors of early-onset prosthetic valve endocarditis. Eur Heart J 2007; 28: 760–765

[836] Murdoch DR. Clinical presentation, etiology, and outcome of infective endocarditis in the 21st century. Arch Intern Med 2009; 169: 463

[837] Pant S, Patel NJ, Deshmukh A et al. Trends in infective endocarditis incidence, microbiology, and valve replacement in the United States from 2000 to 2011. J Am Coll Cardiol 2015; 65: 2070–2076

[838] Patel R, Piper KE, Rouse MS et al. Frequency of isolation of Staphylococcus lugdunensis among staphylococcal isolates causing endocarditis: A 20-year experience. J Clin Microbiol 2000; 38: 4262–4263

[839] Selton-Suty C, Célard M, Le Moing V et al. Preeminence of Staphylococcus aureus in infective endocarditis: A 1-year population-based survey. Clin Infect Dis 2012; 54: 1230–1239

[840] Seng P, Drancourt M, Gouriet Fet al. Ongoing revolution in bacteriology: routine identification of bacteria by matrix-assisted laser desorption ionization time-of-flight mass spectrometry. Clin Infect Dis 2009; 49: 543–551

[841] The 2015 ESC Guidelines for the management of infective endocarditis. Eur Heart J 2015; 36: 3036–3037

[842] Thuny F, Avierinos J-F, Tribouilloy C et al. Impact of cerebrovascular complications on mortality and neurologic outcome during infective endocarditis: a prospective multicentre study. Eur Heart J 2007; 28: 1155–1161

[843] Thuny F, Disalvo G, Belliard O et al. Risk of embolism and death in infective endocarditis: prognostic value of echocardiography. Circulation 2005; 112: 69–75

[844] Vilacosta I, Graupner C, SanRomán J et al. Risk of embolization after institution of antibiotic therapy for infective endocarditis. J Am Coll Cardiol 2002; 39: 1489–1495

[845] Wang A, Gaca JG, Chu VH. Management considerations in infective endocarditis: A review. J Am Med Assoc 2018; 320: 72–83

15.2 Akutes Koronarsyndrom

Matthias Bayer

15.2.1 Begriffe, Epidemiologie

Unter dem Begriff des akuten Koronarsyndrom (AKS) werden die instabile Angina pectoris, der Nicht-ST-Strecken-Hebungs-Myokardinfarkt (NSTEMI) und der ST-Strecken-Hebungs-Myokardinfarkt (STEMI) zusammengefasst.

Herz-Kreislauf-Erkrankungen sind mit Abstand die häufigste Todesursache in Deutschland (> 1 Drittel aller Todesfälle) und führen zu knapp 2 Millionen Krankenhauseinweisungen pro Jahr. Über 120 000 Patienten versterben aktuell an den direkten Folgen eines Myokardinfarkts in Deutschland, 60 000 als erstes Symptom ihrer koronaren Herzerkrankung (KHK) im Sinne eines plötzlichen Herztodes [846].

Bei zunehmender Inzidenz von Risikoerkrankungen wie Diabetes mellitus oder arterieller Hypertonie sowie wachsender Lebenserwartung kommt es nachfolgend zu einer Zunahme von Patienten mit akutem Koronarsyndrom und koronarer Herzerkrankung. Hierunter tritt der NSTEMI im Vergleich zum ST-Strecken-Hebungs-Myokardinfarkt annähernd doppelt so häufig auf.

Bis zum 60. Lebensjahr sind Männer 3- bis 4-mal so häufig betroffen, ab dem Alter von 75 stellen Frauen den Hauptanteil der Patienten dar. Frauen stellen sich häufiger mit „atypischen" Beschwerden und im zeitlichen Verlauf auch später zur medizinischen Versorgung vor [847], [849].

15.2.2 Definition und Pathophysiologie

▶ **Myokardschädigung und akuter Myokardinfarkt.** In der aktuellen Definition des Myokardinfarktes [851] wird zwischen einer Myokardschädigung und dem akuten Myokardinfarkt unterschieden.

Als *Myokardschädigung* wird der Nachweis einer Erhöhung der kardialen Troponinwerte beschrieben, wenn diese mindestens den oberen Referenzwert (99. Perzentile) des benutzten Assays überschreiten. Von einer akuten Myokardschädigung spricht man bei Nachweis eines Anstiegs und/oder Abfalls des Troponinwerts in seriellen Messungen.

Als *akuter Myokardinfarkt* wird eine akute Myokardschädigung bezeichnet, die zusätzlich mindestens eines der folgenden Kriterien erfüllt:

- klinische Symptome einer akuten Myokardischämie
- neue EKG-Veränderungen, die eine Ischämie anzeigen können
- Nachweis von Infarktareal oder neuen regionalen Wandbewegungsstörungen in der kardialen Bildgebung (vor allem Echokardiografie)
- Nachweis von koronaren Thromben in der Angiografie

▶ **Pathologische Mechanismen.** Beim akuten Myokardinfarkt ist der führende pathologische Mechanismus eine koronare Plaqueruptur bzw. Erosion mit folgenden akuten thrombotischen Auflagerungen bis hin zum kompletten Gefäßverschluss. Darüber hinaus werden auch Gefäßspasmen als alternative Entstehung eines akuten Koronarsyndroms beschrieben.

Als *Ursachen einer Troponinerhöhung* im Sinne einer Myokardschädigung lassen sich sowohl kardiale als auch nicht kardiale Ursachen nachweisen. Bei den *kardialen Ursachen* beruht die Schädigung des Myokards auf dem bestehenden Missverhältnis von Sauerstoffbedarf und Angebot. Dies kann beispielsweise im Rahmen von Herzrhythmusstörungen, bestehender Hypoxie, Schocksituation oder bei Anämie auftreten. Als *nicht kardiale Ursachen* lassen sich eine kumulative Erhöhung bei Niereninsuffizienz oder im Rahmen von schweren Erkrankungen (Sepsis, Apoplex, Subarachnoidalblutung) beschreiben.

Aber auch die wichtigen klinischen Differenzialdiagnosen des akuten Koronarsyndroms – Lungenembolie und Aortendissektion – können mit einer Troponinerhöhung einhergehen.

15.2.3 Diagnostik

Körperliche Untersuchung

Die *Angina pectoris* ist das Leitsymptom im Rahmen der körperlichen Untersuchung beim akuten Koronarsyndrom. Hierunter versteht man ein retrosternales Druck- bzw. Beklemmungsgefühl. Häufig erfüllt dieses Symptom nicht den Schmerzcharakter im klassischen Sinne, sondern wird von den Patienten als dumpf, teilweise brennend beschrieben. Ausstrahlungen oder alleinig Projektionen in beide Arme (links > rechts), Oberbauch, Kieferbereich oder Rücken können auftreten. Im englischsprachigen Raum findet man hier die allgemeinere Umschreibung als Chest Dyscomfort.

M!

Merke

Als *typische Angina pectoris* (im Rahmen einer stabilen koronaren Herzerkrankung) [848] werden Beschwerden bezeichnet, welche die folgenden drei Kriterien alle erfüllen:

- klassische klinische Symptomatik (siehe oben)
- ausgelöst durch körperliche oder emotionale Belastung
- gebessert durch Ruhe und/oder Nitrate innerhalb von Minuten

Sind nur zwei Kriterien erfüllt, spricht man von *atypischer Angina*, bei einem oder keinem erfüllten Kriterium von *nicht anginösen Brustschmerzen*.

Im Rahmen der Akutanamnese sollten diese Kriterien in Zusammenhang zu eventuell vorbestehenden Beschwerden abgefragt und ein weiterer Schwerpunkt auf die Erhebung von kardiovaskulären Risikofaktoren wie Diabetes mellitus, arterieller Hypertonie, Hyperlipoproteinämie und vorbestehenden kardialen Erkrankungen gelegt werden. Als *positive Familienanamnese* sollten Myokardinfarkte von direkten Verwandten und plötzliche unerklärte Todesfälle in jungem Alter gewertet werden.

12-Kanal-EKG

Die körperliche Untersuchung bei Verdacht auf ein akutes Koronarsyndrom muss innerhalb von 10 Minuten nach dem ersten medizinischen Kontakt durch die Durchführung eines 12-Kanal-EKG komplettiert werden.

Die Durchführung des standardisierten 12-Kanal-EKG in 50 mm/s-Schreibweise dient zur schnellen Diagnosestellung eines ST-Strecken-Hebungsinfarkts [847]. Hierfür werden in Abhängigkeit von Geschlecht und Alter unterschiedliche Kriterien an die Elevation der ST-Strecke über die isoelektrische Linie hinaus in mindestens zwei zusammengehörigen Ableitungen gestellt:

- *Frauen*: Ableitung V2–V3 ≥ 0,15 mV, sonstige Ableitungen ≥ 0,10 mV
- *Männer bis 40 Jahre*: Ableitung V2–V3 ≥ 0,25 mV, sonstige Ableitungen ≥ 0,10 mV
- *Männer ab 40 Jahre*: Ableitung V2–V3 ≥ 0,20 mV, sonstige Ableitungen ≥ 0,10 mV

Bei Endstreckenveränderungen anterolateral (V5/V6) und Verdacht auf einen strikt posterioren Infarkt sollten die ergänzenden Ableitungen V7–V9 sowie bei Verdacht auf einen rechtsventrikulären Infarkt die Ableitungen rV3–rV6 geschrieben werden.

Darüber hinaus werden folgende EKG-Veränderungen bei klassischer Klinik als *„STEMI-Äquivalent“* gewertet und sollten entsprechend behandelt werden:

- (neu aufgetretener) Linksschenkelblock
- (neu aufgetretener) Rechtsschenkelblock
- durchgängige Schrittmacherstimulation
- isolierte ST-Strecken-Hebung in aVR bei ST-Strecken-Senkungen in > 8 Ableitungen (Verdacht auf relevante Hauptstammstenose).

Labor

▶ **Troponin.** Die Diagnostik der myokardialen Ischämie beruht vor allem auf der Bestimmung des myokardialen Troponins. Troponin ist ein Proteinbaustein des Aktinfilaments und als solcher an der myokardialen Muskelkontraktion beteiligt. Troponin lässt sich in die Untereinheiten Troponin I, T und C unterteilen und wird bei myokardialer Schädigung im peripheren Blut nachweisbar; siehe hierzu auch Kapitel Definition und Pathophysiologie (S. 307).

M!

Merke

Ein pathologisch erhöhter Wert besteht beim Nachweis eines mindestens den oberen Referenzwert (99. Perzentile) des benutzten Assays überschreitenden Messwerts. Je höher der gemessene Troponinwert, desto höher ist auch die Wahrscheinlichkeit für einen akuten Myokardinfarkt und die Wahrscheinlichkeit der Differenzialdiagnosen nimmt ab.

Bei diagnostischer Lücke der Troponinbestimmung innerhalb der 1. Stunde bei akutem Myokardinfarkt muss zur Bestätigung oder zum Ausschluss der Verdachtsdiagnose mindestens eine *Verlaufs-*

kontrolle ebenfalls in Abhängigkeit vom benutzten Assay innerhalb von 1–6 Stunden durchgeführt werden. Bei therapierefraktären typischen Beschwerden sollte die Verlaufskontrolle jedoch nicht zu einer verzögerten Therapie des Patienten führen.

► **Kreatinkinase, Isoenzym MB.** Die Bestimmung der Kreatinkinase sowie des Isoenzyms MB spielt in der Akutdiagnostik nur noch eine untergeordnete Rolle, eignet sich jedoch in der Verlaufskontrolle zur Abschätzung einer rückläufigen oder persistierenden myokardialen Infarzierung.

► **D-Dimere.** Im Rahmen einer Abklärung bei Verdacht auf die Differenzialdiagnosen Lungenembolie und Aortendissektion kann die Bestimmung von D-Dimeren sinnvoll sein, sollte jedoch nicht bei jedem akuten Koronarsyndrom erfolgen.

Echokardiografie

Die Echokardiografie darf die Akutbehandlung von STEMI-Patienten nicht verzögern, sollte bei allen anderen Patienten mit akutem Koronarsyndrom zeitnah durchgeführt werden. Besonderes Augenmerk liegt hier auf der Beurteilung der links- und rechtsventrikulären Pumpfunktion und der Suche nach Wandbewegungsstörungen als Ausdruck einer potenziellen Ischämie.

Darüber hinaus sollte nach Anzeichen der *Differenzialdiagnosen* gesucht werden.

- Lungenembolie: rechtsseitig dilatierte Herzhöhlen mit eingeschränkter Funktion, positives D-Sign
- Aortendissektion: ausgeweitete Aortenwurzel, neue Aorteninsuffizienz, Perikarderguss

Bei hämodynamisch instabilen Patienten sollte nach *Komplikationen eines akuten Myokardinfarkts* gesucht werden:

- hochgradige Mitralinsuffizienz bei Papillarmuskelabriss
- Perikarderguss, Perikardtamponade
- Ventrikelseptumruptur

Computertomografie

Mittels einer durchgeführten koronaren CT-Angiografie bei Patienten mit einer niedrigen Vortestwahrscheinlichkeit für eine koronare Herzerkrankung (KHK) nach Ausschluss eines akuten Myokardinfarkts kann mit sehr hohem negativ prädiktivem Wert das Vorliegen einer *koronaren Herzerkrankung* ausgeschlossen werden.

Darüber hinaus können mithilfe von Triple-Rule-out-Protokollen über den Ausschluss einer KHK hinaus auch der Ausschluss bzw. die Bestätigung einer *Lungenembolie* oder *Aortendissektion* erfolgen.

15.2.4 Therapie

Grundsätzlich lässt sich die Therapie des akuten Koronarsyndroms in die Initialphase (meist präklinisch) und die intrahospitale Phase unterteilen.

Initialphase

[847]

Basismaßnahmen

Zu den Basismaßnahmen bei akutem Koronarsyndrom gehört neben der Anfertigung des 12-Kanal-EKG und der Initiierung eines durchgängigen Monitorings die Etablierung eines sicheren intravenösen Zugangs sowie eine mindestens 30-Grad-Oberkörperhochlagerung (s. ► Abb. 15.2).

Sauerstoffgabe

Eine inhalative Sauerstoffgabe sollte bei akutem Koronarsyndrom nur bei einer gemessenen Sauerstoffsättigung < 90 % erfolgen, ein routinemäßiger Einsatz bei Sättigungswerten > 90 % wird nicht empfohlen.

Antianginöse Therapie

Zur initialen symptomatischen Therapie sollte bei ausreichenden Blutdruckverhältnissen ein Therapieversuch mit *Glyzerolnitrat* (Nitroglyzerin) als Vasodilatator erfolgen.

Dies sollte bei kardiogenem Schock oder bekannter Medikation mit Phosphodiesterase-5-Hemmer (PDE-5-Hemmer) (z. B. Viagra) vermieden werden.

Opioide, Sedativa

Bei persistierender Symptomatik kann die titrierte Gabe von Opioiden (Morphin) bis zu Schmerzfreiheit erwogen werden. Über die analgetische Wirkung hinaus reduzieren die anxiolytische Wirkung und die Dämpfung der Sympathikusaktivität den myokardialen Sauerstoffverbrauch, eventuell kann die additive Gabe eines Sedativums erwogen werden. Allerdings ist unter der Gabe von Morphin eine verspätete Wirkung einer oralen Medikation (hier insbesondere antithrombozytäre Therapie nach PCI [Percutaneous coronary intervention]) beschrieben.

Betarezeptorenblocker

Betarezeptorenblocker reduzieren die Wirkung der endogenen Katecholamine am Herzen und senken so den myokardialen Sauerstoffverbrauch. Bei potenzieller hämodynamischer Instabilität mit Gefahr des kardiogenen Schocks sowie bei Verdacht auf Vasospasmen bzw. Kokaingebrauch sollte eine Gabe zwingend vermieden werden.

Antikoagulation

Zur Initialtherapie erhalten die Patienten eine Bolusgabe von *Heparin* i. v. (60–70 IE/kgKG bis maximal 5 000 IE). Alternativ kann eine Gabe von *Enoxaparin* erfolgen. Im weiteren stationären Verlauf sollte eine Therapie mit *Fondaparinux* über maximal 7 Tage s. c. bei hierfür im direkten Vergleich weniger nachgewiesen Blutungskomplikationen erfolgen.

Antithrombozytäre Therapie

Die Gabe von *Azetylsalizylsäure* (ASS) sollte bei allen Patienten ohne Kontraindikationen erfolgen. Die in den Leitlinien empfohlene Dosis für ASS-naive Patienten beträgt 150–300 mg als Bolus mit einer Erhaltungsdosis von 75–100 mg/d.

Merke M!

Eine präklinische bzw. präinterventionelle Gabe eines zweiten antithrombozytären Medikaments (Clopidogrel, Ticagrelor, Prasugrel) wird nicht empfohlen.

Fibrinolyse

Bei fehlender Möglichkeit zur Koronarangiografie innerhalb von 120 Minuten stellt die Fibrinolysetherapie bei Patienten mit sicher diagnostiziertem STEMI eine Therapiealternative dar (▸ Tab. 15.4).

Die Fibrinolysetherapie sollte – wenn notwendig – innerhalb von 10 Minuten nach Diagnosestellung des ST-Strecken-Hebungs-Myokardinfarkts eingeleitet werden. Anschließend ist eine zwingende Vorstellung in einem Zentrum mit Herzkatheterlabor notwendig.

Bei fehlendem Rückgang der initialen ST-Strecken-Hebungen im 12-Kanal-EKG < 50 % innerhalb der folgenden 60–90 Minuten oder bei hämodynamischer Instabilität besteht dort die Indikation zur sofortigen *Koronarangiografie* („Rescue-PCI“) nach Aufnahme. Bei erfolgreicher Fibrinolyse sollte eine Koronarangiografie innerhalb der nächsten 2–24 Stunden erfolgen (vgl. ▸ Abb. 15.2).

Intrahospitale Phase

Hier muss zunächst zwischen STEMI und NSTEMI-AKS unterschieden werden (vgl. ▸ Abb. 15.2). Während der STEMI-Patient direkt einer Koronarangiografie zugeführt werden sollte, erfolgt die Weiterbehandlung und Diagnostik des NSTEMI-AKS-Patienten wenn möglich in einer spezialisierten Chest Pain Unit.

Die Indikationsstellung zur Koronarangiografie bei Patienten mit NSTEMI-AKS erfolgt anhand der oben beschriebenen Diagnostik und klinischen Präsentation des Patienten.

Der *Zeitpunkt* der Untersuchung richtet sich nach erhobenem Risiko:

- *sehr hohes Risiko* (innerhalb von 2 Stunden):
  - kardiogener Schock, hämodynamische Instabilität
  - lebensbedrohliche Herzrhythmusstörungen
  - akute Herzinsuffizienz, mechanische Komplikationen
  - therapierefraktäre Angina pectoris
  - dynamische EKG-Veränderungen (intermittierende ST-Strecken-Hebungen)
- *hohes Risiko* (innerhalb von 24 Stunden):
  - dynamische EKG-Veränderungen
  - GRACE-Score > 140 (Näheres unter http://www.gracescore.org)
- *mittleres Risiko* (innerhalb von 72 Stunden):
  - Diabetes mellitus
  - chronische Niereninsuffizienz (Glomeruläre Filtrationsrate [GFR] < 60 ml/min)
  - eingeschränkte linksventrikuläre Funktion < 40 %
  - bekannte KHK (Zustand nach PCI/CABG [coronary artery bypass graft])
  - GRACE-Score > 109 und > 140 (vgl. ▸ Abb. 15.2)

Tab. 15.4 Dosierung von fibrinolytischen Medikamenten und antithrombotischen Begleittherapien [847].

Medikament	Initialtherapie
Dosierung der fibrinolytischen Therapie	
Streptokinase	1,5 Mio. IE über 30–60 min i. v.; cave: vorherige Behandlung mit Streptokinase oder Anistreplase
Alteplase (tPA)	15 mg i. v. als Bolus; 0,75 mg/kg i. v. über 30 min (bis zu 50 mg), dann 0,5 mg/kg i. v. über 60 min (bis zu 35 mg)
Reteplase (rPA)	10 IE + 10 IE i. v. als Bolus in 30-minütigem Abstand
Tenecteplase (TNK-tPA)	Einzelbolus i. v. (abhängig vom Gewicht): • 30 mg (6 000 IE), wenn < 60 kg • 35 mg (7 000 IE), wenn 60 bis < 70 kg • 40 mg (8 000 IE), wenn 70 bis < 80 kg • 45 mg (9 000 IE), wenn 80 bis < 90 kg • 50 mg (10 000 IE), wenn ≥ 90 kg Es wird empfohlen, die Dosis bei Patienten ≥ 75 Jahren zu halbieren.
Dosierungen der thrombozytenaggregationshemmenden Begleittherapien	
Azetylsalizylsäure (ASS)	Initialdosis: 150–300 mg oral (falls keine orale Einnahme möglich: 75–250 mg intravenös), gefolgt von einer Erhaltungsdosis von 75–100 mg/d
Clopidogrel	Initialdosis von 300 mg oral, gefolgt von einer Erhaltungsdosis von 75 mg/d Patienten ≥ 75 Jahre: Initialdosis von 75 mg, gefolgt von einer Erhaltungsdosis von 75 mg/d
Dosierungen in den Antikoagulations-Begleittherapien	
Enoxaparin	Patienten < 75 Jahre: 30 mg i. v. als Bolus, nach 15 min gefolgt von 1 mg/kg s. c. alle 12 h bis zur Revaskularisierung oder Krankenhausentlassung für maximal 8d. Die ersten zwei subkutanen Dosen sollten 100 mg pro Injektion nicht überschreiten. Patienten ≥ 75 Jahre: kein Bolus i. v.; Beginn mit der subkutanen Erstdosierung von 75 mg/kg mit einem Maximum von 75 mg/Injektion für die ersten beiden Dosierungen. Bei Patienten mit GFR < 30 ml/min/1,73m^2 wird unabhängig vom Alter die subkutane Dosis 1-mal alle 24 h gegeben.
UFH	60 IE/kg i. v. als Bolus mit einem Maximum von 4 000 IE, gefolgt von einer intravenösen Infusion von 12 IE/kg mit maximal 1 000 IE/h über 24–48 h. Ziel-aPTT: 50–70 s oder 1,5- bis 2,0fache Verlängerung gegenüber dem Kontrollwert, die nach 3, 6, 12 und 24 h überprüft werden soll.
Fondaparinux (nur mit Streptokinase)	2,5 mg i. v. als Bolus, gefolgt von einer subkutanen Dosis von 2,5 mg 1-mal täglich für bis zu 8d oder bis zur Krankenhausentlassung

GFR: glomeruläre Filtrationsrate, rPA: rekombinanter Plasminogenaktivator, tPA: gewebespezifischer Plasminogenaktivator

15

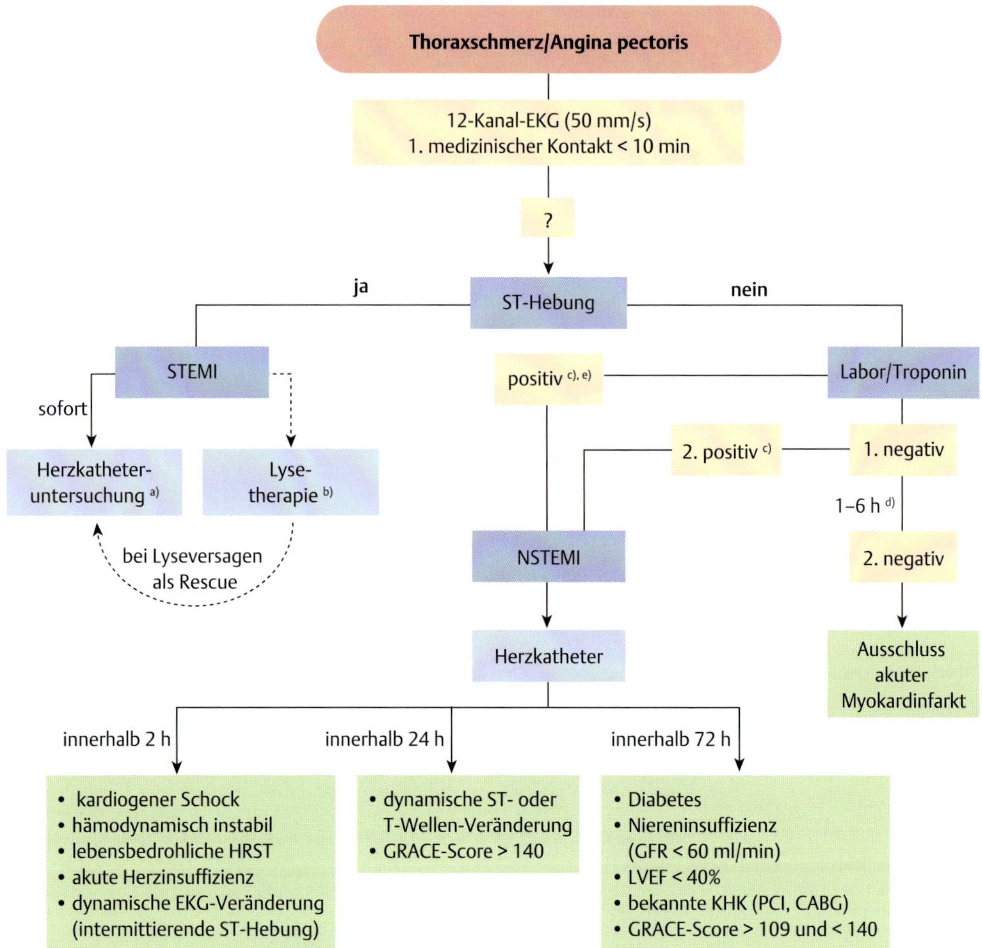

a) in Krankenhaus mit Herzkatheterlabor „wire-crossing“ innerhalb 60 min ab Diagnose, präklinisch oder im Krankenhaus ohne Herzkatheter innerhalb 90 min Diagnose mit Transport

b) wenn Herzkatheter nicht innerhalb 120 min erreichbar

c) je höher der Troponinwert, desto wahrscheinlicher die Diagnose Myokardinfarkt, hoch pathologisch bei high-sensitive Troponinen > 5-fach cut-off

d) abhängig vom Troponinassay

e) bei niedrig pathologischem Wert meist Kontrolle mit Bewertung der Dynamik (relevanter △ Change abhängig vom Assay)

Abb. 15.2 Therapie des akuten Koronarsyndroms (CABG: coronary artery bypass graft, GRF: Glomeruläre Filtrationsrate, HTST: HRST: Herzrhythmusstörungen, LVEF: Linksventrikuläre Ejektionsfraktion, NSTEMI: Nicht-ST-Strecken-Hebungs-Myokardinfarkt, PCI: Percutaneous coronary intervention, STEMI: ST-Strecken-Hebungs-Myokardinfarkt).

Koronarangiografie

Bei diagnostiziertem *STEMI* erfolgt die sofortige Koronarangiografie mit dem Ziel der Wiedereröffnung des Gefäßes innerhalb 60–90 Minuten nach Diagnosestellung (vgl. ▶ Abb. 15.2). Bevorzugt werden sollte der radiale Zugang für die Untersuchung, der generelle Einsatz einer Thrombektomie bei allen STEMI-Patienten kann bei erhöhtem Schlaganfallrisiko nicht empfohlen werden und es sollte die Versorgung der Läsion mittels Drug-eluting-Stent erfolgen.

Die Indikation zur *Bypassoperation* im akuten STEMI beschränkt sich auf interventionell nicht versorgbare Anatomien, kann jedoch bei NSTEMI-Patienten mit komplexer Mehrgefäßerkrankung im Herzteam diskutiert werden.

Bei *NSTEMI-Patienten* mit Mehrgefäßerkrankung sollte zuerst die potenzielle Culprit Lesion versorgt werden. Eine Versorgung der weiteren relevanten Stenosen kann zweizeitig im Indexaufenthalt oder innerhalb der nächsten 60 Tage erfolgen.

Antithrombozytäre Therapie

Patienten mit einem akuten Myokardinfarkt benötigen eine *duale antithrombozytäre Therapie* (DAPT). Diese besteht zum einen aus Azetylsalizylsäure (ASS) und einem zweiten P2Y12-Inhibitor.

Hier besteht die Möglichkeit, zwischen *Ticagrelor* (Initialdosis: 180 mg, anschließend 90 mg 2-mal täglich, auch als konservative Therapie ohne Koronarangiografie möglich) oder *Prasugrel* (Initialdosis: 60 mg, anschließend 10 mg täglich) jeweils für 12 Monate nach Akutereignis zu wählen. Beide Substanzen zeichnen sich durch einen schnellen Wirkeintritt und bessere Wirksamkeit im Vergleich mit Clopidogrel aus und sollten deshalb eingesetzt werden. Nur bei bekannten Unverträglichkeiten oder bei Indikation zur oralen Antikoagulation spielt *Clopidogrel* im Rahmen des akuten Myokardinfarkts noch eine Rolle (Initialdosis: 600 mg, anschließend 75 mg täglich).

Die Gabe von *Ticagrelor* wird bei vorbekanntem hämorrhagischem Schlaganfall oder schwerer Lebererkrankung nicht empfohlen. Bei schwerer koronarer Herzerkrankung kann bei fehlenden Blutungskomplikationen im 1. Jahr die Verlängerung der DAPT für weitere 2 Jahre in der Dosierung 60 mg 2-mal täglich erwogen werden.

Die Gabe von *Prasugrel* ist nur nach Kenntnis der Koronaranatomie möglich. Sie ist *kontraindiziert* bei vorbeschriebenem *Schlaganfall* oder *schwerer Lebererkrankung*, darüber hinaus stellen ein Lebensalter > 75 Jahre und ein Körpergewicht < 60 kg Anwendungsbeschränkungen dar.

Allerdings ist die antithrombozytäre Therapie fortwährend Gegenstand wissenschaftlicher Forschung insbesondere in Bezug auf mögliche Kombinationen und die optimale Dauer. Eine Sonderstellung nehmen hier darüber hinaus Patienten mit der Indikation zur oralen Antikoagulation und somit nach stattgehabtem Infarkt mit Intervention zur Tripletherapie ein. Hier sollten die jeweils aktuellen Empfehlungen der Fachgesellschaften zur Entscheidungsgrundlage dienen (z. B. http://www.dgk.org oder http://www.escardio.org).

Postinfarktmedikation

▶ **Betarezeptorenblocker.** Bei fehlenden Kontraindikationen sollte eine Medikation mit Betablockern erfolgen. Besonderes Augenmerk liegt hier auf den Patienten mit eingeschränkter linksventrikulärer Pumpfunktion (< 40 %), die die Medikation mit selektiven Betablockern als essenziellem Baustein ihrer Herzinsuffizienztherapie benötigen.

▶ **Lipidsenker.** Eine Statintherapie sowie die Erhebung des Lipidprofils sollten so schnell als möglich initiiert werden. Hier sollte keine Aufdosierung, sondern der hochdosierte Start erfolgen. Zielwerte sind eine Senkung des LDL-Cholesterins auf Werte < 70 mg/dl oder zumindest um 50 % vom Ausgangswert in einen LDL-Zielkorridor von 70–135 mg/dl. Bei Auftreten von Nebenwirkungen oder Nichterreichen der Zielwerte sollten Kombinationstherapien zur LDL-Senkung eingesetzt werden (LDL: Low Density Lipoprotein).

▶ **ACE-Hemmer, Sartane.** Die Gabe von ACE-Hemmern (bei Unverträglichkeit von Sartan) sollte nach akutem Infarkt innerhalb von 24 Stunden vor allem bei eingeschränkter linksventrikulärer Pumpfunktion, stattgehabtem Vorderwandinfarkt und bekanntem Diabetes mellitus erfolgen. Der Zielblutdruck sollte bei < 140/90 mmHg liegen.

Bei Patienten mit hochgradig eingeschränkter linksventrikulärer Pumpfunktion, die für eine Gabe eines Angiotensinrezeptor-Neprilysin-Inhibitors (Entresto = Sacubitril + Valsartan) infrage kommen, sollte direkt mit einem Sartan begonnen werden, um die ACE-Hemmer-Auswaschphase zu vermeiden.

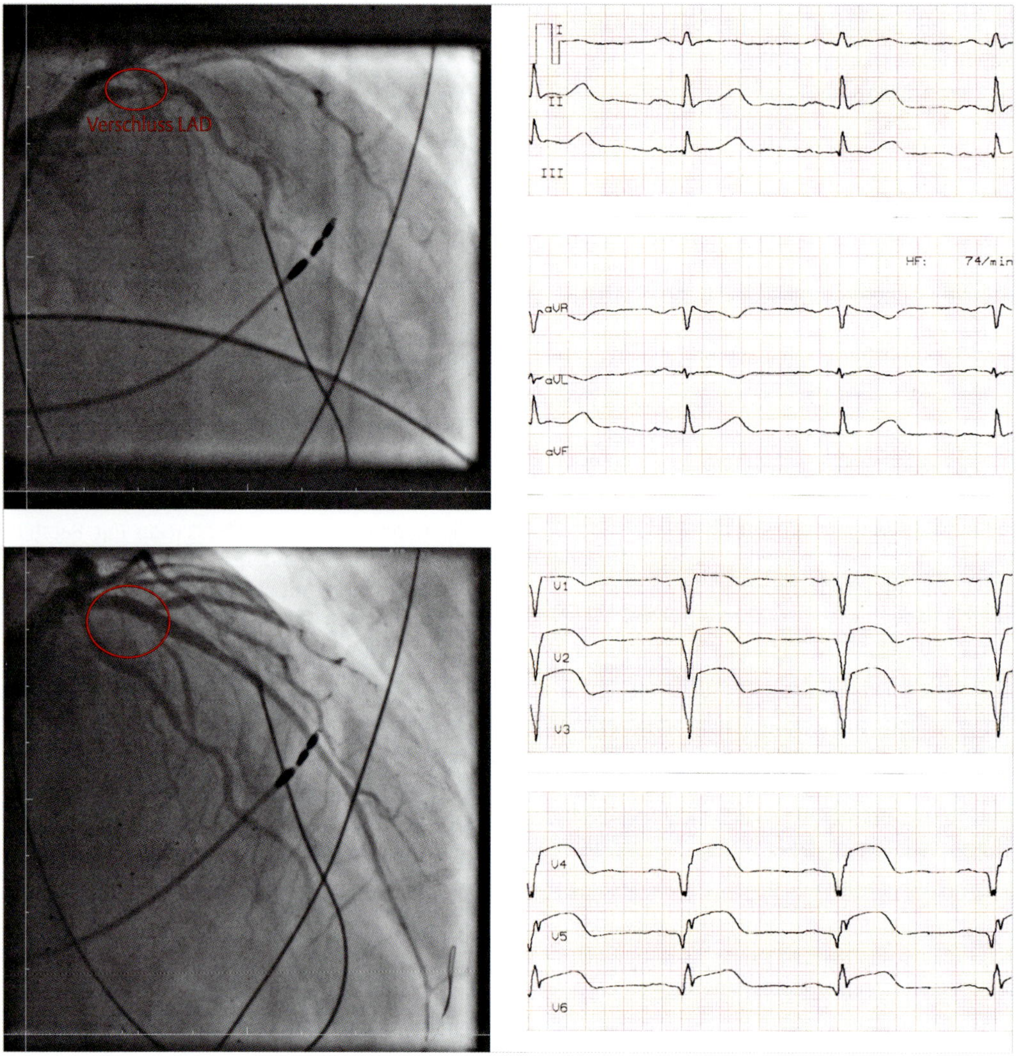

Abb. 15.3 Akuter Vorderwandinfarkt. Koronarangiografie bei akutem Vorderwandinfarkt (12 Kanal EKG) mit Verschluss der Vorderwandarterie (LAD/RIVA) und nach Stentversorgung (vgl. roter Kreis).

► **Aldosteronantagonisten.** Eine Therapie mit Aldosteronantagonisten sollte bei Patienten mit eingeschränkter linksventrikulärer Pumpfunktion, Herzinsuffizienzsymptomen sowie bekanntem Diabetes mellitus zusätzlich zu der Gabe von ACE-Hemmer bzw. Sartan verordnet werden. Eine Kontrolle der Elektrolyte ist bei Gefahr von Hyperkaliämien notwendig.

15.2.5 Besondere Fälle

Kardiogener Schock

Ein kardiogener Schock tritt in 5–10 % aller Myokardinfarkte akut oder innerhalb der ersten Tage auf und ist mit einer hohen Sterblichkeit (50–80 %) vergesellschaftet [852].

Im Rahmen der Koronarintervention sollte zunächst nur die Culprit Lesion versorgt werden, da eine vollständige Revaskularisation aller erkrankten Gefäße eine Übersterblichkeit gezeigt hat

[850]. Intensivmedizinisch steht meist zunächst die *Stabilisierung des Kreislaufs* im Vordergrund:

- Überprüfung des Flüssigkeitsstatus und eventuell vorsichtige Gabe von 500–1 000 ml kristalloider Flüssigkeit (Überprüfung des Ansprechens unter Monitoring vor allem Vena-cava-Schall, Echokardiografie, Beinhebeversuch, unter Umständen Monitoring des zentralen Venendrucks)
- Vasopressoren mit mittlerem arteriellem Zieldruck von 70–80 mmHg (bevorzugt Noradrenalin)
- Inotropika bei eingeschränkter linksventrikulärer Ejektionsfraktion (LVEF) (Dobutamin: Ziel → 5 µg/kgKG/min; cave Tachykardie)
- bei refraktärem Schock Evaluation von Levosimendan bzw. Phosphodiesterasehemmern
- bei notwendiger Vasopressorkombinationstherapie in Abhängigkeit von Herzfrequenz bei Bradykardie eher Adrenalin, bei Tachykardie eher Vasopressin ergänzen
- frühzeitige Evaluation der Indikation für linksventrikuläre Unterstützungsdevices bzw. ECLS (extrakorporalen Life Support)
- Beatmungsindikation frühzeitig vor allem im Rückwärtsversagen mit Ziel einer suffizienten Oxygenierung stellen; im weiteren Verlauf lungenprotektive Beatmung entsprechend den ARDS-Kriterien anstreben. Näheres hierzu findet sich im Kapitel Acute Respiratory Distress Syndrome (ARDS) (S. 255).

15.2.6 Literatur

[846] Deutscher Herzbericht 2018, http://www.herzstiftung.de

[847] Ibànez B, James S, Agewall S et al. 2017 ESC Guidelines for the management of acute myocardial infarction in patients presenting with ST-segment elevation. Eur Heart J 2018; 39: 119–177

[848] Montalescot G, Sechtem U, Achenbach S et al. 2013 ESC guidelines on management of stable coronary artery disease. Eur Heart J 2013; 34: 2949–3003

[849] Roffi M, Patrono C, Collet CP et al. 2015 ESC Guidelines for the management of acute coronary syndromes in patients presenting without persistent ST-segment elevation. Eur Heart J 2016; 37: 267–315

[850] Thiele H, Akin I, Sandri M et al. PCI strategies in patients with acute myocardial infarction and cardiogenic shock. N Engl J Med 2017; 377: 2419–2432

[851] Thygesen K, Alpert JS, Jaffe AS et al. Fourth universal definition of myocardial infarction. Eur Heart J 2019; 40: 237–269

[852] Werdan K, Ruß M, Buerke M et al. Deutsch-österreichische S3-Leitlinie „Infarkt bedingter kardiogener Schock – Diagnose, Monitoring, Therapie“. Der Kardiologe 2011; 5: 166–224

15.3 Herzinsuffizienz und Linksherzversagen

Marko Dahmer

15.3.1 Allgemeine Bemerkungen

Die Herzinsuffizienz und insbesondere ihre Manifestation als akute kardiale Dekompensation zählen zu den häufigsten Erkrankungen, die eine intensivmedizinische Akuttherapie erforderlich machen.

Im Rahmen der demografischen Entwicklung kommt es mit steigendem Alter zu einer erhöhten Prävalenz [880], so dass die Herzinsuffizienz gleichzeitig auch den häufigsten Grund einer Hospitalisierung in Deutschland darstellt [858]. Trotz der fortlaufenden Verbesserung diagnostischer und therapeutischer Verfahren geht man noch immer von einer hohen 1-Jahres-Mortalität von durchschnittlich 20 % aus. Die Rehospitalisierungsrate liegt europaweit bei bis zu 40 % innerhalb von 12 Monaten [875].

Das frühzeitige Erkennen der richtigen Diagnose und die rasche Einleitung entsprechender Behandlungsoptionen sind entscheidend für die weitere Prognose des Patienten.

15.3.2 Definition, Einteilung

Die Herzinsuffizienz wird auch weiterhin als multifaktorielles klinisches Syndrom verstanden, bei dem strukturelle und funktionelle Myokardstörungen zu einer verminderten Auswurfleistung und/oder Kammerfüllung und/oder erhöhten Füllungsdrücken resultieren [885].

Hierbei bestehen klinische Symptome und Zeichen, die unter Einbezug von apparativen und laborchemischen Befunden zur Diagnosestellung führen.

Von einer eingeschränkten Pumpfunktion spricht man bei einer Reduktion der linksventrikulären Auswurfleistung unter 50 % (nach Teichholz). In Anlehnung an die aktuell geltenden Leitlinien (ESC 2016) wird die Herzinsuffizienz in drei Kategorien unterteilt [885].

HF-REF (heart failure with reduced ejection fraction)

HF-REF benennt die bisher als klassisch *systolische Herzinsuffizienz* bezeichnete Form mit deutlich eingeschränkter Pumpfunktion. Die Ejektionsfraktion wird mit EF < 40 gemessen.

Eine klinisch gebräuchliche Bezeichnung ist das so genannte *Low-Output-Versagen*. Hierbei besteht eine HF-REF mit massiv eingeschränkter Pumpfunktion und zusätzlich rasch fortschreitenden Organdysfunktionen auf dem Boden des verminderten Herzzeitvolumens (HZV).

Häufig besteht ein kardiorenales Syndrom (S. 318).

HF-PEF (heart failure with preserved ejection fraction)

HF-PEF bezeichnet die bisher langläufig als *diastolische Herzinsuffizienz* bezeichnete Form. Hierbei bestehen klinische Symptome und Zeichen der Herzinsuffizienz, jedoch ohne dass eine Reduktion der Auswurfleistung echokardiografisch nachgewiesen werden kann (EF < 50). Echokardiografisch besteht der Nachweis einer diastolischen Dysfunktion und/oder einer strukturellen Myokardveränderung. Zusätzlich werden die natriuretischen Peptide erhöht gemessen (BNP < 35 pg/ml und/oder NT-proBNP < 125 pg/ml) (BNP: brain natriuretic Peptide).

HF-mrEF (heart failure with midrange reduced ejection fraction)

Der bisherige Graubereich zwischen HF-REF und HF-PEF wurde nun als solcher definiert (EF40–49) und soll langfristig auch im Sinne einer wissenschaftlichen Differenzierung für mehr Klarheit sorgen.

Akute Herzinsuffizienz

Sie ist als akute kardiale Dekompensation mit kardiopulmonaler Stauung oder Lungenödem auftretendes potenziell lebensbedrohliches Krankheitsbild. Der akute Charakter ergibt sich aus progredienter, schnell zunehmender Dyspnoe (meist akut auf chronische Herzinsuffizienz) oder abrupter Dyspnoe (meist lebensbedrohliches Erstereignis) [867].

Tab. 15.5 NYHA-Stadien der Herzinsuffizienz (NYHA: New York Heart Association).

Stadium	Dyspnoe
I	keine Beschwerden bei Alltagsbelastung
II	leichte Beschwerden bei Alltagsbelastung bzw. bei stärkerer körperlicher Arbeit
	mehrere Etagen Treppensteigen möglich
	Leistungsfähigkeit bis 1,5 W/kgKG
III	erhebliche Beschwerden bei Alltagsbelastung bzw. bei leichter körperlicher Arbeit
	eine Etage Treppensteigen nicht möglich
	Leistungsfähgigkeit bis 1 W/kgKG
IV	Ruhedyspnoe

Chronische Herzinsuffizienz

Langsam fortschreitende Zeichen und klinische Symptome einer Herzinsuffizienz mit schleichender Progredienz. Klinisch gebräuchlich ist die Beschreibung des NYHA-Stadiums der Herzinsuffizienz (▶ Tab. 15.5).

15.3.3 Ätiologie

Ischämisch

- akuter Myokardinfarkt
- Papillarmuskelabriss mit akuter Mitralklappeninsuffizienz:
  - sehr selten, bei schwerem transmuralem Infarkt
  - akute Dyspnoe mit Hypotension, laute Rasselgeräusche mit kardiogenem Schock
  - echografisch unveränderte linksventrikuläre (LV) Funktion bei duplexsonografischem Nachweis eines Insuffizienzjets, eventuell Durchschlagen (Flail) eines Mitralklappensegels
  - Indikation zur umgehenden Notoperation, da medikamentös und apparativ hier keine sinnvolle Stabilisierungsoption

Arrhythmogen

- Kammerflimmern mit kardiogenem Schock
- ventrikuläre Tachykardien (VT):
  - nicht anhaltende VT (nsVT, non-sustained)
  - anhaltende VT (sVT, sustained VT)

- Bradykardien:
  - Bradyarrhythmie mit Abnahme des HZV bis – 20 %
  - höhergradige AV-Blockierungen:
    - direkte Abhängigkeit des HZV von der Herzfrequenz
    - geringe Toleranz eines höhergradigen atrioventrikulären Blockes (AVB), vor allem AVB III mit Ersatzrhythmus bei hochgradig eingeschränkter Pumpfunktion

Valvulär

- dekompensierte Aortenklappenstenose
- akute Klappeninsuffizienz:
  - sekundär bei Endokarditis
  - Prothesendefekt
  - Thrombose einer Segeltasche mit Schlussinsuffizienz bzw. Thrombose im Bereich eines Prothesenflügels
  - akute Mitralklappeninsuffizienz, Papillarmuskelabriss bei schwerem transmuralem Myokardinfarkt (selten, siehe oben)
  - akute Aortenklappeninsuffizienz bei Aortendissektion (Typ Stanford A)

Strukturell myokardial/mechanisch

- inflammatorisch bei akuter Myokarditis mit und ohne Perikarderguss:
  - Sonderform: Riesenzellmyokarditis: rasch progrediente Abnahme der linksventrikulären Pumpfunktion, rasche Myokardbiopsie und spezifische Therapie erforderlich
- Ventrikelruptur bei schwerer Myokardischämie, Ruptur des Ventrikelseptums (Ventrikelseptumdefekt, VSD)
- Perikarderguss mit Tamponade
- Störungen der diastolischen Funktion:
  - hypertrophe Kardiopathie
  - Perikarditis constrictiva
- Lungenembolie mit Cor pulmonale
- Thoraxtrauma

Hypertensiv

- durch akute Nachlasterhöhung

Toxisch

- im Rahmen einer Chemotherapie bzw. kardiotoxischen Medikation
- im Rahmen einer Radiatio

Endokrinologisch/metabolisch

- Schilddrüsenfehlfunktion
- Addison-Krise
- Sympathikus – stressgetriggert (Takotsubo-Kardiopathie)
- peripartal

15.3.4 Klinik

Leitsymptom der kardialen Dekompensation ist die Dyspnoe. Bei akuter Dekompensation besteht eine Orthopnoe mit Tachypnoe bei typischem Auskultationsbefund. Feuchte, ohrnahe, hochfrequente Rasselgeräusche, die bereits in der Frühinspiration auskultierbar sind und typischerweise nach Hustenmanöver persistieren (so genanntes Rasseln). Wichtige Abgrenzung zur Verschleimung: Letztere zeigt Rasselgeräusche mit tieferer Frequenz, in Inspiration und/oder Exspiration sowie oft Charakteränderung durch Hustenmanöver.

Linksherzinsuffizienz

Symptome ergeben sich durch vermindertes HZV bei linksventrikulärer Auswurfstörung durch pulmonalen Rückstau (Rückwärtsversagen) und/oder Vorwärtsversagen mit typischem Low-Output, Hypotonie und Organminderperfusion.

- Dypnoe, Orthopnoe, eventuell Bendopnoe (Dyspnoe beim Vornüberbeugen)
- Lungenödem mit feuchten Rasselgeräuschen und eventuell blutig-schaumigem Auswurf
- paroxysmale nächtliche Dyspnoeattacken
- Tachypnoe (Atemfrequenz [AF] > 25/min, eventuell Einsatz der Atemhilfsmuskulatur)
- Zyanose, Sättigungsabfall (Sauerstoffsättigung [sO_2] < 90)
- eventuell Hyperkapnie (Kohlendioxidpartialdruck [pCO_2] > 45 mmHg)
- Asthma cardiale
- Pleuraergüsse
- Tachykardie (Herzfrequenz [HF] > 120 Schläge/min)
- Angina pectoris bei myokardialer Ischämie (siehe Kapitel Akutes Koronarsyndrom (S. 307))

Rechtsherzinsuffizienz

Vgl. Kapitel Pulmonale Hypertonie (S. 272)

Vorlasterhöhung durch venösen Rückstau:

- Pleuraergüsse
- periphere Ödeme

15

- gestaute Venen (Hals, V. cava, eventuell aufgehobene Atemmodulation)
- Stauungsleber, eventuell Aszites

Hypoperfusion

- kühle und schweißige Extremitäten
- häufig einhergehend mit Hypotonie (Blutdruck [RR] < 100 mmHg)
- Verwirrtheit, Schwäche, Abgeschlagenheit
- Laktatanstieg (> 2 mmol/l), metabolische Azidose (pH < 7,35)
- Oligurie (Urinausscheidung < 0,5 ml/kgKG/h
- Cardiac Index (CI) < 2,2 l/min/m^2

hämodynamische Parameter und Monitoring siehe Kapitel Intensivmedizinisches Monitoring (S. 85)

Kardiorenales Syndrom

Hydropische Dekompensation im Rahmen einer fortgeschrittenen Niereninsuffizienz und einer gleichzeitig bestehenden Herzinsuffizienz. Sowohl bei HF-REF als auch bei HF-PEF kommt es zu einer fortschreitenden Abnahme der renalen Perfusion mit RAAS-getriggerter (RAAS: Renin-Angiotensin-Aldosteron-System) Beeinflussung der Nierenfunktion über komplexe Mechanismen. Umgekehrt scheint die Niereninsuffizienz neben der Überwässerung auch durch neuroendokrine Mechanismen einen Einfluss auf die Verschlechterung einer Herzinsuffizienz zu haben [886].

- fortschreitende (oft präterminale) Niereninsuffizienz
- Überwässerung, Ödeme, Anasarka, Pleuraergüsse
- mittlerer arterieller Druck erniedrigt
- systolischer Blutdruck häufig 80–100 mmHg
- höchstgradig eingeschränkte Pumpfunktion mit Ejektionsfraktion (EF) 10–30

15.3.5 Diagnostik

Die akute kardiale Dekompensation erfordert auf Basis der klinischen Einschätzung ein rasches Handeln, um schnellstmöglich ohne Zeitverzug eine kausale Therapie des zugrunde liegenden Triggers durchzuführen. Wesentlich ist, hierbei die infrage kommenden Differenzialdiagnosen der akuten Dyspnoe rasch auszuschließen und gleichzeitig lebensbedrohliche Faktoren zu erfassen [876].

M!

Merke

Um Zeit zu sparen empfiehlt es sich, Maßnahmen überlappend oder gleichzeitig ablaufen zu lassen. Entsprechende standardisierte Arbeitsabläufe (SOP) sollten für die jeweiligen Bereiche definiert werden, beispielsweise Inspektion, körperliche Untersuchung, EKG und Blutabnahme während der Anamnese durchführen. Am Ende dieser Phase das Echokardiografiegerät holen lassen. Zeitfenster sinnvoll nutzen.

Klinische Untersuchung

Die klinische Untersuchung mit obligater Auskultation (feuchte Rasselgeräusche, Herzgeräusche) wie auch die Inspektion (periphere Ödeme, trophische Störungen als Hinweis auf rezidivierende Ödeme, Atemmechanik, Zyanose, Kaltschweißigkeit, Pulsqualität) sind hierbei bereits präklinisch wegweisend.

12-Kanal-EKG

Basisdiagnostik zur Identifizierung einer akuten Myokardischämie und/oder zugrunde liegender Arrhythmien

Röntgen-Thorax

Die Durchführung eines Röntgen-Thorax sollte in Ergänzung zur körperlichen Untersuchung im Verlauf zeitnah durchgeführt werden, auch um pulmonale Ursachen der Dyspnoe besser abgrenzen zu können [857].

M!

Merke

Das Lungenödem ist eine klinische Diagnose. Sie ergibt sich aus dem Auskultationsbefund in Kombination mit den Symptomen und dem Röntgenbefund.

Echokardiografie

Die transthorakale Echokardiografie ist neben dem EKG schnellstmöglich durchzuführen. Sowohl zur Erstdiagnose als auch bei Verdacht auf akute kardiale Dekompensation und insbesondere bei hämodynamischer Instabilität. Sie stellt das wichtigste diagnostische Mittel zur Validierung einer Herzinsuffizienz dar. Neben der Erfassung der Pumpfunktion können differenzialdiagnostische Aussagen zu Vitien, Wandbewegungsstörungen, mechanischen Alterationen und strukturellen Herzerkrankungen gemacht werden.

Auf Basis der Echokardiografie kann rasch das Therapieregime gelenkt werden.

Merke

- Verdacht auf akute Herzinsuffizienz bzw. hämodynamisch instabiler Patient: sofortige Echokardiografie
- chronische Dyspnoe mit Verdacht auf Herzinsuffizienz: Echokardiografie innerhalb von 48 Stunden anstreben

Laboruntersuchungen

Für die akute kardiale Dekompensation sollte zum Ausschluss eines akuten Koronarsyndroms eine Bestimmung der Herzenzyme (Troponin, Kreatinin [CK], CK-MB) erfolgen. Neben dem Basislabor (Blutbild, Elektrolyte, C-reaktives Protein [CRP], Nierenparameter, Thyreotropin [TSH], Glukose) ist differenzialdiagnostisch unter Umständen die Bestimmung von D-Dimeren sinnvoll.

Eine arterielle Blutgasanalyse sollte durchgeführt werden.

Die Bestimmung natriuretischer Peptide (BNP, NT-ProBNP) sollte obligat bei allen Patienten mit Dyspnoe erfolgen. Ein negatives BNP schließt eine Herzinsuffizienz nahezu aus (BNP < 100 pg/ml, NT-proBNP < 300 pg/ml) [860], [871].

Merke

Ein akutes Koronarsyndrom (S. 307) liegt nur bei entsprechender Klinik und erhöhtem Troponin vor. Ein Nicht-ST-Strecken-Hebungsinfarkt (NSTEMI) kann deshalb nicht ausschließlich auf Basis eines positiven Troponinwerts diagnostiziert werden. Isoliert erhöhtes Troponin kann als kardialer Risikomarker gewertet werden und sollte eine differenzierte Diagnostik nach sich ziehen.

Magnetresonanztomografie (MRT)

Im Rahmen der Akutdiagnostik spielt das kardiale MRT keine Rolle. Hier ist die Echokardiografie die Bildgebung der ersten Wahl.

Nach echokardiografischer Diagnose einer eingeschränkten Pumpfunktion (HF-REF, HF-mrEF) bzw. HF-PEF dient die kardiale MRT (eventuell mit Stressbelastung) der weiteren Abklärung. Von Bedeutung ist bei perakuter Dyspnoe die Erfassung einer Myokarditis, die unter Umständen im Verlauf zu einer weiteren Abnahme der Pumpfunktion mit hämodynamischer Instabilität führen kann.

Koronarangiografie

Sie ist im Rahmen einer akuten Myokardischämie zur Identifizierung von Koronarstenosen absolut indiziert entsprechend den leitliniengerechten Zeitfenstern für STEMI und NSTEMI. Darüber hinaus sollte entsprechend dem Risikoprofil des Patienten zur Abklärung einer eingeschränkten Pumpfunktion eine Herzkatheteruntersuchung durchgeführt werden [869], [870].

Myokardbiopsie

Nach vorausgegangener MRT-Untersuchung als invasive Ergänzung zur Diagnostik einer eingeschränkten Pumpfunktion [865]. Bei klinischem Verdacht auf Riesenzellmyokarditissollte schnellstmöglich eine Myokardbiopsie zur Einleitung einer spezifischen Therapie veranlasst werden.

15.3.6 Therapie

Die Therapie der Herzinsuffizienz soll in dafür speziell strukturierten Bereichen durchgeführt werden. Die European Society of Cardiology (ESC) empfiehlt die Etablierung von Heart Failure Units (HFU) und den Aufbau spezieller Netzwerke [885]. Hierauf hat die Deutsche Gesellschaft für Kardiologie (DGK) reagiert und in einem entsprechenden Positionspapier Basiskriterien definiert. Hierdurch sollen sowohl die stationäre Akuttherapie verbessert als auch die ambulante Weitervorsorgung optimiert werden [862].

Akute kardiale Dekompensation

Primäre Basismaßnahmen zur Verhinderung eines fulminanten Verlaufs sind umgehend einzuleiten. Flankierend ist nach schnellstmöglichem Diagnosealgorithmus eine spezifische Therapie ohne größeren Zeitverzug einzuleiten.

Basismaßnahmen bei akuter kardialer Dekompensation

Primärlagerung mit 30 Grad erhöhtem Oberkörper, eventuell Krankenbett in halbsitzende Position bringen

- Oberkörper 30 Grad hochgelagert
- Bettneigung mit leichter Fußtieflage einstellen und Knieachse am Bett anwinkeln
- hierdurch insgesamt bessere Position zur Belüftung als in Flachlage; bei reiner Oberkörperhochlagerung häufig mechanischer Zwerchfellhochstand mit Kompromittierung der Atemexkursion, insbesondere bei adipösen Patienten

Monitoring

- EKG, Blutdruck (eventuell invasiv), Atemfrequenz, Sauerstoffsättigung

Sauerstoffgabe

- transnasal 2–6 l/min

12-Kanal-EKG (schreiben lassen) und gleichzeitig orientierendes Notfallechokardiogramm

- Myokardischämie, Arhythmie?
- Pumpfunktion, Wandbewegungsstörungen, Vitien, Rechtsherzbelastung, indirekte Zeichen einer akuten Rechtsherzbelastung, Perikard- oder Pleuraerguss?

Zugänge legen

- primär Venenverweilkanüle
- bei Schocksituation oder sich anbahnender Instabilität Anlage eines zentralen Venenkatheters (ZVK) und arterielle Kanüle für invasive Druckmessung sowie Blutgasanalyse (BGA)
- eventuell Anlage eines transurethralen Blasenkatheters zur Bilanzierung und Entlastung des Patienten bei zu erwartender Diuretikawirkung

flankierend Röntgen-Thorax, eventuell CT und Abdomensonografie

kardiopulmonale bzw. hämodynamische Stabilität einschätzen

- klinische Parameter erfassen (feuchte Lunge, Ödeme, trockener Husten, Auswurf, Atemmechanik, niedrige Körpertemperatur)
- Schockindex $HF/RR_{syst} < 1$ (klinisch gut praktikabel)
- respiratorische Parameter: Sauerstoffsättigung (sO_2), pO_2, pCO_2
- metabolische Parameter: pH-Wert, Laktat:
  - Eine metabolische Azidose mit Laktaterhöhung ist oft Ausdruck einer schweren Gewebeminderperfusion.

frühzeitige Etablierung einer ausreichenden Oxygenierung

- nicht invasive Beatmung (NIV) mit initialer CPAP-Therapie (continuous positive airway pressure) sollte frühzeitig zum Einsatz kommen; hierdurch häufig Vermeidung von respiratorischer Erschöpfung mit Notwendigkeit der endotrachealen Intubation
- Indikation NIV; siehe Kapitel Nicht invasive Beatmung (S. 116)
- Eine Hypoxie bzw. auch Hyperkapnie im Rahmen ausgeprägter Pleuraergüsse bessert sich in der Regel unmittelbar nach Pleurapunktion.

eventuelle Sedierung

- In der Regel wirken sich leichte Sedierungmaßnahmen auf den Behandlungsverlauf positiv aus.
- Eine Sedierung sollte moderat durchgeführt werden. Insbesondere ältere Patienten und Patienten mit hochgradig eingeschränkter Pumpfunktion reagieren verstärkt mit einer Hypotonie, die präparateabhängig und/oder dosisabhängig ist.
- Auf repetitive fraktionierte Gaben kleinerer Dosen ist zu achten!
  - Morphin i. v.:
    - 1 mg/ml, fraktionierte Gabe! Zunächst 2,5-mg-Bolus (unter Umständen 10 mg Paspertin i. v. zur antiemetischen Begleittherapie)
    - Bei fraktionierter Gabe und Gesamtdosis bis 10 mg/h ist im Regelfall *KEINE* nennenswerte Atemdepression zu erwarten.
    - günstiger Effekt auf den Atemzyklus durch langsamere und tiefere Atmung, Absinken des pulmonalarteriellen Druckes
  - Midazolam i. v.:
    - initial 1,25–2,5 mg als Bolus zur Vermeidung einer unerwünschten Hypotonie, fraktionierte Gabe erforderlich, hohe Bolusdosierungen vermeiden

Medikation nach vorliegendem Bedarf

- Diuretika:
  - Indikation für Schleifendiuretika zur raschen forcierten Diurese

  - Thiazide und Aldosteronantagonisten sind in der Akutphase obsolet.
  - initial 40–80 mg Furosemid i. v.
  - erhöhte Dosierung bei Vormedikation und/oder Niereninsuffizienz
- Betablocker:
  - Frequenzregulation bei Tachykardie durch Betablocker; Metoprolol 5 mg i. v. (cave: effektive Wirkdauer kurz, deshalb orale Betablockerdosis unmittelbar anpassen)
  - Auslösen oder Verschlechterung einer bronchialen Obstruktion sehr selten; auch bei chronischer obstruktiver Lungenerkrankung (COPD) akut gut praktikabel
  - Beta-1-selektive Betablocker haben keinen nennenswerten Effekt auf den Blutdruck. Der kardiale Effekt durch Frequenzökonomisierung überwiegt.
- Antiarrhythmika:
  - Amiodaron (Cordarex):
    - in der Regel ergänzend zu Betablockern (Monotherapie ist die seltene Ausnahme)
    - Indikation: ventrikuläre Tachykardien, nicht anhaltende Kammertachykardie, Tachyarrhythmie bei unzureichender Betablockerwirkung
  - Klasse-I-Antiarrhythmika sind bei unbekanntem Koronarstatus obsolet.
  - Digitalis:
    - Kann bei akuter Herzinsuffizienz im Rahmen einer Tachyarrhythmia absoluta erwogen werden, sofern hämodynamische Stabilität besteht.
    - in der Regel ergänzend zu Betablockern
    - Aufgrund der Ausscheidungskinetik und der höheren Inzidenz einer Niereninsuffizienz sollte bei älteren Patienten Digitoxin gegenüber Digoxin bevorzugt werden.
- Nitrate:
  - Absenkung der Vorlast durch endotheliale NO-Freisetzung mit Gefäßrelaxation, hierdurch auch Koronarspasmolyse
  - Indikation:
    - hypertensives Lungenödem: Glyzeroltrinitrat als Spray oder intravenös über Perfusor; *Spray* 0,4 mg/Hub, 1–2 Hübe initial, eventuell Wiederholung → RR-Abnahme; *Perfusor* (50 mg/50 ml) 2–8 ml/h
    - Angina pectoris (AP): Spray 0,4 mg/Hub, 1–2 Hübe initial; falls bei typischer AP kein Erfolg → instabile AP!
- Urapidil:
  - Absenkung von Nachlast > Vorlast durch Antagonismus an Alpha-1-Rezeptoren
  - Indikation: hypertensive Entgleisung bzw. hypertensives Lungenödem
  - 25 mg/5 ml oder 50 mg/10 ml Ampullen, fraktionierte Gabe von 10–50 mg i. v.; cave: rascher Blutdruckabfall

Erweiterte therapeutische Maßnahmen zur Kreislaufstabilisierung

Bis zum Abschluss der kausalen Therapie gilt es, eine hämodynamische Stabilisierung zu etablieren und Verschlechterungstendenzen zu erfassen, um einen kardiogenen Schock zu vermeiden. Entscheidend ist die Verlaufsbeobachtung des Patienten während der Akutbehandlung und der Trend, der sich aus den Messwerten des Monitorings ergibt (▶ Abb. 15.4).

Prädiktoren eines kardiogenen Schocks:

- Schockindex (Puls/RR) > 1 mit zunächst Frequenzanstieg (HZV-Kompensation) und anschließendem Druckabfall
- Zeichen der Organminderperfusion (Laktatanstieg)
- Schwitzen, Unruhe, Blässe
- zunehmende Dyspnoe mit Abnahme des sO_2, pO_2, eventuell Anstieg pCO_2 (insbesondere bei begleitenden Pleuraergüssen)
- gehäuftes Auftreten ventrikulärer Extrasystolen bzw. Tachykardien (nsVT, sVT)

Erweiterte medikamentöse Maßnahmen

Im Vordergrund steht die Aufrechterhaltung eines ausreichenden arteriellen Mitteldrucks (MAD) > 60 mmHg zur Gewährleistung einer ausreichenden Organperfusion.

- Dobutamin:
  - durch Stimulation von Beta-1-, Beta-2- und Alpharezeptoren positiv inotrop wirkend mit überwiegender Steigerung des HZV ohne wesentliche Steigerung der Nachlast
  - Intravenös über Perfusor 250 mg/50 ml Glukose; 2–3 ml/h. Eine Steigerung > 3 ml/h (> 5 µg/kgKG/min) geht meist nicht mit einem besseren HZV einher und bewirkt häufig eine Tachykardieneigung (Dobutamindosisbereich: 2,5–10 µg/kgKG/min).

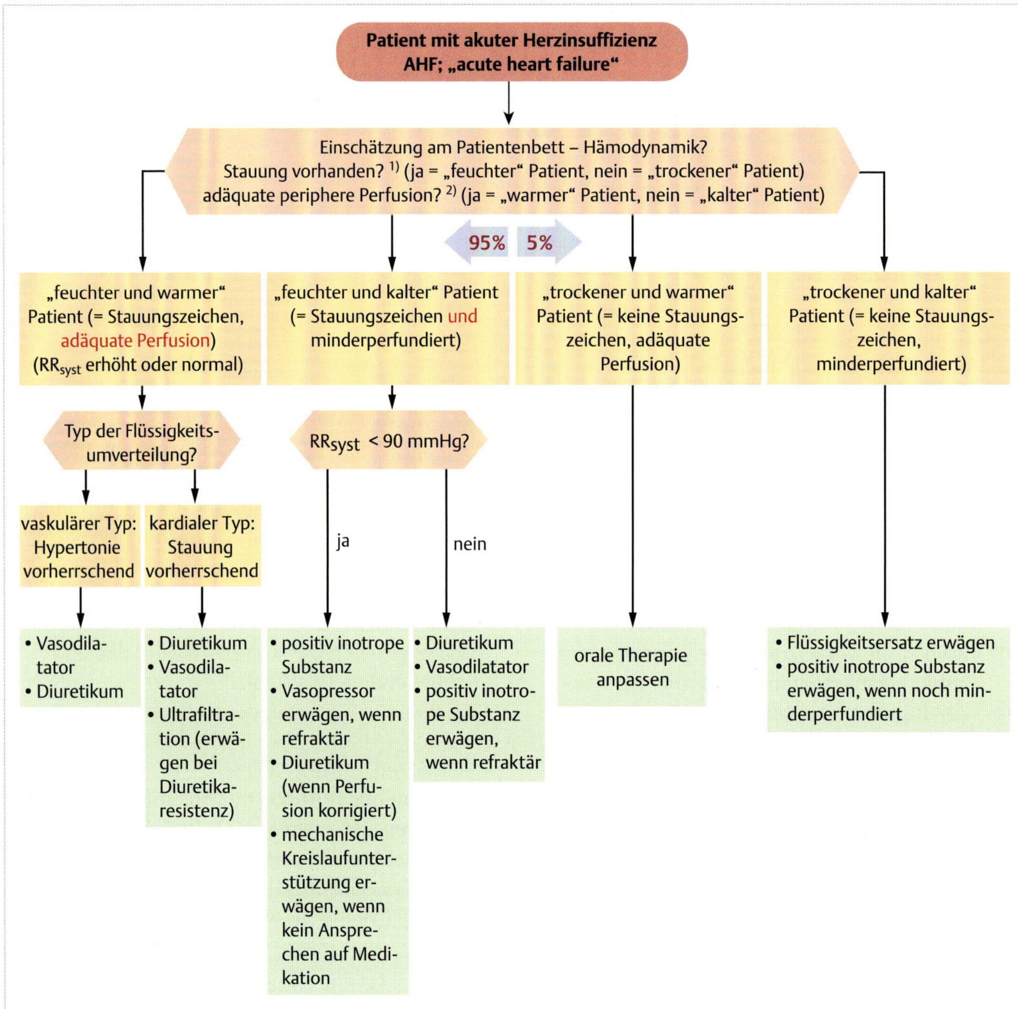

Abb. 15.4 Akute Herzinsuffizienz. Management auf Basis klinischer Parameter während der Frühphase. 1) Symptome/Zeichen für Stauung: Lungenstauung, Orthopnoe/paroxysmale nächtliche Dyspnoe, periphere (bilaterale) Ödeme, Jugularvenendilatation, kongestive Hepatomegalie, Stauungsgastrophathie, hepatojugulärer Reflux. 2) Symptome/Zeichen für Hypoperfusion: kalter Schweiß an den Extremitäten, Oligurie, geistige Verwirrtheit, Benommenheit, geringe Pulsamplitude. (Eine Hypoperfusion ist nicht synonym mit einer Hypotonie, aber oft von einer Hypotonie begleitet.) [863]. (Quelle: Striebel HW. Die Anästhesie. 4 Aufl. Stuttgart: Thieme; 2019)

- Noradrenalin (Arterenol):
  - Stimulation von Beta-1- und Alpharezeptoren mit deutlicher Erhöhung der Nachlast durch Vasokonstriktion; hierdurch Blutdruckanstieg
  - intravenös über Perfusor; 0,05–0,3 µg/kgKG/min
  - Cave: mit zunehmender Dosissteigerung und Verabreichungsdauer der Noradrenalintherapie sind bedingt durch die Vasokonstriktion negative Effekte auf Nieren- und Darmfunktion zu erwarten, insbesondere bei Patienten mit fortgeschrittener Atherosklerose.
- Levosimendan (Simdax):
  - Kalziumsensitizer mit positiv inotroper Wirkung durch myozytäre Bindung an Troponin-C-Rezeptoren; Steigerung der myokardialen Kontraktilität mit Besserung des HZV, respektive MAD und der Organperfusion [864]

- cave: Senkung von Vor- und Nachlast durch Vasodilatation mit gegebenenfalls initial starkem Blutdruckabfall
- Indikation: adjuvant bei unzureichendem Ansprechen auf Dobutamin und Noradrenalin
- ausschließlich intravenöse Gabe mit Aufsättigung über Infusomaten nach gewichtsadaptiertem Schema über 24 Stunden
- Wirkdauer: bis 7 Tage nach Abschluss der Aufsättigung

Mechanische Verfahren

Bei unzureichendem Therapieerfolg der medikamentösen Maßnahmen kommen mechanische Kreislaufunterstützungsverfahren in Betracht:

- arteriovenöse extrakorporale Membranoxygenierung (ECMO)
- ventrikuloarterielle Mikroaxialpumpe (z. B. Impella)

Sowohl die Etablierung einer ECMO-Therapie als wie auch die Anlage einer Mikroaxialpumpe erfolgen heute perkutan über großlumige Leistengefäßzugänge im Herzkatheterlabor.

Siehe Kapitel Kardiogener Schock und mechanische Kreislaufunterstützungssysteme (S. 353)

Chronische Herzinsuffizienz

Die überwiegenden Empfehlungen zur *medikamentösen Therapie* der chronischen Herzinsuffizienz basieren auf Studien, die bei Patienten mit eingeschränkter Pumpfunktion (HF-REF) gewonnen wurden. Diese Empfehlungen können deshalb nicht ohne weiteres auf Patienten mit HFmrEF und HF-PEF übertragen werden. Aktuelle Studien untersuchen dies derzeit, wobei valide Ergebnisse noch ausstehen.

Grundsätzlich beinhaltet die fortlaufende Optimierung der medikamentösen Therapie eine Auftitration zur höchstverträglichen Dosis. Zusätzlich wird in Abhängigkeit des Ansprechens eine Kombinationstherapie durchgeführt. Sowohl Aufdosieren als auch die Kombination von Präparaten entsprechend den Leitlinien sind essenziell für einen Therapieerfolg und finden leider in der Praxis nur unzureichend statt [874].

Flankierend zu medikamentösen Maßnahmen müssen klinisch relevante und therapierbare Vitien hinsichtlich *interventioneller Verfahren* (MitraClip, Trans-Katheter-Aortenklappenimplantation [TAVI]) geprüft werden. Zudem sollte eine Devicetherapie (S. 325) konsequent leitliniengerecht durchgeführt werden.

Im fortgeschrittenen Stadium der Herzinsuffizienztherapie muss letztendlich die Indikation zu einer *VAD-Therapie* (ventricular assist device) bzw. eine Listung zur *Herztransplantation* geprüft werden. Siehe Kapitel 15.7 Kardiogener Schock und mechanische Unterstützungssysteme (S. 353).

Die genannte Therapiekaskade unterstreicht die Notwendigkeit eines interdisziplinären Herzfrequenz-Netzwerkes, das den stationären mit dem ambulanten Bereich verbindet und eine lückenlose Versorgung der Patienten bewirken soll.

Medikamentöse Therapie

- Diuretika (Thiazide und Schleifendiuretika):
  - rein symptomatische Therapie; bei Dyspnoe im Rahmen einer HF-REF jederzeit indiziert
  - Verwendung von Thiaziden als schwach potente Diuretika, insbesondere in Kombination mit ACE-Hemmern oder AT-Blockern bei begleitendem Hypertonus oder leichter Ödembildung
  - Bei unzureichender Wirkung der Thiazide Eskalation auf Schleifendiuretika. Zu bevorzugen ist aufgrund der längeren Halbwertszeit Torasemid gegenüber Furosemid. Eventuell Kombination beider Substanzgruppen; cave: Hypokaliämie.
- Aldosteronantagonisten:
  - als Diuretikum im Rahmen eines arteriellen Hypertonus unabhängig vom Grad der Pumpfunktion indiziert
  - Im Rahmen der HF-REF besteht ergänzend zu Thiaziden oder in der Regel Schleifendiuretika eine Indikation bei Abnahme der Ejektionsfraktion (EF) < 35 trotz Therapie mit ACE-Hemmern und Betablockern. Neben der Besserung von Symptomen besteht eine prognostische Relevanz mit Absenkung der Mortalität bei gleichzeitiger Verbesserung der Rehospitalisierungsrate [882] aufgrund der Beeinflussung des kardialen Remodellings.
  - Leitsubstanz: Spironolacton; zunächst 25 mg/d, im Verlauf zu Steigern auf 50 mg/d; cave: Nierenfunktion, Hyperkaliämie
- ACE-Hemmer und Angiotensin-Rezeptorblocker (AT-Blocker):
  - Bei Erstdiagnose einer HF-REF jeglicher Genese besteht die Indikation zum Therapiebeginn in Kombination mit Betablockern. Prognostische

15

Relevanz aufgrund der Beeinflussung des Renin-Angiotensin-Aldosteron-Systems, der sympathoadrenergen Regulation und des kardialen Remodellings bei eingeschränkter Pumpfunktion auch bei asymptomatischen Patienten [866], [890].
  - ACE-Hemmern ist gegenüber AT-Blockern der Vorrang einzuräumen; sie werden jedoch inzwischen klinisch gleichwertig verordnet.
- Betablocker:
  - Bei Erstdiagnose einer HF-REF jeglicher jeglicher Genese besteht die Indikation zum Therapiebeginn mit Betablocker in Kombination mit ACE-Hemmern oder AT-Blockern.
  - Verringerung der Mortalität, Besserung des NYHA-Stadiums, Verminderung von Arrhythmien und Absenkung der Rehospitalisierungsrate [868]
  - Verwendet werden sollten beta1-selektive Betablocker; Leitsubstanzen sind Bisoprolol und Metoprolol. *Metoprololsuccinat sollte aufgrund seiner längeren Wirkdauer gegenüber Metoprololtartrat bevorzugt werden.*
- Ivabradin:
  - Bei unzureichender Absenkung der jeglicher Herzfrequenz unter 70 Schläge/min unter einem ausdosierten Betablocker besteht die Indikation für Ivabradin bei Patienten mit hochgradig eingeschränkter Pumpfunktion, EF < 35.
  - Voraussetzungen sind Sinusrhythmus und vorausgegangene Hospitalisierung innerhalb der letzten 12 Monate trotz angepasster Dosen von ACE-Hemmern bzw. AT-Blockern und Aldosteronantagonisten [855].
- Angiotensinrezeptor/Neprilysininhibitor (ARNI): jeglicher
  - Durch Inhibierung des Neprilysins wird der Abbau natriuretischer Peptide gehemmt und somit das Renin-Angiotensin-Aldosteron-System positiv beeinflusst.
  - Absenkung der herzinsuffizienzbedingten Mortalität, Absinken der kardiovaskulären Ereignisrate, Absinken der Rehospitalisierungsrate sowie Absinken des Risikos eines plötzlichen Herztodes bei Patienten mit HF-REF
  - Gegenüber ACE-Hemmern deutliche Risikoreduktion der Ereignisraten von 20–25 %, Reduktion der 30-Tage-Rehospitalisierungsrate um 40 % [877]
  - Leitsubstanz: Sacubitril/Valsartan (Entresto)
  - Indikation: Patienten mit EF < 35, wenn unter maximal dosiertem ACE-Hemmer bzw. AT-Blocker, Betablocker und Aldosteronantagonisten keine Besserung eintritt

Merke

M!

Eine Auftitration der Dosis ist essenziell zur Ausschöpfung des maximalen Nutzens. Unter Therapie mit Angiotensinrezeptor/Neprilysininhibitor kommt es zu einem Anstieg des natriuretischen Peptids BNP, so dass zur Verlaufskontrolle NT-proBNP bestimmt werden muss.

Anmerkung: Neuere Daten belegen, dass eine Behandlung akut kardial dekompensierter Patienten mit hochgradig eingeschränkter Pumpfunktion mit Angiotensinrezeptor/Neprilysininhibitor ebenso sicher durchgeführt werden kann wie mit ACE-Hemmern [879], [889].

Die ambulante Einstellung auf Angiotensinrezeptor/Neprilysininhibitor mit rascher Dosissteigerung auf die Maximaldosis innerhalb von 10 Wochen ist ebenso sicher und verträglich wie unter stationären Bedingungen [881].

- Digitalispräparate:
  - Digitalisglykoside haben zunehmend an Bedeutung verloren. Es besteht im Rahmen einer HF-REF noch eine Indikation zur Reduktion der Rehospitalisierungsrate und zur Besserung der klinischen Beschwerden [853].
  - Es bestehen bei uneinheitlicher Datenlage Hinweise dafür, dass es bei Patienten mit Vorhofflimmern unter Digoxintherapie zu einer leichten Übersterblichkeit kommt [861].
  - Im Rahmen der Kontraktilitätssteigerung kann insbesondere bei Patienten mit Low-Output das Herzzeitvolumen jedoch häufig leicht gesteigert werden, was mit einer verbesserten Organperfusion einhergehen kann.
- Bei älteren Patienten sollte aufgrund koinzidenter Niereninsuffizienz Digitoxin gegenüber Digoxin bevorzugt werden. Cave: Spiegelkontrollen sind bei beiden Medikamenten erforderlich.
- Eisen:
  - Die intravenöse Substitution von Eisen-Carboxymaltose-Lösungen kann zur Verbesserung der Lebensqualität, der Gehstrecke und zu einer Verminderung der Rehospitalisierungsrate bei Patienten mit HF-REF beitragen.
  - Ein Wirknachweis für die orale Eisengabe konnte nicht erbracht werden.

- Indikation: HF-REF und Eisenmangel; Ferritin < 100 ng/ml oder Ferritin 100–300 ng/ml und Transferrinsättigung < 20 % [883], [884].

Devicetherapie

ICD-Therapie (implantierte Kardioverter-Defibrillatoren)

- absolute Indikation zur Sekundärprävention nach überlebtem plötzlichem Herztod bzw. hämodynamisch relevanter Kammertachykardie [854], [872]
- Indikation zur Primärprophylaxe bei symptomatischer HF-REF, EF ≤ 35 und einer zu erwartenden Lebenserwartung von > 12 Monaten [888]

Merke

Nach abgelaufenem Myokardinfarkt sollte vor Implantation nach 40 Tagen die Pumpfunktion erneut bestimmt werden (Erholung der Ejektionsfraktion nach Revaskularisation möglich).

CRT-Therapie (kardiale Resynchronisationstherapie)

Die Implantation eines CRT-Devices muss bei symptomatischen Patienten mit EF ≤ 35 und bestehendem Linksschenkelblock bei einer QRS-Breite ≥ 150 ms, die unter optimaler Therapie keine Besserung zeigen, erwogen werden [859].

Die Ansprechrate einer solchen Resynchronisationstherapie liegt bei 50–60 % [887]. Die Versorgung ist als reiner Schrittmacher (CRT-P) oder auch mit Defibrillatorfunktion (CRT-D) möglich. In Abhängigkeit des Patientenwunsches kann somit auch auf eine Defibrillatorfunktion verzichtet werden, was insbesondere bei älteren Patienten überdacht werden sollte.

Bei AV-Blockierungen und Patienten mit Vorhofflimmern sollte ebenfalls zur Synchronisierung an eine CRT-Versorgung gedacht werden. Bei hochgradig eingeschränkter Pumpfunktion begünstigt eine asynchrone Kammeraktion oder tachykarde AV-Überleitung eine Verschlechterung der linksventrikulären Pumpfunktion. Bei rezidivierenden Tachyarrhythmien ist die AV-Knotenablation mit CRT-Implantation somit eine zusätzliche Option. 36

Mechanische Unterstützungssysteme, Herztransplantation (HTX)

Für die permanente Evaluation der Notwendigkeit einer HTX-Listung bzw. einer VAD-Versorgung hat sich die INTERMACS-Klassifikation bewährt [878]. Siehe auch Kapitel Kardiogener Schock und mechanische Kreislaufunterstützungssysteme (S. 353)

15.3.7 Literatur

[853] The Digitalis Investigator Group. The effect of digoxin on mortality and morbidity in patients with heart failure. N Engl J Med 1997; 336: 525–533

[854] The AVID investigators. A comparison of antiarrhythmic-drug therapy with implantable defibrillators in patients resuscitated from near-fatal ventricular arrhythmias. N Engl J Med 1997; 337: 1576–1583

[855] Bohm M, Borer J, Ford I et al. Heart rate at baseline influences the effect of ivabradine on cardiovascular outcomes in chronic heart failure: Analysis from the SHIFT study. Clin Res Cardiol 2013; 102: 11–22

[856] Brignole M, Botto G, Mont L et al. Cardiac resynchronization therapy in patients undergoing atrioventricular junction ablation for permanent atrial fibrillation: a randomized trial. Eur Heart J 2011; 32: 2420–2429

[857] Chakko S, Woska D, Martinez H et al. Clinical, radiographic, and hemodynamic correlations in chronic congestive heart failure: Conflicting results may lead to inappropriate care. Am J Med 1991; 90: 353–359

[858] Christ M, Stork S, Dorr M et al. Heart failure epidemiology 2000–2013: Insights from the German Federal Health Monitoring System. Eur J Heart Fail 2016; 18: 1009–1018

[859] Cleland JG, Freemantle N, Erdmann E et al. Long-term mortality with cardiac resynchronization therapy in the Cardiac Resynchronization-Heart Failure (CARE-HF) trial. Eur J Heart Fail 2012; 14: 628–634

[860] Cowie MR, Struthers AD, Wood DA et al. Value of natriuretic peptides in assessment of patients with possible new heart failure in primary care. Lancet 1997; 350: 1349–1353

[861] Erath JW, Vamos M, Hohnloser SH. Digoxin-associated mortality: a systematic review and meta-analysis of the literature. Eur Heart J 2015; 36: 1831–1838

[862] Ertl G, Angermann CE, Bekeredjian R et al. Aufbau und Organisation von Herzinsuffizienz-Netzwerken (HF-NETs) und Herzinsuffizienz-Einheiten („Heart Failure Units", HFUs) zur Optimierung der Behandlung der akuten und chronischen Herzinsuffizienz. Kardiologe 2016; 10: 222

[863] ESC 2016. ESC Pocket Guidelines. European Society of Cardiology (ESC), Deutsche Gesellschaft für Kardiologie (DGK), Herzinsuffizienz, Version 2016

[864] Follath F, Cleland JG, Just H et al. Efficacy and safety of intravenous levosimendan compared with dobutamine in severe low-output heart failure (the LIDO study): A randomised double-blind trial. Lancet 2002; 360: 196–202

[865] Frey N, Meder B, Katus HA. Left ventricular biopsy in the diagnosis of myocardial diseases. Circulation 2018; 137: 993–995

[866] Garg R, Yusuf S. Overview of randomized trials of angiotensin-converting enzyme inhibitors on mortality and morbidity in patients with heart failure. Collaborative Group on ACE Inhibitor Trials. JAMA 1995; 273: 1450–1456

[867] Gheorghiade M, Zannad F, Sopko G et al. Acute heart failure syndromes: Current state and framework for future research. Circulation 2005; 112: 3958–3968

[868] Hjalmarson A, Fagerberg B. MERIT-HF mortality and morbidity data. Basic Res Cardiol 2000; 95 (Suppl 1): I98–103

[869] Kastrati A, Caforio ALP, Bucciarelli-Ducci C et al. 2017 ESC Guidelines for the management of acute myocardial infarction in patients presenting with ST-segment elevation: The Task Force for the management of acute myocardial infarction in patients presenting with ST-segment elevation of the European Society of Cardiology (ESC). Eur Heart J 2017; 39: 119–177

[870] Kastrati A, Banning AP, Koller A et al. 2018 ESC/EACTS Guidelines on myocardial revascularization. Eur Heart 2018; 40: 87–165

[871] Kelder JC, Cramer MJ, Verweij WM et al. Clinical utility of three B-type natriuretic peptide assays for the initial diagnostic assessment of new slow-onset heart failure. J Card failure 2011; 17: 729–734

[872] Klein RC, Raitt MH, Wilkoff BL et al. Analysis of implantable cardioverter defibrillator therapy in the Antiarrhythmics Versus Implantable Defibrillators (AVID) Trial. J Cardiovasc Electrophysiol 2003; 14: 940–948

[873] Laufs UA, Falk SD et al. Kommentar zu den Leitlinien der Europäischen Gesellschaft für Kardiologie (ESC) zur Diagnostik und Behandlung der akuten und chronischen Herzinsuffizienz. Kardiologe 2017; 11: 183–192

[874] Maggioni AP, Anker SD, Dahlstrom U et al. Are hospitalized or ambulatory patients with heart failure treated in accordance with European Society of Cardiology guidelines? Evidence from 12,440 patients of the ESC Heart Failure Long-Term Registry. Eur J Heart Fail 2013; 15: 1173–1184

[875] Maggioni AP, Dahlstrom U, Filippatos G et al. EURObservational Research Programme: Regional differences and 1-year follow-up results of the Heart Failure Pilot Survey (ESC-HF Pilot). Eur J Heart Fail 2013; 15: 808–817

[876] Maisel AS, Peacock WF, McMullin N et al. Timing of immunoreactive B-type natriuretic peptide levels and treatment delay in acute decompensated heart failure: an ADHERE (Acute Decompensated Heart Failure National Registry) analysis. J Am Coll Cardiol 2008; 52: 534–540

[877] McMurray JJV, Packer M, Desai AS et al. Angiotensin-neprilysin inhibition versus enalapril in heart failure. N Engl J Med 2014; 371: 993–1004

[878] Miller MA, Ulisney K, Baldwin JT. INTERMACS (Interagency Registry for Mechanically Assisted Circulatory Support): A new paradigm for translating registry data into clinical practice. J Am Coll Cardiol 2010; 56: 738–740

[879] Morrow DA, Velazquez EJ, DeVore AD et al. Clinical outcomes in patients with acute decompensated heart failure randomly assigned to sacubitril/valsartan or enalapril in the PIONEER-HF trial. Circulation 2019; 139: 2285–2288

[880] Mosterd A, Hoes AW. Clinical epidemiology of heart failure. Heart 2007; 93: 1137–1146

[881] Pascual-Figal D, Wachter R, Senni M et al. Rationale and design of TRANSITION: A randomized trial of pre-discharge vs. post-discharge initiation of sacubitril/valsartan. ESC Heart Fail 2018; 5: 327–336

[882] Pitt B, Zannad F, Remme WJ et al. The effect of spironolactone on morbidity and mortality in patients with severe heart failure. Randomized Aldactone Evaluation Study Investigators. N Engl J Med 1999; 341: 709–717

[883] Ponikowski P, van Veldhuisen DJ, Comin-Colet J et al. Rationale and design of the CONFIRM-HF study: A double-blind, randomized, placebo-controlled study to assess the effects of intravenous ferric carboxymaltose on functional capacity in patients with chronic heart failure and iron deficiency. ESC Heart Fail 2014; 1: 52–58

[884] Ponikowski P, van Veldhuisen DJ, Comin-Colet J et al. Beneficial effects of long-term intravenous iron therapy with ferric carboxymaltose in patients with symptomatic heart failure and iron deficiencydagger. Eur Heart J 2015; 36: 657–68

[885] Ponikowski P, Voors AA, Anker SD et al. 2016 ESC Guidelines for the diagnosis and treatment of acute and chronic heart failure: The Task Force for the diagnosis and treatment of acute and chronic heart failure of the European Society of Cardiology (ESC). Developed with the special contribution of the Heart Failure Association (HFA) of the ESC. Eur J Heart Fail 2016; 18: 891–975

[886] Ronco C, McCullough P, Anker SD et al. Cardio-renal syndromes: report from the consensus conference of the acute dialysis quality initiative. Eur Heart J 2010; 31: 703–711

[887] Sohaib SM, Chen Z, Whinnett ZI et al. Meta-analysis of symptomatic response attributable to the pacing component of cardiac resynchronization therapy. Eur J Heart Fail 2013; 15: 1419–1428

[888] Theuns DA, Smith T, Hunink MG, Bardy GH, Jordaens L. Effectiveness of prophylactic implantation of cardioverter-defibrillators without cardiac resynchronization therapy in patients with ischaemic or non-ischaemic heart disease: A systematic review and meta-analysis. Europace: European Pacing, Arrhythmias, and Cardiac Electrophysiology 2010; 12: 1564–1570

[889] Velazquez EJ, Morrow DA, DeVore AD et al. Rationale and design of the comparison of sacubitril/valsartan versus enalapril on effect on nt-pro-bnp in patients stabilized from an acute heart failure episode (PIONEER-HF) trial. Am Heart J 2018; 198: 145–151

[890] Yusuf S, Pitt B, Davis CE et al. Effect of enalapril on mortality and the development of heart failure in asymptomatic patients with reduced left ventricular ejection fractions. N Engl J Med 1992; 327: 685–691

15.4 Herzrhythmusstörungen

Thomas Neumann, Kay Weipert

Essenzieller Bestandteil des Basismonitorings auf der Überwachungsstation ist neben der Erhebung des Blutdrucks, der Herzfrequenz und der peripheren Sauerstoffsättigung eine Rhythmusanalyse. Herzrhythmusstörungen sind per se ein häufiger Grund zur stationären Aufnahme und treten darüber hinaus als Komorbiditäten bei 15,7–19,7 % bei kritisch kranken Patienten auf der Intensivstation auf [895].

15.4.1 Diagnostik

Die Symptomatik, mit der sich Patienten mit Rhythmusstörungen präsentieren, ist facettenreich und reicht von Palpitationen über Dyspnoe,

Schwindel, Synkopen, pektanginöse Beschwerden sowie Asymptomatik bis hin zur Reanimationspflichtigkeit.

Sofern es die klinische Situation zulässt, sollte an erster Stelle eine 12-Kanal-EKG-Dokumentation erfolgen [891]. In Abhängigkeit von der klinischen Situation werden hämodynamisch stabile Patienten gezielt anamnestiziert. Instabile oder hochsymptomatische Patienten werden dem EKG-Hauptbefund folgend stabilisiert und rasch einer differenzierten Behandlung zugeführt.

Anamnese

▸ **Kardiale Vorerkrankungen.** Bei der Anamnese ist es zielführend, zunächst kardiale Vorerkrankungen zu erfragen wie vorbekannte Herzrhythmusstörungen, Synkopen, Schwindel, pektanginösen Beschwerden, bekannte koronare Herzkrankheit, Herzinsuffizienz, Kardiomyopathien, angeborene Herzfehler sowie stattgehabte Herzmuskelentzündungen.

▸ **Nicht kardiale Vorerkrankungen.** Bei den nicht kardialen Vorerkrankungen ist die Frage nach Endokrinopathien (z. B. Schilddrüsenfunktionsstörungen) insbesondere pulmonalen Vorerkrankungen, Leber- und Nierenfunktionsstörungen sowie nicht kardialen arteriosklerotischen Manifestationen (z. B. periphere arterielle Verschlusskrankheit [pAVK], stattgehabte neurologische Funktionseinschränkungen) erforderlich. Die kardiovaskulären Risikofaktoren (Nikotinkonsum, Diabetes mellitus, Hypertonus, familiäre Disposition, Dyslipoproteinämie) sollten stets abgefragt werden. Die Medikamentenanamnese ist ebenfalls obligatorisch.

EKG

In der 12-Kanal-EKG-Analyse werden neben dem Rhythmus auch Lagetyp, Herzfrequenz, Zeiten (P-Welle < 100 ms, PQ-Zeit < 200 ms, QRS < 100 ms, QTc-Zeit), Blockbilder/Morphologie der QRS-Komplexe, Erregungsrückbildungsstörungen und Rechts- bzw. Linksherzbelastungszeichen bestimmt.

Das 12-Kanal-EKG ist die Basisdiagnostik für Herzrhythmusstörungen und erlaubt gegenüber einer 1-Kanal-Rhythmusanalyse eine qualifizierte Unterscheidung zwischen einer Tachykardie supra- oder ventrikulären Ursprungs. Auch die Analyse der P-Wellen erlaubt bei atrialen Tachykardien eine Unterscheidung zwischen links- und rechtsatrialen Tachykardien sowie typischem und atypischem Vorhofflattern.

Labor

Eine Blutgasanalyse gibt einen schnellen Überblick, insbesondere hinsichtlich der aktuellen Elektrolyte. Im Serum werden danach weiterführend unter anderem Nierenwerte, Transaminasen, Thyreotropin (TSH), (NT-pro)BNP (brain natriuretic peptide) und Troponin unter Berücksichtigung relevanter Differenzialdiagnosen [901] bestimmt.

Echokardiografie

Sobald es die klinische Situation erlaubt, sollte eine fokussierte Echokardiografie erfolgen mit der Fragestellung nach akuter kardialer Ischämie als Ausdruck regionaler Wandbewegungsstörungen, zumindest visueller Abschätzung der linksventrikulären Ejektionsfraktion (LVEF), Vitien, struktureller Herzerkrankung, akuter Lungenembolie, Perikarderguss sowie Größe der V. cava inferior und Diagnostik von Pleuraergüssen.

15.4.2 Bradykarde Herzrhythmusstörungen

Bradykardien sind definiert ab dem Vorliegen einer effektiven Kammerfrequenz < 60/min. Für die Notfalltherapie von bradykarden Herzrhythmusstörungen werden üblicherweise Frequenzen von < 40/min relevant. Die Ausnahme bilden Hochleistungssportler in Ausdauersportarten, deren Ruhepuls insbesondere nachts auf < 35/min abfallen kann [897]. Das Ausmaß der Therapie bradykarder Arrhythmien richtet sich in erster Linie nach den hämodynamischen Auswirkungen und der damit einhergehenden begleitenden Symptomatik. Die Akuttherapie hat stets ein Anheben der Kammerfrequenz zum Ziel.

Asystolie und pulslose elektrische Aktivität (PEA)

Definition

Eine Asystolie ist charakterisiert durch fehlende QRS-Komplexe im EKG. Je nach Dauer der Asystolie präsentiert sich der Patient in der Regel bewusstlos, leblos oder hypoxisch getriggert generalisiert krampfend.

► **Ursachen, Symptome.** Man unterscheidet die primäre von einer sekundären Asystolie. Die *primäre* Asystolie ist definiert durch eine ursächliche Störung der Erregungsbildung oder Erregungsleitung. Eine sekundäre Asystolie resultiert, wenn Faktoren außerhalb des Reizbildungs- bzw. Erregungssystems zu einer Unfähigkeit der elektrischen Depolarisation des Myokards führen. *Sekundäre* Asystolien sind häufiger als primäre und haben als Gemeinsamkeit in der Regel eine vorangehende schwere Gewebehypoxie mit einer metabolischen Azidose. Auch unbehandelte ventrikuläre Tachykardien und Kammerflimmern führen schließlich zu dem Bild einer sekundären Asystolie und sind in der Regel mit einem schlechten Outcome assoziiert.

Eine Asystolie findet sich bei 35 % aller prähospitalen Reanimationssituationen [893]. Bei Kindern findet sich eine deutlich höhere Rate von bis zu 95 % sekundär, hervorgerufen durch Aspiration, Ertrinken, Intoxikation, Hypothermie und plötzlichen Kindstod [899].

Weiterhin kann eine *pulslose elektrische Aktivität* auftreten. Ursächlich hierfür sind die gleichen Faktoren wie bei der sekundären Asystolie. Die PEA ist Synonym für eine elektromechanische Entkopplung. Während im EKG noch eine elektrische Aktivität mit meist langsamer Frequenz und breiten Kammerkomplexen abgeleitet wird, ist kein Puls mehr tastbar.

► **Therapie.** Sowohl die Asystolie als auch die PEA sind *nicht defibrillierbare Rhythmen*. Therapeutisch sind *sofortige Reanimationsmaßnahmen* einzuleiten; siehe hierzu Kapitel Kardiopulmonale Reanimation (S. 78). Die Gabe von Atropin, eine transkutane Stimulation über die Defibrillatorpatches oder die endokardiale Stimulation über einen transvenösen passageren Herzschrittmacher sind in der Regel nur bei primärer Asystolie therapeutisch erfolgversprechend.

Eine *Koronarangiografie* wird nach primär erfolgreicher Reanimation bei Patienten mit initialer Asystolie oder PEA ohne anschließende ST-Strecken-Hebungen im EKG in Erwägung gezogen, wenn eine koronare Ursache die höchste Wahrscheinlichkeit für einen Kreislaufstillstand ist.

Sick-Sinus-Syndrom

► **Sinusbradykardie.** Das Sick-Sinus-Syndrom (SSS) ist charakterisiert als eine gestörte Erregungsbildung auf Vorhofebene, die in der maximalen Ausprägung in eine Asystolie mündet. Mildere Verlaufsformen zeigen sich im EKG beispielsweise in Form einer Sinusbradykardie. Eine pathologische und damit klinisch relevante chronotrope Inkompetenz kann mittels Ergometrie ermittelt werden.

► **Sinuatrialer Block.** Neben der Sinusbradykardie kann sich ein SSS im EKG auch in Form eines sinuatrialen (SA) Blockes zeigen.

- Während ein SA-Block *Grad I* einer Verzögerung des Sinusknotens auf das Vorhofmyokard entspricht und im EKG nicht messbar ist, kann man den SA-Block Grad II im EKG analysieren.
- Ein SA-Block *Grad II Typ Wenckebach* ist definiert als eine progrediente Verkürzung der P-Wellen, bis es zum Ausfall eines Schlages kommt. Die entstandene Pause ist dabei kürzer als ein doppeltes PP-Intervall.
- Beim SA-Block *Grad II Typ Mobitz* kommt es ebenfalls zum Ausfall eines Schlages, jedoch ohne vorangehende Verkürzung des PP-Intervalls. Die entstandene Pause ist dabei mindestens ein doppeltes PP-Intervall lang.
- Beim SA-Block *Grad III* wird keine Erregung auf das Vorhofmyokard übergeleitet, was in Pausen bzw. Asystolie resultiert. Vor einer langfristigen Versorgung mittels Herzschrittmacher sind stets reversible Ursachen auszuschließen.

► **Therapie.** Sollte eine negativ chronotrope Medikation vorliegen, ist diese zunächst zu pausieren und der weitere Spontanverlauf abzuwarten. Die aktuellen Leitlinien zur *Schrittmacherimplantation* fokussieren nicht mehr auf eine definierte Länge einer Pause, sondern machen die Empfehlung von der Symptomatik abhängig. Während langfristig lediglich die Implantation eines 2-Kammer-Schrittmachers therapeutisch zielführend ist, kann kurzfristig mit Atropin oder Orciprenalin (Perfusor) die Zeit bis zur Anlage eines transvenösen passageren Schrittmachers überbrückt werden.

AV-Block

Definition

Der AV-Block ist definiert über eine verlängerte PQ-Zeit (> 200 ms) im Ruhe-EKG.

- Beim AV-Block *Grad I* wird jede Vorhofaktion auf die Kammer übergeleitet.
- Beim AV-Block *Grad II Typ Wenckebach* kommt es zu einer progredienten Verlängerung der PQ-Zeit, bis schließlich eine QRS-Komplex ausfällt.
- Der AV-Block *Grad II Typ Mobitz* ist charakterisiert durch den Ausfall eines QRS-Komplexes ohne vorherige zunehmende Verlängerung der PQ-Zeit. Häufig lässt sich eine regelmäßige Überleitungsstörung beobachten, so dass beispielsweise jeder zweite oder dritte QRS-Komplex ausfällt.
- Beim AV-Block *Grad III* besteht eine vollständige Dissoziation zwischen Vorhof- und Kammererregung.

▶ **Ursachen.** Ursächlich für AV-Blockierungen können neben kardialen Grunderkrankungen (koronare Herzerkrankung, Myokarditis, Speichererkrankung) eine Hyperkaliämie, postoperativ nach kardiochirurgischen Eingriffen, eine idiopathische Genese oder auch reversible medikamentöse Ursachen sein. Nach einem akuten Myokardinfarkt ist eine Versorgung mittels permanentem Herzschrittmacher frühestens 48 Stunden nach Reperfusion bei anhaltenden AV-Blockierungen indiziert [894].

▶ **Symptome, Therapie.** Der AV-Block *Grad I* ist in der Regel asymptomatisch. Die Leitlinien empfehlen erst ab einer PQ-Zeit > 300 ms und einer vorliegenden Symptomatik ähnlich einem Schrittmachersyndrom (Dyspnoe, Palpitationen, Schwindel), resultierend aus der hämodynamischen Dyssynchronie zwischen Vorhofkontraktion und Schluss der AV-Klappen, eine Versorgung mittels Herzschrittmacher.

Ein Herzschrittmacher ist bei einem AV-Block *Grad II Typ Wenckebach* ebenfalls nur im Fall einer Symptomatik indiziert. Ein AV-Block *Grad II Typ Mobitz* sowie ein AV-Block *Grad III* weisen stets eine infrahissäre Blockierung auf, weswegen bei fehlender reversibler Ursache unabhängig von der begleitenden Symptomatik die prognostische Indikation zur Versorgung mit einem *permanenten Herzschrittmacher* besteht (Klasse-Ia-C-Empfehlung) [892].

Medikamentös kann zur Überbrückung bis zur Etablierung einer transkutanen oder transvenösen Stimulation bei höhergradigen AV-Blockierungen ohne Ersatzrhythmus lediglich eine *Therapie mit Orciprenalinperfusor* versucht werden (▶ Abb. 15.5).

Fehlfunktionen des Herzschrittmachers

▶ **Exitblock.** Ein Exitblock ist definiert als ein Schrittmacherspike im Oberflächen-EKG ohne Zeichen einer Depolarisation (QRS-Komplex). Ein Exitblock erfordert die Überprüfung der Reizschwelle und – falls möglich – eine Intensivierung des Outputs. Mittels Röntgen-Thorax wird die Sondenlage kontrolliert, um eine Makrodislokation der Schrittmachersonden ausschließen zu können.

▶ **Oversensing.** Bei einem Oversensing geht der Schrittmacher von einer intrinsischen Herzaktion aus, die jedoch nicht stattfindet, so dass eine eigentlich erforderliche Stimulation ausbleibt. Mittels Magnetauflage wird dieses Problem akut gelöst. Langfristig ist das weitere Prozedere abhängig von der Ursache (Sondenfraktur versus T-Wellen-Oversensing versus Far-Field etc.).

▶ **Undersensing.** Im Fall eines Undersensings erkennt der Schrittmacher stattfindende Herzaktionen nicht und stimuliert blind in den intrinsischen Rhythmus mit der Gefahr der Induktion von Kammerflimmern während des aufsteigenden Teiles der T-Welle. Hier ist neben einer Magnetauflage unter Umständen eine Senkung der Eigenfrequenz unterhalb der Grundfrequenz des Schrittmachers indiziert.

Merke

Alle Schrittmacherfehlfunktionen erfordern eine schnellstmögliche Vorstellung bei einem Experten.

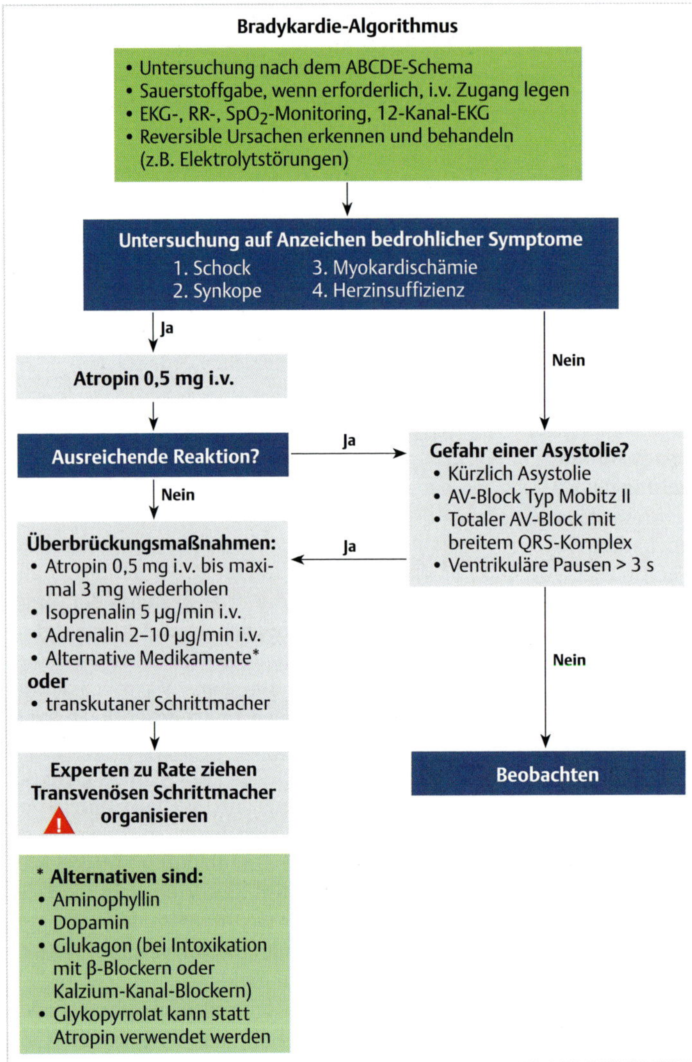

Abb. 15.5 Bradykarde Herzrhythmusstörungen. ERC-Leitlinien 2015, Bradykardie-Algorithmus. (Quelle: Soar J, Nolan JP, Böttiger BW, Perkins GD, Lott C, Carli P, Pellis T, Sandroni C, Skrifvars MB, Smith GB, Sunde K, Deakin CD. Erweiterte Reanimationsmaßnahmen für Erwachsene („adult advanced life support"). Kapitel 3 der Leitlinien zur Reanimation 2015 des European Resuscitation Council. Notfall Rettungsmed 2015; 18: 770–832. © German Resuscitation Council (GRC) und Austrian Resuscitation Council (ARC) 2015)

15.4.3 Tachykarde Herzrhythmusstörungen

Tachykardien sind definiert ab dem Vorliegen einer effektiven Kammerfrequenz > 100/min. Die Symptomatik tachykarder Rhythmusstörungen ist unter anderem abhängig von der Dauer der Rhythmusstörungen, der Herzfrequenz sowie kardialen Komorbiditäten (Vitien, Herzinsuffizienz etc.). Bei strukturell herzgesunden Patienten können supraventrikuläre Tachykardien bis 150/min in der Regel hämodynamisch über viele Stunden gut toleriert werden. Zu den klinischen Beschwerden zählen Palpitationen, Dyspnoe, pektanginöse Beschwerden, Synkopen, kardiale Dekompensationen und im Fall von ventrikulären Arrhythmien auch Bewusstlosigkeit und Tod. Tachykardien werden in Breit- und Schmalkomplextachykardien unterteilt.

Schmalkomplextachykardien

Schmalkomplextachykardien sind Tachykardien mit einer QRS-Breite < 120 ms. Ihre Gemeinsamkeit ist die antegrade Erregungsausbreitung auf die Herzkammern über das spezifische Reizleitungssystem.

Sinustachykardie

Sinustachykardien sind eine häufige Tachykardieform. Entscheidend ist die Unterscheidung zwischen adäquater und inadäquater Sinustachykardie.

Adäquate Sinustachykardien sind eine reaktive Antwort des Körpers zur kompensatorischen Aufrechterhaltung der Hämodynamik, zum Beispiel bei körperlicher und psychischer Belastung, Schockzuständen, Anämie etc. Hier ist keine antiarrhythmische Therapie erforderlich, sondern eine Therapie der Grunderkrankung.

Bei *inadäquaten* Sinustachykardien, die häufig jüngere Patienten betrifft, kann bei klinischer Beschwerdesymptomatik eine Therapie mit Betablockern oder Kalziumantagonisten erfolgen.

AV-Knoten-Reentry-Tachykardie (AVNRT)

▶ **Symptomatik.** Patienten mit AVNRT berichten typischerweise über plötzlich einsetzendes, regelmäßiges Herzrasen, was meist ebenso abrupt terminiert („On-off-Phänomen"). Das Ruhe-EKG ist meist unauffällig. Die Tachykardieanamnese zeigt anfangs meist kürzere, seltenere, durch den Patienten mit vagalen Manövern (Karotisdruck, Valsalva-Manöver, Trinken einer kalten Flüssigkeit) terminierbare Episoden, die im Krankheitsverlauf dann resistenter und lang anhaltender werden. Im EKG zeigt sich eine Schmalkomplextachykardie mit entweder nicht sichtbaren P-Wellen oder kurz angekoppelten retrograden P-Wellen.

▶ **Therapie.** Sofern vagale Manöver nicht zur Terminierung führen, kann dies medikamentös bei Erwachsenen durch die Gabe von Adenosin als Bolus (mindestens 12–18 mg i. v.) erreicht werden (cave: Bronchospasmus bei Asthmatikern). Langfristig bietet die Ablation der langsamen Leitungszone des AV-Knotens im Rahmen einer elektrophysiologischen Untersuchung eine 98 %-Chance auf Rezidivfreiheit. Das Risiko eines periinterventionellen AV-Block III beträgt 1–2 %.

AV-Reentry-Tachykardie (AVRT) – WPW-Syndrom

▶ **Symptomatik.** Eine AVRT hat die gleiche klinische Symptomatik wie eine AVNRT mit typischem On-off-Phänomen. Epidemiologisch ist der Beginn der klinischen Symptomatik häufig bereits im Kindes- und Jugendalter zu finden. Der Reentry-Kreislauf besteht zu 90 % *orthodrom*, das bedeutet antegrad über den AV-Knoten und retrograd über eine akzessorische Leitungsbahn (AL). Lediglich in 10 % der Fälle findet sich eine *antidrome* AVRT mit antegrader Leitung über die AL und retrograd über den AV-Knoten (Breitkomplextachykardie).

Lediglich im Fall einer antegrad leitenden AL findet sich im Sinusrhythmus der Nachweis einer Deltawelle mit verbreitertem QRS-Komplex, kurzer PQ-Zeit (< 120 ms) und eventuell Erregungsrückbildungsstörungen. Hier spricht man bei gleichzeitigem Vorliegen von klinischen Tachykardien von einem *offenen WPW-Syndrom*. Bei fehlender Deltawelle und im Rahmen der elektrophysiologischen Untersuchung dem Beweis einer orthodromen AVRT spricht man von einem *verborgenen WPW-Syndrom*.

▶ **Therapie.** Die konservative Therapie zur Terminierung der Tachykardie entspricht der einer AVNRT. Im Fall einer antidromen AVRT und Unsicherheit hinsichtlich der Entscheidung zwischen einer ventrikulären Tachykardie kann nach Anfertigen eines 12-Kanal-EKGs auch eine *elektrische Kardioversion* erfolgen.

Die langfristige Therapie aller AVRTs besteht in einer *Katheterablation* der akzessorischen Leitungsbahn. Im Fall einer unaufhörlich nach Terminierung (z. B. mittels Adenosin) wiederbeginnenden Tachykardie kann bis zur Katheterablation die kontinuierliche intravenöse Gabe von *Ajmalin* (Perfusor) erfolgen.

Substanzen, die am AV-Knoten negativ dromotrop wirken, ohne auf die Leitung der akzessorischen Leitungsbahn Einfluss zu nehmen (*Verapamil, Diltiazem, Digitalis, Betablocker*) sind *kontraindiziert*, da sie nach Termination die Rezidivwahrscheinlichkeit erhöhen, weil der Ventrikel weniger über den AV-Knoten und mehr über die akzessorische Bahn erregt wird. Bei Patienten mit Vorhofflimmern und offenem WPW-Syndrom besteht eine prognostische Indikation zur Katheterablation, um das Auftreten von Kammerflimmern zu verhindern.

Vorhofflimmern

▶ **Symptomatik.** Vorhofflimmern ist die weltweit häufigste Rhythmusstörung mit steigender Prävalenz bei zunehmendem Alter. Risikofaktoren sind neben dem Alter unter anderem Hypertonus, Diabetes mellitus, Adipositas, Schlafapnoe, Herzinsuffizienz und koronare Herzkrankheit (KHK). Während etwa die Hälfte der Patienten asymptomatisch ist, kann die Symptomatik von Dyspnoe über Palpitationen bis hin zu pektanginösen Beschwerden reichen. Im EKG findet sich eine arrhythmische Kammeraktivität bei fehlenden P-Wellen.

▸ **Therapie.** Prognostisch entscheidend ist die Durchführung einer oralen Antikoagulation ab einem CHA2DS2-Vasc-Score ≥ 1 (C: Herzinsuffizienz, H: Hypertonus, A2: Alter > 75 Jahre, D: Diabetes mellitus, S2: Schlaganfall, V: periphere AVK, zerebrale AVK, KHK mit Myokardinfarkt, A: 65–75 Jahre, S: weibliches Geschlecht) [896]. Therapeutisch stehen zur oralen Antikoagulation neben *Vitamin-K-Antagonisten* (Warfarin, Phenprocoumon; jeweils Ziel-INR: 2–3) die mittlerweile vorrangig verwendeten *direkten oralen Antikoagulanzien* (DOAK) zur Auswahl: Apixaban, Rivaroxaban, Edoxaban (alle anti-Xa) sowie Dabigatran (Thrombininhibitor).

Hinsichtlich der antiarrhythmischen Therapie unterscheidet man das Konzept der *Frequenzkontrolle* und das Prinzip der *Rhythmuskontrolle*. Ist mittels frequenzregulierender Therapie (Betablocker, Verapamil, Diltiazem, Digitalis) und einer Zielherzfrequenz < 110/min keine Beschwerdefreiheit zu erzielen bzw. besteht zusätzlich eine reduzierte Pumpfunktion, sollte bei Erstdiagnose eine Rhythmuskontrolle erfolgen, um eine Tachymyopathie auszuschließen.

Merke M!

Vor Rhythmisierung ist das Thromboembolierisiko abzuschätzen. Auf eine transösophageale Echokardiografie zum Ausschluss intrakardialer Thromben kann nur verzichtet werden, wenn die Rhythmusstörung glaubhaft kürzer als 48 Stunden besteht oder eine orale Antikoagulation über mehr als 3 Wochen zuvor kontinuierlich durchgeführt wurde.

Die unmittelbare Rhythmuskontrolle kann mittels *elektrischer Kardioversion* in Kurznarkose (Benzodiazepin + Propofol/Etomidat) oder alternativ medikamentös (Vernakalant, Flecainid, Propafenon, Amiodaron) ohne Kurznarkose erfolgen. Sollte die effektivere Form der Kardioversion (elektrisch) nicht zu einer Rhythmusstabilisierung führen, kann zur Steigerung der Effektivität eine antiarrhythmische *medikamentöse Vorbehandlung* erfolgen.

Langfristig ist aufgrund des hohen Rezidivrisikos abhängig vom Patientenalter und von den Komorbiditäten sowie insbesondere der Dauer des Vorhofflimmerns (Erstdiagnose), LVEF, Vitien und Vorhofgröße eine medikamentöse antiarrhythmische Therapie gegenüber der Option einer *elektrophysiologischen Pulmonalvenenisolation* zu diskutieren.

Vorhofflattern und atriale Tachykardien

Wie beim Vorhofflimmern (S. 331) sind die Symptomatik und die medikamentöse Therapie, insbesondere hinsichtlich der Thromboembolieprophylaxe, abhängig vom CHA2DS2-Vasc-Score für Vorhofflattern und atriale Tachykardien gleich.

▸ **EKG-Befund.** Im EKG zeigt sich bei typischem Vorhofflattern in den Extremitätenableitungen II, III, aVF ein sägezahnartiges Muster mit negativen P-Wellen (träger Abstrich, schneller Aufstrich) bei Counterclockwise-Vorhofflattern (90 %). In den Brustwandableitungen zeigen sich in V1 positive P-Wellen, die bis V6 negativ werden. Das seltenere Clockwise-Vorhofflattern (10 %) zeigt exakt das gegenteilige P-Wellenmuster.

Atriale Tachykardien und atypisches Vorhofflattern weisen im Unterschied zu typischem Vorhofflattern zwischen den P-Wellen in II, III, aVF eine isoelektrische Linie auf. Sowohl Vorhofflattern als auch atriale Tachykardien können rhythmisch bei starrer Vorhof-Kammer-Relation als auch arrhythmisch bei wechselnder Überleitung auftreten.

▸ **Therapie.** Auf die Anwendung von Klasse-Ic-Antiarrhythmika sollte bei typischem Vorhofflattern verzichtet werden, da dies eine typische proarrhythmogene Nebenwirkung der Medikation ist.

Neben der *elektrischen Kardioversion* besteht zur kurzfristigen Therapie potenziell auch die Möglichkeit einer *Überstimulation* beispielsweise im Fall einer atrialen Sonde bei Herzschrittmacher oder implantiertem Kardioverter-Defibrillator (ICD). Bei typischem Vorhofflattern ist die Therapie der Wahl eine *cavotrikuspidale Isthmusablation.*

Kammertachykardien

▶ **Formen.** Kammertachykardien (synonym: ventrikuläre Tachykardien [VT]) imponieren im EKG stets als *Breitkomplextachykardien* (QRS > 120 ms) und erfordern eine umgehende weiterführende Abklärung und Behandlung. Kammertachykardien werden nach ihrer Dauer eingeteilt in *nicht anhaltende* VT (bis 30 Sekunden Dauer) und *anhaltende* VT [898]. Abhängig vom Mechanismus besteht eine gleichförmige oder variable elektrische Aktivierung des Kammermyokards mit Herzfrequenzen über 100/min.

Ferner unterscheidet man *monomorphe* von *polymorphen* ventrikulären Tachykardien (z. B. Torsade-de-Pointes-Tachykardien) und Kammerflimmern. Eine Sonderform ist der *„elektrische Sturm"*, der definiert ist mit einem Auftreten von mehr als drei anhaltenden ventrikulären Tachykardien bzw. Kammerflimmern in 24 Stunden.

Bei den ventrikulären Tachykardien sind *idiopathische* ventrikuläre Tachykardien mit benignem Charakter, beispielsweise aus dem rechts- und linksventrikulären Ausflusstrakt, faszikulären oder annulären Ursprungs (Mitral- und Trikuspidalklappenrand) von ventrikulären Tachykardien bei *strukturellen Herzerkrankungen* (z. B. dilatative oder ischämische Kardiomyopathie, Zustand nach Myokarditis) mit schlechter Prognose zu unterscheiden. Die nicht invasive Diskriminierung gelingt mittels 12-Kanal-EKG-Dokumentation, weshalb dies bei hämodynamischer Stabilität auch stets gefordert ist.

▶ **Therapie.** Die Akuttherapie von anhaltenden Kammertachykardien erfolgt mit elektrischer *Kardioversion* bzw. *Defibrillation*. Die supportive medikamentöse Therapie im Akutereignis besteht in *Amiodaron* (5 mg/kgKG i. v. über 3 Minuten). Im Fall von Torsade-de-Pointes-Tachykardien ist *Magnesium* therapeutisch (2 g i. v.). Hier sollte auf eine QT-Zeit-verlängernde Medikation (z. B. Amiodaron) unbedingt verzichtet werden.

Der Serumkaliumspiegel sollte *bei allen Formen* von ventrikulären Tachykardien bei hochnormalen Werte gehalten (> 4,2 mmol/l) und eine maximal verträgliche Therapie mit *Betablocker* angewendet werden. Eine akute ischämische Genese der nicht idiopathischen VT muss ausgeschlossen werden (z. B. Koronarangiografie). Im Fall eines *elektrischen Sturms* ist eine Analgosedierung der Patienten erforderlich und bei unzureichender Effektivität darüber hinaus eine tiefe Sedierung und Anxiolyse mit Intubation.

Sollte es unter nachgewiesen optimierter Vaskularisierung weiterhin zu ventrikulären Arrhythmien kommen, ist die Indikation einer elektrophysiologischen *Ablation* zu prüfen. Langfristig besteht bei einer Lebenserwartung > 1 Jahr zur Sekundärprophylaxe die Indikation zur ICD-Implantation [892].

Unregelmäßige Breitkomplextachykardien

Für die unregelmäßige Breitkomplextachykardie (FBI: fast, broad, irregular) gibt es drei Differenzialdiagnosen:

- supraventrikuläre Tachykardie (z. B. Vorhofflimmern) mit Schenkelblock
- polymorphe VT
- antegrad leitende akzessorische Leitungsbahn bei WPW-Syndrom mit Vorhofflimmern (antidrome AVRT)

Zur Diskriminierung zwischen ventrikulärer und supraventrikulärer Tachykardie bei rhythmischen Breitkomplextachykardien sind folgende EKG-Merkmale beweisend für eine VT: AV-Dissoziation, Capture Beat, Fusion Beat und negative Konkordanz der QRS-Komplexe in V1–V6.

Einen Leitfaden zur Akutversorgung von tachykarden Herzrhythmusstörungen zeigt ▶ Abb. 15.6.

ICD-Fehlfunktionen

Bei inadäquaten ICD-Schockabgaben (z. B. durch Bruch der RV-Sonde; Oversensing) verhindert eine Magnetauflage die weitere Abgabe von antitachykarden Therapien. Die antibradykarde Funktion des ICDs bleibt erhalten. Bei ausbleibenden ICD-Schocks trotz anhaltender Kammertachykardien (z. B. Undersensing; Tachykardie unterhalb der programmierten VT/VF-Zone) muss eine externe Kardioversion/Defibrillation in Analgosedierung erfolgen mit ausreichend Abstand der Defi-Klebeelektroden zum ICD.

Alle ICD-Fehlfunktionen erfordern eine schnellstmögliche Vorstellung bei einem Experten.

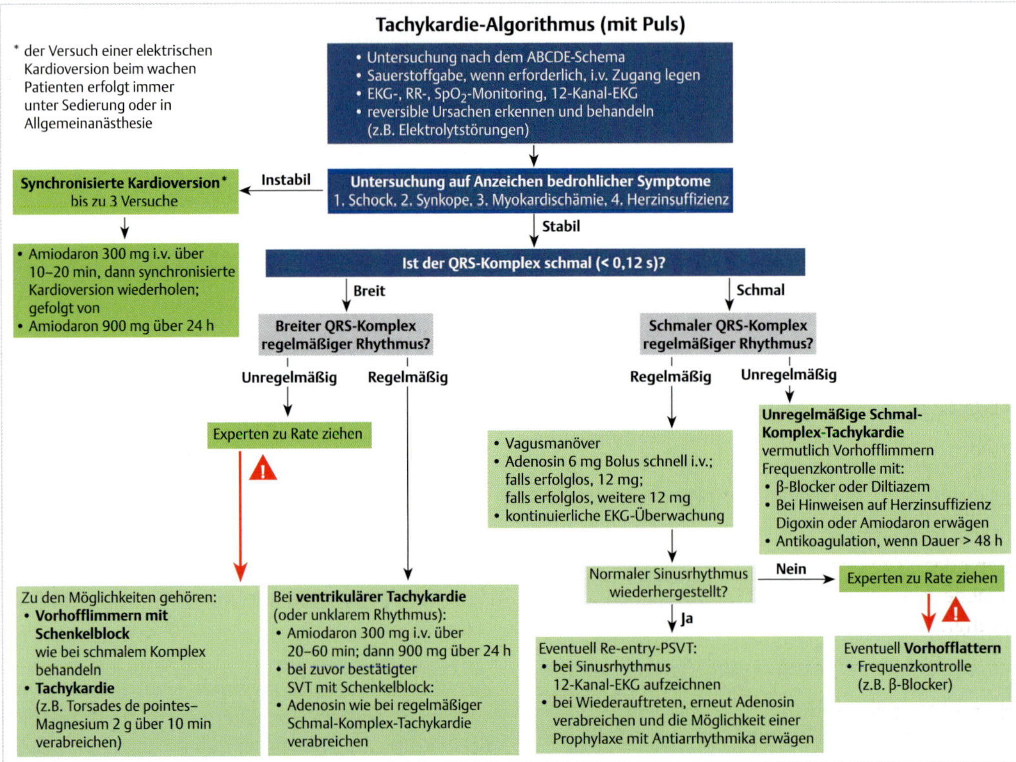

Abb. 15.6 Tachykarde Herzrhythmusstörungen. Tachykardie-Algorithmus. (Quelle: Soar J, Nolan JP, Böttiger BW, Perkins GD, Lott C, Carli P, Pellis T, Sandroni C, Skrifvars MB, Smith GB, Sunde K, Deakin CD. Erweiterte Reanimationsmaßnahmen für Erwachsene („adult advanced life support"). Kapitel 3 der Leitlinien zur Reanimation 2015 des European Resuscitation Council. Notfall Rettungsmed 2015; 18: 770 – 832. © German Resuscitation Council (GRC) und Austrian Resuscitation Council (ARC) 2015)

15.4.4 Literatur

[891] Boriani G, Fauchier L, Aguinaga L et al. European Heart Rhythm Association (EHRA) consensus document on management of arrhythmias and cardiac electronic devices in the critically ill and post-surgery patient, endorsed by Heart Rhythm Society (HRS), Asia Pacific Heart Rhythm Society (APHRS), Cardiac Arrhythmia Society of Southern Africa (CASSA), and Latin American Heart Rhythm Society (LAHRS). Europace: European Pacing, Arrhythmias, and Cardiac Electrophysiology 2019; 1: 7–8

[892] Brignole M, Auricchio A, Baron-Esquivias G et al. 2013 ESC Guidelines on cardiac pacing and cardiac resynchronization therapy: the Task Force on cardiac pacing and resynchronization therapy of the European Society of Cardiology (ESC). Developed in collaboration with the European Heart Rhythm Association (EHRA). Eur Heart J 2013; 29: 2281–2329

[893] Engdahl J, Bang A, Lindqvist J et al. Can we define patients with no and those with some chance of survival when found in asystole out of hospital? Am J Cardiol 2000; 6: 610–614

[894] Gorenek B, Blomstrom Lundqvist C et al. Cardiac arrhythmias in acute coronary syndromes: position paper from the joint EHRA, ACCA, and EAPCI task force. Europace 2014; 11: 1655–1673

[895] Heinz G. Arrhythmias in the ICU: What do we know? Am J Respir Crit Care Med 2008; 1: 1–2

[896] Kirchhof P, Benussi S, Kotecha D et al. 2016 ESC Guidelines for the management of atrial fibrillation developed in collaboration with EACTS. Eur Heart J 2016; 38: 2893–2962

[897] Neumayr G, Pfister R, Mitterbauer G et al. Heart rate response to ultraendurance cycling. Br J Sports Med 2003; 1: 89–90

[898] Pedersen CT, Kay GN, Kalman J et al. EHRA/HRS/APHRS expert consensus on ventricular arrhythmias. Europace: European Pacing, Arrhythmias, and Cardiac Electrophysiology 2014; 9: 1257–1283

[899] Richman PB, Nashed AH. The etiology of cardiac arrest in children and young adults: Special considerations for ED management. Am J Emerg Med 1999; 3: 264–270

[900] Soar J, Nolan JP, Böttiger BW, Perkins GD, Lott C, Carli P, Pellis T, Sandroni C, Skrifvars MB, Smith GB, Sunde K, Deakin CD. Erweiterte Reanimationsmaßnahmen für Erwachsene

(„adult advanced life support"). Kapitel 3 der Leitlinien zur Reanimation 2015 des European Resuscitation Council. Notfall Rettungsmed 2015; 18: 770–832

[901] Thygesen K, Alpert JS, Jaffe AS et al. Third universal definition of myocardial infarction. Eur Heart J 2012; 20: 2551–2567

15.5 Erworbene Herzklappenfehler

Thomas Wichter

15.5.1 Allgemeine Aspekte

Ätiologie und Epidemiologie

Erworbene Herzklappenfehler sind Fehlfunktionen (Stenose oder Insuffizienz) der Herzklappen durch Veränderungen des Klappengewebes und/oder des subvalvulären Apparats, meist infolge entzündlicher oder degenerativer Prozesse. Seltener ist die Ursache ischämisch, traumatisch oder funktionell bedingt.

Die altersadjustierte Prävalenz mittel- und hochgradiger erworbener Herzklappenfehler beträgt 2,5 %, steigt jedoch oberhalb eines Alters von 65 Jahren deutlich an, um im Alter > 75 Jahre eine Prävalenz von bis zu 13 % zu erreichen [902], [903].

Verlaufsformen

Akute Herzklappenfehler

Akut einsetzende Herzklappenfehler sind meist endokarditisch, traumatisch oder ischämisch bedingt, führen in der Regel zu Klappeninsuffizienzen und werden wegen fehlender Anpassung hämodynamisch schlecht toleriert.

Chronische Herzklappenfehler

Chronisch verlaufende Herzklappenfehler sind meist degenerativer oder rheumatischer Genese und können zu Stenosen, Insuffizienzen oder kombinierten Fehlern einer oder mehrerer Herzklappen führen. Die eher langsam fortschreitenden anatomischen Veränderungen werden durch hämodynamische Anpassungsvorgänge klinisch oft gut kompensiert. Klappeninsuffizienzen mit Volumenbelastung haben dabei eine bessere Langzeitprognose als Klappenstenosen mit Druckbelastung der Ventrikel.

Diagnostik

Diagnosestellung und Schweregradeinschätzung erworbener Herzklappenfehler erfolgen durch Auskultation, klinische Untersuchungsbefunde, EKG und Echokardiografie. Hinzu kommen weitere bildgebende Verfahren (Röntgen-Thorax, MRT etc.), Belastungstests sowie hämodynamische Parameter wie Druckgradient, Klappenöffnungsfläche und Regurgitationsvolumen in Verbindung mit Pulmonalarterien- bzw. Pulmonalkapillardruck und Herzzeitvolumen in Ruhe oder bei Belastung [902], [903].

Therapie

Allgemeine Maßnahmen und konservative Therapie

Die Behandlung klinischer Zeichen der Herzinsuffizienz folgt den Leitlinien zur Therapie akuter und chronischer Herzinsuffizienz [907] sowie spezifischen Gesichtspunkten des vorliegenden Herzklappenfehlers [902], [903].

Operative Therapie

M!

Merke

Die Wahl des optimalen Interventions- oder Operationszeitpunkts beeinflusst maßgeblich die Prognose von Herzklappenfehlern und orientiert sich am Schweregrad des Klappenfehlers, der Myokardfunktion sowie an dem zu erwartenden Ergebnis des Eingriffs in Relation zum Risiko.

Wird die Indikation zur Intervention oder Operation unnötig früh gestellt, ist bei vollem Risiko der hämodynamische Nutzen gering. Erfolgt der Eingriff zu spät, ist nicht nur das Risiko erhöht, sondern auch eingetretene Schäden (z. B. linksventrikuläre Funktionsstörung oder pulmonale Hypertonie) sind bereits irreversibel und damit die Prognose bestimmend.

Praxistipp

Folgende Fragen sollten vor der Indikationsstellung zu einem interventionellen oder operativen Eingriff an Herzklappen adressiert werden [902], [903]:

- Wie hochgradig ist der vorliegende Herzklappenfehler?
- Was ist die Ursache (Ätiologie) des Herzklappenfehlers?
- Ist der Klappenfehler symptomatisch?
- Sind die Symptome des Patienten durch den Klappenfehler verursacht?
- Gibt es bei asymptomatischen Patienten Hinweise für einen schlechteren Verlauf bei verzögerter Operation oder Intervention?
- Wie hoch sind die Lebenserwartung und die erwartete Lebensqualität?
- Ist der erwartete Nutzen des geplanten Eingriffs (im Vergleich zum Spontanverlauf) größer als das Risiko?
- Welche ist die optimale Therapiemodalität (biologischer oder mechanischer Klappenersatz, operative Herzklappenrekonstruktion, oder Katheterintervention)?
- Welche ist die geeignete Einrichtung zur Durchführung des geplanten Eingriffs?
- Was ist der Wunsch des Patienten?

▶ **Klappenerhaltende Verfahren (Rekonstruktion).** Sie werden generell bevorzugt, wenn sie aufgrund der anatomischen Verhältnisse technisch durchführbar und bezüglich des Langzeitergebnisses erfolgversprechend sind. Vorteile bestehen in der geringeren perioperativen Mortalität und der postoperativen Morbidität im Langzeitverlauf sowie im weitgehenden Verzicht auf Fremdmaterial und der damit verbundenen fehlenden Notwendigkeit einer Langzeitantikoagulation [902], [903].

▶ **Operativer Herzklappenersatz.** Dieser wird erforderlich, wenn rekonstruktive Eingriffe unter Erhalt des eigenen Herzklappengewebes aus anatomischen und/oder technischen Gründen für ein adäquates Akut- und Langzeitergebnis nicht in Betracht kommen [902], [903].

Als *biologischer Herzklappenersatz* („Bioprothesen") werden Homografts (humane Leichenklappen), Schweineaortenklappen sowie Prothesen aus Rinderperikard verwendet.

- Der *Vorteil* biologischer Herzklappen ist die geringe Thrombogenität, die eine dauerhafte Antikoagulation jenseits der Einheilungsphase (3 Monate postoperativ) nicht erfordert. Dies ist insbesondere bei Kontraindikationen zur Antikoagulation, bei erhöhter Blutungsneigung, bei älteren Patienten, aber auch bei Frauen mit Kinderwunsch von Vorteil.
- *Nachteile* biologischer Herzklappenprothesen bestehen in einer begrenzten Haltbarkeit mit möglicher Notwendigkeit der Reoperation durch fortschreitende Degeneration der Prothese.

Bei großer individueller Schwankungsbreite beträgt die Haltbarkeit biologischer Herzklappenprothesen heute zwischen 10 und 20 Jahren. Bei Mitralklappenprothesen sowie Zuständen mit erhöhtem Kalziumumsatz (jüngere Patienten, Schwangerschaft etc.) treten degenerative Veränderungen an biologischen Herzklappenprothesen frühzeitiger auf.

Mechanische Herzklappenprothesen („Alloprothesen"):

- Der Vorteil besteht in einer langen Haltbarkeit mit geringer Reoperationsrate.
- Nachteilig ist die Thrombogenität des Fremdmaterials, die eine lebenslange Antikoagulation zur Prophylaxe von Thrombembolien und Prothesenthrombosen erfordert.

Katheterinterventionelle Therapie

In den letzten Jahren haben sich zunehmend katheterbasierte interventionelle Verfahren zur Behandlung von erworbenen Herzklappenfehlern etabliert. Nachdem solche Therapien zunächst alten und multimorbiden Patienten mit erhöhtem Risiko für eine konventionelle Operation vorbehalten waren, wurden die Indikationen für derartige Eingriffe aufgrund ermutigender Langzeitergebnisse zunehmend breiter gestellt.

Hierzu gehören die perkutane Aortenklappenimplantation (TAVI; transfemoral und transapikal) und die katheterbasierte Behandlung der Mitralklappeninsuffizienz (MitraClip, Mitralringraffung) [902], [903]. Neueste Entwicklungen adressieren die perkutane Implantation von Mitralklappenprothesen und das Clipping hochgradig insuffizienter Trikuspidalklappen [903].

Komplikationen bei Herzklappenfehlern und nach Herzklappenersatz

Art und Häufigkeit von Komplikationen nach Herzklappenersatz sind je nach Prothesentyp verschieden. Prothesentypen der älteren Generation (Schweineaortenklappen-Bioprothesen, Kugelkäfig-, Hubscheiben-, ältere Kippscheibenprothesen) zeigen eine schlechtere Hämodynamik durch Flussturbulenzen sowie höhere Komplikationsraten als Prothesen der neueren Generation (Rinderperikard-Bioprothesen und neuere Kippscheiben- und Doppelflügelprothesen) [902], [903].

Thrombembolien

Arterielle Thrombembolien können von thrombotischen Auflagerungen, Prothesenthrombosen oder entzündlichen Vegetationen der Herzklappen und/oder Klappenprothesen ausgehen. Sie können aber auch durch linksatriale Thromben (Vorhofflimmern), Ventrikelthromben oder arterielle bzw. aortale Gefäßwandthrombosen verursacht sein. Entsprechend muss die Diagnostik dieses breite Spektrum abdecken.

Praxistipp

Die transthorakale und die transösophageale Echokardiografie sind von zentraler Bedeutung für Ausschluss, Nachweis und Ursprung kardialer Emboliequellen (Klappenprothese, Kavitäten).

Die Therapie thrombembolischer Komplikationen nach Herzklappenersatz besteht in einer Behandlung der zugrunde liegenden Ursache sowie in einer intensivierten Antikoagulation. In Einzelfällen ist eine interventionelle oder chirurgische Thrombektomie bzw. Embolektomie oder eine Rekanalisation embolisch verschlossener Gefäße indiziert.

Bei zerebraler Thrombembolie ist die Situation besonders problematisch. In der akuten Phase des frischen Gefäßverschlusses kann im Konsens mit der Neurologie eine fibrinolytische Therapie erwogen werden. Ist das enge Zeitfenster (< 24h) hierfür verstrichen, müssen Intensität und Dosierung der Antikoagulation zum Schutz vor rezidivierenden Embolien gegen das Risiko einer sekundären Einblutung in das Hirninfarktareal abgewogen werden [902], [903].

Prothesenthrombosen

Das Risiko einer Prothesenthrombose wird maßgeblich durch die transprothetischen Flussgeschwindigkeiten bestimmt. Bei hohen Flussgeschwindigkeiten ist das Risiko gering (z. B. Aortenklappenprothesen), bei niedrigem Fluss dagegen deutlich erhöht (z. B. Trikuspidalklappenprothesen).

Eine Prothesenthrombose sollte vermutet werden, wenn es nach Unterbrechung der Antikoagulation bei Patienten nach Herzklappenersatz zu unklaren Thrombembolien oder Leistungsminderung mit Dyspnoe kommt.

Praxistipp

Diagnostisch wegweisend sind Auskultationsbefund (Verlust der Prothesenklicks bei mechanischen Prothesen, eventuell neues Herzgeräusch), Durchleuchtung (minderbewegliche oder starre Prothesenokkluder) und transthorakale und/oder transösophageale Echokardiografie (Nachweis von Thromben mit Dysfunktion der Prothese) [902], [903].

Therapeutisch erfolgt die sofortige intravenöse Gabe von 5 000 IE unfraktionierten Heparins.

Bei kritisch kranken Patienten mit obstruktiver linksseitiger Prothesenthrombose sollte eine sofortige oder eilige operative Therapie erfolgen, um die Risiken kardialer Dekompensationen und thrombembolischer Komplikationen zu reduzieren.

Eine systemische Thrombolyse sollte nur bei Patienten erwogen werden, bei denen das Operationsrisiko aufgrund schwerer Begleiterkrankungen sehr hoch ist, eine Operationskapazität akut nicht gegeben ist oder der Transport in ein kardiochirurgisches Zentrum aufgrund des kritischen Zustands des Patienten nicht möglich ist.

Bei hämodynamisch stabilen Patienten mit nicht obstruktiver Prothesenthrombose kann eine intensivierte Antikoagulation (intravenöse Gabe von Heparin oder höherer INR-Zielbereich; INR: International Normalized Ratio) unter echokardiografischen Kontrollen zu einer Resolution des Thrombus führen.

Bei obstruktiven Prothesenthrombosen im venösen System (Trikuspidalklappe, Pulmonalklappe) ist zunächst eine Thrombolyse indiziert, da die Erfolgsquoten hoch und schwerwiegende Komplikationen selten sind [902], [903].

Prothesendysfunktion

Neben der Degeneration und Verkalkung biologischer Herzklappen kann auch eine Fehlfunktion mechanischer Prothesen wie eingewachsenes Pannusmaterial oder eingeklemmte bzw. ausgebrochene Prothesenokkluder zu verminderter Öffnungsbewegung oder Schlussdichtigkeit der Prothese führen.

Prothesenrandleck

Bei paraprothetischen Leckagen („Randlecks") kommt es zur Regurgitation von Blut neben der Prothese. Bei großen Randlecks dominiert die hämodynamische Belastung aufgrund des hohen Rückflussvolumens, während bei kleinen Randlecks die intravasale Hämolyse aufgrund hoher Flussturbulenzen im Vordergrund steht. Diese sind messbar und quantifizierbar durch erhöhte Serum-Laktatdehydrogenase (LDH), indirektes Bilirubin und Retikulozyten bei reduziertem Haptoglobin und Nachweis von Fragmentozyten. Bei hämodynamisch relevanten Randlecks oder dekompensierter Hämolyse kann eine operative Revision oder ein interventioneller Okkluderverschluss erforderlich werden [903].

Mikrobielle Endokarditis

Dieses Krankheitsbild wird auch hinsichtlich der intensivmedizinischen Aspekte im Kapitel Endokarditis (S. 301) behandelt.

15.5.2 Spezielle Aspekte

Management von Arrhythmien

Arrhythmien stellen eine der Hauptursachen für Krankenhausaufnahmen und Notfallsituationen bei Patienten mit Herzklappenfehlern dar und haben bedeutenden Anteil an der Morbidität und Mortalität.

Prädisponierende Faktoren

Arrhythmien begünstigende Faktoren sind:

- zugrunde liegende Anatomie des Herzklappenfehlers
- hämodynamische Veränderungen als Teil des natürlichen Krankheitsverlaufs (Dilatation, Dysfunktion und Fibrose des Myokards)
- operative Eingriffe mit Verbleib elektrischer Narbenbarrieren (Atrio-, Ventrikulotomie)
- Implantation von Fremdmaterial (Patches, Conduits oder Prothesen)
- postoperativ verbleibende Störungen der Hämodynamik

Merke

M!

Die Korrektur hämodynamischer Störungen ist eine der wichtigsten Maßnahmen und Voraussetzungen zur Behandlung von Arrhythmien und zur Prävention des plötzlichen Herztods.

Antiarrhythmische Therapie

Bei paroxysmalem und persistierendem Vorhofflimmern stehen in der notfall- und intensivmedizinischen Therapie die Frequenzregulierung (z. B. durch Betablocker, Verapamil oder Digitalisglykoside) und die Antikoagulation im Vordergrund (siehe auch Kapitel Herzrhythmusstörungen (S. 326)). Danach kann eine medikamentöse oder elektrische Kardioversion zur Wiederherstellung des Sinusrhythmus erfolgen und eine antiarrhythmische Rezidivprophylaxe bzw. Rhythmusstabilisierung (Antiarrhythmika oder Katheterablation) erwogen werden [902], [903], [904], [905].

Die Terminierung paroxysmaler supraventrikulärer Tachykardien erfolgt durch i. v. Bolusinjektion von Adenosin. Atriale Tachykardien, Vorhofflattern und Vorhofflimmern können durch Gabe von Amiodaron oder durch elektrische Kardioversion beendet werden. Auch in der Langzeittherapie supraventrikulärer Arrhythmien gilt Amiodaron als wirksamste Substanz, ist aber mit einer erhöhten Rate extrakardialer Nebenwirkungen belastet [904], [905].

Aufgrund der Limitationen der Therapie mit Antiarrhythmika bei struktureller Herzerkrankung werden zunehmend interventionelle Verfahren der Katheterablation eingesetzt [904], [905]. Auch bei therapieresistentem Vorhofflimmern und

Kammertachykardien ist die Katheterablation eine therapeutische Option, wenngleich diese im Vergleich zu Patienten ohne strukturelle Herzerkrankung risikobehafteter und weniger erfolgversprechend ist [904], [905], [908].

Prävention des plötzlichen Herztodes

Bei Patienten mit lebensbedrohlichen anhaltenden Kammertachykardien und/oder überlebtem Kreislaufstillstand sowie bei anhaltend ausgeprägter linksventrikulärer Dysfunktion (EF < 35 %) ist die Implantation eines automatischen Kardioverter-Defibrillators (ICD), bei solchen mit Linksschenkelblock eventuell auch in Kombination mit kardialer Resynchronisationstherapie (CRT) indiziert [908].

Antithrombotische Therapie

Indikationen

Nach biologischem Herzklappenersatz oder nach Rekonstruktion der Mitralklappe unter Verwendung von Fremdmaterial besteht die Indikation zur passageren Antikoagulation für 3 Monate. Bei Vorhofflimmern oder nach Implantation mechanischer Herzklappenprothesen besteht dagegen die Indikation zur lebenslangen Antikoagulation.

Wahl der Antikoagulanzien

Die Langzeitantikoagulation erfolgt durch orale Therapie mit Vitamin-K-Antagonisten (Kumarine, z. B. Phenprocoumon, Warfarin), überwacht durch regelmäßige INR-Kontrollen. Direkte Thrombininhibitoren und Faktor-Xa-Antagonisten (NOAC) sind dagegen zur oralen Antikoagulation nach mechanischem Herzklappenersatz nicht zugelassen und aufgrund unbefriedigender Studiendaten (erhöhte Rate an Blutungen, Embolien und Mortalität) kontraindiziert [902], [903], [904], [905].

Eine zusätzliche antithrombozytäre Therapie mit Azetylsalizylsäure (ASS), Dipyridamol, Clopidogrel oder anderen Substanzen zu einer bestehenden oralen Antikoagulation erhöht die Rate an Blutungskomplikationen und ist allenfalls bei einzelnen Patienten mit begleitenden schwerwiegenden vaskulären Erkrankungen oder rezidivierenden Embolien trotz adäquater INR-Werte zu erwägen.

INR-Zielbereiche

Die Wirksamkeit der Vitamin-K-Antagonisten ist individuell verschieden. Die Dosissteuerung erfolgt durch Kontrolle der Thromboplastinzeit, angegeben als INR. Die Wahl des optimalen INR-Zielbereichs berücksichtigt prothesenseitige (Prothesentyp, Prothesenposition) und patientenseitige (Vorhofflimmern, Ventrikelfunktion, linksatriale Größe, frühere Thrombembolien) Risikofaktoren für Thrombembolien.

Liegen keine Risikofaktoren vor, gilt für Aortenklappenprothesen ein Ziel-INR-Wert von 2,5 (Bereich 2,0–3,0), bei Mitralklappenprothesen von 3,0 (Bereich 2,5–3,5). Bei Vorliegen von Risikofaktoren erhöht sich der Zielwert des INR um 0,5 auf beispielsweise 3,5 bei Mitralklappenprothesen (Bereich 3,0–4,0) [902], [903].

Blutungen unter Antikoagulation

Nach Herzklappenersatz beträgt die Inzidenz schwerwiegender Blutungen unter Antikoagulanzien etwa 2,2 % pro Jahr, wobei etwa 0,2 % letal verlaufen.

Das Risiko schwerwiegender Blutungen ist bei INR > 4,5 deutlich erhöht. Bei Kumarinüberdosierung mit INR > 6,0 sollte die Antikoagulation unterbrochen oder Maßnahmen zu deren Rückführung (vorsichtige Gabe von Vitamin K) ergriffen werden [902], [903].

Schwangerschaft und Entbindung

Schwangerschaft

Eine Schwangerschaft stellt bei Patientinnen mit erworbenen Herzklappenfehlern, wenngleich in unterschiedlichem Ausmaß, grundsätzlich ein erhöhtes Risiko dar [909].

Merke M!

Das höchste Risiko bei einer Schwangerschaft tragen Patientinnen mit:

- schwerer pulmonaler Hypertonie (> 50 mmHg systolisch)
- hochgradigen obstruktiven Herzklappenfehlern
- hochgradig reduzierter linksventrikulärer Funktion (EF < 30 %)
- ausgeprägter Ektasie der Aorta ascendens (> 50 mm)

Bei diesen Patientinnen ist eine Schwangerschaft relativ kontraindiziert.

Entbindung

Die optimale Anästhesie und Analgesie sollten vor der Entbindung individuell festgelegt werden. Bei Risikopatientinnen wird ein kardiales Monitoring unter der Geburt empfohlen.

Praxistipp

Bei der Mehrzahl der Patientinnen mit erworbenen Herzklappenfehlern ist eine vaginale Entbindung angezeigt, wobei eine elektive Einleitung der Geburt erwogen werden sollte.

Indikationen zur Sectio caesarea bestehen bei [909]:

- Ursachen aus der Geburtshilfe
- therapeutischer Antikoagulation zum Zeitpunkt des Geburtsbeginns
- schwerwiegenden Klappenstenosen
- ausgeprägter pulmonaler Hypertonie
- instabiler Aortenerkrankung mit Gefahr der Dissektion

15.5.3 Perioperative und intensivmedizinische Therapie

Nicht kardiale Operationen

Eine präoperative interdisziplinäre Fallkonferenz leistet insbesondere bei hochgradigen und komplexen Herzklappenfehlern wesentliche Beiträge zur optimalen Vorbereitung auf eine nicht kardiale Operation und damit zur Senkung des perioperativen Risikos. Alle an der Behandlung beteiligte Fachdisziplinen sowie ein (Kardio-)Anästhesist mit detaillierten Kenntnissen zur Hämodynamik und den zu erwarteten perioperativen Komplikationen sollten einbezogen werden [903], [906].

Präoperative Risikostratifikation

Wenn Patienten mit hochgradigen Herzklappenfehlern elektiv, dringlich oder notfallmäßig operiert werden müssen oder intensivmedizinische Behandlung benötigen, sollten folgende Aspekte besonders berücksichtigt werden [903], [906]:

- Kenntnisse der hämodynamischen Besonderheiten und möglicher perioperativer Komplikationen unter Beachtung kardialer Voroperationen
- klinische Einschätzung der körperlichen Belastbarkeit
- präoperative Echokardiografie zur Beurteilung von Anatomie und Hämodynamik
- Beachtung der Indikationen zur antibiotischen Endokarditisprophylaxe gemäß Leitlinien

Prä- und perioperative Therapieoptimierung

Die präoperative Risikostratifikation hat das Ziel einer Risikosenkung durch eine Therapieoptimierung. Allgemein gelten folgende Empfehlungen [903], [906]:

- Notfallsituationen erlauben meist keinen zeitlichen Aufschub.
- Sehr dringliche nicht kardiale Operationen müssen mit verkürzter präoperativer Diagnostik und Therapieoptimierung erfolgen.
- Bei kardialer Dekompensation sollte präoperativ durch eine Anpassung der Medikation eine klinische und hämodynamische Stabilisierung angestrebt werden.
- Bei sehr hohem kardialem Risiko sollte die Indikation zur nicht kardialen Operation kritisch geprüft und streng gestellt werden. Eventuell sollte eine Behandlung des Klappenfehlers (Valvuloplastie, TAVI, MitraClip, Klappenersatz oder -rekonstruktion) vor der nicht kardialen Operation erfolgen.
- Eine medikamentöse Vorbehandlung mit Statinen, Betablockern und Antiarrhythmika sollte perioperativ in aller Regel fortgeführt werden.

Perioperative Antikoagulation

Generell gilt es, in der (peri-)operativen Phase die effektive Antikoagulation nur so kurz wie möglich zu unterbrechen und postoperativ so schnell wie möglich wiederaufzunehmen. Dabei müssen operationsbedingtes Blutungsrisiko und patientenseitiges, individuelles Thrombembolierisiko im interdisziplinären Kolloquium gegeneinander abgewogen werden.

Eine Antikoagulation mit Vitamin-K-Antagonisten (z. B. Phenprocoumon) nach mechanischem Klappenersatz oder bei persistierendem Vorhofflimmern erfordert ein perioperatives Heparinbridging, wenn der untere INR-Zielbereich unterschritten wird [903], [906].

Im Zweifelsfall sollte peri-/postoperativ eine (transösophageale) Echokardiografie zum Ausschluss intrakavitärer oder prothesenbezogener Thromben erfolgen. Gleiches gilt für intensivmedizinische Behandlung von Patienten mit Herzklappenfehlern sowie für die medikamentöse oder elektrische Kardioversion bei persistierendem Vorhofflimmern.

Akute Notfälle und kardiale Dekompensationen

Häufigste Ursachen kardialer Notfälle bei Patienten mit schweren Herzklappenfehlern sind Arrhythmien, Infektionen (Endokarditis, Sepsis), und akute Herzinsuffizienz durch kardiale Dekompensation [902], [903], [907], [908].

Im Folgenden werden nur die intensivmedizinischen Aspekte der Therapie akuter Dekompensationen der wichtigsten Herzklappenfehler beschrieben. Auf die Darstellung von Details muss in Anbetracht des limitierten Textumfangs verzichtet und auf Spezialliteratur verwiesen werden.

Dekompensierte Aortenklappenstenose

▶ **Ätiologie und Pathophysiologie.** Eine akut dekompensierte Aortenklappenstenose entsteht meist auf dem Boden einer zunehmenden Klappenverkalkung mit Reduktion der Öffnungsfläche und Verschlechterung der linksventrikulären Funktion. Bis in das fortgeschrittene Stadium der Aortenklappenstenose kann diese oligosymptomatisch verlaufen. In dieser grenzkompensierten Situation kann eine zusätzliche kardiale Belastung oder Schwächung zur Dekompensation führen. Diese Entwicklung ist prognostisch ungünstig und stellt eine dringliche Indikation zur Intervention oder Operation dar [902], [903].

Merke

Bei Verschlechterung der linksventrikulären Funktion (geringes Schlagvolumen) kann trotz hochgradiger Aortenklappenstenose nur ein geringer Druckgradient bestehen („low flow – low gradient“).

Praxistipp

Bei Auftreten von Vorhofflimmern sollte eine rasche Kardioversion erfolgen, da der Verlust der Vorhofkontraktion und die Verkürzung der Diastolendauer (Tachyarrhythmie) bei diastolischer Dysfunktion (Hypertrophie) zu einer akuten Verschlechterung der linksventrikulären Füllung mit der Folge einer kardialen Dekompensation führen können [902], [903].

▶ **Therapie.** Operativ kommt nur ein Ersatz der hochgradig degenerativ verkalkenden Aortenklappe infrage, da die anatomischen Veränderungen eine Klappenrekonstruktion unmöglich machen. Interventionell hat sich in den letzten Jahren die katheterbasierte Aortenklappenimplantation (TAVI) über einen transfemoralen oder transapikalen Zugangsweg als gleichwertige Alternative zum offenen chirurgischen Klappenersatz etabliert. Eine TAVI ist auch in der kritischen Situation einer therapierefraktär dekompensierten Aortenklappenstenose durchführbar [902], [903].

Dekompensierte (akute) Aortenklappeninsuffizienz

▶ **Ätiologie und Pathophysiologie.** Eine akute Aortenklappeninsuffizienz entsteht meist im Kontext einer akuten Aortenklappenendokarditis mit aggressivem Verlauf oder im Rahmen eines akuten Aortensyndroms mit Beteiligung der Aorta ascendens.

Das hämodynamische Ausmaß der Aortenklappeninsuffizienz wird verstärkt durch größere Insuffizienzfläche (Defekt der Klappe), erhöhten peripheren Widerstand (Blutdruck), verlängerte Diastolendauer (Bradykardie) sowie reduzierte linksventrikuläre Compliance (Hypertrophie).

Bei akuter Aortenklappeninsuffizienz kommt es durch fehlende hämodynamische Anpassung auch bei normalen Volumina des linken Ventrikels rasch zu Zeichen der Linksherzinsuffizienz und Dekompensation. Führendes Symptom ist dabei eine akute Dyspnoe [902].

Merke

Auskultation, diastolischer Blutdruck und (transösophageale) Echokardiografie erlauben eine Beurteilung des Schweregrads sowohl im Rahmen des intensivmedizinischen Monitorings als auch im Langzeitverlauf.

▸ **Therapie.** Bei struktureller Destruktion der Klappe im Rahmen einer Endokarditis ist eine operative Therapie mit Ersatz der akut hochgradig insuffizienten Aortenklappe indiziert.

Bei akutem Aortensyndrom mit Dissektion der Aorta ascendens ist in manchen Fällen ein klappenerhaltender rekonstruktiver Eingriff möglich.

Bei hypertensiv getriggerter akuter Verschlechterung einer vorbestehend stabilen Aortenklappeninsuffizienz lässt sich diese meist durch eine antihypertensive Therapieoptimierung, unter anderem unter Einsatz von Nachlastsenkern, rekompensieren [902], [903].

Dekompensierte (akute) Mitralklappeninsuffizienz

▸ **Ätiologie und Pathophysiologie.** Eine akute Mitralklappeninsuffizienz kann struktureller (primärer) oder funktioneller (sekundärer) Genese sein [902], [903]:

- *entzündlich*: Segelperforationen und Klappendestruktion, z. B. bei Endokarditis
- *degenerativ*: Abriss von Sehnenfäden („flail leaflet"), z. B. bei Mitralklappenprolaps
- *ischämisch*: Dysfunktion oder Abriss von Papillarmuskeln, z. B. nach Myokardinfarkt
- *funktionell* (sekundär): linksventrikuläre Dilatation mit Remodelling und Erweiterung des Mitralklappenanulus, z. B. bei dekompensierter Herzinsuffizienz

Bei der akuten *primären* Mitralklappeninsuffizienz kommt es zu einer plötzlichen Volumenbelastung mit stark erhöhten Druckwerten des anfangs noch normal dimensionierten, hämodynamisch nicht adaptierten linken Vorhofs. Die Funktion des linken Ventrikels ist anfangs normal bis hyperdynam bei jedoch reduziertem antegradem Schlagvolumen („low output") und hohem Regurgitationsvolumen [902], [903].

Merke

Resultierende Symptome sind ausgeprägte akute Dyspnoe durch Rückstau zur Lunge bis hin zum Lungenödem und kardiogenen Schock.

Meist ist die Nachlast akut vermindert. Liegt ein erhöhter Systemwiderstand vor (z. B. bei arterieller Hypertonie), begünstigt und verstärkt dieser die Regurgitation. Durch das Pendelvolumen kommt es zudem rasch zu einer progredienten Verschlechterung der systolischen linksventrikulären Funktion und der Geometrie.

Praxistipp

Diagnostisch wegweisend sind die transthorakale und die transösophageale Echokardiografie, welche sowohl Art und Ausmaß struktureller Veränderungen an der Mitralklappe, deren Tauglichkeit für eine operative Rekonstruktion als auch die hämodynamischen Folgen und den Schweregrad der Mitralinsuffizienz beurteilen lassen.

▸ **Therapie.** Eine akute *primäre* Mitralklappeninsuffizienz mit hochgradiger Regurgitation ist aufgrund der strukturellen Destruktion der Klappensegel oder des subvalvulären Apparats konservativ nicht beherrschbar und hat eine schlechte Prognose. Sie erfordert daher eine notfallmäßige (Papillarmuskelabriss) oder dringliche (Sehnenfadenabriss) operative Therapie. Wenn die anatomisch-strukturellen Gegebenheiten geeignet sind, werden operative Eingriffe mit Rekonstruktion gegenüber dem Klappenersatz bevorzugt [903].

Moderne Techniken der Rekonstruktion beinhalten beispielsweise den Transfer nativer Sehnenfäden oder artifizielle Neo-Chordae-Implantation (bei „flail leaflet"), die Ringanuloplastie (bei Klappenringdilatation) und die partielle Resektion von Klappensegeln (bei Mitralklappenprolaps), jeweils in konventioneller (Sternotomie) oder minimalinvasiver Technik (rechts-laterale Thorakotomie).

Palliative präoperative Begleitmaßnahmen dienen vornehmlich der Minimierung des Operationsrisikos, sollen aber den erforderlichen Eingriff nicht maßgeblich verzögern. Dies beinhaltet die Blutdruckregulation und die Vorlastsenkung (Nitrate und Diuretika) zur Therapie des drohenden oder manifesten Lungenödems. Bei kardiogenem Schock mit schwerer Hypotension (z. B. Papillarmuskelabriss) besteht die Indikation zur sofortigen operativen Therapie ohne weiteren Aufschub. Begleitend zum Transport können Katecholamine und Verfahren zur mechanischen Kreislaufunterstützung (IABP [intraaortale Ballonpulsation], ECMO [extracorporale Membranoxygenierung]) lebenserhaltend eingesetzt werden [902], [903].

Merke

Die *sekundäre* (funktionelle) dekompensierte Mitralklappeninsuffizienz lässt sich durch eine erweiterte medikamentöse Therapie der zugrunde liegenden akuten Herzinsuffizienz behandeln und mittelfristig stabilisieren.

Ohne Intervention (z. B. operative Mitralklappenrekonstruktion oder interventionelle MitraClip-Prozedur) ist die Langzeitprognose auch bei rekompensierter sekundärer Mitralklappeninsuffizienz eingeschränkt. Hierbei spielen Komplikationen wie das Auftreten von Vorhofflimmern, pulmonaler Hypertonie und zunehmender globaler Herzinsuffizienz eine maßgebliche Rolle [902], [903], [907].

Dekompensierte Mitralklappenstenose

▸ **Ätiologie und Pathophysiologie.** Die rheumatische Mitralklappenstenose führt über eine chronische Druckbelastung zu einer Dilatation des linken Vorhofs und prädisponiert zum Auftreten von Vorhofflimmern mit der Gefahr des embolischen Schlaganfalls oder systemischer Embolien durch linksatriale Thrombusbildung. Zudem kommt es durch den Rückstau von Blut zu einer Druckerhöhung in der Lungenstrombahn mit konsekutiver Belastungsdyspnoe und Entwicklung einer symptomatischen Rechtsherzinsuffizienz (Ödeme, Pleuraerguss, Aszites, Jugularvenenstau, etc.) [902], [903].

▸ **Therapie.** Bei dekompensierter Mitralklappenstenose ist neben einer Flüssigkeitsrestriktion sowie Gabe von Diuretika und Nitraten eine Therapie mit Betablockern zur Vermeidung oder Behandlung von Tachykardien von essenzieller Bedeutung.

Praxistipp

Nicht selten kommt es durch paroxysmales Vorhofflimmern zur kardialen Dekompensation, da die Tachyarrhythmie zu einer verkürzten Diastolendauer und zum plötzlichen Verlust der Vorhofkontraktion führt. Beides verschlechtert die diastolische Füllung des linken Ventrikels und führt zur Lungenstauung.

Auch Anämien, Fieber, Hyperthyreose und Schwangerschaften wirken sich bei Mitralstenose aufgrund des erhöhten Herzzeitvolumens (HZV) bei limitiertem transmitralem Blutflusses hämodynamisch ungünstig aus.

Bei Vorhofflimmern kann neben einem rein frequenzregulierenden Konzept auch eine Kardioversion mit nachfolgender Rhythmusstabilisierung durch Antiarrhythmika oder Katheterablation erwogen werden (bei hochgradiger Mitralstenose jedoch eingeschränkte Erfolge).

Merke

Aufgrund der ausgeprägten Neigung zu thrombembolischen Komplikationen besteht bei Mitralstenose und Vorhofflimmern eine dringliche Indikation zur oralen Antikoagulation.

Die Ballonkatheter-Valvuloplastie führt bei hochgradiger Mitralstenose zu vergleichbaren Akut- und Langzeitergebnissen wie die offene chirurgische Kommissurotomie und kann auch als Notfallintervention bei Dekompensation durchgeführt werden.

II

Dekompensierte Trikuspidalklappeninsuffizienz

Eine Trikuspidalklappeninsuffizienz ist häufig die funktionelle Folge (Anulusdilatation) linksseitiger Herzklappenfehler oder einer pulmonalen Hypertonie. Bei Dekompensation stehen klinische Stauungszeichen bei Rechtsherzinsuffizienz im Vordergrund. Diese werden symptomatisch durch Diuretika, Vorlastsenker (Nitrate) und entlastende (Pleura-)Ergussdrainage behandelt.

Operativ steht die chirurgische Trikuspidalklappenraffung als klappenerhaltende Rekonstruktion zur Verfügung. Diese erfolgt jedoch nur selten als alleinige chirurgische Maßnahme, sondern eher als Zusatzmaßnahme bei primär anderweitiger Indikation zur Herzoperation. Jüngste Entwicklungen adressieren ein interventionelles Clipping-Verfahren der Trikuspidalklappe analog zur MitraClip-Prozedur.

15.5.4 Literatur

[902] Baumgartner H, Falk V, Bax JJ et al. ESC/EACTS Guidelines for the management of valvular heart disease. Eur Heart J 2017; 38: 2739–2791

[903] Baumgartner H, ed. Valvular Heart Disease (Part 3, Section 35). In: Camm AJ, Lüscher TF, Maurer G, Serruys PW, eds. ESC CardioMed, 3rd ed. Oxford: Oxford University Press; 2018

[904] January CT, Wann LS, Calkins H et al. AHA/ACC/HRS focused update of the 2014 AHA/ACC/HRS guideline for the management of patients with atrial fibrillation. J Am Coll Cardiol 2019; 74: 104–132

[905] Kirchhof P, Benussi S, Kotecha D et al. ESC Guidelines for the management of atrial fibrillation. Eur Heart J 2016; 37: 2893–2963

[906] Kristensen SD, Knuuti J, Saraste A et al. ESC/ESA Guidelines on non-cardiac surgery: Cardiovascular assessment and management. Eur Heart J 2014; 35: 2383–2431

[907] Ponikowski P, Voors AA, Anker SD et al. ESC Guidelines for the diagnosis and treatment of acute and chronic heart failure. Eur Heart J 2016; 37: 2129–2200

[908] Priori SG, Blomström-Lundqvist C, Mazzanti A et al. ESC Guidelines for the management of patients with ventricular arrhythmias and the prevention of sudden cardiac death. Eur Heart J 2015; 36: 2793–2867

[909] Regitz-Zagrosek V, Roos-Hesselink, Bauersachs J et al. ESC Guidelines for the management of cardiovascular diseases during pregnancy. Eur Heart J 2018; 39; 3165–3241

15.6 Aortenerkrankungen

Philippe Grieshaber, Andreas Böning, Bernd Niemann

15.6.1 Einteilung

Die Einteilungen der Aortenerkrankungen sind vielfältig. Es finden sich Klassifikationen entsprechend der Anatomie, der Morphologie, der grundlegenden Patho(physio)logie, den betroffenen Anteilen der Aortenwand und entsprechend der Dringlichkeit der operativen Versorgung.

Grundlegend für die klinische Bedeutung werden die Aneurysmata von den Dissektionen abgegrenzt.

Merke M!

Als Aneurysma versteht man eine Aufweitung des Gefäßdurchmessers um mehr als 50 % des erwarteten Normwerts. Hier sind abdominelle Aneurysmata (84 %) am häufigsten, gefolgt von thorakalen (14 %) und thorakoabdominellen Aneurysmata (1 %). Thorakale Aneurysmata finden sich in 51 % der Fälle im Bereich der Aorta ascendens, in etwa 38 % der Fälle in der Aorta descendens und in 11 % der Fälle im Bereich des Aortenbogens [917]. Ältere Personen und Männer sind häufiger betroffen.

Chronische sowie akute Erkrankungsmuster prägen die Einteilung nach Behandlungsdringlichkeit. Häufig finden sich klinisch zunächst asymptomatische Veränderungen der aortalen Wand im Sinn einer Arteriosklerose, eines Wandhämatoms, eines penetrierenden atherosklerotischen Ulkus (PAU) oder einer Plaqueruptur. Es wird das Aneurysma verum (Aussackung aller Wandschichten) vom Aneurysma dissecans (intramurale Einblutung) und vom Aneurysma spurium (perivaskulärer Blutaustritt durch eine Gefäßverletzung) abgegrenzt.

Die aktuell häufigste Ursache eines Aortenaneurysmas ist die Arteriosklerose (80 %), induziert durch die arterielle Hypertonie und das vaskuläre Altern. Daneben finden sich jedoch auch genetische Prädispositionen (Ehlers-Danlos-Syndrom, Marfan-Syndrom, TGFBR1/2-Mutationen und Loeys-Dietz-Syndrom), inflammatorische Pathologien (Aortitis, Riesenzellarteriitis, Takayasu-Arteriitis, Morbus Behçet, Morbus Ormond), mechanische Prädispositionen durch bikuspide Aortenklappen und Aortenisthmusstenosen, Dezelerationstraumata, Kokainabusus, Infektionserkrankungen wie mykotische und wieder auftretende syphilitische Aneurysmata.

Verletzungen im Sinne einer Unfallfolge oder nach medizinischen Eingriffen erscheinen häufiger als akuter Notfall der Herz- und Gefäßchirurgie, weniger als stabiles Aneurysma.

Nach therapiestrategischen Überlegungen, insbesondere zur Planung von Landezonen bei endovaskulärer Therapie, macht es Sinn, die Aorta in Regionen einzuteilen. Hierbei werden nach Ishimaru und Mitchell folgende Zonen unterschieden [920]:

- Zone 0: Aortenwurzel bis distal des Truncus brachiocephalicus
- Zone 1: Aortenbogen bis distal der linken A. carotis communis
- Zone 2: Aortenbogen bis distal des linken A. subclavia-Abgangs
- Zone 3: Aortenisthmus
- Zone 4: weiter distale Aorta descendens

Diese auch zunächst von DeBakey verfolgte Einteilung der Aortendissektionen nach anatomischen Gesichtspunkten einer DeBakey I (Aorta ascendens und thorakoabdominelle descendens, 70 %), II (ausschließlich Aorta ascendens und thorakale Aorta descendens, 10 %) und III (ausschließlich Aorta descendens a: thorakal, b: abdominell, 20 %) ist häufig einer mehr dem klinischen Risiko gerecht werdenden Einteilung gewichen, die ein hohes Risikoprofil für alle Stanford-A-Dissektionen (mit jeder Beteiligung der Aorta ascendens) von den Stanford-B-Dissektionen (ohne jede Beteiligung der Aorta ascendens) unterscheidet.

15.6.2 Klinik und Diagnostik

Fehlende Symptomatik bis zum akuten Aortensyndrom

Eine klinische Symptomatik der chronischen Aneurysmata fehlt häufig völlig oder ist sehr diskret ausgeprägt.

Thorakale Aortenaneurysmata

Im Bereich der Aorta ascendens zeigen sich bei Beteiligung der Aortenklappe und hochgradiger Aortenklappeninsuffizienz im späteren Stadium Leistungsminderungen und Folgen der gesteigerten linksventrikulären Vorlast durch die Aortenklappeninsuffizienz.

Im Bereich des Aortenbogens kann es zu Verdrängungen benachbarter Strukturen kommen, selten berichten einzelne Patienten über eine Heiserkeit durch Reizung des N. laryngeus recurrens, Parästhesien oder ein Horner-Syndrom.

Aneurysmata der thorakalen Aorta descendens können durch Verdrängungen von Trachea und linkspulmonalen Bronchien zu Dyspnoe und Stridor führen, vereinzelte Fälle bronchialer Erosion und Hämoptyse sind berichtet worden.

Pulsierende, verdrängende extrabronchiale Tumoren im Rahmen einer Bronchoskopie sind verdächtig auf das Vorliegen eines Aneurysmas.

Abdominelle Aortenaneurysmata

Abdominelle Aneurysmata bleiben häufig gänzlich asymptomatisch. Bei gezielter Untersuchung kann bei ausgeprägten Befunden ein pulsierender abdomineller Tumor getastet werden. Thrombenbildungen in der arteriellen Strombahn sind selten. Trotzdem kann bei lokalen Erosionen der aortalen Wand und bei großen Aneurysmata eine aortale Thrombuslast zu peripheren Embolisationen und Ischämiesymptomen führen.

Darüber hinaus sind kardiale Emboliequellen bei Vorhofflimmern wahrscheinlich. Das Leriche-Syndrom ist hierbei ein Verschluss der distalen Aorta, bei dem es zu kalten Beinen, Schmerzen, Muskelschwund und Impotenz kommt. Bei Vorliegen einer entsprechenden Symptomtrias wird bei Patientinnen von einem distalen Aortenverschluss gesprochen.

Akutes Aortensyndrom

▶ **Einteilung.** Das akute Aortensyndrom, definiert als akutes Krankheitsbild aortaler Ursache, stellt nahezu immer eine Notfallsituation dar. Hierbei werden nach der europäischen Task Force 5 Klassen unterschieden:

- Klasse 1: klassische Aortendissektion
- Klasse 2: intramurales Hämatom
- Klasse 3: lokalisierte, umschriebene Dissektion
- Klasse 4: Plaqueruptur mit Dissektion und/oder Aortenruptur
- Klasse 5: traumatische oder iatrogene Dissektion

▶ **Symptomatik.** Aus jeder Dissektion kann eine Transsektion, eine freie oder gedeckte Ruptur des Gefäßes resultieren. Während nur sehr seltene Fälle asymptomatisch verlaufen, berichten Betroffene meist von einem reißenden Schmerz, der entlang des Gefäßverlaufs wandert. Es besteht Todesangst. Der Verlauf und die Lokalisation können variieren. Häufig wird von einem zwischen den Schultern „als Peitschenschlag" oder „Messerstich" beginnenden Schmerz berichtet, der nach abdominell wandert.

Weitere begleitende Symptome treten in wechselnder Ausprägung auf und sind häufig Ausdruck der Kopathologien von der Aorta abhängiger Organe: Synkope, Dyspnoe und Schwächegefühl, Aortenklappeninsuffizienz, Perikarderguss und -tamponade, Hypertension oder Blutdruckabfall, komplette oder partielle Pulslosigkeit, hypovolämes oder kardiogenes Schockgeschehen, Pleuraergüsse, abdominelle Einblutungen, Lungenödem; neurologische Ausfälle sowohl zerebral als auch rückenmarkbedingt, Ischämien des Splanchnikusgebiets mit der Symptomatik eines akuten Abdomens.

▸ **Stanford-A-Dissektionen.** Von besonderer Bedeutung sind Stanford-A-Dissektionen mit Beteiligung der Aortenklappe. Betroffene Patienten leiden unter den Folgen einer akuten Aortenklappeninsuffizienz mit erhöhten systolischen und erniedrigten diastolischen Blutdruckwerten und reduziertem Herz-Zeit-Volumen. Bei zusätzlicher Perikardtamponade kommt es zu einer zentralvenösen Stauung, Tachykardie und Oligurie. Eine nicht chirurgisch abgesicherte interventionelle Entlastung einer solchen Perikardtamponade kann zur kompletten aortalen Ruptur und zum Tod führen. Die Pathologie zeigt häufig eine rasche Dynamik mit folglich kurzfristiger Wandlung und Instabilität des klinischen Bildes. Hierdurch ist die hohe Überwachungs- und Therapiepflichtigkeit bedingt.

▸ **Fehldiagnosen.** Aufgrund der hohen Bandbreite an unterschiedlicher Symptomatik ist eine Fehldiagnose als Myokardinfarkt, Lungenembolie, periphere Embolie, Schlaganfall, akutes Abdomen, akute Aortenklappeninsuffizienz, Pleuritis oder Perikarditis häufig. Eine gezielte Diagnostik bei thorakaler und abdomineller Schmerzsymptomatik insbesondere mit fortbestehendem Symptomwandel ist daher unabdingbar (▸ Abb. 15.7).

Bildgebung

Thorakale Aortenaneurysmata

Röntgenuntersuchung

Das klassische Röntgenbild – obwohl Bestandteil der Notfalldiagnostik – hat zwar eine hohe Sensitivität (Verbreiterung des Mediastinums, Verbreiterung des Aortenknopfes, Verbreiterung und Linksverlagerung des Aortenschattens, Verlagerung der Trachea und des linken Hauptbronchus), aber eine deutlich zu geringe Spezifität, so dass es weniger zur Diagnostik der Aortenpathologie als vielmehr zum Ausschluss anderer Verdachtsdiagnosen herangezogen werden kann. Ein unauffälliges Thorax-Röntgenbild schließt eine Aortendissektion nicht aus.

Magnetresonanztomografie (MRT)

Eine MRT erreicht durch Kontrastmittelgabe eine Gefäßdarstellung in der Qualität einer Angiografie. Es können exakte Lokalisationen der Entrys und Reentrys, aber auch Flussverhältnisse, kardiale Funktion und hämodynamische Bedeutungen von Perikardergüssen beurteilt werden.

Allerdings ist die Verfügbarkeit einer MRT zeitlich und räumlich stark begrenzt. Nachteilig insbesondere im Notfall sind darüber hinaus die lange Untersuchungszeit und die fehlende therapeutische Intervenierbarkeit innerhalb dieser Phase. Insbesondere kardiale und thorakale metallische Implantate können durch Artefakte eine exakte Diagnosestellung sogar unmöglich machen. Daher findet die MRT ihre Anwendung insbesondere in der Verlaufsdiagnostik und planbaren Routinediagnostik, weniger in der Notfalldiagnostik.

Computertomografie (CT)

M!

Merke

Aufgrund der hohen Verfügbarkeit, der hohen Sensitivität (100 %) und Spezifität (98–99 %) sowie der hohen Geschwindigkeit der Diagnosestellung ist die Computertomografie des Stammes diagnostisches Mittel der Wahl insbesondere in Notfallsituationen.

Um Bewegungsartefakte durch die kardiale Aktivität zu minimieren, sollte zur exakten Beurteilbarkeit insbesondere der Aortenwurzel und der Aorta

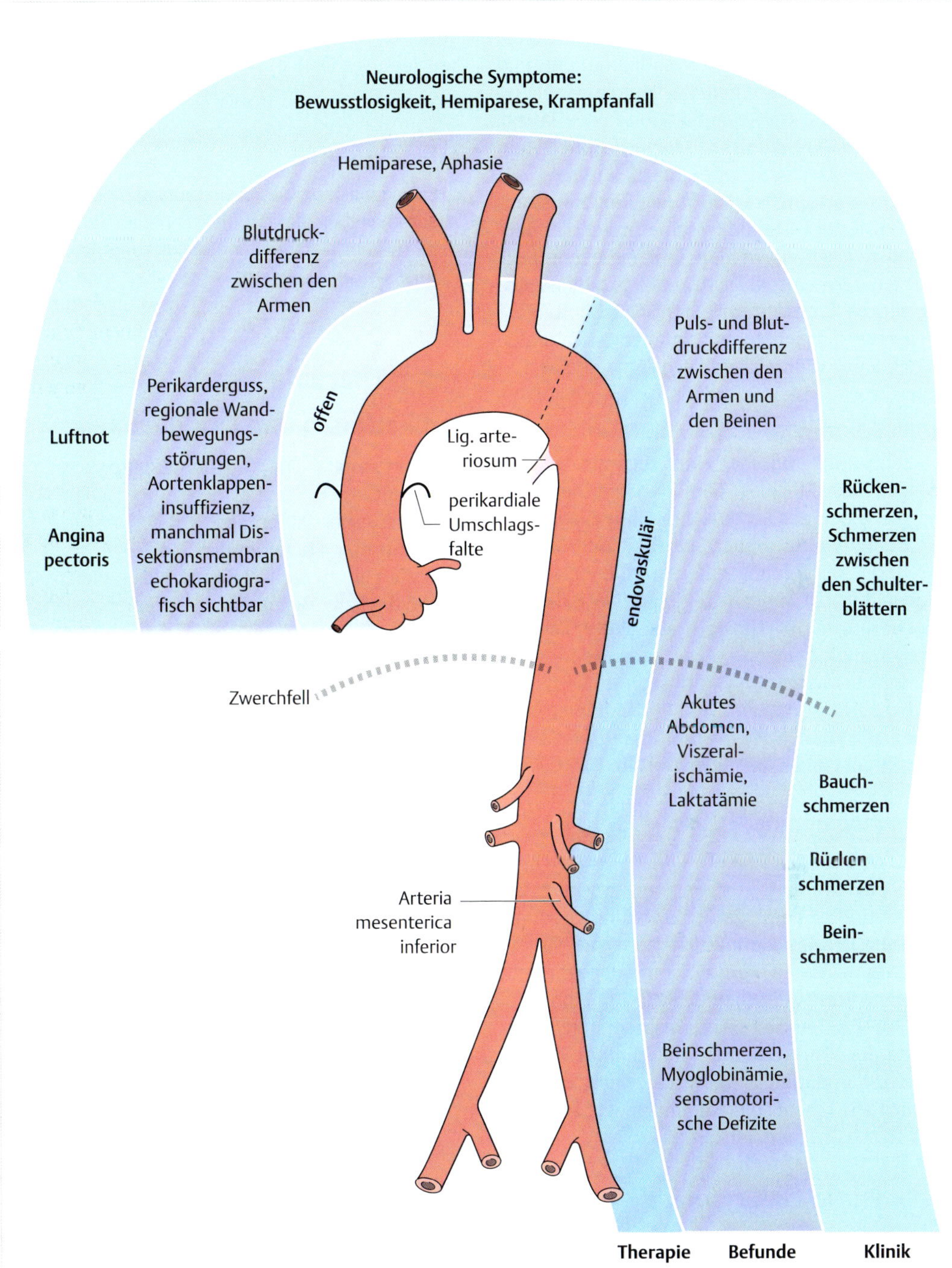

Abb. 15.7 Aortenerkrankungen. Klinische Präsentation, typische Befunde und Therapiestrategien abhängig von der Lokalisation.

ascendens stets eine EKG-getriggerte CT angefertigt werden. Die Darstellung sollte zunächst ohne Kontrastmittel erfolgen, um Wandhämatome und Kalklast exakter beurteilen zu können, dann jedoch eine Kontrastmittelapplikation folgen lassen, um Perfusionsverhältnisse, Malperfusionen und Kontrastmittelaustritte definieren zu können.

Planungsrelevante Fragen für eine Notfalloperation (Ausmaß der Dissektion, Malperfusion, Kanülierungsmöglichkeiten) werden durch die Kontrastmittel-CT beantwortet. Neben der Strahlenbelastung gilt die Kontrastmittelbelastung insbesondere bei Niereninsuffizienten, hyperthyreoten Patienten und bei Kontrastmittelallergikern als nachteilig.

Echokardiografie

Die echokardiografische Untersuchung erlaubt Aussagen hinsichtlich der hämodynamischen Relevanz von Vitien der Aortenklappe und eventueller Perikardergüsse mit hoher Spezifität und Sensitivität unter Vermeidung einer Strahlenbelastung. Darüber hinaus können regionale Wandbewegungsstörungen als Hinweis auf akute kardiale Perfusionsminderungen gewertet werden. Vertebrationen können Dissektionsmembranen vortäuschen. Die Doppler- und Farbdopplerechokardiografie können Flussverhältnisse in falschem und wahrem Lumen darstellen (► Abb. 15.7).

Koronarangiografie

Koronarangiografien sind nur in der elektiven operativen Planung eines Aortenaneurysmasnotwendiger Bestandteil der Diagnostik, wenn nicht durch ein Kardio-CT eine koronare Stenose und Verkalkung ausgeschlossen werden kann oder eine sehr niedrige Vortestwahrscheinlichkeit für eine relevante Koronarstenose besteht. Insbesondere Aneurysmata der Wurzel können eine direkte Darstellung der Koronarien erschweren, wenn die entsprechenden Diagnostikkatheter keinen anatomischen Rückhalt gewinnen können.

Abdominelle Aneurysmata

Diese fallen häufig zufällig im Rahmen von Röntgenuntersuchungen der Lendenwirbelsäule oder im Rahmen von CT-Untersuchungen im Rahmen der Harnleitersteindiagnostik auf.

Zur genauen anatomischen Beurteilung ist auch hier eine Kontrastmittel-CT das Mittel der Wahl. Zur Verlaufsbeurteilung der Größe vorbekannter abdomineller Aneurysmata ist neben der Kontrastmittel-CT eine abdomensonografische Verlaufsbeurteilung möglich.

> **Merke** M!
>
> Ein einmaliges Ultraschallscreening für Bauchaortenaneurysmata ist für Männer ab 65 Jahren im Leistungskatalog der gesetzlichen Krankenversicherung verankert.

15.6.3 Therapie

Indikationen und Dringlichkeit

► **Aneurysmata.** Die Indikationsstellung zur Therapie der Aneurysmata folgt empirischen Daten der Analyse von Patienten, die mit einer Dissektion oder Ruptur aufgenommen wurden.

In die Entscheidungsfindung gehen die absolute Größe des Aneurysmas, die Progredienz, die Lokalisation, eine eventuelle Symptomatik und das Vorliegen von genetischen Bindegewebeerkrankungen ein. Da die Vergrößerung des Aortendurchmessers mit einer Reduktion des 5-Jahre-Überlebens einhergeht (< 5 cm: 93 %, > 6 cm: nur 38 %), muss der operative Eingriff zu einem elektiven Zeitpunkt erfolgen und ist direkt lebensverlängernd.

Stabile Aortenaneurysmata werden im Bereich der Aorta ascendens ab einem Durchmesser von 55 mm therapiert, im Bereich der Aorta descendens (thorakal und abdominell) schwanken die Therapieempfehlungen in einem Bereich von 55–60 mm bzw. einer Durchmesserzunahme von 10 mm pro Jahr, jedoch kann von einer Reduktion der Komplikationsgrade im Rahmen einer frühzeitigen Therapie ausgegangen werden. Zeigt sich eine rasche Progredienz der Erkrankung und nimmt der Durchmesser um mehr als 5 mm pro Jahr zu, besteht eine dringliche Therapieindikation. Jedes symptomatische Aneurysma stellt eine dringliche bis hochdringliche OP-Indikation dar [915].

Begleitende Krankheitsbilder können die Dringlichkeit der Therapie erhöhen oder die Indikation erst entstehen lassen. So wird eine Therapie bei Marfan-Patienten und neuerdings auch bei Patienten mit einer TGFBR1/2-Mutation und Loeys-Dietz-Syndrom bereits ab einem Durchmesser von 45 mm empfohlen.

▸ **Bikuspide Aortenklappe.** Ebenso ist die Therapie bei einer bikuspiden Aortenklappe bereits ab 50 mm indiziert. Im Rahmen dieser Erkrankungen ist auch ein Voranschreiten der Dilatation von mehr als 2 mm pro Jahr als kritisch zu sehen. Fällt bei einer elektiven herzchirurgischen Therapie eine Dilatation der Aorta auf, empfehlen aktuelle Leitlinien eine Kotherapie ab einem Durchmesser von 45 mm [916], [919], [921].

▸ **Aortendissektionen.** Jede akute Aortendissektion Stanford A stellt eine vitale Gefährdung und Notfallindikation zur operativen Therapie dar. Hier ist jede Stunde ohne adäquate Therapie mit einer Mortalität von 1,5 % assoziiert. Insbesondere Stanford-B-Dissektionen werden häufig zunächst medikamentös therapiert. Hier ergibt sich die Indikation zur operativen oder endovaskulären Therapie, wenn unter Normotension weiterhin Beschwerden oder Zeichen einer Organmalperfusion bestehen [913].

Von chronischen Dissektionen spricht man ab einem Zeitraum > 14 Tagen nach Ereignis. Die Therapie dieser Pathologien unterliegt abhängig von der Symptomatik des Patienten und dem individuell resultierendem Perfusionsmuster einer elektiven Therapieplanung und fokussiert auf die Reduktion des Gefäßremodellings und resultierender Folgepathologien [911], [918], [916].

Therapiemodalitäten

Die Therapie von Aortenerkrankungen zielt grundsätzlich darauf ab, den pathologisch veränderten Aortenabschnitt zu stabilisieren und so das Risiko einer Ruptur zu reduzieren, eine bereits stattgehabte Ruptur auszuschalten sowie ein weiteres Remodelling des Gefäßes in der Zukunft zu verringern [922]. Weitere Ziele sind der komplette Erhalt der Organperfusion sowie bei Erkrankungen im Bereich der Aortenwurzel der Erhalt der Aortenklappenfunktion und der Koronarperfusion.

Grundsätzlich werden offen-chirurgische und endovaskuläre Verfahren unterschieden. Die Therapie der Aorta ascendens und des Aortenbogens wird aufgrund der anatomischen Komplexität dieses Bereichs meist chirurgisch durchgeführt, während die Aorta descendens (thorakal und abdominell) derzeit meist endovaskulär therapiert wird.

Chirurgische Therapie

Im Rahmen der offen-chirurgischen Therapie wird der pathologisch veränderte Aortenabschnitt durch die Interposition einer *Rohrprothese* aus gewobenem synthetischem Material (z. B. Polyethylenterephthalat; Dacron) ersetzt. Hierbei werden auch die im zu ersetzenden Bereich abgehenden Aortenabgänge (z. B. die supraaortalen Äste, Viszeralarterien oder Beckenarterien) mit der Rohrprothese anatomisch oder extraanatomisch reanastomosiert.

Bei Aortendissektionen wird die Anastomose des fragilen Aortengewebes in der Regel mit Gewebekleber und/oder Filzwiderlagern stabilisiert, wenn die komplette Resektion der Dissektion nicht möglich ist.

M!

Merke

Die offen-chirurgischen Verfahren erfordern in der Regel eine Abklemmung der Aorta und – je nach Lokalisation und Ausmaß der Rekonstruktion – die maschinelle Perfusion der distalen Gefäßabschnitte und/oder die Induktion eines systemischen Kreislaufstillstands.

Bei Aortenaneurysmata wird im Rahmen der chirurgischen Therapie der aneurysmatische Bereich ersetzt. Bei Dissektionen der Aorta ascendens wird der mit Entrys behaftete Bereich der Aorta ascendens und des Bogens ersetzt. Bei Aortenwurzelaneurysmata oder Aortendissektion Stanford A mit Beteiligung der Aortenwurzel ist häufig die Funktion der Aortenklappe kompromittiert (Aortenklappeninsuffizienz).

Weiterhin können die Koronararterienabgänge obstruiert sein. In diesen Fällen sind eine begleitende Therapie der Aortenklappe (Aortenwurzelrekonstruktion nach David oder Yacoub oder Aortenklappenersatz mittels klappentragenden Conduits oder biologischem Wurzelersatz) mit Reimplantation der Koronararterien oder eine zusätzliche aortokoronare Bypassversorgung erforderlich.

Bei der chirurgischen Therapie thorakoabdomineller Aortenaneurysmata ist die Identifikation, Okklusion oder Reinsertion von Lumbalarterien relevant zur Reduktion von Blutungskomplikationen und zur Vermeidung spinaler Ischämien.

Endovaskuläre Therapie

Bei der endovaskulären Therapie (endovascular aneurysm repair, EVAR; thoracic endovascular aneurysm repair, TEVAR) wird ein Stentgraft kathetergestützt über einen meist femoralen arteriellen Zugang implantiert. Die Stentgrafts bestehen meist aus einem selbstexpandierenden Nitinolgerüst. Dieses ist entweder mit einer blutdichten Membran aus Polytetrafluorethylen (PTFE) oder Dacron vernäht (gecovert) oder hat keine flüssigkeitsdichte Membran (bare springs).

Zur Ausschaltung von Aneurysmata wird eine gecoverte Stentprothese so implantiert, dass die Prothese in einer Landezone kranial und kaudal des Aneurysmas an der Aortenwand anliegt und so den Aneurysmasack von der arteriellen Perfusion ausschließt. Bei abdominellen Aneurysmata findet sich häufig eine begleitende Erweiterung der Iliakalgefäße, so dass endovaskuläre aortobifemorale Y-Prothesen eingebracht werden. Zum Erhalt der Aa. Iliacae internae können diese zusätzlich mit so genannten Iliac Side Branches versehen werden.

Eine komplexe Erweiterung der endovaskulären Therapie ergibt sich, wenn ein Aneurysma in direkter Nachbarschaft zu relevanten Gefäßabgängen (A. mesenterica superior, Truncus coeliacus, Nierenarterien) liegt oder diese sogar einbezieht.

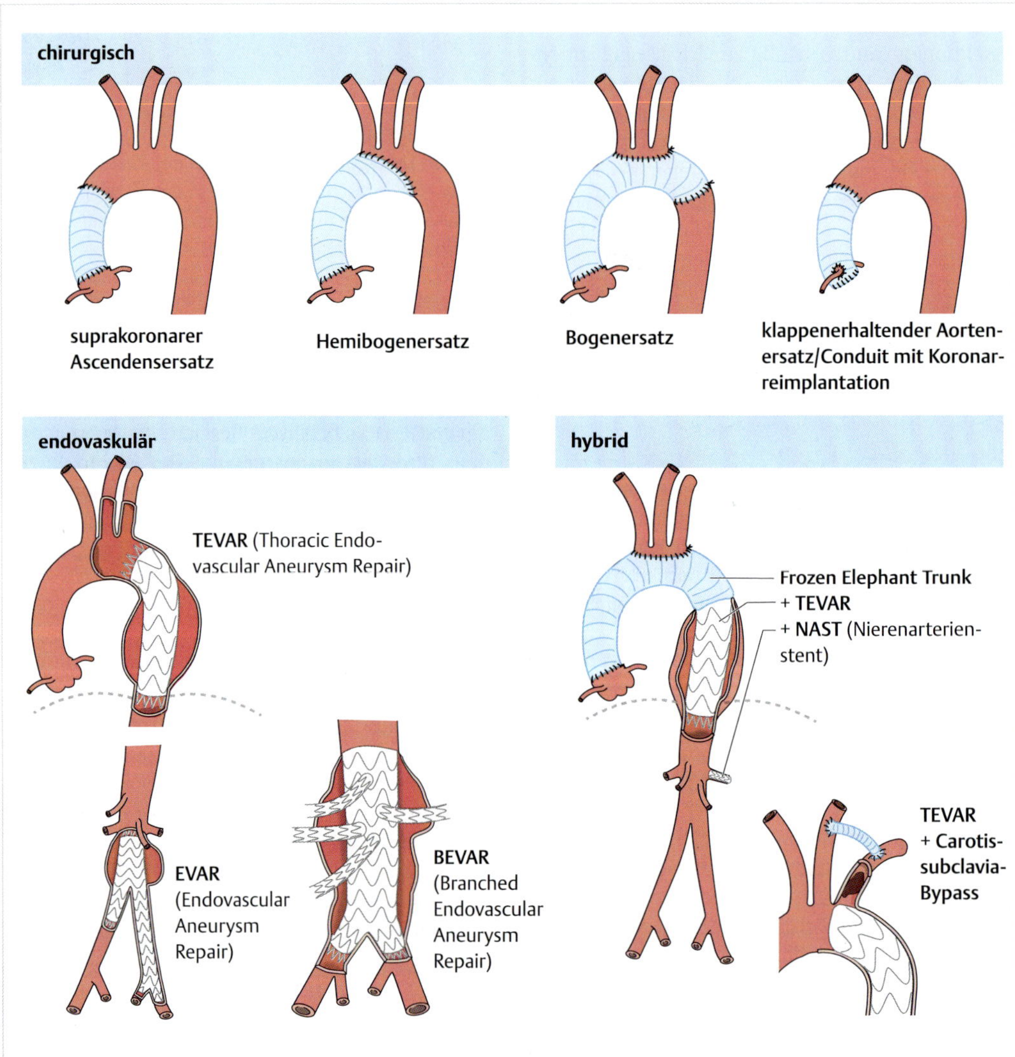

Abb. 15.8 Therapie der Aortenerkrankungen. Chirurgische und endovaskuläre Therapie sowie Hybridverfahren.

In diesen Fällen muss die endovaskuläre Therapie die Perfusion dieser Gefäße mit aufrechterhalten.

Dies kann über verschiedene Techniken erreicht werden: Eine typische Technik ist die Kombination mehrerer Stentgrafts, die teilweise nebeneinander platziert werden (Chimney-Technik). Alternativ kann eine fenestrierte bzw. mit Seitenästen versehen Stentprothese implantiert werden. Diese Prothesen müssen derzeit noch der Anatomie des Patienten entsprechend individuell angefertigt werden (▸ Abb. 15.8). Sind die Ziele eine reine Readaptation der Dissektionsmembran und ein Wiedereröffnen des wahren Lumens eines disseziierten Gefäßes, können auch ungecoverte Dissektionsstents Verwendung finden.

Hybridverfahren

Insbesondere bei ausgedehnten Aortenerkrankungen kommen häufig ein- oder zweizeitige Hybridverfahren zum Einsatz, bei denen ein Anteil der Therapie chirurgisch und ein Anteil endovaskulär erfolgen. Hierbei erfolgt oftmals durch den offenchirurgischen Eingriff die Vorbereitung einer Landezone für die weitere endovaskuläre Therapie.

Ein Beispiel ist die Vergrößerung der proximalen Landezone eines TEVAR durch chirurgische Anlage eines Carotis-subclavia-Bypasses links mit Okklusion des linken A.-subclavia-Abgangs. Hierdurch kann der linke A.-subclavia-Abgang während der TEVAR überstentet werden (▸ Abb. 15.8).

Ein weiteres Beispiel ist die Elephant-Trunk-Technik (Elefantenrüsseltechnik) bei kombinierter Erkrankung der Aorta ascendens und descendens. Hier erfolgt ein chirurgischer Aortenbogenersatz, und der distale Prothesenanteil wird frei in die Aorta descendens gehängt, so dass dieser Anteil als proximale Verankerung einer weiteren (endovaskulären) Versorgung der Aorta descendens dient.

Um die Möglichkeiten der Hybridverfahren voll ausschöpfen zu können, sollten Aortendissektionen in einem Hybridoperationssaal therapiert werden.

15.6.4 Intensivmedizinische Besonderheiten

Die intensivmedizinische Behandlung von Patienten mit Aortenerkrankungen ist in der Komplexität wesentlich von der klinischen und der pathophysiologisch-anatomischen Ausgangssituation abhängig.

Die postoperative Behandlung eines elektiv endovaskulär behandelten Bauchaortenaneurysmas stellt sich in der Regel weit weniger problematisch dar als die Behandlung einer notfällig operativ versorgten Aortendissektion Stanford A. Grundsätzlich muss zum einen die Pathologie des Gefäßes an sich, zum anderen die Pathologie der abhängigen Organe beachtet werden. Ischämien multipler Organe können zu einem Multiorganversagen in der Folge beitragen [912]. Kühlungen im Rahmen der häufig notwendig werdenden Kreislaufstillstände während komplexer Eingriffe kompromittieren die Gerinnung.

In diesem Abschnitt werden nur aortenspezifische Therapieaspekte behandelt. Zur Behandlung von generellen Begleitkomplikationen (Blutungen, neurologische Komplikationen) wird auf die entsprechenden Kapitel in diesem Buch verwiesen.

Blutdruckkontrolle und Schmerztherapie

Um der Ruptur einer aneurysmatisch veränderten oder disseziierten Aorta vorzubeugen, sollte die aortale Wandspannung reduziert werden. Dies gelingt durch eine konsequente antihypertensive Therapie, die sowohl vor als auch nach der operativen Versorgung durchgeführt werden sollte.

In der Regel kann ein systolischer Blutdruck von < 120 mmHg und ein Mitteldruck von maximal 80 mmHg angestrebt werden. Betarezeptorenblocker (z. B. Metoprolol, Bisoprolol) sind hierzu besonders geeignet, da sie über ihre negativ inotrope Wirkung die Anstiegssteilheit des systolischen Druckpulses reduzieren und somit die dynamischen Scherkräfte auf die Aortenwand mindern. Weiterhin unterstützt eine ausreichende *Analgesie* die Effektivität der Blutdruckkontrolle.

Eine tiefe Sedierung und Intubation sollte bei Patienten mit akutem Aortensyndrom nur im OP-Saal unter unmittelbarer chirurgischer Therapiebereitschaft erfolgen, da einerseits das Risiko einer akuten Depression des Kreislaufs unter Wegfall des endogenen Katecholamintonus gegeben ist. Andererseits stellt insbesondere bei gedeckten Rupturen der abdominellen Aorta die Psoasmuskulatur ein relevantes mechanisches periaortales Widerlager dar, das mit Muskelrelaxation reduziert wird, wodurch eine freie Ruptur begünstigt werden kann.

Intensivmedizinisches Monitoring

M!

Merke

Das Ausmaß des Monitorings von Patienten mit Aortenerkrankungen richtet sich im Wesentlichen nach dem klinischen Ausgangsbefund, der anatomischen Ausdehnung der Aortenpathologie und dem OP-Verfahren. Neben EKG- und Sättigungsmonitoring wird in der Regel eine invasive Blutdruckmessung durchgeführt.

▸ **Aortendissektion.** Bei Aortendissektionen ist eine invasive Blutdruckmessung an einer oberen Extremität (möglichst rechts, da hierdurch am ehesten der Druck in der Aorta ascendens abgebildet wird) und zusätzlich an einer Leistenarterie sinnvoll, um dynamische Obstruktionen und Druckdifferenzen als Hinweis auf eine möglicherweise eingeschränkte Perfusion der unteren Körperhälfte detektieren zu können. Die anatomische Ausbreitung der Dissektion und das Risiko, Messkatheter in wahre und falsche Lumen zu positionieren, sind bei der Anlage unbedingt zu beachten und mit dem behandelnden Chirurgen abzustimmen.

Insbesondere nach Notfalloperationen bei Dissektionen ist ein umfassendes und engmaschiges Monitoring der Organfunktionen erforderlich. Hierzu zählen Neuromonitoring (z. B. mittels Nahinfrarotspektroskopie [NIRS], Aufwachversuch), Monitoring der Nierenfunktion (Ausscheidung, Serumkreatinin, sonografische Darstellung der Nierendurchblutung), der Viszeraldurchblutung (Laktat, klinische Beurteilung des Abdomens, Messung des intraabdominellen Druckes) und der Extremitätendurchblutung (klinische Beurteilung, Dopplersonografie).

▸ **Aortenaneurysma.** Bei planbaren Eingriffen im Bereich der thorakoabdominellen Aorta wird häufig bereits präoperativ ein Spinalkatheter angelegt. Dies geschieht vor dem Hintergrund, dass im Rahmen der intermittierenden Okklusion oder Ausschaltung von aus dem Aneurysmasack abgehenden Lumbalarterien eine spinale Ischämie und Schwellung des Rückenmarks auftreten können. Über den Spinalkatheter kann so der Liquordruck gemessen werden und bei Anstiegen auf > 10 mmHg Liquor drainiert werden.

Antikoagulation

Die chirurgische Therapie mit Prothesenmaterial und die endovaskuläre Therapie mit großlumigen Stentprothesen erfordern per se keine spezielle Antikoagulation außerhalb der üblichen Thromboseprophylaxe. Nach Einsatz kleinlumiger Stentgrafts, beispielsweise zur Rekanalisierung der Nierenarterien oder Extremitätenarterien, wird eine duale Thrombozytenaggregationshemmung mit Azetylsalizylsäure (ASS) und *Clopidogrel* für 2 Monate, gefolgt von einer lebenslangen Therapie mit ASS, empfohlen [910].

Spezifische Komplikationen von Aortenerkrankungen

Insbesondere akute Aortenerkrankungen bedingen ein hohes Risiko für schwere Komplikationen, die sowohl prä- als auch postoperativ auftreten können.

▸ **Aortenruptur.** Eine freie Ruptur der Aorta ist klinisch durch einen akuten Blutdruckabfall gekennzeichnet, der sich auch unter mechanischer Reanimation nicht stabilisieren lässt. Je nach Lokalisation der Ruptur lässt sich freie Flüssigkeit intraperikardial, in der linken Pleura oder intraabdominell nachweisen.

Eine gedeckte Ruptur ist klinisch häufig durch ein akutes Schmerzereignis charakterisiert. Hier lässt sich der Kreislauf häufig stabilisieren und freie Flüssigkeit ist sonografisch in der Regel nicht nachweisbar. Ein periaortales Hämatom wird CT-angiografisch nachgewiesen.

▸ **Obstruktion.** Eine Organmalperfusion tritt bei 25–33 % der akuten Aortendissektionen auf [914]. Am häufigsten sind hier Extremitätenischämien, gefolgt von Schlaganfällen, Mesenterialischämie und Niereninfarkten. Seltener kommt es zu Rückenmarkischämien mit Paraplegie. Bei der Organmalperfusion wird zwischen dynamischer und statischer Obstruktion unterschieden:

Die dynamische Obstruktion ist durch die Mobilität der Dissektionsmembran bedingt, die unter anderem abhängig von der aktuellen Perfusionsverteilung zwischen wahrem und falschem Lumen intermittierend Gefäßabgänge obstruiert. Diese Art der Obstruktion ist also in einer zeitlich punktuellen Aufnahme (z. B. mittels CT-Angiografie) nicht zwangsläufig erfassbar.

Die statische Obstruktion ist durch die Thrombosierung disseziierter Gefäßabgänge charakterisiert. Diese lässt sich in der CT-Angiografie eindeutig nachweisen.

▶ **Stanford-B-Dissektion.** Eine Dissektion der Aorta descendens (Stanford-B-Dissektion) kann zunächst einer rein medikamentösen, antihypertensiven Therapie unterzogen werden. Zunehmend wird unter der Überlegung einer Verminderung eines später voranschreitenden Remodellings des Gefäßes eine endovaskuläre frühzeitige Therapie in spezialisierten Zentren angeboten. Ischämien abhängiger Organe und belastungsinduzierte Symptomatik, wie die postprandiale Angina abdominalis bedingen eine Indikation zur erweiterten Diagnostik und chirurgischen oder endovaskulären Therapie.

Nach der Akutphase der Aortendissektion ist es relevant, den weiteren Verlauf der Aortopathie zu verfolgen. Eine Bildgebung mittels CT noch während des stationären Aufenthalts gibt Informationen über Restdissektionen, Ausmaß der Durchblutung des wahren und falschen Lumens und der Organe. Hier kann gegebenenfalls eine kurzfristige Reintervention der deszendierenden Aorta erfolgen. Im weiteren Verlauf sind CT-angiografische Kontrollen nach 3, 6 und 12 Monaten, danach einmal jährlich empfohlen, um ein Fortschreiten der Aortenerkrankung zu erkennen und rechtzeitig zu behandeln [914].

15.6.5 Literatur

[910] Aboyans V, Ricco J-B, Bartelink M-LEL et al. 2017 ESC Guidelines on the Diagnosis and Treatment of Peripheral Arterial Diseases, in collaboration with the European Society for Vascular Surgery (ESVS): Document covering atherosclerotic disease of extracranial carotid and vertebral, mesenteric, renal, upper and lower extremity arteriesEndorsed by: The European Stroke Organization (ESO)The Task Force for the Diagnosis and Treatment of Peripheral Arterial Diseases of the European Society of Cardiology (ESC) and of the European Society for Vascular Surgery (ESVS). Eur Heart J 2018; 9: 763–816

[911] Chavanon O, Baguet J-P, Albaladéjo P et al. Direct admission to the operating room: An efficient strategy for patients with diagnosed or highly suspected acute type a aortic dissection. Can J Cardiol 2011; 6: 685–691

[912] Conzelmann LO, Weigang E, Mehlhorn U et al. Mortality in patients with acute aortic dissection type A: Analysis of pre- and intraoperative risk factors from the German Registry for Acute Aortic Dissection Type A (GERAADA). Eur J Cardio-Thorac Surg Off J Eur Assoc Cardio-Thorac Surg 2016; 2: e44–e52

[913] Crawford TC, Beaulieu RJ, Ehlert BA et al. Malperfusion syndromes in aortic dissection. Vasc Med Lond Engl 2016; 3: 264–273

[914] Czerny M, Schoenhoff F, Etz C et al. The impact of pre-operative malperfusion on outcome in acute type a aortic dissection: Results from the GERAADA Registry. J Am Coll Cardiol 2015; 24: 2628–2635

[915] Erbel R, Aboyans V, Boileau C et al. 2014 ESC Guidelines on the diagnosis and treatment of aortic diseases: Document covering acute and chronic aortic diseases of the thoracic and abdominal aorta of the adult. The Task Force for the Diagnosis and Treatment of Aortic Diseases of the European Society of Cardiology (ESC). Eur Heart J 2014; 41: 2873–2926

[916] Evangelista A, Isselbacher EM, Bossone E et al. Insights from the international registry of acute aortic dissection: A 20-year experience of collaborative clinical research. Circulation 2018; 17: 1846–1860

[917] Isselbacher Eric M. Thoracic and abdominal aortic aneurysms. Circulation 2005; 6: 816–828

[918] Jassar AS, Sundt TM. How should we manage type A aortic dissection? Gen Thorac Cardiovasc Surg 2019; 1: 137–145

[919] Kim EK, Choi SH, Sung K et al. Aortic diameter predicts acute type A aortic dissection in patients with Marfan syndrome but not in patients without Marfan syndrome. J Thorac Cardiovasc Surg 2014; 5: 1505–1510

[920] Mitchell RS, Ishimaru S, Ehrlich MP et al. First International Summit on Thoracic Aortic Endografting: roundtable on thoracic aortic dissection as an indication for endografting. J Endovasc Ther Off J Int Soc Endovasc Spec 2002; 9 (Suppl 2): II98–II105

[921] Riambau V, Böckler D, Brunkwall J et al. Editor's choice – management of descending thoracic aorta diseases: clinical practice guidelines of the European Society for Vascular Surgery (ESVS). Eur J Vasc Endovasc Surg 2017; 1: 4–52

[922] Thakkar D, Dake MD. Management of Type B Aortic Dissections: Treatment of Acute Dissections and Acute Complications from Chronic Dissections. Tech Vasc Interv Radiol. September 2018; 21(3): 124–130

15.7 Kardiogener Schock und mechanische Unterstützungssysteme

Marc Altvater, Christoph Lichtenstern

15.7.1 Kardiogener Schock

Einleitung

Der kardiogene Schock zeichnet sich durch eine Organminderperfusion aus, verursacht durch ein relativ zu niedriges Herzzeitvolumen. Als führende Ursache findet sich das Linksherzversagen aufgrund einer Ischämie. Die Sterblichkeit des kardiogenen Schocks ist mit 30–80 % weiterhin hoch [925].

Definition

Der kardiogene Schock ist definiert als eine kritische Verminderung der kardialen Pumpleistung mit konsekutiver, lebensbedrohlicher Organhypoperfusion und -hypoxie. Dabei können verschiedene Erkrankungen des Myokards, der Herzklappen, des Perikards, der Ausflussbahnen oder Kombinationen verschiedener Pathologien zum Pumpversagen des Herzens führen [926], [936]. Die Diagnose kann nach Ausschluss von Differenzialdiagnosen (z. B. septischer Schock) mittels klinischer und hämodynamischer Parameter bei gleichzeitig bestehender kardialer Dysfunktion gestellt werden [925].

Merke M!

Der kardiogene Schock ist ein Pumpversagen mit lebensbedrohlicher Organhypoperfusion und -hypoxie.

Merke M!

verschiedene Definitionen und Diagnoseparameter des kardiogenen Schocks [926]

klinische Definition

- Herzerkrankung, die zu einer klinischen oder biochemisch nachgewiesenen Organminderperfusion führt

SHOCK-Trial (Should We Emergently Revascularize Occluded Coronaries for Cardiogenic Shock)

- *klinische Kriterien:*
  - systolischer Blutdruck (syst. BD) < 90 mmHg ≥ 30 min oder Unterstützung, um einen syst. BD ≥ 90 mmHg aufrechtzuhalten, und Endorganhypoperfusion (Urinproduktion < 30 ml/h oder kalte Extremitäten)
- *hämodynamische Kriterien:*
  - Cardiac Index (CI) ≤ 2,2 $l \times min^{-1} \times m^{-2}$
  - Pulmonary Capillary Wedge Pressure (PCWP) ≥ 15 mmHg

IABP-SHOCK II (Intra-aortic Balloon Pump in Cardiogenic Shock II)

- *klinische Kriterien:*
  - syst. BD < 90 mmHg ≥ 30 min oder Katecholaminbedarf, um einen syst. BD ≥ 90 mmHg aufrechtzuhalten, und klinische Lungenstauung und gestörte Endorganperfusion (veränderter Bewusstseinsstatus, kalte/feuchte Haut und Extremitäten, Urinproduktion < 30 ml/h, Laktat > 2,0 mmol/l)

ESC-HF-Guidelines

- syst. BD < 90 mmHg trotz adäquater Volumenzufuhr und klinische oder laborchemische Zeichen einer Minderperfusion
- *klinische Minderperfusion:*
  - kalte Extremitäten, Oligurie, Verwirrung, Schwindel, schlecht tastbare Pulse
- *laborchemische Minderperfusion:*
  - metabolische Azidose, erhöhtes Serumlaktat, erhöhtes Serumkreatinin

Epidemiologie

Gesicherte Daten zur Häufigkeit des kardiogenen Schocks lassen sich nur für die Ursache Myokardinfarkt finden. Hier kommt es je nach Definition bei 5–15 % der Infarkte zu einem Herzversagen mit folgendem Schock. Bei 5–8 % der in die Klinik aufgenommenen STEMI (ST-Elevation Myocardial Infarction) und bei 2,5 % der NSTEMI (Non-ST-Elevation Myocardial Infarction) liegt ein kardiogener Schock vor [935]. Das entspricht in Europa etwa 60 000–70 000 Fällen pro Jahr [940]. Die Sterblichkeit ist dabei mit 50–80 % hoch [925].

Ätiologie

Ursachen des kardiogenen Schocks [926]:

- Myokardinfarkt [940]:
  - linksventrikulärer Myokardinfarkt (MI) (78,5 % der kardiogenen Schocks)
  - mechanische Komplikationen eines MI (Ventrikelseptumruptur (3,9 % der kardiogenen Schocks); Ventrikelruptur (2 % der kardiogenen Schocks); Papillarmuskelabriss und akute Mitralinsuffizienz (6,9 % der kardiogenen Schocks) [925], [926], [941]
  - Rechtsherzversagen (2,8 % der kardiogenen Schocks) [925]

- Herzbeuteltamponade (1,4 % der kardiogenen Schocks) [925]
- Dekompensation einer chronischen Herzinsuffizienz (30 % der kardiogenen Schockpatienten) [926]
- Postkardiotomiesyndrom (bei 2–6 % der herzchirurgischen Patienten) [926]
- Ausflusstraktobstruktion
- myokardiale Schädigung im Rahmen einer Sepsis
- Myoperikarditis [935]
- hypertrophe Kardiomyopathie [935]
- Tako-Tsubo-Kardiomyopathie [935]
- Contusio cordis
- andere valvuläre Ursachen (z. B. bei Endokarditis)
- Arrhythmien
- andere extrakardiale Ursachen:
  - Pericarditis constrictiva
  - Lungenarterienembolie
- toxisch
- andere

Tab. 15.6 Potenzielle hämodynamische Ausprägungen des kardiogenen Schocks [926].

periphere Zirkulation	Volumenstatus	
	feucht	trocken
kalt	klassischer kardiogener Schock (CI ↓, SVRI ↑, PCWP ↑)	normovolämer kardiogener Schock (CI ↓, SVRI ↑, PCWP↔)
warm	vasodilatatorischer kardiogener Schock oder gemischter Schock (CI ↓, SVRI ↓/↔, PCWP ↑)	vasodilatatorischer Schock (nicht kardiogener Schock) (CI ↑, SVRI ↓, PCWP ↓)

CI: Cardiac Index, PCWP: pulmonalkapillärer Verschlussdruck, SVRI: systemvaskulärer Widerstandsindex

Pathophysiologie

Die Pathophysiologie des kardiogenen Schocks ist komplex und sicher noch nicht vollständig verstanden. Der folgende Abschnitt liefert zum besseren Verständnis der Therapieansätze einen Überblick über die bisher verstandenen Vorgänge.

▸ **Verringerter Herzauswurf und Vasokonstriktion.** Am Anfang der Pathophysiologie steht die stark reduzierte Pumpfunktion des Herzens. Hierbei können unterschiedlichste kardiale und extrakardiale Ursachen zur Reduktion des Herzzeitvolumens (HZV) führen.

Zu Beginn kann der Perfusionsdruck zum Teil noch durch sympathikoadrenerge Gegenreaktion aufrechterhalten werden. Jedoch sei hier darauf hingewiesen, dass dabei der totale periphere Widerstand zunimmt und damit auch die Nachlast des linken Herzens. Zusätzlich kommt es auch im koronararteriellen System zur Vasokonstriktion, wodurch sich eine eventuelle Myokardischämie und Arrhythmieneigung noch verstärken kann [935]. Zusammen kann dies zur weiteren Verminderung des Cardiac Output (CO) führen.

▸ **Systemische Entzündungsreaktion.** Das Zusammenspiel von verringertem Herzauswurf und Vasokonstriktion führt zur Organminderperfusion mit Gewebehypoxie. Hierdurch kommt es zum anaeroben Stoffwechsel und zur Freisetzung von reaktiven Sauerstoffspezies (z. B. Stickstoffmonoxid [NO]), C-reaktivem Protein (CRP), Zytokinen und Chemokinen (z. B. Interleukin-6 und Tumor-Nekrose-Faktor-alpha) sowie zur Aktivierung des neurohumoralen Systems (Vasopressin, Angiotensin II) [926], [935]. Es kommt zu einer systemischen Entzündungsreaktion im Sinne eines SIRS (Systemic Inflammatory Response Syndrome), das deutlich mit einer erhöhten Letalität assoziiert ist. Hierbei ist schwer zu trennen, ob es sich um ein Epiphänomen oder eine kausale Ursache des Schockgeschehens handelt [935].

Außerdem können Blutverlust sowie Transfusionen das Outcome vom Patienten im kardiogenen Schock verschlechtern. Hier scheinen Veränderungen im NO-Stoffwechsel der Erythrozyten zur Vasokonstriktion, Plättchenaggregation und ineffektiven Sauerstofftransport zu führen. Außerdem kann die Gabe von gelagerten Erythrozytenkonzentraten zur Aggravation von Entzündungsreaktionen führen [926].

▸ **Hämodynamische Phänotypen.** Es gibt verschiedene hämodynamische Phänotypen des kardiogenen Schocks (▸ Tab. 15.6).

Das gemeinsame Charakteristikum aller kardiogenen Schockformen ist der *verminderte Herzindex* (CI).

- Hierbei bildet der klassische „*kalte und feuchte*“ kardiogene Schock mit zwei Dritteln die häufigste Ausprägung. Er zeichnet sich durch Herzversagen mit erhöhtem zentralem Venendruck (ZVD) aus. Bei Bestimmung erweiterter hämodynamischer Parameter zeigen sich ein verminderter CI, ein erhöhter systemvaskulärer Widerstand (SVR) und ein hoher pulmonalkapillärer Verschlussdruck (PCWP).

- Der „*kalte und trockene*" kardiogene Schock ist der typische Phänotyp, der sich bei diuretikasensitiven Patienten mit dekompensierter, chronischer Herzinsuffizienz zeigt. Jedoch tritt diese Form auch bei 28 % der infarktbedingten kardiogenen Schocks auf.
- Der „*warme und feuchte*" Phänotyp zeichnet sich durch die Chemokin-, Zytokin- und NO-Antwort aus. Hier kommt es durch das SIRS zur peripheren Vasodilation, mit niedrigem SVR und erhöhter Neigung zur Sepsis (vermutlich ca. 18 % [935]) als auch erhöhter Letalität.
- Neben diesen Formen des kardiogenen Schocks gibt es noch die seltenen Varianten des normotensiven und des rechtsventrikulären kardiogenen Schocks.
  - Hierbei zeigten sich in der „SCHOCK"-Studie 5,8 % der Patienten *normotensiv* mit Zeichen einer peripheren Minderdurchblutung. Auch hier kommt es zu vermindertem CI und linksventrikulärer (LV) Funktion sowie zu einem erhöhter PCWP, jedoch besteht ein im Vergleich höherer systemvaskulärer Widerstand (SVR) als bei hypotensiven Patienten.
  - Beim *rechtsventrikulären* (RV) Versagen ist die Ausprägung abhängig von der Ausdehnung der Ischämie (Beteiligung des LV und des gemeinsamen Septums). Hämodynamisch zeichnet sich der rechtsventrikuläre kardiogene Schock durch relativ höheren ZVD, LV-Auswurf und niedrigere pulmonalarterielle Drücke (PAP) bei gleichem CI und PCWP aus [926], [935].

Diagnostik

Basismonitoring

Inhalte des Basismonitorings [925]:

- Anamnese
- körperliche Untersuchung:
  - Inspektion (Zeichen chronischer Herzschädigung, z. B. Uhrglasnägel, Ödeme, Fazies mitralis)
  - Hautkolorit (Marmorierung, Splinter-Blutungen, Janeway-Läsionen und sonstige Hautzeichen)
  - Zeichen einer oberen Einflussstauung (z. B. gestaute Halsvenen, Sahli-Venen-Girlande, Gesichtsödeme)
  - Rekapillarisierungszeit, Pulsqualität
  - Auskultationsbefund (z. B. Herzgeräusche, 3. Herzton, pulmonale Rasselgeräusche)
- kardiovaskuläres Monitoring:
  - Herzfrequenz, Blutdruck, EKG
- respiratorisches Monitoring:
  - Atemfrequenz
  - Atemmuster (Tachypnoe, Cheyne Stokes-Atmung [937])
  - Pulsoxymetrie
- 12-Kanal-EKG:
  - Zeichen eines Infarkts, Ischämie, Hypertrophie, Rhythmusstörungen Rechtsherzbelastungszeichen
- Blutzuckerschnelltest
- invasive Blutdruckmessung
- bei beatmeten Patienten:
  - Kapnografie
  - regelmäßige Blutgasanalysen
- Echokardiografie:
  - Funktion von LV, RV, Klappen, wenn möglich PAP abschätzen, Wandbewegungsstörungen, Perikarderguss, Volumenstatus (Ventrikelfüllung, Vena-cava-Kollaps)
- Basislabor [926]:
  - Blutbild, Serumelektrolyte, Serumkreatinin, Leberenzyme, Laktat, Gerinnung, Kreatinkinase (CK), CK-MB, Troponine, (NT-pro-)BNP (brain natriuretic peptide)
- Röntgen-Thorax (pulmonalarterielle/-venöse Stauung, Herzsilhouette, Pleuraergüsse)
- Thoraxsonografie (Lunge, Pleura)
- Körpertemperaturmessung
- Ein- und Ausfuhrbilanzierung
- ZVD (trotz Methodenlimitation z. B. bei akuter postoperativer Perikardtamponade oder Erkrankungen der Trikuspidalklappe hilfreich)
- eventuell Computertomografie [926]
- eventuell transösophageale Echokardiografie (TEE) [926]

Erweitertes hämodynamisches Monitoring

▸ **HZV-Messung.** Zur Diagnostik und Therapiesteuerung des kardiogenen Schocks kann ein erweitertes hämodynamisches Monitoring sinnvoll sein, jedoch ist dies nicht obligat.

Tab. 15.7 Erweiterte hämodynamische Parameter und Therapieziele [925], [927].

Parameter	Therapieziele
Herzindex (CI)	> 2,2 l × $bmin^{-1}$ × m^{-2}
systemvaskulärer Widerstand (SVR)	800–1 000 dyn × s × cm^{-5}
mittlerer arterieller Druck (MAP)	65–75 mmHg
PAOP ≙ PCWP (unter Berücksichtigung des PEEP)	< 18–22 mmHg

MAP: mittlerer arterieller Druck, PAOP ≙ PCWP: pulmonalarterieller Okklusionsdruck, PEEP: positiver endexspiratorischer Druck, SVR: systemvaskulärer Widerstand

Der *Pulmonalarterienkatheter* (PAK) stellt laut internationalen Empfehlungen immer noch den Goldstandard des erweiterten hämodynamischen Monitorings dar. In Studien ließ sich bisher jedoch weder ein Überlebensvorteil noch eine vermutete Übersterblichkeit durch Komplikationen zeigen [925].

Die weniger invasive *transpulmonale Thermodilutionsmethode* (TPTD) kann neben der HZV-Messung auch das intrathorakale Blutvolumen (ITBV) sowie das globale enddiastolische Volumen (GEDV) (ein Parameter, der die Vorlast des linken Ventrikels widerspiegelt) messen. Die Drücke des pulmonalarteriellen Systems sowie der PCWP können nicht gemessen werden. Im direkten Therapiegruppenvergleich nach PAK und TPTD zeigten sich eine höhere Flüssigkeitszufuhr und eine verlängerte Beatmungsdauer in der TPTD-Gruppe. Ein prognostischer Vor- oder Nachteil fanden sich nicht [925].

Auch eine *Pulskonturanalyse* mittels Vigileo-Monitors ist möglich (cave: Veränderung der Pulskontur durch mechanische Herzunterstützungssysteme).

Mögliche Therapiezielparameter und Normwerte finden sich in ▶ Tab. 15.7.

▸ **Venöse Oxymetrie.** Unter bestimmten Bedingungen eignet sich die gemischtvenöse (S_vO_2) und die zentralvenöse ($S_{cv}O_2$) Sättigung als Marker für das HZV. Hier muss darauf geachtet werden, dass Anämie, arterielle Hypoxämie, gestörte Gefäßpermeabilität, Veränderungen im Gewebestoffwechsel (beispielsweise bei der Sepsis) auch zu Veränderungen der venösen Sauerstoffsättigungen führen [924].

In der Literatur sind Werte von $S_{cv}O_2$ < 60–70 % und S_vO_2 < 55–70 % mit erhöhter Letalität assoziiert, jedoch auch hohe $S_{cv}O_2$ und S_vO_2 > 80 % können mit einer erhöhten Sterblichkeit einhergehen (z. B. Sepsis, SIRS) [924].

Therapie

Behebbare Ursachen beseitigen

Arrhythmien (siehe Kap. 15.4) sollten leitliniengerecht therapiert werden. Als Akuttherapie haben sich elektrische Kardioversion oder die medikamentöse Therapie mit Amiodaron oder Lidocain bewährt. Bei Bradykardien können (unter Berücksichtigung der Indikationen und Kontraindikationen) Atropin, Glykopyrronium, betaadrenerge Substanzen oder die passagere Schrittmachertherapie zum Einsatz kommen.

Perikardtamponade und Spannungspneumothorax sollten unmittelbar entlastet werden.

Koronarintervention

Sollte eine Ischämie die Ursache eines kardiogenen Schocks sein, stellt die frühestmögliche perkutane Koronarintervention (PCI) die bedeutendste und effektivste therapeutische Maßnahme dar.

Hierbei zeigt sich die Versorgung der für den Schock ursächlichen Läsion gegenüber der einzeitigen Versorgung auch anderer kritische Stenosen als Vorteilhaft für das Überleben. Fraglich ist, ob nach Versorgung der ursächlichen Stenose die perkutane Koronarintervention oder die koronararterielle Bypass-OP zur definitiven Versorgung bei Mehrgefäßerkrankung zum Einsatz kommen soll [925], [926], [940].

M!

Merke

Die frühe Koronarintervention ist die effektivste und bedeutendste Therapie des infarktbedingten kardiogenen Schocks.

Medikamentöse Kreislaufunterstützung

Noradrenalin und *Dobutamin* kommen als typische Katecholamine beim kardiogenen Schock zur vorübergehenden Stabilisierung der Kreislauffunktion zum Einsatz.

15

Dopamin und *Adrenalin* zeigen in einigen Studien eine erhöhte Rate an negativen Effekten und Sterblichkeit, so dass der Stellenwert dieser Medikamente eher nachrangig sein sollte [925].

Bei der Katecholamintherapie sollte immer daran gedacht werden, dass durch erhöhten Vasotonus auch die Nachlast steigt und bei klassischen Inotropika der Sauerstoffverbrauch des Myokards relevant ansteigt (s. Kap. 7).

> **Merke**
>
> Aufgrund dieser unerwünschten Wirkungen sollte der Einsatz von Katecholaminen so sparsam wie möglich erfolgen und ein mittlerer arterieller Zieldruck (MAP) von 65 mmHg angestrebt werden [926].

Folgende Katecholaminregime haben sich in der Praxis bewährt:

- *klassischer kardiogener Schock* (kalt, feucht): Noradrenalin, Dobutamin
- *normovolämer kardiogener Schock* (kalt, trocken): Noradrenalin, Dobutamin, kleine Flüssigkeitsboli
- *gemischter kardiogener Schock* (warm, feucht): Noradrenalin
- *rechtsventrikulärer kardiogener Schock*: Optimierung des Flüssigkeitshaushalts, Noradrenalin und/oder Vasopressin, Inotropika, inhalative pulmonalarterielle Vasodilatatoren (z. B. NO [935], Iloprost, Milrinon [939])
- *normotensiver kardiogener Schock*: Inotropika oder Vasopressoren

> **Merke**
>
> Katecholamine so sparsam wie möglich einsetzten. Ziel-MAP um 65 mmHg und Herzfrequenzen unter 95/min anstreben.

Milrinon/Enoximon

Die beiden PDE-III-Hemmer (PDE: Phosphodiesterase) können durch Hemmung des Abbaus des Second Messengers cAMP die Wirkung von klassischen Katecholaminen verstärken und auch bei Rezeptorsättigung oder -downregulierung noch Wirkung auf das Myokard haben. Dabei steigt der Sauerstoffverbrauch und der systemvaskuläre Widerstand fällt, gleichzeitig steigt die Arrhythmieneigung an. Eine Verbesserung der hämodynamischen Parameter gegenüber der Dobutamingabe konnte nur für Patienten gezeigt werden, die mit einem Betablocker vorbehandelt wurden [933].

Levosimendan

Der Inodilatator und Kalziumsensitizer Levosimendan (in höheren Dosen PDE-III-Hemmer) kann das Herzzeitvolumen erhöhen, ohne den myokardiale Sauerstoffbedarf zu aggravieren. Außerdem führen seine vasodilatatorischen Wirkungen zu einer Senkung der Nachlast. Gleichzeitig verursacht der Wirkstoff eine im Vergleich zu Dobutamin niedrigere Arrhythmieneigung [945].

Flüssigkeit

Die Flüssigkeitstherapie beim kardiogenen Schock stellt sich kompliziert und wenig erforscht dar. Eine erhöhte Flüssigkeitsbilanz geht mit einer erhöhten Letalität einher [923].

Beim RV-Infarkt und normovolämen kardiogenem Schock können Flüssigkeitsboli die Situation jedoch verbessern [926]. Pathophysiologisch lässt sich dies durch eine Optimierung der Ventrikeldehnung entsprechend des Frank-Starling-Mechanismus erklären.

Diuretika

Trotz fehlender Daten werden analog zur akuten Herzinsuffizienz bei ausgeprägter Flüssigkeitsretention 40–100 mg Furosemid als Initialbolus mit nachfolgender kontinuierlicher Gabe (5–10 mg/h) empfohlen. Nach Rückgang der Symptome sollte die Dosis reduziert werden. Es ist zu beachten, dass Schleifendiuretika neben ihrer saluretischen Wirkung auch eine vasodilatatorische Wirkung besitzen (bei hohen Furosemiddosen 1 mg/kg sogar eine reflexvasokonstriktorische Wirkung) [926]. Eventuell ist eine Kombination von Diuretika mit Dobutamin und/oder Nitraten der Hochdosis-Monotherapie vorzuziehen [926].

Nierenersatztherapie

Da Patienten im kardiogenen Schock häufig die Flüssigkeitsschwankungen einer intermittierenden Hämodialyse nicht tolerieren, haben sich hier kontinuierliche Verfahren bewährt. Eine Indikation ist übereinstimmend mit der KDIGO-Guideline ab Stadium 2 des akuten Nierenversagens zu stellen (Serumkreatininanstieg ≥ 2,0 über Baseline und Diurese ≤ 0,5 ml/kg/h für mehr als 12 Stunden oder lebensbedrohliche hydropische Dekompensation, Elektrolytstörung oder Entgleisung des Säure-Base-Haushalts) [926].

Beatmung

Der bei der Überdruckbeatmung (auch CPAP) anliegende Druck hat diverse kardiopulmonale Effekte [932]:

- Erhöhung des intraalveolaren Druckes → antiödematös, Verbesserung der Oxygenierung, Offenhalten der Atemwege
- Verringerung der Vorlast → verringerte Arbeit des linken Ventrikels, Blutdruckabfall
- Verringerung der intrapulmonalen Shunts und des pulmonalvaskulären Widerstands
- sowohl Erhöhung als auch Verringerung der rechtsventrikulären Vorlast

► **Nicht invasive Beatmung.** Beim kardiogenen Lungenödem kann die nicht invasive Beatmung die Sterblichkeit signifikant reduzieren.

Trotz spärlicher Datenlage kann beim kardiogenen Schock eine nicht invasive Beatmung sinnvoll sein. Diese kann die kardiorespiratorische Situation verbessern, zuvor muss jedoch eventuell der Blutdruck stabilisiert werden [932], außerdem ist eine kontinuierliche Überwachung der Therapie notwendig.

► **Invasive Beatmung.** Häufig (78–88 %) ist eine invasive Beatmung notwendig [926]. Auch hier ist eine strenge Überwachung der Therapie und der Hämodynamik obligat. Trotz fehlender Daten empfiehlt sich analog zur Sepsis und des ARDS eine druckkontrollierte Beatmung mit optimalem PEEP (hier insbesondere auch der hämodynamischen Situation angepasst) und möglichst niedrigen Spitzendrücken. Dabei sollte eine schrittweise Annäherung an diese lungenschonende Beatmung angestrebt werden, ohne dabei eine Hyperkapnie mit Azidose zu tolerieren [926]. Es sollten SpO_2-Werte von 94–98 % angestrebt werden.

Thrombozytenaggregationshemmung

Sowohl nach Perkutaner Koronarintervention (PCI) als auch bei Thrombolysetherapie sollte beim infarktbedingten kardiogenen Schock eine Initialdosis von 250–500 mg *Azetylsalizylsäure* (ASS) intravenös verabreicht werden.

P2Y12-Inhibitoren sind synergistisch zu ASS wirksam. *Clopidogrel* sollte mit einer Initialdosis von 600 mg p. o. begonnen werden. (Hier sei an CYP-Interaktionen und Nonresponder erinnert.) Für *Ticagrelor* und *Prasugrel* liegen keine Studien beim infarktbedingten kardiogenen Schock vor [926]. Jedoch lassen einige Daten die Vermutung zu, dass diese Substanzen Clopidogrel nicht unterlegen sind [946]. Zusätzlich ist zu bedenken, dass es bei Komedikation von oralen P2Y12-Inhibitoren und Morphin zu verminderten Plasmaspiegeln der Plättchenaggregationshemmer kommt.

Für den kardiogenen Schock sind noch keine Studien bekannt, die alternative Lösungen aufzeigen. Jedoch stellt sich die Frage, ob andere Opioide oder intravenöse P2Y12-Inhibitoren wie *Cangrelor* oder eine Kombination mit einem Glykoprotein-IIb/IIIa-Inhibitor hier brauchbare Alternativen wären [931].

Antikoagulation

Bei Hinweisen darauf, dass die Resorption niedermolekularer *Heparine* im kardiogenen Schock reduziert ist, sollte die subkutane Gabe unterbleiben. Trotz der nicht sicher nachgewiesenen Wirkung sollte auch zur Thromboseprophylaxe intravenöses, unfraktioniertes Heparin verwendet werden. Nach PCI sollte eine Ziel-ACT (Activated Clotting Time) von 250–350 Sekunden angestrebt werden. Meist kann dies durch eine intravenöse Bolusgabe von 5 000–10 000 IE (70–100 IE/kgKG) Heparin und weiterführender Therapie als kontinuierliche Dauerinfusion über 24–48 Stunden erreicht werden.

Nach systemischer Fibrinolyse sollte ein Bolus von maximal 4000 IE (60 IE/kgKG) Heparin mit einer Dauerinfusion von 12 IE/kgKG/h über 48–96 Stunden verabreicht werden und eine Ziel-aPPT (aktivierte partielle Thromboplastinzeit) von 50–70 Sekunden ist anzustreben. Die aPPT sollte das erste Mal nach 3–6 Stunden kontrolliert werden [926]. Bei mechanischem Herzunterstützungssystem ist die Antikoagulation anzupassen (Steuerung nach ACT oder aPPT möglich).

Bei dauerhafter Antikoagulation ist eine Umstellung auf *Kumarine* (z. B. Phenprocoumon) mit einer Ziel-INR (International Normalized Ratio) von 2–3 anzustreben, sofern keine Kontraindikationen vorliegen [943].

Eine Antikoagulation mit *direkten oralen Antikoagulanzien* (DOAK) ist bei der momentanen Datenlage nicht zu empfehlen [934].

Stressulkusprophylaxe

Aufgrund der Schwere der Erkrankung und diverser Risikofaktoren für eine gastrointestinale Blutung sollte bei Patienten mit kardiogenem Schock eine Stressulkusprophylaxe mittels *Protonenpumpeninhibitoren* oder *H2-Antagonisten* durchgeführt werden.

15.7.2 Mechanische Herzunterstützungssysteme

Indikation

Die Indikation zur temporären, mechanischen Herzunterstützung bis zur Besserung des kardiogenen Schocks oder zur eventuell nötigen Herztransplantation sollte im interdisziplinären Team zwischen Intensivmedizinern, Kardiologen und Kardiochirurgen getroffen werden. Bisher konnte kein sicherer Überlebensvorteil für eines der kurzfristig perkutan implantierbaren mechanischen Systeme gezeigt werden [930]. Deshalb ist es besonders wichtig, dass Patienten, die für eine solche Maßnahme infrage kommen, in Zentren mit großer Erfahrung mit dem jeweiligen System behandelt werden.

Kontraindikationen

Zu den *absoluten* Kontraindikationen zählen prolongierte kardiopulmonale Reanimation, fortgeschrittenes Alter, präexistente schwere Organschäden (fortgeschrittene chronisch-obstruktive Lungenerkrankung, interstitielle Lungenerkrankungen, Leberzirrhose, Demenz, schwere Residuen eines zerebralen Insults).

Als *relative* Kontraindikationen finden sich Kontraindikationen zur Antikoagulation und schwere periphere arterielle Verschlusskrankheit (pAVK) [928].

Systeme Übersicht

In ▶ Abb. 15.9 sind die verschiedenen passageren Herzunterstützungssysteme dargestellt.

Intraaortale Ballongegenpulsationspumpe (IABP)

Die IABP ist weltweit immer noch das am häufigsten eingesetzte Herzunterstützungssystem (▶ Abb. 15.9). In der Ära vor der flächendeckend schnell verfügbaren Koronarintervention ließ sich ein Überlebensvorteil für den infarktbedingten kardiogenen Schock nach Lyse mit IABP zeigen [926]. In neueren Studien zeigen sich keine signifikanten Überlebensvorteile für die IABP-Therapie bei Patienten im kardiogenen Schock, die frühzeitig einer Koronarintervention unterzogen wurden. Bei mechanischen Komplikationen eines Infarkts wie Mitralklappenregurgitation kann sie die Zeit bis zur definitiven Versorgung überbrücken [926].

▶ **Prinzip.** Ein in der deszendierenden Aorta platzierter Ballon wird EKG- oder pulskonturgetriggert am Ende der Systole mit Helium inflatiert. Hierdurch kommt es während der Diastole zu einem Blutstrom in Richtung Aortenklappe und somit auch Koronararterien, außerdem in Richtung der Peripherie. Durch Deflation in der Systole kommt es zur Verringerung der Nachlast, des linksventrikulären diastolischen Druckes und des pulmonalarteriellen Verschlussdrucks [930].

▶ **Platzierung.** Der Katheter mit Ballon wird über die A. femoralis so platziert, dass seine röntgendicht markierte Spitze distal der linken A. subclavia und das distale Ballonende proximal des Truncus coeliacus zum Liegen kommt [930].

▶ **Vorteile.** weite Verfügbarkeit, einfache Anlage, günstige Materialkosten

▶ **Nachteile, Komplikationen.** Dislokation, Gefäßverletzungen, Ischämie (mesenterial, peripher)

▶ **Hämodynamische Parameter.** PCWP: gering ↓, LV-Vorlast: gering ↓, Nachlast: gering ↓, MAP: ↑, LV-Schlagvolumen: gering ↑, Herzzeitvolumen: gering ↑, Koronardurchblutung: gering ↑, Sauerstoffverbrauch: gering ↓, periphere Gewebeperfusion: ↔

▶ **Spezielle Kontraindikationen.** schwere Aortenklappeninsuffizienz, große abdominelle Aortenaneurysmen, Aortendissektion, schwere periphere arterielle Verschlusskrankheit (pAVK) [928]

Impella

► **Prinzip.** Eine axiale, schraubenartige Pumpe wird so in Ausflusstrakt und Aortenklappe (Pulmonalklappe bei Unterstützung des rechten Ventrikels) platziert, dass sie als Rotationspumpe kontinuierlich Blut aus dem Ventrikel (V. cava) in die proximale Aorta (Truncus pulmonalis) fördert. Hier gibt es verschiedene Pumpen, die bis zu 2,5 l/min (Impella 2,5), 4,0 l/min (Impella CP) und 5,0 l/min (Impella 5,0) fördern können (► Abb. 15.9). Hierbei kann die Förderrate stufenweise geändert werden. Für den rechten Ventrikel wird Blut aus der Hohlvene, mit eine Förderrate bis 4 l/min, in die Pulmonalarterie gefördert (Impella RP).

► **Platzierung.** Die Impella 2,5 und CP können via Punktion über die Femoralarterie eingeführt werden und angiografisch oder ultraschallgestützt (TEE) in Position gebracht werden. Bei der Impella 5,0 ist ein operativer Eingriff an der A. femoralis nötig.

Die Impella RP wird perkutan über die Femoralvene, den rechten Vorhof, die Trikuspidalklappe und Pulmonalklappe eingeführt.

► **Vorteile.** Entlastung des jeweiligen Ventrikels, da Blut aus dem Ventrikel (der Hohlvene) gefördert wird; im Gegensatz zum Tandem Heart ist keine transseptale Punktion erforderlich, relativ einfach zu platzieren.

► **Hämodynamische Parameter.** PCWP: ↓, LV-Vorlast: ↓, Nachlast: ↔, MAP: ↑ ↑, LV-Schlagvolumen: ↓, Herzzeitvolumen: ↑ ↑, Koronardurchblutung: ↑, Sauerstoffverbrauch: ↓, periphere Gewebeperfusion: ↑

► **Spezielle Kontraindikationen.** LV-Thrombus, mittlere bis schwere Aortenklappeninsuffizienz, mittlere bis schwere Aortenklappenstenose, mechanischer Herzklappenersatz, Veränderungen der Aorta (Aneurysma, schwere Kalzifikationen, extrem gewundene Aorta) [928]

Extracorporeal Live Support System (ECLS)

► **Prinzip.** Bei dem ECLS (in der Literatur zum Teil auch als venoarterielle-extrakorporale Membranoxygenierung [va-ECMO] bezeichnet) wird venöses Blut entnommen, meist mittels Zentrifugalpumpe durch einen Oxygenator geleitet und danach dem Körper wieder zugeführt (► Abb. 15.9). Dabei liegt die venöse Kanüle in der Regel auf Höhe des rechten Atriums und die arterielle Kanüle kann sowohl peripher in der A. femoralis als auch zentral über eine Gefäßprothese an der A. subclavia dextra bzw. am Truncus brachiocephalicus zu liegen kommen. Bei dem operativ angelegten zentralen ECLS kann zur Entlastung des Ventrikels über eine Pulmonalvene ein Ventrikelsauger eingebracht werden.

► **Platzierung.** Die Platzierung der venösen Kanüle kann mittels Punktion in Seldinger-Technik erfolgen. Die Sondenlage kann dann radiologisch oder mittels TEE überprüft werden. Die arterielle Kanüle kann entweder in Seldinger-Technik femoral oder operativ zentral eingebracht werden. Hierbei ist eine subkutane Tunnelung der Kanülen zur besseren Fixierung und Infektionsprophylaxe möglich.

► **Vorteile.** breite Verfügbarkeit, einfache Anlage, relativ niedrige Kosten, Vorlastreduktion, Oxygenierung und damit Übernahme der Lungenfunktion möglich

► **Nachteile, Komplikationen.** Antikoagulation mit erhöhter Blutungsneigung (bis zu 50 %), periphere arterielle Ischämie und Embolien (ca. 10 %). Retrograde Perfusion bei peripherer Anlage. Bei vorhandenem Auswurf des Ventrikels bildet sich ein Gegendruck mit einer „Wasserscheide" und daraus folgender Minderperfusion in der Höhe, in welcher der Ventrikeldruck dem Pumpendruck entspricht, da der effektive Perfusionsdruck hier null ergibt. Außerdem kann es bei fehlendem linksventrikulärem Auswurf zur Stase und Ballonierung des Ventrikels mit eventueller Thrombusbildung kommen.

Bei bestehendem Auswurf des Herzens muss auch auf eine adäquate Oxygenierung dieses Blutes geachtet werden und eine Kontrolle mittels Blutgasanalyse (BGA) der rechten A. radialis und unter Umständen mittels zerebraler Nahinfrarotspektrometrie (NIRS) ist obligat.

► **Hämodynamische Parameter.** PCWP: ↓, LV-Vorlast: ↓, Nachlast: gering ↑, MAP: ↑, LV-Schlagvolumen: ↓, Herzzeitvolumen: ↑, Sauerstoffverbrauch: ↓, periphere Gewebeperfusion: ↑

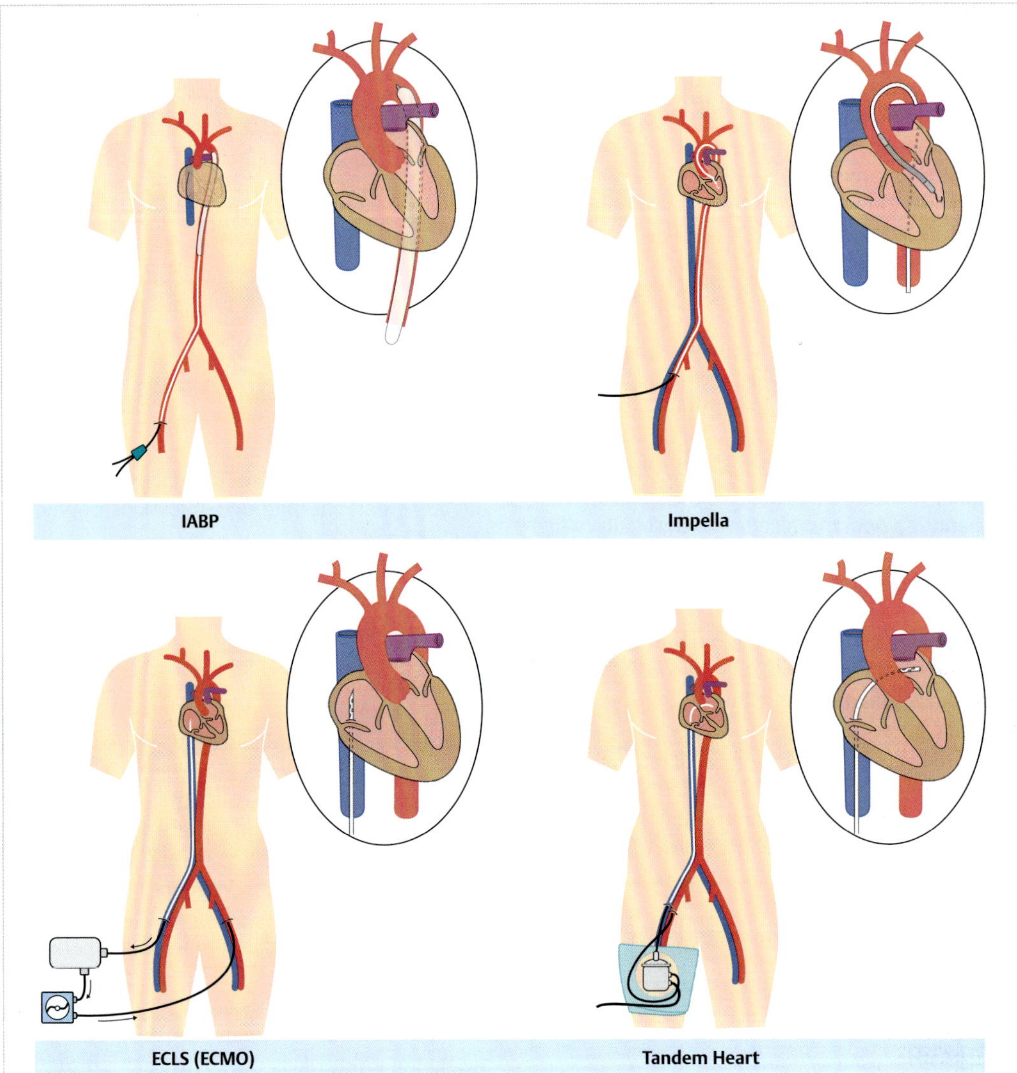

Abb. 15.9 Passagere Herzunterstützungssysteme. ECMO: extrakorporale Membranoxygenierung, ECLS: Extracorporeal Live Support System, IABP: intraaortale Ballongegenpulsationspumpe [941].

Tandem Heart

▸ **Prinzip.** Beim Tandem Heart System wird Blut über einen Katheter aus dem linken Atrium entnommen und über die A. femoralis wieder in den Körperkreislauf geleitet (▸ Abb. 15.9). Außerdem ist zur Optimierung des Gasaustausches ein Oxygenator in das System integrierbar. Des Weiteren lässt sich das System auch als Rechtsherzunterstützungssystem einbringen.

▸ **Platzierung.** Platzierung unter Durchleuchtung inklusive TEE-Kontrolle über V. femoralis oder V. jugularis interna in Seldinger-Technik mit transseptaler Punktion. Die arterielle Kanüle wird peripher in die A. femoralis eingebracht.

Zur Unterstützung des rechten Ventrikels ist eine operative Implantation der Kanülen in das rechte Atrium und den Truncus pulmonalis nötig [929].

▸ **Vorteile.** Entlastung des Ventrikels

▸ **Nachteile, Komplikationen.** komplexe Platzierung des Vorhofkatheters im linken Atrium

▸ **Hämodynamische Parameter.** PCWP: ↓, LV-Vorlast: ↓, Nachlast: ↑, MAP: ↑, LV-Schlagvolumen: ↓, Herzzeitvolumen: ↑ ↑, Koronardurchblutung: ↑, Sauerstoffverbrauch: ↓, periphere Gewebeperfusion: ↑

▸ **Spezielle Kontraindikationen.** mittlere bis schwere Aortenklappeninsuffizienz [928]

INTERMACS-Score

Um die schwere Herzinsuffizienz und den kardiogenen Schock, die einem NYHA-Stadium III–IV entsprechen, besser diskriminieren zu können, hat sich der INTERMACS-Score (International Registry for Mechanically Assisted Circulatory Support) als zusätzliche Unterteilung zur NYHA- und AHA-/ACC-Klassifikation etabliert (▸ Abb. 15.9, ▸ Tab. 15.8) [938]. Nach diesem Score lässt sich auch die Prognose der Patienten abschätzen. Außerdem erleichtert dieser Score die Auswahl der Patienten für eine mechanische Herzunterstützung oder eine Herztransplantation.

Der INTERMACS-Score wird bei Patienten mit optimaler Herzinsuffizienztherapie erhoben. Hierzu gehören oralmedikamentöse, Schrittmacher- und Resynchronisationstherapie. Zu den Stufendefinitionen gibt es noch Zustände, die den Score beeinflussen können wie temporäre Herzunterstützung (siehe oben), Arrhythmien und Frequent Flyer (Patienten, die häufig rehospitalisiert werden müssen).

Konsequenzen aus dem INTERMACS-Score:

- Stufe 1: definitive Intervention innerhalb von Stunden nötig
- Stufe 2: definitive Intervention innerhalb von Tagen nötig
- Stufe 3: definitive Intervention elektiv über eine Zeitspanne von Wochen und Monaten
- Stufe 4: definitive Intervention elektiv über eine Zeitspanne von Wochen und Monaten
- Stufe 5: variable Dinglichkeit abhängig von Ernährungszustand, Organfunktion und Aktivitätslevel
- Stufe 6: variable Dinglichkeit abhängig von Ernährungszustand, Organfunktion und Aktivitätslevel
- Stufe 7: Transplantation oder mechanische Kreislaufunterstützung momentan nicht nötig

Chirurgisch implantierbare Ventricular Assist Devices (VAD)

VAD sollen die Ventrikelfunktion unterstützen oder auch ersetzen. Sie dienen der überbrückenden Therapie bis zur Erholung des Myokards oder bis zur Herztransplantation, können aber auch die definitive Therapie einer schweren Herzinsuffizienz darstellen. Sie werden unterteilt in Linksherz-Unterstützungssystem (LVAD), Rechtsherz-Unterstützungssystem (RVAD) und biventrikuläres Unterstützungssystem (BiVAD). Außerdem kann

Tab. 15.8 Einteilung der Herzinsuffizienz [944].

AHA-/ACC-Klassifikation	C	C	C	C/D	D	D	D
NYHA-Klassifikation	III	III	III	IIIb/IV	IIIb/IV	IV	IV
INTERMACS-Score	7	6	5	4	3	2	1
	fortgeschrittene Stufe	eingeschränkte körperliche Belastung	körperliche Belastung nicht möglich (Patient verlässt kaum sein Zuhause)	rezidivierender kardiogener Schock (Frequent Flyer)	stabil unter gleich bleibender Katecholaminunterstützung	Verschlechterung unter Katecholaminunterstützung	manifester kardiogener Schock

AHA/ACC: American Heart Association/American College of Cardiology, INTERMACS: International Registry for Mechanically Assisted Circulatory Support, NYHA: New York Heart Association man nach Flussprofil pulsatile und kontinuierliche Systeme unterscheiden. Zusätzlich kann man je nach Anlage von einem parakorporalen (Berlin Heart) oder intrakorporalen Device (z. B. Total Artificial Heart, HeartWare, HeartMate) sprechen. Die am häufigsten verwendeten Systeme sind nachfolgend erörtert.

▶ **Berlin Heart Excor (Adult/Pediatric).** Das Berlin Heart Excor ist ein pulsatiles Herzunterstützungssystem mit Pumpen außerhalb des Körpers, das als RVAD/ LVAD und BiVAD eingesetzt werden kann. Die Blutpumpe (10–80 ml) funktioniert durch eine Unterteilung in eine Blut- und eine Luftkammer. Durch Inflation und Deflation der Luftkammer wird das Blut aus der Kammer gepumpt, durch mechanische Klappen wird der Blutfluss gerichtet.

▶ **Total Artificial Heart (TAH).** Beim TAH wird das Herz durch die zwei Pumpen (50/70 ml) ersetzt. Dabei wird das Blut pulsatil von Hohlvene und Lungenvenen in Aorta und Truncus pulmonalis gepumpt. Nach extrakorporal führt nur eine Leitung zur Versorgung der pneumatischen Pumpen.

▶ **HeartWare HVAD, HeartMate III.** Bei beiden Systemen wird kontinuierlich mittels Zentrifugalpumpe (maximal 10 l/min) Blut aus dem linken Ventrikel in die Aorta ascendens gepumpt. Dabei befindet sich die Pumpe direkt am Apex des Herzens. Die Haut passiert nur die Leitung zur Steuereinheit und Energieversorgung.

Probleme bei VAD

Prinzipiell steht zuerst die Entscheidung an, ob der Patient stabil oder instabil ist. Außerdem sollten das VAD-Team und eventuell der technische Dienst des Herstellers kontaktiert werden. Bei reanimationspflichtigen Patienten ist sofort mit der kardiopulmonalen Reanimation zu beginnen. Es ist hilfreich, sich mit der kompletten Vorgeschichte des Patienten vertraut zu machen und – falls möglich – eine Anamnese zu erheben.

Danach ist eine *Patientenuntersuchung* obligat. Hierbei ist auf Besonderheiten zu achten. Eine Inspektion der sichtbaren Gerätekomponenten, inklusive Akkus und Steuereinheit, muss Bestandteil der Untersuchung sein. Bei der Auskultation ist auf ein Summen des Geräts zu achten, das im Betrieb der Pumpe zu hören sein sollte.

Weiter kann es sein, dass bei kontinuierlichen Flüssen der Pumpe und nicht ausreichendem Eigenauswurf keine konventionelle Blutdruckmessung möglich ist. Hier sollte der mittlere arterieller Druck (MAP) mittels Dopplersonde und Sphygmomanometer gemessen werden. Die Rekapillarisierungszeit sollte als Hinweis auf eine periphere Minderdurchblutung bestimmt werden. Auf Zeichen eines Rechtsherzversagen (gestaute Jugularvenen, periphere Ödeme, Aszites) ist zu achten. Kurzatmigkeit und Lungenödem sind oft Zeichen eines Pumpenversagens. Ein *EKG* zur Feststellung des Eigenrhythmus und von Veränderungen zum Vor-EKG ist Bestandteil der Basisdiagnostik.

Es muss eine *neurologische Untersuchung* stattfinden. Bei Kopfschmerzen ist ein Nativ-CT zum Ausschluss einer zerebralen Blutung nötig. Weiter ist eine Inspektion der Eintrittsstelle des Kabels oder der Kanülen (mit sterilen Handschuhen und Mundschutz) obligat.

Eine *echokardiografische Untersuchung* kann helfen, den Volumenstatus und die Funktion der Ventrikel zu beurteilen.

Ein *Thorax-Röntgen* gibt Auskunft über Pumpentyp (falls nicht bekannt) und eventuelle Dislokation der Komponenten.

Es bietet sich die Bestimmung folgender *Laborparameter* an: International Normalized Ratio (INR), N-terminal-pro-brain natriuretic peptide (NT-pro-)BNP, Kreatinkinase (CK), CK-MB, Myoglobin, Troponin I, Troponin T, Laktatdehydrogenase (LDH) (2,5facher Normwert spricht bei entsprechender Klinik für eine Pumpenthrombose).

Typische Probleme sind in ▶ Tab. 15.9 aufgeführt [943].

M!

Merke

Anamnese, körperliche Untersuchung, Kontrolle des Devices inklusive Steuereinheit und Akkus, EKG, Echokardiografie und Labor stellen die wichtigsten Pfeiler der Notfalldiagnostik beim VAD dar. VAD-Team alarmieren!

Tab. 15.9 Typische Komplikationen und Probleme bei Ventricular Assist Devices (VAD) mit Diagnostik und Problemlösung.

Problem	Klinik/Diagnostik	Maßnahme
verminderter Pumpenfluss bei erhöhtem SVR (MAP > 110 mmHg)	Blutdruckmessung	MAP < 80 mmHg sollte angestrebt werden, ohne dabei eine symptomatische Hypotension zu tolerieren
gastrointestinale Blutungen (Antikoagulation/arteriovenöse Malformationen/erworbenes Von-Willebrand-Syndrom)	Endoskopie	Transfusionen wegen Rheologie möglichst vermeiden
Rechtsherzversagen	Klinik, Echo: erweiterter RV, Low-Flow-Alarm am Steuermodul	Inotropikatherapie
verminderte Vorlast	Klinik, Echo: schmaler RV, LV, Cava-Kollaps; Low-Flow-Alarm am Steuermodul	Flüssigkeitsbolus
intrakranielles Ereignis (Blutung/Insult)	CT	Vorgehen interdisziplinär besprechen
Geräteversagen	Echo: BiV-Dilatation	Akkus, Steuermodul tauschen, Therapie nach Klinik; Austausch des Devices durch VAD-Team
Pumpenthrombose	Echo: BiV-Dilatation	Therapie nach Klinik; Austausch des Devices durch VAD-Team
Kanülenobstruktion	Echo: BiV Dilatation	Therapie nach Klinik; Austausch des Devices durch VAD-Team
ventrikuläre Arrhythmie	EKG	elektrische Kardioversion/ Defibrillation oder medikamentöse Therapie, bei schlechter LV-Füllung: Volumengabe (Kontakt zwischen Einlasskanüle und Septum kann bei schlechtem Volumenstatus Arrhythmie auslösen); alternativ Pumpenleistung reduzieren (mit VAD-Team abstimmen!)
Infektionen der Eintrittsstelle mit Ausbreitung bis zur Pumpe	Klinik: Rötung, Überwärmung, Zeichen einer Sepsis; Labor: CRP, PCT; SOFA-Score	Blutkultur, Therapie der Infektion, Therapie der Sepsis

BiV: Biventrikulär, CRP: C-reaktives Protein, LV: linker Ventrikel, MAP: mittlerer arterieller Druck, PCT: Prokalzitonin, RV: rechter Ventrikel, SOFA: Sequential Organ Failure Assessment, SVR: systemvaskulärer Widerstand, VAD: Ventricular Assist Device

15.7.3 Literatur

[923] Arbel Y, Mass R, Ziv-Baran T et al. Prognostic implications of fluid balance in ST elevation myocardial infarction complicated by cardiogenic shock. Eur Heart J Acute Cardiovasc Care 2017; 5: 462–467
[924] Chemtob RA, Eskesen TG, Moeller-Soerensen H et al. Systematic review of the association of venous oxygenation and outcome in adult hospitalized patients. Acta Anaesthesiol Scand 2016; 10: 1367–1378
[925] Deutsch-österreichische S3-Leitlinie Infarktbedingter kardiogener Schock. Diagnose, Monitoring und Therapie. Der Kardiologe 2011; 3: 166–224
[926] Diepen S van, Katz JN, Albert NM et al. contemporary management of cardiogenic shock: A scientific statement from the American Heart Association. Circulation 2017; 16: e232–e68
[927] Habicher MZ, Bauer A Böning A. S3-Leitlinie zur intensivmedizinschen Versorgung herzchirurgischer Patienten Hämodynamisches Monitoring und Herz-Kreilauf. AWMF; 2017
[928] Kapur NK, Jumean MF. Defining the role for percutaneous mechanical circulatory support devices for medically refractory heart failure. Curr Heart Fail Rep 2013; 2: 177–184
[929] Kapur NK, Paruchuri V, Jagannathan A et al. Mechanical circulatory support for right ventricular failure. JACC Heart Fail 2013; 2: 127–134
[930] Khan MH, Corbett BJ, Hollenberg SM. Mechanical circulatory support in acute cardiogenic shock. F1000Prime Rep 2014; 6: 91
[931] Kubica J, Kubica A, Jilma B et al. Impact of morphine on antiplatelet effects of oral P2Y12 receptor inhibitors. Int J Cardiol 2016; 215: 201–208
[932] Masip J, Peacock WF, Price S et al. Indications and practical approach to non-invasive ventilation in acute heart failure. Eur Heart J 2018; 1: 17–25
[933] Metra M, Nodari S, D'Aloia A et al. Beta-blocker therapy influences the hemodynamic response to inotropic agents in patients with heart failure: A randomized comparison of dobutamine and enoximone before and after chronic treatment with metoprolol or carvedilol. J Am Coll Cardiol 2002; 7: 1248–1258
[934] Miceli A, Glauber M. The use of new anticoagulant drugs in ventricular assist devices: Another brick in the wall? J Thorac cardiovasc Surg 2016; 4: e83–e84
[935] Reynolds HR, Hochman JS. Cardiogenic shock: current concepts and improving outcomes. Circulation 2008; 5: 686–697
[936] Romero Gomez C, Aguilar Garcia JA, Martin Escalante MD. Cardiogenic shock and pulmonary embolism. Arch Bronconeumol 2015; 3: 156
[937] Rudrappa M, Bollu PC. Cheyne stokes respirations. StatPearls. Treasure Island (FL); 2018
[938] Stevenson LW, Pagani FD, Young JB et al. INTERMACS profiles of advanced heart failure: The current picture. J Heart Lung Transplant 2009; 6: 535–541
[939] Theodoraki K, Thanopoulos A, Rellia P et al. A retrospective comparison of inhaled milrinone and iloprost in post-bypass pulmonary hypertension. Heart Vessels 2017; 12: 1488–1497
[940] Thiele H, Allam B, Chatellier G et al. Shock in acute myocardial infarction: The Cape Horn for trials? Eur Heart J 2010; 15: 1828–1835
[941] Thiele H, Ohman EM, Desch S. Management of cardiogenic shock. Eur Heart J 2015; 20: 1223–1230
[942] Thiele H, Akin I, Sandri M et al. PCI strategies in patients with acute myocardial infarction and cardiogenic shock. N Engl J Med 2017; 25: 2419–2432
[943] Trinquero P, Pirotte A, Gallagher LP et al. Left ventricular assist device management in the emergency department. West J Emerg Med 2018; 5: 834–841
[944] Van Aken HK, Welte KR, Ruhparwar A, Karck M. Intensivmedizin. 3. Aufl. Stuttgart: Thieme; 2014
[945] Wang B, He X, Gong Y et al. levosimendan in patients with left ventricular dysfunction undergoing cardiac surgery: An update meta-analysis and trial sequential analysis. Biomed Res Int 2018; 7563083
[946] Wang C, Zhao G, Wang X et al. Effect of potent P2Y12 inhibitors on ventricular arrhythmias and cardiac dysfunction in coronary artery disease: A systematic review and meta-analysis. Biomed Res Int 2018; 8572740

15.8 Intensivtherapie nach herzchirurgischen Eingriffen[2]

Marit Habicher, Matthias Wolff, Michael Sander, Andreas Böning

15.8.1 Monitoring

Für das hämodynamische Monitoring nach herzchirurgischen Eingriffen wird besonders auf die S3-Leitlinie zur intensivmedizinischen Versorgung herzchirurgischer Patienten: hämodynamisches Monitoring – Herz-Kreislauf-Therapie hingewiesen [950].

Standardmonitoring

Das Standardmonitoring besteht aus einem *EKG* mit 2 Ableitungen (II und V5) mit aktivierter ST-Strecken- und Arrhythmieanalyse (Sensitivität für Ischämieepisoden: etwa 80 % [951]). Ein *12-Kanal-EKG* bei postoperativen Intensivpatienten wird bei stationärer Aufnahme und im Verlauf der intensivmedizinischen Behandlung empfohlen, zum Vergleich sollte ein Aufnahme-EKG vorliegen.

Die *Pulsoxymetrie* ist in der Lage, klinisch unauffällige Entsättigungen sofort zu detektieren[952]. Die *Kapnometrie* kann bei identischer Beatmung über den CO_2-Abfall Veränderungen im Herzzeitvolumen sofort erfassen und erlaubt im Notfall

[2] Dieses Kapitel basiert auf dem Kapitel 11.10 Wolff M, Weigand MA, Böning A. Intensivtherapie nach herzchirurgischen Eingriffen. In: Van Aken HK, Reinhart K, Welte T, Weigand M. Intensivmedizin. 3. Auflage. Stuttgart: Thieme; 2014

eine unmittelbare Kontrolle des Behandlungserfolges.

Die Messung des *arteriellen Blutdrucks* erfolgt stets invasiv. Der kontinuierlich gemessene *zentrale Venendruck* (ZVD) kann eventuell zur Diagnose eines Rechtsherzversagens herangezogen werden [950], [954]. In der akuten Phase ist eine *Bilanzierung*, inklusive der Dokumentation der Blutverluste, in stündlichen Intervallen erforderlich.

Zur Beurteilung der Beatmung ist die arterielle *Blutgasanalyse* hilfreich. Die zentralvenöse Sauerstoffsättigung bildet im Verlauf Änderungen der gemischtvenösen Sauerstoffsättigung ausreichend gut ab [950]. In besonderen Fällen kann die *Nahinfrarotspektroskopie* (NIRS) zum kontinuierlichen Monitoring der zerebralen Sauerstoffsättigung Anwendung finden [950].

Erweitertes Monitoring

▶ **Echokardiografie.** Primär sollte bei akuten Fragestellungen eine transthorakale Echokardiografie (TTE) durchgeführt werden. Bei komplexeren Fragestellungen oder nicht ausreichender Beurteilbarkeit im TTE ist die transösophageale Echokardiografie (TEE) indiziert.

▶ **Transpulmonale Thermodilution.** Die transpulmonale Thermodilution mit kalibrierter Pulskonturanalyse ist für herzchirurgische Patienten ein gut validiertes Verfahren, das im Vergleich mit dem Pulmonalarterienkatheter eine gute Korrelation der Messwerte zeigt [948].

▶ **Pulmonalarterienkatheter.** Aus der vorliegenden Studienlage resultiert derzeit kein sicherer Überlebensvorteil für Patienten durch den Einsatz des Pulmonalarterienkatheters. Für viele herzchirurgische Intensivmediziner ist der Pulmonalarterienkatheter allerdings immer noch das Monitoringverfahren der ersten Wahl zur Beurteilung der Hämodynamik bei Hochrisikopatienten oder Rechtsherzdysfunktion [950].

15.8.2 Postoperative Behandlung des herzchirurgischen Standardpatienten

Nach Aufnahme auf die Intensivstation erhalten die Patienten in den ersten 24 Stunden eine Flüssigkeitstherapie mit 500 ml kristalloider Lösung. Eine Antibiotikatherapie wird häufig noch bis zum ersten postoperativen Tag verabreicht. Neben der Stressulkusprophylaxe und der Verabreichung von Diuretika werden auch – falls indiziert – häufig noch am Operationstag Thrombozytenaggregationshemmer (duale Plättchenhemmung nach akutem Myokardinfarkt) sowie Heparine gegeben.

Nach Erlangen stabiler Atem- und Kreislaufverhältnisse erfolgt die Extubation meistens am Operationstag, eventuell auch bereits im OP-Saal. Die Entfernung der Thoraxdrainagen erfolgt am ersten oder zweiten postoperativen Tag, die epikardialen Schrittmacherdrähte werden um den fünften postoperativen Tag (möglichst vor Beginn einer oralen Antikoagulation) entfernt.

Weitgehend standardisiert erfolgen Röntgenaufnahmen des Thorax (postoperativ, nach Extubation, nach Entfernung der Thoraxdrainagen), 12-Kanal-EKG, Laboruntersuchungen (bei Aufnahme, 4 Stunden postoperativ, am Folgetag) und intermittierende Blutgasanalysen.

15.8.3 Komplikationen nach einer Herzoperation

Low-Output-Syndrom

Die Ätiologie des Low-Output-Syndroms ist vielfältig, am häufigsten kommen vor:

- Perikardtamponade
- intravaskuläre Hypovolämie
- systolisches Herzversagen

Neben der invasiv oder echokardiografisch dokumentierten Abnahme des Herzzeitvolumens können auch verschiedene klinische Zeichen auf ein Low-Output-Syndrom hinweisen:

- prärenales Nierenversagen
- Minderperfusion der Extremitäten (kalt, marmoriert)
- Enzephalopathie
- Leberversagen
- Azidose und Laktatanstieg
- Abnahme der gemischt- oder zentralvenösen Sättigung und Anstieg der arteriovenösen CO_2-Differenz auf Werte über 5–8 mmHg [949]

Linksherzinsuffizienz

Linksventrikuläre Kontraktionsstörungen infolge einer myokardialen Ischämie können sich auf verschiedene Weise manifestieren. Ihre Unterschiede sind von entscheidender Bedeutung für das operative Ergebnis von revaskularisierenden Eingriffen.

▸ **Myokardinfarkt.** Nach abgelaufenem Myokardinfarkt liegt ein irreversibler Verlust von kontraktilem Myokard vor.

▸ **Hibernation.** Hibernation („Winterschlaf") beschreibt eine Anpassungsreaktion des Myokards auf eine chronische inkomplette Ischämie [955]. Nach Wiederherstellen der koronaren Perfusion erholt sich die kontraktile Funktion zunächst sehr schnell.

▸ **Stunning.** Unter Stunning („Betäubung") versteht man eine prolongierte myokardiale Dysfunktion infolge einer kurz andauernden Ischämie [953]. Nach Wiederherstellung einer normalen Perfusion bildet sie sich nur langsam zurück, ist aber prinzipiell voll reversibel.

Hypovolämie

Viele herzchirurgische Patienten weisen postoperativ einen anhaltenden Volumenbedarf auf. Dieser kann bedingt sein durch eine Flüssigkeitsverschiebung in das Gewebe (Schrankenstörung), durch Vasodilatation nach Wiedererwärmung oder Inflammation, durch Diurese und nicht zuletzt durch persistierende Blutverluste. Eine schnelle Aussage über die Volumenreagibilität lässt sich bereits über ein Autotransfusionsmanöver (Passive Leg Raising) treffen [950].

Perikardtamponade

Die fortschreitende Zunahme von Flüssigkeit im Perikard kann nur durch eine zunehmende Verkleinerung der Herzhöhlen kompensiert werden. Die diastolische Füllung wird so zunehmend kompromittiert. In der Folge kommt es zu einer Abnahme des Schlagvolumens, gefolgt von Hypotonie, Laktatanstieg und Sistieren der Diurese. Gleichzeitig weist ein steigender ZVD auf die Füllungsbehinderung des Herzens hin. Mittel der Wahl zur Diagnostik einer Perikardtamponade ist neben der typische Klinik die *Echokardiografie*.

Häufig erscheint eine Perikardtamponade nicht eindrucksvoll und kann nur schwer vom umgebenden Gewebe abgegrenzt werden. In diesen Fällen muss auf eine freie Entfaltung aller vier Herzhöhlen geachtet werden (▸ Abb. 15.10).

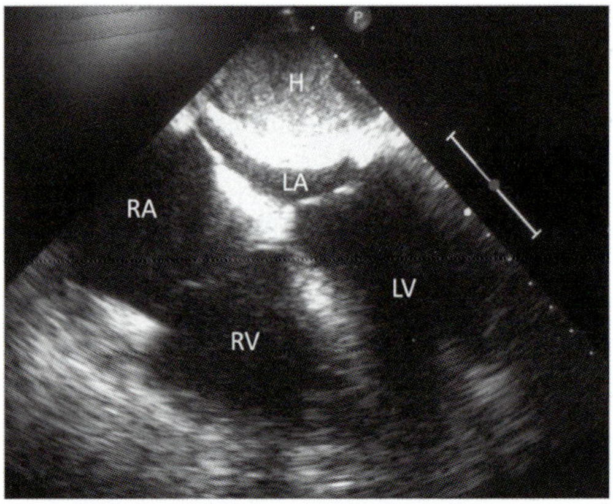

Abb. 15.10 Perikardtamponade. Perikardhämatom (H) mit Kompression des linken Vorhofs (LA) im midösophagealen 4-Kammer-Blick (LV: linker Ventrikel, RA: rechter Vorhof, RV: rechter Ventrikel). (Quelle: Wolff M, Weigand MA, Boning A. Intensivtherapie nach herzchirurgischen Eingriffen. In: Van Aken HK, Reinhart K, Welte T, Weigand M. Intensivmedizin. 3. Auflage. Stuttgart: Thieme; 2014)

Cave

Nach Entlastung einer Perikardtamponade kann der Blutdruck akut extrem ansteigen.

Rechtsventrikuläre Störungen

Prinzipiell sind für das rechtsventrikuläre Pumpversagen ähnliche Mechanismen wie für das linksventrikuläre Pumpversagen verantwortlich. Mögliche Ursachen sind insbesondere:

- rechtsventrikuläre Ischämie/Infarkt, Blutdruckabfall
- unzureichende Myokardprotektion
- Druck- oder Volumenüberladung
- pulmonale Hypertonie
- Reaktion nach Medikamentengabe (z. B. Protamin)
- Linksherzversagen
- Mitralinsuffizienz
- Lungenödem, Atelektasen, Hypoxie, Azidose
- Beatmung mit exzessiven Drücken (positiver endexspiratorischer Druck [PEEP])

Zeichen des Rechtsherzversagens sind:

- Rechtsherzdilatation
- Trikuspidalinsuffizienz
- Anstieg des ZVD mit typischem Square-Root-Zeichen in der rechtsventrikulären Druckkurve
- Veränderung der pulmonalarteriellen Drücke
- Veränderung der linksventrikulären Füllung (leer)

Herzrhythmusstörungen: Vorhofflimmern

Vorhofflimmern ist die häufigste Herzrhythmusstörung nach herzchirurgischen Eingriffen [947]. Patienten mit reduzierter linksventrikulärer Compliance sind auf die ventrikuläre Füllung durch die Vorhofkontraktion angewiesen. Das Auftreten von Vorhofflimmern kann bei diesen Patienten die kardiale Auswurfleistung drastisch reduzieren.

Kommt es mit dem Auftreten von Vorhofflimmern zu hämodynamischer Instabilität, ist die sofortige elektrische Kardioversion mit 200J (biphasisch) oder 300–360J (monophasisch) indiziert. Bei stabilen Patienten kann zunächst eine Frequenzkontrolle mit Betarezeptorenblockern oder Amiodaron erfolgen. Viele Patienten konvertieren innerhalb der ersten 24 Stunden nach Eintritt eines Vorhofflimmerns spontan in einen Sinusrhythmus. Persistiert das Vorhofflimmern für mehr als 12 Stunden, sollte eine therapeutische Antikoagulation verabreicht werden. Zur medikamentösen Prophylaxe sind Betarezeptorenblockern die erste Wahl, die Gabe von Magnesium und eine Optimierung des Kaliumspiegels sollten angestrebt werden.

Sind seit dem Beginn des Vorhofflimmers mehr als 48 Stunden vergangen, sollte zum Ausschluss von Vorhofthromben eine TEE vor Kardioversion durchgeführt werden.

Das gehäufte Auftreten von ventrikulären Extrasystolen, einer ventrikulären Tachykardie oder Vorhofflimmern postoperativ, insbesondere mit den Zeichen einer Linksherzinsuffizienz, kann auch Folge einer akuten Myokardischämie sein.

Praktisches Vorgehen bei postoperativen Blutungen

Neben den Fragen, ob eine chirurgische Blutung vorliegt oder sich eine Perikardtamponade zu entwickeln droht, steht primär die Optimierung der Blutgerinnung mit einem strukturierten Algorithmus im Vordergrund:

- Normokalziämie, normaler pH-Wert, Normothermie
- Ausschluss Antikoagulanzieneffekt oder Heparinüberhang
- Ausschluss Fibrinogenmangel oder Hyperfibrinolyse
- Liegt ein Mangel an Gerinnungsfaktoren vor?
- Liegen Plättchenfunktionsstörungen vor?
- Gabe von Faktor XIII erwägen
- Von-Willebrandt-Syndrom vorliegend?
- Gabe von Faktor VIIa als Ultima Ratio erwägen

Die Anwendung einer Point-of-Care-Diagnostik für die primäre und sekundäre Hämostase wird empfohlen.

Drainagenverluste von mehr als 3 ml/kgKG/h sollten bei optimierter Blutgerinnung Anlass sein, mit dem Operateur eine Revision zu diskutieren.

Ursachen einer Gerinnungsstörung nach Bypassoperation können sein:

- Thrombozytenfunktionsstörung
- Fibrinogenmangel
- Vaskulopathie (diabetisch oder urämisch)
- Hyperfibrinolyse
- Heparinüberhang oder -rebound
- Überdosierung von Protamin
- Dilutionskoagulopathie

15.8.4 Kardiovaskuläre Therapie

Volumentherapie

Multiple Ursachen (Sedierung, Überdruckbeatmung, erhöhte vaskuläre Permeabilität, Inflammation) können zu einem intravasalen Volumenmangel beitragen. Zur Einschätzung des intravasalen Volumenstatus können neben der klinischen Untersuchung ein Autotransfusionsmanöver, statische (intrathorakales Blutvolumen [ITBV], globales enddiastolisches Volumen [GEDV], pulmonalarterieller Verschlussdruck, ZVD und linksventrikuläre enddiastolische Fläche) sowie auch dynamische (Pulsdruckvariation, Schlagvolumenvariation) Vorlastparameter hilfreich sein.

Behandlung der Linksherzinsuffizienz

Die differenzierte Behandlung der Linksherzinsuffizienz setzt eine adäquate hämodynamische Diagnostik (Echokardiografie, HZV-Messung, Bestimmung der Vorlastparameter) voraus. Neben der Optimierung des Volumenstatus ist die Optimierung der Inotropie durch den differenzierten Einsatz von Katecholaminen wie Dobutamin oder Adrenalin, Phosphodiesteraseinhibitoren (PDE) oder auch Levosimendan angezeigt. Zur Stabilisierung des arteriellen Mitteldrucks kann die Gabe von Noradrenalin indiziert sein.

Behandlung des Rechtsherzversagens

Die differenzierte Behandlung der Rechtsherzinsuffizienz setzt eine adäquate hämodynamische Diagnostik voraus. Der Perfusionsdruck ist für die Funktion des rechten Ventrikels wichtig und kann die Gabe von Noradrenalin oder Vasopressin, eventuell auch von Adrenalin, erfordern. Nach vorsichtiger Optimierung des Volumenstatus kann eine zusätzliche Therapie mit Dobutamin, Phosphodiesterase-3-Hemmern, Levosimendan oder Nitroglyzerin erwogen werden. Zur pulmonalen Vasodilatation kann auch die Gabe von Stickstoffmonoxid (NO) oder Prostanoiden in Erwägung gezogen werden.

Eine Beatmung mit einer hohen inspiratorischen Sauerstofffraktion (FiO_2) kann zusätzlich pulmonal vasodilatativ wirken, des Weiteren sollte eine Normoventilation aufrecht erhalten werden, unter Umständen auch eine dezente Hyperventilation angestrebt werden, um eine weitere pulmonale Nachlasterhöhung zu vermeiden. Hierbei sollte jedoch beachtet werden, dass dies die zerebrale Perfusion einschränken könnte, unter Umständen sollte ein NIRS-Monitoring kritisch geprüft werden.

Weiterhin kann es sinnvoll sein, die Inspirationsdauer zu verkürzen, um den intrathorakalen Mitteldruck zu senken. Dies sollte jedoch nicht zu Lasten der Rekrutierung der Lunge erfolgen, da dies die rechtsventrikuläre Nachlast wieder erhöht. Ein ausgeglichener pH-Wert sollte angestrebt werden.

15.8.5 Besonderheiten nach Herzklappenoperationen

Aortenklappenstenose postoperativ

Die Aortenklappenstenose führt oft zur Ausbildung eines muskelkräftigen, gut kontrahierenden linken Ventrikels, der an eine übermäßig hohe Nachlast adaptiert ist. Nach Aortenklappenersatz arbeitet der linke Ventrikel meist hyperdynam.

Die Innenschichtbereiche des stark hypertrophierten linken Ventrikels sind in hypotonen Phasen besonders ischämiegefährdet. Die Gabe von Adrenalin bedarf daher der kritischen Indikationsstellung. Die linksventrikuläre Compliancestörung wird besonders bei Hypovolämie oder Vorhofflimmern relevant. Zur Behandlung sind hier neben der Therapie der ursächlichen Problematik *Dobutamin* oder *Phosphodiesterasehemmer* Medikamente der Wahl. Direkt postoperativ sollte der systolische Spitzendruck nicht zu stark ansteigen (< 120 mmHg).

Aortenklappeninsuffizienz postoperativ

Häufig liegt ein dilatierter linker Ventrikel mit exzentrischer Hypertrophie und nur mäßig guter Kontraktilität vor. Nach Aortenklappeneingriffen wegen Insuffizienz ist *Adrenalin* das Medikament der ersten Wahl zur Tonisierung des linken Ventrikels. Gegebenenfalls kann auch die Kombination mit einem *Phosphodiesterasehemmer* notwendig werden. Der systolische Zielblutdruck sollte unter 120 mmHg liegen.

Mitralklappeninsuffizienz postoperativ

Bei einer Mitralklappeninsuffizienz liegt häufig ein großer linker Ventrikel ohne wesentliche Hypertrophie vor. Nach Korrektur oder Ersatz einer insuffizienten Mitralklappe kommt es für den linken Ventrikel zu einer deutlichen Erhöhung der Nachlast. Die häufig eingeschränkte linksventrikuläre Funktion erfordert die Gabe inotroper Substanzen wie *Dobutamin* und *Adrenalin* bei oft gleichzeitiger Nachlastsenkung. Auch die Gabe von *Phosphodiesterasehemmern* ist in dieser Situation, insbesondere bei Vorliegen einer pulmonalen Hypertonie, sinnvoll.

Mitralklappenstenose postoperativ

Nach länger bestehender Mitralklappenstenose ist der linke Ventrikel oft muskelschwach. Nach Beseitigung der Stenose kommt es jetzt zu einer deutlich verbesserten diastolischen Füllung des linken Ventrikels mit der Gefahr der Volumenbelastung bis hin zur Linksherzdekompensation. Zur Therapie kommen die sehr vorsichtige Volumengabe sowie die Gabe eines *PDE-3-Hemmers* infrage, auch in Kombination mit *Adrenalin*. Besonderes Augenmerk sollte auch auf die pulmonale Strombahn (pulmonale Hypertonie) und die Nachlastoptimierung des rechten Ventrikels gelegt werden.

15.8.6 Literatur

[947] Dobrev D, Aguilar M, Heijman J et al. Postoperative atrial fibrillation: Mechanisms, manifestations and management. Nature reviews. Cardiology 2019; 7: 417-436

[948] Goedje O, Hoeke K, Lichtwarck-Aschoff M et al. Continuous cardiac output by femoral arterial thermodilution calibrated pulse contour analysis: comparison with pulmonary arterial thermodilution. Crit Care Med 1999; 27: 2407–2412

[949] Habicher M, Heymann C von, Spies CD et al. Central venous-arterial pCO_2 difference identifies microcirculatory hypoperfusion in cardiac surgical patients with normal central venous oxygen saturation: A retrospective analysis. J Cardiothorac Vasc Anesth 2015; 29: 646–655

[950] Habicher M, Zajonz T, Heringlake M et al. S3-Leitlinie zur intensivmedizinischen Versorgung herzchirurgischer Patienten: Hämodynamisches Monitoring und Herz-Kreislauf – ein Update. Der Anaesthesist 2018; 67: 375–379

[951] London MJ, Hollenberg M, Wong MG et al. Intraoperative myocardial ischemia: Localization by continuous 12-lead electrocardiography. Anesthesiology 1988; 69: 232–241

[952] Pedersen T, Nicholson A, Hovhannisyan K et al. Pulse oximetry for perioperative monitoring. The Cochrane database of systematic reviews 2014: CD002013

[953] Pomblum VJ, Korbmacher B, Cleveland S et al. Cardiac stunning in the clinic: The full picture. Interact Cardiovasc Thorac Surg 2010; 10: 86–91

[954] Schummer W. Zentraler Venendruck. Validität, Aussagekraft und korrekte Messung. Der Anaesthesist 2009; 58: 499–505

[955] Slezak J, Tribulova N, Okruhlicova L et al. Hibernating myocardium: pathophysiology, diagnosis, and treatment. Can J Physiol Pharmacol 2009; 87: 252–265

II

16 Gastrointestinale Erkrankungen

16.1 Peritonitis

Andreas Hecker, Christina-Maria Hecker, Martin Reichert, Katrin Richter, Winfried Padberg

16.1.1 Vorbemerkungen

Vor allem auf operativen Intensivstationen wird der Mediziner regelmäßig mit Patienten konfrontiert, die eine Peritonitis, d. h. eine Entzündung des Peritoneums, aufweisen. Trotz moderner Intensivtherapie bleibt gerade die sekundäre Peritonitis mit einer inakzeptabel hohen Letalität behaftet. Für den Intensivmediziner bedeutet dies, dass diesen Patienten besonderes Augenmerk geschenkt werden muss. Der regelmäßigen körperlichen Untersuchung, eingebettet in eine repetitive interdisziplinäre Diskussion des aktuellen Zustandes des Patienten, kommt hier eine besondere Bedeutung zu.

16.1.2 Klassifikation und Epidemiologie

Es werden vier Subtypen der Peritonitis unterschieden (▶ Tab. 16.1).

Primäre Peritonitis

Während die *kindliche Form* der primären Peritonitis vor allem Mädchen (< 10 Jahre) betrifft und auf einer hämatogenen Infektion durch β-hämolysierende Streptokokken und Pneumokokken (seltener Staphylokokken und Enterobacteriaceae) hervorgerufen wird, erkranken im *Erwachsenenalter* typischerweise Patienten mit Leberzirrhose. Durch portale Hypertension und Aszitesbildung wird der Übertritt von Bakterien in die Peritonealhöhle begünstigt.

Fakultativ anaerobe (Escherichia coli, Enterokokken, Klebsiellen, Proteus vulgaris) und *obligat anaerobe* (Clostridien, Bacteroides) Bakterien der intestinalen Flora sind in der Regel nachweisbar. Selten kann eine primäre Peritonitis auch durch *spezifische Keime* wie beispielsweise Mycobacterium tuberculosis oder Neisseria gonorrhoeae hervorgerufen werden.

Tab. 16.1 Subtypen der Peritonitis.

Klassifikation	Ätiologie
primäre Peritonitis	hämatogene Peritonitis im Kindsalter
	spontane bakterielle Peritonitis bei vorbestehendem Aszites (z. B. bei Leberzirrhose)
	tuberkulöse Peritonitis
	hämatogene, lymphogene und intraluminale Keiminvasion
sekundäre Peritonitis	Hohlorganperforation z. B. bei
	• akuter Sigmadivertikulitis
	• Cholecystitis acuta
	• Appendicitis acuta
	• toxischem Megakolon
	• Ulcus ventriculi et duodeni
	Durchwanderungsperitonitis z. B. bei
	• Mesenterialischämie
	• toxischem Megakolon
	• Ileus
	posttraumatische Peritonitis
	postoperative Peritonitis z. B. bei
	• Anastomoseninsuffizienz
	• ischämischer Perforation
tertiäre Peritonitis	persistierende/therapierefraktäre Peritonitis (bei Immunsuppression)
quartäre Peritonitis	spontaner/iatrogener Abszess
	CAPD (continously ambulantory peritoneal dialysis)-assoziierte Peritonitis

Sekundäre Peritonitis

Sie ist immer auf ein *pathologisches Geschehen in der Abdominalhöhle* zurückzuführen, die Peritonitis ist hierdurch sekundär bedingt. Intraabdominelle Abszesse oder Hohlorganperforationen (Appendizitis, Cholezystitis, Sigmadivertikulitis, Ulcus ventriculi/duodeni) können Ursachen der *häufigsten Peritonitisform* sein. Während die Letalität abhängig von Alter, Allgemeinzustand und Schweregrad der Peritonitis bei ca. 14 % liegt, steigt sie für Patienten mit Sepsis bzw. septischem Schock deutlich an und erreicht bis zu 30 %.

Der Intensivmediziner wird oftmals mit der postoperativen Peritonitis (*ongoing peritonitis*) konfrontiert, die als Subtyp der sekundären Peritonitis zu werten ist. Hauptursächlich liegt ihr eine Anastomoseninsuffizienz nach viszeralchirurgischer Operation zugrunde. Hier zeigt sich im 1-Jahres-Follow-up eine Letalität von 77,4 %!

Während der pulmonale Fokus bei nicht chirurgischen Intensivpatienten häufigste Ursache einer Sepsis darstellt, findet sich bei viszeralchirurgischen Patienten zu 85 % eine intraabdominelle Infektion, die in einer postoperativen, sekundären Peritonitis mündet.

Die Prognose und der klinische Verlauf der sekundären Peritonitis hängen entscheidend von der Lokalisation der Perforation/Anastomoseninsuffizienz ab. Während Operationen wie Cholezystektomie, Appendektomie oder Eingriffe an Leber und Pankreas nur in 0,3–0,6 % in einer postoperativen Peritonitis münden, tritt diese nach Operationen an Magen oder Duodenum in 2,3 %, an Dünn- und Dickdarm sogar in 2,6 % der Fälle auf. Grund hierfür ist das unterschiedliche Keimspektrum, das im Fall einer sekundären Peritonitis immer als *polymikrobiell* einzustufen ist.

Tertiäre Peritonitis

Gemäß der International Sepsis Forum Consensus Conference wird die tertiäre Peritonitis als persistierende oder > 48 Stunden nach initial vermeintlich erfolgreicher Behandlung einer primären oder sekundären Peritonitis wiederaufflammende Peritonitis definiert. Typsicherweise werden Immunsuppression, Begleiterkrankungen (z. B. HIV, Malignome etc.), aber auch Malnutrition und Infektionen/Kontaminationen mit multiresistenten Organismen als *Risikofaktoren* angesehen. Wichtiger Unterschied zu primärer und sekundärer Peritonitis ist das vermehrte Auftreten von krankenhausassoziierten Infektionen (*hospital-acquired intra-abdominal infections*), auf deren verändertes Keimspektrum entsprechend antimikrobiell reagiert werden muss. Von allen Peritonitisformen ist die tertiäre Peritonitis mit der *höchsten Letalität assoziiert.*

Quartäre Peritonitis

Typischerweise im Rahmen von Peritonealdialysen kann es zu dieser spontan/iatrogen ausgelösten Peritonitis kommen, die bis zu 20 % der CAPD-Patienten betrifft. Therapie der Wahl ist die antimikrobielle Pharmakotherapie. In der Regel ist eine operative Therapie nicht indiziert.

M!

Merke

Die sekundäre Peritonitis ist die häufigste Form der Peritonitis. Die postoperative Peritonitis ist mit einer besonders hohen Letalität behaftet.

16.1.3 Diagnostik

Laborchemische und klinische Untersuchung

Der klinische Untersuchungsbefund ist entscheidend für die schnelle Diagnosestellung und das rasche Einleiten therapeutischer Maßnahmen. Untermauert wird der klinische Verdacht auf eine Peritonitis durch erhöhte Infektwerte in der Laborchemie einerseits (Leukozytose, Erhöhung von C-reaktivem Protein [CRP] und Prokalzitonin [PCT]), andererseits können organspezifische Parameter (z. B. Cholestasewerte, Lipase) dem Notaufnahmearzt und Intensivmediziner entscheidende Hinweise zur Genese der Peritonitis geben.

Während bei der Erstvorstellung im Rahmen einer sekundären Peritonitis Schmerz, gestörte Peristaltik (reflektorische Darmparalyse), gespannte Bauchdecke („bretthartes Abdomen"), Übelkeit und Erbrechen sowie klinische Zeichen einer systemischen Hyperinflammation (Hypotonie, Tachykardie, Tachypnoe und Fieber) auftreten, können diese Zeichen bei einem Patienten nach viszeralchirurgischen Eingriff, z. B. bei Auftreten einer Anastomoseninsuffizienz, maskiert sein [957].

Durch die Akute-Phase-Reaktion einerseits und postoperative Schmerzen andererseits, die nach jeder größeren Operation auftreten, kommt es laborchemisch (erhöhtes CRP, Leukozytose), aber auch klinisch (Fieber, Tachykardie, Tachypnoe) zu einem Gesamtbild, das ein septisches Zweitereignis maskieren bzw. imitieren kann. Nur die genaue, repetitive und täglich mehrmals durchzuführende Visite der kritisch kranken Patienten erlaubt es, einzelne „Ausreißer" der Körpertemperatur, des CRP- oder Leukozytenwerts und die Verschlechterung des klinischen Untersuchungsbefunds (z. B. neu aufgetretene supraventrikuläre Arrhythmie, zerebrale Verwirrtheit, Anstieg der Nierenretentionsparameter, abnehmende Lebersyntheseleistung) zu erkennen und die entsprechende diagnostische oder therapeutische Konsequenz zu ziehen.

Interessanterweise konnte beispielsweise für partielle Duodenopankreatektomien gezeigt werden, dass nicht nur ein postoperativer Anstieg des CRP-Wertes, sondern sogar die persistierende Erhöhung oberhalb eines Cut-off-Wertes von 140 mg/dl auf eine Komplikation hinweisend ist.

Sonografie, Computertomografie

> **Merke** M!
>
> Während die *Sonografie* als einfach zugängliches Bedsideverfahren in der Regel die erste diagnostische Maßnahme ist (freie Flüssigkeit, Minderperfusion, Cholestase etc.), stellt die *Computertomografie* mit oraler/rektaler und intravenöser Kontrastierung die Diagnostik der Wahl dar.

► **Vorteile der CT.** Zwar kann eine Abdomenübersicht mit dem Nachweis freier intraabdomineller Luft bei entsprechender Klinik für die Operationsentscheidung ausreichend sein, die CT ermöglicht jedoch gerade bei der persistierenden und postoperativen Peritonitis eine genauere Differenzierung des intraabdominellen Fokusses (Dichtegrade zur Differenzierung zwischen Hämatom und Serom, Randenhancement bei intraabdominellem Abszess, Lufteinschlüsse in der Darmwand [Pneumatosis intestinalis] als Zeichen einer intestinalen Ischämie).

Durch eine genauere Lokalisation der Perforations-/Insuffizienzstelle erleichtert sie zudem die Operationsplanung und kann mit der CT-gesteuerten Drainageanlage eine Fokuskontrolle (source control) ermöglichen. Auch kann die Computertomografie Nebenbefunde wie wichtige Grunderkrankungen (Leberzirrhose, Sigmadivertikulose etc.) und auch Malignome detektieren, auf die der Operateur vor dem Schnitt nun vorbereitet ist.

> **Merke** M!
>
> Neben allen Vorteilen der CT muss betont werden, dass die Diagnose einer sekundären Peritonitis und damit die Indikation zur Operation/operativen Revision eines Patienten letztlich eine klinische ist.

► **Nachteile der CT.** Bei allen Vorteilen birgt jede CT, die mit intravenöser Kontrastmittelapplikation erfolgt, das Risiko, eine *renale Dysfunktion* bzw. *Niereninsuffizienz* zu induzieren bzw. zu verstärken. Der Intensivmediziner sollte daher immer abwägen, ob durch pragmatisches, risikoärmeres Handeln, wie beispielsweise die sonografisch kontrollierte, diagnostische oder therapeutische Punktion eines intraabdominellen Verhaltes mit entsprechender Beurteilung von Farbe und Konsistenz des Punktats, eine CT mit entsprechend aufwändiger Logistik vermieden werden kann.

Endoskopie

Neben den radiologischen Möglichkeiten der Bildgebung stellt gerade für den Viszeralchirurgen die Endoskopie eine Option dar, um rasch Anastomosen zu beurteilen und Darmischämien zu detektieren.

Scoresysteme

Eine Reihe von Scoresystemen wurde entwickelt, um die Peritonitis einzuordnen und den Zustand des Patienten besser zu klassifizieren. Die Erhebung eines Scores könnte dem Chirurgen die Entscheidung für und wider eine Notfall(re-)laparotomie erleichtern.

Systemische Sepsisscores wie der *APACHE-II-Score* oder der *SOFA-Score* (SOFA: Sepsis-related Organ Failure Assessment) klassifizieren die systemische Hyperinflammation sowie die Komorbiditäten des Patienten. Der *MEDS-Score* (MEDS: Mortality in Emergency Department Sepsis) kann dem Notaufnahmearzt ebenso wie der *qSOFA-Score* (qSOFA: quick-SOFA) die Abschätzung des Outcomes beim septischen Patienten ermöglichen. Zwar wird bei all diesen Scoresystemen der

Schweregrad des septischen und klinischen Gesamtbildes gut reflektiert, die Entscheidung pro oder kontra Operation bzw. Revision kann daran jedoch nicht festgemacht werden.

Chirurgische Faktoren werden vor allem bei speziellen *Peritonitisscoresystemen* (z. B. Peritonitis Index Altona [PIA], Mannheimer Peritonitis Index [MPI]) berücksichtigt. Diese erreichen jedoch „nur" eine Sensitivität und Spezifität von 86 bzw. 74 % und konnten diesbezüglich nicht weiter optimiert werden.

Merke

Scoresysteme sind rein deskriptiv. Je höher der MPI- und der APACHE-II-Score, desto höher ist die Wahrscheinlichkeit für Problemkeime in der Abdominalhöhle. Eine chirurgische Entscheidung für oder wider eine operative Revision kann an Scoresystemen in keiner Weise festgemacht werden.

16.1.4 Therapie

Die Therapie der sekundären Peritonitis bei intraabdominellem Fokus muss möglichst rasch erfolgen. Jede verkannte oder nicht behandelte Peritonitis mündet in einer systemischen Hyperinflammation und letztlich in septischem Multiorganversagen. Aufgrund des Notfallcharakters einer intraabdominellen Infektion müssen jedem Intensivmediziner die Prinzipien der Behandlung geläufig sein, worauf im Folgenden genauer eingegangen wird. Unabhängig davon, ob es sich um eine Hohlorganperforation oder eine Komplikation nach einer viszeralchirurgischen Operation (persistierende Peritonitis) handelt, fußt die Therapie auf folgenden drei Säulen [964]:

- Herdsanierung
- antimikrobielle Therapie
- supportive Maßnahmen

Therapie

sekundäre Peritonitis beim septischen Patienten: Therapieübersicht

chirurgisch

- zuerst *Untersuchung auf*
  - Peritonitis
  - Ileus
  - Ischämie
  - Sepsis
- dann optional *intraabdominellen Fokus identifizieren*
  - Re-CT-Scan
  - Ultraschall
  - Röntgenthorax
- Entscheidung *(Re-)Laparotomie*
  - „on demand" im Falle einer klinischen Verschlechterung
  - geplant im Falle einer Mesenterialischämie
  - offenes Abdomen/VAC-Anlage
- oder *Drainage* (CT-/sonografiegesteuert)

antimikrobiell

- zuerst *Breitbandantibiose*
- dann *Identifizierung des Erregers* → alternativ: *intraabdominellen Fokus identifizieren*
  - Kultur
  - PCR
- dann *gezielte Antibiose*

intensivmedizinisch

- Therapie
  - Ernährung (möglichst enteral)
  - Analgesie
  - Sedierung
  - Thromboseprophylaxe
  - Oberkörpererhöhung 45 Grad
  - Ulkusprophylaxe
  - Blutzuckerregulation
- zusätzlich *Abklärung neuer Organfunktionsstörungen*
  - kardiorespiratorisch
  - Niere
  - Leber

Cave: Sollte die Peritonitis persistieren, müssen die Patienten täglich interdisziplinär reevaluiert werden!

Fokussanierung

Die Sanierung des septischen, intraabdominellen Fokus basiert auf den vier Elementen:

- Debridement
- Entfernung infizierter Fremdmaterialien
- Drainage von Abszessen
- Dekompression der Abdominalhöhle

Wird die Sanierung inadäquat durchgeführt, steigt die 28-Tage-Letalität von 26,7 auf 42,9 % an [966]. Trotz der Bedeutung einer raschen Fokussanierung ist bis heute unklar, ob die zunehmend diskutierten Damage-Control-Konzepte aus der Militär- und Traumachirurgie auf septische Patienten übertragen werden sollen. Diese schreiben vor, die erste Operation so schnell und kurz wie möglich durchzuführen, um das operative Trauma (mit entsprechender systemischer Inflammation) gering zu halten.

Sekundäre Peritonitis

Ebenso wie der Traumapatient, ist der Patient mit einer sekundären Peritonitis von der pathophysiologischen so genannten *„letalen Triade"*, bestehend aus Koagulopathie, Inflammation und Kreislaufinstabilität, bedroht. Das Prinzip der *Damage-Control-Operation* beruht darauf, in dieser Situation durch ein „verkürztes" operatives Vorgehen (beispielsweise ohne Rekonstruktion der Magen-Darm-Kontinuität oder mit nur provisorischen Verschluss der Bauchdecke etc.) eine *Dekontamination mit schnellerer Erholung der Physiologie* zu erreichen.

Zwar beruht die Evidenz bisher auf retrospektiven Studien, jedoch finden modifizierte „Traumakonzepte" bei der operativen Behandlung septischer Patienten mit Peritonitis zunehmend mehr Zuspruch.

Folgendes kann als gesichert gelten:

- Der septische Patient benötigt vor der Operation eine Phase der intensivmedizinischen Behandlung (3-Stunden-Maßnahmen der SSC-Leitlinie 2016) [967].
- Die Time-to-Intervention, d. h. die Zeitspanne von der Diagnose bis zum Operationsbeginn sollte möglichst kurz gehalten werden.
- Auf komplexe Rekonstruktionen und Anastomosen sollte bei ausgedehnter Peritonitis und kreislaufinstabilem Patienten verzichtet werden (z. B. Hartmann-Diskontinuitätsresektion bei perforierter Sigmadivertikulitis ohne Anastomosierung des Dickdarms).

Persistierende Peritonitis

Neben dem Notfallpatienten mit sekundärer Peritonitis sieht sich der Intensivmediziner im Alltag oft mit Patienten konfrontiert, bei denen die Peritonitis trotz intensiver Bemühungen weiterbesteht. Auch in diesen Fällen einer persistierenden Peritonitis existieren chirurgische Strategien, die dem behandelnden Arzt geläufig sein sollten:

- Relaparotomie bei Bedarf („on demand")
- geplante Relaparotomie („planned relaparotomy")
- Technik des „offenen Abdomens"

▸ **Relaparotomie.** Im Gegensatz zur *Relaparotomie bei Bedarf*, die im Fall einer klinischen Verschlechterung oder einer langfristig ausbleibenden Verbesserung eines Intensivpatienten durchgeführt wird, wird bei der *geplanten Relaparotomie* die A-priori-Entscheidung zu einer Relaparotomie nach 36–48 Stunden getroffen.

Ruler et al. konnten zeigen, dass zwischen der Relaparotomie bei Bedarf (n = 116) und der geplanten Relaparotomie (n = 116) kein Unterschied bezüglich der *Letalität* vorlag [969]. Sehr wohl ist die Rate der Interventionen und der Krankenhauskosten signifikant niedriger bei der On-Demand-Strategie. Vor allem im Fall einer fraglichen Ischämie von Darmanteilen kann eine geplante Relaparotomie im Sinne einer Reevaluation der grenzwertig durchbluteten Darmsegmente jedoch sinnvoll sein.

Die *Relaparotomie bei Bedarf* setzt die bereits oben erwähnte und für eine gute intensivmedizinische Behandlung essenzielle tägliche Visite und Beurteilung des Intensivpatienten voraus. Die Entscheidung zur Relaparotomie trifft zwar letztlich der behandelnde Chirurg, in sie fließen jedoch die Einschätzungen von Intensivmedizinern, Anästhesisten und Pflegepersonal mit ein.

Sowohl die geplante als auch die Bedarfsrelaparotomie bergen das Risiko der Entwicklung eines *akuten abdominellen Kompartmentsyndroms* (AKS). Die Peritonitis selbst (primäres AKS) als auch mit ihr einhergehende pathophysiologische Phänomene und Maßnahmen wie Capillary Leakage und Volumensubstitution (sekundäres AKS) können zu einer Erhöhung des intraabdominellen Druckes > 20 mmHg mit begleitender Organdysfunktion führen. Diagnostik der Wahl ist die indirekte

Messung des intraabdominellen Drucks mittels *Blasendruckmessung*. Bei Verdacht sollte diese einmal pro Schicht erfolgen. Im Fall eines AKS sind neben einer intraabdominellen Hypertension, die mittels Blasendruckmessung erfasst wird, klinische Zeichen wie (akute) renale Dysfunktion, hohe Beatmungsdrücke etc. führend und sollten zur unmittelbaren Therapie führen.

► **Offene Abdomentechnik.** Zwar kann je nach klinischem Bild durch Drainage von intraabdominellen Verhalten, abführende Maßnahmen oder Relaxation der intraabdominelle Druck gesenkt werden, im Falle eines AKS bleibt letztlich jedoch in der Regel allein die weite Eröffnung des Abdomens als kurative Therapie. Die Behandlung am offenen Abdomen bewahrt den peritonitischen Patienten vor dem AKS und ermöglicht einen schnellen und einfachen „second look", beinhaltet aber neben dem Risiko einer Entwicklung enteroatmosphärischer Fisteln eine Reihe pathophysiologischer Veränderungen (Flüssigkeitsverlust, Muskelproteolyse, eingeschränkte Immunfunktion, Hypothermie), denen der Intensivmediziner entsprechend gegenwirken muss, da sie mit einer erhöhten Letalität assoziiert sind [960].

Die offene Abdomentechnik ist Patienten vorbehalten, bei denen ein AKS oder wiederholte Relaparotomien/Second Looks zu erwarten sind.

Merke M!

In der Regel ermöglicht die moderne Intensivmedizin und Anästhesie fast unabhängig vom klinischen Zustand die Durchführung einer (Re-) Laparotomie. Übersteigt das perioperative Risiko im individuellen Fall den potenziellen Nutzen einer Operation, kann gerade der Intensivpatient mit postoperativer Peritonitis von der Sonografie- oder CT-gesteuerten Drainage eines entzündlichen Flüssigkeitsverhalts profitieren. Diese ist zwar im Gegensatz zur Relaparotomie keine kurative Therapie, kann aber in bestimmten Fällen als „therapeutisches Bridging" eine temporäre Dekontamination der Abdominalhöhle erreichen.

Antimikrobielle Therapie

► **Voraussetzungen.** Die antimikrobielle Therapie ist die zweite Säule der Peritonitistherapie. Wie von Ferrer et al. gezeigt wurde, ist sie für septische Patienten lebensrettend [962] und ihre verzögerte Applikation mit deutlich erhöhter Letalität assoziiert [965]. Vor jeglicher Antibiose sollte die Entnahme von Blutkulturen (2–6 Paare, aerob und anaerob) durch Blutentnahme und Entnahme aus zentralvenösen Kathetern erfolgen. Jegliche Antibiotikatherapie vor der Blutkulturentnahme reduziert die Detektionsrate von Mikroben beachtlich [968].

Gemäß den aktuellen SSC-Leitlinien [967] wird Folgendes gefordert:

- Innerhalb einer Stunde nach Aufnahme sollte mit der antimikrobiellen Therapie intravenös begonnen werden.
- Erste Wahl sind Breitspektrumantibiotika (oder eine Kombination von Antibiotika).
- Nach Keimnachweis sollte eine Verschmälerung der Antibiose erfolgen.
- Je nach klinischem Verlauf sollte die antimikrobielle Therapie so schnell wie möglich deeskaliert werden.

► **Schneller Beginn.** Die Applikation von Antibiotika sollte so rasch wie möglich erfolgen („golden hour of sepsis") und richtet sich initial sowohl nach dem Erkrankungsbild (z. B. Peritonitis versus Pneumonie versus Urosepsis), den Charakteristika des Patienten (z. B. Immunsuppression) und der Resistenzlage im entsprechenden Krankenhaus. Die deutsche MEDUSA-Studie (MEDUSA: Medical Education for Sepsis Source Control and Antibiotics) konnte eine Letalitätssteigerung von 2 % pro Stunde verzögerter antimikrobieller Therapie herausarbeiten (1 % pro Stunde verzögerter Fokussanierung!) [959].

► **Schnelle Deeskalation.** Nach initial breiter Antibiose muss sie schnellstmöglich in eine ziel-, d. h. keimgerichtete Antibiose deeskaliert werden. Die unüberlegte, inadäquate Antibiotikaapplikation ist mit erhöhten Raten von Pneumonie (30 %) und Harnwegsinfektionen (8 %) auf Intensivstationen assoziiert [961]. Im Verlauf besteht zudem das Risiko der Resistenzentwicklung. Einer Studie zufolge war keiner der 10 häufigsten peritoneal isolierten Erreger auf einer Intensivstation sensibel für Ampicillin/Sulbactam [963]. Das Wissen um den richtigen Nutzen von Antibiotika ist für die Intensivmedizin essenziell.

II

▶ Tab. 16.2 fasst die gängigen Antibiotika für die intraabdominelle Sepsis zusammen.

▶ **Intraabdominelle Candidiasis.** Im Fall einer komplizierten, persistierenden Peritonitis führt die antimikrobielle Therapie zu einem hohen *Selektionsdruck* auf die bakterielle Flora. Dies gilt auch für Candidaspezies, deren Isolierung aus Peritonealsekret mit einer schlechten klinischen Prognose assoziiert ist. Eine intraabdominelle Candidiasis war laut einer Studie mit einer 50 %igen Letalität auf der Intensivstation assoziiert [958].

Merke M!

Die Europäische Gesellschaft für klinische Mikrobiologie und Infektionserkrankungen (ESCMID) empfiehlt *Echinocandine* als erste Wahl für Candidainfektionen auf Intensivstation [956]. Wichtig ist, die Therapie mindestens 14 Tage nach einer candidanegativen Blutkultur fortzusetzen.

Tab. 16.2 Antimikrobielle Therapie der Peritonitis [964].

Erkrankung	Erreger	Therapie
sekundäre Peritonitis		
milde Peritonitis	Enterobacteriaceae, Anaerobier, Enterococcus	Acylaminopenicilline + Betalaktamaseinhibitor
		Cefuroxim/Cefotaxim/Ceftriaxon + Metronidazol
		Levofloxacin/Ciprofloxacin + Metronidazol
		Moxifloxacin
lokalisierte Peritonitis, frische Perforation	Enterobacteriaceae, Anaerobier, Enterococcus	Acylaminopenicilline + Betalaktamaseinhibitor
		Cefuroxim/Cefotaxim/Ceftriaxon + Metronidazol
		Levofloxacin/Ciprofloxacin + Metronidazol
		Moxifloxacin
diffuse Peritonitis	Enterobacteriaceae, Anaerobier, Enterococcus	Piperacillin/Tazobactam
		Ertapenem
		Tigecyclin
		Moxifloxacin
		Ceftolozan/Tazobactam + Metronidazol
tertiäre/postoperative Peritonitis		
	Enterobacteriaceae (plus ESBL), Anaerobier, Enterococcus (plus VRE), Staphylococcus (plus MRSA)	Tigecyclin
		Meropenem (+ Linezolid), Imipenem (+ Linezolid)
		Ceftolozan/Tazobactam + Metronidazol (+ Linezolid)
		Ceftazidim/Avibactam + Metronidazol (+ Linezolid)
		Fosfomycin (keine Monotherapie)
	Candida spp.	Echocandine
ESBL: extended spectrum beta-lactamase, MRSA: Methicillin-resistenter Staphylococcus aureus, VRE: Vancomycin-resistenter Enterococcus		

Supportive Therapie

Patienten mit einer intraabdominellen Infektion, sei es durch eine Hohlorganperforation oder durch eine Nahtinsuffizienz post operationem, stellen in der Regel *septische Patienten* dar. Wie bereits erwähnt, kommt dem Faktor Zeit bei der Therapie eine besondere Bedeutung zu. Dies gilt neben der Fokussanierung und antimikrobiellen Therapie auch für die rasche Initiierung intensivmedizinischer Maßnahmen. Aus diesem Grund haben viele Kliniken so genannte Sepsis-Pathways etabliert, in denen bestimmte Maßnahmenbündel (management bundles) innerhalb einer definierten Zeitspanne abgearbeitet werden müssen. Hierdurch kann die Letalität signifikant gesenkt werden.

Auf die intensivmedizinischen Maßnahmen bei der Sepsistherapie wird in Kapitel 13 (S. 174) im Detail eingegangen. Sie umfassen neben der lungenprotektiven Beatmung gemäß dem ARDS-Network-Protokoll (Vermeidung exzessiver Plateaudrücke [$P_{plat} < 30\,cmH_2O$] ein Atemzugvolumen von 6 ml/kgKG und ein adäquater PEEP), die metabolische Kontrolle (Blutzuckerzielwert: 110–180 mg/dl), die Stressulkus- und Thromboseprophylaxe.

Merke

M!

Durch den Dreiklang aus Fokussanierung, antimikrobieller Therapie und moderner supportiver Intensivmedizin konnte die Letalität der Perforationsperitonitis von 50–80 % zu Beginn des 20. Jahrhunderts auf unter 20 % in Großkliniken gesenkt werden.

16.1.5 Literatur

[956] Arendrup MC, Boekhout T, Akova M et al. ESCMID and ECMM joint clinical guidelines for the diagnosis and management of rare invasive yeast infections. Clin Microbiol Infect 2014; 20: 76–98

[957] Bader FG, Schröder M, Kujath P et al. Diffuse postoperative peritonitis – value of diagnostic parameters and impact of early indication for relaparotomy. Eur J Med Res 2019; 14: 491–496

[958] Bassetti M, Righi E, Ansaldi F et al. A multicenter multinational study of abdominal candidiasis: epidemiology, outcomes and predictors of mortality. Intensive Care Med 2015; 41: 1601–1610

[959] Bloos F, Rüddel H, Thomas-Rüddel D et al. Effect of a multifaceted educational intervention for anti-infectious measures on sepsis mortality: A cluster randomized trial. Intensive Care Med 2017; 11: 1602–1612

[960] Chen Y, Ye J, Song W et al. Comparison of outcomes between early fascial closure and delayed abdominal closure in patients with open abdomen: A systematic review and meta-analysis. Gastroenterol Res Pract 2014; 784056

[961] De Waele JJ. Abdominal sepsis. Curr Infect Dis Rep 2016; 18: 23

[962] Ferrer R, Martin-Loeches I, Phillips G et al. Empiric antibiotic treatment reduces mortality in severe sepsis and septic shock from the first hour. Crit Care Med 2014; 42: 1749–1755

[963] Hackel MA, Badal RE, Bouchillon SK et al. Resistance rates of intra-abdominal isolates from intensive care units and non-intensive care units in the United States: The Study for monitoring antimicrobial resistance trends 2010–2012. Surg Infect (Larchmt) 2015; 16: 298–304

[964] Hecker A, Reichert M, Reuß CJ et al. Intra-abdominal sepsis: New definitions and current clinical standards. Langenbeck's Arch Surg 2019; 404: 257–271

[965] Kumar A, Roberts D, Wood KE et al. Duration of hypotension before initiation of effective antimicrobial therapy is the critical determinant of survival in human septic shock. Crit Care Med 2006; 34: 1589–1596

[966] Marshall JC, Maier RV, Jimenez M et al. Source control in the management of severe sepsis and septic shock: An evidence-based review. Crit Care Med 2004; 32 (11 Suppl): S 513–26

[967] Rhodes A, Evans LE, Alhazzani W et al. Surviving sepsis campaign: International guidelines for management of sepsis and septic shock: 2016. Intensive Care Med 2017; 43: 304–377

[968] Scerbo MH, Kaplan HB, Dua A et al. Beyond blood culture and gram stain analysis: A review of molecular techniques for the early detection of bacteremia in surgical patients. Surg Infect (Larchmt) 2016; 17: 294–302

[969] van Ruler O, Mahler CW, Boer KR et al. Comparison of on-demand vs planned relaparotomy strategy in patients with severe peritonitis: A randomized trial. J Am Med Assoc 2007; 298: 865–872

16.2 Gastrointestinale Blutung

Juliane Liese, Norbert Krauss, Alexander Reinisch-Liese

16.2.1 Einleitung

Allgemeine Vorbemerkungen

Gastrointestinale Blutungen sind häufig und können sowohl der Grund für eine Intensivtherapie sein als auch im Rahmen einer solchen auftreten. Über 90 % dieser Blutungen treten im oberen Gastrointestinaltrakt auf, allerdings mit rückläufiger Inzidenz. Noch immer liegt die Mortalität jedoch bei rund 2 % [970], [976]. Untere gastrointestinale Blutungen sind seltener, finden sich vermehrt bei älteren Patienten und sind mit einer höheren Mortalität verbunden (ca. 5 %) [981].

16

Epidemiologie und Ätiologie

Die Ursachen für gastrointestinale Blutungen sind vielfältig, wobei sich Ursachen und Patienten erheblich unterscheiden (▸ Tab. 16.3). Führend bei der *oberen* gastrointestinalen Blutung sind Duodenalulzera, Magenulzera und Varizen (kumulativ > 70 %), diese sind teilweise mit schwerwiegenden Grunderkrankungen wie etwa Leberzirrhose assoziiert. Die *untere* gastrointestinale Blutung tritt hingegen vermehrt bei älteren Patienten auf und ist zum Teil mit altersbedingten Veränderungen wie beispielsweise ischämischen Veränderungen assoziiert.

Sowohl bei den oberen als auch den unteren gastrointestinalen Blutungen stellen jedoch auch akute Erkrankungen ohne spezielle Komorbiditäten eine nicht zu vernachlässigende Ursache dar, sei es das blutende Magenulkus bei Helicobacter-pylori-Infektion oder die Blutung bei Sigmadivertikulose.

Tab. 16.3 Die häufigsten Ursachen für obere und untere gastrointestinale Blutungen.

obere gastrointestinale Blutung	untere gastrointestinale Blutung
Duodenalulzera	Divertikelblutung
Magenulzera	Angiektasien
Magen- oder Ösophagusvarizen	kolorektale Polypen
erosive Ösophagitis	kolorektale/anale Karzinome
Mallory-Weiss-Läsionen	Analfissuren
gastrointestinale Tumoren	Hämorrhoiden
Angiektasien	ischämische Kolitis
Dieulafoy-Läsion	NSAR-induzierte Enterokolopathie
Magen- oder Duodenalerosionen	Postpolypektomieblutungen
arteriovenöse Malformationen	entzündliche Darmerkrankungen
Anastomosenblutung	infektiöse Kolitis

NSAR: nicht steroidale Antiphlogistika

Klinik

Die gastrointestinale Blutung kann sichtbar oder okkult im gesamten Gastrointestinaltrakt auftreten. Das klinische Bild wird von der Lokalisation und dem Ausmaß der Blutung bestimmt. ***Okkulte*** bzw. *asymptomatische* Verläufe fallen meist nur durch eine Anämie auf, sichtbare Blutungen durch Hämatemesis (Bluterbrechen), Meläna (Teerstuhl) oder Hämatochezie (blutigen Stuhl). Bei ***akuten*** Blutungen stehen, je nach Ausprägung, die Symptome der Hypovolämie mit Tachykardie, Hypotonie und Vigilanzminderung im Vordergrund.

Ein Rückschluss von Ausmaß oder zeitlichem Verlauf auf die Lokalisation der Blutung ist nicht zuverlässig möglich.

Merke M!

Die Klinik erlaubt keine sichere Differenzierung zwischen oberer und unterer gastrointestinaler Blutung.

16.2.2 Diagnosestellung

Klinische Untersuchung und Anamnese

Im intensivmedizinischen Kontext ist die Anamnese häufig erschwert, sei es bei fulminanten Blutungen und instabilem Patienten oder bei Blutungen bei sedierten Patienten. Hier kann eine Fremdanamnese von Angehörigen oder Rettungsdient/Hausärzten unter Umständen die entscheidenden Hinweise geben. Die diagnostischen Maßnahmen orientieren sich an der aktuellen S2k-Leitlinie [975]. Häufig kann das Absetzen von blutigem Stuhl oder Hämatemesis direkt beobachtet werden oder Hinweise am Patienten und seiner Kleidung erkannt werden.

M!

Merke

wichtige Punkte der (Fremd-)Anamnese bei Verdacht auf gastrointestinale Blutung

- *Blutungsmanifestation und -dauer*: Hämatemesis, Meläna, Hämatochezie, gastrointestinale Blutung in der Vorgeschichte, vorbekannte Ulzera
- *Begleitsymptome*: orthostatische Dysregulation, Kollaps, Übelkeit, Palpitationen, Aspiration
- *Medikamente*: (duale) Thrombozytenaggregationshemmer, Vitamin-K-Antagonisten, direkte orale Antikoagulanzien (DOAK), Heparin, nicht steroidale Antiphlogistika (NSAR)
- *Begleit- und Vorerkrankungen*: Leberzirrhose, Alkoholabusus, Ulkusleiden, stattgehabte gastrointestinale Blutung, Malignome, kürzlich erfolgte Polypektomie

Neben der zielgerichteten körperlichen Untersuchung ist ein intensivmedizinisches Monitoring (S. 85) des Patienten notwendig. Bei der körperlichen Untersuchung sollte insbesondere auf Operationsnarben und Zeichen einer portalen Hypertension geachtet werden. In keinem Fall darf auf die digital-rektale Untersuchung verzichtet werden. Diese kann ohne spezielle zusätzliche Ausstattung und Anforderungen eventuell durch eine Bedside-Proktoskopie/-Rektoskopie ergänzt werden, die regelhaft ohne Sedierung möglich ist.

Laborchemische Untersuchung

Der Verdacht auf eine gastrointestinale Blutung indiziert die sofortige Notfalllaboruntersuchung, wenn möglich als Point-of-Care-Diagnostik. Zudem sollte eine Kreuzblutabnahme für die Bestellung von Blutprodukten durchgeführt werden.

Die sich anschließenden serologischen Untersuchungen dienen dem weiteren Assessment und der Differenzialdiagnostik.

Bei klinisch manifester, insbesondere oberer gastrointestinaler Blutung (beispielsweise massives Bluterbrechen), darf der initiale Hämoglobinwert nicht dazu führen, die Erkrankung zu unterschätzen: Häufig kommt es erst mit zeitlicher Verzögerung zu einem Hämoglobinabfall.

Bei intensivmedizinischen Patienten treten gastrointestinale Blutungen nicht selten bei überdosierter Antikoagulation auf, was unter Umständen an einer massiv erhöhten partiellen Thromboplastinzeit (PTT) oder einem über die Maße verminderten Anti-Xa-Spiegel erkannt werden kann.

M!

Merke

Ein normwertiger Hämoglobinwert schließt eine akute gastrointestinale Blutung nicht aus. Direkte orale Antikoagulanzien führen häufig zu keiner Änderung der laborchemischen Gerinnungsparameter.

Endoskopische Diagnostik

Die Endoskopie (S. 383) ist das wichtigste diagnostische und therapeutische Mittel bei gastrointestinaler Blutung, sie kann nicht nur Blutungsursache und Blutungsintensität klären, sondern ist zugleich die Methode der Wahl für die Therapie. Sie bestimmt darüber, ob weitere radiologisch-interventionelle oder chirurgische Therapien notwendig sind, und ist für die Risikoevaluierung einer Rezidivblutung von Bedeutung. Sie ist auch beim instabilen Patienten anzustreben.

▸ **Obere Intestinoskopie.** Im Regelfall sollte zunächst die obere Intestinoskopie erfolgen, da hier häufiger die Blutungsquelle liegt und fulminante Blutungen zumeist im oberen Gastrointestinaltrakt auftreten. Bei kürzlich am Gastrointestinaltrakt operierten Patienten sollte vor einer Endoskopie Rücksprache mit dem Chirurgen gehalten werden: Gastrointestinale Anastomosen sind eine mögliche Blutungsquelle, können aber auch durch die Endoskopie gefährdet werden.

▸ **Untere Intestinoskopie.** Findet sich bei der oberen Intestinoskopie keine Blutungsquelle, schließt sich die untere Intestinoskopie an, hier ist Umfang und Zeitpunkt von der hämodynamischen Wirkung der Blutung abhängig. Patienten mit einem Enterostoma können über dieses endoskopiert werden, bei Patienten nach Diskontinuitätsresektion sollte auch der Hartmann-Stumpf untersucht werden.

Bei der *Kapselendoskopie* oder der *Push-and-Pull-Enteroskopie*, bei der mit einem besonderen Endoskop, das unter abwechselndem Füllen zweier Fixationsballons im Darm vorgeschoben wird, können auch die distalen Anteile des Dünndarms einsehen werden; Anwendung finden sie nur bei sonst nicht zu detektierenden Blutungen.

Radiologische Diagnostik

Die radiologische Primärdiagnostik einer akuten gastrointestinalen Blutung mittels *Computertomografie* (CT) oder *Angiografie* hat in der Primärdiagnostik einen untergeordneten Stellenwert. Sie findet Anwendung bei einer akuten gastrointestinalen Blutung ohne endoskopisch identifizierbare Blutungsquelle als kontrastverstärkte Mehrzeilen-Computertomografie.

Eine Angiografie ist bei unauffälligem CT-Befund in der Regel nicht indiziert, unter Umständen muss die CT wiederholt werden. Zu Bedenken ist, dass für die Diagnose einer aktiven Blutung im CT eine Blutungsrate erforderlich ist, die in tierexperimentellen Studien zwischen 0,25 und 0,5 ml/min liegt [973], [977].

Scoringsysteme zur Risikoabschätzung

Unter verschiedenen verfügbaren Scoringsystemen hat bisher nur der *modifizierte Glasgow Blatchford Score* Eingang in die Leitlinie gefunden, da er eine gute Sensitivität und Spezifität aufweist (▶ Tab. 16.4). Bei Patienten mit einem Score zwischen 0 und 1 hat der Score eine Sensitivität von > 99 % und bedarf keiner endoskopischen Intervention [971], [972], [975]. Dieser gilt jedoch nur für die vermutete nicht variköse *obere gastrointestinale Blutung* und berücksichtigt nicht eine eventuelle Einnahme gerinnungshemmender Medikamente.

Scores für die *untere gastrointestinale Blutung* haben sich nicht durchgesetzt.

Tab. 16.4 Modifizierter Glasgow Blatchford Score zur Risikoabschätzung bei Verdacht auf eine nicht variköse obere gastrointestinale Blutung.

Kriterium	Ausprägung	Punkte
Herzfrequenz (Schläge/min)	≥ 100	1
systolischer Blutdruck (mmHg)	100–109	1
	90–99	2
	< 90	3
Harnstoff (mg/dl)	≥ 18,2 und < 22,4	2
	≥ 22,4 und < 28	3
	≥ 28 und < 70	4
	≥ 70	6
Hämoglobin (g/dl), Männer	≥ 12 und < 13	1
	≥ 10 und < 12	3
	< 10	6
Hämoglobin (g/dl), Frauen	≥ 10 und < 12	1
	< 10	6

Bewertung: Niedrigrisikogruppe: 0–1 Punkt, ambulante Abklärung möglich; maximale Punktzahl: 16

16.2.3 Therapie

Ebenso wie die diagnostischen Maßnahmen orientieren sich die therapeutischen Interventionen an der aktuellen S2k-Leitlinie, jedoch muss diese dem intensivmedizinischen Krankengut angepasst werden.

Primärversorgung

Bei intensivmedizinischen Patienten mit gastrointestinaler Blutung erfolgen die Basismaßnahmen zur Überwachung und Stabilisierung im Rahmen der intensivmedizinischen Therapie. Näheres hierzu findet sich den Kapiteln Intensivmedizinisches Monitoring (S. 85) und Volumentherapie (S. 123).

▶ **Intubation, Magensonde.** Bei instabilen Patienten oder massiver Hämatemesis sollte die Intubation ebenso wie die Anlage einer Magensonde auch als Aspirationsschutz erwogen werden.

▶ **Gerinnungsoptimierung.** Bei Patienten mit eingeschränkter Gerinnung und/oder Einnahme von Präparaten zur Antikoagulation ist in Abhängigkeit vom Schweregrad der Blutung und dem Risikoprofil eine Gerinnungsoptimierung bzw. eine Pausierung der Medikation zu erwägen. Die Substitution von Gerinnungsprodukten sollte frühzeitig bei Patienten mit einer bekannten nicht medikamentösen Gerinnungsstörung erfolgen.

▸ **Antidota, Prothrombinkonzentrat, Frischplasma.** Schwere gastrointestinale Blutungen bei Patienten, die direkte orale Antikoagulanzien (DOAK) einnehmen, können den Einsatz von *Antidota* notwendig machen. In Deutschland zugelassen ist Idarucizumab (Praxbind) zur Aufhebung des antikoagulatorischen Effektes von Dabigatran, Dabigatran sowie Andexanet alfa als Antidot für Rivaroxaban und Adixaban.

Bei Endoxaban sowie den Vitamin-K-Antagonisten können *Prothrombinkonzentrat* (PPSB) oder *Frischplasmen* angewendet werden. Näheres hierzu findet sich im Kapitel Gerinnungsstörungen und Antikoagulation (S. 143).

▸ **Allogene Erythrozytenkonzentrate.** Patienten mit gastrointestinalen Blutungen sollen allogene Erythrozytenkonzentrate erhalten, so dass der Hb-Wert zwischen 7 und 9 g/dl stabilisiert wird. Bei massiver Blutung und hämorrhagischem Schock können Erythrozytenkonzentrate nach klinischer Einschätzung (unabhängig vom Hämoglobinwert) gegeben werden.

▸ **Protonenpumpenhemmer.** Bei vermuteter *nicht variköser* oberer gastrointestinaler Blutung reduziert die intravenöse Gabe von Protonenpumpenhemmern signifikant die Notwendigkeit endoskopischer Interventionen [980]. Aus diesem Grund sollten Patienten präendoskopisch bei vermuteter nicht variköser oberer gastrointestinaler Blutung beispielsweise *Pantozol* 80 mg intravenös erhalten, gefolgt von wiederholten Bolusgaben (3 × 40 mg pro Tag) oder kontinuierlich über einen Perfusor bis zur Endoskopie.

Die Bedeutung von Protonenpumpenhemmern bei der *varikösen* oberen gastrointestinalen Blutung ist unklar.

▸ **Vasokonstriktoren.** Besteht der hochgradige Verdacht auf eine Varizenblutung sollte sofort eine intravenöse Therapie mit Vasokonstriktoren (z. B. Terlipressin/Somatostatin) begonnen werden. Empfohlen wird eine Bolusgabe von Terlipressin 1–2 mg i. v. vor der Endoskopie und anschließend eine Therapie über 5 Tage mit 1 mg alle 6 Stunden intravenös.

▸ **Antibiotika.** Die frühzeitige Gabe eines Antibiotikums mit gramnegativem Wirkspektrum (z. B. Ceftriaxon) kann bei der akuten Varizenblutung das Auftreten bakterieller Infektionen verhindern. Bestätigt die Endoskopie die Diagnose, wird eine Therapiefortsetzung für 3–5 Tage empfohlen [975].

Endoskopie

▸ **Maßnahmen.** Die Endoskopie sollte, wenn möglich, durch die einmalige Gabe von *250 mg Erythromycin i. v.* ca. 30–120 Minuten vor der Untersuchung vorbereitet werden. Dies verbessert durch die prokinetische Wirkung die Beurteilbarkeit des oberen Gastrointestinaltrakts.

Methoden der *endoskopischen Hämostase* beinhalten Injektionen (z. B. Epinephrin, Histoacryl, Fibrinkleber), endoskopische Clips/Ligaturen, bipolare und monopolare Elektrokoagulation, Argonplasmakoagulation, Auftragung eines hämostatischen Pulvers (z. B. Hemospray oder EndoClot), Applikation eines gecoverten Metallstents sowie lokale Kompression mit Ballonsonden (Sengstaken-Blakemore-Sonde, Linton-Nachlas-Sonde, s. u.).

Blutungen sollten nach der *Forrest-Klassifikation* eingeteilt werden:

- Ulzera mit arteriell spritzenden Blutungen (Forrest Ia), Sickerblutungen (Forrest Ib) oder mit sichtbarem Gefäßstumpf (Forrest IIa) sollen endoskopisch therapiert werden.
- Adhärente Koagel (Forrest IIb) sollten abgespült und das darunter liegende Ulkus inspiziert werden.
- Ulzera mit Hämatinauflagerungen (Forrest IIc) und Ulzera ohne Blutungszeichen (Forrest III) benötigen meist keine endoskopische Therapie.

Endoskopisch nicht beherrschbare Blutungen sollten oral und aboral markiert werden (Tuschemarkierung, Clipmarkierung), um das Auffinden der Blutung bei einer notwenigen operativen Therapie zu erleichtern.

Lokale Maßnahmen zur zumindest temporären Kontrolle einer Blutung finden in Ausnahmefällen Anwendung, können jedoch von entscheidender Bedeutung sein: So können massive, in der Regel variköse Blutungen des Ösophagus mit der *Sengstaken-Blakemore-Sonde* kontrolliert werden, Blutungen aus dem Magenfundus mit der *Linton-Nachlas-Sonde* (▸ Abb. 16.1). Diese Maßnahmen werden von weiteren Therapieschritten wie Senkung des portalvenösen Druckes oder Optimierung der Gerinnung begleitet.

16

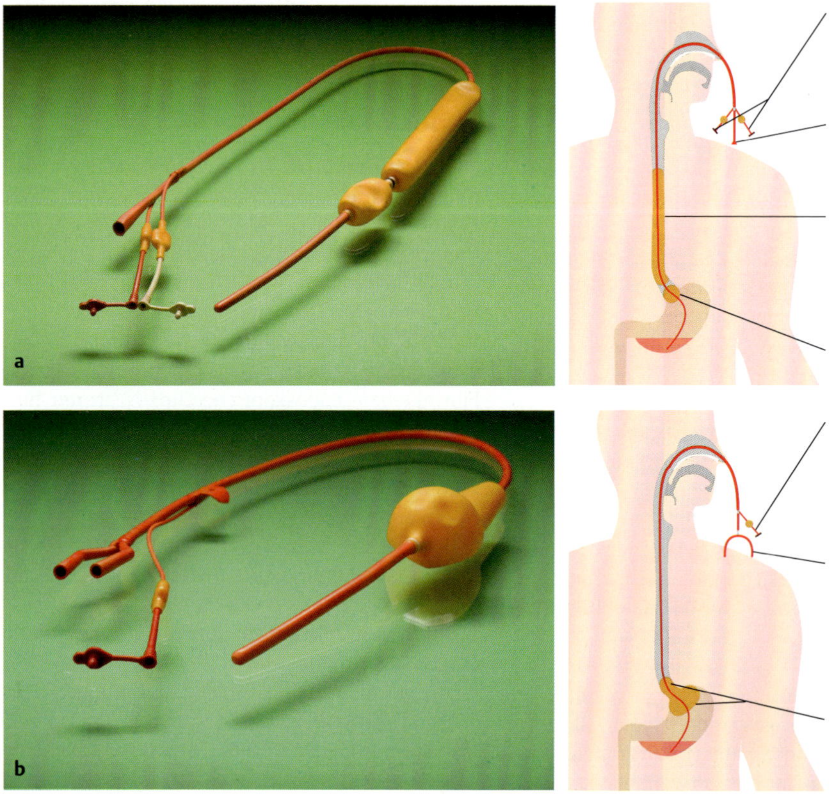

Abb. 16.1 Sondentamponaden. Sengstaken-Blakemore-Sonde zur Kompression von Ösophagusvarizen (**a**), Linton-Nachlas-Sonde zur Kompression von Fundusvarizen (**b**). (Quelle: Bley C, Centgraf M, Cieslik A et al. Hepatorenales Syndrom (Hrsg). In: Bley C, Centgraf M, Cieslik A et al., Hrsg. I care Krankheitslehre. 1. Auflage. Stuttgart: Thieme; 2015. Fotograf: P. Blåfield, Thieme)

► **Zeitpunkt der Endoskopie.** Der Glasgow Blatchford Score kann zur *Abschätzung der Dringlichkeit* einer endoskopischen Therapie bei oberer gastrointestinaler Blutung eingesetzt werden, jedoch ist insgesamt der ideale Zeitpunkt umstritten. Im intensivmedizinischen Krankengut wird der Zeitpunkt der Endoskopie von der Dynamik der Blutung und der Stabilität des Patienten bestimmt.

Darüber hinaus kann, wenn möglich, zwischen einer vermuteten *nicht varikösen* und einer *varikösen* oberen gastrointestinalen Blutung unterschieden werden.

Einen dritten Entscheidungsparameter stellen *Risikofaktoren* dar (bekanntes Ulkusleiden, frühere gastrointestinale Blutungen, hohes Alter, gastrointestinale Karzinome, gerinnungshemmende Medikation).

Hieraus ergeben sich folgende *Empfehlungen* [975]:

- *vermutete nicht variköse obere gastrointestinale Blutungen*:
  - plus Kreislaufinstabilität: Kreislaufstabilisierung und Endoskopie < 12 Stunden
  - Risikofaktoren plus Kreislaufstabilität: Endoskopie < 24 Stunden
  - keine Risikofaktoren plus Kreislaufstabilität: frühelektive Endoskopie innerhalb von 72 Stunden
- *vermutete variköse obere gastrointestinale Blutungen*:
  - plus Kreislaufstabilität: kontinuierliche Überwachung, Endoskopie < 12 Stunden
  - plus Kreislaufinstabilität: sofortige Notfallendoskopie

Schwere Verläufe mit hämodynamischer Instabilität sind bei *unteren gastrointestinalen Blutungen* seltener. Bei hämorrhagischem Schock bei vermuteter unterer gastrointestinaler Blutung sollte nach Kreislaufstabilisierung und innerhalb von 12 Stunden eine Gastroskopie plus Rekto-Sigmoido-/Koloskopie erfolgen. Nach Ausschluss einer anorektalen Blutungsquelle kann bei kreislaufinstabilen Patienten auch eine verkürzte und intensivierte Darmvorbereitung erfolgen.

Je nach Blutungstyp, Schwere und Grunderkrankung sind *Re-Endoskopien* notwendig, nach einer Ballontamponade spätestens nach 24 Stunden.

Bei hämodynamischer Stabilität und vermuteter unterer gastrointestinaler Blutung empfiehlt die Leitlinie eine *Koloskopie* erst nach entsprechender Darmvorbereitung.

Radiologisch-interventionelle Verfahren

Radiologisch-interventionelle Verfahren kommen bei nicht endoskopisch versorgbaren oder rezidivierenden nicht varikösen gastrointestinalen Blutungen zum Einsatz. Sie stellen hier eine Ergänzung oder Alternative zu den operativen Therapiemaßnahmen (S. 385) dar. Angiografisch kann zum Beispiel bei duodenalen Ulkusblutungen ein Coiling der A. gastroduodenalis und der pankreatikoduodenalen Äste erfolgen [979].

Merke

M!

Radiologisch-interventionelle Eingriffe sind mitunter langwierig und technisch anspruchsvoll, sie erfordern die gleiche intensivmedizinische/anästhesiologische Überwachung wie die Behandlung im OP. Gegebenenfalls sollte ein interventioneller Therapieversuch abgebrochen und der Patient der Operation zugeführt werden.

Bei der endoskopisch nicht stillbaren varikösen Blutung besteht in Zentren die Möglichkeit der Anlage eines notfallmäßigen/frühelektiven transjugulären intrahepatischen portosystemischen Shunt (TIPS); siehe auch Kapitel Dekompensierte Leberinsuffizienz (S. 420).

Operative Therapieoptionen

Der Stellenwert der chirurgischen Therapie hat durch die kontinuierliche Weiterentwicklung der Endoskopie und der fast flächendeckenden Verfügbarkeit immer weiter abgenommen.

Die Notfalloperation ist jedoch immer indiziert, wenn die endoskopische und die radiologisch-interventionelle Blutstillung nicht gelingen. Die Mortalität operativer Eingriffe bei gastrointestinalen Blutungen liegt bei bis zu 50 %. Dies ist jedoch auch Ausdruck der Patientenselektion, da nur schwerste, therapierefraktäre Blutungen operiert werden. Das frühzeitige Hinzuziehen des Chirurgen und die zeitgerechte Entscheidung, endoskopische und interventionelle Maßnahmen abzubrechen, könnten die Ergebnisse verbessern.

„Klassische" operative Maßnahmen sind die Umstechung der zuführenden Gefäße bei blutendem Ulcus duodeni, die (partielle oder totale) Gastrektomie oder die Kolonresektion bei blutenden Divertikeln. Seltene Indikationen entstehen bei varikösen Blutungen, die notfallmäßig Devaskularisierungsoperationen oder die Etablierung eines portosystemischen Shunts notwendig machen [978].

Patienten mit gastrointestinalen Blutungen nach abdominal-chirurgischen Eingriffen stellen eine besondere Patientengruppe dar. So kann es vorkommen, dass eine freie intraabdominelle Blutung über eine Anastomoseninsuffizienz Anschluss an den Gastrointestinaltrakt gewinnt und sich als gastrointestinale Blutungen manifestiert. In diesen Fällen ist allein die operative Therapie zielführend.

16.2.4 Nachsorge

Eine bereits während des stationären Aufenthalts begonnene *Eradikationstherapie von Helicobacter pylori* sollte ambulant komplettiert werden (▶ Tab. 16.5). Eine *Kontrollendoskopie* sollte zur Beurteilung der Ulkusabheilung und zur Kontrolle der erfolgreichen Eradikation erfolgen.

Des Weiteren sollte bei einer unteren gastrointestinalen Blutung eine *vollständige hohe Koloskopie* erfolgen, sofern sie nicht bereits im stationären primären Setting.

Neben der Akuttherapie spielt aber auch die *Reduktion von Risikofaktoren* eine große Rolle. Hierzu gehören der Verzicht auf übermäßigen Alkoholkonsum, Nikotinabstinenz, Vermeidung von NSAR und die Reevaluierung der Einnahme gerinnungshemmender Medikamente.

II

Tab. 16.5 Geeignete Protokolle zur Therapie der Helicobacter-pylori-Infektion bei Erwachsenen [975], [974].

Name	Therapie	Schema	Dosierung	Dauer
Standardtripletherapie (italienisch)	First Line	PPI 1)	1-0-1	7–14 Tage
	First Line	Clarithromycin 250–500 mg	1-0-1	7–14 Tage
	First Line	Metronidazol 400–500 mg	1-0-1	7–14 Tage
Standardtripletherapie (französisch)	First Line	PPI 1)	1-0-1	7–14 Tage
	First Line	Clarithromycin 500 mg	1-0-1	7–14 Tage
	First Line	Amoxicillin 1 000 mg	1-0-1	7–14 Tage
bismuthaltige Vierfachtherapie 2)	First Line oder Second Line nach Standard-TT	PPI 2)	1-0-1	10 Tage
	First Line oder Second Line nach Standard-TT	Bismut-Kalium-Salz 140 mg Tetracyclin 125 mg Metronidazol 125 mg	3-3-3-3	10 Tage
kombinierte („konkomittierende“) Vierfachtherapie	First Line	PPI 1)	1-0-1	7 Tage
	First Line	Clarithromycin 500 mg	1-0-1	7 Tage
	First Line	Amoxicillin 1 000 mg	1-0-1	7 Tage
	First Line	Metronidazol 400–500 mg	1-0-1	7 Tage
Fluorochinolon-Tripletherapie	Second Line	PPI 1)	1-0-1	10 Tage
	Second Line	Levofloxacin 500 mg/ Moxifloxacin400 mg	1 × 1	10 Tage
	Second Line	Amoxicillin 1 000 mg 3)	1-0-1	10 Tage

1) Omeprazol 20 mg, Pantoprazol 40 mg, Esomeprazol 20 mg, Lansoprazol 30 mg, Rabeprazol 20 mg
2) Omeprazol 20 mg wenn kombiniert mit dem Bismut-Kombinationspräparat Pylera (R)
3) bei Unverträglickeit Rifabutin 150 mg 1-0-1
PPI: Protonenpumpeninhibitor
TT: Triple-Therapie

16.2.5 Literatur

[970] Abougergi MS, Travis AC, Saltzman JR. The in-hospital mortality rate for upper GI hemorrhage has decreased over 2 decades in the United States: A nationwide analysis. Gastrointest Endosc 2015; 4: 882–888 e1

[971] Blatchford O, Murray WR, Blatchford M. A risk score to predict need for treatment for upper-gastrointestinal haemorrhage. Lancet 2000; 356 (9238): 1318–1321

[972] Budimir I, Stojsavljević S, Barsić N et al. Scoring systems for peptic ulcer bleeding: Which one to use? World J Gastroenterol 2017; 41: 7450–7458

[973] Dobritz M, Engels HP, Schneider A et al. Evaluation of dual-phase multi-detector-row CT for detection of intestinal bleeding using an experimental bowel model. Eur Radiol 2009; 4: 875–881

[974] Fischbach W, Malfertheiner P, Lynen Jansen P et al. S2k-Guidline Heliobacter pylori and gastroduodenal ulcer disease. Z Gastroenterol 2016; 54(04): 327–363

[975] Götz M, Anders M, Biecker E et al. [S2k Guideline Gastrointestinal Bleeding – Guideline of the German Society of Gastroenterology DGVS]. Z Gastroenterol 2017; 9: 883–936

[976] Jung K, Moon W. Role of endoscopy in acute gastrointestinal bleeding in real clinical practice: An evidence-based review. World J Gastrointest Endosc 2019; 2: 68–83

[977] Kuhle WG, Sheiman RG. Detection of active colonic hemorrhage with use of helical CT: Findings in a swine model. Radiology 2003; 3: 743–752

[978] Overhaus M, Garcia Park L, Fimmers R et al. [The devascularisation procedure for the treatment of fundic and oesophageal varices in portal hypertension – a retrospective analysis of 55 cases]. Zentralbl Chir 2018; 5: 480–487

[979] Spiliopoulos S, Inchingolo R, Lucatelli P et al. transcatheter arterial embolization for bleeding peptic ulcers: A multicenter study. Cardiovasc Intervent Radiol 2018; 9: 1333–1339
[980] Sreedharan A, Martin J, Leontiadis GI et al. Proton pump inhibitor treatment initiated prior to endoscopic diagnosis in upper gastrointestinal bleeding. Cochrane Database Syst Rev 2010; 7: CD005415
[981] Strate LL, Ayanian JZ, Kotler G et al. Risk factors for mortality in lower intestinal bleeding. Clin Gastroenterol Hepatol 2008; 9: 1004–1010; quiz 955

16.3 Pankreatitis

Fabienne Bender, Rüdiger Hörbelt

16.3.1 Akute Pankreatitis

Einleitung

Die akute Pankreatitis ist eine akute Entzündung der Bauchspeicheldrüse, die nach wie vor eine potenziell vital bedrohliche Erkrankung darstellt. Wichtig für die Prognose ist eine enge interdisziplinäre Zusammenarbeit zwischen Internist/Endoskopiker, Radiologe, Chirurg und Intensivmediziner. Daher sollte die frühzeitige Verlegung an ein Zentrum erfolgen. Da die akute Pankreatitis ein dynamisches Krankheitsbild darstellt, muss ständig eine Reevaluation und Anpassung der Therapie erfolgen.

Die *Letalität* beträgt in der Gruppe der ödematös-interstitiellen Pankreatitis < 2 % und steigt mit dem Schweregrad der Erkrankung deutlich an. Zeigen sich bei persistierendem Organversagen im Rahmen einer schweren akuten Pankreatitis zusätzlich infizierte Nekrosen, steigt die Letalität auf über 30 %.

Epidemiologie, Pathophysiologie, Ätiologie

Aktuell beträgt die jährliche *Inzidenz* einer akuten Pankreatitis 13–45 pro 100 000 Personen [1009]. Diese zeigt sich jedoch in den letzten Jahren ansteigend [988].

Unabhängig von der Ursache der Erkrankung kommt es zur intrazellulären Aktivierung von Trypsinogen, was wiederum mit der Aktivierung weiterer digestiver Enzyme wie Lipase und Proteasen zu einer Schädigung der Azinuszellen führt. Als Folge werden Zytokine, insbesondere IL-6 und IL-8 (IL: Interleukin), freigesetzt, wodurch es zu lokalen Mikrozirkulations- sowie Permeabilitätsstörungen kommt. Es folgt die Autodigestion oder Autolyse des Organs.

Als weltweit häufigste Ursache kommt es im Rahmen einer *Cholezysto-/Choledocholithiasis* zur akuten Pankreatitis [988]. An zweiter Stelle folgt die äthyltoxisch induzierte Pankreatitis, nicht selten als akute Exazerbation einer chronischen Pankreatitis bei langjährigem Alkoholabusus.

Weitere Ursachen sind:

- biliär (ca. 40 %)
- äthyltoxisch (ca. 35 %)
- medikamentös (ca. 2 %): z. B. ACE-Hemmer, Östrogene, Antikonvulsiva, Zytostatika, Antibiotika
- postoperativ/postinterventionell nach endoskopischer retrograder Cholangiopankreatikografie (ERCP)
- idiopathisch (Ausschlussdiagnose)
- traumatisch
- Hypertriglyzeridämie
- Hyperkalziämie, vor allem bei Hyperparathyreoidismus
- autoimmun
- parasitär durch Askariden in den Gallengängen
- Pancreas divisum
- Papillentumoren
- Sphincter-Oddi-Dysfunktion mit konsekutiver Obstruktion
- viral (z. B. Mumps, Hepatitis, Coxsackie-Virus, HIV, Zytomegalievirus)
- hereditär durch Mutation des PRSS1-Gens oder SPINK1-Gens

Klinik

Patienten mit akuter Pankreatitis klagen über folgende Beschwerden:

- Oberbauchschmerzen, gürtelförmig, akut einsetzend
- Übelkeit, Erbrechen
- Meteorismus, (Sub-)Ileusbeschwerden im Rahmen der Paralyse
- Aszites, Pleuraergüsse
- Fieber
- Hypotonie, Schockzeichen
- Ikterus
- ST-Strecken-Veränderungen im EKG

Klinische Zeichen, die als prognostisch ungünstig zu werten sind, sind das Cullen-Zeichen mit livide Verfärbungen (Ekchymosen) periumbilikal und das Grey-Turner-Zeichen mit Verfärbungen in den Flanken. Inguinale Verfärbungen (Fox-Zeichen) sind sehr selten zu beobachten. Sie entstehen als Einblutungen bei einsetzender Gerinnungsstörung im Rahmen einer Sepsis.

Der klinische Untersuchungsbefund des Abdomens zeigt das Bild eines „Gummibauchs", bei dem das Abdomen durch die peritonitische Reizung und den Meteorismus prall-elastisch gespannt ist.

Diagnostik

▶ **Labordiagnostik.** Aufgrund seiner Halbwertszeit und Spezifität ist die *Lipase* der Amylase und Elastase als Laborparameter der akuten Pankreatitis überlegen. Dabei muss die Lipase auf mindestens das Dreifache der Norm erhöht sein, um eine Pankreatitis zu diagnostizieren. Allerdings ist die Höhe der Lipase- und Amylasewerte kein prognostischer Parameter und korreliert auch nicht mit der Schwere der Erkrankung.

Hierzu kann das *C-reaktive Protein* (CRP) herangezogen werden: Ein CRP-Wert von > 150 mg/dl nach 72 Stunden weist auf eine schwere Pankreatitis hin und kann als prognostisch ungünstiger Parameter angesehen werden [990]. Auch ein *Serumkalzium < 2 mmol/l* ist als prognostisch ungünstig zu werten; eine Hypokalziämie entsteht unter anderem durch die Bindung von Kalziumionen an Fettgewebenekrosen des peripankreatischen Gewebes und stellt sich makroskopisch als Kalkspritzer dar.

Weitere prognostisch ungünstige Parameter sind:

- initial bei Aufnahme:
  - Alter > 55 Jahre
  - Adipositas: Body-Mass-Index (BMI) > 30 kg/m^2
  - äthyltoxische Genese
  - Hämatokrit > 44 %
  - Laktatdehydrogenase (LDH) > 350 IE/l
  - Hyperglykämie > 200 mg/dl
  - Leukozytose > 16 000/µl
  - Fieber > 38,5 °C
- im Verlauf (nach 48–72 Stunden):
  - Azidose
  - CRP > 150 mg/dl
  - Prokalzitonin > 3,8 ng/l
  - Anurie
  - Anstieg des Serumharnstoffs > 5 mg/dl
  - Kreatinin > 1,7 mg/ dl
  - Serumkalzium < 2 mmol/l
  - pO_2 arteriell < 60 mmHg

Hinsichtlich der Diagnostik bei Verdacht auf eine biliäre Genese sollten *Bilirubin, alkalische Phosphatase und Gamma-Glutamyltransferase* (gamma-GT) bestimmt werden.

Bei einer Autoimmunpankreatitis können *IgG* und *IgG4* im Serum erhöht sein, zudem sollten bei Fehlen einer biliären oder äthyltoxischen Genese die *Triglyzeride* bestimmt werden.

▶ **Apparative Diagnostik.** Als wichtige apparative Diagnostik steht die *abdominelle Sonografie* zur Verfügung. Dabei können Exsudationen peripankreatisch gefunden werden; bei einer biliären Genese ist die Beurteilung der Gallenwege mit Konkrementnachweis möglich. Die Abdomensonografie kann jedoch bereits bei Aufnahme aufgrund der Paralyse und entsprechender Darmgasüberlagerung deutlich erschwert sein.

Als weiteres wichtiges diagnostisches Mittel steht die *kontrastmittelverstärkte Computertomografie* (KM-CT) zur Verfügung. Dabei stellt diese insbesondere in der Frühphase der Erkrankung ein Hilfsmittel zum Ausschluss von Komplikationen wie zum Beispiel einer Ischämie, Blutung oder Perforation dar. Trotzdem ist eine KM-CT-Diagnostik innerhalb der ersten Woche nicht zielführend, da lokale Komplikationen frühestens nach 72 Stunden sicher nachzuweisen sind.

Merke M!

Nach den revidierten Atlanta-Kriterien (2012) müssen zur Diagnosestellung der akuten Pankreatitis mindestens zwei von drei der folgenden Kriterien erfüllt sein [985]:

- Auftreten und Persistieren akuter abdomineller Schmerzen, insbesondere epigastrisch mit Ausstrahlung in den Rücken („gürtelförmiger Oberbauchschmerz")
- 3fach über der Norm erhöhte Lipaseaktivität (oder Amylaseaktivität) im Serum
- typische Befunde in der KM-CT (oder der MRT oder der transabdominellen Sonografie)

Klassifikation

▶ **Verlaufsformen.** Man unterscheidet zwei Verlaufsformen der akuten Pankreatitis:

- interstitiell-ödematöse Pankreatitis (80–85 %)
- nekrotisierende Pankreatitis (15–20 %)

Dabei stellt sich die *ödematöse Pankreatitis* CT-morphologisch als Kontrastmittelenhancement des Pankreas mit peripankreatischer Flüssigkeit (Exsudationen) dar. Nekrosen lassen sich nicht finden.

Bei der *nekrotisierenden Pankreatitis* hingegen zeigen sich CT-morphologisch Teil- oder Komplettnekrosen des Pankreasparenchyms mit Minderperfusion und/oder Nekrosen des peripankreatischen Gewebes.

► **Schweregrade.** Die akute Pankreatitis wird nach revidierter Atlanta-Klassifikation in drei Schweregrade eingeteilt [985]:

- *milde Pankreatitis:*
  - keine Organfunktionsstörung
  - keine lokalen Komplikationen
- *mittelschwere/moderate Pankreatitis:*
  - vorübergehende Organfunktionsstörung (► Tab. 16.6) (< 48 Stunden) und/oder
  - lokale Komplikationen
- *schwere Pankreatitis:*
  - anhaltende Organfunktionsstörung (► Tab. 16.6) (> 48 Stunden) mit Ein- oder Mehrorganversagen

► **Komplikationen.** Als lokale Komplikationen gelten:

- *akute peripankreatische Flüssigkeitskollektion* (acute peripancreatic fluid collection, APFC): stellt sich als homogene Flüssigkeitsansammlung ohne Kapsel/Wandung peripankreatisch dar; bildet sich innerhalb von 4 Wochen bei ödematöser Pankreatitis aus.
- *Pankreaspseudozyste*: Flüssigkeitsansammlung bei ödematöser Pankreatitis mit Kapsel ohne solide Anteile, die teilweise oder komplett im Pankreasparenchym liegt; tritt ab einem Zeitraum von 4 Wochen auf; als ursächlich wird eine Läsion des Pankreasganges oder eines Seitenastes angenommen, da innerhalb der Zyste eine erhöhte Enzymaktivität nachgewiesen werden kann.
- *akute Nekrosekollektion* (acute necrotic collection, ANC): Ansammlung von Flüssigkeit und Nekrosen ohne Kapsel innerhalb des Pankreasparenchyms oder peripankreatisch; bildet sich innerhalb der ersten 4 Wochen bei nekrotisierender Pankreatitis aus
- *abgekapselte Nekrose* (walled-off pancreatic necrosis, WOPN; auch Pankreassequestration): abgekapselte Nekrose mit Kontrastmittelanreicherung der Kapsel, bestehend aus nekrotischem Pankreasparenchym und/oder nekrotischem peripankreatischem Gewebe, die auch entfernt zum Pankreas liegen kann; Auftreten > 4 Wochen bei nekrotisierender Pankreatitis
- *Infizierte Nekrose*: Sowohl akute Nekrosekollektionen als auch abgekapselte Nekrosen können superinfizieren und stellen sich CT-morphologisch als Verhalt mit Gaseinschlüssen dar.

An lokale Komplikationen sollte gedacht werden, wenn die Beschwerden persistieren oder nach beschwerdegebessertem Intervall wieder zurückkehren, die Infektwerte ansteigen und/oder sich der klinische Zustand des Patienten verschlechtert.

Weitere *Scoringsysteme* wie der Ranson-Score, der Glasgow-Score oder der APACHE-II-Score, mit deren Hilfe der Krankheitsverlauf einer akuten Pankreatitis eingeschätzt werden kann, haben sich im klinischen Alltag nicht durchgesetzt.

Die akute Pankreatitis kann folgende *weitere Komplikationen* nach sich ziehen:

- Magenausgangsstenose
- Milzvenen- und Pfortaderthrombosen
- Arrosionsblutungen
- Pseudoaneurysmata
- Kolonnekrosen
- Schock, Verbrauchskoagulopathie

Tab. 16.6 Modifizierter Marshall-Score für Organfunktionsstörungen.

Score	0	1	2	3	4
PaO_2/FiO_2	>400	301–400	201–300	101–200	<101
Kreatinin (mg/dl)	<1,4	1,4–1,8	1,9–3,5	3,6–4,9	>4,9
Blutdruck, systolisch (mmHg)	>90	<90, Ansprechen auf Volumen	<90, kein Ansprechen auf Volumen	<90, pH<7,3	<90, pH<7,2

PaO_2/FiO_2: Sauerstoffpartialdruck/inspiratorische Sauerstoffkonzentration
Ab einem Score ≥ 2 liegt eine Organfunktionsstörung vor.

- akutes Atemnotsyndrom (ARDS), akutes Nierenversagen

Therapie

Abhängig vom Schweregrad sowie von den lokalen/systemischen Komplikationen wird der *Step-up-Approach* seit 2011 empfohlen, der eine schrittweise Eskalation der Therapie bedeutet [1003].

Insbesondere bei Vorliegen eines SIRS (systemic inflammatory response syndrome) oder bei Organversagen ist die intensivmedizinische Therapie indiziert. Bei Vorliegen einer milden ödematösen Pankreatitis kann die (initiale) Therapie auch auf einer Normalstation erfolgen, sofern die regelmäßige klinische und Laborkontrolle sichergestellt sind, das betreuende Personal in der Therapie des Krankheitsbildes geschult ist, eine klinische Verschlechterung des Patienten umgehend erkannt wird und erforderliche Maßnahmen eingeleitet werden.

Supportive Therapie

▶ **Volumen.** Aufgrund des abhängig vom Schweregrad der Pankreatitis eintretenden SIRS mit Kapillarleck kommt es zum Verschieben bzw. Verlust von Flüssigkeit in den „dritten Raum" mit konsekutivem intravaskulärem Volumenmangel mit Hypotension und prärenalem Nierenversagen.

> **Merke** M!
>
> Der frühzeitigen Volumentherapie kommt ein wichtiger Stellenwert in der Therapie der Pankreatitis zu, da eine aggressive Flüssigkeitstherapie innerhalb der ersten 24 Stunden nach Symptombeginn Morbidität und Mortalität senken kann [13].

Dabei sollen balancierte kristalloide Lösungen mit 5–10 ml/kgKG oder 200–500 ml/h appliziert werden. Der Therapieerfolg der Flüssigkeitssubstitution kann mittels PiCCO-gesteuertem Monitoring des Volumenhaushalts, stündlicher Urinausscheidung, Serumharnstoff und Hämatokrit gemessen werden. Bei anhaltender Kreislaufinsuffizienz trotz Volumentherapie ist die *Katecholamintherapie* indiziert. Allerdings muss eine exzessive Flüssigkeitssubstitution vermieden werden, da sonst das Risiko eines abdominellen Kompartmentsyndroms, eines ARDS und letztlich auch die Letalität steigen [988].

▶ **Ernährung.** In der Vergangenheit wurde eine strikte Nahrungskarenz zur „Ruhigstellung des Pankreas" empfohlen. Mittlerweile wurde vielfach gezeigt, dass eine orale Nahrungskarenz (mit *parenteraler* Ernährung) zu einem schlechteren Outcome führt. Als wesentlicher Faktor hat sich gezeigt, dass eine parenterale Ernährung bereits nach einigen Tagen zu einer *Zottenatrophie* im Dünndarm führt, die eine Translokation der Bakterien begünstigt, was wiederum eine Superinfektion von Pankreasnekrosen nach sich zieht. Dabei ist die enterale Ernährung über *Magensonde* der über eine *Jejunalsonde* als gleichwertig anzusehen [999].

> **Merke** M!
>
> Bei Patienten, die innerhalb der ersten 24 Stunden nach Aufnahme nicht bedarfsgerecht oral ernährt werden können, sollte eine entsprechende enterale Therapie initiiert werden [997].

Sollte eine vollständige orale Ernährung nicht möglich sein, ist eine zusätzliche parenterale Ernährung zur Verhinderung einer *Malnutrition* notwendig [991]. Hier sei auf das Kapitel Ernährungstherapie (S. 150) verwiesen.

Auch hinsichtlich der *Ulkusprophylaxe* ist eine frühzeitige enterale Ernährung vorteilhaft. Dennoch sollte großzügig eine Therapie mit Antazida (meist Protonenpumpenhemmer) erfolgen; zusätzlich können lokal wirksame Medikamente wie Sucralfat oral appliziert werden [1001].

▶ **Analgesie.** Typischerweise zeigt sich bei der akuten Pankreatitis eine ausgeprägte Schmerzsymptomatik, die einer suffizienten Analgesie bedarf. Daher empfiehlt sich eine *opioidbasierte* Medikation, zum Beispiel mit Piritramid, Buprenorphin oder Fentanyl. Auch schwache Opioide wie Tilidin oder Tramadol kommen zum Einsatz, bei intubierten Patienten Opioide wie Sufentanil und Remifentanil [998].

Eine tonuserhöhende Wirkung einiger Opiate auf den M. sphincter Oddi sind bei moderater Dosierung entgegen früherer Meinung nicht zu beobachten; sie können daher gezielt eingesetzt werden [991].

Im Hinblick auf das Ziel der Opiateinsparung sollten *adjuvante Analgetika* (z. B. Dexmedetomidin, Clonidin, Ketamin/Propofol bzw. Ketamin/Benzodiazepin) und *Nichtopioidanalgetika* (z. B. Metamizol, Paracetamol) additiv eingesetzt werden. Dies ist notwendig, da Opiate eine Verstärkung der pankreatitisassoziierten Ileussymptomatik nach sich ziehen. Eine Komedikation mit *Naloxon* kann hier zusätzlich empfohlen werden [998].

▸ **Antibiotika.** Eine prophylaktische Antibiotikatherapie reduziert nicht die Inzidenz von infizierten Nekrosen; jedoch scheint diese Therapie die Mortalität bei der schweren Verlaufsform einer Pankreatitis signifikant zu senken [995]. Dennoch sollte die prophylaktische Antibiotikatherapie individuell diskutiert werden, um eine Selektion resistenter Erreger zu vermeiden.

Zwingend erforderlich ist die Antibiotikatherapie bei Nachweis infizierter Nekrosen [985], [990] oder einem anderen extrapankreatischen Infektfokus wie einer (beatmungsassoziierten) Pneumonie oder katheterassoziierten Infektion. Auch bei infizierten Pseudozysten, Nachweis von Abszessformationen oder einer Cholangitis ist die Antibiotikatherapie indiziert. Infizierte Nekrosen stellen sich CT-morphologisch als Verhalt mit Gaseinschlüssen dar und können mittels Feinnadelaspiration mit Nachweis von Bakterien diagnostiziert werden [984].

Als wichtigste Erreger *infizierter Pankreasnekrosen* gelten Enterobacteriaceae, Enterokokken, Staphylokokken, Anaerobier und Candida spp. Daher werden folgende Antibiotika empfohlen: Fluorchinolone (Ciprofloxacin, Moxifloxacin), Carbapeneme (Imipenem/Cilastatin, Meropenem, Ertapenem), Tigecyclin und Piperacillin/Tazobactam. Eine unzureichende Gewebepenetration ist für Aminoglykoside belegt [996].

M!

Merke

Bei der milden ödematösen Form der Pankreatitis ohne Nachweis einer Cholangitis kann auf die prophylaktische Antibiotikagabe verzichtet werden [991].

▸ **Stimulierende/abführende Maßnahmen.** Abhängig vom Schweregrad der Erkrankung weisen Patienten mit einer akuten Pankreatitis zunehmend eine *Darmparalyse* auf. Daher sollten sowohl bei der einfachen ödematösen Pankreatitis als auch bei der schweren nekrotisierenden Form frühzeitig propulsive und abführende Maßnahmen angewandt werden.

Diese beinhalten Klistiere, Hebe-Senk-Einläufe, prokinetische Medikamente wie Metoclopramid, Domperidon, Erythromycin, Neostigmin, Laxans-Tropfen oder auch hochosmolare Röntgenkontrastmittel (z. B. Gastrografin) [997]. Dies kann insbesondere bei Patienten auf Intensivstation eine Herausforderung darstellen, da dieses Patientenkollektiv oft eine therapieresistente/-refraktäre Form der Darmparalyse zeigt.

Eine thorakale *Periduralanästhesie* (z. B. mit Ropivacain, Bupivacain) ist auch vor dem Hintergrund der sympathikolytischen und damit darmmotilitässteigernden Wirkung eine Therapieoption [1002]. Die Anlage von *Enterostomata* sollte nur als Ultima Ratio in Erwägung gezogen werden, wenn konservative Therapiemaßnahmen ausgeschöpft sind.

Bei schwersten Verläufen kann sich ein abdominelles Kompartmentsyndrom ausbilden. Auf die Diagnostik und Therapie wird im Kapitel Abdominelles Kompartmentsyndrom (S. 414) genauer eingegangen.

▸ **Antikoagulation.** Pankreatitispatienten sind der Hochrisikogruppe zuzuordnen; daher sollte eine prophylaktische Antikoagulation erfolgen, insbesondere dann, wenn eine intensivmedizinische Therapie mit Immobilisierung (z. B. bei invasiver Beatmung und Hämofiltration) notwendig ist [1000] (siehe auch Kapitel Gerinnungsstörung und Antikoagulation (S. 143))

▸ **Blutzuckereinstellung.** Schwere Erkrankungen wie die akute Pankreatitis ohne vorherigen Diabetes mellitus haben erhöhte Blutzuckerspiegel aufgrund von Veränderungen im Kohlenhydratstoffwechsel zur Folge [987]. Nichtsdestotrotz ist insbesondere bei Patienten mit einer akuten Exazerbation einer chronischen Pankreatitis (und zumeist bestehendem pankreoprivem Diabetes mellitus) ein besonderes Augenmerk auf die korrekte Blutzuckereinstellung zu legen. Auch hier sollte eine restriktive Blutzuckerkonzentration durch eine intensivierte Insulintherapie mit Werten von

80–110 mg/dl eingehalten werden, da bereits milde Hyperglykämien mit einer schlechteren Prognose einhergehen [987], [992].

▶ **Weitere intensivmedizinische Maßnahmen.** Bei Verschlechterung der pulmonalen Situation muss eine frühzeitige (nicht) invasive Beatmung angestrebt werden. Insbesondere bei Auftreten eines ARDS im Rahmen der Sepsis ist eine lungenprotektive *Beatmung* mit positivem endexspiratorischem Druck (PEEP) und gegebenenfalls *Lagerungstherapie* indiziert.

Eine engmaschige Bilanzierung sollte erfolgen. Zeigt sich eine Niereninsuffizienz, können zunächst Diuretika eingesetzt werden. Führt dies zu keiner Besserung, sind *Nierenersatzverfahren* indiziert.

Kausale Therapie der biliären Pankreatitis

▶ **Milde Pankreatitis.** Eine kausale Therapie einer akuten Pankreatitis ist nur bei der biliären Genese im Sinne einer *Cholezystektomie* möglich. Bei der milden biliären Pankreatitis sollte diese früheelektiv innerhalb von 72 Stunden erfolgen [986].

Die endoskopische, retrograde Cholangiografie (ERC) mit *Papillotomie* ist nur bei persistierender Cholestase notwendig [982].

▶ **Schwere Pankreatitis.** Vor allem nach schwerer Pankreatitis sollte die *Cholezystektomie* nach Abklingen der Pankreatitis (> 6 Wochen) durchgeführt werden [1008].

Findet sich eine Choledocholithiasis ohne Zeichen einer Cholangitis, sollte eine *ERC mit Papillotomie* und *Steinextraktion* spätestens 72 Stunden nach Symptombeginn erfolgen. Liegt eine Cholangitis vor oder zeigt sich bei bestehender Choledocholithiasis zusätzlich eine Cholangitis, ist die umgehende ERC mit Papillotomie umgehend (< 24 Stunden) indiziert [982].

▶ **Andere Formen.** Bei allen anderen Formen der Pankreatitis ist eine kausale chirurgische Therapie nicht möglich, sondern muss abhängig von den Befunden individuell durchgeführt werden (siehe unten).

Therapie lokaler Komplikationen

▶ **Pseudozysten.** Sie können sich spontan zurückbilden. Nur bei persistierenden bzw. größenprogredienten Zysten (> 6 Wochen), die zusätzlich auch symptomatisch sind (z. B. Druckgefühl im Oberbauch, Kompression von Nachbarorganen etc.), sollte eine Therapie erfolgen. Abhängig von Lage und Größe der Zyste ist eine operative Therapie im Sinne einer *Pseudozystojejunostomie* oder alternativ eine *transgastrale Gastropseudozystostomie* via Stent/Pigtail-Drainage endosonografisch gesteuert indiziert [988], [990], [994].

▶ **Nekrosen.** *Sterile* Walled-off-Nekrosen bedürfen keiner Therapie, es sei denn, sie führen beispielsweise zu einer Obstruktion von Magen, Duodenum oder der Gallengänge [988].

Bei Nachweis *infizierter* Nekrosen ist eine Therapie zwingend erforderlich, da ohne Intervention bzw. Operation die infizierte nekrotisierende Pankreatitis bei Organdysfunktion eine Mortalitätsrate von 100 % aufweist [1007]. Seit 2010 hat sich hierfür der Step-up-Approach etabliert [1004]:

Unter antibiotischer Therapie werden infizierte Nekrosen mittels *perkutaner* und/oder *endoskopischer transgastraler Drainagen* entlastet, um nach einem Intervall von mindestens 4 Wochen diese (minimalinvasiv) zu entlasten, falls eine Entlastung dann noch notwendig sein sollte.

Zeigen sich trotz eingebrachter Drainagen weiterhin infizierte Nekrosen oder kommt es zu keiner klinischen Verbesserung, kommen *minimalinvasive Verfahren* zur Anwendung. Diese können retroperitoneal als *MARPN* (minimal access retroperitoneal pancreatic necrosectomy) oder als *VARD* (video-assisted retroperitoneal debridement) entlang der eingebrachten Drainagen erfolgen; alternativ kann transabdominell laparoskopisch vorgegangen werden. Limitationen sind jedoch die Lage bzw. Zugänglichkeit der Nekrosen.

Sind interventionelle bzw. minimalinvasive Optionen nicht möglich oder haben diese versagt, steht die offene *Nekrosektomie* mittels medianer oder querer Laparotomie als Ultima Ratio zur Verfügung. Hierbei können

- am offenen Abdomen (mit Bauchtüchern abgedecktes Abdomen) oder am halboffenen Abdomen (mit Vakuumverband verschlossenes Abdomen) in regelmäßigen Intervallen Nekrosen abgetragen werden oder
- über primär offen eingebrachte Spüldrainagen die Nekrosehöhlen gespült werden oder

- über die eingelegten Drainagen der Verhalt mit/ohne Saugung drainiert werden.

Im Vergleich zur minimalinvasiven retroperitonealen Technik zeigt sich jedoch eine deutlich erhöhte postoperative Komplikationsrate und Mortalität [1005].

Absolute Indikationen zur operativen Therapie sind:

- akute Blutungskomplikation (z. B. Arrosionsblutung) ohne interventionsradiologische Therapieoption
- abdominelles Kompartmentsyndrom (intraabdomineller Druck > 20–25 mmHg)
- Verdacht auf mesenteriale Ischämie
- Hohlorganperforation

Als Folgen einer akuten Pankreatitis treten je nach Verlust an Pankreasgewebe eine endokrine und exokrine *Pankreasinsuffizienz* mit pankreoprivem Diabetes mellitus sowie eine *Fettverdauungsstörung* mit dyspeptischen Beschwerden, Übelkeit und Erbrechen, Fettstühlen, Meteorismus und Diarrhö auf. Auch der Übergang in eine chronische Pankreatitis ist insbesondere bei äthyltoxischer Genese und Nikotinabusus erhöht [993].

16.3.2 Chronische Pankreatitis

Die chronische Pankreatitis ist eine Erkrankung, bei der das Pankreasparenchym durch rezidivierende Entzündungen durch fibrotisches Bindegewebe ersetzt wird und im Verlauf mit einer endokrinen und exokrinen Pankreasinsuffizienz einhergeht [999]. Dabei sieht sich der Intensivmediziner mit diesem Krankheitsbild bei akuter Exazerbation oder nach chirurgischer Therapie wie zum Beispiel einer Drainagenoperation konfrontiert; somit sei auf die Handlungsempfehlung bei akuter Pankreatitis bzw. auf die der Empfehlungen nach Operationen am Pankreas verwiesen.

16.3.3 Literatur

[982] Aktualisierte S3-Leitlinie der Deutschen Gesellschaft für Gastroenterologie, Verdauungs- und Stoffwechselkrankheiten (DGVS) und der Deutschen Gesellschaft für Allgemein- und Viszeralchirurgie (DGAV) zur Prävention, Diagnostik und Behandlung von Gallensteinen; AWMF-Register-Nr. 021/008; Gutt C et al. Z Gastroenterol 2018; 56: 912–966

[983] Algorithmus der WSACS aus 2014; http://www.wsacs.org

[984] Banks PA, Gerzof SG, Langevin RE et al. CT-guided aspiration of suspected pancreatic infection: bacteriology and clinical outcome. Int J Pancreatol 1995; 3: 265–270

[985] Banks PA, Bollen TL, Dervenis C et al. Classification of acute pancreatitis – 2012: Revision of the Atlanta classification and definitions by international consensus. Gut 2013; 62:102–111

[986] Da Costa DW, Bouwense SA, Schepers NJ et al. Same-admission versus interval cholecystectomy for mild gallstone pancreatitis (PONCHO): A multicentre randomised controlled trial. Lancet 2015; 386: 1261–8

[987] Ellger B, Debaveye Y, van den Berghe G. Endokrine Störungen in der Intensivmedizin. In: Van Aken H et al., Hrsg. Intensivmedizin. 3. Aufl. Stuttgart: Thieme 2014: 940–962

[988] Forsmark CE, Vege SS, Wilcox CM. Acute pancreatitis. N Engl J Med 2016; 375: 1972–1981

[989] Gardner TB, Vege SS, Chari ST et al. Faster rate of initial fluid resuscitation in severe acute pancreatitis diminishes in-hospital mortality. Pancreatology 2009; 9: 770–776

[990] Greenberg JA, Hsu J, Bawazeer M et al. Clinical practice guideline: Management of acute pancreatitis. J can chir 2016; 59: 128–140

[991] Hecker M, Mayer K, Askevold I et al. Akute Pankreatitis. Acute pancreatitis. Anaesthesist 2014; 3: 253–263

[992] Honiden S, Inzucchi SE. Analytic review: Glucose controversies in the ICU. J Intensive Care Med 2011; 26: 135–150

[993] Lankisch PG, Breuer N, Bruns A et al. Natural history of acute pancreatitis: A long-term population-based study. Am J Gastroenterol 2009; 104: 2797–2805; quiz 2806

[994] Lankisch PG, Breuer N, Bruns A et al. Natural history of acute pancreatitis: A long-term population-based study. Am J Gastroenterol 2009; 386: 85–96

[995] Lim CL, Lee W, Liew YX et al. Role of antibiotic prophylaxis in necrotizing pancreatitis: A meta-analysis. J Gastrointest Surg 2015; 19: 480–491

[996] S2k Leitlinie: Kalkulierte parenterale Initialtherapie bakterieller Erkrankungen bei Erwachsenen – Update 2018; AWMF-Registernummer 082–006

[997] S2k-Leitlinie Klinische Ernährung in der Intensivmedizin; AWMF-Registernummer 073–004; Elke G et al. Klinische Ernährung in der Intensivmedizin. Aktuel Ernahrungsmed 2018; 43: 341–408

[998] S3-Leitlinie Analgesie, Sedierung und Delirmanagement in der Intensivmedizin (DAS-Leitlinie 2015); AWMF-Registernummer 001/012

[999] S3-Leitlinie Chronische Pankreatitis: Definition, Ätiologie, Diagnostik und konservative, interventionell endoskopische und operative Therapie der chronischen Pankreatitis. Leitlinie der Deutschen Gesellschaft für Verdauungs- und Stoffwechselkrankheiten (DGVS); AWMF-Registernummer 021/003

[1000] S3-Leitlinie Prophylaxe der venösen Thromboembolie (VTE). 2. Aufl. Stand: 15.10.2015; AWMF Leitlinien-Register Nr. 003/001

[1001] Striebel HW. Stressulkusprophylaxe. In: Striebel HW. Operative Intensivmedizin. Stuttgart: Schattauer; 2008: 318–320

[1002] Striebel HW. Periduralkatheter. In: Striebel HW. Operative Intensivmedizin. Stuttgart: Schattauer; 2008: 693–707

[1003] Santvoort HC van, Bakker OJ, Bollen TL et al. A conservative and minimally invasive approach to necrotizing pancreatitis. Gastroenterology 2011; 4: 1254–1263

[1004] Santvoort HC van, Besselink MG, Bakker OJ et al. A step-up approach or open necrosectomy for necrotizing pancreatitis (PANTER trial). N Engl J Med 2010; 362: 1491–1502
[1005] Wang YB, Yang XL, Chen L et al. Retroperitoneal versus open intraperitoneal necrosectomy in step-up therapy for infected necrotizing pancreatitis: A meta-analysis. Int J Surg 2018; 56: 83–93
[1006] Weitzel C, Güsgen C. Abdominelles Kompartmentsyndrom. In: Schwab R, Germer CT, Lang H, Hrsg. Notfälle in der Allgemein- und Viszeralchirurgie. Stuttgart: Springer; 2019: 307–311
[1007] Widdison AL, Karanjia ND. Pancreatic infection complicating acute pancreatitis. Br J of Surg 1993; 80: 148–154
[1008] Wilson CT, de Moya MA. Cholecystectomy for acute gallstone pancreatitis: Early vs. delayed approach. Scand J Surg 2010; 99: 81–85
[1009] Yadav D, Lowenfels AB. The epidemiology of pancreatitis and pancreatic cancer. Gastroenterology 2013; 144: 1252–1261

16.4 Mesenterialischämie

Martin Reichert, Jens G. Riedel, Andreas Hecker

16.4.1 Einleitung

Die akute Mesenterialischämie ist ein absoluter Notfall! Sie ist eine kritische Erkrankung und häufig eine Erkrankung des kritisch kranken Patienten. Die *Inzidenz* ist mit 0,09–0,2 % der Notfallpatienten gering [1011]. Ungefähr 1 % aller „akuten Abdomina" werden auf eine mesenteriale Ischämie zurückgeführt, wobei schätzungsweise über die Hälfte der Patienten zu Lebzeiten aufgrund der unspezifischen Klinik undiagnostiziert bleiben, wie Autopsiestudien gezeigt haben [1023], [1024], [1027]. Die *Prävalenz* einer kritischen mesenterialen Minderdurchblutung nimmt mit zunehmendem Alter zu, so dass letztlich 10 % der abdominellen Beschwerden von Patienten über 70 Jahren darauf zurückgeführt werden können [1013].

Bei der mesenterialen Minderdurchblutung ist zwischen der akuten (Mesenterialinfarkt, ca. 90 % der Patienten) und chronischen mesenterialen Ischämie (Angina abdominalis, ca. 10 % der Patienten), wobei deren Endstadium den manifesten Mesenterialinfarkt darstellt, zu unterscheiden [1017]. Im Folgenden wird *hauptsächlich auf die akute Form* der mesenterialen Ischämie als ein für Chirurgen, Intensiv- und Notfallmediziner relevantes Krankheitsbild eingegangen.

16.4.2 Klinik

Akute Mesenterialischämie

Aufgrund nur unspezifischer abdomineller Symptome ist die frühzeitige Diagnose einer akuten Mesenterialischämie erschwert. Hierdurch wird letztlich die hohe Rate an undiagnostizierten Patienten erklärt. Häufig zeigen die Patienten mit einem akuten Mesenterialinfarkt einen triphasischen klinischen Verlauf mit jeweils zwar unspezifischer, aber in der Zusammenschau charakteristischer Beschwerdesymptomatik [1013], [1024]:

- *Initialstadium I* (0–6 Stunden nach Anamnesebeginn): plötzlich einsetzender, diffuser, starker viszeraler Abdominalschmerz, hervorgerufen durch ischämiebedingte Aktivierung sympathischer Afferenzen bei jedoch diskrepantem klinischem Untersuchungsbefund
- *Intervallstadium II* (7–12 Stunden nach Anamnesebeginn): Regredienz der klinischen Symptome bis zur Beschwerdefreiheit durch ischämische Schädigung von intramuralen, viszeralen afferenten Nerven; jedoch zunehmende Darmparalyse und rapide Verschlechterung des Allgemeinzustands („fauler" Friede, stilles Intervall)
- *Spätstadium III* (> 12 Stunden nach Anamnesebeginn): akutes Abdomen mit blutiger Diarrhö, (Durchwanderungs-)Peritonitis, beginnendem Multiorganversagen, Sepsis infolge eines Verlustes der intestinalen Mukosabarriere, Erbrechen und paralytischer Ileus

Neben der charakteristischen akuten Schmerzsymptomatik der Patienten sind häufige und relevante *Begleitsymptome*: *Peritonismus* (durch eine bakterielle Durchwanderung der Darmwand im Intervallstadium oder Darmperforation im Endstadium), *Übelkeit mit teils blutigem Erbrechen*, *Fieber* (besonders im Endstadium) und *teils blutige Diarrhö* (durch die intestinale Schrankenstörung) [1024]. Die Erkrankung bzw. das Ausmaß der Ischämie verläuft rasch progredient. Die Letalität steigt mit zeitlichem Verzug bis zum Beginn einer adäquaten Therapie dramatisch an.

Merke

Am häufigsten liegt der akuten Mesenterialischämie eine arteriell-thrombembolische Ursache zugrunde, so dass vor allem bei kardialen Komorbiditäten wie Vorhofflimmern und kürzlich stattgehabtem Myokardinfarkt bei entsprechender Klinik an eine akute mesenteriale Ischämie zu denken ist [1013].

Chronische Mesenterialischämie

Bei der chronischen Mesenterialischämie werden in Anlehnung an die weitläufig bekannte Einteilung der peripheren arteriellen Verschlusserkrankung nach Fontaine vier Stadien unterschieden [1014]:

- *Stadium* I: asymptomatischer Patient, Zufallsbefund einer viszeralarteriellen Stenose
- *Stadium II*: postprandialer Abdominalschmerz (Angina abdominalis), Small-Meal-Syndrom
- *Stadium III*: abdomineller Ruheschmerz, Meteorismus, Malabsorption, Gewichtsverlust
- *Stadium IV*: ischämischer Gewebeuntergang

Das terminale Stadium IV ist mit einer akuten mesenterialen Ischämie vereinbar und muss als solche behandelt werden. Viszeralarterielle Stenosierungen werden durch die ausgeprägte Kollateralisierung der versorgenden Gefäße lange kompensiert. Sie führt bei symptomatischen Patienten zu postprandialen Schmerzen und funktioneller Mangelernährung durch Resorptionsstörungen von Nahrungsbestandteilen, Darmmotilitätsstörungen und Schleimhautschädigungen sowie therapierefraktären Ulzera mit Blutungen [1014], [1024].

16.4.3 Pathophysiologie der akuten Mesenterialischämie

Die mesenteriale Minderdurchblutung kann nicht nur in eine akute und chronische Variante, sondern auch nach den betroffenen Magen- bzw. Darmwandabschnitten in eine partielle und transmurale Ischämie sowie nach ihrer Ätiologie in eine *okklusive* und *nicht okklusive Form* unterteilt werden [1023]. Das Wissen um die Ätiopathogenese ist für den behandelnden Arzt therapeutisch relevant.

▸ Tab. 16.7 gibt eine Synopse der unterschiedlichen Ursachen einer akuten Mesenterialischämie wieder [1023].

Pathophysiologischer Verlauf

Das Splanchnikusgebiet ist ein sehr gut durchblutetes und kollateralisiertes Gefäßstromgebiet. Die vaskuläre Hauptzufuhr besteht – ungeachtet vieler Normvarianten – aus dem Truncus coeliacus (Oberbauchorgane mit Leber, Pankreas, Magen und Duodenum) und den Aa. mesentericae superior (Jejunum, Ileum und Colon ascendens bis Kolon transversum) et inferior (Colon transversum bis oberes Rektum), die jeweils über Kollateralen und Arkaden in Verbindung stehen.

Bekannte *Kollateralkreisläufe* sind die so genannte Rio-Branco-Arkade zwischen dem Truncus coeliacus und der A. mesenterica superior über die A. pancreaticoduodenalis und die „Riolan und Drummond Anastomose“ zwischen der A. mesenterica superior und inferior im unteren Gastrointestinaltrakt [1013], [1024]. Diese Kollateralisierung hat zur Folge, dass es erst beim Ausfall eines zentraleren Stromgebiets zu einem ***signifikanten Perfusionsausfall*** im Intestinum kommt. Konstante 25 % bis postprandiale 35 % des Herzzeitvolumens passieren unter physiologischen Bedingungen das Splanchnikusgebiet.

Unterhalb einer kritischen Schwelle von etwa einem Fünftel der physiologischen Perfusion kommt es zu einem *Mukosaschaden* [1023], [1024]. Die Mukosa ist von der Perfusion durch die Vasa recta am weitesten entfernt. Endoskopisch ist ein ischämischer Mukosaschaden nach 1–2 Stunden erkennbar. Bei kompletter Ischämie ist nach etwa 6–12 Stunden mit irreversiblem, transmuralem Schaden der Darmwand und konsekutiver Durchwanderungsperitonitis sowie daraus resultierender Darmwandperforation zu rechnen.

Die bakterielle oder pathogene Translokation vom Darminneren in die Bauchhöhle sowie blutiges Erbrechen oder Hämatochezie sind Folge einer intestinalen Permeabilitätsstörung durch ischämische Zellapoptose und -nekrose. Dieser rasche pathophysiologische Verlauf macht in der Klinik die Mesenterialischämie zu einem absoluten Notfall, der eine adäquate Therapie und schnelle Revaskularisierung erfordert!

Tab. 16.7 Ätiologie der akuten mesenterialen Ischämie und ätiologisch korrelierte Letalität (modifiziert nach: Reichert M, Hecker M, Horbelt R et al. The role of biomarkers in the diagnostics of acute mesenteric ischemia. Chirurg. 2015; 1: 47–55) [1015], [1016], [1021], [1025].

Genese	Ursache	Pathogenese	Lokalisation	Letalität	Risikofaktoren und Begleiterkrankungen[1)]	Therapie[2)]
artierell (ca. 80 %)	Mesenterialarterienembolie (ca. 37 %)	kardial (zu 90 %, davon 13–23 % durch Klappenvitien) und arterioarterielle Emboliequelle	85 % (3–8 cm) distal des AMS-Abgangs mit konsekutiver Ischämie hinter der ersten Jejunalschlinge bis zum distalen Colon ascendens; 10–15 % kleine periphere Embolien	59 % (31–78 %)	Herzinsuffizienz (37 %), Herzrhythmusstörungen (57 %), Embolie (32 %), abdominelle Operation (48 %), Nikotinabusus (53 %)	interventionelle/chirurgische Embolektomie und/oder Angioplastie (Stent, Bypass) ggf. Resektion infarzierter Darmabschnitte
	Mesenterialarterienthrombose (ca. 20 %)	Arteriosklerose	am häufigsten AMS-Abgangsthrombose mit Ischämie des gesamten Dünndarmes ab Treiz-Band	66 % (32–100 %)	KHK (34 %), Diabetes mellitus (27 %), pAVK (50 %), Angina abdominalis (41 %), abdominelle Operation (48 %), Nikotinabusus (bis 81 %)	interventionelle/chirurgische Embolektomie, Thrombendarteriektomie und/oder Angioplastie (Stent, Bypass) ggf. Resektion infarzierter Darmabschnitte
	nicht okklusive mesenteriale Ischämie (ca. 25 %)	funktionell-spastische Perfusionsstörung (kritisch kranke Patienten, Katecholamintherapie, Sepsis, Schock)	gesamtes mesenteriales Stromgebiet inklusive weitere intraabdominelle Organe	72 % (17–100 %)	Herzinsuffizienz (34 %), Leberzirrhose (16 %), abdominelle Operation (56 %)	angiospastische Genese: lokale Vasodilatatoren Sepsistherapie/Therapie der Grunderkrankung Katecholamin- versus Flüssigkeitstherapie ggf. Resektion infarzierter Darmabschnitte

Tab. 16.7 Fortsetzung

Genese	Ursache	Pathogenese	Lokalisation	Letalität	Risikofaktoren und Begleiterkrankungen[1)]	Therapie[2)]
venös (ca. 14 %)	Mesenterialvenenthrombose	Hyperkoagulopathie z. B. Gerinnungsstörungen, paraneoplastisch, portalvenöse Abflussstörungen, z. B. Lebertumoren, Leberzirrhose septische Thrombose		25 % (13–63 %)	maligne Erkrankungen (25 %), Thrombose (24 %), Hyperkoagulopathie (35 %), abdominelle Operation (42 %), Nikotinabusus (58 %), keine Ursache (bis 50 %)	therapeutische Antikoagulation Revaskularisierung operativ/lokale Lysetherapie Pfortaderdekompression per TIPS chirurgische Therapie sekundär: ggf. Resektion infarzierter Darmabschnitte, selten chirurgische Thrombektomie notwendig
Sonstige (4 %)					Aortendissektion, Vaskulitiden, Medikamente, externe Kompression, Adhäsionen, Briden, Volvulus	Therapie der zugrunde liegenden Erkrankung

AMI: akute mesenteriale Ischämie, AMS: A. mesenterica superior, KHK: koronare Herzkrankheit, PAVK: periphere arterielle Verschlusskrankheit
1) sortiert nach AMI-Ursache
2) Die Indikation zur Second-Look-Operation ist großzügig zu stellen.

II

Akute Mesenterialischämie arterieller Genese

Die verschiedenen Ursachen der mesenterialen Ischämie sollten einerseits diagnostiziert und andererseits für die adäquate Therapie voneinander abgegrenzt werden. Am häufigsten ist eine akute Mesenterialischämie arterieller Genese (ca. 80%), wobei hier zwischen einer *arteriell okklusiven* (thrombembolisch) und *nicht okklusiven* Erkrankung (NOMI) unterschieden werden muss.

Bei der *Mesenterialarterienembolie* und *-thrombose* ist am häufigsten das Stromgebiet der A. mesenterica superior betroffen, das bei einem zentralen, abgangsnahen Verschluss klassischerweise zu einer Ischämie, beginnend vom oberen Jejunum bis in das Colon ascendens, führt [1024]. Abgangsnahe Verschlüsse sind häufig bei (zusätzlicher) thrombotischer Genese, peripherere Verschlüsse entstehen auf dem Boden einer (kardial-) embolischen Genese [1023]. Ein langsam fortschreitender thrombotischer Verschluss (im Sinne einer chronischen mesenterialen Minderdurchblutung) kann dabei jedoch lange über die gute Kollateralisierung kompensiert werden und wird erst spät oder bei zusätzlicher akuter Embolie als Ischämie manifest.

Das intestinale Gefäßsystem ist in der Lage durch autoregulatorische Mechanismen einen ausreichenden Perfusionsdruck bis zu einem kritischen systemischen arteriellen Blutdruck von <40 mmHg aufrechtzuerhalten [1017]. Im Gegensatz zu den okklusiven Ursachen einer mesenterialen Minderdurchblutung resultiert die *nicht okklusive Mesenterialischämie* (NOMI) aus einer faktischen Minderperfusion des intestinalen Kapillarbetts als Sekundärfolge eines (beispielsweise hypovolämen, kardiogenen oder septischen) Schockzustands. Demarkationszonen zwischen minderperfundierten und perfundierten Arealen, wie sie bei der thrombembolisch bedingten akuten Mesenterialischämie auftreten, finden sich in der Diagnostik und chirurgischen Exploration nicht.

Bei der NOMI kommt es durch eine Katecholamintherapie oder eine endogene Hyperreaktivität des Sympathikus zu einer generalisierten Vasokonstriktion der mesenterialen Gefäße. Zugrunde liegende *Erkrankungen*, die zu einer NOMI führen können, sind beispielsweise ein kardiales Pumpversagen (z. B. bei dekompensierter (Links-) Herzinsuffizienz), eine ausgeprägte Hypotonie (z. B. bei septischem Schock) oder ein Vasospasmus (z. B. bei Hochdosis-Katecholamintherapie). Auch ein intraabdomineller Hypertonus oder abdominelles Kompartmentsyndrom (intraabdomineller Druck >20 mmHg) [1018] kann bei kritisch kranken Patienten zu einer NOMI mit generalisierter Minderperfusion und Ischämie des Intestinums führen.

> **Merke** (M!)
>
> Der NOMI liegt kein zentraler arterieller Gefäßverschluss zugrunde; sie ist somit in der Akutsituation eine Ausschlussdiagnose.

Ein Krankengut, bei dem die NOMI besonders häufig zu beobachten (bis 1% der herzchirurgischen Eingriffe) und somit bei entsprechendem klinischem Befund in Betracht zu ziehen ist, sind Patienten nach einer kardiochirurgischen Intervention mit langer Operations- /Bypasszeit und kompliziertem Verlauf, Hämofiltration, Schrittmacherabhängigkeit und Digitalismedikation [1019], [1020].

Mesenterialvenenthrombose

Mit etwa 15% ist die Mesenterialvenenthrombose deutlich seltener und verläuft in der Regel chronisch subakut. Hier führt eine venöse Kongestion zu einer Stase im arteriellen System mit der Folge eines Mangels an sauerstoffreichem Blut und konsekutiver Ischämie. Bei akut aufgetretenen Mesenterialvenenthrombosen (häufig V. mesenterica superior und Pfortader) ist dringend eine *Hyperkoagulopathie* im Rahmen einer malignen Grunderkrankung oder einer Gerinnungsstörung abzuklären [1023].

▶ **Seltenere Ursachen.** Seltenere Ursachen einer akuten Mesenterialischämie sind Aortendissektionen, Vaskulitiden, kompressionsbedingte Durchblutungsstörungen, Adhäsionen, Briden und ein Volvolus [1023].

16.4.4 Diagnostik der akuten Mesenterialischämie

Labordiagnostik

▶ **Laborwerte.** Aufgrund der unspezifischen Klinik ist eine frühzeitige Diagnose der akuten Mesenterialischämie schwierig. Auch die Laborchemie der betroffenen Patienten ist unspezifisch. In der klinischen Routinediagnostik existiert kein hochsensitiver und spezifischer laborchemischer Biomarker für einen (ischämischen) intestinalen Gewebeuntergang, idealerweise für eine intestinale Mukosaischämie als frühester Manifestationsort (1–2 Stunden nach Beginn der Minderdurchblutung) – analog zum Troponin I beim Myokardinfarkt. Vielmehr können folgende Laborwerte nur Hinweise auf ein mesenterialischämisches Geschehen geben [1013]:

- Serumlaktat > 4 mmol/l
- C-reaktives Protein > 10 mg/l
- Leukozytose > 15 000/ml
- Serum-pH < 7,2
- Base Excess < –7 bis –8 mmol/l

Eine weitere Limitation für einen möglichen Biomarker der intestinalen Ischämie ist die hepatische Metabolisierung (First-pass-Effekt), dem Blutbestandteile aus dem Verdauungstrakt über die V. portae unterlegen sind [1011], [1023].

Merke

M!

Patienten mit akuter mesenterialer Ischämie haben häufig (ca. 90 %) eine Leukozytose und ein erhöhtes Serumlaktat (ca. 88 %), Normwerte schließen die mesenteriale Ischämie jedoch nicht aus [1011], [1019].

▶ **Serumlaktat.** In der klinischen Routine wird trotzdem häufig das Serumlaktat zur Prädiktion einer mesenterialen Ischämie herangezogen. Hierbei ist jedoch Vorsicht geboten, da es neben der *hypoxiebedingten* Hyperlaktatämie (Typ A) eine ganze Reihe anderer Ursachen einer Hyperlaktatämie (Typ B: durch andere Grunderkrankungen oder Medikamente/Toxine ohne Gewebehypoperusion) gibt [1023]:

- *Typ B1*: durch Grunderkrankungen wie Diabetes mellitus, Nieren-, Lebererkrankungen etc.
- *Typ B2*: durch Medikamente und Toxine wie Paracetamol, Alkohol, Biguanide etc.
- *Typ B3*: durch angeborene metabolische Erkrankungen wie beispielsweise Störungen im Glukosemetabolismus

Laktat selbst, im menschlichen Organismus als L-Stereoisomer gebildet, ist ein globaler, unspezifischer Marker für einen anaeroben Stoffwechsel oder eine Gewebehypoxie, der sowohl über die Leber (ca. 60 %) als auch über die Nieren (ca. 30 %) über den so genannten „Cori-Zyklus" zur Energierückgewinnung metabolisiert wird und bei höheren Serumkonzentrationen auch über die Nieren ausgeschieden werden kann [1023], [1024].

Das Serumlaktat in der Diagnostik einer akuten mesenterialen Ischämie hat eine Sensitivität von annähernd 100 % bei einer Spezifität von lediglich < 50 % [1023]. Durch oben genannte Metabolisierungsmechanismen kann es zu falsch-niedrigen Konzentrationen im peripheren Blut bei ausreichenden Clearancefunktionen (Leber- und Nierenfunktion) kommen. Außerdem können erhöhte Laktatkonzentrationen bei Patienten mit eingeschränkter Leber- und Nierenfunktion endogen ohne ischämisches Ereignis anfallen. Erhöhte Serumlaktatkonzentrationen bei fortgeschrittener mesenterialer Ischämie können eine Folge eines septischen Organversagens oder eines ischämiebedingten Leberversagens, je nach Art und Lokalisation der Perfusionsstörung, sein und gehen analog zur Hyperlaktatämie bei anderweitig kritisch kranken Patienten mit einem *schlechten Outcome* und *erhöhter Letalität* einher [1023].

Bildgebende Diagnostik

Als bildgebende Diagnostik spielen konventionelle Röntgenaufnahmen oder die Sonografie eine *untergeordnete Rolle.*

▶ **Konventionelle Röntgendiagnostik.** Sie kann lediglich sekundäre Folgen der Ischämie wie einen (paralytischen) Ileus oder die freie Perforation nachweisen, schließt bei unauffälligem Befund jedoch die mesenteriale Ischämie nicht aus [1011].

▶ **Sonografie.** Die Sonografie ist in der Regel nicht für eine dezidierte Diagnostik der stammfernen Viszeralgefäße geeignet [1024]. Indirekte Zeichen für eine Mesenterialischämie in der Sonografie sind verdickte Darmwände, distendierte, paralytische Darmschlingen als Ileuszeichen und freie intraabdominelle Flüssigkeit als Hinweis für eine fortgeschrittene Erkrankung mit Peritonitis und eventuell Hohlorganperforation.

Duplexsonografisch weist eine systolische Spitzengeschwindigkeit von > 200 cm/s im Truncus coeliacus und > 275 cm/s in der A. mesenterica superior auf eine höhergradige Stenose bzw. der Signalverlust auf eine Okklusion hin, was allerdings aufgrund guter Kollateralisierungen nicht gleichbedeutend mit einer akuten mesenterialen Ischämie sein muss [1010], [1026].

► **Kontrastmittelunterstützte Computertomografie.** *Diagnostikum der Wahl* ist derzeit die kontrastmittelunterstützte Computertomografie mit hoher Sensitivität (89–100 %) und Spezifität (90–100 %) [1022]. In der Computertomografie können in verschiedenen intravasal-kontrastmittelunterstützten Phasen – arteriell, venös und portalvenös – sowohl die Gefäßsituation als auch der Darm bzw. die betroffenen Organe anhand indirekter Ischämiezeichen beurteilt und Begleiterkrankungen sowie die Differenzialdiagnosen schnell erfasst werden. Eine orale Kontrastmittelapplikation ist nicht notwendig und verzögert nur die Diagnostik [1027]!

Indirekte Zeichen einer Darmischämie in der Computertomografie sind im Folgenden in aufsteigender Reihenfolge nach Schweregrad der Erkrankung bzw. Dringlichkeit bezüglich der Explorativlaparotomie aufgeführt (bei bildgebend nachgewiesenem Gefäßverschluss bzw. Verdacht auf NOMI; Punkte 1–3: chirurgische Exploration je nach Erfolg einer angiografisch-interventionellen Behandlung sowie bei entsprechender Klinik der Patienten; Punkte 4–6: chirurgische Exploration nahezu obligat) [1011], [1017], [1024]:

1. Darmwandverdickung (> 3–5 mm)/Darmwandödem
2. Darmdilatation, Paralyse
3. inhomogene intramurale Kontrastmittelanreicherung
4. Pneumatosis intestinalis
5. portomesenterial-venöse Gasansammlungen
6. freie intraabdominelle Luft/freie Perforation

In der Computertomografie sollten durch eine native Phase vaskuläre Kalzifikationen und hyperdense intravaskuläre Thromben, durch arterielle und venöse kontrastmittelunterstützte Phasen Thromben in den Viszeralarterien und -venen sowie abnormale bzw. unregelmäßige Kontrastmittelaufnahme der Darmwand und Minderperfusionen bzw. Infarkte der intraabdominellen Organe abgebildet und beurteilt werden [1011]. ► Abb. 16.2 zeigt eine akute Thrombose einer ileokolischen Vene mit konsekutiver Darmwandverdickung (a) sowie den korrespondierenden intraoperativen Befund (b).

Merke

M!

Bei klinisch begründetem Verdacht auf eine mesenteriale Ischämie sollte die kontrastmittelgestützte Computertomografie auch bei Patienten mit eingeschränkter Nierenfunktion durchgeführt werden, da eine Verzögerung in Diagnostik und Therapie mit *hohen Letalitätsraten* einhergeht [1011], [1013], [1024].

► **Katheterangiografie.** Sie bietet die Möglichkeit der direkten Therapie viszeralarterieller Gefäßverschlüsse durch Aspirationsembolektomie, perkutane Katheterangioplastie und Stenting oder Einlage von intraarteriellen Kathetern zur Applikation vasoaktiver Medikamente. Sie ist aber zeitaufwendig und hinsichtlich der Beurteilbarkeit des Intestinums, sekundärer Ischämiefolgen und Begleiterkrankungen der Computertomografie in der Primärdiagnostik der akuten Mesenterialischämie unterlegen und kann eine venöse Genese der Mesenterialischämie (betrifft ca. ein Fünftel der Patienten) nicht detektieren [1024].

Ein diagnostisches Dilemma stellt die NOMI dar. Bei kritisch kranken Patienten, die in der Regel durch Sedierung und Intubation klinisch schwer beurteilbar sind, sollte die Trias von 1. abdominaler Symptomatik (Schmerzen, Abdominaldistension, gastrointestinale Blutungen), 2. Katecholamintherapie und 3. beginnendem (Multi-)Organversagen an eine NOMI denken lassen [1011]. Ein eindeutiger Gefäßverschluss kann in der Bildgebung nicht detektiert werden. Angiografische Zeichen einer NOMI sind [1028]:

- Verjüngung der Gefäßabgänge aus der A. mesenterica superior
- „perlschnurartige“ Dilatationen und Konstriktionen der Viszeralgefäße (string of sausage sign)
- Spasmus der mesenterialen Gefäßarkaden
- fehlende Kontrastierung der intramuralen Gefäße

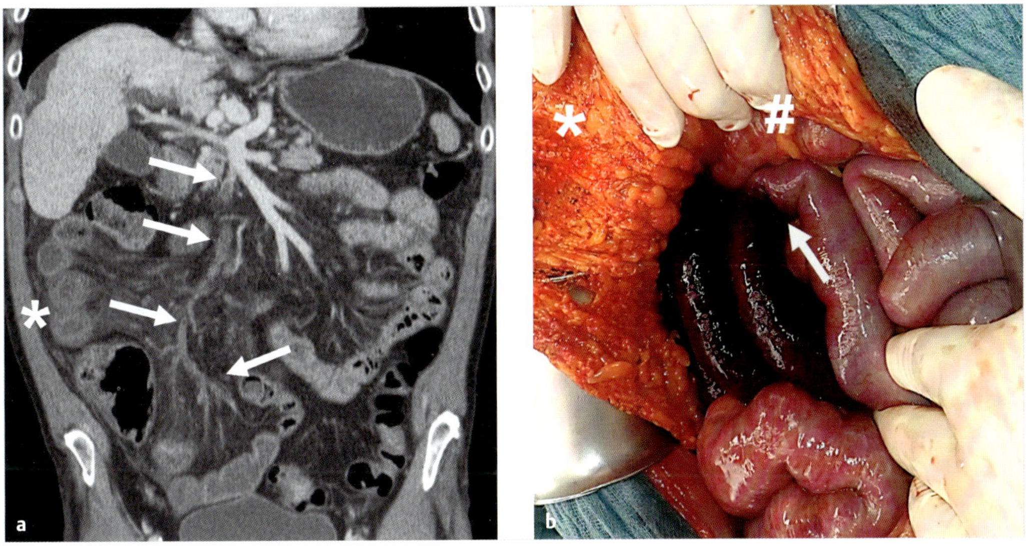

Abb. 16.2 Diagnostik und chirurgische Exploration einer akuten Mesenterialvenenthrombose.
a Koronare Abbildung der Thrombose in einem ileokolischen Ast der Vena mesenterica (Pfeile) bis zum Konfluenz der Vena mesenterica superior reichend. Die Dünndarmschlingen sind konsekutiv wandverdickt (*).
b bei entsprechender Klinik erfolgte die chirurgische Exploration. Hier zeigt sich hämorrhagisch infarzierter Darm (links) und eine klare distale und proximale ischämische Demarkationslinie (Pfeil). * Omentum majus. # Kolon transversum.

▶ **Laparotomie.** Als Ultima Ratio der Diagnostik ist die chirurgische Exploration anzusehen. Diese sollte durchgeführt werden bei Verdacht auf eine mesenteriale Ischämie und fehlender Möglichkeit einer kurzfristigen bildgebenden Diagnostik sowie bei Patienten mit einer Durchwanderungsperitonitis, Darmperforation oder Sepsis zur frühzeitigen Fokussanierung und gleichzeitigen Therapie der Ischämie [1024]. Die Exploration kann diagnostisch-laparoskopisch erfolgen, wobei die Beurteilbarkeit bei häufig paralytischem Darm minimalinvasiv eingeschränkt sein kann. Die Laparotomie erlaubt die volle klinische Beurteilung der Abdominalhöhle und ihrer Organe.

Klinisch-chirurgische Kriterien in der Beurteilung der Darmdurchblutung sind [1024], [1027]:

- Serosafarbe (siehe ▶ Abb. 16.2)
- Darmmotilität
- Durchblutung von Schnittflächen (im Rahmen von Darmresektionen)
- stammnaher Puls der A. mesenterica superior (CAVE: NOMI ist damit nicht ausgeschlossen)
- Mesenterialarkadenpulsation (cave: NOMI ist damit nicht ausgeschlossen)

Dabei ist zu beachten, dass die klinische Beurteilung einer adäquaten Darmdurchblutung subjektiv ist und lediglich eine Sensitivität von 82 % und eine Spezifität von 91 % aufweist, was letztendlich die Notwendigkeit einer *Second Look Laparotomie* im Verlauf nach 12–24 Stunden rechtfertigt [1024], [1029].

▶ **Koloskopie, Gastroskopie.** Aufgrund der bereits in der Frühphase auftretenden mukosalen Ischämie können luminale Veränderungen im oberen (Ösophagus, Magen, Duodenum) und unteren Gastrointestinaltrakt (Kolon, terminales Ileum) endoskopisch ggf. noch vor dem Auftreten indirekter Zeichen in der kontrastmittelunterstützten Computertomografie nachgewiesen werden. Allerdings können Dünndarmsegmente in der Regel nicht endoskopisch beurteilt werden [1012], so dass der diagnostische Nutzen von Koloskopie und Gastroskopie nicht zuletzt auch wegen einer erhöhten *Perforationsgefahr* in der Akutsituation der mesenterialen Ischämie begrenzt ist.

16.4.5 Prognose der akuten Mesenterialischämie

Eine zügige Diagnostik und Therapie reduziert die Letalität der betroffenen Patienten dramatisch [1013], [1024]:

- bis 12 Stunden von Beschwerdebeginn bis Therapie → Letalität 34 %
- bis 24 Stunden von Beschwerdebeginn bis Therapie → Letalität 62 %
- über 48 Stunden von Beschwerdebeginn bis Therapie → Letalität nahezu 100 %

Neben dem Faktor *Zeit* von Beschwerdebeginn bis zur Therapie ist prognostisch relevant [1013]:

- Genese der Ischämie (▶ Tab. 16.7)
- Typ und Anzahl der okkludierten Gefäße
- Ausmaß der Ischämie

> **Merke**
>
> M!
>
> Die *NOMI* hat wegen der zugrunde liegenden kritischen Erkrankung und des generalisierten Charakters der Minderperfusion mit eingeschränkten Behandlungsmöglichkeiten die *höchste Letalität* der verschiedenen mesenterialen Ischämieformen [1023].

Das Ausmaß der Ischämie ist durch die chirurgische Exploration am exaktesten zu determinieren. Eine Dünndarmischämie mit einem Nekroseareal von < 25 % geht mit einer Letalität von etwa 18 % und mit einem Nekroseareal von < 50 % mit einer zirka 60 %igen Letalität einher. Ist das Nekroseareal > 50 % mit kombinierter Dünn- und Dickdarmischämie, muss mit einer Letalität von > 80 % gerechnet werden [1013], so dass bei ausgedehnter, fulminanter Darmischämie und im Hinblick auf die Komorbiditäten des betreffenden Patienten an einem Punkt die Exploration beendet und palliative Maßnahmen eingeleitet werden sollten [1011], [1024].

Bei ausgedehnter Darmresektion ist die Entwicklung eines *Kurzdarmsyndroms* im längeren postakuten Verlauf zu bedenken. Hier sind die Länge von einem Meter Restdünndarm sowie der Verlust des Ileums als kritisch zu betrachten [1019], [1027].

16.4.6 Therapie der akuten Mesenterialischämie

Es gibt keine einheitlichen Leitlinien sowie prospektiven (randomisierte) Studien zu Diagnostik und Therapie der akuten mesenterialen Ischämie [1011], [1027]. Vielmehr sind Diagnostik und Therapie von lokalen Standards und der Ausstattung der jeweiligen Klinik abhängig. Dennoch richtet sich die adäquate Therapie nach der Ursache und Ausdehnung der mesenterialen Ischämie und sollte immer der Devise *„intestinale Revaskularisierung vor Darmresektion"* folgen. Wenn chirurgisch nötig, müssen infarzierte Darmabschnitte reseziert werden.

▶ Abb. 16.3 zeichnet den klinischen Behandlungspfad von Patienten mit akuter Mesenterialischämie in der Abteilung der Autoren auf.

Grundsätzlich ist die chirurgische Exploration indiziert bei Patienten mit klinischen Zeichen eines akuten Abdomens, dem bildgebenden Verdacht auf eine Darmgangrän sowie freier intraabdomineller Luft im Sinne einer Hohlorganperforation. Gerade in diesen Fällen und beim kardiopulmonal instabilen Patienten hat die chirurgische Fokussanierung höchste Priorität noch vor radiologisch-interventionellen, zeitintensiven Revaskularisierungsmaßnahmen, die letztendlich auch der Fokussanierung folgen können. Die genaue Modalität der Revaskularisierung bzw. der chirurgischen Exploration ist somit eine Einzelfallentscheidung. Da es sich bei den Patienten mit einer Mesenterialischämie um ein Hochrisikokollektiv handelt, sollten sie periinterventionell und perioperativ intensivmedizinisch betreut werden.

▶ **Periinterventionelle Therapieprinzipien.** Allgemeine periinterventionelle, intensivmedizinbasierte Therapieprinzipien sind:

- Kreislaufstabilisierung, Verbesserung der Rheologie und Perfusion innerhalb des viszeralen Kapillarstromgebiets durch eine Balance zwischen Flüssigkeits- und Katecholamintherapie (cave: NOMI)
- ausreichende Flüssigkeitstherapie, um die viszerale Perfusion zu verbessern
- Ausgleich von Verschiebungen des Elektrolythaushalts und des Säure-Base-Status

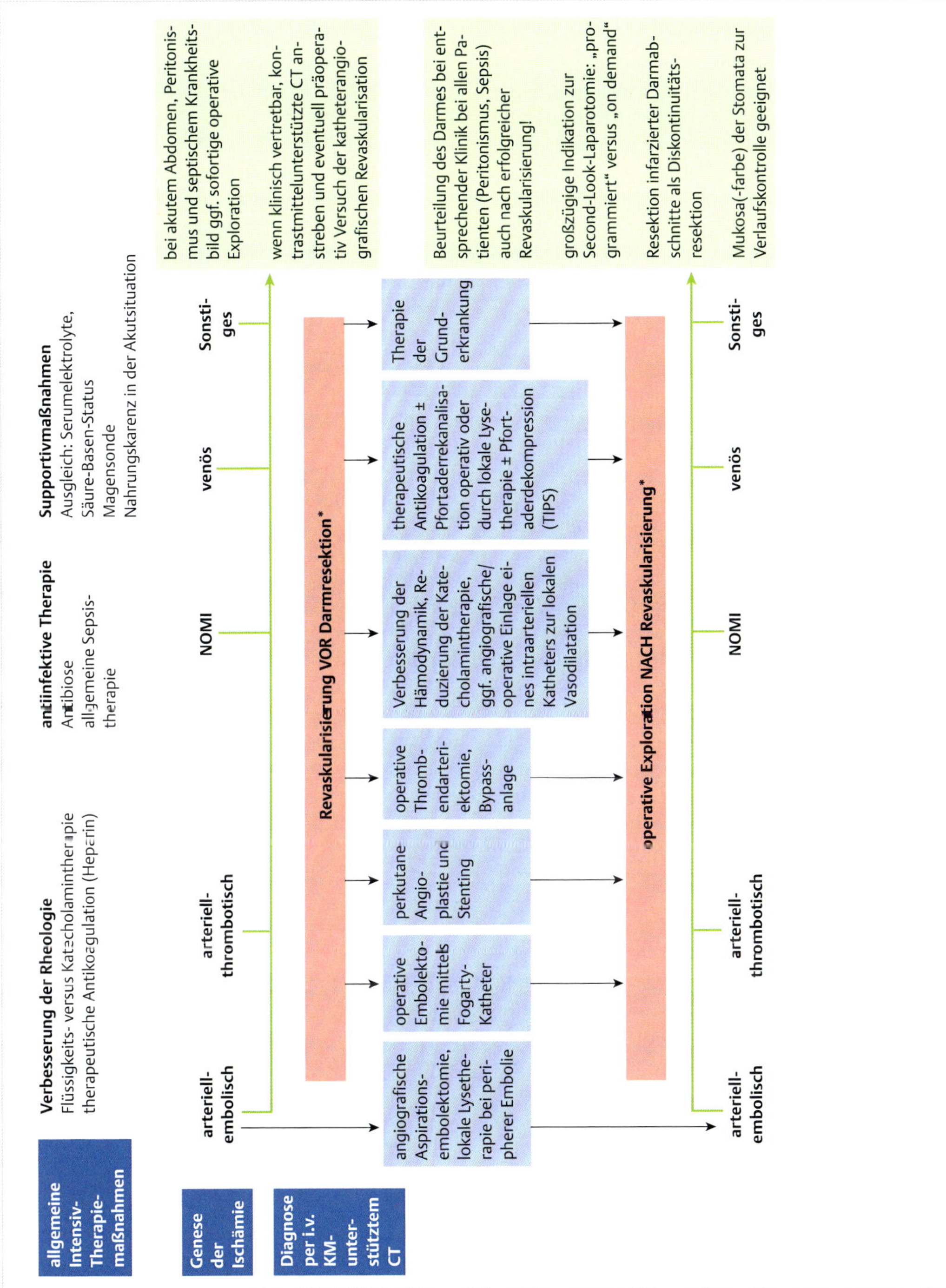

Abb. 16.3 Akute Mesenterialischämie. Klinischer Behandlungspfad (CT: Computertomografie, KM: Kontrastmittel, NOMI: nicht okklusive Mesenterialischämie).

* wenn klinisch vertretbar; ansonsten operative Exploration zur Fokussanierung vorziehen und ggf. in gleicher Sitzung (hybrid-) operativer Revaskularisierungsversuch

Durch die intestinale Schrankenstörung kommt es zu Flüssigkeits- und Elektrolytverschiebungen sowie durch ischämischen Zelluntergang zu einer metabolischen Azidose mit Hyperkaliämie. Bei hypotonen bzw. septischen Patienten ist der *Flüssigkeitstherapie* gegenüber der Katecholamintherapie hinsichtlich einer ausreichenden viszeralen Perfusion Vorzug zu gewähren [1011], [1027]. Als Verlaufsparameter einer erfolgreichen Flüssigkeitstherapie kann die Höhe des Serumlaktats herangezogen werden [1011].

- Durch die Darmmotilitätsstörung im Rahmen der Ischämie im Sinne eines paralytischen Ileus sollte der Magen durch die Einlage einer *Magensonde* entlastet werden [1011].
- Wegen der Gefahr der Aspiration durch die Darmparalyse und Exazerbation der Ischämie muss oft in der Akutsituation auf eine *orale Ernährung* der Patienten verzichtet werden [1012].
- Bei der freien Hohlorganperforation ohnehin indiziert, sollte auch in früheren Stadien einer intestinalen Ischämie eine *Breitspektrumantibiose* zur Protektion septischer Komplikationen u. a. durch eine Durchwanderungsperitonitis verabreicht werden [1011], [1019]. Hier eignen sich Cephalosporine der 2. Generation in Kombination mit Metronidazol oder vergleichbare bzw. breitere Regime [1019], [1027].
- systemische Applikation von *Antikoagulanzien*, z. B. intravenös 5 000 IE Heparin initial als Bolus mit anschließender therapeutischer Heparinisierung zur Verhinderung von Appositionsthromben und eines Fortschreitens der Erkrankung [1019]

▸ **Interventionelle Revaskularisierung.** Kreislaufstabile Patienten mit mesenterialer Minderdurchblutung ohne klinische Zeichen einer Peritonitis oder Sepsis profitieren vor einer operativen Exploration von einer radiologisch-interventionellen Revaskularisierung der okkludierten Arterien. Diese kann beispielsweise mittels *Aspirationsembolektomie* oder *Stentimplantation* in stenotisch-thrombotische viszerale Hauptgefäße (Truncus coeliacus und A. mesenterica superior) erfolgen.

Peripherer gelegene Embolien können im Rahmen einer *Angiografie* mittels Urokinase oder Gewebeplasminogenaktivator (rt-PA: initialer Bolus von 20 µg; 20 µg/24 h als Perfusor) lokal über einen *Katheter* fibrinolysiert werden [1013], [1019]. Je nach klinischem (Abdominalschmerz, Peritonismus) und bildgebendem Befund (indirekte Ischämiezeichen) sollte die operative Exploration erfolgen. Die interventionelle Revaskularisierung sollte zu einer Reperfusion mit potenzieller Rekonvaleszenz nicht transmural ischämischer Darmabschnitte führen, somit verschieben sich die ischämischen Demarkationslinien und das Ausmaß der Darmresektion kann geringer ausfallen.

Bei Patienten, die einer unmittelbaren chirurgischen Exploration unterzogen werden müssen, beispielsweise bei Kreislaufinstabilität und Sepsis oder ohne die Möglichkeit katheterbasierter Gefäßinterventionen, kann intraoperativ der Versuch der *Revaskularisierung durch Katheterdurchzug* (mittels Fogarty-Katheter) zur Embolektomie oder Bypassanlage bei (abgangsnahen) Thrombosen der A. mesenterica superior unternommen werden [1019].

▸ **Lokale Vasodilatation im Rahmen der NOMI.** Eine Sonderstellung nimmt die NOMI ein. Eine operative Exploration mit eventueller *Darmresektion* sollte auch hier bei klinischem oder bildgebendem Verdacht auf eine transmurale Darmischämie erfolgen. Ursächlich spielt hier die Behandlung des Schockzustands und somit die Verbesserung der Herz-Kreislauf-Situation, die der Minderperfusion im Splanchnikusgebiet zugrunde liegt, die entscheidende Rolle.

Bevorzugt katheterinterventionell, aber auch operativ kann zur lokalen Behandlung des Vasospasmus ein selektiv platzierter intraarterieller Katheter in das entsprechende Gefäß vorgeführt werden (z. B. A. mesenterica superior) und dieses zusätzlich zur therapeutischen Antikoagulation (beispielsweise mittels Bolus und PTT-[partielle Thromboplastinzeit-]gesteuerter Heparinisierung) mit einem *lokalen Vasodilatator* kontinuierlich infundiert werden. In der Literatur sind beschrieben [1019], [1020], [1027], [1028]:

- Prostaglandin E1: initialer Bolus von 20 µg; 48–72 h als Perfusor mit 60–80 µg/d
- Papaverin: initialer Bolus von 5–10 mg; 24–48 h als Perfusor mit 30–60 mg/h
- Prostaglandin I2: 5–6 ng/kgKG/min

Prostaglandin E1 ist das bevorzugte Medikament zur Induktion einer lokalen Vasodilatation im Rahmen der NOMI [1027]. In der Klinik der Autoren werden 40 µg Prostavasin (Prostaglandin E1) in 250 ml Trägerlösung über 24 Stunden über den angiografisch platzierten intraarteriellen Katheter infundiert.

► **Therapie der Mesenterialvenenthrombose.** Die portomesenterialvenöse Thrombose mit konsekutiver venöser Kongestion und Ausbildung einer mesenterialen Minderperfusion ist in den meisten Fällen ein chronisches, subakutes Geschehen, so dass bei diesen Patienten die Therapie der Grunderkrankung (z. B. Gerinnungsstörungen, Neoplasie, chronische Infektionen) und die therapeutische Antikoagulation im Vordergrund stehen.

In der Akutsituation können rekanalisierende Maßnahmen zur portalen Dekompression, beispielsweise über einen transjugulär, intrahepatischen, portosystemischen Stentshunt (TIPS) (interventionell) oder operativ, durchgeführt werden. Zur *lokalen Katheterlyse* eignet sich ein transmesenterial (z. B. über die V. colica media) operativ eingebrachter Katheter und die Infusion mit rt-PA 2 mg/h über 48–72 Stunden [1019]. Durch den First-Pass-Effekt sind systemische Auswirkungen der Lysetherapie begrenzt. Zu bedenken sind bei chronischem Verlauf die Sekundärfolgen eines portal-venösen Hypertonus [1019].

► **Chirurgische Exploration und allgemeine chirurgische Prinzipien.** Die chirurgische Exploration ist bei allen Arten der mesenterialen Minderperfusion (arteriell okklusiv und nicht okklusiv sowie venös) indiziert, insbesondere bei Patienten mit einem Peritonismus, einer hämodynamischen Instabilität und Sepsis sowie bei bildgebend nachgewiesenen Darmwandveränderungen. Grundsätze der chirurgischen Exploration sind [1011]:

- Beurteilung des gesamten Intestinums (Magen bis Rektum, Leber)
- Resektion irreversibel transmural ischämischer Darmabschnitte
- Beurteilung der mesenterialarteriellen Pulsatilität (Truncus coeliacus, A. mesenterica superior sowie Pulse der Magen- und Darmarkaden)
- eventuell Revaskularisierung der Viszeralarterien, falls nicht bereits vorher katheterinterventionell erfolgt
- Infektfokussanierung bei Peritonitis

Merke

Zu beachten ist, dass die Beurteilung der Darmvitalität frühestens 15–20 Minuten nach Revaskularisierung erfolgen sollte [1013].

Bei der Lavage der Abdominalhöhle ist körperwarme Spüllösung zu verwenden, um eine zusätzliche Vasokonstriktion zu verhindern [1013]. Bei der Darmresektion ist zu beachten, dass der mukosale Innenschichtschaden in der Regel weiter ausgedehnt ist als serosaseitig zu beurteilen, so dass die Resektionsgrenzen etwa 5–10 cm im gut durchbluteten Bereich liegen sollten [1013], [1019]. Dieses und eine Katecholaminpflichtigkeit schließen eine primäre Anastomosenanlage nach Darmresektion(en) in der Akutsituation in den meisten Fällen aus (cave: hohe Insuffizienzraten primär angelegter Anastomosen) [1013].

Bei Diskontinuitätsresektionen ausgeleitete Stomata müssen anhand ihrer Mukosafarbe täglich auf der Intensivstation beurteilt werden und geben damit nützliche Hinweise hinsichtlich eines Fortschreitens der Ischämie. Bei unsicheren Durchblutungsverhältnissen während der Primäroperation, bei ausbleibender Stabilisierung oder erneuter klinischer Verschlechterung des Patienten ist großzügig eine *Second-Look-Laparotomie* nach 12–24 Stunden indiziert. Aufgrund der Demarkierung von Ischämiezonen ist die Häufigkeit einer Darmresektion im Rahmen der Second-Look-Laparotomie höher (53 %) als im Rahmen der Primäroperation nach Revaskularisierung (31 %) [1029]. Sollte sich der Patient aber bis zu einer Second-Look- oder Third-Look-Laparotomie ausreichend gut hämodynamisch stabilisiert haben und der Darm keine weiteren ischämiesuspekten Areale aufweisen, kann in diesem Rahmen in ausgewählten Fällen eine Kontinuitätswiederherstellung stattfinden [1027].

Fazit

Die akute Mesenterialischämie ist ein kritisches Krankheitsbild, das möglichst frühzeitig und im interdisziplinären Setting von Viszeral- und Gefäßchirurgen, interventionellen Radiologen sowie Intensivmedizinern diagnostiziert und behandelt werden muss.

16.4.7 Literatur

[1010] AbuRahma AF, Stone PA, Srivastava M et al. Mesenteric/celiac duplex ultrasound interpretation criteria revisited. J Vasc Surg 2012; 2: 426–428

[1011] Bala M, Kashuk J, Moore EE et al. Acute mesenteric ischemia: Guidelines of the World Society of Emergency Surgery. World J Emerg Surg 2017; 12: 38

[1012] Clair DG, Beach JM. Mesenteric Ischemia. N Engl J Med 2016; 10: 959–968

[1013] Debus ES, Diener H, Larena-Avellaneda A. [Acute intestinal ischemia]. Chirurg 2009; 4: 375–377

[1014] Debus ES, Larena-Avellaneda A, Carpenter W et al. [Operative treatment of chronic mesenteric ischemia]. Chirurg 2011; 10: 871–874, 876–879

[1015] Dellinger RP, Levy MM, Carlet JM et al. Surviving Sepsis Campaign: International guidelines for management of severe sepsis and septic shock: 2008. Crit Care Med 2008; 36: 296–327

[1016] Endean ED, Barnes SL, Kwolek CJ et al. Surgical management of thrombotic acute intestinal ischemia. Ann Surg 2001; 233: 801–808

[1017] Florim S, Almeida A, Rocha D et al. Acute mesenteric ischaemia: A pictorial review. Insights Imaging. 2018; 5: 673–682

[1018] Hecker A, Hecker B, Hecker M et al. Acute abdominal compartment syndrome: Current diagnostic and therapeutic options. Langenbeck's Arch Surg 2016; 1: 15–24

[1019] Klar E, Rahmanian PB, Bucker A et al. Acute mesenteric ischemia: A vascular emergency. Dtsch Arztebl Int; 14: 249–256

[1020] Kramer SC, Gorich J, Oertel F et al. [Non-occlusive mesenteric ischemia]. Rofo 2003; 9: 1177–1183

[1021] Lee TR, Kang MJ, Cha WC et al. Better lactate clearance associated with good neurologic outcome in survivors who treated with therapeutic hypothermia after out-of-hospital cardiac arrest. Crit Care 2013; 17: R260

[1022] Lehtimaki TT, Karkkainen JM, Saari P et al. Detecting acute mesenteric ischemia in CT of the acute abdomen is dependent on clinical suspicion: Review of 95 consecutive patients. Eur J Radiol 2015; 12: 2444–2453

[1023] Reichert M, Hecker M, Horbelt R et al. [The role of biomarkers in the diagnostics of acute mesenteric ischemia]. Chirurg. 2015; 1: 47–55

[1024] Ritz JP, Buhr HJ. [Acute mesenteric ischemia]. Chirurg 2011; 10: 863–866, 868–870

[1025] Rivers E, Nguyen B, Havstad S et al. Early goal-directed therapy in the treatment of severe sepsis and septic shock. N Engl J Med 2001; 345: 1368–1377

[1026] Roobottom CA, Dubbins PA. Significant disease of the celiac and superior mesenteric arteries in asymptomatic patients: Predictive value of Doppler sonography. Am J Roentgenol 1993; 5: 985–988

[1027] Tilsed JVT, Casamassima A, Kurihara H et al. ESTES guidelines: Acute mesenteric ischaemia. Eur J Trauma Emerg Surg 2016; 2: 253–270

[1028] Trompeter M, Brazda T, Remy CT et al. Non-occlusive mesenteric ischemia: Etiology, diagnosis, and interventional therapy. Eur Radiol 2002; 5: 1179–1187

[1029] Wyers MC. Acute mesenteric ischemia: Diagnostic approach and surgical treatment. Semin Vasc Surg 2010; 1: 9–20

16.5 Ileus: Obstruktion und Paralyse

Andreas A. Schnitzbauer

16.5.1 Allgemeine Bemerkungen

Die mechanische Obstruktion und die Paralyse werden im Deutschen zum Komplex des Ileus zusammengefasst. Dieser hat verschiedene Ursachen, die von einem akuten lebensbedrohlichen und obligat operativ zu versorgenden Krankheitsbild bis zu gut konservativ beherrschbaren Ursachen reichen. Ihre Prävalenz liegt als postoperativer Ileus nach Laparotomien bei 10 % und bei anderen chirurgischen Eingriffen bei etwa 2 %. Etwa 70–80 % aller Ileuserkrankungen betreffen den Dünndarm.

Am häufigsten treten sie in Form der Obstruktion oder des mechanischen Ileus auf. Ökonomisch relevant wird die Passagestörung, weil sie für 10 % aller Wiederaufnahmen in Krankenhäusern verantwortlich ist und so relevante Kosten im Gesundheitssystem verursacht. Noch vor wenigen Jahren galt das Dogma, dass der Ileus „den Sonnenaufgang nicht erleben" dürfe. Diese medizinische Weisheit ist nicht durch Evidenz belegt und entspricht heute nicht mehr der klinischen Realität.

Merke M!

Derzeit gibt es keine Leitlinie der Fachgesellschaften, die sich mit dem Themenkomplex Ileus oder dem akuten Abdomen auseinandersetzt. Dies wäre für dieses interdisziplinär relevante und praktisch alle Fachrichtungen der Akutmedizin betreffende Krankheitsbild jedoch von hoher Relevanz. Einheitliche Behandlungspfade und die damit einhergehende Standardisierung würden die Patientensicherheit erhöhen.

16.5.2 Klassifizierung, physiologische und pathophysiologische Besonderheiten

Als prädisponierende Faktoren für eine *Paralyse* gelten Erkrankungen des intestinalen vegetativen Nervensystems, Elektrolytveränderungen, Medikamente, Traumata, akute inflammatorische Prozesse wie Pankreatitis, Peritonitis, Myokardinfarkt oder sie tritt in der frühen postoperativen Phase nach einem abdominalchirurgischen Eingriff sowie als Spätstadium der Obstruktion auf.

Obstruktionen treten am häufigsten nach abdominellen Voroperationen in Form von Verwachsungen oder einzelnen Briden auf. Die zweite Gruppe hat multiple Ursachen wie etwa Hernierungen, Tumoren, Volvulus, akute stenosebildende Entzündungen, Fremdkörper oder Invaginationen.

Multiple Faktoren führen zu einem *Ileusbild*. Grundlegend und auslösend ist eine gestörte Motilität durch ein mechanisches Hindernis (Obstruktion) oder ein Postaggressionsstoffwechsel mit verschiedenen hormonalen, neurogenen und inflammatorischen Triggern, die zu einer Passagestörung führen können (Paralyse). Hierbei muss die Obstruktion – also der mechanische Ileus – von der Paralyse unterschieden werden. Die anfängliche Hypermotilität der Obstruktion führt im Verlauf durch die Erschöpfung des Intestinums zur Paralyse. Somit können die einzelnen Formen durchaus ineinander übergehen. Die *Hyperperistaltik* als Antwort auf das mechanische Hindernis führt zu einer Flüssigkeitssequestrierung in das Darmlumen, einem Volumenmangel und Elektrolytverschiebungen.

Die Stase des Darminhalts führt zur Gasbildung, was in der Summe zu einer Überdehnung der Darmwand führt. Hierdurch kommt es zu einer *retrograden Peristaltik*, einer Minderdurchblutung der Darmwand, einer gestörten Darmwandpermeabilität und einem Austritt von Toxinen und Bakterien mit Entstehung einer so genannten *Durchwanderungsperitonitis*. Klinisch äußert sich dies in Übelkeit und Erbrechen, Blässe und Schwitzen.

Die Durchwanderung wiederum führt dann zu einer systemischen Inflammation und möglicherweise Infektion und im schlimmsten Falle zu einer

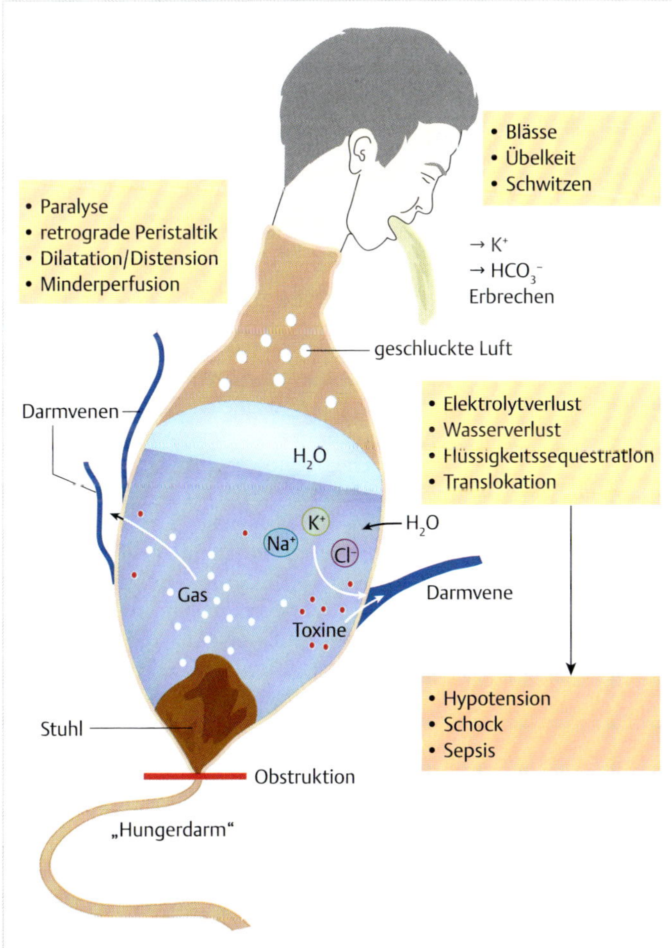

Abb. 16.4 Ileus. Pathophysiologie der Passagestörung.

Zerstörung der Darmwand mit Perforation, Hypotension und Schock, die dann ein lebensgefährliches Bild im Sinne einer Sepsis darstellen kann. Der poststenotische Bereich ist in der Regel schmalkalibrig und wird medizinisch umgangssprachlich als „*Hungerdarm*" bezeichnet (▶ Abb. 16.4).

16.5.3 Diagnostik

Wie präsentieren sich Patienten mit Obstruktion und Paralyse?

Patienten mit einer Paralyse oder Obstruktion können *oligosymptomatisch* sein. Bei leichten Erscheinungsformen kann dies mit Übelkeit, Regurgitation, Aufstoßen, Schluckauf, gespanntem und distendiertem Abdomen und einem gesteigerten Schmerzmittelbedarf einhergehen. Sowohl die Paralyse als auch die Obstruktion können sich als Bauchschmerzen mit akutem oder länger währendem Stuhlverhalt bis hin zum akuten Abdomen mit schwerem Erbrechen und Peritonismus, Sepsis und Schock äußern.

Ergänzende Anamnese zur Symptomatik

Der aktuellen problemorientierten und zielgerichteten Anamnese kommt ein besonderer Stellenwert zu. In der Regel sollte neben bereits in der Vorgeschichte vorhandenen Episoden an Ileusbeschwerden Folgendes erfragt werden:

- Schmerzen (Beginn, initiale Präsentation, Charakter und Stärke, Ausstrahlung und Wandern)
- Übelkeit und Erbrechen (in zeitlichem Bezug zu den Schmerzen)
- Stuhlgewohnheit (Regelmäßigkeit, Konsistenz, Beimengung und letzter Stuhlgang)
- bei Frauen nach der Menstruation (letztes Datum, Schmerzen, Intensität)

Weiterhin gehören die Frage nach Vorerkrankungen und insbesondere Voroperationen zur vollständigen Anamnese dazu, ebenso wie die Einnahme von Medikamenten und den Ernährungsgewohnheiten (inklusive Flüssigkeitsaufnahme).

Symptomorientierte körperliche Untersuchung

Bei der körperlichen Untersuchung sollte im Rahmen der Inspektion zunächst nach auffälligen und wegweisenden Befunden wie Narben, Bruchpforten (auch in der Leistenregion) geschaut werden. Bei der *Palpation* und *Perkussion* des Abdomens erwartet man einen tympanitischen Klopfschall, ein druckschmerzhaftes, gespanntes und distendiertes Abdomen. Im Extremfall ist dieses bretthart und peritonitisch.

Die Patienten können *exsikkiert* sein (trockene Zunge, stehende Hautfalten, Durstgefühl) und haben möglichweise einen positiven Schockindex oder Sepsiszeichen im qSOFA-Score (qSOFA: Sequential organ failure assessment). Obstruktions- oder Paralysebeschwerden können dabei von unspezifischen Bauchschmerzen mit leicht distendiertem und geblähtem Abdomen bis hin zum akuten Abdomen mit schwerstem Peritonismus reichen. Die *Obstruktion* würde sich im Initialstadium bei der *Auskultation* durch hochgestellte klingende Darmgeräusche äußern, das im Spätstadium in eine Totenstille übergehen kann und dann mit einer Paralyse einhergeht.

Weiterhin sollten die *Drainagesekrete* (serös, blutig, stuhlig, gallig, eitrig etc.) inspiziert und Bruchlücken auf inkarzerierte intraabdominelle Organe exploriert werden.

Bei der *digital rektalen Untersuchung* kann unter Umständen eine Raumforderung als ursächlich getastet werden.

Laborparameter und apparative Diagnostik

Die weiterführende laborchemische und apparative Diagnostik sollte möglichst zielgerichtet erfolgen. Hierzu gehören eine *Blutgasanalyse* inklusive Bikarbonat, Elektrolyte (Hypokaliämie durch Erbrechen oder Drainageverluste), Entzündungswerte und Blutbild (Sepsis, Infekt).

Die *Abdomensonografie* kann in geübten Händen die Diagnose erleichtern. Zum absoluten Standard gehören die *Abdomenleeraufnahme* im Stehen und/oder in Linksseitenlage (▶ Abb. 16.5) zum Ausschluss von freier Luft und stehenden Darmschlingen sowie die Kontrastmittelverfolgung (die therapeutisch sein kann) und die *Computertomografie (CT) des Abdomens* mit oralem (cave: Aspiration bei Übelkeit) und/oder intravenösem Kontrast (Dreiphasen-CT) zur Eruierung von Briden mit Kalibersprung (▶ Abb. 16.6).

Spezielle Fragestellungen können mit einer Magnetresonanztomografie (*MRT-Sellink*) (entzündliche Stenosen) beantwortet werden. Eine *ÖGD*

Tab. 16.8 Diagnostik bei Ileus.

Modalität	Möglichkeit	Herausforderung
Sonografie	gut zur Diagnostik von inkarzerierten Hernien, Paralyse (Pendelperistaltik), Darmwandverdickungen, freier Flüssigkeit (Punktion!)	Tolerieren der Untersuchung bei schmerzhaftem oder akutem Abdomen, Vorhalten von DEGUM-zertifizierten Personal 24/7/365
Abdomenleeraufnahme und in Linksseitenlage (▶ Abb. 16.5)	Diagnose der freien Luft, stehende Darmschlingen und Spiegelbildung, homogene Verteilung → eher Paralyse, inhomogene Verteilung → eher Obstruktion (in Zusammenschau mit der Vorgeschichte)	Verfeinerung und Zusatzinformation durch Kontrastmittelpassage; Überlegung, ob Schnittbildgebung notwendig
Computertomografie mit Kontrastmittel (▶ Abb. 16.6)	Kalibersprung, Dilatation, genaue Lokalisation, Konglomerate, Darmwandverdickung, Perfusion, Invagination, Volvulus, Sigmavolvulus mit Kaffeebohnenzeichen (▶ Abb. 16.7), Ogilvie-Syndrom, Tumoren, freie Flüssigkeit	Strahlenbelastung
MRT-Sellink	chronisch-entzündliche Darmerkrankungen (CED), Strahlenschutz für Kinder, Jugendliche, Schwangere	im Notfall häufig nicht indiziert
Endoskopie	Dekompression, Tumordiagnostik, Auflösen einer Invagination, Stentversorgung einer Passagestörung	häufig keine endgültige Versorgung des Problems oder der Ursache, z. B. Volvulus, Invagination

CED: chronisch entzündliche Darmerkrankungen, DEGUM: Deutsche Gesellschaft für Ultraschall in der Medizin e. V., MRT: Magnetresonanztomografie

(Ösophagoduodenoskopie), *Koloskopie*, *Rektoskopie* und die *Punktion von intraabdomineller Flüssigkeit* kann diagnostisch und therapeutisch genutzt werden. ▶ Tab. 16.8 zeigt Vorteile und Möglichkeiten der jeweiligen Modalitäten.

16.5.4 Differenzialdiagnostik

Im algorithmischen Vorgehen muss zunächst zwischen Obstruktion oder Paralyse unterschieden werden. Mithilfe der Anamnese und der länger zurückliegenden Vorgeschichte ergibt sich gegebenenfalls ein erster Hinweis oder Verdacht. Wichtig ist zu unterscheiden, ob es sich um ein (hoch)akutes Abdomen handelt oder handelte (schmerzfreies Intervall bei der mesenterialen Ischämie) oder ob der Patient chronische Beschwerden hat, die nun zunehmen oder gleich bleiben in ihrer Intensität.

Merke

Ebenso sollte bei Verdacht auf eine Paralyse (Totenstille) niemals ein mechanisches Hindernis ausgeschlossen werden, da eine Obstruktion beispielsweise in Form einer inkarzerierten Hernie oder eines Volvulus in eine Paralyse übergehen kann und dann irreleitend ist. Zur Unterscheidung ist letztlich eine Schnittbildgebung oder Verfolgung mittels Kontrastmittel beweisend.

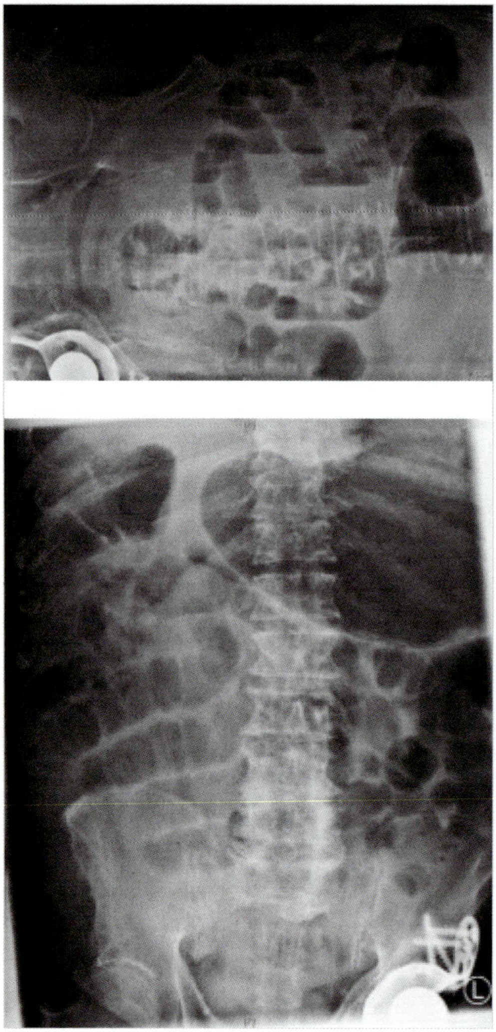

Abb. 16.5 Ileus. Abdomenleeraufnahme in Linksseitenlage und stehend; stehende Schlingen mit Spiegelbildung und Dilatation bei Paralyse.

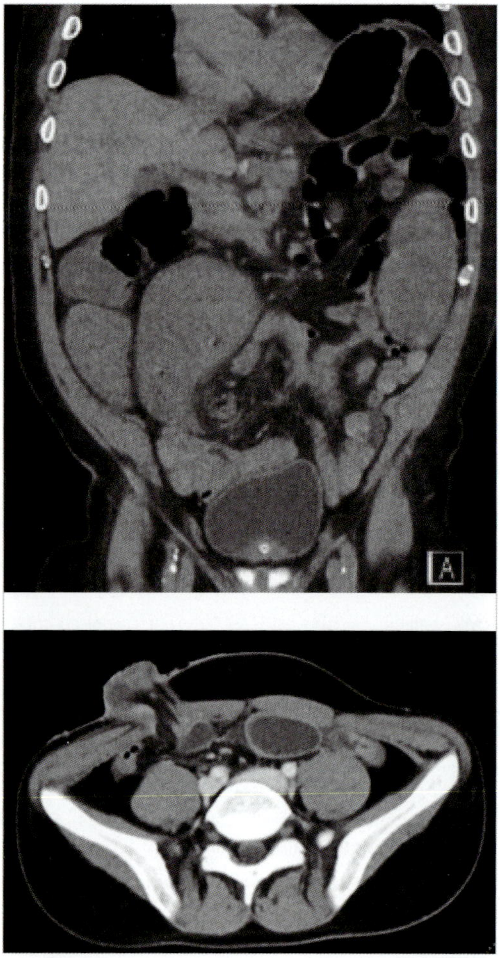

Abb. 16.6 Mechanischer Ileus. Computertomografie mit Kontrastmittel. Dilatation der prästenotischen Darmanteile, Kalibersprung und Hungerdarm.

Intestinale Obstruktion

Eine *Inkarzeration von Dünndarm oder seltener Dickdarm* ist eine der häufigsten Ursachen für eine akute intestinale Obstruktion oder einen mechanischen Ileus. Weiterhin können eine Intussuszeption oder Invagination, ein Dickdarmkarzinom oder eine Divertikulitis, ein Volvulus, Gallensteine, Verwachsungen oder einzelne Briden ursächlich sein.

Daneben sind *Strikturen* im Rahmen entzündlicher Darmerkrankungen und Nahrungsbestandteile (Orangen, Körner etc. unter anderem bei mangelnder Flüssigkeitszufuhr) als Ursachen bekannt.

Weiterhin kann das *Ogilvie-Syndrom* (Pseudoobstruktion des Kolons) eine seltene Ursache sein.

Paralyse

Die wohl wichtigste mit einer relativ akut einsetzenden Paralyse des Dünndarms einhergehende Erkrankung ist die mesenteriale Ischämie (S. 394). Diese ist eine Erkrankung mit sehr hoher Letalität, wenn sie zu spät erkannt wird oder unerkannt bleibt. Sie ist gekennzeichnet durch ein Frühstadium mit akut einsetzenden Bauchschmerzen und

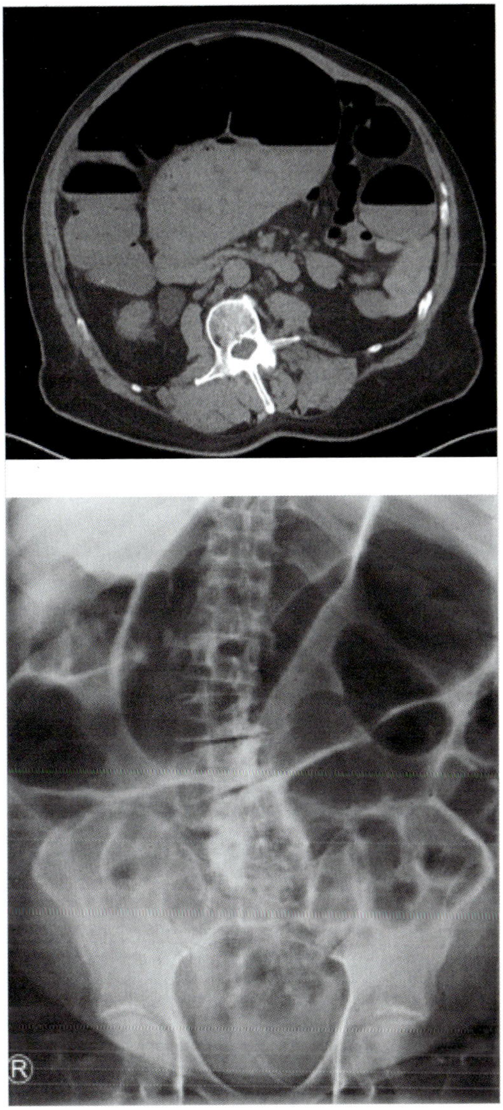

Abb. 16.7 **Ileus.** Computertomografie und Abdomenleeraufnahme im Stehen bei Sigmavolvulus und klassischem Coffeebean-Zeichen.

Vernichtungsschmerz, der in ein stummes schmerzfreies Intervall des „faulen Friedens" übergeht und dann nach 3–6 Stunden in das letzte Stadium der Zerstörung des Dünndarms mit Sepsis und Peritonitis übergeht.

Andere Ursachen für eine Paralyse sind vor allem medikamentöse, perioperative, traumatische, andere systemische Erkrankungen, Trauma oder abdominelles Kompartmentsyndrom oder die

Tab. 16.9 Wichtigste Differenzialdiagnosen für eine Obstruktion, eine Paralyse oder Subileusbeschwerden.

Differenzialdiagnose	Bemerkungen
mechanischer Ileus (Obstruktion)	Entzündung, Tumor, Volvulus, Inkarzeration, Stenose, Bride, Invagination, innere Hernierung
nicht mechanischer Ileus (Pseudoobstruktion)	chronische Obstruktion, Ogilvie-Syndrom, Mekonium, Desmose
nicht mechanischer Ileus/Subileus	toxisches Megakolon, Darmischämie, Sepsis, Porphyrie, Diabetes mellitus, Ketoazidose, Sklerodermie, postoperativ, ihm Rahmen anderer schwerer Allgemeinerkrankungen oder operativer Eingriffe, Trauma, medikamenteninduziert

Spätfolge eines nicht erkannten mechanischen Problems.

Die wichtigsten Differenzialdiagnosen für eine Obstruktion, eine Paralyse oder Subileusbeschwerden sind in ▸ Tab. 16.9 abgebildet. ▸ Abb. 16.8 zeigt die wichtigsten quadrantenorientierten Differenzialdiagnosen des akuten Abdomens.

16.5.5 Therapie

Schwer kranke Patienten mit akutem Abdomen

Als Akutmaßnahme sollte bei schwer kranken Patienten die sofortige *Flüssigkeitssubstitution* und der *Ausgleich des Säure-Basen-Haushalts* (meist einer Laktatazidose) eingeleitet werden. Eine adäquate *Schmerztherapie* nach WHO-Stufenschema (in diesem Fall ausschließlich intravenös) ist obligat. Ebenso sollte eine sofortige *Sepsistherapie* bei positivem qSOFA erfolgen.

Die Anlage einer *Magensonde* sollte in der Regel bei nicht nüchternen Patienten erfolgen. Dies dient zum einen der Entlastung des Hohlorgansystems und zum anderen schützt es den Patienten vor ungewollter Aspiration.

Wenn die Patienten rasch rekompensieren, ist die Durchführung einer *Abdomenleeraufnahme* und/oder einer *CT mit Kontrastmittel* zu erwägen. Gelingt keine Stabilisierung, ist die *explorative Laparoskopie* (Briden) oder *Laparotomie* indiziert.

1 rechter Oberbauch
- Hepatitis
- Obstruktion durch Adhäsionen oder Briden
- Helicobacter-Infektion
- gastroösophagealer Reflux
- Abszess
- Cholezystitis

2 linker Oberbauch
- Morbus Crohn
- Gastroenteritis
- Obstruktion durch Adhäsionen oder Briden
- Magenperforation
- Helicobacter-Infektion
- gastroösophagealer Reflux
- Abszess

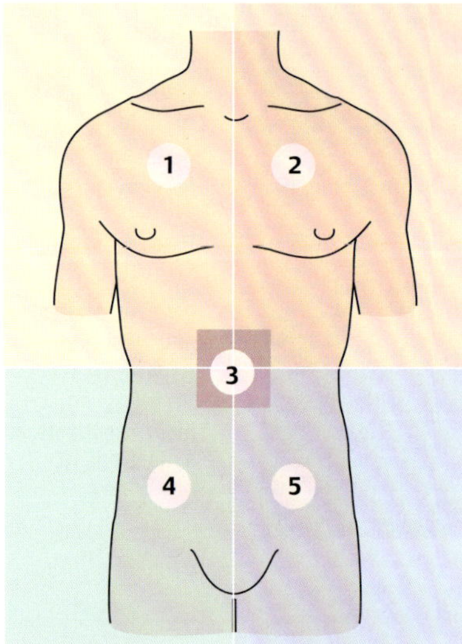

4 rechter Unterbauch
- Morbus Crohn
- Colitis ulcerosa
- toxisches Megakolon
- Hernien
- Obstruktion durch Adhäsionen oder Briden
- Abszess
- Divertikulitis
- Appendizitis

5 linker Unterbauch
- Morbus Crohn
- Colitis ulcerosa
- toxisches Megakolon
- Hernien
- Obstruktion durch Adhäsionen oder Briden
- Obstipation
- Abszess
- Divertikulitis

3 periumbilikal
- Morbus Crohn
- Obstruktion durch Adhäsionen oder Briden
- Abszess
- Pankreatitis

Abb. 16.8 Differenzialdiagnosen. Zuordnung der intraabdominellen Schmerzangaben nach dem „Quadrantenschema".

Beim akuten Abdomen ist eine großzügige Indikationsstellung pro Operation gegeben. Freie Flüssigkeit (z. B. hämorrhagisch, trüb, eitrig) und ein bretthartes Abdomen unterstützen dieses Vorgehen auch bei nicht genauer Kenntnis der Lokalisation und Diagnose.

Erlaubt der klinische Zustand eine zusätzliche bildgebende Untersuchung und ergeben sich freie intraabdominelle Luft, Strangulationen, Minderdurchblutungen oder ein vollständiger Passagestopp, ergibt sich daraus eine absolute Indikation zur *Exploration* (▶ Abb. 16.9).

Bei schwersten Sepsisbildern oder einem schweren abdominellen Kompartment kann eine *Damage Control Surgery mit Diskontinuitätsresektion* (meist mittels Durchtrennen mit Klammernahtgeräten der kranken Darmabschnitte) indiziert sein. Hier sollte eine Relaparotomie nach beispielsweise 24, 48 oder 72 Stunden zur Reevaluation und gegebenenfalls einer darauffolgenden endgültigen Versorgung erfolgen.

Subileus und chronische Ileusbeschwerden

Patienten mit Subileus oder chronischen Ileusbeschwerden haben meist Operationen in ihrer Vorgeschichte und berichten über einen Verlauf, der sich bereits über mehrere Tage hinzieht und häufig mit Durchfällen einhergeht. Bei diesen Patienten kann die Risikostratifizierung nach Schwenter zur *Entscheidungsfindung* beitragen, ob eine konservative oder operative Therapie indiziert ist.

M!

Merke

Risikofaktoren nach Schwenter
- Bauchschmerzen über 4 Tage
- Peritonismus
- C-reaktives Protein > 75 mg/l
- Leukozyten > 10 500 µl
- > 500 ml freie Flüssigkeit

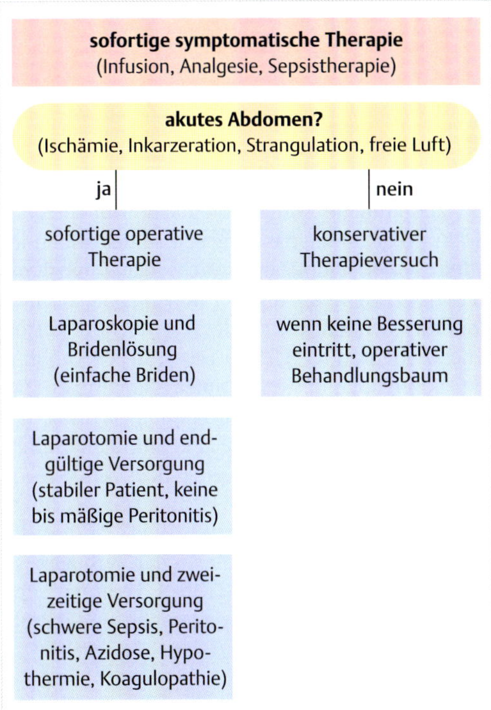

Abb. 16.9 Akutes Abdomen. Therapiealgorithmus.

Entscheidet man sich für einen *konservativen Therapieversuch*, sollte dies mittels abführender Maßnahmen, properistaltischer Medikamente (oral, intravenös und eventuell periumbilikal) und supportiver Therapie (80 % Erfolgsquote) erfolgen. Das Legen einer *Magensonde* ist auch in diesen Fällen indiziert.

Als physikalische *Abführmaßnahmen* sollten die Applikation von 100 ml wasserlöslichem jodhaltigem Kontrastmittel (cave: Allergien!) und Hebe-Senk-Einläufe erfolgen. Zeitlich kann diese durchaus über mehrere Tage erfolgen und muss nicht gleich eine Operation nach sich ziehen. Vor Initiierung von *Azetylcholinesteraseinhibitoren* (z. B. Neostigmin, Physostigmin) muss ein mechanisches Hindernis ausgeschlossen werden, da es sonst zu Perforationen kommen kann.

Wird im Verlauf die Indikation zur *operativen Versorgung* gestellt, kann bei Briden eine laparoskopische Lösung angestrebt werden. Die *Laparoskopie* ist eine minimalinvasive Methode, die mit zügiger Rekonvaleszenz bei einfach zu behebenden Pathologien einhergeht. Alternativ sollte eine *Laparotomie, Exploration* und die Entscheidung über die endgültige Versorgung erfolgen. In manchen Fällen ist eine *Adhäsiolyse* und geschlossene Dekompression (Ausstreichen nach proximal und distal mit Absaugen des Darminhalts) ausreichend. Dies kann auch offen über beispielsweise eine *Appendektomie* erfolgen. Gelegentlich müssen Darmabschnitte reseziert werden oder es ist die Anlage eines Stomas erforderlich.

Perioperative Paralyse

Die perioperative Paralyse ist eines der häufigsten Krankheitsbilder bei chirurgischen Patienten. Eine frühzeitige Mobilisation spätestens 6 Stunden nach dem Eingriff, ein rascher Kostaufbau, das Vermeiden von Magensonden im initialen postoperativen Verlauf, Kaugummikauen und eine opioidsparende Schmerztherapie (PDK, WHO-Schmerzschema) gemäß den Empfehlungen der ERAS-Gesellschaft (Enhanced Recovery after Surgery) kann einer perioperativen Paralyse vorbeugen.

Erholen sich Patienten unter konservativer Therapie einer vermeintlichen Paralyse nicht, sollte immer an eine innere Hernierung, Torquierung oder sonstige mechanische Passagestörungen gedacht werden. Ein neglektisches Verhalten kann für den Patienten letale Folgen haben. Bei einem reflektorischen Ileus im Rahmen anderer schwerer Erkrankungen oder als Nebenwirkung von Medikamenten besteht die Therapie in der Beseitigung der auslösenden Ursache und den oben genannten symptomatischen Maßnahmen.

16.5.6 Nachsorge, Prognose

Bei Patienten mit einer mechanischen Obstruktion oder einem paralytischen Ileus erfolgt in der Regel eine symptomorientierte Nachsorge. Im Rahmen von chronischen Erkrankungen oder syndromassoziiertem Auftreten von Ileusbeschwerden sollten die Patienten in Spezialsprechstunden an Schwerpunktzentren angebunden werden.

Prognostisch ist bei Vorliegen eines hochseptischen Krankheitsbilds und der Genese auf dem Boden eines Malignoms oder einer akut-auf-chronischen mesenterialen Ischämie die Prognose schlecht, allerdings liegen keine dezidierten Zahlen vor. Zu präventiven Maßnahmen ist die Datenlage ebenfalls unklar. Adhäsionsverhindernde Folien und Spülflüssigkeiten haben bis dato in keiner

16

randomisierten kontrollierten Studien bei viszeralchirurgischen Patienten eine Überlegenheit gegen Sham-Verfahren zur Prophylaxe von Briden gezeigt. Die konservativen Maßnahmen zur Prophylaxe eines perioperativen Ileus sind im ERAS-Konzept klar dargelegt und wirksam.

16.5.7 Literatur

[1030] Abbas S, Bissett IP, Parry BR. Oral water soluble contrast for the management of adhesive small bowel obstruction. Cochrane Database Syst Rev 2007; CD004651

[1031] Balfour T. Cope's Early Diagnosis of the Acute Abdomen. J R Soc Med 2006; 99: 42

[1032] Bielefeldt K, Tuteja A, Nusrat S. Disorders of gastrointestinal hypomotility. F1000Research 2016; 5: 1897

[1033] Bragg D, El-Sharkawy AM, Psaltis E et al. Postoperative ileus: Recent developments in pathophysiology and management. Clin Nutr Edinb Scotl 2015; 34: 367–376

[1034] Chudzinski AP, Thompson EV, Ayscue JM. Acute colonic pseudoobstruction. Clin Colon Rectal Surg 2015; 28: 112–117

[1035] Drewes AM, Munkholm P, Simrén M et al. Definition, diagnosis and treatment strategies for opioid-induced bowel dysfunction-Recommendations of the Nordic Working Group. Scand J Pain 2016; 11: 111–122

[1036] Gómez-Izquierdo JC, Feldman LS, Carli F et al. Meta-analysis of the effect of goal-directed therapy on bowel function after abdominal surgery. Br J Surg 2015; 102: 577–589

[1037] Ha GW, Lee MR, Kim JH. Adhesive small bowel obstruction after laparoscopic and open colorectal surgery: a systematic review and meta-analysis. Am J Surg 2016; 212: 527–536

[1038] Liu Q, Jiang H, Xu D et al. Effect of gum chewing on ameliorating ileus following colorectal surgery: A meta-analysis of 18 randomized controlled trials. Int J Surg Lond Engl 2017; 47: 107–115

[1039] Nagel E. Pichlmayrs Chirurgische Therapie – Allgemein-, Viszeral- und Transplantationschirurgie. Stuttgart: Springer; 2006

[1040] Rami Reddy SR, Cappell MS. A systematic review of the clinical presentation, diagnosis, and treatment of small bowel obstruction. Curr Gastroenterol Rep 2017; 19: 28

[1041] Schulze T, Heidecke CD. [Treatment of postoperative impairment of gastrointestinal motility, cholangitis and pancreatitis]. Chir Z Alle Geb Oper Medizen 2015; 86: 540–546

[1042] Schwenter F, Poletti PA, Platon A et al. Clinicoradiological score for predicting the risk of strangulated small bowel obstruction. Br J Surg 2010; 97: 1119–1125

[1043] Short V, Herbert G, Perry R et al. Chewing gum for postoperative recovery of gastrointestinal function. Cochrane Database Syst Rev 2015; CD006506

[1044] Vather R, O'Grady G, Bissett IP et al. Postoperative ileus: mechanisms and future directions for research. Clin Exp Pharmacol Physiol 2014; 41: 358–370

[1045] Vilz TO, Stoffels B, Strassburg C et al. Ileus in Adults. Dtsch Arzteblatt Int 2017; 114: 508–518

16.6 Abdominelles Kompartmentsyndrom[3]

Thomas Standl

16.6.1 Allgemeine Bemerkungen

Das abdominelle Kompartmentsyndrom (ACS) ist ein Krankheitsbild, das aufgrund seiner hohen Inzidenz – vor allem bei erwachsenen Intensivpatienten bis zu 45 % – und der hohen Letalität einen dramatischen Einfluss auf das Outcome der betroffenen Patienten hat [1059]. Durch Druckerhöhung im Abdomen kommt es zu einer Abnahme des venösen Blutflusses und der arteriellen Perfusion mit Funktionsbeeinträchtigung aller intraabdominell gelegenen Organe. Gleichzeitig oder zeitversetzt sind alle extraabdominellen Organe beeinträchtigt, so dass ein Multiorganversagen und der Tod des Patienten drohen. Kenntnisse in der Pathogenese, Pathophysiologie sowie (Früh-)Erkennung und zeitnahe Therapie des ACS sind daher für die Prognose entscheidend.

Merke M!

Das ACS ist ein vorwiegend intensivmedizinisches Krankheitsbild, das häufig auftritt und immer potenziell lebensbedrohlich ist.

16.6.2 Definition, Ätiologie, Pathogenese

Die World Society of Abdominal Compartment Syndrome (WSACS) definierte 2004 die Begriffe intraabdomineller Druck (IAP), intraabdominelle Hypertension (IAH) und abdominelles Kompartmentsyndrom (ACS, ▸Tab. 16.10) [1057]. Weiterhin wurden die Messung des IAP standardisiert und der Begriff des abdominellen Perfusionsdrucks (APP) als Differenz aus arteriellem Mitteldruck (MAP) und IAP eingeführt. Eine Überarbeitung der Definitionen erfolgte 2012 [1054].

[3] Dieses Kapitel basiert auf dem Kapitel 13.8 Standl T. Abdominelles Kompartmentsyndrom. In: Van Aken HK, Reinhart K, Welte T, Weigand M. Intensivmedizin. 3. Auflage. Stuttgart: Thieme; 2014

Tab. 16.10 Definition und Bestimmung von intraabdominellem Druck (IAP), abdominellem Perfusionsdruck (APP), intraabdomineller Hypertension (IAH) und abdominellem Kompartmentsyndrom (ACS). Überarbeitete Version der WSACS von 2012 [1054].

Begriff	Definition und Bestimmung
IAP	physiologisch ca. 5 mmHg
	bei erwachsenen Intensivpatienten 5–7 mmHg
	Adipositas per magna (BMI > 40 kg/m^2) 9–14 mmHg
	Messung des IAP (in mmHg) intravesikal, endexspiratorisch in Flachlagerung, Kalibrierung auf mittlere Axillarlinie
APP = MAP–IAP	
IAH: IAP ≥ 12 mmHg oder APP ≤ 60 mmHg	Grad I: 12–15 mmHg
	Grad II: 16–20 mmHg
	Grad III: 21–25 mmHg
	Grad IV: > 25 mmHg
ACS	IAP > 20 mmHg, APP < 60 mmHg
	zusätzliches Organversagen, das vorher nicht bestand

Entsprechend der Ätiologie und Pathogenese unterscheidet man drei Formen des ACS [1054], [1057]. Dieser Klassifikation liegt vor allem der Bezug zum Intraabdominalraum als Unterscheidungsmerkmal zwischen primärem und sekundärem ACS zugrunde.

Merke

M!

Klassifikation des primären, sekundären und rezidivierenden ACS

- *primäres ACS (abdominopelvin):*
  - stumpfe oder penetrierende Abdominalverletzung
  - rupturiertes Bauchaortenaneurysma
  - Beckentrauma
  - intra- oder retroperitoneales Hämatom
  - Peritonitis
  - forcierter Faszienverschluss
  - Pneumoperitoneum
  - „Damage Control Surgery", z. B. „Packing" bei Blutungen
  - Aszitesbildung bei Leberzirrhose, intraabdominale Tumoren, Pankreatitis, Gravidität (sehr selten)
  - Lebertransplantation
- *sekundäres ACS (extraabdominal):*
  - polytraumatisierte Patienten mit Massivtransfusion
  - Verbrennungen
  - Sepsis, Capillary-Leak-Syndrom
  - Reperfusionsschaden und Ödem nach Reanimation
- *rezidivierendes ACS:*
  - aus primärem oder sekundärem ACS
  - nach prophylaktischer oder therapeutischer Intervention, z. B. dekomprimierender Laparotomie
  - nach Reokklusion des Abdomens

Das primäre ACS erfordert eine rasche chirurgische oder interventionell radiologische Therapie. Das sekundäre ACS hat seine Ursache nicht im abdominopelvinen Kompartiment. Das rezidivierende oder rekurrierende ACS entwickelt sich nach operativer, interventioneller oder medikamentöser Therapie des primären oder sekundären ACS. Manche Autoren definieren eine 4. Klasse des ACS nach konservativer Therapie des ACS

16

Rekonstruktion der Abdominalwand (z. B. massive Hernien) [1055].

> **Merke**
>
> M!
>
> Intraabdomineller Druck (IAP), abdomineller Perfusionsdruck (APP), intraabdominelle Hypertension (IAH) und abdominelles Kompartmentsyndrom (AKS) sind seit 2004 klar definierte Begriffe.

16.6.3 Pathophysiologie

Eine anhaltende bzw. rasch progrediente Druckerhöhung im Abdomen über 20 mmHg führt bereits in kurzer Zeit zu erheblichen strukturellen und funktionellen Beeinträchtigungen aller Organsysteme. Hämodynamisch steht eine Abnahme des venösen Blutflusses und der arteriellen Perfusion mit kapillarer Schrankenstörung im Vordergrund [1062]. Darüber hinaus hat ein pathologischer IAP durch systemische Inflammation negative Auswirkungen auf alle intra- und extraabdominal gelegenen Organe. Am Ende steht ein Multiorganversagen mit nicht selten tödlichem Ausgang [1047], [1061].

> **Merke**
>
> M!
>
> **Pathophysiologie des ACS**
>
> entzündliche, posttraumatische, postokklusive und postoperative Komplikationen
>
> ↓
>
> intraabdominelle Hypertension (IAH)
>
> ↓
>
> druckbedingte venöse Stase, Malperfusion, kapillare Schrankenstörung, Ödem aller Bauchorgane, regionale Entzündung
>
> ↓
>
> progrediente kardiozirkulatorische, pulmonale, renale und zerebrale Funktionseinschränkung, systemische Inflammation, Sepsis
>
> ↓
>
> irreversible strukturelle und funktionelle Schädigung vitaler Organsysteme
>
> ↓
>
> Multiorganversagen
>
> ↓
>
> Tod

> **Merke**
>
> M!
>
> Bei anhaltendem intraabdominellem Druck > 20 mmHg kommt es zu einem lebensbedrohlichen Circulus vitiosus, der ohne schnelle Therapie in ein Multiorganversagen übergeht.

▸ **Abdominalorgane.** Als Folge der IAH kommt es über eine portalvenöse Stase zur arteriellen Minderperfusion von Leber, Magen, Dünndarm und Kolon. Die Alteration der Mukosabarriere führt zur Translokation von Bakterien in die mesenterialen Lymphknoten, den Darm, die Leber und die Milz und bewirkt eine Aktivierung von proinflammatorischen Zytokinen (IL-1, IL-6 und IL-8 sowie Tumor-Nekrose-Faktor-alpha; IL: Interleukin) bzw. Eikosanoiden, die das Auftreten einer Sepsis begünstigen. Die reduzierte hepatische Mikrozirkulation führt zu hypoxisch bedingten parazentralen Nekrosen, die bereits ein länger andauernder IAP von 14 mmHg auslösen kann.

▸ **Lungenfunktion.** Einschränkungen der Lungenfunktion entstehen bei erhöhtem IAP durch Zwerchfellhochstand [1046], basale Kompressionsatelektasen, Abnahme der funktionellen Residualkapazität sowie ein verändertes Ventilations-Perfusions-Verhältnis mit Shunts (arterielle Hypoxie und Hyperkapnie). Beim beatmeten Patienten sind deutlich erhöhte Beatmungsdrücke (insbesondere positiver endexspiratorischer Druck [PEEP]) nötig, um einen zufriedenstellenden Gasaustausch zu gewährleisten. Die begleitende Inflammation mit einem Anstieg der Zytokine IL-1 und IL-6 sowie einer Migration von Leukozyten resultiert in einer gesteigerten Kapillarpermeabilität mit Anstieg des extravasalen Lungenwassers sowie einem Auswaschen von Surfactant [1060].

▸ **Herz-Kreislauf-Funktion.** Ein Anstieg des IAP beeinträchtigt frühzeitig die Herz-Kreislauf-Funktion zunächst durch Verminderung des venösen Rückflusses von abdominal nach intrathorakal. Ein Anstieg des pulmonalarteriellen Verschlussdrucks (PAOP) weist nicht auf ein ausreichendes intravasales Volumen hin, sondern ist das Resultat der nach intrathorakal weitergeleiteten IAH. Durch den Abfall des Schlagvolumens kann die Aufrechterhaltung des arteriellen Blutdrucks kompensatorisch nur durch Tachykardie sowie eine Erhöhung des peripheren Widerstands gewährleistet werden [1062]. Der mittlere arterielle Blutdruck bleibt zunächst infolge der peripheren Widerstandserhöhung unverändert. Die kritische Hypovolämie in Verbindung mit einer Tachykardie und Erhöhung des systemischen Gefäßwiderstands (SVR) führt vor allem bei kardial vorgeschädigten Patienten rasch zur kardiozirkulatorischen Dekompensation.

▸ **Nierenfunktion.** Tierexperimentell führt ein intraabdomineller Druck von 15–20 mmHg zu Oligurie, ein Druck über 30 mmHg zu Anurie. Prärenal liegen sowohl ein verminderter venöser renaler Abstrom als auch eine reduzierte arterielle Perfusion vor, verstärkt durch die verminderte kardiale Leistung. Analog zu den pulmonalen Veränderungen mit der Ausbildung von Shunts tritt bei der Niere ein kortikomedulläres Shunting auf mit sinkender Filtrationsleistung und Substrateliminationsfähigkeit. Eine Korrektur des HZV mittels Volumengabe und Katecholaminen führt nur vorübergehend zu einer geringen Zunahme der Urinproduktion. Tierexperimentelle Untersuchungen belegen unter IAH eine nachweisbare Erhöhung des Plasmareninspiegels, des antidiuretischen Hormons (ADH) bzw. von Aldosteron, die zu einem weiteren Anstieg des systemischen bzw. renalen Widerstands führen und damit ein Nierenversagen induzieren oder verstärken. Eine rein druckbedingte Kompression der Ureteren (postrenales Nierenversagen) scheidet als alleinige Ursache für die Oligurie beim ACS aus, da eine Ureterenschienung wirkungslos bleibt [1062].

▸ **Gehirn.** Die potenzielle Schädigung des Gehirns beim ACS ist eine gefürchtete Komplikation, da bis zu 50 % aller Patienten mit schweren Abdominalverletzungen auch ein Schädel-Hirn-Trauma (SHT) aufweisen. Ausschlaggebend für die Entwicklung einer intrakraniellen Drucksteigerung beim ACS ist der erhöhte intrathorakale Druck, der einen verminderten venösen Rückstrom aus dem Gehirn verursacht und damit konsekutiv den zerebralen Perfusionsdruck reduziert [1046]. Dies kann bei bestehendem Hirnödem zu einer kritischen Situation mit drohender Einklemmung des Gehirns führen.

16.6.4 Leitsymptome

Für das ACS gibt es kein spezifisches Leitsymptom, sondern vor allem besondere Risikokonstellationen, beispielsweise ein stumpfes Bauchtrauma, Beckentrauma, Eingriffe an der Bauchaorta oder abdominelles Packing in Verbindung mit einer Verschlechterung der Vitalparameter. Klinisch imponieren häufig ein prall gespanntes Abdomen, eine gestörte Magen-Darm-Passage sowie ein (Sub-)Ileus.

▸ **Risikofaktoren und Indikatoren.** Wichtige Risikofaktoren für die mögliche Entwicklung eines ACS sind ein erhöhter Body-Mass-Index (BMI) > 30 kg/m², Hypothermie, ein hohes Basendefizit, ein niedriger pH (< 7,2), eine massive Volumenaufnahme und Massivtransfusion (> 10 Konserven) innerhalb der ersten 24 Stunden sowie eine persistierende oder zunehmende Hypoxie und Hyperkapnie trotz pathologisch erhöhtem und weiter steigendem Beatmungsdruck [1053]. Weitere Hinweise auf ein ACS können eine therapierefraktäre Koagulopathie, eine Oligo-/Anurie, ein steigender Katecholaminbedarf trotz Volumensubstitution zur Kreislaufstabilisation sowie eine zunehmende Laktazidose sein, ohne dass eines dieser Symptome pathognomonisch für ein ACS wäre.

Merke

Ausschlaggebend für die Diagnose eines ACS ist nicht ein spezifisches Leitsymptom, sondern die Cluster-Erkennung unterschiedlicher Symptome, die isoliert gesehen nicht pathognomonisch fur ein ACS sind.

Wichtig für die richtige Diagnosestellung beim ACS sind eine sorgfältige Anamneseerhebung, die Erkennung von Risikofaktoren, die engmaschige Beobachtung des Verlaufs von pathophysiologischen Veränderungen aller Vitalparameter sowie spezielle Untersuchungen. Bei vorhandenen Risikofaktoren für ein ACS ist die Messung des intraabdominellen Drucks empfohlen (1C, s. ▸ Tab. 16.11).

Tab. 16.11 Schema zur Graduierung von Empfehlungen.

Evidenzstärke		Empfehlungsgrad	
1	hoch	A	starke Empfehlung
2	mäßig	B	Empfehlung
3	schwach	C	Empfehlung offen

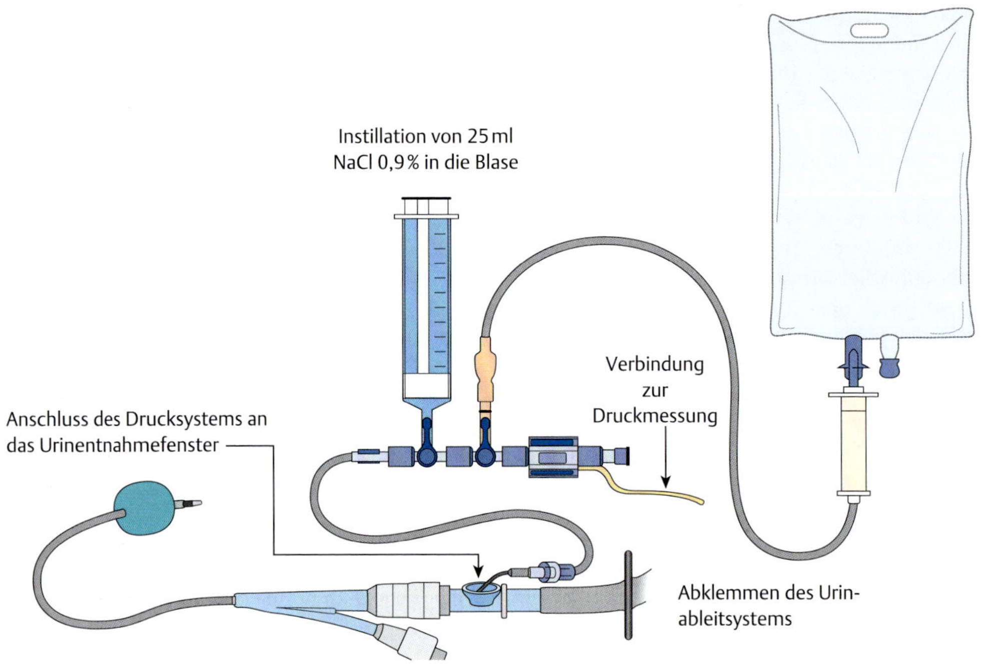

Abb. 16.10 Abdominelles Kompartmentsyndrom. Indirekte Bestimmung des intraabdominellen Druckes mittels Blasendruckmessung [1048]. (Quelle: Van Aken HK, Reinhart K, Welte T et al. Intensivmedizin. 3. Auflage. Stuttgart: Thieme; 2014)

16.6.5 Diagnostik

▶ **Intravesikale Druckmessung.** Als Methode der Wahl hat sich bei Verdacht auf ACS die indirekte intraabdominelle Druckerfassung mittels intravesikaler Druckmessung etabliert. Hierzu wird beim Patienten in flacher Rückenlage die Harnblase über einen transurethralen Katheter vollständig entleert und retrograd mit 25 ml steriler physiologischer Kochsalzlösung wieder aufgefüllt (▶ Abb. 16.10) [1048], [1057]. Zuvor wird der Katheter abgeklemmt, ein konventioneller Druckaufnehmer mit einer Kanüle über das Urinentnahmefenster angeschlossen und der Blasendruck mit Nullreferenz in Höhe der mittleren Axillarlinie nach 30–60 Sekunden endexspiratorisch ermittelt. Der mit dieser Methode gemessene intravesikale Druck zeigt bis etwa 30 mmHg eine gute Korrelation mit dem intraabdominellen Druck.

Merke M!

Ein standardisiertes Prozedere bei der intravesikalen Druckmessung und ein protokolliertes Monitoring und Management des IAP werden empfohlen (1C).

Vorausgegangene Operationen an der Blase, Störungen des Blasentonus, Blasentumoren oder ein abdominelles Packing im kleinen Becken führen zu inkorrekten – meist falsch erhöhten – Messwerten. Beim primären ACS spielt die Dynamik der Druckentwicklung in den ersten 6–12 Stunden eine entscheidende Rolle. Ein intravesikal gemessener Druckwert > 20 mmHg ist immer nur in Zusammenhang mit einer progredienten Verschlechterung der respiratorischen, kardiozirkulatorischen, metabolischen und renalen Funktion des Patienten als ACS zu diagnostizieren. Wichtig sind die wiederholte oder kontinuierliche Bestimmung und der Trend der Messwerte.

▶ **Andere Messverfahren.** Alternativ zur intravesikalen Druckmessung existieren weitere, zum Teil sehr teure Verfahren mit speziellen Mikrochips oder Tonometriesonden zur Messung des Mageninnendrucks, des intrarektalen oder intrakolischen bzw. intrauterinen Drucks, die sich klinisch aber nicht etablieren konnten [1050], [1056]. Dagegen ist die indirekte Messung des IAP über einen in die V. cava inferior eingebrachten Venenkatheter, insbesondere in Notfallsituationen, eine brauchbare Alternative.

Praxistipp

Unbehandelt droht bei anhaltender bzw. rasch progredienter intraabdomineller Drucksteigerung ein Multiorganversagen. Daher ist die wiederholte und engmaschige indirekte Bestimmung des IAP mittels Messung des Blasendrucks ein unerlässliches Hilfsmittel zur rechtzeitigen Diagnosestellung.

16.6.6 Therapie

▶ **Konservative Maßnahmen.** Es gibt keine spezifische und evidenzbasierte konservative intensivmedizinische Therapie beim ACS. Im Vordergrund stehen die Überwachung und Sicherung des APP (≥ 60 mmHg) durch invasives Monitoring und die Stabilisierung der Kreislauffunktion mit balancierten Kristalloiden (1C) und Katecholaminen (Dobutamin und Noradrenalin) [1049].

Zur Entlastung der IAH ist zumindest zeitversetzt eine Negativbilanzierung durch Flüssigkeitsentzug, z. B. durch Diuretika oder kontinuierliche venovenöse Hämofiltration (CVVH), wünschenswert. Weitere Maßnahmen sind eine Vertiefung der Analgosedierung (2D), eine temporäre Relaxierung (2C) sowie eine Oberkörperlagerung von maximal 20 Grad (2C) [1053] und die Optimierung der Beatmung (z. B. BIPAP mit hohem PEEP; BIPAP: biphasischer positiver Atemwegsdruck, PEEP: positiver endexspiratorischer Druck) unter Inkaufnahme hoher Drücke, kleiner Tidalvolumina und einer permissiven Hyperkapnie. Auch die Senkung des IAP durch Magen- oder Darmsonden, vor allem aber durch Drainage von intraabdominellen Flüssigkeitsansammlungen wird empfohlen (2C) [1049].

Merke

Schwerpunkte der intensivmedizinischen Therapie sind der Erhalt eines APP ≥ 60 mmHg, die Stabilisierung von Gasaustausch und Hämodynamik sowie der Versuch eines Flüssigkeitsentzugs.

▶ **Dekomprimierende Laparotomie.** Lebensrettend ist die rechtzeitige dekomprimierende Laparotomie nach Diagnose eines ACS (1B). Die Entscheidung zur raschen chirurgischen Dekompression des Abdomens wird auch von der Progression der IAH und dem Ausmaß der (Multi-)Organdysfunktion beeinflusst. Bereits unter der Laparotomie kommt es häufig zu einer Erholung aufgrund der abdominellen Druckentlastung mit Rekompensation der respiratorischen, kardiozirkulatorischen und renalen Funktion. Ein steigender Cardiac Index (CI), ein fallender Basenexzess (BE) und Beatmungsdruck sowie eine beginnende Diurese können als prognostisch günstige Zeichen gewertet werden.

▶ **Abdomen apertum (Aa).** Die Anlage eines Abdomen apertum bei Patienten mit Zeichen eines ACS kann die Morbidität und Mortalität senken (1C) [1049], [1051]. Durch die offene Weiterbehandlung kann auch die Schwere des intensivmedizinischen Verlaufs sowie die Inzidenz und die Letalität des ACS gesenkt werden. Eine antibiotische Abdeckung nur wegen eines Aa ist nicht notwendig. Für den temporären Verschluss des Aa stehen die Vakuumtherapie (1C) oder das Einbringen eines Vicrylnetzes zur Verfügung [1058], [1063]. Mobilisation und Extubation des Intensivpatienten sind auch mit einem Aa möglich. Wegen der Gefahr von Darmfisteln sollte ein Aa schnellstmöglich wieder verschlossen werden [1064]. Ein primärer kompletter Faszienverschluss ist bei etwa 80 % der Patienten innerhalb einer Woche zu erzielen [1049].

II

Merke

M!

Therapie der Wahl beim ACS sind die rasche dekomprimierende Laparotomie und die offene Weiterbehandlung des Abdomens.

Ein protokollgestütztes multimodernes Management des ACS kann das Outcome dieser Patienten verbessern und gleichzeitig Ressourcen sparen [1052].

16.6.7 Literatur

[1046] Balogh Z, McKinley BA, Cox CS et al. Abdominal compartment syndrome: The cause or effect of postinjury damage control surgery. Shock 2003; 20: 483–492

[1047] Biffl WL, Moore EE, Burch JM et al. Secondary abdominal compartment syndrome is a highly lethal event. Am J Surg 2001; 182: 645–648

[1048] Cheatham ML, Safcsak K. Intraabdominal pressure: A revised method for measurement. J Am Coll Surg 1998; 186 (5): 594–595

[1049] Cheatham ML, Malbrain ML, Kirkpatrick A et al. Results from the international conference of experts on intra-abdominal hypertension and abdominal compartment syndrome. II Recommendations. Intensive Care Med 2007; 33: 95–962

[1050] Cheatham ML. Intrabdominal pressure monitoring during fluid resuscitation. Curr Opin Crit Care 2008; 14: 327–333

[1051] Cheatham ML, Safcsak K. Is the evolving management of intra-abdominal hypertension and abdominal compartment syndrome improving survival? Crit Care Med 2010; 38: 402–407

[1052] Cheatham ML, Safcsak K, Sugrue M. Long-term implications of intra-abdominal hypertension and abdominal compartment syndrome: physical, mental, and financial. Am Surg 2011; 77 (Suppl 1): S 78–S 82

[1053] De Keulenaer BL, De Waele JJ, Powell B et al. What is normal intra-abdominal pressure and how is it affected by positioning, body mass and positive end-expiratory pressure? Intensive Care Med 2009; 35: 969–976

[1054] Kirkpatrick AW, Roberts DJ, De Waele R et al. Intra-abdominal hypertension and the abdominal compartment syndrome: Updated consensus definitions and clinical practice guidelines from the World Society oft he Abdominal Compartment Syndrome. Intensive Care Med 2013; 39: 1190–1206

[1055] Kirkpatrick AW, Nickerson D, Roberts DJ et al. Intra-abdominal hypertension and abdominal compartment syndrome after abdominal wall reconstruction: quarternary syndromes? Scan J Surg 2017; 106: 97–106

[1056] Malbrain ML. Different techniques to measure intra-abdominal pressure (IAP): Time for a critical re-appraisal. Intensive Care Med 2004; 30: 357–371

[1057] Malbrain ML, Cheatham ML, Kirkpatrick A et al. Results from the international conference of experts on intra-abdominal hypertension and abdominal compartment syndrome. I Definitions. Intensive Care Med 2006; 32: 1722–1732

[1058] Navsaria PH, Bunting M, Omoshoro-Jones J et al. Temporary closure of open abdominal wounds by the modified sandwich-vacuum pack technique. Br J Surg 2003; 90: 718–722

[1059] Reintam Blaser A, Regli A, De Keulenaer B et al. Incidence, risk factors, and outcomes of intraabdominal hypertension in critically ill patients – A prospective multicenter study (IROI Study). Crit Care Med 2019; 47: 535–542

[1060] Rezede-Neto JB, Moore EE, Melo de Andradw MV et al. Systemic inflammatory response secondary to abdominal compartment syndrome: Stage for multiple organ failure. J Trauma 2002; 53: 1121–1128

[1061] Sugerman HJ, Bloomfield GL, Saggi BW. Multisystem organ failure secondary to increased intra-abdominal pressure. Infection 1999; 27: 61–66

[1062] Sugrue M. Abdominal compartment syndrome. Curr Opin Crit Care 2005; 11: 333–338

[1063] Suliburk JW, Ware DN, Balogh Z et al. Vacuum-assisted wound closure achieves early fascial closure of open abdomens after severe trauma. J Trauma 2003; 55: 1155–1160

[1064] Utzolino S, Kousoulas L. Das offene Abdomen auf der Intensivstation. DIVI 2019; 10: 26–28

16.7 Dekompensierte Leberinsuffizienz

Janina Trauth, Thomas Discher

16.7.1 Physiologische und pathophysiologische Besonderheiten

Leberfunktionsdiagnostik

Die metabolischen Funktionen der Leber werden in verschiedenen Parametern erfasst:

- *Synthese:*
  - *Albumin*: Halbwertszeit [HWZ] 21 Tage, Synthese 12 g täglich; *Gerinnung*: Quick, Fibrinogen; Koller-Test (10 mg Vitamin K i. v. → 30 % Quick-Anstieg in 24 Stunden bei Vitamin-K-Mangel differenziert zwischen Vitamin-K-Mangel und Synthesestörung)
- *Exkretion:*
  - *Bilirubin*: unkonjugiertes/indirektes Bilirubin wird konjugiert zu wasserlöslichem konjugiertem/direktem Bilirubin; bei hohem Bilirubin Bindung an Albumin und verzögerte Elimination
- *Nekroinflammation:*
  - *Glutamat-Pyruvat-Transaminase* (GPT) HWZ: 37–57 Stunden, sensitiver und spezifischer als *Glutamat-Oxalacetat-Transaminase* (GOT), HWZ 17 Stunden

- *Cholestase:*
  - *alkalische Phosphatase* (AP): HWZ 6 Stunden, vermehrte Synthese bei biliärer Obstruktion; Isoformen in Knochen, Plazenta, Dünndarm, Niere
- *weitere Parameter*:
  - *Gamma-Glutamyltransferase* (GGT): HWZ 10–20 Stunden, Vorkommen in Epithelzellen der Gallengänge, induzierbar durch Alkohol/Noxen/Medikamente
  - *Ammoniak* (NH_3); entsteht durch körpereigenen Aminosäurenabbau (80 %) und Aminosäureabbau von Mikroorganismen im Darm (20 %); wird hepatisch zu Harnstoff verstoffwechselt [1084]
  - *Gallensäuren:* sensitiv für hepatobiliäre Dysfunktion, hepatotoxisch
  - *Laktat:* prognostischer Parameter, entsteht bei gestörter globaler/regionaler O_2-Versorgung oder verminderter Sauerstoffextraktionsrate bei Leberversagen
  - *Glukose:* verminderte Glukoneogenese bei Leberschädigung
- *hilfreiche Scores*:
  - APRI (AST to Platelet Ratio Index)
  - GOT/GPT [1090] (DeRitis-Quotient, > 1 bei schwerem Leberschaden)
  - GPT/LDH > 1,5: virale Hepatitis, < 1,5: Schockleber/toxische Schädigung (LDH: Laktatdehydrogenase)
  - MELD (Model for End-Stage Liver Disease)
  - Child-Pugh (siehe ▸ Tab. 16.12)
  - CLIF-C OF (Chronic Liver Failure Consortium – Organ Failure), http://www.efclif.com [1080]

Die Leberbiopsie ist Goldstandard in der Diagnostik der Hepatopathie (transkutan, transjugulär oder laparoskopisch). Beginnende Zirrhose (Child A) kann eine Biopsieindikation sein, falls Konsequenzen zu erwarten sind. Fortgeschrittene Zirrhose (Child B/C) wird klinisch und laborchemisch diagnostiziert. Bei akutem Leberversagen Biopsie nur erforderlich bei Verdacht auf zusätzliche chronische Lebererkrankung, bevorzugt transjuguläre Punktion und Beurteilung durch erfahrenen Histopathologen [1074].

Hämodynamik

Eine Leberfibrose/-zirrhose führt durch erhöhten sinusoidalen Strömungswiderstand zu portaler Hypertension. Andere Ursachen portaler Hypertension: Pfortader-/Milzvenenthrombose, sinusoidales Obstruktionssyndrom/Veno-occlusive Disease, Bilharziose, Budd-Chiari-Syndrom, Leberventhrom-

Tab. 16.12 Child-Pugh-Score für Patienten mit Leberzirrhose. Klinische Parameter und Punkte. Bei Vorliegen einer primär biliären Zirrhose (PBC) oder primär sklerosierenden Cholangitis (PSC) gelten für Serumbilirubin andere Wertebereiche.

Befund	1 Punkt	2 Punkte	3 Punkte
Serumbilirubin, gesamt (mg/dl)	< 2,0	2,0–3,0	> 3,0
Quick-Wert (%) oder INR	> 70 < 1,7	40–70 1,7–2,3	< 40 > 2,3
Aszites in der Sonografie	keiner	leicht	mittelgradig
hepatische Enzephalopathie	keine	Grad I–II	Grad III–IV
Stadium der perioperativen Mortalität			
Child-Pugh-Stadium	*Punkte*	*perioperative Mortalität (%)*	
A	5–6	10	
B	7–9	30	
C	10–15	80	

bose, Pericarditis constrictiva, Rechtsherzinsuffizienz.

Eine klinisch signifikante portale Hypertension (Entstehung von Ösophagusvarizen, portosystemischen Shunts) besteht ab einem transhepatischen Druckgradienten > 10 mmHg (HVPG, Druckgradient zwischen V. portae und V. cava inferior, Norm: < 5 mmHg).

Messung nicht invasiv: sonografisch V. portae erweitert (intrahepatisch > 11 mm, extrahepatisch > 13 mm), Pulsed-Wave-Doppler hepatofugaler Fluss, Pfortaderfluss < 18 cm/s. *Messung invasiv*: transjuguläre intrahepatische Sondierung (Lebervenenverschlussdruck/Wedge-Druck = Pfortaderdruck).

Systemischer Kreislauf häufig hyperdynam, HZV > 10 l/min mit peripheren arteriovenösen Shunts und erhöhter zentralvenöser Sauerstoffsättigung (zvSpO$_2$) durch geringe periphere O$_2$-Ausschöpfung. Bei Cardiac Output < 5 l/min geringeres Überleben.

Merke

Transjugulärer intrahepatischer portosystemischer Shunt (TIPS)

Ein angiografisch angelegter kleinlumiger Polytetrafluorethylen-TIPS, der vom (rechten) intrahepatischen Pfortaderast in die V. hepatica shuntet, dekomprimiert das Portalsystem (▶ Abb. 16.11). Binnen 4–6 Wochen verbessern sich Volämie und Nierenfunktion. Kontraindikation: hepatische Enzephalopathie (HE) > Stadium I (▶ Tab. 16.13), Bilirubin > 5 mg/dl, MELD > 20, Child > 11, Rechtsherzbelastung, Pfortaderthrombose.

Pharmakologie

Es gibt keinen endogenen Marker der hepatischen Medikamentenclearance. Der Child-Score reflektiert nicht immer die hepatische Clearance. Glukuronidierung ist weniger beeinflusst als Cyto-

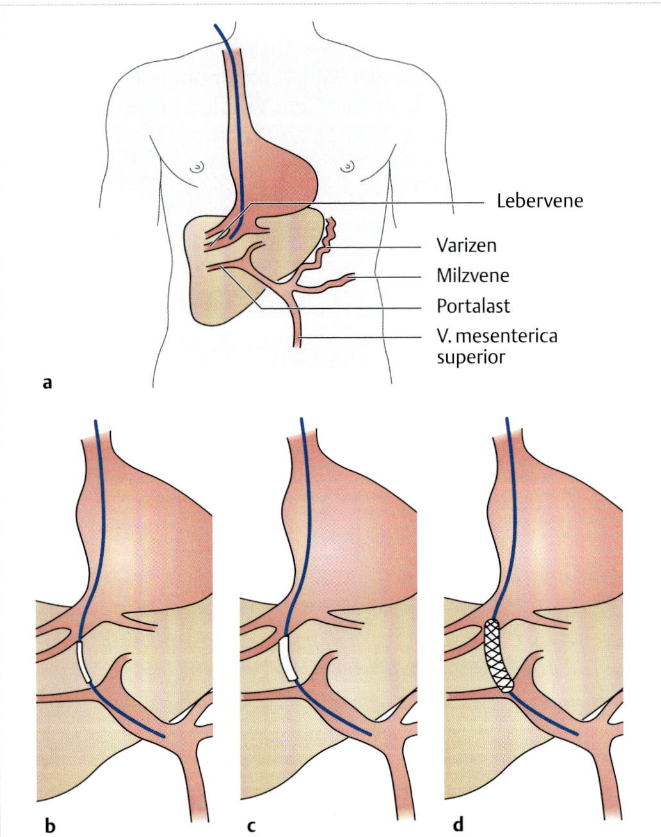

Abb. 16.11 Schematische Darstellung der einzelnen Schritte zur Anlage eines transjugulären intrahepatischen portosystemischen Shunts. (Quelle: Tesdal I, Punamiya S, Dettmer S. Technische Durchführung. In: Chavan A, Hrsg. Vaskuläre Interventionen. 1. Auflage. Stuttgart: Thieme; 2016)

- **a** Transjuguläre Punktion der V. jugularis interna und Katheterisierung der rechten Lebervene.
- **b** Punktion eines rechten Pfortaderhauptasts mit nachfolgender Katheterisierung.
- **c** Vordilatation des Parenchymkanals.
- **d** Implantation eines Stents im Bereich des Parenchymkanals mit anschließender Ballondilatation.

Tab. 16.13 West-Haven-Kriterien zur klinischen Graduierung einer manifesten hepatischen Enzephalopathie (HE).

Symptom	Grad 0	Grad 1	Grad 2	Grad 3	Grad 4
psychischer Befund	normal	unkonzentriert, ängstlich, euphorisch	desorientiert, lethargisch, persönlichkeitsverändert	somnolent, stuporös, völlig desorientiert	komatös
Asterixis	–	selten	irregulär	häufig	ständig
EEG-Grundrhythmus	normal	7–8/s	5–7/s	3–5/2	< 3/s
arterieller Ammoniak-Spiegel	< 150 µg/dl	151–200 µg/dl	201–250 µg/dl	251–300 µg/dl	> 300 µg/dl

chrom-P450-Reaktionen. Medikamente mit niedriger hepatischer Elimination sind unproblematischer als jene mit hoher hepatischer Elimination:

- *niedrig* (< 30 %): Methadon, Metoclopramid, Phenytoin, Phenobarbital, Procainamid, Valproinsäure, Warfarin
- *mittel* (30–60 %): Amiodaron, Atorvastatin, Haloperidol, Midazolam, Mirtazapin, Diltiazem, Omeprazol
- *hoch* (> 60 %): Metoprolol, Morphin, Pethidin, Propanolol, Simvastatin, Verapamil [1071].

Auch verzögerte Absorption, höheres Verteilungsvolumen, verringerter hepatischer Blutfluss, portosystemisches Shunting, Albuminbindung, verändertes Herz-Zeit-Volumen (HZV) und gleichzeitige Niereninsuffizienz beeinflussen Medikamentenspiegel und Halbwertszeit.

- *Hypnotika*: Propofol, Etomidat, Thiopental verlängerte Halbwertszeit (HWZ) wegen verringerter Plasmaeiweißbindung, Propofol dennoch gut einsetzbar, triggert keine hepatische Enzephalopathie; Ketamin eventuell Dosisreduktion.
- *Benzodiazepine*: Midazolam, Diazepam wirken verstärkt und verlängert. Oxazepam, Lorazepam benötigen keine Dosisanpassung.
- *Opioide*: Fentanyl, Sufentanil, Alfentanil werden in der Leber metabolisiert (HWZ verlängert). Remifentanil wird leberunabhängig inaktiviert.
- *Inhalationsanästhetika*: Isofluran, Desfluran, Sevofluran, Lachgas gelten als sicher. Geringe Abnahme der Leberperfusion.
- *Muskelrelaxanzien*: eventuell schlechte Ansprache auf Succinylcholin bei niedriger Pseudocholinesterase. Wirkdauer von Mivacurium verlängert. Atracurium, Cisatracurium sind wegen leber- und nierenunabhängiger Inaktivierung Mittel der Wahl.
- *Antibiotika, Antimykotika*: Dosisanpassung meist nur ab Child C
- *Antikoagulation*: Child A → alle NOAK/OAK ([neue] orale Antikoagulanzien), Child B → Dabigatran/Apixaban/OAK, Child C → OAK; bei Thrombose < 50 giga/l → OAK
- vermeiden: nicht steroidale Antiphlogistika (NSAR), ACE-Hemmer, AT-II-Blocker, Makrolide, Aminoglykoside

Falls keine Dosisempfehlung vorliegt, ist eventuell eine Reduktion auf 25–50 % der Standarddosis oder Substanzen mit therapeutischem Drugmonitoring (Spiegelbestimmung) zu wählen.

Bildgebung

Jede neu diagnostizierte Hepatopathie und jede Verschlechterung der Leberfunktion erfordert eine erneute bildgebende Evaluation (Aszites, Pfortaderthrombose, neues hepatozelluläres Karzinom?):

- *Sonografie*: initiale Diagnostik, eventuell repetitiv; Dopplersonografie zur Gefäßdiagnostik; kontrastmittelunterstützte Sonografie zur Abklärung fokaler Läsionen; ARFI/FibroScan in der Fibrosediagnostik
- *Computertomografie (CT)*: mit Kontrastmittel exzellent zur Charakterisierung von Leberläsionen, Gefäßen, Gallenwegen; Volumetrie und CT-Portografie möglich; Positronenemissionstomografie-Computertomografie (PET-CT) selten sinnvoll (außer: Staging, Echinokokkose), kaum Stellenwert bei hepatozellulärem Karzinom (HCC) wegen geringer Fluordesoxyglukose-Aufnahme

- *Magnetresonanztomografie (MRT)*: Methode der Wahl zur Differenzierung von Hämangiom, Regeneratknoten, HCC; Eisenquantifizierung möglich; Magnetresonanz-Cholangiopankreatikografie (MRCP) statt diagnostischer endoskopischer retrograder Cholangiopankreatikografie (ERCP) [1076].

Fokale Läsionen werden gemäß Liver Imaging Reporting and Data System (LI-RADS) beurteilt [1072].

16.7.2 Hepatische Dekompensation, akutes, akut-auf-chronisches und chronisches Leberversagen

Hepatische Dekompensation

Hepatische Dekompensation ist definiert als das Neuauftreten von Aszites, gastrointestinaler Blutung, hepatischer Enzephalopathie oder einer bakteriellen Infektion bei vorbestehender Hepatopathie.

Akutes Leberversagen (acute liver failure) (ALF)

Das akute Leberversagen beschreibt die Entwicklung einer Leberfunktionsstörung (Ikterus und hepatische Enzephalopathie) binnen 12 Wochen (hyperakut, akut, subakut):

- primäres/hepatisches akutes Leberversagen (drug-induced liver injury [DILI]), akute virale Hepatitis-A-E/Hepatitis-B-Virus-Reaktivierung/ Epstein-Barr-Virus/Zytomegalievirus/Herpes-simplex-Virus, Varizella-Zoster-Virus, toxininduziert, idiosynkratisch, Budd-Chiari-Syndrom, Pfortaderthrombose, Autoimmunhepatitis, Morbus Wilson, Schwangerschaftsfettleber, HELLP-Syndrom)
- sekundäres/extrahepatisches akutes Leberversagen (hypoxische/ischämische Hepatitis, kardiogener Schock/Rechtsherzversagen, Metastasierung/ Lymphom/Hämophagozytose, Infektion/Sepsis, ovarielles Hyperstimulationssyndrom)

> **Merke**
>
> M!
>
> Häufigste Auslöser eines akuten Leberversagens in Deutschland sind DILI und virale Hepatitis.

Diagnostik und Therapie des Auslösers siehe unter chronisches Leberversagen. Bei unklarer Genese Acetylcysteinschema wie bei Paracetamolintoxikation. Monitoring 4-stündlich: hepatische Enzephalopathie, Elektrolyte, Hypoglykämie, adäquates O_2-Angebot (paO_2 100 mmHg), Infektionssurveillance und -kontrolle [1091].

Kontaktaufnahme zum Transplantationszentrum: pH < 7,30, HCO_3 < 18, INR (International Normalized Ratio) > 1,8, Nierenversagen, Natrium < 130 mmol/l, Enzephalopathie, Hypoglykämie, Bilirubin > 17 mg/dl, bildgebend abnehmende Lebergröße. Ein sekundäres Leberversagen ist keine Indikation zur Lebertransplantation [1074].

Akut-auf-chronisches Leberversagen (Acute-on-chronic Liver Failure, ACLF)

Das ACLF ist ein dynamisches Syndrom mit hoher Mortalität, das sich aus akuter Dekompensation einer Leberzirrhose und Entwicklung von Organversagen zusammensetzt. Stadien ACLF I–III (1–3 Organversagen) [1087]. Häufige Auslöser sind (bakterielle) Infektionen, Alkohol, Operation, Blutung, Virushepatitis. Die Behandlung besteht in der Therapie des Auslösers und dem Support der versagenden Organe [1088].

Chronisches Leberversagen (Chronic Liver Failure, CLIF)

Das CLIF beschreibt die Entwicklung von Ikterus und hepatischer Enzephalopathie binnen mehr als 28 Wochen. Child-Pugh, MELD und CLIF-C-OF-Score helfen bei Diagnose- und Prognosestellung. Leberfunktionsstörungen sind bei Beseitigung des Auslösers partiell reversibel oder langsamer progredient, weshalb Auslöser diagnostiziert werden müssen:

- *äthyltoxische Hepatitis*:
  - *Diagnostik*: Anamnese, Ethanol, carbohydratdefizientes Transferrin (CDT), Ethylglucoronyl

  - *Therapie akut*: Prednisolon 40 mg für 4 Wochen bei Maddrey-Score > 32 (Bilirubin [mg/dl] + 4,6x (PTT in Sekunden minus Kontroll-PTT) [1093]; *Therapie chronisch*: Entzug/Abstinenz
- *nicht alkoholische Steatohepatitis* (NASH):
  - genetische Disposition und Fehlalimentation; *Diagnose*: bildgebend, eventuell Genetik; *Therapie*: Lifestyle-Modifikation
- *Virushepatitis*:
  - Hepatitis-A-Virus (HAV): *Diagnose*: anti-HAV-IgM, anti-HAV-IgG; *Therapie*: keine
  - Hepatitis-B-Virus (HBV): *Diagnose*: HBsAg, anti-HBc-IgM, anti-HBc-IgG, anti-Hbs, HBe-Ag, anti-HBe, HBV-DNA; *Therapie*: bei eingeschränkter Leberfunktion Tenofovir [1073]
  - Hepatitis-C-Virus (HCV): *Diagnose*: anti-HCV, HCV-RNA; *Therapie akut*: keine, *chronisch*: kurativ mit 8–12 Wochen directly acting agents (DAA) (z. B. Glecaprevir/Pibrentasvir, Sofosbuvir/Velpatasvir)
  - Hepatitis-D-Virus (HDV): nur bei HBV-Koinfektion; *Diagnose*: anti-HDV-IgM, HDV-RNA; *Therapie*: Peginterferon alfa-2a, neue Virostatika in Studien
  - Hepatitis-E-Virus (HEV): zunehmende Inzidenz (Schweinefleisch, Bluttransfusion); *Diagnose*: anti-HEV-IgM, anti-HEV-IgG, HEV-RNA; *Therapie akut*: keine, *chronisch*: nur bei Immunsuppression; Ribavirin 600–1 200 mg täglich für 3 Monate (cave: Nebenwirkung Anämie)
- *Hämochromatose*:
  - meist Männer; *Diagnose*: Eisen, Ferritin, Transferrinsättigung, HFE-Mutationsanalyse (HFE: High Iron [Fe]), (MRT-Leber, Leberbiopsie); *Therapie*: Aderlass, Eisenchelator
- *Morbus Wilson*:
  - typisch hohe Bilirubin/alkalische Phosphatase-Ratio, Coombs-negative hämolytische Anämie, neuropsychiatrische Symptome; *Diagnose*: Coeruloplasmin, Kupfer im Urin/Serum, Genetik, Leberbiopsie; *Therapie*: kupferarme Diät, Zink, Kupferchelator (Trientine), frühe Lebertransplantation
- *Autoimmunhepatitis* (AIH):
  - *Diagnose*: antinukleäre Antikörper (ANA), Smooth Muscle Antigen (SMA), Liver-Kidney Microsome 1 (LKM1), antimitochondriale Antikörper (AMA), AIH-Score, Histologie Interface-hepatitis; *Therapie*: Budesonid, Prednisolon ± Azathioprin, (Ciclosporin, Tacrolimus)
- *primär biliäre Cholangitis* (PBC):
  - chronisch granulomatöse Cholangitis, meist Frauen; *Diagnose*: AMA, ANA, IgM, alkalische Phosphatase (AP), GPT/GOT < 3; *Therapie*: Ursodeoxycholsäure 13–15 mg/kgKG, Obeticholsäure; *Therapieansprache*: http://www.globalpbc.com/globe [1079].
- *primär sklerosierende Cholangitis* (PSC):
  - assoziiert mit Colitis ulcerosa; *Diagnose*: perinukleäre antineutrophile zytoplasmatische Antikörper (pANCA), ANA, MRCP, Leberbiopsie; *Therapie*: Ursodesoxycholsäure
- *sekundär sklerosierende Cholangitis* (SSC):
  - Ausfällung von Biliary Casts nach großen OPs oder bei kritisch kranken Patienten, unter anderem durch passagere Ischämie im Stromgebiet A. hepatica (Gallenwege nur arteriell versorgt, Lebergewebe zusätzlich portal-venös); *Diagnose*: Cholestase (AP), MRCP; *Therapie*: endoskopisch retrograde Cholangiopankreatikografie (ERCP) mit Entfernung der Casts, Ursodesoxycholsäure Off-Label-Use, Lebertransplantation
- *Budd-Chiari-Syndrom* (Verschluss Vv. hepaticae):
  - typisch viel Aszites; *Diagnose*: Bildgebung; *Therapie*: Antikoagulation, Angioplastie, TIPS
- *weitere Auslöser*:
  - Cirrhose cardiaque, Erwachsene mit konnatalen Leber-/Gallenwegerkrankungen, rheumatologische Erkrankungen

Neben der Grunderkrankung müssen Komplikationen früh erkannt und konsequent behandelt werden [1075].

16.7.3 Komplikationen der Zirrhose

Ösophagusvarizenblutung

Entstehung durch relevante portale Hypertension. Hämatemesis, Teerstuhl, Hb-Abfall, hypovolämer Schock.

Diagnostik: Gastroskopie

Therapie:

- Basismaßnamen (Airway, Breathing, Circulation, Volumensubstitution mit Kristalloiden)
- Ceftriaxon 1 × 2 g täglich für 5 Tage [1070]. Ziel-Hb: 7–9 g/dl. Laktulose (Vermeidung von hepatischer Enzephalopathie)
- Endoskopie mit Gummibandligatur binnen < 12 Stunden (präinterventionell Erythromycin 250 mg i. v.) + Terlipressin 1–2 mg alle 4–6 Stunden für 5 Tage (bestes Outcome [1075], [1078])

- Ballontamponade/ Metallstent nur als Bridging bei nicht beherrschbarer Blutung
- TIPS-Anlage bei persistierender Blutung oder Blutungsrezidiv trotz oben genannter Therapie, bei Child B/C frühen TIPS (< 72 Stunden nach Blutung) [1077], [1085]

Primärprophylaxe bei bekannten Varizen und Sekundärprophylaxe nach Blutung: Carvedilol 2 × 6,25 mg täglich (cave: Blutdruck), Varizenligatur.

Koagulopathie

INR korreliert mit Schwere der Lebererkrankung, aber nicht mit dem Blutungsrisiko wegen gleichzeitiger Abnahme antikoagulatorischer Faktoren [1083]. Die Gerinnung ist dadurch „hämostatisch rebalanciert". Bei fortgeschrittener Zirrhose kommt es in 10–25 % der Fälle unter anderem durch Flussverlangsamung und Endotheldysfunktion zur Pfortaderthrombose und anderen Thrombosen; deshalb kein Verzicht auf prophylaktische oder eventuell therapeutische Antikoagulation [1095], [1096]. Thrombopenien entstehen durch verminderte hepatische Thrombopoetinsynthese, Hypersplenismus, äthyltoxische Knochenmarkschädigung.

Management:

- vor invasiven Prozeduren [1094], [1096]:
  - Thrombozyten > 50 giga/l: Thrombozytenkonzentrat/Prothrombinkomplex-Konzentrat (PPSB)/gefrorenes Frischplasma nicht prophylaktisch. Fibrinogen (Ziel > 150 mg/dl)
  - Thrombozyten < 50 giga/l: Thrombozytenkonzentrat (Ziel 60–70 giga/l), Fibrinogen, PPSB, Thrombopoetinrezeptor vor elektiven Eingriffen erwägen [1089]
- (lebensbedrohliche) Blutung: PPSB, Fibrinogen, Tranexamsäure, Thrombozytenkonzentrat; rFVIIa und Desmopressin nicht empfohlen

Unnötiges gefrorenes Frischplasma und Thrombozytenkonzentrat führen zu Volumenüberladung, „Laborkosmetik" führt zu erhöhtem (Pfortader-) Thromboserisiko.

Aszites

Circulus vitiosus von erhöhtem hydrostatischem Druck im Splanchnikusgebiet, erniedrigtem osmotischem Druck (Hypalbuminämie), intravasalem Volumenmangel, Aktivierung des Renin-Angiotensin-Aldosteron-Systems, vermehrter renaler Flüssigkeitsretention. Pfortaderthrombosen führen ebenfalls zur raschen Aszitesbildung.

Diagnostik: bildgebend, Labor (aus Aszites): Eiweiß, Zellzahl, Serum-Aszites-Albumin-Gradient > 1,1 g/dl bei ursächlicher portaler Hypertension, Zytologie

Therapie [1075]:

- Flüssigkeitsrestriktion 0,75–1,5 l täglich, NaCl-Restriktion
- Spironolacton 100(–400)mg täglich + Furosemid 40(–160)mg täglich (Verhältnis 4:1), Diuretika schrittweise anpassen, Ziel: täglicher Gewichtsverlust 0,5–1 kg (Kontraindikation: hepatische Enzephalopathie, akutes Nierenversagen, Hyponatriämie)
- großvolumige Parazentese mit Albumininfusion 8 g/l Punktat (bei hepatischer Enzephalopathie oder akutem Nierenversagen mehrere kleinvolumige Punktionen)
- refraktärer Aszites: diuretikaresistent (eine Woche adäquate diuretische Therapie und salzreduzierte Diät, fehlende Gewichtsabnahme, rezidivierender Aszites binnen 4 Wochen) oder diuretikaintraktabel (wegen hepatischer Enzephalopathie, akutem Nierenversagen, Hyper-/Hypokaliämie, Hyponatriämie): TIPS, Lebertransplantation
- bei hepatischem Hydrothorax (Aszites gelangt durch diaphragmale Lücken und negativen inspiratorischen Druck nach intrathorakal) und spontanem bakteriellem Empyem Diagnostik/Therapie analog zu Aszites und spontan-bakterieller Peritonitis [1094].

Spontan-bakterielle Peritonitis (SBP)

Eine spontan-bakterielle Peritonitis entsteht durch bakterielle Translokation aus dem Intestinum bei kompromittierter lokaler Abwehr. Klinisch bestehen abdominelle Schmerzen, Erbrechen, Diarrhö, Ileus, aber auch häufig kaum abdominelle Symptomatik trotz systemischer Inflammation (Hyper-/Hypothermie, Leukozytose, Leberfunktionsverschlechterung, hepatische Enzephalopathie, akutes Nierenversagen, Schock).

Diagnostik: > 250 Neutrophile/µl im Aszitespunktat, Mikrobiologie (Nativmaterial); Keimnachweis gelingt nicht immer und ist nicht erforderlich für Diagnose.

Therapie:

- großvolumige Parazentese mit Albuminsubstitution 8 g/l Punktat
- Antibiotika (5–7 Tage): ambulant erworbene SBP: Ceftriaxon 1 × 2 g täglich; nosokomial erworbene SBP: Piperacillin/Tazobactam 3 × 4,5 g täglich, bei Extended-Spectrum-Betalaktamasen (ESBL)-Risiko Imipenem/Cilastin 3 × 0,5/0,5 g täglich Deeskalation nach Keimnachweis
- Albumin 1,5 g/kgKG an Tag 1 und 1 g/kgKG an Tag 3 (Vermeidung von hepatorenalem Syndrom)
- Repunktion nach 48 Stunden (Therapieansprache: Reduktion Leukozyten > 25 %).

Primärprophylaxe: Norfloxacin 400 mg täglich bei Child C + Bilirubin ≥ 3 mg/dl, Eiweiß im Aszites < 1,5 g/dl, Niereninsuffizienz, Hyponatriämie. Der Nutzen wird kontrovers diskutiert [1068]

Sekundärprophylaxe: Norfloxacin 400 mg täglich [1094]. Da Protonenpumpenhemmer das SBP-Risiko erhöhen, sollten sie nur bei klarer Indikation gegeben werden.

Hepatische Enzephalopathie (HE)

Neuroaktive Substanzen (unter anderem Ammoniak; NH_3) werden nicht ausreichend hepatisch eliminiert, dadurch Schwellung von Astrozyten und Gliaödem. Der Ammoniakspiegel korreliert nicht mit dem Schweregrad der HE. Inflammatorische Zytokine, endogene Benzodiazepine und Tryptophanmetaboliten sind ebenfalls relevant.

Diagnostik: NH_3, klinisch: abnormale psychomotorische Tests (0° nach West Haven), Konzentrationsverlust, veränderter Schlaf-Wach-Rhythmus (I°), Lethargie, beginnende Desorientierung (II°), Somnolenz, Verwirrtheit (III°), Glasgow Coma Scale < 8 (IV°)

Therapie (alle Stadien):

- Auslöser suchen und behandeln: Exsikkose, Koprostase, gastrointestinale Blutung, Eiweißexzess, Infektionen (Eiweißkatabolismus), portosystemische Shunts (inklusive TIPS), Sedativa (Benzodiazepine, Opiate), OP, Medikamentenincompliance
- Laktulose p. o. 3 × 10–40 ml täglich (oder 20 %ige Lösung per Einlauf), Ornithinaspartat p. o./i. v. bis 30 g/24 Stunden, Rifaximin p. o. 2 × 550 mg täglich, Benzodiazepine/Opiate antagonisieren
- portosystemische Shunts modifizieren (z. B. TIPS-Durchmesser reduzieren, Milzarterienembolisation, chirurgische Shunts verschließen)
- VI°: ICP-Messung und kontinuierliches EEG erwägen. Ziel: kranieller Perfusionsdruck 50 mmHg, ICP < 15 mmHg, arterieller Mitteldruck 50 mmHg über ICP
- Oberkörperhochlagerung 45°, passagere Hyperventilation, Mannitol

Nierenversagen und hepatorenales Syndrom (HRS)

Bei Zirrhose wird die Nierenfunktion mit Kreatinin häufig überschätzt, besser Kreatininclearance oder Cystatin-C [1066]. Auslöser des HRS sind Diarrhö, Exsikkose, Volumenmangel, gastrointestinale Blutung, großvolumige Parazentese, Infektion, nephrotoxische Medikamente.

Diagnostik: trotz Absetzen von Diuretika + Volumenexpansion mit Albumin 1 g/kgKG + Volumensubstitution Kreatininanstieg > 2,5 mg/dl in < 2 Wochen (Typ 1) oder > 2Wochen (Typ 2), Urinnatrium < 5 mmol/l, Urinosmolarität > 100mosmol/l über Plasmaosmolarität, Oligurie [1075]

Therapie:

- Typ 1: Behandlung von Auslösern, Terlipressin 1 mg alle 4–6 Stunden, maximal 12 mg täglich (alternativ: Noradrenalin) + Albumin 20–40 g täglich für mindestens 3 Tage. Ein hepatorenales Syndrom ohne zusätzliche Nierenerkrankung ist reversibel nach Lebertransplantation [1065].
- Typ 2: TIPS oder Lebertransplantation; Dialyse selten sinnvoll

Weitere Komplikationen

▸ **Infektionen.** Infektionsrisiko durch portosystemisches Shunting, intestinale Dysbiose, bakterielle Translokation aus Magen-Darm-Trakt und Immundysfunktion erhöht. Neben spontan-bakterieller Peritonitis sind Pneumonie, Harnwegsinfekt und Weichteilinfektionen häufig und gehen mit erhöhter Mortalität einher [1075]. Das Risiko für Candidämien und Influenza ist erhöht.

Bei Zirrhose sind qSOFA (quick Sepsis Related Organ Failure) und Sepsis-3 valide Sepsisscores. C-reaktives Protein ist bis 30 % niedriger als erwartet. Prokalzitonin dient als Sepsismarker, kann jedoch auch bei aseptischer Leberzellschädigung erhöht sein.

▸ **Hepatozelluläres Karzinom (HCC).** Prävalenz bei Zirrhose bis 5 % p. a., deshalb regelmäßiges bildgebendes Screening. Staging: Barcelona Clinic

16

Liver Cancer (BCLC). Therapie stadienadaptiert kurative Resektion/Ablation, Lebertransplantation (Milan-Kriterien), Lokaltherapie mittels Radiofrequenzablation, Mikrowellenablation, transarterielle Chemoembolisation, selektiver interner Radiotherapie, Thyrosinkinaseinhibitoren, Checkpointinhibitoren in klinischer Prüfung, Best Supportive Care.

▸ **Zirrhotische Kardiomyopathie.** Häufig subklinisch, dennoch prognostisch relevant. Verringerte kontraktile Reserve bei Stress (OP, Infektion), diastolische Dysfunktion, Vorhofdilatation, verlängertes QTc. Reduzierter Cardiac Output prädisponiert zu Nierenversagen. Vor TIPS-Anlage und Lebertransplantation kardiale Funktion evaluieren.

▸ **Hepatopulmonales Syndrom.** Oxygenierungsstörung (alveolär-arterieller O_2-Gradient > 15 mmHg) durch Dilatation pulmonaler Präkapillaren, direkte arteriovenöse Shunts, intrapulmonale Rechts-links-Shunts. Klinisch Platypnoe, Orthodeoxie. Diagnostik: Bubble-Echokardiografie. Therapie: O_2, Lebertransplantation.

▸ **Pruritus.** Durch Gallensäureablagerung. Therapie: Cholestyramin, Rifampicin, Sertralin, Naloxon.

▸ **Fehl- und Mangelernährung.** Ausreichende Energiezufuhr sicherstellen. 35 kcal/kg Idealgewicht, davon 80 % Kohlehydrate. Ziel: Blutzucker 160–180 mg%. Proteinzufuhr 1 g/kg täglich, verzweigtkettige Aminosäuren ohne Effekt auf HE. Nutzen längerfristiger Albuminsubstitution und Zielwerte umstritten. Bei Triglyzeriden < 180 mg% minimale Fettinfusion (essenzielle Fettsäuren).

▸ **Begleitende Suchterkrankung.** Entzugssyndrom muss (!) durch Substitution vermieden werden (Alkohol → Diazepam, Opiate → Polamidon). Naloxon bei Opiatabusus vermeiden.

Zusatzinfo

Therapien in Studien

Leberersatzverfahren (Hepa Wash, MARS, Prometheus [1081], [1082]), subkutane G-CSF-Therapie (granulocyte colony stimulating factor) [1067], Stammzelltherapie [1068], Stuhltransplantation [1068]

16.7.4 Anästhesiologische Aspekte

Elektive Eingriffe

MELD-Score sagt die postoperative 30-Tage-Mortalität linear vorher (10 Punkte: 20 %, 20 Punkte: 40 %, 30 Punkte: 80 %). Komorbiditäten und Art des Eingriffs sind ebenfalls relevant. Früh präoperativ (Tage, Wochen) Ernährungsstatus, Aszites/Ödeme, Vitamin-K-Mangel und Elektrolytentgleisungen (K, Na, Mg, Ph) therapieren. Prämedikation vermeiden (Risiko für HE). Aspirationsrisiko ist erhöht. Gerinnungsstörungen sind so wenig wie möglich zu korrigieren (siehe Koagulopathie).

Die Leberdurchblutung wird vermindert durch niedrigen Blutdruck, Hypovolämie, Beatmungsdrücke, Hypokapnie, alphaadrenerge Stimulation, Pneumoperitoneum; dies muss vermieden werden. Die Leberfunktion ist postoperativ ab Tag 3–5 (!) bis zu 4 Wochen gestört.

Lebertransplantation

Die Lebertransplantation bietet einen Überlebensvorteil für Patienten mit sonst hoher kurzfristiger Mortalität (1 Jahr: 96 %, 10 Jahre: 76 %). Die frühe Vorstellung (MELD-Score > 15) an einem Zentrum erlaubt bestmögliche Patientenselektion und -vorbereitung und bietet Patienten ohne Aussicht auf Lebertransplantation eine adäquate Versorgung [1074].

Virushepatitis, äthyltoxische Zirrhose, hepatozelluläres Karzinom, cholestatische Lebererkrankung und akutes Leberversagen sind die häufigsten Indikationen zur Lebertransplantation [1073]. Neben MELD-Score sind Alter, Komorbidität, Standard Exceptions und Non-Standard Exceptions relevant zur Allokation (§ 16 Transplantationsgesetz). Die Transplantation HCV-positiver Organe und die antivirale Therapie nach Lebertransplantation sind möglich [1069], [1097].

Intraoperativ erfordern die OP-Technik (venovenöser Bypass, piggy-back) und die OP-Phasen (Dissektionsphase, anhepatische Phase, neohepatische Phase) ein differenziertes Management von Volumen, Elektrolyten, Herz-Zeit-Volumen und Gerinnung.

Komplikationen nach Lebertransplantation sind Anastomosenstenose/-thrombose, biläre Strikturen, Graft-non-Funktion, Abstoßung, akutes Nierenversagen, Infektionen [1073].

16.7.5 Nach der Intensivtherapie

Häufig treten in den ersten Monaten nach einem Akutereignis weitere Komplikationen auf. Um den Erfolg der Intensivtherapie sicherzustellen, muss die ambulante Weiterbetreuung an kompetenter Stelle organisiert werden (Therapie von Grund-/Begleiterkrankungen, Primär-, Sekundärprophylaxe von spontan bakterieller Peritonitis, hepatischer Enzephalopathie, Varizenblutung, HCC-Surveillance, STIKO-Impfungen, eventuell Entzug/Substitution, Rehabilitation/häusliche Versorgung).

16.7.6 Literatur

[1065] Allegretti AS, Israelsen M, Krag A et al.Terlipressin versus placebo or no intervention for people with cirrhosis and hepatorenal syndrome. Cochrane Database Syst Rev 2017

[1066] Angeli P, Gines P, Wong F et al. Diagnosis and management of acute kidney injury in patients with cirrhosis: revised consensus recommenda-tions of the International Club of Ascites. Gut 2015; 64: 531–537

[1067] APASL ACLF working party. Therapeutic implications of granulocyte colony stimulating factor in patients with acute-on-chronic liver failure: Increased survival and containment of liver damage. Hepatol Int 2017; 6: 540–546

[1068] Bajaj JS, Kakiyama G, Savidge T et al. Antibiotic-associated disruption of microbiota composition and function in cirrhosis is restored by fecal transplant. Hepatology 2018; 4: 1549–1558

[1069] Bari K, Luckett K, Kaiser T et al. Hepatitis C transmission from seropositive, nonviremic donors to non-hepatitis C liver transplant recipients. Hepatology 2018; 5: 1673–1682

[1070] Chavez-Tapia NC, Barrientos-Gutierrez T, Tellez-Avila FI et al. Antibiotic prophylaxis for cirrhotic patients with upper gastrointestinal bleeding. Cochrane Database Syst Rev 2010; 9: CD002907

[1071] Delcò F, Chambaz L, Schlienger R et al. Dose adjustment in patients with liver disease. Drug Safety 2005; 6: 529–545

[1072] Elsayes KM, Kielar AZ, Chernyak V et al. LI-RADS: A conceptual and historical review from its beginning to its recent integration into AASLD clinical practice guidance. J Hepatocell Carcinoma 2019; 6: 49–69

[1073] European Association for the Study of the Liver. EASL Clinical Practice Guidelines: Liver transplantation. J Hepatol 2016; 64: 433–485

[1074] European Association for the Study of the Liver. EASL Clinical Practice Guidelines on the management of acute (fulminant) liver failure. J Hepatol 2017; 66: 1047–81

[1075] European Association for the Study of the Liver. EASL Clinical Practice Guidelines for the management of patients with decompensated cirrhosis. J Hepatol 2018; 2: 406–460

[1076] Friedman LS, Keeffe EB. Handbook of liver disease. Philadelphia: Elsevier Saunders; 2012

[1077] García-Pagán JC, Caca K, Bureau C et al. Early TIPS (Transjugular Intrahepatic Portosystemic Shunt) Cooperative Study Group. Early use of TIPS in patients with cirrhosis and variceal bleeding. N Engl J Med 2010; 362 (25): 2370–2379

[1078] Gerbes AL, Gülberg V, Sauerbruch T et al. S3-Leitlinie „Aszites, spontan bakterielle Peritonitis, hepatorenales Syndrom". Z Gastroenterol 2011; 49: 749–779

[1079] Hirschfield GM, Beuers U, Corpechot C et al. EASL Clinical Practice Guidelines: The diagnosis and management of patients with primary biliary cholangitis. J Hepatol 2017; 1: 145–172

[1080] Jalan R, Pavesi M, Saliba F et al. The CLIF Consortium Acute Decompensation Score (CLIF-C ADs) for prognosis of hospitalised cirrhotic patients without acute-on-chronic liver failure. J Hepatol 2015; 62: 831–840

[1081] Klammt S, Mitzner SR, Stange J et al. Improvement of impaired albumin binding capacity in acute-on-chronic liver failure by albumin dialysis. Liver Transpl 2008; 9: 1333–1339

[1082] Laleman W, Wilmer A, Evenepoel P et al. Effect of the molecular adsorbent recirculating system and Prometheus devices on systemic haemodynamics and vasoactive agents in patients with acute-on-chronic alcoholic liver failure. Crit Care 2006; 4: R108

[1083] Lisman T, Porte RJ. Rebalanced hemostasis in patients with liver disease: evidence and clinical consequences. Blood 2010; 6: 878–885

[1084] Löffler G, Petrides P. Biochemie & Pathobiochemie. Stuttgart: Springer; 2003

[1085] Lv Y, Zuo L, Zhu X et al. Identifying optimal candidates for early TIPS among patients with cirrhosis and acute variceal bleeding: a multicentre observational study. Gut. 2019; 68 (7): 1297–1310

[1086] Mauss S, Berg T, Rockstroh J et al. Hepatology – a clinical textbook. Medizin Fokus; 2012

[1087] Moreau R, Jalan R, Gines P et al. Acute-on-chronic liver failure is a distinct syndrome that develops in patients with acute decompensation of cirrhosis. Gastroenterology 2013; 144: 1426–1437

[1088] Nadim MK, Durand F, Kellum JA et al. Management of the critically ill patient with cirrhosis: A multidisciplinary perspective. J Hepatol 2016; 64: 717–35

[1089] Peck-Radosavljevic M, Simon K, Iacobellis A et al. Lusutrombopag for the treatment of thrombocytopenia in patients with chronic liver disease undergoing invasive procedures (L-PLUS2). Hepatology 2019; 70(4): 1336–1348

[1090] Ritis F de, Coltorti M, Giusti G: An enzymic test for the diagnosis of viral hepatitis: The transaminase serum activities. Clinica Chimica Acta 1957; 2(1): 70-4

[1091] Schranz D. Pädiatrische Intensivtherapie. Stuttgart: Gustav Fischer; 1993

[1092] Singer M, Deutschman CS, Seymour CW et al. The Third International Consensus Definitions for Sepsis and Septic Shock (Sepsis-3). J Am Med Assoc 2016; 315: 801–810

[1093] Thursz M, Gual A, Lackner C et al. EASL Clinical Practice Guidelines: Management of alcohol-related liver disease. J Hepatol 2018; 1: 154–181

[1094] Tripodi A, Primignani M, Mannucci PM et al. Changing concepts of cirrhotic coagulopathy. Am J Gastroenterol 2017; 112: 274–281

[1095] Verbeek TA, Stine JG, Saner FH et al. Hypercoagulability in end-stage liver disease: Review of epidemiology, etiology, and management. Transplant Direct 2018; 11: e403

[1096] Weeder PD, Porte RJ, Lisman T. Hemostasis in liver disease: implications of new concepts for perioperative management. Transfus Med Rev 2014; 3: 107–113

[1097] Woolley AE, Singh SK, Goldberg AJ et al for the DONATE HCV Trial Team. Heart and lung transplants from hcv-infected donors to uninfected recipients. N Engl J Med 2019; 380 (17): 1606–1617

16

16.8 Vergiftungen

Uta Merle, Monica Soboletzki

16.8.1 Allgemeine Bemerkungen

Die prästationären Maßnahmen bei Vergiftung entsprechen den allgemeinen Notfallmaßnahmen zur Sicherung der Vitalfunktionen. Wichtig sind eine genaue Erhebung der Eigen- und Fremdanamnese sowie die Asservierung von Medikamenten, (-verpackungen), Lebensmittelresten, Erbrochenem und Produkten, die vergiftungsursächlich sein könnten.

Eine vitale Bedrohung ist auch bei geringen oder fehlenden Symptomen und unklarer Latenzzeit nicht auszuschließen, so dass eine medizinische Überwachung und Sicherung der Vitalfunktionen generell erforderlich ist, bis durch eine sichere Risikobewertung eine vitale Bedrohung ausgeschlossen werden kann.

Giftinformationszentren verfügen über umfangreiche Wirkstoff- und Produktinformationen und ermöglichen die Identifikation der Noxe sowie die Abschätzung des Risikos und des Verlaufs. Nach Aufnahme von Stoffen in sicher nicht toxischer Dosis sind keine weiteren diagnostischen und therapeutischen Maßnahmen erforderlich. In allen anderen Fällen wird zunächst eine symptomorientierte Behandlung durchgeführt.

16.8.2 Ausgewählte Intoxikationen im Einzelnen

Intoxikationen mit Drogen

Kokain

Die Kokaineinnahme erfolgt über die Schleimhäute, per inhalationem oder per injectionem. Von der Applikationsform hängen Bioverfügbarkeit und Rauschdauer ab.

► **Intoxikationssymptome**

- *neurologisch*: psychomotorische Unruhe, Schwitzen, Mydriasis, Halluzinationen, zerebrale Krampfanfälle, zerebrale Ischämien, maligne Hyperthermie
- *kardiovaskulär, pulmonal*: Sinustachykardie, Arrhythmien bis hin zu Kammerflimmern, Hypertonie, akuter Myokardinfarkt, Mesenterialinfarkt, akute Aortendissektion, Atemdepression, toxisches Lungenödem
- Rhabdomyolyse

► **Therapie**

- Flüssigkeits- und Elektrolytausgleich
- Basistherapie bei psychomotorischer Erregung, psychotischen Symptomen, hypertensiver Entgleisung, Herzrhythmusstörungen, Krampfanfällen und Hyperthermie: Benzodiazepine (oral oder parenteral: Diazepam 10 mg, Midazolam 5–10 mg, Lorazepam 1–2,5 mg, unter Umständen Gabe wiederholen) [1117]
- Antipsychotika restriktiv einsetzen, da diese die Krampfschwelle senken

► **Weitere Maßnahmen**

- *hypertensive Entgleisung*: Nitrate, Urapidil, Clonidin; cave: keine Betarezeptorenblocker (Dekompensation durch Herabsetzung der Inotropie bei bestehender Vasokonstriktion)
- *Herzrhythmusstörungen*: eventuell Natriumbikarbonat, bei ventrikulären Tachykardien eventuell Propanolol oder Verapamil. Antiarrhythmika der Klasse Ia und Ic sind kontraindiziert.
- *Myokardinfarkt*: Kokain kann Vasospasmen auslösen und so zu einem Myokardinfarkt führen. Aufgrund der Annahme, dass eine Betarezeptorenblockade zu einer alphaadrenergen Aktivität mit konsekutiv vermehrtem Vasospasmus führt, wird laut aktuellen Leitlinien vom Betablockergebrauch beim kokainassoziierten Myokardinfarkt abgeraten [1116]. Im Übrigen gilt aber therapeutisch das Standardprozedere wie generell bei akutem Myokardinfarkt.

Amphetamin, Metamphetamin

Amphetamin und Metamphetamin sind vollsynthetisch hergestellte Drogen, so genannte „Designerdrogen". Zur Amphetamingruppe gehören beispielsweise Ecstasy (Methylendioxymethyl-Amphetamin, MDMA), Speed (Dimethoxymethyl-Amphetamin, DOM), Crystal Meth (Methylamphetamin) sowie synthetische Cathinone („Badesalze").

► **Intoxikationssymptome**

- *neurologisch*: psychomotorische Unruhe, Schwitzen, Mydriasis, Halluzinationen, maligne Hyperthermie, Krampfanfälle
- *kardiovaskulär, pulmonal*: Sinustachykardie, Arrhythmien bis hin zu Kammerflimmern, Hypertonie

- Rhabdomyolyse, Nierenversagen, Syndrom der inadäquaten ADH-Sekretion (SIADH) (insbesondere bei Ecstasy), Hypernatriämie
- *gastrointestinal*: Übelkeit, Erbrechen, akutes Leberversagen

▶ **Therapie**

- Die Therapie entspricht im Wesentlichen der der Kokainvergiftung (S. 430).
- Bei Rhabdomyolyse: vorsichtige Volumensubstitution. Keine Urinalkalisierung, da dies die Elimination von Amphetamin hemmt. Wegen der Gefahr der Rhabdomyolyse ist eine Muskelrelaxierung mittels depolarisierender Muskelrelaxanzien wie Succinylcholin kontraindiziert. Nicht depolarisierende Substanzen wie Rocuronium oder Vecuronium werden empfohlen [1117].

Heroin

Die Intoxikation mit Heroin ist die häufigste Drogenintoxikation. Heroin wird intravenös, nasal, inhalativ mittels Rauchen, sublingual oder peroral aufgenommen.

▶ **Intoxikationssymptome**

- Miosis, Atemdepression, Bewusstseinsstörung, Übelkeit, Erbrechen, Obstipation, Hypothermie, Bradykardie, Bluthochdruck, toxisches Lungenödem, Krampfanfälle, Hirnödem

▶ **Therapie**

- Sauerstoffgabe und großzügige Indikation zur Intubation und Beatmung, besonders bei Anzeichen für Lungenödem
- bei psychomotorischer Erregung: Benzodiazepine
- Naloxon als Antidot sollte mit Bedacht und mit tritrierender Gabe in 0,4-mg-Schritten eingesetzt werden. Naloxon kann über eine überschießende Sympathikusaktivierung eine hypertensive Krise, Herzrhythmusstörungen sowie ein Lungenödem hervorrufen. Bei gleichzeitiger Intoxikation mit trizyklischen Antidepressiva oder Kokain kann es zu Krampfanfällen kommen. Zu beachten ist die Gefahr eines „Rebounds" mit Wiederauftreten des Heroinwirkung, da Naloxon eine deutlich kürzere Wirkdauer als Heroin (30 Minuten versus 6 Stunden) hat [1117].

Gammahydroxybuttersäure (GHB) und Gammabutyrolacton (GBL)

Gammahydroxybuttersäure und Gammabutyrolacton sind die häufigsten Wirkstoffe in Liquid Ecstasy und in K.-o.-Tropfen. Eine Testung auf GHB-Intoxikation ist durch das Fehlen eines Schnellverfahrens und die nur kurze Halbwertszeit (im Blut 8 Stunden, im Urin maximal 12 Stunden) erschwert.

▶ **Intoxikationssymptome**

- Übelkeit, Erbrechen, Kopfschmerzen, Schwindel, Miosis, Myoklonien, Hypotonie, Bradykardie, Somnolenz, Koma, Atemdepression

▶ **Therapie**

- Sauerstoffgabe (Intubation und Beatmung sehr selten notwendig)
- Übelkeit und Erbrechen: Antiemetika
- symptomatische Therapie bei bradykarden Herzrhythmusstörungen: Atropin, unter Umständen temporäre Schrittmachertherapie
- Krampfanfälle: Benzodiazepine

Halluzinogene

Klassische Vertreter der Halluzinogene sind Lysergsäurediethylamid (LSD), Psylocibin („magic mushroom"), Tetrahydrocannabinol (THC) sowie synthetische Cannabinoide (z. B. „Spice"). Natürliche Halluzinogene kommen weiterhin beispielsweise in Pflanzen wie Stechapfel, Engelstrompete und Tollkirsche vor.

▶ **Intoxikationssymptome**

- Halluzinationen, Mydriasis, Steigerung von Blutdruck, Herzfrequenz und Körpertemperatur

▶ **Therapie**

- beruhigende Umgebung, bei Bedarf Benzodiazepine
- Neuroleptika können die Symptome verstärken und sollten nicht eingesetzt werden.
- Behandlung des anticholinergen Syndroms wie im Kapitel Trizyklische Antidepressiva (S. 433) beschrieben.

Intoxikationen mit Medikamenten

Betablocker, Kalziumantagonisten

Betablocker hemmen die Wirkung von Adrenalin und Noradrenalin auf Betaadrenozeptoren.

Kalziumantagonisten werden in drei Gruppen unterteilt: *Nifedipintyp* (Wirkung vorwiegend an glatter Gefäßmuskulatur; Vasodilatation), *Diltiazemtyp* wirken an glatter Gefäßmuskulatur und Myokard (negativ inotrop) und *Verapamiltyp* mit Hauptwirkung am Herz (negativ ino-, chrono- und dromotrop). Das Vollbild einer Intoxikation zeigt sich in der Regel nach 8–10 Stunden, nach Einnahme retardierter Kalziumagonisten können jedoch 24 Stunden vergehen.

▸ Intoxikationssymptome

- *kardiovaskulär*: Hypotension, kardiogener Schock, Rhythmusstörungen wie Bradykardie, sinutriale und atrioventrikuläre Blockbildung, Asystolie, Reflextachykardie (besonders unter Nifedipin)
- *ZNS, Muskulatur*: Somnolenz bis Koma, Krampfanfälle
- gastrointestinal: Übelkeit und Erbrechen, Darmnekrosen (vor allem bei Retardpräparaten vom Verapamiltyp)
- *renal*: akutes Nierenversagen bei Rhabdomyolyse
- *Stoffwechsel, Elektrolytstörungen*: Hypoglykämie (bei Betablockern), Hypokalziämie (bei Kalziumantagonisten), Hyperkaliämie (Zeichen für eine schwere Intoxikation)
- *Respirationstrakt*: Ateminsuffizienz, Lungenödem, Bronchospasmus (bei Betablockern)

▸ Therapie

- Die einmalige Gabe von Aktivkohle (1 g/kgKG) sollte bei den Patienten erfolgen, die eine hochwahrscheinlich toxische Dosis innerhalb der letzten 60 Minuten aufgenommen haben und nicht aspirationsgefährdet sind.

▸ Weitere Maßnahmen

- *Hypotension*: restriktive Volumengabe. Adrenalin ist bei der Intoxikation mit Betablockern Therapie der Wahl, Noradrenalin sollte wegen der Nachlasterhöhung zurückhaltend eingesetzt werden. Bei der Intoxikation mit Kalziumantagonisten ist Norepinephrin besser wirksam. Für schwere Intoxikationen können Überschreitungen der üblichen Dosierungen notwendig sein.
- *Herzrhythmusstörungen*: Atropin zur Frequenzsteigerung (maximal 3 mg), Orciprenalin 2,5–5 mg langsam i. v. oder kontinuierlich über Perfusor. Natriumhydrogenkarbonat bei breiten Kammerkomplexen im EKG (Ziel: pH-Wert im oberen Normbereich). Die Anlage eines temporären Schrittmachers kann indiziert sein.
- *Krampfanfälle*: Benzodiazepine
- *Bronchospasmus/Ateminsuffizienz*: Inhalationstherapie mit Bronchospasmolytika, Intubation und Beatmung – die Indikation sollte bei Bewusstseinseintrübung als Zeichen für eine zerebrale Minderperfusion großzügig gestellt werden.

▸ Spezifische Therapiemöglichkeiten

- *Glukagon* (Intoxikation mit Betablockern und Kalziumantagonisten vom Verapamiltyp): erhöht das intrazelluläre cAMP und wirkt dadurch positiv ino-, chrono- und dromotrop. Dosierung: initial 50 µg/kgKG als Bolus, dann 70 µg/kgKG/h i. v.
- *Kalzium* (Intoxikation mit Kalziumantagonisten): Kalziumglukonat, zum Beispiel 10 %ig 20–40 ml über 10 Minuten i. v. Es ist davon auszugehen, dass bei schwerer Intoxikation die Wirkung unzureichend ist, da ein Kalziumeinstrom nur bei partieller Kanalblockade und damit eher bei den leichteren Intoxikationen möglich ist. Nie bei digitalisierten Patienten!
- *L-Thyroxin* (Intoxikation mit Betablockern): erhöht die Zahl der Betarezeptoren, zum Beispiel 500 µg i. v.
- *Insulin/Glukose/Kalium* (hyperinsulinaemia euglycaemia therapy; HIET) (Intoxikation mit Betablockern und Kalziumantagonisten): Durch Insulin wird die Glykolyse in den Myokardzellen gesteigert und der Herzmuskelzelle steht mehr Energie zur Verfügung. Hierdurch kommt es zur Steigerung der Kontraktilität. Dosierung: Insulin hochdosiert 1 IE/kgKG als Bolus, dann 1 IE/kgKG/h in der ersten Stunde, dann 0,5 IE/kgKG/h sowie Gabe von Glukose 20 % und Kalium (angepasst an Blutzucker- bzw. Serumkaliumwert) [1111].
- *20 %ige Lipidlösung* (Intoxikation mit lipophilen Betablockern und Kalziumantagonisten): Stellt eine Reservetherapie bei persistierendem Schock dar. Dosierungsschema: 1–1,5 ml/kgKG über eine Minute, gefolgt von 0,25 ml/kgKG/min über 3 Minuten. Anschließend ist die kontinuierliche Gabe von 0,025 ml/kgKG/min für bis zu 6,5 Stunden möglich. Ein zusätzlicher Bolus ist möglich, aber die Maximalmenge von 12,5 ml/kgKG/24 h sollte nicht überschritten werden [1098].

Salizylate

Bei Einnahme großer Mengen Azetylsalizylsäure (ASS) kann die Resorption stark verzögert sein. Dies kann dazu führen, dass falsch niedrige Serumspiegel gemessen werden und die Intoxikationssymptome erst verzögert auftreten [1104].

Zeichen einer milden Intoxikation treten nach Einnahme von 150–200 mg/kgKG auf, von einer schweren Intoxikation ist nach Einnahme von 300–500 mg/kgKG auszugehen.

► Intoxikationssymptome

- *gastrointestinal*: Übelkeit, Erbrechen, Magen-/Darmblutungen
- *neurologisch*: Kopfschmerzen, Schwindel, Hörminderung, Tinnitus, Hirnödem
- *kardiopulmonal*: kardiales Lungenödem, Herzrhythmusstörungen
- *renal*: Niereninsuffizienz
- *hämatologisch*: Verlängerung der Blutungszeit durch Hemmung der Thrombozytenaggregation, Anämie
- *laborchemisch*: Durch Unterbrechung der mitochondrialen Atmungskette kommt es zu Hypoglykämie und Laktatazidose.

► Therapie

- primäre Giftelimination durch Aktivkohle, eventuell Gastroskopie mit Bergung der Tabletten
- Azidoseausgleich und Harnalkalisierung (Natriumbikarbonat)
- Substitution von Glukose auch bei Normoglykämie
- Protonenpumpenhemmer
- Hämodialyse bei schwerer Vergiftung [1109]

Trizyklische Antidepressiva

Merke

Intoxikationen mit trizyklischen Antidepressiva (TCA) sind die zweithäufigste Medikamentenintoxikation nach Benzodiazepinen. TCA haben eine geringe therapeutische Breite, eine vital bedrohliche Intoxikation kann schon durch das Zehnfache der therapeutischen Dosis hervorgerufen werden.

► Intoxikationssymptome

- *anticholinerges Syndrom*: heiße und trockene Haut, Mydriasis, Hyperthermie, Harnverhalt, Obstipation, Tachykardie, Myoklonien, Tremor, Hyperreflexie, Delir, Bewusstseinsstörung bis hin zum Koma
- *kardiovaskulär*: Möglich ist ein breites Spektrum an Herzrhythmusstörungen bis hin zum Kammerflimmern.
- *Respirationstrakt*: Ateminsuffizienz, Lungenödem, akutes Lungenversagen (ARDS)
- *Stoffwechsel, laborchemische Veränderungen*: Hypokaliämie, Hyponatriämie durch vermehrte ADH-Ausschüttung (SIADH), metabolische Azidose, Leberfunktionsstörung

► Therapie

- Bei leichten Intoxikationen ist die einmalige Gabe von *Aktivkohle* in einer Dosierung von 1 g/kgKG innerhalb der ersten Stunde ausreichend. Da TCA über die anticholinerge Wirkung zu einer Verzögerung der Magenentleerung führen, ist nach Einnahme lebensbedrohlichen Dosen im Einzelfall eine primäre Giftelimination auch mehr als eine Stunde nach Ingestion zu erwägen.
- Bei vitaler Bedrohung und bereits intubierten Patienten ist die Indikation zur Gastroskopie zur Bergung von Tablettenresten, Spülung und Applikation von Kohle großzügig zu stellen [1104], [1108]. Die sekundäre Giftelimination ist ineffektiv.

► Weitere Maßnahmen

- *Hypotension*: Volumengabe, eventuell Noradrenalin
- *Herzrhythmusstörungen*: Sinustachykardien bis 140/min bedürfen keiner Behandlung. Bei QRS-Verbreiterung und/oder tachykarden Arrhythmien ist die Gabe von Natriumhydrogenkarbonat (nach Blutgasanalyse mit einem Ziel-pH von 7,45–7,55) empfohlen. Präklinisch erfolgt die Gabe „blind“ mittels Gabe von 50–100 ml Natriumhydrogenkarbonat. Die Wirkung ist zum einen auf eine Erhöhung der Natriumkonzentration zurückzuführen, die der Blockade der Natriumkanäle entgegenwirkt. Zum anderen kommt es durch die Alkalisierung zu einer vermehrten Eiweißbindung der TCA, so dass weniger freie Toxine vorliegen. Betablocker können die Hypotension verstärken und sollten daher zurückhaltend eingesetzt werden. Auch die Gabe

II

anderer Antiarrhythmika (wie Amiodaron, Ajmalin, Flecainidin) ist wegen der möglichen Kardiotoxizität nicht empfehlenswert.
- *Bewusstseinsstörungen*: frühzeitige Schutzintubation
- *Krampfanfälle*: Benzodiazepine
- *anticholinerges Delir*: Physostigmin kann als Antidot bei anticholinergem Delir eingesetzt werden. Aufgrund der potenziellen neurologischen und insbesondere kardialen Nebenwirkungen (bis hin zu sehr selten beobachteter Asystolie) sollte die Indikation zum Physostigmingebrauch jedoch – insbesondere bei bekannter koronarer Herzerkrankung – sehr streng gestellt werden. Zudem ist der Einsatz bei bestehender QRS-Verbreiterung kontraindiziert [1100], [1101]. Empfehlenswert ist der titrierte Einsatz von Physostigmin in Einzeldosen von 0,5–1 mg mit erneuter Gabe nach frühestens 10–15 Minuten [1105].

Selektive Serotoninwiederaufnahme-Hemmer (SSRI)

SSRI weisen eine geringere Toxizität als TCA auf.

► **Intoxikationssymptome**
- Leitsymptom ist das *Serotoninsyndrom* mit psychischen Veränderungen (Agitiertheit, Verwirrtheit), vegetativ-autonomer Dysfunktion (Übelkeit, Diarrhö, Schwitzen, Tremor, Blutdruckschwankungen, Tachykardie, Hyperthermie) und neuromuskulären Störungen (Tremor, Myoklonien, Hyperreflexie).

Cave

Als lebensbedrohliche Komplikation kann es zu Hyperthermie, hypertensiver Krise mit kardiogenem Schock, epileptischen Anfällen, respiratorischer Insuffizienz, disseminierter intravasaler Gerinnung, Rhabdomyolyse und Multiorganversagen kommen.

► **Therapie**
- *Sedativum* der Wahl: Benzodiazepine
- Sauerstoffgabe (Ziel: periphere Sauerstoffsättigung > 95 %)
- Elektrolytausgleich
- Behandlung der typischerweise auftretenden ausgeprägten Blutdruck- und Herzfrequenzschwankungen: differenzierte Flüssigkeitssubstitution, medikamentöse Therapie (bevorzugt mit Medikamenten mit kurzer Wirkdauer, z. B. Nitroprussid, Esmolol, Noradrenalin, Adrenalin)
- Maßnahmen bei *Hyperthermie*:
  - Eine medikamentöse Behandlung mit Antipyretika ist wirkungslos, weil die Ursache für die erhöhte Körpertemperatur auf einer deutlich erhöhten Muskelaktivität beruht.
  - Eine Körpertemperatur > 41,1 °C führt zur Rhabdomyolyse, Verbrauchskoagulopathie und Multiorganversagen.
  - Die Indikation zur endotrachealen Intubation sollte großzügig gestellt werden.
- *Antidottherapie*: Sollte der Patient trotz der oben genannten Maßnahmen weiterhin kardiozirkulatorisch instabil und/oder agitiert sein, steht mit Cyproheptadin ein Antidot zur Verfügung. Cyproheptadin ist ein (nur oral verfügbarerer) H1-Rezeptor-Antagonist mit unspezifischen 5-HT 1-und 5-HT 2-antagonistischen Eigenschaften. Dosierung: initial 12 mg, gefolgt von 2 mg alle 2 Stunden bis zur klinischen Besserung.

Benzodiazepine

Eingeteilt werden Benzodiazepine nach ihrer Halbwertszeit in kurz (HWZ < 12 Stunden, z. B. Midazolam), mittellang (HWZ 12–24 Stunden, z. B. Lormetazepam) und lang wirksame (HWZ > 24 Stunden, z. B. Diazepam).

► **Intoxikationssymptome**
- Übelkeit, Erbrechen, Somnolenz, Koma, Ataxie, Nystagmus, Hypothermie, Kreislaufdepression, Tachykardie und Bradykardie

► **Therapie**
- je nach Ausprägung der Symptome intensivmedizinische Überwachung
- *Antidot*: Flumazenil (Dosierung: 0,2–0,4 mg bzw. 5 µg/kgKG i. v., dann Titration; cave: Risiko für Krampfanfälle erhöht und Halbwertszeit von Flumazenil kürzer als die der meisten Benzodiazepine, daher repetitive Gabe notwendig)

Lithium

Lithium hat eine geringe therapeutische Breite mit Serumspiegel von 0,6–1 mmol/l. Intoxikationsbedingte Symptome treten bereits ab 2 mmol/l auf.

► **Intoxikationssymptome**

- *gastrointestinal*: Übelkeit, Erbrechen, Diarrhö
- *neurologisch*: Müdigkeit, Tremor, Schwindel, Krampfanfälle, Bewusstseinsstörung
- *renal*: Polyurie, Polydipsie, Hypotonie, metabolische Azidose, Hyponatriämie, Hyperkalziämie
- *kardial*: Bradykardie, QT-Zeit-Verlängerung

► **Therapie**

- Pausieren von Lithium sowie die Wirkung von Lithium verstärkenden Medikamenten (NSAR, ACE-Hemmer, Diuretika)
- Die Gabe von Aktivkohle ist nicht indiziert, da Lithium nicht an Kohle bindet. Bei Einnahme von hohen Dosen kann eine Gastroskopie mit Bergung der Tabletten sinnvoll sein.
- Volumensubstitution mit isotonischer Kochsalzlösung. Lithium und Natrium konkurrieren um die tubuläre Rückresorption, so dass bedingt durch die Natriumgabe vermehrt Lithium renal ausgeschieden wird.
- Hämodialyse [1106]

Neuroleptika

Neuroleptika werden in konventionelle und atypische Substanzen unterteilt. Die konventionellen/klassischen Neuroleptika werden ebenfalls in zwei Gruppen unterteilt: nieder- und hochpotente Neuroleptika.

► **Intoxikationssymptome**

- extrapyramidal-motorische Störungen (EPS)
- malignes neuroleptisches Syndrom: Trias aus Rigidität, Hyperthermie, autonomer Funktionsstörung (Tachykardie und Blutdruckschwankung)
- anticholinerges Syndrom; Näheres hierzu findet sich im Kapitel Trizyklische Antidepressiva (S. 433)
- *kardial*: Hypotonie, reflektorische Tachykardie, Abnahme des Herzzeitvolumens, Herzrhythmusstörungen (Torsades de pointes)
- *neurologisch*: Reduktion der Krampfschwelle, Somnolenz, Koma, Stupor

► **Therapie**

- Als primäre Entgiftungsmaßnahme ist die Aktivkohlegabe sinnvoll, gegebenenfalls (insbesondere bei Retardpräparaten) auch die endoskopische Tablettenbergung.

► **Weitere Maßnahmen**

- *Hypotonie*: Volumensubstitution und Noradrenalingabe
- therapierefraktärer Schock: eventuell Behandlung mit 20 %iger Lipidlösung (S. 432)
- *anticholinerges Delir*: unter Umständen Physostigmin; Näheres hierzu findet sich im Kapitel Trizyklische Antidepressiva (S. 433)
- *extrapyramidale Störungen*: Biperiden (z. B. 2,5–5 mg i. v., Wiederholung nach 30 Minuten, maximalle Tagesdosis 20 mg)
- *malignes neuroleptisches Syndrom*: Volumensubstitution, Kühlen, Sedierung mit Benzodiazepinen, eventuell Dantrolen
- *Krampfanfälle*: Benzodiazepine

Paracetamol

Typischerweise gelten Tagesdosen von 10 g als hepatotoxisch, aber auch deutlich unter dieser Dosis sind letale Verläufe beschrieben. Insbesondere Alkoholabusus und Nahrungskarenz können die Toxizität erhöhen.

► **Intoxikationssymptome.** Typischerweise tritt erst nach 24–48 Stunden eine Leberwerterhöhung auf, zuvor sind die Patienten meist weitgehend asymptomatisch. Nach 3–5 Tagen kann es dann zu einem massiven Anstieg der Leberenzyme bis hin zum akuten Leberversagens kommen. Eine frühzeitige Verlegung in ein Transplantationszentrum wird empfohlen.

► **Diagnostik.** Die Bestimmung des Paracetamolspiegels im Serum sollte 4 Stunden nach Ingestion erfolgen. Erst dann ist die Resorption vollständig abgeschlossen. Wichtig ist, dass bei bekannter Paracetamolintoxikation die Therapie bereits vor Erhalt des Spiegels begonnen werden sollte.

► **Therapie.** Antidot der Wahl ist *N-Acetylcystein* (ACC), das über seine SH-Gruppen die Inaktivierung toxischer Metaboliten ermöglicht. Empfohlen wird ACC bei 4-Stunden-Plasmaspiegeln > 150 µg/ml. Die Indikation für die ACC-Therapie sollte jedoch großzügig gestellt werden, insbesondere wenn die Spiegelbestimmung nicht verfügbar und der Zeitpunkt der Einnahme unklar ist oder Risikofaktoren (wie chronischer Alkoholkonsum) vorliegen.

Typischerweise behandelt man über 20 Stunden. Die Therapie sollte jedoch verlängert werden, wenn auch weiterhin ein Paracetamolspiegel nachweisbar ist oder wenn die Glutamat-Pyruvat-Transaminase (GPT) nicht auf < 50 % des Spitzenwerts abgefallen ist.

ACC-Dosierung:

- *Stufe 1*: 150 mg/kgKG in 200 ml Glukose 5 % über 15 Minuten i. v.
- *Stufe 2*: 50 mg/kgKG in 500 ml Glukose 5 % über 4 Stunden i. v.
- *Stufe 3*: 100 mg/kgKG in 1 000 ml Glukose 5 % über 16 Stunden (eventuell wiederholen anhand der oben genannten Kriterien)

Knollenblätterpilze

Die Vergiftung mit Knollenblätterpilze (Amanita phalloides) ist die häufigste letale Pilzvergiftung.

Das im Knollenblätterpilz enthaltene Amanitin bindet an die DNA-abhängige RNA-Polymerase und führt zur Störung der hepatischen Proteinsynthese mit konsequenter Leberzellnekrose. Potenziell letal sind 20–25 g Frischpilz.

Der Nachweis von Amanitin kann mittels Labortest im Urin erfolgen. Der Nachweis ist nur 12–24 Stunden nach Ingestion im Urin sicher. Die Höhe des Spiegels korreliert jedoch nicht mit dem Verlauf der Intoxikation.

▸ **Symptome (Phalloides-Syndrom).** Der klinische Verlauf verläuft in drei Phasen:

- *gastrointestinale Phase* (Beginn nach 6–12 Stunden): gastrointestinale Beschwerden wie Übelkeit, Erbrechen (oft blutig), Diarrhö (wässrig) und Bauchschmerzen
- *beschwerdefreies Intervall* von etwa 1–3 Tagen: In dieser Phase steigen die Transaminasen und die Lebersynthese nimmt ab.
- *hepatorenale Phase* (beginnend Tag 3–5): zunehmendes Leber- und Nierenversagen bis hin zum Multiorganversagen

▸ **Therapie**

- Die primäre Giftelimination durch die Mehrfachgabe von *Aktivkohle* (z. B. 20–30 g alle 4–6 Stunden mit zusätzlicher Gabe eines Laxans über 24 Stunden oder bis der Stuhlgang schwarz wird; eine maximale Dosis von 300 g sollte nicht überschritten werden) ist sehr wichtig, weil so eine Unterbrechung des enterohepatischen Kreislaufs erreicht werden kann [1114].
- Die *Hämodialyse/Hämoperfusion* ist nur in den ersten 24 Stunden nach Ingestion sinnvoll (danach befinden sich keine Amatoxine mehr im Blut).
- Die Patienten sind meist exsikkiert, so dass auf eine ausreichende *Flüssigkeitssubstitution* geachtet werden sollte.
- Antidot der Wahl ist *Silibinin* (Legalon). Es hemmt die Aufnahme von Amanitin in die Hepatozyten und stabilisiert die Hepatozytenmembran. Die Dosierung von Silibinin beträgt 20–50 mg/kgKG/d in 4 Einzelgaben über 2 Stunden als Infusion. Silibinin sollte verabreicht werden, bis die Intoxikationssymptomatik abgeklungen ist [1112].
- *Acetylcystein* kann zusätzlich eingesetzt werden [1115]. Die empfohlene Dosierung entspricht der bei Paracetamolvergiftung empfohlenen Dosierung; Näheres findet sich im Kapitel Paracetamol (S. 435).
- *Penicillin G*: Der Einsatz von Penicillin G ist nur dann empfohlen, wenn Silibinin nicht verfügbar ist. Die empfohlene Dosierung beträgt 300 000–1 000 000 IE/kgKG/d, verabreicht als kontinuierliche Infusion (maximale Tagesdosis: 40 Mio).
- Bei einem fulminanten Verlauf mit akutem Leberversagen sollte frühzeitig mit einem Transplantationszentrum Kontakt aufgenommen werden.

Digitalis

Eine Digitalisintoxikation ist durch Digoxin und Digitoxin, aber auch durch den Verzehr von Pflanzen (Fingerhut, Pfaffenhütchen, Oleander, Maiglöckchen, Christrose, Fingerteufelsauge) möglich. Die Serumkonzentration korreliert nur bedingt mit der Toxizität [1103]. Die Messung der Serumkonzentration sollte bei akuter Intoxikation etwa 6 Stunden nach Einnahme erfolgen, bei chronischer Intoxikation unmittelbar bei Aufnahme.

▸ **Intoxikationssymptome**

- *Akute Intoxikation*: Es sind zum Teil über mehrere Stunden asymptomatische Verläufe möglich mit anschließender Entwicklung von gastrointestinalen und neurologischen Symptome.
- *Chronische Intoxikation*: Schwieriger zu diagnostizieren, da die Symptome sich protrahiert über Tage bis Monate entwickeln können. Meist stehen die neurologischen Symptome im Vordergrund, bei meist geringer ausgeprägten gastrointestinalen Symptomen.

- Die Toxizität ist bei Vorliegen einer Hypokaliämie, Hypomagnesiämie und Hyperkalziämie verstärkt.

▶ **Symptomatik**
- *Störungen des Kaliumhaushalts*: Durch die Digitaliswirkung mit Hemmung der Na-K-ATPase kommt es zur *Hyperkaliämie*; sie ist somit ein wichtiger Marker einer akuten Digitalisintoxikation und zudem ein Prädiktor der Mortalität. Bei chronischer Toxizität tritt gehäuft eine Hypokaliämie auf.
- *gastrointestinal*: Übelkeit, Erbrechen, Bauchschmerzen
- *neurologisch*: Verwirrung, Schwäche, Lethargie, Müdigkeit, Delirium
- *kardial*: Bradykardie sowie jede Art von Arrhythmien (mit Ausnahme von tachykarden supraventrikulären Arrhythmien), Letalität oft durch Kammerflimmern oder Asystolie; Hypotension mit Endorganschäden, selten Mesenterialischämie
- typische digitalisinduzierte *EKG-Veränderungen*: muldenförmige ST-Strecken-Senkung (auch in therapeutischen Bereich anzutreffen), T-Negativierung, PQ-Zeit-Verlängerung, QT-Zeit-Verkürzung
- *visuelle Störungen*: Doppelbilder, Lichtempfindlichkeit, Veränderungen des Farbsehens, verminderte Sehschärfe, optische Halluzinationen wie Lichtblitze/Funken, Skotome bis hin zur Blindheit. Klassisch mit der Digitalistoxizität assoziiert ist die Xanthopsie (Objekte erscheinen gelb); diese ist jedoch auch oft nicht vorhanden und wird für die Diagnose nicht benötigt.

▶ **Therapie**
- *Elektolytstörungen*: Der Kaliumspiegel sollte hochnormal gehalten, eine Hypomagnesiämie sollte ausgeglichen werden. Die Hyperkaliämie selbst führt nicht zum Tod und die Behandlung mit kaliumsenkenden Wirkstoffen wie Insulin und Glukose oder Natriumbikarbonat verringert nicht die Mortalität. Sobald die Behandlung mit digitalisspezifischen Fab-Antikörper eingeleitet ist, wird die Hyperkaliämie schnell korrigiert.
- *bradykarde Herzrhythmusstörungen*: Atropin (0,5 mg i. v.), eventuell passagere Schrittmacheranlage (cave: Adrenalin kann Arrhythmie verstärken)
- *ventrikuläre Herzrhythmusstörungen*: Magnesium, Kardioversion nur bei hämodynamisch wirksamer Tachyarrhythmie, Defibrillation bei Kammerflimmern
- *Hypotonie*: Flüssigkeitsgabe
- Antidottherapie mit spezifischer *Fab-Antikörper-Therapie* (gewonnen aus Schafserum) [1110]
  - Diese ist *indiziert* bei Digitalisintoxikation und Vorliegen von mehr als einem der folgenden Kriterien:
    - lebensbedrohliche oder hämodynamisch instabile Arrhythmie
    - Hyperkaliämie (> 5,5 mmol/l)
    - Hinweis auf Hypoperfusion mit konsekutiv Endorgandysfunktion
  - Fab-Antikörper sind zur intravenösen Gabe als DigiFab in Ampullen à 40 mg verfügbar (welche ca. jeweils 0,5 mg Digoxin binden).
  - Die Dosierung bei der Fab-Antikörper-Therapie ist abhängig von der spezifischen Situation unterschiedlich:
    - *Dosierung bei akuter Aufnahme unbekannter Mengen von Digoxin oder Digitoxin*: Empfohlen ist die empirische Gabe von 10 Durchstechflaschen mit digitalisspezifischen Fab-Antikörper für *Erwachsene* oder 5 Durchstechflaschen für *Kinder*. Im Fall eines unzureichenden Ansprechens ist die erneute Gabe der gleichen Dosis empfohlen.
    - *Dosierung bei Toxizität unter chronischer Therapie*: Bei erwachsenen Patienten, die akute Notfälle darstellen oder deren Digoxinserumspiegel nicht bekannt ist, sollten 6 Durchstechflaschen (240 mg) ausreichen, um in den meisten Fällen einer Toxizität wirksam zu begegnen.
    - *Intoxikation mit bekannter Digitalismenge*: Berechnung der notwendigen Menge an Fab-Antikörper anhand der Digoxin-Gesamtkörperbelastung (hinsichtlich exakter Berechnung: siehe Fachinformation)
- Eine primäre Giftelimination durch *Aktivkohle* (1 g/kgKG, maximal 50 g innerhalb von 2 Stunden nach Ingestion) und die Gabe von Cholestyramin (2 × 4 g täglich) (aufgrund des enterohepatischen Kreislaufs) können additiv eingesetzt werden.
- *Extrakorporale Verfahren* sind nicht wirksam.

Rauchgasintoxikationen

Kohlenmonoxid

Kohlenmonoxid ist ein farb- und geruchsloses Gas mit hohem Diffusionsvermögen. Die häufigsten Ursachen einer Intoxikation sind eine Rauchgasintoxikation bei Brandunfällen und die Intoxikation in suizidaler Absicht. Kohlenmonoxid hat eine 200-mal höhere Affinität zum zweiwertigen Eisen im Hämoglobin und verdrängt kompetitiv den Sauerstoff aus der Bindung. Gleichzeitig wird auch die Verwertung in der Zelle durch die Hemmung von Cytochromoxidasen in Mitochondrien blockiert. Die Sauerstoffabgabe an das Gewebe ist dadurch vermindert.

Bei Verdacht auf Kohlenmonoxidvergiftung sollte der CO-Hb-Wert mittels Blutgasanalyse gemessen werden. Vergiftungserscheinungen treten *ab einem CO-Hb-Wert von > 10 %* auf. Die Symptome sind abhängig von der Konzentration und Dauer der Exposition, korrelieren jedoch unzureichend mit dem Schwergrad der CO-Intoxikation.

Die *Schwergradeinteilung* entspricht dem gemessenen CO-Hb-Wert:
- *leicht*: CO-Hb > 10–20 %
- *mittel*: CO-Hb > 20–40 %
- *schwer*: CO-Hb > 40–60 %
- *meist letal*: CO-Hb > 60 %

► **Intoxikationssymptome.** Schwindel, Kopfschmerzen, Angina-pectoris-Beschwerden, Bewusstseinsstörung, Kreislaufversagen, Tod durch Atemlähmung (ab CO-Hb > 60 %)

► **Therapie**
- Therapie der Wahl: *hochdosierte Sauerstoffgabe* (bei wachen Patienten per Inhalationsmaske, bei Bewusstseinsstörung Empfehlung zur endotrachealen Intubation und Beatmung). Die Sauerstoffbehandlung kann beendet werden, sobald der CO-Hb-Wert < 5 % abgesunken ist.
- Eine *hyperbare Sauerstofftherapie* (HBO; Druckkammer) ist nur unter folgenden Bedingungen indiziert [1107]:
  - CO-Hb > 25 %
  - CO-Hb > 20 % bei schwangeren Frauen
  - Bewusstlosigkeit
  - schwere metabolische Azidose (pH < 7,1)
  - Anhalt für Endorganischämie (EKG, Angina pectoris, Bewusstseinsstörungen)

Kohlendioxid (CO_2)

Kohlendioxid ist geruchslos, farblos und schwerer als Luft, so dass es sich am Boden anreichert. Kohlendioxid entsteht bei Verbrennungen und bei Gärungsprozessen (Weinkeller, Gärtanks von Brauereien, Silos, Kläranlagen, Kohlegrubben). Erwähnenswert ist, dass Trockeneis Kohlendioxid in fester Form darstellt und bei Erwärmung große Mengen Kohlendioxid entstehen können. Physiologisch liegt die Konzentration von Kohlendioxid bei 0,03 % in der Inspirationsluft und bei 4 % in der Exspirationsluft.

► **Intoxikationssymptome**
- Konzentration > 5 %: Kopfschmerzen, Schwindel, Hyperventilation, Tachykardie, psychische Erregung
- Konzentration > 10 %: lebensbedrohlich mit neurologischen Ausfällen wie Ataxie, Hyperthermie, Krampfanfällen, CO_2-Narkose mit Bewusstseinsstörung, Dyspnoe und Atemdepression
- Konzentration > 15 %: letal (Atemstillstand und Kreislaufstillstand)

► **Therapie**
- Hochdosierte Sauerstofftherapie, bei Bewusstseinsstörung Intubationsnarkose und Beatmung mit 100 % Sauerstoff und Hyperventilation. Es besteht keine Indikation für eine Überdruckbehandlung.

Intoxikation mit Methämoglobinbildner

Hämoglobin kann Sauerstoff nur transportieren, wenn das Eisen in zweiwertiger Form vorliegt. Wird Hämoglobin durch Oxidation des Eisens zu Methämoglobin (Met-Hb) verändert, geht die Fähigkeit des Sauerstofftransports verloren. Eine erhöhte Konzentration von Methämoglobin (Met-Hb) im Blut führt zur Methämoglobinämie, die akut zur Gewebehypoxie und chronisch zur hämolytischen Anämie führt.

Beispiele für Methämoglobinbildner:
- Nitroverbindungen: z. B. Frostschutzmittel, Kunststoffdünger
- Nitrosegase: z. B. Treibgas in Sprühdosen, Rauchgas
- Alkylnitrite: farb- und geruchslose Flüssigkeit, die direkt inhaliert wird (euphorisierende und muskelrelaxierende Wirkung)

- Anilin: z. B. Schuhputzmittel
- Chlorate und Perchlorate
- Medikamente: Lokalanästhetika (Lidocain, Prilocain), Antibiotika (Sulfonamide, Dapson, Chloroquin)

► **Intoxikationssymptome.** Frühe Symptome sind Zyanose, Benommenheit, Kopfschmerzen, Tachykardie, Müdigkeit, Atemnot, Lethargie, Hämolyse und metabolische Azidose. Bei höheren Methämoglobinspiegeln kann es zu Krampfanfällen, Atemdepressionen, Koma, Schock bis hin zum Tod kommen. Methämoglobinspiegel von > 30–40 % gelten als lebensbedrohlich und können tödlich sein. Vorerkrankungen wie Anämie, Herz- und Lungenerkrankungen oder ein Mangel an Glukose-6-phosphat-Dehydrogenase können die Toxizität verstärken.

Die Pulsoxymetrie ist für die Überwachung der Sauerstoffsättigung bei Vorliegen einer Methämoglobinämie ungenau und sollte nicht zur Diagnose oder Überwachung verwendet werden. Der Grund dafür ist, dass Methämoglobin aufgrund des abweichenden Lichtabsorptionsspektrums nicht erfasst wird. Eine hohe Methämoglobinkonzentration bewirkt, dass die Sauerstoffsättigung unabhängig von der tatsächlichen Hämoglobinsauerstoffsättigung zu hoch gemessen wird.

Symptome abhängig vom Met-Hb-Anteil:

- Met-Hb-Anteil von 15–20 %: leichte klinische Beschwerden wie Kopfschmerzen und Benommenheit
- Met-Hb von 20–40 %: Übelkeit und Zyanose
- Met-Hb von 45–70 %: Krampfanfälle, Verwirrung
- Met-Hb > 70 %: in der Regel letale Intoxikation

► **Allgemeine Maßnahmen**

- Bei einem asymptomatischen Patienten mit einem Methämoglobinspiegel von < 20 % ist die Therapie der Wahl das Absetzen des betroffenen Wirkstoffs. Patienten mit symptomatischer und schwerer Methämoglobinämie müssen intensivmedizinisch überwacht werden.
- bei respiratorischer Insuffizienz: Sauerstoffgabe, mechanische Beatmung
- bei Schocksymptomatik mit begleitender Anämie: Bluttransfusion

► **Spezifische Therapie**

- Eine spezifische Therapie mit *Methylenblau* und/oder *Ascorbinsäure* (Vitamin C) ist indiziert, wenn der Patient symptomatisch ist oder wenn der Methämoglobinspiegel > 20 % beträgt. Eine Einzeldosis von Methylenblau senkt innerhalb von weniger als 60 Minuten den Methämoglobinspiegel auf nicht toxische Werte, wohingegen Ascorbinsäure mehrere Dosen erfordert und es > 24 Stunden dauern kann, um ähnlich niedrige Werte zu erreichen. Daher ist Vitamin C in Notfallsituationen eine insuffiziente Therapie und ist nur bei fehlender Verfügbarkeit von Methylenblau oder wenn Methylenblau kontraindiziert ist (z. B. bei einem Mangel an Glukose-6-phosphat-Dehydrogenase) einzusetzen [1113].

Intoxikation mit Zyaniden

Blausäure (Zyanwasserstoff) ist ein Hauptbestandteil in der Vergiftung mit Rauchgas. Zusätzlich kommt die Exposition in der Schädlingsbekämpfung, der Metall- und Chemieindustrie vor. Weitere Vorkommen von Zyanid sind: Steinobstkerne, Kirschlorbeer, Bittermandeln, Brix (Streckmittel für Cannabis). Zyanid bindet an das dreiwertige Eisen der Cytochromoxidase in Mitochondrien, dadurch wird die oxidative Phosphorylierung gehemmt und die Sauerstoffverwertung blockiert. Diese funktionelle Hypoxie ist für das Herz-Kreislauf- und Zentralnervensystem (insbesondere die Basalganglien) besonders schädlich.

► **Intoxikationssymptome**

- Typisch ist eine schwere metabolische Azidose mit einer erhöhten Anionenlücke,
- *zentrales Nervensystem*: Kopfschmerzen, Verwirrtheit, Schwindelgefühl, Bewusstlosigkeit, Krampfanfälle
- *kardiovaskulär*: Tachykardie, Hypertonie, Bradykardie, Hypotonie, Angina pectoris mit ST-Hebungen
- *Respirationstrakt*: erst Tachypnoe, dann Bradypnoe, Lungenödem
- *gastrointestinal*: Übelkeit, Erbrechen, Bauchschmerzen
- *renal*: Nierenversagen
- *hepatisch*: hepatische Nekrose
- *Haut*: normale Hautfarbe und Zyanose kommen am häufigsten vor. Vereinzelt findet sich auch eine kirschrote Hautfarbe. Zudem kann eine Dermatitis mit Juckreiz, Erythem, Ödem, Bläschen bei der Hautexposition auftreten.

Die Zyanidintoxikation bei Brandopfern kann leicht übersehen werden. Bei Rauchgasvergiftung kann die Blutgasanalyse wertvolle Informationen über die Zusammensetzung der inhalierten Reizstoffe geben. Bei Laktatwerten > 10 mmol/l ist eine Zyanidintoxikation wahrscheinlich, bei einem CO-Hb-Wert > 10 % eine Kohlenmonoxidvergiftung und bei einem Met-Hb-Wert > 20 % eine Methämoglobinintoxikation [1102]. Wenn ein Brandopfer durch Wohnungsbrand ein CO-Hb > 25 % aufweist, ist sehr sicher von einer zusätzlichen Zyanidvergiftung auszugehen. Die Bestimmung von Zyanid im Serum spielt nur retrospektiv eine Rolle und hat keinen Einfluss auf die Therapie.

► **Therapie**

- Unbehandelte Zyanidvergiftungen führen über die Gewebehypoxie zum Tod.
- Therapeutisch empfohlen sind eine Beatmung mit 100 % Sauerstoff, die Behandlung der Azidose und die Gabe eines Antidots (Hydroxycobalamin (Cyanokit®), 4-DMAP (Dimethylaminophenol) und Natriumthiosulfat 10 %) [1099].
- *Hydroxycobalamin*: Mittel der Wahl bei Rauchgasvergiftung mit Zyanidvergiftung. Hydroxycobalamin ist Derivat des Vitamin B_{12}, das Zyanidionen bindet. Die entstandenen Zyanocobalaminkomplexe werden über die Niere ausgeschieden. Das Antidot hat geringe Nebenwirkungen, keine relevanten Interaktionen und passiert gut die Blut-Hirn-Schranke.
- *4-DMAP*: Mittel der Wahl bei der oralen Zyanidvergiftung, jedoch bei Brandopfern aufgrund der Methämoglobinbildung kontraindiziert. Durch 4-DMAP wird Hämoglobin zu Met-Hb, welches Zyanid bindet.
- *Natriumthiosulfat 10 %*: Indiziert ist Natriumthiosulfat als Kombinationspartner – immer wenn 4-DMAP als Antidot verabreicht wird und eventuell, wenn Hydroxycobalamin in hoher Dosierung (> 5g) eingesetzt wird. Wirkmechanismus ist eine Stimulation der Rhodanase und mit konsekutiver Bildung des weniger toxischen Thiozyanids. Als alleiniges Antidot ist Natriumthiosulfat nur bei sehr leichten Zyanidvergiftungen empfohlen.

16.8.3 Literatur

[1098] American College of Medical T. Erratum to: ACMT Position Statement: Guidance for the Use of Intravenous Lipid Emulsion. J Med Toxicol 2016; 4: 416

[1099] Anseeuw K, Delvau N, Burillo-Putze G et al. Cyanide poisoning by fire smoke inhalation: A European expert consensus. Eur J Emerg Med 2013; 1: 2–9

[1100] Arens AM, Shah K, Al-Abri S et al. Safety and effectiveness of physostigmine: A 10-year retrospective review. Clin Toxicol (Phila) 2018; 2: 101–107

[1101] Arens AM, Kearney T. Adverse effects of physostigmine. J Med Toxicol 2019; 3: 184–191

[1102] Baud FJ, Borron SW, Megarbane B et al. Value of lactic acidosis in the assessment of the severity of acute cyanide poisoning. Crit Care Med 2002; 9: 2044–2050

[1103] Bayer MJ. Recognition and management of digitalis intoxication: Implications for emergency medicine. Am J Emerg Med 1991; 2 (Suppl 1): 29–32; discussion 33–24

[1104] Benson BE, Hoppu K, Troutman WG et al. Position paper update: Gastric lavage for gastrointestinal decontamination. Clin Toxicol (Phila) 2013; 3: 140–146

[1105] Dawson AH, Buckley NA. Pharmacological management of anticholinergic delirium – theory, evidence and practice. Br J Clin Pharmacol 2016; 3: 516–524

[1106] Decker BS, Goldfarb DS, Dargan PI et al., Workgroup E. Extracorporeal treatment for lithium poisoning: systematic review and recommendations from the EXTRIP Workgroup. Clin J Am Soc Nephrol 2015; 5: 875–887

[1107] Huang CC, Ho CH, Chen YC et al. Hyperbaric oxygen therapy is associated with lower short- and long-term mortality in patients with carbon monoxide poisoning. Chest 2017; 152: 943

[1108] Isbister GK, Kumar VV. Indications for single-dose activated charcoal administration in acute overdose. Curr Opin Crit Care 2011; 4: 351–357

[1109] Juurlink DN, Gosselin S, Kielstein JT et al. Workgroup E. Extracorporeal treatment for salicylate poisoning: Systematic review and recommendations from the EXTRIP Workgroup. Ann Emerg Med 2015; 2: 165–181

[1110] Lapostolle F, Borron SW, Verdier C et al. Digoxin-specific Fab fragments as single first-line therapy in digitalis poisoning. Crit Care Med 2008; 11: 3014–3018

[1111] Levine MD, Boyer E. Hyperinsulinemia-euglycemia therapy: A useful tool in treating calcium channel blocker poisoning. Crit Care 2006; 4: 149

[1112] Mengs U, Pohl RT, Mitchell T. Legalon(R) SIL: The antidote of choice in patients with acute hepatotoxicity from amatoxin poisoning. Curr Pharm Biotechnol 2012; 10: 1964–1970

[1113] Park SY, Lee KW, Kang TS. High-dose vitamin C management in dapsone-induced methemoglobinemia. Am J Emerg Med 2014; 6: 684 e681–683

[1114] Position statement and practice guidelines on the use of multi-dose activated charcoal in the treatment of acute poisoning. American Academy of Clinical Toxicology; European Association of Poisons Centres and Clinical Toxicologists. J Toxicol Clin Toxicol 1999; 6: 731–751

[1115] Poucheret P, Fons F, Dore JC et al. Amatoxin poisoning treatment decision-making: pharmaco-therapeutic clinical strategy assessment using multidimensional multivariate statistic analysis. Toxicon 2010; 7: 1338–1345

[1116] Roffi M, Patrono C, Collet JP et al. 2015 ESC Guidelines for the management of acute coronary syndromes in patients presenting without persistent ST-segment elevation: Task Force for the Management of Acute Coronary Syndromes in Patients Presenting without Persistent ST-Segment Elevation of the European Society of Cardiology (ESC). Eur Heart J 2016; 3: 267–315

[1117] Thomasius R, Gouzoulis-Mayfrank E, Karus C et al. [AWMF-guideline: cocaine-, amphetamine-, ecstasy- and hallucinogen-related disorders]. Fortschr Neurol Psychiatr 2004; 12: 679–695

17 Renale Erkrankungen

17.1 Urosepsis[4]

Florian Wagenlehner, Kurt G. Naber

17.1.1 Einleitung

Die Urosepsis gehört zu den *häufigsten Sepsisentitäten*. Allgemein wird der Harntrakt bei etwa 25 % der Sepsiserkrankungen und bei 12 % der schweren Sepsiserkrankungen als Fokus angegeben. Der Harntrakt ist sogar die Hauptquelle nosokomial erworbener Bakteriämien [1125].

▶ **Risikofaktoren.** Die Urosepsis entwickelt sich fast immer aus *komplizierenden Faktoren im Urogenitaltrakt*, wie etwa obstruierenden Steinen im Harntrakt. Prädisponiert für eine Urosepsis sind therapeutisch oder durch Begleiterkrankungen (z. B. Diabetes mellitus) immunsupprimierte Patienten, Patienten mit komplexen urologischen Erkrankungen (z. B. Urolithiasis in Verbindung mit Harntransportstörungen), multimorbide Patienten sowie Patienten auf Intensivstationen.

Weiterhin sind urologische *Interventionen im Urogenitaltrakt* ein Risikofaktor. Eine Intervention mit zunehmender infektiöser Komplikationsrate und einer Sepsisrate von bis zu 3 % ist die transrektale Prostatabiopsie zur Abklärung eines Prostatakarzinoms [1134].

▶ **Letalität.** Die Letalität der Urosepsis liegt heutzutage weitgehend unter der anderer Sepsisentitäten. Vergleichende Sepsisstudien sind allerdings selten. Beispielsweise wurden in einer prospektiven Studie die klinischen Merkmale einer Urosepsis im Vergleich zu anderen Sepsisentitäten untersucht [1127]. Von 112 Patienten mit Sepsis hatten 36 eine Urosepsis. Obwohl die Organsystemdysfunktion früher bei den Urosepsispatienten auftrat als bei den anderen Sepsispatienten (4,7 ± 2,4 versus 7,2 ± 4,5 Stunden, $p < 0{,}001$), zeigten die Urosepsispatienten eine bessere Prognose und eine niedrigere 28-Tage-Sterblichkeitsrate als die Patienten mit anderen Sepsisformen (6 versus 37 %). Auch in der multivariaten Analyse blieb der Sepsistyp signifikant mit dem Überleben assoziiert.

17.1.2 Diagnostik

Anamnestisch sollten spezifische urologische Vorerkrankungen und urologische Interventionen erfragt werden, beispielsweise eine vorausgegangene transrektale Prostatabiopsie.

▶ **Körperliche Untersuchung.** Die Diagnostik sollte die körperliche Untersuchung, die Palpation der Nierenlager, des Unterbauches, der Regio pubis sowie der inguinalen Lymphknoten umfassen sowie eine Inspektion und Palpation des äußeren Genitales, ergänzt durch die digitale vaginale bzw. digitale rektale Untersuchung, bei Männern insbesondere der Prostata.

▶ **Bildgebung.** Die *Sonografie* von Nieren, Harnblase, Prostata und Hoden/Nebenhoden sollte bei allen Patienten mit Verdacht auf einen Fokus im Urogenitaltrakt durchgeführt werden, um primäre Auffälligkeiten wie z. B. eine Harnstauungsniere zu diagnostizieren.

Die Fokusdiagnostik wird ergänzt durch weiterführende Schnittbildverfahren wie die *Computertomografie*, die heutzutage das *sensitivste Verfahren zur Diagnostik der Harnsteine* darstellt [1119].

Merke

Aufgrund der engen anatomischen Beziehung des Urogenitaltrakts zu anderen Organen (Sigma, Gallenblase, Pankreas, Milz, Uterus, Ovar) sind die Differenzialdiagnosen sorgfältig zu prüfen. Nicht jede Veränderung des Urogenitaltrakts hat Krankheitswert wie zum Beispiel Nierenzysten.

▶ **Erregerbestimmung.** Hierzu ist eine Urinuntersuchung neben einer Blutkultur vor Antibiotikagabe unabdingbar.

Urinuntersuchungen

Da auf der Intensivstation fast immer ein Harnblasenkatheter zur kontinuierlichen Harnflussmes-

[4] Dieses Kapitel basiert auf dem Kapitel 8.8 Wagenlehner F, Pilatz A, Weidner W, Naber K. Infektionen des Urogenitaltrakts. In: Van Aken HK, Reinhart K, Welte T, Weigand M. Intensivmedizin. 3. Auflage. Stuttgart: Thieme; 2014

sung vorhanden ist, wird in der Regel Katheterurin untersucht bzw. Punktionsmaterial von Prozessen des oberen Harntrakts oder außerhalb des Hohlraumsystems. Bei Verdacht auf Beteiligung des oberen Harntrakts sollte im Fall einer Intervention am oberen Harntrakt eine Urinkultur direkt aus dem oberen Harntrakt gewonnen werden. Im Fall einer begleitenden Steinbehandlung kann die mikrobiologische Untersuchung der Konkremente eine höhere Nachweisrate von Uropathogenen erbringen [1122].

▶ **Urinstatus.** Hier werden bestimmt:

- *pH-Wert*: Eine pH-Erhöhung weist auf Ureasebildner wie Proteus spp., Providencia spp. hin, häufige Assoziation mit Magnesiumammoniumphosphatsteinen, so genannte Infektsteine.
- *Nitrit*: Die meisten Enterobacteriaceae besitzen eine Nitratreduktase und können Nitrat zu Nitrit reduzieren.
- *Leukozyten*: Durch Nachweis der Leukozytenesterase kann die Leukozytenzahl quantitativ abgeschätzt werden.
- *Erythrozyten*
- *spezifisches Gewicht/Urinosmolalität*: Rückschlüsse der Keimzahl auf den Dilutionsgrad

Kombiniert oder alternativ wird heute in vielen Kliniken die *Flowzytometrie* des Urins durchgeführt, die quantitativ Bakterien und Zellbestandteile wie Leukozyten und Erythrozyten misst. Ein eindeutiger Vorteil eines der Methoden wurde bisher nicht gezeigt.

▶ **Mikrobiologische Untersuchungen.** Zusätzlich zum Urinstatus erfolgen mikrobiologische Untersuchungen:

- Zum Ausschluss einer Kontamination muss eine *quantitative Mikrobiologie* erfolgen. Die Keimzahl sollte in Relation zum Dilutionsgrad stehen und bei Mischinfektionen sollte eine Kontrolle erfolgen.
- Bei einer *akuten bakteriellen Prostatitis* erfolgt der Bakteriennachweis ebenfalls im Urin. Weiterhin findet sich hier fast immer begleitend eine akute Erhöhung des prostataspezifischen Antigens (PSA) im Blut.
- Die *akute Epididymoorchitis* wird durch transurethrale Harnwegskatheter begünstigt und wird auch durch den Bakteriennachweis im Urin diagnostiziert.
- Die Bestimmung *antibakterieller Substanzen* im Urin erfolgt durch Bacillus subtilis als Wachstumsindikator.
- Die *Candidurie* kann beim kritisch kranken Patienten eine harmlose Kolonisation oder eine potenziell lebensgefährliche Infektion darstellen. Bei Patienten mit beginnender Sepsis und Organversagen kann die Candidurie ein früher Indikator für eine systemische Infektion sein.

17.1.3 Systemische antiinfektive Therapie

Allgemeine Therapieempfehlungen

Patienten mit einer asymptomatischen Bakteriurie sollen in der Regel nicht antibiotisch therapiert werden. Nur wenn eine operative Intervention im Harntrakt geplant wird, ist eine antibiotische Therapie angezeigt [1124]. Deshalb muss bei analgosedierten Patienten sinnvoll überlegt werden, inwieweit eine nachgewiesene Bakteriurie mit systemischen Infektparametern in Verbindung steht.

Eine antibiotische Therapie ist nur dann indiziert, wenn Patienten die Symptome einer urogenitalen Infektion aufweisen bzw. wenn systemische Infektzeichen auf eine Harnwegsinfektion zurückgeführt werden können.

Antimikrobielle Therapie

M!

Merke

Die initiale parenterale Antibiotikatherapie muss bei Verdacht auf Urosepsis sofort (innerhalb der 1. Stunde) und nach vorheriger Abnahme entsprechender Proben für Urin- und Blutkulturen initiiert werden.

- Dafür kommen unter anderem *Cephalosporine* der Gruppen 3 oder 4 in Betracht [1118].
- Alternativen sind
  - ein *Acylaminopenicillin/Betalaktamaseinhibitor* (BLI) (z. B. Piperacillin/Tazobactam) oder
  - eine neuere *Cephalosporin-BLI-Kombination* (Ceftolozan/Tazobactam, Ceftazidim/Avibactam) [1135], [1136] oder
  - ein *Carbapenem* der Gruppe 2 (Ertapenem) oder der Gruppe 1 (Imipenem, Meropenem),

je nachdem unter welchen Umständen die Urosepsis aufgetreten ist [1118] (▶ Tab. 17.1).

- Eine Erweiterung des antibakteriellen Spektrums kann initial beispielsweise durch eine *Kombination mit einem Aminoglykosid* oder einem *Fluorchinolon* mit hoher Harnausscheidung erzielt werden. Generell sollte eine hohe Dosierung der Antibiotika gewählt werden [1133].

Eine Eingrenzung des Erregerspektrums ist bis zu einem gewissen Maße möglich. Beispielsweise kommen Pseudomonas spp. als Erreger einer Harnwegsinfektion häufiger bei Patienten mit einem Harnwegskatheter vor, Enterokokken sind bei Patienten mit urologischen Vorerkrankungen häufiger zu finden.

Da jedoch die Antibiotikaresistenz mittlerweile bei den am häufigsten vorkommenden Enterobakterien auch in Deutschland hoch ist, kann eine zielgerichtete empirische Antibiotikatherapie nur bis zu einem gewissen Maße erreicht werden, so dass nach wie vor bei *schweren Infektionen auf empirische Breitspektrumantibiotika* zurückgegriffen werden muss.

Eine lokale Überwachungsstatistik der *Antibiotikaresistenz* ist unabdingbar und sollte detaillierte Angaben zur Art der Harnwegsinfektion enthalten, da die Antibiotikaresistenz bei Patienten mit Urosepsis höher ist als bei Patienten mit Harnwegsinfektion, die keine Urosepsis aufweisen [1131]. Weiterhin kann im Vergleich zu deskriptiver Statistik durch Anwendung *Bayesischer Statistikmethoden* eine höhere Rate adäquater empirischer antibiotischer Therapie erreicht werden [1132].

Fokussanierung

Die empirische antimikrobielle Therapie der schweren, komplizierten Harnwegsinfektionen und Pyelonephritiden ist nur eine Komponente der Behandlung und muss in der Regel durch eine interventionelle Behandlung der komplizierenden Faktoren ergänzt werden – Stichwort Fokussanierung (z. B. Abszessdrainage, Ureterschiene, perkutane Nephrostomie etc.). Ziel der Fokussanierung ist die initiale Kontrolle des urologisch komplizierenden Faktors ohne zusätzliche Gewebeschädigung.

Liegen in Verbindung mit einer Harnwegsinfektion komplizierende Faktoren des Urogenitaltrakts vor, die den freien Urinabfluss beeinträchtigen,

Tab. 17.1 Empfehlungen zur empirischen parenteralen Antibiotikainitialtherapie bei schweren Infektionen der Nieren und des Urogenitaltrakts [1118].

Therapieempfehlung	Tagesdosis
Harnwegsinfektionen (kompliziert, nosokomial, katheterassoziiert)	
Cefotaxim	3 × 2 g
Ceftriaxon	1 × 2 g
Ceftazidim	3 × 2 g
Piperacillin/Tazobactam	3 × 4,5 g
Cefepim	2 × 2 g
Ceftolozan/Tazobactam	3 × 1,5 g
Ceftazidim/Avibactam	3 × 2,5 g
Ertapenem	1 × 1 g
Imipenem/Cilastatin	3–4 × 1 g
Meropenem	3 × 1–2 g
Gentamicin	1 × 5 mg/kg
Ciprofloxacin	2 × 0,4 g
Levofloxacin	1 × 0,75 g
Cefotaxim	3 × 2 g
Ceftriaxon	1 × 1–2 g
akute Prostatitis, Prostataabszess	
Ceftazidim	3 × 2 g
Cefepim	2 × 1–2 g
Ceftolozan/Tazobactam	3 × 1,5 g
Ceftazidim/Avibactam	3 × 2,5 g
Amoxicillin/Clavulansäure	3 × 2,2 g
Piperacillin/Tazobactam	3 × 2,5–4,5 g
Ertapenem	1 × 1 g
Imipenem/Cilastatin	3–4 × 1 g
Meropenem	3 × 1–2 g

Therapiedauer (parenteral und oral): bis 3–5 Tage nach Entfieberung bzw. Beseitigung des komplizierenden Faktors müssen diese erkannt und beseitigt werden oder es muss ein freier Abfluss geschaffen werden. Bei subvesikalen Harntransportstörungen ist die gängigste Methode der *Harnblasenkatheter*, bei supravesikalen Harntransportstörungen muss vordringlich die Niere beispielsweise durch eine *Ureterschiene* oder *perkutane Nephrostomie* entlastet werden. Dieser Therapieansatz muss gleichzeitig mit dem Beginn der antimikrobiellen Therapie erfolgen.

Ist eine Abszedierung in einem der parenchymatösen Organe erkennbar, ist die Punktion und Drainage der Organentfernung (z. B. Nephrektomie) im akuten Intervall vorzuziehen, um die Ausschüttung der DAMP (danger associated molecular patterns) möglichst gering zu halten.

17.1.4 Spezielle Krankheitsbilder

Epididymitis/Orchitis

Eine Epididymitis, die in der Form einer Epididymoorchitis den Hoden miterfassen kann, entsteht auf der Intensivstation in der Regel aszendierend bei Patienten mit subvesikaler Obstruktion, nach Operationen an der Prostata oder bei Patienten mit transurethralen Kathetern. Die Erreger sind dann mit den aus dem Urin angezüchteten Erregern identisch und die antibiotische Therapie folgt dem Ergebnis der Urinkultur [1126].

Fournier-Gangrän

▸ **Beschreibung.** Die Fournier-Gangrän ist eine nekrotisierende Fasziitis der Tunicae dartos et colles. Häufige Erreger sind Streptokokken, coliforme Bakterien sowie Bacteroides fragilis. Diese induzieren von unterschiedlichen Eintrittspforten aus eine obligatorische Endarteriitis im Subkutangewebe. Risikofaktoren für eine erhöhte Letalität sind zunehmendes Alter, hoher Charlson-Komorbiditätsindex [1120], signifikante Begleiterkrankungen (z. B. Herzinsuffizienz) sowie Patientenverlegung aus anderen Einrichtungen [1129]. Die Mortalität beträgt heutzutage 7,5 %.

▸ **Therapie.** Die Therapie besteht in einer großzügigen chirurgischen Exzision in Verbindung mit einer Antibiotikakombination aus Clindamycin und einem Breitspektrumantibiotikum (z. B. Piperacillin/Tazobactam, Carbapeneme oder Ähnlichem).

Akute Prostatitis und Prostataabszess

▸ **Beschreibung.** Die akute Prostatitis und der Prostataabszess sind eine überwiegend bakterielle, diffus eitrige oder phlegmonöse oder abszedierende Entzündung der Prostata. Der häufigste Infektionsweg besteht in der kanalikulären Aszension mit Influx infizierten Urins in die Prostatakanälchen. Ursächlich findet sich häufig eine infravesikale Abflussbehinderung. Aufgrund der zunehmenden Fluorchinolonresistenz kann sich eine akute Prostatitis auch bei Patienten nach Prostatastanzbiopsie zur Diagnostik eines Prostatakarzinoms trotz Fluorchinolonprophylaxe entwickeln.

▸ **Erreger, Klinik.** Das Erregerspektrum besteht aus E. coli und anderen Enterobacteriaceae, seltener aus grampositiven Bakterien. Klinisch zeigen sich hohes Fieber (> 39 °C), Schüttelfrost, starke Miktionsbeschwerden, unter Umständen akuter Harnverhalt und Schmerzen in der Dammregion. Die rektale Palpation ergibt eine vergrößerte, schmerzhafte Prostata, in Verbindung mit einer Fluktuation.

▸ **Diagnostik.** Zum Ausschluss eines Abszesses sollte eine transrektale Ultraschalluntersuchung durchgeführt werden. Die Prostatamassage ist kontraindiziert, die Gewinnung des mikrobiologischen Materials erfolgt durch Blutkultur, Urinkultur (bei abgekapselten Prozessen kann der Urin keimfrei sein) sowie in Einzelfällen durch eine Abszesspunktion.

▸ **Therapie.** Ein Fluorchinolon kann nur dann verabreicht werden, wenn nicht in der Antibiotikaanamnese bereits gegeben, alternativ werden Breitspektrum-Betalaktamantibiotika empfohlen. Ein Prostataabszess benötigt zusätzlich eine chirurgische Drainage.

Komplizierte Pyelonephritis

▸ **Erreger, Klinik.** Die häufigsten Erreger sind Enterobacteriaceae. Bei rezidivierenden Pyelonephritiden finden sich beispielsweise auch Proteus mirabilis (in Zusammenhang mit Infektsteinen) oder Nonfermenter wie Pseudomonas aeruginosa sowie im grampositiven Bereich Enterococcus faecalis.

Klinisch verläuft die akute Pyelonephritis fast immer einseitig, die Patienten sind häufig febril

(39 °C) und weisen Flankenschmerzen oder Empfindlichkeit des kostovertebralen Winkels auf. Speziell bei älteren oder bettlägerigen Patienten kann die Infektion jedoch klinisch stumm verlaufen.

▶ **Diagnostik.** Die *Sonografie* ist unspezifisch, eine Verdickung der Pyelonwand (> 2 mm) in der Sonografie kann Hinweise auf eine akute Pyelonephritis geben [1123].

Die *Computertomografie* ist heutzutage Mittel der Wahl für die Diagnose der akuten bakteriellen Pyelonephritis, wenn es mit Kontrastmittel durchgeführt wird [1121], [1130]. Im Allgemeinen erfolgt die Bildgebung in mindestens 2 Phasen: Die kortikomedulläre Phase beginnt ca. 20–45 Sekunden nach der intravenösen Kontrastmittelgabe. Eine zweite Bildgebung wird entweder während der Nephrogrammphase (60–100 Sekunden nach Kontrastmittelgabe) oder zu Beginn der exkretorischen Phase (> 2 Minuten nach Beginn der Kontrastmittelgabe) durchgeführt.

▶ **Therapie.** Speziell für die Therapie der Infektionen des oberen Urogenitaltrakts auf der Intensivstation ist die Kenntnis der lokalen Resistenzstatistik wichtig, die empirische Therapie orientiert sich an ▶ Tab. 17.1.

Im Zusammenhang mit der Urolithiasis muss wegen der schweren Therapierbarkeit der Biofilminfektion eine simultane Entfernung der Harnsteine angestrebt werden. Ist eine Obstruktion vorhanden, muss umgehend eine adäquate Urinableitung geschaffen werden (z. B. Ureterschiene, perkutane Nephrostomie).

Nierenabszess, perinephritischer Abszess

▶ **Beschreibung.** Eine unbehandelte akute fokale bakterielle Nephritis kann zentral einschmelzen und abszedieren, vor allem, wenn sie mit einer Obstruktion assoziiert ist. Eine hämatogene Streuung ist möglich, jedoch weitaus seltener als die abszedierende Form. Der Abszess kann spontan in die Nierenkelche rupturieren oder einen perinephritischen Abszess durch die Nierenkapselpenetration verursachen.

▶ **Symptome, Befunde.** Sie entsprechen weitgehend denen bei Pyelonephritis. Auf eine abszedierende Infektion der Niere deuten persistierendes Fieber und Leukozytose über mehr als 72 Stunden trotz antibiotischer Therapie hin. Die Urinkultur kann bei kompletter Obstruktion negativ sein.

Sonografisch zeigt sich eine echoarme, ovoide Masse im Parenchym. Die Bildgebung der Wahl ist die CT. Das CT zeigt eine scharf berandete, hypodense Formation ohne Kontrastmittelanreicherung, mit einer scharfen Abgrenzung gegenüber dem normal anreichernden umgebenden Parenchym. Beim perinephritischen Abszess können auch angrenzende Areale mit betroffen sein (Pleura, Peritoneum etc.).

▶ **Therapie.** Die empirische antibiotische Therapie erfolgt wie bei Pyelonephritis. Eine simultane interventionelle Therapie ist in der Regel notwendig. Hierbei kann eine perkutane Drainage (sonografisch oder CT-gesteuert) bei bis zu 61 % der Fälle erfolgreich sein [1128]. Eine perkutane Abszessdrainage sollte primär versucht werden. Im Intervall wird jedoch ein Teil der Patienten eine Nephrektomie benötigen.

17.1.5 Literatur

[1118] Bodmann KF, Grabein B, Kresken M et al. für die Expertenkommission. S2k Leitlinie. Kalkulierte parenterale Initialtherapie bakterieller Erkrankungen bei Erwachsenen Update 2018. AWMF-Registernummer 082–006

[1119] Bonkat G, Cai T, Veeratterapillay R et al. Management of urosepsis in 2018. Eur Urol Focus 2019; 1: 5–9

[1120] Brusselaers N, Lagergren J. The Charlson Comorbidity Index in registry-based research. Methods Inf Med 2017; 5: 401–400

[1121] Craig WD, Wagner BJ, Travis MD. Pyelonephritis: Radiologic-pathologic review. Radiographics 2008; 1: 255–277; quiz 327–328

[1122] Mariappan P, Smith G, Bariol SV et al. Stone and pelvic urine culture and sensitivity are better than bladder urine as predictors of urosepsis following percutaneous nephrolithotomy: A prospective clinical study. J Urol 2005; 5: 1610–1614

[1123] Mitterberger M, Pinggera GM, Feuchtner G et al. Sonographic measurement of renal pelvis wall thickness as diagnostic criterion for acute pyelonephritis in adults. Ultraschall Med 2007; 6: 593–597

[1124] Nicolle LE, Bradley S, Colgan R et al. Infectious Diseases Society of America guidelines for the diagnosis and treatment of asymptomatic bacteriuria in adults. Clin Infect Dis 2005; 5: 643–654

[1125] Paradisi F, Corti G, Mangani V. Urosepsis in the critical care unit. Crit Care Clin 1998; 2: 165–180

[1126] Pilatz A, Hossain H, Kaiser R et al. Acute epididymitis revisited: impact of molecular diagnostics on etiology and contemporary guideline recommendations. Eur Urol 2015; 3: 428–35

[1127] Qiang XH, Yu TO, Li YN et al. Prognosis risk of urosepsis in critical care medicine: A prospective observational study. Biomed Res Int 2016; 2016: 9028924

[1128] Sacks D, Banner MP, Meranze SG et al. Renal and related retroperitoneal abscesses: Percutaneous drainage. Radiology 1988; 2: 447–451

[1129] Sorensen MD, Krieger JN, Rivara FP et al. Fournier's Gangrene: Population based epidemiology and outcomes. J Urol 2009; 5: 2120–2126

[1130] Stunell H, Buckley O, Feeney J et al. Imaging of acute pyelonephritis in the adult. Eur Radiol 2007; 7: 1820–1828

[1131] Tandoğdu Z, Bartoletti R, Cai T et al. Antimicrobial resistance in urosepsis: outcomes from the multinational, multicenter global prevalence of infections in urology (GPIU) study 2003-2013. World J Urol 2016; 8: 1193–1200

[1132] Tandogdu Z, Kakariadis ETA, Naber KG et al. Appropriate empiric antibiotic choices in health care associated urinary tract infections in urology departments in Europe from 2006 to 2015: A Bayesian analytical approach applied in a surveillance study. PLOSone 2019; 14: e0214710

[1133] Wagenlehner FM, Weidner W, Naber KG. Pharmacokinetic characteristics of antimicrobials and optimal treatment of urosepsis. Clin Pharmacokinet 2007; 4: 291–305

[1134] Wagenlehner F, van Oostrum E, Tenke P et al. Infective complications after prostate biopsy: Outcome of the Global Prevalence of Infections in Urology (GPIU) prostate biopsy study 2010 and 2011 – a prospective, multinational, multicenter study. European Urology 2013; 63: 521–527

[1135] Wagenlehner FM, Umeh O, Steenbergen J et al. Ceftolozane-tazobactam compared with levofloxacin in the treatment of complicated urinary-tract infections, including pyelonephritis: A randomised, double-blind, phase 3 trial (ASPECT-cUTI). Lancet 2015; 385 (9981): 1949–1956

[1136] Wagenlehner FM, Sobel JD, Newell P et al. Ceftazidime-avibactam versus doripenem for the treatment of complicated urinary tract infections, including acute pyelonephritis: RECAPTURE, a phase 3 randomized trial program. Clin Infect Dis 2016; 6: 754–762

17.2 Akute Nierenschädigung

Christian Nusshag

17.2.1 Einleitung, Epidemiologie

Die akute Nierenschädigung (acute kidney injury, AKI) ist ein beständiges Problem in der Patientenversorgung. Sie betrifft etwa 10–15 % der ins Krankenhaus eingelieferten Patienten, wobei die jährliche Inzidenz weltweit auf bis zu 100 Millionen Fälle geschätzt wird [1153]. Auch in Deutschland nimmt die Diagnose akute Nierenschädigung bei vollstationären Patienten im Jahresdurchschnitt um 11 % zu [1162]. Diese frühzeitig zu erkennen und adäquat zu therapieren ist von enormer Relevanz, da selbst moderate Serumkreatininanstiege mit einer erhöhten Krankenhausletalität einhergehen [1154]. Aber nicht nur die kurzfristigen, sondern auch für die längerfristigen AKI-assoziierten Krankheitsfolgen in Form von erhöhter Morbidität und Letalität sowie die Transition in eine chronische oder sogar terminale Niereninsuffizienz nach überstandener AKI sind alarmierend [1151], [1162].

Neuere Daten zeigen, dass die kombinierten Gesamtrate für Tod, Nierenersatztherapie (renal replacement therapy, RRT) und/oder persistierende Nierenfunktionsstörung allgemein bei 5 % für Krankenhauspatienten und sogar 15 % bei Patienten auf Intensivstation (intensive care unit, ICU) liegen [1170], [1171]. Vor allem Letztere stellen ein gesondertes Risikokollektiv dar. Bis zu 57 % der intensivmedizinischen Patienten entwickeln eine AKI, wobei deren Inzidenz abhängig von der jeweiligen Fachdisziplin und Krankenhausstruktur stark variiert [1148], [1154]. Etwa ein Drittel aller AKI ist einem operativen Kontext zuzuordnen. Die AKI-Häufigkeit beträgt rund 32 % nach kardiochirurgischen, jeweils 20–25 % nach abdominal-chirurgischen und orthopädischen sowie etwa 12 % nach neurochirurgischen Eingriffen [1174], [1177].

Neben großen operativen Eingriffen sind in absteigender Häufigkeit vor allem der kardiogene/hämorrhagische Schock, die Hypovolämie, die medikamenteninduzierte Nephrotoxizität und die obstruktive Nephropathie sowohl Risikofaktoren als auch Ursachen der AKI [1174], [1177]. In 50 % der Fälle dominiert allerdings die Sepsis als Ätiologie der AKI auf der Intensivstation [1154]. Die AKI-assoziierte *Krankenhausletalität* ist mit 25–60 % seit Jahren unverändert hoch, vor allem bei Patienten mit RRT-pflichtiger AKI [1148], [1163]. Je nach fachspezifischem Umfeld und Krankheitsursache entwickeln 6–20 % der Patienten den Bedarf für eine Nierenersatztherapie [1165], [1177]. Ebenso steigt die Häufigkeit von RRT-Anwendungen jährlich um 10 % [1149]. 12–25 % dieser Patienten bleiben auch langfristig abhängig von einem Nierenersatzverfahren.

Zusammenfassend ist die AKI daher eine Krankheitsentität mit weitreichenden Konsequenzen für den individuellen Patienten, aber auch für das Gesundheitssystem. Eine optimale Versorgung ist ein unabdingbares Ziel in der Intensivmedizin und darüber hinaus.

17.2.2 Definition, Klassifikation

Die Definition der AKI beinhaltet keine singuläre Krankheitsentität. Es handelt sich vielmehr um ein breites, klinisches Syndrom, das heterogene Ursachen umfasst. Hierzu zählen spezifische Nierenerkrankungen (interstitielle Nephritiden, akute

Tab. 17.2 Klassifikation der akuten Nierenschädigung nach KDIGO 2012 [1151].

AKI-Stadium	Serumkreatinin (SCr)	Diurese
1	Anstieg ≥ 0,3 mg/dl innerhalb 48 h oder 1,50–1,99 × Baseline-SCr innerhalb von 7d[1)]	< 0,5 ml/kgKG/h für > 6
2	≥ 2,00–2,99 × Baseline-SCr innerhalb von 7d[1)]	< 0,5 ml/kgKG/h für > 12h
3	≥ 3,00 × Baseline-SCr innerhalb von 7d[1)]	< 0,3 ml/kgKG/h für 24h
	oder ≥ 4 mg/dl mit Anstieg ≥ 0,3 mg/dl innerhalb 48 h oder ≥ 1,50 × Baseline-SCr innerhalb von 7d[1)]	oder Anurie für > 12h
	oder Beginn einer Nierenersatztherapie	–

AKI: akute Nierenschädigung, d: Tage, h: Stunden
1) Anstieg innerhalb von 7 Tagen auf der Grundlage von Vorwerten bekannt oder vermutet (Patientenhistorie)

Glomerulonephritiden und vaskulitische Nierenerkrankungen), unspezifische krankheits- und therapieassoziierte Auslöser (Ischämie, Nephrotoxizität) sowie extrarenale Pathologien mit konsekutiver Beeinträchtigung der Nierenfunktion (prärenale Azotämie, akute postrenale Nephropathie) [1154]. Mehr als eine dieser Ursachen können bei ein und demselben Patienten koexistieren und sind häufig nicht eindeutig voneinander zu trennen.

Unabhängig von der jeweiligen Ätiologie scheinen die AKI-assoziierten Krankheitsfolgen auf Intensivstation jedoch ähnlich zu sein, so dass man bei der AKI von einem *Syndrom* sprechen kann. Dieses umfasst damit sowohl die direkte Schädigung als auch die indirekte, akut eintretenden Nierenfunktionsstörungen [1152]. Das jüngste Konzept der AKI-Definition und Graduierung stammt aus den 2012 veröffentlichten Richtlinien der KDIGO-Arbeitsgruppe (KDIGO: Kidney Disease Improving Global Outcomes) [1151]. Sie entspricht einer Fusion der AKIN- und RIFLE- Kriterien (AKIN: Acute Kidney Network; RIFLE: Risk, Injury, Failure, Loss, End-Stage Kidney Disease) und zeigt eine verbesserte Sensitivität und Outcomeprädiktion [1163].

M!

Merke

Änderungen der *Serumkreatininkonzentration* und/oder *Urinproduktion (Diurese)* als Surrogatparameter der glomerulären Filtrationsrate (GFR) bilden weiterhin die Grundlage der AKI-Definition (▶ Tab. 17.2), obwohl nach sensitiveren und spezifischeren Biomarkern gefahndet wird. Es wird jeweils das maximale AKI-Stadium nach Serumkreatinin- oder Diuresekriterien für die Graduierung herangezogen.

Als Ausgangswert für die Quantifizierung von Serumkreatininveränderungen (Baseline) schlagen die KDIGO-Richtlinien die niedrigste Serumkreatininkonzentration innerhalb der letzten 7 Tage vor. Dieser Blutwert ist jedoch nicht immer vorhanden, was die eindeutige AKI-Graduierung und Unterscheidung von akuter und chronischer Nierenfunktionsstörung (chronic kidney disease, CKD) erschwert. Die Krankenvorgeschichte (Bluthochdruck, Diabetes mellitus), die renale Ultraschalldiagnostik (akut: große geschwollene Nieren; chronisch: kleine, hyperechogene Nieren) sowie die Bestimmung des Parathormonspiegels (chronische Störung des Kalzium-Phosphat-Stoffwechsels bei chronischer Nierenfunktionsstörung) können hierbei hilfreiche Informationen zur Unterscheidung liefern. Nicht selten beweisen erst normwertige Serumkreatininkonzentrationen nach überstandener AKI-Episode das initiale Ausmaß der Nierenfunktionsstörung. Im selben Kontext sind erhöhte Serumkreatininspiegel hingegen kritisch zu werten, da sich eine AKI sowohl bei bereits vorbestehender chronischer Nierenfunktionsstörung manifestieren (akut auf chronisch) als auch eine AKI erst zu einer chronischen Nierenfunktionsstörung führen kann (AKI-CKD-Transition).

Zukünftig könnten neuartige, direkte Biomarker der renalen Schädigung (renal damage biomarkers) eine Rolle bei der Klassifikation, Detektion, Therapieentscheidung und Monitoring sowie der Outcomeprädiktion der akuten Nierenschädigung spielen [1137], [1163], [1164].

17.2.3 Risikostratifizierung und Ursachen

Durch eine adäquate Risikostratifizierung kann mittels Initiierung präventiver Maßnahmen frühzeitig das allgemeine Erkrankungsrisiko minimiert werden. Näheres hierzu findet sich im Kapitel Prävention und Therapie (S. 457). Dies ist von Relevanz, da etwa 30 % der Patienten, die sich von einer AKI erholen weiterhin ein erhöhtes Risiko für eine chronische Nierenfunktionsstörung, Herz-Kreislauf-Erkrankung und Tod aufweisen [13]. Die Exposition gegenüber potenziell eine AKI verursachenden Faktoren sowie das Vorhandensein von Vorerkrankungen oder Kofaktoren, die die Anfälligkeit für eine AKI erhöhen, bestimmen letztlich das individuelle Erkrankungsrisiko.

Zu berücksichtigen sind unveränderliche Basisrisiken, zusätzliche Ereignisse bzw. akute Erkrankungen sowie die Anwendung von nephrotoxischen Substanzen zur Diagnostik und Therapie. Vor allem Letztere müssen bei Patienten mit erhöhtem AKI-Risiko (oder manifester AKI) einer strengen Risiko-Nutzen-Abwägung unterzogen werden.

Merke M!

Risikofaktoren für die Entwicklung einer akuten Nierenschädigung

unveränderliche Basisrisiken:

- Alter
- Diabetes mellitus
- chronische Niereninsuffizienz
- Herzinsuffizienz
- Leberfunktionsstörungen
- männliches Geschlecht
- genetische Unterschiede
- Hypalbuminämie
- Arteriosklerose
- afroamerikanische Herkunft

zusätzliche Risiken/akute Ereignisse:

- Sepsis
- Hypotension, Schock
- Volumenmangel
- Rhabdomyolyse
- Herz-, Gefäßoperation
- Organtransplantation
- abdominelles Kompartmentsyndrom
- Beatmung
- Verbrennungen
- Malignome
- Harntransportstörung

nephrotoxische Substanzen:

- Kontrastmittel
- antimikrobielle Substanzen
- Chemotherapeutika
- nicht steroidale Antiphlogistika, Cyclooxygenase-2-Hemmer
- RAAS-Blocker (RAAS: Renin-Angiotensin-Aldosteron-System)

Abhängig vom jeweiligen Risikoprofil sollte zudem eine angemessene *Überwachung der Nierenfunktionsparameter* (Serumkreatinin, Diurese) erfolgen. Hochrisikopatienten sollten stationär mindestens täglich bzw. nach (erneuter) Risikoexposition (z. B. Sepsis/Trauma) eine Kontrolle der Retentionsparameter erhalten. Bei kritisch Kranken ist die Überwachung der Diurese zusätzlich Pflicht. Dies erfordert in vielen Fällen die Anlage eines Blasendauerkatheters.

17.2.4 Abschätzung der Nierenfunktion

Im Idealfall und erst recht in der Versorgung von intensivmedizinischen Patienten sollten möglichst genaue Informationen über aktuelle Veränderungen der glomerulären Filtrationsrate (GFR) vorliegen, um renale Dysfunktionen frühzeitig zu erkennen und Medikamentendosierungen anzupassen. Im intensivmedizinischen Alltag kommen jedoch vorwiegend Schätzformeln zur GFR-Bestimmung wie die CKD-EPI- und die MDRD-Formel zur Anwendung (CKD-EPI: Chronic Kidney Disease Epidemiology Collaboration, MDRD: Modification of Diet in Renal Disease).

▶ **Geschätzte glomeruläre Filtrationsrate (GFR).** Die geschätzte GFR (estimated GFR, eGFR) wird hierbei auf der Basis der aktuellen Serumkreatininkonzentration berechnet. Diese sind allerdings ausschließlich im Steady State bei Patienten mit einer chronischen Nierenfunktionsstörung validiert [16]. Bei der AKI und vor allem bei kritisch kranken Patienten ist die absolute geschätzte GFR jedoch nur einschränkend zu verwerten. Nach einem einzigen Niereninsult – zum Beispiel einer renale Ischämieperiode – dauert es mindestens 24–72 Stunden, bis die Serumkreatininkonzentration bzw. eine neuer Serumkreatinin-Steady-State erreicht ist, der der wahren GFR-Minderung entspricht [1175] (▶ Abb. 17.1).

Multiple/wiederkehrende Nierenschädigungen, fluktuierende Verteilungsvolumina (z. B. nierenunabhängige Serumkreatinindilution bei Hypervolämie) sowie die Veränderung der Kreatininproduktion erschweren die Abschätzung der wahren Nierenfunktion [1163]. Das Augenmerk sollte daher eher auf inkrementellen Änderungen der Serumkreatininkonzentration unter Berücksichtigung nierenunabhängiger Störfaktoren liegen.

▶ **Kreatininclearance.** Eine weitere Möglichkeit zur besseren Abschätzung :der Nierenfunktion ist die direkte Messung der Kreatininclearance (CrCl) mittels Sammelurin über 2–6 Stunden. Aufgrund der tubulären Serumkreatininsekretion von 10–20 % überschätzt diese Methode die GFR allerdings um genau diesen Anteil [1163].

▶ **Cystatin C (CysC).** Als Alternative zur GFR-Abschätzung mittels K:reatininclearance wird gehäuft *Cystatin C*, ein 13 kD großer Cystein-Proteinase-Inhibitor, genannt. Cystatin C wird von allen kernhaltigen Zellen unabhängig von Muskelmasse, Alter, Geschlecht und Rasse gebildet, glomerulär filtriert, nicht sezerniert und bei gesunden Nieren vollstän-

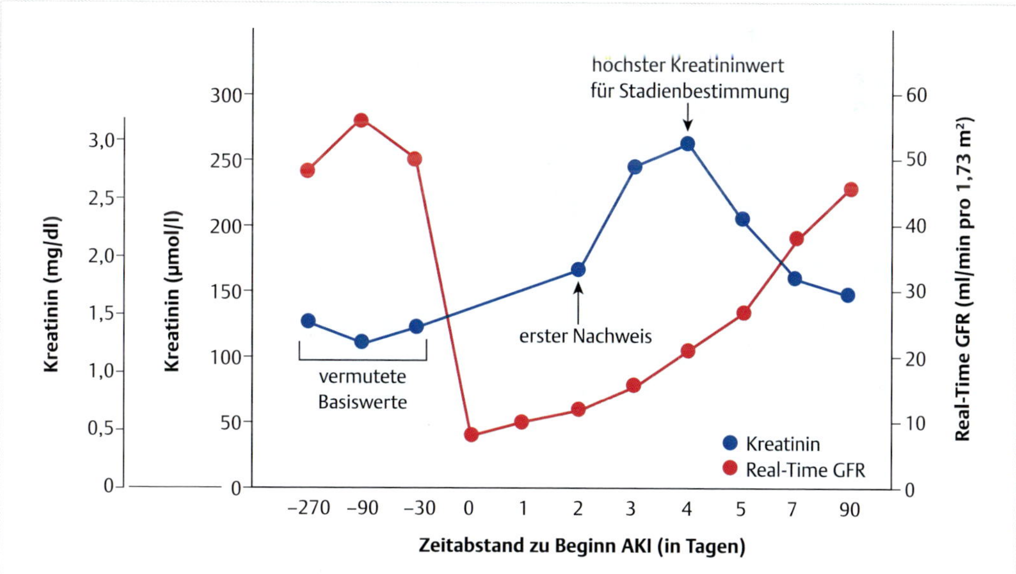

Abb. 17.1 Akute Nierenschädigung. Hypothetisches Beispiel einer Real-Time-GFR (GFR: glomerulären Filtrationsrate) und dazugehöriger Kreatininwerte vor und während einer Episode einer akuten Nierenschädigung [1163].

dig im Tubulusapparat verstoffwechselt (nicht im Urin messbar). Sein Verteilungsvolumen (VOD) entspricht einem Drittel des VOD von Serumkreatinin, was eine schnellere Anpassung an aktuelle GFR-Änderungen verspricht. Dessen Validität zur GFR-Abschätzung bei Intensivpatienten wird in Infektionskonstellationen allerdings kontrovers diskutiert [1162]. Zusätzlich werden CysC-Konzentrationen relevant durch Glukokortikoide, Schilddrüsenerkrankungen, Malignome, Rauchen, Adipositas und Diabetes mellitus nierenunabhängig beeinflusst.

▸ **Inulin, 51Cr-EDTA.** Die Goldstandardmethoden zur GFR-Bestimmung, die auf der Clearance von exogen zugeführten Markern (Inulin, chromium-51 labeled ethylenediamine tetraacetic acid (51Cr-EDTA)) beruht, sind auf Intensivstationen aufgrund hoher Kosten und umständlicher, zeitintensiver Protokolle nicht flächendeckend umsetzbar.

Kreatinin

Kreatinin ist ein alkalisches Amid, das im Rahmen von Stoffwechselprozessen der Skelettmuskulatur freigesetzt wird und auch durch Fleischkonsum in den Blutkreislauf gelangt. Im Folgenden werden Störgrößen der Serumkreatininkonzentration dargelegt, die es bei der Interpretation der Rententionsparameter bei kritisch Kranken zu beachten gilt.

Mechanistisch gesehen, sind drei verschiedene Faktoren zu berücksichtigen, die die Serumkreatininkonzentration nierenunabhängig beeinflussen:
- Variation der Kreatininproduktion
- tubuläre Sekretion
- Störanfälligkeit der Messmethode

M!

Merke

Störfaktoren der Kreatinininterpretation [1163]

akuter Kreatininanstieg:
- alimentäre Kreatinin-/Fleischaufnahme
- vermehrte Kreatininbildung
  - Rhabdomyolyse
- erniedrigte GFR
  - akute Nierenschädigung
- beeinträchtigte tubuläre Sekretion
  - Trimethoprim, Dimetidin, Ranitidin, Dronedaron

chronischer Kreatininanstieg:
- gesteigerte Kreatininbildung
  - afroamerikanische Herkunft
  - muskulärer Körperhabitus
- erniedrigte GFR
  - chronische Niereninsuffizienz

falscher Kreatininanstieg:
- Jaffé Assay
  - Hyperglykämie und diabetische Ketoazidose
  - verspätete Zentrifugation
  - Hämolyse
  - Medikamente (Cephalosporine, Dopamin)
  - IgM-Gammopathie, Säure
- enzymatischer Assay
  - hohes Gesamtprotein, Lidocain

akuter Kreatininabfall/abgeschwächter Kreatininanstieg:
- reduzierte Kreatininbildung
  - Sepsis
  - akutes Leberversagen
- Erhöhung der Verteilungsvolumens
  - akute Hypervolämie

chronischer Kreatininabfall:
- geringe alimentäre Proteinzufuhr
- niedrige Kreatininproduktion, geringe Muskelmasse, Katabolie
  - Amputation
  - weibliches Geschlecht, Alter
  - Muskelschwund
  - akute Erkrankungen, Unterernährung
  - unzureichendes Proteinangebot
  - Immobilisation
  - Leberzirrhose

falscher Kreatininabfall:
- Jaffé Assay
  - Hyperbilirubinämie
- enzymatischer Assay
  - Hyperbilirubinämie

Variation in der Synthese

Die mittleren Serumkreatininwerte für Männer und Frauen betragen 1,16 (Median: 1,09; 95. Perzentil: 1,40) bzw. 0,96 mg/dl (Median: 0,89; 95. Perzentil: 1,18). Bei Menschen afroamerikanischer Herkunft sind höhere Werte von 1,25 mg/dl bei Männern (Median: 1,16; 95. Perzentil: 1,53) und 1,01 bei Frauen (Median: 0,92; 95. Perzentil: 1,23) anzunehmen [1150]. Diese Unterschiede erklären sich in erster Linie durch Veränderungen in der Körperzusammensetzung. Daher sind Alter, Amputationen, Muskelschwund und Unterernährung ebenso mit einer reduzierten Kreatininproduktion verbunden.

Bei Intensivpatienten können Unterernährung, unzureichende Proteinversorgung und Immobilisierung zu einer katabolen Stoffwechsellage mit Muskelschwund und signifikantem Abfall der Serumkreatininwerte führen. Auch eine Leberzirrhose hat durch eine verminderte hepatische Syntheseleistung indirekten Einfluss auf das Serumkreatinin.

Kreatin, das Vorläufermolekül von Serumkreatinin, wird hepatisch synthetisiert und ist primär als effizienter Energiespeicher in Form von Kreatinphosphat in der Skelettmuskulatur lokalisiert. Serumkreatinin selbst stellt wiederum ein finales Abbauprodukt von muskulärem Kreatinphosphat dar. Im Gegensatz dazu kann eine Rhabdomyolyse durch Freisetzung und Abbau von Kreatinphosphat zu einem artifiziellen Serumkreatininanstieg führen. Anstiege von mehr als 2,0–2,5 mg/dl/24 h können auf eine persistierende Rhabdomyolyse hindeuten. Hingegen wird bei einem isolierten, aber kompletten Verlust der Nierenfunktion angenommen, dass der Serumkreatininanstieg 1,0–1,5 mg/dl/24 h nicht überschreitet [1163].

Variationen in tubulärer Sekretion

Insgesamt macht die proximale tubuläre Kreatininsekretion 10–20 % der gesamten Serumkreatinins aus und steigt bis auf 50 % bei Patienten mit chronischer Niereninsuffizienz. So können diese Patienten mit einer echten GFR von 60–80 ml/min noch einen Serumkreatininwert unter 1 mg/dl aufweisen. Sobald der Serumkreatininspiegel 1,5–2 mg/dl überschreitet, ist die tubuläre sekretorische Kapazität gesättigt und weitere Funktionseinschränkungen führen zu dem erwarteten Serumkreatininanstieg.

Relevanter für ICU-Patienten ist die Tatsache, dass bestimmte Pharmaka mit der tubulären Serumkreatininsekretion konkurrieren und somit vor allem bei vorbestehender chronischer Niereninsuffizienz zu einer GFR-unabhängigen Serumkreatininerhöhung führen können [1163]. Dieser Anstieg ist reversibel und überschreitet normalerweise nicht den Bereich von 0,4–0,5 mg/dl.

Kreatininmessung

Bestimmte Medikamente und Substanzen interagieren mit der Serumkreatininmessung mittels *Jaffé-Methode* (kolorimetrischer Standardassay zur Bestimmung der Serumkreatininkonzentrationen). Dies führt zu einer künstlichen, nierenunabhängigen Zunahme von Serumkreatinin. Klinisch relevant ist diese Interferenz bei erhöhten Ketonkörpern im Rahmen einer diabetischen Ketoazidose und kann zu einem artifiziellen Serumkreatininanstieg von 0,5–2 mg/dl oder mehr führen.

Enzymatische Assays gelten als genauer und störungsunanfälliger sind jedoch teurer.

Die Hyperbilirubinämie beeinflusst hingegen beide Messmethoden derart, dass es zu falsch-niedrigen Serumkreatininwerten kommt. Dieser Effekt besitzt eine progressive Dynamik bei Serumbilirubinkonzentrationen jenseits von 9,9 mg/dl. Das Ausmaß der Bilirubininterferenz ist letztlich jedoch laborabhängig, da weiterhin kein standardisierter Assay zur Serumkreatininbestimmung existiert [1163].

Harnstoff

Eine renal bedingte Harnstoffretention tritt auf, wenn die GFR auf weniger als 30 % reduziert ist. Im Gegensatz zu Serumkreatinin ist die Rate der Harnstoffproduktion weniger konstant und wird durch multiple nierenunabhängige Faktoren beeinflusst [1163]. Unter normalen Bedingungen werden 40–50 % des gefilterten Harnstoffs passiv im Tubulus resorbiert, um einen ausreichenden osmotischen Gradienten im Nierenmark zu erhalten. Bei Volumendepletion steigt die Harnstoffresorption passiv in Abhängigkeit von einer erhöhten proximalen Natrium- und Wasserresorption sowie einer ADH-vermittelten (ADH: antidiuretisches Hormon) Diffusion im Sammelrohr. Dies kann zu einem überproportionalen Harnstoffanstieg im Vergleich zum GFR-Abfall führen.

Fern der aktuellen Nierenfunktion hängt die Harnstoffbildung von vier zusätzlichen Aspekten ab:

- Proteinzufuhr
- Rate des Aminosäureeinbaus in das Gewebe (Anabolismus)
- Aminosäurefreisetzung aus dem Gewebe (Katabolismus)
- Lebersyntheseleistung von Harnstoff

Jede Variation dieser Stoffwechselwege kann zu einer unverhältnismäßigen, sogar gegenläufigen Harnstoff-Serumkreatinin-Dissoziation führen. So können proteinarme Ernährung oder Lebererkrankungen trotz relevant verringerter GFR normwertige Serum-Harnstoffkonzentrationen hervorrufen. Eine proteinreiche Überernährung, Blutverlust im Darm oder ein beschleunigter Gewebeabbau aufgrund von Unterernährung, Trauma oder Glukokortikoiden kann hingegen zu disproportionalen Harnstofferhöhungen bei sogar normwertigen Serumkreatininkonzentrationen führen.

In diesen Fällen sind Harnstoffkonzentrationen nicht als Surrogatparameter der Nierenfunktion zu interpretieren und sollten nicht für die Beurteilung der Nierenfunktion oder als Indikation für eine mögliche Nierenersatztherapie herangezogen werden. Vordergründig ist hier die Identifikation und Beseitigung der zugrunde liegenden, extrarenalen Ursache. Anlass hierfür sollte immer ein gegenläufiges Verhalten von Serumkreatinin- und Harnstoffkonzentrationen liefern. Gleichzeitig sollten aber auch falsch-niedrige Serumkreatininwerte als mögliche Ursache der Harnstoff-Serumkreatinin-Dissoziation in Betracht gezogen werden.

Diurese

Obwohl die Diurese ein schlechtes Maß für die Nierenfunktion ist und auch physiologische Regelkreisläufe zu einer rückläufigen Diurese führen können, spiegelt zumindest die Oligurie (< 400–500 ml/d) mit hoher Wahrscheinlichkeit eine relevante Nierenfunktionsbeeinträchtigung wider. Unter der Annahme einer normalen GFR von 125 ml/min, was für einen 75 kg schweren Erwachsenen 100 ml/kg/h entspricht, würden bei einer Reduktion des Urinvolumens auf 0,5 ml/kg/h 99,5 % des glomerulären Primärfiltrats rückresorbiert. Solch eine tief greifende Stimulation der tubulären Rückresorption geht in aller Regel mit einer glomerulären Durchblutungsminderung und konsekutiven GFR-Minderung einher.

Grundsätzlich kann eine geminderte Diurese aber auch ohne Abnahme der GFR auftreten. So kann beispielsweise eine minimale Aufnahme von Flüssigkeit zu einem Urinvolumen von weniger als 0,5 ml/kg/h für 6 Stunden oder 0,3 ml/kg/h für 24 Stunden führen [1152]. Andererseits führt eine starke GFR-Reduktion bei chronischer Nierenfunktionsstörung nicht zwangsläufig zu einer Oligurie. Diureseveränderungen müssen daher stets im jeweiligen klinischen Kontext interpretiert werden. Bei Intensivpatienten bzw. schwerwiegenden, akuten Erkrankungen ist eine rückläufige Diurese allerdings bis zum Beweis des Gegenteils als Warnsignal zu interpretieren, dem sich eine unmittelbare Ursachenfindung durch Evaluation des Volumenstatus, der Herz-Kreislauf-Funktion, der ableitenden Harnwege und der renale Durchblutung anschließen sollte. Die in der Definition der AKI zur Anwendung kommenden Schwellenwerte der Diuresekriterien sind allerdings rein empirisch abgeleitet und im Vergleich zu den Serumkreatininkriterien weniger gut begründet [1152].

17.2.5 Diagnostik

Die allgemeine diagnostische Herangehensweise bei akuten Nierenschädigungen unterschiedlicher Genese unterscheidet sich nicht. Wichtig ist es, einem strukturierten Diagnosealgorithmus zu folgen, um einfach zu beseitigende Ursachen (postrenale AKI) frühzeitig zu erkennen und zu behandeln (► Abb. 17.2).

Merke M!

Die Erhebung einer detaillierten Anamnese mit Schwerpunkt auf Krankenvorgeschichte, Arzneimittel- (auch rezeptfreie und pflanzliche Substanzen) und Reiseanamnese (z. B. Malaria) bilden zusammen mit der körperlichen Untersuchung, der Beurteilung des Urinsediments sowie bildgebenden Verfahren (bevorzugend Sonografie) die Pfeiler der Diagnosefindung.

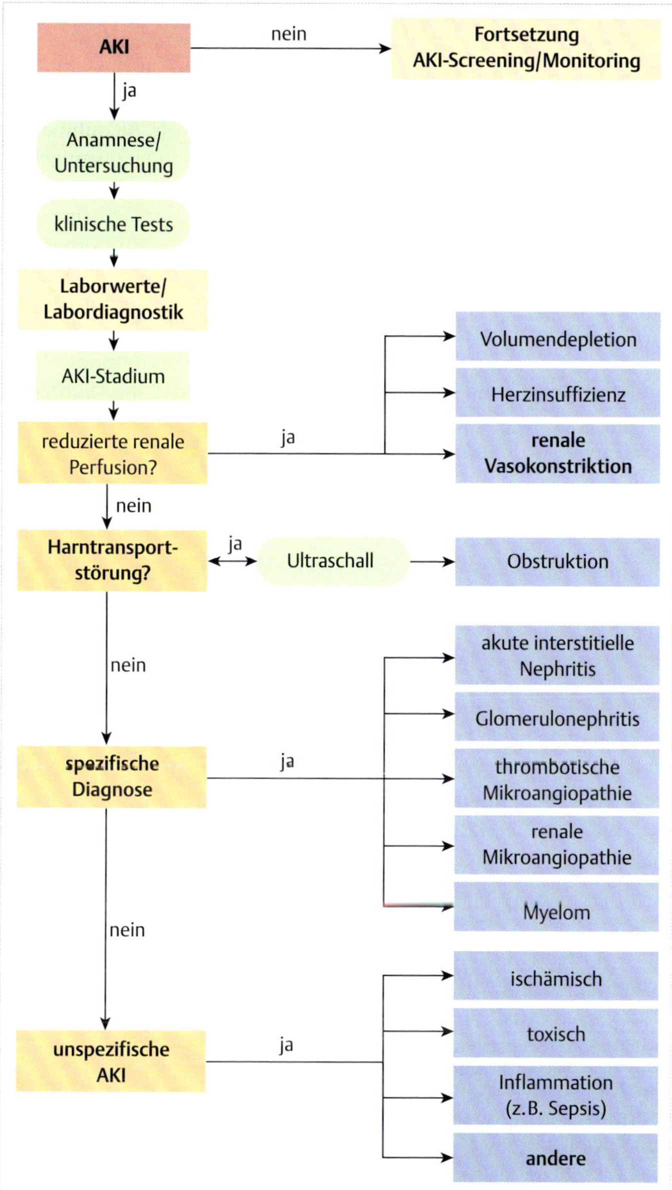

Abb. 17.2 Manifeste akute Nierenschädigung (AKI). Diagnosealgorithmus (Quelle: Kellum JA, Lameire N, Joannidis M et al. KDIGO Clinical Practice Guideline for Acute Kidney Injury 2012; 1:1–141. https://kdigo.org/wp-content/uploads/2016/10/KDIGO-2012-AKI-Guideline-English.pdf)

Die *laborchemischen Untersuchungen* sollten neben den klassischen Retentionsparametern Serumkreatinin, Harnstoff und Elektrolyte ein vollständiges Blutbild (unter Umständen Differenzialblutbild), eine Blutgasanalyse sowie eine fallbezogene Spezialdiagnostik (z. B. antinukleäre Antikörper (ANA), antineutrophile cytoplasmatische Antikörper (ANCA), Antikörper gegen doppelsträngige Desoxyribonukleinsäure (dsDNA), anti-glomeruläre Basalmembran-Antikörper (Anti-GBM)) beinhalten. Aber auch die Berufsanamnese (Kontakt mit Abwasser) sowie die Exposition gegenüber Nagetieren (z. B. Leptospirose, Hantavirus) können wesentliche Informationen liefern.

17.2.6 Ursachen

Einteilung

Differenzialdiagnostisch ergeben sich allerdings klare Unterschiede hinsichtlich der Häufigkeitsverteilung in Abhängigkeit vom jeweiligen Patientenkollektiv. Schematisch lassen sich AKI-Ursachen örtlich anhand des Ursprungs- bzw. Schädigungsorts der renalen Funktionsbeeinträchtigung in *prärenal*, *intrarenal* und *postrenal* unterteilen. Die intrarenalen Ursachen lassen sich nochmals in *unspezifische* und *spezifische* Ätiologien untergliedern.

Fern der Intensivstation dominieren bei 30–50 % bzw. 20–50 % der Fälle *prä- und postrenale* Ursachen. Eine Beurteilung des Volumenstatus, der Herz-Kreislauf-Funktion sowie der sonografische Ausschluss einer Harntransportstörung sind daher bei jeder akuten Nierenschädigung obligat.

Im *intensivmedizinischen Kontext* dominieren im Rahmen von großen, chirurgischen Eingriffen und spezifischen Krankheitsentitäten hingegen *prä- und intrarenale Ursachen*, wobei bei Letzteren vorwiegend unspezifische Ursachen wie die sepsisassoziierte, ischämische und toxische akute Nierenschädigung überwiegen [1152], [1154], [1177]. Die Messung des Herzzeitvolumens, der Vorlast und des intraabdominalen Druckes sollte im entsprechenden intensivmedizinischen Kontext stets berücksichtigt werden. Eine Harntransportstörung sollte ebenfalls bei jedem AKI-Patienten ausgeschlossen werden.

Differenzialdiagnosen

Pathomechanistisch dominiert neben der sepsisinduzierten AKI die *akute Tubulusnekrose* (ATN) [1163], [1154]. Diese beruht in aller Regel auf einer ischämischen Genese, kann aber auch durch Pigmente (Hämoglobin/Hämolyse, Myoglobin/Rhabdomyolyse) und toxisch-medikamentöse Noxen hervorgerufen werden.

Meist stiefmütterlich behandelt, ist auch die *akute tubulointerstitielle Nephritis* (TIN) eine relevante Differenzialdiagnose der AKI bei intensivmedizinischen Patienten. Diagnostisch richtungweisend ist der Nachweis einer sterilen Leukozyturie im Urinsediment, die jedoch meist als anbehandelter Harnwegsinfekt (tatsächlich aber auch häufigste Ursache einer sterilen Leukozyturie) fehlinterpretiert wird. Stetig erhöhte Urinleukozyten mit Verschlechterung der Nierenfunktion trotz Eskalation der antibiotischen Therapie sollten Anlass zur entsprechenden Abklärung geben. Ursachen sind Medikamente wie beispielsweise Penicilline, Cephalosporine, Chinolone, Rifampicin, Vancomycin, nicht steroidale Antiphlogistika (NSAR) und Allopurinol, aber auch Infektionen (Tuberkulose, Hantavirus) sowie Lymphome, Sarkoidosen, Leukämien und IgG4-vermittelte Erkrankungen können sich durch eine interstitielle Nephritis äußern.

In seltenen Fällen sind weitere *intrarenale oder systemische Erkrankungen mit renaler mikroangiopathischer Manifestation* wie Vaskulitiden (Granulomatose mit Polyangitis, mikroskopische Polyangitis), Goodpasture-Syndrom, thrombotische Mikroangiopathien (typisches und atypisches hämolytisch-urämisches Syndrom, thrombotisch-thrombozytopenische Purpara), rasch progrediente Glomerulonephritiden (rapid progressive GN, RPGN), maligne Hypertonie und disseminierte intravasale Koagulopathie (DIC) in Erwägung zu ziehen. Diese seltenen Ursachen einer AKI sind von besonderer Brisanz, da in aller Regel sofortige Behandlungsmaßnahmen eingeleitet werden müssen, um die Restnierenfunktion und das Patientenüberleben zu sichern.

Die Red Flags, bei denen an die genannten Erkrankungen gedacht werden sollte, sind eine Kombination aus AKI und Thrombozytopenie, AKI und Hämoptyse, AKI und Hämolyse sowie rasch progrediente Nierenfunktionseinschränkung mit nephritischem Sediment. Spätestens bei der Diagnose einer AKI mit gleichzeitigem Nachweis einer Erythrozyturie sollte daher immer zeitnah eine nephrologische Mitbeurteilung erfolgen, um ein nephritisches Sediment auszuschließen. Zuletzt sollte vor allem bei bestehender Proteinurie oder Hyperkalziämie immer auch an eine monoklonale Gammopathie als Ursache gedacht werden. Diagnostisch wegweisend sind hierbei die Serumelektrophorese, Immunfixation sowie die Bestimmung von Leichtketten in Serum und Urin.

Allgemeine Nephrotoxizität

Die direkte Nephrotoxizität von Antiinfektiva und spezieller Begleittherapien sind mit etwa 20 % die vierthäufigste Ursache einer akuten Nierenschädigung bei intensivmedizinischen Patienten [1177]. Hinzu kommt auch auf Intensivstation ein immer größer werdendes Kollektiv onkologischer Patienten, die mit klassischen Chemotherapeutika, aber auch speziellen „Target“- und Immuntherapien behandelt werden, was spezielle Kenntnisse von spezifischen therapieassoziierten Nebenwirkungsprofilen voraussetzt [1168].

Die Nephrotoxizität kann auf verschiedenstem Wege zur einer fortschreitenden Nierenschädigung führen. Sowohl die Glomeruli als auch der Tubulusapparat, das Interstitium und die mikrovaskuläre Architektur können betroffen sein. Am häufigsten handelt es sich um eine direkte, medikamentös-toxische Tubulusschädigung, tubuläre Nekrose oder Minderung des glomerulären Perfusionsdrucks. Klassische Vertreter sind Aciclovir, Aminoglykoside, Amphotericin B, Kalzineurininhibitoren, Cotrimoxazol, Methotrexat, NSAR, Renin-Angiotensin-Aldosteron-Blocker und Vancomycin. Zudem scheinen bestimmte *Arzneimittelkombinationen* wie beispielsweise Piperacillin/Tazobactam und Vancomycin zu einer erhöhten Nephrotoxizität zu führen [1157].

Vor allem bei direkter tubulärer Schädigung kann ein *nephrogener Diabetes insipidus* oder ein *erworbenes Fanconi-Syndrom* entstehen. Dieses zeichnet sich durch eine Dysfunktion von proximalen Tubuluszellen mit verminderter Reabsorptionskapazität aus. Klinisch kommt es typischerweise zur Phosphaturie, Glukosurie bei normaler Plasmaglukose, Aminoazidurie, tubulärer Proteinurie und einer proximalen, renalen, tubulären Azidose (RTA). Auch nephrotische Glomerulonephritiden in Form einer fokal, segmentalen Glomerulosklerose (FSGS) sind in Verbindung mit bestimmten Medikamenten beschrieben. Antiinfektiva wie Aminoglykoside, Vancomycin und Amphotericin B sollten erst nach Ausschöpfung möglicher Therapiealternative zum Einsatz kommen. Zusätzlich sollte für Aminoglykoside und Vancomycin stets ein Drug Monitoring angestrebt werden.

▶ Tab. 17.3 zeigt einen Überblick über den Zusammenhang verschiedener Substanzklassen der *Malignomtherapie* und histopathologischen Veränderungen sowie renaler Klinik. Unter andauernder oder kürzlich zurückliegender Malignomtherapie sollte im Rahmen der Differenzialdiagnose überprüft werden, ob diese in Zusammenhang mit einer akuten Nierenschädigung steht.

Kontrastmittelinduzierte akute Nierenschädigung

▶ **Definition.** Eine kontrastmittelinduzierte akute Nierenschädigung liegt vor, wenn 48–72 Stunden nach Kontrastmittelgabe eine Nierenfunktionsverschlechterung eintritt. Auch wenn eine einheitliche Definition für alle AKI gefordert wird, wird die kontrastmittelinduzierte AKI immer noch als Sonderfall behandelt. Sie liegt vor, wenn das Serumkreatinin um 0,5 mg/dl oder um 25 % des Ausgangswerts innerhalb von 48–72 Stunden steigt. Die Erfüllung der Kriterien einer AKI nach Kontrastmittelapplikation darf jedoch nicht automatisch dem Kontrastmittel zugeordnet werden, da es sich bei dieser Erkrankung letztlich um eine *Ausschlussdiagnose* handelt. Es muss stets nach anderen Ursachen gefahndet werden.

▶ **Inzidenz.** Bis vor Kurzem wurde die kontrastmittelinduzierte AKI teilweise als die dritthäufigste AKI bei stationären Patienten angesehen, obwohl die Inzidenz (< 1 bis > 30 %) in der Literatur stark variiert [1159], [1182]. Falsche AKI-Eingruppierungen, Nichtberücksichtigung von Störgrößen (Alter, Volumenstatus, Komorbiditäten), Erkrankungsschwere und kontrastmittelunabhängige Serumkreatininschwankungen bei stationären Patienten gelten hierbei als Ursache [1160].

Einer aktuellen Studie zufolge liegt die Inzidenz der kontrastmittelinduzierten AKI bei allen stationären Patienten bei lediglich 5,5 % [1182]. Eine detailliertere Analyse verrät jedoch, dass zusätzlich zu einer vorbestehenden chronischen Niereninsuffizienz und einem Diabetes mellitus Patienten mit weiteren Risikoprofilen eine signifikant erhöhte Inzidenz einer kontrastmittelinduzierten AKI aufwiesen. Hierzu gehören Sepsis, Pneumonie, Pyelonephritis, Peritonitis, gastrointestinale Blutung, COPD und akute Pankreatitis.

Merke

Hieraus lässt sich trotz der allgemein insuffizienten Datenlage zur Inzidenz der kontrastmittelinduzierten AKI ableiten, dass im Speziellen intensivmedizinische Patienten in Verbindung mit interventionellen Eingriffen und bildgebenden Verfahren ein Hochrisikokollektiv für die Entwicklung dieser Erkrankung darstellen.

Daher sollte immer die Möglichkeit für alternative bildgebende Verfahren (in der Regel *Sonografie*) evaluiert werden. Ist die Indikation unumgänglich, sollten die niedrigst möglichen Kontrastmittelmengen infundiert werden und iso- oder niedrig

Tab. 17.3 Assoziation zwischen Antitumortherapie und akuter Nierenschädigung (AKI).

Medikation	Histopathologie	nephrotoxischer Effekt
klassische Chemotherapeutika		
Cisplatin	akute Tubulusschädigung/ATN	AKI, proximale Tubulopathie, erworbenes Fanconi-Syndrom, NDI, Natrium und Magnesiumverlust
Gemcitabin, Mytomycin C, Bleomycin, 5-Fluorouracil	TMA	AKI
Ifosfamid	akute Tubulusschädigung/ATN	AKI, proximale Tubulopathie, erworbenes Fanconi-Syndrom, NDI
Pemetrexed	akute Tubulusschädigung/ATN	AKI, proximale Tubulopathie, erworbenes Fanconi-Syndrom, NDI
Methotrexat	tubuläre Okklusion durch Kristallpräzipitate, akute Tubulusschädigung/ATN	AKI
Pamidronat	FSGS, akute Tubulusschädigung/ATN	nephrotisches Syndrom, AKI
Zolendronat	akute Tubulusschädigung/ATN	AKI
Target-Therapeutika		
Anti-VEGF-Analoga	TMA	AKI, Hypertension, Proteinurie
Tyrosinkinase oder Multikinaseinhibitoren (Sunitinib, Sorafenib, Pazopanib)	TMA, FSGS, TIN	AKI, Hypertension, Proteinurie
BRAF-Inhibitoren (Vemurafenib, Dabrafenib)	akute Tubulusschädigung/ATN, TIN	AKI, Elektrolytstörungen
ALK-Inhibitoren (Crizotinib)	akute Tubulusschädigung/ATN, TIN	AKI, Elektrolytstörungen, renale Mikrozysten
Immuntherapie		
Interferon	TMA, FSGS, MCD	AKI, nephrotisches Syndrom
CTLA-4 Inhibitoren	TIN, lupus-like Glomerulonephritis	AKI, Proteinurie
PD-1-Inhibitoren	TIN, gelegentlich granulomatöse, interstitielle Nephritis	AKI
CAR-T Cells	keine direkte renale Pathologie bekannt	Capillary-Leak-Syndrom mit prärenaler AKI
Kalzineurininhibitoren	TMA, renale Vasokonstriktion, Arteriolopathie und Tubulusschädigung mit Vakuolisation, tubuläre Atrophie und interstitielle Fibrose	AKI, CKD

AKI: akute Nierenschädigung, ATN: akute Tubulusnekrose, CAR: Chimeric Antigen Receptor, CKD: chronische Niereninsuffizienz, CTLA-4: Cytotoxic T-Lymphozyten Antigen 4, FSGS: fokal segmentale Glomerulosklerose, MCD: Minimal Change Disease, NDI: nephrogener Diabetes insipidus, PD-1: Programmed Death-1, TIN: tubulointerstitielle Nephritis, TMA: thrombotische Mikroangiopathie, VEGF: Vascular Endothelial Growth Factor osmolare Iodkontrastmittel (Hinweise für geringe Nephrotoxizität) präferiert werden [1144].

▶ **Präventive Maßnahmen.** Zusätzlich müssen frühzeitig präventive Maßnahmen ergriffen werden, um assoziierte Langzeitfolgen (Nierenersatztherapie, Tod, chronische Niereninsuffizienz, Folgekosten) zu minimieren. Die periprozedurale Gabe von *0,9 %iger Kochsalzlösung* (NaCl 0,9 %) ist in vielen Kliniken der Standard zur Prävention einer kontrastmittelinduzierten AKI. Häufig werden jedoch auch die Gabe von *Natriumbikarbonat* oder *Acetylcystein* (ACC) als mögliche Alternativen oder Ergänzungen diskutiert oder praktiziert.

Eine aktuelle Studie belegte jedoch, dass sich weder für Natriumbikarbonat gegenüber NaCl 0,9 % noch für ACC gegenüber Plazebo ein Unterschied im kombinierten Endpunkt (bestehend aus Tod, Dialyse und Serumkreatininanstieg > 50 %) feststellen ließ [1181]. Somit bleibt festzuhalten, dass fern einer kumulativen intravenösen Volumensubstitution mittels NaCl 0,9 % von 3–2 ml/kgKG 1–12 Stunden vor Intervention sowie 1–3 ml/kgKG/h für 2–12 Stunden nach Intervention kein Zusatznutzen für die Verwendung von Natriumbikarbonat oder ACC zur Prävention zu erkennen ist.

Bei erhöhtem Risiko für eine kontrastmittelinduzierte AKI sollte zudem *nie eine alleinige orale Hydrierung* erfolgen. Die Frage, ob eventuell sogar balancierte Kristalloide NaCl 0,9 % überlegen sind, bleibt in diesem Kontext sowohl in der Studie als auch in den Leitlinien unbeantwortet. Aufgrund der zuletzt positiven Einflüsse auf AKI-Outcomes ohne relevante Nebenwirkungen [1171] sollten balancierte Kristalloide jedoch als Ersatz für NaCl 0,9 % bevorzugt werden. Eine Evidenz, die den Einsatz einer Nierenersatztherapie zur prophylaktischen Kontrastmittelentfernung rechtfertigen würde, existiert nicht [1152].

17.2.7 Prävention, Therapie

Obwohl die Risiken und Ursachen einer akuten Nierenschädigung vielfältig sind, gibt es allgemeine Behandlungspfade, die die Krankheitsentstehung verhindern sowie den Verlauf einer manifesten AKI positiv beeinflussen können. Diese spezifischen Behandlungsempfehlungen gelten sowohl für Risikopatienten als auch für Patienten mit manifester AKI. Sie sind von enormer Relevanz, da sie – abgesehen von der Behandlung der Ursache – bislang die einzigen therapeutischen Maßnahmen darstellen, die die Inzidenz und das Outcome verbessern. Im Folgenden werden diese daher genauer erläutert. ▶ Tab. 17.4 fasst alle konservativen Therapiemaßnahmen zusammen.

Allgemeines Management bei Risikopatienten und manifester AKI

Die KDIGO-Richtlinien empfehlen ein standardisiertes Vorgehen für alle AKI-Formen, beginnend bei Patienten mit hohem AKI-Risiko. Die Empfehlungen schließen sich unmittelbar an die Risikostratifizierung an und beginnen damit tatsächlich bereits vor der Diagnose einer AKI. Bei manifester AKI steht zudem die Identifikation der Krankheitsursache unter Berücksichtigung von einfach zu behebenden reversiblen Ursachen (z. B. Harnstau, Hypovolämie) an erster Stelle.

Da das AKI-Stadium mit kurz-und langfristigem Outcome korreliert, wird ein *stadienabhäniges Vorgehen* empfohlen (▶ Abb. 17.3). Zur Festlegung des maximalen AKI-Stadiums und therapeutischen Steuerung sollten engmaschige Kontrollen der Retentionsparameter sowie der Diurese erfolgen [1152]. Nach überstandener Erkrankung sollte nach 3 Monaten eine Kontrolle der Nierenfunktion erfolgen, um eine neu aufgetretene oder sich verschlechternde chronische Niereninsuffizienz frühzeitig zu erkennen und eine optimale Anschlusstherapie zu gewährleisten. ▶ Abb. 17.3 gibt einen Überblick über das allgemeine AKI-Management fern der Nierenersatztherapie.

Hämodynamik und Volumenersatztherapie

Der hämodynamische Status von Risikopatienten und Patienten mit AKI sollte sorgfältig überwacht werden. Hierfür ist situativ auch ein invasives Monitoring nötig. Hintergrund ist die Gefahr einer hypotonieassoziierten, renalen Minderperfusion mit konsekutiver Ischämie. Erschwerend kommt hinzu, dass eine bereits geschädigte Niere ihre Fähigkeit zur Autoregulation verliert. Die Optimierung der Herz-Kreislauf-Funktion mittels protokoll- und zielgrößenbasiertem Einsatz von Volumenersatzlösungen und Vasopressoren ist daher ein zentrales Element in der Versorgung dieser Patienten.

Tab. 17.4 Konservatives Therapiemanagement der akuten Nierenschädigung (AKI) [1163].

Strategie	therapeutische Maßnahmen
frühe Krankheitserkennung	Obstruktion bei postrenaler AKI beseitigen
	Volumenersatz bei prärenaler AKI
	Nephrotoxine frühzeitig vermeiden
verstärktes Monitoring	Monitoring von Retentionsparametern, Elektrolyten, pH-Wert und Diurese
Vermeidung von Nephrotoxinen	Medikation überprüfen
	nephrotoxische Medikamente aktiv absetzen
angepasste intravenöse Flüssigkeitssubstitution	keine natrium- und chloridreichen Lösungen
	keine synthetische Kolloide
	balancierte Kristalloide bevorzugen
Vermeidung von Hypervolämie/ Hyperkaliämie	angemessener Einsatz von Diuretika
	Kationenaustauscher und Schleifendiuretika verwenden
	vorsichtige, situationsbezogene Volumengabe
	natriumarme Diät
Limitierung der Phosphat-/Kaliumaufnahme	kalium- und phosphatarme Diät
	angepasste (par)enterale Ernährung
	keine kalium- und phosphatreichen intravenösen Lösungen oder oralen Ergänzungen
Optimierung der renalen Perfusion	mittlerer arterieller Druck ≥ 65 oder ≥ 80–85 mmHg bei chronischer Hypertension
	Volumenersatztherapie
	Vasopressoren einsetzen
Erkennen einer disproportionalen Kreatinin-Harnstoff-Dissoziation	Screening auf Kreatinin-Harnstoff-Dissoziation
	niedrige Kreatininproduktion (Muskelschwund etc.) beachten
	exzessive Proteinzufuhr vermeiden und evaluieren
	Metabolik evaluieren (Katabolie vs. Anabolie)
	nach gastrointestinaler Blutung oder Kortikosteroidtherapie fahnden

Volumenersatz, Volumenersatzlösungen

Die Volumendepletion ist ein anerkannter Risikofaktor für die AKI und die Korrektur eines Volumendefizits kann die Progredienz der AKI minimieren, die renale Erholung erleichtern und dauerhafte Funktionseinschränkungen reduzieren [1154]. Hierfür muss die Therapie möglichst frühzeitig initiiert werden, da der Therapieerfolg entscheidend vom Zeitpunkt des Therapiebeginns abhängt (▶ Abb. 17.3). Umgekehrt sind ein übermäßiger Volumenersatz bzw. eine Hypervolämie

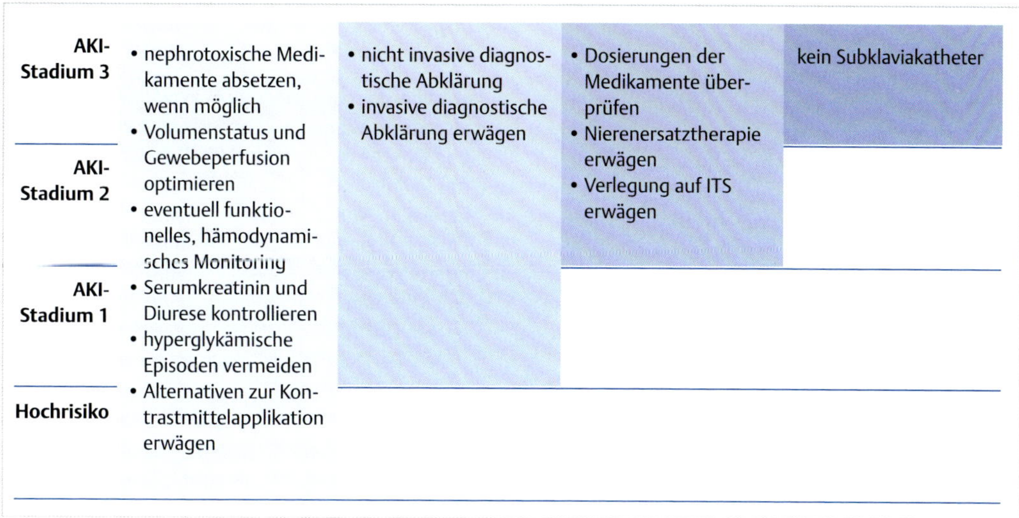

Abb. 17.3 Akute Nierenschädigung (AKI). Allgemeines stadienbasiertes Management [1152].

größer 10 % des Körpergewichts in mehreren Studien mit einer erhöhten Letalität assoziiert [1152]. Die optimale Menge und die Art der Volumenersatztherapie werden daher kritisch diskutiert und sind Gegenstand zahlreicher Untersuchungen [1166].

Synthetische, kolloidale Volumenersatzlösungen sind aufgrund von erhöhten therapieassoziierten Komplikationsraten (AKI, Nierenersatztherapie, Mortalität, Gerinnungsstörung) weitestgehend aus der klinischen Routineversorgung verschwunden [1152], [1179]. Auch *Albumin* als kolloidale Ersatzlösung zeigte – obwohl gut verträglich – keine Vorteile gegenüber einer 0,9 %igen Kochsalzlösung (NaCl 0,9 %) [1145].

Die aktuellen KDIGO-Leitlinien empfehlen daher in Abwesenheit eines hämorrhagischen Schockes *isotone, kristalloide Volumenersatzlösungen* bei Risikopatienten und Patienten mit AKI zur Volumenrekonstitution [1152]. Obwohl auch die Wahl von kristalloiden Lösungen vielfach diskutiert wird (NaCl 0,9 % versus balancierte Kristalloide), äußern sich die KDIGO-Leitlinien von 2012 nicht zu dieser Thematik.

Neuere Daten aus 2018 belegten jedoch, dass *balancierte Lösungen* (z. B. Ringer-Laktat) gegenüber NaCl 0,9 % in der intensivmedizinischen Therapie überlegen sind [1170]. Sie können sowohl die Letalität, die Inzidenz einer Nierenersatztherapie als auch die Persistenz einer renalen Dysfunktion signifikant reduzieren. Zudem führen balancierte Kristalloide im Gegensatz zu NaCl 0,9 % zu geringeren metabolischen Dysbalancen im Sinne einer hyperchlorämischen, metabolische Azidose [1166], [1170].

Merke

M!

Zusammengefasst sollten daher kongruent zu der Empfehlung der S3-Leitlinien der deutschen Gesellschaft für Anästhesie und Intensivmedizin vor allem *balancierte Kristalloide* zur Volumenersatztherapie bei Volumenmangel und vasoplegem Schock bei Patienten mit AKI-Risiko oder manifester akuter Nierenschädigung eingesetzt werden.

Vasopressoren

Da die Sepsis und der septische Schock eine Hauptursache der AKI sind, ist der Einsatz von Vasopressoren eng mit der Therapie von AKI-Patienten verbunden [1140]. Die Sepsis stellt neben der Pankreatitis, schweren Verbrennungen, Anaphylaxie sowie Leberversagen den Prototyp für einen Zustand dar, der aus erhöhtem Herzzeitvolumen bei gleichzeitig erniedrigtem vaskulärem Widerstand besteht. Eine persistierende Hypovolämie trotz aggressiver Volumensubstitution setzt die Patienten einem hohen AKI-Risiko aus.

In diesen Situationen der ausgeprägten Vasoplegie kann die renale Perfusion letztlich nur durch Einsatz systemischer Vasopressoren nach Rekonstitution des intravasalen Volumens verbessert werden. Aber auch im perioperativen Kontext sollten im Rahmen der AKI-Prävention und Therapie hämodynamische Zielgrößen und dezidierte Oxygenierungsparameter angestrebt werden.

Merke

M!

Die Leitlinien empfehlen daher den Einsatz von Vasopressoren in Verbindung mit kristalloidem Volumenersatz zur Aufrechterhaltung einer suffizienten Herz-Kreislauf-Funktion bei hohem AKI-Risiko und manifester akuter Nierenschädigung [1154].

► **Wahl des Vasopressors.** Weiterhin nicht abschließend geklärt ist, welcher Vasopressor bei der AKI-Prävention und -Behandlung am wirksamsten ist. Die meisten Studien konzentrierten sich bislang auf Noradrenalin, Vasopressin und Dopamin [1152]. *Dopamin* sollte jedoch mit Vorsicht eingesetzt werden, da es Arrhythmien begünstigt und mit einer erhöhten Sterblichkeit im kardiogenem Schock assoziiert ist (aber nicht bei septischem oder hypovolämem Schock) [1138].

Allgemein sollte sich die differenzierte Vasopressortherapie daher auch für die septische AKI an den Richtlinien der Surviving Sepsis Campaign orientieren [1167]. Sie empfehlen *Noradrenalin* als Vasopressor der ersten Wahl. *Adrenalin* kann als zusätzliches Katecholamin eingesetzt werden, um eine adäquate Hämodynamik zu erreichen.

Alternativ kann *Vasopressin* zu Noradrenalin ergänzt werden, um den mittleren, arteriellen Druck (MAP) anzuheben oder Noradrenalin einzusparen. Vorteile von Vasopressin hinsichtlich einer verbesserten Diurese, niedrigeren Nierenersatztherapie-Rate, verminderter Letalität und eines positiven Einflusses auf den Krankheitsverlauf werden ferner diskutiert [1143], [1169]. Der Nachweis einer klaren Überlegenheit von Vasopressin gegenüber Noradrenalin ist jedoch Gegenstand zukünftiger Untersuchungen.

Merke

M!

Vasopressin sollte daher nicht in niedrigen Dosen als initialer Vasopressor angewendet werden und Dosen von mehr als 0,03–0,04 Einheiten pro Minute sollten einer additiven Salvage-Therapie zum Noradrenalin vorbehalten bleiben [1167]. *Dopamin* bleibt in einem selektierten Patientenkollektiv (niedriges Arrhythmierisiko) eine Alternative zu *Noradrenalin*. Auch bei operativen Hochrisikopatienten sollten diese therapeutischen Eckpunkte eingehalten werden.

► **Protokollbasiertes hämodynamisches Monitoring.** Entsprechend der Leitlinie der Surviving Sepsis Campaign empfehlen auch die KDIGO-Richtlinien ein protokollbasiertes Management zur Optimierung von Kreislauf- und Oxygenierungsparametern. Das therapeutische Management sollte jedoch nicht starr auf Zielgrößen fixiert sein, sondern auch patientenbezogen den individuellen Ausgangswert jedes Parameters sowie inkrementelle Änderung nach Einleitung therapeutischer Maßnahmen berücksichtigen.

Auch bei Hochrisikopatienten in einem operativen Kontext führen standardisierte Therapieprinzipien zur postoperativen AKI-Reduktion [1141]. Die Grundstrategie basiert auf der Optimierung der Sauerstoffversorgung des Gewebes durch Vermeidung von Hypertonie durch Einsatz eines adäquaten Flüssigkeitsmanagements, Vasopressoren, Inotropika und Blutprodukten.

Glukose und Ernährung

► **Glukosekontrolle.** Die Ernährungstherapie wird allumfassend in einen gesonderten Kapitel (S. 150) erläutert. An dieser Stellen wird lediglich ein kurzer Überblick über Zielgrößen der Glukosekontrolle sowie der Energiezufuhr in Abhängigkeit von der Nierenfunktion gegeben [1152]. Allgemein sollten für kritisch kranke Patienten unabhängig vom Vorliegen einer AKI *Plasmaglukosewerte < 180 mg/dl* angestrebt werden. Nicht selten wird eine Insulintherapie zur Aufrechterhaltung dieser Zielwerte benötigt. Ursache ist eine durch Stressmediatoren induzierte zentrale und periphere Insulinresistenz.

▸ **Energiezufuhr.** Unabhängig vom Stadium der AKI wird eine *Gesamtenergiezufuhr von 20–30 kcal/kg/d* unter Berücksichtigung der Blutglukose, Triglyzeride und Harnstoffkonzentration empfohlen. Bei übermäßiger *Proteinzufuhr* mit konsekutivem, zur Nierenfunktion disproportionalem Harnstoffanstieg (Serumkreatinin-Harnstoff-Dissoziation) sollte die Substitution entsprechend reduziert werden.

Die Einschränkung der Proteinzufuhr zwecks Vermeidung oder Verzögerung einer Nierenersatztherapie wird jedoch nicht empfohlen. Bei nicht katabolen Patienten ohne RRT werden 0,8–1,0 g/kgKG/d und bei Patienten mit AKI und Nierenersatztherapie 1,0–1,5 g/kgKG/d empfohlen. Patienten an einer kontinuierlichen RRT oder in einem hyperkatabolen Status können bis zu 1,7 g/kgKG/d verabreicht werden.

Eine *kaliumreduzierte* oder vorübergehend *kaliumfreie* Ernährung kann bei Patienten mit AKI jedoch von Vorteil sein und eine unnötige sowie kurzzeitige Nierenersatztherapie vermeiden [1163]. Darüber hinaus sollte auch bei Patienten mit AKI die *enterale* einer parenteralen Ernährung vorgezogen werden.

Einsatz von Diuretika

▸ **Schleifendiuretika.** Da die Flüssigkeitsretention eines der Hauptsymptome der AKI ist, werden Diuretika (vor allem *Schleifendiuretika*) eingesetzt, um das Flüssigkeitsmanagement zu erleichtern und einer Volumenretention entgegenzuwirken. Dies ist auch der der Grund, weshalb bereits 60–70 % der Patienten zum Zeitpunkt eines nephrologischen Konsils oder vor Beginn einer Nierenersatztherapie bereits Diuretika erhalten haben [1158], [1176]. Zudem sind Schleifendiuretika bei noch vorhandener Ausscheidung eine therapeutische Alternative zur Senkung erhöhter Kaliumspiegel durch eine vermehrte Ausscheidung (Hemmung des Na-K-2Cl-Kotransporters) über den Urin. Diuretika können jedoch auch schädlich sein, indem sie bei Unachtsamkeit das zirkulierende Volumen übermäßig reduzieren und eine prärenale Schädigungskomponente hinzufügen [1152], [1163].

Theoretisch haben Schleifendiuretika mehrere Eigenschaften, die vor einer AKI schützen könnten. Sie reduzieren den Sauerstoffverbrauch im dicken, aufsteigenden Teil der Henle-Schleife, indem sie den Natriumrücktransport hemmen und so vor ischämische Noxen schützen. Prinzipiell könnte Furosemid auch die Regeneration einer AKI unterstützen, indem es die Wasserrückresorption durch Hemmung des Na-K-2Cl-Kotransporters hemmt und somit den tubulären Zelldetritus, der das Tubuluslumen blockiert, vermehrt ausspülen.

Trotz zahlreicher Studien gibt es jedoch keine Evidenz dafür, dass die Gabe von Diuretika die Schwere oder Inzidenz einer AKI, die Letalität, den Bedarf und die Dauer einer Nierentransplantation oder eine persistierende Oligurie reduziert [1147], [1152]. Im Gegenteil gibt es sogar Hinweise, die einen *schädlichen Effekt* in der AKI-Prävention nach Herzoperationen oder Kontrastmittelapplikation belegen und sogar auf eine *erhöhte Mortalität* hinweisen [1147], [1156], [1172]. Auch die nachgewiesene Ototoxizität bei Dosen von mehr als 1 g/d sollte Anlass zu einem reflektierten und kritischen Einsatz geben [1147], [1152].

Merke

M!

Zusammenfassend ist jede vermeintliche Rolle von Schleifendiuretika im Kontext der AKI-Prävention oder AKI-Therapie unbewiesen. Gleichzeitig bestehen sogar Hinweise für relevante therapieassoziierte Nebenwirkungen und Komplikationen. Eine allgemeine Diuretikagabe zur AKI-Prävention oder -Behandlung kann daher *nicht empfohlen werden*. (Es gibt kein „Anstupsen" der Niere mittels Diuretika!)

Ein differenzierter Einsatz von Schleifendiuretika zur Optimierung des Volumenmanagements sowie zur Therapie metabolischer Komplikationen wie Hyperkaliämie und Hyperkalziämie ist wiederum sinnvoll. Bei persistierender Oligure/Anurie trotz Diuretikagabe sollte die Therapie wiederum zeitnah abgesetzt werden.

▸ **Furosemidstresstest.** Neuerdings wird der Furosemidstresstest zur Evaluation der tubulären Funktion und zur frühzeitigen Identifikation einer schweren progressiven AKI diskutiert und basiert auf der alten Erkenntnis, dass eine oligurische AKI mit einem schlechteren Outcome assoziiert sind als eine nicht oligurische [1142].

Bei ausreichend stabilen Patienten wird daher eine Furosemiddosis von 1,0–1,5 mg/kgKG verabreicht und die anschließende Urinausscheidung aufgezeichnet. Eine Diurese von < 200 ml in den ersten 2 Stunden ist letztlich mit einer schweren AKI assoziiert. Dies entspricht einem neuen Konzept der Diuretikaanwendung, das einen vorwiegend *diagnostischen Zweck* erfüllt.

17.2.8 Nierenersatztherapie

Modalitäten

Es gibt Kontroversen darüber, welches das optimale Nierenersatzverfahren für Patienten mit RRT-pflichtiger AKI ist. Grundsätzlich lassen sich auf dem Prinzip der Konvektion basierende, *kontinuierliche Filtrationsverfahren* (continuous renal replacement therapy, CRRT) von auf dem Diffusionsprinzip beruhenden *intermittierenden Dialyseverfahren* (intermittent hemodialysis, IHD) unterscheiden.

▸ **Kontinuierliche Filtrationsverfahren.** Die theoretischen *Vorteile* von CRRT-Verfahren gegenüber IHD-Verfahren bestehen in einem schonenderen Flüssigkeitsentzug, einer besseren Kontrolle des Flüssigkeitshaushalts, einem langsamen Ausgleich von gelösten (osmotisch wirksamen) Substanzen wie beispielsweise Natrium, Kalium und Harnstoff und damit einhergehenden Volumenumverteilungen (reduziertes Risiko bei zerebralen Ödemen) sowie Flexibilität der Therapieanpassung an aktuelle Bedürfnisse.

Die *Nachteile* liegen in der längerfristigen Immobilisierung, der Notwendigkeit einer kontinuierlichen Antikoagulation sowie höheren Kosten durch Personen- und Materialaufwand [1152], [1162].

▸ **Intermittierende versus kontinuierliche Dialyseverfahren.** *Vorteile* der IHD- gegenüber den CRRT-Verfahren sind die effektivere und schnelle Clearance von kleinmolekularen Substanzen und Toxinen sowie die kürzeren Therapieintervalle, die mehr Zeit für diagnostische und therapeutische Maßnahmen erlauben. Die IHD ist damit das zu bevorzugende Verfahren in Situationen, in denen eine schnelle Elimination von gelösten Substanzen erfolgen muss wie beispielsweise die schwere Hyperkaliämie, Vergiftungen und das Tumorlysesyndrom.

Hinzu kommen neuere Hybridverfahren wie die SLED (sustained low efficacy dialysis), die zwar auf dem Dialyseprinzip beruhen, aber *kontinuierlich* angewendet werden können und somit die Vorteile von CRRT und IHD kombinieren [1162].

Interessanterweise konnte trotz der genannten theoretischen Vorteile bislang jedoch keine Untersuchung eine klare Überlegenheit hinsichtlich harter Endpunkte wie Letalität von IHD- oder CRRT-Verfahren belegen. Lediglich Observationsstudien deuten auf eine verzögerte renale Erholung unter IHD-Verfahren (jedoch nicht in randomisierten, kontrollierten Studien) hin [1180].

> **Merke** M!
>
> IHD- und CRRT-Verfahren werden deshalb von den KDIGO-Leitlinien als *komplementäre Therapiealternativen* aufgeführt [1152]. Die Wahl des anfänglichen RRT-Verfahrens basiert daher in erster Linie auf der Verfügbarkeit des jeweiligen Verfahrens, der lokalen Erfahrung, der aktuellen hämodynamischen Situation und patientenindividuellen Gegebenheiten [1162], [1180].
>
> Bei Patienten mit hämodynamischer Instabilität, Schädel-Hirn-Trauma und allen Patienten mit erhöhtem intrakraniellem Druck werden trotz fehlender Evidenz allerdings weiterhin *CRRT-Verfahren* seitens der KDIGO-Leitlinien empfohlen [1152].

Timing

Beginn

Fern von Notfallindikationen (▸ Abb. 17.4) bleibt der optimale Beginn einer Nierenersatztherapie trotz einer zunehmenden Anzahl an Studien weiterhin unklar [1139], [1146], [1183]. Ursachen hierfür liegen unter anderem in der unterschiedlichen Definition des frühen oder späten RRT-Beginns sowie in der divergierenden Zusammensetzung der Patientenkollektive [1163].

Einerseits ermöglicht ein *restriktiver Einsatz* der RRT in einem beträchtlichen Teil ausreichend Zeit für eine *autonome Nierenfunktionserholung* (bis zu 49 %) und vermeidet damit eine unnötige, invasive RRT-Therapie mit potenziellen Risiken (Hypotonie, Arrhythmie, Blutung durch Antikoagulation und Gefäßzugang). Andererseits führen dieselben restriktiven Kriterien bei Patienten mit *ausbleibender renaler Erholung* zur Entstehung von RRT-Notfallindikationen, die mit einer erhöhten Letalität assoziiert zu sein scheinen [1139], [1146]. Ein zentrales Problem des RRT-Timings bleibt damit die frühzeitige Unterscheidung zwischen Patienten mit au-

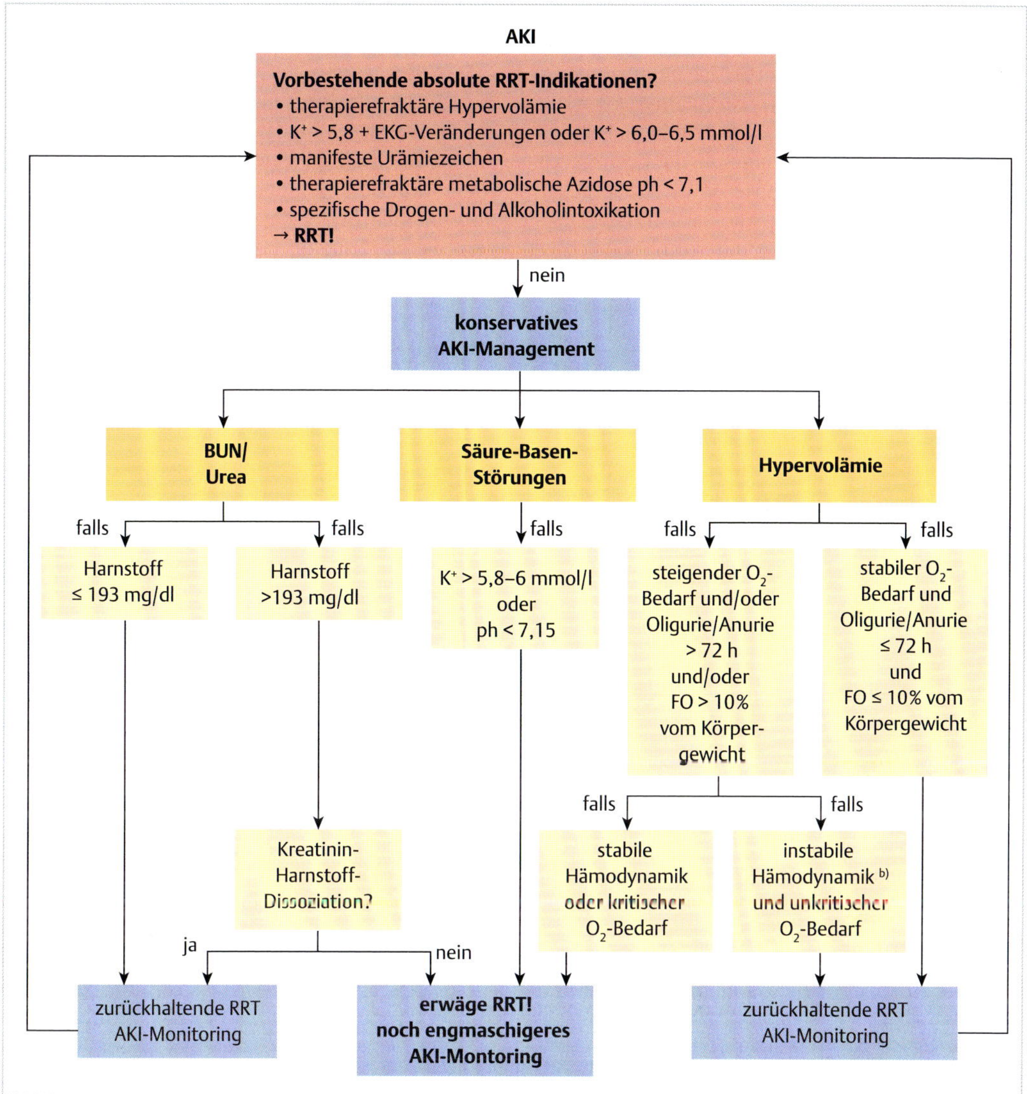

Abb. 17.4 Nierenersatztherapie (RRT). Algorithmus zur Initiierung einer RRT (FO: Fluid Overload). (Quelle: Nusshag C, Weigand M, Zeier M et al. Issues of Acute Kidney Injury Staging and Management in Sepsis and Critical Illness: A Narrative Review. Int. J. Mol. Sci. 2017, 18, 1387; doi:10.3390/ijms18071387)

tonomer Erholung der Nierenfunktion und Patienten mit progredienter AKI mit Bedarf für eine RRT. Dies gilt auch trotz der Tatsache, dass aktuell erneut gezeigt wurde, dass eine „frühe" RRT-Einleitung keinen Mortalitätsbenefit gegenüber einer „späten" RRT-Iniitierung aufweist [1173].

Zukünftig könnten hierbei neuartige *renale Biomarker* eine valide RRT-Risikostratifizierung ermöglichen und unnötige RRT-Behandlungen reduzieren [1155] [1164]. Bis dahin bleibt die Initiierung einer RRT eine *individuelle Entscheidung*, die durch lokale Präferenzen sowie spezifische Patientencharakteristika geprägt ist. Allgemein wünschenswert bleibt jedoch die RRT-Initiierung vor dem Auftreten lebensbedrohlicher Komplikationen. Die Verwendung von von absoluten „Cutoffs" (Kreatinin, Harnstoff/Harnstoff-Stickstoff) für die RRT-Initiierung ist jedoch nicht zu empfehlen.

Unter Berücksichtigung dieser Limitationen liefert ▶ Abb. 17.4 einen möglichen Algorithmus zur Entscheidungsfindung. Hierbei ist unter anderem berücksichtigt, dass eine Hypervolämie von > 10 % des Körpergewichts mit einer erhöhten Letalität assoziiert ist [1146]. Die aufgeführten Grenzbereiche für Harnstoff und Oligurie/Anurie entsprechen den restriktivsten Kriterien, die nach aktueller Evidenz zu keiner erhöhten Letalität im Vergleich zu einer früheren RRT führen [1139]. Die Grenzwerte für pH-Wert und Kalium wurden anhand klinischer Erfahrungswerte definiert.

Nach Ausschöpfung aller sonstigen Behandlungsmaßnahmen (▶ Tab. 17.4) sollte sich der RRT-Beginn nach dem Grad der Urämie, dem Grad metabolischer Dysbalancen (Azidose, Hyperkaliämie) und dem Ausmaß der Hypervolämie richten. Die dargestellten Grenzwerte gelten als Orientierungshilfen und müssen an patientenindividuelle Bedürfnisse angepasst werden.

Berücksichtigt werden sollten die aktuelle Herz-Kreislauf-Funktion und die Lungenfunktion. Vor allem bei Patienten mit progredienter kardialer Dekompensation und bereits initial eingeschränkter Pumpfunktion kann eine frühere RRT-Initiierung trotz nur milder, therapierefraktärer Hypervolämie sinnvoll sein, um so das Herzzeitvolumen (und somit auch die Nierenfunktion) durch Volumenentlastung zu verbessern. Umgekehrt scheint im septischen Schock eine Hypervolämie tolerierbar, solange die Oligurie weniger als 72 Stunden andauert, die Volumenüberladung weniger als 10 % des Körpergewichts beträgt und der Sauerstoffbedarf vertretbar bleibt (FiO_2 < 60 %) [1146], [1184]. Fern von den genannten Absolutwerten sollten vor allem auch Trends der einzelnen Parameter in die Entscheidungsfindung hin zur RRT einfließen.

Terminierung

Untersuchungen zum optimalen Zeitpunkt der RRT-Terminierung sind in der Literatur unterrepräsentiert. Spätestens bei einem Wiedereinsetzen der Diurese oder bei Therapieziellimitierung muss über eine Beendigung der RRT nachgedacht werden. Auch hier gibt es keine klaren Behandlungsempfehlungen. In einer retrospektiven Studie zeigte sich zumindest die *Urinmenge* als wichtigster Prädiktor für einen erfolgreichen RRT-Auslass. Die Beendigung war bei einer Diurese von > 400 ml/d ohne Diuretika und > 2 300 ml/d mit Diuretika in 80 der Fälle erfolgreich [1178].

Die Beurteilung der Nierenfunktion während der RRT ist allerdings nicht einfach und hängt von der verwendeten Modalität ab. Häufig ist ein Verfahrenswechsel auf eine IHD notwendig, um die Nierenfunktion in den RRT-freien Intervallen durch Beobachtung der Diurese sowie kurzfristigen Veränderungen von Serumkreatinin und Harnstoff zu beurteilen.

Antikoagulation

Im Rahmen der RRT-Therapie führt der Kontakt des Blutes mit der Fremdoberfläche des extrakorporalen Kreislaufs zur Aktivierung sowohl des intrinsischen als auch des extrinsischen Weges der plasmatischen Gerinnung. Dies erfordert in aller Regel eine Form der Antikoagulation, um eine suffiziente RRT-Behandlung zu gewährleisten. Sie soll der Blutgerinnung im Filter vorbeugen, um die Membranpermeabilität aufrechtzuerhalten und Blutverluste durch Koagulation des extrakorporalen Systems zu vermeiden.

Bei schwerwiegenden *Gerinnungsstörungen* (Thrombozytopenie, verlängerte Prothrombinzeit oder aktivierte partielle Thromboplastinzeit) im Rahmen von *Lebererkrankungen* oder einer *Verdünnungskoagulopathie* ist jedoch aufgrund potenzieller Blutungskomplikationen nicht von einem Mehrwert einer zusätzlichen Antikoagulation auszugehen. Dies rechtfertigt es, die RRT ohne Antikoagulation durchzuführen [1152]. Erhält der Patienten bereits aus anderen Gründen eine therapeutische Antikoagulation, sollte diese wiederum auch im Rahmen der RRT fortgesetzt werden.

▶ **Heparine.** Fern dieser Überlegungen werden für Patienten ohne Blutungsrisiko bei IHD-Verfahren *unfraktioniertes Heparin* oder *niedermolekulare Heparine* empfohlen.

▶ **Zitrat.** Für die CRRT wird allgemein die regionale *Zitratantikoagulation* seitens der Leitlinien präferiert. Sie basiert auf einer exklusiven antikoagulativen Wirkung im extrakorporalen Kreislauf durch Komplexierung von Kalziumionen (Kofaktor der Gerinnungskaskade). Sie verspricht längere Filterlaufzeiten sowie allgemein geringere Blutungskomplikationen und kann daher auch als Alternative bei Patienten mit hohem Blutungsrisiko eingesetzt werden [1161]. Voraussetzung ist je-

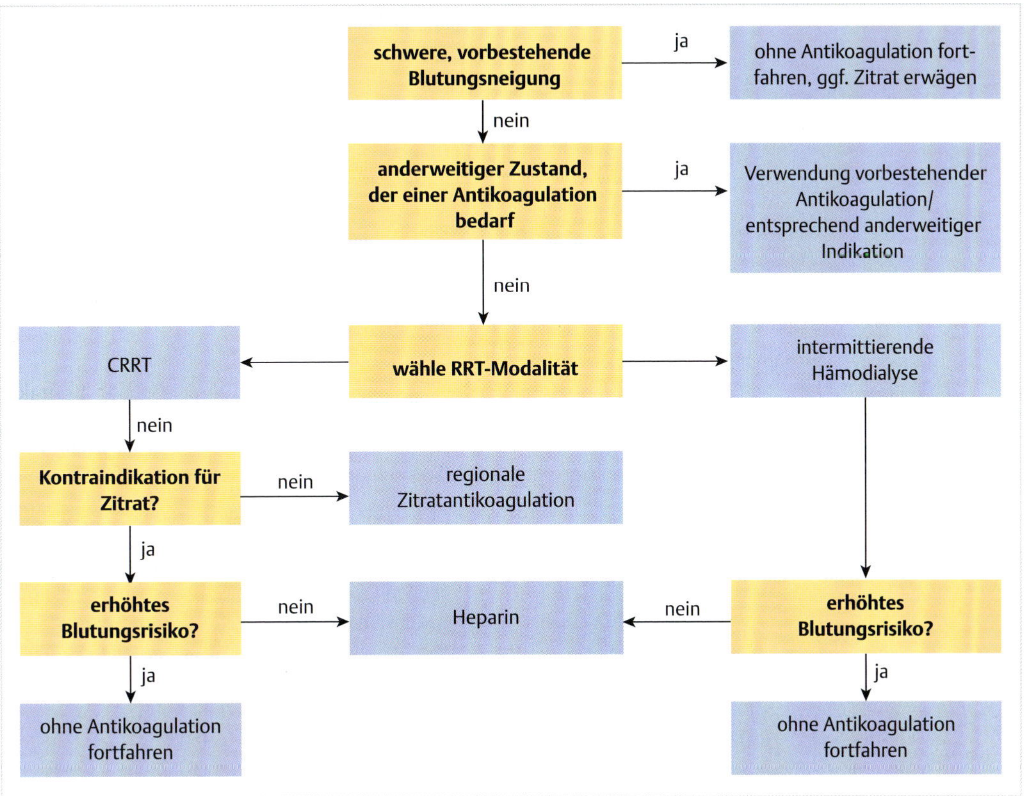

Abb. 17.5 Nierenersatztherapie. Schematischer Therapiealgorithmus zur Wahl der Antikoagulation [1151]. (Quelle: Kellum JA, Lameire N, Joannidis M et al. KDIGO Clinical Practice Guideline for Acute Kidney Injury. 2012: 1: 1–141. Available from: https://kdigo.org/wp-content/uploads/2016/10/KDIGO-2012-AKI-Guideline-English.pdf)

doch ein adäquates Therapiemonitoring, um Komplikationen wie die Zitratakkumulation frühzeitig zu erkennen. So können relevante Komplikationen wie Hypokalziämie sowie Störungen des Säure-Base-Haushalts vermieden werden.

Leberzirrhose, Sauerstoffmangelzustände sowie Sepsis und hämorrhagischer Schock stellen aufgrund der Beeinträchtigung des hepatischen Zitratmetabolismus und der Gefahr einer Zitratakkumulation *relative Kontraindikationen* für eine Zitratantikoagulation dar. ▶ Abb. 17.5 gibt einen Überblick über die Behandlungsempfehlungen der KDIGO-Leitlinien, nachfolgend sind Vor- und Nachteile der jeweiligen Antikoagulanzien aufgelistet.

Merke

Vor- und Nachteile verschiedener Antikoagulanzien zur Nierenersatztherapie [1151]

unfraktioniertes Heparin

- *Vorteile:*
  - weit verbreitet
  - große Erfahrung
  - kurze Halbwertszeit
  - Antagonisten verfügbar
  - Monitoring mittels Routinelabor (aktivierte partielle Thromboplastinzeit [aPTT])
  - niedrige Kosten
- *Nachteile:*
  - enge therapeutische Breite
  - unvorhersehbare Kinetik
  - engmaschiges Monitoring notwendig
  - heparininduzierte Thrombozytopenie
  - Heparinresistenz

niedermolekulares Heparin

- *Vorteile:*
  - gewichtsadaptierte Dosierung möglich
  - kein Monitoring notwendig
  - prädialytische Einfachdosis reicht in vielen Fällen
  - reduziertes Risiko einer heparininduzierten Thrombozytopenie
- *Nachteile:*
  - Risiko der Akkumulation bei Nierenfunktionsstörung
  - Monitoring benötigt erweiterte Testverfahren (anti-Faktor Xa)
  - inkomplette Antagonisierung durch Protamin
  - teurer als unfraktioniertes Heparin

Zitrat

- *Vorteile:*
  - ausschließliche extrakorporale Antikoagulation
  - reduziertes Blutungsrisiko
  - wahrscheinlich längere Filterlaufzeiten möglich
- *Nachteile:*
  - Risiko einer akzidentiellen Überdosierung mit fatalen Folgen
  - insuffizienter Zitratmetabolismus bei Patienten mit reduzierter Leberfunktion, Schock und Sauerstoffmangelzuständen
  - Zitratakkumulation mit metabolischer Azidose und Hypokalziämie
  - weitere metabolische Komplikationen: Azidose, Alkalose, Hypernatriämie, Hypokalziämie, Hyperkalziämie, Hypomagnesiämie
  - höhere Komplexizität des Verfahrens
  - striktes Therapiemonitoring erforderlich

Dosis

Allgemein sollte die Dosis der RRT vor dem Beginn jeder Sitzung definiert und an die individuellen Bedürfnisse mit dem Ziel einer Volumen-, Elektrolyt- und Säure-Base-Homöostase zu erreichen, angepasst werden. Ebenso sollte eine regelmäßige Beurteilung der tatsächlichen Dosis erfolgen, da diese durch therapeutische oder diagnostische Interventionen sowie Systemstillstände anderer Art häufig nicht den Zielvorgaben entspricht.

▶ **Berechnung des Kt/V-Wertes.** Die Messung der applizierten RRT-Dosis bleibt jedoch eine Kontroverse. Zur Verfügung steht einerseits die *Berechnung des Kt/V-Wertes* (Formel: $K \times t / V$), der durch den Vergleich von prä- und postdialytischen Harnstoffwerten (Harnstoff-Clearance K) über die Behandlungszeit (t) in Relation zum Harnstoffverteilungsvolumen (V) die Dosis von IHD-Verfahren bestimmt. Ein Kritikpunkt ist jedoch die metabolische Instabilität von AKI-Patienten und der hieraus resultierenden Variation der Harnstoffbildung. Ebenso beeinflussen weitere Faktoren wie Alter, Geschlecht, Ernährung, Lebererkrankungen, Sepsis und viele weitere RRT-unabhängige Faktoren die Veränderungen der Harnstoffkonzentration und damit die Kt/V.

▶ **Messung des Ablaufvolumens/der Ablaufdosis.** Bei CRRT-Verfahren wird hingegen die *Messung des Ablaufvolumens* über die Zeit in Relation zum Patientengewicht zur Abschätzung der RRT-Dosis verwendet. Das Ablaufvolumen wird jedoch auch durch Unterbrechungen der RRT, Verwendung einer Prädilution (Ablaufdosis größer als eigentliche RRT-Dosis) oder durch Reduzierung der Membranpermeabilität während der Behandlung beeinflusst. Nichtsdestotrotz werden beide Messgrößen zur Abschätzung der RRT-Dosis angewendet.

Lange Zeit glaubte man, dass eine stetige Intensivierung der RRT-Dosis unter der Vorstellung einer verbesserten Clearance das Patientenoutcome verbessert. Es zeigte sich jedoch, dass sowohl zu hohe als auch zu niedrige RRT-Dosen von Nachteil für den Patienten sind bzw. kein weiterer therapeutischer Nutzen durch eine höhere Therapieintensität zu erzielen ist.

Merke

M!

Laut den aktuellen Empfehlungen der KDIGO-Leitlinien soll eine Kt/V von mindestens 3,9 pro Woche für IHD-Verfahren sowie ein Ablaufvolumen von 20–25 ml/kg/h für CRRT-Verfahren angestrebt werden [1152]. Aufgrund von Unterbrechungszeiten während der CRRT-Behandlung sollten bereits initial höhere Ablaufvolumina von 25–30 ml/kg/h angestrebt werden.

17.2.9 Literatur

[1137] Alge JL, Arthur JM. Biomarkers of AKI: A review of mechanistic relevance and potential therapeutic implications. Clin J Am Soc Nephrol 2015; 10: 147–155

[1138] Backer D de, Biston P, Devriendt J et al. Comparison of dopamine and norepinephrine in the treatment of shock. N Engl J Med 2010; 362: 779–789

[1139] Barbar SD, Clere-Jehl R, Bourredjem A et al. timing of renal-replacement therapy in patients with acute kidney injury and sepsis. N Engl J Med. 2018; 379: 1431–1442

[1140] Bellomo R, Kellum JA, Ronco C et al. Acute kidney injury in sepsis. Intensive Care Med 2017; 43: 816–828

[1141] Brienza N, Giglio MT, Marucci M et al. Does perioperative hemodynamic optimization protect renal function in surgical patients? A meta-analytic study. Crit Care Med 2009; 37: 2079–2090

[1142] Chawla LS, Davison DL, Brasha-Mitchell E et al. Development and standardization of a furosemide stress test to predict the severity of acute kidney injury. Crit Care BioMed Central 2013; 17: R207

[1143] Delmas A, Leone M, Rousseau S et al. Clinical review: Vasopressin and terlipressin in septic shock patients. Crit Care BioMed Central 2005; 9: 212–222

[1144] Fähling M, Seeliger E, Patzak A et al. Understanding and preventing contrast-induced acute kidney injury. Nat Rev Nephrol. Nature Publishing Group 2017; 13: 169–180

[1145] Finfer S, Bellomo R, Boyce N et al. A comparison of albumin and saline for fluid resuscitation in the intensive care unit. N Engl J Med 2004; 350: 2247–2256

[1146] Gaudry S, Hajage D, Schortgen F et al. Initiation strategies for renal-replacement therapy in the intensive care unit. N Engl J Med 2016; 375: 122–133

[1147] Ho KM, Sheridan DJ. Meta-analysis of frusemide to prevent or treat acute renal failure. Br Med J 2006; 333: 420–420

[1148] Hoste EAJ, Bagshaw SM, Bellomo R et al. Epidemiology of acute kidney injury in critically ill patients: the multinational AKI-EPI study. Intensive Care Med 2015; 41: 1411–1423

[1149] Hsu RK, McCulloch CE, Dudley RA et al. Temporal changes in incidence of dialysis-requiring AKI. J Am Soc Nephrol 2013; 24: 37–42

[1150] Jones CA, McQuillan GM, Kusek JW et al. Serum creatinine levels in the US population: Third National Health and Nutrition Examination Survey. Am J Kidney Dis 1998; 32: 992–999

[1151] Kellum JA, Lameire N, Joannidis M et al. KDIGO Clinical Practice Guideline for Acute Kidney Injury 2012; 1–141. https://kdigo.org/wp-content/uploads/2016/10/KDIGO-2012-AKI-Guideline-English.pdf

[1152] Kellum JA, Lameire N, KDIGO AKI Guideline Work Group. Diagnosis, evaluation, and management of acute kidney injury: A KDIGO summary (Part 1). Crit Care 2013; 17: 204

[1153] Kellum JA, Fuhrman DY. The handwriting is on the wall: There will soon be a drug for AKI. Nat Rev Nephrol 2018; 15: 65–66

[1154] Kellum JA, Prowle JR. Paradigms of acute kidney injury in the intensive care setting. Nat Rev Nephrol 2018; 4: 217-230

[1155] Klein SJ, Brandtner AK, Lehner GF et al. Biomarkers for prediction of renal replacement therapy in acute kidney injury: A systematic review and meta-analysis. Intensive Care Med; 2018; 44: 323–336

[1156] Lombardi R, Ferreiro A, Servetto C. Renal function after cardiac surgery: Adverse effect of furosemide. Ren Fail 2003; 25: 775–786

[1157] Luther MK, Timbrook TT, Caffrey AR et al. Vancomycin plus piperacillin-tazobactam and acute kidney injury in adults: A systematic review and meta-analysis. Crit Care Med 2018; 46: 12–20

[1158] Mehta RL. Diuretics, Mortality, and nonrecovery of renal function in acute renal failure. JAMA 2002; 288: 2547–2553

[1159] Nash K, Hafeez A, Hou S. Hospital-acquired renal insufficiency. Am J Kidney Dis 2002; 39: 930–936

[1160] Newhouse JH, Kho D, Rao QA et al. Frequency of serum creatinine changes in the absence of iodinated contrast material: Implications for studies of contrast nephrotoxicity. Am J Roentgenol 2008; 191: 376–382

[1161] Nusshag C, Brenner T, Zeier M et al. Regional citrate anticoagulation. Der Nephrologe 2017; 12: 135–145

[1162] Nusshag C, Obermann K, Weigand M et al. Akutes Nierenversagen – Optimierungspotenziale zur Gewährleistung einer verbesserten Versorgungsstruktur. Dtsch med Wochenschr 2017; 142: 534–540

[1163] Nusshag C, Weigand MA, Zeier M et al. Issues of acute kidney injury staging and management in sepsis and critical illness: A narrative review. Int J Mol Sci. Multidisciplinary Digital Publishing Institute 2017; 18: 1387; doi:10.3390/ijms18071387

[1164] Nusshag C, Rupp C, Schmitt F et al. Cell cycle biomarkers and soluble urokinase-type plasminogen activator receptor for the prediction of sepsis-induced acute kidney injury requiring renal replacement therapy: A prospective, exploratory study. Crit Care Med 2019; 47: e999–e1007

[1165] Peters E, Antonelli M, Wittebole X et al. A worldwide multicentre evaluation of the influence of deterioration or im-

17

provement of acute kidney injury on clinical outcome in critically ill patients with and without sepsis at ICU admission: Results from the intensive care over nations audit. Crit Care BioMed Central 2018; 22: 170

[1166] Reuß CJ, Bernhard M, Beynon C et al. Intensive care studies from 2017/2018. Der Anaesthesist 2018; 43: 1173–1130

[1167] Rhodes A, Evans LE, Alhazzani W, Levy MM, Antonelli M, Ferrer R et al. Surviving Sepsis Campaign: International Guidelines for Management of Sepsis and Septic Shock: 2016. Intensive Care Med. 14 ed. 2017;43: 304–77

[1168] Rosner MH, Perazella MA. Acute kidney injury in patients with cancer. N Engl J Med. 2017; 376: 1770–1781

[1169] Russell JA, Walley KR, Singer J et al. Vasopressin versus norepinephrine infusion in patients with septic shock. N Engl J Med 2008;358: 877–887

[1170] Self WH, Semler MW, Wanderer JP et al. Balanced crystalloids versus saline in noncritically ill adults. N Engl J Med 2018; 378: 819–828

[1171] Semler MW, Self WH, Wanderer JP et al. Balanced crystalloids versus saline in critically ill adults. N Engl J Med 2018; 378: 829–839

[1172] Solomon R, Werner C, Mann D et al. Effects of saline, mannitol, and furosemide on acute decreases in renal function induced by radiocontrast agents. N Engl J Med 1994; 331: 1416–1420

[1173] STARRT-AKI Investigators. Timing of Initiation of Renal-Replacement Therapy in Acute Kidney Injury, Bagshaw et al. NEJM 2020; 383: 240–251

[1174] Thakar CV. Perioperative acute kidney injury. Adv Chronic Kidney Dis 2013; 20: 67–75

[1175] Thomas ME, Blaine C, Dawnay A et al. The definition of acute kidney injury and its use in practice. Kidney Int 2014; 87: 62–73

[1176] Uchino S, Doig GS, Bellomo R et al. Diuretics and mortality in acute renal failure. Critical Care Medicine. 2004; 32: 1669–77

[1177] Uchino S, Kellum JA, Bellomo R et al. Acute renal failure in critically ill patients: A multinational, multicenter study. JAMA 2005; 294: 813–818

[1178] Uchino S, Bellomo R, Morimatsu H et al. Discontinuation of continuous renal replacement therapy: A post hoc analysis of a prospective multicenter observational study. Crit Care Med 2009; 37: 2576–2582

[1179] Vincent JL. Fluid resuscitation: Colloids vs crystalloids. Acta Clin Belg 2007; 62 (Suppl 2): 408–411

[1180] Wang AY, Bellomo R. Renal replacement therapy in the ICU: Intermittent hemodialysis, sustained low-efficiency dialysis or continuous renal replacement therapy? Curr Opin Crit Care 2018; 24: 1–442

[1181] Weisbord SD, Gallagher M, Jneid Het al. Outcomes after Angiography with Sodium Bicarbonate and Acetylcysteine. N Engl J Med Society 2018; 378: 603–614

[1182] Wilhelm-Leen E, Montez-Rath ME, Chertow G. Estimating the risk of radiocontrast-associated nephropathy. J Am Soc Nephrol 2017; 28: 653–659

[1183] Zarbock A, Kellum JA, Schmidt C et al. Effect of early vs delayed initiation of renal replacement therapy on mortality in critically ill patients with acute kidney injury. JAMA 2016; 315: 2190

[1184] Zhang L, Chen Z, Diao Y et al. Associations of fluid overload with mortality and kidney recovery in patients with acute kidney injury: A systematic review and meta-analysis. J Crit Care 2015; 30: 860.e7–13

18 Wasser- und Elektrolythaushalt, Säure-Basen-Haushalt

Alexander Zarbock, Khaschayar Saadat-Gilani

18.1 Allgemeine Bemerkungen

Die adäquate Behandlung von Intensivpatienten erfordert ein Verständnis über das Zusammenspiel der einzelnen Flüssigkeitskompartimente und den Elektrolytstoffwechsel sowie der zur Therapie zur Verfügung stehenden Flüssigkeiten.

18.2 Flüssigkeitsvolumen

Der durchschnittliche Wasseranteil beträgt:

- Männer: 60 % des Körpergewichts
- Frauen 50 % Körpergewicht (mehr wasserarmes Fettgewebe)
- fällt im Alter (Verlust von wasserreichem Muskelgewebe)

Die Gesamtkörperflüssigkeit kann in zwei Hauptkompartimente unterteilt werden:

- intrazelluläres Flüssigkeitsvolumen (IZF)
- extrazelluläres Flüssigkeitsvolumen (EZF); dieses kann weiter unterteilt werden:
  - interstitielles Flüssigkeitsvolumen (ISF)
  - transzelluläres Flüssigkeitsvolumen (TZF)
  - intravasales Flüssigkeitsvolumen (IVF)

► **Intrazelluläre Flüssigkeitsvolumen.** Intrazelluläres, von Zellmembranen umschlossenes Flüssigkeitsvolumen. Differenz zwischen Gesamtkörperflüssigkeit (GKF) und extrazellulärem Flüssigkeitsvolumen (EZF). IZF 60 % der Gesamtkörperflüssigkeit oder 35 % des Körpergewichts.

► **Extrazelluläre Flüssigkeitsvolumen.** Flüssigkeitsvolumen außerhalb von Zellen. Beträgt etwa 40 % der Gesamtkörperflüssigkeit oder 25 % des Körpergewichts. Das Verhältnis von IZF zu EZF verändert sich mit akuter oder chronischer Erkrankung zugunsten des EZF.

► **Interstitielle Flüssigkeitsvolumen.** Flüssigkeitsvolumen außerhalb der Zellen, innerhalb von Gewebe, wird konzeptionell zusammengefasst mit dem transzellulären Flüssigkeitsvolumen und beträgt etwa 30 % der Gesamtkörperflüssigkeit oder 20 % des Körpergewichts.

► **Transzelluläre Flüssigkeitsvolumen.** Durch zelluläre Stoffwechselprozesse produziertes Flüssigkeitsvolumen, kumuliert in Hohlräumen (z. B. Aszites, Urin, Liquor, Flüssigkeit in Gallenblase, Augenkammer oder in Gelenken). Anteil variiert mit akuter oder chronischer Erkrankung und Vorhandensein von Ödemen oder Ergüssen.

► **Intravasale Flüssigkeitsvolumen.** Flüssigkeitsvolumen im zirkulierenden Blutkreislauf, dem Blutplasma entsprechend. Beträgt etwa 10 % der Gesamtkörperflüssigkeit und 5 % des Körpergewichts.

18.3 Regulation des Wasserhaushalts

Das antidiuretische Hormon (ADH) steuert die Einfuhr (Durstgefühl) und Ausfuhr (Urinproduktion) von Flüssigkeit und reguliert damit den Wasserhaushalt. Die ADH-Sekretion wird durch Osmorezeptoren in der Leber und dem Hypothalamus vermittelt.

Eine Plasmaosmolalität von < 280mOsm/kg führt zu ADH-Suppression und maximaler Urinverdünnung. Eine Plasmaosmolalität von > 295mOsm/kg führt zu einer maximalen ADH-Ausschüttung und einer Wasserrückresorption mittels vermehrter Translation und Bildung von Aquaphorinkanälen in den distalen Nierentubuli und Sammelrohren, was in einem maximal konzentrierten Urin resultiert. Zusätzlich triggert ADH ein stärkeres Durstgefühl.

Die Erhaltung des zirkulierenden intravasalen Volumens hat Vorrang vor der Regulation der Plasmaosmolalität. Der Verlust von etwa 30 % des IVF führt zu eine barorezeptorvermittelten starken ADH-Ausschüttung und unterdrückt temporär jeglichen osmotischen Einfluss auf die ADH-Ausschüttung.

18.4 Flüssigkeitsbedarf

Aus der täglichen Produktion von 600mOsm wasserlöslichen Stoffwechselprodukten und einer maximalen Urinkonzentration durch das Nierenparenchym von 1 200 mOsm/l resultiert eine minimale tägliche Urinproduktion von 500 ml (bei maximaler ADH-Ausschüttung).

Bei vollständiger Abwesenheit von ADH kann die Urinosmolalität auf 30mOsm fallen und die resultierende Urinausscheidung 20 l pro Tag überschreiten.

Weitere für den individuellen Tagesbedarf zu berücksichtigende Flüssigkeitsverluste: Flüssigkeitsverluste über die Haut und Atemluft (abhängig von der Umgebungstemperatur und Feuchtigkeit), Erkrankungen (Sepsis), erhöhte metabolische Aktivität und deepithelialisierte Körperoberflächen (Verbrennungen oder offene Wunden).

18.5 Elektrolythaushalt

Die Osmolalität ist abhängig von der Menge an gelösten osmotisch aktiven Partikeln pro Kilogramm (mOsm/kg). Im EZF ist Natrium das zentrale Kation und zusammen mit den für die Elektroneutralität nötigen Anionen für 86 % der Osmolalität des EZF verantwortlich.

Durch die engmaschige Kontrolle von Natrium wird nicht nur das EZF reguliert, sondern durch die resultierenden Flüssigkeitsverschiebungen auch indirekt das IZF.

Die Tonizität ist die effektive Osmolalität des EZF und davon abhängig, ob osmotisch aktive Partikel frei über die semipermeablen Zellmembranen hinweg diffundieren können (wie etwa Alkohol oder Urea) oder ob die Zellmembranen diese zurückhalten (beispielsweise für Glukose oder Mannitol). Deshalb führt die Erhöhung der Osmolalität mit letzteren Substanzen zu einer erhöhten Tonizität und somit zu einer Flüssigkeitsverschiebung, während frei bewegliche osmotische Partikel zu einer Änderung der Osmolalität führen, ohne in einer Flüssigkeitsverschiebung zu resultieren.

18.5.1 Natrium (Serum-Na^+ 135–145 mmol/l)

Natrium ist das zentrale Kation im EZF und beträgt etwa 60 mmol/kgKG, wobei 60 % frei verfügbar und 40 % im Knochen gespeichert sind. Mit der Nahrung werden zwischen 50 und 300 mmol Natriumchlorid im distalen Ileum aufgenommen. Die Ausscheidung erfolgt zu 95 % durch den Urin und die restlichen 5 % werden durch den Darm und die Haut ausgeschieden. Die Urinausscheidung von Natrium kann innerhalb von 3–4 Tagen der Zufuhr angepasst werden und kann zwischen < 1 mmol/l und > 200 mmol/l liegen.

Die Regulation erfolgt hormonell durch das Renin-Angiotensin-Aldosteron-System.

Hyponatriämie (Serum-Na^+ < 135 mmol/l)

- leichtgradige Hyponatriämie < 135 mmol/l
- mittelschwere Hyponatriämie < 130 mmol/l
- schwere Hyponatriämie < 125 mmol/l

Für die richtige Behandlung ist es hilfreich, diese weiter in folgende Gruppen zu differenzieren:
- hypertone Hyponatriämie
- isotone Hyponatriämie
- hypotone Hyponatriämie

Hypertone Hyponatriämie

Das EZF wird hyperton durch die Anwesenheit von nicht frei diffundierbaren, osmotisch aktiven Partikeln wie zum Beispiel Glukose, Mannitol, Sorbitol oder intravenöse Kontrastmittelgaben.

Die erhöhte Tonizität resultiert in einem Kompensationsversuch mittels Flüssigkeitsverschiebung vom IZF in das EZF, die zu einer Verdünnung der Natriumkonzentration im EZF führt. Die absolute Menge an Natriumionen (in mmol/kg) ist unverändert und wäre eigentlich bei normalem Gesamtkörperwasser (GKW) und normalisierter Osmolalität im Normalbereich.

Interventionen beschränken sich auf die Korrektur der zugrunde liegenden Pathologie und deren Komplikationen. Klassisch ist diese Situation bei Diabetikern mit einer akuten hyperglykämischen Entgleisung zu finden. Um die tatsächliche, korrigierte Natriumkonzentration zu berechnen und eine echte zugrunde liegende Hyponatriämie auszuschließen, gilt es 1,6 mmol/l Natriumabfall pro 100 mg/dl Plasmaglukose zu berücksichtigen [1186].

Isotone Hyponatriämie

Das Plasma besteht unter physiologischen Bedingungen aus 93 % Wasser und 7 % wasserlöslichen, festen Bestandteilen (hauptsächlich Proteine und Lipide). Pathologisch hohe Proteinplasmakonzentration (zum Beispiel bei Plasmozytomen oder Immunglobulingabe) oder hohe Lipidplasmakonzentrationen (zum Beispiel bei schwerer Hypercholesterinämie) verändern das Verhältnis zugunsten der festen Bestandteile.

Bei einigen älteren Natriumbestimmungstechniken im Labor werden die Proben erst verdünnt und die gemessene Natriummenge anschließend fälschlich auf 93 % Gesamtvolumen der Probe extrapoliert, was zu falsch-erniedrigten Natriumkonzentrationen führt. Die mathematisch kalkulierte Osmolalität

$$2 \times Na^{+} (mmol/l) + Glukose\ (mmol/l) + Harnstoff\ (mmol/l)$$

ist niedriger als die im Labor gemessene Osmolalität (erhöhte Proteinplasmakonzentration kompensiert für das erniedrigte Natrium). Diese Diskrepanz zwischen gemessener und berechneter Osmolalität ist die so genannte „osmotische Lücke".

Modernere ionenselektive Messtechniken messen in diesen Situationen korrekte Werte, da sie nicht von der Menge an festen Bestandteilen in der Probe beeinflusst werden.

Hypotone Hyponatriämie

Eine Hyponatriämie, die mit einer Erniedrigung der Osmolalität einhergeht, ist meistens mit einer Verdünnung des Plasmas assoziiert. Ein Verlust von Natriumionen ist selten der Fall. Generell gilt, dass der Verlust von 40 mmol Natrium zu einer Reduktion von 1 mmol/l in der Plasmakonzentration von Natrium führen würde, bei angenommenem gleich bleibendem Gesamtkörperflüssigkeitsvolumen.

Jedoch kann eine Hyponatriämie auch trotz vermehrter Aufnahme von Natriumionen erfolgen, wenn proportional mehr Wasser als Natrium aufgenommen wird. Das Verhältnis von Wasser- zu Natriumaufnahme hängt sowohl von der Wasserzufuhr als auch der ADH-Ausschüttung ab, welche die Urinkonzentration reguliert.

Zur Beurteilung, welche pathologischen Prozesse genau für die Entstehung der Hyponatriämie verantwortlich sein können, sind eine Evaluierung des Flüssigkeitsstatus des Patienten wichtig (hyper-, hypo- oder euvolämisch) sowie die Bestimmung der Urinosmolalität und der Natriurese als Indikatoren für eine angemessene ADH-Ausschüttung und renale Kompensationsversuche.

Hyponatriämie bei klinischer Hypervolämie

Eine Hyponatriämie aufgrund einer verstärkten Flüssigkeitsretention. Ursächlich sind chronische Erkrankungen, die initial zu intravaskulärer Hypovolämie führen und kompensatorisch über eine Aktivierung des Renin-Angiotensin-Aldosteron-Systems und der vermehrten ADH-Ausschüttung in einer Vergrößerung des EZF resultieren. Einhergehend damit kommt es zum Versuch einer renalen Kompensation mit einer verstärkten Natriumreabsorption, um die Natriumverdünnung und die damit verbundene Hyponatriämie zu minimieren (Urinnatriumkonzentration von < 30 mmol/l).

Die renale Natriumrückgewinnung kann nicht vollständig für das Volumen der Flüssigkeitseinlagerung kompensieren, allerdings ist die Aufrechterhaltung des Volumenstatus vorrangig vor der Osmoregulation und es resultiert eine permissive Hyponatriämie, die bei Patienten mit Leber- und Herzinsuffizienz als negativer prognostischer Faktor angesehen werden kann [1185].

In manchen Fällen können die Versuche der Niere, Natrium zu konservieren, beeinträchtigt werden, was sich in Urinnatriumkonzentrationen von > 30 mmol/l widerspiegelt. Ursächlich sind Erkrankungen wie Morbus Addison, Steroidmangelzustände oder iatrogen durch Thiaziddiuretikagabe.

Hyponatriämie bei klinischer Euvolämie

Unter normalen Bedingungen kann selbst eine exzessive Flüssigkeitszufuhr von bis zu 20 l pro Tag (psychogene Polydipsie) renal kompensiert werden, die minimale Urinosmolalität (in Abwesenheit von ADH) beträgt etwa 30mosm/kg und in diesen Fällen liegt die Urinosmolalität weit unter der Plasmaosmolalität.

Bei einer verminderten Aufnahme von osmotischen wirksamen Substanzen in der Nahrung (Salz, Eiweiß) in Kombination mit diesen fortlaufenden Verlusten kann es zu einem absoluten Mangel an Natrium kommen. Dies wird in der Literatur als „beer potomania" und „tea and toast syndrome" beschrieben [1191].

Ein weiterer Grund für diese Form der Hyponatriämie kann eine dysregulierte ADH-Ausschüttung sein. Ein klassisches Beispiel ist das *Syndrom der inadäquaten ADH-Ausschüttung* (SIADH, auch Schwartz-Bartter-Syndrom genannt).

Das Syndrom ist gekennzeichnet durch eine ADH-Ausschüttung in Abwesenheit von den physiologischen Triggerfaktoren wie erhöhte Plasmaosmolalität oder Hypovolämie. ADH verhindert die Ausscheidung von Wasser bei intakter Fähigkeit der Ausscheidung von Stoffwechselprodukten und Natrium. Daraus ergeben sich die diagnostischen Kriterien für dieses Syndrom:

- hypotone Hyponatriämie
- erhöhte Natriumkonzentration im Urin (> 30 mmol/l)
- Urinosmolalität größer als Plasmaosmolalität
- Ausschluss von Erkrankungen mit vermehrter ADH-Ausschüttung
- Ausschluss von Hypovolämie, Hypotension oder Medikamenten, die zu einer vermehrten ADH-Ausschüttung führen könnten

Merke

Ursachen einer inadäquaten-ADH-Ausschüttung

Erkrankungen

- kardiale Insuffizienz
- pulmonale Infekte
- Malignome mit ektoper ADH-Produktion
- neurologische Erkrankungen (traumatisch, thrombembolisch, ischämisch, infektiös)
- akute und chronische Schmerzzustände
- Hypothyreose

Medikamente

- Psychopharmaka (Antidepressiva, Antipsychotika)
- Antiepileptika
- Analgetika (Opiate, nicht steroidale Antiphlogistika [NSAR])
- ADH-Derivate (Desmopressin, Telipressin, Oxytocin)
- Antidiabetika
- Chemotherapeutika

Der resultierende Flüssigkeitsstatus hängt teilweise auch von der Dauer der zugrunde liegenden Pathologie ab. Längere Krankheitsverläufe oder verzögerte Behandlungen können aus einer initialen Euvolämie zu einer Hypovolämie oder Hypervolämie führen.

Die klinische Differenzierung, basierend auf dem Volumenstatus, wird in diesen Fällen unscharf und bedarf der Interpretation im klinischen Kontext und der Berücksichtigung der Krankheitsgeschichte des Patienten.

Hyponatriämie bei klinischer Hypovolämie

Die Hyponatriämie ist auf einen kombinierten renalen oder extrarenalen Verlust von Natrium und Wasser zurückzuführen. Für die Differenzierung der zugrunde liegenden Pathologie kann die Bestimmung der Urinnatriumkonzentration hilfreich sein.

Bei *extrarenalen* Natrium- und Flüssigkeitsverlusten ist bei intakter renaler Antwort eine zusätzliche Natriumausscheidung auf ein Minimum reduziert (Urinnatriumkonzentration < 30 mmol/l). Demgegenüber versagen bei *renalen* Ursachen der Hyponatriämie diese Natriumkonservierungsmechanismen und die Urinnatriumausscheidung ist abnormal hoch (> 30 mmol/l).

Merke

Klinische Beispiele für eine hypovolämische Hyponatriämie

extrarenale Ursachen (Urinnatrium < 30 mmol/l)

- Erbrechen und Diarrhoe
- Pankreatitis
- Ileus
- villöse Adenome
- Verbrennungen
- Hyperhidrose, exzessive Überanstrengung

renale Ursachen (Urinnatrium > 30 mmol/l)

- osmotische Diurese
- Morbus Addison/Mineralokortikoidmangel
- zerebrales Salzverlustsyndrom

Behandlung der Hyponatriämie

Die Behandlung der Hyponatriämie hat zwei Komponenten:

- Behandlung der zugrunde liegenden Erkrankung
- Kontrolle der Dynamik des Natriumanstiegs im Rahmen der Korrektur

Bei der Behandlung der Hyponatriämie im Kontext einer Hypervolämie stehen also die *Behandlung der Herz-, Nieren- oder Leberinsuffizienz* im Vordergrund sowie eine *Restriktion der täglichen Trinkmenge*. Nur in Ausnahmefällen ist der Einsatz von *Diuretika* indiziert.

Bei Präsenz einer Hypovolämie ist primär eine Volumensubstitution mit isotonischen, balancierten Infusionen notwendig, um das IVF auszugleichen und anschließend – ähnlich wie bei einer euvolämischen Hyponatriämie – eine kontrollierte Korrektur des Plasmanatriums indiziert. Unabhängig von der gewählten Therapie ist die engmaschige *Kontrolle der Plasmanatriumkonzentration* wichtig, um einen ungewollt rapiden Anstieg zu vermeiden. Ein zu rapider Anstieg der Natriumkonzentration kann ultimativ zu einer *pontinen Myelinolyse* (oder osmotischem Demyelinisationssyndrom) führen, einer letalen neurologischen Komplikation aufgrund exzessiver, osmotisch bedingter Flüssigkeitsverschiebungen, für die vor allem die basalen Zellen des Hirnstamms empfänglich sind.

Merke

Als generelle Regel gilt: Eine akute (< 48 Stunden) oder symptomatische Hyponatriämie sollte schneller korrigiert werden als eine chronische oder asymptomatische Hyponatriämie.

Das Spektrum von *Symptomen* führt über leichtgradige Beeinträchtigungen (Gangunsicherheit, Verwirrung) über mittelschwere Symptome (Übelkeit ohne Erbrechen, Kopfschmerzen) zu schweren Symptomen (Übelkeit und Erbrechen, Bewusstseinsverlust, Verlust von Muskeleigenreflexen und Krampfanfälle).

Trotz Mangels an guten randomisierten Studien besteht Konsensus darüber, dass zur Vermeidung von neurologischen Komplikationen eine Natriumkorrektur nicht mehr als 10 mmol/l/d überschreiten sollte.

Eine symptomatische Hyponatriämie stellt eine *Notfallsituation* dar und die rasche Erhöhung der Plasmanatriumkonzentration ist hier indiziert, um eine weitere Symptomverschlechterung bis zu einem Status epilepticus mit den assoziierten neurologischen Konsequenzen zu verhindern. Die Symptome scheinen hauptsächlich durch zerebrale ödematöse Veränderungen hervorgerufen zu werden und ein Plasmanatriumanstieg von 5 mmol/l scheint ausreichend zu sein, um schwere Symptome und etwaige Krampfanfälle zu terminieren [1190].

In diesen Situationen ist die Gabe von 150 ml 3 % NaCl über 20 Minuten mit anschließender Wiederholung sinnvoll, bis sich entweder eine Symptomverbesserung einstellt oder ein Anstieg der Plasmanatriumkonzentration von 5 mmol/l erreicht wurde. Aufgrund der hohen Osmolalität muss diese Flüssigkeit über einen zentralen Zugang verabreicht werden. Im Anschluss sollte auf eine Reduktion der Korrekturrate auf < 10 mmol/d geachtet werden.

Um den gesamten *Natriumbedarf* abzuschätzen, eignet sich die Formel:

$$(\text{Ziel} - \text{Na}^+ - \text{aktuelles Na}^+) \times 0,6 \times \text{kgKG}$$

Der Gebrauch von *Vasopressinrezeptor-Antagonisten* (z. B. Tolvaptan) sollte kritisch betrachtet werden. Diese Substanzen binden an die Aquaphorinrezeptoren im distalen Tubulus der Nieren und unterbinden die ADH-vermittelte Wasserausscheidung. Die natriumanhebende Wirkung ist ausgeprägt und es besteht das Risiko einer überschießenden Korrektur. Ihre Rolle im Rahmen der Behandlung der Hyponatriämie in der intensivmedizinischen Versorgung ist zum aktuellen Zeitpunkt nicht ausreichend geklärt.

18.5.2 Kalium

Die Gesamtmenge des Körpers an Kalium beträgt etwa 40 mmol/kgKG und ist das intrazellulär dominierende Kation. Damit generiert es den Großteil der intrazellulären osmotischen Wirkung. Die Zellmembran ist 20-mal permeabler für Kalium als Natrium und deshalb ist Kalium auch für die Generierung des Ruhemembranpotenzials verantwortlich. Des Weiteren ist Kalium an der Erregungsweiterleitung von Zellen beteiligt und beeinflusst zudem den Kohlenhydratstoffwechsel.

Die intrazelluläre Kaliumkonzentration wird durch die Na^+-K^+-ATPase reguliert, die dem passiven Kaliumausstrom entgegenwirkt. Eine Azidose verstärkt den Kaliumausstrom vom IZF in das EZF, während eine Alkalose den Kaliumeinstrom in die Zelle fördert und somit die Plasmakaliumkonzentration senkt. Weitere den intrazellulären Kaliumeinstrom fördernde Mechanismen sind Insulin und Beta-2-Agonisten. Durch diese Mechanismen kann die Kaliumkonzentration im Plasma auch akut gesenkt werden; siehe hierzu Kapitel Hyperkaliämie (S. 474).

Hypokaliämie (Serum-K^+ < 3,5 mmol/l)

► **Ursachen, Erkrankungsformen.** Eine Hypokaliämie kann temporär durch *intrazelluläre Verschiebung* verursacht werden. Die häufigste Ursache für eine Hypokaliämie ist aber ein *nicht kompensierter Kaliumverlust* durch den Gastrointestinaltrakt (Erbrechen, Diarrhö) oder den Urogenitaltrakt (akute tubuläre Nekrose oder Diuretikatherapie).

Eine Kombination beider Prozesse ist bei Hypokaliämien, assoziiert mit hyperglykämischen Entgleisungen, zu finden (z. B. diabetische Ketoazidose bzw. hyperglykämisches hyperosmolares Syndrom). Diese Patienten haben große Kaliumverluste durch die massive Diurese, aber zusätzlich führt die azidotische Stoffwechsellage zu einer extrazellulären Kaliumverschiebung, die das wahre Ausmaß der Hypokaliämie verschleiert.

Die Behandlung der *Hyperglykämie* sollte erst nach ausreichender Kaliumsubstitution beginnen, da mehrere Mechanismen die Hypokaliämie verschlechtern: Insulin führt zu einer vermehrten intrazellulären Kaliumaufnahme und die durch Insulin resultierende Hemmung der Ketoneogenese und die daraus resultierende Korrektur der Azidose verstärken die intrazelluläre Verschiebung und damit das Ausmaß des Kaliumabfalls.

Eine assoziierte *Hypomagnesiämie* sollte primär korrigiert werden, da die renale Kaliumreabsorption ein magnesiumabhängiger Prozess ist und andernfalls die Kaliumgabe nur zu einer vermehrten renalen Kaliumausscheidung führt und somit Korrekturversuchen entgegenwirkt.

Bei einer hauptsächlich *redistributiven Hypokaliämie* besteht bei Kaliumgabe die Gefahr einer überschießenden Hyperkaliämie. Eine intravenöse Korrektur ist hauptsächlich indiziert, wenn ursächlich ein Kaliumverlust mit signifikantem Kaliumdefizit vorliegt.

► **Symptome.** Eine *symptomatische Hypokaliämie* (K^+ < 3,0 mmol/l) führt zu generalisierter Schwäche, Depression, Ileus und ventrikulären Tachykardien. Schwerer Fälle können zu Koma, Rhabdomyolyse und Torsade-de-Pointes-Tachykardien führen. Andere, weniger spezifische EKG-Veränderungen beinhalten PR-Intervall-Verlängerungen, T-Wellen-Negativierungen und dominante U-Wellen.

► **Therapie.** Die Korrektur kann mittels *Kaliumchlorid* erfolgen, vor allem in alkalotischen Stoffwechsellagen. In einem azidotischen Kontext (z. B. bei renal-tubulärer Azidose) können auch *Kaliumazetat oder -zitrat* benutzt werden. Eine Administration sollte im Regelfall mit einer Rate von *10–20 mmol/h* erfolgen. Eine Rate von mehr als 20 mmol/h ist bei peripherer Gabe mit einem erhöhten Thrombophlebitisrisiko assoziiert und sollte deshalb über einen zentralen Zugang gegeben werden.

Um akzidenzielle Kaliumbolusgaben von mehr als 40 mmol/h zu vermeiden (Risiko von Arrhythmien und Herzstillstand), sollten intravenöse Präparationen in kleinen Volumina (10–20 mmol pro 100-ml-Flasche) oder in großer Verdünnung (60 mmol/1 000 ml) und mittels Pumpen bzw. Tropfenzähler gegeben werden, um somit kontrollierte Infusionsraten zu gewährleisten.

Merke M!

Eine Infusionsrate von mehr als 40 mmol/h sollte *nur in Ausnahmefällen* und nur unter kontinuierlichem kardialem Monitoring erfolgen. Die Veränderung der Kaliumkonzentration sollte nach 1–4 Stunden überprüft werden, da Kaliumionen wie oben beschrieben einer relevanten Umverteilung vor allem in das IZF unterliegen.

Hyperkaliämie (Serum-K^+ > 5,0 mmol/l)

► **Symptome.** Eine Hyperkaliämie führt zu Parästhesien, atonischer Paralyse, Hypotension und bradykarden Herzrhythmusstörungen.

Bei den klassischen *EKG-Veränderungen* kommt es dosisabhängig zu überhöhten, spitzen T-Wellen, abgeflachten P-Wellen, konzentrationsabhängigen PR- und QRS-Komplex-Erweiterungen, tiefen S-Wellen und bei Kaliumkonzentration > 9 mmol/l zu einer Verschmelzung von S- und T-Wellen (EKG ähnelt immer mehr einer Sinuskurve) bis hin zum ventrikulären Stillstand. Bei akutem Anstieg können auch niedrigere Konzentrationen zu Symptomen führen.

► **Therapie.** Die Behandlung beinhaltet folgende Grundsätze:

- Korrektur der zugrunde liegenden Pathologie
- Erhöhung der myokardialen Reizschwelle, ohne das Ruhemembranpotenzial zu verändern und somit Arrhythmien zu verhindern:
  - *Kalziumglukonat* 10 % 10–30 ml i. v. (Wirkbeginn: wenige Minuten, Wirkdauer: 30–60 Minuten)
- intrazellulärer Kaliumshift:
  - 20 IE *Insulin* in 200 ml 20 % Glukose über 30–60 Minuten (Senkung um etwa 1 mmol/l); Wirkbeginn: 10–20 Minuten, maximale Wirkung: 30–60 Minuten, Wirkdauer: 4–6 Stunden)
  - *Albuterol* 10–20 mg vernebeln in 5 ml NaCl 0,9 % (Senkung um etwa 1 mmol/l); Wirkbeginn: 15–30 Minuten, maximal Wirkung: 90 Minuten)
    - Vorsicht bei Patienten mit bekannter Herzkrankheit und schlechter Toleranz der beta-2-bedingten Tachykardie
    - bei koexistierender Azidose: Natriumbikarbonat 8,4 % 50–100 mmol i. v.
- Kaliumelimination:
  - Schleifendiuretika (Furosemid 40–80 mg i. v.)
  - Kationenaustauscher 60 g Resonium peroral (4 × 15 g) oder rektal (2 × 30 g) (der Einsatz und die Beimischung von Sorbitol wird aufgrund der langsamen Wirkung und des Risikos von Darmnekrosen kontrovers diskutiert)
  - Dialyse (als effektivste Methode der Kaliumelimination) [1192]

18.5.3 Kalzium

- 99 % des Kalziums sind im Knochen gebunden.
- 1 % funktionell verfügbares Kalzium im EZF (2,20–2,5 mmol/l), das in drei Formen vorliegt:
  - 40 % proteingebunden (hauptsächlich an Albumin)
  - 45 % ionisiert (1,15 mmol/l)
  - 15 % Komplexbildung mit Phosphat, Sulfat und Zitrat

Die ionisierte Form ist physiologisch aktiv und damit physiologisch relevant. Der Ionisationsgrad ist pH-abhängig. Eine Alkalose (z. B. durch Hyperventilation) führt zu einer vermehrten Proteinbindung und damit zu einer funktionellen Hypokalziämie trotz normaler Gesamtkalziumkonzentrationen.

Hypokalziämie (Gesamt-Ca^{2+} < 2,1 mmol/l, ionisiertes Ca^{2+} < 1,0 mmol/l)

Die Hypokalziämie ist abzugrenzen von einer *Pseudohypokalziämie*. Bei dieser wird aufgrund einer Hypoalbuminämie ein niedriges Gesamtkalzium gemessen, der Patient bleibt jedoch asymptomatisch, da ein normales ionisiertes Kalzium vorliegt. Deshalb ist es vorteilhaft, bei intensivpflichtigen Patienten primär das *ionisierte Kalzium* zu messen, da bei dieser Patientengruppe die Plasmaproteinkonzentration und damit die Plasmakalziumkonzentrationen stark schwanken können.

► **Ursachen einer echten Hypokalziämie.** Es gibt nicht medikamentöse und medikamentöse Ursachen (► Tab. 18.1). Erstere können nach der Aktivität der Nebenschilddrüse bzw. der Parathormonausschüttung klassifiziert werden (adäquater Anstieg als Versuch der Korrektur bzw. unangemessen niedrig oder normal).

M!

Merke

Klinische Symptome in Abhängigkeit von der Schwere der Hypokalziämie

neuromuskulär

- periorale und periphere Parästhesie
- generalisierte Myalgien
- Faszikulation, Hyperreflexie
- karpopedale Spasmen
- Verwirrung, Delirium, Psychosen
- Krampfanfälle
- intrakranielle Hypertonie
- Papillenödeme

kardial

- QT-Zeit-Verlängerung (Verlängerung der Phase 2 des myokardialen Aktionspotenzials)
- Torsade-de-Point-Tachykardie
- negative Inotropie
- Asystolie

► **Therapie.** Symptomatische Patienten sollten eine intravenöse Kalziumsubstitution erhalten. Kalziumglukonat 10 % 0,25–1,5 ml/kgKG i. v. (maximal 20 ml) als Kurzinfusion, Erhaltungsdosis: 0,01–0,03 ml/kgKG/h in 5 %iger Glukose

Tab. 18.1 Ursachen einer Hypokalziämie.

ursächlicher Mechanismus	klinisches Beispiel
niedriges Parathormon (PTH)	
primärer Hypoparathyreoidismus	Nebenschilddrüsenschädigung durch chirurgische Intervention/Resektion
	Autoimmunerkrankung
	HIV
PTH-Sekretionsstörung	Sepsis
	Hypomagnesiämie oder Hypermagnesiämie
	Angeboren
normales/niedriges PTH	
Vitamin-D-Mangel	Malabsorption, UV-Licht-Mangel
	Synthesestörung (Nierenversagen)
veränderte Proteinbindung	Alkalose
Chelatbildung/Verbrauch	akute Pankreatitis
	Hyperphosphatämie (Tumorlysesyndrom)
	Verbrauch in schwerer Koagulopathie
	osteoklastische Knochentumoren
medikamentös	Phosphate, Zitrat (Massentransfusionen, Nierenersatzverfahren), Schleifendiuretika, Glukokortikoide, Phenytoin, Phoscarnet, Bisphosphonate, Aminoglykoside, Kalzitonin, Denosumab (monoklonaler Antikörper)

Zu bedenken:

- Wirkdauer: etwa 3 Stunden, engmaschige Laborkontrolle notwendig
- Kalziumglukonat 10 % = 0,22 mmol/ml (90 mg/ml) Kalzium
- Kalziumchlorid 5,5 % = 0,5 mmol/ml, aber höheres Risiko für Gewebenekrosen bei Paravasat
- Hypomagnesiämie korrigieren, hemmt PTH-Synthese und -Effekt
- Hypo- oder Hypermagnesiämie (z. B. im Rahmen der Therapie von Eklampsie) korrigieren, hemmt PTH-Synthese und -Effekt
- zusätzliche orale Substitution 20–30 mg/kgKG (maximal 1 500 mg) pro Tag
- Kalziumkarbonat: optimale Resorption in saurem Magenmilieu, Kalziumzitrat: bei säuresuppresiver Therapie erwägen

Hyperkalziämie (Gesamt-Ca^{2+} > 2,6 mmol/l, ionisiertes Ca^{2+} > 1,5 mmol/l)

▸ **Ursachen.** Hyperkalziämische Krise assoziiert mit schweren Symptomen ist zu erwarten bei Kalzium > 3,5 mmol/l (ionisiertes Kalzium > 2,5 mmol/l). Mögliche Ursachen sind:

endokrine Ursachen

- primärer Hyperparathyreoidismus
- Thyreotoxikose
- Nebenniereninsuffizienz (Morbus Addison)

verminderte Ausscheidung

- Thiaziddiuretika
- lithiuminduzierte Nierenschädigung
- chronische Niereninsuffizienz

vermehrte Aufnahme bzw. Freisetzung
- paraneoplastische Erkrankungen
- Immobilisation
- Vitamin-A-/Vitamin-D-Toxizität
- parenterale Ernährung

► **Symptome.** Die Symptome sind dosisabhängig.
leichte Hyperkalziämie (> 2,6 mmol/l)
- Konstipation
- gastroduodenale Ulzerationen
- Polyurie
- nephrogener Diabetes Insipidus
- Nephrolithiasis, Nephrokalzinose
- renal-tubuläre Azidose Typ 1
- QT-Zeit-Verkürzung
- Knochenschmerzen

schwere Hyperkalziämie (> 3,5 mmol/l)
- Pankreatitis
- Hypertonie
- Delir bis Koma
- Bradykardien, Schenkel- und AV-Block
- Muskelschwäche

► **Therapie**
- Kalziumverdünnung durch Rehydration und Forcierung der renalen Kalziumexkretion:
  - Korrektur der Hypovolämie durch isotone NaCl-Lösung (5–10 ml/kgKG/h)
- Reduktion der Kalziumfreisetzung durch Osteoklastenhemmung:
  - Kalzitonin (4 IE/kgKG s. c./i. m. 12-stündlich)
  - Bisphosphonate meist nur für malignombedingte Langzeitbehandlung, selten in der Akutbehandlung notwendig
- Reduktion der Kalziumabsorption im Magen-Darm-Trakt:
  - Hydrokortison 100 mg i. v. 12-stündlich
- Reduktion der Kalziumrückresorption in der Niere:
  - Furosemid 40–80 mg iv.
- Kalziumelimination aus dem Plasma:
  - Dialyse mit kalziumfreiem Dialysat

18.5.4 Phosphat

- 85 % sind in Knochen und organischen Molekülen gebunden und stehen somit für physiologische Prozesse nicht zur Verfügung.
- 15 % befinden sich vorwiegend intrazellulär, fungieren als Puffer oder sind an der ATP-Synthese (ATP: Adenosintriphosphat) beteiligt.
- Von der kleinen im Blut befindlichen Fraktion sind nur 50 % ionisiert und somit physiologisch aktiv.
- Normalwert: 0,8–1,6 mmol/l

Hypophosphatämie (Serum-PO_4^3 < 0,8 mmol/l)

► **Ursachen.** Die Ursachen lassen sich in 3 Gruppen gliedern:
intrazelluläre Umverteilung
- Vermehrter Kohlenhydratstoffwechsel oder Insulinzufuhr (Refeeding-Syndrom bei Beginn der parenteralen Ernährung bei mangelernährten Patienten)
- Hungry-Bone-Syndrom nach Parathyreoidektomie, leukämische Blastenkrise

verminderte Einnahme
- parenterale Ernährung, Mangelernährung (Vitamin-D-Mangel, Alkoholismus), übermäßige orale Kalziumeinnahme

vermehrte Ausscheidung
- renale Ursachen (hyperglykämische osmotische Diurese, renal-tubuläre Azidose, Hyperparathyreoidismus)
- nicht renale Ursachen (Diarrhö, Hämodialyse, Verbrennungen, Pankreatitis)

► **Symptome.** Die Symptome treten spät auf (< 0,3 mmol/l) (► Tab. 18.2).

► **Therapie.** In symptomatischen Fällen 0,03 mmol Phosphat/kgKG/h i. v. (maximal 1 mmol Phosphat/kgKG/24h)

Cave

Bei hohen Plasmaphosphatkonzentrationen kann es zu Kalziumphosphatausfällungen im Gewebe kommen. (Kalzium- und phosphathaltige Flüssigkeiten sind aus demselben Grund nicht mischbar.) In asymptomatischen Fällen ist eine orale Substitution vorzuziehen.

Bei eingeschränkter Nierenfunktion ist eine engmaschige Laborkontrolle erforderlich.

Tab. 18.2 Symptome der Hypophosphatämie.

betroffenes Organsystem	klinische Präsentation
neurologisch	Verwirrtheit, Delirium, Krampfanfälle, Koma, erhöhtes Risiko für osmotische Demyelinisierung
muskulär	proximale betonte Schwäche, Rhabdomyolyse, respiratorische Insuffizienz, Dysphagie, paralytischer Ileus
kardiovaskulär	Kardiomyopathie, Kontraktilitätsverschlechterung, Reduktion der kardialen Arrhythmieschwelle
hämatologisch	erhöhtes Hämolyserisiko durch verminderte Deformierbarkeit der Erythrozytenmembran, Linksverschiebung der O_2-Dissoziationskurve (2,3-Diphosphorglycerat-Mangel)
	Leukozytendysfunktion, Thrombozytopenie
hepatisch	hepatozelluläre Schädigung (erhöhte Transaminasen)

Hyperphosphatämie (Serum-PO_4^{3-} > 1,7 mmol/l

Ursächlich ist eine Störung der Balance von Zufuhr, intrazellulärer Freisetzung und (hauptsächlich) renaler Elimination.

Zufuhr
- exzessive intravenöse Substitution
- parenterale Ernährung
- Laxanzien, Einläufe
- Vitamin-D-Toxizität

zelluläre Freisetzung
- Rhabdomyolyse
- Tumorlysesyndrom
- intravasale Hämolyse
- Sepsis
- Hypothermie
- Bisphosphonattherapie

verminderte Elimination
- akute/chronische Niereninsuffizienz
- Hypoparathyreoidismus
- Akromegalie (vermehrte renale Rückresorption durch Wachstumshormon)

Eine Hyperphosphatämie führt zu einer vermehrten Bildung von Kalziumphosphatkomplexen. Die Ablagerung dieser Komplexe führt zu einer direkten Organschädigung (in chronischen Fällen zu Schlaganfällen, myokardialen Infarkten, embolischen Gefäßverschlüssen). Das bei der Komplexbildung verbrauchte Kalzium führt zu den Symptomen einer Hypokalziämie (Ausnahme: Vitamin D führt zu kombinierter Hyperphosphatämie und Hyperkalziämie).

- durch *Kalziumphosphatkomplex* bedingt: Phosphatnephropathie, Chondroatropathien, kardiale Klappenverkalkungen, myokardiale Kalzifikation
- durch *Hypokalziämie* bedingt: Tetanie, Spasmen, Verwirrung, Koma, Osteoporose; siehe hierzu Kapitel Hypokalziämie (S. 475)

► **Therapie**
- Behandlung der zugrunde liegenden Pathologie
- Reduktion der Phosphatzufuhr
- Förderung der renalen Ausscheidung durch Gabe von NaCl 0,9 % und Furosemid
- Bei terminaler Niereninsuffizienz sollte eine Hämodialyse in Erwägung gezogen werden.
- Kalziumazetatabletten zur Korrektur der Hypokalziämie und reaktiven Phosphatsenkung

18.5.5 Magnesium

Die Regulation von Plasmamagnesium geschieht hauptsächlich renal. Die Resorption geschieht im Gegensatz zu den meisten anderen Elektrolyten nicht im proximalen Tubulus, sondern passiv im aufsteigenden Teil der Henle-Schleife. Eine zu hohe Plasmakonzentration hemmt hier die Reabsorption und führt zu vermehrter Magnesiumausscheidung.

Hypomagnesiämie (Serum-Mg^{2+} < 0,7 mmol/l)

▶ **Ursachen, Auswirkungen.** Ein Magnesiummangel ist prinzipiell auf eine verminderte Zufuhr oder eine vermehrte Ausscheidung zurückzuführen. Eine Hypomagnesiämie ist häufig mit einer Hypokaliämie und einer Hypokalziämie assoziiert.

Pathophysiologisch führt ein Magnesiummangel zu einer verstärkten Kaliumsekretion in den dicken aufsteigenden Teilen der Henle-Schleife und den Sammelrohren (Renal Outer Medullary K + channel[ROMK]-Rezeptor) vermittelt. Die Ursache der assoziierten Hypokalziämie ist die gestörte Sekretion von Parathormon, (cAMP-abhängiger Prozess, der zur Synthese Magnesium benötigt; cAMP: zyklisches Adenosinmonophosphat).

Magnesium ist an der Funktion von multiplen Enzymsystemen beteiligt und neben der Synthese von cAMP auch verantwortlich für die normale Funktion der Na^+-K^+-ATPase. Letzteres erklärt die Arrhythmieneigung und Digitalistoxizität, assoziiert mit einem Magnesiummangel.

Eine Studie von 1993 zeigte, dass Magnesiummangel bei Aufnahme auf die Intensivstation mit einer Verdoppelung der Mortalität assoziiert war, jedoch hatte die Korrektur keinen Einfluss auf die Mortalität [1188].

vermehrte Ausscheidung

- renal:
  - renal-tubuläre Azidose
  - Thiazid und Schleifendiuretika
  - Medikamente: Aminoglykoside, Amphotericin, Ciclosporin,
  - Hyperaldosteronismus/Conn-Syndrom
- gastrointestinale Verluste:
  - Diarrhö, Fisteln,
  - Pankreatitis
  - kontinuierliche Magensaftdrainage

verminderte Aufnahme

- Mangelernährung, Alkoholismus
- gestörte Absorption (Kurzdarmsyndrom, Zöliakie)
- prolongierte Nüchternheit
- inadäquate Anreicherung in parenteraler Ernährung

▶ **Symptome.** Die klinischen Symptome ähneln den Symptomen der Hypokalziämie und Hypokaliämie:

- *neurologisch*: Verwirrung, Delirium, Koma, Krampfanfälle
- *muskulär*: Tetanie, Hyperreflexie
- *kardiovaskulär*: QRS-Komplex-Erweiterung, PR-Intervall-Verlängerung, T-Wellen-Erhöhung, Tachyarrhythmien (VT und VF), Vasospasmen, Angina pectoris
- *biochemisch*: Hypokaliämie (refraktär, wenn Magnesium nicht normalisiert wird siehe oben), Hypokalziämie, niedriges Parathormon (trotz Hypokalziämie), niedriges Vitamin D

▶ **Therapie**

- Behandlung der zugrunde liegenden Erkrankung
- parenterale Substitution: (Vorsicht vor iatrogener Hypermagnesiämie bei Niereninsuffizienz, Magnesiumelimination erfolgt hauptsächlich renal) EKG-Kontrolle und engmaschige Serum Kontrolle notwendig
- parenteral 1–2 mmol/kgKG/24 h (maximal 4 mmol/h und 100 mmol/Tag)
- enteral 20–50 mmol/d

Hypermagnesiämie (Serum-Mg^{2+} > 2 mmol/l)

▶ **Ursachen.** Eine Hypermagnesiämie ist üblicherweise mit einer *vermehrten Magnesiumzufuhr* (für Tokolyse, Behandlung einer (Prä-)Eklampsie, Laxanzieneinnahme) oder mit Nierenversagen (einziger Regulationsmechanismus für die Magnesiumhomöostase) assoziiert.

In seltenen Fällen sind *endokrinologische Probleme* ursächlich wie zum Beispiel diabetische Ketoazidose, Hyperparathyreoidismus (vermehrte tubuläre Reabsorption).

▶ **Symptome.** Die Symptome sind dosisabhängig:

- 0,7–2,0 mmol/l:
  - physiologische Plasmakonzentration, antiarrhythmische Wirkung
- 2,0–3,5 mmol/l:
  - therapeutischer Bereich für antikonvulsive Therapie bei (Prä-)Eklampsie
  - generalisierte Muskelschwäche, Hyporeflexie, Übelkeit, Müdigkeit
- 3,5–5,0 mmol/l:
  - Areflexie, Bradykardie, Hypotonie, Somnolenz, Hypokalziämie (Hemmung von Parathormon), Ileus
- 5,0–8,0 mmol/l:
  - respiratorische Insuffizienz (durch Beeinträchtigung der Atemmuskulatur)
  - Apnoe, Koma, Krampfanfälle, parasympathische Blockade, AV-Überleitungsstörung

- 8,0–10,0 mmol/l:
  - Asystolie

▶ **Therapie.** Die Therapie beinhaltet folgende Maßnahmen:
- Die Therapie beinhaltet das Stoppen der Magnesiumzufuhr.
- bei lebensbedrohlicher kardialer Toxizität: Kalziumglukonat 10 % 10 ml über 2–3 Minuten
- forcierte Diurese mit Vollelektrolytlösungen und Furosemid
- Hämodialyse (cave: magnesiumfreies Dialysat)

18.6 Säure-Basen-Haushalt

18.6.1 Grundlagen

Normwerte
- pH: 7,36–7,44
- arterieller Sauerstoffpartialdruck (paO_2): 75–98 mmHg)
- arterieller Kohlendioxidpartialdruck ($paCO_2$): 36–44 mmHg)
- Bikarbonat (HCO_3^-): 22–26 mmol/l
- Base Excess (BE): 0 ±
- Anionenlücke: 8–16
- alveolo-arterielle Sauerstoffpartialdruckdifferenz ($AaDO_2$): < 20 mmHg)

Die Zufuhr von geringeren Mengen von Säuren oder Basen führt unter physiologischen Bedingungen kaum zu einer Veränderung des pH-Wertes, da diese von mehreren kooperierenden Pufferungsmechanismen abgefangen werden. Die Hauptpuffersysteme sind der Bikarbonat-, der Phosphat- und der Proteinatpuffer, wobei der Bikarbonatpuffer mit über 50 % die größte Pufferkapazität im Blut besitzt.

Kompensationsmechanismen
- respiratorisch: $paCO_2$-Anpassung durch Regulation von Atemminutenvolumen (Hyperventilation/Hypoventilation)
- renal: Wasserstoffausscheidung, HCO_3^--Rückabsorption

grundlegendes Prinzip
- Metabolische Störungen werden respiratorisch kompensiert.
- Respiratorische Störungen werden metabolisch kompensiert.

> **Cave**
>
> Die physiologische Kompensation überschießt üblicherweise nicht. (Bei der Kompensation einer Azidose kommt es zu keiner überschießenden respiratorischen Alkalose und vice versa).

Systematische Analyse der Säure-Basen-Störung

1. Deutet der pH-Wert bzw. der Standard Base Excess (SBE) auf eine Azidose oder Alkalose hin?
2. Ist pCO_2 verantwortlich für pH-Verschiebung oder den Versuch zu kompensieren?
3. Ist die physiologisch erwartete Kompensation adäquat oder liegt ein zusätzliches Problem vor?
4. Ist bei metabolischer Pathologie eine Anionenlücke nachweisbar?
5. Weist das Deltaverhältnis auf eine zusätzliche Pathologie hin?
6. Welche Pathologie ist bei erhöhter Anionenlücke (AL) verantwortlich?
7. Weist eine osmotische Lücke auf nicht gemessene Toxine/Alkohole hin?
8. Ist bei metabolischer Azidose mit normaler AL die Urin-AL hinweisend auf eine renale oder eine nicht renale Ursache?

Bestimmung der zugrunde liegenden Störung

Siehe ▶ Tab. 18.3

Bestimmung einer gemischten Störung (Boston-Regeln)

Sie gelten, wenn das *aktuelle* HCO_3^- maschinell bestimmt wird.
- *erwarteter $paCO_2$ bei metabolischer Azidose:*
  - Plasma $([HCO_3^-] \times 1{,}5) + 8 = paCO_2$
- *erwarteter $paCO_2$ bei metabolischer Alkalose:*
  - Plasma $([HCO_3^-] \times 0{,}7) + 20 = paCO_2$

Sollte das tatsächliche CO_2 höher oder niedriger sein als der kalkulierte Wert, weist dies auf eine mögliche zusätzliche respiratorische Azidose oder Alkalose hin.

Da die Niere innerhalb von 48 Stunden die Reabsorption von HCO_3^- herauf- und herabregulieren

Tab. 18.3 Bestimmung der zugrunde liegenden Säure-Basen-Störung.

Störung	HCO_3^-	$paCO_2$
Azidose (pH ↓)		
metabolische Azidose	ursächlich ↓	kompensatorisch ↓
respiratorische Azidose	kompensatorisch ↑	ursächlich ↑
Alkalose (pH ↑)		
metabolische Alkalose	ursächlich ↑	kompensatorisch ↑
respiratorische Alkalose	kompensatorisch ↓	ursächlich ↓

HCO_3^-: Bikarbonat, $paCO_2$: arterieller Kohlendioxidpartialdruck

kann, muss zwischen akuten und chronischen respiratorischen Störungen unterschieden werden.

- Akute respiratorische Azidose: Für jede *10-mmHg-Erhöhung* des $paCO_2$ sollte sich das HCO_3^- um *1 mmol/l* erhöhen.
- Chronische respiratorische Azidose: Für jede *10-mmHg-Erhöhung* des $paCO_2$ sollte sich das HCO_3^- um *4 mmol/l* erhöhen.
- Akute respiratorische Alkalose: Für jede *10-mmHg-Erhöhung* des $paCO_2$ sollte das HCO_3^- um *2 mmol/l* sinken.
- Chronische respiratorische Alkalose: Für jede *10-mmHg-Erhöhung* des $paCO_2$ sollte das HCO_3^- um *5 mmol/l* sinken [1187].

Bestimmung einer gemischten Störung (Copenhagen-Regeln)

Sie gelten, wenn das *Standard* HCO_3^- maschinell bestimmt wird.

In diesem Fall kann mit dem Standard Base Excess gerechnet werden. Eine akute respiratorische Störung verändert den SBE nicht.

- *Chronische respiratorische Störung*: Für jede Veränderung des $paCO_2$ verändert sich den SBE um 0,4.
  - SBE = 0,4 × (40 – $paCO_2$)
- *Metabolische Azidose*: Die respiratorische Kompensation ist proportional zu der Veränderung des SBE.
  - erwartetes CO_2 = 40 + (1,0 × SBE)
- *Metabolische Alkalose*: Die respiratorische Kompensation ist proportional zu 0,6-mal der Veränderung des SBE.
  - erwartetes CO_2 = 40 + (0,6 × SBE) [1189]

Bestimmung der Anionenlücke

Die Elektroneutralität fordert, dass die Konzentration aller Plasmakationen und -anionen gleich sein muss.

Definition

Die Anionenlücke (AL) ist definiert als die kalkulierte Differenz zwischen Plasmakationen und Plasmaanionen.

Die routinemäßig bestimmten Kationen Na^+ und K^+ und die Anionen HCO_3^- und Cl^- machen etwa 85 % der geladenen Ionen in der extrazellulären Flüssigkeit aus. Die übrigen 15 % sind nicht routinemäßig bestimmte Anionen im Plasma (unter anderem Phosphat, Laktat, Harnstoff und Sulfat). Kalium wird nicht berücksichtigt, da der Wert relativ klein und üblicherweise konstant ist.

$$AL = [Na^+]-[HCO_3^-]-[Cl^-] = 8\text{–}16\ \text{mmol/l}$$

Eine normale AL weist auf Chlorid- und HCO_3^--Verschiebungen als Ursache der metabolischen Azidose hin.

Eine erhöhte AL weist auf nicht routinemäßig gemessene Anionen als Ursache der metabolischen Azidose hin (z. B. Laktat, Ketone, Metaboliten toxischer Alkohole).

Cave: Albumin ist ein Anion und im Fall einer Hypoalbuminämie muss die AL dafür korrigiert werden: AL + [2,5 × (4 – Albumin in g/dl)]

Prinzipiell gilt: Jede Abweichung der Anionenlücke sollte mit einer proportionalen Abweichung in der HCO_3^--Konzentration einhergehen. Falls nicht, kann dies auf eine zusätzliche Pathologie hinweisen, die zu einer zu starken oder nicht ausreichenden HCO_3^--Verschiebung geführt hat. Das Deltaverhältnis:

$$\frac{\text{Verschiebung der AL (von Normwert 12)}}{\text{Verschiebung von } HCO_3^- \text{ (von Normwert 22)}}$$

- < 0,4: isolierte metabolische Azidose mit normaler Anionenlücke
- 0,4–0,8: metabolische Azidose mit Komponenten sowohl normaler als auch erhöhter Anionenlücke
- 0,8–2,0: reine metabolische Azidose mit erhöhter Anionenlücke
- > 2,0: metabolische Azidose mit erhöhter Anionenlücke und präexistierender metabolischer Alkalose

Die Analyse des Deltaverhältnisses ist hilfreich, um Mischbilder zu identifizieren, sollte aber unter Berücksichtigung der Krankengeschichte und im klinischen Kontext interpretiert werden.

Bestimmung der osmotischen Lücke

Die Plasmaosmolalität wird hauptsächlich durch Glukose, Natrium und korrespondierende Anionen (vereinfacht $2 \times Na^+$) sowie Harnstoff generiert. Ein Unterschied (> 10 mosmol) zwischen der mathematisch kalkulierten und der laborchemisch bestimmten Osmolarität wird osmotische Lücke (OL) genannt und ist hinweisend auf eine unbekannte, osmotisch aktive, aber nicht routinemäßig bestimmte Substanz im Blut.

$$\text{Osmolarität (mosmol/kg)} = 2 \times Na^+ \text{(mmol/l)} + \text{Glukose (mmol/l)} + \text{Harnstoff (mmol/l)}$$

oder

$$\text{Osmolarität (mosmol/kg)} = 2 \times Na^+ \text{(mmol/l)} + \text{Glukose (mg/dl)}/18 + \text{Harnstoff (mg/dl)}/6$$

18.6.2 Säure-Basen-Haushalt im Detail

Metabolische Azidose

▸ **klinische Zeichen.** Infolge der Effekte der pH-Verschiebung auf enzymatische Prozesse und Toxizität der einzelnen Anionen oder Säuren

kardial

- verminderte myokardiale Kontraktilität, systemische arterielle Vasodilatation bei gleichzeitiger, peripherer venöser Vasokonstriktion, Zentralisation des Blutvolumens
- Erniedrigung des Herzzeitvolumens, Organperfusion und arteriellem Blutdruck
- Erhöhung des pulmonal vaskulären Widerstands
- Prädisposition für Arrhythmien (bis zu Kammerflimmern)

respiratorisch

- Tachypnoe, beschleunigte Ermüdbarkeit der Atemmuskulatur

neurologisch

- beeinträchtigter Hirnmetabolismus, Dämpfung des zentralen Nervensystems: Bewusstseinsstörung bis zu Koma, Erhöhung des intrazerebralen Hirndrucks (arterielle Vasodilatation bedingt)

metabolisch

- Beeinträchtigung enzymatischer Prozesse (z. B. Na^+-K^+-ATPase), Vermehrte proinflammatorische Zytokinfreisetzung, vermehrte Katecholaminfreisetzung bei verminderter Ansprechbarkeit von Katecholaminrezeptoren
- vermehrte Hyperkaliämie durch intrazelluläre Kaliumverschiebung in das Plasma
- katabole Stoffwechsellage mit Hyperglykämie durch Hemmung der Glykolyse, Insulinresistenz mit reduzierter zellulärer Glukoseaufnahme
- verminderte ATP-Synthese bei erhöhtem ATP-Bedarf, verminderte 2,3-DPG-Synthese und Rechtsverschiebung der O_2-Bindungskurve
- Osteoporose und Muskelatrophie

▸ **Diagnostik.** arterielle Blutgasanalyse, Bestimmung der Anionenlücke

Merke

M!

Metabolische Azidose:
mit normaler Anionenlücke (hyperchlorämische Azidose): 8–16 mmol/l
Bedingt durch HCO_3^--Verlust:

- gastrointestinal bedingt:
  - Diarrhö
  - Ileostoma, Ureteroenterostomie
  - Dünndarm- oder Pankreasfisteln
- renal bedingt:
  - Therapie mit Acetazolamid
  - renal-tubuläre Azidose (Typ II proximal, mangelnde HCO_3^--Reabsorption)
  - renal-tubuläre Azidose (Typ I und IV mangelnde distale H^+-Sekretion)
  - Hypoaldosteronismus

Bedingt durch Säurebildung, Säurezufuhr:

- iatrogene parenterale Natriumchlorid-Überladung
- exzessive parenterale Ernährung

Die Bestimmung der *Anionenlücke im Urin* hilft, zwischen renalen und nicht renalen Ursachen zu differenzieren:

$$AL = [Na^+] + [K^+] - [Cl^-]$$

- Eine *negative* Anionenlücke (mehr Chlorid als Natrium und Kalium im Urin) weist auf die Präsenz eines nicht gemessenen Kations (Harnstoff) hin → normale Reaktion der Niere auf Azidose, renal-tubuläre Azidose unwahrscheinlich, Ursache im Magen-Darm Trakt suchen
- Bei *positiver* Anionenlücke im Urin (mehr Natrium und Kalium als Chlorid) im Kontext einer metabolischen Azidose besteht wahrscheinlich renales Problem.

Merke

M!

Metabolische Azidose:
mit erhöhter Anionenlücke (> 12 mmol/l) durch Säurezufuhr

- Ketoazidose:
  - hungerbedingte katabole Stoffwechsellage, Alkoholismus, diabetische Ketoazidose, hyperosmolares Koma
- Laktatazidose:
  - Typ-A-Hypoperfusion/Hypoxämie
  - Typ-B1-bedingt durch zugrunde liegende Erkrankungen
  - Typ-B2-bedingt durch Medikamente/Toxine (Linezolid, Metformin, hochaktive antiretrovirale Therapie [HAART], Salizylatintoxikation
- 5-Oxoprolin-Azidose/Pyroglutaminsäure:
  - Paracetamol, Flucloxacillin
- urämische Azidose
- Alkoholintoxikation (erhöhte Anionenlücke *und* osmotische Lücke)
- Ethanol:
  - Anionenexzess durch Laktatbildung
- Methanol:
  - Anionenexzess durch Bildung von Ameisensäure
- Ethylenglykol (Frostschutzmittel):
  - Anionenexzess durch Bildung von Oxalessigsäure und Laktat

► **Therapie**

- Behandlung der zugrunde liegenden Ursache
- *Alkalisierende Maßnahmen* (z. B. HCO_3^-, Tris[hydroxymethyl]-aminomethan [TRIS]) sind selten indiziert und bergen das Risiko einer intrazellulären Azidose (vor allem bei rascher Infusion). Jedoch kann dies bei schwerer metabolischer Entgleisung (pH < 7,15) und Patienten mit schlechter Toleranz für eine pulmonale Vasokonstriktion (bekannte pulmonale Hypertension) oder Reduktion der Arrhythmieschwelle oder myokardialer Kontraktilität (koronare Herzkrankheit) in Betracht gezogen werden.

Metabolische Alkalose

► **klinische Zeichen.**

kardial

- systemische arterielle Vasokonstriktion, verminderte koronare Perfusion bis zu koronarer Ischämie, Erniedrigung der Organperfusion, Prädisposition für ventrikuläre und supraventrikuläre Arrhythmien (verstärkt durch resultierende Hypokaliämie)

respiratorisch

- Isoliert resultiert eine pulmonale Vasodilatation zu einer Reduktion des pulmonal-vaskulären Widerstands, aber die resultierende, kompensatorische Bradypnoe zur CO_2-Erhöhung (potenziell bis zur Hypoämie) kann zu einer Erhöhung des pulmonal-vaskulären Widerstands führen. Bradypnoe zur CO_2-Erhöhung potenziell bis zur Hypoxie, Erhöhung des pulmonal-vaskulären Widerstands, Linksverschiebung der O_2-Bindungskurve (verschlechterte periphere O_2-Abgabe)

neurologisch
- verminderter arterieller zerebraler Blutfluss, intrazerebraler Druckabfall (Bewusstseinsstörung bis zu Koma)

metabolisch
- beschleunigte anaerobe Glykolyse und Produktion von organischen Säuren
- Hypokaliämie mit Verschiebung von extrazellulärem Kalium nach intrazellulär (Symptomen der Hypokaliämie)
- verminderter Anteil des ionisierten/freien Kalziums im Plasma (Symptome der Hypokalziämie), Hypomagnesiämie und -phosphatämie

► **Diagnostik.** arterielle Blutgasanalyse, Bestimmung der renalen Chloridausscheidung (gastrointestinale oder renale Ursache der Subtraktionsalkalose)
- Additionsalkalose durch HCO_3^--Zufuhr:
  - Metabolismus von endogenen Ketonen (Erholung von Hunger bzw. kataboler Stoffwechsellage)
  - Erholung von einer respitatorischen Azidose (noch hochreguliertes HCO_3^- unter Wegfall der respiratorischen Komponente)
  - exogene Zufuhr von Zitrat (Antikoagulation bei Nierenersatzverfahren), HCO_3^-, Laktat
- Subtraktionsalkalose durch Säureverlust:
  - Verlust von Magensekret (Magensonde oder wiederholtes Erbrechen)
  - diuretikabedingte Hypokaliämie (renale Retentionsversuche durch vermehrte Wasserstoffausscheidung)
  - renaler Mineralokortikoideffekt (distal tubuläre Wasserstoff-/Kaliumausscheidung)

Metabolische Alkalosen werden sehr schnell durch ausgeprägte renale HCO_3^--Ausscheidung kompensiert; deshalb bedarf eine persistierende metabolische Alkalose zusätzlicher pathologischer Erhaltungsprozesse, um diesen Korrekturversuchen zu widerstehen:
- Hypochlorämie
- Hypokaliämie
- Hypomagnesiämie
- endogene oder iatrogene Zufuhr von Mineralokortikoiden
- Hypovolämie (normale HCO_3^--Menge in akut reduziertem Verteilungsvolumen)

► **Therapie**
- Behandlung der zugrunde liegenden Ursache
- keine Zufuhr von HCO_3^- oder dessen metabolischen Substraten (Ketone, Zitrat, Laktat)
- Korrektur einer Hypovolämie mit 0,9 % NaCl (Zielwert: 50–100 ml/h, positive Flüssigkeitsbilanz)
- Bei schwerer metabolischer Entgleisung (pH > 7,6) und Hypervolämie (z. B. bei Nierenversagen) bietet sich eine *Hämodiafiltration* zur schnellen Korrektur an.
- Selten ist die Gabe von Acetazolamid (250–375 mg p. o. oder i. v. 1- bis 2-mal täglich) nötig.

Respiratorische Azidose

► **klinische Zeichen.**
kardial
- erhöhte sympathische Aktivität mit erhöhtem Herzzeitvolumen und arteriellem Blutdruck, periphere Vasodilatation

respiratorisch
- pulmonale Vasokonstriktion, Stimulus für Atemantrieb (bis etwa 65 mmHg), dann Beginn von CO_2-bedingter neurologischer Eintrübung

neurologisch
- intrazerebrale Druckerhöhung durch Vasodilatation, Kopfschmerz, Koma, Reduktion der Krampfschwelle

metabolisch
- kompensatorische renale HCO_3^--Erhöhung, Hypochlorämie durch Aufnahme vom Cl- in die Erythrozyten im Austausch für HCO_3^- (Hamburger-Shift)

► **Diagnostik.** arterielle Blutgasanalyse, Bestimmung von CO_2 und HCO_3^- zur Differenzierung von akutem und chronischem Prozess

► Tab. 18.4 zeigt die Ursachen einer Hyperkapnie.

Tab. 18.4 Respiratorische Azidose: Ursachen einer Hyperkapnie.

Ursache der Hyperkapnie	möglicher klinischer Mechanismus
vermehrte CO_2-Gehalt in Atemluft	defekter CO_2-Absorber im Beatmungssystem
	Kapnoperitoneum bei laparoskopischen Eingriffen
alveoläre Hypoventilation	bei Apnoe 3 mmHg CO_2-Anstieg/min
	Verlust von Atemantrieb (medikamentös, toxisch, neurologische Störung, Koma)
	Ermüdung der Atemmuskulatur, neuromuskuläre Störung (Asthma bronchiale), neuromuskuläre Erkrankungen (Guillain-Barré-Syndrom [GBS])
	restriktive Behinderung von Lunge oder Brustkorb (Rippenserienfraktur)
	Atemwegsverlegung
	mechanische Hypoventilation bei Beatmungspflichtigkeit
vermehrte CO_2-Produktion bei erhöhtem Metabolismus	maligne Hyperthermie
	Hyperthyreose
	Phäochromozytom
	Sepsis
	Epilepsie
Gasaustauschstörung	fortgeschrittene Lungenerkrankung mit Diffusionsstörung (erniedrigter CO-Transferfaktor [TLCO])

▶ **Therapie**
- Korrektur der zugrunde liegenden Pathologie
- mechanische Beatmung mit ausreichendem Atemminutenvolumen
- Cave: Bei chronischer und kompensierter respiratorischer Alkalose (mit HCO_3^--Erhöhung) resultiert eine Korrektur der respiratorischen Komponente zu einer metabolischen Alkalose.
- eventuell mit Chloridzufuhr oder Acetazolamid (250–375 mg p. o. oder i. v. 1- bis 2-mal täglich) die renale HCO_3^--Ausscheidung fördern

Respiratorische Alkalose

▶ **klinische Zeichen.**

kardial
- erhöhte Arrhythmieneigung, Reduktion von Herzzeitvolumen, periphere Vasokonstriktion

respiratorisch
- Hemmung des Atemantriebs, pulmonale Vasodilation

neurologisch
- verminderte intrazerebrale Durchblutung, Kopfschmerz, Koma

metabolisch
- Hypokalziämie mit Parästhesie und erhöhter Neigung zu Spasmen

▶ **Diagnostik.** arterielle Blutgasanalyse, Bestimmung von CO_2 und HCO_3^- zur Differenzierung von akutem und chronischem Prozess

▶ Tab. 18.5 zeigt die Ursachen einer respiratorische Alkalose.

▶ **Therapie**
- Korrektur der zugrunde liegenden Pathologie
- selten akute Intervention notwendig, da meist asymptomatisch und schnelle Korrektur nach Behandlung der zugrunde liegenden Ursache
- Bei primär psychogenen Ursachen kann Sedierung oder CO_2-Rückatmung erwogen werden, wenn nicht spontan terminierend.
- Optimierung der mechanischen Beatmung mit angepassten Atemminutenvolumen

Tab. 18.5 Ursachen einer respiratorische Alkalose.

Ursache der Hypokapnie	klinisches Beispiel
Stimulation sensorischer pulmonaler Rezeptoren	Pneumonie
	Asthma
	Lungenödem
	Lungenarterienembolie
Stimulation des Atemzentrums	traumatische Hirnschädigung
	Hypoxie
	Salizylatvergiftung
	Schwangerschaft
	chronische Lebererkrankung
	mechanische Hyperventilation bei Beatmungspflichtigkeit
psychogen	Angststörung, Stress, Schmerz

18.7 Gastransport im Blut

18.7.1 Physiologische Grundlage

Gase können im Blut physikalisch und chemisch gebunden werden. Der *physikalisch* gebundene Anteil ist von den Eigenschaften des Gases und der Flüssigkeit abhängig (Löslichkeitskoeffizient). Die Konzentration des physikalisch im Blut gelösten Gases ist proportional zum Partialdruck des Gases über der Flüssigkeitsschicht (Henry-Dalton-Gesetz).

Der *chemische* gebunden Anteil hängt von den speziellen Eigenschaften des Hämoglobinmoleküls ab.

18.7.2 Sauerstoff

Nur 1–1,5 % des im Blut transportierten Sauerstoffs sind physikalisch gelöst, diese sind aber für den in der Blutgasanalyse bestimmten Partialdruck verantwortlich. Der Hauptanteil des Sauerstoffs wird an Hämoglobin gebunden transportiert. Die *Menge an transportiertem Sauerstoff* lässt sich aus folgenden Informationen berechnen:

- Hämoglobinkonzentration
- O_2-Bindungskapazität von 1 g Hämoglobin (Hüfner-Zahl, 1,34 ml/g)
- Anteil des mit O_2-gesättigten Hämoglobins
- physikalisch im Blut gelöste O_2-Menge

kalkulierte Gesamt-O_2-Menge im Blut (chemisch + physikalisch):

$$1{,}34 \times \text{Hb} \times \text{SaO}_2 + \text{paO}_2 \times 0{,}003$$

Der bei Raumluft maximal erreichbare *arterielle O_2-Partialdruck* beträgt rund 100 mmHg und sinkt mit zunehmendem Alter und abnehmender Lungenfunktion. Zur Berechnung eines *altersabhängigen Normalwerts* kann folgende Richtformel benutzt werden:

$$\text{PaO}_2\ (\text{mmHg}) = 100 - (\text{Alter} : 2)$$

Unter Normalbedingungen liegt nicht alles Hämoglobin in oxygenierter Form vor. Der *Grad der Oxygenierung* hängt vom vorliegenden O_2-Partialdruck ab und korreliert mit der gemessenen O_2-Sättigung (Verhältnis von oxygeniertem Hämoglobin zu Gesamthämoglobin).

Die grafische Darstellung der Korrelation von O_2-Sättigung und O_2-Partialdruck ergibt eine S-förmige Kurve (*O_2-Bindungskurve*). Diese charakteristische *nicht lineare Kurvenform* ist durch die positive Kooperativität der Hämoglobintetramere zu erklären. Die Bindung von O_2 an eines der 4 Hb-Tetramere erleichtert die Bindung von O_2 an das nächste Tetramer.

Die Position der O_2-Bindungskurve ist hauptsächlich abhängig von pH, pCO_2, 2,3-DPG und Temperatur. Eine *Rechtsverschiebung* führt zu einer Reduktion der O_2-Affinität zu Hämoglobin und somit einer erleichterten O_2-Abgabe an das Gewebe. (Rechtsverschiebungen treten bei erhöhtem O_2-Bedarf des Gewebes auf.) Die gegenläufige *Linksverschiebung* führt zu einer erhöhten O_2-Affinität und somit reduzierten O_2-Abgabe in das Gewebe.

Der Einfluss von pCO_2 auf die O_2-Affinität von Hämoglobin (*Bohr-Effekt*) führt in den Pulmonalarterien zu einer erleichterten O_2-Bindung an Hämoglobin und im Gewebe in Gegenwart von hohen CO_2-Partialdrücken zu einer erleichterten O_2-Abgabe.

Im *linearen Teil* der Kurve (ca. 20–40 mmHg) ändert sich die O_2-Sättigung linear mit der Änderung des O_2-Partialdrucks, was für die O_2-Abgabe förderlich ist. Im *hyperbolischen Anteil* führt eine Änderung des O_2-Partialdrucks zu kaum einer Änderung der O_2.Sättigung, was Schwankungen in der pulmonalen O_2-Aufsättigung minimiert, sollte es zu Lungenfuktionsstörungen kommen.

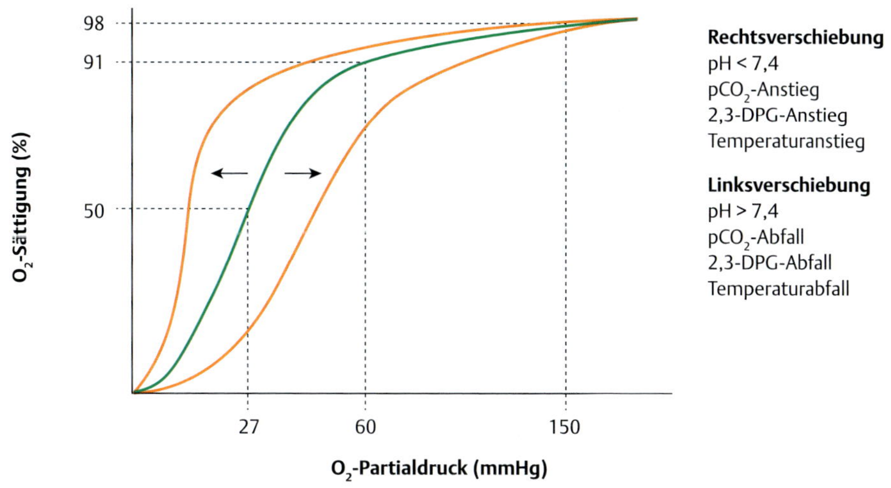

Abb. 18.1 Sauerstofftransport im Blut. O_2-Bindungskurve (2,3-DPG: 2,3-Diphosphoglycerinsäure, pCO_2: Kohlendioxidpartialdruck).

Merke M!

Der Übergang von einer hyperbolischen zu einer linearen Sättigungskinetik findet bei etwa 91 % (60 mmHg) statt. Klinisch sollten Patienten mit einer O_2-Sättigung in diesem Bereich als kritisch eingestuft werden, da jede weitere Reduktion der O_2-Sättigung zu einem signifikanten Abfall des O_2-Partialdrucks führt, was einer besonderen Aufmerksamkeit bedarf.

18.7.3 Dyshämoglobin

Hämoglobin kann seine Fähigkeit verlieren, reversibel O_2 zu binden:

- *Methämoglobin*: induzierte Oxidation durch Medikamente (z. B. Prilocain, Stickstoffmonoxid)
- *Sulfhämoglobin*: Einatmung von Schwefelwasserstoff oder Einnahme von Sulfonamiden
- *Carboxyhämoglobin*: Einatmung von Kohlenmonoxid; entsteht bei unvollständiger Verbrennung von organischem Material

Kohlenmonoxid hat eine 200-mal höhere Affinität zu Hämoglobin, besetzte Häm-Gruppen (HbCO) stehen damit nicht mehr für den O_2-Transport zur Verfügung.

Physiologisch beträgt der HbCO-Anteil nur 1 % und kann bei Rauchern bis auf 10 % ansteigen. Von klinischer Relevanz ist, dass der O_2-Partialdruck in diesen Fällen normal bleibt, da er nur von dem im Blut gelösten O_2-Anteil abhängig ist.

Mit hohen inspiratorischen O_2-Konzentrationen (z. B. 15 l/min O_2 via Reservoirmaske oder hyperbarer Sauerstofftherapie) kann die Halbwertszeit von etwa 320 Minuten (Raumluft) auf 75 Minuten (FiO_2: 1,0) bzw. 20 Minuten bei (2,5 Bar) reduziert werden.

18.7.4 Kohlendioxid

Während O_2 fast ausschließlich an Hämoglobin gebunden im Blut transportiert wird, kann CO_2 über 3 Wege transportiert werden:

- 10 % in physikalisch gelöster Form im Blut, aufgrund des höheren Löslichkeitskoeffizienten verglichen mit O_2
- 10 % direkt gebunden an die Aminogruppen der Hämoglobinmoleküle
- 80 % werden chemisch als Bikarbonat (HCO_3^-) im Blut gelöst transportiert.

Innerhalb der Erythrozyten entsteht unter dem Einfluss des Enzyms Carbonanhydrase durch Hydratation aus CO_2 Kohlensäure, die dann zu Bikarbonat und einem Proton zerfällt.

$$CO_2 + H_2O \leftrightarrow HCO_3^- \leftrightarrow HCO_3^- + H^+$$

Etwa 45 % des produzierten Bikarbonats gelangen aus dem Erythrozyten zurück in das Plasma und für das austretende Bikarbonat werden Chloridionen in die Zelle aufgenommen, um die Elektroneutralität zu gewährleisten. Näheres zur Hamburger-Shift findet sich im Kapitel Respiratorische Azidose (S. 484).

Die Bindungsaffinität von CO_2 im Blut unterscheidet sich abhängig von der Präsenz von Oxy- und Desoxyhämoglobin (Christiansen-Douglas-Haldane-Effekt). Desoxyhämoglobin hat eine höhere Affinität für CO_2 und kann leichter Carbaminohämoglobin bilden, zusätzlich hat Desoxyhämoglobin eine höhere Pufferkapazität und erlaubt eine bessere Pufferung der bei der HCO_3^--Bildung anfallenden Protonen.

Physiologisch erleichtert der Haldane-Effekt die CO_2-Aufnahe im venösen Kapillarendstromgebiet, wo mehr desoxygeniertes Hämoglobin vorliegt, und erleichtert die CO_2-Abgabe in den Pulmonalgefäßen, in denen Oxyhämoglobin gebildet wird.

18.8 Literatur

[1185] Biggins SW, Rodriguez HJ, Bacchetti P et al. Serum sodium predicts mortality in patients listed for liver transplantation. Hepatology 2005; 1: 32–39

[1186] Hillier TA, Abbott RD,Barrett EJ. Hyponatremia: Evaluating the correction factor for hyperglycemia. Am J Med 1999; 106: 399–403

[1187] Lloyd P, Freebairn R. Using quantitative acid-base analysis in the ICU. Crit Care Resusc 2006; 8: 19–30

[1188] Ribeiz GJ, Thill-Baharozian M, Hardie D et al. Association of hypomagnesemia and mortality in acutely ill medical patients. Crit Care Med 1993; 21: 203–209

[1189] Schlichtig R, Grogono AW, Severinghaus JW. Human PaCO2 and standard base excess compensation for acid-base imbalance. Crit Care Med 1998; 26: 1173–1179

[1190] Sterns RH, Nigwekar SU, Hix JK. The treatment of hyponatremia. Seminars in Nephrology 2009; 29: 282–299

[1191] Thaler SM, Teitelbaum I, Berl T. „Beer potomania“ in non-beer drinkers: Effect of low dietary solute intake. Am J Kidney Dis 1998; 31: 1028–1031

[1192] Truhlář A, Deakin CD, Soar J et al. Kreislaufstillstand in besonderen Situationen. Kapitel 4 der Leitlinien zur Reanimation 2015 des European Resuscitation Council. Notfall Rettungsmed 2015; 18: 833–903

19 Endokrine Störungen

Lars Kihm, Peter P. Nawroth

19.1 Einleitung

Klassische endokrine Syndrome erfordern nur in Einzelfällen eine Therapie auf der Intensivstation, sie sind daher für die meisten Intensivmediziner kein alltägliches Problem. Andererseits entwickeln sich bei einem erheblichen Prozentsatz kritisch kranker Patienten Verläufe mit einer komplexen Dysregulation des Endokrinums, deren therapeutische Konsequenz schwer abzuschätzen ist und die klinisch häufig kaum beachtet werden: Nach einer initialen Aktivierung der zentralen Signalwege mit gleichzeitiger peripherer Hormonresistenz zeigt sich im Verlauf eine zentrale hypothalamische Herunterregulation, deren Schweregrad häufig mit der Letalität korreliert. Hierbei ist schwer abzuschätzen, welche Facette der endokrinen Veränderungen positiv und welche negativ für das Überleben schwerer Erkrankungen ist. Außerdem beeinflussen die endokrinen Regelkreise einander in einem komplexen Zusammenspiel.

Cave

Somit ist große Vorsicht bei Interventionen und dem Definieren von Therapiezielen geboten, denn die Normalisierung eines Hormonwerts bedeutet nicht zwingend auch eine Verbesserung der Prognose.

Veränderungen der endokrinen Regelkreise können also gleichzeitig Ursache und Folge von lebensbedrohlichen Krankheitsbildern sein. Im Folgenden werden die für die Intensivmedizin relevanten Endokrinopathien kurz zusammengefasst.

19.2 Kortikotrope Achse

19.2.1 Relative Nebenniereninsuffizienz

Ätiologie, Pathophysiologie, Diagnostik

Kortisol wird beim Gesunden mit einer charakteristischen Tagesrhythmik mit einem Höhepunkt am Morgen und am frühen Abend sezerniert. Unter der Kontrolle von Adrenokortikotropin (ACTH) steigert die Nebennierenrinde in akuten Stresssituationen die Kortisolsekretion, vor allem aber nimmt der Anteil an zirkulierendem freiem Kortisol durch eine Abnahme der Konzentration an kortisolbindendem Globulin und eine reduzierte Bindungsaffinität zu [1222]. Dadurch kommt es zu einem negativen hypothalamisch-hypophysären Feedback und konsekutiv zu einem Abfall von ACTH. Wenn dieser Zustand länger anhält, führt das zu einer relativen Nebenniereninsuffizienz, auch als Critical Illness Related Corticosteroid Insufficiency (CIRCI) bezeichnet.

Die *Diagnostik* ist schwierig, da der basale Kortisolspiegel und auch der ACTH-Test bei kritisch kranken Patienten nicht valide sind [1222]. Insbesondere bei Patienten mit septischem Schock wird von einer hohen Prävalenz der relativen Nebenniereninsuffizienz von bis zu 60 % ausgegangen [1222]. Dabei korreliert das Auftreten einer relativen Nebenniereninsuffizienz mit dem Schweregrad der Erkrankung und der Letalität. Verstärkt wird die Dysregulation der kortikotropen Achse bei einigen Patienten iatrogen durch das Narkosemittel Etomidat oder das Pilzmittel Ketokonazol, die beide zu einer Hemmung der adrenalen Kortisolsekretion führen.

Von dem Krankheitsbild der relativen Nebenniereninsuffizienz ätiologisch zu trennen ist die eigenständige *hypothalamisch* oder seltener *hypophysär bedingte kortikotrope Insuffizienz*, die im Rahmen von primären Raumforderungen in diesem Bereich, aber auch bei Einblutungen, Traumata, Infektionen, granulomatösen Erkrankungen oder autoimmun (z. B. PD-1-Blocker-induziert) bedingt auftreten kann.

Therapie

Ob eine prinzipiell leicht durchführbare Steroidsubstitution bei kritisch Erkrankten im Hinblick auf Morbidität und Mortalität von Vorteil ist, wurde in den letzten Jahrzehnten in vielen Studien ausgiebig untersucht [1196], [1219]. Diese Studien zeigten möglicherweise einen leichten Nutzen einer Hydrokortisongabe für die initiale Kreislaufstabilisierung, aber keinen eindeutigen Einfluss auf die Mortalität.

2018 wurden zwei weitere randomisierte kontrollierte Studien zur Hydrokortisonsubstitution bei Patienten mit septischem Schock hochrangig publiziert [1195], [1226]: Die ADRENAL-Studie konnte keinen positiven Einfluss einer Hydrokortisontherapie zeigen [1226], während die APROCCHSS eine zwar geringe, aber signifikante Reduktion der Mortalität bei Patienten mit Substitution von Hydrokortison und Fludrokortison zeigen konnte (absolute Risikoreduktion: 6 %, NNT: 17) [1195].

M!

Merke

Basierend auf den vorliegenden Daten kann dennoch keine generelle Empfehlung für die Gabe von Hydrokortison bei *kritisch kranken Patienten* oder *Patienten mit septischem Schock* gegeben werden. Beim *therapierefraktären septischen Schock* lässt sich eine schwache Empfehlung für die Gabe von Hydrokortison ableiten [1216]. Die aktuell empfohlene Dosis liegt bei 100–200 mg Hydrokortison pro Tag. Auf einen ACTH-Test sollte verzichtet werden.

19.2.2 Primäre Hypophyseninsuffizenz

Die primäre Hypophyseninsuffizenz ist ein eigenständiges Krankheitsbild, das mit den klinischen Zeichen einer kombinierten kortikotropen und thyreotropen Insuffizienz und eventuell eines Diabetes insipidus einhergeht und nach der Akuttherapie ätiologisch weiter abgeklärt werden muss.

Die *Diagnose* kann anhand der Anamnese, der klinischen Präsentation und der Laborveränderungen gestellt werden, wobei typischerweise ein Mangel der peripheren Hormone (Kortisol, fT 3, fT 4) bei niedrigen hypophysären Hormonen (ACTH, TSH) festzustellen sind. Eine gleichzeitige hypotone Polyurie mit Hypernatriämie ist Zeichen eines konkomitanten Adiuretin(ADH)-Mangels.

Therapeutisch ist hier neben der supportiven Volumensubstitution und Elektrolytsubstitution zu beachten, dass die Gabe von Hydrokortison (100-mg-Bolus, dann 100 mg/d) vor der Substitution mit L-Thyroxin erfolgen muss, weil sonst die kortikotrope Insuffizienz verstärkt werden kann und unter Umständen eine zusätzliche Desmopressintherapie (1–4 µg i. v. oder s. c. alle 12 Stunden) bei Beteiligung des Hypophysenhinterlappens nötig ist. Nach Besserung des klinischen Zustands ist eine ausführliche endokrinologische Diagnostik inklusive Funktionstests und Bildgebung zur Klärung der Ursache und der weiteren Therapienotwendigkeit erforderlich.

19.2.3 Primäre Nebennierenrindeninsuffizienz (Addison-Krise)

Die primäre Nebennierenrindeninsuffizienz bezeichnet den kompletten Ausfall der adrenalen Funktion mit konsekutivem Hypokortisolismus und Hypoaldosteronismus. Durch den sich entwickelnden Flüssigkeitsverlust und die Elektrolytverschiebungen kann sich ein intensivmedizinisches Krankheitsbild, die Addison-Krise, entwickeln [1199].

Klinik, Diagnostik

Aufgrund der reaktiv gesteigerten Produktion des ACTH-Vorläufers Proopiomelanokortin sind Patienten mit primärer Nebennierenrindeninsuffizienz oft *hyperpigmentiert* mit Betonung der Mundschleimhaut und der Handlinien, bei hypophysärer Insuffizienz hingegen sind diese eher blass.

Die Patienten sind häufig *mangelernährt* und klagen über eine seit längerem bestehende Abnahme der Leistungsfähigkeit. Durch Infektionen oder anderen körperlichen Stress kann sich eine krisenhafte Entgleisung entwickeln. Typische Zeichen des bedrohlichen Kortisolmangels sind *abdominelle Beschwerden* wie Bauchschmerzen, Übelkeit oder Erbrechen, Hypotonie und Exsikkose, Hyperkaliämie und Hyponatriämie, Hypoglykämie, metabolische Azidose. Bei fulminanter Sepsis (insbesondere durch Meningokokken, Hämophilus influenzae, Pneumokokken) muss an eine akute hämorrhagische Infarzierung der Nebennieren (Waterhouse-Friderichsen-Syndrom) gedacht werden.

Bei Verdacht auf eine primäre Nebenniereninsuffizienz sollten grundsätzlich das basale Serumkortisol und ACTH gemessen werden. Zur spezifischen Diagnostik kann ein ACTH-Kurztest durchgeführt werden.

Merke

M!

Bei Verdacht auf eine Addison-Krise muss nach Abnahme des Kortisolwerts sofort mit der spezifischen Therapie begonnen werden, um keine weitere Verschlechterung der klinischen Situation zu provozieren. Nach Bestätigung einer Nebennierenrindeninsuffizienz ist die Abklärung der Ursache (autoimmun, infektiös, Metastasen) nötig. An die Möglichkeit einer polyglandulären endokrinen Insuffizienz sollte gedacht werden. Wichtig ist die Differenzierung zwischen einer primären und einer sekundären Nebennierenrindeninsuffizienz.

Therapie

Die wichtigsten intensivmedizinischen Sofortmaßnahmen sind nach der Sicherung der Vitalfunktionen die Volumentherapie und der *Elektrolytausgleich* und selbstverständlich die *Kortisolsubstitution* (Hydrokortisonbolus von 100 mg i. v. [1199], anschließend kontinuierliche Infusion von 100 mg Hydrocortison/d). Nach initialer Stabilisierung kann die Hydrokortisondosis im Verlauf reduziert werden. Die übliche Tagesdosis liegt zwischen 20 und 30 mg. Bei Hydrokortisondosen von weniger als ca. 60 mg/d sollte eine zusätzliche Mineralokortikoidsubstitution mit Fludrokortison (0,05–0,1 mg/d) nur bei primärer Nebenniereninsuffizienz gegeben werden.

19.3 Thyreotrope Achse

19.3.1 Low-T 3-Syndrom

Die typischen Veränderungen der Schilddrüsenhormonwerte bei schwerer Erkrankung werden als Low-T 3-Syndrom bezeichnet; Synonyme sind „euthyroid sick syndrome" (ESS) oder „non-thyroidal illness syndrome" (NTIS) [1202]. Bei jedem katabolen Zustand fallen regelhaft innerhalb weniger Stunden zunächst nur die T 3-Serumspiegel (T 3: Triiodthyronin), in Abhängigkeit von der Schwere der Erkrankung dann auch die basalen TSH- und in der Folge die T 4-Spiegel (T 4: Thyroxin) ab.

Diese typischen Veränderungen der Schilddrüsenwerte können als prognostischer Index für die Schwere der Erkrankungen verwendet werden. Der TSH-Wert korreliert hierbei invers mit dem APACHE-II-Score [1202].

Ätiologie

Bei schwer kranken Patienten kommt es zu einer zytokinvermittelten Hemmung der 5'-Deiodase-Aktivität, die 5-Deiodase-Aktivität wird hingegen erhöht. Dadurch wird Thyroxin weniger zum stoffwechselaktiven T 3, sondern zum stoffwechselinaktiven reversen T 3 (rT 3) abgebaut. Da die Deiodasen Selenproteine sind und Selen bei Schwerkranken erniedrigt ist, wurde spekuliert, dass eine geringere Selenverfügbarkeit ursächlich für eine geringere Deiodaseaktivität verantwortlich sein könnte, was sich aber nicht bestätigt hat. Inhibitoren der Schilddrüsenhormonbindung an die Transportproteine im Serum wie etwa freie Fettsäuren oder Medikamente wie Furosemid oder Barbiturate können mit zu der T 3-Erniedrigung beitragen [1202]. Darüber hinaus kommt es ebenfalls zytokinvermittelt zu einer Hemmung der TSH-Sekretion aus der Hypophyse.

Diagnostik

Die Bestimmung des basalen TSH gilt üblicherweise als der zentrale Parameter zum Ausschluss einer Schilddrüsenfunktionsstörung. Da aber nahezu alle Intensivpatienten, je nach Schweregrad der Erkrankung, ein erniedrigtes TSH aufweisen, sollten immer auch die peripheren Schilddrüsenhormone und die Klinik mit eingeschlossen werden. Inadäquat zur Schwere der Erkrankung erhöhte periphere Schilddrüsenhormone, die aber durchaus noch im Normalbereich liegen können, deuten bei supprimiertem TSH auf eine Hyperthyreose hin; ein inadäquat zur Schwere der Erkrankung erhöhtes TSH bei peripher erniedrigten Schilddrüsenhormonwerten auf eine Hypothyreose. Die Referenzwerte auch für Funktionsstörungen treffen also bei Schwerkranken nur bedingt zu und müssen immer unter Berücksichtigung der Klinik und der verabreichten Medikamente interpretiert werden.

Zusätzlich kann unter Umständen ein *TRH-Test* durchgeführt werden [1202]: Bei supprimiertem TSH infolge eines NTIS ist TSH durch Thyrotropin Releasing Hormone (TRH) stimulierbar, nicht aber bei Vorliegen einer Hyperthyreose.

Therapie

Das NTIS wird als Anpassungsreaktion des Organismus auf eine schwere Erkrankung aufgefasst. Eine Schilddrüsenhormonsubstitution ist nicht sinnvoll. Kleinere Fallserien zeigen zwar möglicherweise Verbesserungen der Hämodynamik bei herzkranken Patienten, dennoch kann zum aktuellen Zeitpunkt *keine klare Empfehlung für die Substitution von Schilddrüsenhormon* bei NTIS gegeben werden [1202], [1203].

19.3.2 Thyreotoxische Krise

Eine *Hyperthyreose* tritt bei etwa 3 % aller Frauen und 0,3 % der Männer auf und wird heute durch die verbesserten diagnostischen Möglichkeiten früher erkannt und behandelt [1200]. Dagegen sind *thyreotoxische Krisen* eher selten, wobei die Grenze sehr schmal ist zwischen einer schwer verlaufenden Hyperthyreose und der Entwicklung einer thyreotoxischen Krise.

Ätiologie, Pathogenese

Voraussetzung für die Entwicklung einer thyreotoxischen Krise ist in der Regel eine länger bestehende, nicht erkannte bzw. nicht behandelte Hyperthyreose. Auslöser einer Krise ist nicht die Schilddrüsenhormonwirkung allein. Die absolute Menge an zirkulierendem Schilddrüsenhormon ist nicht verantwortlich für die Auslösung einer Krise. Patienten mit einer thyreotoxischen Krise weisen keine höheren Schilddrüsenhormonwerte auf als solche mit einer unkompliziert verlaufenden Hyperthyreose.

M!

Merke

Auslöser einer thyreotoxischen Krise sind vielmehr *zusätzliche Stresssituationen*, beispielsweise ein Unfall, Operationen, Infektionen, kardiovaskuläres Ereignisse oder akute psychische Belastungen und Stress. Diese zusätzlichen Erkrankungen, die ähnliche Symptome wie die Hyperthyreose selbst hervorrufen können, erschweren oft die Diagnose.

Die pathophysiologischen Mechanismen, die zur Auslösung einer Krise führen, können bislang nur teilweise erklärt werden. Schilddrüsenhormone erhöhen unter anderem die Expression von betaadrenergen Rezeptoren [1207]. Es kann somit angenommen werden, dass zusätzliche Stressreaktionen und damit eine *Erhöhung der Katecholamine* den Übergang von der Hyperthyreose zur Krise begünstigen. Insbesondere die zentralnervösen Symptome werden verstärkt: psychomotorische Unruhe, Tremor, Agitiertheit gehen über in einen Stupor, begleitet von Schluckstörungen, und enden in Koma und Tod, falls die Erkrankung nicht adäquat behandelt wird.

Diagnostik

Die Diagnose kann ausschließlich nach *klinischen Kriterien* gestellt werden. Klinische Symptome, die an eine thyreotoxische Krise differenzialdiagnostisch denken lassen sollten, sind ein hyperdynames Herzversagen, Fieber mit inadäquater Tachykardie, ein unklares septisches Krankheitsbild, unklare gastrointestinale Symptome (Übelkeit, Erbrechen, Diarrhö, Ikterus), zentralnervöse Symptome, psychomotorische Unruhe, Agitiertheit, Tremor bis hin zu Apathie und Koma.

Anamnestisch lassen sich möglicherweise Anhaltspunkte für eine länger bestehende Hyperthyreose erfragen, beispielsweise Wärmeintoleranz, Gewichtsabnahme, Diarrhöneigung, Verschlechterung einer vorbestehenden Herzinsuffizienz, neu aufgetretenes Vorhofflimmern, Muskelschwäche, Schlaflosigkeit, Kontrastmittelexposition oder die Anwendung jodhaltiger Medikamente (z. B. Amiodaron).

Es gibt *keine typische Laborkonstellation* für eine thyreotoxische Krise. Das basale TSH ist immer supprimiert, die freien Schilddrüsenhormone sind vergleichbar mit denen einer unkompliziert verlaufenden Hyperthyreose.

Therapie

Jeder Patient mit Verdacht auf eine thyreotoxische Krise muss intensivmedizinisch betreut werden [1217]. Die kontinuierliche Herz-Kreislauf-Überwachung sowie das neurologische Monitoring sind wichtig, weil sich der Zustand des Patienten innerhalb weniger Stunden dramatisch ändern kann. Die Behandlungsstrategie kann in folgende Schritte eingeteilt werden [1217]:

- *supportive Maßnahmen*: hochkalorische parenterale Ernährung, Überwachung von Kreislauf und Lungenfunktion, frühzeitige Beatmung bei be-

ginnenden zentralnervösen Symptomen mit Schluckstörung und Koma
- *Blockade der Schilddrüsenhormonwirkung*: Propranolol 1 mg bis maximal 10 mg i. v./d oder Propranolol 3- bis 4-mal 40–80 mg p. o./d oder Metoprolol 100–400 mg p. o./d, Prednisolon 100–250 mg/d, unter Umständen Plasmapherese
- *Blockade der Schilddrüsenhormonbildung*: Thiamazol 3-mal 40 mg i. v. oder Propylthiouracil 4- bis 6-mal 50 mg p. o., frühzeitige Thyreoidektomie

Eine nicht adäquat behandelte thyreotoxische Krise weist eine hohe Mortalität auf. Auch in aktuellen Fallserien liegt die Mortalität der thyreotoxischen Krise zwischen 8 und 25 % [1193], [1194].

Merke M!

Schwierig ist nicht die Therapie, sondern vielmehr sind es die rechtzeitige Diagnosestellung und damit der frühzeitige Behandlungsbeginn.

19.3.3 Myxödemkoma

Das Myxödemkoma tritt bei Patienten mit lange unerkannter Hypothyreose auf. Die Diagnose lässt sich nur klinisch stellen, es gibt hierfür keine typische Laborkonstellation; sie ist also nicht unterschiedlich zu der einer unkomplizierten Hypothyreose. Auslöser ist meist eine zusätzliche Erkrankung wie Infektion, Trauma, Operation oder Stress [1215].

Ätiologie, Pathophysiologie

Häufigste Ursachen einer Hypothyreose sind entweder eine Autoimmun-(Hashimoto-)Thyreoiditis oder eine Strahlenthyreoiditis nach externer Radiatio, ablativer Radioiodtherapie oder Operation. Etwa 5 % der Patienten mit Hypothyreose weisen eine sekundäre Hypothyreose infolge einer Hypophyseninsuffizienz auf. Hierbei wird die Symptomatik der Hypothyreose durch die meist begleitende Nebenniereninsuffizienz sowie einen hypogonadotropen Hypogonadismus überlagert.

Merke M!

Bei einer autoimmun bedingten Hypothyreose muss an das gleichzeitige Vorliegen einer anderen organspezifischen Autoimmunerkrankung wie die primäre Nebennierenrindeninsuffizienz (Morbus Addison) gedacht werden.

Eine Hypothyreose auf dem Boden einer Hashimoto-Thyreoiditis entwickelt sich nahezu immer sehr langsam, oft über Jahre oder Jahrzehnte, und kann daher subjektiv unbemerkt zu einer *verspäteten Diagnose* führen [1215].

Das klinische Erscheinungsbild eines Myxödemkomas unterscheidet sich von einer schweren Hypothyreose durch die *zusätzlichen zentralnervösen Störungen*, deren pathophysiologische Grundlage nach wie vor unklar ist.

Diagnostik

Die *Leitsymptome* des Myxödemkomas sind Hypothermie, Hypoventilation, Bradykardie und Koma. Diese Symptome sind nicht pathognomonisch; sie können beispielsweise auch bei einer Intoxikation oder Hirnstammläsionen führend sein.

Vorangegangene Schilddrüsenoperation, Strahlentherapie unter Einbeziehung des Halsbereichs, Radioiodtherapie oder das unerklärte Absetzen einer Schilddrüsenhormonsubstitution sind eventuell fremdanamnestisch zu erfragen. Vorangegangene Hypophysenoperation oder -bestrahlung, Blasserwerden der Haut können Zeichen einer Hypophyseninsuffizienz mit sekundärer Hypothyreose sein. Die üblichen Symptome der schweren Hypothyreose als zugrunde liegende Erkrankung findet man regelhaft bei Patienten mit Myxödemkoma:
- *Allgemeinsymptome*: trockene, raue und kühle Haut, struppige Haare, aufgedunsenes Gesicht, große Zunge und raue Stimme, Hypothermie (< 36 °C)
- *kardiovaskulär*: verlängerte QT-Zeit, Sinusbradykardie, seltener AV-Block, Perikard- und Pleuraergüsse
- *pulmonal*: alveoläre Hypoventilation mit Hyperkapnie ohne subjektive Atemnot
- *gastrointestinal*: verminderte Darmmotilität bis zum paralytischen Ileus, Magenatonie

- *neuropsychiatrisch*: Desorientiertheit, Halluzinationen, Depression, Vergesslichkeit bis Amnesie, Lethargie und schließlich Koma

Im Fall einer primären Hypothyreose ist das basale TSH erhöht bei vermindertem freiem T4. Zu beachten ist, dass im Rahmen des NTIS das basale TSH erniedrigt ist, so dass es im Fall eines Myxödemkomas zwar inadäquat erhöht ist, aber nicht so hoch sein muss, wie man dies bei einer schweren Hypothyreose erwarten würde. Auch ist an die selteneren Fälle einer sekundären Hypothyreose zu denken. Die Diagnose kann sich also nicht allein auf die typischen Schilddrüsenparameter stützen. Zusätzliche typische, aber unspezifische Laborparameter bei schwerer Hypothyreose sind Hyponatriämie, erhöhte Laktatdehydrogenase- und Kreatinkinasewerte [1215].

Therapie

Die Therapie des Myxödemkomas umfasst folgende Maßnahmen [1227]:

- Schilddrüsenhormonsubstitution (L-Thyroxin 500 µg i. v. am 1. Tag, danach 1,5 µg/kgKG/d entweder oral oder i. v.)
- Behandlung der Hypoventilation und der Hyperkapnie durch frühzeitige maschinelle Beatmung
- vorsichtiger Ausgleich der Hyponatriämie (cave: pontine Myelinolyse) und der Hypoglykämie
- Behandlung der Hypothermie und der Hypotension

Während das Myxödemkoma früher eine Mortalität von über 70 % aufwies, liegt diese heute bei adäquater Behandlung unter 20 %. Prognostisch relevant sind eine vorangegangene Incompliance bezüglich der Hormonsubstitution, das Vorhandensein einer Herzerkrankung (koronare Herzkrankheit, Kardiomyopathie) und der SOFA-Score [1201].

19.4 Somatotrope, gonadotrope und laktotrope Achse

Bei kritisch kranken Patienten zeigt sich initial eine Stressreaktion mit erhöhter hypophysärer Sekretion von Wachstumshormon (GH), Gonadotropinen und Prolaktin. Innerhalb einiger Tage kommt es zu einer Umkehr hin zu erniedrigten GH-, Gonadotropin- und Prolaktinspiegeln. Das Ausmaß der initialen GH-Erhöhung korreliert dabei mit dem Schweregrad der Erkrankung und der Letalität [1218]. Im Verlauf einer längeren intensivpflichtigen Erkrankung verliert die GH-Sekretion ihre Pulsatilität, und die IGF-1-Spiegel (IGF-1: Insulin-Growth-Factor-1) nehmen weiter ab, was zum Hyperkatabolismus (Wasting-Syndrome) beitragen kann.

> **Merke** M!
>
> Unter dieser Vorstellung wurden mehrere Studien zum Einsatz von Wachstumshormon bei kritisch kranken Patienten durchgeführt. Es zeigte sich jedoch nach initialen Verbesserungen von Surrogatparametern eine gesteigerte Mortalität unter *GH-Behandlung* [1221], so dass *aktuell keine Empfehlung für den Einsatz* ausgesprochen werden kann. Ebenso wenig liegen Daten vor, die den Einsatz von Testosteron oder die Beeinflussung der laktotropen Achse bei kritisch Kranken rechtfertigen würden.

19.5 Glukosestoffwechsel

Da die Inzidenz von Typ-1- und Typ-2-Diabetes seit Jahren zunimmt, steigt die Bedeutung einer raschen Diagnostik und Therapie von Diabeteskomplikationen, die zu einem Aufenthalt auf der Intensivstation führen können; diese sind im Wesentlichen die *diabetische Ketoazidose*, das *hyperglykäme hyperosmolare Syndrom* und die *Hypoglykämie* [1209], [1210].

19.5.1 Diabetische Ketoazidose (DKA)

Die jährliche Inzidenz liegt in den industrialisierten Ländern bei 4–8 Episoden pro 1 000 Patienten mit Diabetes. Patienten mit DKA machen etwa 0,5 % der Intensivstationsaufnahmen aus [1197]. Als Hauptursachen gelten Infektionen, Therapiefehler, Diabetesneumanifestationen und andere akute Erkrankungen wie Alkoholabusus, Myokardinfarkt und Pankreatitis.

Pathophysiologie, Klinik

Ursache der Ketoazidose ist ein *absoluter Insulinmangel*. Die Hyperglykämie ist dabei in erster Linie Ausdruck der verminderten Aufnahme von Gluko-

Tab. 19.1 Differenzialdiagnostische Aspekte beim diabetischen Koma.

Art des Komas	Blutglukose (mg/dl, mmol/l)	Plasma-/Urinketone	Dehydratation	Hyperventilation	Haut
diabetische Ketoazidose	> 300, > 16	+ bis + + +	+ +	+ +	warm
hyperglykämes hyperosmolares Syndrom	> 500, > 28	0 bis +	+ + +	0	normal
Hypoglykämie	< 50, < 2,8	0	0	0	kalt, schweißig
nicht metabolisches Koma	variabel	0 bis +	0 bis +	0 bis +	normal

0 = negativ
+ = schwach positiv
+ + = positiv
+ + + = stark positiv

se in die insulinsensitiven Gewebe (quergestreifte Muskelzelle, Fettgewebezelle) bei gleichzeitiger Mehrproduktion von Glukose. Die Ketose ist Ausdruck der unter den Bedingungen des Insulinmangels verminderten antilipolytischen Wirkung. Bei Insulinmangel nimmt die Aktivität der Gewebelipase zu, Triglyzeride werden zu Glyzerol und freien Fettsäuren hydrolysiert, den hepatischen Vorstufen der Ketonsäuren, Beta-Hydroxybutyrat und Acetoacetat.

Die wesentlichen *Symptome* der DKA sind Polyurie und Polydipsie, Gewichtsverlust und Schwäche, Übelkeit, Sehstörungen, Abdominalbeschwerden, Muskelkrämpfe, Dehydratation, Hypotonie, Tachykardie und Koma. Mit zunehmendem Schweregrad der Erkrankung und insbesondere mit Zunahme der Azidose entwickelt sich die typische tiefe *Kussmaul-Atmung* zur Kompensation der metabolischen Azidose.

Von großer Bedeutung ist die Differenzialdiagnose der unterschiedlichen Komaformen (▶ Tab. 19.1).

Diagnostik

Die Diagnostik der DKA umfasst: Blutglukose, Plasmaketonkörper, Elektrolyte, Serumosmolalität, Kreatinin, Blutgasanalyse, Blutbild, Urinstatus, unter Umständen Blutkultur, EKG, Röntgen-Thorax.

Folgende Kriterien kennzeichnen die DKA: Blutglukose über 300 mg/dl (16 mmol/l), pH-Wert < 7,3, erniedrigtes Bikarbonat (< 15 mmol/l), hohe Anionenlücke ($[Na^+]-[Cl^- + HCO_3^-]$) (> 12 mmol/l), erhöhte Ketone.

Die prästationäre Therapie des diabetischen Komas umfasst folgende *Erstmaßnahmen*: Eigen- und Fremdanamnese, orientierende körperliche Untersuchung, Glukoseschnelltest, Infusion von isotonischer Elektrolytlösung, 500–1 000 ml/h, rascher Transport in die Klinik, nur bei sicherer Diagnose 10–12 IE Normalinsulin intravenös.

Falls in der Notfallsituation kein Glukoseschnelltest durchführbar ist und als Differenzialdiagnose eine Hypoglykämie möglich ist, kann die Gabe von 40 ml 40 %iger Glukose erfolgen. Dies führt in der hypoglykämischen Situation zu einer sofortigen Besserung und hat keinen nennenswerten Effekt auf die Hyperglykämie.

Therapie

Die wesentlichen Punkte der intensivmedizinischen Therapie des diabetischen Komas sind eine Volumen- und Kaliumsubstitution sowie die langsame Senkung des Blutzuckerspiegels durch eine Insulintherapie. Hierbei ist ein klinikspezifischer Behandlungsplan (SOP) zu empfehlen, da dieser mit weniger Komplikationen und einem verkürzten Klinikaufenthalt assoziiert ist [1223].

▶ **Volumensubstitution.** Das mittlere Flüssigkeitsdefizit liegt bei ca. 5 l oder etwa 7–10 % des

Körpergewichts, daher ist die wichtigste Maßnahme die Beseitigung dieses intravasalen Volumenmangels. Anfänglich werden 1 000 ml/h Elektrolytlösung über ca. 4 Stunden gegeben, dann wird die Substitution nach Bedarf mit 500–250 ml/h fortgeführt [1214]. Alternativ können balancierte Elektrolytlösungen verabreicht werden [1211].

▶ **Kaliumsubstitution.** Initial ist das Kalium bei der DKA oft normal, fällt unter dem Einfluss der Insulintherapie und bei rückläufiger Azidose jedoch rasch ab. Daher sind vor Insulintherapie eine Kaliumkontrolle und -substitution je nach Höhe wichtig (Serumkalium > 5,5 mmol/l → keine Substitution, Serumkalium 3,5–5,5 mmol/l → Substitution von 10 mmol/h, Serumkalium < 3,5 mmol/l → Substitution von 40 mmol/h), begleitet von regelmäßigen Kontrollen [1214].

▶ **Insulinsubstitution.** Die Insulingabe erfolgt mit Normalinsulin i. v., beginnend mit einem Bolus von 0,1 IE/kgKG, gefolgt von einer kontinuierlichen Infusion von 0,1 IE/kgKG/h unter 30- bis 60-minütiger Kontrolle der Blutzucker- und Kaliumwerte. Kommt es hierunter nicht zu einem Abfall des Glukosespiegels um 10 % des Ausgangswerts, erfolgt eine Steigerung der Insulindosis auf 0,15–0,2 IE/kgKG. Um ein Hirnödem zu vermeiden, sollte der Blutzucker in der 1. Stunde um maximal 100 mg/dl (5,6 mmol/l) und im weiteren Verlauf um maximal 50 mg/dl/h (2,8 mmol/l/h) abfallen. Um eine weitere Absenkung des Blutzuckers zu verhindern, kann 5- bis 10 %ige Glukose im Bypass infundiert werden [1214].

▶ **Bikarbonatgabe.** Die Bikarbonatgabe in der Therapie der DKA ist *äußerst umstritten*. Im Ausnahmefall und nur bei pH < 7,0 erfolgt die Gabe als 8,4 % Natriumbikarbonat, 50 mmol über eine Stunde (um einen Wasserstoff-Kalium-Shift nicht zu beschleunigen).

▶ **Therapiekontrolle.** Bei erfolgreicher Therapie der DKA kommt es zur Normalisierung der Anionenlücke sowie einem steigenden Bikarbonat und pH-Wert. Wenn eine orale Nahrungsaufnahme gewährleistet ist, kann die Insulintherapie auf subkutane Gabe umgestellt werden. Für eine lückenlose Insulinwirkung sollte die Insulininfusion erst 1–2 Stunden nach der ersten subkutanen Gabe beendet werden. Der Insulinbedarf kann anhand der intravenösen Insulindosis abgeschätzt werden. Hiervon werden 20 % als langwirksames Basalinsulin und 80 % als kurzwirksames Insulin zu den Mahlzeiten verabreicht.

Prognose

Die Krankenhausmortalität der DKA liegt bei 4,5 %, die 1-Jahres-Letalität für eine schwere DKA bei 9 % und die Wiederaufnahmerate bei 36 % [1197].

19.5.2 Hyperglykämes hyperosmolares Syndrom (HHS)

Das HHS wird insgesamt bei etwa 15–20 % aller schweren hyperglykämischen Komaformen des Diabetes beobachtet [1214]. Eindeutig häufiger betroffen sind ältere Patienten, oft auch mit bis dahin unbekanntem Diabetes mellitus. Aufgrund des relativen Insulinmangels und der noch supprimierten Lipolyse entsteht *keine Ketoazidose*.

Auslöser des HHS sind häufig Erkrankungen des höheren Lebensalters wie Infektionen und kardiovaskuläre Ereignisse bzw. auch die Einnahme von Medikamenten (Glukokortikoide, Hydrochlorothiazid etc.).

Klinik, Diagnostik

Kennzeichen des HHS sind:

- ältere Patienten, meist Typ-2-Diabetiker bzw. bis dahin unbekannter Diabetes
- Hyperglykämie mit Werten zum Teil weit über 600 mg/dl (33 mmol/l)
- Hyperosmolarität und Hypernatriämie, selten Azidose

Mehr als 30 % dieser Patienten sind bei Klinikaufnahme *vigilanzgemindert*. Die Exsikkose ist häufig sehr ausgeprägt, die tiefe Kussmaul-Atmung fehlt. Eine neurologische Herdsymptomatik ist häufig, lokalisierte oder generalisierte Krampfanfälle, Hemi- oder Monoparesen kommen vor. Beim HHS korreliert die Vigilanzminderung mit der Höhe der Serumosmolalität. Liegt diese unter 320mosmol/kgKG, ist eine Störung des Bewusstseins dadurch nicht erklärt und man muss nach anderen Ursachen fahnden. Durch den osmotisch bedingten zellulären Flüssigkeitsverlust bei schwerer Hyperglykämie kann eine Pseudohyponatriämie auftreten [1214]. Hier bietet sich die Berechnung des korrigierten Serumnatriums an (BZ: Blutzucker):

$$Na^+_{korr}\,[mmol/l] = Na^+[mmol/l] + \frac{1{,}65\ mmol/l \times (BZ\ [mg/dl] - 100)}{100[mg/dl]}$$

Im Übrigen unterscheiden sich die diagnostischen Maßnahmen nicht wesentlich von denen, die für die diabetische Ketoazidose aufgeführt wurden.

Therapie

Die allgemeinen therapeutischen Richtlinien und Konzepte entsprechen denen der diabetischen Ketoazidose. Wesentlich ist die rasche Volumengabe bei der sehr ausgeprägten Exsikkose in Form von isotoner kristalloider Elektrolytlösung. Die Kontrolle der Kaliumwerte und die Kaliumsubstitution sind ebenfalls von übergeordneter Bedeutung, da diese Patienten nicht selten kardial vorerkrankt und durch eine Hypokaliämie hochgradig gefährdet sind. Eine Bikarbonatgabe ist hier nicht indiziert.

Prognose

Auch hier gilt, dass die Gesamtletalität (ca. 15 %) im Wesentlichen von den Begleiterkrankungen, aber auch von der Ausgangssituation (Bewusstseinszustand, Exsikkose, Infekt) abhängt [1214].

19.5.3 Hypoglykämie

Der hypoglykämische Schock stellt eine der wichtigsten Akutkomplikationen beim diabetischen Patienten dar. Insbesondere bei der Einstellung mit intensivierter Insulintherapie muss mit dieser Komplikation gerechnet werden. So beträgt die Wahrscheinlichkeit für einen intensiviert behandelten Patienten, eine schwere Hypoglykämie zu erleiden, etwa einmal alle 1,5 Jahre. Die Wahrscheinlichkeit für einen konventionell behandelten Patienten liegt bei nur etwa einmal in 5 Jahren.

Wesentliche *Prädiktoren* für das Auftreten einer Hypoglykämie sind eine vorausgegangene schwere Hypoglykämie und Diabetesdauer von 9–12 Jahren. Als *Ursache* für eine Hypoglykämie ist prinzipiell ein absoluter oder relativ zu hoher Insulinspiegel im Serum anzusehen. Hierbei hat es sich als sinnvoll erwiesen, zwischen endogenen und exogenen Ursachen zu unterscheiden.

Merke M!

Hypoglykämieursachen

endogene Ursachen:

- Leberschäden (Leberversagen, Hepatitis)
- Insulinom
- Inselzellhyperplasie
- Hypophyseninsuffizienz
- Nebennierenrindeninsuffizienz
- metabolische Störungen
- Tumoren (hepatozelluläres Karzinom, Sarkom, mesenchymale Tumoren)
- Antiinsulinantikörpersyndrom
- gestörte Insulinclearance bei Niereninsuffizienz

exogene Ursachen:

- Medikamente (Insulin, Sulfonylharnstoffe, Paracetamol, Pentamidin, Disopyramid)
- Alkohol (gestörte Glukoneogenese)
- Mangelernährung, ausgelassene Mahlzeiten
- falsche Insulinapplikation (Art, Zeit, Dosis, Injektionsort)
- starke Muskelarbeit

Symptomatik, Diagnostik

Das klinische Bild der Hypoglykämie zeichnet sich durch eine initiale Phase der adrenergen Gegenregulation mit einer Tachykardie und Agitation bei normalem Blutdruck und normaler Atmung aus. In einer zweiten Phase kommt es zu neuroglukopenischen Symptomen mit neurologischen Ausfällen und schließlich einem Bewusstseinsverlust.

Typische *Symptome* reichen von autonomen Reaktionen wie Zittern, Schweißausbrüchen, Tachykardie und Heißhunger über neurologische Symptome wie Lähmungen, kognitive Beeinträchtigungen und Krampfanfälle bis zu Bewusstlosigkeit und Koma.

> **Merke**
>
> M!
>
> Die *Diagnostik* erfolgt durch rasche Blutzuckermessung. Falls in der Notfallsituation kein Glukoseschnelltest durchführbar ist und als Differenzialdiagnose eine Hypoglykämie möglich ist, kann die Gabe von 40 ml 40 %iger Glukose erfolgen. Dies führt in der hypoglykämischen Situation zu einer sofortigen Besserung und hat keinen nennenswerten Effekt auf eine Hyperglykämie.

Die *Whipple-Trias* bezeichnet das Auftreten von typischen Symptomen einer Hypoglykämie, einen gemessenen verminderten Blutzuckerspiegel sowie eine Besserung der Symptomatik nach Zufuhr von Kohlenhydraten. Sinnvoll ist die Asservierung einer Blutprobe zur Untersuchung auf möglicher Endokrinopathien oder Substanzen (z. B. Insulin, C-Peptid, Medikamente wie Sulfonylharnstoffe).

Therapie

Milde Hypoglykämien kann der Patient selbst behandeln. Ist der Patient bewusstlos und besteht der Verdacht auf eine schwere Hypoglykämie, werden unverzüglich mindestens 40–60 ml einer 40 %igen Glukoselösung i. v. injiziert. Alternativ kann 1 mg Glukagon i. m. oder s. c. injiziert werden, stets gefolgt von einer intravenösen Glukosegabe, da die Glykogenspeicher in der Leber durch Glukagon entleert werden und es zu protrahierten Hypoglykämien kommen kann. Nach Durchführung der beschriebenen Maßnahmen kommt es in der Regel nach 5–10 Minuten zur Besserung der Symptomatik.

Nach *schweren* Hypoglykämien sollte eine kontinuierliche Infusion über 24 Stunden mit 1,5–2,5 l 10 %iger Glukoselösung erfolgen; gleichzeitig sollten Elektrolyte substituiert werden [1220].

Prognose

Die Prognose ist meist günstig, verschlechtert sich aber bei länger dauernder Bewusstlosigkeit. Man geht davon aus, dass nach wie vor bis zu 5 % der Typ-1-Diabetiker im hypoglykämischen Schock sterben [1209].

19.5.4 Blutglukosekontrolle bei kritisch kranken Patienten mit Hyperglykämie

Hyperglykämie und Insulinresistenz sind häufig bei kritisch kranken Patienten, auch wenn kein Diabetes vorbesteht. Große Beobachtungsstudien beschreiben eine Assoziation zwischen Hyperglykämie und Mortalität [1212]. Interventionsstudien der letzten Jahrzehnte wiesen unterschiedliche Resultate einer strengen Blutzuckereinstellung bei Intensivpatienten auf, so dass nach anfänglicher Euphorie die Vorteile nun sehr kontrovers diskutiert werden.

Die DIGAMI-Studie bei Patienten mit *Myokardinfarkt* [1213] und die Leuven-1-Studie bei *kardiochirurgischen* Patienten zeigten eine signifikante Senkung der Mortalität (nur 4 % absolut) in der intensiv behandelten Gruppe (Blutzuckerziel: 80–110 vs. 180–210 mg/dl) [1225]. Bei anderen internistischen Intensivpatienten (Leuven-2) konnte eine intensive Insulintherapie nicht die Krankenhausmortalität senken, es wurde lediglich eine Reduktion der Morbidität (Verhinderung eines Nierenversagens, schnellere Entwöhnung von der Beatmung) gezeigt [1224].

Bei Patienten mit *schwerer Sepsis* erbrachte eine intensive Insulintherapie keinen Überlebensvorteil und ging darüber hinaus häufiger mit schweren Nebenwirkungen (insbesondere Hypoglykämien) einher [1198]. Die bislang größte Studie zu dieser Thematik (NICE-SUGAR), eine Multizenterstudie an 6 104 internistischen und chirurgischen Intensivpatienten ergab, dass eine strikte Blutzuckereinstellung sogar die Mortalitätsrate signifikant erhöht [1205]. Verantwortlich für dieses Ergebnis erscheint nach einer Reanalyse die hohe Hypoglykämierate (6,8 versus 0,5 % in der Kontrollgruppe) [1206].

Fazit

Zusammenfassend wird deutlich, dass eine Insulintherapie bei kritisch kranken Patienten mit dem Ziel einer Normoglykämie das Hypoglykämierisiko deutlich erhöht und keinen generellen Überlebensvorteil mit sich bringt. Lediglich Patienten auf chirurgischen Intensivstationen könnten davon profitieren [1204]. Auch die in letzter Zeit diskutierten kontinuierlichen Glukosemessungen haben bisher keinen Mortalitätsvorteil gezeigt [1208].

Abschließend lässt sich aus der aktuell vorliegenden Datenlage ableiten, dass eine Insulintherapie bei einem Blutzucker von > 180 mg/dl begonnen werden sollte, unter sorgfältiger Vermeidung von Hypoglykämien.

19.6 Literatur

[1193] Akamizu T, Satoh T, Isozaki O et al. Diagnostic criteria, clinical features, and incidence of thyroid storm based on nationwide surveys. Thyroid 2012; 22: 661–679

[1194] Angell TE, Lechner MG, Nguyen CT, Salvato VL, Nicoloff JT, LoPresti JS. Clinical features and hospital outcomes in thyroid storm: a retrospective cohort study. J Clin Endocrinol Metab 2015, 100: 451–459

[1195] Annane D, Renault A, Brun-Buisson C et al. Hydrocortisone plus fludrocortisone for adults with septic shock. N Engl J Med 2018; 378: 809–818

[1196] Annane D, Sebille V, Charpentier C et al. Effect of treatment with low doses of hydrocortisone and fludrocortisone on mortality in patients with septic shock. JAMA 2002; 288: 862–871

[1197] Azevedo LC, Choi H, Simmonds K et al. Incidence and long-term outcomes of critically ill adult patients with moderate-to-severe diabetic ketoacidosis: retrospective matched cohort study. J Crit Care 2014; 29: 971–977

[1198] Brunkhorst FM, Engel C, Bloos F et al. Intensive insulin therapy and pentastarch resuscitation in severe sepsis. N Engl J Med 2008; 358: 125–139

[1199] Burger-Stritt S, Hahner S. [Adrenal crisis]. Internist (Berl) 2017; 58: 1037–1041

[1200] De Leo S, Lee SY, Braverman LE. Hyperthyroidism. Lancet 2016; 388: 906–918

[1201] Dutta P, Bhansali A, Masoodi SR et al. Predictors of outcome in myxoedema coma: A study from a tertiary care centre. Crit Care 2008; 12: R1

[1202] Fliers E, Bianco AC, Langouche L et al. Thyroid function in critically ill patients. Lancet Diabetes Endocrinol 2015; 3: 816–825

[1203] Gerdes AM, Iervasi G. Thyroid replacement therapy and heart failure. Circulation 2010; 122: 385–393

[1204] Griesdale DE, de Souza RJ, van Dam RM et al. Intensive insulin therapy and mortality among critically ill patients: a meta-analysis including NICE-SUGAR study data. CMAJ 2009; 180: 821–827

[1205] Investigators N-SS, Finfer S, Chittock DR, Su SY, Blair D, Foster D, Dhingra V, Bellomo R, Cook D, Dodek P et al. Intensive versus conventional glucose control in critically ill patients. N Engl J Med 2009; 360: 1283–1297

[1206] Investigators N-SS, Finfer S, Liu B et al. Hypoglycemia and risk of death in critically ill patients. N Engl J Med 2012; 367: 1108–1118

[1207] Klein I, Danzi S. Thyroid disease and the heart. Circulation 2007; 116: 1725–1735

[1208] Krinsley JS, Chase JG, Gunst J et al. Continuous glucose monitoring in the ICU: Clinical considerations and consensus. Crit Care 2017; 21: 197

[1209] Lind M, Svensson AM, Kosiborod M et al. Glycemic control and excess mortality in type 1 diabetes. N Engl J Med 2014; 371: 1972–1982

[1210] Lind M, Wedel H, Rosengren A. Excess mortality among persons with type 2 diabetes. N Engl J Med 2016; 374: 788–789

[1211] Mahler SA, Conrad SA, Wang H et al. Resuscitation with balanced electrolyte solution prevents hyperchloremic metabolic acidosis in patients with diabetic ketoacidosis. Am J Emerg Med 2011; 29: 670–674

[1212] Malmberg K, Norhammar A, Wedel H et al. Glycometabolic state at admission: Important risk marker of mortality in conventionally treated patients with diabetes mellitus and acute myocardial infarction: Long-term results from the Diabetes and Insulin-Glucose Infusion in Acute Myocardial Infarction (DIGAMI) study. Circulation 1999; 99: 2626–2632

[1213] Malmberg K, Ryden L, Efendic S et al. Randomized trial of insulin-glucose infusion followed by subcutaneous insulin treatment in diabetic patients with acute myocardial infarction (DIGAMI study): Effects on mortality at 1 year. J Am Coll Cardiol 1995; 26: 57–65

[1214] Nyenwe EA, Kitabchi AE. Evidence-based management of hyperglycemic emergencies in diabetes mellitus. Diabetes Res Clin Pract 2011; 94: 340–351

[1215] Ono Y, Ono S, Yasunaga H et al. Clinical characteristics and outcomes of myxedema coma: Analysis of a national inpatient database in Japan. J Epidemiol 2017; 27: 117–122

[1216] Rhodes A, Evans LE, Alhazzani W et al. Surviving sepsis campaign: international guidelines for management of sepsis and septic shock: 2016. Intensive Care Med 2017; 43: 304–377

[1217] Ross DS, Burch HB, Cooper DS et al. 2016 American thyroid association guidelines for diagnosis and management of hyperthyroidism and other causes of thyrotoxicosis. Thyroid 2016; 26: 1343–1421

[1218] Schuetz P, Muller B, Nusbaumer C et al. Circulating levels of GH predict mortality and complement prognostic scores in critically ill medical patients. Eur J Endocrinol 2009; 160: 157–163

[1219] Sprung CL, Annane D, Keh D et al. Hydrocortisone therapy for patients with septic shock. N Engl J Med 2008; 358: 111–124

[1220] Standards of Medical Care in Diabetes-2017. Summary of revisions. Diabetes Care 2017; 40: S 4–S 5

[1221] Takala J, Ruokonen E, Webster NR et al. Increased mortality associated with growth hormone treatment in critically ill adults. N Engl J Med 1999; 341: 785–792

[1222] Teblick A, Peeters B, Langouche L. Adrenal function and dysfunction in critically ill patients. Nat Rev Endocrinol 2019; 15: 417–427

[1223] Thuzar M, Malabu UH, Tisdell B et al. Use of a standardised diabetic ketoacidosis management protocol improved clinical outcomes. Diabetes Res Clin Pract 2014; 104: e8–e11

[1224] Van den Berghe G, Wilmer A, Hermans G et al. Intensive insulin therapy in the medical ICU. N Engl J Med 2006; 354: 449–461

[1225] Van den Berghe G, Wouters P, Weekers F et al. Intensive insulin therapy in critically ill patients. N Engl J Med 2001; 345: 1359–1367

[1226] Venkatesh B, Finfer S, Cohen J et al. Adjunctive glucocorticoid therapy in patients with septic shock. N Engl J Med 2018; 378: 797–808

[1227] Wiersinga WM. Myxedema and coma (severe hypothyroidism). In: Feingold KR, Anawalt B, Boyce A, Chrousos G, Dungan K, Grossman A, Hershman JM, Kaltsas G, Koch C, Kopp P et al. Endotext South Dartmouth (MA) 2000

20 Erkrankungen des Nervensystems

20.1 Spezielle neurologische Untersuchung und apparatives Monitoring

Johann Pelz

20.1.1 Allgemeine Bemerkungen

Durch die neurologische Untersuchung und das apparative Monitoring soll eine Änderung des neurologischen Status rechtzeitig erkannt werden. Dies ist Voraussetzung, um insbesondere auch potenziell reversible Ursachen einer neurologischen Verschlechterung frühzeitig diagnostizieren und behandeln zu können.

Die ausführliche neurologische Untersuchung bei Aufnahme und die sich hieran anschließenden regelmäßigen fokussierten neurologischen Verlaufsuntersuchungen stellen die Basis des Monitorings aller neurologisch kritisch erkrankter Patienten dar und sollten bei entsprechender Indikation um ein apparatives Monitoring ergänzt werden. Auf das jeweilige Krankheitsbild abgestimmte fokussierte Verlaufsuntersuchungen sollten grundsätzlich mindestens alle 4 Stunden, unter Umständen aber auch häufiger (z. B. stündliche Kontrollen der Vigilanz und der Pupillomotorik bei potenziell raumfordernden intrakraniellen Prozessen) durchgeführt werden.

Merke

M!

Bestimmte grundlegende Aspekte der neurologischen Untersuchung können unterstützend regelmäßig durch das Pflegepersonal erfolgen (z. B. Untersuchung der Vigilanz, der Pupillomotorik, der Orientierung). Wichtig ist daher ein enger Austausch aller am Patienten tätiger Professionen (Pflegepersonal, Ergo- und Physiotherapeuten, Logopäden), da oftmals subtile Veränderungen bereits erste Hinweise auf eine drohende Verschlechterung sein können (z. B. ein beginnendes Delir als erster Hinweis auf einen Liquoraufstau).

20.1.2 Neurologische Untersuchung

Bei der Aufnahme des Patienten auf die Intensivtherapiestation bzw. bei relevanten Änderungen des Gesamtzustands (vor allem nach Beendigung der Analgosedierung, Extubation) findet eine möglichst ausführliche neurologische Untersuchung statt (▶ Tab. 20.1). Im Folgenden wird ein Überblick über die fokussierte Verlaufsuntersuchung bei häufigen neurointensivpflichtigen Erkrankungen gegeben.

Ischämischer und hämorrhagischer Schlaganfall

Grundlage des klinischen Monitorings von Patienten mit einem Hirninfarkt bzw. einer Hirnblutung ist die regelmäßige Erhebung der *National Institutes of Health Stroke Scale (NIHSS)*. Der Erhebung dieser Skala liegt eine auf Schlaganfallsymptome fokussierte, neurologische Untersuchung zugrunde, die neben der Vigilanz (▶ Tab. 20.1) die Orientierung, das Aufforderungsbefolgen, die Blickbewegungen, das Gesichtsfeld, die Mimik, die Motorik, die Sensibilität, die Sprache, das Sprechen, eine etwaige Koordinationsstörung der Extremitäten auch eine halbseitige Nichtbeachtung bzw. Auslöschung (Neglect) beinhaltet ([1240]).

Die NIHSS kann dabei Werte von 0–42 Punkten annehmen, wobei die Punktzahl mit der Schwere der neurologischen Symptomatik zunimmt und die Schwere des Schlaganfalls hinreichend genau abbildet. Bei einer Zunahme um 3 oder mehr Punkte ist von einer relevanten klinischen Verschlechterung auszugehen, was Anlass für eine umgehende zerebrale Kontrollbildgebung sein sollte.

Vigilanzstörung

Jede akut einsetzende oder rasch progrediente Störung des Bewusstseins ist Ausdruck einer relevanten Hirnfunktionsstörung und stellt mithin einen potenziell lebensbedrohlichen Zustand dar. Die Störung der „Wachheit“ bzw. der „Vigilanz“ des Patienten reicht von Somnolenz über Sopor bis hin zum Koma (▶ Tab. 20.1). Eine Verschlechterung der Vigilanz bzw. eine fehlende adäquate Aufwachreaktion muss immer Anlass für eine weitere gezielte Abklärung sein.

Tab. 20.1 Übersicht über die allgemein neurologische Untersuchung.

Untersuchung von	Ausführung der Untersuchung	Normalbefund	pathologischer Befund
Vigilanz	lautes Ansprechen, ggf. Setzen eines zentralen Schmerzreizes (beidseitiger kräftiger Druck gegen das Mastoid, kräftiges Reiben mit den Fingerknöcheln auf dem Sternum)	*wach*: Augen spontan geöffnet, Blickfixierung des Untersuchers	*somnolent*: promptes Öffnen der Augen auf Ansprache, bei fehlenden externen Stimuli jedoch schlafend
			soporös: kurzzeitig durch Schmerzreize erweckbar
			komatös: auch durch starke Schmerzreize nicht erweckbar
Orientierung	Prüfung der Orientierung zu Person (Geburtsdatum, Alter), Ort (Krankenhaus), Situation (Grund des Aufenthalts) und Zeit (mindestens Monat und Jahr)	*orientiert*: Patient kann alles korrekt angeben	Patient macht teilweise (*eingeschränkt orientiert*) oder komplett (*desorientiert*) falsche Angaben
Sprache	Beurteilung der *Spontansprache* (flüssig vs. nicht flüssig, stockend), des *Sprachverständnisses* (Befolgen einfacher Aufforderungen wie Zunge herausstrecken, Faust machen), des *Nachsprechens* von mehrsilbigen Wörtern und Sätzen sowie des *Benennens von Gegenständen*	flüssige Spontansprache, Sprachverständnis, Nachsprechen und Benennen von gezeigten Gegenständen intakt	flüssige oder nicht flüssige Sprachstörung (Aphasie), mit Einschränkung von Sprachverständnis, Nachsprechen und Benennen; Maximalvariante: globale Aphasie (allenfalls wenige Spontanlaute, kein Sprachverständnis)
Sprechen	Bereits während der Anamneseerhebung bzw. bei der Untersuchung der Sprache ist auf die Aussprache zu achten; Wörter wie „Unverhältnismäßigkeit" oder „Schaumstoffdichtung" nachsprechen lassen	gut verständlich	verwaschen, nuschelnd, lallend, kaum verständlich
Meningismus	Nach Ausschluss einer Verletzung der Halswirbelsäule wird der Kopf gebeugt.	Kinn kann zur Brust geführt werden.	bei Kopfbeugung Angabe von Nackenschmerzen, Grimassieren, Nackensteifigkeit
Pupillen	Beurteilung der Pupillen zunächst bei (aktiv/passiv) geöffneten Augen und anschließend nach seitengetrennter direkter Beleuchtung	mittelweit, gleich groß (isokor), beidseits prompte direkte Lichtreaktion (Verengung der Pupillen auf Lichteinfall)	eng, weit, entrundet, lichtstarr
Gesichtsfeld	*Kooperative Patienten* sollen die Nase des Untersuchers fixieren, anschließend wird ein Auge abgedeckt und ein Gegenstand von außen oben/unten/medial/lateral ins Gesichtsfeld geführt. Das eigene Gesichtsfeld dient als Referenz.	Patient und Untersucher nehmen Gegenstand gleichzeitig wahr.	Patient nimmt den aus verschiedenen Richtungen in das Gesichtsfeld eingeführten Gegenstand deutlich später wahr.

Tab. 20.1 Fortsetzung

Untersuchung von	Ausführung der Untersuchung	Normalbefund	pathologischer Befund
	Bei *nicht kooperativen* Patienten wird das Gesichtsfeld mit plötzlichen Schreckreizen (rasche Bewegung der Hand in Richtung Auge) untersucht.	auf visuelle Schreckreize reflektorischer Lidschluss	fehlender Lidschluss auf Schreckreize
relevante Hirnnerven			
• N. oculomotorius (III)	Patient soll die Augen öffnen und dem Finger des Untersuchers folgen.	Augenlid kann aktiv geöffnet werden, Pupillen mittelweit, Bulbus mittig, regelrechte Bulbusbewegungen nach oben/unten/medial	*äußere Okulomotoriusparese*: Auge geschlossen, Abweichung des Bulbus nach lateral, keine aktive Bewegung des Bulbus nach oben/unten/nasal möglich *innere Okulomotoriusparese*: Pupille weit, lichtstarr.
• N. abducens (VI)	Patient soll die Augen öffnen und dem Finger des Untersuchers folgen.	flüssige Bulbusbewegung nach lateral	Bulbusbewegung nach lateral nicht möglich, Angabe von horizontal versetzt stehenden Doppelbildern
• N. facialis (VII)	Den Patienten bitten, die Stirn zu runzeln (Stirnast), die Augen kräftig zuzukneifen (Augenast) und die Zähne zu zeigen bzw. zu grinsen (Mundast)	seitengliche und symmetrische Innervation der mimischen Muskulatur	einseitige oder beidseitige Paresen der mimischen Muskulatur (kein Stirnrunzeln, kein Augenschluss, kein Spitzen der Lippen)
• N. hypoglossus (XII)	Der Patient soll die Zunge herausstrecken und nach links/rechts bzw. oben/unten bewegen bzw. mit der Zunge kräftig gegen die Wange drücken.	Zunge kann in alle Richtungen bewegt werden. Kräftiger Druck der Zunge gegen die Wange.	Abweichen der Zunge zur paretischen Seite beim Herausstrecken, Druck gegen Wangentasche im Seitenvergleich abgeschwächt oder nicht möglich
Kornealreflex	Die Hornhaut wird vorsichtig mit einem Wattetupfer berührt.	reflektorischer Lidschluss	kein (angedeuteter) Lidschluss (cave: rasche Habituation bei wiederholter Prüfung)
vestibulookulärer Reflex (VOR)	bei geöffneten Augen rasche Kopfdrehung zur Seite	Rückstellbewegung der Bulbi	keine Rückstellbewegung der Bulbi bei Kopfdrehung zur Seite
Würgereflex	Berührung der Rachenhinterwand mit einem Holzspatel	Würgen	kein Würgen
Hustenreflex	endotracheales Absaugen	Husten	kein Husten
Paresen			
• Armhalteversuch (nur orientierend)	*Liegen*: Der Patient soll mit geschlossenen Augen beide Arme gestreckt und ca. 45 Grad zur Unterlage halten. *Sitzen*: Der Patient soll mit geschlossenen Augen beide Arme gestreckt und ca. 90 Grad zum Boden halten.	sicheres Halten beider Arme sicheres Halten beider Arme	Absinken ohne Berühren der Unterlage in < 10 s, Absinken auf die Unterlage in < 10 s nur Bewegungen auf Unterlage möglich, keinerlei Bewegung möglich

Tab. 20.1 Fortsetzung

Untersuchung von	Ausführung der Untersuchung	Normalbefund	pathologischer Befund
• Beinhalteversuch (nur orientierend)	*Liegen*: Der Patient soll mit geschlossenen Augen beide Beine gestreckt und ca. 45 Grad zur Unterlage halten.	sicheres Halten beider Beine	Absinken ohne Berühren der Unterlage in < 5 s, Absinken auf die Unterlage in < 5 s, nur Bewegungen auf Unterlage möglich, keinerlei Bewegung möglich
• Einzelkraftgradprüfung	Prinzipiell an jedem Gelenk möglich, Untersucher dient als Referenz. Einteilung in 6 (0–5) Kraftgrade (KG).	normal, wenn Untersucher Bewegung nicht überwinden kann (KG 5/5)	KG 4/5: Bewegung durch Untersucher überwindbar KG 3/5: Bewegung gegen Schwerkraft möglich KG 2/5: Bewegung nur unter Aufhebung der Schwerkraft (= leichte Unterstützung durch Untersucher) möglich KG 1/5: sichtbare Muskelkontraktion ohne relevante Bewegung KG 0/5: keine sichtbare Muskelkontraktion
Koordination	*Finger-Nase-Versuch*: Der Patient soll bei geschlossenen Augen mit dem Zeigefinger im großen Bogen die Nasenspitze berühren. *Knie-Hacke-Versuch*: Der Patient soll bei geschlossenen Augen das eine Bein gestreckt anheben, dann mit der Ferse das andere Knie berühren und mit der Ferse das Schienbein hinabfahren.	beidseits sichere Ausführung	ein- bzw. auch beidseitig ataktisch (trifft die Nasenspitze nicht mit dem Zeigefinger, trifft das Knie nicht mit der Ferse bzw. die Ferse „rutscht“ vom Schienbein ab)
Muskeleigenreflexe	Beklopfen der entsprechenden Sehne mit einem Reflexhammer	Bizeps-, Trizeps-, Patellar- und Achillessehnenreflex sind mittellebhaft auslösbar.	Muskeleigenreflexe sind abgeschwächt oder nicht auslösbar.
Sensibilität			
• Berührungsempfinden	Berühren beider Füße, Beine, des Rumpfes/Rückens, der Hände, Arme mit einem Wattestab bzw. dem Finger des Untersuchers	seitengleich normal angegeben	einseitig/beidseitig, distal betont, symmetrisch/asymmetrisch abgeschwächt („taub, pelzig“) oder ausgefallen
• Schmerzempfinden	vorsichtiges Setzen eines peripheren Schmerzreizes z. B. mit einem durchgebrochenen Wattestab	seitengleich normal angegeben	einseitig/beidseitig, distal betont, symmetrisch/asymmetrisch abgeschwächt oder ausgefallen
• Temperaturempfinden	Besprühen beider Beine, des Rumpfes/Rückens, der Arme mit Desinfektionsmittel (wird durch Verdunstung des Alkohols als kalt wahrgenommen)	seitengleich normal angegeben	einseitig/beidseitig, abgeschwächt oder ausgefallen

Tab. 20.1 Fortsetzung

Untersuchung von	Ausführung der Untersuchung	Normalbefund	pathologischer Befund
Neglect (Auslöschung)	*Taktil*: Patient gibt mit geschlossenen Augen an, welcher Arm berührt wird. *Visuell*: Patient fixiert Nase des Untersuchers und soll angeben, welche Hand des Untersuchers am Rande des Gesichtsfeldes bewegt wird.	korrekte Angabe bei ein- und beidseitiger Darbietung des Reizes	Einzelreize werden korrekt wiedergegeben, bei simultaner Darbietung wird jedoch der Reiz auf der Neglectseite nicht erkannt.
Blasen-/Mastdarmkontrolle	Befragung des Patienten bzw. Beobachtung durch die Pflege	kontinent	teilweise/dauerhaft inkontinent
Vitalkapazität	Messung mit einem Spirometer bzw. bettseitig auch Zählen von 20 aufwärts mit einem tiefen Atemzug	Männerb > 1 500 ml, Frauen > 1 200 ml	Männer < 1 500 ml, Frauenb< 1 200 ml

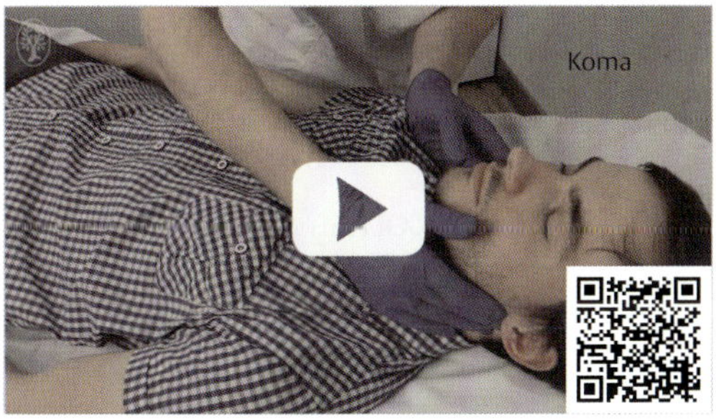

Video 20.1 Neurologische Untersuchung des bewusstlosen Patienten. Video 20.1 [1240] (Quelle: Pelz J, Michalski D. Neurologische Untersuchung des bewusstlosen Patienten. Notfallmedizin up2date 2016; 11 (03): 215-220)

Die neurologische Untersuchung des bewusstseinsgestörten Patienten beinhaltet neben der Prüfung der Vigilanz mindestens noch die Untersuchung auf einen Meningismus, eine Beurteilung der motorischen Reaktion auf Schmerzreize (gezielte/ungezielte Abwehr, Beuge-/Strecksynergismen, keine motorische Reaktion), eine Prüfung der Okulo- und Pupillomotorik sowie die Untersuchung des vestibulär-okulären Reflexes, des Kornealreflexes und des Würgereflexes (▶ Video 20.1; [1239]).

Schädel-Hirn-Trauma

Patienten mit einem Schädel-Hirn-Trauma – gleich welchen Schweregrades – müssen engmaschig klinisch-neurologisch überwacht werden. Dies sollte standardisiert anhand der *Glasgow Coma Scale* (GCS; ▶ Tab. 20.2) erfolgen, die, sofern möglich, um die Untersuchung der Orientierung, der Hirnnervenfunktion, von Paresen und Sensibilitätsstörungen sowie der Koordination ergänzt wird [1231].

Zu beachten ist die *eingeschränkte Anwendbarkeit* der GCS bei komatösen bzw. intubierten Patienten.

Delir

Das Delir ist ein ätiologisch unspezifisches Syndrom, das gekennzeichnet ist durch gleichzeitig bestehende und in ihrer Ausprägung fluktuierende Störungen des Bewusstseins, der Aufmerksamkeit, der Wahrnehmung, des Denkens, des Gedächtnisses, der Psychomotorik und des Schlaf-Wach-Rhythmus. Es lassen sich drei Erscheinungsformen des Delirs unterscheiden:

- hyperaktives Delir (ca. 10 %, mit Halluzinationen, Verkennungen, Unruhe, Desorientiertheit),
- hypoaktives Delir (ca. 40 %, mit Vigilanzstörung, Desinteresse, Zurückgezogenheit)
- Mischformen (ca. 50 %)

Tab. 20.2 Glasgow Coma Scale (minimal 3 Punkte, maximal 15 Punkte).

Punkte	Augenöffnen	verbale Antwort	motorische Antwort
6	–	–	normal auf Aufforderung
5	–	vollkommen adäquat	gezielt auf Schmerzreiz
4	spontan	unzureichend adäquat	ungezielt auf Schmerzreiz
3	auf Ansprache	einzelne Worte	Beugesynergismen
2	auf Schmerzreiz	unverständliche Laute	Strecksynergismen
1	kein Augenöffnen	keine Antwort	keine Abwehrbewegung

Ein strukturiertes Screening bildet die Grundlage, um ein Delir zu erkennen, ätiologisch weiter abzuklären und zu behandeln und sollte daher bei jedem intensivpflichtigem Patienten einmal pro Schicht (bzw. alle 8 Stunden) durchgeführt werden [1242]. Zur Diagnosestellung des Intensivdelirs stehen verschiedene validierte Messinstrumente zur Verfügung, z. B. der CAM-ICU (Confusion Assessment Method for Intensive Care Unit, siehe ► Abb. 4.1) und die ICDSC (Intensive Care Delirium Screening Checklist).

Neuromuskuläre Erkrankungen

Neuromuskuläre Erkrankungen wie das Guillain-Barré-Syndrom, die Myasthenia gravis („myasthene Krise") oder Myositiden können rasch progredient verlaufen. Akut sind die Patienten hierbei vor allem durch eine Dysphagie mit Aspiration bzw. bei Schwäche der muskulären Atempumpe durch eine respiratorische (Partial-)Insuffizienz mit im Vordergrund stehender Hyperkapnie und konsekutiver Vigilanzstörung gefährdet.

Daher sollten gerade bei erkennbarem Krankheitsprogress *logopädische Schluckuntersuchungen* sowie die Bestimmung der *Vitalkapazität* mindestens alle 8 Stunden und die auf *Paresen* (Erhebung der Einzelkraftgrade hilfreich) *fokussierte neurologische Untersuchung* alle 4 Stunden erfolgen, um rechtzeitig die Indikation zur invasiven Atemwegssicherung stellen zu können.

Des Weiteren sollten regelmäßig *krankheitsspezifische Scores* (z. B. Besinger-Toyka-Score bei Myasthenia gravis) erhoben werden.

20.1.3 Apparatives Monitoring

Das klinische Monitoring kann bei Bedarf um ein apparatives Monitoring ergänzt werden, wenngleich eindeutige Empfehlungen in den Leitlinien hierzu meist fehlen. Methoden, wie die Nahinfrarotspektroskopie, die Mikrodialyse oder die Elektrokortikografie (Übersicht in [1229]) sind weiterhin Gegenstand der Forschung und bleiben spezialisierten Einrichtungen vorbehalten.

Invasives Monitoring des intrakraniellen Drucks

Zahlreiche neurointensivmedizinische Erkrankungen bedingen eine Erhöhung des intrakraniellen Druckes (ICP), der mit einem ungünstigeren Behandlungsverlauf korreliert [1228]. Die Indikation zur Messung des ICP ist grundsätzlich bei komatösen Patienten und bei Patienten gegeben, die klinisch nicht hinreichend beurteilbar sind und bei denen der Verdacht auf eine vorliegende oder zu erwartende relevante Erhöhung des ICP besteht.

Der ICP sollte weniger als 20 mmHg bzw. in neueren Empfehlungen weniger 23 mmHg (normal: um 10 mmHg) betragen [1234]. Die invasive ICP-Messung ist dabei Voraussetzung sowohl für den Einsatz ICP-senkender Maßnahmen [1234] als auch für eine auf die Optimierung des zerebralen Perfusionsdrucks (CPP = mittlerer arterieller Blutdruck minus ICP) ausgerichtete Behandlung.

M!

Merke

Der intrakranielle Druck wird invasiv entweder über eine intraparenchymatöse Drucksonde oder über eine Ventrikeldrainage gemessen. Sofern nicht gleichzeitig eine Liquorableitung erfolgen soll, wird in der Praxis der *intraparenchymatösen Druckmessung der Vorzug gegeben*, da diese weniger traumatisierend gelegt werden kann und ein geringeres Infektionsrisiko aufweist.

Bei der Messung über die *Ventrikeldrainage* ist insbesondere auch darauf zu achten, dass diese zuvor über mindestens 10–30 Minuten geschlossen sein muss [1234].

Sonografie

▶ **Stenosen/Verschlüsse.** Duplexsonografisch lassen sich vor allem die proximalen Abschnitte der extra- und intrakraniellen hirnversorgenden Gefäße darstellen. Somit kann beispielsweise bei einer Verschlechterung nach einem revaskularisierenden Eingriff ein erneuter Gefäßverschluss noch am Patientenbett diagnostiziert werden. Einschränkung erfährt die *transkranielle Duplexsonografie* durch ein insuffizientes temporales Schallfenster. Während sich extrakranielle Verschlüsse der A. carotis interna besonders zuverlässig darstellen lassen, sollten insbesondere relevante intrakranielle Gefäßpathologien sowie Stenosen/Verschlüsse der A. basilaris stets noch durch eine angiografische Methode bestätigt werden.

▶ **Subarachnoidalblutung.** Bei der Subarachnoidalblutung wird zur Detektion eines Vasospasmus die engmaschige, mindestens tägliche transkranielle Doppler- bzw. Duplexsonografie der Hirnbasisarterien empfohlen [1244].

▶ **Verlagerung der Mittellinie.** Mittels *transkranieller Parenchymsonografie* kann zudem eine Verlagerung der Mittellinie auf Höhe des 3. Ventrikels erfasst werden (▶ Abb. 20.1 A und B; [1232]). Regelmäßige Untersuchungen (alle 8–12 Stunden) geben neben Absolutwerten auch einen Hinweis auf die Dynamik der Mittellinienverlagerung und können dadurch die weitere Therapieplanung unterstützen. Serielle Untersuchung des Ventrikelsystems (Seitenventrikel und 3. Ventrikel) wiederum erwiesen sich als hilfreich bei der Detektion sowie beim Monitoring eines posthämorrhagischen Hydrozephalus [1235].

▶ **Intrakranieller Druck.** Rückschlüsse auf den intrakraniellen Druck lassen sich sonografisch auch durch die transorbitale Bestimmung des Durchmessers der Nervenscheide des N. opticus (optical verve sheath diameter; ONSD) (▶ Abb. 20.1 C) ziehen [1230]. Ein ONSD ≥ 6,0 mm ist mit guter Sensitivität und Spezifität ein Indikator für einen erhöhten intrakraniellen Druck [1237]. Allerdings lässt der ONSD nur eine Aussage bezüglich eines erhöhten versus nicht erhöhten intrakraniellen Druckes zu und keineswegs zu Absolutwerten.

Kontinuierliche Elektroenzephalografie

Die kontinuierliche Elektroenzephalografie (cEEG) misst nicht invasiv und kontinuierlich die elektrische Aktivität des Gehirns. Gängig sind Ableitungen von mindestens 6 Kanälen. Die cEEG dient bei Patienten mit einem (nicht konvulsiven) Status epilepticus dem Therapiemonitoring sowie dem Ausschluss intermittierender Anfallsaktivität bei (passager) bewusstseinsveränderten Patienten. So ließen sich bei bis zu jedem zweiten Patienten einer allgemeinen als auch einer chirurgischen Intensivtherapiestation während der cEEG-Ableitung nicht konvulsive epileptische Anfälle bzw. periodische epileptische Entladungen, meist ohne klinisches Korrelat, nachweisen [1236], [1238].

Darüber hinaus sollte mittels cEEG beim generalisierten tonisch-klonischen Status epilepticus die Erhaltungsdosis anästhetischer Antikonvulsiva (Propofol, Midazolam, Thiopental) mit dem Ziel des Erreichens eines „Burst-Suppression-Musters“ gesteuert werden [1241].

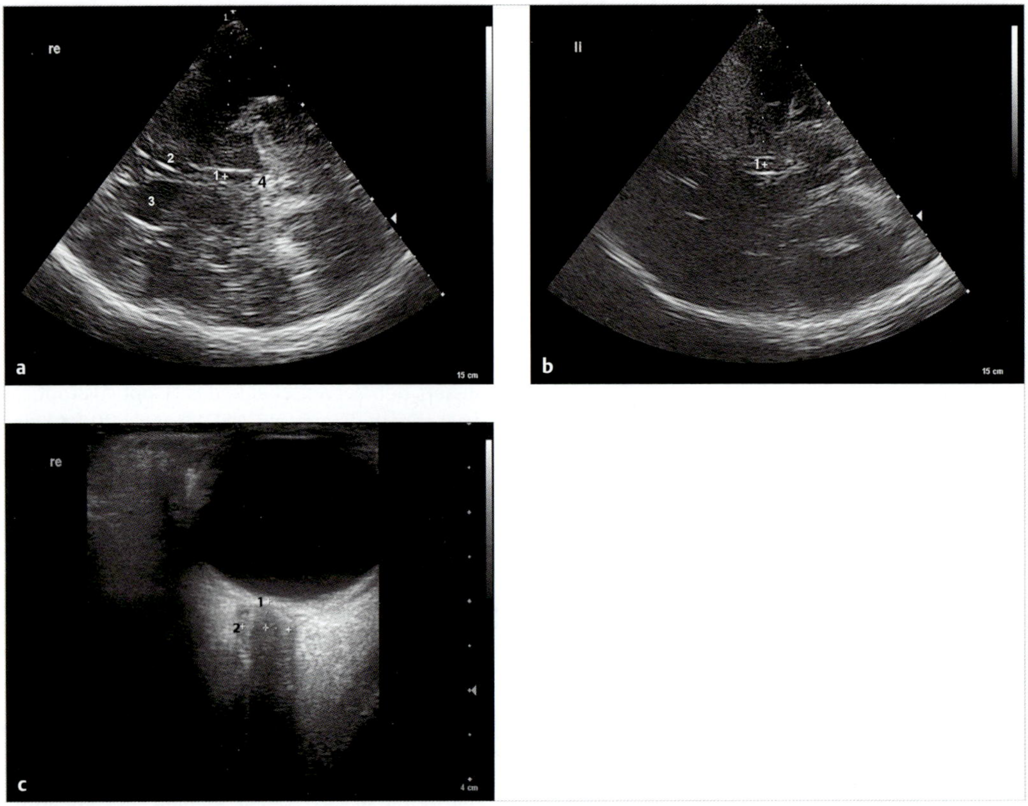

Abb. 20.1 Transkranielle B-Bild-Sonografie bei einer 57-jährigen Patientin mit einem Hirninfarkt, der mehr als zwei Drittel des Versorgungsgebiets der rechten A. cerebri media umfasst. Leitstruktur zum Auffinden des 3. Ventrikels (1) ist die echoreiche Glandula pinealis (4). Anhand der Messung der Distanz von der Mitte des 3. Ventrikels (1) zur rechten (**a**) bzw. linken (**b**) Schädelkalotte lässt sich eine Verlagerung der Mittellinie erfassen: (70,1 mm–66,0 mm)/2 = 2 mm Mittellinienverlagerung nach links. Hierzu passend stellt sich der rechte Seitenventrikel (2) im Seitenvergleich (3) auch pellotiert dar. Bei normalem Durchmesser der Nervenscheide des N. opticus ist eine relevante Erhöhung des intrakraniellen Druckes (> 20 mmHg) unwahrscheinlich (**c**).

20.1.4 Literatur

[1228] Cossu G, Messerer M, Stocchetti N et al. Intracranial pressure and outcome in critically ill patients with aneurysmal subarachnoid hemorrhage: A systematic review. Minerva Anestesiologica 2016; 82: 684–696

[1229] Dohmen C, Sakowitz OW. Multimodales Monitoring in der Neurointensivmedizin. Eine Standortbeschreibung. Nervenarzt 2012; 83: 1559–1568

[1230] Dubourg J, Javouhey E, Geeraerts T et al. Ultrasonography of optic nerve sheath diameter for detection of raised intracranial pressure: A systematic review and meta-analysis. Intensive Care Med 2011; 37: 1059–1068

[1231] Firsching R, Rickels E, Mauer UM et al. S2e-Leitlinie Schädel-Hirn-Trauma im Erwachsenenalter. 2015. AWMF-Registernummer: 008/001. https://www.awmf.org/uploads/tx_szleitlinien/008-001l_S2e_Schaedelhirntrauma_SHT_Erwachsene_2016-06.pdf

[1232] Gerriets T, Stolz E, Konig S et al. Sonographic monitoring of midline shift in space-occupying stroke: an early outcome predictor. Stroke 2001; 32: 442–447

[1233] Hennerici MG, Kern R et al. S1-Leitlinie Diagnostik akuter zerebrovaskulärer Erkrankungen. 2017. AWMF-Registernummer: 030/117. https://www.dgn.org/images/red_leitlinien/LL_2017/PDFs_Download/030117_LL_Zerebrovaskulaere_Erkrankungen_2017.pdf

[1234] Huttner HB et al. S1-Leitlinie Intrakranieller Druck. 2017. AWMF-Registernummer: 030/105. https://www.dgn.org/images/red_leitlinien/LL_2018/PDFs_Download/030105_LL_Intrakranieller_Druck_2018.pdf

[1235] Kiphuth IC, Huttner HB, Struffert T et al. Sonographic monitoring of ventricle enlargement in posthemorrhagic hydrocephalus. Neurology 2011; 76: 858–862

[1236] Kurtz P, Gaspard N, Wahl AS et al. Continuous electroencephalography in a surgical intensive care unit. Intensive Care Med 2014; 40: 228–234

[1237] Moretti R, Pizzi B. Ultrasonography of the optic nerve in neurocritically ill patients. Acta Anaesthesiol Scand 2011; 55: 644–652

[1238] Oddo M, Carrera E, Claassen J et al. Continuous electroencephalography in the medical intensive care unit. Crit Care Med 2009; 37: 2051–2056

[1239] Pelz J, Michalski D. Neurologische Untersuchung des bewusstlosen Patienten. Notfmed up2date 2016; 11: 215–220

[1240] Pelz J, Michalski D. Auf den Schlaganfall fokussierte neurologische Untersuchung und Implikationen für den Rettungsdienst – Schritt für Schritt. Notfmed up2date 2017; 12: 126–137

[1241] Rosenow F et al. S1-Leitlinie Status epilepticus im Erwachsenenalter. 2012. AWMF-Registernummer: 030/079. https://www.dgn.org/images/red_leitlinien/LL_2012/pdf/ll_02_2012_status_epilepticus_im_erwachsenenalter.pdf

[1242] S3-Leitlinie Analgesie, Sedierung und Delirmanagement in der Intensivmedizin. 2015. AWMF-Registernummer 001–012. https://www.awmf.org/uploads/tx_szleitlinien/001-012l_S3_Analgesie_Sedierung_Delirmanagement_Intensivmedizin_2015-08_01.pdf

[1243] Steiner T et al. S2e-Leitlinie Intrazerebrale Blutungen. 2012. AWMF-Registernummer: 030/002. https://www.dgn.org/images/red_leitlinien/LL_2012/pdf/ll_28_2012_intrazerebrale_blutungen.pdf

[1244] Steinmetz H et al. S1-Leitlinie Subarachnoidalblutung. 2012. AWMF-Registernummer: 030/073. https://www.dgn.org/images/red_leitlinien/LL_2012/pdf/030-073l_S1_Subarachnoidalblutung_2012_verlaengert.pdf

20.2 Hirninfarkt

20.2.1 Rekanalisierende Therapien des Hirninfarkts

Dominik Michalski, Stefan Schob

Begriffsbestimmung

► **Hirninfarkt.** Der Schlaganfall gehört weltweit zu den drei häufigsten Todesursachen und stellt einen der häufigsten Auslöser für permanente Behinderung dar. In 80–85 % der Fälle liegt ein gefäßstenosierender oder -okkludierender Prozess vor, der als *ischämischer Schlaganfall* (Synonym: Hirninfarkt) bezeichnet wird. Folge ist eine Minderperfusion des vom betroffenen Gefäß versorgten Hirngewebes mit resultierendem Mangel von Sauerstoff und Glukose und sich hierbei einstellender Funktionseinschränkung bis hin zum vollständigen Untergang von Hirngewebe.

In 15–20 % der Fälle handelt es sich um intrakranielle Blutungen, subsumiert unter dem Begriff *hämorrhagischer Schlaganfall*, bei dem der raumfordernde Effekt der Blutung bzw. lokale Blutanteile selbst zu einer Beeinträchtigung des Hirngewebes führen [1259].

► **Transitorisch-ischämische Attacke (TIA).** Vom Hirninfarkt mit resultierendem Gewebeschaden abzugrenzen ist die transitorisch-ischämische Attacke, bei der eine nur vorübergehende, ischämische Beeinträchtigung des Hirngewebes resultiert. Das in älterer Literatur zu findende 24-Stunden-Reversibilitätskriterium ist nicht mehr als ausschließliches Definitionskriterium zu verwenden, da auch kurzfristige fokal neurologische Defizite mit einem dauerhaften Gewebeschaden und somit definitionsgemäß vorliegendem Hirninfarkt einhergehen können.

Eine TIA wird demnach als ein fokal neurologisches Defizit mit vollständiger Rückbildung innerhalb von Minuten bis Stunden und – viel entscheidender – bildgebend fehlendem Nachweis eines Gewebeschadens definiert. Hinsichtlich des bildgestützten Kriteriums ist die *Magnetresonanztomografie (MRT) der Computertomografie (CT)* aufgrund des regionalen Auflösungsvermögens und damit der Möglichkeit der Detektion auch kleinerer Läsionen ***klar überlegen*** und deshalb bei der Diagnosestellung der TIA zu bevorzugen [1249], [1277].

Merke M!

Bei einer transitorisch-ischämischen Attacke (TIA) handelt es sich um ein vorübergehendes fokal neurologisches Defizit, bei dem die klinische Präsentation Rückschlüsse auf den Ort der ischämischen Beeinträchtigung erlaubt, bildgebend jedoch kein Nachweis eines Gewebeschadens geführt werden kann. Das erstmalige Auftreten einer TIA geht mit einer erhöhten Wahrscheinlichkeit von erneuten ischämischen Ereignissen einher und sollte daher die gleiche zeitkritische Diagnostik und Ursachenabklärung wie der Hirninfarkt nach sich ziehen.

Im Folgenden werden verschiedene Aspekte des Hirninfarkts fokussiert auf die Akutbehandlung abgehandelt, wohingegen intrakranielle Blutungen in den Kapiteln Intrazerebrale Blutung (S. 537) sowie Subarachnoidal- und Subduralblutung (S. 543) beschrieben werden.

Klinische Präsentation

In Abhängigkeit von der ischämisch beeinträchtigten Region präsentiert sich der Hirninfarkt bei Einbeziehung des Versorgungsgebiets der A. cerebri media oft mit einer Halbseitenlähmung (*Hemiparese*) mit und ohne Gesichtsbeteiligung (*faziale Parese*), einer halbseitigen Sensibilitätsstörung (*Hemihypästhesie, -algesie*) sowie einer Schluckstörung (*Dysphagie*) und Sprechstörung (*Dysarthrie*, meist rechte Hemisphäre) bzw. Sprachstörung (*Aphasie*, meist linke Hemisphäre) bzw. einem *Neglect* (rechte Hemisphäre).

Die Vielfalt der klinischen Symptome ist bei einer Beeinträchtigung des vertebrobasilären Versorgungsgebiets, d. h. ausgehend von der paarig angelegten A. vertebralis, der nicht paarigen A. basilaris bzw. der paarigen A. cerebri posterior, deutlich komplexer. Neben Hemiparesen und halbseitigen Sensibilitätsstörung sowie der Dysarthrie kommen hier *Störungen der Pupillo- und Okulomotorik*, Koordinationsstörungen (*Ataxien*), Sehstörungen (in der Regel als *Hemianopsie*), verschiedene Formen des Schwindels und auch Schluckstörungen (*Dysphagie*) vor.

Eine schwere *quantitative Bewusstseinsstörung* gehört außer im Fall einer zugrunde liegenden Thrombose der A. basilaris bzw. in deutlich abgeschwächter Form bei einem distalen Verschluss der A. carotis interna (so genanntes Carotis T) bzw. der proximalen A. cerebri media nicht zu den initialen Symptomen des Hirninfarkts und sollte daher zu weiteren differenzialdiagnostischen Überlegungen führen. Erst einhergehend mit einer möglichen raumfordernden Entwicklung des Hirninfarkts spielt die Beeinträchtigung des Bewusstseins eine größere Rolle, was im Kapitel Maligner Mediainfarkt (S. 520) ausgeführt wird.

Das Ausmaß der neurologischen Symptomatik wird standardisiert mit der *National Institutes of Health Stroke Scale (NIHSS)* abgebildet. Details hierzu finden sich im Kapitel Spezielle neurologische Untersuchung und apparatives Monitoring (S. 501). Diese kann auch helfen, das Ausmaß der ischämisch beeinträchtigten Region abzuschätzen. So besitzt ein Score von 10 und mehr Punkten einen hohen positiv prädiktiven Wert für das Vorliegen eines proximalen Gefäßverschlusses und damit für die Entwicklung eines ausgedehnten Hirninfarkts [1260].

> **M!**
>
> **Merke**
>
> Auch vergleichsweise kleine, so genannte lakunäre Hirninfarkte können zu einer schweren neurologischen Symptomatik wie einer hochgradigen Hemiparese und einer Dysarthrie und Dysphagie führen, wenn diese „strategisch" ungünstig im subkortikalen Bereich – vor allem in der Capsula interna oder im Hirnstamm – lokalisiert sind. Deshalb ist die Beziehung zwischen Infarktgröße und Ausmaß der neurologischen Defizite keinesfalls linear zu sehen [1280].

Ursachen und Pathogenese

▶ **TOAST-Klassifikation.** Angesichts des breiten Spektrums der Hirninfarktätiologien von lokal thrombotischen über hämodynamische und embolische Ursachen bis hin zu traumatischen Gefäßverletzungen und autoimmunen Systemerkrankungen wird hier eine vereinfachte Darstellung vorgenommen. Hierfür eignet sich traditionell die TOAST-Klassifikation [1245]; nach dieser werden unterschieden:

- *makroangiopathisch*: Stenose von mindestens 50 % oder Verschluss eines größeren oder großen hirnversorgenden Gefäßes, beispielsweise Karotisstenose oder -verschluss; breites Spektrum an klinischer Präsentation, oft mit kortikalem Defizit (Aphasie, Neglect); Infarktgröße in der Regel > 15 mm im Durchmesser
- *kardioembolisch*: Embolie mit kardialem Ursprung, beispielsweise im Rahmen eines Vorhofflimmerns oder eines kardialen Thrombus; breites Spektrum an klinischer Präsentation, oft mit kortikalem Defizit (Aphasie, Neglect); Infarktgröße meist > 15 mm im Durchmesser
- *mikroangiopathisch*: Verschluss einer kleinen, perforierenden Endarterie ausgehend von der A. cerebri media oder A. basilaris; breites Spektrum an klinischer Präsentation, jedoch ohne kortikale Defizite (Aphasie, Neglect); bildgebende Manifestation als lakunärer Infarkt (Durchmesser < 15 mm) subkortikal- bzw. im Hirnstammbereich
- *andere Ätiologien*: breites Spektrum wie beispielsweise Dissektion der A. carotis interna, Vaskulitiden, Lupus erythematodes, thrombotisch-thrombozytopenische Purpura; bildgebend und klinisch stark variierende Präsentation

- *unklare Ätiologie*: konkurrierende Ursachen mit beispielsweise gleichzeitig vorliegendem Vorhofflimmern und mittelgradiger Karotisstenose oder insgesamt unauffällige Diagnostik

▸ **Kollateralkreisläufe.** Die Mehrzahl der Hirninfarkte ist durch eine plötzliche Funktionsbeeinträchtigung des ischämischen Hirngebiets gekennzeichnet, hervorgerufen durch einen akut einsetzenden Gefäßverschluss mit unzureichender Kollateralversorgung des entsprechenden Hirngebiets. Folgt der Verschluss hingegen auf eine schon längere Zeit bestehenden Stenose, sind oftmals Kollateralkreisläufe etabliert, die aus angrenzenden, vom verschlossenen Gefäß unabhängigen Gefäßterritorien zur Perfusion des betroffenen Hirngebiets beitragen und somit eine teils nur geringe Beeinträchtigung dessen bewirken.

Vor dem Hintergrund eines in der Regel geschlossenen Circulus arteriosus Willisii werden Kollateralsituationen typischerweise über die A. communicans anterior und die paarig angelegte A. communicans posterior vermittelt. Im extrakraniellen Bereich kann über eine retrograd perfudierte A. ophthalmica, gespeist durch periphere Äste der A. carotis externa, eine Perfusion des distalen Segments der A. carotis interna trotz deren vorgelagertem Verschluss möglich werden.

▸ **Zerebraler Blutfluss.** Im Mittel werden 100 g Hirngewebe von 50–60 ml Blut pro Minute versorgt. Eine Reduktion auf 20 ml pro Minute wird meist ohne funktionelles Defizit toleriert, unterschreitet jedoch der zerebrale Blutfluss (ZBF) diesen Wert, kann der Funktionsstoffwechsel nicht weiter aufrechterhalten werden und die Funktion des entsprechenden Areals wird nachhaltig beeinträchtigt. Sinkt der ZBF unter 10 ml pro 100 g Hirngewebe pro Minute, reicht die Versorgung nun auch nicht mehr für den lebensnotwendigen Strukturstoffwechsel aus und das Gewebe infarziert irreversibel.

Mit großen interindividuellen Schwankungen – eben in Abhängigkeit von der Lokalisation des Gefäßverschlusses und der Kollateralsituation – etabliert sich ein zentrifugal gerichteter Perfusionsgradient im ischämischen Gewebe. Hierbei resultieren drei pathophysiologisch voneinander zu differenzierende Anteile:

- der bereits unrettbare, zentral gelegene Infarktkern,
- die umgebende, potenziell rettbare, aber nun nicht mehr funktionale Penumbra
- und ein oligämischer, noch funktionsfähiger äußerer Grenzbereich.

Im Hinblick auf diese regionalen Merkmale spielt der *Faktor Zeit* eine entscheidende Rolle. Bei fehlender Wiedereröffnung des verschlossenen Gefäßes ist eine Ausweitung des Infarktkerns auf Kosten der umgebenden Penumbra nachzuvollziehen, woraus sich die Notwendigkeit einer frühestmöglichen rekanalisierenden Therapie ergibt.

▸ **Penumbra-Konzept.** Die beschriebenen regionalen und zeitlichen Charakteristika in Folge eines akuten Hirngefäßverschlusses wurden – zumindest auf der Ebene des ZBF – bereits in den 1980er-Jahren als Penumbra-Konzept beschrieben [1248], [1254] und nachfolgend durch zahlreiche bildgebende Techniken unter Nutzung der CT oder MRT aufgegriffen. Diese ermöglichen heute binnen kürzester Zeit eine Abschätzung des ischämischen Kerngebiets und der umgebenden Penumbra auf individueller Ebene, was routinemäßig für therapeutische Entscheidungen in der Akutbehandlung des Hirninfarkts herangezogen wird [1258], [1271], [1283].

Entwicklung der rekanalisierenden Therapie

▸ **Systemische Thrombolyse.** Innerhalb der letzten 25 Jahre haben sich die Behandlungsmöglichkeiten akuter Gefäßverschlüsse der hirnversorgenden Arterien entscheidend verbessert. Noch zu Beginn der 1990er-Jahre war der durch einen intrakraniellen Gefäßverschluss verursachte Schlaganfall ein schicksalhaftes Krankheitsbild. Seit Mitte der 1990er-Jahre steht die intravenöse Gabe von *rekombinantem Gewebeplasminogenaktivator* (rtPA) zur Wiederauflösung von Hirngefäßverschlüssen als kausaler Therapieansatz zur Verfügung.

Trotz der im Mittel erheblichen Verbesserung des klinischen Outcomes durch die intravenöse Thrombolyse waren Patienten mit einem *proximalen Gefäßverschluss*, konkret im Bereich der A. cerebri media bzw. des distalen Segments der A. carotis interna, auch weiterhin charakterisiert durch eine hohe Sterblichkeit oder permanente Behinderung, so dass diese Patientengruppe wenig von der Behandlung zu profitierten schien [1261].

► **Intraarterielle Therapieansätze.** Vor diesem Hintergrund wurden bei proximalen Gefäßverschlüssen im Rahmen individueller Heilversuche zunehmend intraarterielle Therapieansätze unternommen, die letztlich zur Entwicklung spezifischer Devices für eine endovaskuläre Behandlung von Hirninfarktpatienten führten. Das erste, 2004 für die mechanische Rekanalisation von der amerikanischen Food and Drug Administration (FDA) zugelassene Device war der aus einer Nitinolspirale bestehende *MERCI-Retriever* (Concentric Medical, USA). Der zugrunde liegende Mechanismus dieses Ansatzes bestand in der Platzierung des Devices distal und teils innerhalb des gefäßverschließenden Thrombus mit anschließender Wiedereröffnung des Gefäßes durch Rückzug des Devices und damit Bergung der nun etablierten thrombusbeladenen Spirale. Die 2005 und 2008 veröffentlichten MERCI-Studien zeigten gute Rekanalisationsraten bei proximalen Gefäßverschlüssen (45–60%); die klinische Wertigkeit dieser Verfahren war zu diesem Zeitpunkt jedoch noch unzureichend untersucht [1284], [1285].

Im Jahr 2013 folgten drei voneinander unabhängige Studien: IMSIII, MR RESCUE und SYNTHESIS [1278]. Diese Studien postulierten die Unterlegenheit der intraarteriellen Behandlung gegenüber der systemischen Thrombolyse. Damit widersprachen sie in vielerlei Hinsicht der praktischen Erfahrung der Anwender in erfahrenen Schlaganfallzentren, führten aber dennoch zum deutlichen Rückgang der Anwendung dieser Verfahren.

Erst 2015 konnte die niederländische MR CLEAN-Studie die Überlegenheit der intraarteriellen Behandlung bei zerebralen Hauptstammverschlüssen zeigen. Nach Veröffentlichung dieser Studie wurden vier zu diesem Zeitpunkt rekrutierende klinische Studien mit vergleichbarer Fragestellung vorzeitig beendet und im ersten Halbjahr 2015 veröffentlicht. Angesichts der nun verfügbaren Evidenz wurden endovaskuläre Therapieverfahren von den entsprechenden Fachgesellschaften noch im selben Jahr als Standardtherapie des akuten intrakraniellen Gefäßverschlusses anerkannt [1281].

Weiterführende, nicht randomisierte Studien suggerierten zwischenzeitlich eine Wirksamkeit der mechanischen Rekanalisation auch im *erweiterten Zeitfenster*. Im Jahr 2018 folgten mit DAWN und DEFUSE 3 zwei randomisierte klinische Studien, die im Vergleich zur Standardtherapie eine Überlegenheit endovaskulärer Therapieverfahren in einem Zeitfenster von 6–24 bzw. 16 Stunden nach Symptombeginn bzw. letztmalig symptomfreiem Zeitpunkt zeigten. Entscheidend für diesen Erfolg war sicher die Auswahl der Patienten auf Grundlage bildgebender Verfahren und klinischer Kriterien. Konkret handelte es sich um eine Patientengruppe, die durch ein noch ausreichend großes Volumen an zwar hypoperfundiertem, aber noch rettbarem Hirngewebe charakterisiert war [1246], [1270], [1276].

Bildgebende Diagnostik

Die moderne Schlaganfallbildgebung muss – um die geeignete Therapie definieren und zeitnah einleiten zu können – eine Reihe von strukturellen und funktionellen Standardfragen schnell und eindeutig beantworten können sowie zu jeder Tages- und Nachtzeit zur Verfügung stehen. Um diesen Anforderungen gerecht zu werden, hat sich die Bildgebung im Wesentlichen auf die CT und nachrangig die MRT verlagert, wobei Letztere bei speziellen Fragen auch weiterhin einen hohen Stellenwert besitzt. ► Abb. 20.2 gibt einen Überblick über den Ablauf der so genannten *multimodalen Bildgebung*.

► **Strukturbildgebung.** Unabhängig von der gewählten Modalität erfolgt zuerst die Strukturbildgebung, die primär dem Ausschluss einer intrakraniellen Blutung und sekundär – im Fall eines ischämischen Schlaganfalls – der Quantifizierung des bereits irreversibel geschädigten Gewebes dient [1283], [1287]. In der nativen Computertomografie entspricht Letzteres jenem Parenchymanteil, der einen deutlichen Dichteausgleich zwischen grauer und weißer Substanz aufweist oder entsprechend späterer Phasen einer Infarktdemarkierung entspricht.

Zur Quantifizierung des irreversibel geschädigten Gewebes im Fall eines Verschlusses der *A. cerebri media* hat sich der *Alberta-Stroke-Program-Early-CT-(ASPECT-)Score* zuerst für die native CT-Bildgebung und später auch für die diffusionsgewichtete MR-Bildgebung etabliert [1250]. Dieser unterteilt das Versorgungsgebiet der A. cerebri media in 10 Subterritorien, wobei pro demarkiertem Subterritorium 1 Punkt vom Maximalwert 10 abgezogen wird. Ein ASPECT-Score von 10 spiegelt ein vollständig intaktes Versorgungsgebiet der A. cerebri media wieder, während ein ASPECTS von 0 den vollständig demarkierten Territorialinfarkt be-

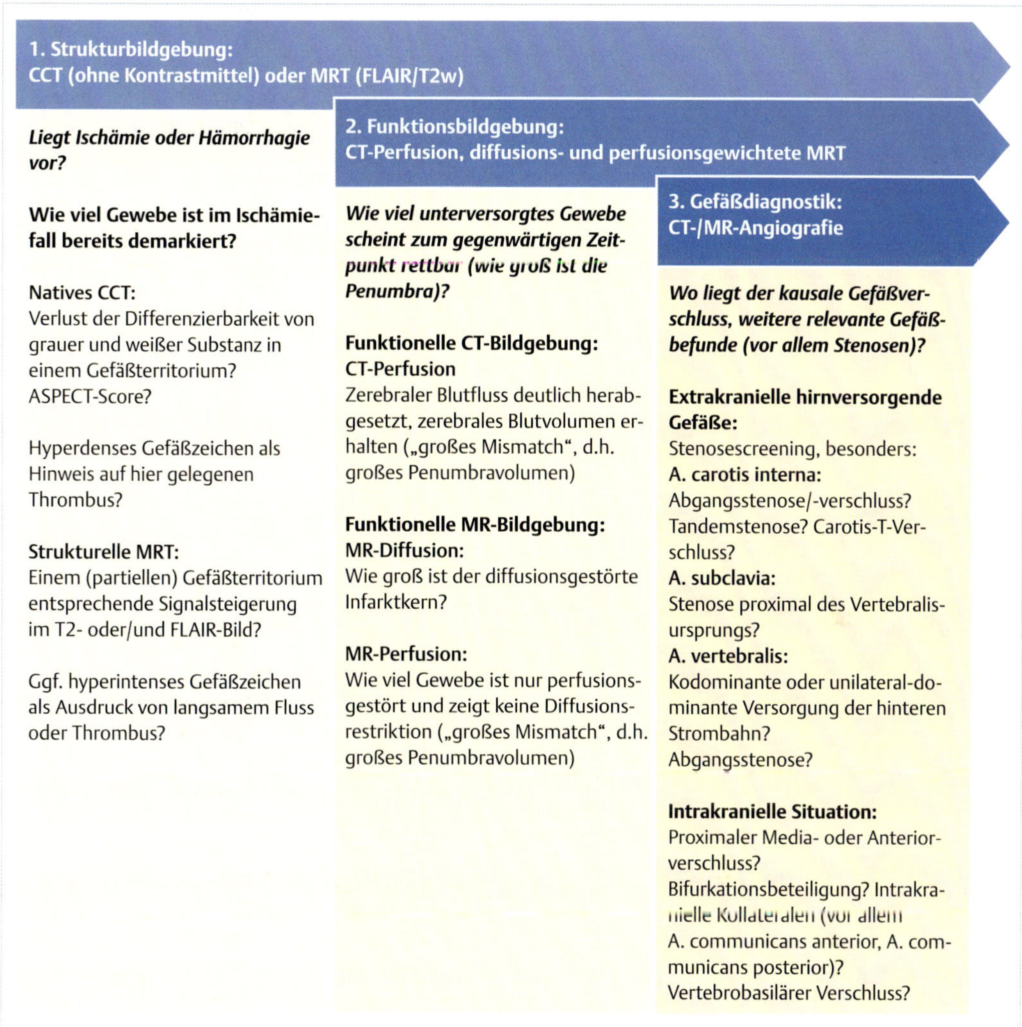

Abb. 20.2 Inhalte und Ablauf einer multimodalen Schlaganfallbildgebung. Sequenziell beinhaltet der speziell auf die Fragestellungen der Akutsituation fokussierte Ablauf die Bereiche Struktur- und Funktionsbildgebung sowie eine Identifizierung des Gefäßverschlusses (CT: Computertomografie, MRT: Magnetresonanztomografie).

schreibt. Im strukturellen MR-Bild, zumeist einer FLAIR- oder T2-Wichtung entsprechend, zeigt sich bereits untergegangenes Gewebe als signalangehobenes (hyperintenses) Areal.

▸ **Diffusionsbildgebung.** Besondere Bedeutung für die MR-basierte Infarktdiagnostik besitzt die Diffusionsbildgebung, die infarziertes Gewebe durchschnittlich bereits 30 Minuten nach dem Gefäßverschluss zeigt. Die Diffusionsbildgebung eignet sich aufgrund ihrer hohen Sensitivität auch für die Identifizierung von Hirninfarkten in der frühen Phase, in der die native CT meist noch keinen eindeutigen Infarktnachweis liefert. Akute Infarkte zeigen sich im diffusionsgewichteten Bild hyperintens und weisen eine korrelierende Absenkung in der Diffusionskoeffizientenkarte (so genannte ADC-Karte) im Sinne einer Abdunkelung auf.

▸ **Perfusionsuntersuchung.** Für die anschließende indirekte Ermittlung des noch rettbaren Gewebeanteils wird bei der Perfusionsuntersuchung

(CT oder MRT) die Kontrastmittelpassage im Hirn innerhalb kurzer Zeit repetitiv analysiert, visuell farbkodiert und in der Regel durch 4 Parameter widergespiegelt. Ermittelt werden hierbei das zerebrale Blutvolumen (ZBV), der zerebrale Blutfluss (ZBF) sowie die mittlere bzw. schnellste Kontrastmittelpassagezeit (MTZ, PTZ).

Bei der Analyse von *normal versorgtem Hirngewebe* zeigen sich in den farbkodierten Parameterkarten keine Seitenunterschiede hinsichtlich der unterschiedlichen Gefäßterritorien. Liegt hingegen ein *relevanter Verschluss* eines hirnversorgenden Gefäßes vor, zeigt sich eine deutliche Perfusionsminderung (reduzierter ZBF) im betroffenen Gefäßterritorium. Entsprechen die Ausfälle in der ZBF-Karte denen in der ZBV-Karte, was als fehlendes Mismatch bezeichnet wird, ist von einer kritischen Verminderung der Perfusion in diesem Areal auszugehen und eine fehlende Penumbra wahrscheinlich. Zeigt hingegen nur die ZBF-Karte eine großflächige Perfusionsabsenkung, die ZBV-Karte aber keine Beeinträchtigung, gilt diese Konstellation als Mismatch und die Existenz einer Penumbra mit relevanter Größe ist wahrscheinlich.

Ein Abgleich von penumbraanzeigender Perfusionsreduktion und bereits demarkiertem Hirngewebe ist in jedem Fall sinnvoll und sollte zur Überprüfung der Plausibilität der Perfusionsmessung stets erfolgen. Eine ausschließliche Reduktion der Kontrastmittelpassagezeit ohne Reduktion von ZBF und ZBV kann auf eine proximale, gegenwärtig gut kollateralisierte Stenose hinweisen. In der MR-basierten Schlaganfallbildgebung spiegelt das Perfusions-Diffusions-Mismatch die Penumbra wider, wobei die Diffusionsbildgebung den Infarktkern und mithin das irreversibel geschädigte Areal kennzeichnet [1287].

Fazit

Letztlich dient die Gefäßdarstellung durch CT- oder MR-Angiografie der Definition der kausalen Gefäßpathologie. Im Normalfall ist die *CT-Angiografie* bezüglich ihrer Aussagekraft der MR-Angiografie *moderat überlegen* und lässt insbesondere eine Beurteilung von extra- und intrakraniellen Stenosen zuverlässiger zu.

Merke

Die multimodale Schlaganfallbildgebung beantwortet im Wesentlichen drei Kernfragen, die für die Akuttherapie entscheidend sind:

- Handelt sich um eine intrakranielle Blutung und – im Fall eines ischämischen Schlaganfalls – welches Ausmaß hat der zum Untersuchungszeitpunkt bereits demarkierte Infarkt?
- Wie groß ist das perfusionsgestörte im Vergleich zum bereits demarkierten Territorium, woraus sich das so genannte „Tissue at Risk“, d. h. die Penumbra und damit das potenziell rettbare Volumen ergibt?
- Wo genau liegt die kausale Gefäßpathologie (Stenose/Verschluss) und damit gegebenenfalls der Angriffspunkt für eine endovaskuläre Therapie?

Spezielle Aspekte der rekanalisierenden Therapie

Systemische Thrombolyse

Die systemische Thrombolyse gilt als etablierte medikamentöse Akuttherapie des Hirninfarkts und sollte unter Berücksichtigung des zuvor beschriebenen Penumbrakonzepts und des abgeleiteten Mottos „Time is Brain“ ohne Zeitverzug initiiert werden, wenn bestimmte Kriterien erfüllt sind. Grundsätzlich muss eine schlaganfallspezifische Symptomatik, d. h. ein fokal neurologisches Defizit vorliegen, das basierend auf der neurologischen Untersuchung einem Gefäßterritorium bzw. einer Hirnregion zuordenbar ist.

Nach der klinischen Untersuchung sollte sich unmittelbar die zerebrale Bildgebung anschließen. Die native Bildgebung dient im Hinblick auf die Thrombolyse vor allem dem Blutungsausschluss und damit der *Klassifikation als ischämischer Schlaganfall.* Die weiteren Elemente der multimodalen Schlaganfallbildgebung werden in erster Linie zur Indikationsprüfung einer endovaskulären Therapie herangezogen.

▸ **Kriterien.** Die systemische Thrombolyse ist prinzipiell für Patienten mit *erreichtem 18. Lebensjahr zugelassen*; die frühere obere Altersgrenze von 80 Jahren wird entsprechend den aktuellen

Empfehlungen nicht aufrechterhalten. Die Zulassung beinhaltet eine *maximale Zeitspanne von 4,5 Stunden* zwischen Symptombeginn und der Initiierung der Thrombolyse, wobei es sich um den beobachteten oder vom Patienten selbst gut eingrenzbaren Symptombeginn handelt. Wird eine schlaganfallspezifische Symptomatik aus dem Schlaf heraus bemerkt wird, ist der letzte symptomfreie Zeitpunkt zu werten, der meist außerhalb des 4,5-Stunden-Zeitfensters liegt und somit entsprechend den Zulassungskriterien keine systemische Thrombolyse möglich ist.

Speziell für die Patientengruppe mit aus dem Schlaf heraus bemerkter, so genannter *Wake-up-Symptomatik*, untersuchte eine randomisierte Studie die Wirksamkeit einer MRT- und hier speziell einer mismatchbasierten Thrombolyse und zeigte dabei bei Anwendung strenger Kriterien einen Vorteil für die systemische Thrombolyse ohne signifikanten Anstieg der Blutungskomplikationen. Ebenso als individueller Heilversuch zu werten ist die auf der multimodalen CT- bzw. MR-Bildgebung basierende Anwendung der Thrombolyse innerhalb eines Zeitfensters von 4,5–6 Stunden [1268], [1281], [1286].

▶ **Kontraindikationen.** Neben den genannten klinischen, bildbasierten und zeitlichen Kriterien existiert eine Reihe von Kontraindikationen, die wie folgt zusammengefasst sind:

Merke M!

Ausschlusskriterien (Auszug) für die systemische Thrombolyse (rtPA)

anamnestische Kriterien:

- Hirninfarkt oder schweres Schädel-Hirn-Trauma innerhalb der letzten 3 Monate
- Hinweis auf subarachnoidale Blutung
- kürzlich zurückliegende intrakranielle Blutung
- zurückliegende Operation des Gehirns oder des Rückenmarks
- Gefäßanomalien wie beispielsweise Aneurysmata
- maligne Erkrankung oder Erkrankung des Verdauungstrakts (z. B. Ösophagusvarizen) mit entsprechendem Blutungsrisiko
- innerhalb der letzten 3 Monate zurückliegende größere Operation oder schwerer Unfall
- Geburt innerhalb der letzten 10 Tage
- Endokarditis bzw. Perikarditis
- persistierende arterielle Hypertension über 185 mmHg systolisch oder 110 mmHg diastolisch
- Einnahme eines Vitamin-K-Antagonisten in therapeutischer Dosierung (siehe unten) oder aktive Einnahme eines direkten oralen Antikoagulans oder Heparingabe in therapeutischer (d. h. nicht prophylaktischer) Dosierung
- schwere Lebererkrankung

Laborkriterien:

- Thrombozytenzahl < 100 000/µl
- International normalized ratio (INR) > 1,7 oder aktivierte partielle Thromboplastinzeit (aPTT)-Verlängerung
- Hypoglykämie

strukturelle zerebrale Bildgebung:

- jegliche Form der intrakraniellen Blutung
- subakute Infarktdemarkierung
- ausgedehnte akute Infarktdemarkierung (abseits sogenannter Frühinfarktzeichen)

Zusätzlich mögliche Umstände wie eine vergleichsweise geringe bzw. bereits teilweise regrediente neurologische Symptomatik oder das Auftreten epileptischer Anfälle erfordern eine besondere *Nutzen-Risiko-Abwägung*.

▶ **Durchführung.** Prinzipiell sollte eine systemische Thrombolyse nur von Personen durchgeführt werden, die umfangreiche Erfahrungen mit der Anwendung und mit deren Komplikationen haben. In der Regel handelt es sich dabei um *in der Schlaganfallbehandlung versierte Neurologen*, die vor Ort sind oder im Rahmen von teleneurologischen Projekten involviert werden. Gefürchtet sind vor allem systemische oder auch intrakranielle Blutungen in Folge der Thrombolyse, die mitunter nicht beherrschbar sind und zu neurologischen Defiziten führen können, die das initiale Ausmaß der neurologischen Symptomatik deutlich überschreiten.

Nach Ausschluss von Kontraindikationen und der individuellen Nutzen-Risiko-Analyse, die sich auch an Parametern wie beispielsweise einer malignen Erkrankung mit entsprechendem Blutungsrisiko sowie der Einnahme gerinnungsmodifizierender Substanzen orientiert, folgt die systemische Thrombolyse, bei der die Infusion von rtPA (Alteplase, in Deutschland Actilyse) über einen sicheren venösen Zugang erfolgt. Die zu applizierende Gesamtdosis wird ermittelt mit der Formel 0,9 mg/kg Körpergewicht und beträgt maximal 90 mg, wobei 10 % als Bolus und die übrige Menge über eine Stunde verabreicht werden.

► **Blutdruckwerte.** Vor Beginn der systemischen Thrombolyse sollte der *Blutdruck niedrigere Werte als 185/110 mmHg* aufweisen, wofür unter Umständen eine antihypertensive Therapie notwendig werden kann, da hypertensive Entgleisungen mit dem Risiko von Blutungskomplikationen einhergehen. Die systemische Thrombolyse sollte bei fehlenden Kontraindikationen, bildgebend erfolgtem Blutungsausschluss und gegebenem Zeitfenster von 4,5 Stunden nach Symptombeginn auch bei geplanter endovaskulärer Therapie erfolgen, da diese in dieser Konstellation als komplementäre und keinesfalls sich gegenseitig ausschließende Therapiestrategie zu werten ist.

Liegen Kontraindikationen hinsichtlich einer Thrombolyse wie beispielsweise die Einnahme gerinnungsmodifizierender Substanzen vor, stellen *endovaskuläre Therapieverfahren* oft den einzigen kausalen Therapieansatz dar und kommen unter Nutzen-Risiko-Abwägung, teils auch im Sinne eines Ultima-Ratio-Ansatzes, in diesen Fällen auch zur Anwendung [1256], [1263]. Prinzipiell sollten Schlaganfallpatienten und im Besonderen Patienten nach systemischer Thrombolyse unter den Bedingungen einer auf das Krankheitsbild spezialisierten Stroke Unit oder entsprechend erfahrenen Intensivstation behandelt werden.

M!

Merke

Neben der engmaschigen klinischen Beobachtung und dem frühzeitigen Erkennen von Komplikationen besitzt die *Blutdruckkontrolle* eine besondere Bedeutung. So sollten analog zum Beginn der systemischen Thrombolyse auch für den sich anschließenden Zeitraum von mindestens 24 Stunden *Blutdruckwerte von 185/110 mmHg nicht überschritten werden*.

Sofern zusätzlich zur systemischen Thrombolyse eine endovaskuläre Therapie mit erfolgreicher Rekanalisation eines proximalen Gefäßverschlusses erfolgte, erscheint eine weitere Senkung der oberen Blutdruckgrenze zur Vermeidung von Reperfusionsblutungen sinnvoll. Hierfür liegen keine prospektiven Studien und somit keine verlässlichen Daten vor, aus denen konkrete Handlungsempfehlungen abgeleitet werden könnten. Als Orientierung kann eine obere Blutdruckgrenze von 130 bzw. 140 mmHg angenommen werden, die durch klinische Studien jedoch noch verifiziert werden muss [1257], [1288].

Mechanische Rekanalisation

M!

Merke

Gestützt durch die oben erläuterte Studienlage, zählt die endovaskuläre Behandlung mittlerweile zur Standardtherapie in der Behandlung proximaler Gefäßverschlüsse. Wenngleich die zugrunde liegenden klinischen Studien unterschiedliche Zeitfenster zur Anwendung brachten, wird eine Durchführung *innerhalb von 6 Stunden* nach Symptombeginn offiziell empfohlen. Unter bestimmten Bedingungen, d. h. Nutzung der multimodalen Bildgebung, kann die mechanische Rekanalisation auch jenseits des 6-Stunden-Zeitfensters – derzeit noch als individueller Heilversuch – eingesetzt werden, wobei robuste klinische Daten eine Anwendung sogar bis zu 24 Stunden nach Symptombeginn nahelegen [1276], [1281].

► **Voraussetzungen, Nutzen.** Generelle Voraussetzung für die endovaskuläre Therapie ist der Nachweis eines proximalen Gefäßverschlusses der vorderen Zirkulation. Derartige Verschlüsse liegen entweder im distalen, intrakraniellen Abschnitt der A. carotis interna oder im proximalen Abschnitt der A. cerebri media, dem funktionellen M1-Segment, ohne oder mit nur umschriebener Infarktdemarkierung sowie einem persistierenden, funktionell relevanten neurologischen Defizit nach Ausschluss einer intrakraniellen Blutung. Weiterführende Kriterien, die ein profitierendes vom nicht profitierenden Patientenkollektiv innerhalb der ersten 6 Stunden nach dem Symptombeginn sicher differenzieren können (z. B. Infarktkern-Perfusions-Mismatch, genaue Verschlusslokalisation, Patientenalter, Komorbiditäten), sind gegenwärtig nicht definiert.

Ist ein Großteil des betroffenen, perfusionsgestörten Gefäßterritoriums bereits demarkiert, bleibt der Nutzen einer endovaskulären Therapie zwangsläufig begrenzt. Dennoch ergeben sich aus der Literatur – bei vertretbarem Blutungsrisiko – Hinweise auf einen auch unter diesen Bedingungen vorhandenen Nutzen in Form einer *verminderten Ödemausbildung* mit möglicherweise auch seltener notwendigen Entlastungskraniektomien [1253], [1272], [1274].

▸ **Verfahren.** Für die endovaskuläre Therapie stehen zwei unterschiedliche, in den aktuellen Studien gleichwertige Verfahren zur Verfügung [1252], [1273]:

- mechanische Thrombektomie mittels Stent-Retriever der 2. Generation (z. B. pREset, Phenox, CAGE VIEW, Balt Medical)
- Aspirationsthrombektomie „ADAPT“ (A Direct Aspiration First Pass Technique) mittels großlumigem Aspirationskatheter (ACE, Penumbra, Sofia, Microvention)

Die *reine Stent-Retriever-Technik* erfordert das Passieren des verschlossenen Gefäßes mittels Mikrokatheter bis hin zu einer Position distal des Thrombus. Über den – mittels Kontrastmittelapplikation bestätigt intraluminal liegenden Mikrokatheter – wird nun das körbchenartige Device teils distal des Thrombus, teils im verschlossenen Gefäßsegment freigesetzt und für 3–5 Minuten belassen. In dieser Zeit entfaltet sich der Stent-Retriever und die Anteile des Thrombus migrieren in die Maschen des Devices. Anschließend wird das Gerinnsel mitsamt Device aus dem Gefäß geborgen. Die reine Aspiration ist technisch vergleichsweise einfach und erfolgt über das Vorbringen des großlumigen Saugkatheters bis an das proximale Thrombusende mit anschließender Anwendung eines kräftigen Unterdrucks durch Aspirationsspritzen oder Aspirationspumpensysteme.

Die *reine Aspiration* bewirkt eine weniger ausgeprägte Gefäßwandirritation und ist – bei einfachen anatomischen Verhältnissen und proximalen Gefäßverschlüssen ohne Bifurkationsbeteiligung – oftmals im 1. Durchgang erfolgreich.

Lässt sich mittels alleiniger Anwendung der Aspiration oder des Stent-Retrievers keine Rekanalisation erzielen, ist die *Kombination der beiden Techniken*, bekannt als *„SAVE“* (Stent-retriever Assisted Vacuum-Locked Extraction), d. h. die distale Retraktion durch Stent-Retriever und die proximale Aspiration durch Aspirationskatheter, oft erfolgreich [1279].

▸ **Fallbeispiel.** ▸ Abb. 20.3 zeigt exemplarisch einen Fall mit klinisch ausgeprägtem rechtshemisphäriellem Syndrom bei unklarem, aber innerhalb eines 24-Stundenzeitfensters liegendem Symptombeginn. In der oberen Reihe sichtbar wird eine deutliche, streifige Diffusionsstörung (a) lentikulostriatal rechts mit korrespondierender ADC-Absenkung (b) und Demarkierung in der FLAIR-Sequenz (c). Die MRT demonstriert damit den sehr kleinen, durch einen Perforatorverschluss bedingten Infarktkern. In der mittleren Reihe zeigt die Perfusionsmessung ein deutliches Perfusionsmismatch im Versorgungsgebiet der A. cerebri media rechts. Das zerebrale Blutvolumen (d) ist nicht wesentlich vermindert; hingegen wird der territorial deutlich herabgesetzte zerebrale Blutfluss offensichtlich (e). Die posterior-anteriore Projektion der Katheterangiografie zeigt den zugrunde liegenden, proximalen Verschluss der A. cerebri media im M1-Segment (f). Nach Passage des verschlossenen Segments bestätigt die Kontrastmittelinjektion mittels Mikrokatheter die intraluminale Lage distal des Thrombus (g). Anschließend wird zuerst der Stent-Retriever freigesetzt und dann der Aspirationskatheter bis an den Thrombus geführt (h). Die mechanische Rekanalisation durch Stent-Retriever und Aspirationskatheter führt zur *vollständigen Wiedereröffnung des Gefäßes* (i).

▸ **Andere Therapieoptionen.** Führt auch die technisch optimal durchgeführte, mehrfache endovaskuläre Therapie nicht zur Wiedereröffnung des Gefäßes, muss an eine akut verschlossene, hochgradige intrakranielle Stenose gedacht werden, für deren Behandlung die Anwendung eines *ballonmontierten Stents* erwogen werden kann [1265].

Anatomische Grenzgebiete für die endovaskuläre Therapie sind die A2-, M3- und P1-Segmente [1247], [1264]. Im Einzelfall sind Verschlüsse der A. cerebri media im M2-Segment, die mit einer schweren neurologischen Symptomatik einhergehen, erfolgreich endovaskulär behandelbar; hierbei handelt es sich jedoch um individuelle Heilversuche, die der besonderen Nutzen-Risiko-Abwägung bedürfen. Schwierigkeiten bei der endovaskulären Therapie können wegen einer relevanten Elongation der supraaortalen Gefäße auftreten, da die notwendige Katheterlänge dann häufig nicht mehr gegeben ist. Auch wird beson-

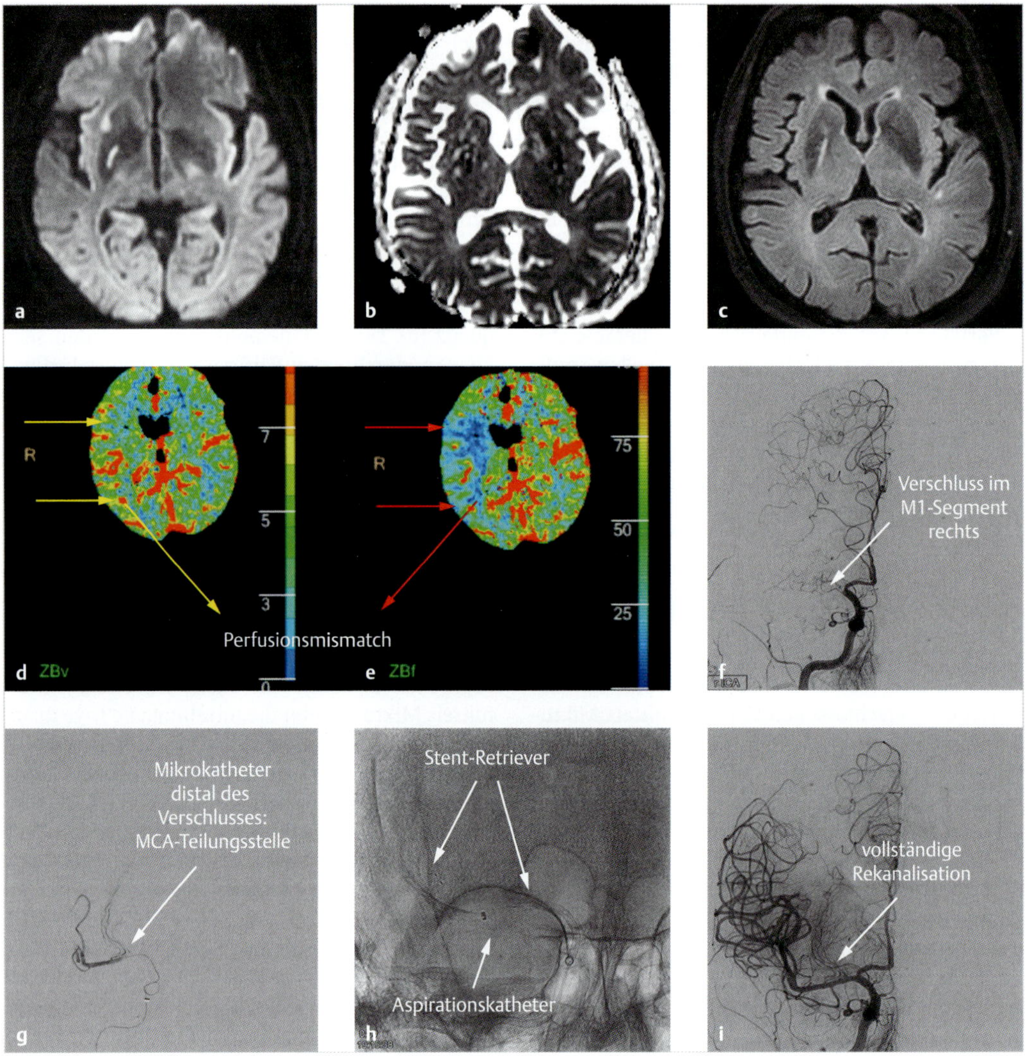

Abb. 20.3 Exemplarische multimodale Schlaganfallbildgebung (a–e) und nachfolgende endovaskuläre Therapie (f–i). a–c: verschiedene Sequenzen der Magnetresonanztomografie (Einzelheiten siehe Text). **d–e**: zerebraler Blutfluss (ZBF) und zerebrales Blutvolumen (ZBV) als Grundlage für die Bestimmung des Mismatch. **f–i**: digitale Subtraktionsangiografie mit initialem Verschluss der A. cerebri media im M1-Segment mit vollständiger Rekanalisation. (Quelle: Prof. Dr. med. Karl-Titus Hoffmann, Leipzig)

ders in den distalen Segmenten die Navigation der endovaskulären Instrumente nach mehreren, oftmals gegensätzlichen Gefäßverläufen erheblich erschwert.

Kann der Ort des distalen Verschlusses bedingt durch die unzureichende Länge der verwendeten Katheter nicht erreicht werden, ist auch eine *intraarterielle Applikation von 1–3 mg rtPA* über den selektiv einliegenden Mikrokatheter eine durchaus erfolgversprechende Therapieoption.

Sonderfall Thrombose der A. basilaris

Vor dem Hintergrund der mit einem Verschluss der A. basilaris einhergehenden hohen Sterblichkeit werden im Fall einer noch fehlenden Infarktdemarkierung im entsprechenden Versorgungsgebiet nahezu unabhängig vom Zeitfenster rekanalisierende Therapien im Sinne eines Ultima-Ratio-Ansatzes zur Anwendung gebracht. Hierzu zählen sowohl die systemische Thrombolyse und im Besonderen endovaskuläre Verfahren bei zuvor mit CT- und MR-Angiografie diagnostiziertem Gefäßverschluss [1281].

Literatur

[1245] Adams jr. HP, Bendixen BH, Kappelle LJ et al. Classification of subtype of acute ischemic stroke. Definitions for use in a multicenter clinical trial. TOAST. Trial of Org 10172 in Acute Stroke Treatment. Stroke 1993; 24: 35–41

[1246] Albers GW, Marks MP, Kemp S et al.; DEFUSE 3 Investigators. Thrombectomy for stroke at 6 to 16 hours with selection by perfusion imaging. N Engl J Med 2018; 378: 708–718

[1247] Altenbernd J, Kuhnt O, Hennigs S et al. Frontline ADAPT therapy to treat patients with symptomatic M2 and M3 occlusions in acute ischemic stroke: Initial experience with the Penumbra ACE and 3MAX reperfusion system. J Neurointerv Surg 2018; 10: 434–439

[1248] Astrup J, Siesjö BK, Symon L. Thresholds in cerebral ischemia – the ischemic penumbra. Stroke 1981; 12: 723–725

[1249] Altavilla R, Anticoli S, Venti MP et al. Clinical skills or high-tech MR in TIA patients: What makes the difference? Neurol Sci 2018; 39: 2091–2096

[1250] Barber PA, Demchuk AM, Zhang J et al. Validity and reliability of a quantitative computed tomography score in predicting outcome of hyperacute stroke before thrombolytic therapy. ASPECTS Study Group. Alberta Stroke Programme Early CT Score. Lancet 2000; 355: 1670–1674

[1251] Berkhemer OA, Fransen PS, Beumer D et al; MR CLEAN Investigators. A randomized trial of intraarterial treatment for acute ischemic stroke. N Engl J Med 2015; 372: 11–20

[1252] Bernsen MLE, Goldhoorn RB, van Oostenbrugge RJ et al; MR CLEAN Registry investigators. Equal performance of aspiration and stent retriever thrombectomy in daily stroke treatment. J Neurointerv Surg 2019; 11: 631–636

[1253] Broocks G, Hanning U, Flottmann F et al. Clinical benefit of thrombectomy in stroke patients with low ASPECTS is mediated by oedema reduction. Brain 2019; 142: 1399–1407

[1254] Caldwell J, Heran MKS, McGuinness B et al. Imaging in acute ischaemic stroke: Pearls and pitfalls. Pract Neurol 2017; 17: 349–358

[1255] Campbell BC, Mitchell PJ, Kleinig TJ et al; EXTEND-IA Investigators. Endovascular therapy for ischemic stroke with perfusion-imaging selection. N Engl J Med 2015; 372: 1009–1018

[1256] Chalos V, LeCouffe NE, Uyttenboogaart M et al; MR CLEAN Registry Investigators. Endovascular treatment with or without prior intravenous alteplase for acute ischemic stroke. J Am Heart Assoc 2019; 8: e011592

[1257] Choi KH, Kim JM, Kim JH et al. Optimal blood pressure after reperfusion therapy in patients with acute ischemic stroke. Sci Rep 2019; 9: 5681

[1258] Dirnagl U, Iadecola C, Moskowitz MA. Pathobiology of ischaemic stroke: An integrated view. Trends Neurosci 1999; 22: 391–397

[1259] Donnan GA, Fisher M, Macleod M et al. Stroke. Lancet 2008; 371: 1612–1623

[1260] Fischer U, Arnold M, Nedeltchev K et al. NIHSS score and arteriographic findings in acute ischemic stroke. Stroke 2005; 36: 2121–2125

[1261] Friedrich B, Gawlitza M, Schob S et al. Distance to thrombus in acute middle cerebral artery occlusion: a predictor of outcome after intravenous thrombolysis for acute ischemic stroke. Stroke 2015; 46: 692–696

[1262] Goyal M, Demchuk AM, Menon BK et al; ESCAPE Trial Investigators. Randomized assessment of rapid endovascular treatment of ischemic stroke. N Engl J Med 2015; 372: 1019–1030

[1263] Goyal M, Almekhlafi M, Dippel DW et al; HERMES Collaborators. rapid alteplase administration, improves functional outcomes in patients with stroke due to large vessel occlusions. Stroke 2019; 50: 645–651

[1264] Grossberg JA, Rebello LC, Haussen DC et al. Beyond large vessel occlusion strokes: Distal occlusion thrombectomy. Stroke 2018; 49: 1662–1668

[1265] Gruber P, Braun C, Kahles T et al. Percutaneous transluminal angioplasty using the novel drug-coated balloon catheter SeQuent Please NEO for the treatment of symptomatic intracranial severe stenosis: feasibility and safety study. J Neurointerv Surg 2019; 11: 719–722

[1266] Hacke W, Kaste M, Fieschi C et al. Intravenous thrombolysis with recombinant tissue plasminogen activator for acute hemispheric stroke. The European Cooperative Acute Stroke Study (ECASS). JAMA 1995; 274: 1017–1025

[1267] Hacke W, Kaste M, Fieschi C et al. Randomised double-blind placebo-controlled trial of thrombolytic therapy with intravenous alteplase in acute ischaemic stroke (ECASS II). Second European-Australasian Acute Stroke Study Investigators. Lancet 1998; 352: 1245–1251

[1268] Hacke W, Kaste M, Bluhmki E et al; ECASS Investigators. Thrombolysis with alteplase 3 to 4.5 hours after acute ischemic stroke. N Engl J Med 2008; 359: 1317–1329

[1269] Jovin TG, Chamorro A, Cobo E et al; REVASCAT Trial Investigators. Thrombectomy within 8 hours after symptom onset in ischemic stroke. N Engl J Med 2015; 372: 2296–2306

[1270] Jovin TG, Saver JL, Ribo M et al. Diffusion-weighted imaging or computerized tomography perfusion assessment with clinical mismatch in the triage of wake up and late presenting strokes undergoing neurointervention with Trevo (DAWN) trial methods. Int J Stroke 2017; 12: 641–652

[1271] Jung S, Wiest R, Gralla J et al. Relevance of the cerebral collateral circulation in ischaemic stroke: time is brain, but collaterals set the pace. Swiss Med Wkly 2017; 147: w14538

[1272] Kaesmacher J, Chaloulos-Iakovidis P, Panos L et al. Mechanical thrombectomy in ischemic stroke patients with alberta stroke program early computed tomography score 0–5. Stroke 2019; 50: 880–888

[1273] Lapergue B, Blanc R, Gory B et al; ASTER Trial Investigators. Effect of endovascular contact aspiration vs stent retriever on revascularization in patients with acute ischemic stroke and large vessel occlusion: The aster randomized clinical trial. JAMA 2017; 318: 443–452

[1274] Nagel S, Herweh C, Pfaff JAR et al. Simplified selection criteria for patients with longer or unknown time to treatment predict good outcome after mechanical thrombectomy. J Neurointerv Surg 2019; 11: 559–562

[1275] National Institute of Neurological Disorders and Stroke rt-PA Stroke Study Group. Tissue plasminogen activator for acute ischemic stroke. N Engl J Med 1995; 333: 1581–1587
[1276] Nogueira RG, Jadhav AP, Haussen DC et al; DAWN Trial Investigators. Thrombectomy 6 to 24 Hours after Stroke with a Mismatch between Deficit and Infarct. N Engl J Med 2018; 378: 11–21
[1277] Panuganti KK, Tadi P, Lui F. Transient Ischemic Attack. 2019 Mar 21. StatPearls [Internet]. Treasure Island (FL): StatPearls Publishing; 2019
[1278] Pierot L, Gralla J, Cognard C, White P. Mechanical thrombectomy after IMS III, synthesis, and MR-RESCUE. AJNR Am J Neuroradiol 2013; 34: 1671–1673
[1279] Psychogios MN, Tsogkas I, Brehm A et al. Clot reduction prior to embolectomy: mSAVE as a first-line technique for large clots. PLoS One 2019; 14: e0216258
[1280] Regenhardt RW, Das AS, Lo EH et al. Advances in understanding the pathophysiology of lacunar stroke: A review. JAMA Neurol 2018; 75: 1273–1281
[1281] Ringleb PA, Hamann GF, Röther J et al. Akuttherapie des ischämischen Schlaganfalls – Ergänzung 2015. Rekanalisierende Therapie. In: Leitlinien für Diagnostik und Therapie in der Neurologie. https://www.dgn.org/images/red_leitlinien/LL_2015/PDFs_Download/030140_LL_akuter-ischaemischer-schlaganfall_final.pdf
[1282] Saver JL, Goyal M, Bonafe A et al; SWIFT PRIME Investigators. Stent-retriever thrombectomy after intravenous t-PA vs. t-PA alone in stroke. N Engl J Med 2015; 372: 2285–2295
[1283] Schaefer PW, Barak ER, Kamalian S et al. Quantitative assessment of core/penumbra mismatch in acute stroke: CT and MR perfusion imaging are strongly correlated when sufficient brain volume is imaged. Stroke 2008; 39: 2986–2992
[1284] Smith WS, Sung G, Starkman S et al; MERCI Trial Investigators. Safety and efficacy of mechanical embolectomy in acute ischemic stroke: Results of the MERCI trial. Stroke 2005; 36: 1432–1438
[1285] Smith WS, Sung G, Saver J et al. Mechanical thrombectomy for acute ischemic stroke: final results of the Multi MERCI trial. Stroke 2008; 39: 1205–1212
[1286] Thomalla G, Simonsen CZ, Boutitie F et al; WAKE-UP Investigators. MRI-guided thrombolysis for stroke with unknown time of onset. N Engl J Med 2018; 379: 611–622
[1287] Thomalla G, Gerloff C. Acute imaging for evidence-based treatment of ischemic stroke. Curr Opin Neurol 2019; 32: 521–529
[1288] Vitt JR, Trillanes M, Hemphill JC 3rd. Management of blood pressure during and after recanalization therapy for acute ischemic stroke. Front Neurol 2019; 10: 138

20.2.2 Maligner Mediainfarkt

Dominik Michalski

Einleitung

Der maligne Mediainfarkt entspricht der Maximalvariante des ischämischen Schlaganfalls und entwickelt sich bei bis zu 10 % der Hirninfarktpatienten. Die Inzidenz wird mit 10–20 Fällen pro 100 000 Einwohner pro Jahr geschätzt.

Dem Krankheitsbild zugrunde liegt in der Regel ein Verschluss der A. cerebri media im proximalen Abschnitt, dem M1-Segment, bzw. im distalen Abschnitt der A. carotis interna unter Einbeziehung des Karotis-T. Dieser Verschluss ist in den meisten Fällen embolischer Genese, wobei Embolien kardialen Ursprungs bei vorhandenem Vorhofflimmern oder kardialem Thrombus ursächlich sind. Darüber hinaus kann sich der maligne Mediainfarkt auf dem Boden eines Prozesses im Bereich der proximalen A. carotis interna entwickeln. Vordergründig handelt es sich dabei um arteriosklerotisch bedingte, akut dekompensierte höchstgradige Stenosen oder Verschlüsse. Bei jüngeren Patienten nehmen dagegen Gefäßdissektionen eine entscheidende Rolle ein.

Der maligne Mediainfarkt zeichnet sich durch eine *hohe Sterblichkeit von bis zu 80 %* aus. Überlebende weisen trotz der in den vergangenen Jahren erzielten Verbesserungen in der Behandlung in der Regel relevante funktionelle Beeinträchtigungen im Langzeitverlauf auf. In Folge der Einführung endovaskulärer Therapieverfahren ist mit einer geringeren Rate an malignen Mediainfarkten zu rechnen, jedoch münden Situationen, in denen diese Therapieverfahren nicht oder verzögert zur Anwendung kommen weiterhin in der Ausbildung maligner Mediainfarkte. Näheres zu den endovaskulärer Therapieverfahren findet sich im Kapitel Rekanalisierende Therapien des Hirninfarkts.

Während des oft prolongierten intensivmedizinischen Behandlungsverlaufs ergeben sich regelhaft spezifische Problemstellungen, die über die eigentliche Hirnschädigung und das damit verbundene neurologische Defizit hinausgehen und diverse Behandlungsimplikationen nach sich ziehen [1299], [1301], [1303], [1309].

Klinische und bildgebende Merkmale

► **Klinik.** Patienten mit einem hohen Risiko zur Ausbildung eines malignen Mediainfarkts weisen frühzeitig im Krankheitsverlauf schwere hemisphärielle Syndrome auf. Dies sind im Fall einer *linkshemisphäriellen* Lokalisation meist eine schwere aphasische Störung und im Falle einer *rechtshemisphäriellen* Lokalisation meist ein multimodaler Neglect nach links, jeweils gepaart mit einer hochgradigen kontralateralen Hemiparese und Sensibilitätsstörung sowie einer Dysphagie. Oft liegen bereits zu Beginn eine Blickdeviation zur betroffenen Hirnseite und frühzeitig im Verlauf eine milde quantitative Bewusstseinsstörung (Somnolenz) vor.

► **Bildgebung.** Entsprechend bildgebenden Kriterien ist der maligne Mediainfarkt als eine subtotale oder totale Infarzierung des Versorgungsgebietes der A. cerebri media unter zumindest teilweiser Einbeziehung der Basalganglien definiert (► Abb. 20.4). Zusätzlich können die angrenzenden Versorgungsgebiete der A. cerebri anterior oder posterior einbezogen sein. Aufgrund des typischen Verlaufs des ischämischen Schlaganfalls mit in Abhängigkeit von der Infarktgröße *konsekutiver Ödembildung* entwickelt sich innerhalb der ersten Tage nach dem Ereignis ein progredient raumfordernder Effekt, der zur Verlagerung mittelliniennaher Strukturen zur kontralateralen Hemisphäre führen kann. Hierbei besteht ein hohes Risiko der unkalen oder transtentoriellen Herniation.

Meist geht dieser Prozess mit einem *erhöhten intrakraniellen Druck* (ICP) einher. Jedoch werden Herniationen bei regional betonten, in diesen Fällen oft von basalen Strukturen ausgehenden raumfordernden Entwicklungen auch ohne Anstieg des typischerweise an anderer Stelle (oft kortikal mittels Parenchymsonde) abgeleiteten ICP beobachtet. Als kritische Phase der antizipierten Hirnschwellung wird typischerweise ein *Zeitraum von 5 Tagen* angenommen. Im Einzelfall zeigen jedoch vor allem jüngere Patienten eine deutlich raschere, teils innerhalb eines Tages auftretende Ödementwicklung. Wenngleich seltener, werden raumfordernde Entwicklungen auch nach dem 5. Tag beobachtet, was die individuelle Vorhersage des Schwellungsmaximums erschwert und häufig zur seriellen Anwendung der apparativen Zusatzdiagnostik zur Beurteilung des Infarktausmaßes und des raumfordernden Effekts führt.

Merke

Klinische und bildgebende Kriterien zusammenfassend ist der maligne Mediainfarkt charakterisiert durch eine schwere neurologische Symptomatik in Verbindung mit einer großflächigen Infarzierung des Versorgungsgebiets der A. cerebri media, die jedoch nicht zwangsläufig auf diese begrenzt ist. Im Zuge des progredient raumfordernden Effekts des Hirninfarkts ist eine weitere Zunahme des Ausmaßes der neurologischen Defizite oft nachzuvollziehen und es stellt sich eine *quantitative Bewusstseinsstörung mit progredientem Verlauf* ein.

► **Diagnostische Kriterien.** Vor dem Hintergrund des sich ergebenden Kontinuums von klinischen und bildgebenden Merkmalen mit jeweils zeitabhängiger Ausprägung kann das aus therapeutischen Gesichtspunkten essenzielle, frühzeitige Erkennen des malignen Mediainfarkts erschwert sein. Als für den Alltag praktikable und auch in Studien genutzte Kriterien können herangezogen werden:

- schweres neurologisches Defizit, konkret Punktwert von mehr als 15 auf der National Institutes of Health Stroke Scale (NIHSS)
- quantitative Bewusstseinsstörung, standardisiert erfasst als Item 1a der NIHSS
- computertomografisch Einbeziehung des Versorgungsgebiets der A. cerebri media um mindestens 50 % oder kernspintomografisch Infarktvolumen von mehr als 145 cm^3 in diffusionsgewichteten Sequenzen.

Probleme bei der frühzeitigen Identifizierung des malignen Mediainfarkts mithilfe dieser Kriterien ergeben sich typischerweise bei *analgosedierten Patienten*, bei denen die neurologische Untersuchung und hier im Speziellen die Beurteilung einer – unabhängig von der Sedativawirkung vorliegenden – Bewusstseinsstörung eingeschränkt oder gar nicht möglich ist. In diesen Fällen kann auf ergänzende, bildbasierte Kriterien zurückgegriffen werden; als prädiktive Parameter für eine maligne Entwicklung gelten die Einbeziehung

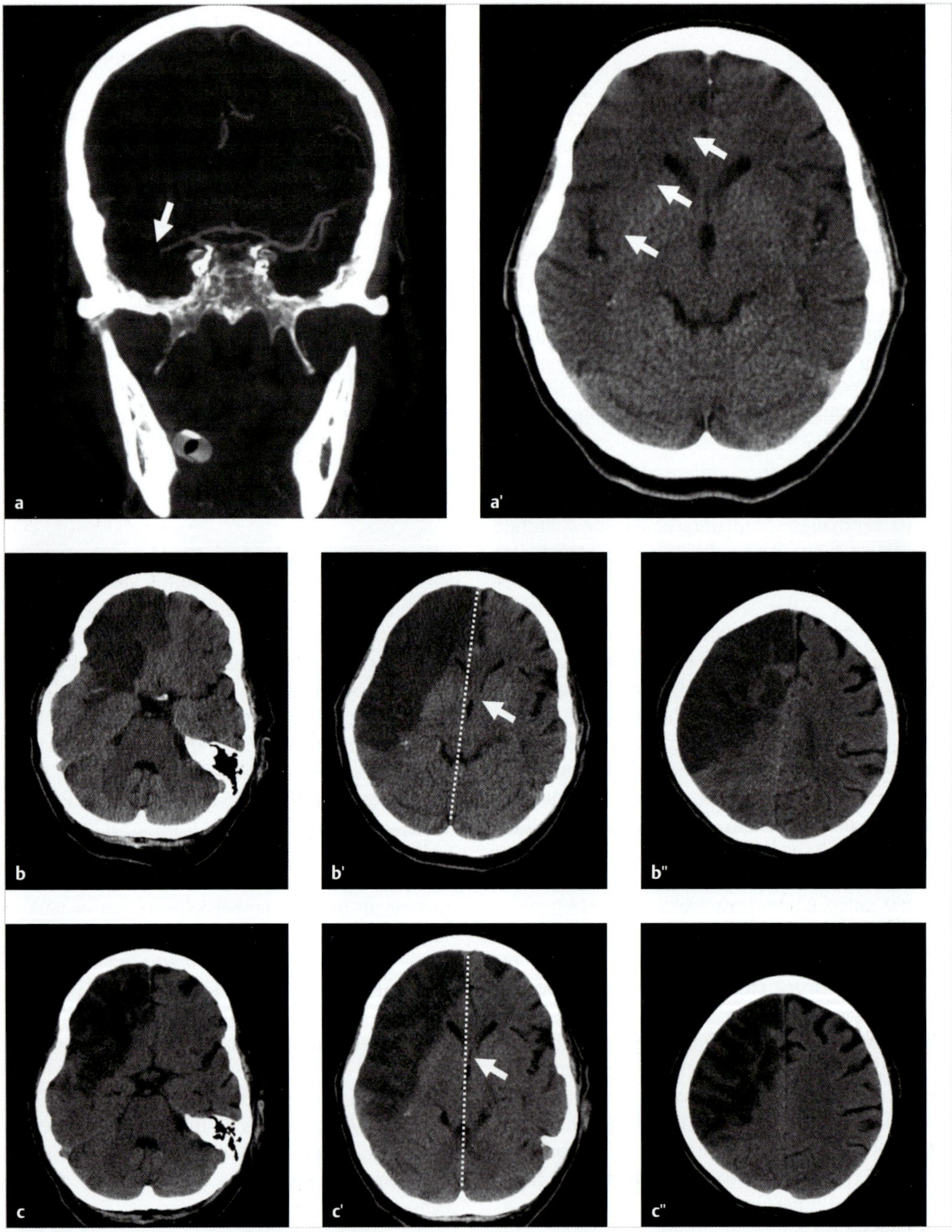

Abb. 20.4 Exemplarische, computertomografische Darstellung der Entwicklung eines malignen Mediainfarkts. Kombinierter Verschluss der A. cerebri media rechts im M1-Segment (Pfeil in **a**) und der A. cerebri anterior rechts im A2-Segment (nicht abgebildet) in der CT-Angiografie mit in der nativen CT bereits in der Aufnahmesituation beginnender, großflächiger Infarktdemarkierung (Pfeile in **a'**) im Versorgungsgebiet der A. cerebri media rechts und teils der A. cerebri anterior rechts. Im Verlauf progrediente Infarktdemarkierung in den vorgenannten Versorgungsgebieten mit raumforderndem Effekt und konsekutiver Verlagerung mittelliniennaher Strukturen zur Gegenseite (Tag 4, **b–b"**). Unter medikamentöser Therapie Konsolidierung des Hirninfarkts und partielle Regredienz des raumfordernden Effekts (Tag 12, **c–c"**). (Quelle: Prof. Dr. med. Karl-Titus Hoffmann, Leipzig)

mehrerer Gefäßterritorien und eine Mittellinienverlagerung von mehr als 3,9 mm.

Im Alltag ergeben sich hierbei jedoch aufgrund interindividueller Unterschiede hinsichtlich der zeitlichen Entwicklung der raumfordernden Wirkung Schwierigkeiten, so dass oft nur durch die *serielle apparative Zusatzdiagnostik* (in der Regel CT, eventuell ergänzt durch Ultraschall) eine Vorhersage auf Einzelfallebene möglich wird [1292], [1303], [1309], [1316], [1319].

Therapie

Allgemeine Therapieprinzipien

Was im Allgemeinen als Homöostase oder im Speziellen als gezielte Optimierung einzelner Umgebungsvariablen bezeichnet wird, gilt auch für die Behandlung des malignen Mediainfarkts.

- Hierzu zählen eine *ausreichende Oxygenierung* im Fall einer respiratorischen Insuffizienz, meist verbunden mit der frühzeitigen *Intubation* bei Auftreten einer relevanten Bewusstseinsstörung oder Komplikationen wie einer schweren Pneumonie bei auch oft vorhandener Dysphagie.
- Die *Analgosedierung* ist auch indiziert bei Agitation, Schmerz oder Stress.
- *Hyper- und Hypoglykämien* sind zu vermeiden (Zielwerte: 7,8–10 mml/l); hinsichtlich des *Serumhämoglobins* werden Werte von mehr als 4,3 mmol/l angestrebt.
- *Erhöhte Körpertemperaturen* sollten umgehend gesenkt werden, da Fieber beim Hirninfarkt generell mit einem schlechteren Outcome assoziiert ist.
- Als *mittlerer arterieller Blutdruck* (MAP) werden Werte von mehr als 85 mmHg angestrebt, wobei als Blutdruckobergrenze – bei Patienten ohne unmittelbar vorangegangene endovaskuläre Behandlung, ohne operative Therapie und ohne hämorrhagische Transformation des Infarktgebiets bzw. begleitende Einblutung – Werte unterhalb von 220 mmHg systolisch toleriert werden können. Bei der medikamentösen Adjustierung des Blutdrucks kann auch eine im Rahmen der operativen Therapie zur Messung des ICP eingebrachte *Parenchymsonde* helfen, wobei zur Sicherstellung eines ausreichenden zerebralen Perfusionsdrucks (CPP = MAP–ICP) diesbezügliche Werte von mehr als 60 bzw. 70 mmHg angestrebt werden [1292], [1315].

Dekompressive Hemikraniektomie

Auf Grundlage der Monro-Kellie-Doktrin, die neben dem Hirngewebe das Gefäß- und Liquorsystem beinhaltet, als auch der für den malignen Mediainfarkt typischen raumfordernden Entwicklung des Hirngewebes erlaubt die dekompressive Hemikraniektomie als Element des in der Regel multimodalen Behandlungsansatzes eine *Ausweitung des Hirnparenchyms*. Hierbei wird rein mechanistisch die Verlagerung mittelliniennaher Strukturen zur Gegenseite vermieden, wodurch eine Herniation verhindert werden soll.

► **Studienergebnisse.** Der Nutzen der dekompressiven Hemikraniektomie wurde in drei europäischen, randomisierten Studien (DECIMAL, HAMLET, DESTINY) zweifelsfrei belegt [1302], [1305], [1317]. Die durch die Einschlusskriterien abgebildete Studienpopulation umfasst Patienten bis zum *55. bzw. 60. Lebensjahr*, die als Hauptmerkmale ein schweres neurologisches Defizit (NIHSSS > 15 bzw. 18 Punkte), eine Beeinträchtigung des Bewusstseins und bildgebend eine relevante Infarktausdehnung (mehr als 50 % bzw. zwei Drittel des Versorgungsgebiets der A. cerebri media) aufwiesen. In dieser Population konnte durch die dekompressive Hemikraniektomie eine Reduktion der Sterblichkeit von 78 auf 29 % sowie ein verbessertes funktionelles Behandlungsergebnis der Überlebenden erzielt werden.

Ob eine dekompressive Hemikraniektomie bei Patienten *jenseits des 60. Lebensjahres* zu einem verbesserten Behandlungsergebnis führt, wurde in der angeschlossenen DESTINY-II-Studie untersucht. Hierbei zeigte sich eine gegenüber jüngeren Patienten vergleichbare Reduktion der Sterblichkeit von 70 auf 33 % durch die chirurgische Therapie, doch zeigte die Mehrzahl der Überlebenden schwere funktionelle Beeinträchtigungen [1306].

► **Kriterien.** Als entscheidende Kennzeichen einer erfolgreichen dekompressiven Hemikraniektomie gelten zum einen die Entfernung eines ausreichend großen *Knochenfragments mit einem Mindestdurchmesser von 12 cm, besser noch 15 cm*, und zum anderen die frühzeitige Durchführung der Hemikraniektomie. Für Letztere konnte in gepoolten und weiterführenden Studien ein *Zeitfenster von 24–48 Stunden nach Symptombeginn* eingrenzt werden, jedoch wird bildbasiert, beispielsweise bei Zeichen der Herniation, auch die operative Therapie zu einem früheren Zeitpunkt empfohlen.

► **Indikationsstellung.** Im Alltag werden als Orientierungshilfe für die Indikationsstellung zur dekompressiven Hemikraniektomie meist die Einschlusskriterien der zugrunde liegenden klinischen Studien herangezogen, die in Übereinstimmung mit den vorgenannten, kombinierten klinischen und bildgebenden Merkmalen des malignen Mediainfarkts stehen.

Für die Indikationsstellung *nicht herangezogen werden sollte die Seite des Hirninfarkts* (rechts-/linkshemisphäriell) und eine während des klinischen oder apparativ gestützten Monitorings eventuell schon vor der Hemikraniektomie *vorhandene Messung des ICP.* Letztere würde im Falle normwertiger ICP-Werte möglicherweise zu einem abwartenden Vorgehen führen, das im Widerspruch zum Prinzip der frühzeitigen Dekompression stünde [1292], [1296], [1304], [1316].

M!

Merke

Die dekompressive Hemikraniektomie sollte bei gegebener Indikation frühzeitig (das heißt innerhalb von 48 Stunden nach Symptombeginn) und mit ausreichender Größe erfolgen.

Medikamentöse Hirndrucktherapie

► **Analgosedierung.** Hintergrund der Anwendung der Analgosedierung zur Behandlung eines erhöhten ICP ist die damit einhergehende Reduktion des Hirnstoffwechsels und der Hirndurchblutung. In der Praxis handelt es sich dabei meist um eine Dosissteigerung der zuvor aufgrund einer Bewusstseinsstörung, einer respiratorischen Insuffizienz oder der dekompressiven Hemikraniektomie bereits begonnenen Analgosedierung.

Zur Anwendung kommen in der Regel ein *Benzodiazepin* (meist Midazolam) oder *Propofol* bzw. in Ausnahmefällen auch deren Kombination, gepaart mit einem *Opioid* (Fentanyl, Sufentanil oder Remifentanil) oder *Ketamin.* Unter den Sedativa überzeugt Midazolam durch seine gute Verträglichkeit und Propofol vor allem durch die vergleichsweise kurze Halbwertszeit und damit gute Steuerbarkeit.

Zur Aufrechterhaltung der Sedierung unter Intensivbedingungen werden *Dosen* von 0,03–0,2 mg/kgKG/h für Midazolam und 0,3–4,0 mg/kgKG/h für Propofol empfohlen. Im Einzelfall kann die klinische Situation im Sinne eines Ultima-Ratio-Ansatzes höhere Dosen notwendig machen. Die Anwendung von Propofol ist auf eine *Dauer von 7 Tagen begrenzt.*

Es sollten engmaschig Blutgasanalysen sowie eine Überprüfung der Retentionsparameter und der Serumkreatinkinase erfolgen, um ein sich ausbildendes *Propofolinfusionssyndrom* (metabolische Azidose, Hyperkaliämie, Nierenversagen, Rhabdomyolyse etc.) frühzeitig erkennen und die Propofolgabe beenden zu können.

Prinzipiell sollte die Analgosedierung beim malignen Mediainfarkt *so kurz und so niedrigdosiert wie möglich* gehalten werden. Jedoch können erhöhte ICP-Werte (> 20 mmHg) wie beispielsweise im Behandlungsverlauf ohne dekompressive Hemikraniektomie oder auch bei suffizient erfolgter Hemikraniektomie mit im Nachgang progredient raumfordernder Entwicklung des Hirninfarkts die mehrtägige Analgosedierung in höherer Dosierung bedingen.

Bei *niedrigen ICP-Werten* und stabilen (postoperativen) Verhältnissen im Bereich des Hirninfarkts erscheint ein frühzeitiger Aufwachversuch unter fortgesetztem ICP-Monitoring zur klinischen Beurteilung (Aufwachreaktion, Ausmaß der neurologischen Defizite) gerechtfertigt. Gerade bei *erhöhten ICP-Werten* sollen routinemäßige Reduktionen der Analgosedierung (beispielsweise als tägliches „klinisches Fenster“) nicht erfolgen, da dies dem Behandlungsansatz der Analgosedierung im Rahmen der Hirndrucktherapie widerspricht.

► **Osmotherapie.** Neben der Analgosedierung kommt zur Senkung des ICP die Osmotherapie zur Anwendung, bei der hyperosmolare Lösungen intravenös verabreicht werden und diese unter Ausnutzung eines osmotischen Gradienten zu einer Abnahme des Ödems führen sollen. Da beim malignen Mediainfarkt ein in der Regel lokales Ödem mit möglicher Ausdehnung auf eine Hirnhemisphäre vorliegt und im ischämisch beeinträchtigten Hirngewebe eine Störung der Integrität der Blut-Hirn-Schranke vorliegt, besteht theoretisch die Gefahr der *Ödemzunahme* im Infarktgebiet durch den Übertritt hyperosmolarer Lösungen via eingeschränkter Blut-Hirn-Schranke.

Gleichzeitig ist eine Wirkung der hyperosmolaren Lösungen auch auf das im Rahmen der Ischämie nicht beeinträchtigte Hirngewebe anzunehmen, so dass theoretisch ein ungünstiger Masseneffekt mit Verlagerung betroffener Areale zur initial nicht beeinträchtigten Hemisphäre resultieren kann.

M!

Merke

In der Summe führt die Osmotherapie dennoch zu einer kurzfristigen Senkung des ICP, so dass diese in der Behandlung des malignen Mediainfarkts empfohlen wird. Gaben nach einem festen Schema oder gar prophylaktisch sollen dabei nicht erfolgen. Die Indikation zur Behandlung resultiert vielmehr aus einem erhöht gemessenen ICP und/oder klinischen bzw. bildgebenden Zeichen einer relevanten Ödementwicklung wie einer Störung der Pupillomotorik und/oder einer Mittellinienverlagerung in der bildgebenden Diagnostik.

Als Substanzen werden Mannitol und hypertone NaCl-Lösungen empfohlen, wobei prinzipiell *Bolusgaben* erfolgen sollten. Für *Mannitol* angegeben werden Dosen von 0,5–0,75 g/kgKG/Infusion, die binnen einiger Minuten erfolgen sollte, was in den meisten Fällen vereinfacht 250 ml des standardisiert erhältlichen 20 %igen Mannitols entspricht. Diese Bolusgaben können bis zu 6-mal täglich erfolgen. Bei *hypertonen NaCl-Lösungen* kann alterativ zur vorsichtig titrierten Bolusgabe auch eine *kontinuierliche Infusion* (3 bzw. 10 %ige NaCl-Lösung) erfolgen. Zur Steuerung der Osmotherapie werden prinzipiell die Serumosmolalität mit einem Zielwert von 320mOsmol/l bzw. die osmotische Lücke herangezogen; bei der Anwendung von NaCl-Lösungen ergänzt durch ein Monitoring des Serumnatriums, für das Werte von mehr als 145, jedoch nicht mehr als 155 mmol/l angestrebt werden.

Das *Nebenwirkungsprofil* der Osmotherapie ist vor allem charakterisiert durch Veränderungen im Volumenstatus (Dehydratation) und des Serumnatriums, so dass diesbezüglich engmaschige Verlaufsbeurteilungen zu empfehlen sind. Für Mannitol sind zudem *Nierenfunktionsstörungen* bis hin zum Nierenversagen und *Überempfindlichkeitsreaktionen* zu bedenken. Aufgrund eines möglichen Reboundeffekts wird das abrupte Absetzen der Osmotherapie nicht empfohlen; vielmehr sollte diese langsam reduziert werden.

▸ **Nicht empfohlene Substanzen.** In der medikamentösen Hirndrucktherapie bei zugrunde liegendem malignem Mediainfarkt nicht empfohlen werden Substanzen aus der Gruppe der *Glukokortikosteroide*, da diese ein breites Nebenwirkungsspektrum (gastrointestinale Blutungen, Infektionen, Hyperglykämien) aufweisen, ohne eine Reduktion der Krankheitsschwere und Sterblichkeit zu bewirken.

Aus der Gruppe der *Barbiturate* wurde konventionell Thiopental bei therapierefraktären Anstiegen des ICP eingesetzt. Vor dem Hintergrund des breiten Nebenwirkungsspektrums mit zahlreichen negativen Effekten sprechen sich aktuelle Empfehlungen jedoch gegen die Anwendung und insbesondere gegen eine Dauertherapie mit Barbituraten aus [1292], [1293], [1304], [1308], [1315].

Ergänzende Maßnahmen bei erhöhtem Hirndruck

▸ **Oberkörperhochlagerung.** Sie ist eine vergleichsweise einfache Maßnahme zur Beeinflussung des venösen Abflusses und damit des ICP. Da es hierbei gleichzeitig zu einem Abfall des mittleren arteriellen Blutdrucks (MAP) kommt, wird diese Maßnahme nicht routinemäßig bei Patienten mit malignem Mediainfarkt und normalem ICP empfohlen. In dieser Konstellation sollte die horizontale Oberkörperlagerung erfolgen und lediglich bei Anstieg des ICP eine Oberkörperhochlagerung von 30 Grad.

▸ **Hyperventilation.** Bei Hirndruckkrisen kann unter den Bedingungen der invasiven Beatmung die Hyperventilation mit einem Ziel-paCO_2 von 28–35 mmHg eingesetzt werden, um den ICP zu senken. Zugrunde liegt eine zerebrale Vasokonstriktion, so dass sich in Anlehnung an die Monro-Kellie-Doktrin das Gefäßkompartiment verkleinert. Dies geht jedoch auch mit einer Reduktion der Hirndurchblutung und damit der Sauerstoffbereitstellung einher, so dass die Maßnahme *nur sehr kurzfristig* und *nicht prophylaktisch* eingesetzt werden sollte [1292], [1304].

Temperaturmanagement

Neben dem Prinzip der Vermeidung von Fieber nach ischämischem Schlaganfall ergaben vor allem theoretische Überlegungen Hinweise auf einen potenziellen neuroprotektiven bzw. ICP-senkenden

Effekt einer *induzierten Hypothermie* beim malignen Mediainfarkt. Mit einer Zieltemperatur von 33–36 °C, aufrechterhalten über 24–72 Stunden, galten diese Behandlungsempfehlungen auch für Situationen, in denen die dekompressive Dekompression nicht durchgeführt werden kann.

Ein überdies vermuteter additiver Effekt der induzierten Hypothermie bei Patienten mit dekompressiver Hemikraniektomie konnte in einer unizentrischen Kohortenstudie (Ziel: 33–34 °C) und einer im Jahr 2019 veröffentlichten, multizentrischen, randomisierten Studie (Ziel: 33 °C) nicht nachvollzogen werden. Hingegen zeigte sich ein Trend hin zu einer vermehrten Sterblichkeit und einer erhöhten Rate an unerwünschten Ereignissen im Zusammenhang mit der Hypothermie [1292], [1304], [1311], [1314].

M!

Merke

Der Stellenwert der induzierten Hypothermie bei der Behandlung des malignen Mediainfarkts ist somit aktuell als unsicher zu bewerten und deren Anwendung wird kontrollierten Studien vorenthalten bleiben. Vorerst scheint die *strikte Normothermie* alsTherapieziel bestehen zu bleiben. Zu dessen Realisierung können im Fall einer nicht ausreichenden Wirkung von Antipyretika endovaskuläre oder oberflächenbasierende Temperaturregulationssysteme eingesetzt werden.

Spezielle Problemstellungen

Ethische Aspekte

Die Behandlung des malignen Mediainfarkts wird oft von einer Reihe ethischer Fragen begleitet. Ausgangssituation ist die in den meisten Fällen bei der Feststellung des malignen Mediainfarkts, also frühzeitig im Krankheitsverlauf, bereits mögliche Vorhersage, dass auch unter Ausschöpfung sämtlicher Behandlungsmöglichkeiten im Langzeitverlauf ein Zustand ohne relevante funktionelle Beeinträchtigung nicht erreicht werden kann.

Ein bemerkenswertes Ausmaß hat in diesem Zusammenhang die in Fachkreisen und teils in der Öffentlichkeit geführte Diskussion um die dekompressive Hemikraniektomie beim älteren Patienten erlangt, was in Kenntnis der zugrunde liegenden Studienpopulation jenseits des 60. Lebensjahrs meint. Die aufgekommene Diskussion beinhaltete im Wesentlichen die Frage, welches Behandlungsergebnis, konkret welches Ausmaß an körperlicher Beeinträchtigung, als akzeptabel zu betrachten ist.

Naturgemäß können sich bei dieser Einschätzung unterschiedliche Sichtweisen innerhalb des meist jüngeren Behandlerteams und aufseiten der Patienten selbst bzw. deren Angehöriger ergeben. Auf der Ebene des *Behandlerteams* erscheint daher die offene Diskussion dieses Themas sinnvoll, um inneren Widerständen und einem nicht konklusiven Auftreten des Behandlerteams vorzubeugen. Hierbei sollte die Position der Mitglieder des Behandlerteams und das Ausmaß der Einbringung dieser in den konkreten Fall reflektiert sowie Phänomene wie die selbsterfüllende Prophezeiung und das so genannte „disability paradox" berücksichtigt werden [1289], [1292], [1310].

Auf der Seite der *Patienten* bzw. deren *Angehöriger* trifft in der Regel ein akuter Krankheitsbeginn mit zuvor nicht erfolgter Absprache zum Umgang mit der eingetretenen Situation zusammen. Erschwerend hinzu kommt in der Regel die fehlende Möglichkeit einer Kommunikation mit den Patienten, resultierend aus der erfolgenden Analgosedierung oder wegen hirninfarktspezifischer Symptome wie einer Störung des Bewusstseins oder einem Neglect. Konkrete Absprachen zum Therapieumfang und insbesondere zu einzelnen Therapieelementen wie der dekompressiven Hemikraniektomie sind somit in der Frühphase des Krankheitsverlaufs oft nicht möglich.

► **Behandlungsziele, individuelles Behandlungskonzept.** Aus Behandlersicht kann diese Situation als belastend empfunden werden, da gerade in dieser Phase *Entscheidungen zum Therapieumfang* zu treffen sind, die das Behandlungsergebnis maßgeblich beeinflussen. Zur bestmöglichen Eingrenzung des für die vorliegende Situation mutmaßlichen Patientenwillens sind daher *Angehörigengespräche* unabdingbar, die der Exploration individueller Wertevorstellungen und hiermit eng verknüpft des individuellen Ausmaßes an akzeptierter Beeinträchtigung dienen. Diesen sollte das realistischerweise erwartete Behandlungsergebnis gegenübergestellt werden, woraus sich ein Behandlungsziel und damit ein individuelles Behandlungskonzept ergibt.

Dafür können die bedauerlicherweise nur in geringem Umfang vorliegenden Studiendaten zum *Langzeitverlauf des malignen Mediainfarkts* mit und ohne dekompressive Hemikraniektomie herangezogen werden. Die Reduktion der Sterblichkeit durch die chirurgische Therapie besteht dabei offenbar unabhängig vom Patientenalter, doch scheint die Mehrzahl der behandelten Patienten mit höherem Lebensalter auch dauerhaft eine schwere funktionelle Beeinträchtigung aufzuweisen. Dem gegenüber stehen Untersuchungen zur Lebensqualität nach überlebtem malignem Mediainfarkt mit und ohne dekompressive Hemikraniektomie, die im Vergleich zu Schlaganfallpatienten mit geringen Einschränkungen und auch zur Allgemeinbevölkerung in mehreren Dimensionen eine vergleichsweise geringe Abweichung erkennen lassen [1295], [1300], [1307], [1313].

Merke M!

Im Alltag entstehen durch diese Umstände gerade in der frühen Behandlungsphase des malignen Mediainfarkts häufig Unsicherheiten, beispielweise an der Schwelle zur Analgosedierung und mithin invasiven Beatmung, der dekompressiven Hemikraniektomie und der Intensivierung der medikamentösen Hirndrucktherapie. Sofern ein mutmaßlicher Patientenwille nicht eingegrenzt bzw. die Prognose nicht mit ausreichender Sicherheit ausgesprochen werden kann, erscheint in Analogie zu allgemeinen intensivmedizinischen Empfehlungen ein *Behandlungsversuch gerechtfertigt*, dessen Ergebnis in regelmäßigen Abständen evaluiert und Therapieziele weiter angepasst werden sollten [1312].

Infektionen

▸ **Antiinfektive Therapie.** Bedingt durch das Zusammentreffen von schlaganfallassoziierter Immunsuppression und der beim malignen Mediainfarkt oft bestehenden Dysphagie bzw. der notwendig werdenden Analgosedierung mit nachfolgender invasiver Beatmung sind Infekte ein häufiges, den intensivmedizinischen Verlauf verkomplizierendes Phänomen. Vordergründig handelt es sich dabei um Aspirations- und ventilatorassoziierte *Pneumonien* oder *Harnwegsinfekte* [1294], [1298].

Mit dem Ziel, die Umgebungsbedingungen während des Behandlungsverlaufs des malignen Mediainfarkts zu optimieren, erscheint nach entsprechender Eingrenzung des Infektfokus die frühzeitige, kalkulierte, antiinfektive Behandlung sinnvoll, die bei erfolgreichem Keimnachweis spezifiziert werden sollte. Bei der Antibiotikawahl wird auf die einschlägigen Empfehlungen für Pneumonien und Harnwegsinfekte unter Berücksichtigung der individuell vorliegenden Risikosituation verwiesen. Wenngleich in der frühen Phase eher seltenen problematisch, sollte der einer Hemikraniektomie unterzogene Gewebebereich regelmäßig hinsichtlich einer möglichen Wundinfektion beurteilt werden.

▸ **Additive Infekte.** Verkomplizierend können – auch unter antiinfektiver Behandlung – additive Infekte auftreten, wie beispielsweise konkurrierend zu einer Pneumonie ein *Harnwegsinfekt* bei einliegendem *Blasenkatheter* oder auch eine *katheterassoziierte Sepsis* bei im Rahmen der Intensivbehandlung notwendig gewordenem zentralvenösem Katheter. Zu bedenken sind ferner Veränderungen des Keimspektrums und eine Modifikation der Standortflora unter oder nach erfolgter antiinfektiver Therapie, wie sie für pulmonale oder gastrointestinale Infektionen typisch sind, was zur engmaschigen *Überprüfung der Wirksamkeit der antiinfektiven Therapie* führen sollte.

▸ **Screening und Behandlungskontrolle von Infektionen.** Auftretendes Fieber kann nach Hirninfarkt nicht zwangsläufig als Indikator für eine systemische Infektion gewertet werden. Zum Screening, aber auch zur Behandlungskontrolle von Infektionen bietet sich daher ein Maßnahmenbündel an, das sich aus der engmaschigen klinischen *Beurteilung relevanter Organsysteme* und *regelmäßigen Laborkontrollen* sowie der detaillierten *Beurteilung einliegender Katheter* und deren kritischer Indikationsprüfung zusammensetzt. Im Fall sich hier zeigender Auffälligkeiten sollte sich die gezielte Fokus- und Erregerdiagnostik anschließen.

Gastrointestinaltrakt

▸ **Opioidassoziierte Motilitätsstörungen.** Während beim nicht beatmeten Patienten mit malignem Mediainfarkt wegen der oft vorhandenen Dysphagie Problemstellungen eher im Bereich des oberen Gastrointestinaltrakts bestehen, die an anderer Stelle dieses Buches abgehandelt werden, sind Motilitätsstörungen des Darmes eine häufige Erscheinung beim *invasiv beatmeten Patienten*. Meist handelt es sich dabei um eine Nebenwirkung der zur Analgosedierung eingesetzten Opioide. Im Fall einer Dosissteigerung der Analgosedierung, wie sie vor allem im Rahmen der medikamentösen Hirndrucktherapie notwendig wird, ist eine Motilitätsstörungen des Gastrointestinaltrakts die Regel, die zu Problemen bei der enteralen Ernährung (*hoher Magenrücklauf*), zum *Stuhlverhalt* oder bis zum (opioidinduzierten) *Ileus* führen kann [1297], [1318].

► **Prokinetika.** In der Regel sind opioidassoziierten Störungen transienter Natur mit einer Regredienz, sobald die bestehende Analgosedierung deutlich reduziert oder gar beendet werden kann. Konventionell werden beim analgosedierten Patienten die folgenden Prokinetika bei Auftreten relevanter Motilitätsstörungen des Gastrointestinaltrakts eingesetzt:

- *Metoclopramid* in einer Dosierung von 3-mal täglich 10 mg i. v., was der maximalen Tagesdosis entspricht. Die Dauer der Anwendung sollte 5 Tage nicht überschreiten.
- *Erythromycin* in einer Dosierung von 3-mal täglich 100 mg i. v. für eine Dauer von maximal 3 Tagen.
- *Neostigmin* als intravenöse Gabe. Da diese Substanz im Vergleich zu den vorgenannten Substanzen mit einem deutlich größeren Nebenwirkungsspektrum verbunden ist, wird an dieser Stelle auf die entsprechende Fachinformation verwiesen.

Venöse Komplikationen

► **Tiefe Beinvenenthrombosen.** Typischerweise liegt bei Patienten mit malignem Mediainfarkt infolge einer hochgradigen Hemiparese eine relevante Einschränkung der Mobilität vor, so dass bereits frühzeitig im Behandlungsverlauf ein relevantes Risiko für das Auftreten tiefer Beinvenenthrombosen besteht. Im Fall einer notwendig werdenden Analgosedierung oder gar deren Dosissteigerung im Rahmen der medikamentösen Hirndrucktherapie resultiert oft eine vollständige Immobilisierung mit konsekutiv erhöhtem Risiko für das Auftreten tiefer Thrombosen. Gleichermaßen erhöht sich das Risiko von Folgekomplikationen wie *Lungenarterienembolien*. Wann immer möglich, wird daher die *frühe Mobilisierung* empfohlen.

► **Thromboseprophylaxe.** Generell sollte die nicht medikamentöse und medikamentöse Thromboseprophylaxe frühzeitig im Behandlungsverlauf begonnen werden. Für Letztere kommen in der Regel *niedermolekulare Heparine* zur Anwendung. Alternativ kann die intermittierende pneumatische Kompression eingesetzt werden, die der medikamentösen Thromboseprophylaxe hinsichtlich der Vermeidung von Thrombosen nicht unterlegen ist. Gerade in Situationen, die eine Heparingabe nicht erlauben, wie beispielsweise im Fall unmittelbar eingetretener Blutungskomplikationen oder in zeitlicher Nähe erfolgender neurochirurgischer Eingriffe, stellt die *intermittierende pneumatische Kompression* ein wertvolles Verfahren dar.

Theoretisch könnte sich gerade in Risikosituationen bei der *kombinierten Anwendung* niedermolekularer Heparine und der intermittierenden pneumatischen Kompression ein positiver additiver Effekt ergeben. Dieser konnte im Vergleich zur alleinigen Anwendung von niedermolekularen Heparinen unter Studienbedingungen bei Einbeziehung einer gemischten Population von Intensivpatienten jedoch nicht nachvollzogen werden. Es bleibt offen, ob diese Beobachtung auf die Gruppe von intensivmedizinisch behandelten Patienten mit malignem Mediainfarkt übertragbar ist [1290], [1320].

► **Thrombosen an anderer Stelle.** Neben tiefen Beinvenenthrombosen kommen bei Patienten mit malignem Mediainfarkt aufgrund der Immobilisierung auch Thrombosen an anderer Stelle wie beispielsweise der oberen Extremitäten oder assoziiert mit in der V. jugularis interna oder subclavia einliegenden zentralvenösen Kathetern vor, deren Prophylaxe mit der alleinigen Anwendung der intermittierenden pneumatischen Kompression der unteren Extremitäten schwierig erscheint.

Gerinnungsmodifizierende Therapie

Im Behandlungsverlauf des malignen Mediainfarkts ergibt sich meist mehrfach die Notwendigkeit einer Nutzen-Risiko-Abwägung der in der konkreten Situation möglichen und im Grunde indizierten gerinnungsmodifizierenden Therapie. Die Indikationen sind mannigfaltig und reichen von der nach *Hirninfarkt* sich formal ergebenden Sekundärprophylaxe (vereinfacht Thrombozytenaggrationshemmung mit Azetylsalizylsäure [100 mg/d] bzw. bei *Vorhofflimmern* die orale Antikoagulation [vorzugsweise mit einem Präparat der neuen Generation]) über die *Thromboseprophylaxe* bis hin zu *intensiv-*

medizinischen Komplikationen (vor allem Thrombosen, Lungenarterienembolie) und *speziellen kardialen Pathologien* (vor allem intrakardialer Thrombus und mechanischer Klappenersatz).

Demgegenüber steht das abzuschätzende Blutungsrisiko im Bereich des malignen Mediainfarkts, das moduliert wird durch Merkmale wie die Infarktgröße, die Zeitspanne seit der Infarktentstehung, eine etwaige hämorrhagische Transformation oder gar Einblutung sowie lokale Verhältnisse nach erfolgter dekompressiver Hemikraniektomie.

Da in diesem Bereich *keine evidenzbasierte Empfehlungen* existieren, sind Entscheidungen zur gerinnungsmodifizierenden Therapie auf Einzelfallebene – meist unter Berücksichtigung individueller Erfahrungswerte – notwendig. Im Alltag ergeben sich dabei oft die in ▶ Tab. 20.3 zusammengefassten Situationen, die hier als Orientierungshilfe dienen sollen.

Tab. 20.3 Gerinnungsmodifizierende Therapie.

typische Ausgangssituationen (Auswahl)	Maßnahme
maligner Hirninfarkt, keine Einblutung, keine dekompressive Hemikraniektomie, kein Vorhofflimmern, keine intensivmedizinische Komplikation	Azetylsalizylsäure zur SP, niedermolekulares Heparin zur TP
maligner Hirninfarkt, keine Einblutung, keine dekompressive Hemikraniektomie, *Vorhofflimmern vorhanden*, keine intensivmedizinische Komplikation	*Initialphase*: Azetylsalizylsäure zur SP, niedermolekulares Heparin zur TP *nach 2–4 Wochen und stabiler zerebraler Bildgebung*: Umstellung auf DOAK
maligner Hirninfarkt, keine Einblutung, *dekompressive Hemikraniektomie erfolgt*, kein Vorhofflimmern, keine intensivmedizinische Komplikation	*Initialphase*: pneumatische Kompression *bei stabiler postoperativer zerebraler Bildgebung*: Azetylsalizylsäure zur SP, niedermolekulares Heparin zur TP
maligner Hirninfarkt, keine Einblutung, *dekompressive Hemikraniektomie erfolgt*, Vorhofflimmern vorhanden, keine intensivmedizinische Komplikation	*Initialphase*: pneumatische Kompression *bei stabiler postoperativer zerebraler Bildgebung*: Azetylsalizylsäure zur SP, niedermolekulares Heparin zur TP *nach 2–4 Wochen und weiter stabiler zerebraler Bildgebung*: Umstellung auf DOAK zur SP
maligner Hirninfarkt, *hämorrhagische Transformation vorhanden (keine Einblutung), keine oder auch erfolgte dekompressive Hemikraniektomie*, kein Vorhofflimmern, keine intensivmedizinische Komplikation	*Initialphase*: pneumatische Kompression *bei bildgebend und klinisch stabilem Verlauf nach 2–3 Tagen*: Azetylsalizylsäure zur SP, niedermolekulares Heparin zur TP
maligner Hirninfarkt, *Einblutung vorhanden, keine oder auch erfolgte dekompressive Hemikraniektomie*, kein Vorhofflimmern, keine intensivmedizinische Komplikation	*Initialphase*: pneumatische Kompression *bei bildgebend dokumentiertem Blutungsstillstand und stabilem klinischem Verlauf nach 5–7 Tagen*: Azetylsalizylsäure zur SP, niedermolekulares Heparin zur TP
maligner Hirninfarkt, *Einblutung vorhanden, keine oder auch erfolgte dekompressive Hemikraniektomie, Vorhofflimmern vorhanden*, keine intensivmedizinische Komplikation	*Initialphase*: pneumatische Kompression *bei bildgebend dokumentiertem Blutungsstillstand und stabilem klinischem Verlauf nach 5–7 Tagen*: Azetylsalizylsäure zur SP, niedermolekulares Heparin zur TP *nach 4–6 Wochen und weiter stabiler zerebraler Bildgebung*: Umstellung auf DOAK zur SP

Tab. 20.3 Fortsetzung

typische Ausgangssituationen (Auswahl)	Maßnahme
maligner Hirninfarkt, keine Einblutung vorhanden, *keine oder auch erfolgte dekompressive Hemikraniektomie, Vorhofflimmern nicht oder auch vorhanden, im Verlauf tiefe Beinvenenthrombose und/oder Lungenarterienembolie*	*Initialphase*: Azetylsalizylsäure zur SP, niedermolekulares Heparin zur TP
	bei Feststellung der Komplikation und stabiler zerebraler Bildgebung: Umstellung auf intravenöse Heparingabe und bei hierunter stabilen Verhältnissen im Verlauf → Umstellung auf niedermolekulares Heparin in therapeutischer Dosierung
	nach 2–4 Wochen und weiter stabiler zerebraler Bildgebung: Umstellung auf DOAK zur SP *

DOAK: direkte orale Antikoagulanzien (Apixaban, Rivaroxaban, Dabigatran oder Edoxaban; Dosierungen in Abhängigkeit der Nierenfunktion und Einschränkungen bei der Applikation via Sonde sind zu beachten), SP: Sekundärprophylaxe, TP: Thromboseprophylaxe
*: Dauer der Antikoagulation bei Beinvenenthrombose und/oder Lungenarterienembolie entsprechend den dortigen Empfehlungen; bei Vorliegen eines Vorhofflimmerns dauerhafte Antikoagulation. Anmerkung: Nicht berücksichtigt sind gegebenenfalls vorhandene Indikationen einer additiven Therapie mit einem Thrombozytenaggregationshemmer zusätzlich zur oralen Antikoagulation.

Prolongierte Aufwachreaktion

► **Ursachen.** Bedingt durch die Vielzahl möglicher Faktoren ist die prolongierte Aufwachreaktion unter der Reduktion oder nach Beendigung der Analgosedierung ein häufiges Phänomen in der Behandlung des malignen Mediainfarkts. Meist liegt dieser ein Überhang der für die Hirndrucktherapie oft in höherer Dosierung notwendig gewordenen Analgosedierung zugrunde. Darüber hinaus können im Rahmen der zurückliegenden raumfordernden Entwicklung des Hirninfarkts thalamische Strukturen einbezogen worden sein, die als für die Vigilanz relevante Hirnareale gelten.

► **Zerebrale Bildgebung.** Zur Klärung der finalen Infarktgröße und zum Ausschluss konkurrierender Ursachen, darunter vordergründig einer sich dem klinischen und bettseitigen apparativen Monitoring entziehende *Einblutung in das Infarktgebiet*, wird im Falle einer prolongierten Wachreaktion die Durchführung einer *zerebralen Bildgebung* empfohlen. Die Dringlichkeit der Bildgebung sollte sich an der im konkreten Fall anzunehmenden Wahrscheinlichkeit einer der oben genannten Ursachen orientieren. Unter Berücksichtigung des klinischen Verlaufs kann als Entscheidungshilfe eine Dichotomisierung in eine gänzlich fehlende Aufwachreaktion (anhaltendes Koma) und eine prolongierte Wachreaktion (beispielsweise Erreichen eines somnolenten Zustands mit nicht gegebener Kontaktfähigkeit) vorgenommen werden, wobei Erstere je nach Art und Umfang der eingesetzten Sedativa zu einer zerebralen Bildgebung im Bereich von Stunden bzw. 1–2 Tagen führen sollte.

► **Elektroenzephalografie.** Im Fall einer anhaltenden Bewusstseinsstörung ohne bildgebendes Korrelat sollte zum sicheren Ausschluss eines nicht konvulsiven Status epilepticus zusätzlich eine Elektroenzephalografie durchgeführt werden.

► **Extubation.** Eine prolongierte Wachreaktion steht oft einer raschen Extubation entgegen, auch unter Anerkennung des Umstands, dass klassische Extubationskriterien bei Patienten mit malignem Mediainfarkt meist unzureichend anwendbar sind, da *aphasische Störungen* zwar eine Kontaktfähigkeit via Blickfixation ermöglichen, Aufforderungen oft jedoch nicht oder nur teilweise umgesetzt werden können. Hinzu kommt eine mit höherer Wahrscheinlichkeit bestehende *Dysphagie*, so dass Komplikationen wie eine (möglicherweise erneute) Aspirationspneumonie drohen.

M!

Merke

Dennoch wird nach Erreichen einer ausreichenden Vigilanz ein dann vertretbarer Extubationsversuch empfohlen. Sofern eine Extubation nicht möglich ist, sollte die frühzeitige Tracheotomie erwogen werden, die als sicher gilt, für die ein Nutzen in Bezug auf das längerfristige Behandlungsergebnis jedoch noch nicht belegt werden konnte [1291], [1292].

Literatur

[1289] Albrecht GL, Devlieger PJ. The disability paradox: high quality of life against all odds. Soc Sci Med 1999; 48: 977–988

[1290] Arabi YM, Al-Hameed F, Burns KEA et al.; Saudi Critical Care Trials Group. Adjunctive intermittent pneumatic compression for venous thromboprophylaxis. N Engl J Med 2019; 380: 1305–1315

[1291] Bösel J, Schiller P, Hook Y et al. Stroke-related early tracheostomy versus prolonged orotracheal intubation in neurocritical care trial (SETPOINT): A randomized pilot trial. Stroke 2013; 44: 21–28

[1292] Bösel J, Schönenberger S, Dohmen C et al; stellvertretend für die Teilnehmer der „International Consensus Conference on Critical Care Management of Patients Following Large Hemispheric Infarct" der NCS und DGNI; Neurocritical Care Society; German Society for Neurocritical and Emergency Medicine. Intensivtherapie des raumfordernden ischämischen Hemisphäreninfarkts. Zusammenfassung der NCS/DGNI-Leitlinie. Nervenarzt 2015; 86: 1018–1029

[1293] Bürke H, Eggers V, Horter J et al. S3-Leitlinie – Analgesie, Sedierung und Delirmanagement in der Intensivmedizin (DAS-Leitlinie 2015). https://www.awmf.org/ uploads/ tx_szleitlinien/001-012l_S3_Analgesie_Sedierung_Delirmanagement_Intensivmedizin_2015-08_01.pdf

[1294] Cohen DL, Roffe C, Beavan et al. Post-stroke dysphagia: A review and design considerations for future trials. Int J Stroke 2016; 11: 399–411

[1295] Das S, Mitchell P, Ross N et al. Decompressive hemicraniectomy in the treatment of malignant middle cerebral artery infarction: A meta-analysis. World Neurosurg 2019; 123: 8–16

[1296] Dasenbrock HH, Robertson FC, Vaitkevicius H et al. Timing of decompressive hemicraniectomy for stroke: A nationwide inpatient sample analysis. Stroke 2017; 48: 704–711

[1297] Elke G, Hartl WH, Kreymann KG et al. DGEM-Leitlinie – Klinische Ernährung in der Intensivmedizin. Aktuel Ernahrungsmed 2018; 43: 341–408

[1298] Emsley HC, Hopkins SJ. Post-stroke immunodepression and infection: an emerging concept. Infect Disord Drug Targets 2010; 10: 91–97

[1299] Fuhrer H, Schönenberger S, Niesen WD et al.; IGNITE-study group. Endovascular stroke treatment's impact on malignant type of edema (ESTIMATE). J Neurol 2019; 266: 223–231

[1300] Gul W, Fuller HR, Wright H et al. A systematic review and meta-analysis of the effectiveness of surgical decompression in treating patients with malignant middle cerebral artery infarction. World Neurosurg 2018; 120: e902–e920

[1301] Hacke W, Schwab S, Horn M et al. „Malignant" middle cerebral artery territory infarction: Clinical course and prognostic signs. Arch Neurol 1996; 53: 309–315

[1302] Hofmeijer J, Kappelle LJ, Algra A et al. Surgical decompression for space-occupying cerebral infarction (the Hemicraniectomy After Middle Cerebral Artery infarction with Life-threatening Edema Trial [HAMLET]): A multicentre, open, randomised trial. Lancet Neurol 2009; 8: 326–333

[1303] Huttner HB, Schwab S. Malignant middle cerebral artery infarction: Clinical characteristics, treatment strategies, and future perspectives. Lancet Neurol 2009; 8: 949–958

[1304] Huttner H, Bardutzki J, Jüttler E et al. S1-Leitlinie – Intrakranieller Druck (ICP), 2018. In: Deutsche Gesellschaft für Neurologie (Hrsg.). Leitlinien für Diagnostik und Therapie in der Neurologie. http://www.dgn.org/leitlinien

[1305] Jüttler E, Schwab S, Schmiedek P et al.; DESTINY Study Group. Decompressive surgery for the treatment of malignant infarction of the middle cerebral artery (DESTINY): A randomized, controlled trial. Stroke 2007; 38: 2518–2525

[1306] Jüttler E, Unterberg A, Woitzik J et al.; DESTINY II Investigators. Hemicraniectomy in older patients with extensive middle-cerebral-artery stroke. N Engl J Med 2014; 370: 1091–1100

[1307] Jüttler E, Unterberg A, Woitzik J et al. Supplement for: Hemicraniectomy in older patients with extensive middle-cerebral-artery stroke. N Engl J Med 2014; 370: 1091–1100

[1308] Leuwer M, Marx G, Trappe HJ et al. Checkliste Intensivmedizin. 5. Auf. Stuttgart: Thieme; 2018

[1309] Neugebauer H, Jüttler E. Hemicraniectomy for malignant middle cerebral artery infarction: Current status and future directions. Int J Stroke 2014; 9: 460–467

[1310] Neugebauer H, Creutzfeldt CJ, Hemphill JC 3rd et al. DESTINY-S: attitudes of physicians toward disability and treatment in malignant MCA infarction. Neurocrit Care 2014; 21: 27–34

[1311] Neugebauer H, Schneider H, Bösel J et al. Outcomes of hypothermia in addition to decompressive hemicraniectomy in treatment of malignant middle cerebral artery stroke: A randomized clinical trial. JAMA Neurol 2019; 76: 571–579

[1312] Neitzke G, Burchardi H, Duttge G et al. Grenzen der Sinnhaftigkeit von Intensivmedizin (Stand 2016) Positionspapier Sektion Ethik der DIVI. https://www.divi.de/empfehlungen/publikationen/grenzen-der-sinnhaftigkeit-von-intensivmedizin/viewdocument/67

[1313] Rahmig J, Wöpking S, Jüttler E et al. Decompressive hemicraniectomy in elderly patients with space-occupying infarction (DECAP): A prospective observational study. Neurocrit Care [in press]

[1314] Schneider H, Krüger P, Algra A et al. No benefits of hypothermia in patients treated with hemicraniectomy for large ischemic stroke. Int J Stroke 2017; 12: 732–740

[1315] Torbey MT, Bösel J, Rhoney DH et al. Evidence-based guidelines for the management of large hemispheric infarction: A statement for health care professionals from the Neurocritical Care Society and the German Society for Neuro-intensive Care and Emergency Medicine. Neurocrit Care 2015; 22: 146–164

[1316] Vahedi K, Hofmeijer J, Juettler E et al.; DECIMAL, DESTINY, and HAMLET investigators. Early decompressive surgery in malignant infarction of the middle cerebral artery: a pooled analysis of three randomised controlled trials. Lancet Neurol 2007; 6: 215–222

[1317] Vahedi K, Vicaut E, Mateo J et al.; DECIMAL Investigators. Sequential-design, multicenter, randomized, controlled trial of early decompressive craniectomy in malignant middle cerebral artery infarction (DECIMAL Trial). Stroke 2007; 38: 2506–2517
[1318] Vilz TO, Stoffels B, Strassburg C et al. Ileus beim Erwachsenen. Genese, Diagnostik und Therapie. Dtsch Arztebl Int 2017; 114: 508–518
[1319] Wartenberg KE. Malignant middle cerebral artery infarction. Curr Opin Crit Care 2012; 18: 152–163
[1320] Zhang D, Li F, Li X et al. Effect of intermittent pneumatic compression on preventing deep vein thrombosis among stroke patients: A systematic review and meta-analysis. Worldviews Evid Based Nurs 2018; 15: 189–196

20.3 Zerebrale Sinus- und Venenthrombose (SVT)

Simon Nagel

20.3.1 Definition

Die zerebralen Venen – die oberflächlichen Venen werden auch Brückenvenen genannt – drainieren in die duralen Sinus, wobei die venösen Territorien aufgrund der ausgiebigen Kollateralisierung viel variabler als die Gefäßterritorien im arteriellen System sind. Die Sinus- und Hirnvenenthrombose (SVT) betrifft die intrazerebralen Venen, die großen venösen Blutleiter in den Hirnhäuten (Sinus; ▶ Abb. 20.5) oder beide Gefäßabschnitte. In schweren Fällen können ein zerebrales Ödem oder Stauungsblutungen (▶ Abb. 20.5) sowie eine Herniation die Folge sein.

20.3.2 Epidemiologie

Die SVT ist eine neurovaskuläre Erkrankung, die etwa 1 % aller Schlaganfälle ausmacht. Die Zahl der Neuerkrankungen pro Jahr liegt etwa bei 3–5 pro eine Million Einwohner. Frauen sind im Verhältnis 3:1 häufiger als Männer betroffen. Das mittlere Erkrankungsalter liegt mit 30–40 Jahren unter dem der arteriellen Ischämien oder Hirnblutungen.

Die häufigsten Thrombosen finden sich in den beiden lateralen Sinus transversus mit Übergang in Sinus sigmoideus (60–80 %), gefolgt vom Sinus transversus (50 %; ▶ Abb. 20.5). Weniger häufig sind der Sinus rectus (20 %) oder die tiefen Hirnvenen (10 %) betroffen. Brückenvenenthrombosen finden sich in zirka 20 % der Fälle isoliert oder in Kombination mit Sinusthrombosen. Einseitige Thrombosen der lateralen Sinus sind deutlich häufiger als beidseitige oder fulminante SVTs mit Thrombosierung von mehr als zwei Sinus oder Venensystemen. Bis zu 40 % der Patienten erleiden Ödeme, Infarkte oder Einblutungen (▶ Abb. 20.5) in das Hirngewebe [1324], [1328].

20.3.3 Symptome

Folgende Symptome treten auf, teilweise sind diese an die Lokalisation der SVT und die Begleitreaktion des Hirnparenchyms gebunden [1324], [1328]:

- Bei etwa 80 % der Patienten sind *Kopfschmerzen* das führende Symptom; diese können auch nur isoliert als einziges Symptom vorliegen. *Stauungspapillen* können als Folge eines erhöhten intrakraniellen Druckes vorkommen.
- Generalisierte und/oder fokale *epileptische Anfälle* sind mit etwa 40 % das zweithäufigste Symptom. Anfälle können mitunter das erste Symptom sein und es kann eine andauernde postiktale Parese möglich sein.
- *Fokale neurologische Symptome* sind meist die Folge eines lokalen Ödem, eines venösen Stauungsinfarkts oder einer Einblutung. Hierzu gehören vor allem Paresen, zentrale Gefühlsstörungen (Hemihypästhesie), Aphasie oder Gesichtsfeldstörungen (Hemianopsie).
- Qualitative und quantitative *Bewusstseinsstörungen* sind möglich: Apathie, Antriebsmangel, Wesensänderung, Verwirrtheit und zunehmende Somnolenz bis Sopor oder Koma können auftreten.

20.3.4 Verlauf, Prognose

Meist wird ein schleichender Beginn mit langsam über Tage zunehmenden Kopfschmerzen berichtet. Nur wenige Patienten beschreiben einen schlagartigen Beginn der Symptome, meist mit Kopfschmerzen oder einem fokalen Anfall.

Die *Prognose* der SVT ist generell viel besser als die nach arteriellen Ischämien oder Hirnblutungen; rund drei Viertel der Patienten werden wieder nahezu beschwerdefrei. Einen intensivpflichtigen Verlauf erleiden nur maximal 10–20 % aller Patienten, die Langzeitmortalität liegt bei maximal 10 % [1324], [1328]. Selbst schwerwiegende initiale neurologische Defizite können sich erstaunlich gut zurückbilden.

Letztendlich ist der Grad der *Folgebehinderung* an das Vorliegen und das Ausmaß von Komplikationen wie Stauungsischämien, Stauungsblutun-

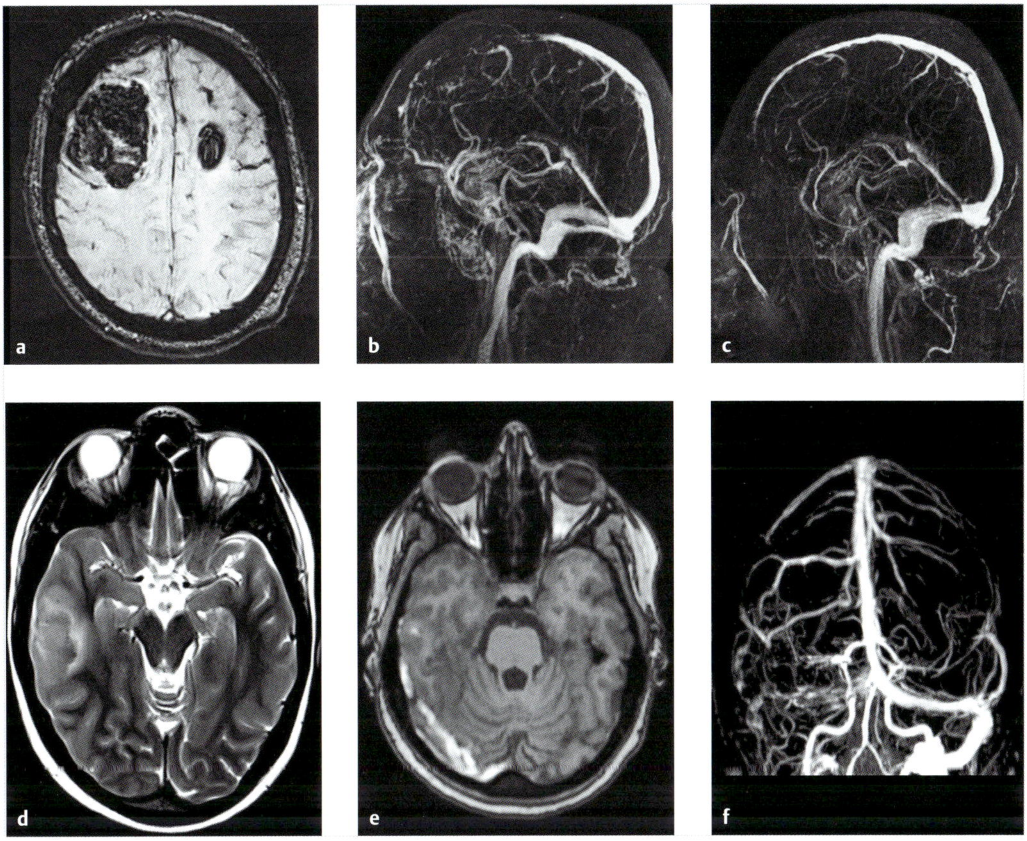

Abb. 20.5 Zerebrale Sinus- und Venenthrombose (SVT). 57-jähriger Mann mit langjährigen Nikotinabusus ohne weitere Risikofaktoren für eine SVT. Beginn mit Kopfschmerzen, dann Grand-mal-Anfall und postikale Bewusstseinsstörung mit Hemiparese links. **a**: suszebilitätsgewichtete MRT-Sequenz (SWI-MRT) mit hypointensem Signal der Blutung und einigen gestauten Brückenvenen. **b**: kontrastunterstützte venöse Magnetresonanztomografie in seitlicher Rekonstruktion mit Abbruch des Sinus sagittalis superior. **c**: Rekanalisation des Sinus sagittalis superior nach 12 Monaten nach dem Ereignis unter oraler Antikoagulation. **d–f**: 21-jährige Patientin mit Kopfschmerzen seit einer Woche und generalisiertem epileptischem Anfall. **d**: T2-gewichtete Sequenz mit Ödem im rechten Temporallappen. **e**: native T1-gewichtete Sequenz: hyperintenses Thrombusmaterial im rechten Sinus transversus sowie in der Labbé-Vene rechts. **f**: kontrastunterstützte venöse MRA mit fehlendem Signal im Sinus transversus und sigmoideus rechts. (Quelle: Prof. Dr. Martin Bendszus, Heidelberg)

gen und des Hirnödems gebunden [1328], [1332]. Weitere *negative Prädiktoren* für das Outcome sind Alter und männliches Geschlecht, *positive Prädiktoren* sind monosymptomatische Verläufe mit Kopfschmerzen und eine Erkrankung unter geschlechtsspezifischen Risikofaktoren (siehe Ätiologie).

Rezidive sind selten mit etwa 2–4 %. Manchmal entstehen nach SVTs, die eine unvollständige Rekanalisation im Verlauf erfahren arteriovenöse Fisteln oder eine sekundäre intrakranielle Hypertension, die gesondert behandlungsbedürftig werden.

20.3.5 Ätiologie

Prinzipiell unterscheidet man *septische* von *aseptischen* SVTs, wobei septische SVTs eher selten zu finden sind. Ursachen hierfür sind lokale Infektionen im Hals-Nasen-Ohren-Bereich, wie Mastoiditiden oder Sinusitiden, intrakranielle Abszesse oder Empyeme. Sie können zudem bei Meningitis oder

Sepsis oder nach neurochirurgischen Eingriffen entstehen.

▶ **Endogene Faktoren.** Bei den überwiegenden aseptischen Sinusthrombosen unterscheidet man zwischen endogenen und exogenen Risikofaktoren. Endogene Ursachen sind das weibliche Geschlecht sowie Schwangerschaft und Wochenbett. Ein hohes Risiko besteht bei Frauen im gebärfähigen Alter unter hormoneller Therapie (Pille), die zusätzlich adipös sind. Weitere endogene Faktoren sind das Alter und einige genetische Thrombophilien sowie einige prädisponierende Erkrankungen wie Malignome oder Leukämien sowie entzündliche ZNS- oder Darmerkrankungen.

▶ **Exogene Faktoren.** Hierzu zählen Rauchen, Hormonpräparate (Östrogen- und Gestagenpräparate, Androgene) sowie Steroide und Erythropoietin und Chemotherapeutika [1324], [1328], [1335].

20.3.6 Diagnostik

Bildgebung

▶ **MR-Angiografie (MRA).** Bildgebende Diagnostik der Wahl ist die Magnetresonanztomografie (MRT) mit zusätzlicher Angiografie. Die MRA sollte wenn möglich nach Kontrastmittelgabe erfolgen (▶ Abb. 20.5), bei schwangeren Patientinnen oder bei Patienten mit Kontraindikationen für Gadolinium kann alternativ eine venöse „Time-of-Flight"-Angiografie durchgeführt werden. Manchmal kann es schwierig sein, eine Pacchionische Granulationen oder eine Sinusstenose von einem Thrombus zu unterschieden. Sinnvolle Sequenzen sind dann T1- oder die T2*-gewichteten bzw. die SWI-Sequenzen (SWI: Susceptility Weighted Imaging), mit den mit hoher Sensitivität ein direkter Thrombusnachweis gelingen kann (▶ Abb. 20.5).

▶ **CT-Angiografie (CTA).** Bei Kontraindikationen für die MRT kann auch eine Computertomografie (CT) mit CT-Angiografie erfolgen, hierbei können jedoch Brückenvenenthrombosen der Diagnostik unter Umständen entgehen. Bei Verdacht auf eine septische SVT müssen unter Umständen Knochenfensteraufnahmen der Schädelbasis oder der Nasennebenhöhlen erfolgen. Ein normaler CT-Befund ist nicht ungewöhnlich bei einer SVT, sofern keine Hirnparenchymveränderungen vorliegen. Manchmal finden sich hyperdense Gefäßzeichen im Bereich der Sinus, häufig ist ein Sinus transversus hyperplastisch angelegt, was sich an der kleineren Knochenrinne zeigt. Typisch ist das so genannte „Delta-Zeichen" in der CTA, das einen umspülten Thrombus im Sinus sagittalis superior oder Confluens sinus anzeigt.

▶ **Digitale Subtraktionsangiografie (DSA).** Sie wird heute eigentlich nur noch zur Vorbereitung oder bei Durchführung einer endovaskulären Rekanalisation durchgeführt (siehe Therapie).

D-Dimere

Die Bestimmung der D-Dimere kann diagnoseunterstützend hilfreich sein. Sie hat eine hohe Sensitivität, aber eine geringe Spezifität. Bei Infektionen und in der Schwangerschaft oder Wochenbett oder nach Traumen ist die Bestimmung nicht zu verwerten, da die D-Dimere regelhaft erhöht sind. Bei monosymptomatischen oder protrahierten Verläufen können die D-Dimere negativ sein [1323]; bei fortbestehendem klinischem Verdacht sollte dann immer eine bildgebende Diagnostik erfolgen.

Thrombophiliediagnostik

Ein umfassendes Screening auf Gerinnungsstörungen zur Präventionen erneuter Thrombosen wird generell nicht empfohlen, ist in der Regel jedoch unproblematisch erhältlich [1335]. Sinnvoll ist ein Thrombophiliescreening bei Patienten mit positiver Familienanamnese für Thrombosen, bei fehlenden klassischen Risikofaktoren (Schwangerschaft, Wochenbett, hormonelle Therapie) und erneuter Thrombose.

Relevante Untersuchungen sind die Suche nach einem Antithombinmangel, Protein-C und -S-Mangel (cave: falsch niedrige Werte in der Akutphase), Faktor-V-Leiden- und Prothrombin-G20210A-Mutation sowie eine Antiphospholipid-Antikörperdiagnostik (Lupus-Antikoagulans, Antikardiolipin IgG und IgM).

20.3.7 Therapie

Antikoagulation

▶ **Heparin.** Zumindest initial sollten alle Patienten auf einer Stroke Unit, Überwachungsstation oder gegebenenfalls Intensivstation aufgenommen werden. Therapie der Wahl bei der SVT ist die umgehende Antikoagulation mit Heparinen nach Diagnosesicherung. Diese Empfehlung gilt ausdrücklich auch für Patienten mit Stauungsblutungen [1335]. Grundlage sind zwei kleine Therapiestudien und eine Metaanalyse aus den 1990er-Jahren. Mittlerweile hat sich in der klinischen Praxis die präferenzielle Therapie mit *niedermolekularem Heparin (NMH)* s. c. gegenüber dem *unfraktionierten Heparin (UFH)* i. v. (Ziel: 2- bis 3-facher Wert der Ausgangs-PTT [partielle Thromboplastinzeit]) durchgesetzt.

Ergebnisse einer kleineren randomisierten Studie sowie eine Post-hoc-Analyse einer größeren Beobachtungsstudie zeigten Vorteile der NMH in Bezug auf Mortalität, klinisches Outcome und Auftreten von intrakraniellen Blutungen [1322], [1333]. Praktische Vorteile der NMH sind das geringere Risiko für eine heparininduzierte Thrombozytopenie sowie die einfachere Anwendung und die nur einmalige Wirkungskontrolle am Anfang der Therapie (Bestimmung der Anti-Xa-Aktivität).

Eine gute Alternative bei intensivpflichtigen Patienten mit der eventuellen Notwendigkeit invasiver Maßnahmen ist jedoch immer noch die Gabe von UFH aufgrund der kürzeren Halbwertszeit und der einfachen Möglichkeit der Antagonisierung (Protramin). Bei Mangel von Antithrombin-III muss dieses substituiert werden.

► **Phenprocoumon.** Weiterhin ohne klare Evidenz, aber basierend auf physiologischen Annahmen und abgeleitet von der Therapie anderer venöser Thrombose, wird nach einigen Tagen Heparintherapie, bei Eintreten von stabilen Verhältnissen, die orale Antikoagulation mit Phenprocoumon mit einer Ziel-INR (INR: International Normalized Ratio) von 2–3 in den Leitlinien empfohlen und in der klinischen Praxis auch so umgesetzt [1329], [1335]. Die Dauer richtet sich nach dem mutmaßlichen Rezidivrisiko und beträgt mindestens 3 Monate und kann unter Umständen lebenslang empfohlen werden, wenn beispielsweise eine Thrombophilie mit hohem Rezidivrisiko besteht (z. B. homozygote Faktor-V-Leiden-Mutation, sehr selten).

► **Direkte orale Antikoagulanzien.** In der klinischen Praxis werden mittlerweile auch direkte orale Antikoagulanzien eingesetzt, da sowohl für Apixaban, Edoxaban, Rivaroxaban und Dabigatran eine klare Evidenz zur Behandlung der tiefen Venenthrombose und Lungenembolie besteht. Für Rivaroxaban und Dabigatran gibt es zudem kleine SVT-Fallserien mit positiven Erfahrungen. Die RESPECT-CVT-Studie untersuchte die randomisierte Therapie von Dabigatran gegenüber Warfarin an 120 Patienten und die Ergebnisse zeigen zumindest keine Sicherheitsbedenken [1325], [1327]. Eine Labelerweiterung für diese Substanzen ist jedoch nicht zu erwarten.

► **Behandlungserfolg, Rezidivrisiko.** Die Rekanalisation der verschlossenen Venen bzw. Sinus korreliert nicht gut mit dem klinischen Outcome, so dass eine fehlende Rekanalisation nach 12 Monaten nicht als Grund für die Fortführung der oralen Antikoagulation angesehen werden kann. In der Regel zeigen etwa drei Viertel aller Patienten eine Rekanalisation innerhalb der ersten 6 Monate, so dass dies ein guter Zeitpunkt ist, um eine MRT-Verlaufskontrolle durchzuführen [1330]; bei blanden Verläufen ist diese jedoch nicht zwingend notwendig.

Generell ist das *Rezidivrisiko* nach einer SVT gering und liegt bei 2–4 %, wobei in der bisher größten Beobachtungsstudie zur SVT die Mehrzahl der Patienten zum Zeitpunkt des Rezidivs noch antikoaguliert war [1324].

Antiepileptische Therapie

Epileptische Anfälle sind eine häufige Komplikation bei SVT und mitunter das erste Symptom. Diese frühsymptomatischen Anfälle können initial beispielsweise mit *Levetiracetam* oder *Lacosamid* behandelt werden. Insbesondere bei jungen Frauen und in der Schwangerschaft ist eine Therapie mit *Valproat* oder auch *Phenytoin* wenn möglich zu vermeiden. Bei einem epileptischen Anfallsstatus ist sie für kurze Zeit jedoch vertretbar und unter Umständen notwendig; siehe auch Kapitel Epilepsie (S. 550)).

Häufig kann die Therapie bei Rückbildung der ursächlichen Läsion (Ödem) nach 3–6 Monaten wieder beendet werden, sofern keine spätsymptomatischen Anfälle nach bleibenden Läsionen (Stauungsblutung) im Verlauf auftreten. Eine *prophylaktische antiepileptische Therapie* wird nicht empfohlen.

Hirnödemtherapie

► **Antiphlogistika.** *Kopfschmerzen* können mit nicht steroidalen Anaphlogistika wie Paracetamol, Ibuprofen oder Opioiden behandelt werden.

II

▶ **Intubation, Analgosedierung.** Ein fokales umschriebenes Hirnödem benötigt in der Regel keine spezifische Therapie. Insbesondere bei Thrombosen der tiefen Hirnvenen oder mehrerer Sinus kann ein *generalisiertes Hirnödem* oder ein *raumforderndes lokales Ödem*, ein *Stauungsinfarkt* oder eine *Stauungsblutung* entstehen, die zu Bewusstseinsstörungen und drohender Herniation führen kann. Eine Intubation und Analgosedierung sowie allgemeine intensivmedizinische Therapieprinzipien sind dann sicherlich die vordringlichste Hirnödemtherapie.

▶ **Osmotherapie.** Eine Osmotherapie ist kritisch zu sehen, da hierdurch Flüssigkeit aus dem Gewebe mobilisiert wird, wobei gleichzeitig die venöse Drainage deutlich gestört ist.

▶ **Barbiturate, Steroide.** Barbiturate senken das zerebrale Blutvolumen und sind im Notfall *gut geeignet*. Steroide sind *kontraindiziert* aufgrund ihrer prokoagulatorischen Wirkung.

▶ **Sonstige Maßnahmen.** Über eine entlastende *Lumbalpunktion* gibt es in der Akutphase widersprüchliche Studien, bei drohender Herniation ist sie sicherlich kontraindiziert. Ebenso wird die Anlage einer *ventrikulären Shuntanlage* bei akuter SVT nicht empfohlen. Bezüglich einer *Hypothermiebehandlung* gibt es nur Einzelfallberichte. Bei einer intrakraniellen Hypertension im Verlauf (persistierende Kopfschmerzen und Stauungspapillen) ist eine arteriovenöse Fistel auszuschließen und ggf. weitere Maßnahmen einzuleiten (z. B. Entlastungspunktionen, ventrikuloperitonealer Shunt).

▶ **Dekompressive Hemikraniektomie.** Die beste Datenlage zur Hirndrucktherapie bei schweren lebensbedrohlichen Verläufen der SVT besteht für die dekompressive Hemikraniektomie. Die Daten von 69 Patienten aus einer multizentrischen Registerstudie zeigen, dass diese Maßnahme lebensrettend sein und in über 55 % der Fälle zu einem guten neurologischen Outcome (Modified Rankin Scale: 0–2 nach 3 Monaten) führen kann [1326]. Somit ist die Therapie erfolgreicher als bei einem malignen Mediainfarkt.

Merke M!

Mittlerweile empfiehlt auch die deutsche Leitlinie eine dekompressive Hemikraniektomie bei SVT mit Raumforderung zur Verhinderung drohender Einklemmung mit Todesfolge.

Rekanalisierende Verfahren, Thrombolyse und endovaskuläre Thrombektomie

Im Gegensatz zu arteriellen Gefäßverschlüssen ist weder die Thrombolyse noch die Thrombektomie bei SVT gängige klinische Praxis und evidenzbasiert. Eine Metaanalyse von 26 Patienten zur *Thrombolyse* bei SVT zeigte eine intrakranielle Blutungsrate von 11,5 % sowie eine extrakranielle Blutungsrate von 19,2 % [1334]. Zudem erscheint die Effektivität einer systemischen Thrombolyse bei großen Thromben einer SVT auch physiologisch nicht überzeugend. Vielversprechender erscheint die *mechanische Thrombektomie* über das venöse System.

Die Daten eines systematischen Reviews über 235 Patienten zur *endovaskulären Therapie* erscheinen dahingehend viel versprechender hinsichtlich der Therapiesicherheit [1331]. Die randomisierte TO-ACT-Studie (Standardtherapie versus Standardtherapie plus endovaskuläre Therapie) an 60 Patienten blieb jedoch neutral [1321]. In ausgewählten Fällen und in erfahrenen Zentren kann die endovaskuläre Thrombektomie dennoch ein Behandlungsalternative bei ausgedehnter und klinisch schwerer SVT sein (individueller Heilversuch).

Therapie bei septischer SVT

▶ **Antikoagulation.** Generell gilt auch bei der septischen SVT die Empfehlung zur Antikoagulation. Sollten im zeitnahen Verlauf zur Fokussanierung operative Eingriffe anstellen, ist die initiale intravenöse Therapie mit *unfraktioniertem Heparin* sinnvoll, um kurzfristige Unterbrechungen zu ermöglichen.

▶ **Antiinfektiöse Therapie.** Sie richtet sich ansonsten nach dem infektiösen Fokus und dem zu erwartenden Erregerspektrum sowie dem Zusammenhang mit anderen prädisponierenden Faktoren (Immunschwäche, Diabetes mellitus, atypische Keime, ausgedehnte Furunkel).

Bei Mastoiditiden und Sinusitiden sind die Erreger meist Streptokokken oder Staphylokokken und es wird eine Kombinationstherapie von einem *Cephalosporin* der 2. oder 3. Generation in Kombination mit einem *Staphylokokkenpenizillin* empfohlen. Bei Meningitis oder intrakraniellen Abszessen erfolgt die antibiotische Therapie gemäß der entsprechenden Leitlinie. Nach neurochirurgischen Eingriffen sollte eine Therapie mit *Vancomycin* und *Meropenem* erfolgen.

▸ **Operative Therapie.** Sofern möglich sollte eine operative Sanierung des septischen Herdes so rasch wie möglich angestrebt werden.

Therapie bei Schwangerschaft und Wochenbett

Bei einer SVT in der Schwangerschaft sind Phenprocoumon und DAOK kontraindiziert. Hier eignet sich am besten die Behandlung mit *niedermolekularen Heparinen*. Eine Spontangeburt wird nicht empfohlen. Die Pausierung der Therapie zur Sectio sollte eng mit den behandelnden Geburtsmedizinern abgesprochen werden.

Im Wochenbett kann auch *Warfarin* erwogen werden, das es nur in geringen Mengen in die Muttermilch übergeht.

Zur *Rezidivprophylaxe* in der Schwangerschaft und im Wochenbett empfiehlt die europäische und mittlerweile auch die deutsche Leitlinie eine Behandlung mit niedermolekularen Heparinen (prophylaktische Dosis) bis zu 6 Wochen nach Geburt. Ein stark erhöhtes Risiko, ein Rezidiv bei einer nächsten Schwangerschaft zu erleiden, besteht jedoch nicht.

20.3.8 Literatur

[1321] Coutinho JM, Ferro JM, Zuurbier SM et al. Thrombolysis or anticoagulation for cerebral venous thrombosis: Rationale and design of the TO-ACT trial. Int J Stroke 2013; 8: 135–140

[1322] Coutinho JM, Ferro JM, Canhao P et al. Unfractionated or low-molecular weight heparin for the treatment of cerebral venous thrombosis. Stroke 2010; 41: 2575–2580

[1323] Dentali F, Squizzato A, Marchesi C et al. D-dimer testing in the diagnosis of cerebral vein thrombosis: A systematic review and a meta-analysis of the literature. J Thromb Haemost 2012; 10: 582–589

[1324] Ferro JM, Canhao P, Stam J et al. Prognosis of cerebral vein and dural sinus thrombosis: Results of the International Study on Cerebral Vein and Dural Sinus Thrombosis (ISCVT). Stroke 2004; 35: 664–670

[1325] Ferro JM, Coutinho JM, Dentali F et al. Safety and Efficacy of Dabigatran Etexilate vs Dose-Adjusted Warfarin in Patients With Cerebral Venous Thrombosis: A Randomized Clinical Trial. JAMA Neurol 2019; 76: 1457–1465

[1326] Ferro JM, Crassard I, Coutinho JM et al. Decompressive surgery in cerebrovenous thrombosis: A multicenter registry and a systematic review of individual patient data. Stroke 2011; 42: 2825–2831

[1327] Ferro JM, Dentali F, Coutinho JM et al. Rationale, design, and protocol of a randomized controlled trial of the safety and efficacy of dabigatran etexilate versus dose-adjusted warfarin in patients with cerebral venous thrombosis. Int J Stroke 2018; 13: 766–770

[1328] Geisbusch C, Lichy C, Richter D et al. [Clinical course of cerebral sinus venous thrombosis. Data from a monocentric cohort study over 15 years]. Nervenarzt 2014; 85: 211–220

[1329] Geisbusch C, Ringleb PA, Busse O et al. [Diagnostic and treatment standards for cerebral sinus venous thrombosis: Results of an online survey of German stroke units]. Nervenarzt 2017; 88: 1159–1167

[1330] Herweh C, Griebe M, Geisbusch C et al. Frequency and temporal profile of recanalization after cerebral vein and sinus thrombosis. Eur J Neurol 2016; 23: 681–687

[1331] Ilyas A, Chen CJ, Raper DM et al. Endovascular mechanical thrombectomy for cerebral venous sinus thrombosis: A systematic review. J Neurointerv Surg 2017; 9: 1086–1092

[1332] Kowoll CM, Kaminski J, Weiss V et al. Severe cerebral venous and sinus thrombosis: Clinical course, imaging correlates, and prognosis. Neurocrit Care 2016; 25: 392–399

[1333] Misra UK, Kalita J, Chandra S et al. Low molecular weight heparin versus unfractionated heparin in cerebral venous sinus thrombosis: a randomized controlled trial. Eur J Neurol 2012; 19: 1030–1036

[1334] Viegas LD, Stolz E, Canhao P et al. Systemic thrombolysis for cerebral venous and dural sinus thrombosis: A systematic review. Cerebrovasc Dis 2014; 37: 43–50

[1335] Weimar C, Holzhauer S, Knoflach M et al. [Cerebral venous and sinus thrombosis: S2k guidelines]. Nervenarzt 2019; 90: 379–387

20.4 Blutung

20.4.1 Intrazerebrale Blutung

Hagen B. Huttner, Maximilian Sprügel

Definition, Ätiologie

Die intrazerebrale Blutung macht 10–15 % aller Schlaganfälle aus, wird durch eine Ruptur der das Hirnparenchym versorgenden Gefäße ausgelöst und ist meist durch schwere neurologische Defizite gekennzeichnet [1352].

Anhand der Blutungsquelle werden *primäre* intrazerebrale Blutungen (mit Ruptur kleiner Gefäße) von den *sekundären* Blutungen (beispielsweise durch Gefäßmalformationen, Aneurysmata, tumoröse Raumforderungen oder Traumata) unterschieden. Anhand ihrer Blutungslokalisation werden *typisch* und *atypisch* gelegene Blutungen unterschieden. Als intrazerebrale Blutungen mit typischer Lage (loco typico) gelten Blutungen im Bereich der Stammganglien, einschließlich des Thalamus, im Hirnstamm und teilweise im Kleinhirn. Ätiologisch handelt es sich hierbei meist um *hypertensive Blutungen*. Als intrazerebrale Blutungen mit atypischer Lage gelten lobäre Blutungen im Bereich der Hirnlappen (frontal, parietal, temporal, okzipital) sowie des Kleinhirns. Ätiologisch kommen – neben einer hypertensiven Genese – auch die zerebrale Amyloidangiopathie (CAA) oder Gefäßmalformationen infrage. Selten und insbesondere im jungen Patientenalter (< 40 Jahre) können Loco-typico-Blutungen auch Gefäßmalformationen zugrunde liegen [1352].

Klinisches Bild

Das klinische Bild der intrazerebralen Blutung ist variabel, jedoch meist gekennzeichnet durch *schwere fokal-neurologische Defizite* (z. B. Hemiparese, Aphasie), Kopfschmerzen und Bewusstseinsminderung, begleitet von *vegetativen Begleiterscheinungen* (hypertensive Blutdruckwerte, Arrhythmien, EKG-Veränderungen). So genannte epileptische Frühanfälle können in bis zu 10 % der Fälle zum Krankheitsbeginn auftreten [1337].

Differenzialdiagnostisch ist insbesondere an den ischämischen Schlaganfall und die Subarachnoidalblutung zu denken.

Diagnostik

Diagnostik in der Akutphase

Die intrazerebrale Blutung wird mittels kranialer Computertomografie (CCT) oder nachranging Kernspintomografie (MRT) (Zeitverzögerung, Aufwand) nachgewiesen. Abhängig von der der Lokalisation sollte zur Abklärung der Ätiologie direkt im Anschluss eine CT- oder MR-Angiografie ergänzt werden. Bei intrazerebralen Blutungen mit *typischer* Lokalisation ist dies bei jungem Patientenalter (< 40 Jahre), fehlendem arteriellem Hypertonus und untypischer Präsentation durchzuführen, bei *atypischer* Lokalisation regelhaft. So können Aneurysmata und Gefäßmalformationen mit unmittelbarer therapeutischer Relevanz nachgewiesen werden.

In Abhängigkeit von der Blutungslokalisation sollte zur Abklärung einer möglichen Sinus- oder Hirnvenenthrombose (kortikale Blutungen in der Nähe der venösen Blutleiter) eine *venöse Gefäßdarstellung* durchgeführt werden. Nach 24 Stunden oder bei klinischer Verschlechterung erfolgt in der Regel eine Kontrollbildgebung mittels CT (das so genannte Stabilitäts-CT), mit der Frage nach einer Zunahme der Blutung, raumfordernder Wirkung, sekundärem Ventrikeleinbruch und/oder Liquoraufstau [1346], [1358].

Diagnostik in der subakuten Phase

Zur weiteren differenzialdiagnostischen Abklärung hinsichtlich sekundärer Blutungsursachen sollte zumindest bei jüngeren Patienten mit atypischer (< 70 Jahre) und typischer intrazerebraler Blutung (< 40 Jahre) zeitnah eine *digitale Subtraktionsangiografie* (DSA) erfolgen. Weitere Kontrollbildgebungen (in der Regel CT) werden zur Beurteilung der intraventrikulären Blutanteile und des Drainagemanagements sowie der Entwicklung des perihämorrhagischen Ödems mit raumfordernder Wirkung durchgeführt.

Diagnostik zur weiteren Abklärung

Eine *Kernspintomografie* ist hilfreich bei atypischer Lokalisation, insbesondere – neben der Detektion einer etwaigen Gefäßpathologie – zum Nachweis oder Ausschluss von Mikroblutungen, superfizieller Siderose bzw. einer zerebralen Amyloidangiopathie. Hierdurch kann beispielsweise das Risiko einer erneuten intrazerebralen Blutung konkretisiert sowie eine Nutzen-Risiko-Abwägung für Patienten mit der Indikation für eine orale Antikoagulation (OAK) verbessert werden.

Die Abgrenzung von eingebluteten Raumforderungen ist in der Akutphase oft schwierig, so dass bei ungeklärter Ätiologie atypischer Blutungen nach Blutungsresorption (nach etwa 4–8 Wochen) eine erneute MRT durchgeführt werden sollte.

Bei protrahierter Aufwachphase sollte niederschwellig eine *EEG*, bestenfalls ein *EEG-Monitoring*, erfolgen, um beispielsweise nicht konvulsive Anfälle als Ursache einer Vigilanzminderung auszumachen und zu behandeln.

Therapie

Neben der intensivmedizinischen Basistherapie hat die Behandlung der intrazerebralen Blutung in der Akutphase vor allem das Ziel, Nachblutungen sowie relevante intrakranielle Druckerhöhungen zu verhindern. Im weiteren Verlauf stehen die Therapie von intraventrikulären Blutanteilen sowie des perihämorrhagischen Ödems im Vordergrund. Ferner soll das Risiko für thrombembolische Ereignisse mittels Thromboseprophylaxe und gegebenenfalls Wiederbeginn einer oralen Antikoagulation gesenkt werden.

Therapie in der Akutphase

▶ **Vermeidung von Nachblutungen.** Bis zu 40 % der intrazerebralen Blutungen weisen in der Kontrollbildgebung eine relevante Nachblutung auf [1347]. Diese ereignet sich vorrangig in den ersten Stunden nach Auftreten der intrazerebralen Blutung sowie insbesondere unter bestehender oraler Antikoagulation und ist mit einem schlechteren funktionellen Outcome der Patienten assoziiert. Das Risiko einer Nachblutung kann mittels Blutdruckmanagement und hämostatischer Therapie verringert werden (▶ Abb. 20.6).

▶ **Blutdruckmanagement.** Hypertensive Blutdruckwerte sollten in der Akutphase der intrazerebralen Blutung stringent auf systolische Werte um 130–140 mmHg gesenkt werden [1358]. Eine zu starke Senkung des Blutdrucks sollte hierbei vermieden werden, da über den Abfall des Perfusionsdrucks zerebrale Ischämien sowie renale Komplikationen entstehen können [1339].

▶ **Hämostatische Therapie.** Sie steht vor allem bei Antikoagulation zum Zeitpunkt der intrazerebralen Blutung im Vordergrund. Im Fall von *Vitamin-K-Antagonisten* (VKA) sowie spontaner INR-Erhöhung sollte schnellstmöglich eine Normalisierung der INR mittels Gabe von Prothrombinkonzentrat sowie gleichzeitig Vitamin K erreicht werden (INCH- und RETRACE-Studie) [1347], [1359]. Hierfür sind zeitnahe und serielle INR-Kontrollen notwendig.

Im Fall von Nicht-Vitamin-K-Antagonisten (NOAK) ist für Blutungen unter Dabigatran mit Idarucizumab (Praxbind; 2 × 2,5 g als Kurzinfusion) sowie unter Faktor-Xa-Inhibitoren mit Andexanet alfa (Ondexxya; 880 mg bzw. 1 760 mg) ein spezifisches Antidot vorhanden, wenngleich der Nachweis der Wirksamkeit zur Verhinderung von Nachblutungen noch aussteht [1351], [1341], [1342].

Bei Einnahme von *Thrombozytenfunktionshemmern* (TFH) zum Zeitpunkt der intrazerebralen Blutung sollten aufgrund einer erhöhten Mortalität grundsätzlich keine Thrombozytenkonzentrate verabreicht werden (PATCH-Studie) [1336], [1355]. Die Gabe von Tranexamsäure (TICH-2-Studie) und/oder Desmopressin kann insbesondere unter doppelter TFH erwogen werden [1355], [1354].

Therapie bei Liquoraufstau oder drohender Herniation

▶ **Externe Ventrikeldrainage.** Blutanteile im Ventrikelsystem (innere Liquorräume) können – durch sekundären Einbruch der intrazerebralen Blutung oder durch primär intraventrikuläre Blutungen – über eine intrakranielle Druckerhöhung zu schweren Hirnschäden und einem akuten Versterben der Patienten führen. Hierbei kommt es durch eine mechanische Abflussbehinderung zu einem Liquoraufstau (*Verschlusshydrozephalus*) mit intrakranieller Druckerhöhung und drohender Herniation.

In der Akutphase sollte daher bei manifestem oder beginnendem Liquoraufstau (erkennbar beispielsweise an erweiterten Temporalhörnern der Seitenventrikel) die Anlage einer externen Ventrikeldrainage (EVD) erfolgen [1358]. Durch die Drainage des Liquors oberhalb der mechanischen Abflussbehinderung kann der Hirndruck gesenkt werden und zudem über die EVD eine invasive Druckmessung erfolgen, um den intrakraniellen Druck (ICP) und den zerebralen Perfusionsdruck (CPP) zu überwachen (CPP = MAD–ICP). Bei Anlage einer EVD sollte diese ipsilateral zur intrazerebralen Blutung erfolgen. Die Anlage von beidseitigen EVDs kann insbesondere bei Verlegung der Foramina Monroi notwendig sein.

▶ **Hämatomevakuation.** Operative Therapiestrategien können nicht generell zur Standardbehandlung der intrazerebralen Blutung empfohlen werden. Sowohl die offenen chirurgischen als auch die minimalinvasiven Verfahren zeigten in den großen randomisierten STICH, STICH-II- und MISTIE-III-Studien keine Verbesserung des funktionellen Outcomes gegenüber einer konservativen Standardtherapie [1345], [1349], [1350]. Allerdings existieren einige Subgruppen, die einen klinischen Vorteil aufwiesen und entsprechende Folgestudien sind in der Vorbereitung.

Nach individueller Abwägung kann die Operation als lebensrettende Maßnahme jedoch erwogen werden – insbesondere bei Patienten mit nicht deutlich eingeschränkter Vigilanz (Glasgow Coma

Scale [GCS]: 9–12) [1343]. Des Weiteren könnten Patienten mit Blutungen und drohender Herniation als lebensrettende Maßnahme und mit Kleinhirnblutungen ab einem mittelgroßen Blutungsvolumen zur Verhinderung einer Kompression des Hirnstamms von einer Operation profitieren. Eine belastbare Evidenz ist hier jedoch nicht vorhanden [1358].

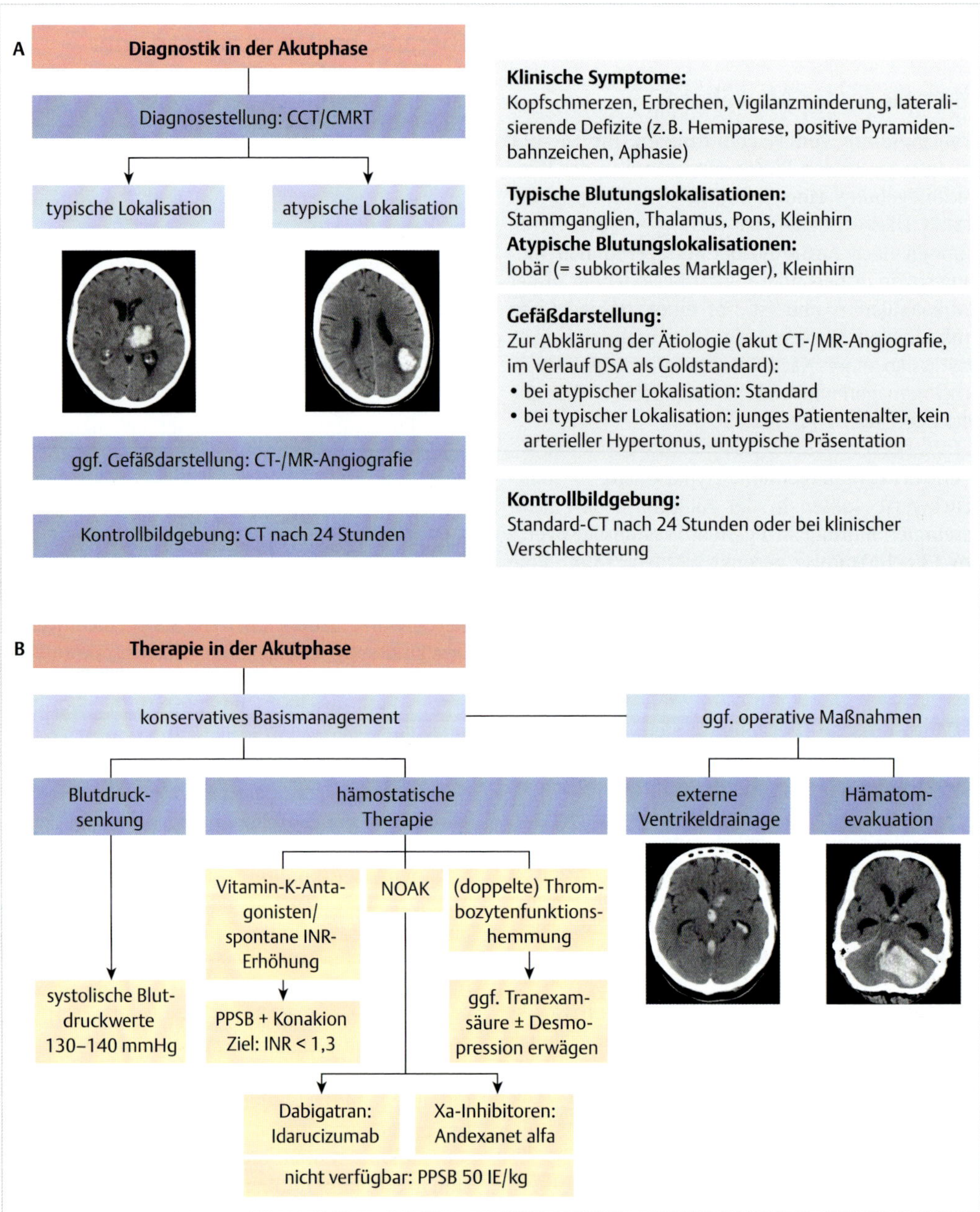

Abb. 20.6 Intrazerebrale Blutung. Diagnostik und Therapie in der Akutphase (CCT: kraniale Computertomografie, CMRT: kraniale Kernspintomografie, INR: International Normalized Ratio, NOAK: Nicht-Vitamin-K-abhängige orale Antikoagulanzien, PPSB: Prothrombinkonzentrat).

Therapie in der subakuten Phase

▶ **Behandlung intraventrikulärer Blutanteile.** Nach einer intrazerebralen Blutung mit ausgeprägten intraventrikulären Blutanteilen besteht durch Schädigung der liquorrückresorbierenden Strukturen ein relevantes Risiko für einen kommunizierenden, malresoprtiven Hydrozephalus mit der Notwendigkeit eines permanenten Shunts, meist eines ventrikuloperitonealen Shunts. Einige *Shuntkomplikationen* wie Über-/Unterdrainage oder Shuntinfektionen können auftreten, so dass eine solche Shuntanlage nach Möglichkeit verhindert werden sollte. Infrage kommen hierfür neben einer ausreichenden Drainagemenge über die externe Ventrikeldrainage (EVD) auch die intraventrikuläre Fibrinolyse sowie eine lumbale Drainage.

Im Rahmen der *intraventrikulären Fibrinolyse* werden Fibrinolytika, wie Alteplase (rt-PA) in niedriger Dosierung von beispielsweise 1 mg rt-PA alle 8 Stunden, über die EVD verabreicht, um das intraventrikuläre Blut zu mobilisieren. Wenngleich in der CLEAR-III-Studie lediglich die Sicherheit und eine Reduktion der Mortalität nachgewiesen werden konnten, sollte die intraventrikuläre Fibrinolyse insbesondere bei ausgeprägten intraventrikulären Blutanteilen erwogen werden [1344].

Eine *lumbale Drainage* kann bei kommunizierendem Hydrozephalus, d. h. bei freier Verbindung der inneren und äußeren Liquorräume, ergänzend zur EVD (z. B. nach intraventrikulärer Lysetherapie) eingesetzt werden (LUCAS-IVH-Studie), um das intrathekale Blut abzudrainieren und somit die Liquorshuntabhängigkeit sowie die damit assoziierte Morbidität zu verringern [1357].

▶ **Behandlung des perihämorrhagischen Ödems und Hirndruckmanagement.** Im Gegensatz zum ischämischen Schlaganfall entwickelt sich das Ödem um die intrazerebrale Blutung herum zeitlich verzögert und erreicht erst 2–3 Wochen nach der eigentlichen Blutung seine maximale Ausdehnung. Das perihämorrhagische Ödem verschlechtert durch lokale Schädigung das funktionelle Outcome und erhöht über eine weitere Steigerung des intrakraniellen Druckes die Mortalität [1360]. Trotz überschaubarer Evidenz sollten abgesehen vom intensivmedizinischen Basismanagement (Einstellung beispielsweise von Körpertemperatur, Blutzucker, Ventilation) weitere konservative Therapiestrategien in Erwägung gezogen werden. Während eine *Hyperventilation* nur zur kurzfristigen Hirndrucksenkung erfolgen sollte, stellen *Oberkörperhochlagerung* und Analgosedierung leicht umsetzbare Möglichkeiten zur ICP-Senkung dar.

Osmotisch wirksame Substanzen werden aufgrund retrospektiver Daten in unterschiedlichen Dosierungsregimen eingesetzt – beispielsweise *Mannitol* (20 %, 100 ml, 6-mal täglich, Ziel: Serumosmolalität = 320mosmol/kg) oder *hypertone Kochsalzlösung* (3 % oder 10 %; als Bolustherapie, aber auch in versierten Händen als kontinuierliche Infusion möglich, Ziel: Serumnatriumwerte = 145–155 mmol/l). Diese sollten jedoch aufgrund möglicher Reboundeffekte nur über einige Tage verabreicht und dann ausgeschlichen werden.

Als weitere Therapieeskalationen stehen *die kontrollierte Hypothermie* (Zieltemperatur: 35 °C) und als Ultima Ratio die *dekompressive Kraniektomie* zur Verfügung [1346], [1358].

Therapie zur Sekundärprävention

▶ **Blutdruckeinstellung.** Auch in der sekundärprophylaktischen Therapie kommt der Blutdruckeinstellung eine große Bedeutung zu. Eine unzureichende Blutdruckeinstellung (systolische Blutdruckwerte > 130 mmHg) ist mit einem erhöhten Risiko für eine erneute intrazerebrale Blutung sowohl bei lobärer Lokalisation (Hazard Ratio: 3.53 [1.65–7.54]) als auch nicht lobärer Lokalisation (4.23[1.02–17.52]) assoziiert [1337].

▶ **Thromboseprophylaxe.** Patienten mit intrazerebraler Blutung haben ein erhöhtes Risiko für thrombembolische Komplikationen, weshalb eine thromboseprophylaktische Therapie erfolgen sollte. Aufgrund des gleichzeitig erhöhten Risikos für Nachblutungen empfehlen internationale Leitlinien den Einsatz von *intermittierender pneumatischer Kompression* sowie alternativ von *niedermolekularen Heparinen* (LMWH) [1346], [1358].

Obwohl valide Daten randomisierter, kontrollierter Studien fehlen, scheint der Einsatz von LMWH zur Thromboseprophylaxe bei ICB-Patienten sicher zu sein, sofern der Beginn nach Kontroll-CT mit fehlendem Nachweis einer Nachblutung erfolgt. In dieser Konstellation zeigte sich in einer multizentrischen Observationsstudie ein Auftreten von intrakraniellen Blutungskomplikationen bei weniger als 2 % der Patienten, die eine Therapie mit LMWH erhielten. Daher erscheint eine thromboseprophylaktische Therapie mit LMWH aufgrund des hohen Risikos für thrombembolische Komplikationen (bis zu 16 %) bei ICB-Patienten gerechtfertigt [1356].

▶ **Wiederbeginn einer Antikoagulation.** Bei der Wiederaufnahme einer Antikoagulation nach stattgehabter intrazerebraler Blutung muss das Risiko ischämischer Ereignisse gegenüber dem Risiko hämorrhagischer Ereignisse abgewogen werden. Bei entsprechender Indikation sollte nach individueller Risiko-Nutzen-Erwägung eine *orale Antikoagulation 4–8 Wochen* nach stattgehabter intrazerebraler Blutung wiederbegonnen werden [1353]. Hierbei haben bestimmte Patientengruppen ein erhöhtes Blutungsrisiko. So weisen lobäre Blutungen ein deutlich höheres jährliches Rezidivrisiko auf als nicht lobäre Blutungen (etwa 8 % gegenüber 3 % pro Jahr), ebenso Patienten mit zerebraler Amyloidangiopathie und hoher Anzahl an Mikroblutungen (vor allem bei > 10 Mikroblutungen in der kranialen MRT) [1337], [1340].

Vorteilhaft erscheint aufgrund des verminderten Risikos intrakranieller Blutungen der Wiederbeginn einer Antikoagulation mit NOAK, auch wenn spezifische Daten zum Wiederbeginn einer oralen Antikoagulation nach stattgehabter intrazerebraler Blutung bisher nicht vorliegen. Als alternative sekundärprophylaktische Therapie sollte bei Patienten mit Vorhofflimmern und hohem Rezidivrisiko nach stattgehabter intrazerebraler Blutung der *interventionelle Vorhofohrverschluss* bedacht werden, wenngleich Studien zu Nutzen und Risiko im Vergleich zu einer NOAK-Therapie derzeit Patienten rekrutieren [1353].

Pragmatisch zu empfehlen ist der Einschluss von Patienten in laufende prospektive randomisierte Studien zu diesem Thema. Einige Experten propagieren die Wiedereinstellung auf ein orales Antikoagulans (präferenziell ein NOAK in niedriger Dosierung) bei Patienten, die kein Hochrisikoprofil im MRT aufweisen (also beispielsweise keine Mikroblutungen) und die eine Stammganglienblutungen hatten, deren zugrunde liegender arterieller Hypertonus nun gut eingestellt ist.

Eine Besonderheit liegt bei Patienten vor, die ein klar erhöhtes Risiko für thrombembolische Ereignisse aufweisen, beispielsweise Patienten mit *mechanischer Herzklappe*. Hier kann der Wiederbeginn einer Antikoagulation bereits *1–2 Wochen* nach der intrazerebralen Blutung erwogen werden [1348].

Verlauf, Prognose

Die Prognose nach stattgehabter intrazerebraler Blutung ist mit einer 1-Jahres-Mortalität von bis zu 50 % deutlich schlechter als bei dem ischämischen Schlaganfall. Nur etwa 20 % der Patienten erreichen einen unabhängigen funktionellen Zustand. Dennoch zeigen aktuelle Studienergebnisse, dass maximal behandelte Patienten eine bessere Prognose haben könnten als in bisherigen Prognosemodellen vorhergesagt. Deshalb sollte insbesondere in der Akutphase eine maximale Therapie im Konsens mit dem mutmaßlichen Patientenwillen erfolgen [1352].

Literatur

[1336] Baharoglu MI, Cordonnier C, Al-Shahi Salman R et al. Platelet transfusion versus standard care after acute stroke due to spontaneous cerebral haemorrhage associated with antiplatelet therapy (PATCH): A randomised, open-label, phase 3 trial. Lancet 2016; 387 (10038): 2605–2613

[1337] Biffi A, Anderson CD, Battey TWK et al. Association between blood pressure control and risk of recurrent intracerebral hemorrhageblood pressure control and recurrent intracerebral hemorrhageblood pressure control and recurrent intracerebral hemorrhage. JAMA 2015; 314: 904–912

[1338] Biffi A, Rattani A, Anderson CD et al. Delayed seizures after intracerebral haemorrhage. Brain 2016; 139 (Pt 10): 2694–26705

[1339] Buletko AB, Thacker T, Cho SM et al. Cerebral ischemia and deterioration with lower blood pressure target in intracerebral hemorrhage. Neurology 2018; 91: e1058–e1066

[1340] Charidimou A, Imaizumi T, Moulin S et al. Brain hemorrhage recurrence, small vessel disease type, and cerebral microbleeds. A meta-analysis. Neurology 2017; 89: 820–829

[1341] Connolly SJ, Crowther M, Eikelboom JW et al. Full study report of andexanet alfa for bleeding associated with factor xa inhibitors. N Engl J Med 2019; 380: 1326–1335

[1342] Gerner ST, Kuramatsu JB, Sembill JA et al. Association of prothrombin complex concentrate administration and hematoma enlargement in non-vitamin K antagonist oral anticoagulant-related intracerebral hemorrhage. Ann Neurol 2018; 83: 186–196

[1343] Gregson BA, Broderick JP, Auer LM et al. Individual patient data subgroup meta-analysis of surgery for spontaneous supratentorial intracerebral hemorrhage. Stroke 2012; 43: 1496–1504

[1344] Hanley DF, Lane K, McBee N et al. Thrombolytic removal of intraventricular haemorrhage in treatment of severe stroke: results of the randomised, multicentre, multiregion, placebo-controlled CLEAR III trial. Lancet 2017; 389 (10069): 603–611

[1345] Hanley DF, Thompson RE, Rosenblum M et al. Efficacy and safety of minimally invasive surgery with thrombolysis in intracerebral haemorrhage evacuation (MISTIE III): A randomised, controlled, open-label, blinded endpoint phase 3 trial. Lancet 2019; 393 (10175): 1021–1032

[1346] Hemphill JC, 3rd, Greenberg SM, Anderson CS et al. Guidelines for the management of spontaneous intracerebral hemorrhage: A guideline for healthcare professionals from

the American Heart Association/American Stroke Association. Stroke 2015; 46: 2032–2060
[1347] Kuramatsu JB, Gerner ST, Schellinger PD et al. Anticoagulant reversal, blood pressure levels, and anticoagulant resumption in patients with anticoagulation-related intracerebral hemorrhage. JAMA 2015; 313: 824–836
[1348] Kuramatsu JB, Sembill JA, Gerner ST et al. Management of therapeutic anticoagulation in patients with intracerebral haemorrhage and mechanical heart valves. Eur Heart J 2018; 39: 1709–1723
[1349] Mendelow AD, Gregson BA, Fernandes HM et al. Early surgery versus initial conservative treatment in patients with spontaneous supratentorial intracerebral haematomas in the International Surgical Trial in Intracerebral Haemorrhage (STICH): A randomised trial. Lancet 2005; 365 (9457): 387–397
[1350] Mendelow AD, Gregson BA, Rowan EN, Murray GD, Gholkar A, Mitchell PM. Early surgery versus initial conservative treatment in patients with spontaneous supratentorial lobar intracerebral haematomas (STICH II): a randomised trial. Lancet 2013; 382 (9890): 397–408
[1351] Pollack CV, Reilly PA, van Ryn J et al. Idarucizumab for dabigatran reversal – full cohort analysis. N Engl J Med 2017; 377: 431–441
[1352] Qureshi AI, Mendelow AD, Hanley DF. Intracerebral haemorrhage. Lancet 2009; 373 (9675): 1632–1644
[1353] Sembill JA, Kuramatsu JB, Schwab S et al. Resumption of oral anticoagulation after spontaneous intracerebral hemorrhage. Neurol Res Pract 2019; 1: 12
[1354] Sprigg N, Flaherty K, Appleton JP et al. Tranexamic acid for hyperacute primary IntraCerebral Haemorrhage (TICH-2): An international randomised, placebo-controlled, phase 3 superiority trial. Lancet 2018; 391 (10135): 2107–2115
[1355] Sprügel MI, Kuramatsu JB, Gerner ST et al. Antiplatelet therapy in primary spontaneous and oral anticoagulation-associated intracerebral hemorrhage. Stroke 2018; 49: 2621–2629
[1356] Sprügel MI, Sembill JA, Kuramatsu JB et al. Heparin for prophylaxis of venous thromboembolism in intracerebral haemorrhage. J Neurol Neurosurg Psychiatry 2019; 90: 783–791
[1357] Staykov D, Kuramatsu JB, Bardutzky J et al. Efficacy and safety of combined intraventricular fibrinolysis with lumbar drainage for prevention of permanent shunt dependency after intracerebral hemorrhage with severe ventricular involvement: A randomized trial and individual patient data meta-analysis. Ann Neurol 2017; 81: 93–103
[1358] Steiner T, Al-Shahi Salman R, Beer R et al. European Stroke Organisation (ESO) guidelines for the management of spontaneous intracerebral hemorrhage. Int J Stroke 2014; 9: 840–855
[1359] Steiner T, Poli S, Griebe M et al. Fresh frozen plasma versus prothrombin complex concentrate in patients with intracranial haemorrhage related to vitamin K antagonists (INCH): A randomised trial. Lancet Neurol 2016; 15: 566–573
[1360] Volbers B, Giede-Jeppe A, Gerner ST et al. Peak perihemorrhagic edema correlates with functional outcome in intracerebral hemorrhage. Neurology 2018; 90: e1005–e1012

20.4.2 Subarachnoidalblutung und Subduralhämatom

Felix Arlt, Jürgen Meixensberger

Subarachnoidalblutung (SAB)

Einleitung

Die spontane Subarachnoidalblutung nach Aneurysmaruptur ist nach wie vor eine mit hoher Morbidität und Mortalität vergesellschaftete Entität der intrakraniellen Blutungen. Hiervon getrennt muss die traumatische und auch die perimesenzephale bzw. präpontine Subarachnoidalblutung betrachtet werden, wo angiografisch kein Aneurysmanachweis erfolgt. Beide Subentitäten werden an dieser Stelle nicht besprochen.

▸ **Inzidenz, Altersgipfel.** Die Inzidenz der aneurysmatisch bedingten Subarachnoidalblutung wird aktuell mit 5,1–5,9 pro 100 000 Einwohner pro Jahr in Deutschland angegeben. Diese ist in den letzten Jahren eher rückläufig, was sicherlich mit der vermehrten Diagnostik inzidenteller Aneurysmata und deren Therapie zu erklären ist. Andere Länder zeigen eine deutlich höhere Inzidenz, z. B. Japan mit 20–28 pro 100 000 Einwohner pro Jahr.

Der Altersgipfel liegt bei 40–50 Jahren; Frauen sind in einem Verhältnis von 3:2 zu Männern häufiger betroffen.

▸ **Ursachen.** In der Gesamtheit der Subarachnoidalblutungen ist in 80 % der Fälle eine Ruptur eines Hirnarterienaneurysma des Circulus arteriosus Willisii für die Blutung ursächlich. Wiederum in 80 % der Fälle ist das Aneurysma im vorderen Stromkreislauf und in 20 % im hinteren Stromkreislauf lokalisiert. Der Ramus communicans anterior sowie die A. cerebri anterior sind hierbei die häufigsten Lokalisationen (35–40 % der Aneurysmata).

Weiterhin können intrakranielle oder spinale arteriovenöse Malformationen, Vaskulitiden und arterielle Dissektionen als Ursache zugrunde liegen. Auch genetische Syndrome wie das Marfan-Syndrom, das Ehlers-Danlos- Syndrom und die Neurofibromatose Typ I sind mit gehäuften Auftreten von intrakraniellen Aneurysmata vergesellschaftet.

▸ **Risikofaktoren.** Als weitere Risikofaktoren sind *Nikotinabusus* sowie unzureichend eingestellte arterielle *Hypertonie* zu nennen. Das Blutungsrisiko eines noch nicht gebluteten und unversorgten Aneurysmas hängt im Wesentlichen von der *Größe* ab. Kleinere Aneurysmata (< 7 mm) haben ein deutlich geringeres Blutungsrisiko (ca. 1 % pro Jahr) als große Aneurysmata (> 15 mm) mit etwa 4–5 % pro Jahr.

Merke

M!

Nach erfolgter Diagnose einer Subarachnoidalblutung sollte die Weiterbehandlung in spezialisierten Zentren mit neurochirurgischen und neuroradiologischen Abteilungen erfolgen. Eine intensivmedizinische Überwachung und Behandlung ist bei allen Patienten unabdingbar.

Klinische Symptomatik

Das klassische Kardinalssymptom der Subarachnoidalblutung ist der plötzlich einsetzende und stärkste Kopfschmerz, oft auch als „*Vernichtungskopfschmerz*“ beschrieben. Weiterhin sind Übelkeit, Erbrechen, Lichtscheu und Nackensteifigkeit (Meningismus) häufig auftretende Symptome. Die akute Vigilanzstörung bis hin zum Koma und Zeichen der Herniation (Pupillomotorikstörung) können Ausdruck einer raumfordernden intrazerebralen Blutung, einer intraventrikulären Blutung oder auch eines akuten subduralen Hämatoms sein. Sekundär, später auftretende Störungen des Bewusstseins sind meist Ausdruck einer sich entwickelnden Liquorzirkulationsstörung. Etwa 25–30 % der Patienten entwickeln einen akuten, therapiebedürftigen *Hydrozephalus*. Man schätzt, dass 10–12 % der Patienten unmittelbar an der initialen Subarachnoidalblutung versterben und keine Akutversorgung erreichen.

Prinzipiell ist das Auftreten von jeglicher Art eines neurologischen Defizits je nach Blutungslokalisation sowie Ausdehnung denkbar. *Hirnnervenparesen* wie die Okulomotoriusparese bei Aneurysmata des Ramus communicans posterior, aber auch weitere fokale Defizite wie *Hemiparesen* sind hier zu nennen. Das Auftreten von *Krampfanfällen* wird beobachtet.

Weiterhin können *EKG-Veränderungen* insbesondere beim bewusstlosen Patienten die Diagnostik sowie die Akutversorgung in eine andere Richtung lenken. Verwechslungen mit einem akuten Myokardinfarkt sind möglich. Der initiale klinische Status lässt sich mit der WFNS-Klassifikation (▸ Tab. 20.4) einschätzen; diese kann auch als prognostischer Prädiktor verwendet werden.

Tab. 20.4 Klassifikation des neurologischen Status bei Patienten mit akuter Subarachnoidalblutung (World Federation of Neurological Surgeons [WFNS]; 1988).

WFNS-Klassifikation	Glasgow Coma Score	motorisches Defizit
I	15	kein Defizit
II	13–14	kein Defizit
III	13–14	Defizit vorhanden
IV	7–12	+ /– Defizit
V	3–6	+ /– Defizit

Diagnostik

▸ **Kraniale Computertomografie (CCT).** Sie ist der Goldstandard in der Diagnostik der Subarachnoidalblutung. Die Methode ist durch wenig Zeitaufwand, wenige Minuten Dauer bis zum Vorliegen der Bilder sowie hohe Sensitivität im Hinblick auf die Abbildung frischen Blutes, gekennzeichnet. Hier lassen sich in den Subarachnoidalräumen sowie den basalen Zisternen Blut als hyperdense Areale abbilden. Weiterhin können intrazerebrale, intraventrikuläre sowie subdurale Blutungsanteile diagnostiziert werden. Die Beurteilung der Ventrikelräume zum Vorliegen eines etwaigen Hydrozephalus ist ebenfalls suffizient möglich.

▸ **CT-Angiografie (CTA).** In der gleichen Sitzung ist die Durchführung einer CT-Angiografie nach Kontrastmittelapplikation sinnvoll. Es besteht eine Sensitivität von bis zu 95 % für die Detektion eines Aneurysmas. Auch arteriovenöse Malformationen oder durale AV-Fisteln als Blutungsursache können diagnostiziert werden.

▸ **Digitale Subtraktionsangiografie (DSA).** Zum endgültigen Ausschluss einer Gefäßmalformation bei Subarachnoidalblutung ist eine DSA der hirnversorgenden Gefäße obligat. Hier kann ein vorhandenes Aneurysma sicher diagnostiziert bzw. eine Blutungsquelle ausgeschlossen werden. Besonders die Lage des Aneurysmas sowie die anatomische Beziehung zum Trägergefäß, hier die Beurteilung des Aneurysmahalses, können in mehreren Projektionen abgebildet werden. Zur weiteren Planung der Versorgung ist diese Bildgebungsmodalität unverzichtbar. Bei vorliegender Subarachnoidalblutung und negativer DSA ist die Untersuchung nach 7–14 Tagen zum Ausschluss eines gebluteten, spontan thrombosierten Aneurysmas zu wiederholen.

▶ **Magnetresonanztomografie (MRT).** Die MRT spielt in der Akutphase der Diagnostik bei Subarachnoidalblutung eine untergeordnete Rolle, im Verlauf kann die Abbildung der Halswirbelsäule sowie des kraniozervikalen Übergangs spinale durale AV-Fisteln oder arteriovenöse Malformationen sowie Kavernome als mögliche Blutungsquellen erkennen lassen.

▶ **Lumbalpunktion.** Bei klassischer klinischer Symptomatik, jedoch fehlendem Blutungsnachweis im CT ist eine Lumbalpunktion zum Ausschluss der Subarachnoidalblutung erforderlich; findet sich hier blutig tingierter oder „fleischwasserfarbener“ Liquor, ist die Subarachnoidalblutung bestätigt und die weiterführende Diagnostik und Therapie indiziert.

M!

Merke

Bei klassischer Klinik, die auf eine Subarachnoidalblutung hindeutet, ist die umgehende Diagnostik mittels CCT, gegebenenfalls CTA, durchzuführen. Bei negativem CCT schließt erst die Lumbalpunktion eine Subarachnoidalblutung sicher aus. In einigen Fällen können Vigilanzdefizit mit EKG-Veränderungen schnell zur Verwechslung mit dem akuten Koronarsyndrom führen.

Intensivmedizin

Nach gesicherter Subarachnoidalblutung – ob bereits mit erfolgtem Aneurysmanachweis oder auch bei fehlendem Blutungsquellennachweis – ist die Überwachung auf einer Intensivstation in einem Zentrum mit 24-stündiger neurochirurgischer/neuroradiologischer Verfügbarkeit obligat. Hier sind folgende Punkte von besonderer Bedeutung:

- Basalmonitoring der Vitalzeichen, invasives Blutdruckmonitoring zur Blutdrucksteuerung vor Aneurysmaversorgung (Zielwert: mittlerer arterieller Druck [MAD]: 60–90 mmHg, RRsyst. < 140 mmHg) respektive im Nachgang im Fall eines Vasospasmus
- Bettruhe und Stressprophylaxe, Vermeidung pressorischer Akte, suffiziente Schmerztherapie
- Einstellung von Abweichungen im Elektrolythaushalt (cave: Syndrom der inadäquaten ADH Sekretion (SIADH), Diabetes insipidus), Glukosestoffwechsel, Temperaturmanagement („avoiding fever“),
- postoperativ/interventionell Thromboseprophylaxe
- keine Steroide, keine prophylaktische antikonvulsive Einstellung

Therapie des posthämorrhagischen Hydrozephalus

Wie bereits erwähnt entwickeln 25–30 % der Patienten nach einer Subarachnoidalblutung einen akuten Hydrozephalus. Dieser ist umgehend zu behandeln. Als Standardtherapie erfolgt die Anlage einer *externen Ventrikeldrainage* über eine Bohrlochtrepanation rechts frontal. Über die entsprechende Höheneinstellung der Tropfkammer erfolgt die Anpassung der Förderrate. Üblicherweise sollte diese zwischen 60 und 80 ml/8 h liegen. Die Messung des intrazerebralen Druckes (ICP) ist hierüber ebenfalls möglich. Im Verlauf ist die Umstellung auf eine Lumbaldrainage zum Abtrainieren der Drainage gegeben.

Von den initial drainagepflichtigen Patienten sind wiederum 30 % dauerhaft ableitungspflichtig, so dass die Anlage eines ventrikuloperitonealen *Ventil-Shunt-Systems* notwendig wird, in Ausnahmefällen kann dieses auch ventrikuloatrial angelegt werden.

Therapie des rupturierten Hirnarterienaneurysmas

▶ **Clipversorgung, endovaskulärer Verschluss.** Aufgrund der bekannten hohen Rate an Rezidivblutungen nach erstmaliger Aneurysmablutung (bis zu 50 % in den ersten 48 Stunden) und der damit vergesellschafteten hohen Letalität (60–70 %) ist die Versorgung in den ersten 24 Stunden anzustreben. Hierbei kommen prinzipiell die *mikrochirurgische Clipversorgung* oder der *interventionelle endovaskuläre Verschluss* infrage. Die Art des Verschlusses hängt im Wesentlichen von der Ausdehnung der Blutung sowie der Architektur des Aneurysmas ab.

Langzeitstudien weisen einen Vorteil für Morbidität und Outcome für die endovaskulär versorgten Patienten auf. Die Behandlungsverläufe im Vergleich zu den operativ versorgten Patienten nähern sich im langfristigen Verlauf jedoch weitestgehend an. Die Rate an Rezidivblutungen sowie an Reeingriffen ist in der Coiling-Gruppe höher. Ergebnisse bezüglich neuer endovaskulärer Techniken, hier seien *Flowdiverter* (Flussrichtungsstents) oder auch WEB-Device (Woven Endobridge Device) genannt, stehen im Sinne von prospektiven Untersuchungen aus.

► **Thrombozytenaggregationshemmung.** Die nach einer Implantation notwendige, teils auch doppelte Thrombozytenaggregationshemmung sollte nach frischer Subarachnoidalblutung kritisch betrachtet werden.

Monitoring und Therapie des zerebralen Vasospasmus

► **Pathophysiologie.** Die Entstehung des zerebralen Vasospasmus nach subarachnoidaler Blutung respektive der pathophysiologische Mechanismus sind bis dato nicht endgültig verstanden. Insgesamt kann davon ausgegangen werden, dass es sich um ein *multifaktorielles Geschehen* handelt. Diskutiert wird eine entzündliche Komponente, die zur sekundären Hyperplasie der inneren Gefäßwand führt; insbesondere Tumor-Nekrose-Faktor alpha (TNF-alpha) oder auch Intercellular Adhesion Molecule 1 (ICAM-1) werden diskutiert. Weiterhin spielt eine über Rezeptoraktivierung getriggerte Vasokonstriktion der glatten Gefäßmuskulatur eine Rolle, wobei Stickstoffmonoxid sowie Endothelin zu nennen sind.

Die Entstehung einer durch Thromboxane und Eikosanoide hervorgerufenen *Thrombozytenaktivierung* mit Bildung von Mikrothromben scheint pathophysiologisch eine große Rolle zu spielen. Es ist unklar, inwiefern sich die bereits seit den 1930er-Jahren bekannten „Spreading Depolarizations" (d. h. sich wellenartig über der Kortex ausbreitende Depolarisationswellen mit zunächst kurz dauernder Hyperperfusion und dann folgender längerer Hypoperfusion) auf den Pathomechanismus auswirken.

Merke M!

Sicher ist, dass der zerebrale Vasospasmus nach initial überlebter Subarachnoidalblutung maßgeblich für die hohe Morbidität/Mortalität verantwortlich ist. Zwischen 30 und 70 % der SAB-Patienten entwickeln einen angiografisch oder dopplersonografisch nachweisbaren Vasospasmus. Dieser kann klinisch inapparent ohne jegliche Symptomatik sein. In wiederum 25–30 % der Fälle führt eine daraus folgende Minderperfusion zum manifesten Hirninfarkt im Sinne einer verzögerten zerebralen Ischämie (delayed cerebral ischemia, DCI) (► Abb. 20.7).

► **Klinisches Monitoring.** Das klinische Monitoring beim wachen Patient ist die suffizienteste Möglichkeit zur Detektion eines Vasospasmus. Das Auftreten von neurologischen, fokalen Defiziten (Paresen von Extremitäten, Hemisymptomatik, aphasische Störungen), aber auch die Entwicklung von kognitiven Defiziten oder Unruhezuständen sowie Vigilanzdefiziten können Ausdruck der Minderperfusion sein.

Die transkraniale *Dopplersonografie* oder *Duplexsonografie* stellen die einfachste Möglichkeit der direkten bildmorphologischen Abbildung und Bestimmung der intraarteriellen Flussgeschwindigkeiten dar. Der positiv prädiktive Wert liegt hierbei bei über 90 %, unterliegt aber einer starken interpersonellen Varianz. Daher empfiehlt sich die Messung durch nur eine Person. Bei einem Lindegaard-Index, Verhältnis zwischen Flussgeschwindigkeit der A. cerebri media und der A. carotis communis, von ≥ 3 ist von einem Vasospasmus auszugehen. Auch der sprunghafte Anstieg der Flussgeschwindigkeiten von mehr als 30 % zur Vormessung deutet einen Spasmus an.

Anlagosedierte und kontrolliert beatmete Patienten können via verschiedener *Messsonden* einem invasiven Neuromonitoring zugeführt werden. Hierbei kann neben dem intrazerebralen Druck (ICP), der Sauerstoffpartialdruck im Hirngewebe ($p_{ti}O_2$), der zerebrale Blutfluss (CBF) sowie über Mikrodialyse verschiedene Metaboliten (Pyruvat, Laktat, Glukose etc.) gemessen werden. Hieraus können Hinweise auf eine Hypoperfusion/Hypoxie mit beginnender Ischämie abgeleitet werden.

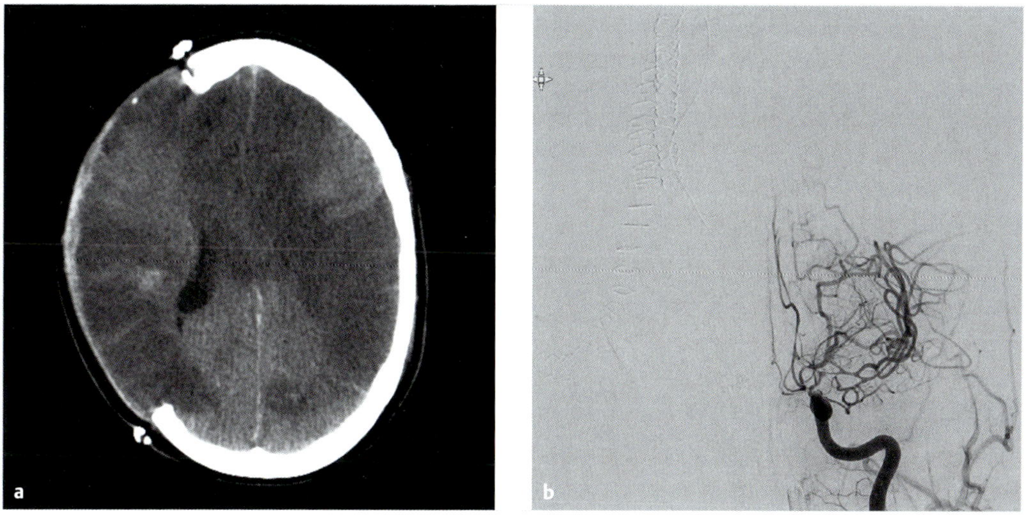

Abb. 20.7 Subarachnoidalblutung (SAB).

a Kraniales Computertomogramm einer 30-jährigen Patientin nach schwerer SAB aus einem Aneurysma der A. communicans posterior rechts mit erfolgter dekompressiver Kraniektomie und multiplen Infarzierungen, bilaterale Anterior- und Mediainfarzierungen.

b Korrespondierendes Angiogramm mit Nachweis eines hochgradigen Vasospasmus der A. carotis interna, A. cerebri anterior sowie A. cerebri media.

Beim klinischen oder auch sonografisch oder im Monitoring detektierten Verdacht auf einen Vasospasmus sollte eine weitere Bildgebung mittels *CT-Angiografie, CT-Perfusion* oder *direkter DSA* erfolgen.

▸ **Therapeutische Maßnahmen.** Neben den allgemein bereits erwähnten intensivmedizinischen Maßnahmen stellt die Therapie des zerebralen Vasospasmus eine Herausforderung dar. Das einzig zur Verfügung stehende Medikament ist *Nimodipin* als Kalziumantagonist und wird in einer Dosierung von 6 × 60 mg oral appliziert. Hier konnte eine Verringerung der Rate an Vasospasmen sowie eine Verbesserung des Outcomes nach oraler Gabe nachgewiesen werden, Folgestudien konnten den Effekt nicht sicher bestätigen.

Es wurden mehrere weitere pharmazeutische Ansätze überprüft. Hier seien *Clazosentan* (CONSCIOUS-II/III-Studie) als Endothelinrezeptorantagonist oder auch *Statine* und *Magnesium* genannt. Auch die intrathekale Applikation von Nimodipin tragenden Partikeln wurde untersucht. Eine signifikante Wirksamkeit auf den Vasospasmus konnte bei den verschiedenen medikamentösen Ansätzen zwar partiell nachgewiesen werden, auch die Verringerung des Auftretens einer verzögerten zerebralen Ischämie, jedoch nicht auf das klinische Outcome. Die über Jahre zur Standardtherapie zählende *„Triple-H-Therapie“* (Hypertension, Hypervolämie, Hämodilution) wurde aufgrund der anscheinend höheren Nebenwirkungsrate weitestgehend verlassen.

Vielmehr ist die Steuerung des zerebralen Perfusionsdrucks (CPP) über *Volumen-, und/oder Katecholamintherapie* zielführend. Auch die Einstellung einer Normothermie, respektive die Vermeidung von Fieber, sind essenziell.

Die *intraarterielle Spasmolyse* ist weiterhin als Rescuetherapie einzuschätzen. Hierbei wird direkt das Spasmolytikum (z. B. Nimodipin, Milrinon) während der angiografischen Sondierung in das betroffene Hirngefäß bzw. die betroffenen Hirngefäße appliziert. Bisher fehlen prospektive Studienergebnisse und die Anwendung bleibt eine Einzelfallentscheidung.

Selbiges gilt für die *dekompressive Hemikraniektomie* bei raumforderndem Hirninfarkt oder zunehmender Hirnschwellung. Auch hier gibt es keine randomisierten prospektiven Daten; die Entscheidung muss vom Einzelfall abhängig gemacht und kritisch diskutiert werden.

M!

Merke

Die Subarachnoidalblutung ist und bleibt ein ernsthaftes Krankheitsbild mit den drei Hauptkomplikationen: akuter Hydrozephalus, erneute Blutung aus einem rupturiertem Hirnarterienaneurysma und zerebraler Vasospasmus. Die Therapie sollte in einem hierfür spezialisiertem Zentrum erfolgen.

Akutes und chronisches Subduralhämatom (SDH)

Grundsätzlich ist bei einer subduralen Blutung die akute Form, akut subdurales Hämatom, von der chronischen Form zu unterscheiden. Beiden gleich ist die Verteilung im Subduralraum mit meist Druckwirkung auf den Kortex, die durch Mittellinienverlagerung bis hin zur oberen Herniation vom mesialen Temporallappen durch den Tentoriumsschlitz führen kann. Das klinische Korrelat sind *Kopfschmerzen* mit Übelkeit und Erbrechen, fortschreitende *Vigilanzminderung* bis zum tiefen Koma, *Beuge- oder Strecksynergismen* mit nachfolgender ipsilateraler oder bilateraler *Pupillenerweiterung*.

Akutes Subduralhämatom

Die Pathophysiologie ist meist der Abriss von Brückenvenen durch Beschleunigungsbewegungen des Gehirns, es können aber auch kortikale Zerreißungen von Gefäßen zur Einblutung führen. Typisch ist die *schnelle Symptomentwicklung* in den ersten Stunden nach einem Trauma. Durch eine akute intrazerebrale Drucksteigerung sinkt der zerebrale Perfusionsdruck. Nach kurzer Zeit ist auch die Entwicklung eines nahezu *kompletten zerebralen Perfusionsstillstands* mit der sekundären Entstehung von multiplen Infarzierungen möglich, was mit einer sehr schlechten Prognose vergesellschaftet ist.

In der *Primärversorgung* ist die frühe Intubation bei GCS ≤ 8, Aufrechterhaltung einer Sauerstoffsättigung von > 90 % sowie die Erhaltung eines systolischen Blutdrucks > 90 mmHg empfohlen. Der zeitnahe Transport in eine Klinik mit 24-Stunden-CT sowie 24-stündiger neurochirurgischer Versorgungsmöglichkeit ist ebenfalls empfohlen. Bei kleinen Hämatomen ohne Massenwirkung und klinisch fehlendem Defizit kann zunächst eine intensivmedizinische Überwachung mit Kontrollbildgebung im Intervall (6–12 Stunden) nach Trauma erfolgen.

Bei deutlicher Raumforderung sowie klinisch kritischem Zustand ist die umgehende *Kraniotomie/Kraniektomie* mit Evakuation des Hämatoms die Therapie der Wahl (▶ Abb. 20.8). Bei simultaner Ödematisierung oder initial schlechten klinischen Zustand kann die Einlage einer *intrazerebralen Hirndrucksonde* sinnvoll sein.

Insgesamt ist der *postoperative Verlauf* je nach Verletzungsmuster, auch bei Beteiligung weiterer Organsysteme, beispielsweise beim polytraumatisierten Patienten, sehr heterogen. Die *Mortalität* beim akut subduralem Hämatom liegt bei 30–40 %. Ein weiteres Drittel der Patienten überlebt jedoch in einem dauerhaften Defektzustand mit Pflegebedürftigkeit.

M!

Merke

Nach entsprechendem Traumamechanismus mit der Diagnose eines akut subduralen Hämatoms ist in den überwiegenden Fällen eine *umgehende neurochirurgische/ neurointensivmedizinische Therapie* notwendig. Daher ist die umgehende Verlegung in ein Zentrum mit den entsprechenden Voraussetzungen unabdingbar.

Chronisches Subduralhämatom

Beim chronischen Subduralhämatom ist die *Symptomentwicklung deutlich langsamer* und teilweise auch *unspezifisch*. Neben der Entwicklung von fokalen neurologischen Defiziten wie Hemiparesen oder auch aphasischen Störungen können neurokognitive oder auch psychische Symptome auftreten. Ursächlich ist meist eine *Bagatelltrauma*, woraufhin es zu Mikroblutungen in den Subduralraum kommt. Durch Steigerung des onkotischen Druckes und beginnender Membranbildung mit Neovaskularisation können ausgeprägte Hämatome entstehen.

Die Therapie der Wahl ist die *Bohrlochtrepanation mit Einlage einer subduralen Drainage*, bei ausgedehnter Membranbildung („gekammertes" Subduralhämatom) kann eine kleine *Kraniotomie* erforderlich sein. Antikoagulation stellt einen eigenständigen Risikofaktor zur Entstehung eines chro-

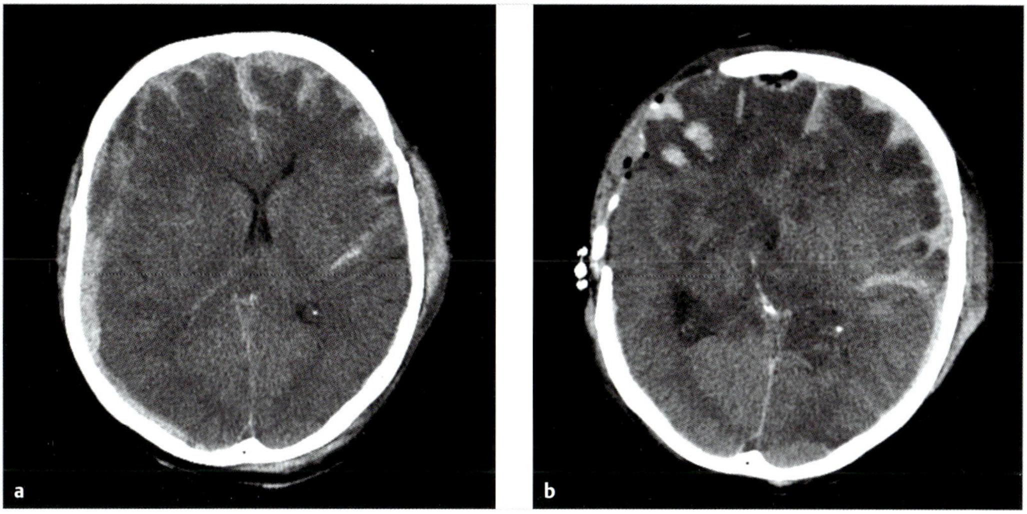

Abb. 20.8 Akutes Subduralhämatom.

a Kraniales Computertomogramm nach Treppensturz, initial Glasgow Coma Scale (GCS) 3 mit unilateraler Pupillenerweiterung rechts, akut subdurales Hämatom rechts mit ausgeprägter bifrontaler traumatischer subarachnoidaler Blutung.

b Postoperatives kraniales Computertomogramm nach dekompressiver Hemikraniektomie mit Evakuation des Hämatoms und sich nunmehr abzeichnender multifokaler Infarzierung als Ausdruck der zerebralen Minderperfusion bei intrazerebraler Drucksteigerung.

nischen Subduralhämatoms dar. Bei kleineren Hämatomen ohne Defizite besteht die Möglichkeit, einen konservativen Therapieversuch mit *Rehydrierung* und eventuell *Hydrokortisongabe* durchzuführen.

Insgesamt ist die Prognose nach erfolgter Entlastung in Hinblick auf die Rückbildung der klinischen Symptomatik gut.

Literatur

[1361] Al-Mufti F, Mayer SA. Neurocritical care of acute subdural hemorrhage. Neurosurg Clin N Am 2017; 2: 267–278

[1362] Etminan N, Chang HS, Hackenberg K et al. Worldwide incidence of aneurysmal subarachnoid hemorrhage according to region, time period, blood pressure, and smoking prevalence in the population: A systematic review and meta-analysis. JAMA Neurol 2019. doi: 10.1001/jamaneurol.2019.0006 [Epub ahead of print]

[1363] Juvela S, Öhmann J, Servo A et al. Angiographic vasospasm and release of platelet thromboxane after subarachnoid hemorrhage. Stroke 1991; 22: 451–455

[1364] Kassell NF. The role of vasospasm in overall outcome from aneurysmal subarachnoid hemorrhage. In: Findlay JM, ed. Cerebral Vasospasm. Amsterdam: Elsevier; 1993: 27–28

[1365] Krupp WF, Jans PJ. Treatment of chronic subdural haematoma with burr-hole craniostomy and closed drainage. Br J Neurosurg 1995; 5: 619–627

[1366] Leitgeb J, Mauritz W, Brazinova A et al. Outcome after severe brain trauma due to acute subdural hematoma. J Neurosurg 2012; 2: 324–333

[1367] Li K, Barras CD, Chandra RV et al. A review on the management of cerebral vasospasm following aneurysmal subarachnoid haemorrhage. World Neurosurg 2019; 126: 513-527. pii: S1878-8750(19)30751-X

[1368] Macdonald RL, Higashida RT et al. Clazosentan, an endothelin receptor antagonist, in patients with aneurysmal subarachnoid haemorrhage undergoing surgical clipping: A randomised, double blind, placebo controlled phase 3 trial (CONSCIOUS-2). Lancet Neurology 2011; 7: 618–625

[1369] McDonald RL, Weir B. Cerebral Vasospasm: Prevention and Treatment. In: Batjer HH, Caplan LR, Friberg L, eds. Cerebrovascular Desease. Philadelphia: Lippincott Raven; 1997: 1111–1121

[1370] Mees SMD, Algra A, Vandertop WP et al. Magnesium for aneurysmal subarachnoid haemorrhage (MASH-2): A randomised placebo-controlled trial. Lancet 2012; 380 (9836): 44–49

[1371] Molyneux AJ, Kerr RS, Yu LM et al. International subarachnoid aneurysm trial (ISAT) of neurosurgical clipping versus endovascular coiling in 2143 patients with ruptured intracranial aneurysms: a randomised comparison of effects on survival, dependency, seizures, rebleeding, subgroups, and aneurysm occlusion. Lancet 2005; 366 (9488): 809–817

[1372] Park YK, Yi HJ, Choi KS et al. Predicting factors for shunt-dependent hydrocephalus in patients with aneurysmal subarachnoid hemorrhage. Acta Neurochir 2018; 7: 1407–1413

[1373] Phan K, Moore JM, Griessenauer C et al. Craniotomy versus decompressive craniectomy for acute subdural hematoma: Systematic review and meta-analysis. World Neurosurg 2017; 101: 677–685

[1374] Pickard JD, Murray GD, Illingworth R et al. effect of oral nimodipine on cerebral infarction and outcome after subarachnoid hemorrhage: British aneurysm nimodipine trial. Br Med J 1989; 298: 636–642

[1375] Rosen DS, Macdonald RL. Grading of subarachnoid hemorrhage: modification of the world World Federation of Neurosurgical Societies scale on the basis of data for a large series of patients. Neurosurgery 2004; 3: 566–575; discussion 575–576

[1376] Shen J, Huang KY, Zhu Yet al. Effect of statin treatment on vasospasm-related morbidity and functional outcome in patients with aneurysmal subarachnoid hemorrhage: a systematic review and meta-analysis. Neurosurg 2016; 7: 1–11

[1377] Suarez JI, Tarr RW, Selman WR. Aneurysmal subarachnoid hemorrhage. N Engl J Med 2006; 354: 387–396

[1378] Suzuki K, Meguro K, Sakurai T et al. Endothelin-1 concentration increases in the cerebrospinal fluid in cerebral vasospasm caused by subarachnoid hemorrhage. Surg Neurol 2000; 53: 131–135

[1379] Tagami T, Kuwamoto K, Watanabe Aet al.; SAH PiCCO Study Group. Effect of triple-h prophylaxis on global end-diastolic volume and clinical outcomes in patients with aneurysmal subarachnoid hemorrhage. Neurocrit Care 2014; 3: 462–469

[1380] Tokmak M, Iplikcioglu AC, Bek S.The role of exudation in chronic subdural hematomas. J Neurosurg 2007; 2: 290–295

[1381] Weimer JM, Gordon E, Frontera JA. Predictors of functional outcome after subdural hematoma: A prospective study. Neurocrit Care 2017; 1: 70–79

[1382] Weyer GW, Nolan CP, MacDonald RL. Evidence-based cerebral vasospasm management. Neurosurg Focus 2006; 21: 3

[1383] Wiebers DO, Whisnant JP et al. Unruptured intracranial aneurysms: Natural history, clinical outcome, and risks of surgical and endovascular treatment. Lancet 2003; 362 (9378): 103–110

20.5 Status epilepticus

Annekatrin Müller, Joseph Claßen

20.5.1 Epidemiologie

Der Status epilepticus ist nach dem Schlaganfall der zweithäufigste neurologische Notfall. In der Allgemeinbevölkerung treten etwa 61 Episoden pro 100 000 Einwohnern und Jahr auf [1396]; hierbei sind im Erwachsenenalter überdurchschnittlich häufig ältere Menschen betroffen mit einem Erkrankungsgipfel in der 8. und 9. Lebensdekade [1390]. Etwa 20 von 100 Patienten versterben an der Erkrankung [1396].

20.5.2 Definition

Pathophysiologisch entspricht der Status epilepticus einem Zustand anhaltender epileptischer Anfallsaktivität im Sinne einer andauernden pathologisch exzessiven synchronen zerebralen neuronalen Aktivität. Im Verlauf ist die Erkrankung mit potenziell dauerhaften Folgeschäden assoziiert.

M!

Merke

Ein Status epilepticus liegt vor, wenn ein epileptischer Anfall länger als 5 Minuten andauert oder wiederholt epileptische Anfälle auftreten, ohne dass zwischen den Anfällen das vorbestehende Bewusstseinsniveau wiedererlangt wird.

Aus der Definition des Status epilepticus ergibt sich die Konsequenz, dass die Behandlung eines epileptischen Anfalls spätestens 5 Minuten nach Anfallsbeginn initiiert wird [1391].

20.5.3 Klassifikation

Die Internationale Liga gegen Epilepsie veröffentlichte 2015 eine Klassifikation, die sich auf 4 Achsen begründet [1395]:

1. Semiologie (d. h. klinische Charakteristika des Anfalls und topologische Zuordnung des Anfallsursprungs)
2. Ätiologie
3. elektroenzephalografische Korrelate
4. Alter

Hierbei erlaubt die Achse 1 die grundsätzliche Einteilung in Status epilepticus mit vordergründig motorischen Symptomen und Status epilepticus ohne vordergründige motorische Symptome im Sinne eines nonkonvulsiven Status epilepticus.

M!

Merke

Ursachen für die Entstehung eines Status epilepticus [1385]

- *bekannt oder symptomatisch:*
  - bekannte Epilepsie, Änderung der antikonvulsiven Medikation/ Medikamentenincompliance
  - Erstmanifestation einer Epilepsie

  - akute toxische Ursachen: Alkohol, Drogen, Medikamente
  - akute metabolische Ursachen: z. B. hepatisch, renal, hypoglykämisch, Elektrolytverschiebung
  - inflammatorische Ursachen: Meningitis, (autoimmune) Enzephalitis, Sepsis
  - strukturelle Ursachen: Hirntumor, Metastasen, (akute) zerebrovaskuläre Erkrankungen, neurodegenerative Erkrankungen
  - traumatische Ursachen: akutes Schädel-Hirn-Trauma, intrakranielle Blutungen
- *unbekannt oder kryptogen*

Status generalisierter tonisch-klonischer Anfälle (SGTKA)

Der SGTKA ist der *gefährlichste Subtyp* und fordert als lebensbedrohlicher neurologischer Notfall unverzügliche Intervention. Die Diagnose ist allein klinisch zu stellen, in Anbetracht des hohen Gefährdungspotenzials für den Patienten muss das therapeutische Management entsprechend aggressiv erfolgen und reicht bis zur Anwendung von Narkotika. Die Regredienz der motorischen Symptome ist hierbei nicht immer mit einem Behandlungserfolg gleichzusetzen, da der Übergang in eine nonkonvulsive Statusform möglich ist. Bei fehlendem Wiedererlangen des Bewusstseins ist daher eine zusätzliche EEG-Messung erforderlich.

Fokaler konvulsiver und nonkonvulsiver Status epilepticus (NCSE)

Aufgrund der unterschiedlichen zerebralen Lokalisation des Anfallsursprungs ist die Bandbreite der Symptome sehr groß. Hierbei sind sowohl isolierte qualitative oder quantitative Bewusstseinsstörungen, Sprachstörungen, autonome, sensible, visuelle, olfaktorische, gustatorische, emotional/psychische, auditorische Symptome als auch motorische Anfälle mit oder ohne begleitende Bewusstseinsstörung möglich.

Der Subtyp NCSE stellt aufgrund der Vielfalt seiner klinischen Präsentationen, der möglichen Differenzialdiagnosen und der Erfordernis der diagnostischen Sicherung über eine EEG-Messung eine schwierige Behandlungssituation dar. Die Inzidenz des NCSE ist in der älteren Bevölkerung höher als in den übrigen Altersgruppen.

Praxistipp

Punkte, die auf das Vorliegen eines NCSE hindeuten [1386]

- anhaltende Bewusstseinsstörung nach stattgehabtem konvulsivem Status epilepticus
- subtile Zeichen: Blinzeln, Myoklonien der Gesichtsmuskulatur, am Rumpf oder an den Extremitäten, Nystagmus, forcierte Blickwendung bei begleitender Bewusstseinsstörung
- speziell bei älteren Patienten: akuter ungeklärter Verwirrtheitszustand, Verhaltensstörungen, quantitative Bewusstseinsstörungen oder erstmaliges Auftreten kognitiver Störungen. Als möglicher Trigger ist gerade bei älteren Patienten der Benzodiazepinentzug zu nennen.

Absencestatus

Dieser zeigt sich klinisch als ein anhaltender Zustand eingeschränkten Bewusstseins, aber erhaltener Wachheit mit erschwerter Auffassung, verlangsamter oder fehlender Reaktion, Antriebslosigkeit und Apathie. Die sichere Diagnosestellung ist nur über das EEG möglich, in dem sich ein typisches Muster mit generalisierter Spike-Wave-Aktivität mit einer Frequenz von 3/s zeigt. Klinisch ist der Absencestatus nicht vom NCSE zu unterscheiden.

Aufgrund der unterschiedlichen Therapieansätze kommt beim Absencestatus der *EEG-Diagnostik* große Bedeutung zu.

20.5.4 Akutdiagnostik

In der Akutphase ist die Wahl der diagnostischen Maßnahmen entscheidend von zwei Punkten abhängig [1391]:

- klinische Präsentation des Status epilepticus
- Kenntnis über das Vorliegen einer Epilepsie

Vordiagnostizierte Epilepsie

Im Fall einer vordiagnostizierten Epilepsie und klinisch korrelierender Semiologie (z. B. Myoklonien der rechten Körperhälfte mit begleitender Bewusstseinsstörung bei bekannter struktureller Epilepsie nach intrazerebraler Blutung linkshemisphäriell) sollten vor Einleitung der Therapie über die Routinelabordiagnostik hinaus die Medikamentenspiegel der ***antikonvulsiven Dauertherapie*** abgenommen werden, sofern Kenntnis über diese vorliegt.

Die gegebenenfalls erforderliche weiterführende Diagnostik ist kontextabhängig und zeitlich nach dem Therapiebeginn anzuordnen.

> **Merke**
>
> Ein Status epilepticus infolge einer Hypoglykämie wird nicht mit antikonvulsiver Medikation behandelt, solange die Hypoglykämie nicht ausgeglichen ist. Daher muss vor Beginn der Therapie eine Hypoglykämie ausgeschlossen werden.

Erstmanifestation

▸ **Toxikologiescreening.** Da es sich beim Status epilepticus um ein potenziell lebensbedrohliches Krankheitsbild handelt, steht auch bei Erstmanifestation der schnellstmögliche Therapiebeginn im Vordergrund. Begleitend sollte ein Routinelabor mit zusätzlichem Toxikologiescreening inklusive der Bestimmung, je nach Kontext, von Drogen, Psychopharmaka und des Ethanolspiegels abgenommen werden.

▸ **Computertomografie, CT-Angiografie.** Auch ist zum Ausschluss bzw. Nachweis einer akut symptomatischen Genese unverzüglich eine zerebrale Bildgebung, in der Akutsituation in der Regel eine *zerebrale CT-Untersuchung*, durchzuführen. Da auch ischämische Schlaganfälle in rund 5 % der Fälle in der Akutphase mit epileptischen Anfällen assoziiert sind, ist bei vorliegendem Verdacht auf einen akuten Schlaganfall eine *Gefäßdarstellung* zu ergänzen.

▸ **EEG.** Eine (eventuell erneute) EEG-Ableitung sollte insbesondere bei klinischem Therapieversagen zur Abgrenzung von Differenzialdiagnosen sowie zur Verlaufsuntersuchung unter der Therapie bzw. zur Verifikation des Therapieerfolgs herangezogen werden.

▸ **Lumbalpunktion.** Der Nachweis bzw. Ausschluss zentral entzündlicher Prozesse ist allein mithilfe der Liquordiagnostik möglich, so dass die Lumbalpunktion als nächster diagnostischer Schritt durchzuführen ist.

20.5.5 Differenzialdiagnosen

Nicht epileptische Status sind gegenüber dem Status epilepticus häufig durch eine längere Dauer und ein fehlendes bzw. paradoxes Ansprechen auf Benzodiazepine oder Antikonvulsiva gekennzeichnet.

Als wesentliche Differenzialdiagnose sollte der *Status funktioneller („psychogener") nicht epileptischer Anfälle* bedacht werden. Zur sicheren Abgrenzung von einem epileptischen Status ist eine EEG-Registrierung erforderlich, jedoch gibt es klinische Merkmale, die auf eine funktionelle Ursache hinweisen. Dazu gehören eine fluktuierende Ausprägung der Symptome und bestimmte motorische Phänomene, so das Hin- und Herwerfen des Kopfes, Vorschieben des Beckens und Zusammenkneifen der Augen [1385].

Weiterhin von einem Status epilepticus abzugrenzen sind *hypoxische, metabolische und septische Enzephalopathien*, von denen am häufigsten die posthypoxischen Enzephalopathien klinisch wie elektroenzephalografisch dem Status epilepticus ähneln.

20.5.6 Therapie

In der Therapie des Status epilepticus hat sich ein Stufenschema etabliert, das sich an den praktischen Anforderungen der Akutversorgung orientiert, einem zeitlichen Ablauf folgt und den Status epilepticus entsprechend der Effektivität der einzelnen Therapiestufen klassifiziert. Dabei bezieht sich das Modell in erster Linie auf den Status generalisierter tonisch-klonischer Anfälle (SGTKA), die anderen Subtypen werden separat betrachtet.

> **Merke**
>
> Der Status generalisierter tonisch-klonischer Anfälle muss so schnell wie möglich durchbrochen werden, da eine längere Dauer mit einer zunehmend schlechten Prognose vergesellschaftet ist [1392].

Im Folgenden werden die einzelnen Therapiestufen und deren Therapiemaßnahmen beschrieben (▶ Abb. 20.9), Medikamente und Dosierungen werden in ▶ Tab. 20.5 aufgelistet.

Stufe 1: Initialer Status epilepticus

Die Erstversorgung findet häufig in der Prähospitalphase statt, die therapeutischen Empfehlungen können jedoch äquivalent in der Klinik umgesetzt werden. Hierbei hat sich in großen prospektiven Studien die Gabe von *Benzodiazepinen* als effizient erwiesen mit einer Erfolgsrate in bis zu 60 % [1390], [1395].

Über die intravenöse Gabe hinaus finden speziell im Rettungsdienst zunehmend alternative Applikationsformen Anwendung, so etwa die *intramuskuläre*, *bukkale* oder *intranasale* Gabe von *Midazolam*.

Stufe 2: Etablierter Status epilepticus

Kann der Status epilepticus innerhalb von 5–10 Minuten nicht mit der Gabe von Benzodiazepinen durchbrochen werden, wird die nächste Therapiestufe eingeleitet. Hierbei liegen die meisten Daten zu den vier Substanzen Phenytoin, Valproat, Levetiracetam und Phenobarbital vor.

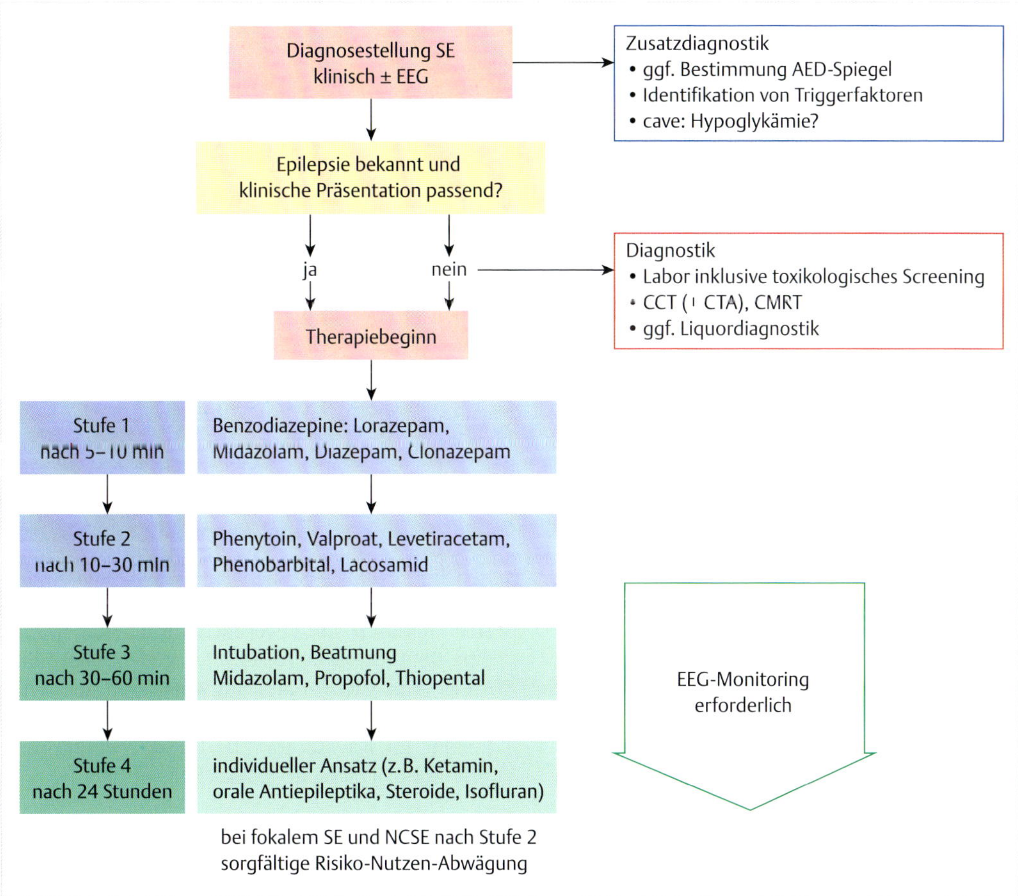

Abb. 20.9 Status epilepticus. Diagnostische und therapeutische Maßnahmen (AED: antikonvulsive Medikation, CCT: kraniale Computertomografie, CMRT: kraniale Kernspintomografie, NCSE: nonkonvulsiver Status epilepticus, SE: Status epilepticus).

Tab. 20.5 Medikamente und Dosierung für die Therapie des Status generalisierter tonisch-klonischer Anfälle, Dosierungen nach der Leitlinie der Deutschen Gesellschaft für Neurologie [1391] und Burghaus et al. 2018 [1385]. Die angegebenen Dosierungen entsprechen dem aktuellen Kenntnisstand. Die Veröffentlichung der überarbeiteten Leitlinie der Deutschen Gesellschaft für Neurologie wird im Jahr 2020 erwartet, diese kann unter www.dgn.org abgerufen werden.

Stadium	Substanz
Initialstadium (5–10 Minuten)	Lorazepam maximal 2 mg/min i. v., ggf. wiederholen, maximal 0,1 mg/kg
	Clonazepam 1 mg i. v., ggf. wiederholen, maximal 2–4 mg
	Diazepam 5 mg i. v., ggf. wiederholen, maximal 30 mg
	Midazolam 10 mg i. m. oder intranasal (5 mg pro Nasenloch), maximal 20 mg
	Diazepam 10–20 mg rektal, maximal 30 mg
etabliertes Stadium (10–30 Minuten), Applikation intravenös	Phenytoin 20 mg/kg, maximal 50 mg/min
	Valproat 20–30 mg/kg, maximal 10 mg/kg/min, ggf. nach 10 Minuten wiederholen, dann maximal 10 mg/kg
	Levetiracetam* 30–60 mg/kg, maximal 500 mg/min, ggf. nach 10 Minuten wiederholen
	Phenobarbital 20 mg/kg (maximal 100 mg/min)
	Lacosamid* 400 mg als Kurzinfusion über mindestens 15 Minuten
	(Brivaracetam* 200 mg über 10 Minuten)
refraktäres Stadium (ab 30 Minuten), Applikation intravenös	Midazolam 0,2 mg/kg als Bolus, Erhaltungsdosis ca. 0,1–0,5 mg/kg/h
	Propofol 2 mg/kg i. v. als Bolus, Erhaltungsdosis 4–10 mg/kg/h
	Thiopental 5 mg/kg als Bolus, Erhaltungsdosis ca. 3–7 mg/kg/h
• zweite Wahl	Ketamin 2 mg/kg als Bolus, danach 4 mg/kg/h für 24–48 h

* für die SE-Therapie nicht zugelassene Substanzen

- *Phenobarbital* findet jedoch aufgrund der bekannten atemdepressiven Wirkung praktisch kaum noch Anwendung.
- *Phenytoin* setzt aufgrund der gewebetoxischen Nebenwirkungen die Etablierung eines sicheren intravenösen Zugangs voraus und muss wegen seines arrhythmogenen Potenzials unter EKG- und Blutdrucküberwachung appliziert werden.
- Bei *Valproat* ist speziell in der Weiterbehandlung und bei älteren Patienten das Interaktionspotenzial mit anderen Medikamenten (z. B. Antibiotika aus der Substanzklasse der Carbapeneme) zu beachten.

Neben den genannten Substanzen etabliert sich *Lacosamid* zunehmend in der SE-Therapie, als wesentliche Kontraindikation ist der AV-Block II. und III. Grades zu nennen. Auch gibt es erste Erfahrungen mit *Brivaracetam*, einem Medikament, das sich chemisch von Levetiracetam ableitet, jedoch eine deutliche höhere Affinität und raschere Bindung zum Zielrezeptor aufweist und die Blut-Hirn-Schranke gut überwindet [1387]. Eine Empfehlung für Brivaracetam in der SE-Therapie kann derzeit noch nicht ausgesprochen werden.

Stufe 3: Refraktärer Status epilepticus

Ein refraktärer Status epilepticus liegt per definitionem vor, wenn durch die oben genannten Therapiestufen kein stabiles Sistieren der Anfallsaktivität innerhalb von 30 Minuten nach Therapiebeginn (in manchen Studien 60 Minuten) erreicht werden konnte. Spätestens jetzt muss jede weitere Therapie unter intensivmedizinischer Überwachung erfolgen.

Therapeutisch kommen in Stufe 3 Anästhetika, namentlich *Midazolam*, *Propofol* und *Thiopental*, zum Einsatz, die häufig eine Intubation und maschinelle Beatmung notwendig machen. Es liegen keine Daten vor, die die Auswahl einer speziellen Strategie unterstützen. Eine Sonderstellung nimmt *Ketamin* ein, das als NMDA-Rezeptor-Antagonist einen anderen Wirkmechanismus entfaltet und beim refraktären und superrefraktären Status epilepticus zunehmend eingesetzt wird.

Mit der Gabe der Anästhetika wird *elektroenzephalografisch* entweder das Durchbrechen der Anfallsaktivität erreicht oder ein Burst-Suppression-Muster initiiert, das eine tiefgreifende Suppression der kortikalen Aktivität darstellt und in der Praxis über 24–48 Stunden aufrechterhalten wird. Die Beurteilung der EEG-Dynamik speziell bei erneuter Reduktion der Anästhetika stellt eine Herausforderung dar, da elektroenzephalografische Anfallsmuster nicht immer sicher von nicht epileptischen Mustern zu unterscheiden sind.

Merke M!

Ab der Stufe 3 ist eine EEG-Überwachung erforderlich. Dabei ist die kontinuierliche EEG-Ableitung zu bevorzugen; bei fehlenden Voraussetzungen sind alternativ serielle EEG-Ableitungen durchzuführen.

Generell ist ab Stufe 3 die *Prognose als ungünstig* anzusehen. Dies hängt einerseits mit dem Krankheitsbild selbst zusammen, andererseits stellen die Komplikationen, die sich aus der intensivmedizinischen Behandlung ergeben, einen zusätzlichen Risikofaktor dar. Auch wird der pathogene Faktor der Anästhetika selbst diskutiert [1394].

Stufe 4: Superrefraktärer Status epilepticus

Versagt auch der Einsatz von Anästhetika, obliegt jedes weitere Vorgehen der individuellen Entscheidung, einen allgemein akzeptierten therapeutischen Pfad gibt es nicht. Häufig werden *intravenöse antikonvulsive Medikamente mit Anästhetika kombiniert*, auch werden *Inhalationsanästhetika*, vornehmlich Isofluran, eingesetzt.

Weitere medikamentöse und nicht medikamentöse Maßnahmen wurden in Studien mit geringen Fallzahlen bzw. in Fallberichten beschrieben; dazu gehören:

- *Lidocain*: berichtete Dosierung: Bolus 1–2 mg/kg, Erhaltungsdosis 1–4 mg/kg/h [1397]
- *orale Antiepileptika*: Perampanel, Topiramat, Lamotrigin, Pregabalin, Phenobarbital
- *Allopregnanolon* (Einzelberichte)
- *Magnesium* 2 g i. v. über eine Stunde
- *immunsuppressive Therapie*: Steroide, Immunglobuline, Plasmapherese
- *nicht medikamentöse Therapie*: ketogene Diät, Hypothermie, epilepsiechirurgische Eingriffe, Elektrokrampftherapie, nicht invasive Gleichstromstimulation

Fokaler und nonkonvulsiver Status epilepticus (inklusive Absencestatus)

Im Vergleich zum Status generalisierter tonisch-klonischer Anfälle (SGTKA) ist die Gefahr einer Schädigung von Organismus und Nervensystem bei den *fokalen Subtypen* deutlich geringer, so dass individuell eine sorgsame Abwägung des Risiko-Nutzen-Verhältnisses der gewählten Therapie erfolgen muss [1389]. Allgemein werden die ersten beiden Stufen äquivalent zu der Therapie des SGTKA durchgeführt, der Einsatz von Anästhetika sollte nur im Einzelfall erfolgen.

Im Fall des *nonkonvulsiven Status epilepticus* existieren derzeit keine separaten Behandlungsempfehlungen, so dass hier das Stufenschema des SGTKA zum Einsatz kommt. Das Schädigungspotenzial des nonkonvulsiven Status epilepticus ist umstritten, seine Prognose hängt stark vom Grad der Bewusstseinsstörung des Patienten ab und ist im Fall eines Komas als ungünstig anzusehen.

Der *Absencestatus* nimmt eine Sonderstellung ein, da eine Behandlung mit Phenytoin kontraindiziert ist. Hier ist *Lorazepam* die Behandlung der ersten Wahl, im zweiten Schritt ist *Valproat* für die Therapie zugelassen, die Dosierungen entsprechen dem Therapieregime des SGTKA.

Praxistipp

Für das Management des Status epilepticus sind folgende Punkte wichtig:

- Der Status generalisierter tonisch-klonischer Anfälle muss so schnell wie möglich durchbrochen werden; dafür sollten die Medikamente der ersten beiden Stufen ausdosiert werden [1388].
- Das Krankheitsbild und die Therapie erfordern eine intensivmedizinische Überwachung mit Intubationsbereitschaft.
- Bei Erstmanifestation sind die Identifikation der Ursache und unter Umständen die Behandlung der Grunderkrankung von entscheidender Bedeutung.
- Die Beurteilung der EEG-Befunde ist schwierig und erfahrenen Ärzten vorbehalten, nicht alle rhythmischen Abläufe sind als definitiver nonkonvulsiver Status epilepticus anzusehen.

20.5.7 Literatur

[1384] Alldredge BK, Gelb AM, Isaacs SM et al. A comparison of lorazepam, diazepam, and placebo for the treatment of out-of-hospital status epilepticus. N Engl J Med 2001; 9: 631–637

[1385] Burghaus L, Dohmen C, Malter M. Status epilepticus. Fortschr Neurol Psychiatr 2018; 5: 279–286

[1386] Drislane FW. Presentation, evaluation, and treatment of nonconvulsive status epilepticus. Epilepsy Behav 2000; 5: 301–314

[1387] Finnema SJ, Rossano S, Naganawa M et al. A single-center, open-label positron emission tomography study to evaluate brivaracetam and levetiracetam synaptic vesicle glycoprotein 2A binding in healthy volunteers. Epilepsia 2019. doi: 10.1111/epi.14701

[1388] Kellinghaus C, Rossetti AO, Trinka E et al. Factors predicting cessation of status epilepticus in clinical practice: Data from a prospective observational registry (SENSE). Ann Neurol 2019; 3: 421–432

[1389] Kinney MO, Craig JJ, Kaplan PW. Non-convulsive status epilepticus: Mimics and chameleons. Pract Neurol 2018; 4: 291–305

[1390] Legriel S, Brophy GM. Managing status epilepticus in the older adult. J Clin Med 2016; 5: 53

[1391] Leitlinien, Deutsche Gesellschaft für Neurologie. http://www.dgn.org; AWMF-RNr: 030/079

[1392] Madzar D, Geyer A, Knappe RUet al. Association of seizure duration and outcome in refractory status epilepticus. J Neurol 2016; 3: 485–491

[1393] Silbergleit R, Durkalski V, Lowenstein Det al. Intramuscular versus intravenous therapy for prehospital status epilepticus. N Engl J Med 2012; 7: 591–600

[1394] Sutter R, Marsch S, Fuhr P et al. Anesthetic drugs in status epilepticus: risk or rescue? A 6-year cohort study. Neurology 2014; 82 (February (8)): 656–664

[1395] Trinka E, Cock H, Hesdorffer D et al. A definition and classification of status epilepticus-report of the ILAE task force on classification of status epilepticus. Epilepsia 2015; 56: 1515–1523

[1396] Trinka E, Kälviäinen R. 25 years of advances in the definition, classification and treatment of status epilepticus. Seizure 2017; 44: 65–73

[1397] Zeiler FA, Zeiler KJ, Kazina CJ et al. Lidocaine for status epilepticus in adults. Seizure 2015; 31: 41–48

20.6 Meningitis

Wolfgang Müllges

20.6.1 Grundsätzliches

Eine akute Infektion von Hirnhäuten (Meningitis) oder Hirngewebe (Enzephalitis) hat eine katastrophale Prognose, wenn sie zu spät erkannt oder unzureichend behandelt wird. Selbst unter bester Versorgung liegt die Mortalität beispielsweise einer Pneumokokkenmeningitis oder bei einer Herpesenzephalitis noch bei etwa 30 %; residuelle Defizite nach Virusenzephalitis sind eher die Regel als die Ausnahme. Die Prognose ist signifikant abhängig von der Latenz zwischen Erkrankung und Therapie [1413].

Merke

Primärdiagnostik und Therapiebeginn müssen bei geringstem Verdacht ohne jegliche Verzögerung ablaufen.

20.6.2 Nosologie

Das Kapitel behandelt nur die *akuten infektiösen Meningoenzephalitiden*. Als Eintrittspforten von Erregern in das Gehirn sind arteriell-septische Mechanismen, Durchwanderung über Venen, eine Duraverletzung (Schädel-Hirn-Trauma, Ventrikeldrainage etc.) und neuronaler Weg zu unterscheiden. Eine perakute Erkrankung (Stunden) spricht für hämatogene Bakterieninvasion, akute (einzelne Tage) für bakterielle Durchwanderung oder Viren, subakute (bis Wochen) für manche Viren (Vorkrankheit) oder für langsam wachsende „atypische“ Bakterien.

In der Regel ist nie nur die Hirnhaut oder nur das Hirngewebe betroffen, sondern die Entzündungsreaktionen greifen über. Leitsymptom einer *Enzephalitis* ist eine *Wesensänderung*, Leitsymptom der *Meningitis schwerer Kopfschmerz*. Beiden Entitäten sind epileptische Anfälle zuzuordnen. Wachheitsstörungen sind bei Enzephalitis früh obligat, bei Meningitis erst Konsequenz ihrer Komplikationen oder sekundärer Enzephalitis.

20.6.3 Epidemiologie

Bakterien

Ambulant erworbene eitrige Meningitiden sind selten. Häufigster Erreger ist Streptococcus pneumoniae mit etwa 12 Erkrankten pro 1 Million Einwohner pro Jahr, gefolgt von Neisseria meningitidis mit ca. 4 Erkrankten pro 1 Million Einwohner pro Jahr. Pneumokokken sind ab dem 50. Lebensjahr zunehmend prävalent. Meningokokken machen vorwiegend im Jugend- und Adoleszentenalter krank. Listeria monocytogenes verursacht < 5 % der europäischen Meningitiden, vorwiegend bei Neugeborenen und Älteren. Der früher häufigste Erreger Hämophilus influenza wurde durch die HIB-Impfung weitgehend ausgeschaltet.

Bei *Schädel-Hirn-Trauma* oder neurochirurgischen Eingriffen spielen Staphylokokken und das gesamte Reservoir gramnegativer Bakterien in Nebenhöhlen und Haut die wesentliche Rolle [1410].

Nicht alle invasiven Bakterien verursachen eine akute eitrige Meningitis. Borrelien (6–15 %) oder Mykoplasmen (10 %) wachsen langsam und verursachen *subakute bis chronische Verläufe*.

Viren

Virusenzephalitiden sind erheblich häufiger als bakterielle Entzündungen (ca. 100 Erkrankte/1 Million Einwohner pro Jahr). Infrage kommen vor allem Enteroviren (54 %), Herpes- und Varizella-Zoster-Virus (12 %), gefolgt von Frühsommermeningoenzephalitis-Virus (je nach Region: 4–18 %).

Neben diesen heimischen Erregern muss vor allem durch den Tourismus heute mit einer Vielzahl von Viren gerechnet werden. Hier sollte man bezüglich sinnvoller Diagnostik Kontakt mit einem Tropeninstitut aufnehmen.

20.6.4 Verdachtsdiagnose

Die Diagnose einer eitrigen Meningitis ist sofort gestellt bei klassischer Präsentation mit den Kardinalsymptomen erheblicher Kopfschmerz, hohes Fieber, Nackensteife und Wesensänderung/Müdigkeit.

Aber nur 50 % der Patienten erfüllen drei der vier Kriterien, während dann meist wenig spezifische zwei Kriterien bei 95 % der Meningitispatienten zutreffen [1399], was Diagnoseirrtümer verursachen kann.

Merke M!

Das kaum zu verkennende klinische Vollbild der eitrigen Meningitis liegt nur selten vor.

Bei schwerer Systemkrankheit oder im Koma können Fieber und Nackensteife fehlen und auch ein Status epilepticus als Primärmanifestation einer Meningitis kann massiv ablenken [1411].

Merke M!

Der Ausschluss einer Meningoenzephalitis gehört zur akuten Ursachensuche eines epileptischen Anfalls.

Schlüsselhinweis zur Annahme einer *Meningokokkenmeningitis* kann eine sehr rasche Progression von grippeähnlichen Symptomen über wenige Stunden bis zum Eintritt einer Bewusstseinstrübung im jungen Erwachsenenalter, kombiniert mit disseminierten petechialen Blutungen, darstellen. Diese Hauteinblutungen entsprechen septischen Embolien. Gerade bei Meningokokken kann das Erscheinungsbild als schwere bakterielle Sepsis ganz im Vordergrund stehen. Virusbedingte Infektionen laufen im Allgemeinen nicht so schnell und dramatisch an.

Für eine *Pneumokokkeninfektion* sprechen Alter > 50 Jahre, Sinusitis/Otitis/Mastoiditis, Asplenie [1409]. Listerien sind in Betracht zu ziehen bei einem Alter > 50 Jahre und allem, was die Immunkompetenz beeinträchtigt [1401]. Ziemlich charakteristisch sind auch zusätzliche Hirnstammsymptome.

II

M!

Merke

Hatte der Patient ein Schädel-Hirn-Trauma oder einen operativen Eingriff am ZNS, muss jedes Fieber eine eitrige Meningitis in Betracht ziehen lassen.

Patienten mit im Vordergrund stehender *Enzephalitis* sind in der Regel weder so akut noch so schwer allgemein krank, es sei denn, die Krankheit manifestiert sich durch einen Status epilepticus. In einem guten Teil der Fälle gibt es eine transiente fieberhafte Vorkrankheit. Im Vordergrund stehen subakute Kopfschmerzen und eine Benommenheit bis zur tief greifenden Wesensänderung, was sie gemeinsam haben mit jeder systemischen Sepsis. Eine Nackensteife ist deutlich milder ausgeprägt als bei eitriger Meningitis.

Wenn sich fokale neurologische Defizite wie Aphasie oder leichte Hemiparese finden, ist eine nicht eitrige Enzephalitis oder eine bakterielle septisch-metastatische Herdenzephalitis (Endokarditis, Katheter) sehr viel wahrscheinlicher als eine eitrige Meningitis.

Eine besonders prototypische Erkrankung mit diesem Syndrom ist eine Infektion mit *Herpesviren*, die sich meist über 1–2 Tage entwickelt und gekennzeichnet ist durch Kopfschmerz, Wesensänderung, Aphasie oder andere neuropsychologische Störungen, milde Hemiparese und sehr oft Krampfanfälle.

20.6.5 Diagnostik

Lumbalpunktion

M!

Merke

Für die sichere Diagnose einer vermuteten Meningitis und für die Unterscheidung zwischen bakterieller und nicht bakterieller Ätiologie ist der per Lumbalpunktion gewonnene Liquor von vitaler Bedeutung [1398].

Absolute Kontraindikationen für Lumbalpunktionen sind Antikoagulation, Verbrauchskoagulopathie und Plättchenhemmer (außer Azetylsalizylsäure 100 mg/d) [1406]. Eine weitere Kontraindikation gegen eine Lumbalpunktion stellt – zunächst – eine tiefe Bewusstseinstrübung dar wegen der Befürchtung eines erhöhten intrakraniellen Druckes mit dem Risiko einer provozierten Herniation.

Bildgebung

Zeitpunkt

Das Herniations-Risiko wird weit überschätzt, weil bei akuter eitriger Meningitis 97 % der CT-Befunde initial normal sind [1405]. Darüber hinaus korreliert die CT nur schlecht mit dem intrakraniellen Druck, und ganz offen ist die Frage, ob CT-Zeichen eines erhöhten intrakraniellen Druckes mit dem Herniationsrisiko bei Lumbalpunktion korrelieren. Auf der anderen Seite steht fest, dass die Durchführung einer CT vor Lumbalpunktion den Behandlungsbeginn verzögert, somit die Prognose verschlechtert [1413] und die Nachweiswahrscheinlichkeit von Erregern durch Antibiotika vor Lumbalpunktion abnimmt [1408]. Entsprechend dieser Abwägung variieren die internationalen Leitlinienempfehlungen zur Frage, ob eine CT vor Lumbalpunktion durchzuführen ist [1417].

M!

Merke

Ein vernünftiger Kompromiss scheint, eine CT vor Lumbalpunktion nur durchzuführen bei tiefer Bewusstseinstrübung und/oder weiten Pupillen, Hirnnervenausfällen, anderen neurologischen Herdzeichen sowie einer Krankheitsdauer von > 4 Tagen.

Im Vergleich zu anderen Strategien senkte dieser schwedische Ansatz die Mortalität um 33 % und besserte die funktionelle Prognose deutlich [1403].

Aussage

Bereits die initiale CT sollte bei einer eitrigen Meningitis auf der Suche nach einem oto- oder rhinogenen Eiterherd die Nebenhöhlen einmalig dünnschichtig erfassen. Parenchymveränderungen können bereits früh Anhaltspunkte für eine hämorrhagische Enzephalitis oder typische Komplikationen des Verlaufs einer eitrigen Meningitis aufdecken. Eine Hirnschwellung kommt bei beiden Entitäten fast regelmäßig vor.

Eine Kernspintomografie (MRT) hat gegenüber der (eventuell auch Kontrastmittel-)CT praktisch nur Vorteile bei Enzephalitiden, insbesondere auch zur Klärung der Frage, ob eine nicht erregerbedingte Autoimmunenzephalitis vorliegt.

M!

Merke

CT-Kontrollen empfehlen sich täglich bei komatösen, sedierten bzw. nicht neurologisch beurteilbaren Patienten und stets bei Veränderungen des neurologischen Befunds.

Liquorbeurteilung

Ist der Liquor trüb, spricht das bereits für einen eitrigen Befund. Immer sollte per Steigrohr der Eröffnungsdruck gemessen werden. Werte > 20 cmH_2O sind typisch für eine bakterielle Meningitis.

Bereits bei einer *Zellzahl* > 5/µl liegt eine Meningoenzephalitis vor. Finden sich > 1 000 Zellen/µl und handelt es sich um ein überwiegend neutrophiles Bild, ist eine bakterielle Meningitis hochwahrscheinlich, bei < 1 000 Zellen/µl mit Überwiegen von Lymphozyten eine nicht eitrige Meningoenzephalitis [1404]. Eine Ausnahme von dieser Regel ist die Listerienmeningitis, bei der in der Regel < 1 000 Zellen/µl und überwiegend Lymphozyten gefunden werden.

M!

Merke

Falls die Punktion blutig war, muss die weiße Zellzahl um 1 pro 1 000 Erythrozyten reduziert werden.

Man beachte, dass die Zellzahl und das Zellbild auch vom Krankheitsstadium abhängig sind. Bei früh diagnostizierter bakterieller Meningitis steigt die Zellzahl im Verlauf zunächst meist noch weiter, und nach Tagen wird der Anteil der Neutrophilen bei fallender Zellzahl zunehmend von Lymphozyten abgelöst.

Weitere Parameter (mit großem Graubereich) sind *Liquoreiweiß* (normal < 0,45 g/l; < 1,0 g/l spricht für Viren, > 1,0 g/l für eine bakterielle Genese) und der *Zuckerverbrauch durch Neutrophile* (normal: Serum : Liquor = 0,6; < 0,25 spricht für eine bakterielle Meningitis).

Erregerdiagnostik

▶ **Bakterien.** Der Liquor sollte frisch einer *Direktmikroskopie mit Gram-Färbung* unterzogen werden. Die drei häufigsten Erreger finden sich mit einer Wahrscheinlichkeit zwischen 25 und 97 % (G(+)-Pneumokokken, G(–)-Meningo-(Diplo-)kokken, „dicke" G(+)-Listerien) [1416]. Wurden bereits Antibiotika verabreicht, lässt die Sensitivität der Direktmikroskopie deutlich nach [1404].

Liquorkulturen, die vor Antibiose entnommen wurden, haben eine Sensitivität von 60–90 % [1416]. Das Ergebnis liegt spätestens nach 48 Stunden vor. Noch sensitiver sind *Blutkulturen* bei den klassischen hämatogenen bakteriellen Erregern, und die sensitivsten Methoden (> 90 %) bestehen in *Antigentestung* (bei Pneumokokken) sowie einer *Multiplex-Bakterien-PCR* (95–100 %) (PCR: Polymerasekettenreaktion). Letztere bleibt auch noch hochsensitiv, wenn der Liquor erst nach Antibiose entnommen wurde [1400].

▶ **Viren.** Ein spezifischer Nachweis von Viren gelingt bei ca. 40 % der Enzephalitiden. Klassisch wird mit einem *erregerspezifischen Antikörperindex* gesucht (AK: Antikörper):

$$\frac{(\text{AK Liquor} \times \text{IgG Serum})}{(\text{AK Serum} \times \text{IgG Liquor})}$$

Ein Index > 1,5 bestätigt eine akute Infektion. Zu beachten ist aber, dass der Liquortiter erst im Lauf der Infektion (ca. 10 Tage) ansteigt. Daher ist für die Akutdiagnostik der direkte Nachweis mittels *spezifischer Virus PCR* (vor allem Herpes-, Varizellen-, Cytomegalie- und Enteroviren) in der Regel sinnvoller [1415].

Weitere Laborparameter

Liquorlaktat, Prokalzitonin (PCT) und C-reaktives Protein (CRP) im Serum sind weitere brauchbare Parameter zur Unterscheidung bakterielle versus nicht bakterielle Ätiologie. Ein Liquorlaktat > 3,9 mmol/l soll eine Spezifität von 99 % für eine bakterielle Meningitis haben [1414] (nur solange keine Anfälle auftraten). Die Cut-off-Werte für PCT (0,25–2,13 ng%) und CRP (median > 1,3 mg%) differieren in verschiedenen Studien erheblich; der besondere Wert des PCT liegt vor allem im Ansteigen bereits 3 Stunden nach Symptombeginn einer eitrigen Infektion [1417]. Sowohl CRP als auch PCT sind zuverlässige Verlaufsparameter.

20.6.6 Prioritäten in der Akutsituation

Nach Sicherstellung der Vitalfunktionen ist die Blutentnahme mit Blutkulturen die Erstmaßnahme.

Merke

Es ist das wichtigste Ziel, die spezifische antiinfektive Behandlung innerhalb der 1. Stunde durchzuführen, weil die Mortalität der eitrigen Meningitis mit jeder Stunde Verzögerung zwischen 13 und 30 % zunimmt [1402].

Diesem Ziel unterzuordnen ist der Zeitpunkt der Liquorentnahme mit Druckmessung (2 ml für Status, > 2 ml für Kultur, 5 ml für Weiteres), deren Erregersensitivität davon abhängt, ob zuvor Antibiotika verabreicht wurden oder nicht. Diese wiederum hängt von Kontraindikationen wie etwa septischem Schock ab oder von der Notwendigkeit, vorher eine CT durchzuführen.

Patienten mit akuter Meningoenzephalitis sollten, zumindest bis Klarheit über den Verlauf besteht, auf der Intensivstation behandelt werden.

20.6.7 Hygienemaßnahmen

Merke

Nur wenn eine *Meningokokkenmeningitis* möglich erscheint, muss der Patienten isoliert werden.

Neisseria meningitidis wird durch Tröpfcheninfektion aus dem Rachen übertragen. Das *Infektionsrisiko* für Krankenhauspersonal ist *gering*. Es erlischt nach 24 Stunden Antibiotikawirkung.

Bereits der *Verdacht auf eine Meningokokkenerkrankung muss* dem Gesundheitsamt namentlich innerhalb von 48 Stunden *gemeldet werden*. Die notwendigen Maßnahmen zur Umgebungsprophylaxe im Patientenumfeld sollte man unbedingt der Behörde überlassen. Wenn es auf Station zu einer möglichen Exposition kommt, kann eine Einzeldosis Ciprofloxacin 500 mg p. o. verabreicht werden.

20.6.8 Spezifische Therapie

Allein wegen der schlechten Prognose von Meningoenzephalitiden ist es sinnvoll, sich von Anfang an einer mikrobiologisch-infektiologischen Mitbetreuung durch Fachkräfte des Antibiotic Stewardships (ABS) zu bedienen.

Antibiotika

Die Primärtherapie einer eitrigen Meningitis (eventuell auch nur bei Verdacht) muss sofort kalkuliert erfolgen. Zu unterscheiden ist nur zwischen *ambulant erworbener* oder *nosokomialer Infektion*. ▶ Tab. 20.6 resultiert aus dem typischen Erregerspektrum in Deutschland [1412]. Ampicillin ist entbehrlich, wenn eine Listerieninfektion ganz unwahrscheinlich ist. Die Variante „Rückkehr von Reisen" bezieht sich auf Länder mit hohem Anteil penizillinresistenter Pneumokokken, beispielsweise Frankreich, Spanien, Ungarn, Südafrika. Für einzelne spezielle Bedingungen nach Schädel-Hirn-Trauma sei auf Übersichten verwiesen [1410].

Nach Eingang eines spezifischen Erregernachweises (mit Resistenzbestimmung) kann die kalkulierte Antibiose sofort auf die definitive antiinfektive Medikation umgesetzt werden. Bei Meningokokken genügen 7–10, bei Pneumokokken 10–14 Tage Antibiose, Listerien benötigen 3 Wochen.

Tab. 20.6 Empirische IV-Antibiotika-Therapie der eitrigen Meningitis.

Konstellation	Empfehlung
häuslich erworben	Ceftriaxon oder Cefotaxim + Ampicillin
auf Reise ambulant erworben	Ceftriaxon + Vancomycin + Ampicillin
nosokomial und Schädel-Hirn-Trauma	Vancomycin + Meropenem oder Ceftazidim
Shuntinfektion	Vancomycin + Meropenem oder Vancomycin + Ceftazidim

Merke

Wenn der Patient nach spätestens 3 Tagen nicht wach und bei relativem Wohlbefinden ist, nicht entfiedert hat und PCT/CRP nicht sinken, muss zwingend (nochmals) Liquor gewonnen und die Erregerdiagnostik erneut aufgerollt werden.

Virostatika

Kommt eine virale Enzephalitis durch *Herpesviren* klinisch oder aufgrund des Liquorbefunds auch nur im Entferntesten infrage, ist wegen der sonst miserablen Prognose sofort eine hochdosierte Behandlung mit *Aciclovir* (3 × 10 mg/kgKG/d i. v.; Dosisanpassung bei Niereninsuffizienz) über 14 Tage indiziert. Nach Eingang einer negativen Herpes-PCR kann sie abgesetzt werden. Gleiches gilt für *Varizella-Zoster-Virus* (meist 4–8 Tage nach Effloreszenzen).

Die wenigsten Virusenzephalitiden (z. B. die größte Gruppe der Entero- oder Adenoviren) müssen antiviral behandelt werden. Für die insgesamt seltenen Erkrankungen durch andere spezielle Viren stehen weitere Virostatika zur Verfügung. Hierzu wird auf Leitlinien verwiesen [1407].

Merke

In allen Fällen, in denen der Liquorbefund uneindeutig und die Erregerdiagnostik negativ ist, sind in den ersten Tagen Virostatika mit Antibiotika zu kombinieren.

Dexamethason

Glukokortikoide mildern eindeutig zerebrale Entzündungsabläufe und die Ödembildung. Dexamethason penetriert am besten in das Gehirn. Aufgrund einzelner Studien ist ein klinischer Nutzen dieser Komedikation bei Enzephalitiden nicht und bei eitriger Meningitis nur für Streptococcus pneumoniae nachgewiesen. Bei Meningokokken schadet Dexamethason aber auch nicht.

Merke

Grundsätzlich werden täglich 4 × 10 mg Dexamethason i. v. bei eitriger Meningitis für 4 Tage empfohlen [1412]. Die erste Dosis sollte unmittelbar vor der ersten Antibiose verabreicht werden, um die antibiotikainduzierten toxischen Bakteriolysereaktionen abzumildern. Wenn Streptococcus pneumoniae ausgeschlossen wurde, sollte Dexamethason wieder beendet werden.

20.6.9 Allgemeine Therapie

Abschirmung, reichliche Hydratation, Fiebersenkung und Elektrolytausgleich sind selbstverständlich. Der Nutzen der Intensivtherapie scheint vor allem in der frühzeitigen Erkennung von ZNS-Komplikationen zu liegen, was bei der Seltenheit der Krankheit eine Behandlung auf einer Neurointensivstation besonders nahe legt.

20.6.10 Komplikationen

Bei einer akuten eitrigen Meningitis drohen als Allgemeinkomplikationen septischer Schock, Verbrauchskoagulopathie, akutes Lungenversagen (ARDS), Hyponatriämie, Syndrom der inadäquaten Sekretion von Antidiuretischem Hormon (SIADH), Diabetes insipidus, Rhabdomyolyse.

Noch entscheidender für die Prognose bei allen Meningoenzephalitiden werden Hirnschwellung mit Erhöhung des intrakraniellen Druckes, Hydrozephalus (occlusus und aresorptivus), Status epilepticus (auch nicht konvulsiver), Begleitarteriitis (auch vasospastisch), septische Sinus-/Venenthrombose. Für deren Behandlung wird auf die entsprechenden Kapitel dieses Buches verwiesen.

Literatur

[1398] Attia J, Hatala R, Cook D et al. Does this patient have acute meningitis? JAMA 1999; 282: 175–181

[1399] Beek D van de, deGans J, Spanjard L et al. Clinical features and prognostic factors in adults with bacterial meningitis. N Engl J Med 2004; 351: 1849–1859

[1400] Brink M, Welinder-Olsson C, Hagberg L. Time window for positive cerebrospinal fluid broad-range bacterial PCR. Infect Dis 2015; 47: 869–877

[1401] Brouwer M, van de Beek D, Hackenberg S et al. Community aquired Listeria meningitis in adults. Clin Infect Dis 2006; 43: 1233–8

[1402] Glimaker M, Johansson B, Grindborg O et al. Adult bacterial meningitis: Earlier treatment and improved outcome following guideline revision promoting prompt lumbar puncture. Clin Infect Dis 2015; 60: 1162–1169
[1403] Glimaker M, Sjolin J, Akesson S et al. Lumbar puncture performed properly or after neuroimaging in acute bacterial meningitis: a prospective national cohort study evaluating different guidelines. Clin Infect Dis 2018; 66: 321–328
[1404] Gray L, Fedorko D. Laboratory diagnosis of bacterial meningitis. Clin Microbiol Rev 1992; 5: 130–145
[1405] Hasburn R, Abrahams J, Jekel J et al. Computed tomography of the head before lumbar puncture in adults with suspected meningitis. N Engl J Med 2001; 345: 1727–1733
[1406] McGill F, Heyderman RS, Michale BD et al. The UK joint specialist societies guideline on the diagnosis and management of acute meningitis. J Infect 2016; 72: 405–438
[1407] Meyding-Lamadé U (federführend) et al. Virale Meningoenzephalitis. S1-Leitlinie Deutsche Gesellschaft für Neurologie 2018. http://www.dgn.org/leitlinien
[1408] Micahel B, Menezes BF, Cunniffe J et al. Effect of delayed lumbar puncture on the diagnosis of acute bacterial meningitis. Emerg Med J 2010; 27: 433–438
[1409] Mook-Kanamori BB, Geldoff M, van der Poll T et al. Pathogenesis and pathophysiology of pneumococcal meningitis. Clin Mikrobiol Rev 2011; 24: 557–591
[1410] Müllges W, Pieck J. Entzündliche Komplikationen nach Schädel-Hirn-Trauma. In: Rickels E, Pieck J, Hrsg. Handbuch Schädel-Hirn-Trauma. Berlin: De Gruyter; 2018: 400–417
[1411] Müllges W. Status epilepticus auf Intensivstation. Med Klin Intensivmed Notfmed 2019; 114: 475–484
[1412] Pfister HW et al. Ambulant erworbene bakterielle (eitrige) Meningoencephalitis im Erwachsenenalter. S2k-Leitlinie Deutsche Gesellschaft für Neurologie 2018. http://www.dgn.org/leitlinien
[1413] Proulx N, Frechette D, Toye B et al. Delays in the administration of antibiotics are associated with mortality from adult acute bacterial meningitis. QJM 2005; 98: 291–298
[1414] Sakushima K, Hayashino Y, Kawaguchi T et al. Diagnostic accuracy of CSF lactate for differentiating bacterial meningitis from aseptic meningitis: A metaanalysis. J Infect 2011; 62: 255–262
[1415] Steiner I, Budka H, Chaudhuri A et al. Viral meningoencephalitis: A review of diagnostic methods and guidelines for management. Eur J Neurol 2010; 17: 999–1009
[1416] Tunkel AR, Hartmann BJ, Kaplan LA et al. Practice guidelines for the management of bacterial meningitis. Clin Infect Dis 2004; 39: 1267–1284
[1417] Young N, Thomas M. Meningitis in adults diagnosis and management. Intern Med J 2018; 48: 1294–1307

20.7 Akinetische Krise

Jost-Julian Rumpf

20.7.1 Vorbemerkungen – idiopathisches Parkinson-Syndrom

Epidemiologie

Das idiopathische Parkinson-Syndrom (IPS) ist eine der häufigsten neurologischen Erkrankungen und stellt nach der Demenz bei Alzheimer-Krankheit die zweithäufigste degenerative Erkrankung des zentralen Nervensystems dar. Die Prävalenz des IPS steigt mit zunehmendem Alter an und beträgt bei der über 60-jährigen Allgemeinbevölkerung etwa 1 % [1431].

Pathophysiologie, Symptome

Pathophysiologisch spielt der fortschreitende Untergang dopaminproduzierender Nervenzellen in der Substantia nigra eine wesentliche Rolle. Dieser führt zu einem dopaminergen Defizit im zentralen Nervensystem und verursacht die motorischen Kardinalsymptome des IPS (Bradykinese, Rigor, Tremor).

Darüber hinaus sind auch andere Neurotransmittersysteme (z. B. das cholinerge, adrenerge und serotonerge System) betroffen, so dass Parkinson-Patienten neben den typischen *motorischen Symptomen* häufig auch unter *vegetativen, kognitiven* und *psychischen Störungen* leiden. Dies zeigt, dass es sich beim IPS nicht um eine isolierte Bewegungsstörung, sondern um eine systemübergreifende Erkrankung handelt [1427].

Therapie

▸ **Medikamentöse Therapie.** Zurzeit gibt es *keine kurativen Therapien* des IPS. Die medikamentöse symptomatische Behandlung des IPS hat zum Ziel, das dopaminerge Defizit im zentralen Nervensystem kontinuierlich und mit möglichst geringen Schwankungen auszugleichen. Hierfür stehen *L-Dopa* in Kombination mit peripheren Decarboxylasehemmstoffen und gegebenenfalls Hemmstoffen der Catechol-O-Methyltransferase, *Dopaminagonisten* sowie *Hemmstoffe der Monoaminooxidase B* zur Verfügung. Darüber hinaus ist der N-Methyl-D-Aspartat NMDA-Antagonist (NMDA: N-Methyl-D-Aspartat) *Amantadin* hinsichtlich der symptomatischen Behandlung motorischer Symptome des idiopathischen Parkinson-Syndroms wirksam.

Nachdem sich durch die medikamentöse Therapie in frühen Stadien der Erkrankung meist eine stabile und suffiziente Dämpfung der Parkinson-Symptome im gesamten Tagesverlauf erreichen lässt, stellt später im Krankheitsverlauf die Behandlung von Wirkungsfluktuationen eine große Herausforderung dar. Unterschieden wird klinisch zwischen *Off-Phasen*, während derer keine suffiziente dopaminerge Stimulation vorliegt und die Beweglichkeit schlecht ist, und *On-Phasen*, in denen die dopaminergen Medikamente wirken und eine gute Beweglichkeit (bis hin zu „Überbeweglichkeit“ im Sinne von L-Dopa-induzierten Dyskinesien) besteht.

▸ **Tiefe Hirnstimulation.** Bei unzureichender Dämpfung der Wirkungsfluktuationen mittels der medikamentösen Therapie steht mit der tiefen Hirnstimulation auch eine operative symptomatische Therapieoption zur Verfügung.

20.7.2 Akinetische Krise

Definition, Epidemiologie

Die Akinetische Krise stellt eine seltene, jedoch lebensbedrohliche Komplikation im Rahmen des IPS dar. Die jährliche *Inzidenz* beträgt etwa 3 Fälle pro 1 000 Parkinson-Patienten und bis zu 15 % der Patienten mit akinetischer Krise versterben daran [1424], [1428]. Aufgrund der geringen Inzidenz liegen nur wenige Untersuchungen an größeren Fallzahlen vor. In der Literatur werden neben dem Begriff akinetische Krise auch die Begriffe akute Akinesie, Neuroleptic Malignant-like Syndrome, Malignant Syndrome sowie Parkinsonismus-Hyperpyrexie-Syndrom und malignes Dopa-Entzugssyndrom verwendet, die letztendlich alle die gleiche Entität bezeichnen [1429].

Die akinetische Krise ist gekennzeichnet durch eine *akute Verschlechterung der Motorik* (insbesondere Rigor und Bradykinese) bei vorübergehend fehlendem Ansprechen auf adäquate dopaminerge Therapie [1424]. Dieser Zustand unterscheidet sich damit von Off-Phasen, die im Rahmen von Wirkungsfluktuationen bei nachlassender Wirkung der dopaminergen Medikation auftreten und sich unter suffizienter dopaminerger Stimulation wieder rasch bessern. Die pathophysiologischen Ursachen für die vorübergehende Refraktärität gegenüber dopaminerger Stimulation werden bisher nicht verstanden. Auch wenn die akinetische Krise am weitaus häufigsten bei Patienten mit IPS vorkommt, sind auch Fälle bei atypischen degenerativen Parkinson-Syndromen wie Multisystematrophie [1422], progressiver supranukleärer Blickparese [1428] oder Demenz mit Lewy-Körperchen [1419] beschrieben.

Merke M!

Die akinetische Krise stellt einen seltenen, aber lebensbedrohlichen neurologischen Notfall im Rahmen des idiopathischen Parkinson-Syndroms dar, der intensivmedizinisch behandelt werden muss! Die akinetische Krise ist gekennzeichnet durch eine akute Verschlechterung der Beweglichkeit bis hin zu vollständiger Bewegungsunfähigkeit bei fehlendem Ansprechen der Symptome auf eine adäquate dopaminerge Therapie.

Ursachen

Der häufigste Auslöser der akinetischen Krise ist die *Reduktion* oder *Unterbrechung der etablierten dopaminergen Therapie*. Gründe hierfür können mangelnde Compliance, Einnahmefehler oder Veränderungen an der dopaminergen Medikation aufgrund tatsächlicher oder vermuteter Nebenwirkungen sein. Daneben kommt es im Zusammenhang mit Krankenhausaufnahmen aufgrund anderer akuter Erkrankungen häufiger zu Unterbrechungen der dopaminergen Medikation.

Auch *gastrointestinale Resorptionsstörungen* (z. B. bei Ileus, Gastroenteritis, Diarrhö, gastrointestinalen Operationen), die zu einer verminderten Aufnahme der dopaminergen Medikamente führen, können eine akinetische Krise auslösen.

Weitere Auslösefaktoren sind die *Gabe von Neuroleptika* sowie unspezifische Ursachen wie *Dehydrierung*, *Operationen*, *Traumen* und *Infektionen* [1424], [1423]. Bei Patienten mit IPS, die mittels tiefer Hirnstimulation behandelt werden, kann auch die Unterbrechung der Stimulation zu einer akinetischen Krise führen [1425]. Weiterhin ist es wichtig, dass die tiefe Hirnstimulation trotz laufender Stimulationstherapie nicht vor einer akinetischen Krise durch den raschen Entzug dopaminerger Medikamente schützt [1421], [1432].

Merke

Der häufigste Auslöser für die Akinetische Krise ist die Reduktion oder Unterbrechung einer etablierten dopaminergen Therapie.

Klinisches Profil

Die akinetische Krise ist klinisch vordergründig charakterisiert durch eine ausgeprägte, *akute Verschlechterung der motorischen Parkinson-Symptome* (insbesondere Bradykinese und Rigor) über Stunden bis Tage, die bis zur vollständigen Immobilisation führen kann. Daneben entwickeln die meisten Patienten *Fieber* und *Bewusstseinsstörungen* bis hin zum *Koma*. Weiterhin treten schwere autonome Funktionsstörungen auf [1424]. Die klinischen Symptome sowie typische Laborbefunde und häufige Komplikationen sind nachfolgend aufgelistet.

Merke

klinische Charakteristika und häufige Komplikationen der akinetischen Krise [1423]

klinische Symptome:

- schwere Bradykinese bis Akinese und ausgeprägter Rigor (mit oder ohne Tremor)
- Dysphagie, Dysarthrie
- Fieber (> 38 °C)
- qualitative und/oder quantitative Bewusstseinsstörung bis hin zum Koma
- vegetative Dysfunktion/Instabilität (Blutdruckschwankungen, Hyperhidrosis, Tachykardie)

Laborbefunde:

- erhöhte Kreatinkinase
- Leukozytose
- metabolische Azidose
- gestörte Leberfunktionsparameter

Komplikationen:

- Aspirationspneumonie
- Rhabdomyolyse
- akutes Nierenversagen
- tiefe Venenthrombosen und Lungenembolien
- disseminierte intravasale Gerinnung

Eine wichtige *Differenzialdiagnose* ist das maligne neuroleptische Syndrom, das durch die Behandlung mit nahezu allen typischen und atypischen Neuroleptika induziert werden kann und sich klinisch nicht von einer akinetischen Krise bei IPS unterscheiden lässt [1418]. Näheres zum malignen neuroleptischen Syndrom findet sich im Kapitel Myopathien.

Therapie

Aufgrund der geringen Inzidenz der akinetischen Krise liegen keine gesicherten Daten hinsichtlich einer spezifischen Therapie vor. Im Gegensatz zur vorherigen Version von 2012, werden in der aktuellen S3-Leitlinie „Idiopathisches Parkinson-Syndrom" der Deutschen Gesellschaft für Neurologie von 2016 [1426] keine Empfehlungen zur Behandlung der akinetischen Krise gegeben. Insgesamt beruhen die Therapieempfehlungen auf theoretischen Überlegungen, Untersuchungen an kleineren Fallzahlen und Fallberichten.

▸ **Basismaßnahmen.** Wegen des hohen Risikos für schwerwiegende Komplikationen müssen Patienten mit akinetischer Krise intensivmedizinisch überwacht werden. Zu den Basismaßnahmen gehören eine *parenterale Flüssigkeits- und Elektrolytsubstitution* mit dem Ziel einer ausgeglichenen Flüssigkeitsbilanz sowie eine suffiziente Kalorienzufuhr. Darüber hinaus sollte *Normothermie* angestrebt werden und es sollten Maßnahmen zur *Thrombose-, Aspirations- und Pneumonieprophylaxe* ergriffen werden (▸ Tab. 20.7) [1423].

Merke

Neben der frühen Diagnosestellung ist die Identifikation möglicher Ursachen und wenn möglich deren Behebung der Schlüssel zur erfolgreichen Behandlung der akinetischen Krise. Bei Infektzeichen sollte frühzeitig eine umfassende Fokussuche und eine entsprechende Behandlung erfolgen.

▸ **Dopaminerge Therapie.** Auch wenn vorübergehende Refraktärität gegenüber dopaminerger Stimulation ein Kennzeichen der akinetischen Krise ist, sollte so früh wie möglich eine suffiziente dopaminerge Therapie sichergestellt werden

Tab. 20.7 Basismaßnahmen sowie enterale und parenterale Therapieoptionen (eventuell in Kombination) zur dopaminergen Therapie in der akinetischen Krise.

Maßnahmen zur Therapie der akinetischen Krise	
Basismaßnahmen	intensivmedizinische Überwachung
	Flüssigkeits- und Elektrolytausgleich
	Aspirations-/Pneumonieprophylaxe
	Fiebersenkung
	Thrombose- und Dekubitusprophylaxe
enterale dopaminerge Therapieoptionen	*L-Dopa (mit Benserazid/Carbidopa) p.o.*; Dosis orientiert an Äquivalenzdosis (s. ▶ Tab. 20.8) der vorbestehenden dopaminergen Medikation
	bei Dysphagie, aber erhaltener gastrointestinaler Resorption: *L-Dopa (Madopar LT) per nasogastraler Sonde*; Dosis orientiert an Äquivalenzdosis (s. ▶ Tab. 20.8) der vorbestehenden dopaminergen Medikation
	bei isolierter Magenentleerungsstörung, aber erhaltener intestinaler Resorption: *L-Dopa/Carbidopa Gel (Duodopa) per nasojejunaler Sonde oder PEG-Sonde mit jejunalem Schenkel*; Dosis des Duodopa orientiert an Äquivalenzdosis (s. ▶ Tab. 20.8) der vorbestehenden dopaminergen Therapie
parenterale Therapieoptionen in der kinetischen Krise	*Amantadin i. v.*; bis zu 3 × 200 mg/d über jeweils 3 Stunden (cave: erhöhtes Risiko für Psychosen insbesondere bei älteren Patienten, Kumulation bei Niereninsuffizienz)
	Apomorphin s. c.; zunächst Einmalgabe 2–10 mg, dann kontinuierliche subkutane Applikation via Perfusor mit initial 1–2 mg/h (maximal 10 mg/h), Wechsel der Infusionsstelle alle 12 Stunden, keine Toleranzbildung bei mindestens 4-stündigen Therapiepausen pro Tag (cave: vorherige Gabe von Domperidon zur Verhinderung von Erbrechen notwendig)
	Rotigotin transdermal; Beginn mit 2 mg/24 h und Steigerung bis zunächst 6 mg/24 h [1420], maximal 16 mg/24h

[1423]. Falls keine relevante Dysphagie besteht und eine orale Therapie möglich ist, kann eine Monotherapie mit *L-Dopa* (in Kombination mit einem Decarboxylasehemmstoff) *per os* versucht werden. Die Dosis sollte sich dabei an der Äquivalenzdosis der bisher bestehenden dopaminergen Therapie orientieren (▶ Tab. 20.8). Bei Dysphagie kann L-Dopa auch über eine *nasogastrale Sonde* appliziert werden. Hierfür eignet sich Madopar LT als wasserlösliche Applikationsform.

Bei schweren Verläufen und/oder wenn eine gastrointestinale Resorptionsstörung anzunehmen ist, stehen auch parenterale Therapieoptionen wie die intravenöse Applikation des *NMDA-Antagonisten Amantadin* oder die subkutane Gabe des Dopaminagonisten *Apomorphin* allein oder in Kombination mit der enteralen dopaminergen Therapie zur Verfügung. Falls eine isolierte Magenentleerungsstörung bei ansonsten intakter Resorption vorliegt, könnte L-Dopa in Kombination mit *Carbidopa* in Gelform (Duodpa) über eine jejunale Sonde unter Umgehung des Magens appliziert werden. Weiterhin gibt es Hinweise, dass auch die kontinuierliche transdermale Applikation des Dopaminagonisten *Rotigotin* bei der Behandlung der akinetischen Krise nützlich sein könnte [1420].

▶ **Ausfall der tiefen Hirnstimulation.** Bei Verdacht auf einen Ausfall der bei der Therapie des IPS angewendeten tiefen Hirnstimulation als Ursache der akinetischen Krise sollte der Patient in einem Zentrum für tiefe Hirnstimulation behandelt werden, um die Ursache für die Unterbrechung der Stimulationsbehandlung (z. B. unbe-

Tab. 20.8 Äquivalenzdosen [1426], [1430]. Zur Berechnung der Äquivalenzdosis bei COMT-Inhibitoren wird die gesamte L-Dopa-Dosis (inklusive retardierten L-Dopa) mit dem entsprechenden Wert multipliziert und zur L-Dopa-Dosis addiert.

Medikamentenklasse	Wirkstoff	Konversionsfaktor	Äquivalenzdosis (mg Wirkstoff entspricht 100 mg L-Dopa)
L-Dopa	L-Dopa	× 1	100 mg
	retardiertes L-Dopa	× 0,75	133 mg
	Duodopa (über jejunale Sonde)	× 1,11	90 mg
Dopaminagonisten	Pramipexol (als Salz)	× 100	1 mg
	Ropinirol	× 20	5 mg
	Rotigotin	× 30	3,3 mg
	Piribedil	× 1	100 mg
	Apomorphin (subkutan)	× 10	10 mg
MAO-B-Inhibitoren	Rasagilin	× 100	1 mg
	Selegilin (oral)	× 10	10 mg
	Selegilin (sublingual)	× 80	1,25 mg
NMDA-Antagonisten	Amantadin	× 1	100 mg
Catechol-O-Methyltransferase (COMT) Inhibitoren	Entacapon	L-Dopa Dosis × 0,33	–
	Tolcapon	L-Dopa Dosis × 0,5	–

COMT: Catechol-O-Methyltransferase, MAO: Monoaminooxidase, NMDA: N-Methyl-D-Aspartat

absichtigte Fehlbedienung, Generatordefekt, Kabeldefekt, Batterieerschöpfung) rasch klären und beheben zu können.

Prävention

Da die Reduktion oder Unterbrechung einer etablierten dopaminergen Therapie bei Patienten mit IPS der wichtigste Risikofaktor für die Entstehung einer akinetischen Krise ist, sollten diese unbedingt vermieden werden. Dafür müssen zum einen Patienten aufgeklärt werden, nicht eigenmächtig plötzliche Änderungen an der dopaminergen Therapie vorzunehmen.

Wenn eine Unterbrechung der etablierten dopaminergen Therapie absehbar ist (z. B. bei geplanten Operationen) oder aus anderen Gründen nicht fortgeführte werden kann (z. B. Bewusstseinsstörung/Dysphagie aufgrund anderer Erkrankungen), sollten darüber hinaus frühzeitig interdisziplinär Strategien festgelegt werden, wie eine suffiziente dopaminerge Therapie dennoch umgesetzt werden kann.

Literatur

[1418] Berman BD. Neuroleptic malignant syndrome: A review for neurohospitalists. Neurohospitalist 2011; 1: 41–47

[1419] Bonanni, L, Di Giacomo R, D'Amico A et al. Akinetic crisis in dementia with Lewy bodies. J Neurol Neurosurg Psychiatry 2016; 87: 1123–1126

[1420] Dafotakis M, Sparing R, Juzek A et al. Transdermal dopaminergic stimulation with rotigotine in Parkinsonian akinetic crisis. J Clin Neurosci 2009; 16: 335–337

[1421] Factor SA. Fatal Parkinsonism-hyperpyrexia syndrome in a Parkinson's disease patient while actively treated with deep brain stimulation. Mov Disord 2007; 22: 148–149

[1422] Konagaya M, Goto Y, Matsuoka Y et al. Neuroleptic malignant syndrome-like condition in multiple system atrophy. J Neurol Neurosurg Psychiatry 1997; 63: 120–121
[1423] Newman EJ, Grosset DG, Kennedy PG. The parkinsonism-hyperpyrexia syndrome. Neurocrit Care 2009; 10: 136–140
[1424] Onofrj M, Thomas A. Acute akinesia in Parkinson disease. Neurology 2005; 64: 1162–1169
[1425] Rajan R, Krishnan S, Kesavapisharady KK et al. Malignant subthalamic nucleus-deep brain stimulation withdrawal syndrome in Parkinson's disease. Mov Disord Clin Pract 2016; 3: 288–291
[1426] S3-Leitlinie Idiopathisches Parkinson-Syndrom. http://www.dgn.org; AWMF-RNr.: 030–010
[1427] Schapira AHV, Chaudhuri KR, Jenner P. Non-motor features of Parkinson's disease. Nat Rev Neurosci 2017; 18: 509
[1428] Takubo H, Harada T, Hashimoto T et al. A collaborative study on the malignant syndrome in Parkinson's disease and related disorders. Parkinsonism Relat Disord 2003; 9 (Suppl 1): S31–41
[1429] Thomas A, Onofrj M. Akinetic crisis, acute akinesia, neuroleptic malignant-like syndrome, Parkinsonism-hyperpyrexia syndrome, and malignant syndrome are the same entity and are often independent of treatment withdrawal. Mov Disord 2005; 20: 1671; author reply 1671–1672
[1430] Tomlinson CL, Stowe R, Patel S et al. Systematic review of levodopa dose equivalency reporting in Parkinson's disease. Mov Disord 2010; 124: 2649–2653
[1431] Tysnes OB, Storstein A. Epidemiology of Parkinson's disease. J Neural Transm (Vienna) 2017; 8: 901–905
[1432] Urasaki E, Fukudome T, Hirose M et al. Neuroleptic malignant syndrome (parkinsonism-hyperpyrexia syndrome) after deep brain stimulation of the subthalamic nucleus. J Clin Neurosci 2013; 20: 740–741

20.8 Neuromuskuläre Übertragungsstörungen, Polyneuropathien, Polymyopathien

Andreas Meisel, Franziska Scheibe

20.8.1 Allgemeine Bemerkungen

Verschiedene neuromuskuläre Störungen können die Behandlung auf einer Intensivstation erforderlich machen. Die Erkrankungen können dabei die neuromuskuläre Übertragung, die peripheren Nerven bzw. Nervenwurzeln oder die Muskeln selbst betreffen. In Abhängigkeit von der neurologischen Grunderkrankung kann es dabei zu krisenhaften Krankheitsexazerbationen oder auch langsam chronisch progredienten Verläufen kommen. Hauptgründe für die Notwendigkeit einer intensivmedizinischen Versorgung neuromuskulärer Störungen sind in der Regel die respiratorische Partial- bzw. Globalinsuffizienz oder autonome Dysfunktionen.

Neben diesen direkten Ursachen ist die Pneumonie als Folge von dysphagiebedingter Aspiration und iatrogener Immunsuppression sowie die respiratorische Enzephalopathie mit Bewusstseinsstörung bei Patienten mit neuromuskulären Erkrankungen der Hauptgrund für die Intensivpflichtigkeit.

Merke

Insgesamt führen neuromuskuläre Erkrankungen zwar eher selten zu einer Intensivpflichtigkeit, machen aber einen relevanten Teil des zu behandelnden Patientenguts auf (neurologischen) Intensivstationen aus.

20.8.2 Neuromuskuläre Übertragungsstörungen

Myasthenia gravis

Die prototypische Erkrankung für eine neuromuskuläre Übertragungsstörung ist die Myasthenia gravis. Die Prävalenz liegt bei ca. 180 pro 1 Million Menschen, die Inzidenz bei ca. 5 pro 1 Million Menschen pro Jahr.

Symptomatik

Die Symptomatik ist durch eine belastungsabhängige Muskelschwäche charakterisiert, die grundsätzlich jeden quer gestreiften Muskel des Körpers erfassen kann. Neben *Lähmungen* der Arme und Beine können der Rumpf und vor allem die Kopfhaltemuskulatur betroffen sein. Viele Patienten haben initial *okuläre Symptome* mit Doppelbildern und zumeist beidseitiger Ptosis. Intensivpflichtig werden die Patienten durch die *respiratorische Insuffizienz*, entweder direkt durch Befall der Atemmuskulatur oder indirekt durch Dysphagie, Aspiration und bakterielle Pneumonie. Die *myasthene Krise* kommt auch heute noch bei rund 20 % aller Myastheniepatienten vor, rund ein Drittel dieser Patienten erleidet mehr als eine myasthene Krise.

Bekannte *Triggerfaktoren* der Myasthenia gravis sowie deren Krise sind schwere bakterielle Infektionen, Schwangerschaften und große chirurgische Eingriffe. So kann sich die Myasthenie, wenn auch selten, erstmalig im postoperativen Verlauf durch ein Weaningversagen im Sinne einer myasthenen

Krise manifestieren. Eine Besonderheit der Erkrankung ist, dass einige häufig eingesetzte Medikamente die Myasthenia gravis auslösen oder verstärken können [1439].

Pathophysiologie

Die Myasthenie ist eine *Autoimmunerkrankung*, in deren Endstrecke die Übertragung des Signals vom Nerv zum Muskel gestört ist. Infolge von Autoantikörpern kommt es dabei durch Blockade bzw. Zerstörung der Rezeptorstrukturen an der neuromuskulären Endplatte der Muskelfaser zur verminderten Übertragung des Nervenimpulses. Bei etwa 80 % der Patienten ist der *Azetylcholinrezeptor-Antikörper* (AChR-Ak) und bei rund 3 % der Antikörper gegen die *muskelspezifische Kinase* (MuSK-Ak) nachweisbar, der Rest bleibt ohne Antikörpernachweis. Die Wahl der Therapie erfolgt zunehmend anhand der Antikörperkonstellation [1439].

Eine wichtige Rolle in der Entstehung der Myasthenia gravis spielt zumindest bei AChR-Ak-positiven Verlaufsformen der *Thymus*. Dabei ist die Funktion der Sicherstellung der Selbsttoleranz über Aussortierung von T-Zellen, die gegen körpereigene Strukturen gerichtet ist, gestört. Histologisch werden zwei pathologische Veränderungen beobachtet, lymphofollikuläre Hyperplasie vor allem bei Patienten jünger als 50 Jahre und Thymustumoren, die ungefähr 15 % aller Myastheniepatienten haben [1439].

Diagnostik

Neben dem typischen belastungsabhängigen myasthenen Syndrom kann die Erkrankung durch den Nachweis der oben genannten *spezifischen Autoantikörper* und die *elektrophysiologischen Untersuchungen* (Dekrement in der 2–3 Hertz-Serienstimulation, Einzelfaserelektromyografie durch Nachweis eines verlängerten „Jitters") gesichert werden.

Pharmakologisch kann durch kurz andauernde Hemmung der Azetylcholinesterase (AChE) mit dem *Edrophoniumtest* die Konzentration von Azetylcholin im synaptischen Spalt erhöht werden, damit die neuromuskuläre Übertragung verbessert und so die Beschwerdesymptomatik vermindert werden. In der klinischen Praxis kann ex juvantibus Pyridostigmin oral oder intravenös eingesetzt werden.

M!

Merke

Im Rahmen der Erstdiagnostik einer Myasthenia gravis muss jeder Patient auf das Vorhandensein eines *Thymoms* mittels Computertomografie (mit Kontrastmittel) oder Magnetresonanztomografie untersucht werden [1434].

Therapie

▸ **Pyridostigmin.** Die Myasthenia gravis kann symptomatisch, kausal oder supportiv behandelt werden. Die symptomatische Therapie mittels Pyridostigmin gelingt über die Hemmung der AChE und führt bei den meisten Patienten zu einer Besserung der Symptome. Allerdings müssen hierbei die typischen cholinergen Nebenwirkungen berücksichtigt werden wie verstärkte Sekretbildung in den Atemwegen und Bradykardie. Sowohl hinsichtlich der Wirkung und der Nebenwirkungen unterscheiden sich die Dosierungen von Pyridostigmin intraindividuell erheblich.

Kritisch wird es vor allem dann, wenn die myasthenen Beschwerden fortschreiten und durch immer weitere Dosissteigerungen von Pyridostigmin versucht wird, diesen entgegenzuwirken. In diesen Situationen kann es zur *myasthenen und cholinergen Mischkrise* kommen, die regelhaft eine intensivmedizinische Versorgung erfordert. Da die Überstimulierung an der neuromuskulären Endplatte auch die Muskelkraft vermindert, sollte die Pyridostigmindosis um etwa 30–60 % reduziert werden.

▸ **Plasmapherese oder Immunadsorption.** Mittels Plasmapherese oder Immunadsorption werden die Autoantikörper schnell entfernt und in der Regel ist eine Extubation nach wenigen Tagen möglich. Eine Frühtracheotomie ist nur beim komplizierten Verlauf sinnvoll, beispielsweise bei schwerer Pneumonie oder Sepsis bzw. Komorbiditäten wie einer schweren chronisch obstruktiven Lungenerkrankung (COPD).

Um den Effekt der Apherese zu verlängern, hat sich die *begleitende Steroidtherapie* bewährt, in der Regel mit Prednisolon 1 mg/kgKG/d. Der gefürchtete „Steroiddip", d. h. die transiente lebensbedrohliche Verschlechterung der myasthenen Symptomatik in den ersten Tagen, der bei zirka einem Drittel aller Myastheniepatienten beobachtet wird, kann bei den invasiv beatmeten Patienten in Kauf genommen werden.

▶ **Intravenöse Immunglobuline.** Die Therapie mit intravenösen Immunglobulinen (IVIG) ist eine Alternative, die vor allem bei Patienten mit begleitender schwerer Infektion wie Pneumonie eingesetzt wird. IVIG (2 g/kgKG über 2–5 Tage) wirken nach etwa 1–2 Wochen und sind im frühen Verlauf in der Regel weniger wirksam als apheretische Verfahren. Allerdings sind Apherese und IVIG hinsichtlich der Langzeitprognose wahrscheinlich gleichwertig [1452].

▶ **Thymektomie.** Die Thymektomie stellt in der Behandlung der Myasthenia gravis eine Art chirurgische Immunmodulation dar. Für Patienten mit einer generalisierten AChR-Ak-positiven Verlaufsform, einem Krankheitsbeginn vor dem 65. Lebensjahr, einer möglichst kurzen Krankheitsdauer (bis zu 5 Jahre) handelt es sich um eine evidenzbasierte Standardtherapie. In den letzten 10 Jahren hat sich dafür immer mehr die *minimalinvasive roboterassistierte* Thymektomie als schonendes OP-Verfahren durchgesetzt.

Thymome bedürfen nicht nur zur Vermeidung von Schäden in angrenzenden Strukturen in jedem Fall einer operativen Entfernung, sondern auch zur effektiven Therapie dieser paraneoplastischen Verlaufsform der Myasthenia gravis. Auch bei Thymomen ersetzt die minimalinvasive roboterassistierte Thymektomie zunehmend den offenen chirurgischen Zugang über die Eröffnung des Brustbeins. Die Entscheidung, welcher Zugang eingesetzt wird, muss sich immer dem Ziel unterordnen, die Thymusdrüse und insbesondere das Thymom komplett zu entfernen.

In Abhängigkeit von der histologischen Klassifikation (nach WHO) und der lokalen Ausbreitung (nach Masaoka-Koga) wird entschieden, ob nachfolgend eine *Chemotherapie* oder eine *lokale Bestrahlung der Thymusloge* notwendig ist [1448].

▶ **Immunsuppression.** Die meisten Myastheniepatienten benötigen neben der symptomatischen eine immunsupprimierende und damit *kausal ausgerichtete Therapie*. Initial werden in der Regel Steroide (Prednisolon, Prednison, Methylprednisolon) eingesetzt, deren positiver Effekt bei ausreichender Dosierung nach etwa 2–4 Wochen einsetzt (cave: Steroiddip). Werden zu Beginn der Steroidtherapie in der Regel Dosierungen von 1 mg/kgKG/d eingesetzt, wird über zirka 3–6 Monate die Steroiddosis schrittweise in den Bereich der Cushing-Schwelle reduziert, um die typischen Nebenwirkungen einer Langzeitsteroidtherapie zu vermeiden.

Viele Patienten bekommen unter Reduktion der Steroiddosis wieder myasthene Beschwerden. Daher ist der Einsatz von *Langzeitimmunsuppressiva* häufig notwendig. *Azathioprin* (1–3 mg/kgKG/d) ist Medikament der 1. Wahl, *Mycophenolat Mofetil* (1–2 g/d) Medikament der 2. Wahl. *Methotrexat* und *Ciclosporin A* können alternativ eingesetzt werden.

Merke

Das Hauptproblem aller Langzeitimmunsuppressiva ist jenseits von Unverträglichkeit und möglichen Nebenwirkungen wie Infektionserkrankungen oder Tumoren die *lange Wirklatenz* mit 12–18 Monaten. Alle Patienten unter Langzeitimmunsuppression benötigen ein *regelmäßiges Monitoring der Immunfunktion*. Das Messen der Lymphozytenzahlen, die knapp unterhalb des unteren Normalwerts eingestellt werden, ist beispielsweise bei der Azathioprintherapie notwendig, um die Myelosuppression frühzeitig zu erkennen.

Menschen mit einem verminderten Metabolismus der *Thiopurinmethyltransferase* (TPMT) oder parallel eingesetzter *Allopurinoltherapie* (bei Gicht) erleiden innerhalb weniger Wochen nach Therapiebeginn eine *myelotoxische Krise* mit schwerster Immundefizienz, wobei opportunistische Infektionen (z. B. Lungenentzündungen mit Aspergillusspilzen) mit häufig tödlichen Verläufen auftreten. Der Polymorphismus lässt sich zwar vor Beginn der Azathioprintherapie genetisch untersuchen, allerdings kann eine Myelosuppression auch ohne TPMT-Mangel auftreten, so dass ein *regelmäßiges Monitoring der Lymphozyten* in jedem Fall notwendig ist [1454].

▶ **Antikörpertherapie.** Bei den schweren therapierefraktären Verläufen – zirka 20 % der Patienten zeigen keine hinreichende Wirkung auf die Standardtherapeutika – werden heute zwei therapeutische Antikörper eingesetzt.

Für *Rituximab* (off-label), das über das CD20-Oberflächenmolekül B-Lymphozyten depletiert, liegen mittlerweile große Fallserien vor, die eine Wirkung bei der Myasthenia gravis sehr wahrscheinlich machen, insbesondere für die MuSK-Ak-positive Verlaufsform.

Eculizumab (on-label), welches das Protein C5 des Komplementsystems inaktiviert, konnte in einer Phase-II- sowie Phase-III-Studie seine Wirksamkeit für die therapierefraktäre AChR-Ak-vermittelte generalisierte Verlaufsform nachweisen. Im Gegensatz zur MusK-Verlaufsform spielt das Komplementsystem bei der Schädigung der neuromuskulären Endplatte über AChR-Ak eine entscheidende Rolle. Die Wirksamkeit von Eculizumab tritt nach 1–4 Wochen auf und sollte bei Patienten im Weaningversagen berücksichtigt werden [1440].

Verlauf, Prognose

Obwohl die Langzeitprognose der Myasthenia gravis unter konsequenter Therapie gut ist, versterben auch heute noch etwa 5 % der Patienten in der myasthenen Krise oder an den Folgen der Myasthenietherapie, insbesondere infektiösen Komplikationen. Hier ist vor allem an die azathioprinbedingte Myelotoxizität mit konsekutiven schwersten opportunistischen Infektionen wie Aspergilluspneumonie zu denken. Sofern keine relevanten Komorbiditäten wie eine schwere COPD vorliegen, sollte es bei allen Myastheniepatienten heute möglich sein, eine Langzeitbeatmung zu verhindern [1439].

Lambert-Eaton-Myasthenie-Syndrom

Symptomatik

Das Lambert-Eaton-Myasthenie-Syndrom (LEMS) ist der Myasthenia gravis ähnlich, weist aber einige wesentliche Unterschiede auf. Es tritt etwa 50-mal seltener als die Myasthenia gravis auf. Klinisch zeigt sich das LEMS häufig mit einer *proximal (seltener distal) betonten belastungsabhängigen Muskelschwäche*, die selten auch zu einer respiratorischen Insuffizienz führen kann. Begleitend treten häufig autonome Störungen auf, insbesondere bei der paraneoplastischen Verlaufsform. Die Muskeleigenreflexe sind aber wie bei einer motorischen Polyneuropathie im Gegensatz zur Myasthenia gravis vermindert oder erloschen.

Diagnostik

Ursächlich für das LEMS sind Autoantikörper, die gegen spannungsabhängige Kalziumkanäle (VGCC) vom P/Q-Typ präsynaptisch an der neuromuskulären Endplatte binden. Der *Antikörpernachweis* dient auch der Diagnosesicherung. *Elektrophysiologisch* gelingt in der Regel der spezifische Nachweis eines Inkrements am betroffenen Muskel, das durch eine mehr als 60 %ige Steigerung des in Ruhe reduzierten Muskelsummenaktionspotenzials entweder nach maximaler Willkürinnervation oder hochfrequenter (ca. 50 Hz) Stimulation definiert ist.

Da bei rund einem Drittel der Patienten eine *paraneoplastische Ätiologie* vorliegt, ist die *Tumorsuche* bis hin zum PET-CT notwendig, wobei in der Regel ein kleinzelliges Lungenkarzinom gefunden wird.

Therapie

Die Therapie basiert zunächst auf der Unterscheidung zwischen paraneoplastischer (pLEMS) und autoimmuner Genese (aiLEMS). pLEMS erfordert immer die Therapie der Tumorerkrankung. Die symptomatische Therapie wird für beide Verlaufsformen mittels *3,4 Diaminopyridin* (3,4 DAP), ergänzend durch Pyridostigmin, durchgeführt.

Die immunsuppressive (Langzeit-)Therapie inklusive der Therapie krisenhafter Verschlechterungen werden wie bei der Myasthenia gravis mittels *apheretischer Verfahren* und *IVIG* durchgeführt.

Verlauf, Prognose

Obwohl die meisten Patienten deutliche Einschränkungen der Lebensqualität haben, ist die Langzeitprognose bei weitgehender (pharmakologischer) Remission nicht nur des aiLEMS, sondern auch pLEMS gut. Kurative Verläufe der Tumorerkrankung und weitgehende Remission des pLEMS sind – sofern das paraneoplastische Syndrom zur Diagnose des Tumors geführt hat – häufig [1442].

20.8.3 Polyneuropathien

Erkrankungen des peripheren Nervensystems, die eine Intensivpflichtigkeit bedingen, betreffen in der Regel eine Vielzahl von Nerven (Polyneuropathie). Prototypische Erkrankungen sind hierbei:

- Guillain-Barré-Syndrom

- chronisch inflammatorische demyelinisierende Polyneuropathie (CIDP) sowie Varianten der CIDP
- Critical-Illness-Polyneuropathie

Es gibt noch eine Vielzahl weiterer Polyneuropathieursachen, die eine intensivmedizinische Versorgung erforderlich machen, auf die hier aufgrund der Seltenheit der Erkrankungen nicht näher eingegangen wird. Hierzu zählen beispielsweise:

- andere autoimmunvermittelte Polyneuropathien:
  - multifokale motorische Neuropathie (MMN)
  - isolierte vaskulitische Polyneuropathie
  - paraneoplastische Neuropathien (z. B. Anti-Hu-Syndrom)
  - paraproteinämische Polyneuropathien (monoklonale Gammopathie mit unklarer Signifikanz, MGUS)
  - Neuropathien bei Systemerkrankungen (z. B. systemischer Lupus erythematodes, Panarteriitis nodosa, Morbus Sjögren, Morbus Wegener, Churg-Strauss-Syndrom)
  - Neurosarkoidose mit Befall der peripheren Nerven/Muskeln
- Intoxikationen (Schwermetalle, z. B. Blei)
- medikamentöse Ursachen (z. B. Chemotherapie)
- erregerbedingte Polyneuropathien (Borrelien, Lues, HIV)
- seltene Stoffwechselerkrankungen (z. B. akute Porphyrien)

Guillain-Barré-Syndrom

Das Guillain-Barré-Syndrom (GBS, akute inflammatorische demyelinisierende Polyneuropathie, AIDP) ist eine seltene und lebensbedrohliche neurologische Erkrankung, die mit einer Inzidenz von 1–2 Patienten je 100 000 Einwohner auftritt [1441].

Symptomatik

Bei dieser autoimmun bedingten *Polyradikuloneuritis* beginnen die Symptome typischerweise mit distal symmetrisch aufsteigenden Sensibilitätsstörungen und schlaffen Paresen, die meist an den Füßen beginnen und im Verlauf von Stunden bis Tagen rasch zum Rumpf und den Armen aufsteigen. Im Verlauf kann der Rumpf, die Gesichts-, Sprech-, Kau-, Schluck- und Atemmuskulatur erfasst werden und zur vollständigen Lähmung des Patienten (*peripheres Locked-in-Syndrom*) führen.

Hauptgründe für die Intensivpflichtigkeit sind die *respiratorische Insuffizienz*, die bei etwa 25 % der GBS-Patienten eine künstliche Beatmung erfordert [1438], sowie autonome Störungen in Form von *malignen Herzrhythmusstörungen* (AV-Blöcke, Asystolie), *Blutdruckvariabilität* und *Hyperhidrosis*. Besonders fulminante Verläufe, bei denen bereits 24 Stunden nach Symptombeginn eine Beatmungspflichtigkeit eintritt, werden als *Landry-Paralyse* bezeichnet. Intensivpflichtige Patienten, die im Rahmen der Erkrankung eine Beatmung und temporäre Narkose benötigen, entwickeln typischerweise *Oneiroide*. Hierbei handelt es sich um komplexe und lebhafte Träume, die von den Patienten im Wachzustand als sehr real erlebt werden.

Die Erkrankung verläuft typischerweise demyelinisierend, motorisch betont und überwiegend symmetrisch (70 %), gelegentlich axonal demyelinisierend (20 %) oder rein axonal (10 %). Bei einem kleinen Teil der Patienten können endokrine Störungen, insbesondere ein Syndrom der inadäquaten ADH-Sekretion (SIADH), auftreten.

GBS-Varianten

Die häufigste klassische GBS-Variante ist die akute inflammatorische demyelinisierende Polyneuropathie (AIDP) mit schlaffem sensomotorischem Tetrasyndrom und Areflexie.

Deutlich seltener sind:

- akute motorische axonale Neuropathie (AMAN)
- akute motorisch sensorische axonale Neuropathie (AMSAN)
- Miller-Fisher-Syndrom (MFS), das sich mit einer Ophthalmoplegie, Ataxie und Areflexie klinisch manifestiert

Pathophysiologie

Dem GBS geht meist 2–3 Wochen vor Krankheitsbeginn ein *Infekt der oberen Atemwege* oder des *Gastrointestinaltrakts* voraus. Infektiöse Trigger sind häufig Campylobacter jejuni, das Zytomegalievirus (CMV) oder in Südamerika das Zikavirus. Seltener mit dem GBS assoziiert sind Infektionen mit Epstein-Barr-Virus (EBV), Mycoplasma pneumoniae, Hämophilus influenza, Influenza A oder Hepatitis E.

Beim *GBS* handelt es sich um eine postinfektiöse, autoimmun vermittelte Entzündung der Nervenwurzeln und peripheren Nerven, bei der durch eine fehlgesteuerte Immunantwort und Kreuzreaktion autoreaktive Antikörper gegen Gangliosidstrukturen auf peripheren Nerven oder Epitopen am Ranvier'schen Schnürring gebildet werden („molecular mimicry"). Patienten mit einer *AMAN* entwickeln häufig Antikörper gegen GM1a, GM1b, GD1a und GalNAc-GD1a-Ganglioside. Die *AMSAN* ist häufig mit GM1 und GD1a-Antikörpern assoziiert. Beim *MFS* finden sich häufig Antikörper gegen GQ1b, GT1a, GD1b und GD3.

Histopathologisch finden sich *mononukleäre Leukozyteninfiltrate* im Endoneurium der peripheren Nerven und Nervenwurzeln mit makrophagenvermittelter Demyelinisierung. Darüber hinaus scheint die Aktivierung des Komplementsystems bei der Nervendegeneration eine Rolle zu spielen [1433].

Diagnostik

Das GBS ist eine klinische Diagnose, wobei die Liquorpunktion und elektrophysiologische Untersuchungen der Bestätigung der Diagnose dienen. Im *Liquor* findet sich klassischerweise eine zytalbuminäre Dissoziation mit einer Eiweißerhöhung von bis zu 10 g/l. Die Zellzahl ist meist normwertig oder milde bis maximal 50/µl erhöht. Zu beachten ist, dass in der ersten Erkrankungswoche bei bis zu 50 % der Patienten der Liquor normal ist.

Die typischen *elektrophysiologischen Befunde* umfassen verlängerte F-Wellen, verlängerte distal motorische Latenzen, eine deutlich verlangsamte Nervenleitgeschwindigkeit (15–30 m/s), verminderte MAP-Amplituden und der Nachweis von Leitungsblöcken. Insbesondere in den ersten Krankheitstagen kann die Neurografie noch normal sein. Infolge der axonalen Schädigung findet sich im EMG mit einer Latenz von 1–3 Wochen der Nachweis pathologischer Spontanaktivität.

Laborchemisch können optional eine Campylobacter- und CMV-Serologie, eine CMV-Polymerasekettenreaktion (CMV: Zytomegalievirus) aus dem Blut sowie eine Gangliosid-Antikörperbestimmung erfolgen. Diese Diagnostik ist jedoch nicht etabliert.

Fakultativ kann bei unklarem klinischem Syndrom zur Differenzialdiagnostik ein *spinales MRT* ergänzt werden, das beim GBS typischerweise ein Kontrastmittelenhancement der Kaudafasern mit Betonung der Nervenwurzeln zeigt.

Therapie

Das GBS wird entweder mit *intravenösen Immunglobulinen* (2 g/kgKG zumeist gleichmäßig verteilt über 5 Tage appliziert) oder *Plasmapheresen* (in der Regel 5, seltener bis zu 10 Sitzungen über 10–14 Tage) behandelt. Die Kombination beider Verfahren bringt wahrscheinlich keinen Vorteil, beide Verfahren haben pleiotrope immunologische Effekte und sind hinsichtlich ihrer Wirksamkeit gleichwertig [1447]. Die Behandlung mit Kortikosteroiden ist therapeutisch nicht wirksam.

Ansonsten steht die *symptomatische Intensivtherapie* im Vordergrund und umfasst neben der maschinellen Beatmung, der Ernährung, dem Flüssigkeits- und Volumenmanagement vor allem die Verhinderung von Komplikationen sowie die Therapie autonomer Funktionsstörungen.

Das GBS ist eine monophasische Erkrankung, wobei ca. 10 % der Patienten nach IVIG- oder Plasmapheresetherapie so genannte *Treatment-related Fluctuations (TRF)* entwickeln. Hierbei handelt es sich um eine erneute „schubförmige" Verschlechterung nach bereits zwischenzeitlicher klinischer Besserung. Trotz fehlender Studienlage sollten diese Patienten eine erneute Therapie mit IVIG (2 g/kgKG) erhalten, da diese mutmaßlich eine prolongierte Autoimmunantwort mit anhaltender Nervenschädigung bzw. funktioneller Leitungsblockade aufweisen.

Beim Auftreten von TRF stellt sich häufig die Frage, ob es sich hier wirklich noch um eine prolongierte Verlaufsform eines GBS handelt oder ob nicht vielmehr eine so genannte Acute-Onset-CIDP-Variante (CIDP: Chronisch inflammatorische demyelinisierende Polyneuropathie) vorliegt. Ein erhöhtes Risiko für das Vorliegen dieser Variante sollte dann berücksichtigt werden, wenn die Patienten ≥ 3 schubförmige Verschlechterungen aufweisen und wenn sich ein Schub später als ≥ 8 Wochen nach Krankheitsbeginn manifestiert. Für das Vorliegen von GBS-TRF spricht eher ein fulminanter klinischer Beginn mit Beatmungspflichtigkeit und Hirnnervenbeteiligung [1449].

Verlauf, Prognose

Das Krankheitsmaximum wird in der Regel nach Tagen, meist nach 2, spätestens nach 4 Wochen erreicht. Die Rückbildung der Symptome beginnt in der Regel 2–6 Wochen nach der Plateauphase und die Prognose des GBS ist meist günstig. Die Gesamtmortalität beträgt 2–3 %. Allerdings behalten bis zu 20 % aller Patienten bleibende neurologische Defizite.

Prognostisch *ungünstige Faktoren* sind Alter > 60 Jahre, vorangegangene Campylobacter-infektion, Nachweis erhöhter GM1-Antikörper-Titer und ausgeprägte axonale Schädigungszeichen im EMG/NLG nach 2–3 Wochen.

Chronisch inflammatorische demyelinisierende Polyneuropathie (CIDP) und Varianten

Symptomatik

In Abgrenzung zum GBS handelt es sich bei der CIDP um eine sich über 8 Wochen und länger entwickelnde Polyneuropathie, die im Verlauf anhaltend, sich distal und proximal, vorwiegend symmetrisch und typischerweise sensomotorisch manifestiert, sich aber auch mit rein motorischen oder rein sensiblen Ausfällen präsentieren kann. Hirnnervenausfälle und autonome Symptome können ebenfalls auftreten.

M!

Merke

Die Erkrankung kann schubförmig remittierend, schubförmig oder langsam chronisch progredient verlaufen. Ungefähr 20 % der CIDP-Patienten haben zeitgleich einen Diabetes mellitus, so dass bei einem Teil das Risiko besteht, die Beschwerden als *diabetische Polyneuropathie* fehl zu diagnostizieren. Die CIDP ist per se eine seltene Erkrankung und nur in Ausnahmefällen werden CIDP-Patienten intensivpflichtig. Ursachen sind dann die respiratorische Insuffizienz mit Beatmungspflichtigkeit und/oder autonome Symptome.

CIDP-Varianten

Bei der CIDP gibt es spezielle Sonderformen. Hierzu zählen die *DADS* (distal acquired-demyelinating polyneuropathy), die *MADSAM* (multifocal-acquired demyelinating sensory and motor polyneuropathy) und die *A-CIDP* (acute onset CIDP), die sich typischerweise mit klinisch fulminantem Verlauf manifestiert und erst durch den prolongierten und schubförmigen Verlauf von > 8 Wochen vom GBS abgegrenzt werden kann.

Pathophysiologie

Bei der CIDP kommt es zu multisegmentalen Demyelinisierungen von Nervenzellen, insbesondere die Nervenwurzeln, die Plexus und die Nervenfasern betreffend. Histopathologisch finden sich meist endoneurale Monozyten/Makrophageninfiltrate, aber auch CD4+ - und CD8+ -T-Zell-Infiltrate.

Neben der zellulären Autoimmundysfunktion spielt auch eine *fehlregulierte humorale Immunantwort* eine Rolle. So wurden in den letzten Jahren zahlreiche Antikörper gegen Epitope von Gangliosidstrukturen im nodalen, para- und juxtanodalen Bereich des Ranvier'schen Schnürrings entdeckt (Neurofascin, Gliomedin, Moesin, MP0, CASPR1, CASPR2, PMP2, PMP22, Connexin1, GM1, Antikörper gegen Ganglioside/Sulfatide). Der Stellenwert dieser Antikörper ist derzeit aber noch weitgehend unklar.

Diagnostik

Maßgebend für die Diagnose der CIDP sind:
- klinischer Verlauf mit > 8 Wochen andauernder Krankheitssymptomatik
- EMG-/NLG-Untersuchung
- Liquorpunktion
- Zusätzliche Labordiagnostik, unter Umständen eine spinale MRT-Untersuchung oder eine Nervenbiopsie, sind optional.

Elektrophysiologisch zeigen die betroffenen Patienten neben einer verlangsamten Nervenleitgeschwindigkeit (NLG), verminderte Muskelsummenaktionspotenziale (MSAP), Leitungsblöcke oder abnorme temporale Dispersionen der MSAP, verlängerte distale Latenzen und verzögerte bzw. fehlende F-Wellen.

Liquorchemisch findet sich ein ähnlicher Befund wie beim GBS mit zumeist normalen Zellzahlen (in 10 % der Fälle milde Pleozytosen) bei erhöhtem Eiweiß (90 % der Fälle) sowie erhöhtem IgG-Index (10 % der Fälle).

Im *spinalen MRT* finden sich wie beim GBS Verdickungen und Kontrastmittelaufnahmen der Cauda equina.

Laborchemisch können fakultativ folgende Untersuchungen durchgeführt werden: Gangliosid-antikörper-Bestimmungen, Serumelektrophorese und Immunfixation zum Ausschluss einer monoklonalen Gammopathie oder die Bestimmung onkoneuronaler Antikörper (anti-Hu, anti-CV2/

CRMP5, anti-Amphiphysin, anti-Ma2) zum Ausschluss einer paraneoplastischen Neuropathie.

Die Notwendigkeit einer *Nervenbiopsie* (z.B. N. suralis) ist umstritten und kann zum Ausschluss einer Vaskulitis oder einer Leichtkettenamyloidose bei nachgewiesener Paraproteinämie des peripheren Nervensystems durchgeführt werden.

Therapie

Die Therapie der CIDP besteht aus *hochdosierten Kortikosteroiden* (500–1000 mg/d über 3–5 Tage; nachfolgend Umstellung auf orales Prednisolonäquivalent 1 mg/kgKG mit konsekutivem Kortisontapering) und/oder intravenöse 2 g/kgKG, verteilt appliziert über 2–5 Tage als Loading Dose und nachfolgender Erhaltungsdosis von 1 g/kgKG über 1–2 Tage zirka alle 4 Wochen. Bei komplexen und mutmaßlich antikörpervermittelten Verläufen kann auch eine Therapie mit *Plasmapheresen* und *Rituximab* in Erwägung gezogen werden.

Für besonders schwere und therapierefraktäre Verläufe steht *Cyclophosphamid* als Therapieeskalation zur Verfügung, aber auch experimentelle Verfahren wie *Bortezomib* oder die *autologe Stammzelltransplantation* wurden in der Vergangenheit in Einzelfällen erfolgreich angesetzt [1446], [1451].

Verlauf, Prognose

Patienten mit CIDP werden eher selten intensivpflichtig. Ein Teil der betroffenen Patienten kann sich unter der Immuntherapie durchaus gut erholen und den Zustand vor Krankheitsexazerbation wiedererlangen.

Critical-Illness-Neuropathie und -Myopathie

Symptomatik

Etwa 70% der intensivpflichtigen Patienten mit Sepsis oder Multiorganversagen, die länger als 2 Wochen beatmet werden, entwickeln bereits im intensivmedizinischen Verlauf eine Critical-Illness-Neuropathie (CIP) und -Myopathie (CIM) [1444]. Auffällig werden die Patienten aber häufig erst nach überstandener Akutsituation durch *symmetrische, schlaffe Paresen mit Myatrophien*, meist an den unteren Extremitäten beginnend, aber auch Arme-, Gesichts- und Atemmuskulatur betreffend. Sensible Ausfälle fehlen meist, können aber auftreten. Bei einem Teil der Patienten wird die CIP/CIM durch ein verzögertes oder misslingendes Weaning vom Respirator bemerkt.

Pathophysiologie

Verschiedene pathophysiologische Mechanismen werden diskutiert, sind insgesamt aber unzureichend erforscht. Es wird davon ausgegangen, dass die CIP ein Teil des Multiorganversagens bei der Sepsis/SIRS ist und dass die gleichen Mediatoren, welche die Pathogenese der Sepsis/SIRS vermitteln, auch zur Schädigung der peripheren Nerven/Muskeln führen [1437], [1443].

Zusätzlich kommt die *Neurotoxizität verschiedener Medikamente* wie Muskelrelaxanzien/Steroide in Betracht, aber auch Störungen der nervalen Mikrozirkulation und des Glukosestoffwechsels oder oxidative Effekte parenteral applizierter Lipide werden diskutiert [1435].

Die Literatur unterscheidet eine *frühe akute Form* ohne ultrastrukturelle Veränderungen mit rascher Rückbildungstendenz innerhalb weniger Monate und *die späte Form*, die auch nach Monaten und Jahren nur eine inkomplette Symptomrückbildung zeigt.

Diagnostik

Häufig wird die Diagnose einer CIP/CIM rein klinisch gestellt, zur diagnostischen Sicherung kann eine *NLG-/EMG-Untersuchung* durchgeführt werden. Hier findet sich neben einer axonalen Neuropathie, die meist die motorischen Nervenfasern betrifft, eine deutliche Spontanaktivität und bei begleitender CIM myopathische Muskelpotenziale.

> **Merke** M!
>
> Ob eine CIP oder CIM vorliegt, ist elektrophysiologisch häufig schwer zu differenzieren, meist treten beide zusammen auf.

Im EMG sollten präferenziell rumpfnahe Muskeln untersucht werden, da vom N. ulnaris und N. peronaeus versorgte Muskeln häufig Druckschädigungen durch lange Bettlägerigkeit und Kachexie aufweisen. Auf eine weiterführende Diagnostik kann in der Regel verzichtet werden.

Therapie

Es ist keine spezifische Therapie bekannt. Prophylaktisch sollten Muskelrelaxanzien vermieden werden und eine suffiziente Ernährung und Blutzuckerkontrolle erfolgen.

Verlauf, Prognose

Die CIP/CIM geht meist mit einer verlängerten Weaningdauer, einer verzögerten Mobilisation und erhöhten Reintubationsraten einher. Die CIP/CIM gilt als die häufigste Neuropathie/Myopathie auf der Intensivstation mit langfristig guter Prognose und meist guter Remission der neurologischen Ausfälle. Bei Patienten mit schwerer Krankheitsform kann es jedoch zu einer inkompletten Symptomrückbildung kommen. Die CIP/CIM ist häufig die Ursache einer meist bleibenden „Muskelschwäche", Fatigue und einer reduzierten Lebensqualität nach einem Intensivaufenthalt [1450].

M!

Merke

Da die CIP/CIM in der Praxis eine „Ausschlussdiagnose" ist, muss sie spätestens bei fehlender oder inkompletter Rückbildung kritisch hinterfragt werden. So können auch sehr seltene Ursachen von Polyneuropathien, beispielsweise eine Porphyrie, durch metabolischen Stress im Rahmen intensivmedizinischer Krankheitsverläufe getriggert werden.

20.8.4 Myopathien

Verschiedene Myopathien können über die progrediente respiratorische Insuffizienz eine Intensiv- und Beatmungspflichtigkeit bedingen. Es kommen verschiedene Ursachen in Betracht: Neben den sehr seltenen hereditären Myopathien (Muskeldystrophie Duchenne oder Becker-Kiener, Mitochondriopathien) kommen die unten genannten Ursachen der akuten Rhabdomyolyse deutlich häufiger vor.

Akute Rhabdomyolyse

Symptomatik

Die Patienten leiden unter einer allgemeinen Muskelschwäche mit Tetraparese, gelegentlich auch unter Myalgien und Muskelschwellungen. Komplikationen der akuten Rhabdomyolyse sind das akute Nierenversagen mit metabolischer Azidose, Hyperkaliämie und Hypokalziämie mit begleitenden Herzrhythmusstörungen, Kompartmentsyndrome mit Nerven- und Plexusschädigungen sowie die respiratorische Insuffizienz mit Beatmungspflichtigkeit.

Pathophysiologie

Verschiedene Ursachen können eine akute Rhabdomyolyse mit nachfolgender Muskelnekrose auslösen. Hierzu zählen unter anderem:

- Alkohol
- Drogen
- Toxine
- Medikamente (z. B. Lipidsenker, Neuroleptika, selektive Serotonin-Wiederaufnahmehemmer [SSRI], Propofol, nicht depolarisierende Muskelrelaxanzien, Glukokortikoide)
- autoimmunvermittelte Myositiden (z. B. Dermatomyositis, Polymyositis, SRP-Antikörper vermittelte Myositis)
- Muskelischämie (arterieller Verschluss)
- erregerbedingte Erkrankungen (z. B. Sepsis, HIV, Coxsackievirus-Infektion)
- Trauma
- physikalische Einwirkungen (Extremsport, Grand-mal-Serie, maligne Hyperthermie)

Diagnostik

Labordiagnostisch findet sich meist ein starker Anstieg der Serumkreatinkinase (CK), oft auf Werte über 10 000 IE/l oder teilweise weit darüber. Ein CK-MB-Wert > 10 % weist auf eine Myokardbeteiligung oder – in der Praxis viel seltener – auf einen ZNS-Schaden hin, da die CK-BB in der Routinediagnostik nicht von der CK-MB getrennt wird. Infolge der Myonekrosen wird über den Urin *Myoglobin* ausgeschieden, wobei die Myoglobinurie als rotbraune Verfärbung des Urins sichtbar wird. Mittels *Urinschnelltests* kann das Myoglobin nachgewiesen werden.

Je nach Ursache der Rhabdomyolyse kann eine erweiterte Diagnostik, beispielsweise bei autoimmuner Genese eine zusätzliche Labordiagnostik mit *Myositisblot*, *Bestimmung der Komplementfaktoren C3 und C4*, eine *Muskel-MRT* (mit der Frage nach Ödematisierung der Muskulatur oder Kontrastmittelaufnahmen), eine *Ganzkörper-CT* zur Tumorsuche (bei Differenzialdiagnose paraneoplastisches Syndrom) oder gar eine *Muskelbiopsie* (unter Umständen mit Elektronenmikroskopie) indiziert sein. Bei klinischem Verdacht auf eine myokardiale Beteiligung ist zusätzlich eine *kardiale Echokardiografie* empfehlenswert.

Therapie

Entscheidend bei der Therapie sind die *Ausschaltung der jeweiligen Ursache* sowie die Vermeidung renaler und kardialer Komplikationen. Zur *Nephroprotektion* ist auf eine gute Bilanzierung mit einer ausreichenden Volumensubstitution (etwa 5 l Grundumsatz pro Tag) unter fortlaufender Elektrolytkontrolle zu achten. Gegenebenfalls ist hierfür die zusätzliche Gabe von Schleifendiuretika (z. B. Furosemid) nötig, um eine Diurese von > 150 ml/h zu erreichen.

Im Rahmen des erweiterten Monitorings sollte regelmäßig das *EKG* vidiert und *Blutgasanalysekontrollen* (pH, Kalium, Kalzium, Bikarbonat) durchgeführt werden. Bei akutem Nierenversagen muss *hämodialysiert* werden und bei einem akuten Kompartmentsyndrom ist die Indikation zur *Fasziotomie* frühzeitig zu klären.

Bei autoimmunen Ursachen steht die *Immuntherapie* im Vordergrund (z. B. intravenöse Immunglobuline, Methylprednisolon-Stoßtherapie) und bei eventuell assoziierten paraneoplastischen Syndromen die jeweilige *Tumortherapie*. Bei infektiösen Myositiden sollte eine erregerspezifische *antiinfektive Therapie* durchgeführt werden.

Verlauf, Prognose

Die meisten akuten Rhabdomyolysen haben einen günstigen Verlauf mit guter Gesamtprognose und meist Rückbildung der Beschwerden.

Malignes neuroleptisches Syndrom (MNS)

Symptomatik

Merke M!

Das maligne neuroleptische Syndrom (MNS) ist ein *lebensbedrohlicher Notfall*, der charakterisiert ist durch die Kardinalsymptome mit hohem Fieber (häufig über 40 °C), CK-Anstieg, Dysautonomie (Schwitzen, Blutdruckschwankungen, Tachykardie, Tachypnoe), Hypermetabolismus, hypokinetisch-rigide Symptome sowie psychische Störungen (Verwirrtheit, Desorientiertheit, Vigilanzstörung bis hin zum Koma, Delir, Stupor, Mutismus).

Pathophysiologie

Pathophysiologisch wird eine Blockade der dopaminergen Transmission mit begleitender Störung des serotenergen, adrenergen, GABAergen und azetylcholinergen Systems angenommen. Typische pharmakologische Auslöser sind Butyrophenone (Haloperidol), andere niederpotente oder atypische Neuroleptika (Clozapin, Risperidon, Olanzapin), aber auch Antiemetika (Metoclopramid), insbesondere bei raschen und übermäßigen Dosisänderungen. Weitere Triggerfaktoren sind neben SSRI auch dopaminerge oder GABAerge Substanzen (Baclofen) [1453].

Diagnostik

Für die Diagnosestellung ist neben der CK-Bestimmung der oben genannte Symptomkomplex entscheidend. Laborchemisch können optional eine Leukozytose, Elektrolytstörungen, eine Laktatdehydrogenaseerhöhung oder ein rein erniedrigtes Serumeisen auffällig sein [1445].

Therapie

Neben dem sofortigen Absetzen der auslösenden dopaminergen oder serotonergen Medikation sind supportive Maßnahmen gegen die Rhabdomyolyse (z. B. *Volumensubstitution*), gegen die Hyperthermie (*Kühlverfahren*) und eine *Thromboseprophylaxe* maßgebend.

Zusätzlich gibt es positive Erfahrungen mit *Benzodiazepinen* (z. B. Lorazepam) und *Dantrolen*, die am Ryanodinrezeptor des sarkoplasmatischen Retikulums angreifen. Experimentell können *Bromocriptin* und *Amantadin* oder bei besonders schweren Verläufen die Elektrokrampftherapie probiert werden [1436]. *Kalziumgaben sind zu vermeiden.*

Verlauf, Prognose

Die Symptomatik bildet sich meist innerhalb der ersten 3 Tage nach Exposition aus, kann aber bis zu 6 Wochen andauern. Respiratorische und nosokomiale Komplikationen sind meist entscheidend für den klinischen Verlauf und die Gesamtprognose.

20.8.5 Literatur

[1433] Berg B van den, Walgaard C, Drenthen J et al. Guillain-Barre syndrome: Pathogenesis, diagnosis, treatment and prognosis. Nat Rev Neurol 2014; 10: 469–482

[1434] Blaes F. Diagnostik der Myasthenia gravis. Akt Neurol 2018; 45: 271–278

[1435] Bolton CF. Sepsis and the systemic inflammatory response syndrome: Neuromuscular manifestations. Crit Care Med 1996; 24: 1408–1416

[1436] Davis JM, Janicak PG, Sakkas P et al. electroconvulsive therapy in the treatment of the neuroleptic malignant syndrome. Convuls Ther 1991; 7: 111–120

[1437] Dos Santos CC, Batt J. ICU-acquired weakness: Mechanisms of disability. Curr Opin Crit Care 2012; 18: 509–517

[1438] Fokke C, van den Berg B, Drenthen J et al. Diagnosis of Guillain Barre syndrome and validation of Brighton criteria. Brain 2014; 137: 33–43

[1439] Gilhus NE. Myasthenia Gravis. N Engl J Med 2016; 375:2570–2581

[1440] Hoffmann S, Meisel A. Therapierefraktäre Verläufe und Eskalationsstrategien in der Behandlung der Myasthenia gravis. Akt Neurol 2018; 45: 294–297

[1441] Hughes RA, Cornblath DR. Guillain-Barre syndrome. Lancet 2005; 366:1653–1666

[1442] Kohler S, Meisel A. Das Lambert-Eaton-Myasthenie-Syndrom: ein Überblick. Akt Neurol 2018; 45: 298–304

[1443] Kress JP, Hall JB. ICU-acquired weakness and recovery from critical illness. N Engl J Med 2014; 370: 1626–1635

[1444] Latronico N. Neuromuscular alterations in the critically ill patient: Critical illness myopathy, critical illness neuropathy, or both? Intensive Care Med 2003; 29: 1411–1413

[1445] Perry PJ, Wilborn CA. Serotonin syndrome vs neuroleptic malignant syndrome: S contrast of causes, diagnoses, and management. Ann Clin Psychiatry 2012; 24: 155–162

[1446] Pitarokoili K, Yoon MS, Kroger I et al. Severe refractory CIDP: A case series of 10 patients treated with bortezomib. J Neurol 2017; 264: 2010–2020

[1447] Plasma Exchange/Sandoglobulin Guillain-Barre Syndrome Trial Group. Randomised trial of plasma exchange, intravenous immunoglobulin, and combined treatments in Guillain-Barre syndrome. Lancet 1997; 349: 225–230

[1448] Rückert JC, Swierzy M, Kohler S et al. Thymektomie bei Myasthenia gravis. Akt Neurol 2018; 45: 263–271

[1449] Ruts L, Drenthen J, Jacobs BC, Dutch GBSSG. Distinguishing acute-onset CIDP from fluctuating Guillain-Barre syndrome: A prospective study. Neurology 2010; 74: 1680–1686

[1450] Schaaf M van der, Beelen A, de Vos R. Functional outcome in patients with critical illness polyneuropathy. Disabil Rehabil 2004; 26: 1189–1197

[1451] Scheibe F, Alexander T, Pruss H et al. Devastating humoral CIDP variant remitted by autologous stem cell transplantation. Eur J Neurol 2016; 23: e12–4

[1452] Schroeter M, Thayssen, Kaiser J. Myasthenie – Exazerbation und Krise. Akt Neurol 2018; 45: 271–278

[1453] Spivak B, Maline DI, Vered Y et al. Prospective evaluation of circulatory levels of catecholamines and serotonin in neuroleptic malignant syndrome. Acta Psychiatr Scand 2000; 102: 226–230

[1454] Urban PP, Jacobi C, Jander S. Therapiestandards und individualisierte Therapie bei der Myasthenia gravis. Akt Neurol 2018; 45: 253–263

20.9 Hypoxisch-ischämische Enzephalopathie

Albrecht Günther

20.9.1 Allgemeine Bemerkungen

Die hypoxisch-ischämische Enzephalopathie (HIE) bei reanimierten Patienten nach Herz-Kreislauf-Stillstand ist mit einer hohen Morbidität und Mortalität verbunden. Mit einer Inzidenz von 55–113 pro 100 000 Einwohner pro Jahr ist der Herzstillstand gemeinsam mit dem Schädel-Hirn-Trauma die wichtigste Ursache für das Koma bei Erwachsenen [1458].

Nach den Daten der europäischen, prospektiven Registerstudie EuReCa ONE überlebten nur 10,3 % der nach einem außerhalb des Krankenhauses erlittenen Herzstillstand reanimierten Patienten für mindestens 30 Tage. Allerdings zeigten sich auch große länderspezifische Unterschiede beispielsweise bezüglich der Krankenhausüberlebensraten mit Ergebnissen zwischen 6 und 55 % (Deutschland: ca. 11 % [1468]), was gleichzeitig die Schwierigkeiten solcher Datensammlungen offenbart und nur eingeschränkte Übertragbarkeit der Ergebnisse nach sich zieht. Inwieweit hier auch die Umstände der Reanimation, inklusive Dauer, Ausbildung der Reanimierenden, initialer Herzrhythmus und anderes prognostisch relevant sind, ist durch Studien nicht hinlänglich geklärt.

Die Folgen der zentralnervösen pathophysiologischen Ereignisse nach einem Herz-Kreislauf-Stillstand und der anschließenden kardiopulmonalen Reanimation (CPR) mit Wiedererlangen einer spontanen Zirkulation (ROSC) lassen sich klinisch, elektrophysiologisch, bildgebend und serologisch untersuchen. Die Untersuchungsergebnisse im Kontext mit einer therapeutischen Hypothermie, aber auch anderen Einflüssen wie Komorbiditäten, Sedierung und zeitlichen Abläufen zu beurteilen, setzt ein hohes Maß an neurointensivmedizinischer Expertise voraus. Diese möglichst durch intensivmedizinisch erfahrene Konsilneurologen vorgenommenen Evaluationen haben häufig große Auswirkungen auf den Behandlungsverlauf.

Oft geht es um die Frage des zu erwartenden Behandlungsergebnisses dieser Patienten mit einer Spanne von guter neurologischer Erholung bis zum irreversiblen Hirnfunktionsausfall. Damit verbunden ist auch die Weichenstellung zwischen Fortsetzung der (Intensiv-)Therapie mit dem Ziel einer Funktionserholung im Rahmen einer neurologischen Rehabilitation gegenüber einer Strategie mit Therapierückzug oder auch Einleitung einer Diagnostik des (erwartbaren oder bereits eingetretenen) irreversiblen Hirnfunktionsausfalls. Die auf der vorhandenen Studienlage basierenden Leitlinien zu therapeutischen sowie diagnostisch-prognostischen Aspekten stellen im Alltag der klinischen Versorgung eben nur Marker zur orientierenden Einschätzung dar und erlauben keine hundertprozentig sicheren Vorhersagen.

Merke M!

Auch wenn flächendeckend aktuell sicherlich nicht realistisch, erscheint eine konsequente Umsetzung einer leitlinienkonformen, multimodalen, stufenweisen Diagnostik vor diesem Hintergrund sehr sinnvoll [1457]. Es sollte dabei das Ziel sein, im individuellen Fall höchstmögliche prognostische Sicherheit zu erlangen bzw. bei Vorliegen inkonklusiver Befunde (insbesondere hinsichtlich der Aussicht auf eine günstige Prognose) im Konsens mit Angehörigen und Behandlungsteam die Möglichkeiten zwischen Reevaluation nach Rehabilitation und Therapierückzug offen zu eruieren.

20.9.2 Pathophysiologie, Ätiologie

Der wichtigste Pathomechanismus der HIE ist die *globale zerebrale Ischämie* bei fehlender oder insuffizienter Hirndurchblutung bei einem *Herz-Kreislauf-Stillstand*.

Ein Herz-Kreislauf-Stillstand geht mit einer Reihe pathophysiologischer Folgeschäden verschiedener Organsysteme (Postreanimationssyndrom, post cardiac-arrest-syndrome [1473]) einher, die neben dem Gehirn und dem Myokard auch systemische Veränderungen der Ischämie-Reperfusions-Antwort und auch die zugrunde liegende, zur CPR führende Erkrankung einbeziehen.

Prinzipiell von Bedeutung ist auch der zweite wichtige Schädigungsmechanismus der primären, globalen zerebralen Hypoxie, z. B. im Rahmen eines *Status asthmaticus*, von *Ertrinken/Ersticken* oder *Kohlenmonoxidvergiftungen*.

Zur ätiologischen Einordnung wurde auf der Basis einer retrospektiven Analyse von 986 Patienten mit Herz-Kreislauf-Stillstand (sowohl CPR außerhalb als auch innerhalb des Krankenhauses) eine Kategorisierung vorgelegt, die auf der strukturierten ätiologischen Abklärung beruht (▶ Abb. 20.10).

Hierbei schien die (angenommen) kardiale Ursache eine geringere Rolle zu spielen als in bisherigen Kohorten beschrieben [1462]. Das Aufdecken fokaler ZNS-Pathologien zieht sowohl therapeutisch als auch prognostisch wichtige Konsequenzen nach sich. So war in der oben genannten retrospektiven Analyse die Rate von Patienten, die im Hirntod verstarben, neben den intoxikierten Patienten (29 %) insbesondere bei den Patienten mit primärer Hirnläsion (33 %) signifikant höher als bei Patienten mit Herzstillstand nach respiratorischem (8 %) oder kardialem Versagen (4,3 %; 11 von 255 kardialen Fällen).

Zu den Kaskaden der *pathophysiologischen Abläufe* werden die folgenden Mechanismen beschrieben (siehe auch Übersicht in [1466]):

- ATP-Verlust (ATP: Adenosintriphosphat)
- intrazelluläre Kalziumüberladung
- Freisetzung exzitatorischer Aminosäuren (Glutamat)
- Aktivierung von Enzymkaskaden
- freie Sauerstoffradikale
- zelluläres Hirnödem
- Verlust der Gefäßintegrität
- Wirkung toxischer Substanzen aus Schockorganen
- hämorheologische Störungen
- Zellnekrose/-apoptose

Ablauf	mögliche Ursachen
Anamnese ↓	Trauma, Toxikologie, Luftwege, Volumenmangel, Schock
EKG ↓	akutes Koronarsyndrom, primäre Arrhythmie
Labor ↓	metabolische Ursache, Toxikologie
Herz-katheter ↓	akutes Koronarsyndrom, strukturell
Thorax-Bildgebung ↓	Atemwegsverlegung, respiratorische Ursache
Herz-Echo ↓	LV-/RV-Insuffizienz, strukturell, sekundäre Arrhythmie
CT-Angio-grafie ↓	Lungenarterienembolie, RV-Insuffizienz
CCT/ CMRT ↓	neurologische Ursache (SAB, ICB, Ischämie)
Herz-MRT	strukturell, sekundäre Arrhythmie

Abb. 20.10 Kardiopulmonale Reanimation (CPR). Diagnostischer Ablauf nach CPR und infrage kommende Ursachen (CCT: kraniale Computertomografie; CMRT: kraniale Magnetresonanztomografie ICB: Intrazerebrale Blutung, LV: linker Ventrikel, RV: rechter Ventrikel, SAB: Subarachnoidalblutung) [1462].

Diese Schädigungen zeigen sich in verschiedenen Hirnstrukturen unterschiedlich stark ausgeprägt aufgrund der selektiven Vulnerabilität der verschiedenen Neuronenpopulationen [1460] (▶ Abb. 20.11). Allerdings ist in der klinischen Realität die klinisch oder bildgebend fassbare neuronale Schädigung sehr variabel und häufig mit zeitlichem Versatz erst fassbar. So lassen sich im Rahmen der neurologischen Beurteilung zwar vor allem die Hirnstammfunktionen untersuchen, häufig aber sind kortikale Läsionen bzw. Störungen, Läsionen von Basalganglien, Hippocampus und Kleinhirn nur bildgebend oder auch elektrophysiologisch objektivierbar.

20.9.3 Neurologische Untersuchung

Die klinische Evaluation des neurologischen Befundes von HIE-Patienten stellt die Basis des Prognostizierungsalgorithmus (▶ Abb. 20.12) dar und ist somit von hoher Relevanz für die prognostische Einschätzung.

▶ **Vigilanz.** Bei den Patienten, die *innerhalb der ersten 72 Stunden* nach CPR schon wieder einen kompletten Vigilanzgewinn und eine Kommunikationsfähigkeit zeigen, sind zumindest in der frühen Postakutphase meist keine weiteren zusatzdiagnostischen Schritte erforderlich. Klinische Verlaufsuntersuchungen sind jedoch empfehlenswert, um Langzeitfolgen wie etwa kognitive Funktionsstörungen erfassen zu können, die von großer Alltagsrelevanz für überlebende Patienten und deren Angehörige sind [1456], [1461].

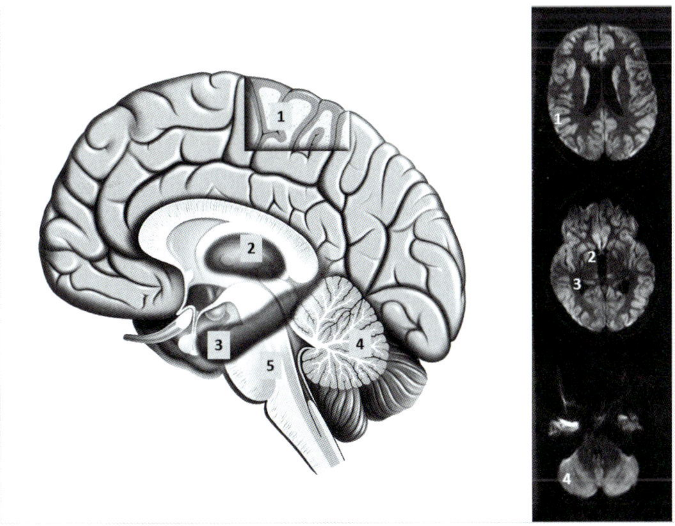

Abb. 20.11 Besonders hypoxievulnerable Hirnregionen. Schematische Darstellung (*links*), im MRT anhand DWI-Wichtung mit hyperintenser Darstellung von Zonen zytotoxischer Schädigung (*rechts*). 1: Großhirnrinde (insbesondere 3., 5., 6. Schicht), 2: Basalganglien/Hypothalamus (links schematisch hinterlegt), 3: Hippocampus (insbesondere CA1-Region, links schematisch hinterlegt), 4: Kleinhirn (Purkinje-Zellen), 5: Hirnstamm (CA1: Ammonshorn-Region 1 des Hippocampus, DWI: Diffusion weighted Imaging. (Quelle schematische Zeichnung: Jens Geiling, Jena; Quelle MRT-Aufnahmen: Prof. Dr. med. Klaus Kirchhof, Jena)

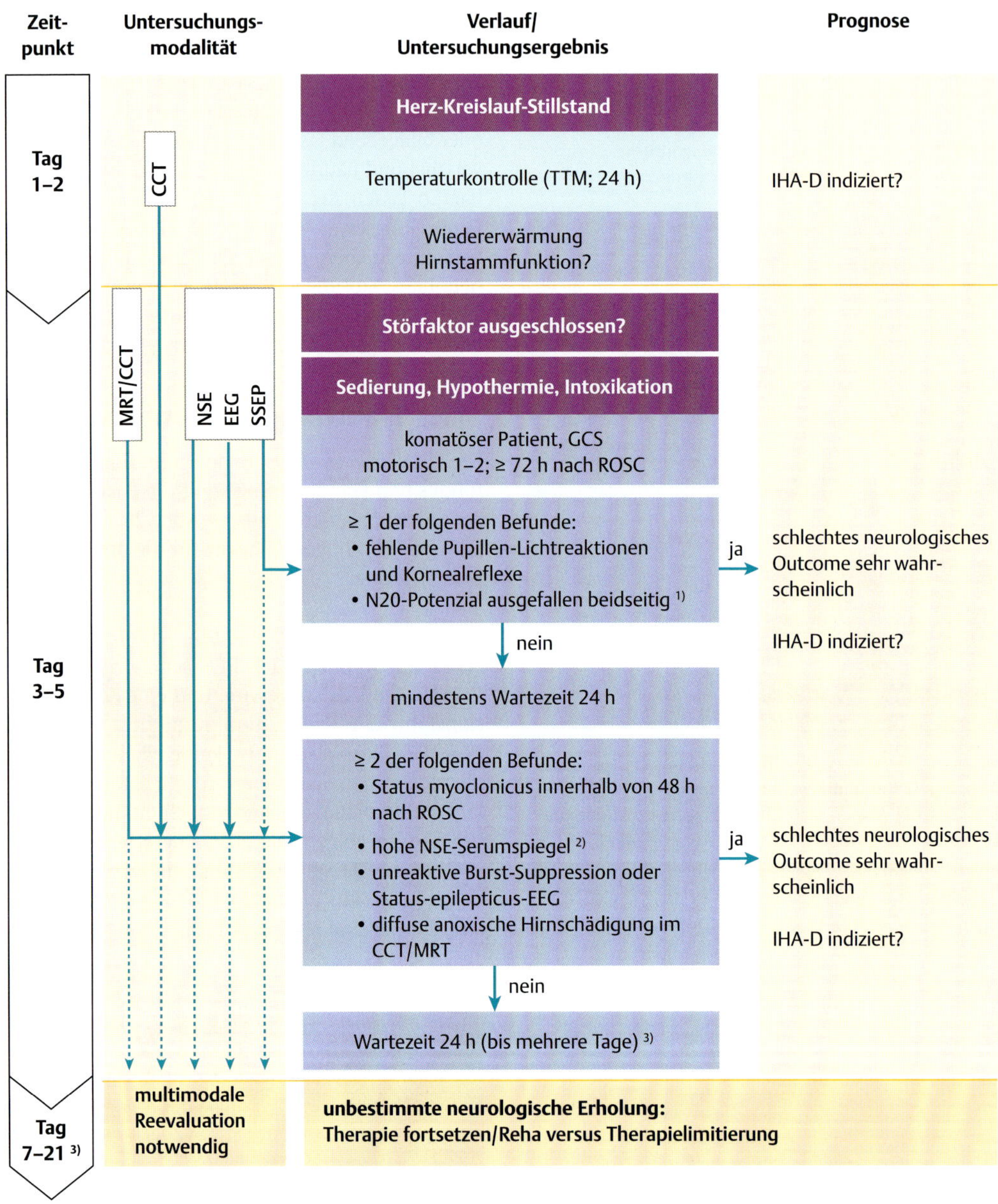

[1] ≥ 24 h nach ROSC bei Patienten ohne TTM
[2] CAVE: verfälschte Werte durch Hämolyse, extrakorporale Membranoxygenierung (ECMO) oder Tumoren
[3] individuelle Entscheidung des Behandlungsteams mit Angehörigen

Abb. 20.12 Kardiopulmonale Reanimation. Prognosealgorithmus [1474] (CCT: kraniale Computertomografie, EEG: Elektroenzephalografie, GCS: Glasgow Coma Scale, IHA-D: Diagnostik des irreversiblen Hirnfunktionsausfalles, MRT: Magnetresonanztomografie, N20: kortikales Antwortpotenzial bei Stimulation des Nervus medianus, NSE: neuronenspezifische Enolase ROSC: Wiedererlangen einer spontanen Zirkulation, SEEP: somatosensorische evozierte Potenziale, TTM: therapeutisches Temperaturmanagement.

Die neurologische Untersuchung sollte ansonsten *möglichst ≥ 72 Stunden nach Herzstillstand* bzw. nach Wiedererwärmung nach therapeutischer Hypothermie (TH) durchgeführt werden, es sei denn, die klinischen Zeichen des kompletten Hirnfunktionsausfalls können schon früher festgestellt werden mit folgender Einleitung einer Hirnausfallsdiagnostik entsprechend den Richtlinien der Bundesärztekammer [1476].

M!

Merke

In der neurologischen Untersuchung geht es neben der Vigilanz vor allem um die Beurteilung verschiedener Hirnstamm- bzw. Hirnnervenfunktionen sowie die Einschätzung von Myoklonien und epileptischen Anfällen.

Ein *persistierendes Koma* (Tage bis Wochen), das nicht durch Analgosedierung oder andere Konfounder (z. B. nicht konvulsiver Status, Relaxierung) maskiert ist, stellt einen relevanten Indikator einer ungünstigen Prognose dar mit schlechter Aussicht auf das Erlangen einer Kommunikationsfähigkeit [1472].

▶ **Reflexe, Schmerzreize.** Die am häufigsten evaluierten Hirnstammreflexe im Kontext von HIE sind der *Pupillenreflex auf Licht* und der *Kornealreflex*. Deren jeweiliger bilateraler Ausfall ab einem Zeitfenster von mindestens 72 Stunden nach CPR ist mit einer schlechten Prognose assoziiert mit etwas höherer Verlässlichkeit des Pupillenreflexausfalls gegenüber dem Kornealreflexausfall [1471]. Allerdings ist auch die Suszeptibilität dieser Untersuchungen für Medikamenteneffekte, Körpertemperatureinflüsse, vorbestehende Augenerkrankungen auf die Güte und Aussagefähigkeit der Untersuchung zu erwähnen.

Eine Untersuchung der Extremitäten auf motorische Reaktion auf *Schmerzreize* kann bei positiver Reaktion Anhalt für eine günstigere Prognose sein. Demgegenüber wiesen allerdings auch 10–20 % Überlebender mit gutem neurologischem Outcome im Frühstadium fehlende Schmerzreaktionen der Extremitäten auf [1459].

▶ **Myoklonien, epileptische Anfälle.** Das Auftreten von Myoklonien (fazial, an Extremitäten, generalisiert) ist bei bis zu 30 % der Patienten zu verzeichnen, jedoch kein sicherer Indikator einer schlechten Prognose [1479]. Das Auftreten eines myoklonischen Status epilepticus nach Herzstillstand geht mit einer schlechten Prognose einher. So verstarben alle 40 Status-myoclonicus-Patienten von 107 komatösen CPR-Überlebenden im Verlauf [1484]. Die Anwendung der *Elektroenzephalografie* (EEG) kann nicht nur zur Differenzierung epileptischer Aktivität, sondern auch zur differenzialdiagnostischen und -therapeutischen Einordnung beitragen [1464].

Allerdings bleibt insgesamt die Aussagefähigkeit der klinischen Untersuchung überwiegend auf Hirnstammfunktionen (Hirnstammreflexe) beschränkt und oft durch die oben genannten Umstände beeinflusst. Außerdem gilt es, den Bias durch einen häufig frühzeitigen Therapierückzug zu beachten.

20.9.4 Elektrophysiologie

Somatosensorische evozierte Potenziale (SSEP)

M!

Merke

Die Untersuchung kortikaler, somatosensorischer evozierter Potenziale (SSEP) nach *Stimulation des N. medianus* ist die am häufigsten verwendete prognostische Untersuchung. Sie ist besonders nützlich bei der Beurteilung von Patienten mit eingeschränkter klinischer Beurteilbarkeit infolge von Sedierung, Relaxierung oder metabolischen Einflüssen, kann allerdings durch fokale, strukturelle Läsionen (peripher, Rückenmarkebene, Gehirn) inakkurat sein. Außerdem spielt die Zeit nach der Reanimation eine wichtige Rolle bei der Beurteilung. Es sollten 48 Stunden nach kardiopulmonaler Reanimation und noch länger nach therapeutischer Hypothermie abgewartet werden.

Der *beidseitige Ausfall* ist prognostisch hinweisend für ein schlechtes Outcome. Auch die Beurteilung der *SSEP-Amplituden* (sehr geringe Amplituden: cave Artefakte; hohe Amplituden: sprechen gegen schwere HIE [1465]) sowie *mittlere* und *späte Latenzen* (N70 > 130 ms) sind sinnvollerweise in die Evaluation mit einzubeziehen bei jedoch nicht unerheblicher Interobservervariabilität [1475].

In einer aktuellen Metaanalyse aus 35 Studien mit 2 133 Patienten hatten 14 von 594 Patienten mit fehlender N20-Komponente ein gutes Outcome, was einer Rate falsch positiver Ergebnisse (FPR) von 7,7 % entsprach [1455]. Eine Wiederholungsuntersuchung ist zu empfehlen, insbesondere wenn die initialen Ableitungen sehr frühzeitig (unter laufender therapeutischer Hypothermie) und/oder artefaktbedingt nicht sicher beurteilbar sind.

Ein bilateraler N20-Ausfall des Medianus-SSEP stellt bei komatösen HIE-Patienten nach mindestens 24 Stunden (ohne therapeutische Hypothermie) und mindestens 72 Stunden (mit therapeutische Hypothermie) einen zuverlässigen Indikator einer ungünstigen Prognose dar [1474].

Elektroenzephalografie (EEG)

M!

Merke

Im EEG lassen sich häufig neben prognostischen auch direkt therapierelevante Fragen hinsichtlich eines Nachweises eines nicht konvulsiven Status epilepticus beantworten. Vorteil gegenüber der SSEP-Untersuchung ist die Ableitung von großen Kortexarealen bei gleichzeitig zu beachtender Beeinflussung durch Sedativa, Körpertemperatur und Untersuchungszeitpunkt [1477]. Auch die fehlende Quantifizierbarkeit und die Untersucherabhängigkeit spielen bei der Interpretation der Befunde eine wichtige Rolle.

► **Maligne EEG-Muster.** Verschiedene EEG-Muster sind prognostisch mit einem schlechten Outcome assoziiert. Als so genannte „maligne" EEG-Muster werden die folgenden Befunde beurteilt [1477]:

- periodische Komplexe mit flacher Hintergrundaktivität
- Burst-Suppression-Muster (Suppression > 50 % der Ableitung mit < 10 µV), assoziiert mit generalisierter epileptischer Aktivität (insbesondere ≥ 72 Stunden nach ROSC)
- Suppression der EEG-Aktivität < 10 µV mehr als 48 Stunden nach ROSC in den longitudinalen bipolaren Ableitungen des 10–20-Systems,
- Status epilepticus/(kontinuierliche) generalisierte periodische Entladungen (insbesondere bei supprimierter Hintergrundaktivität < 10 µV) 12–36 Stunden nach Wiedererwärmung [1483]
- fehlende Reaktivität auf äußere Reize (cave: fehlende Standardisierung der Reizapplikation und der EEG-Reaktion)

► **Benigne EEG-Muster.** Demgegenüber sind EEG-Muster mit kontinuierlicher Hintergrundaktivität und erhaltener Reaktivität als *benigne* zu beurteilen und somit als deutlicher Hinweis auf das Fehlen einer schweren HIE zu interpretieren [1470], [1482].

► **Bispektralindex.** Untersuchungsergebnisse zum Bispektralindex (BIS-Index) als Prognoseparameter zeigen uneinheitliche Vorhersagewerte ohne ausreichende Reliabilität [1477].

► Abb. 20.13 zeigt normale und krankhafte Befunde nach HIE.

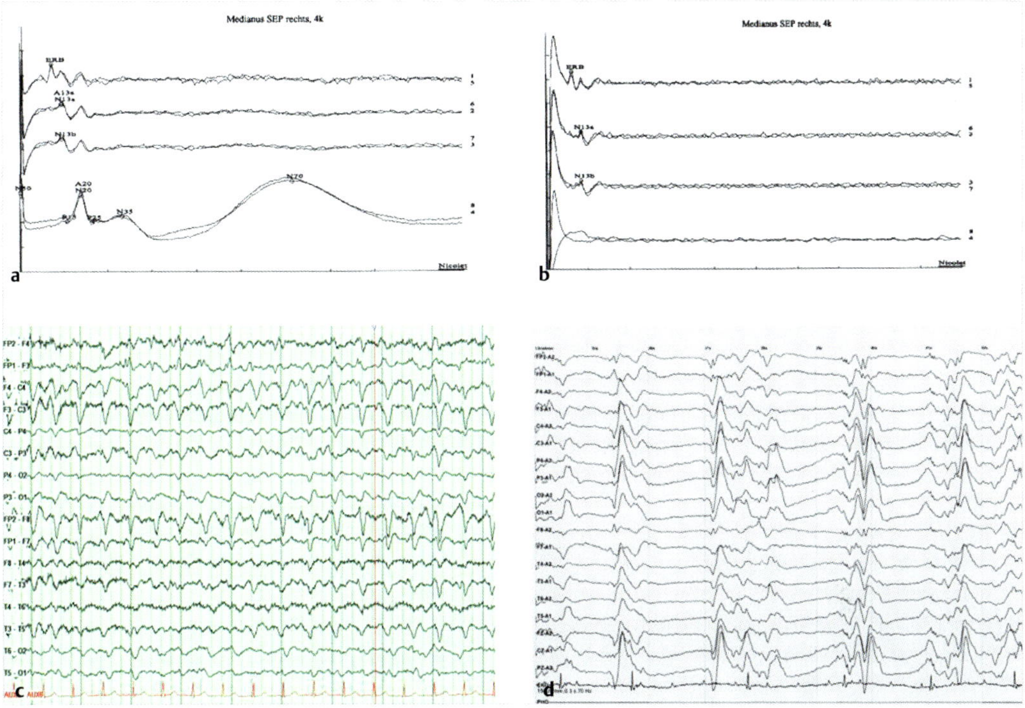

Abb. 20.13 Typische Bildbefunde bei hypoxisch-ischämischer Enzephalopathie (HIE). Aufnahme-CCT (**a, b**) mit nahezu allseits herabgesetzter Grau-Weiß-Differenzierbarkeit und entsprechend verminderter „gray-white-matter ratio" (GWR) von 1,09 (1: Balken, 2: Caudatuskopf, 3: Putamen, 4: hinterer Schenkel der Capsula interna; GWR: Quotient der Mittelwerte von Balken und Caudatuskopf). Die wenigen Areale noch abgrenzbaren Kortex heben sich hyperdens ab und erinnern an Hämorrhagien. Korrespondierender MR-tomografischer Nachweis eines zytotoxischen Hirnödems mit Diffusionsrestriktion ganz überwiegend des Balken und des Marklagers beider Großhirnhemisphären, erkennbar an einer Signalsteigerung in den b1000-Bildern (**e, f**) mit hypointensem Korrelat in den Karten des Diffusionskoeffizienten (**g, h**). Hypoxische Schädigung der Blut-Hirn-Schranke vor allem der Hirnrinde mit signalreichem kortikalem Kontrastmittelextravasat (**i, j**). Kontroll-CCT (**c, d**) nach 4 Wochen. Die Rückbildung des Hirnödems und die beginnende Hirnvolumenminderung infolge der Hypoxie resultieren in einer Erweiterung der Furchen und Ventrikel. Zunahme der GWR auf 1,45. (Quelle Teilabbildungen a und b: Priv.-Doz. Dr. med. Rüdiger Pfeifer, Jena)

20.9.5 Bildgebung

Die kraniale Bildgebung (*Neuroimaging*) wird regelhaft bei der Beurteilung des morphologischen Hirnschadens nach CPR eingesetzt. Dabei kommen verschiedene Methoden zum Einsatz, deren vergleichende Wertigkeit bisher nicht in randomisierten Studien untersucht worden ist. Im Folgenden wird vor allem auf die wichtigsten und verbreitetsten Methoden des CCT und des MRT eingegangen. Andere, meist akademisch eingesetzte Verfahren wie Positronenemissionstomografie (PET) oder Spektroskopie werden nicht näher erörtert. Weitere hochqualitative Studien sind gefordert, um dem Neuroimaging im Prognoseprozess als Standardmethode eine noch klarere Rolle zuordnen zu können [1469].

Kraniale Computertomografie (CCT)

Merke M!

Eine sehr frühzeitige CCT (noch in der Notaufnahme) kann eine ZNS-Ursache für den Herz-Kreislauf-Stillstand (z. B. eine Subarachnoidalblutung) oder ZNS-Komplikationen durchgeführter Akuttherapien (Blutverdünnung mit der Folge intrakranieller Blutungen) ausschließen [1463]. Den *Vorteilen* der einfachen, sicheren Verfügbarkeit der CCT stehen als *Nachteile* die Strahlenbelastung sowie eine schlechte Interrater-Übereinstimmung und eine niedrige Sensitivität für die Darstellung der HIE gegenüber.

Die Aussagefähigkeit der CCT bezüglich prognostischer Einschätzungen nach ROSC ist abhängig von mehreren Faktoren [1469]:

- Zeitpunkt der Untersuchung: CCT-Studien beziehen sich auf Zeitpunkte zwischen < 20 Minuten bis 20 Tage nach ROSC.
- Differenzierbarkeit zwischen grauer und weißer Substanz, gemessen als „gray-white-matter ratio" (GWR) mit verschiedenen Grenzwerten, die mit einer schlechten Prognose verbunden seien (z. B. < 1,0–1,2)
- andere morphologische Charakteristika wie diffuses zerebrales Ödem mit Ventrikelkompression (Masseneffekt) und Verstreichen der Sulci, mit oder ohne Assoziation mit erniedrigten Hounsfield-Einheiten im Putamen, im Kortex oder Hypodensitäten in den Basalganglien und im Thalamus

In Anbetracht der Studienlage mit teilweise widersprüchlichen Einflüssen der oben genannten Faktoren bleibt zur möglichst verlässlichen Heranziehung der CT-Bildgebung nur die Forderung nach *standardisierten Untersuchungsbedingungen* (Modalität, Zeitpunkt, Auswertung) im Kontext mit anderen Untersuchungsergebnissen zu empfehlen.

Kraniale Kernspintomografie (CMRT)

Zu Prognostizierungsergebnissen anhand von CMRT-Befunden gelten die prinzipiellen Aussagen wie für andere bildgebende Verfahren auch. Die morphologische Beurteilbarkeit erscheint jedoch höher als durch die CCT durch die Anwendung unterschiedlicher Sequenzen und die höhere Auflösung abhängig von der Feldstärke. Vor allem ausgedehnte DWI/FLAIR-Läsionen, insbesondere in Verbindung mit ADC-Reduktionen global, aber auch fokal (z. B. okzipital, temporal, putaminal), ischämische kortikale Läsionen, kortikales laminäres Enhancement und auch Veränderungen in der MR-Spektroskopie mit entsprechendem Laktatpeak sind mit einem *schlechten neurologischen Outcome* assoziiert.

Aber auch hierzu gibt es widersprüchliche Studienergebnisse, deren Einordnung durch geringere Fallzahl, variable Untersuchungszeitpunkte (hyperakut bis chronisch) sowie fehlende Vergleiche mit anderen Standardmethoden und häufig frühzeitig durchgeführtem Therapierückzug erschwert sind.

▶ Abb. 20.14 zeigt typische Bildgebungsbefunde.

Andere bildgebende Verfahren

Positronenemissionstomografie (PET) und *Single-Photonen-Emissions-Computertomografie* (SPECT) wurden in mehreren Studien eingesetzt, um den progredienten Verlust von zerebralem Metabolismus und zerebraler Durchblutung an verschiedenen Zeitpunkten nach ROSC zu untersuchen und mit dem klinischen Verlauf zu korrelieren. Hierbei ließen sich keine eindeutigen Prognostizierungshinweise erkennen außerhalb von eher deskriptiven Ergebnissen mit Nachweis der globalen, insbesondere kortikal und parietookzipital betonten Minderversorgung [1469].

Weitere Verfahren wie die *digitale Subtraktionsangiografie*, die *transkraniale Doppler- oder Duplexsonografie* oder die *Nahinfrarotspektroskopie* wurden nicht ausreichend in diesem Kontext evaluiert.

20.9.6 Biomarker

Vorteile der Untersuchung von Serumbiomarkern sind vor allem die einfache Verfügbarkeit und Durchführbarkeit, die fehlende Beeinflussung durch Sedativa und die Untersucherunabhängigkeit. Jedoch ist die Datenlage aus größeren Studien ziemlich limitiert. Am häufigsten untersucht und auch angewendet sind die Bestimmung der neuronenspezifischen Enolase und des S100B-Wertes.

Neuronenspezifischen Enolase (NSE)

NSE wird bei einem sind vor allem die einfache Verfügbarkeit und Durchführbarkeit, die fehlende neuronalen Zelluntergang in das Serum freigesetzt, wo es dann korrelierend mit dem Ausmaß der Hirnschädigung messbar ist. Die Werte für die NSE mit einer möglichst niedrigen FPR (falsch-positiven Rate) schwanken zwischen verschiedenen Studien abhängig vom Messzeitpunkt und der Anwendung therapeutischer Hypothermie. Hier empfiehlt es sich, Verlaufsmessungen vorzunehmen, um Auswirkungen der TH oder anderer Einflussfaktoren zu minimieren und die Dynamik der Korrelation mit der Hirnschädigung besser einschätzen zu können. Außerdem unterscheiden sich die angewendeten Labormethoden; es ist unbedingt zu empfehlen, weitere, die Messwerte verfälschende Begleitfaktoren wie Hämolyse [1480], ex-

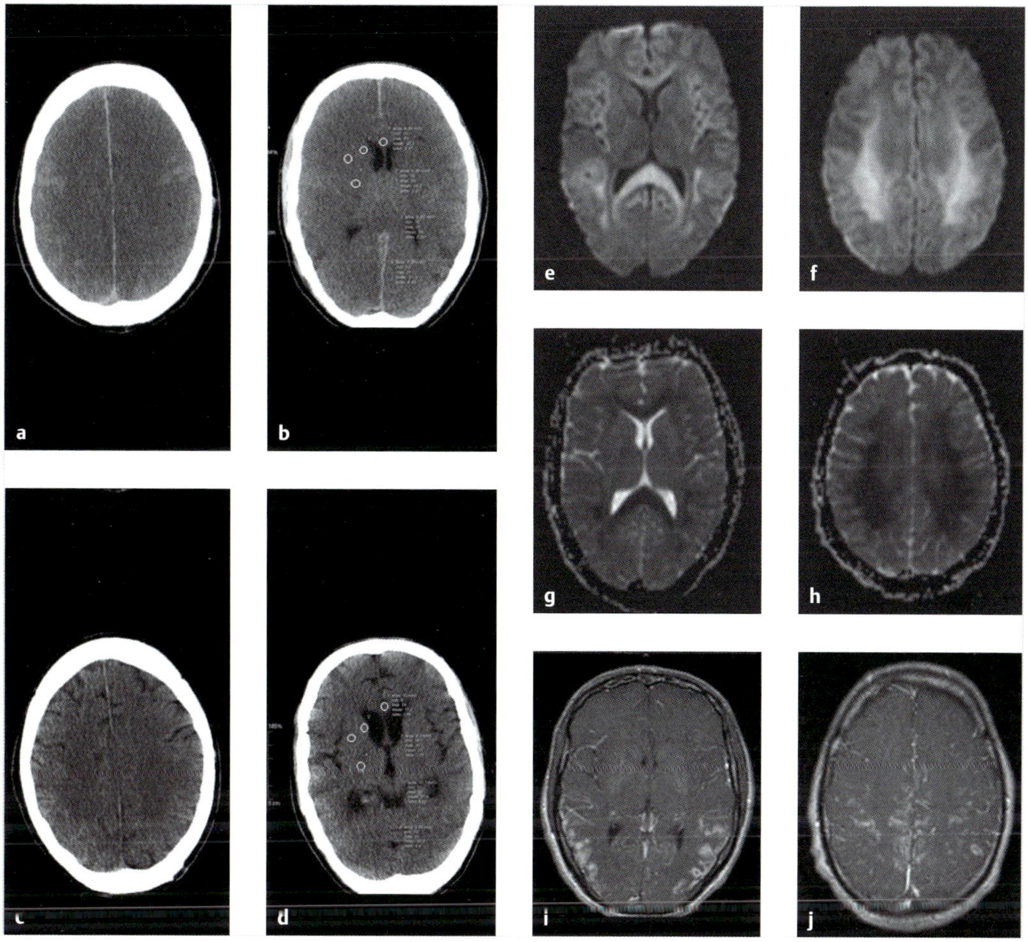

Abb. 20.14 Typische Bildbefunde bei hypoxisch-ischämischer Enzephalopathie (HIE). Aufnahme-CCT (**a**, **b**) mit nahezu allseits herabgesetzter Grau-Weiß-Differenzierbarkeit und entsprechend verminderter „gray-white-matter ratio" (GWR) von 1,09 (1: Balken, 2: Caudatuskopf, 3: Putamen, 4: hinterer Schenkel der Capsula interna; GWR: Quotient der Mittelwerte von Balken und Caudatuskopf). Die wenigen Areale im noch abgrenzbaren Kortex heben sich hyperdens ab und erinnern an Hämorrhagien. Korrespondierender MR-tomographischer Nachweis eines zytotoxischen Hirnödems mit Diffusionsrestriktion ganz überwiegend des Balkens und des Marklagers beider Großhirnhemisphären, erkennbar an einer Signalsteigerung in den b1000-Bildern (**e**, **f**) mit hypointensem Korrelat in den Karten des Diffusionskoeffizienten (**g**, **h**). Hypoxische Schädigung der Blut-Hirn-Schranke vor allem der Hirnrinde mit signalreichem kortikalem Kontrastmittelextravasat (**i**, **j**). Kontroll-CCT (**c**, **d**) nach 4 Wochen. Die Rückbildung des Hirnödems und die beginnende Hirnvolumenminderung in Folge der Hypoxie resultieren in einer Erweiterung der Furchen und Ventrikel. Zunahme der GWR auf 1,45. (Quelle: Prof. Dr. med. Klaus Kirchhof, Jena)

trakorporale Membranoxygenierung (ECMO) oder bestimmte Tumoren zu beachten.

Werte über 60 ng/ml 48–72 Stunden nach ROSC sind extrem selten mit einer guten Prognose verbunden [1477]. Werte von > 90 ng/ml 72 Stunden nach ROSC werden bei anhaltend komatösen Patienten unter Beachtung der oben genannten Störfaktoren als sehr starker Hinweis für ein schlechtes Outcome angesehen [1457]. Da es jedoch keine klaren Grenzwerte mit einer 0 %igen FPR gibt, ist es notwendig, Verlaufsuntersuchungen vorzunehmen und diese im Kontext mit anderen diagnostischen Befunden prognostisch zu werten. Sehr niedrige NSE-Werte (< 17 ng/ml) mindestens 72

Stunden nach ROSC machen eine sehr schwere HIE unwahrscheinlich [1480].

II

S100beta und andere Biomarker

Als weiterer vielfach untersuchter sind vor allem die einfache Verfügbarkeit und Durchführbarkeit, die fehlende Biomarker im Kontext mit HIE kann im Serum das neuronenangereicherte, kalziumbindende astrogliale *Protein S100beta* serologisch bestimmt werden mit einem unteren Nachweisgrenzwert der jeweiligen Methode von 0,05 µg/l. Allerdings sind auch hierfür die Studienergebnisse aufgrund heterogener Messmethoden und -zeitpunkte schwer miteinander vergleichbar und somit auch in den Leitlinien nicht zur prognostischen Bewertung empfohlen [1478].

Dies gilt auch für *Micro-RNA*, die aufgrund hoher Gewebespezifität in kleineren Studien als mögliche Prognosemarker vorgeschlagen wurde, deren Bestimmung jedoch auf technisch aufwändigen und somit nicht aktuell flächendeckend verfügbaren Verfahren basiert [1467].

Auch andere Serumparameter wie die Akute-Phase-Proteine sind vor allem die einfache Verfügbarkeit und Durchführbarkeit, die fehlende *Prokalzitonin* und sind vor allem die einfache Verfügbarkeit und Durchführbarkeit, die fehlende *C-reaktives Protein* wurden zwar in Studien verwendet, können aber weiterhin nicht als Prognosemarker empfohlen werden.

20.9.7 Neuroprognostizierung

Die Neuroprognostizierung sind vor allem die einfache Verfügbarkeit und Durchführbarkeit, die fehlende findet häufig im interdisziplinären Kontext statt zwischen Konsilneurologen sowie internistischen und anästhesiologischen Intensivmedizinern. Dabei geht es oft um die Vorhersage einer ungünstigen Prognose und nur in wenigen Fällen darum, günstige Verläufe vorherzusagen bzw. zumindest in Erwägung zu ziehen. Darin liegt jedoch genau die Aufgabe der Neuroprognostizierung, nämlich durch eine möglichst sequenzielle Abfolge von Untersuchungen das Risiko falsch pessimistischer Vorhersagen und damit von fehlerhaftem oder zu frühem Rückzug der lebenserhaltenden Maßnahmen bei ROSC-Patienten zu minimieren.

Aus der Vielzahl vorhandener Studien lässt sich entlang der S1-Leitlinie der Deutschen Gesellschaft für Neurologie [1457] eine Liste von Indikatoren für oder gegen verschiedene Verläufe zusammenfassen (vgl. ▸ Abb. 20.12), wobei für die Beurteilung der Prognose stets mehrere Kriterien heranzuziehen sind.

Indikatoren gegen sehr schwere HIE:

- verzögerte, aber erkennbare Wachreaktion
- EEG mit kontinuierlichem Grundrhythmus und erhaltener Reaktivität
- normwertige NSE im Serum 3 Tage nach Reanimation (< 17 ng/ml)
- hohe kortikale Amplituden der SSEP (> 2,5 µV)
- kontinuierliche EEG-Hintergrundaktivität und erhaltene Reaktivität des EEG auf externe Reize
- NSE im Normbereich nach ≥ 72 Stunden

Indikatoren für schlechte Prognose:

- anhaltendes Koma nach Sedativastopp
- fehlende Pupillenreaktion nach ≥ 72 Stunden ohne begleitende Störfaktoren
- Status epilepticus (klinisch und/oder EEG)
- EEG mit kontinuierlichen periodischen Entladungen und supprimierter Hintergrundaktivität (< 10 µV)
- bilateral fehlende kortikale Reizantworten der SSEP (N20) nach ≥ 72 Stunden
- NSE > 90 ng/ml nach ≥ 72 Stunden in Kombination mit anhaltender Bewusstlosigkeit und nach Ausschluss von relevanter Hämolyse)
- vollständiger Verlust der Differenzierung von grauer und weißer Substanz (GWR ≤ 1)

unsichere Indikatoren:

- Myoklonien
- fehlende Schmerzreaktion (oder Strecksynergismen, Motorskala der GCS ≤ 2) nach ≥ 72 Stunden
- Ausmaß der Diffusionsstörungen und ADC/DWI-Läsionsvolumen im CMRT

20.9.8 Fallstricke und ethische Aspekte

Um verlässliche Schlüsse aus HIE-Studien ziehen zu können, wären möglichst *homogene Patientenkohorten* und *Studienbedingungen* notwendig. Allerdings sind häufig weder die klinischen Definitionen (z. B. Komadefinition; angewendete Vigilanzscores) noch die Evaluationsprozeduren der einzelnen Untersuchungen (MRT, SSEP, EEG, Labor) sowie die Outcomeparameter (z. B. Cerebral Performance Categories, Glasgow Outcome Score, Glasgow Coma Scale, modified Rankin Scale Score) und deren Erfassungen zwischen den einzelnen Studien gut vergleichbar.

Merke

M!

Die Beurteilung einzelner Zusatzbefunde wie eines CCT mit scheinbar komplett aufgehobener Mark-Rinden-Differenzierbarkeit (vgl. ▶ Abb. 20.14) oder eines NSE-Wertes bei laufender extrakorporaler Membranoxygenierung kann nicht nur zu Irritationen in den sogenannten „Prognosegesprächen" führen aufgrund der Diskrepanz von Zusatzdiagnostikbefunden und klinischer Entwicklung.

Es können unter Umständen auch schwerwiegende Fehleinschätzungen resultieren mit Therapierückzug insbesondere zu Zeitpunkten, die zu früh sind, um möglichst sichere Prognoseeinschätzungen abgeben zu können. Dies ist häufig mit erheblichen Spannungen im therapeutischen Team und nicht zuletzt auch mit den Angehörigen der betroffenen Patienten verbunden und sollte daher möglichst vermieden werden.

20.9.9 Begleitende therapeutische Maßnahmen

Aufbauend auf einer häufig notwendigen kardiologischen (Akut-)Therapie geht es darüber hinaus um allgemein-intensivmedizinische Basistherapie, aber auch um neuroprotektive und symptomatische Ansätze, die im Folgenden kurz und beispielhaft dargestellt werden.

Basistherapie:

- *zielgerichtetes Temperaturmanagement* (TTM; therapeutische Hypothermie): Jeder bei Aufnahme komatöse Patient wird nach erfolgreicher Reanimation mit Zieltemperatur von 32–36 °C über mindestens 24 Stunden geführt, danach kontrollierte Wiedererwärmung mit maximal 0,5 °C/h [1457].
- *Blutdruckmanagement*: Dobutamin, Noradrenalin, Volumen → Ziel: mittlerer arterieller Druck ausreichend für Urinproduktion und Laktatsenkung
- *Oxygenierung*: Ziel arterielle O_2-Sättigung von 94–98 %; cave FiO_2 1,0 → Hyperoxie (> 300 mmHg) – schädlich
- *Hyperglykämien* und *Hypoglykämien* vermeiden
- *Anstiege des Hirndrucks* (ICP) werden fast nie erfasst (selten ICP-Monitoring)
- *posthypoxischer Status epilepticus*: Levetiracetam (LVT): 30–60 mg/kgKG i. v., Lorazepam: maximal 0,1 mg/kgKG, Valproat (VPA): 20–30 mg/kgKG, Lacosamid: 2 × 200 mg i. v., nur 50 % Sistieren

symptomatische Therapie:

- *(chronische) posthypoxische Myoklonien* (Lance-Adams-Syndrom): Clonazepam: 0,015 mg/kgKG i. v., Piracetam: 12–16 g/d i. v., ggf. Kombinationen → Ziel: Reduktion der Myoklonien, um pflegerische Maßnahmen und Weaning zu ermöglichen
- *myoklonischer Status*: VPA, LVT, Phenytoin, Midazolam, Propofol, ggf. Muskelrelaxanzien
- *Hyperkatabolismus*: Alpha-/Betarezeptorenblocker (Propranolol), ausreichende Kalorienzufuhr (24 kcal/kgKG/d)
- Indikation für *implantierbaren Defibrillator* (ICD) prüfen (bei Zustand nach Kammerflimmern bzw. ventrikulärer Tachykardie)
- im Verlauf: Baclofen (ggf. Pumpe), Botulinumneurotoxin, L-Dopa, Amantadin
- *neurologische Frührehabilitation*: z. B. Vertikalisierung, sensorische Stimulation, Weaning (weitere rehabilitationsmedizinische Hinweise siehe [1457]).

20.9.10 Zusammenfassung und Ausblick

Die Behandlung von HIE-Patienten umfasst eine weite Spanne akutmedizinischer Themen, die die Schnittstellen Präklinik – Notaufnahme – Intensivstation betreffen und auf Optimierung von Reanimation und schnellstmöglichem ROSC abzielen.

Aber auch in Hinsicht auf die frühe und postakute intensivmedizinische Behandlungsphase sind große interdisziplinäre Anstrengungen gefragt zur Ermöglichung einer bestmöglichen symptomatischen Behandlung einerseits, aber auch für die Gewährleistung einer kompetenten, multimodalen und häufig auch sequenziellen Diagnostik andererseits und damit die Beurteilung in Hinsicht auf die neurologische Prognostizierung der HIE-Patienten. Diese Evaluationen ermöglichen leider nicht immer klare prognostische Aussagen. Eine noch engere Kooperation von Intensivstationen in den Akutkliniken mit Rehabilitationskliniken wäre nicht nur wissenschaftlich sehr wünschenswert, um den Evidenzmangel auf diesem Gebiet zu reduzieren [1457], sondern würde allen Beteiligten helfen, auf der individuellen Basis einzelner HIE-Patienten einen umfassenderen Eindruck über den Krankheitsverlauf nach HIE zu erhalten, inklusive der häufig sehr herausfordernden ethischen Probleme eines Therapiezielwechsels in jeder Phase der Behandlung. In diesem Kontext angemessene und ausreichende zeitliche, räumliche und personelle Kapazität zur Verfügung zu haben, um im Sinne der Patienten, aber auch im Konsens mit den Angehörigen und im therapeutischen Team die bestmöglichen Entscheidungen treffen zu können, ist im klinischen Alltag nicht immer gegeben und stellt eine generelle Forderung im intensivmedizinischen Kontext dar.

Weitere klinische Studien sind zu vielen im Beitrag aufgeführten Aspekten notwendig und zum Teil schon auf dem Weg mit dem Ziel der weiteren Verbesserung im therapeutischen Management nach Herz-Kreislauf-Stillstand und bei HIE. Im Mittelpunkt stehen dabei vor allem weitere Untersuchungen zur Anwendung von therapeutischer Hypothermie (Dauer und Tiefe der Hypothermie; z. B. TTH48-Trial, HYPERION-Trial, TTM2), zur Behandlung des postanoxischen Status epilepticus (z. B. VIGAB-STAT, TELSTAR-Trial), oder anderer intensivmedizinischer Parameter wie $PaCO_2$ (COMA-CARE, TAME-Trial). Darüber hinaus sollen in anderen Studien wie HOPE, MOCA oder SPARE prognostische Marker bei ECMO-Patienten und bei seriellen MRT-Untersuchungen neue Erkenntnisse zu neurologischen Folgen nach kardiopulmonaler Reanimation bei HIE evaluiert werden.

Literatur

[1455] Amorim E, Ghassemi MM, Lee JW et al. Estimating the false positive rate of absent somatosensory evoked potentials in cardiac arrest prognostication. Crit Care Med 2018; 46: e1213–e1221

[1456] Andersson AE, Rosén H, Sunnerhagen KS. Life after cardiac arrest: A very long term follow-up. Resuscitation 2015; 91: 99–103

[1457] Bender A et al. S1-Leitlinie Hypoxisch-ischämische Enzephalopathie im Erwachsenenalter. 2018. In: Deutsche Gesellschaft für Neurologie, Hrsg. Leitlinien für Diagnostik und Therapie in der Neurologie. Online: http://www.dgn.org/leitlinien (abgerufen am 26.08.2020)

[1458] Berdowski J, Berg RA, Tijssen JG et al. Global incidences of out-of-hospital cardiac arrest and survival rates: Systematic review of 67 prospective studies. Resuscitation 2010; 11: 1479–1487

[1459] Bouwes A, Binnekade JM, Kuiper MA et al. Prognosis of coma after therapeutic hypothermia: A prospective cohort study. Annals of Neurology 2012; 2: 206–212

[1460] Brierley JB, Meldrum BS, Brown AW. The threshold and neuropathology of cerebral „anoxic-ischemic" cell change. Arch Neurol 1973; 29: 367–374

[1461] Buanes EA, Gramstad A, Sovig KK et al. Cognitive function and health-related quality of life four years after cardiac arrest. Resuscitation 2015; 89: 13–18

[1462] Chen N, Callaway CW, Guyette FX et al. Arrest etiology among patients resuscitated from cardiac arrest. Resuscitation 2018; 130: 33–40

[1463] Choi KS, Won YD, Yi HJ et al. Therapeutic and prognostic implications of subarachnoid hemorrhage in patients who suffered cardiopulmonary arrest and underwent cardiopulmonary resuscitation during an emergency roomstay. Clin Neurol Neurosurg 2013; 115: 2088–2093

[1464] Elmer J, Rittenberger JC, Faro J et al. Clinically distinct electroencephalographic phenotypes of early myoclonus after cardiac arrest. Ann Neurol 2016; 80: 175–184

[1465] Endisch C, Storm C, Ploner CJ et al. Amplitudes of SSEP and outcome in cardiac arrest survivors: A prospective cohort study. Neurology 2015; 85: 1752–1760

[1466] Gavrielatos G, Werner KD, Voridis E et al. Contemporary practices in postcardiac arrest syndrome: the role of mild therapeutic hypothermia. Ther Adv Carciovasc Dis 2010; 4: 325–333

[1467] Gilje P, Gidlof O, Rundgren M et al. The brain-enriched microRNA miR-124 in plasma predicts neurological outcome after cardiac arrest. Crit Care 2014; 18: R40

[1468] Gräsner JT, Lefering R, Koster RW et al. EuReCa ONE—27 Nations, ONE Europe, ONE Registry A prospective one month analysis of out-of-hospital cardiac arrest outcomes in 27 countries in Europe. Resuscitation 2016; 105: 188–195

[1469] Hahn DK, Geocadin RG, Greer DM. Quality of evidence in studies evaluating neuroimaging for neurologic prognostication in adult patients resuscitated from cardiac arrest. Resuscitation 2014; 85: 165–172

[1470] Hofmeijer J, Beernink TMJ, Bosch FH et al. Early EEG contributes to multimodal outcome prediction of postanoxic coma. Neurology 2015; 85: 137–143

[1471] Kamps MJA, Horn J, Oddo M et al. Prognostication of neurologic outcome in cardiac arrest patients after mild therapeutic hypothermia: A meta-analysis of the current literature. Intensive Care Medicine 2013; 39: 1671–1682

[1472] Katz DI, Polyak M, Coughlan D et al. Natural history of recovery from brain injury after prolonged disorders of consciousness: Outcome of patients admitted to inpatient rehabilitation with 1–4 year follow-up. Prog Brain Res 2009; 177: 73–88

[1473] Neumar RW, Nolan JP, Adrie C et al. Post-cardiac arrest syndrome: Epidemiology, pathophysiology, treatment, and prognostication. A consensus statement from the International Liaison Committee on Resuscitation (American Heart Association, Australian and New Zealand Council on Resuscitation, European Resuscitation Council, Heart and Stroke Foundation of Canada, InterAmerican Heart Foundation, Resuscitation Council of Asia, and the Resuscitation Council of Southern Africa); the American Heart Association Emergency Cardiovascular Care Committee; the Council on Cardiovascular Surgery and Anesthesia; the Council on Cardiopulmonary, Perioperative, and Critical Care; the Council on Clinical Cardiology; and the Stroke Council. Circulation 2008; 118: 2452–2483

[1474] Nolan JP, Soar J, Cariou A et al. European Resuscitation Council and European Society of Intensive Care Medicine Guidelines for Post-resuscitation Care 2015: Section 5 of the European Resuscitation Council Guidelines for Resuscitation 2015. Resuscitation 2015; 95: 202–222

[1475] Pfeifer R, Weitzel S, Günther A et al. Investigation of the inter-observer variability effect on the prognostic value of somatosensory evoked potentials of the median nerve (SSEP) in cardiac arrest survivors using an SSEP classification. Resuscitation 2013; 84: 1375–1381
[1476] Richtlinie gemäß § 16 Abs. 1 S. 1 Nr. 1 TPG für die Regeln zur Feststellung des Todes nach § 3 Abs. 1 S. 1 Nr. 2 TPG und die Verfahrensregeln zur Feststellung des endgültigen, nicht behebbaren Ausfalls der Gesamtfunktion des Großhirns, des Kleinhirns und des Hirnstamms nach § 3 Abs. 2 Nr. 2 TPG, Vierte Fortschreibung. Deutsches Ärzteblatt; 2015 DOI:10.3238/arztebl.2015.rl_hirnfunktionsausfall_01
[1477] Sandroni C, Cariou A, Cavallaro F et al. Prognostication in comatose survivors of cardiac arrest: an advisory statement from the European Resuscitation Council and the European Society of Intensive Care Medicine. Resuscitation 2014; 85: 1779–1789
[1478] Schill J, Kollmar R. Zerebrale Hypoxie nach Reanimation. Akt Neurol 2016; 43: 298–308
[1479] Seder DB, Sunde K, Rubertsson S et al. Neurologic outcomes and postresuscitation care of patients with myoclonus following cardiac arrest. Critical Care Medicine 2015; 5: 965–972
[1480] Streitberger KJ, Leithner C, Wattenberg M et al. Neuron-specific enolase predicts poor outcome after cardiac arrest and targeted temperature management: A multicenter study on 1053 patients. Crit Care Med 2017; 45: 1145–1151
[1481] Tolan NV, Vidal-Folc N, Algeciras-Schimnich A et al. Individualized correction of neuron-specific enolase (NSE) measurement in hemolyzed serum samples. Clinica Chimica Acta; International Journal of Clinical Chemistry 2013; 424: 216–221
[1482] Westhall E, Rosén I, Rossetti AO et al. Electroencephalography (EEG) for neurological prognostication after cardiac arrest and targeted temperature management; rationale and study design. BMC Neurology 2014; 1: 159
[1483] Westhall E, Rossetti AO, van Rootselaar AF et al. Standardized EEG interpretation accurately predicts prognosis after cardiac arrest. Neurology 2016; 86: 1482–1490
[1484] Wijdicks E, Parisi JE, Sharbrough FW. Prognostic value of myoclonus status in comatose survivors of cardiac arrest. Ann Neurol 1994; 35: 239–243

20.10 Intensivmedizinische Überwachung und Therapie nach neurochirurgischen operativen Eingriffen

Dirk Lindner, Jürgen Meixensberger

20.10.1 Allgemeines

Voraussetzungen

Die postoperative Übergabe und Überwachung der Patienten sind wesentliche Bestandteile der Aufgaben einer (neuro)chirurgischen Intensivstation. Die Dynamik intrakranieller Prozesse bedingt die ständige Überprüfung des Patientenstatus im Hinblick auf klinische bzw. paraklinische Parameter. Frühzeitige Interventionen verbessern das postoperative klinische Outcome erheblich. Die Dauer einer intensivmedizinischen Überwachung umfasst im Regelfall mindestens 6–24 Stunden.

Auf die Herausforderungen der intensivmedizinischen Überwachung wird im Folgenden eingegangen. Die Kenntnis des jeweiligen durchgeführten operativen Eingriffs in allen Facetten (topografischer Bezug, typischer postoperativer Verlauf, Prophylaxe und spezielle Komplikationsrate des Eingriffs) ist dabei eine grundsätzliche Voraussetzung.

Patientengut

Nicht alle Patienten mit neurochirurgischen Eingriffen erfordern eine intensivmedizinische Überwachung. Patienten mit extrakraniellen, aber auch kleineren intrakraniellen Eingriffen (z. B. Anlage eines ventrikulo-peritonealem-[VP-]Shuntsystems oder eine endoskopische Ventrikulostomie, kleinere Revisionen, Biopsien und Kranioplastiken ohne intradurale Beteiligung) können in enger Absprache bei komplikationslosem Verlauf direkt über den Aufwachraum zurück auf eine Normalstation verlegt werden.

Dagegen sind größere und vor allem längere, komplexe intrakranielle Eingriffe sowie Eingriffe mit intraoperativen Komplikationen vorrangig intensivpflichtig. Hervorzuheben sind intrakranielle Tumorresektionen, Eingriffe an der Schädelbasis und in der vaskulären Chirurgie (Aneurysmata, Angiome etc.). Im Vorfeld muss dabei individuell das Operations- und Narkoserisiko bestimmt werden. Erhöhte Risiken bei schweren kardialen oder pulmonalen Vorerkrankungen, aber auch erwartete bzw. unerwartete intraoperative Komplikationen sprechen für eine Überwachung auf der Intensivstation. Neben der intraoperativen Hirnödementwicklung sind ein starker Blutverlust, eine intraoperative Herz-Kreislauf-Instabilität oder respiratorische Probleme hervorzuheben [1490].

20.10.2 Übergabe des Patienten

Die postoperative Überwachung neurochirurgischer Patienten auf der Intensivstation ist in der Regel kürzer und beschränkt sich häufig auf den folgenden Tag. Inhalt einer detaillierten Übergabe des Patienten ist die Kenntnis des präoperativen Status (Anamnese, Neurologie, einschließlich bestehender präoperativer Defizite), um direkt eine postoperative neurologische Verschlechterung und Komplikationen beurteilen zu können.

Der Status umfasst neben der oben genannten Anamnese (Vorerkrankungen, Medikamente etc.) und dem neurologischen Status insbesondere medikamentöse und operative Abläufe selbst. Alle prä- und intraoperativ gelegten Katheter und Drainagen (zentraler Venenkatheter, arterieller Zugang, Blasenkatheter, Magensonde, Wund- und Liquordrainagen) müssen geprüft und dokumentiert werden. Anhand des Narkoseprotokolls sollten die Art und Dauer der Narkose, die Flüssigkeitsbilanz und der Blutverlust übergeben werden.

Merke

M!

Die postoperative Aufenthaltsdauer auf der Intensivstation beträgt bei komplikationslosen Verläufen im Regelfall 6–24 Stunden.

20.10.3 Monitoring

Die weitere Überwachung erfolgt mit der Dokumentation des Basismonitorings und der neurologischen Untersuchung.

Klinisch-neurologische Untersuchung

Der neurologische Status postoperativ umfasst:

- Bewusstseinslage
- Dokumentation von Pupillenweite und Lichtreaktion
- Glasgow Coma Scale (GCS)
- eventuell Hirnnervenausfälle und fokal neurologische Defizite (Parese, Aphasie)

Insbesondere die Überwachung der Lichtreaktion und der Pupillenweite ist essenziell und wird stündlich durchgeführt.

Basismonitoring beim wachen Patienten

Im Regelfall kann die Narkose bereits im Operationssaal beendet und der Patient extubiert werden. Die Überwachung im Rahmen des Basismonitorings auf der Intensivstation umfasst:

- klinisch-neurologische Untersuchung
- kontinuierliches EKG
- Blutdruckkontrolle
- Pulsoxymetrie
- Körpertemperaturmessung
- Blutgas- und Laborkontrollen (Blutbild, Gerinnung, Elektrolyte, eventuell mit Erweiterung des Profils)

Ziele sind Normotonie, Normovolämie, ausreichende Oxygenierung und Normokapnie. Blutdruckspitzen > 160 mmHg systolisch sind zu vermeiden, um das Nachblutungsrisiko nicht zu erhöhen. Liegende zentralvenöse bzw. arterielle Katheter können zur Blutentnahme genutzt werden.

Basismonitoring beim intubierten Patienten

Eine Nachbeatmung kann erforderlich sein bei:

- präoperativer Intubationspflichtigkeit
- kardiorespiratorischer Instabilität/Hypothermie
- Luftembolie und Eingriffen an der hinteren Schädelgrube
- intrakraniellen Komplikationen, z. B. bei intraoperativer Hirnschwellung, Anfall, intraoperativen vaskulären Komplikationen

Immer sollte eine zügige Extubation angestrebt werden. Die Indikationen zur postoperativen Extubation sind in ▶ Tab. 20.9 dargestellt. Bis zur Extubation wird das Basismonitoring durch die neurologische Überwachung ergänzt. Bei der Extubation sollte Stress vermieden werden. Nach perioperativer Anlage eines zentralnervösen Katheters oder längerer Nachbeatmung erfolgt vor Extubation die Durchführung eines Röntgen-Thorax [1487].

Merke

M!

Nach Möglichkeit sollte immer die rasche Extubation angestrebt werden.

Erweitertes Neuromonitoring

Die Überwachung des intrazerebralen Druckes (ICP ≤ 15–20 mmHg) und des zerebralen Perfusionsdrucks (CPP ≥ 60–65 mmHg) sind in der Behandlung bewusstloser und analgosedierter Patienten mit intrakraniellen Verletzungen gut etabliert. Ein multimodales Konzept mit Perfusions-

Tab. 20.9 Kriterien der postoperativen Extubation nach neurochirurgischen Eingriffen.

Kriterium	Zielbereich	Spezifizierung
neurologischer Status	Hustenreflex positiv	Patient befolgt gezielt Aufforderungen
	Schluckreflex positiv	–
pulmonal stabil	paO_2 > 70 mmHg	druckunterstützte Spontanatmung
	FiO_2 ≤ 0,4	–
	PEEP ≤ 7mbar	–
	$paCO_2$ ≤ 40 mmHg	–
Hämodynamik stabil	Normotonie	keine hochdosierte Katecholamingabe
sonstige Kontraindikation	Hypothermie (< 36,0 °C)	–
	metabolische Entgleisung	–

FiO_2: inspiratorische Sauerstofffraktion, $paCO_2$: arterieller Kohlendioxidpartialdruck, PEEP: positiver endexspiratorischer Druck

messung, zerebraler Oxygenierung und Stoffwechselanalyse mittels Mikrodialyse steht zur Verfügung. Für die Überwachung nach elektiven Operationen spielt dies jedoch keine Rolle.

Zusätzlich zum Basismonitoring kann ein erweitertes kardiozirkulatorisches Monitoring mittels Pulmonaliskatheter im Einzelfall bei kardiopulmonal instabilen Patienten sinnvoll sein [1487].

20.10.4 Postoperative Komplikationen

Ischämien, Hirnödem, Pneumatozephalus

Spezifisch neurochirurgische Komplikationen treten durch epileptische Anfälle oder infolge eines erhöhten intrakraniellen Druckes durch Nachblutungen, Ischämien oder verzögert durch Infektionen auf. *Ischämien* durch einen operativen Gefäßverschluss werden meist rasch symptomatisch bzw. nehmen im Verlauf von 24–72 Stunden zu.

Das postoperative *Hirnödem* hat einen protrahierten Verlauf um den 2.–3. postoperativen Tag. Symptome können Kopfschmerzen oder Vigilanzminderung, aber auch umschriebene Defizite (Parese, Aphasie, Sehverschlechterung) sein. Speziell bei Operationen an der hinteren Schädelgrube in sitzender Position kann es durch Abfließen von Liquor zu einem erheblichen *Pneumatozephalus* bifrontal kommen, der sich klinisch durch eine verzögerte Wachreaktion mit Kopfschmerzen und Übelkeit präsentiert [1489]. Die Symptome bessern sich häufig nach 24–48 Stunden, nur selten ist eine Entlastung notwendig.

Nachblutungen

Nachblutungen sind gefürchtet und treten häufig verzögert nach 6–12 Stunden postoperativ auf. Symptome können Vigilanzminderung, Paresen, Aphasie, Hirnnervenausfälle und Krampfanfälle sein. Eine Nachblutung wird häufig durch eine suboptimale, erschwerte Blutstillung im Operationsgebiet bei Vorliegen einer Gerinnungsstörung oder bei nicht ausreichend therapierten Blutdruckerhöhungen hervorgerufen. Verbrauchskoagulopathien sind selten. Raumfordernde Blutungen sollten immer nach Diagnosestellung evakuiert werden. Nur kleine nicht raumfordernde Blutungen bei stabiler Gerinnung erlauben ein konservatives Vorgehen [1485].

Eine DOAK-Einnahme ist bei nicht aufschiebbaren Eingriffen wegen der erhöhten Blutungsrate immer kritisch anzusehen. Daher ist ein Absetzen spätestens 48 Stunden vor der Operation sinnvoll und nur bei unkompliziertem Verlauf ist der Wiedereinsatz ab dem 3. postoperativen Tag zu empfehlen. Der Einsatz niedermolekularen Heparins zur Reduzierung der Thrombembolierisikos als gewichtsadaptiertes Bridging ist perioperativ sinnvoll.

Störungen des Wasser- und Elektrolythaushalts

Sie sind vor allem bei Eingriffen in der Sellaloge bzw. im Schädelbasisbereich möglich. Eine peri- und postoperative Substitution mit Hydrokortison (initial 100–200 mg/d) und die Überwachung der Elektrolyte sowie die Ein- und Ausfuhr für die ersten 7–10 Tage können im Einzelfall sinnvoll sein. Mögliche zugrunde liegende Störungen sind ein Diabetes insipidus (Desmopressingabe), das Syndrom der inadäquaten ADH-Sekretion (SIADH: Flüssigkeitsrestriktion, Vasopressinantagonist, Natriumsubstitution) oder ein zerebrales Salzverlustsyndrom [1488].

M!

Merke

Nachblutungen sind als Komplikation postoperativ gefürchtet und werden bei Raumforderung evakuiert. Störungen im Elektrolythaushalt sollten vor der Therapie genau analysiert werden.

20.10.5 Prophylaxe

Die frühzeitige Prophylaxe thrombembolischer Ereignisse ist durch die Anwendung von Kompressionstrümpfen und der subkutanen Applikation von *Heparin* (fraktioniert oder unfraktioniert) in der Regel ausreichend. Das Risikoprofil muss dabei auf den Patienten und den Eingriff individualisiert werden [1486].

Bei prolongiertem Intensivaufenthalt bzw. hochdosierter Kortisolgabe ist eine *Stressulkusprophylaxe* abzuwägen.

Eine Prophylaxe der allgemeinanästhesieassoziierten *postoperativen Übelkeit und des Erbrechens* (PONV) ist bei den entsprechenden Risikopatienten zu empfehlen.

20.10.6 Literatur

[1485] Beynon C, Unterberg AW. Intrazerebrale Blutungen unter oraler Antikoagulation. Medizinische Klinik, Intensivmedizin und Notfallmedizin 2017; 5: 475–488

[1486] Ganau M, Prisco L, Cebula H et al. Risk of Deep vein thrombosis in neurosurgery. State of the art on prophylaxis protocols and best clinical practices. J Clin Neurosci 2017; 45: 60–66

[1487] Haux D, Unterberg A. Postoperative Überwachung. In: Schwab S, Schellinger P, Werner C, Unterberg A, Hacke W, Hrsg. NeuroIntensiv. Perioperatives Vorgehen. 3. Aufl. Berlin: Springer; 2015

[1488] Janneck M, Burkhardt T, Rotermund R et al. Hyponatremia after trans-sphenoidal surgery. Minerva Endocrinol 2014; 1: 27–31

[1489] Klein J, Juratli TA, Weise M et al. A systematic review of the semi-sitting position in neurosurgical patients with patent foramen ovale. How frequent is paradoxical embolism? World Neurosurgery 2018; 115: 196–200

[1490] Piek J, Hrsg. Grundlagen neurochirurgischer Intensivmedizin. 2. Aufl. München: Zuckschwerdt; 2006

20.11 Organprotektive Behandlung und irreversibler Hirnfunktionsausfall

Christopher Beynon

20.11.1 Organspende

Die Transplantation solider Organe stellt eine medizinische Behandlungsmaßnahme dar, die regelmäßig in den Fokus des öffentlichen Interesses rückt, beispielsweise im Jahr 1967 bei der ersten Transplantation eines Herzens in Südafrika. Heute kann durch verbesserte immunsuppressive Behandlungen bei Empfängern eine Transplantatüberlebensdauer von über 20 Jahren erreicht werden [1494]. Mit dem Einzug der Transplantationsmedizin wurde im Jahr 1968 durch die Harvard Kommission das „Hirntod“-Konzept definiert, das weltweit die Grundlage der postmortalen Organspende darstellt [1491].

Der hohen Anzahl von Patienten auf den Wartelisten steht ein drastischer Mangel an Spenderorganen entgegen. Die Identifikation eines potenziellen Organspenders, die Feststellung des irreversiblen Hirnfunktionsausfalls sowie die Durchführung einer organprotektiven Behandlung zur Erhaltung der Organqualität stellen wichtige Aufgaben von Intensivmedizinern dar.

20.11.2 Identifikation potenzieller Organspender

Zerebrale Einklemmung und infauste Prognose

Kommt es zu einer *zerebralen Schädigung*, beispielsweise durch eine (traumatische) intrakranielle Blutung oder eine zerebrale Ischämie, kann die raumfordernde Wirkung zu einer Erhöhung des intrakraniellen Druckes und damit zu einer Reduktion der zerebralen Durchblutung führen. Ziel diagnostischer Maßnahmen – beispielsweise durch die Durchführung einer Computertomografie des Schädels – ist, behebbare Ursachen zu erkennen und durch die Durchführung (operativer) Maßnahmen zu behandeln. Eine intrakranielle Hypertension kann unbehandelt zu einer *zerebralen Einklemmung* führen. Hier kommt es durch die Verschiebung von Hirnmassen zu einer Kompression lebenswichtiger Strukturen (z. B. im Hirnstamm) mit nachfolgender Minderdurchblutung und irreversiblem Untergang der Neuronen.

Zu den Zeichen einer zerebralen Einklemmung gehören neben einer tiefen Bewusstlosigkeit (Koma) das Auftreten einer ein- oder beidseitigen Mydriasis durch eine Kompression des N. oculomotorius. Die zerebrale Einklemmung stellt einen *unmittelbar lebensbedrohlichen Krankheitszustand* dar und ist im Fall eines Überlebens oft mit schwerer Pflegebedürftigkeit der betroffenen Patienten verbunden: Eine Untersuchung an 99 Patienten mit Zeichen einer zerebralen Einklemmung als Folge einer (traumatischen) intrakraniellen Blutung, eines zerebralen Infarkts oder einer neurochirurgischen Operation zeigte, dass die *Mortalität*, trotz operativer Behandlung in der Hälfte der Fälle, bei 74 % lag. Von den überlebenden Patienten verblieben mehr als 50 % im vegetativen Zustand oder schwer pflegebedürftig [1493].

Liegen Zeichen einer zerebralen Einklemmung vor, muss über die Durchführung (operativer) Behandlungsmaßnahmen in Zusammenschau aller vorliegenden Befunde unmittelbar entschieden werden. Neben der Art der zerebralen Schädigung müssen hierbei weitere Faktoren (Lebensalter, Begleiterkrankungen, Patientenverfügung) berücksichtigt werden. Die bestehende Dauer der Einklemmung hat einen entscheidenden Einfluss auf das Behandlungsergebnis, da eine herabgesetzte Durchblutung des Gehirns zu einer zerebralen Ischämie und nachfolgend zu einem Ödem mit weiterer Erhöhung des intrakraniellen Druckes führen kann. Unbehandelt kann hierdurch ein Circulus vitiosus entstehen, der ein vollständiges Sistieren der zerebralen Durchblutung und nachfolgend einen *irreversiblen Hirnfunktionsausfall* zur Folge haben kann.

Bei der Behandlung von Patienten mit zerebraler Schädigung und zerebraler Einklemmung ist zunächst allein der *kurative Behandlungsansatz* für den Patienten entscheidend. Über die Möglichkeit therapeutischer Maßnahmen darf erst nach neurochirurgischer/neurologischer Konsultation entschieden werden. Überlegungen zu einer potenziellen Organspende kommen erst dann in Betracht, wenn die *Prognose* eines Patienten als *infaust* einzustufen ist. Dies bedeutet, dass das Ausmaß der zerebralen Schädigung nicht mit dem Leben vereinbar ist oder ein (operatives) Eingreifen mit dem Verbleiben des Patienten in einem im individuellen Fall nicht mit den Wertevorstellungen respektive dem Patientenwunsch kompatiblen funktionellen Zustand verbunden wäre.

Merke M!

Als potenzielle Organspender kommen prinzipiell Patienten infrage, die

1. Zeichen einer zerebralen Einklemmung als Folge einer Hirnschädigung und
2. eine infauste Prognose aufweisen sowie
3. im Rahmen der intensivmedizinischen Behandlung intubiert und maschinell beatmet werden.

Angehörigenbetreuung

Die Möglichkeit einer Organspende darf erst dann in Betracht gezogen werden, wenn bei Patienten mit Zeichen einer zerebralen Einklemmung eine infauste Prognose zweifelsfrei gestellt wurde und daher keine therapeutischen/kurativen Behandlungsmöglichkeiten mehr in Betracht kommen.

Die Aufklärung der Angehörigen sollte kontinuierlich und an den aktuellen Zustand des Krankheitsverlaufs angepasst erfolgen. Liegen Zeichen des irreversiblen Hirnfunktionsausfalls vor, sollten Angehörige hierüber informiert und auch die Möglichkeit einer Organspende angesprochen werden. Dieses Gespräch sollte erst dann geführt werden, wenn Angehörige über den Krankheitsverlauf aus-

II

giebig informiert wurden und den schicksalshaften Krankheitsverlauf nachvollzogen haben.

Im Rahmen der gesetzlichen Rahmenbedingungen gilt in Deutschland die „*erweiterte Zustimmungslösung*". Ist der Wille des Patienten in Bezug auf die Bereitschaft zur Organspende nicht dokumentiert worden (z. B. durch einen Organspendeausweis), haben die Angehörigen die schwierige Aufgabe, für den Patienten hierüber zu entscheiden.

Merke

M!

Es ist Aufgabe des behandelnden Arztes, den Angehörigen zu kommunizieren, dass nicht die eigenen Präferenzen entscheidend sind, sondern der mutmaßliche Wille des Patienten ermittelt werden muss. Die Beteiligung eines Transplantationskoordinators und/oder der betreuenden Pflegekraft kann im Rahmen eines solchen Gesprächs von Vorteil sein.

Entscheidende Voraussetzung für die Organspende ist neben der erteilten Zustimmung das Vorliegen eines irreversiblen Hirnfunktionsausfalls, dessen Voraussetzungen und dessen Feststellung nachfolgend ausführlich dargelegt werden.

20.11.3 Feststellung des irreversiblen Hirnfunktionsausfalls (IHA)

Voraussetzungen

Die Richtlinien zur Feststellung des IHA wurden durch die Bundesärztekammer zuletzt im Jahr 2015 in der vierten Fortschreibung aktualisiert [1492]. Untersuchende Ärzte müssen Fachärzte mit mehrjähriger Erfahrung in der Intensivbehandlung von Patienten mit akuten schweren Hirnschädigungen sein und müssen über die Kenntnisse, Fähigkeiten und Fertigkeiten für die Diagnostik des IHA verfügen. Mindestens einer der untersuchenden Ärzte muss *Facharzt für Neurologie oder Neurochirurgie* sein, bei *Kindern* bis zum vollendeten 14. Lebensjahr muss zusätzlich einer der untersuchenden Ärzte *Facharzt für Kinder- und Jugendmedizin* sein. Aus Gründen der Praktikabilität beziehen sich die nachfolgenden Ausführungen auf Erwachsene.

Die Feststellung des IHA erfolgt in 3 Stufen (▸ Abb. 20.15): Wurde durch mindestens zwei qualifizierte Ärzte nach Prüfung der Voraussetzungen das Vorliegen einer Hirnstammareflexie festgestellt, muss der Nachweis erbracht werden, dass der erhobene Zustand unumkehrbar ist (*Irreversibilitätsnachweis*).

Für die Diagnostik des IHA muss eine zerebrale Schädigung diagnostiziert worden sein und bei dem Patienten ein *Koma* vorliegen. Ein schnittbildgebendes Verfahren (Computertomografie/Mag-

▸

Abb. 20.15 Feststellung der Hirnstammareflexie. a: *Koma*: Bewusstlosigkeit (synonym: Koma) mit Unerweckbarkeit auf Schmerzreize; keinerlei Reaktion auf Schmerzreize, die am Kopf beidseits innerhalb und außerhalb des Innervationsgebiets des N. trigeminus gesetzt werden, keinerlei reflektorisches Augenöffnen – auch nicht bei Wiederholung der Schmerzreize; nach Ausschluss entsprechender primärer Verletzungen: Druck ausüben auf die Austrittspunkte der Trigeminusäste im Gesichtsbereich und Provozieren der Nasenscheidewand und der Rachenhinterwand mit einem Holzstäbchen. **b:** *Hirnstammareflexie*: weite oder mittelweite, oft entrundete Pupillen mit fehlender Verengung auf Lichteinfall (Prüfung der Hirnnerven II und III), ohne dass Medikamente dies verursachen; kein Lidreflex beim Bestreichen der Wimpern bzw. der Kornea (Prüfung der Hirnnerven V und VII); Unbeweglichkeit beider Augäpfel bei passiver Rotations- oder Nick-/Streckbewegung des Kopfes, nachdem Verletzungen der Halswirbelsäule ausgeschlossen wurden (komplexe Prüfung der Hirnnerven III, IV, V, VI, VIII und kaudaler liegende Reflexanteile); Unbeweglichkeit der Augäpfel bei Spülung des äußeren Gehörgangs mit Wasser von 4 °C (optional: keine Beeinflussung des Herzrhythmus durch Bulbusdruck: okulokardialer Reflex); keine motorische oder vegetative Reaktion bei trigeminalen Schmerzreizen, z. B. Kneifen im Gesicht oder Stiche in die Nasenscheidewand (Prüfung der Hirnnerven V und VII); kein Würgereflex bei Berührung der Rachenhinterwand durch Spatel oder behandschuhten Finger sowie fehlender Hustenreflex beim tief endotrachealen Absaugen (Prüfung der Hirnnerven V, VII, IX, X und kaudaler gelegener Neuralstrukturen bis etwa Th 12). **c:** *Apnoe-Test bei Patienten mit nicht geschädigter Lunge*: initial kontrollierte Hypoventilation unter 100 % Sauerstoff bis zu einem arteriellen Kohlendioxidpartialdruck ($paCO_2$ von mehr als 60 mmHg (Ausgangswert zwischen 35 und 45 mmHg), alle Blutgasanalysen müssen temperaturkorrigiert erhoben werden (manuelle Einstellung am Analysegerät erforderlich). (Quelle: Moskopp D. Hirntoddiagnostik. Intensivmedizin up2date 2005; 1: 285–308)

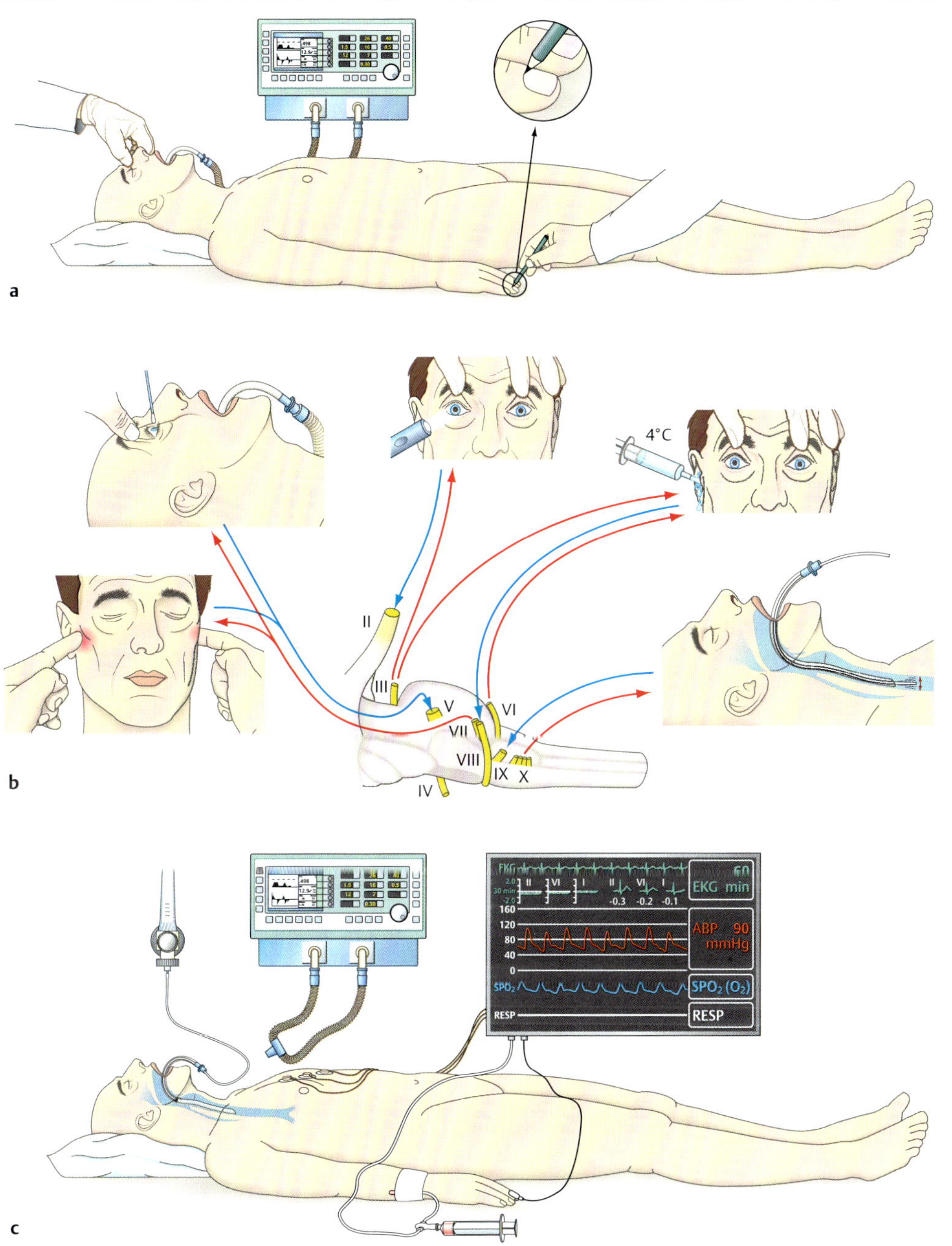
a
4°C
II
III
V
VI
VII
VIII
IX
X
IV
b
EKG
60
EKG min
-0.3
-0.2
-0.1
160
120
80
40
0
ABP 90
mmHg
SPO_2
SPO_2 (O_2)
RESP
RESP
c

netresonanztomografie) ist in den Richtlinien zwar nicht vorgeschrieben, findet jedoch nahezu in allen Fällen Anwendung. Andere (potenziell reversible) Ursachen für das Vorliegen des Komas müssen ausgeschlossen sein. Hierzu gehören neben dem Vorliegen *metabolischer/endokriner Ursachen* (z. B. hepatisches Koma), *medikamentöse Ursachen* (z. B. Relaxanzien, Hypnotika, Analgetika) oder *Intoxikationen*. Die Durchführung toxikologischer Untersuchungen ist nicht vorgeschrieben und die Beurteilung, ob eine Restwirkung von Medikamenten vorliegt, obliegt allein den Untersuchern.

Eine sorgfältige Analyse der Behandlungsunterlagen ist zwingend erforderlich, um eine eventuell vorliegende Restwirkung von Medikamenten in Abhängigkeit entsprechender Halbwertszeiten zu beurteilen. Auch präklinisch applizierte Substanzen mit längerer Halbwertszeit (z. B. Thiopental) müssen berücksichtigt werden, insbesondere wenn laborchemische Parameter das Vorliegen einer verminderten Leberfunktion suggerieren. *Toxikologische Untersuchungen von Blutproben* können hier angezeigt sein. In Zweifelsfällen muss gemäß den Richtlinien der Bundesärztekammer die Feststellung des zerebralen Perfusionsstillstands durch geeignete Zusatzverfahren erfolgen.

Art der Hirnschädigung

In Bezug auf die Art der Hirnschädigung werden *primäre* Hirnschädigungen (z. B. intrakranielle Blutung) von *sekundären* Hirnschädigungen (z. B. globale zerebrale Hypoxie nach Herz-Kreislauf-Stillstand) unterschieden. Dies ist für den Irreversibilitätsnachweis entscheidend, da sich hier in Abhängigkeit der Hirnschädigung relevante Unterschiede ergeben.

Bei *primären* Hirnschädigungen kann der Irreversibilitätsnachweis durch eine wiederholte Untersuchung durch zwei Untersucher nach *12 Stunden* erfolgen, während die Wartezeit bei Vorliegen *sekundärer* Schädigungen mindestens *72 Stunden* betragen muss. Liegt eine kombinierte Schädigung vor (z. B. Subarachnoidalblutung mit Herz-Kreislauf-Stillstand), muss wie bei Vorliegen einer sekundären Hirnschädigung vorgegangen werden. Bei beiden Arten der Hirnschädigung kann der Irreversibilitätsnachweis auch durch *apparative Zusatzuntersuchungen ohne Wartezeit* erfolgen.

Eine weitere Einteilung der primären Hirnschädigungen erfolgt in Bezug auf die Lokalisation. Während der Irreversibilitätsnachweis bei *supratentoriellen Schädigungen* durch wiederholte klinische Untersuchungen nach 12 Stunden erfolgen kann, ist bei Vorliegen einer *infratentoriellen Schädigung* die Durchführung einer apparativen Zusatzuntersuchung erforderlich.

Klinische Untersuchung der Hirnstammareflexie

Bei der Untersuchung darf *keine Hypothermie* vorliegen und ein ausreichender systolischer Blutdruck muss sichergestellt und dokumentiert werden. Neben dem Vorliegen eines *Komas* müssen für das Vorliegen einer Hirnstammareflexie *(mittel)weite Pupillen* auf beiden Seiten vorliegen und es darf *keine direkte/indirekte Lichtreaktion* vorhanden sein (▶ Abb. 20.16).

Der *okulozephale Reflex* wird durch eine *rasche Horizontalbewegung des Kopfes* ausgelöst. Während es bei erhaltenem Reflex zu einer raschen Bewegung der Bulbi entgegen der Bewegungsrichtung kommt, folgen bei erloschenem Reflex die Bulbi direkt der Kopfbewegung. Alternativ kann die Prüfung des Reflexes durch *Einbringen kalter Kochsalzlösung* in den äußeren Gehörgang durchgeführt werden, wenn eine Horizontalbewegung, z. B. bei HWS-Verletzung, nicht durchgeführt werden kann.

Auf *Schmerzreize* im Versorgungsgebiet des N. trigeminus (z. B. Nasenscheidewand) dürfen keine Reaktionen (z. B. Grimassieren) auftreten, auch auf das Auftreten vegetativer Reaktionen muss hierbei geachtet werden. Ein relevanter Anstieg der Herzfrequenz und/oder des Blutdrucks bei Durchführung dieser Untersuchung muss als Reaktion auf den Schmerzreiz gewertet werden.

Auch *Manipulationen im Rachen* und das tiefe endotracheale Absaugen darf bei erloschenen Reflexen zu keinerlei Reaktion bei dem Patienten führen.

Apnoe-Test

Der Ausfall des Atemzentrums wird nach klinischer Feststellung der Hirnstammareflexie überprüft. Hierbei kann es zu Komplikationen (z. B. Azidose, Hypoxie) kommen, so dass auf eine vorherige ausreichende *Präoxygenierung* mit 100 % O_2 zu achten ist. Vor Beginn der kontrollierten Hypoventilation mit sehr niedriger Atemfrequenz (1–3/min) muss eine Blutgasanalyse (temperaturkorrigiert!) einen pCO_2 von 35–45 mmHg belegen. Ein Ausfall des Atemzentrums liegt vor, wenn bei

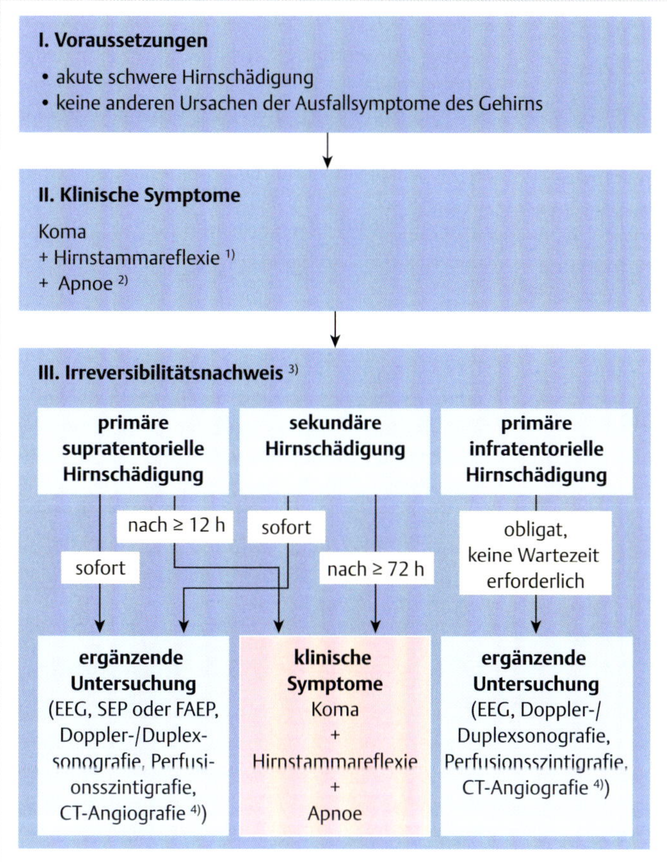

Abb. 20.16 Diagnostik des irreversiblen Hirnfunktionsausfalls ab Beginn des 3. Lebensjahres. 1): Wenn nicht alle klinischen Ausfallssymptome geprüft werden können, ist eine ergänzende apparative Untersuchung erforderlich; 2): wenn der Apnoe-Test nicht durchgeführt werden kann oder bei Ausgangs-pCO_2 über 45 mmHg ist der Funktionsausfall des Hirnstamms zusätzlich durch den Nachweis des zerebralen Zirkulationsstillstands zu belegen; 3): zum Vorgehen bei kombinierten Hirnschädigungen siehe Abschnitt 3 der Richtlinie; 4): siehe Anmerkung 9 der Richtlinie (CT-Angiografie erst ab dem vollendeten 18. Lebensjahr validiert); (EEG: Elektroenzephalografie, SEP: somatosensibel evozierte Potenziale, FAEP: frühe akustisch evozierte Potenziale). (Quelle: Richtlinie gemäß § 16 Abs. 1 S. 1 Nr. 1 TPG für die Regeln zur Feststellung des Todes nach § 3 Abs. 1 S. 1 Nr. 2 TPG und die Verfahrensregeln zur Feststellung des endgültigen, nicht behebbaren Ausfalls der Gesamtfunktion des Großhirns, des Kleinhirns und des Hirnstamms nach § 3 Abs. 2 Nr. 2 TPG, Vierte Fortschreibung. Deutsches Ärzteblatt, 30. März 2015, DOI: 10.3238/arztebl.2015.rl_hirnfunktionsausfall_01)

einem pCO_2 von mehr als 60 mmHg keine Zeichen eines eigenen Atemtriebs (z. B. Triggerung des Beatmungsgeräts, Thoraxexkursionen) vorliegen.

Für die sichere Beurteilung wird nach Präoxygenierung im Zweifelsfall eine *Diskonnektion vom Beatmungsgerät* empfohlen. Theoretische Vorteile der Durchführung eines Apnoe-Tests ohne Diskonnektion vom Beatmungsgerät ergeben sich daraus, dass Zeichen eines Atemantriebs am Gerät angezeigt werden (Triggerung, sofern Geräteeinstellung hierauf abgestimmt) und das Kollabieren von Alveolen verhindert wird. Dies kann das Auftreten von kardiorespiratorischen Komplikationen während des Apnoe-Tests reduzieren [1497].

Kann ein Apnoe-Test nicht durchgeführt werden, z. B. bei schwer beeinträchtigter Lungenfunktion oder Vorliegen einer chronischen obstruktiven Lungenerkrankung (COPD), muss der Nachweis des zerebralen Zirkulationsstillstands im Rahmen einer *apparativen Zusatzuntersuchung* erfolgen.

Apparative Zusatzuntersuchungen

Apparative Zusatzuntersuchungen können für den Irreversibilitätsnachweis angewendet werden, um eine Wiederholung der klinischen Untersuchung durch zwei Untersucher und eine damit verbundene Wartezeit von 12 Stunden (bei primären Hirnschädigungen) und 72 Stunden (bei sekundären Hirnschädigungen) zu vermeiden. Die Anwendung apparativer Zusatzuntersuchungen ist jedoch bei bestimmten Konstellationen zwingend vorgeschrieben:

- Zweifelsfälle in der Beurteilung toxikologischer Wirkungen
- Zweifelsfälle in der klinischen Untersuchung (z. B. keine Überprüfbarkeit der Pupillen bei Verlust eines Auges)
- primäre infratentorielle Schädigungen

Man unterscheidet bei apparativen Zusatzuntersuchungen *elektrophysiologische Verfahren* von *Verfahren zur Darstellung der zerebralen Perfusion.*

Elektroenzephalografie (EEG)

Wird das EEG als Irreversibilitätsnachweis angewendet, muss über einen Zeitraum von 30 Minuten das Fehlen einer zerebralen Aktivität („Nulllinien-EEG") nachgewiesen werden. Die Modalitäten (z. B. 10–20 System, Elektrodenübergangswiderstände) sind in den Richtlinien der Bundesärztekammer festgelegt.

Multimodal evozierte Potenziale

Die elektrophysiologische Ableitung früher akustisch evozierter und somatosensibel evozierter Potenziale darf nicht bei primären infratentoriellen Schädigungen als Irreversibilitätsnachweis im Rahmen der Feststellung des IHA angewendet werden. Eine Schädigung des oberen zervikalen Halsmarkes muss ebenfalls ausgeschlossen sein, wenn somatosensibel evozierte Potenziale abgeleitet werden.

M!

Merke

Eine bedeutende Einschränkung dieser Verfahren ist die Tatsache, dass bei Patienten im Vorfeld intakte Untersuchungsergebnisse nachgewiesen worden sein müssen, um einen Ausfall der Potenziale als Irreversibilitätsnachweis des IHA zu werten.

Doppler-/Duplexsonografie

Bei Anwendung der transkraniellen Doppler-/Duplexsonografie muss bei einem *arteriellen Mitteldruck von > 60 mmHg* ein fehlendes Strömungssignal der intrakraniellen Gefäße über einen Zeitraum von mindestens 30 Minuten vorliegen. Durch den Untersucher müssen im Vorfeld eindeutige intrakranielle Strömungssignale bei dem Patienten festgestellt worden sein, ansonsten sind die Zeichen des zerebralen Perfusionsstillstands bei Anwendung der Dopplersonografie auch an den extrakraniellen hirnversorgenden Arterien nachzuweisen.

Perfusionsszintigrafie

Hierbei werden nach Bolusinjektion geeigneter Radiopharmaka (z. B. Tc-99m-Ethylcysteinatdimer) Perfusionsuntersuchungen mit ventralen und lateralen Projektionstechniken eingesetzt. Ein zerebraler Perfusionsstillstand liegt bei fehlender Darstellung der zerebralen Gefäße, der zerebralen Perfusion und fehlender Anreicherung des Radiopharmakons im Hirngewebe vor.

CT-Angiografie

Die CT-Angiografie ist *nur bei Erwachsenen* als apparatives Zusatzverfahren zugelassen. Die Modalitäten der Untersuchung sind in den Richtlinien der Bundesärztekammer festgelegt und müssen durch einen Facharzt für Radiologie mit mehrjähriger Erfahrung in der neuroradiologischen Diagnostik kontrolliert werden. Während der Untersuchung muss bei dem Patienten ein *arterieller Mitteldruck von > 80 mmHg* vorliegen.

3.5.6 Selektive arterielle Angiografie

Die selektive arterielle Angiografie darf nur dann eingesetzt werden, wenn Möglichkeiten therapeutischer Konsequenzen vorliegen. Hierbei muss eine Panangiografie mit Darstellung der Karotiden und des vertebrobasilären Kreislaufs erfolgen.

20.11.4 Organprotektive Behandlung

Die organprotektive Intensivtherapie kann einen entscheidenden Einfluss auf die Organqualität gespendeter Organe haben und sich somit auf das Behandlungsergebnis der Organempfänger auswirken. Die Implementierung entsprechender Behandlungsprotokolle führt in Institutionen auch zu einer Erhöhung der Anzahl erfolgreich transplantierter Organe [1496].

Zahlreiche Faktoren können einen Einfluss auf die Intensivbehandlung potenzieller Organspender haben: Neben akuten Verletzungen (z. B. Thoraxtrauma) kann auch eine vorherige intensivmedizinische Behandlung eine Beeinträchtigung der Organfunktionen verursachen. Bestehende Komorbiditäten des potenziellen Organspenders müssen bei der Behandlung ebenfalls berücksichtigt werden. Zusätzlich treten im Rahmen der zerebralen Einklemmung und des Eintritts des IHA pathophysiologische Besonderheiten auf, die sich auf das intensivmedizinische Management auswirken.

Kreislaufdepression

Bei Eintritt einer zerebralen Einklemmung kommt es oftmals zu einer massiven Ausschüttung von Katecholaminen („autonomic storm"), die zu tachykarden Herzrhythmusstörungen und hypertensiven Entgleisungen führen können. In diesen Fällen sollte mittels Gabe kurzwirksamer Substanzen (z. B. Esmolol, Urapidil) behandelt werden, da nach Abklingen dieser Phase meist eine ausgeprägte Hypotonie auftritt: Durch Verlust des zentralen Sympathikotonus kommt es zu einer Vasodilatation und somit zu einer relativen Hypovolämie.

Eine frühe und aggressive Flüssigkeitssubstitution sollte initiiert werden, um einen ausreichenden arteriellen Mitteldruck von 70–90 mmHg aufrechtzuerhalten. Hierfür ist meist auch die Gabe von *Katecholaminen* notwendig, wobei bisher keine Überlegenheit einer Substanz gegenüber anderen (z. B. Noradrenalin versus Dobutamin) belegt werden konnte. Die Dosierung sollte möglichst niedrig gehalten werden, da bei der Hochdosis-Katecholamintherapie neben dem Auftreten systemischer Nebenwirkungen auch die Perfusion der Organe und somit ihre Qualität beeinträchtigt werden kann.

Ausfall der hypothalamisch-hypophysären Achse

Bei Eintritt des IHA kommt es zu einem Ausfall der hypothalamisch-hypophysären Achse. Durch das Fehlen von antidiuretischem Hormon (ADH) tritt in den meisten Fällen ein zentraler *Diabetes insipidus* auf. Hierdurch kommt es zu einem Flüssigkeitsverlust, der das Problem der relativen Hypovolämie weiter verschärfen kann. Eine frühzeitige Behandlung durch die Gabe von *Desmopressin* (z. B. 2 µg subkutan) sollte erfolgen, sobald Zeichen einer Polyurie bestehen oder ein Anstieg des Serumnatriums zu verzeichnen ist.

Elektrolytstörungen

Durch das Auftreten eines zentralen Diabetes insipidus kommt es in den meisten Fällen zu einer *Hypernatriämie*, die im weiteren Verlauf beträchtliche Ausmaße annehmen kann. Frühzeitig sollte eine Umstellung der Flüssigkeitszufuhr auf natriumarme/-freie Substanzen in Erwägung gezogen werden und auch die Zufuhr von stark natriumhaltigen Medikamenten (z. B. Piperacillin/Tazobactam) sollte kritisch überdacht werden.

Merke

Die Korrektur einer ausgeprägten Hypernatriämie beim Organspender wirkt sich bei der Lebertransplantation positiv auf das spätere Transplantatüberleben bei dem Empfänger aus [1498].

Spezielle Organkonditionierung

Im Rahmen der intensivmedizinischen Behandlung eines Organspenders können gelegentlich Empfehlungen zur Durchführung einer speziellen Organkonditionierung durch die Empfängerzentren erfolgen. Ist die Durchführung einer Lungenspende geplant, wird oft eine prophylaktische *antibiotische Therapie* empfohlen und/oder auch eine Therapie mit *Glukokortikoiden* (z. B. Methylprednisolon 15 mg/kgKG/d). Eine generelle Empfehlung zur Administration dieser Medikamente kann jedoch aufgrund der begrenzten Datenlage derzeit nicht ausgesprochen werden.

20.11.5 Organisatorische Prozesse und Untersuchungen

Die Aufgabe der Ermittlung von Empfängern solider Organe wurde der Stiftung Eurotransplant in den Niederlanden übertragen. Nach Feststellung des IHA und Zustimmung zur Durchführung einer Organspende werden organisatorische Prozesse, unter anderem die Kommunikation mit Empfängerzentren, durch die Deutsche Stiftung Organtransplantation (DSO) übernommen.

Im Rahmen der Evaluation der Organfunktionen und für die Ermittlung geeigneter Empfänger werden zahlreiche Untersuchungen bei dem Organspender durchgeführt; dazu gehören:

- Fremdanamnese und klinische Untersuchung
- laborchemische Untersuchungen (z. B. Transaminasen)
- Blutgruppenbestimmung
- immunologische Untersuchungen (z. B. HLA-Typisierung; HLA: HL-Antigene)
- virologische Untersuchungen (z. B. HIV)

- Röntgenthorax, Sonografie des Abdomens
- eventuell Echokardiografie, Herzkatheter
- eventuell Bronchoskopie
- eventuell weitere Untersuchungen

Die DSO als Koordinierungsstelle für die Durchführung von Organspenden ist 24 Stunden täglich für Anfragen in Bezug auf Organspenden erreichbar. Hierzu gehören die Evaluation eines Patienten mit infauster Prognose für eine mögliche Organspende sowie bei Bedarf auch eine Unterstützung im Rahmen der Angehörigenbetreuung und der organprotektiven Therapie. Für die Feststellung des irreversiblen Hirnfunktionsausfalls können über die DSO konsiliarärztliche Untersucher vermittelt werden.

Merke M!

Die konsequente Identifikation potenzieller Organspender sowie die Optimierung infrastruktureller Maßnahmen stellen Lösungsansätze zur Erhöhung der Organspenderate in Deutschland dar. Im Rahmen dieser Maßnahmen erfolgte auch die Einführung von Transplantationsbeauftragten. Änderungen der gesetzlichen Rahmenbedingungen (z. B. Einführung der Widerspruchslösung) werden regelmäßig auch politisch diskutiert, diese stellen jedoch nur einen Teilaspekt der komplexen Gemeinschaftsaufgabe Organspende dar.

20.11.6 Literatur

[1491] A definition of irreversible coma. Report of the Ad Hoc Committee of the Harvard Medical School to Examine the Definition of Brain Death. JAMA 1968; 6: 337–340

[1492] Richtlinie gemäß § 16 Abs. 1 S. 1 Nr. 1 TPG für die Regeln zur Feststellung des Todes nach § 3 Abs. 1 S. 1 Nr. 2 TPG und die Verfahrensregeln zur Feststellung des endgültigen, nicht behebbaren Ausfalls der Gesamtfunktion des Großhirns, des Kleinhirns und des Hirnstamms nach § 3 Abs. 2 Nr. 2 TPG, Vierte Fortschreibung. Deutsches Ärzteblatt, 30. März 2015, DOI: 10.3238/arztebl.2015.rl_hirnfunktionsausfall_01

[1493] Clusmann H, Schaller C, Schramm J. Fixed and dilated pupils after trauma, stroke, and previous intracranial surgery: management and outcome. J Neurol Neurosurg Psychiatry 2001; 2: 175–181

[1494] McCaughan JA, Courtney AE. The clinical course of kidney transplant recipients after 20 years of graft function. Am J Transplant 2015; 3: 734–740

[1495] Moskopp D. Hirntoddiagnostik. Intensivmedizin up2date 2005; 1: 285–308

[1496] Salim A, Velmahos GC, Brown C et al. Aggressive organ donor management significantly increases the number of organs available for transplantation. J Trauma 2005; 5: 991–994

[1497] Solek-Pastuszka J, Biernawska J, Iwańczuk W et al. Comparison of two apnea test methods, oxygen insufflation and continuous positive airway pressure during diagnosis of brain death: Final report. Neurocrit Care 2019; 2: 348–354

[1498] Totsuka E, Dodson F, Urakami A et al. Influence of high donor serum sodium levels on early postoperative graft function in human liver transplantation: Effect of correction of donor hypernatremia. Liver Transpl Surg 1999; 5: 421–428

21 Polytraumaversorgung auf der Intensivstation

21.1 Anästhesiologisches Schockraummanagement

Mark Michael, Michael Bernhard

21.1.1 Allgemeine Bemerkungen

Das Schockraummanagement bezieht sich klassischerweise auf die Versorgung potenziell schwerverletzter Patienten, umfasst dabei grundsätzlich die notwendigen Schritte für eine strukturierte und standardisierte Krankenhausaufnahme von (schwer)verletzten bzw. erkrankten Patienten sowie die entsprechende Initialdiagnostik und -therapie bei lebensbedrohlichen Zuständen. Wesentliche Aufgaben der Anästhesiologie sind hierbei das Atemwegsmanagement, die Kreislaufstabilisierung inklusive Gefäßzugänge, die Gerinnungstherapie und (wenn notwendig) die Führung einer Notfallnarkose bei den (schwer)verletzten Patienten. Darüber hinaus gewinnt in Zentralen Notaufnahmen das „konservative Schockraummanagement" von nicht traumatologischen Patienten analog zum Vorgehen bei traumatologischen Patienten zunehmend an Bedeutung.

Wie für kaum ein anderes interdisziplinär zu versorgendes Krankheitsbild bestehen für die Schockraumversorgung bei Traumapatienten in Deutschland Leitlinien sowie (infra)strukturelle und organisatorische Vorgaben. Dabei hat die professionelle Schockraumversorgung einen hohen prognostischen Einfluss auf das Behandlungsergebnis [1499].

Die interdisziplinäre und interprofessionelle Kernaufgabe des Schockraumteams an der *Nahtstelle zwischen prähospitaler und innerklinischer Versorgung* kritisch kranker oder schwerverletzter Patienten beinhaltet folgende Punkte:

- Ersteinschätzung des Patienten
- Überprüfung der prähospitalen Verdachtsdiagnose bzw. Erstellung einer eigenen Arbeitsdiagnose
- Erfolgskontrolle prähospitaler Maßnahmen (z. B. Atemwegssicherung, Thoraxdrainage)
- Einleitung der spezifischen Initialtherapie und Stabilisierung der Vitalfunktionen
- Durchführung definierter Diagnostik- und Maßnahmenbündel vor Aufnahme des Patienten auf eine weiterbehandelnde Einheit (z. B. Operationssaal, Angiografie, Herzkatheter, Intensivstation)

21.1.2 Schockraumdefinition und Ausstattung

Die Ausstattung eines Schockraums muss alle räumlichen und apparativen Ressourcen enthalten, um die relevanten Notfallbilder adäquat versorgen zu können. Die S3-Leitlinie „Polytrauma/Schwerverletztenbehandlung" [1502], das „Traumanetzwerk" der Deutschen Gesellschaft für Unfallchirurgie (DGU) [1504] und die revidierte Version des DGU-Weißbuchs „Schwerverletztenversorgung" [1501] geben klare Vorgaben für die Schockraumausstattung zur Behandlung potenziell (schwer) verletzter Patienten. Auch für nicht traumatologische Patienten können diese Ressourcen genutzt werden.

Neben ausreichender personeller, materieller und logistischer Ressourcen müssen bauliche Grundvoraussetzungen erfüllt, die (erweiterte) bildgebende Diagnostik jederzeit verfügbar sowie Behandlungspfade zur Versorgung erstellt sein. Um die Patienten optimal und koordiniert interdisziplinär und interprofessionell versorgen zu können, müssen die lokalen Algorithmen im Team bekannt sein und trainiert werden. Um die herausfordernden Aufgaben in der Traumaversorgung bewältigen zu können, ist das eingesetzte ärztliche und pflegerische Personal daher einzeln und als Team adäquat zu qualifizieren.

21.1.3 Teamzusammensetzung

Für die Zusammensetzung des *interdisziplinären Traumateams* zur Schockraumversorgung (schwer) verletzter Patienten bestehen klare Vorgaben gemäß dem DGU-Weißbuch [1501]:

- 1 Facharzt für Anästhesiologie bzw. Weiterbildungsassistent (Facharztstandard)
- 1 Facharzt für Orthopädie/Unfallchirurgie oder Viszeralchirurgie oder Allgemeinchirurgie bzw. Weiterbildungsassistent (Facharztstandard)
- 2 Pflegekräfte Chirurgie
- 1 Pflegekraft Anästhesiologie
- 1 medizinisch-technische Radiologiefachkraft (MTRA)

Eine *Anwesenheit binnen 20 Minuten* muss gewährleistet werden für:

- 1 Facharzt für Anästhesiologie (Oberarzt)

- 1 Facharzt für Orthopädie/Unfallchirurgie mit Zusatzbezeichnung Spezielle Unfallchirurgie (Oberarzt)
- 1 Facharzt für Viszeralchirurgie oder Allgemeinchirurgie (Oberarzt)
- 1 Facharzt für Radiologie (Oberarzt)
- 2 OP-Pflegekräfte

Die Vorgaben wurden in Abhängigkeit von Größe und Typ des aufnehmenden Krankenhauses formuliert (z.B. lokales Traumazentrum, regionales Traumazentrum und überregionales Traumazentrum). Das Basisschockraumteam besteht gemäß den verbindlichen Vorgaben des DGU-Weißbuches aus mindestens 3 Ärzten (2 Chirurgen, 1 Anästhesist), wobei mindestens 1 Anästhesist und 1 Chirurg den Facharztstandard aufweisen.

Das Benennen und Kennzeichnen eines *Teamleiters* ist für den strukturierten Ablauf und die Kommunikation im Schockraumteam essenziell. Die Teamleitung kann in einer gemeinsamen Führung mit klaren Verantwortungsbereichen liegen oder durch einen einzelnen Teamleiter erfolgen. Der Teamleiter verfügt dabei über umfassende Kenntnisse im Umgang mit (schwer)verletzten Patienten.

Im Bedarfsfall kann das Basisschockraumteam erweitert werden, so dass auch auf die Expertise *weiterer Fachdisziplinen* (z.B. Gefäßchirurgie, Herz-/Thoraxchirurgie, Mund-Kiefer-Gesichtschirurgie, Neurologie, Kardiologie, Pädiatrie) zurückgegriffen wird.

21.1.4 Ausbildungskonzepte

▸ **Traumapatienten.** Für das innerklinische Traumamanagement bestehen strukturierte Ausbildungskonzepte (z.B. Advanced Trauma Life Support [ATLS]; European Trauma Course [ETC]). Nach den Vorgaben der DGU und als Zertifizierungskriterien für Traumazentren wird eine Quote entsprechend geschulter Mitarbeiter gefordert. Eine Schulung aller an der Schockraumversorgung beteiligten Mitarbeiter ist sinnvoll, damit einheitliche Standards im Alltag gelebt werden.

Die Kurskonzepte beinhalten die standardisierte Erstversorgung und Stabilisierung polytraumatisierter Patienten und legen besonderen Wert und Priorität auf die Teamkommunikation und das Crew Ressource Management.

▸ **Nicht traumatologische Patienten.** Für die Versorgung nicht traumatologischer Schockraumpatienten gibt es bislang hingegen *kein eigenes Ausbildungskonzept*. Die heutigen Ausbildungskonzepte zur kardiopulmonalen Reanimation (z.B. Advanced Cardiac Life Support) können die Komplexität bei der Versorgung kritisch kranker Schockraumpatienten nicht vollständig abdecken. Vor diesem Hintergrund scheint es sinnvoll, ein Kurskonzept zu entwickeln, in das bereits etablierte Vorgehensweisen von ATLS, ETC und Advanced Life Support (ALS) eingehen.

> **Merke** M!
>
> Alle Teammitglieder sollten regelmäßig in der Schockraumversorgung trainiert werden, die lokalen Versorgungsstrukturen kennen, eine gemeinsame Sprache sprechen und klar definierte Aufgabenbereiche übernehmen.

21.1.5 Kommunikation und Crew Ressource Management

In der Schockraumversorgung ist eine standardisierte Teamkommunikation nach den Grundsätzen des Crew Ressource Management (CRM) heutzutage essenziell. CRM wird in vielen Bereichen der Notfallmedizin „gelebt“ und ist ein wesentlicher Beitrag zur Patientensicherheit und Fehlervermeidung in kritischen Situationen. Der Schockraum als Nahtstelle prähospitaler und innerklinischer Versorgungsstrukturen mit einer Vielzahl kritisch kranker Patienten, wechselnden Teamzusammensetzungen und zeitkritischem Arbeiten ist daher ein Paradebeispiel für angewandtes CRM.

▸ **Teamleitung.** Im Schockraum obliegt es einem klar benannten und gekennzeichneten *Teamleiter oder einer interdisziplinären Führungsgruppe*, die Versorgung zu koordinieren. Jedes einzelne Teammitglied übernimmt definierte Aufgaben. Zudem ist von jedem Teammitglied zu erwarten, dass es Material und Arbeitsumgebung sowie die lokalen Versorgungsprotokolle kennt, sich aktiv in die Schockraumversorgung einbringt und klar und effektiv kommuniziert.

▸ **Team-Time-Out.** Das Schockraummanagement beginnt daher vor der Ankunft des Patienten mit einem kurzen Team-Time-Out, während dem sich alle Teammitglieder vorstellen und die aktuell verfügbaren Informationen zum Patienten mitgeteilt werden. Während der Patientenversorgung werden daher alle Teammitglieder mit Namen angesprochen und ein eindeutiges Feedback nach Erheben von Befunden bzw. der Durchführung von Maßnahmen (Closed-Loop-Kommunikation) gegeben.

Zudem erfolgt eine regelmäßige Reevaluation des Patientenzustands. Dazu kann das etablierte *10-Seconds-for-10-Minutes-Verfahren* als erneutes Team-Time-Out genutzt werden. Hierbei werden in einer minimalen Pause (10 Seconds) vom Teamleiter die bis zu diesem Zeitpunkt führenden Probleme (z. B. nach dem ABCDE-Schema; Näheres hierzu findet sich im Kapitel Primary Survey) und Diagnosen für das gesamte Team zusammengefasst. Zudem werden die diagnostischen und therapeutischen Schritte in den nächsten Minuten (10 Minutes) formuliert. So sind innerhalb kürzester Zeit alle Teammitglieder auf dem gleichen Informationsstand und weitere Arbeitsschritte lassen sich strukturiert abstimmen.

▶ **Qualitätsmanagement.** Nach einer erfolgten Schockraumversorgung kann es insbesondere nach komplexen Fällen sinnvoll sein, ein *Debriefing* mit dem gesamten Team durchzuführen. So lassen sich im Rahmen dieser qualitätssichernden Maßnahme Optimierungsmöglichkeiten bei der Versorgung identifizieren, aber auch mitunter emotional belastende Situationen aufarbeiten. Auch *Qualitätszirkel* mit allen an der Schockraumversorgung beteiligten Disziplinen sind ein wichtiges Instrument des Qualitätsmanagements und im Rahmen der Zertifizierung gefordert.

21.1.6 Schockraumindikationen

Die S3-Leitlinie „Polytrauma/Schwerverletzten-Behandlung" benennt klare Anmelde- und Aufnahmekriterien für den Schockraum bei traumatologischen Patienten.

M!

Merke

Aufnahmeindikation schwerverletzter Patienten in den Schockraum [1502]

patientenbezogene Indikationen:

- systolischer Blutdruck < 90 mmHg nach Trauma
- Vorliegen von penetrierenden Verletzungen der Rumpf-Hals-Region
- Schussverletzungen der Rumpf-Hals-Region
- Glasgow-Koma-Skala < 9 Summenpunkte nach Trauma
- Atemstörungen/Intubationspflicht nach Trauma
- Frakturen von mehr als 2 proximalen Knochen
- instabiler Thorax
- Beckenfrakturen
- Amputationsverletzung proximal der Hände/Füße
- Querschnittsverletzung
- offene Schädelverletzungen
- Verbrennungen > 20 % und Grad ≥ 2b

unfallassoziierte Indikationen:

- Sturz aus über 3 m Höhe
- Verkehrsunfall mit
  - Frontalaufprall mit Intrusion mehr als 50–75 cm
  - Geschwindigkeitsveränderung von Δv > 30 km/h
  - Fußgänger-/Zweiradkollision
  - Tod eines Insassen
  - Ejektion eines Insassen

Insbesondere bei unklaren Situationen sollte eher eine Übertriagierung zugunsten einer Schockraumaufnahme erfolgen, um eine potenzielle Patientenschädigung durch Unterschätzung der Situation zu verhindern. Bei einem gewissen Teil der Patienten ist nach initialer Sichtung und Stabilisierung keine Schockraumversorgung notwendig, so dass der Patient regulär in der Zentralen Notaufnahme weiterversorgt werden kann.

Die *telefonische Anmeldung durch den Rettungsdienst* (in der Regel Arzt-Arzt-Gespräch) hat sich bewährt und ist dringend zu fordern. Hierbei werden Angaben zum Unfallmechanismus, die wesentlichen vitalen Störungen (z. B. nach ABCDE) und die Verdachtsdiagnosen bzw. das Verletzungsmuster übermittelt. Die entsprechende Alarmierung des Schockraumteams erfolgt dann zentral, beispielsweise über den Trauma- oder Notfallkoordinator der aufnehmenden Klinik.

21.1.7 Alarmierung und Vorbereitung

Nach der Alarmierung finden sich alle Teammitglieder zeitnah im Schockraum ein. Bewährt hat sich ein *Team-Time-Out*, bei dem sich alle Beteiligten kurz vorstellen, die Verantwortlichkeiten klar benannt werden und der Teamleiter kurz den angekündigten Fall skizziert. So können etwaige Besonderheiten antizipiert und weitere Vorbereitungen getroffen werden, beispielsweise bei pädiatrischen Patienten, potenziell im Schockraum durchzuführenden Notfallinterventionen (z. B. fiberoptische Intubation) oder Erweiterung des Schockraumteams durch weitere Disziplinen.

Zudem sollte ein *Materialcheck* erfolgen und die persönliche *Schutzausrüstung* (Schutzhandschuhe, Schutzbrille, eventuell Schutzkittel) sowie unter Umständen Röntgenschürzen angelegt werden.

21.1.8 Übernahme des Patienten

Eine gute Schockraumversorgung beginnt mit einer ruhigen, konzentrierten und strukturierten Patientenübergabe. Dabei wird zunächst die Übergabe durch den Notarzt an das gesamte Schockraumteam abgewartet, bevor Umlagerungsmaßnahmen ergriffen werden. Nur bei instabilen Patienten (z. B. laufender Reanimation) und bei Patienten mit einem unmittelbar lebensbedrohlichen Problem erfolgt eine sofortige Umlagerung und Behandlung und die Übergabe wird anschließend nachgeholt.

Eine kurze Einschätzung des Teamleiters (so genannte „5-Second-Round“ nach European Trauma Course [ETC]) beim Eintreffen des Rettungsdienstes sollte bei akutem Interventionsbedarf (z. B. akute Atemwegsverlegung) zu einer modifizierten Versorgung führen.

M!

Merke

Strukturierte Übergabeschemata, z. B. ATMIST (Age, Time, Mechanism, Injury, Symptoms, Treatment) oder SBAR (Situation, Background, Assessment, Recommendation), ermöglichen eine standardisierte und zielführende Übergabe ohne wesentlichen Zeitverlust.

Folgende *Informationen* sind bei der Übergabe relevant:

- Alter des Patienten
- Unfallzeitpunkt und Dauer der prähospitalen Versorgung
- Hergang des Notfallgeschehens bzw. Unfallmechanismus
- Patientenstatus nach ABCDE (führende Probleme?)
- getroffene Maßnahmen (Interventionen, Gefäßzugänge, Medikation)

Anamnese des Patienten (z. B. SAMPLER-Anamnese):

- Vorerkrankungen
- bisherige Medikation und Dauermedikation
- Allergien
- Zeitpunkt der letzten Nahrungsaufnahme
- weitere Informationen, z. B. üblicher Aufenthaltsort, Vorsorgevollmacht, Patientenverfügung, Palliativversorgung
- Einnahme von oralen Antikoagulanzien oder Thrombozytenfunktionshemmern

Während der Übergabe durch den Notarzt ist die *Dokumentation* der wesentlichen Fakten durch ein Teammitglied (elektronisch oder an einem Whiteboard) sinnvoll. Zudem kann eine kurze, prägnante *Zusammenfassung der Kernpunkte* durch den Teamleiter vor dem Umlagern und dem Beginn des Primary Survey sinnvoll sein. Dies markiert auch den Beginn der Behandlung und die formelle Übernahme der Verantwortung durch das Schockraumteam. Begleitend ist eine *Zeiterfassung* („Stoppuhr“) während der Schockraumversorgung sinnvoll.

21.1.9 Primary Survey

▶ **ABCDE-Schema.** In allen gängigen Kurskonzepten erfolgt direkt nach der Umlagerung der Primary Survey zur initialen Evaluation des Patentenstatus und Stabilisierung der Vitalfunktionen. Die Aufgaben und Verantwortlichkeiten sind hierbei jedem Teammitglied klar zugeteilt und Untersuchungen sowie Interventionen werden in der Regel parallel durchgeführt. Leitfaden ist hierbei das in der Notfallmedizin bewährte *ABCDE-Schema*. Grundsätzlich müssen Probleme der einzelnen Vitalfunktionen sofort nach Erkennen behandelt werden, um eine weitere Gefährdung des Patienten zu vermeiden. Hierbei ist es im Rahmen der Schockraumversorgung absolut essenziell, mögliche Defizite der prähospitalen Versorgung zu detektieren und sofort zu behandeln (z. B. insuffizienter Atemweg).

Der Primary Survey erfasst als Erstuntersuchung systematisch unmittelbar *lebensbedrohliche Verletzungen*. Hierzu zählen unter anderem Atemwegsobstruktion, Spannungspneumothorax, massiver Hämatothorax, Herzbeuteltamponade oder akute arterielle Blutungen.

Beim Vorliegen *akuter Blutungszeichen* ist das *<c>ABCDE-Schema* etabliert: Liegt zum Beispiel eine akute arterielle Blutung an einer Extremität vor, erfolgt zunächst die Blutstillung mittels Anlage eines Tourniquets vor allen weiteren Maßnahmen („kritisches C").

- **Ac (Airway und Cervical Spine; Atemweg und HWS-Stabilisierung):**
  - *Atemwegssicherung inklusive HWS-Stabilisierung*: Erkennen und Behandeln einer drohenden oder manifesten Atemwegsverlegung oder einer inadäquaten Atemwegssicherung
  - *Maßnahmen*: Esmarch-Handgriff bzw. Chin-Lift-Manöver, Oropharyngealtuben, Absaugung, endotracheale Intubation, chirurgische Atemwegssicherung mittels Koniotomie
- **B (Breathing; Belüftung):**
  - *adäquate Belüftung und Oxygenierung*: Untersuchung der Atemfrequenz, Hautfarbe, Atemmechanik, Auskultation; Erkennen einer akuten Hypoxie
  - *Maßnahmen*: Sauerstoffinhalation, assistierte bzw. kontrollierte Beatmung, Entlastungspunktion, Thorakotomie und Drainagenanlage
- **C (Circulation; Kreislauf, Hämodynamik):**
  - *stabile Hämodynamik und adäquate Gewebeperfusion*: Capillary Refill Time (< 2s), palpable periphere Pulse, Herzfrequenz, Hauttemperatur und -feuchtigkeit, Hinweis auf akute Blutungszeichen
  - *Maßnahmen*: Anlage von Gefäßzugängen, Volumengabe, Katecholamintherapie, Blutstillung (Tourniquet, Beckenschlinge, Hämostyptika), Kreuzblutabnahme und Notfalltransfusion, eFAST-Sonografie
- **D (Disability; neurologischer Status):**
  - *Vigilanz und neurologischer Status*: Bewusstseinsgrad nach Glasgow Coma Scale (GCS), Pupillenkontrolle, grober neurologischer Status, Blutzuckerkontrolle
  - *Maßnahmen*: z. B. Atemwegssicherung bei Aspirationsgefahr bei einem GCS ≤ 9
- **E (Environment and Exposure; Umfeld, Entkleiden):**
  - *Entkleiden, körperliche Untersuchung*: Entkleiden des Patienten und körperliche Untersuchung (inklusive Logroll-Manöver), Messung der Körpertemperatur
  - *Maßnahmen*: Temperaturmanagement

▶ **Weiteres Prozedere.** Nach Abschluss des Primary Survey erfolgt meist eine Zusammenfassung durch den Teamleiter (z. B. im Rahmen des 10-Seconds-for-10-Minutes-Verfahrens), wobei führende Probleme und Diagnosen benannt und das weitere interdisziplinäre Prozedere abgestimmt werden. Bei stabilen Vitalfunktionen schließt sich an die Erstversorgung in der Regel die *radiologische Diagnostik* an. Wichtig ist die stetige Reevaluation des Patientenstatus, um eine kritische Zustandsänderung nicht zu verpassen und unter Umständen erneut das ABCDE-Schema abzuarbeiten.

Die konkreten Maßnahmen im Rahmen der Erstversorgung werden üblicherweise in lokalen *Protokollen* definiert. So beinhaltet die initiale Schockraumversorgung häufig die Blutabnahme zur Labordiagnostik, für transfusionsmedizinische Anforderungen und für eine Blutgasanalyse. Weiterhin sind orientierende notfallsonografische Untersuchungen (erweitere fokussierte abdominelle Sonografie für Traumapatienten; eFAST) etabliert. Dem Primary Survey und bildgebenden Untersuchungen folgt eine eingehende und detaillierte körperliche Untersuchung (*Secondary Survey*), um insbesondere periphere, in der Ganzkörper-Computertomografie nicht abgebildete Verletzungen zu erfassen.

21.1.10 Diagnostik im Schockraum

▸ **eFAST.** Die Notfalldiagnostik im Schockraum richtet sich nach baulichen und logistischen Gegebenheiten. Eine eFAST zum Ausschluss von freier Flüssigkeit, Verletzungen abdomineller Hohlorgane, eines Pneumothorax, zur orientierenden Beurteilung der kardialen Funktion und zum Ausschluss einer Perikardtamponade erfolgt in der Regel im Rahmen des Primary Survey unmittelbar im Schockraum (▸ Abb. 1.14).

▸ **Ganzkörper-Computertomografie.** Idealerweise wird eine Diagnostik mittels Ganzkörper-Computertomografie („Traumaspirale") bei dringendem Verdacht auf ein relevantes Trauma ohne weiteren Transport des Patienten noch im Schockraum durchgeführt. Die Ganzkörper-Computertomografie ist insbesondere bei Störungen der Vitalfunktionen, entsprechendem Unfallmechanismus oder Vorliegen von mindestens zwei relevant verletzten Körperregionen indiziert.

▸ **Röntgenuntersuchung, Sonografie.** Im Einzelfall werden noch vereinzelt *konventionelle Röntgenaufnahmen* von Thorax oder Becken durchgeführt, wenn keine Ganzkörper-Computertomografie zur Verfügung steht. Bei *Kindern* gelten besondere diagnostische Empfehlungen mit hoher Wertigkeit der *Sonografie*.

▸ **Point-of-Care-Diagnostik.** Im Rahmen der Point-of-Care-Diagnostik ist eine *Blutgasanalyse* Standard (inklusive Hämoglobin, Laktat und Basenüberschuss). Die weitere Labordiagnostik wird in der Regel gemäß vorab definierten Standardprofilen durchgeführt und initial mit der ersten Blutabnahme bzw. der Anlage von Gefäßzugängen gewonnen.

Toxikologische Untersuchungen (z. B. Ethanolspiegel, Toxinnachweis im Urin) erfolgen ebenfalls bei entsprechendem Verdacht im Rahmen der initialen Versorgung.

21.1.11 Narkose im Schockraum

▸ **Indikationen.** Bei Übernahme eines beatmeten Patienten im Schockraum wird die Sedierung bzw. Narkose lückenlos unter optimaler Überwachung fortgeführt. Indikationen zur Narkoseinduktion im Schockraum sind unter anderem Apnoe oder Schnappatmung (Atemfrequenz < 6/min), Hypoxie (SpO_2 < 90 % trotz Sauerstoffgabe nach Ausschluss eines Spannungspneumothorax), ein schweres Thoraxtrauma, ein schweres Schädel-Hirn-Trauma (GCS-Wert < 9), eine traumaassoziierte hämodynamische Instabilität (systolischer Blutdruckwert < 90 mmHg, altersadaptiert bei Kindern).

▸ **Wichtige Maßnahmen.** Ist bei einem Notfallpatienten im Schockraum eine Anästhesieeinleitung erforderlich, sollten folgende Punkte beachtet werden:

- kritische Indikation zur Einleitung einer Notfallnarkose unter Berücksichtigung von patienten- und anwenderspezifischen Faktoren
- Notwendigkeit der Einleitung einer Notfallnarkose im Team kommunizieren
- Rapid Sequence Induction nach Präoxygenierung
- bestmögliche Präoxygenierung (z. B. mit dicht sitzender Maske und hohem Sauerstofffluss von 12–15 l/min über einen Zeitraum von 3–4 Minuten entweder mit Maske und O_2-Reservoirbeutel)
- alternativ auch Präoxygenierung mittels nicht invasiver Beatmung (nach Ausschluss von Kontraindikationen)
- Standardmonitoring (EKG-Monitoring, Blutdruckmessung, pulsoxymetrische Sauerstoffmessung, Kapnografie)
- Sicherung der Gefäßzugänge (möglichst zwei periphere Verweilkanülen)
- Kreislaufüberwachung durch invasive Blutdruckmessung, alternativ 1-minütliche NIBP-Messung (NIBP: nicht-invasive Blutdruckmessung)
- zur Therapie eines absoluten oder relativen Volumenmangels: rasch 500 ml Vollelektrolytlösung infundieren (wenn indiziert)
- Katecholamine bereithalten (z. B. Noradrenalin in einer standorttypischen Verdünnung i. v.)
- Einleitung der Notfallnarkose bei laufender Infusion
- passagere Aufhebung einer HWS-Immobilisation unter konsequenter manueller Inline-Stabilisation (MILS) während des Intubationsmanövers
- großzügiger primärer Einsatz videolaryngoskopischer Verfahren (cave: eventuell fiberoptische Wachintubation im Einzelfall erwägen)
- Tubuslagekontrolle mittels Kapnografie
- Kreislaufunterstützung (z. B. Noradrenalin mit je 10-µg-Boli nach systolischem Zielblutdruck oder per Perfusor)

▸ **Medikamente.** Zur Auswahl der geeigneten Narkosemedikamente und der entsprechenden

Dosierungen kann zur Orientierung die S1 Leitlinie „Prähospitale Notfallnarkose beim Erwachsenen" herangezogen werden [1500].

21.1.12 Blutstillung, Volumen- und Hämotherapie

▸ **Blutstillende Maßnahmen.** Bei hämodynamisch instabilen Patienten und akutem Blutverlust erfolgen parallel zur Volumentherapie nach Anlage großlumiger Gefäßzugänge blutstillende Maßnahmen (z. B. Anlage einer Beckenschlinge, Anlage eines Tourniquets, Wundkompression unter Einbringung von Hämostyptika).

▸ **Volumensubstitution.** Die initiale Volumengabe richtet sich nach dem klinischen Zustand des Patienten und seinem Verletzungsmuster und erfolgt primär mit *balancierten kristalloiden Infusionslösungen*. Bei *unkontrollierten Blutungen* sollte zunächst eine moderate Volumensubstitution erfolgen und ein reduzierter Blutdruck (mittlerer arterieller Druck: ca. 65 mmHg, systolischer arterieller Druck: ca. 90 mmHg, altersadaptiert bei Kindern) angestrebt werden, um Blutungen nicht zu perpetuieren. Die Volumentherapie wird unter anderem durch repetitive Blutgasanalysen gesteuert (z. B. Basenüberschuss, Laktat).

Bei *Neurotrauma* sind höhere Blutdruckwerte erforderlich (MAP > 85–90 und RR_{syst} > 140 mmHg) und bei bestehender Hypotension wird zur Erhaltung eines entsprechenden zerebralen Blutflusses eine Normotension unter Volumen- bzw. Katecholamintherapie angestrebt.

▸ **Aktive Blutung.** Bei aktiver Blutung und entsprechender Indikation erfolgt die Notfalltransfusion von *Erythrozytenkonzentraten* (0 negativ, Hb-Zielwert: mindestens 7–9 g/dl) sowie unter Umständen von *lyophilisierten Plasmakonzentraten* (nur bei Massivtransfusion) und *Thrombozytenkonzentraten*. Die Gabe von *Tranexamsäure* (1 000 mg als Kurzinfusion initial über 10 Minuten, weitere 1 000 mg per Infusion über 8 Stunden) [1502] zur Vermeidung einer Hyperfibrinolyse ist bei aktiver Blutung angezeigt, bei entsprechender Indikation ebenso die Gabe weiterer Hämotherapeutika (z. B. Fibrinogen, Prothrombinkonzentrat [PPSB]) [1503].

Merke

Essenziell ist im Rahmen der Schockraumversorgung der Erhalt einer *Normothermie* (z. B. aggressives Wärmemanagement, warme Infusionslösungen), einer *Normokalziämie* und eine *Azidosekorrektur*, um eine adäquate Koagulation zu erreichen.

▸ **Traumainduzierte Koagulopathie (TIC).** Die TIC ist eine häufig auftretende Komplikation, die das Behandlungsergebnis der Patienten negativ beeinflussen kann. Anhaltender Blutverlust, Hypovolämie, Gewebetrauma mit konsekutiver Gerinnungsaktivierung, begünstigt durch Hypothermie und Azidose und eventuell eine vorbestehende orale Antikoagulation, resultieren in einer quantitativ zunehmenden Blutung und qualitativ eingeschränkten Hämostase.

Zur optimierten Therapiesteuerung kann im Rahmen der Schockraumversorgung teilweise auf *viskoelastische Verfahren* (Thrombelastografie) zurückgegriffen werden, um zeitnah eine differenzierte Therapie durchführen zu können. Bei vorbestehender Antikoagulation (z. B. Kumarinderivate, NOAK) müssen unter Umständen spezifische Maßnahmen ergriffen werden (z. B. Antagonisierung durch Substitution von PPSB-Faktorenkonzentraten oder spezifischen Präparaten bei NOAK) insbesondere bei Vorliegen eines Schädel-Hirn-Traumas [1503].

▸ **Protokoll.** Das konkrete Vorgehen zur Transfusion und Hämotherapie sollte in lokalen Protokollen definiert werden, ebenso muss die Vorhaltung von Gerinnungspräparaten und Blutprodukten klar geregelt sein.

21.1.13 Besondere Situationen in der Schockraumversorgung

▸ **Akute Interventionen.** Bei einigen Verletzungsmustern, insbesondere, wenn eine Stabilisierung während der initialen Versorgung nicht gelingt, sind im Einzelfall akute Interventionen im Schockraum indiziert. Dies kann die Minithorakotomie bei einem Pneumo-/Hämatothorax sein, die Entlastung einer Perikardtamponade, die Notfalllaparotomie bei intraabomineller Blutung, die Anlage einer externen Ventrikeldrainage bei intrakranieller Blutung mit Hirndruckzeichen oder die endovaskuläre Ballonokklusion der Aorta (REBOA) zur Blutungskontrolle.

Diese Maßnahmen sind Einzelfällen vorbehalten, in denen ein Transport des Patienten in den Operationssaal oder den Interventionsbereich nicht möglich ist. Die Durchführung dieser Interventionen erfordert eine entsprechende Expertise, fundiertes Training und Teamerfahrung.

> **Merke**
>
> M!
>
> Die Verlegung eines Patienten mit noch bestehender profunder Blutungssituation auf eine Intensivstation ist nicht hilfreich! Die Blutung muss behandelt und eventuell operativ/interventionell beherrscht werden.

► **Traumaassoziierter Kreislaufstillstand.** Bei der Übernahme eines reanimationspflichtigen Traumapatienten ist die Schockraumversorgung zu modifizieren. Die Übergabe durch den Notarzt wird entsprechend präzisiert, alternativ kann ein einzelnes Teammitglied die Übergabe erhalten, während parallel der Primary Survey erfolgt. Die notärztlich und rettungsdienstlich vermittelten Informationen werden dann später zusammengetragen. Auch bei fortgeführter Reanimation sind die Anwendung des modifizierten ABCDE-Schemas und ein fundierter Primary Survey essenziell, damit die prähospital durchgeführte Diagnostik und Therapie überprüft und unter Umständen ergänzt werden kann (z. B. Tubuslage, seitengleiche Belüftung, korrekte Lage der Thoraxdrainage), während Thoraxkompressionen und Beatmung lückenlos fortgesetzt werden.

Hierbei gilt es, schnellstmöglich das zugrunde liegende (reversible) Problem zu klären, ein bestehendes Thoraxtrauma rasch zu therapieren und eine Hypovolämie aggressiv auszugleichen. Weitere blutstillende bzw. operative Maßnahmen werden noch im Schockraum durchgeführt. Die aktuellen Empfehlungen des European Resuscitation Council zum traumaassoziierten Kreislaufstillstand [1505] sehen vor, dass folgende reversible Ursachen des Kreislaufstillstands identifiziert und behandelt werden:

- Hypoxie (z. B. Kontrolle des Atemwegs, Revision bei Tubusfehllage)
- Spannungspneumothorax (z. B. Nadeldekompression und Anlage einer Thoraxdrainage)
- Perikardtamponade (z. B. Perikardpunktion)
- Hypovolämie (z. B. Volumentherapie und Blutungskontrolle)

► **Thoraxtrauma.** Bei vermutetem Thoraxtrauma werden bilaterale Pleuradekompressionen durchgeführt. Im Zweifel ist eine Notfallthorakotomie (z. B. Clamshell-Thoraktomie) in Erwägung zu ziehen. Aufgrund der insgesamt schlechten Prognose geben die Leitlinien auch Empfehlungen, wann die Einstellung der Reanimationsbedingungen im Schockraum erwogen werden soll. Wird nach Behandlung der potenziell reversiblen Ursachen kein Wiedereintritt eines Spontankreislaufs beobachtet und ist sonografisch keine Herztätigkeit nachzuweisen, kann im Team der Abbruch der Reanimationsbemühungen diskutiert werden.

► **Schädel-Hirn-Trauma.** Bei Patienten mit Schädel-Hirn-Trauma bzw. intrakranieller Blutung sind die Grundsätze einer neuroprotektiven, hirndrucksenkenden Therapie zu beachten. Falls möglich, sollte eine Oberkörperhochlagerung erfolgen (30 Grad), ein ausreichender Perfusionsausdruck erzielt werden, die Gabe von Mannitol oder hyperosmolarer NaCl-Lösung als Osmodiuretikum erfolgen, eine Koagulopathie therapiert und eine zeitnahe Verlegung zur operativen Versorgung angestrebt werden.

21.1.14 Reevaluation

Verschlechtert sich der Zustand des Patienten im Rahmen der Schockraumversorgung zu einem beliebigen Zeitpunkt, erfolgt unmittelbar die Reevaluation *nach dem ABCDE-Schema*. Zudem sollte eine Reevaluation in allen „Schnittstellensituationen" (z. B. Patientenübernahme/-übergabe, vor und nach Transporten und Umlagerungen) erfolgen.

21.1.15 Schnittstellen und Übergabe

Jeweils nach erfolgtem Primary Survey und Durchführung der erforderlichen Diagnostik während des Secondary Survey erfolgt eine *Reevaluation des Zustands des Patienten*. Hier entscheidet sich auch, ob weitere Untersuchungen bzw. Interventionen notwendig sind und wie der Patient klinisch weiter versorgt wird.

Je nach Verletzungsmuster und Stabilität erfolgt die Weiterverlegung des Patienten in den Operationsaal bzw. einen Interventionsbereich (z. B. Angiografie) oder auf die Intensivstation. Eine frühzeitige Information der Intensivstation zur Bettenallokation ist wichtig.

Um einen Informationsverlust an der Schnittstelle Schockraumversorgung/Intensivmedizin zu vermeiden, sind hier *standardisierte Übergabeprotokolle* hilfreich. Auch die im Rahmen der folgenden Intensivtherapie ausstehenden Maßnahmen sind zwingend zu übergeben (z. B. radiologische Kontrolluntersuchungen, Wundversorgungen, weitere Labordiagnostik, Gerinnungstherapie), auch eine im Schockraum noch nicht abgeschlossene körperliche Untersuchung im Sinne des Secondary Survey ist zu übergeben.

Der *Tertiary Survey* beinhaltet die wiederholte Untersuchung des Patienten und Reevaluation sowie die Zusammenfassung der Verletzungsmuster auf der Intensivstation als Fortsetzung der initialen Schockraumversorgung.

21.1.16 Literatur

[1499] Bernhard M, Becker TK, Nowe T et al. Introduction of a treatment algorithm can improve the early management of emergency patients in the resuscitation room. Resuscitation 2007; 73: 362–373

[1500] Bernhard M, Bein B, Böttiger BW et al. Handlungsempfehlung Prähospitale Notfallnarkose beim Erwachsenen. Anästh Intensivmed 2015; 56: 317–335

[1501] Deutsche Gesellschaft für Unfallchirurgie 2012. Weißbuch Schwerverletztenversorgung, 2. Aufl. Orthopädie und Unfallchirurgie Mitteilungen und Nachrichten. Suppl 1

[1502] Deutsche Gesellschaft für Unfallchirurgie 2016. S3-Leitlinie Polytrauma/ Schwerverletztenbehandlung. AWMF-RegisterNr.012/19

[1503] Lier H, Michael M. Notaufnahme: Management starker Blutungen. Notaufnahme up2date 2019; 1: 47–63

[1504] Traumanetzwerk der Deutschen Gesellschaft für Unfallchirurgie (DGU). http://www.dgu-traumanetzwerk.de

[1505] Truhlar A, Deakin CD, Soar J et al. Kreislaufstillstand in besonderen Situationen – Kapitel 4 der Leitlinien zur Reanimation des European Resuscitation Council 2015. Notfall Rettungsmed 2015; 18: 833–903

21.2 Allgemeine Intensivtherapie

Christian Koch, Emmanuel Schneck, Andreas Hecker

21.2.1 Allgemeine Bemerkungen

Das intensivmedizinische Management des polytraumatisierten Patienten ist eine interdisziplinäre Herausforderung, die sich an die Akutphase der primären präklinischen und innerklinischen Versorgung anschließt. Die Ziele dieser Versorgung bestehen in der zeitnahen Stabilisierung von Organfunktionen, Komplettierung der bereits eingeleiteten diagnostischen Maßnahmen und der Vermeidung potenzieller Komplikationen (vor allem des Einzel- und Multiorganversagens).

21.2.2 Pathophysiologie der traumainduzierten Entzündungsreaktion

▶ **SIRS.** Durch das ursächliche Trauma (*first hit*) entwickelt sich eine systemische Entzündungsreaktion (systemic inflammatory response syndrome; SIRS), die als physiologische *körpereigene Abwehrleistung* (host defence response) auf das Gewebetrauma sowie die schockinduzierte Ischämiereperfusion angesehen werden kann und eine Kaskade körpereigener Abwehrreaktionen auslöst [1538]. Durch die exzessive Produktion der proinflammatorischer Zytokine Tumor-Nekrose-Faktor-α (TNF-α), die Interleukine IL-2, IL-6, IL-8, IL-12, Interferon-γ (IFN-γ) und IL-1β erfolgt eine Aktivierung von Phagozyten, Monozyten und des Komplementsystems, die nachfolgend eine Schädigung von Endothel- und Parenchymzellen bewirkt.

▶ **MODS, MOV, CARS.** Durch Versagen der körpereigenen Schutzmechanismen (Antioxidanzien, Proteaseinhibitoren) und bei fehlender therapeutischer Unterstützung kann es in der Folge von Endothelzellschäden, Mikrozirkulationsstörungen und leukozytären Gewebeinfiltrationen zu Organdysfunktion kommen. In Abhängigkeit von der Schwere des SIRS kann sich daraus ein Multiorgandysfunktionssyndrom (MODS) und/oder ein Multiorganversagen (MOV) entwickeln [1527].

Im frühen posttraumatischen Verlauf besteht zusätzlich die Gefahr der Ausbildung einer Phase der kompensatorischen Immunsuppression (compensatory anti-inflammatory response syndrome; CARS). Das CARS stellt einen gegenläufigen Prozess zum SIRS dar, bei dem die Patienten durch die Entwicklung einer infektiologischen Komplikation gefährdet sind.

Merke

M!

Die Entstehung von SIRS, CARS und MODS kann durch einen iatrogenen *Second Hit* (z. B. operative Versorgung) zusätzlich begünstigt werden [1524].

▸ **Damage Control Surgery.** Aus diesem Grund wurde für die Versorgung polytraumatisierter Patienten das Konzept der Damage Control Surgery entwickelt (▶ Tab. 21.1). Bei dieser Therapiestrategie handelt es sich um ein abgestuftes Versorgungsschema für schwerstverletzte Patienten, das sich in die nach Vitalfunktionen priorisierte Erstversorgung integriert.

Ziel der primären operativen Versorgung („Notfalloperation") ist dabei, mit dem geringstmöglichen chirurgischen Trauma eine unmittelbare vitale Bedrohung (z. B. Blutungen, Hohlorganperforationen) oder nachfolgende schwerwiegende Komplikationen abzuwenden (z. B. Querschnittssyndrom, Fettembolie bei nicht stabilisierter Fraktur langer Röhrenknochen) [1524], [1525]. Auf *rekonstruktive Maßnahmen* (z. B. Darmanastomosen, Bauchdeckenverschluss, Marknagelung etc.) wird bei der initialen Operation *bewusst verzichtet.*

21.2.3 Primäre intensivmedizinische Stabilisierung

Nach Übernahme des polytraumatisierten Patienten aus dem Schockraum bzw. nach initialer operativer Versorgung sollte eine ausführliche Übergabe an die aufnehmende Intensivstation erfolgen. Dabei sollte die *Übergabe* folgende Punkte beinhalten:

Tab. 21.1 Therapiekonzept gemäß Damage Control Surgery [1524], [1525], [1538].

Zeitraum	Phase	Therapie
1. Stunde bis 1. Tag	Stabilisierungsphase	Notfalloperationen mit vitaler Bedrohung
		• Blutungskontrolle
		• progredientes neurologisches Defizit (z. B. hoher intrakranieller Druck, Paraparese)
		• Frakturstabilisierung (lange Röhrenknochen)
		• Infektionskontrolle (z. B. Hohlorganperforation)
		• Kompartmentsyndrom
2.–4. Tag	vulnerable Phase	dringliche Eingriffe und Vermeidung von Sekundärschäden
		• „Depacking" nach initialer Blutungskontrolle
		• Wundspülungen, Nekrosenabtragung
		• Second-Look-Operation, sekundärer Wundverschluss
ab 5. Tag	operative Rekonstruktionsphase	frühelektive Eingriffe
		• Verfahrenswechsel zur Osteosynthese (Fixateur externe → Marknagel, Plattenosteosynthese, etc.)
		• Kleinere Frakturen, Gelenkoperationen, Knorpel- und Bandrekonstruktionen
		• sekundäre Defektdeckung (Spalthaut)

- Unfallhergang und -kinematik, Zeitpunkt, Ort, Umgebung, eventuell Information zu anderen Unfallbeteiligten (soweit vorhanden)
- Verletzungsmuster
- Vitalparameter initial und im Verlauf (inklusive neurologischem Befund)
- bereits eingeleitete oder abgeschlossene Therapiemaßnahmen
- im Verlauf geplante Therapien

Die bereits während der Schockraumversorgung eingeleiteten Maßnahmen werden dabei fortgeführt (z. B. Volumen- oder Katecholamintherapie) und bei Bedarf ergänzt. Die Aufnahmeuntersuchung sollte nach dem standardisierten ABCDE-Schema erfolgen.

Merke

ABCDE-Schema für eine standardisierte Aufnahmeuntersuchung

- **A:** Atemwege überprüfen (Inspektion, Auskultation, Überprüfung der korrekten Lage des Endotrachealtubus, seitengleiche Belüftung)
- **B** (Beatmung): Einstellung der Beatmungsparameter (vgl. Kapitel Beatmung und Weaning (S. 107)) und Konnektion mit dem Respirator der aufnehmenden Intensivstation
- **C** (Circulation): Kreislauf (Blutdruck, Herzfrequenz, Hautkolorit, Temperatur, Volumenstatus, Kapillarfüllung)
- **D** (Disability): orientierende neurologische Untersuchung (Glasgow Coma Scale [GCS], Pupillenbefund, Anzeichen für motorisches Defizit, Sedierungstiefe)
- **E** (Environment): Ganzkörperuntersuchung am vollständig entkleideten Patienten, Wärmeerhalt, übersehene Verletzungen (vgl. Kapitel Missed Injuries (S. 616)), Kontrolle einliegender zentraler- und peripherer Katheter

Dabei besteht die vorrangige Priorität in der Sicherung der Atemwege, der Therapie einer eventuell bestehenden Schocksymptomatik sowie der Prophylaxe/Behandlung etwaiger Organdysfunktionen. Neben einer Sichtung und Bewertung der bereits erhobenen Befunde muss hier auch eine Komplettierung der Diagnostik erfolgen (z. B. Röntgenaufnahmen der Extremitäten). Bei einer persistierenden oder neu aufgetretenen Schocksymptomatik sollte eine umgehende zielgerichtete Diagnostik und Behandlung erfolgen.

Die *Ursachen* einer Schocksymptomatik können dabei sein:

- unerkannte Blutungsquellen
- Spannungspneumothorax
- Herzbeuteltamponade
- venöse Luftembolien, Fettembolien
- Rückenmarksverletzungen
- ausgeprägte Azidose
- Hypothermie

21.2.4 Monitoring

▶ **Standardmonitoring.** Das Standardmonitoring zur Überwachung polytraumatisierter Patienten besteht aus einem 5-poligen Elektrokardiogramm (EKG), Pulsoxymetrie und einer nicht invasiven Blutdruck- und Temperaturmessung. Neben diesen Parametern geben bereits die körperliche Untersuchung mit Beurteilung des neurologischen Status, der Hauttemperatur und -farbe sowie der Kapillarfüllung wichtige Hinweise auf eine mögliche hämodynamische Insuffizienz. Falls diese droht, ist das Standardmonitoring durch Anlage einer invasiven Blutdruckmessung, eines zentralvenosen Katheters und eines Blasendauerkatheters zu ergänzen (erweitertes Monitoring).

▶ **Erweitertes Monitoring.** Ein erweitertes hämodynamisches Monitoring kann zur Diagnostik und als Verfahren der Therapieüberwachung eingesetzt werden [1515]. Dabei sind allerdings die Vorteile und Grenzen der einzelnen Verfahren zu beachten. Bei invasiv beatmeten Patienten sollte (analog zu den Empfehlungen zur präklinischen Notfallnarkose) eine *kontinuierliche endexspiratorische Kapnografie* durchgeführt werden [1509].

Zentralvenöse Katheter, die im Rahmen der initialen Versorgung unter insuffizienten Hygienemaßnahmen gelegt wurden, sollten nach erfolgreicher Stabilisierung der Vitalparameter durch Neuanalage an einer alternativen Punktionsstelle *unter sterilen Bedingungen gewechselt* werden [1530].

21.2.5 Labordiagnostik

▶ **Basale Labordiagnostik.** Sie beinhaltet die Bestimmung einer Blutgasanalyse, eines kleinen Blutbildes, der globalen Gerinnungswerte (aktivierte partielle Thromboplastinzeit [aPTT], der International Normalized Ratio [INR], der D-Dimere, des Fibrinogens sowie der Leber-, Nieren- sowie Schilddrüsenwerte. Diese sollten bei der stationären Aufnahme durch Messung von Kreatinkinase Myokardtyp (CK-MB), Troponin, Myoglobin (z. B. bei stattgehabtem Thoraxtrauma) ergänzt werden. Bei Frauen im gebärfähigen Alter sollte weiterhin ein Schwangerschaftstest durchgeführt werden.

▸ **Zusatzuntersuchungen.** Bei weitergehenden Fragestellungen können zusätzliche Untersuchungen ergänzend durchgeführt werden, z. B. *Thrombelastografie* und *Thrombaggregatrometrie* bei unklaren Gerinnungsstörungen (vgl. Kapitel Gerinnungsstörung und Antikoagulation (S. 143)), *toxikologische Untersuchung* bei unklarer Bewusstseinsänderung. Im weiteren stationären Verlauf sollten intermittierende Blutgasanalysen erfolgen, um beispielsweise neu aufgetretene Blutungen frühzeitig zu erkennen.

21.2.6 Analgosedierung

▸ **Protokollbasierte Konzepte.** Die Analgosedierung polytraumatisierter Patienten basiert auf den Empfehlungen der S3-Leitlinie „Analgesie, Sedierung und Delirmanagement in der Intensivmedizin“ [1529]. Diese sieht vor, dass zur Analgosedierung polytraumatisierter Patienten protokollbasierte Konzepte mit vordefinierten Zielkriterien eingesetzt werden. Dabei sollen *Schmerzen* mittels numerischer Ratingskalen visuell (NRS-V), Faces Pain Scale Revised (FPS-R) bzw. Behavior Pain Scale (BPS), *Sedierungstiefe* mittel Richmond Agitation and Sedation Score (RASS) und *Delir* mittels Confusion Assessment Method for the Intensive Care Unit (CAM-ICU) standardisiert erfasst werden [1529].

▸ **Analgetika.** In der Literatur konnte bisher keine eindeutige Überlegenheit einer bestimmten Substanz zur Analgesie bei Schwerverletzten herausgestellt werden. Sowohl Opioide (Morphin, Fentanyl, Sufentanil, Alfentanil, Remifentanil) als auch Ketamin (S-Enantiomer, Razemat) können klinisch eingesetzt werden. Diese kommen in Kombination mit Propofol, Midazolam und/oder einem zentralen Alpha-2-Agonisten (Clonidin, Dexmedetomidin) zur Anwendung (vgl. Kapitel Analgesie und Sedierung (S. 95)).

▸ **Weitere Maßnahmen.** Zusätzlich sollten bei gegebener Indikation *kathetergestützte Regionalanästhesieverfahren* (z. B. Periduralkatheter bei Patienten nach Thoraxtrauma) eingesetzt werden [1529], [1532].

Bei der Behandlung von Patienten mit schwerem Schädel-Hirn-Trauma (SHT) steht die Reduktion des Sekundärschadens im Vordergrund. Dabei sollte zu Beginn der Therapie von Patienten mit erhöhtem intrakraniellem Druck eine *tiefe Analgosedierung* (Ziel-RASS: -5) durchgeführt werden, um den Patienten gegen äußere Reize abzuschirmen und Hirndruckspitzen zu vermeiden [1510], [1518], [1529].

21.2.7 Beatmung

Bei der Aufnahme auf die Intensivstation sind polytraumatisierte Patienten in der Mehrzahl intubiert und invasiv beatmet. Während der Aufnahmeuntersuchung sollte stets die *korrekte Lage des Endotrachealtubus kontrolliert* werden (Auskultation, endexspiratorische CO_2-Messung, eventuell Röntgen-Thorax oder Bronchoskopie).

▸ **Lungenprotektive Beatmung.** Um das Volu-, Baro- und Atelektrauma zu reduzieren, sollten polytraumatisierte Patienten grundsätzlich *lungenprotektiv beatmet* werden (vgl. Kapitel Beatmung und Weaning (S. 107)). Ziel ist es, das resultierende Biotrauma mit konsekutiver pulmonaler Entzündungsreaktion und Ausschüttung proinflammatorischer Zytokine (TNF-α, IL-1β, IL-6, IL-8) durch die invasive Beatmung so gering wie möglich zu halten [1531], [1535]. Die wichtigsten Bestandteile einer lungenprotektiven Beatmung sind:

- niedriges Atemzugvolumen (6 ml/kg Sollgewicht)
- erhöhte Atemfrequenz (ca. 15–25[–30] Atemhübe pro Minute)
- maximaler Beatmungsplateaudruck < 30 cmH_2O
- Driving-Pressure < 15 cmH_2O
- adäquater positiver endexspiratorischer Druck (PEEP) (10–18 cmH_2O), eventuell in Abhängigkeit von der inspiratorische Sauerstofffraktion (FiO_2)
- frühzeitige Rückkehr zur Spontanatmung, eventuell spontanatmungsgetriggerte Beatmungsformen
- eventuell permissive Hyperkapnie
- eventuell Nutzung eines inversen Atemzeitverhältnisses (I:E = 1:1 bis 3:1)

- eventuell Einsatz eines extrakorporalen Oxygenierungs- (bzw. Dekarboxylierungs-) verfahrens: venovenöse (vv) extrakorporale Membranoxygenierung (ECMO), venoarterielle (va) ECMO
- zeitnahe Entwöhnung vom Respirator Weaning

M!

Merke

Niedrige Atemzugvolumina können zu einer verminderten CO_2-Elimination mit Hyperkapnie führen. Polytraumatisierte Patienten mit einem erhöhten intrakraniellen Druck aufgrund eines begleitenden Schädel-Hirn-Traumas müssen daher unter Umständen mit erhöhten Atemzugvolumina beatmet werden.

▶ **Lagerungstherapien.** Die Anwendung von ausgedehnten Lagerungstherapien (z. B. Bauchlagerung) ist für polytraumatisierte Patienten aufgrund des vorliegenden Verletzungsmusters (z. B. instabile Wirbelsäulenfrakturen oder Schädel-Hirn-Trauma) häufig nur eingeschränkt möglich und sollte deshalb nur nach einer strengen Risikoabwägung erfolgen.

▶ **Weaning und Weaningversagen.** Das Weaning vom Respirator sollte analog zur Vorgehensweise bei anderen langzeitbeatmeten Patienten protokollbasiert erfolgen; siehe auch vgl. Kapitel Beatmung und Weaning (S. 107). Zur Reduktion der Rate an Reintubationen nach Weaningversagen können nicht invasive Ventilationsformen (NIV) unter Beachtung der Kontraindikationen (z. B. fehlende Schutzreflexe) eingesetzt werden. Dabei kommen sowohl *Masken-CPAP* (continuous positive airway pressure) als auch *nasale High-Flow-Sauerstofftherapie* zum Einsatz.

▶ **Tracheotomie.** Bei zu erwartender längerfristiger (> 7–10 Tage) invasiver Beatmung sollte frühzeitig eine Tracheotomie erwogen werden [1506]. In Abhängigkeit vom Verletzungsmuster kann sowohl eine perkutane Dilatationstracheotomie als auch eine chirurgische Tracheotomie durchgeführt werden.

21.2.8 Volumentherapie, Transfusions- und Gerinnungsmanagement

Blutungen sind die Ursache von ca. 40 % der traumabedingten Todesfälle. Bereits bei Aufnahme in die Klinik liegt bei 25 % der polytraumatisierten Patienten eine traumaassoziierte Koagulopathie vor, welche die Letalität um das 3- bis 4fache erhöht. Die drei therapeutischen Elemente Volumentherapie, Transfusions- und Gerinnungsmanagement greifen dabei ineinander über und sind essenziell, um die (Früh-)Sterblichkeit des Verletzten zu senken.

M!

Merke

Die Therapie aktiv blutender polytraumatisierter Patienten hat in der Frühphase drei Ziele:
- Blutstillung und Prävention weiterer Blutungen
- Substitution des verlorenen (Blut-)Volumens
- Wiederherstellung einer suffizienten Gerinnung/suffizienten Hämostase

Volumentherapie

Die kontinuierliche Überwachung des Volumenstatus eines polytraumatisierten Patienten ist obligat. Ziel einer Volumentherapie ist ein ausgeglichener Volumenhaushalt (Normovolämie), eine ausreichende Sauerstofftransportkapazität, um eine adäquate Organperfusion sicherzustellen. Dabei orientieren sich Diagnostik und Therapie an der S3-Leitlinie „Intravasale Volumentherapie beim Erwachsenen“ [1515]. Bei Patienten mit dem Vorliegen einer akuten Schocksymptomatik sollten umgehende differenzialdiagnostische Maßnahmen und Therapien ergriffen werden; vgl. Kapitel Schock (S. 164).

▶ **Diagnostische Verfahren.** Zur Überwachung der Herz-Kreislauf-Funktion, des Volumenstatus und der Volumenreagibilität des polytraumatisierten Patienten steht eine Vielzahl diagnostischer Verfahren zur Verfügung. Neben der klinischen (körperlichen) Untersuchung können eine invasive und nicht invasive arterielle *Blutdruckmessung*, *Pulmonalarterienkatheter* (PAK), kalibrierte und unkalibrierte *Pulskonturanalyseverfahren* sowie transthorakale und -ösophageale Echokardiografie (S. 67) und *Nahinfrarotspektroskopie* eingesetzt werden. An dieser Stelle sei auf den Inhalt der entsprechenden Fachkapitel (S. 88) verwiesen.

▸ **Lösungen.** Grundsätzlich sollte die Volumentherapie des polytraumatisierten Patienten, analog zu den Empfehlungen der S3-Leitlinie „Polytrauma/Schwerverletzten-Behandlung", mit *balancierten kristalloiden Infusionslösungen* erfolgen [1513], [1534]. Weiterhin können zur Behandlung polytraumatisierter Patienten nach stumpfen oder penetrierenden Verletzungen mit hypotonen Kreislaufverhältnissen *hypertone Lösungen* verwendet werden [1511], [1537].

Zu den Besonderheiten der Behandlung von Patienten mit erhöhtem intrakraniellem Druck wird auf das Kapitel Schädel-Hirn-Trauma (S. 651) verwiesen.

Transfusionsmanagement

Die Grundzüge der Transfusionsmedizin und des Patient Blood Management sind in einem gesonderten Kapitel (S. 136) aufgeführt.

▸ **Hämoglobinrichtwerte.** Akute Blutungen nehmen eine wichtige Rolle bei der Frühletalität polytraumatisierter Patienten ein. Der hämorrhagische Schock ist eines der zentralen Probleme des polytraumatisierten Patienten und eine der häufigsten Todesursachen [1507], [1533]. Meist wird deshalb in der *Früh- und Stabilisierungsphase* der Polytraumaversorgung ein *Hämoglobinwert (Hb) von 9–10 g/dl* angestrebt.

Bei *stabilen Intensivpatienten* empfiehlt die aktuelle Querschnittsleitlinie zur Therapie mit Blutkomponenten und Plasmaderivaten der Bundesärztekammer einen *Hb zwischen 7 und 9 g/dl* [1512]. Diese Werte müssen allerdings an das aktuelle Verletzungsmuster und die klinische Situation des Patienten angepasst werden.

Hämodynamisch stabile Patienten mit isolierter Organverletzung scheinen niedrigere Hb-Werte zu tolerieren. Patienten mit multiplen Blutungsquellen sowie nicht sicher beherrschten Blutungsquellen könnten von einem *liberalen Transfusionsregime* profitieren (Ziel-Hb: 10 g/dl) [1522]. Weiterhin kann ein liberales Transfusionsmanagement (Hb: 10 g/dl) bei Patienten mit schwerem Schädel-Hirn-Trauma (SHT) die zerebrale Oxygenierung verbessern; siehe auch Kapitel Schädel-Hirn-Trauma (S. 651) [1528].

> **Merke**
>
> Allerdings bleibt weiterhin zu berücksichtigen, dass Bluttransfusionen immunsuppressive Effekte aufweisen und einen unabhängigen Risikofaktor für die Entwicklung eines Multiorganversagens darstellen [1526].

▸ **Schema.** Für die Transfusion-/Substitutionstherapie polytraumatisierter Patienten gilt folgendes Schema:

- Erythrozytentransfusion bei Hb-Wert < 10 g/dl
- Plasmatransfusion bei aPTT-Verlängerung > 1,5fach (aPTT: aktivierte Thromboplastinzeit)
- Thrombozytentransfusion bei Thrombozytenzahl < 80 000–100 000/µl
- Fibrinogensubstitution bei Spiegel < 1–2 g/l
- Tranexamsäure (große Wundfläche, Nachweis Hyperfibrinolyse)

Gerinnungsmanagement

▸ **Grundlagen.** Neben der Menge des aktuellen Blutverlustes müssen weitere Faktoren (Gewebetrauma, Schock, Stase, Verdünnung durch Therapie mit Infusionslösungen, Hypothermie, Azidose und Entzündungen) in die Behandlung traumainduzierter Koagulopathien mit einbezogen werden. Die Grundsätze des intensivmedizinischen Gerinnungsmanagements werden im Kapitel Gerinnungsstörung und Antikoagulation (S. 143) behandelt.

Gerinnungsstörung bei polytraumatisierten Patienten zeichnen sich im Besonderen durch eine Kombination von Verlust- und Verdünnungskoagulopathie sowie einer damit häufig verbundenen letalen Trias (Hypothermie, Azidose und Koagulopathie) aus. Dabei kommt es durch Weichteilverletzungen zur Freisetzung großer Mengen von Tissue Factor, die nachfolgend zu einem Verbrauch von Gerinnungsfaktoren führen.

▸ **Therapie.** Die *Basistherapie* bei Patienten mit traumaassoziierten Blutungen beinhaltet:

- Blutstillung (Beckenzwinge, Druckverband, Hämostyptika, Operation)

- Hypothermieprophylaxe (Zieltemperatur zumindest > 34–35 °C)
- Ausgleich des Säure-Basen-Haushalts (pH > 7,2)
- Normalisierung des ionisierten Kalziums (Ca^{2+} > 0,9 mmol/l)

Bei Patienten mit ausgedehnten Wundflächen und/oder dem Vorliegen einer Hyperfibrinolyse sollte eine antifibrinolytische Therapie mit *Tranexamsäure* (initial 1 g) erfolgen. Die CRASH-2-Studie konnte für diese Therapie eine Letalitätssenkung ohne Zunahme vaskulärer Ereignisse (Lungenembolie, Herzinfarkt, Apoplex) beobachten [1514].

▶ **Gerinnungsdiagnostik.** Zur Steuerung der Gerinnungstherapie kann die *Thrombelastografie* erfolgreich eingesetzt werden [1508]. Sie ist ein bettseitiges Verfahren, mittels dessen eine zeitnahe Hämostasediagnostik, die über die Initiation der plasmatischen Gerinnung hinausgeht, erhoben wird. Weiterhin kann eine bestehende Hyperfibrinolyse detektiert werden.

Bei Verdacht auf das Vorliegen einer medikamenteninduzierten, thrombozytären Störung kann darüber hinaus eine *Thrombaggregatrometrie* durchgeführt werden. Dadurch kann die etwaige Wirkung von Azetylsalizylsäure, GPIIa/IIIb-Antagonisten und ADP-Rezeptor-Inhibitoren auf das Gerinnungssystem des polytraumatisierten Patienten zeitnah beurteilt werden.

Problematisch bleibt weiterhin die Identifikation von Patienten unter einer Dauertherapie mit direkten oralen Antikoagulanzien (DOAKs), die mit den genannten Gerinnungsdiagnostika nicht sicher erkannt werden können. Durch die Einnahme von DOAKs können die Globaltests der Gerinnung – INR, aPTT sowie die Thrombinzeit (TZ) – deutlich verändert sein. Allerdings lassen sich aus den Messwerten keine direkten Rückschlüsse auf den Plasmaspiegel der DOAKs oder die antikoagulierende Wirkung des jeweiligen Medikaments ziehen. Sofern zeitnah verfügbar, sollten bei der Versorgung polytraumatisierter Patienten, bei Verdacht auf Einnahme eines DOAK vom Anti-FIIa-Typ, die Ecarin-Clotting-Time (ECT) oder eine auf das jeweilige Medikament kalibrierte, verdünnte TZ bzw. bei Verdacht auf Einnahme eines DOAK vom Anti-FXa-Typ eine auf das jeweilige Medikament kalibrierte Anti-Faktor-Xa-Aktivität bestimmt werden. Eine detaillierte Blutungs- und Medikamentenanamnese sollte dabei ebenfalls erfolgen.

21.2.9 Ernährung und Blutglukosesteuerung

▶ **Grundlagen.** Die Grundlagen der Ernährungstherapie des Intensivpatienten werden in Kapitel 10 behandelt. Sofern keine Kontraindikationen bestehen, sollte bei polytraumatisierten Patienten aufgrund der niedrigeren Rate an infektiologischen Komplikationen eine *frühe enterale Ernährung* (innerhalb der ersten 24 Stunden nach Krankenhausaufnahme) angestrebt werden [1516], [1536].

Bei anhaltender Refluxproblematik sollte unter Umständen auch die Verwendung von *Duodenal-/Jejunalsonden* erwogen werden.

▶ **Tägliches Kalorienziel, Zielwerte.** Bezüglich des täglichen Kalorienziels wird zu Beginn der Ernährungstherapie, im Sinne eines so genannten *Hypocaloric Feedings*, eine tägliche Kalorienzufuhr von etwa 50 % des errechneten Grundbedarfs (25–27,5 kcal/kgKG) empfohlen [1516]. Diese wird in Abhängigkeit vom individuellen klinischen Verlauf angepasst und soweit möglich gesteigert.

Als *Zielwerte* der Ernährungstherapie dienen Blutglukosekonzentration, Harnstoff-Kreatinin-Quotient (Aminosäurenstoffwechsel), Triglyzeridblutspiegel (Lipidstoffwechsel) und Elektrolyte. Für kritisch kranke Patienten wird eine Blutglukosekonzentration von < 180 mg/dl empfohlen, da eine intensivierte Insulintherapie in Studien bei kritisch kranken Intensivpatienten mit einer erhöhten Rate an Hypoglykämien assoziiert war [1520].

▶ **Glutamin, Selen.** Der Stellenwert einer begleitenden *Immunonutrition* beim polytraumatisierten Intensivpatienten ist aktuell noch nicht abschließend geklärt. Derzeit wird für „stabile" Intensivpatienten, die eine Indikation für eine längerfristige, vorwiegend *parenterale* Ernährung haben, eine parenterale Supplementierung von 0,2–0,4 g/kgKG/d Glutamin empfohlen [1517].

Weiterhin sprechen sich die aktuellen Leitlinien sowohl gegen eine *enterale* Gabe von *Glutamin* als auch gegen eine hochdosierte Gabe von *Selen* bei polytraumatisierten Patienten aus.

▶ **Antioxidanzien.** Ebenfalls wird aktuell keine (enterale bzw. parenterale) Supplementierung von Antioxidanzien im Sinne einer therapeutischen *Pharmakonutrition* für polytraumatisierte Patienten empfohlen. Allerdings sollte dazu eine Substitution entsprechend dem notwendigen Tagesbedarf durchgeführt werden [1517].

21.2.10 Thromboseprophylaxe

Die Grundlagen der Thromboseprophylaxe von Intensivpatienten werden im Kapitel Gerinnungsstörungen und Antikoagulation (S. 143) behandelt.

▸ **Therapieart und -beginn.** Polytraumatisierte Patienten erleiden in ca. 50 % der Fälle im klinischen Verlauf eine tiefe Venenthrombose sowie in ca. 1 % eine Lungenembolie [1521]. Daher fordert die S3-Leitlinie Polytrauma/Schwerverletzten-Behandlung, dass *innerhalb von 24 Stunden nach Blutungsende* über Art und Beginn der Thromboseprophylaxe entschieden werden soll [1511]. Jedoch sollte bei Patienten, bei denen eine Kontraindikation für eine Thromboseprophylaxe besteht, eine intermittierende *pneumatische Kompression* (IPK) eingesetzt werden [1519].

▸ **Niedermolekulares Heparin.** Die Autoren der S3-Leilinie zur Prophylaxe der venösen Thrombembolie empfehlen weiterhin, bei polytraumatisierten Patienten eine medikamentöse Thromboseprophylaxe mit *subkutan* appliziertem niedermolekularem Heparin (NMH) durchzuführen.

▸ **Unfraktioniertes Heparin.** Bei bestehenden Kontraindikationen (Blutungsneigung oder Niereninsuffizienz) kann alternativ die *intravenöse Verabreichung* von unfraktioniertem Heparin (UFH) in niedriger Dosierung (low dose) erfolgen. Da bei katecholaminpflichtigen Patienten eine unsichere Resorption subkutan verabreichter Medikamente angenommen werden muss, sollte auch hier eine intravenöse Gabe von UFH durchgeführt werden.

Derzeit wird im deutschsprachigen Raum bei polytraumatisierten Patienten häufig UHF als *intravenöse Dauerinfusion* verabreicht, damit eine sichere und antagonisierbare Thromboseprophylaxe gewährleistet werden kann [1525]. Das Monitoring dieser Therapie erfolgt durch Bestimmung der aPTT oder bettseitig durch Messung der aktivierten (Blut-)Gerinnungszeit (activated clotting time, ACT). Im weiteren Verlauf sollte die Thromboseprophylaxe nach Abschluss der intensivmedizinischen Behandlung entsprechend dem zugrunde liegenden Risiko/Erkrankungsbild und dem Grad der Immobilisierung des Patienten fortgeführt werden [1519].

▸ **Physiotherapie, Mobilisation.** Analog zu den Empfehlungen für kritisch kranke Intensivpatienten bilden frühzeitige physiotherapeutische Maßnahmen und Mobilisation einen weiteren Baustein einer erfolgreichen Thromboseprophylaxe.

21.2.11 Übersehene Verletzungen (missed injuries)

▸ **Häufigkeit.** Im Rahmen der intensivmedizinischen Behandlung polytraumatisierter Patienten muss auf initial übersehene Verletzungen ein besonderes Augenmerk gelegt werden. Dabei liegt die Rate an übersehenen Verletzungen in der Literatur bei bis zu 15 % und steigt in Abhängigkeit von der Schwere des auslösenden Traumas [1523]. Häufig handelt es sich dabei um Extremitätenverletzungen, die erst nach Wiedererlangen des Bewusstseins beim Patienten diagnostiziert werden.

▸ **Tertiary Trauma Survey.** Um die potenziell schwerwiegenden Folgen einer übersehenen Verletzung zu vermeiden, wird während der intensivmedizinischen Behandlung polytraumatisierter Patienten eine strukturierte interdisziplinäre Kontrolluntersuchung, der Tertiary Trauma Survey durchgeführt. Dabei erfolgt eine möglichst zeitnahe (bis zum nächsten Morgen nach Aufnahme) Reevaluation unter Einbeziehung aller beteiligten Fachdisziplinen. Inhalte des Tertiary Trauma Survey sind:

- Reevaluation des Verletzungsmusters und Anordnung eventuell notwendiger Diagnostik zur Komplettierung der Befunde
- Anordnung von Kontrolluntersuchungen (z. B. Kontroll-CCT bei neurologisch nicht beurteilbaren Patienten nach Schädel-Hirn-Trauma, Kontrollsonografien bei bekannter Parenchymverletzung/Verdacht auf Nachblutung)
- Empfehlung zur Mobilisation und Lagerungstherapie
- Beginn der Thromboseprophylaxe
- Impfstatus (Tetanus bzw. Pneumokokkenimpfung im Verlauf bei Splenektomie)

21.2.12 Literatur

[1506] Arabi Y, Haddad S, Shirawi N et al. Early tracheostomy in intensive care trauma patients improves resource utilizati-

on: A cohort study and literature review. Crit Care 2004; 8: R347–R352
[1507] Bansal V, Fortlage D, Lee J et al. Hemorrhage is more prevalent than brain injury in early trauma deaths: The golden six hours. Eur J Trauma Emerg Surg 2009; 35: 26–30
[1508] Bartal C, Yitzhak A. The role of thromboelastometry and recombinant factor VIIa in trauma. Curr Opin Anaesthesiol 2009; 22: 281–288
[1509] Bernhard M, Bein B, Böttiger BW et al. Handlungsempfehlung zur prähospitalen Notfallnarkose beim Erwachsenen. Notfall Rettungsmed 2015; 18: 395
[1510] Bratton SL, Chestnut RM, Ghajar J et al. Guidelines for the management of severe traumatic brain injury. XV. Steroids. J Neurotrauma 2007; 24 (Suppl 1): S 91–95
[1511] Bulger EM, Jurkovich GJ, Nathens AB et al. Hypertonic resuscitation of hypovolemic shock after blunt trauma: A randomized controlled trial. Arch Surg 2008; 2: 139–148
[1512] Bundesärztekammer. Querschnitts-Leitlinien (BÄK) zur Therapie mit Blutkomponenten und Plasmaderivaten Herausgegeben vom Vorstand der Bundesärztekammer auf Empfehlung des Wissenschaftlichen Beirats, 4. Aufl, 2014. https://www.bundesaerztekammer.de
[1513] Bunn, F, Roberts I, Tasker R et al. Hypertonic versus isotonic crystalloid for fluid resuscitation in critically ill patients. Cochrane Database Syst Rev 2002; 1: CD002045
[1514] CRASH-2 Trial Collaborators. Effects of tranexamic acid on death, vascular occlusive events, and blood transfusion in trauma patients with significant haemorrhage (CRASH-2): A randomised, placebo-controlled trial. Lancet 2010; 376: 23–32
[1515] Deutsche Gesellschaft für Anästhesiologie und Intensivmedizin. S3-Leitlinie Intravasale Volumentherapie beim Erwachsenen. AWMF 2014
[1516] Deutsche Gesellschaft für Ernährungsmedizin. S2k-Leitlinie Klinische Ernährung in der Intensivmedizin. Aktuel Ernahrungsmed 2018; 43: 341–408
[1517] Elke G, Felbinger TW, Mayer K. Ernährung in der Intensivmedizin – Update Glutamin und Antioxidanzien bei kritisch Kranken. Anasthesiol Intensivmed Notfallmed Schmerzther 2014; 49: 124–132
[1518] Enblad P, Nilsson P, Chambers I et al. R3-survey of traumatic brain injury management in European Brain IT centres year 2001. Intensive Care Med 2004; 30: 1058–1065
[1519] Encke A, Haas S, Kopp I. Prophylaxe der venösen Thromboembolie. Dtsch Arztebl Int 2016; 113 (31–32): 532–538
[1520] Finfer S, Chittock DR, Su SY et al. Intensive versus conventional glucose control in critically ill patients. N Engl J Med 2009; 360: 1283–1297
[1521] Geerts WH, Bergqvist D, Pineo GF et al. Prevention of venous thromboembolism: American College of Chest Physicians evidence-based clinical practice guidelines. Chest 2008; 133: 381S–453S
[1522] Grottke O, Henzler D, Spahn DR et al. Koagulopathie: Bedeutung beim polytraumatisierten Patienten und aktuelle Aspekte der Gerinnungstherapie. Anaesthesist 2007; 56: 95–106
[1523] Keijzers GB, Campbell D, Hooper J et al. A prospective evaluation of missed injuries in trauma patients, before and after formalising the trauma tertiary survey. World J Surg 2014; 1: 222–232
[1524] Maier M, Lehnert M, Geiger E et al. Operative Sekundäreingriffe während der Intensivbehandlungsphase des Polytraumas. Intensivmed 2002; 45: 70–75
[1525] Mann V, Mann S, Szalay G et al. Polytraumaversorgung auf der Intensivstation. Anaesthesist 2010; 59: 739–764
[1526] Marik PE, Corwin HL. Efficacy of red blood cell transfusion in the critically ill: A systematic review of the literature. Crit Care Med. 2008; 9: 2667–2674
[1527] Matzinger P. The danger model: A renewed sense of self. Science 2002; 296: 301–305
[1528] McIntyre LA, Fergusson DA, Hutchison JS et al. Effect of a liberal versus restrictive transfusion strategy on mortality in patients with moderate to severe head injury. Neurocrit Care 2006; 5: 4–9
[1529] Müller A, Weiß B, Spies C. Analgesie, Sedierung und Delirmanagement – Die neue S3-Leitlinie „Analgesie, Sedierung und Delirmanagement in der Intensivmedizin“ (DAS-Leitlinie 2015). AINS 2015; 50 (11/12): 698–703
[1530] O'Grady N, Alexander M, Dellinger E et al. Guidelines for the prevention of intravascular catheter-related infections. Morb Mortal Wkly 2002; 51: 1–36
[1531] Putensen C, Zech S, Wrigge H et al. Long-term effects of spontaneous breathing during ventilatory support in patients with acute lung injury. Am J Respir Crit Care Med 2001; 164: 43–49
[1532] Richman JM, Liu SS, Courpas G et al. Does continuous peripheral nerve block provide superior pain control to opioids? A meta-analysis. Anesth Analg 2006; 102: 248–257
[1533] Ruchholtz S, Lefering R, Paffrath TH et al. Rückgang der Traumaletalität. Dtsch Arztebl 2008; 105: 225–231
[1534] S3-Leitlinie Polytrauma/Schwerverletzten-Behandlung, AWMF (2011) Registrierungsnummer 012–019, AWMF, Düsseldorf. http://www.awmf.org/leitlinien
[1535] The Acute Respiratory Distress Syndrome Network. Ventilation with lower tidal volumes as compared with traditional tidal volumes for acute lung injury and the acute respiratory distress syndrome. N Engl J Med 2000; 342: 1301–1308
[1536] Tian F, Heighes PT, Allingstrup MJ et al. Early Enteral Nutrition Provided Within 24 Hours of ICU Admission: A Meta-Analysis of Randomized Controlled Trials. Crit Care Med 2018; 46: 1049–1056
[1537] Wade CE, Grady JJ, Kramer GC. Efficacy of hypertonic saline dextran fluid resuscitation for patients with hypotension from penetrating trauma. J Trauma 2003; 54 (5 Suppl): S 144–S 148
[1538] Wutzler S, Lustenberger T, Relja B et al. Pathophysiologie des Polytraumas. Der Chirurg 2013; 9: 753–758

21.3 Thoraxtrauma

Andreas Hecker, Ingolf Askevold, Matthias Hecker, Biruta Witte

21.3.1 Vorbemerkungen

Der Thorax ist eine der am häufigsten im Rahmen eines schweren Unfalls betroffenen Regionen. 52 % der polytraumatisierten Patienten haben eine Beteiligung des Brustkorbs. Zwar werden die meisten thorakalen Verletzungen konservativ behandelt, insgesamt steigt jedoch die Letalität von 7 auf 15 % im Fall einer Thoraxbeteiligung. Häufigste Diagnosen sind Rippenfrakturen (49 %), Pneumothoraces (20 %), Lungenkontusionen (12 %) und Gefäßverletzungen (6 %) [1544]. Während die Thoraxdrainagenanlage in etwa 18 % der Fälle erfolgt, ist eine chirurgisch-operative Intervention nur in 2,6 % der Fälle erforderlich. Ein Überleben im Falle einer Emergency Department Thoracotomy (EDT), d. h. einer Notfallthorakotomie im Schockraum, beträgt nur 10,5 % im Fall einer penetrierenden Thoraxverletzung.

21.3.2 Untersuchung

Die initiale Untersuchung muss potenziell lebensbedrohliche Verletzungen ausschließen. Diese lebensbedrohlichen klinischen Verletzungsbilder werden als so genanntes „tödliches Dutzend" zusammengefasst, das die „letalen sechs" („the lethal six") von den „verborgenen sechs" („the hidden six") Verletzungen unterscheidet (▶ Tab. 21.2) [1540].

Die klinische Untersuchung umfasst die *Auskultation*, *Perkussion* und *Bestimmung der Atemfrequenz*. Beim beatmeten Patienten sollten der Beatmungsdruck und die endexspiratorische CO_2-Konzentration bestimmt werden. Dazu kommt der Body Check, bei dem der Thorax auf Rippenfrakturen und Instabilität untersucht wird [1551]. Zudem muss auf klinische Zeichen wie das Weichteilemphysem, die Trachealverlagerung und die obere Einflussstauung geachtet werden.

Diese Untersuchungsschritte können ohne großen Aufwand bei der Aufnahme in die Klinik, aber auch bei Übernahme auf die Intensivstation erfolgen. Gerade in der frühen Phase nach Trauma kann der thorakal verletzte Patient eine (negative) Dynamik aufweisen, so dass *wiederholte Untersuchungen* des Verletzten auf der Intensivstation essenziell sind, um eine klinische Verschlechterung rechtzeitig zu erkennen.

Tab. 21.2 Das „tödliche Dutzend" fasst gefährliche und bei der Untersuchung des Thorax vom Notaufnahmearzt und Intensivmediziner zu erkennende Verletzungen zusammen.

„the lethal six"	„the hidden six"
Atemwegsobstruktion	Lungenkontusion
Spannungspneumothorax	Herzkontusion
offener Pneumothorax	Aortenverletzung
Hämatothorax	Zwerchfellruptur
instabiler Thorax (flail chest)	Tracheobronchialverletzung
Perikardtamponade	Ösophagusruptur

21.3.3 Pneumothorax

> **Merke**
>
> M!
>
> Ein *einseitig abgeschwächtes oder aufgehobenes Atemgeräusch* ist führendes Symptom des Pneumothorax. Beim beatmeten Patienten muss in diesem Fall eine korrekte Tubuslage überprüft werden! Allein die klinische Trias aus Auskultationsbefund, Dyspnoe und Schmerzen hat eine Sensitivität von 90 % [1558], um einen Pneumothorax zu erkennen.

Eine normale *Auskultation* ohne Seitendifferenz kann einen lebensbedrohlichen Pneumo- oder Hämatothorax fast sicher ausschließen. Atelektasen, Zwerchfellrupturen und Tubusfehllagen können einen Pneumothorax durch die Seitendifferenz in der Auskultation imitieren und den Intensivmediziner fehlleiten.

Differenzialdiagnostisch, d. h. zur Abgrenzung zwischen Pneumothorax und Hämatothorax, sind die Perkussion, die Ultraschall- und die Röntgenuntersuchung des Thorax hilfreich.

Atemnot hat zwar eine niedrige Sensitivität, bei jedoch fehlender Dyspnoe kann der Notfallmediziner einen relevanten Pneumothorax so gut wie ausschießen.

Die *Ultraschalluntersuchung* für Traumapatienten (focus assessemnt with sonography for trauma, FAST) hat sich zum Goldstandard für die schnelle Evaluation entwickelt. Im Jahr 2004 wurde die extended FAST (eFAST) eingeführt, die zusätzlich den sonografischen Ausschluss von freier Flüssigkeit in Perikard und Pleura umfasst [1556], [1552]. Ob – wie anfangs publiziert – die Sonografie tatsächlich eine der CT (▶ Abb. 21.1) vergleichbare Sensitivität erreicht, ist aktuell in der Literatur umstritten [1542]. Zeichen des Pneumothorax in der Sonografie sind:

- fehlendes Pleuragleiten (durch Luft zwischen viszeraler und parietaler Pleura kann die viszerale Pleura nicht mehr dargestellt werden)

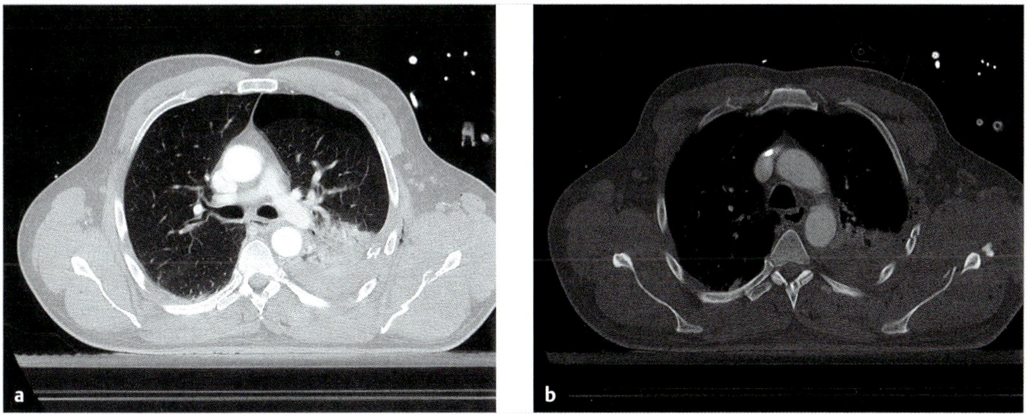

Abb. 21.1 Thoraxtrauma. **a**: Darstellung von Pneumothorax und Lungenkontusion im CT bei schwerem Polytrauma (Darstellung im Lungenfenster). **b**: Beim selben Patienten ist zusätzlich eine frakturierte Rippe (und Skapula) links bei Rippenserienfraktur angeschnitten (Darstellung im Weichteilfenster). Gleiches gilt für das Weichteilemphysem links.

- Fehlen physiologischer Kometenschweif-Artefakte, die normalerweise durch die viszerale Pleura hervorgerufen werden
- Lung Point Sign am Rand des Pneumothorax durch Kontakt von viszeraler und parietaler Pleura

Die Literatur ist widersprüchlich bezüglich der Sensitivität des Schalles gegenüber der *Röntgenaufnahme des Thorax*. Zeichen eines Pneumothorax im Röntgenbild des Thorax sind:

- Pleuralinie
- keine Lungenzeichnung im Bereich des Pneumothorax
- Deep Sulcus Sign
- erhöhte Schärfe der Herzgrenze
- Weichteilemphysem

Im Gegensatz zu jeglicher Bildgebung ist die *repetitive klinische Untersuchung* für die Diagnose eines Pneumothorax in der Notfallsituation essenziell. Wie in ▶ Tab. 21.3 gezeigt, korreliert die Wahrscheinlichkeit für das Vorhandensein eines Pneumothorax mit der Zahl positiver klinischer Zeichen und kann bis zu 99 % erreichen, wenn die Trias aus Thoraxschmerz, Dyspnoe und fehlendem Atemgeräusch vorliegt.

Tab. 21.3 Wahrscheinlichkeit für einen Hämato-/Pneumothorax beim Thoraxverletzten [1558].

Brustschmerz	Dyspnoe	Auskultation	Wahrscheinlichkeit (%)
+	+	+	> 99
+	+	-	40
+	–	+	89
+	–	–	2
–	+	+	98
–	+	–	12
–	–	+	61
–	–	–	< 1

21.3.4 Spannungspneumothorax

Einseitig fehlendes Atemgeräusch unter Auskultation, kombiniert mit den typischen Symptomen wie Dyspnoe und Kreislaufinstabilität, sollten unmittelbar zur Verdachtsdiagnose eines Spannungspneumothorax führen. Dieser ist in der Literatur unterschiedlich definiert (z. B. Pneumothorax mit lebensbedrohlicher Einschränkung der Vitalfunktionen, Mediastinalshift etc.). Hauptsymptome des Spannungspneumothorax sind Tachykardie und Dyspnoe.

Besonders beim *ventilierten* Patienten ist die *Kreislaufdepression* ein sehr frühes und – aufgrund seiner Progredienz – dramatisches klinisches Zeichen. Zudem kann sich der Spannungspneumothorax in gesteigerten Beatmungsdrücken von bis zu 20 % manifestieren. Vermindertes Atemgeräusch, Hypotension und Hypoxie sind die typischen Zeichen. Im Gegensatz zum ventilierten Patienten sind die Symptome beim *nicht ventilierten* Patienten Brustschmerz, Tachypnoe und vermindertes Atemgeräusch, kombiniert mit Dyspnoe und Hypoxie (30–40 % der Fälle).

Interessanterweise sind die typischen Zeichen wie Trachealdeviation zur Gegenseite, Hypotension, Hautemphysem, Herzstillstand und gestaute Halsvenen *relativ selten in der Frühphase* zu beobachten.

Merke

M!

Die Kombination aus einseitig vermindertem Atemgeräusch und kardiorespiratorischer Dekompensation muss zur Verdachtsdiagnose eines Spannungspneumothorax und zu damit verbundenen unmittelbaren therapeutischen Maßnahmen führen. Aufgrund der potenziell lebensbedrohlichen Situation darf jegliche Diagnostik *nicht* zu einer Verzögerung der therapeutischen Entlastung der Pleurahöhle führen.

21.3.5 Thoraxdrainage

Anlage

Eine Thoraxdrainage sollte so früh wie möglich erfolgen. Beim nicht beatmeten Patienten kann ein klinisch inapparenter Pneumothorax klinisch und radiologisch beobachtet werden. Im Gegensatz dazu bestehen aktuell keinerlei Empfehlungen, ob beim beatmeten Patienten im Fall klinischer Unauffälligkeit eine Observation des Pneumothorax oder eine Entlastung mittels Thoraxdrainage erfolgen soll.

Der Spannungspneumothorax als lebensbedrohliche Situation erfordert die schnelle Dekompression der Pleurahöhle. Diese erfolgt oftmals noch am Unfallort oder im Schockraum. Wie in der deutschen S3-Leitlinie Polytrauma veröffentlicht, konnten während der präklinischen Reanimation nach Trauma 4 von 18 Patienten durch eine thorakale Dekompression gerettet werden [1551]. Im Fall eines traumaassoziierten Herzstillstands führt die Anlage der Thoraxdrainage nachweislich zu einem *verbesserten Überleben* [1546]. Trotz der Tatsache, dass die Anlage der Thoraxdrainage einen chirurgischen Eingriff darstellt, sollte sie von allen Ärzten, die in der Notfall- und/oder Intensivmedizin tätig sind, beherrscht werden.

Zwei Wege sind prinzipiell möglich: Die Thoraxdrainagenanlage oder die Punktionsentlastung des Pneumothorax. Trotz der potenziellen Komplikationen vor allem im präklinischen Setting ist die Anlage der Thoraxdrainage hocheffektiv mit einer *Erfolgsrate* von über 95 %. In 12 % der Fälle kommt es zu Fehllagen und ineffektiver Entlastung, was zu einer Entfernung und Neuanlage der Drainage (in der Regel schon im Schockraum) führt. Dennoch muss sich der Intensivmediziner dieser recht hohen Rate von *Fehlplatzierungen* bewusst sein [1553]. Selten kann es bei tracheobronchialen Verletzungen und massiven Parenchymfisteln zu einer Persistenz des Pneumothorax trotz adäquat einliegender Drainage kommen.

Die Behandlung von *okkulten Pneumothoraces* beim beatmeten Patienten ist bis heute umstritten: Eine große prospektive, randomisierte Studie (OPTICC Trial) zeigte während der Rekrutierung der Patienten, dass sowohl drainierte als auch beobachtete Patienten sicher behandelt werden können. Bisher wurde nicht untersucht, welches Therapieregime mehr Vorteile bringt [1549].

Verständlicherweise ist die *Komplikationsrate* der Thoraxdrainagenanlage am Unfallort deutlich höher als im Krankenhaus: Häufigste Fehler sind die subkutane Fehllage (2,53 % präklinisch versus 0,39 % im Krankenhaus), die intrapulmonale Lage (1,37 versus 0,63 %) und die intraabdominelle Platzierung (0,87 versus 0,73 %). ▶ Tab. 21.4 gibt eine Übersicht über die Komplikationen nach Thoraxdrainagenanlage. Raritäten sind Perforationen des rechten Vorhofs, des rechten und/oder linken Ventrikels, postinterventionelles Horner-Syndrom (Ganglion stellatum), Magen-/Kolonperforationen, Leberverletzungen etc. [1555].

Technik

Die Drainagenanlage sollte im 4.–6. Interkostalraum in der anterioren bis mittleren Axillarlinie (*Bülau-Position*) oder im 2.–3. Interkostalraum in der Medioklavikularlinie (*Monaldi-Position*) erfolgen.

Unterschiede bezüglich *Erfolgs- und Komplikationsraten* konnten zwischen den beiden Positionierungen der Thoraxdrainage nicht ausgemacht werden. Eine Autopsiestudie an 16 Patienten aus der Militärchirurgie zeigte, dass der *laterale Zugang erfolgversprechender* und die Thoraxwand lateral dünner ist. Dennoch sind beide Wege sicher

Tab. 21.4 Komplikationen nach Thoraxdrainagenanlage in der Notaufnahme [1555].

Komplikation	Häufigkeit (%)
persistierender Pneumothorax	12,2
zu tief einliegende Drainage	33,3
retroperitoneale Lage	1,1
erneut auftretender Pneumothorax	38,9
Verletzung einer Interkostalarterie	1,1
Pleuraempyem	2,2
Wundinfektion	2,2

und Standardtechniken der Thoraxchirurgie und Intensivmedizin. Während Studien die Effektivität auch dünner Drainagen belegen, wird von Chirurgen ein Durchmesser von mindestens 24 (bis 32) Charrière für den Hämatopneumothorax in der Notfall- und Intensivmedizin empfohlen. Das Risiko der Koagelbildung im dünnkalibrigen Schlauch ist höher, was mit einem Funktionsverlust der Drainage einhergeht.

Goldstandard sowohl im Notaufnahmebereich als auch auf Intensivstation ist die chirurgische Dekompression mittels *Minithorakotomie*, gefolgt von der Drainageplatzierung (▶ Abb. 21.2, ▶ Abb. 21.3). Ein Trokar sollte nicht benutzt werden, da er mit einer dramatisch erhöhten Komplikationsrate (11 versus 1,6 %) assoziiert ist [1551].

Nach Desinfektion und Lokalanästhesie (beim wachen Patienten) erfolgt eine 3–5 cm lange Querinzision 1–2 Rippen unterhalb des angestrebten Interkostalraums. Hiernach erfolgt die atraumatische Präparation durch die Subkutis und die Interkostalmuskulatur. Das parietale Pleurablatt wird eröffnet und der Pleuraspalt digital untersucht.

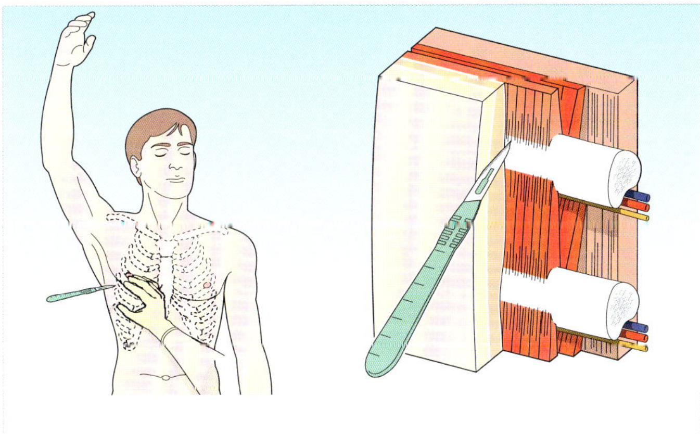

Abb. 21.2 Thoraxdrainage. Minithorakotomie und Präparieren zum Rippenoberrand. Anatomischer Anhaltspunkt ist das Safe Triangle, begrenzt durch M. pectoralis major (vordere Achselfalte), M. latissimus dorsi (hintere Achselfalte) und 4. Interkostalraum (Verlängerung Submammärfalte). Der Zugang in die Brusthöhle muss die Interkostalgefäße respektieren, die am Rippenunterrand verlaufen. (Quelle: Adams H, Flemming A, Friedrich L et al. Taschenatlas Notfallmedizin. 3. Auflage. Stuttgart: Thieme; 2016)

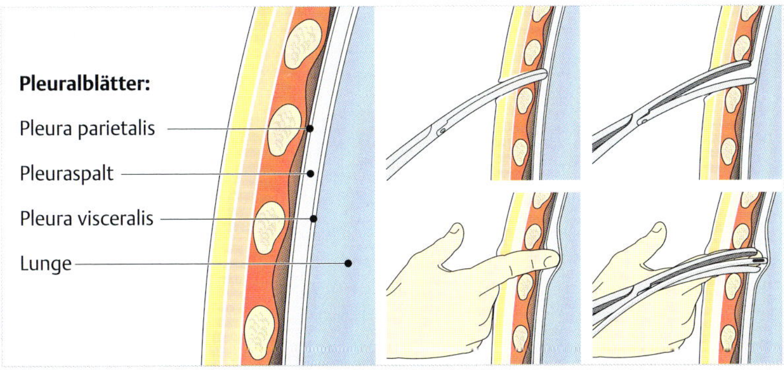

Abb. 21.3 Thoraxdrainage. Eröffnen der Pleura parietalis, Einbringen der Drainage. (Quelle: Adams H, Flemming A, Friedrich L et al. Taschenatlas Notfallmedizin. 3. Auflage. Stuttgart: Thieme; 2016)

Nach Ausschluss pleuraler Verwachsungen wird die Drainage platziert. Im Fall eines Hämatothorax sollte diese dorsokaudal, beim isolierten Pneumothorax ventrokranial in der Pleurahöhle positioniert werden.

21.3.6 Punktionstechnik

Die Punktion des Pleuraspalts ist eine schnelle und sehr einfache Möglichkeit, in der Notfallsituation den (Spannungs-)Pneumothorax zu entlasten, und erfolgt fast nur am Unfallort. Wenn ein Spannungspneumothorax hier vermutet wird, kann die Nadelplatzierung auf der Seite des vermuteten Pneumothorax erfolgen. Bei 12–60 % der Traumapatienten kann so eine klinische Verbesserung des Patientenzustands erreicht werden. Andererseits müssen zwischen 40 und 67 % der präklinischen Punktionsdekompressionen entfernt und durch eine chirurgische Drainage ersetzt werden.

M!

Merke

Im Vergleich zur chirurgischen Thoraxdrainagenanlage ist die Punktionstechnik schneller und einfacher. Daher wird sie für schwerstverletzte Patienten in militärischen Lagen oder im Katastrophenfall empfohlen. Sollte die Punktion nicht erfolgreich sein, müssen die chirurgische Minithorakotomie und Thoraxdrainagenanlage erfolgen. Diese stellen den Goldstandard dar.

Zudem wird jede Punktionsnadel im Krankenhaus entfernt und durch eine adäquate Drainage ersetzt, da eine Dislokation der Nadel einerseits auftreten kann, andererseits die Punktionsnadeln aufgrund ihres kleinen Durchmessers eine niedrige Kapazität haben, die Lunge adäquat zu entfalten.

21.3.7 Lungenkontusion

▸ **Definition, Klinik.** Die Lungenkontusion ist definiert als eine Destruktion des Lungenparenchyms mit alveolärer Hämorrhagie nach stumpfem Thoraxtrauma. Im zivilen Setting ist die schnelle Dezeleration der führende Traumamechanismus. Ein plötzlicher Wechsel in der Geschwindigkeit und/oder ein Frontalzusammenstoß mit einem fixierten Gegenstand weisen schon vor Ankunft des Verletzten auf eine Lungenkontusion oder -lazeration hin [1541]. In der Militärchirurgie werden Letztere dagegen oft durch Druckwellen (bei Explosionen) oder Hochgeschwindigkeitsprojektile hervorgerufen [1541].

Während die Kontusion innerhalb weniger Stunden nach dem Trauma manifest wird, erreichen die klinischen Zeichen wie *Ateminsuffizienz* (Hypoxie und Hyperkapnie) typischerweise ihre maximale Ausprägung etwa 3 Tage nach dem Trauma. Dies ist natürlich von besonderer Relevanz für den Intensivmediziner.

▸ **Thorax-CT.** Diagnostischer Goldstandard ist das Thorax-CT, das die höchste Sensitivität bei der Identifikation pulmonaler Kontusionen aufweist. Radiologisch ist es jedoch oft schwierig, die Differenzialdiagnosen Lungenkollaps/Konsolidierung, Aspiration oder Hämatothorax voneinander sicher abzugrenzen, die alle Lungenkontusionen imitieren können. Die moderne CT-Technologie lässt Lungenkontusionen diagnostizieren, die häufig ohne klinische Relevanz sind.

Einer Studie zufolge kann das Ausmaß der Kontusion im CT die Wahrscheinlichkeit für eine mechanische Beatmung voraussagen. Sind beispielsweise mehr als 28 % des Lungenparenchyms von der Kontusion betroffen, benötigten alle Patienten eine mechanische Beatmung [1557]. Lungenkontusionen sind unabhängige Risikofaktoren für die Entwicklung eines Acute Respiratory Distress Syndroms (ARDS), einer Pneumonie und einer Langzeitbeatmung. So kann die Lungenkontusion zu einer traumaassoziierten Letalität von bis zu 25 % beitragen [1543].

▸ **Therapie.** Gemäß den Standardprotokollen zur Traumabehandlung besteht die Initialtherapie aus *Sauerstoffversorgung* und *Atemwegsassessment*. Während des Transports vom Unfallort zur Klinik sollte der Patient auf die verletzte Thoraxseite gelagert werden. Dies wird jedoch teils kritisch gesehen, da die Lagerung auf der verletzten Lungenseite graviditätsbedingt zu einem erhöhten Blutfluss in das verletzte Lungenparenchym und so zu einem verstärkten Ventilations-Perfusions-Mismatch führen kann.

Im Fall einer schweren Lungenkontusion mit bronchialer Blutung stellt die *selektive Intubation* oder die Applikation von *Bronchusblockern* in das Lungensegment/den Lungenlappen der verletzten Seite eine wichtige Therapieoption dar. Nach hierauf folgendem Kontroll-CT und Reevaluation des

Patienten bezüglich einer seltenen, aber möglichen chirurgischen Intervention (z. B. eine Notfalllobektomie bei massiver Blutung oder schwerer respiratorischer Insuffizienz) erfolgen *supportive Maßnahmen* wie die repetitive Bronchialtoilette, Flüssigkeitsmanagement, Schmerztherapie etc.

Eine *nicht invasive Überdruckbeatmung* (noninvasive positive pressure ventilation, NPPV) kann im Fall von Lungenkontusionen eine invasive Beatmung in bis zu 70 % der Fälle verhindern [1539]. Eine Lungenprotektion, die Rekruitmentmanöver, permissive Hyperkapnie und PEEP (Positive endexspiratory Pressure) beinhaltet, ist von großem Vorteil im Fall einer respiratorischen Insuffizienz. Auch kinetische Therapieansätze wie die *Continuous Lateral Rotational Therapy* (CLRT) können das Outcome von schwerverletzten Thoraxtraumapatienten mit Lungenkontusion verbessern. Es fehlen jedoch randomisierte, kontrollierte Studien zu den verschiedenen lungenprotektiven Maßnahmen wie etwa lungenprotektive Beatmung, nicht invasive Beatmung, Bauchlage, frühe Extubation [1559].

Typischerweise lösen sich unkomplizierte Lungenkontusionen um den 7. Tag nach Trauma auf. Im Gegensatz dazu können komplizierte Lungenkontusionen zu *progredientem ARDS* mit dramatischen Konsequenzen führen. In diesen Fällen sind wiederholte CT-Untersuchungen mit Reevaluation der betroffenen Lunge nötig. Ob *immunologische Parameter* wie Interleukin-6 oder Marker eines epithelialen (club cell secretory protein 16) oder endothelialen (intracellular adhesion molecule 1) Zelluntergangs hierfür im klinischen Alltag Einzug halten werden, wird die Zukunft zeigen.

Im schlimmsten Fall ist eine *extrakorporale Membranoxygenierung* (ECMO) notwendig. Bislang fehlen Studien, die den Vorteil einer *antibiotischen Therapie* belegen, so dass nur eine Empfehlung ausgesprochen werden kann [1548].

21.3.8 Stabilisierung und Intensivmedizin für den Thoraxverletzten

Merke M!

Aufgrund des Blutverlustes und der kritischen kardiorespiratorischen Situation kommt dem *Volumen-* und *Temperaturmanagement* eine besondere Bedeutung zu. Neben der bilanzierten Volumensubstitution sollte der Wärmeverlust bekämpft werden, da eine traumaassoziierte Koagulopathie durch Hypothermie verstärkt werden kann.

Moderne Traumabehandlung basiert auf einem *interdisziplinären* Therapieansatz, der auf vier Säulen fußt:

- klinische Untersuchung
- radiologische Diagnostik
- pleurale Dekompression bzw. chirurgische Intervention
- Intensivmedizin

Im Fall einer penetrierenden Thoraxverletzung oder eines dramatischen Hämatothorax ist die schnelle Traumatherapie wichtig. Die „tödliche Triade“ aus metabolischer Azidose, Koagulopathie und Hypothermie muss durchbrochen werden. Neben *Volumengabe* und Therapie der Koagulopathie beispielsweise mit *Antifibrinolytika* kann die titrierte Gabe von *Inotropika* erforderlich sein. Hier sei auf die Kapitel Gerinnung und Antikoagulation (S. 143) sowie Katecholamine und Kreislauftherapie (S. 128) verwiesen.

Daten aus dem Zweiten Weltkrieg und dem Vietnamkrieg belegen, dass die massive Infusion von Volumen bzw. die Bluttransfusion mit einer gesteigerten *Hypoxierate* einhergeht. Seit Jahren wird die Volumensubstitution kontrovers diskutiert, da andere Arbeiten jeglichen negativen Einfluss von Volumenersatz auf die Respiration verneinen. Typischerweise weist der Thoraxverletzte ein erhöhtes Lungenwasser auf, verglichen mit Patienten, die allein einen hämorrhagischen Schock ohne Lungenbeteiligung aufweisen. *Heute ist die bilanzierte Volumensubstitution Goldstandard.* Es sei darauf hingewiesen, dass das Monitoring mittels zentralem Venendruck (ZVD) durch einen gesteigerten intrathorakalen Druck nach Trauma verfälscht sein kann.

Jegliche therapierefraktäre, d. h. volumen- und katecholaminrefraktäre Situation muss beim Notfall- und Intensivmediziner zur Reevaluation der Gesamtsituation führen: Ein Spannungs- oder massiver Hämato(pneumo)thorax führt über den Mediastinalshift zu einer Hemmung der diastolischen Füllung. Allein die *chirurgische Intervention* im Sinne einer Thoraxdrainagenanlage kann hier lebensrettend sein.

21.3.9 Notoperation

Eine Notoperation sollte dann ins Auge gefasst werden, wenn [1545]

- der Blutverlust thorakal > 1500 ml initial oder > 200 ml pro Stunde über 2–4 Stunden beträgt,
- eine Verletzung von Herz oder großer thorakaler Gefäße vorliegt,
- eine Verletzung des Tracheobronchialbaums diagnostiziert wird,
- eine endobronchiale Blutung oder massive Kontusion vorliegt, die die mechanische Beatmung unmöglich macht,
- eine penetrierende Thoraxverletzung vorliegt.

Hämoptysis, ein massives subkutanes Emphysem oder ein massives Luftleck („Fisteln") im Thoraxdrain sind Zeichen der oben genannten kritischen Situationen und sollten als „Alarmzeichen" für eine schwere, lebensbedrohliche Thoraxverletzung gesehen werden.

Der operative Zugangsweg richtet sich natürlich nach der in der Traumaspirale gestellten Diagnose. Für die absolute Notfallsituation bei thorakaler Verletzung wird operativ die *anterolaterale Thorakotomie* als Standardzugang angesehen. Diese wird typischerweise zwischen dem 4. und 6. Interkostalraum durchgeführt. Obwohl von Chirurgen als Goldstandard anerkannt, kann dieser Notfallzugang nur etwa 80 % der thorakalen Verletzungen erfolgreich visualisieren.

Alternativ kann der Zugang im Sinne einer (Hemi-)Clamshell-Thorakotomie erweitert werden, die dem Chirurgen eine weite Übersicht über die thorakalen Organe gibt. Beim kardiorespiratorisch stabilen Patienten kann die minimalinvasive Chirurgie (video-assisted thoracic surgery, VATS) eine sinnvolle Alternative sein.

Die *Notfallthorakotomie* im Schockraum bzw. auf der Intensivstation sollte immer vermieden werden und ist allein für die Fälle eines moribunden Traumaopfers indiziert. Manöver wie das „Packing" der Pleurahöhle mit Bauchtüchern, das Ausklemmen der Hilusgefäße oder der so genannte Pulmonary Twist, d. h. das Verdrehen der Lunge (und damit das Torquieren der Hilusstrukturen) nach Durchtrennen des Lig. pulmonale, sind Notfallmaßnahmen, die pulslosen Patienten mit noch bestehenden Lebenszeichen vorbehalten sind. Vor mehr als 50 Jahren erstmals erfolgreich durchgeführt, ist dieses Operationsverfahren erfahrenen Chirurgen in hoffnungslosen Situationen vorbehalten. Das Risiko einer anoxieinduzierten Hirnschädigung ist auch bei Überleben des Eingriffs sehr hoch (21 % Überleben; 11,7 % ohne neurologische Schäden bei penetrierendem Trauma; 4,6 % Überleben bei pulslosem Patienten mit stumpfem Thoraxtrauma) [1554].

21.3.10 Rippenfrakturen und Brustwandstabilisierung

Rippenfrakturen sind häufige Verletzungen des Brustkorbs und betreffen fast 10 % der Traumapatienten. In der Regel werden sie konservativ behandelt. Hier kommt der Intensivmedizin eine besondere Rolle zu. Schmerztherapie, Physiotherapie und repetitive Bronchoskopien mit Bronchialtoilette sind gerade in der frühen Traumaphase besonders wichtig. Bis heute ist die Literatur widersprüchlich bezüglich einer systemischen versus einer regionalen Analgesie. In jedem Fall ist ein standardisiertes Schmerzprotokoll vorteilhaft [1550].

Instabile Thoraxwandverletzungen können eine chirurgische Stabilisierung und Rekonstruktion der Brustwand erfordern, weil jeder substanzielle Defekt der Thoraxwand mit einer beachtlichen Morbidität und Letalität (bis zu 16 %!) behaftet ist. Posttraumatische Komplikationen sind zu erwarten, wenn

- (mehr als) drei Rippen frakturiert sind,
- dislozierte, frakturierte Rippensegmente vorliegen,
- ein instabiler Thorax (flail chest) vorliegt, definiert als zwei Frakturen pro Rippe in mindestens drei aufeinanderfolgenden Rippen; er geht fast immer einher mit Lungenkontusionen, respiratorischer Einschränkung, insuffizienter Atemmechanik und daraus resultierender Pneumonie.

In der Regel basiert die Stabilisierung/Rekonstruktion auf einer Verplattung der frakturierten Rippen

(Plattenosteosynthese mit Kleinfragment- oder Agraffenplatten). Bei komplexeren Defekten können Ersatzmaterialien (z. B. Mersilene Mesh) oder Lappenplastiken (z. B. Lattissimus-dorsi-Flap) nötig sein.

Es existieren inzwischen drei randomisierte Studien und drei Metaanalysen, die klar zeigen, dass eine *chirurgische Brustwandstabilisierung* in den oben genannten ausgewählten Fällen („flail chest", Verlust von mehr als 30 % des Brustwandvolumens, mehr als drei dislozierte Rippen) zu einer verkürzten Beatmungszeit, weniger Schmerzen und einer geringeren Pneumonierate führt [1547]. Um die positiven Effekte einer operativen Stabilisierung auf die Respiration zu nutzen, sollte der operative Eingriff wenige Tage nach dem Trauma erfolgen. Eine Diskussion innerhalb des Gesamtkonzepts ist bei Mehrfach-, insbesondere Schädel-Hirn-Verletzten erforderlich.

21.3.11 Literatur

[1539] Antonelli M, Conti G, Moro M et al. Predictors of failure of noninvasive positive pressure ventilation in patients with acute hypoxemic respiratory failure: A multi-center study. Intensive Care Med 2001; 27: 1718–1728

[1540] Cipolle M, Rhodes M, Tinkoff G. Deadly dozen: Dealing with the 12 types of thoracic injuries. JEMS 2012; 37: 60–65

[1541] Cohn SM, Dubose JJ. Pulmonary contusion: An update on recent advances in clinical management. World J Surg 2010; 34: 1959–1970

[1542] Ebrahimi A, Yousefifard M, Kazemi HM et al. Diagnostic accuracy of chest ultrasonography versus chest radiography for identification of pneumothorax: A systematic review and meta-analysis. Tanaffos 2014; 13: 29–40

[1543] Hoff SJ, Shotts SD, Eddy VA et al. Outcome of isolated pulmonary contusion in blunt trauma patients. Am Surg 1994; 60: 138–142

[1544] Kulshrestha P, Munshi I, Wait R. Profile of chest trauma in a level I trauma center. J Trauma 2004; 57: 576–581

[1545] Ludwig C, Koryllos A. Management of chest trauma. J Thorac Dis 2017; 9: S 172–S 177

[1546] Mistry N, Bleetman A, Roberts KJ. Chest decompression during the resuscitation of patients in prehospital traumatic cardiac arrest. Emerg Med J 2009; 26: 738–740

[1547] Mitchell JD. Blunt chest trauma: Is there a place for rib stabilization? J Thorac Dis 2017; 9: S 211–S 217

[1548] Moraes L, Silva PL, Thompson A et al. Impact of different tidal volume levels at low mechanical power on ventilator-induced lung injury in rats. Front Physiol 2018; 9: 318

[1549] Ouellet JF, Trottier V, Kmet L et al. The OPTICC trial: A multi-institutional study of occult pneumothoraces in critical care. Am J Surg 2009; 197: 581–586

[1550] Pieracci FM, Majercik S, Ali-Osman F et al. Consensus statement: Surgical stabilization of rib fractures rib fracture colloquium clinical practice guidelines. Injury 2017; 48: 307–321

[1551] Rixen D, Steinhausen E, Dahmen J et al. S3 guideline on treatment of polytrauma/severe injuries. Unfallchirurg 2012; 115: 22–29

[1552] Sauter TC, Hoess S, Lehmann B et al. Detection of pneumothoraces in patients with multiple blunt trauma: Use and limitations of eFAST. Emerg Med J 2017; 34: 568–572

[1553] Schmidt U, Stalp M, Gerich T et al. Chest tube decompression of blunt chest injuries by physicians in the field: Effectiveness and complications. J Trauma Injury, Infection and Critical Care 1998; 44: 98–101

[1554] Seamon MJ, Haut ER, Van Arendonk K et al. An evidence-based approach to patient selection for emergency department thoracotomy. J Trauma Acute Care Surg 2015; 79: 159–173

[1555] Sethuraman KN, Duong D, Mehta S et al. Complications of tube thoracostomy placement in the emergency department. J Emerg Med 2011; 40: 14–20

[1556] Volpicelli G, Elbarbary M, Blaivas M et al. International evidence-based recommendations for point-of-care lung ultrasound. Intensive Care Med 2012; 38: 577–591

[1557] Wagner RB, Jamieson PM. Pulmonary contusion. Evaluation and classification by computed tomography. Surg Clin North Am 1989; 69: 31–40

[1558] Waydhas C, Sauerland S. Pre-hospital pleural decompression and chest tube placement after blunt trauma: A systematic review. Resuscitation 2007; 72: 11–25

[1559] Wutzler S, Sturm K, Lustenberger T et al. Kinetic therapy in multiple trauma patients with severe thoracic trauma: A treatment option to reduce ventilator time and improve outcome. Eur J Trauma Emerg Surg 2017; 43: 155–161

21.4 Abdominaltrauma

Martin Reichert, Aniella Katharina Reichert, Philip Ulrich Oppelt, Ingolf Askevold, Andreas Hecker

In diesem Kapitel werden allgemeine Handlungsempfehlungen bei Patienten mit Abdominaltraumata aus Leitlinien, derzeitiger Literatur und klinischer Erfahrung beschrieben. Zu beachten ist, dass schwere Abdominaltraumata selten isoliert auftreten, sondern häufig mit Verletzungen anderer Körperregionen und Organsystemen einhergehen. Die adäquate Therapie für den einzelnen Patienten ist dadurch sehr variabel und von der jeweiligen Situation, der verfügbaren Expertise des Traumazentrums sowie dem Zustand des Patienten abhängig. Für den allgemeinen Überblick wird auf Besonderheiten der pädiatrischen und geriatrischen Traumatologie sowie des Traumamanagements bei Schwangeren nur kurz eingegangen.

Gemäß der aktuellen Deutschen S3-Leitlinie Polytrauma/Schwerverletztenbehandlung wird die Behandlung von Traumapatienten in verschiedene Phasen eingeteilt [1563]:

- prähospitale Phase
- Schockraum

- erste Operationsphase – Damage Control Surgery versus definitive chirurgische Therapie

Diesen Phasen können verschiedene Maßnahmenpakete zugeordnet werden [1563], [1603].

21.4.1 Allgemeine Prinzipien der prähospitalen und innerklinischen Versorgung

Merke

Vor allem der Verzug in der Prähospitalzeit, d. h. der Zeit am Unfallort samt Transportzeit in die Klinik, ist ein wichtiger Risikofaktor für eine erhöhte Letalität polytraumatisierter Patienten (3 % je 1 Minute) [1563], [1564]! Natürlich darf nicht auf lebensrettende Sofortmaßnahmen am Unfallort verzichtet werden, allerdings können aufgrund der eingeschränkten Diagnostikmöglichkeiten Verletzungen dem klinischen Blick entgehen und bestimmte Verletzungsmuster nur innerklinisch versorgt werden, so dass eine *Prähospitalzeit* von *maximal 60 Minuten* und somit *eine Latenz von Unfall bis zur operativen Notfallversorgung* von *90 Minuten* anzustreben ist [1563].

Die (Re-)Evaluation und Stabilisierung der Vitalparameter von Traumapatienten hat oberste Priorität [1563]. Blutungen bei Patienten mit *Abdominaltraumata* sind mit einem Anteil von einem Drittel aller polytraumatisierten Patienten häufig und betreffen insbesondere die parenchymatösen Oberbauchorgane Leber und Milz [1604]. Die dezidierte hämodynamische Therapie, bestehend aus Volumentherapie und Applikation vasoaktiver Medikamente, sowie die Therapie einer Blutung und konsekutiv einer traumainduzierten Koagulopathie sowie deren Pathophysiologie ist multifaktoriell und komplex [1603]. Die Häufigkeit von Gerinnungsstörungen bei polytraumatisierten Patienten mit schweren Blutungen und deren posttraumatische Morbidität und Mortalität sind hoch [1603].

Ziele sind in der *akuten Blutungssituation* bereits prähospital die *permissive Hypotonie* bei Patienten ohne Schädel-Hirn-Trauma bis zur chirurgischen Hämostase (arterieller Mitteldruck: 50–65 mmHg/ systolischer Blutdruck: 80–90 mmHg; cave: nicht länger als 60 Minuten wegen möglicher Endorganschäden und bei Schädel-Hirn-Traumata mit 85–90 mmHg höher!), *Normothermie*, *Normokalziämie* und ein *Azidoseausgleich* (pH ≥ 7,2) [1563], [1603]. In der akuten Blutungssituation empfiehlt sich bereits präklinisch (innerhalb von 3 Stunden nach Trauma) die *intravenöse Applikation* des Antifibrinolytikums *Tranexamsäure* (1 g über 10 Minuten), gefolgt von einer Infusion mit 1 g Tranexamsäure über 8 Stunden [1563], [1603].

Eine weitere simple Maßnahme ist bereits präklinisch die *Anlage einer Beckenschlinge* zur Hämostase infolge einer Kompression des Beckenrings bei Abdominal- und Beckentraumata [1603]. Innerklinisch kann die Substitution *gerinnungsaktiver Substanzen* faktorengesteuert und zielgerichtet („goal-directed“) erfolgen [1603]; im Rahmen von Massentransfusionen wird ein Verhältnis von Erythrozytenkonzentraten zu Frischplasmen und Thrombozytenkonzentraten von 4:4:1 empfohlen [1563] sowie eine Thrombozytenzahl unter transfusionspflichtiger Blutung von > 100 000/µl und ein Hb-Wert unter Normovolämie bzw. nach Blutungskontrolle von > 7–9 g/dl [1563], [1603].

In der Blutungs- und hämorrhagischen Schocksituation sind das *Serumlaktat* und ein *Basendefizit* sensitive Marker, da sie eine globale Gewebeminderperfusion und -azidose und somit ein Sauerstoffdefizit anzeigen [1597], [1603]. Die Höhe des initialen Laktats und das Ausmaß des initialen Basendefizits sowie die verzögerte Stabilisierung auf Normwerte korreliert mit dem Ausmaß der hämorrhagischen Schocksituation sowie dem Outcome der Patienten [1603].

Gerade bei der Einstellung des Blutdrucks oder der Gabe gerinnungsaktiver Medikamente in der akuten Blutungssituation sind allerdings die *individuellen Vorerkrankungen* (z. B. koronare Herzerkrankung) und die *Vormedikation* (insbesondere hinsichtlich verschiedener blutverdünnender Medikamente) zu beachten und unter Umständen spezifischer zu therapieren und/oder zu antagonisieren [1563]. Bis eine Antagonisierung direkt wirkender oraler Antikoagulanzien (DOAK und NOAK) verfügbar ist, kann *Prothrombinkonzentrat* (PPSB) verabreicht werden [1603].

Cave

Beginn der pharmakologischen Thromboseprophylaxe innerhalb von 24 Stunden nach Hämostase, anderenfalls Thromboseprophylaxe durch pneumatische Kompression der Beine [1603].

Die klinische Untersuchung des *Abdomens* bei Patienten mit einem (Abdominal-)Trauma ist wichtig und sollte repetitiv durchgeführt werden. Äußere Verletzungen (wie eine Gurtmarke), das gleichzeitige Vorliegen einer Makrohämaturie, eines Thoraxtraumas oder von Beckenfrakturen können einen (unspezifischen) Hinweis auf das gleichzeitige Vorliegen einer relevanten intraabdominellen Verletzung geben [1563], [1598].

21.4.2 Schockraum

Nach der prähospitalen Phase folgt der Schockraum in der Zielklinik in der Versorgungskette von Traumapatienten. Hier sei auch auf das Kapitel Anästhesiologisches Schockraummanagement (S. 601) sowie auf ▸ Tab. 21.5 verwiesen [1560], [1563], [1598], [1599]. Die frühzeitige adäquate Diagnostik bereits in der frühen Schockraumphase ist für das Abdominaltrauma essenziell.

Diagnostik im Schockraum

▸ **FAST (Focused Assessment with Sonography in Trauma).** Als initiales Basisdiagnostikum gilt neben der wenig sensitiven und spezifischen klinischen Untersuchung die standardisierte, einfach und schnell durchführbare Sonografie als FAST [1563], [1565]. Die FAST ist integraler Bestandteil des „A-F-Schemas" im Rahmen des Primary Survey des „Advanced Trauma Life Support"® (ATLS®)-Konzepts des American College of Surgeons [1560]. Auch bei schneller Verfügbarkeit einer Computertomografie hat die innerhalb der ersten Minuten (< 5 Minuten! [1595]) nach Eintreffen des Patienten im Schockraum durchgeführte Sonografie ihren Stellenwert in der Triage mehrerer Verletzter sowie in der Beschleunigung der Abläufe bei positivem Befund [1563].

Im Rahmen des FAST-Protokolls wird das Abdomen systematisch nach freier Flüssigkeit als Folgeerscheinung einer intraabdominellen Blutung durchgemustert. Die FAST hat hierfür eine Sensitivität von bis zu 86 % [1602] bei jedoch inakzeptabel *hohen Raten an falsch negativen Befunden* [1563]. Zu beachten ist, dass intraabdominelle Flüssigkeitsmengen > 400 ml detektiert werden können. Ein negativer Befund in der FAST schließt somit freie intraabdominelle Flüssigkeit nicht gänzlich aus [1563], [1565]. Eine Wiederholung der FAST kann die Sensitivität der Untersuchung erhöhen. Dieses ist besonders empfehlenswert, wenn in der Initialdiagnostik auf eine Schnittbildgebung verzichtet wurde [1563]. Bei unauffälligem Befund in der initialen Trauma-CT erbringt die spätere Durchführung einer FAST im Verlauf jedoch keinen wesentlichen zusätzlichen Nutzen [1599].

Zum Nachweis einer ***intraabdominellen Hohlorganverletzung*** in der Initialdiagnostik im Notfallsetting ist die Sonografie *ungeeignet* [1563]. Aufgrund technischer oder untersuchungsbedingter Schwierigkeiten (z. B. bei voroperierten Patienten, zur Beurteilung des Retroperitoneums oder bei Hohlorganverletzungen) zeigen sich hier niedrige Sensitivitäten [1563], auch bei steigender Verletzungsschwere sinkt die Genauigkeit der Sonografie und sie ist unsensitiv in der genauen Lokalisationsdiagnostik der (blutenden) Traumaverletzung, so dass die *Sonografie einem schnittbildgebenden Verfahren unterlegen ist* [1563], [1565].

▸ **eFAST (extended Focused Assessment with Sonography in Trauma).** Eine Erweiterung der FAST um den Pleura- und Perikardschall (eFAST) ist gerade bei hämodynamisch instabilen Patienten dringend zu empfehlen. Eine Perikardtamponade, ein Hämatothorax und ein Pneumothorax können so ausgeschlossen werden [1563], [1598]:

- freie intraabdominelle Flüssigkeit als Hinweis für eine intraabdominelle Blutung ist sonografisch zu detektieren im:
  - hepatorenalen (Morison-) Raum
  - splenorenalen (Koller-) Raum
  - kleinen Becken (Douglas-Raum)
- Pleuraschall:
  - basal (Pleuraerguss/Hämatothorax)
  - anterior/medioklavikulär (Pneumothorax)
- perikardialer Schall von subxiphoidal (Perikarderguss/-tamponade)

▸ **Computertomografie (CT).** Die weiterführende Diagnostik im Rahmen des Secondary Surveys der Wahl ist jedoch die Ganzkörper-CT [1560], [1563]. Sie bietet eine *hohe Sensitivität* und Spezifität (bei-

Tab. 21.5 Indikationen zur Aktivierung des Schockraumteams in der Zielklinik nach Verletzungsmuster, klinischer Symptomatik und Traumamechanismus. Indikationen zur kontrastmittelunterstützten Ganzkörper-Computertomografie (CT) adaptiert an Empfehlungen der S 3-Leitlinie „Polytrauma/Schwerverletztenbehandlung" und des Advanced Trauma Life Support® (ATLS®)sowie häufige Verletzungsmuster von stumpfen und penetrierenden Abdominaltraumata. Zu beachten ist prähospital die Auswahl der Zielklinik hinsichtlich möglicher Traumafolgen und inhospitaler Erweiterung des Schockraumteams! [1560], [1563], [1598], [1599].

Schockraumindikation nach Verletzungsmuster bzw. klinischer Symptomatik	Schockraumindikation nach Traumamechanismus	Indikation zur kontrastmittelunterstützten Ganzkörper-CT	Verletzungsmuster eines Abdominaltraumata

• hämodynamische Instabilität (posttraumatischer Blutdruck < 90 mmHg systolisch, Herzfrequenz > 130/min bei Adulten)
• penetrierende oder Schussverletzung an Rumpf und Hals
• Hinweise auf Schädel-Hirn-Trauma (posttraumatische GCS < 9)
• posttraumatische Atemstörungen/Intubationspflicht (Atemfrequenz < 10/min oder > 29/min, SpO^2 < 90 %)
• Atemwegsobstruktion
• Frakturen von ≥ 2 proximalen Knochen und/oder Becken
• „instabiler" Thorax
• Amputation proximal an Händen/Füßen
• posttraumatische Querschnittsverletzungen
• offenes Schädel-Hirn-Trauma
• GCS < 14/15
• Verbrennungen > 20 % und ≥ 2b oder Atemwegsverbrennungen
• ISS > 15
• traumabedingte Überweisung oder vorherige Behandlung von oder in einem anderen Krankenhaus, ggf. inkomplette Diagnostik
• Schwangerschaft ≥ 24 Wochen mit Körperstammtrauma
	• Sturz aus > 3 m Höhe
	• Verschüttung
	• Verkehrsunfall:
	  ◦ cave: Lateralaufprall
	  ◦ Karosseriedeformation mit Intrusion von > 50 cm
	  ◦ Hochrasanztrauma (> 80 km/h)
	  ◦ Geschwindigkeitsveränderung von > 30 km/h
	  ◦ Fußgänger-/Zweiradkollision (> 30 km/h)
	  ◦ Tod eines Insassen
	  ◦ Ejektion eines Insassen
	  ◦ Einklemmung/technische Rettung
		Unfallmechanismus
		• Verkehrsunfall mit > 50 km/h + /- Ejektion des Patienten + /-Fahrzeugdeformierung
		• Überrolltrauma
		• Fußgänger > 10 km/h angefahren
		• Zweiradfahrer 30 km/h angefahren
		• Verschüttung
		• Sturz aus > 3m
		• penetrierendes Trauma
		Störung der Vitalparameter
		• GCS ≤ 14
		• kardiozirkulatorische Auffälligkeiten (z. B. Atemfrequenz > 30/min, Tachykardie > 120/min, Blutdruck < 100 mmHg)
		• Intubation am Unfallort
		• **schwere Begleitverletzungen** (z. B. Becken-, Wirbelkörperfraktur, Thoraxtrauma)
			stumpfes Trauma:
			• Milz (40–55 %)
			• Leber (35–45 %)
			• Dünndarm (5–10 %)
			• retroperitoneales Hämatom (ca. 15 %)
			penetrierendes Trauma:
			• Milz
			• Leber (30–40 %)
			• Dünndarm (30–50 %)
			• Kolon (15–40 %)
			• Zwerchfell (20
			• Gefäße (ca. 25 %)
			• Abdominalfaszienpenetration (55–60 %)

GCS: Glasgow Coma Scale, ISS: Injury Severity Score, SpO_2: arterielle Sauerstoffsättigung des nahezu 100 %) in der Diagnostik intraabdomineller Traumafolgen [1563]. Retroperitoneale Traumafolgen, parenchymatöse Organverletzungen, Blutungen, Hohlorganverletzungen und knöcherne Verletzungen können per CT adäquat abgebildet werden. Dabei ist die CT die einzige diagnostische Methode, für die Verletzungsscores vorliegen, anhand derer Therapieentscheidungen abgeleitet werden können (▸ Tab. 21.7) [1563], [1588], [1589], [1590], [1591].

Bei der so genannten „*Traumaspirale*“ (Ganzkörper-CT im Rahmen einer Traumadiagnostik) wird eine venöse Kontrastmittelapplikation empfohlen. Bei Verletzungen des Urogenitalsystems kann zusätzlich eine spätere urografische Phase (CT-Zystourethrografie) angeschlossen werden [1560], [1563]. Eine orale Kontrastmittelapplikation zur Diagnostik von Hohlorganperforationen ist in der Regel nicht erforderlich und verzögert eventuell die Diagnostik [1563]. Die allgemeinen Indikationen zur Trauma-CT sind in ▸ Tab. 21.5 aufgeführt [1563], [1598].

M!

Merke

Ob in gewissen Situationen auf eine CT-Bildgebung zugunsten einer *Notfalllaparotomie* beispielsweise beim instabilen Patienten mit anzunehmender abdomineller Traumafolge verzichtet werden sollte, bleibt zu diskutieren [1563]. Je nach Ausstattung des Krankenhauses wird die Operation durch eine zusätzliche CT-Bildgebung – bei großem diagnostischem Informationsgewinn – zeitlich kaum verzögert.

Trotz alledem muss das Schockraumteam individuell entscheiden, ob der klinische Zustand des Traumapatienten die Zeit für die CT-Bildgebung erlaubt. Dabei sollte durch eine monophasische Dual-Bolus-Kontrastmittelapplikation das arterielle und venöse System innerhalb eines Scans schnell abgebildet werden [1563].

Besondere Patienten

▸ **Geriatrische Patienten.** Bei der Indikationsstellung zur Trauma-CT ist bei geriatrischen Patienten zu beachten, dass bereits eine geringe Unfallkinematik zu höhergradigen und schwereren Verletzungsmustern führen kann, so dass ältere Patienten häufig untertriagiert werden [1577]. Das ATLS sieht hier schon ein erhöhtes Risiko bei Patienten mit einem Alter von > 55 Jahren [1560].

▸ **Pädiatrische Patienten.** Am Rande seien diagnostische Hilfestellungen erwähnt, die aus strahlenhygienischen Gründen beispielsweise bei Kindern und Jugendlichen mit Abdominaltraumata die Indikationsstellung für oder gegen eine Trauma-CT erleichtern. Ähnlich der Erwachsenentraumatologie ist die alleinige FAST für die Diagnostik einer intraabdominellen Traumafolge nur mäßig sensibel. Die Sensitivität kann auf bis zu > 97 % gesteigert werden durch eine Wiederholungsuntersuchung, aber auch durch Berücksichtigung verschiedener beispielsweise organspezifischer Laborparameter (erhöhte Transaminasen, Pankreasenzyme), Untersuchungsbefunde und der Klinik der Patienten [1563], [1580], [1584].

▸ **Schwangere Patientinnen.** Sie stellen das Traumateam vor besondere Herausforderungen. Bereits bei der Zuweisung der Patientin in das Traumazentrum müssen hier die Möglichkeiten von Erweiterungen des Schockraumteams in der Zielklinik auf Gynäkologie und Geburtshilfe, Pädiatrie, Kinderchirurgie und insbesondere Neonatologie bedacht werden. Prinzipiell ist die Versorgung der Mutter vorrangig, so dass auch eine indizierte radiologische CT-Diagnostik nicht aus strahlenhygienischen Bedenken dem Feten gegenüber verzögert werden sollte [1581].

In der Praxis sollte Folgendes bei Schwangeren berücksichtigt werden [1560], [1581]:

- Schockraumindikation: 24. Schwangerschaftswoche mit Körperstammtrauma
- Platzieren einer Thoraxdrainage 1–2 Interkostalräume höher als gewöhnlich
- Legen einer Magensonde
- ausreichende Oxygenierung der Mutter (SpO_2 > 95 %) sorgt für eine ausreichende Oxygenierung des Fetus
- restriktiver Einsatz von Vasopressoren, da diese die uteroplazentare Perfusion einschränken
- Transfusion in der Notfallsituation in Unkenntnis der maternalen Blutgruppe von Blutgruppe 0, Rhesus negativ
- Durchführung der FAST sowie einer klinischen und sonografischen gynäkologischen Untersuchung; Letztere ist wichtig zur Beurteilung des Gestationsalters, der Herzfrequenz und des Herzrhythmus des Feten oder auch eines Aborts sowie einer fetalen Anämie oder Hypoxie (per

Doppler der A. cerebri media), zur Beurteilung des Fruchtwasservolumens und von Verletzungen des Uterus, der Plazenta und des Feten

- Monitoring des Fetus (Kardiotokografie) von mindestens 4 Stunden; Erweiterung (≥ 24 Stunden) nach Traumamechanismus oder -folgen und/oder bei „unerwünschten Ereignissen" (z. B. signifikantem Abdominalschmerz, vaginaler Blutung, Uteruskontraktionen (> 1/10 min), abnormaler Herzfrequenz des Fetus)

Cave

Für Mutter und Fetus kritisch sind eine Uteruslazeration, insbesondere mit Gefäßbezug, eine (partielle) Plazentaablösung und/oder uteroplazentare Verletzungen im zweiten oder letzten Trimenon [1591]. Bei kritischem Zustand oder drohendem Herz-Kreislauf-Stillstand der Mutter muss die Notfallsectio des lebenden Fetus (≥ 23 Schwangerschaftswoche) indiziert werden [1581].

21.4.3 Verletzungsmuster und Graduierung von Abdominaltraumata

Grundsätzlich kann zwischen einem stumpfen/geschlossenen und einem penetrierenden/offenen Bauchtrauma unterschieden werden [1560], [1595].

- Beim *stumpfen* Abdominaltrauma entstehen einerseits Verletzung durch Kompression, Deformierung und Ruptur von soliden Organen und Hohlorganen mit sekundärer Blutung oder Kontamination der Abdominalhöhle und Peritonitis [1560]. Andererseits entstehen durch Scherkräfte zwischen fixierten und mobilen Organanteilen Dezelerationstraumen, die zu Lazerationen der Organe führen [1560].
- Beim *penetrierenden* Abdominaltrauma kommt es hingegen zu einer direkten Verletzung der Organe [1560].

Klassifikationssysteme

Im Laufe der Zeit wurden eine ganze Reihe verschiedener Klassifikationssysteme für Traumapatienten, die Erfassung der Verletzungsschwere und die Prädiktion der daraus resultierenden Konsequenzen etabliert. Je nach Klassifikation werden physiologische, biochemische und anatomische Parameter sowie Patientencharakteristika einbezogen, mit dem Ziel der Triage, Prädiktion eines interventionellen bzw. operativen Vorgehens und des Outcomes der betroffenen Patienten [1585]. Im Folgenden wird eine Auswahl von etablierten Traumaklassifikationssystemen vorgestellt, die hinsichtlich bildgebender Kriterien und der Prädiktion eines interventionellen oder operativen Vorgehens für die tägliche klinische Praxis relevant ist.

► **AAST-Klassifikation.** In den 1990er-Jahren haben Moore et al. im Rahmen der American Association for the Surgery of Trauma (AAST) spezifische Verletzungsmuster einzelner Organsysteme nach Thorax- und Abdominaltrauma (*Organ Injury Scale*) definiert und klassifiziert. Die Klassifikation beschreibt die Verletzungsmuster bestimmter anatomischer Strukturen der einzelnen Organe und stratifiziert in 5 Schweregrade nach Komplexität der Verletzung, Prognose und (operativem) Therapiebedarf. Unterschieden werden hier im Allgemeinen:

- Hämatom, Lazeration und Gefäßverletzungen (mit aktiver Blutung) der parenchymatösen Organe
- Hämatom, Lazeration/Perforation und Devaskularisierung der Hohlorgane

Die Verletzungsscores können anhand von Befunden aus der Computertomografie, aber auch anhand von intraoperativ oder pathologisch/post mortem erhobenen Befunden angewendet werden [1582]. Die computertomografischen Befunde, z. B. im Rahmen der Schockraumdiagnostik, sind dabei sicherlich am relevantesten für das Traumamanagement; aus ihnen können schlussendlich Therapieentscheidungen abgeleitet werden [1582]. ► Tab. 21.7 gibt eine Synopse der in der Abdominaltraumatologie relevanten *Organ Injury Scales* nach der AAST sowie Moore et al. wieder [1582], [1586], [1587], [1588], [1589], [1590], [1591].

Abdominelle Gefäßverletzungen, die mehr als 2 cm außerhalb des Parenchyms des jeweiligen Organs liegen, werden in der *Abdominal Vascular Organ Injury Scale* zusammengefasst und risikostratifiziert:

- *Grad 1*: Verletzung kleiner Splanchnikusgefäße
- *Grad 2*: Verletzung von Aa. hepatica, lienalis, gastrica, gastroduodenalis und/oder mesenterica inferior

- *Grad 3*: Verletzung von infrarenaler V. cava, Renal- und/oder Iliakalgefäßen
- *Grad 4*: Verletzung von suprarenaler V. cava, infrarenaler Aorta sowie A. mesenteria superior und/oder Truncus coeliacus
- *Grad 5*: Verletzung der Portalvenen, Lebervenen, retro- und suprahepatischer V. cava sowie suprarenaler Aorta abdominalis [1588].

Jedem Verletzungsgrad wird in den Organ Injury Scales ein Punktewert aus der *Abbreviated Injury Scale (AIS)* zugeordnet. Dies erlaubt eine Korrelation aus bildgebendem Befund und Schweregrad der Einzelorganverletzung. Der AIS-Code (1–5) ist folglich Grundlage für die Berechnung des Injury Severity Scores (ISS) und des New Injury Severity Scores (NISS), die die Gesamtverletzungsschwere unter Berücksichtigung von multiplen Verletzungen mehrerer Körperregionen und/oder Organsystemen polytraumatisierter Patienten durch Punktewerte wiedergeben [1561], [1594]. Beim ISS (0–75 Punkte) entspricht ein Punktewert von ≥ 15 einem schwerverletzten Patienten [1560], [1563], [1599]. ▶ Tab. 21.6 gibt einen Überblick über ISS und NISS, sowie deren Berechnungsgrundlage und Korrelationen zur Organ Injury Scale.

▶ **WSES-Klassifikation.** Die World Society for Emergency Surgery (WSES) fasst für eine vereinfachte Entscheidungsfindung die Einteilung nach Moore et al. beim *stumpfen und penetrierenden Leber-, Milz- und Nierentrauma* sowie bei *Beckenringfrakturen* zusammen und klassifiziert zusätzlich nach hämodynamischem Status der Patienten in [1590], [1586], [1566], [1569], [1571]:

- WSES-Grad I (minor): Grad I–II (bezogen auf die Organ Injury Scale nach Moore et al. und der AAST), hämodynamisch stabil
- WSES-Grad II (moderat): Grad III, hämodynamisch stabil
- WSES-Grad III (schwer): Grad IV–VI, hämodynamisch stabil
- WSES-Grad IV (schwer): Grad I–VI, hämodynamisch instabil
  Zu beachten ist hierbei, dass sich die WSES-Klassifikation auf frühere Versionen der Organ Injury Scale bezieht, in denen das Lebertrauma in 6 Schweregrade unterteilt wurde [1566], [1590]. Die aktuelle Version aus dem Jahr 2018 beschreibt 5 Schweregrade eines Lebertraumas [1582].

Ähnliches schlägt die WSES auch für *traumatische duodenopankreatische* und *Verletzungen der extrahepatischen Gallenwege* vor. Hier ist jedoch zu beachten, dass Gallenwegverletzungen ≥ Grad III nach Moore et al. je nach Lokalisation sowie duodenale Verletzungen ≥ Grad III° nach Moore et al. als schwergradig einzustufen sind und wegen der Verletzung des Hohlorgans mit hoher Wahrscheinlichkeit einer operativen Revision unterzogen werden müssen [1587]. Sie werden demnach bereits dem WSES-Grad III zugeordnet [1572].

▶ **ATLS-Klassifikation.** Der ATLS klassifiziert vier Schweregrade einer *Blutung* in Abhängigkeit des ungefähren Blutverlustes (I: < 15 %, II: 15–30 %, III: 31–40 % und IV: > 40 % Verlust des Blutvolumens) und Zeichen eines hämorrhagischen Schocks (von I: unkomplizierter Blutung, II: auf kristalloide Infusionen refraktäre Kreislaufdepression und III: notwendige Transfusion bis zum IV: hämorrhagischen Schock). Zeichen für hämodynamische Instabilität eines adulten Traumapatienten sind [1560], [1567], [1593]:

- systolischer Blutdruck < 90 mmHg
  oder > 80 mmHg nach/unter Bolusinfusion oder Vasopressortherapie
- Herzfrequenz > 120/min
- Base Excess > –5 mmol/l
- Schockindex > 1
- > 4–6 Erythrozytenkonzentrate/24h
- periphere Vasokonstriktion
- Bewusstseinsveränderung (Glasgow Coma Scale < 14/15)
- Atemveränderung

Tab. 21.6 Synopse verschiedener Traumaklassifikationssysteme und ihrer Verbindung miteinander.

<table>
<tr><th>Verletzungsschweregrade</th><th colspan="8">Körperregion</th><th>Verletzungsschweregrade</th></tr>
<tr><td rowspan="5">Verletzungsschweregrade
AIS 98-Code</td><td colspan="8">ISS-Körperregionen</td><td rowspan="5">Verletzungsschweregrade
Organ Injury Scale</td></tr>
<tr><td colspan="2">1. Kopf/Hals</td><td>2. Gesicht</td><td>3. Thorax</td><td>4. Abdomen</td><td colspan="2">5. Extremität/Beckenring</td><td>6. „äußerlich“</td></tr>
<tr><td colspan="8">AIS 98 Körperregionen</td></tr>
<tr><td rowspan="2">1. Kopf</td><td rowspan="2">3. Hals</td><td rowspan="2">2. Gesicht</td><td>4. Thorax</td><td>5. Abdomen</td><td rowspan="2">7. obere Extremität</td><td rowspan="2">8. untere Extremität</td><td rowspan="2">8. „äußerliche“ oder anderes Trauma</td></tr>
<tr><td colspan="2">6. Wirbelsäule</td></tr>
<tr><td>1 – minor</td><td colspan="8" rowspan="7">ISS = (AISa)² + (AISb)² + (AISc)² = 0-75 Punkte
ISS: AISa-c sind die höchsten AIS-Codes der am drei schwergradigsten verletzten Körperregionen
NISS: AISa-c sind die AIS-Codes der drei schwergradigsten Verletzungen (unabhängig von der Körperregion, d. h. auch mehrere Verletzungen in einer Körperregion können berücksichtigt werden)
AIS = 0 bedeutet keine Verletzung
AIS = 6 bedeutet ISS = 75
AIS = 9 bedeutet keine Berechnung des ISS für diese Körperregion
ISS > 15 bedeutet Polytrauma!</td><td>2</td></tr>
<tr><td>2 – moderate</td><td>2</td></tr>
<tr><td>3 – serious</td><td>3</td></tr>
<tr><td>4 – severe</td><td>4</td></tr>
<tr><td>5 – critical</td><td>5</td></tr>
<tr><td>6 – maximum</td><td>Tod</td></tr>
<tr><td>9 – undefiniert NFS</td><td>–</td></tr>
<tr><td colspan="10">Für die Berechnung des Injury Severety Score (ISS) und New Injury Severety Score (NISS) sind die anatomisch basierten Abbreviated Injury Scale (AIS)-Codes zu den Verletzungsschweregraden einzelner Körperregionen relevant [1560], [1561], [1594], [1578]. Diese können mit der Organ Injury Scale der American Association for the Surgery of Trauma (AAST) korreliert werden (siehe auch ▶ Tab. 21.7) [1582], [1588], [1589], [1590], [1591]. Der ISS spiegelt in Punktewerten von 0 (keine Verletzung) bis 75 (mehrere kritische Verletzungen) den Status polytraumatisierter Patienten wider. Im Vergleich zum ISS ist der NISS unabhängig von einzelnen Körperregionen und kann somit auch mehrere Verletzungen einzelner Körperregionen zusammenfassen. Er ist somit besser geeignet die Verletzungsschwere penetrierender Traumata zusammenzufassen [1560], [1561], [1594].</td></tr>
</table>

Tab. 21.7 Traumafolgen und mögliche Verletzungsgrade der verschiedenen abdominellen und retroperitonealen Organe nach Moore et al. bzw. der American Association for the Surgery of Trauma (www.aast.org) [1582] [1588], [1587], [1588], [1589], [1590], [1591].

Trauma	Grad I (gering)	Grad II (gering)	Grad III (moderat)	Grad IV (schwer)	Grad V (schwer)
Diaphragma*	Kontusion	Lazeration < 2 cm	Lazeration 2–10 cm	Lazeration > 10 cm mit Gewebedefizit ≤ 25 cm^2	Lazeration mit Gewebedefizit > 25 cm^2
Milz*	H: subkapsulär, < 10 % der Oberfläche; L: Kaspeleinriss < 1 cm Parenchymtiefe; keine aktive Blutung, kein Größenprogress	H: subkapsulär, 10–50 % der Oberfläche; H: intraparenchymatös, < 5 cm Durchmesser; L: Kaspeleinriss 1–3 cm Parenchymtiefe ohne Gefäßbezug	H: subkapsulär, > 50 % der Oberfläche; H: rupturiert subkapsulär oder intraparenchymatös, ≥ 5 cm Durchmesser; H: Größenprogredienz; L: Kaspeleinriss > 3 cm Parenchymtiefe; L: Bezug zu intraparenchymatösen Gefäßen	L: mit Bezug zu segmentalen oder hilären Gefäßen mit Devaskularisierung (> 25 % des Milzgewebes)	L: komplett lazeriert/zerstörtes Organ; V: hiläre Gefäßverletzung mit Devaskularisierung der Milz, peritoneale Blutung
Leber* 1)	H: subkapsulär (< 10 % der Oberfläche); L: Kapseleinriss < 1 cm Parenchymtiefe; keine aktive Blutung, kein Größenprogress	H: subkapsulär (10–50 % der Oberfläche), intraparenchymatös < 10 cm Durchmesser; L: Kapseleinriss 1–3 cm Parenchymtiefe, < 10 cm Länge	H: subkapsulär (> 50 % der Oberfläche); H: intraparenchymatös > 10 cm Durchmesser; H: Größenprogredienz oder rupturiert; L: Kapseleinriss > 3 cm Parenchymtiefe; V: aktive Blutung in das Leberparenchym	L: Parenchymverletzung, umfasst 25–75 % eines Leberlappens oder 1–3 Lebersegmente; V: aktive Blutung aus dem Parenchym in das Peritoneum	L: Parenchymverletzung, umfasst > 75 % eines Leberlappens oder > 3 Lebersegmente innerhalb eines Leberlappens; V: Verletzung der lebernahen V. cava oder der zentralen Lebervenen (Grad 6: V: Leberabriss/-avulsion)
extrahepatische Gallenwege*	Gallenblasenkontusion/-hämatom, Kontusion der „portalen Trias“	partieller Gallenblasenausriss aus dem Leberbett, Gallenblasenlazeration oder Perforation, Ductus cysticus intakt	kompletter Gallenblasenausriss aus dem Leberbett, Lazeration des Ductus cysticus	partielle oder komplette Lazeration des rechten oder linken Ductus hepaticus, partielle Lazeration (< 50 %) des Ductus hepaticus communis oder choledochus	kombinierte Verletzung des rechten und linken Ductus hepaticus, intraduodenale oder intrapankreatische Gallengangverletzung, Durchtrennung (> 50 %) des Ductus hepaticus communis oder choledochus
Pankreas* 2)	H: „Minor“- Kontusion; L: oberflächlich, keine Gangverletzung	H: „Major“- Kontusion; L: „Major“- Lazeration, keine Gangverletzung, kein Gewebeverlust	L: distale Durchtrennung oder Parenchym mit Gangverletzung	L: proximale Durchtrennung oder Parenchymverletzung mit Einbezug der Ampulle	L: Zerstörung des Pankreaskopfes

Tab. 21.7 Fortsetzung

Trauma	Grad I (gering)	Grad II (gering)	Grad III (moderat)	Grad IV (schwer)	Grad V (schwer)
Ösophagus*	Kontusion/Hämatom, partielle Lazeration	Lazeration < 50 % der Zirkumferenz	Lazeration > 50 % der Zirkumferenz	Segmentverlust oder Devaskularisierung < 2 cm	Segmentverlust oder Devaskularisierung > 2 cm
Magen*	Kontusion/Hämatom, partielle Magenwandlazeration	L: < 2 cm im Bereich des ösophagogastrischen Übergangs oder Pylorus, < 5 cm im proximalen Drittel, < 10 cm im distalen Drittel	L: > 2 cm im Bereich des ösophagogastrischen Übergangs oder Pylorus, > 5 cm im proximalen Drittel, > 10 cm im distalen Drittel	Gewebszerstörung oder Devaskularisierung < 2/3 des Magens	Gewebszerstörung oder Devaskularisierung > 2/3 des Magens
Duodenum* [3)]	H: Hämatom eines Abschnittes (1/4); L: partiell, ohne Perforation	H: Hämatom mehrerer Abschnitte; L: Diskontinuität < 50 % der Zirkumferenz	L: Diskontinuität von D 2 (50–75 % der Zirkumferenz), Diskontinuität von D 1, D 3, D 4 (50–100 % der Zirkumferenz)	L: Diskontinuität von D 2 (> 75 % der Zirkumferenz), Einbezug der Ampulla vateri oder des distalen Gallegangs	L: Zerreißung/Zerstörung des duodenopankreatischen Komplexes; V: Devaskularisierung des Duodenums
Dünn- und Dickdarm*	H: Kontusion oder Hämatom ohne Devaskularisierung; L: partielle Lazeration ohne Perforation	L: Lazeration < 50 % der Zirkumferenz	L: Lazeration ≥ 50 % der Zirkumferenz ohne Durchtrennung	L: Durchtrennung des Darmes	L: Durchtrennung des Darmes mit segmentalem Gewebeverlust; V: devaskularisiertes Segment
Rektum*	H: Kontusion oder Hämatom ohne Devaskularisierung; L: partielle Lazeration ohne Perforation	L: partielle Lazeration < 50 % der Zirkumferenz	L: Lazeration ≥ 50 % der Zirkumferenz ohne Durchtrennung	L: Vollwandlazeration mit Ausbreitung in das Perineum	V: devaskularisiertes Segment
Niere*	K: Bildgebung normal, aber (Mikro-/Makro-)Hämaturie; H: subkapsulär, größenkonstant, keine Parenchymlazeration	H: perirenal, auf die Gerotafaszie begrenzt; L: < 1 cm Parenchymtiefe, begrenzt auf den Nierenkortex, ohne Urinaustritt	L: > 1 cm Parenchymtiefe, begrenzt auf den Nierenkortex, ohne Kelchruptur oder Urinaustritt; V: aktive Blutung in die Gerotafaszie	L: Einbezug von Kortex, Medulla und Kelchsystem mit Urinaustritt, Lazeration des Nierenbeckens, segmentale Zerstörung der Niere; V: Verletzung einer Nierensegmentarterie oder -vene, aktive Blutung in das Retroperitoneum oder Peritoneum	L: komplett zerstörte Niere; V: Abriss des Nierenhilus oder hilärer Gefäße, Devaskularisierung mit aktiver Blutung

Tab. 21.7 Fortsetzung

Trauma	Grad I (gering)	Grad II (gering)	Grad III (moderat)	Grad IV (schwer)	Grad V (schwer)
Ureter*	H: Kontusion oder Hämatom ohne Devaskularisierung	L: < 50 % Durchtrennung	L: ≥ 50 % Durchtrennung	L: komplette Durchtrennung mit < 2 cm Devaskularisierung	L: Ureterabriss mit > 2 cm Devaskularisierung
Harnblase*	H: Kontusion, intramurales Hämatom; L: partiell (nicht wandüberschreitend)	L: extraperitoneal, < 2 cm	L: extraperitoneal, ≥ 2 cm oder intraperitoneal, < 2 cm	L: intraperitoneale Harnblasenwandlazeration, ≥ 2 cm	L: Bezug der Lazeration zum Trigonum vesicae
Urethra*	K: unauffällige Bildgebung, aber Blutungszeichen aus der Urethra	Dehnungsverletzung ohne Kontrastmittelextravasat	partielle Durchtrennung: Kontrastmittelaustritt im Bereich der Verletzung sowie Kontrastierung der Harnblase (Urethrografie)	komplette Durchtrennung: Kontrastmittelaustritt im Bereich der Verletzung, ohne Kontrastierung der Harnblase (Urethrografie), < 2 cm Separation	komplette Durchtrennung: ≥ 2 cm Separation oder Ausdehnung der Verletzung auf Prostata oder Vagina
Uterus*	Kontusion/Hämatom	superfizielle Lazeration < 1 cm	tiefe Lazeration ≥ 1 cm	Lazeration mit Verletzung der A. uterina	Abriss/Devaskularisierung

Verletzungsart: V: vaskulär, K: Kontusion, H: Hämatom, L: Lazeration. Der Grad richtet sich nach der schwersten Verletzung des jeweiligen Organs.
1) Beim Lebertrauma wurde in früheren Versionen der Organ Injury Scale in 6 Schweregrade unterschieden [1590]. Dies ist bei der Einteilung der Klassifikation der WSES (World Society for Emergency Surgery) zu beachten (siehe Text und ► Abb. 21.4).
2) proximal bzw. distal = rechts bzw. links der portomesenterialen Achse.
3) Duodenum von proximal nach distal: D 1–D 4
*Hochstufen bei mehreren geringgradigen oder bilateralen Verletzungen auf Grad III

21.4.4 Management spezifischer Verletzungsmuster

Das Polytraumamanagement muss aufgrund heterogener Verletzungsmuster interdisziplinär erfolgen. Bei der Festlegung des jeweiligen Therapiealgorithmus sollte immer der zeitliche Aufwand, gerade beim instabilen Patienten und Begleitverletzungen, die einer simultanen operativen Versorgung bedürfen, berücksichtigt werden [1563].

Phasengerechte Maßnahmenpakete

In der „ersten operativen Phase“, die sich direkt dem Schockraum anschließt, ist zu entscheiden, ob Traumafolgen primär definitiv oder im Sinne einer *Damage Control Surgery (DCS)* vorerst nur *temporär* versorgt werden. Letztere Strategie ist besonders bei *hämodynamisch instabilen Patienten* mit Zeichen eines *hämorrhagischen Schockzustands, andauernder Blutung* und Zeichen einer *Koagulopathie* sinnvoll, um Operationszeiten möglichst kurz zu halten und Sekundärschäden und Kontaminationen der Bauchhöhle zu minimieren [1603].

> **Merke** (M!)
>
> Bei Vorliegen der Trias aus Azidose (pH < 7,2), Hypothermie (< 34 °C) und Koagulopathie (lethal triad) wird in der Akutsituation eine DCS empfohlen [1563], [1570].

Die verschiedenen Phasen und dazugehörigen Maßnahmenpakete einer *DCS-Therapiesequenz* von der initialen *Laparotomie* bis zur definitiven Versorgung sind [1563], [1570], [1563], [1568]:

- *Phase 0*: Initiation einer zielgerichteten Therapie hinsichtlich Hämostase und Hämodynamik ohne Verzögerung einer operativen Therapie
- *Phase 1*: Identifikation des DCS-Patienten nach Traumafolgen und pathophysiologischen Parametern (oben genannte Trias)
- *Phase 2*: DCS – rasche Kontrolle der Hämostase und der abdominellen Kontamination durch Blutstillung/Packing/Vermeidung intestinaler Anastomosen/temporären Bauchdeckenverschluss/Laparostoma (Laparostomatherapie so lange, wie nötig; cave: enterale Fisteln unter Unterdrucktherapie. Bauchdeckenverschluss so früh wie möglich anstreben; cave: Infektionen, abdominelles Kompartmentsyndrom. Mobilisation und enterale Ernährung auch unter Laparostomatherapie; cave: keine Unterdrucktherapie bei (diffusen) Blutungen).
- *Phase 3*: Überprüfung der Vitalparameter während und unmittelbar nach DCS, diese sollen sich stabilisieren (cave: Entwicklung eines abdominellen Kompartmentsyndroms)
- *Phase 4*: Stabilisierung und Optimierung der Vitalparameter (Temperatur, Hämodynamik, Gerinnung, Basenstatus, Organfunktionen) auf Intensivstation
- *Phase 5*: Im Verlauf erfolgt die Reexploration (Second Look), eventuell das Depacking (24–72 Stunden nach der Erstoperation: Ein frühes Depacking steigert das Risiko einer erneuten Blutung, ein spätes Depacking das von intraabdominellen infektiösen Komplikationen), die Rekonstruktion von Verletzungen und der Bauchdeckenverschluss.

Im Falle von starken, nicht kontrollierbaren abdominellen, retroperitonealen und pelvinen *Blutungen* oder bei *hämodynamisch nicht stabilisierbaren Patienten* kann als Rescue-Manöver in der DCS-Situation zur Blutungskontrolle oder Wiederherstellung eines suffizienten zentralen Kreislaufs ein aortales Cross Clamping über eine linksseitige Thorakotomie bzw. transabdominell durch die Zwerchfellschenkel oder eine temporäre endovaskuläre aortale Ballonokklusion erfolgen [1563], [1568].

> **Merke** (M!)
>
> Bei *hämodynamisch stabilen Patienten* ohne Zeichen der oben genannten Trias wird eine primäre definitive operative Versorgung von abdominellen Traumafolgen empfohlen [1603].

Laparotomie

Sichere Indikationen zur Laparotomie in der Traumasituation sind [1560], [1563]:

- hämodynamische Instabilität mit penetrierender Verletzung (insbesondere Penetration der Faszie) und/oder Hämatoperitoneum (FAST, CT)

- freie intraabdominelle Luft, Hinweise auf eine Hohlorganperforation, Zeichen einer Peritonitis (CT)
- größere Eviszerationen, Pfählungsverletzungen
- Zwerchfellverletzung
- intraperitoneale Harnblasenruptur

Laparoskopie

Die Rolle der Laparoskopie im Rahmen von Abdominaltraumata ist kontrovers. Sie sollte nur bestimmten Situationen vorbehalten sein und nicht zu therapeutischen Interventionen primär indiziert werden [1560], [1562], [1563], [1604], so dass ihr hauptsächlich ein zusätzlicher *diagnostischer Nutzen zukommt* [1560]. Zu beachten ist dabei die gefährlich hohe Rate an *übersehenen Verletzungen* (missed injuries), die die Mortalitätsrate der betroffenen Patienten dramatisch ansteigen lassen [1605], [1606].

Formulierte *Indikationen* und Voraussetzungen für eine (diagnostische) *Traumalaparoskopie* können sein [1560], [1562], [1565], [1583], [1574]:

- kein Zeitdruck/hämodynamisch stabiler Patient
- großzügige Bereitschaft und Indikation zur Laparotomie
- penetrierendes Abdominaltrauma ohne zwingende Indikation zur Laparotomie (hämodynamisch stabiler Patient, zusätzlich zur kontrastmittelverstärkten Trauma-CT) zur Beurteilung der Integrität der Bauchwand, bei (fraglicher) Eröffnung der Faszie; bei sicherer Eröffnung der Faszie (mit oder ohne Eviszeration von intraabdominellen Organen) zum Ausschluss von Organverletzungen, die der CT entgangen sein könnten. In diesen Fällen erfolgt im Anschluss an die laparoskopische Exploration der sichere Faszienverschluss
- Inspektion der Leber, Milz, des Gastrointestinaltrakts auch bei stumpfen Bauchtraumata
- Exploration bei Verdacht auf Zwerchfellverletzungen und -rupturen (Letztere sind am häufigsten linksseitig gelegen und sollten von transabdominell versorgt werden)

Der Verschluss der Faszie zur Abdominalhöhle erfolgt obligatorisch – eine Verletzung der Faszie ist bei etwa 55–60 % der abdominellen Messerstichverletzungen präsent [1560]; ebenso eine Wundexploration auf Fremdkörper und Blutungen, eine Wundspülung sowie eine Tetanusimpfung [1596]. Ein primärer Wundverschluss und die Notwendigkeit zur Applikation einer Antibiose erfolgt in Abhängigkeit vom Kontaminationsgrad der Wunde und individuellem Risikoprofil [1596].

Gefäßverletzungen

Im Rahmen von Abdominaltraumata wird zwischen einer *retroperitonealen* und *intraperitonealen Blutung* unterschieden [1595]. Aufgrund der hohen Traumakinematik sind bei schweren Gefäßtraumata Begleitverletzungen intraabdomineller Organe oder im Fall von schweren Beckentraumata mit Blutungen ebenfalls Verletzungen der ableitenden Harnwege und des Enddarms in Betracht zu ziehen und durch Erweiterungen der Traumadiagnostik (CT-Zystourethrografie, retrograde Zystourethrografie, Rektoskopie) auszuschließen [1560], [1568] [1595]. Neben der Einteilung von Moore et al. werden abdominelle Gefäßverletzungen von der WSES in vier verschiedene *„geografische“ Zonen* eingeteilt [1595], [1588]:

- Zone 1: medianes Retroperitoneum mit supramesokolischer Zone (suprarenale Aorta abdominalis, proximale A. mesenterica superior, proximale A. renalis, V. mesenterica superior) und inframesokolischer Zone (infrarenale Aorta abdominalis, infrahepatische V. cava inferior)
- Zone 2: oberes laterales Retroperitoneum (distale Nierengefäße)
- Zone 3: pelvines Retroperitoneum (Iliakalgefäße)
- Zone 4: Leberpforte und retrohepatisch (V. portae, A. hepatica, retrohepatische V. cava inferior)

Bei der Indikationsstellung zur Versorgung der jeweiligen Gefäßverletzung ist die *aktive Blutungssituation* (Kontrastmittelextravasat in der Bildgebung, Größenprogress eines Hämatoms im Verlauf) von der *stattgehabten Blutung* (lediglich Hämatom in der Bildgebung) sowie einer möglichen Endorganminderperfusion (durch die Gefäßverletzung selbst oder Kompression durch ein Hämatom von außen) zu unterscheiden.

Vier Zonen („fullen-zones“) einer *A.-mesenterica-superior-Verletzung* und deren Korrelation zu möglichen Verletzungsfolgen mit konsekutiver Darmschädigung bzw. -ischämie werden beschrieben: von einer stammnahen Verletzung mit möglicher Maximalausdehnung (Zone 1: stammnahe Gefäßverletzung: Jejunum, Ileum bis rechte Kolonflexur, Zone 2: Verletzung zwischen A. pancreaticoduodenalis inferior bis colica media) bis zu einer segmentalen Darmkompromittierung (Zone 3 bzw.

4: Verletzung distal der A. colica media bzw. peripherer, segmentaler, mesenterialer Gefäßäste mit moderater bzw. ohne Darmschädigung) [1595].

Da sich *kleinere retroperitoneale Blutungen* häufig selbst tamponieren, empfiehlt es sich meist nicht, das blutende Retroperitoneum primär chirurgisch anzugehen. Hier ist einer angiografisch-selektiven Darstellung der blutenden Gefäße mit angiografisch geführter Hämostase (Embolisation, Coiling) der Vorzug zu gewähren [1568]. Dies ist beispielsweise auch bei der retroperitoneal lokalisierten Nierenblutung möglich [1563].

Im Fall von Beckenfrakturen mit retroperitonealen Blutungen außerhalb der Iliakalachse besteht die Hoffnung der Hämostase nach Beckenringstabilisierung (operativ oder per Beckenschlinge) [1568], [1603]. Die Ultima Ratio beim hämodynamisch instabilen Patienten und/oder bei diffuser, anhaltender und angiografisch nicht kontrollierbarer retroperitonealer Blutung ist das *transabdominelle Packing*, um die nötige Kompression auf das retroperitoneale Kompartiment zur Hämostase zu generieren [1568]. Auch bei Verletzungen größerer Gefäße, wie etwa Dissektionen und Rupturen, ist bei entsprechender Expertise des jeweiligen Traumazentrums der interventionellen, endovaskulären vor einer offen chirurgischen Versorgung Vorzug zu gewähren [1563]. Die endovaskuläre Therapie zeichnet sich letztlich durch geringere Morbiditäts- und Letalitätsraten aus [1563].

Prinzipiell ist eine angiografische Blutstillung auch bei *intraperitonealen Blutungen*, z. B. aus den parenchymatösen Organen oder aus mesenterialen Abrissverletzungen, möglich. Zu beachten ist hier jedoch zum einen eine gute Gefäßkollateralisierung, so dass eine (super-) selektive Embolisation häufig nicht ausreicht und zum anderen die Gefahr einer Minderperfusion von (End-)Organen (z. B. Darm bei mesenterialen Verletzungen, Pankreasschwanz bei angiografischem Milzgefäßverschluss) bei unselektiver Embolisation stammnaher Gefäße. Deswegen ist gerade bei Leber- und Milzblutungen häufig eine chirurgische Blutstillung indiziert [1563].

Leberverletzungen

Die Leber ist mit der Milz das am häufigsten bei einem Abdominaltrauma verletzte Organ. Ihre Verletzung ist mit einer hohen peritraumatischen Letalität behaftet [1565], [1604]. Ein nicht operatives Vorgehen ist bei hämodynamisch stabilen Patienten nach stumpfem Abdominaltrauma mit Leber- bzw. Milzverletzungen ohne Kontrastmittelextravasat in der Trauma-CT möglich (Grad I und II nach Moore et al.) [1563], [1590]. Bei höhergradigen Leber- und Milzverletzungen mit Gefäßbezug kann bei hämodynamisch stabilen Patienten angiografisch eine Blutstillung versucht werden (cave: hohe Rate an Leberabszessbildungen nach interventionellem Lebergefäßverschluss im Verlauf [1565], [1566], [1604], anderenfalls (nicht kontrollierbare Blutung, Verletzung Grad IV und V nach Moore et al. und/oder hämodynamisch instabiler Patient) ist dies die Domäne der Chirurgie [1565], [1566], [1604],

Eine frontale Gewalteinwirkung führt häufig zu einer Verletzung des *linken Leberlappens* entlang des Ligmantum falciforme, rechts-laterale oder komplexere Gewalteinwirkungen führen häufig zu Verletzungen des *rechtsseitgen Leberlappens* [1600]. Risikofaktoren für ein *Versagen einer konservativen Therapie* und somit Indikatoren für ein interventionelles oder operatives Vorgehen bei höhergradigen Leberverletzungen (Grad ≥ IV nach Moore et al.) sind [1565], [1590]:

- Hypotension und Höhe des Serumlaktats bei Eintreffen in der Klinik
- Reduktion des Hämatokrits > 20 % innerhalb der ersten Stunde nach Eintreffen in der Klinik
- höhergradige Verletzung und aktive Kontrastmittelextravasation im CT
- Transfusionspflichtigkeit (> 2–4 Erythrozytenkonzentrate)
- Ausmaß des Hämatoperitoneums
- Begleitverletzungen

M!

Merke

Zwar profitieren die Patienten von einer primären *nicht operativen Therapie* eines stumpfen Lebertraumas, dennoch ist der steigende Grad der Verletzung mit einer höheren Komplikationsrate der konservativen Therapie (in Bezug auf biliäre Komplikationen und Biliome, [sekundäre] Blutungen und infizierte Hämatome, Abszesse, abdominelles Kompartmentsyndrom und Lebernekrosen) vergesellschaftet [1565]. Ein *operatives Vorgehen* im Rahmen von Lebertraumata zielt ab auf die frühestmögliche Blutungskontrolle sowie die Kontrolle von Galleleckagen und sekundären biliären Komplikationen [1565].

In der Akutsituation wird dem *perihepatischen Packing* der definitiven Versorgung und eventuell notwendiger Leberresektion (eventuell anatomische Resektion zur Blutungskontrolle notwendig) der Vorzug gegeben [1563], [1565], [1566], [1604]. Für ein suffizientes perihepatisches Packing (von dorsal und ventral) muss die Leber komplett aus ihren Aufhängebändern befreit und mobilisiert werden. Dabei ist eine Kompression der V. cava inferior und eine Verhinderung des venösen Abstroms über die Lebervenen zu vermeiden [1563], [1604]. Ein Depacking mit definitiver zweizeitiger Versorgung (z. B. Leberresektion von avitalem Gewebe) schließt sich nach 24–72 Stunden beim stabilisierten Patienten und mit bestmöglicher Expertise durch einen hepatobiliär versierten Chirurgen an [1563], [1565], [1566], [1604].

In der akuten Blutungssituation kann bei fehlender Übersicht oder Blutungen aus der Leber oder dem Ligamentum hepatoduodenale das *Pringle-Manöver* angewendet werden, bei dem das Ligament mit den darin liegenden Strukturen (V. portae und A. hepatica propria) ausgeklemmt wird [1604]. Dieses wird von der Leber für eine Zeit von 45–60 Minuten (cave: warme Ischämiezeit!) toleriert [1563].

Milzverletzungen

Wie bereits erwähnt werden auch bei Milztraumata nicht operative, z. B. angiografische Verfahren, einer chirurgischen Versorgung vorgezogen. Im Fall einer operativen Versorgung sollte insbesondere bei jungen Patienten milzerhaltend (durch eine partielle Splenektomie oder ein „mesh-wrapping") therapiert werden (Grad III und IV nach Moore et al.) [1567], [1590], [1604]. Bei der *Traumasplenektomie* muss auf den zum Milzhilus und den Milzgefäßen eng benachbarten Pankreasschwanz geachtet und eventuell bei Verdacht auf eine Verletzung mit konsekutiver postoperativer Pankreasfistel eine Drainage platziert werden [1604].

Bei asplenischen und hyposplenischen Patienten muss im Verlauf das Postsplenektomiesyndrom („owerwhelming postsplenectomy infection syndrome") bedacht werden, das durch eine unzureichende Immunabwehr gegen bekapselte Bakterien (Streptococcus pneumoniae, Haemophilus influenzae und Neisseria meningitidis) gekennzeichnet ist [1567], [1576]. Eine Impfung gegen diese Bakterien sowie gegen saisonale Influenzaviren nach Splenektomie erfolgen, sobald der Patient in einem stabilen Allgemeinzustand ist (http://www.rki.de). Außerdem sind eine Antibiotikaprophylaxe mit Penicillinderivaten, z. B. Amoxicillin (± Clavulansäure), oder Cotrimoxazol bei Penicillinallergie bis zur Vakzination bzw. in bestimmten infektgefährdenden Situationen, eine Malariaprophylaxe und eine Thromboseprophylaxe mit Azetylsalizylsäure 100 mg/d bei Thrombozytose (> 650 000/µl) zu empfehlen [1567], [1576].

Pankreasverletzungen

Interventionsbedürftige pankreatikoduodenale Verletzungen, die über eine Kontusion beispielsweise im Rahmen von stumpfen Oberbauchtraumata (klassisch Fahrradsturz oder Gurtmarke) hinausgehen, sind selten, jedoch mit einer hohen Morbidität und Letalität verbunden [1575]. Höhergradige Pankreasverletzungen treten selten isoliert auf [1573]! Wie aus ▶ Tab. 21.7 zu entnehmen ist, steigt der Verletzungsgrad mit einer proximaleren Lokalisation der traumatischen Läsion.

CT-morphologisch geben ein (peri-)pankreatisches Ödem, ein Hämatom oder eine Lazeration Hinweise auf eine Pankreasverletzung, aber die CT unterschätzt die Verletzungsschwere häufig [1575], da das verletzte Pankreas in bis zu 40 % der Fälle innerhalb von 12 Stunden nach Trauma in der CT normal erscheint [1573], so dass eine Verlaufsschnittbildgebung nach 12–24 Stunden vor allem bei Patienten mit persistierenden Oberbauchschmerzen und/oder auffällig erhöhten Pankreasenzymen im Blutserum sinnvoll sein kann [1572].

Im Prinzip muss eine *Pankreasgangläsion*, die direkt mit der Morbidität und Letalität von isolierten Pankreasverletzungen korreliert, ausgeschlossen werden, wofür die initiale Trauma-CT nicht geeignet ist [1575], [1601]. Bei hämodynamisch stabilen Patienten gelingt dies durch eine *Magnetresonanz-Cholangiopankreatikografie* oder eine *endoskopische retrograde Cholangiopankreatikografie* (ERCP) mit gleichzeitiger Interventionsmöglichkeit [1575].

Die Indikation zur *Operation* von Pankreasverletzungen ist zurückhaltend und in Abhängigkeit vom hämodynamischen Status des Patienten zu stellen [1575], [1604]. Bei operationspflichtigen Befunden sollte allerdings die chirurgische Versorgung von Pankreasverletzungen innerhalb von 12–24 Stunden erfolgen [1575]. CT-morphologisch kann eine Pankreasverletzung hinsichtlich ihres *Schweregrades* eingeteilt werden [1573]:

- Grad A: Zeichen einer Pankreatitis/oberflächlichen Lazeration
- Grad B: tiefe Lazeration (I) oder Durchtrennung (II) des distalen Pankreas
- Grad C: tiefe Lazeration (I) oder Durchtrennung (II) des proximalen Pankreas

Per ERCP können Verletzungen des Pankreasganges direkt nach Schweregrad klassifiziert werden [1573]:

- Grad I: normale Gangmorphologie
- Grad IIa: Kontrastmittelextravasat in das Pankreasparenchym durch Verletzungen von duktalen Seitästen
- Grad IIb: Kontrastmittelextravasat in das Retroperitoneum durch Verletzungen von duktalen Seitästen
- Grad IIIa: Pankreashauptgangverletzung im Bereich des Corpus und der Cauda
- Grad IIIb: Pankreashauptgangverletzung im Bereich des Caput

Blutungskontrolle und Drainage von möglichen *Pankreasfisteln* (bis zu 40 % nach Pankreaskontusion und -lazeration – Grad I und II nach Moore et al.), die sich unter Drainagetherapie meist selbst limitieren, sind die Grundprinzipien der operativen Therapie von Pankreasverletzungen in der Akutsituation [1575], [1587], [1604]. Bei Pankreasgangverletzungen kann der Versuch des *Stentings* per ERCP versucht werden [1604]. Höhergradige Verletzungen des Pankreas (≥ Grad III nach Moore et al.) mit Gewebezerstörung und Gangläsion können resezierende Verfahren notwendig machen [1575], [1587]. Bei distalen Verletzungen ist dies eine Pankreaslinksresektion gegebenenfalls mit Splenektomie [1575].

Pankreaskopfverletzungen mit vitalem Duodenum und intakter Papilla vateri können vorerst chirurgisch drainiert werden [1575]. Bei hochgradiger Pankreaskopfdestruktion und/oder hochgradigen Duodenalverletzungen sollte eine notwendige (partielle) Pankreatikoduodenektomie nach einer initialen DCS mit Drainage und Blutungskontrolle zweitzeitig erfolgen [1575]. Bei hämodynamisch wirksamen Blutungen aus der Pankreasloge oder höhergradigen Verletzungen des Organs kann das Pankreas mobilisiert und *gepackt* werden und somit dann im Rahmen einer zweizeitigen Operation chirurgisch versorgt und durch einen in der Pankreaschirurgie erfahrenen Operateur beurteilt werden [1572], [1604].

Merke M!

Neben der hohen Morbidität und Mortalität höhergradiger traumatischer Pankreasverletzungen sind Pankreasgangveränderungen, chronische Pankreatitis und die Entwicklung von Pankreaspseudozysten im längeren Verlauf nach Pankreastrauma häufig [1573], [1575].

Hohlorganverletzungen

Hohlorganverletzungen (freie intraabdominelle Luft in der CT, Peritonitis) sollten per Laparotomie schnellstmöglich versorgt werden, um eine Kontamination der Bauchhöhle möglichst gering zu halten und somit das Risiko einer Sepsis zu reduzieren [1560], [1563], [1579]. Sie können übernäht oder durch eine Magen-/Darmresektion kontrolliert werden [1563]; in der DCS-Situation sollte auf intestinale Anastomosen verzichtet werden [1563] [1592]. Hier können bei adäquater Ableitung nach oral (Magensonde!) durchtrennte Darmenden bis zur Second-Look-Laparotomie blind endend im Abdomen verbleiben [1570], [1592].

Urogenitale Verletzungen

An eine urogenitale Verletzung sollte bei Patienten mit schwerem Beckentrauma sowie bei Hämaturie und Schwierigkeiten bei der Harnblasen-Katheterisierung gedacht werden [1563]. Zur weiteren Abklärung der Nieren und harnableitenden Organe stehen beispielsweise eine noch im Rahmen des Trauma-CTs durchgeführte *CT-Zystourethrografie* oder eine im Verlauf durchgeführte *retrograde Zystourethrografie* zur Verfügung [1560], [1563].

Verletzungen der ableitenden Harnwege sind in der Regel nicht vital und können außerhalb der Akutsituation versorgt und rekonstruiert werden (Ureter-, intra- und retroperitoneale Harnblasen- und Urethraverletzungen); andererseits gehen schwergradige Nierenverletzungen nicht selten mit aktiven, lebensbedrohlichen Blutungen einher [1563]. In Analogie zu Verletzungen der parenchymatösen Oberbauchorgane sind höhergradige Verletzungen (Grad V nach Moore et al.) sowie eine Kreislaufinstabilität (WSES-Grad IV) eine Domäne der Chirurgie [1563], [1569], [1582]. Anderenfalls sollte organerhaltend operiert und Blutungen an-

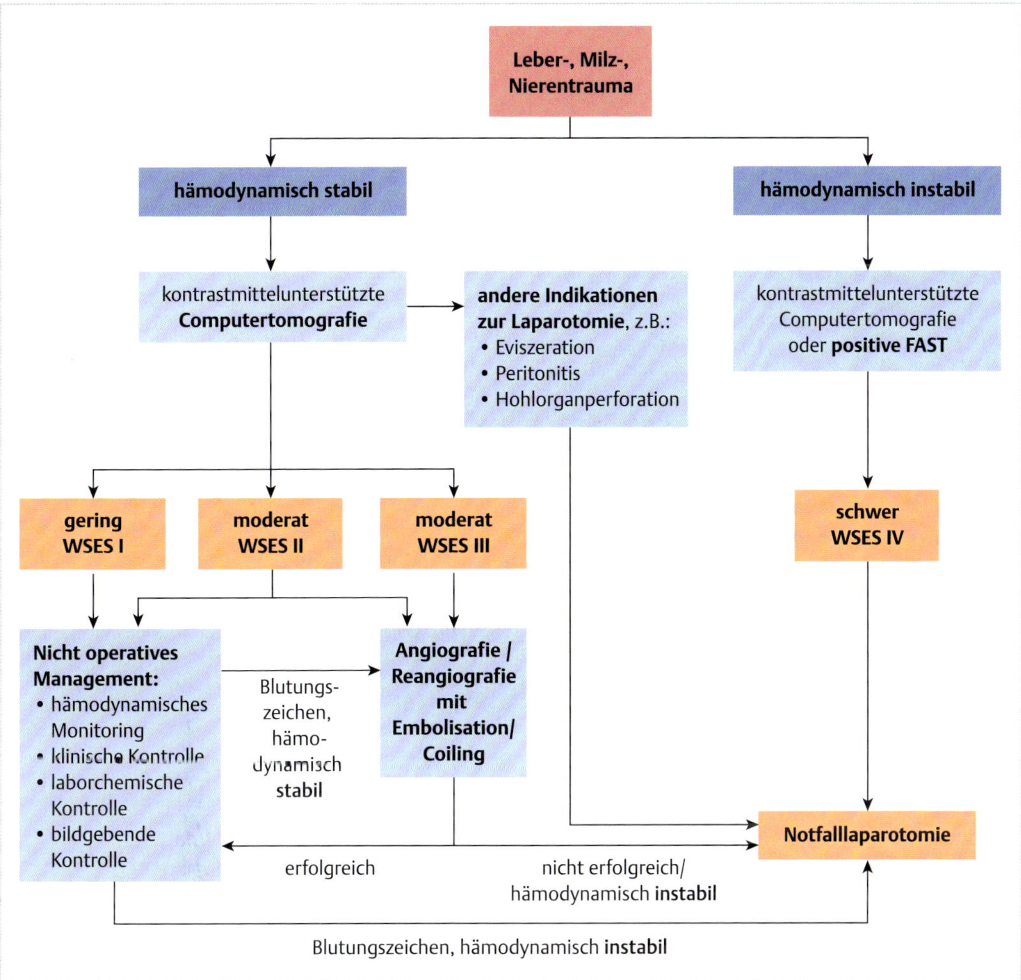

Abb. 21.4 Abdominaltrauma. Klinischer Entscheidungs- und Behandlungsalgorithmus bei Patienten mit Abdominaltrauma in Abhängigkeit von Verletzungsart und hämodynamischem Zustand mit speziellem Blick auf die primäre operative oder angiografische Versorgung einer Blutung [1566], [1567], [1568], [1569], [1571]. Cave: Der WSES-Grad 4 beinhaltet alle Arten von möglichen Organverletzungen beim hämodynamisch instabilen Patienten. Die Kriterien zu hämodynamischer Instabilität sowie die einzelnen Kriterien für eine milde, moderate oder schwere Organverletzung nach der World Society of Emergency Surgery (WSES) sind im Text beschrieben, die verschiedenen Verletzungsgrade nach Moore et al. bzw. der American Association for the Surgery of Trauma sind in ▶ Tab. 21.7 wiedergegeben (FAST: Focused Assessment with Sonography in Trauma).

giografisch gestillt werden (▶ Tab. 21.7, ▶ Abb. 21.4) [1563], [1569], [1582].

21.4.5 Literatur

[1560] Advanced Trauma Life Support® (ATLS®), 10th ed. American College of Surgeons, The Committee on Trauma, 2018

[1561] Baker SP, O'Neill B, Haddon WJ et al. The injury severity score: a method for describing patients with multiple injuries and evaluating emergency care. J Trauma 1974; 14: 187–196

[1562] Becker HP, Willms A, Schwab R. [Laparoscopy for abdominal trauma]. Chirurg 2006; 77: 1007–1013

[1563] Bouillon B. S3-Leitlinie Polytrauma/Schwerverletztenbehandlung. 2016. AWMF Register-Nr. 012/019

[1564] Clarke JR, Trooskin SZ, Doshi PJ et al. Time to laparotomy for intra-abdominal bleeding from trauma does affect survival for delays up to 90 minutes. J Trauma 2002; 52: 420–425

[1565] Coccolini F, Montori G, Catena F et al. Liver trauma: WSES position paper. World J Emerg Surg 2015; 10: 39

[1566] Coccolini F, Catena F, Moore EE et al. WSES classification and guidelines for liver trauma. World J Emerg Surg 2016; 11: 50

[1567] Coccolini F, Montori G, Catena F et al. Splenic trauma: WSES classification and guidelines for adult and pediatric patients. World J Emerg Surg 2017; 12: 40

[1568] Coccolini F, Stahel PF, Montori G et al. Pelvic trauma: WSES classification and guidelines. World J Emerg Surg 2017; 12: 5

[1569] Coccolini F, Catena F, Kluger Y et al. Abdominopelvic trauma: from anatomical to anatomo-physiological classification. World J Emerg Surg 2018; 13: 50

[1570] Coccolini F, Roberts D, Ansaloni L et al. The open abdomen in trauma and non-trauma patients: WSES guidelines. World J Emerg Surg 2018; 13: 7

[1571] Coccolini F, Fugazzola P, Morganti L et al. The World Society of Emergency Surgery (WSES) spleen trauma classification: A useful tool in the management of splenic trauma. World J Emerg Surg 2019; 14: 30

[1572] Coccolini F, Kobayashi L, Kluger Y et al. Duodeno-pancreatic and extrahepatic biliary tree trauma: WSES-AAST guidelines. World J Emerg Surg 2019; 14: 56

[1573] Debi U, Kaur R, Prasad KK et al. Pancreatic trauma: A concise review. World J Gastroenterol 2013; 19: 9003–9011

[1574] Debus F, Lefering R, Lechler P et al. [Early clinical care strategy for severely injured patients with abdominal trauma]. Chirurg 2019; 90: 752–757

[1575] Degiannis E, Glapa M, Loukogeorgakis SP et al. Management of pancreatic trauma. Injury 2008; 39: 21–29

[1576] Engelhardt M, Haas PS, Theilacker C et al. [Prevention of infections and thromboses after splenectomy or because of functional loss of the spleen]. Dtsch Med Wochenschr 2009; 134: 897–902

[1577] Gather A, Grutzner PA, Munzberg M. [Polytrauma in old age-Knowledge from the TraumaRegister DGU(R)]. Chirurg 2019; 90: 791–794

[1578] Haasper C, Junge M, Ernstberger A et al. Die Abbreviated Injury Scale (AIS). Potenzial und Probleme bei der Anwendung. Unfallchirurg 2010; 113: 366–372

[1579] Hecker A, Schneck E, Rohrig R et al. The impact of early surgical intervention in free intestinal perforation: a time-to-intervention pilot study. World J Emerg Surg 2015; 10: 54

[1580] Holmes JF, Lillis K, Monroe D et al. Identifying children at very low risk of clinically important blunt abdominal injuries. Ann Emerg Med 2013; 62: 107–116.e2

[1581] Jain V, Chari R, Maslovitz S et al. Guidelines for the management of a pregnant trauma patient. J Obstet Gynaecol Can 2015; 37: 553–574

[1582] Kozar RA, Crandall M, Shanmuganathan K et al. Organ injury scaling 2018 update: Spleen, liver, and kidney. J Trauma Acute Care Surg 2018; 85: 1119–1122

[1583] Leppaniemi A, Haapiainen R. Diagnostic laparoscopy in abdominal stab wounds: A prospective, randomized study. J Trauma 2003; 55: 636–645

[1584] Mahajan A, Kadavigere R, Sripathi S et al. Utility of serum pancreatic enzyme levels in diagnosing blunt trauma to the pancreas: a prospective study with systematic review. Injury 2014; 45: 1384–1393

[1585] Mehmood A, Hung YW, He H et al. Performance of injury severity measures in trauma research: a literature review and validation analysis of studies from low-income and middle-income countries. BMJ Open 2019; 9: e023161

[1586] Moore EE, Shackford SR, Pachter HL et al. Organ injury scaling: spleen, liver, and kidney. J Trauma 1989; 29: 1664–1666

[1587] Moore EE, Cogbill TH, Malangoni MA et al. Organ injury scaling, II: Pancreas, duodenum, small bowel, colon, and rectum. J Trauma 1990; 30: 1427–1429

[1588] Moore EE, Cogbill TH, Jurkovich GJ et al. Organ injury scaling. III: Chest wall, abdominal vascular, ureter, bladder, and urethra. J Trauma 1992; 33: 337–339

[1589] Moore EE, Malangoni MA, Cogbill TH et al. Organ injury scaling. IV: Thoracic vascular, lung, cardiac, and diaphragm. J Trauma 1994; 36: 299–300

[1590] Moore EE, Cogbill TH, Jurkovich GJ et al. Organ injury scaling: Spleen and liver (1994 revision). J Trauma 1995; 38: 323–324

[1591] Moore EE, Jurkovich GJ, Knudson MM et al. Organ injury scaling. VI: Extrahepatic biliary, esophagus, stomach, vulva, vagina, uterus (nonpregnant), uterus (pregnant), fallopian tube, and ovary. J Trauma 1995; 39: 1069–1070

[1592] Moore EE, Thomas G. Orr Memorial Lecture. Staged laparotomy for the hypothermia, acidosis, and coagulopathy syndrome. Am J Surg 1996; 172: 405–410

[1593] Mutschler M, Nienaber U, Brockamp T et al. A critical reappraisal of the ATLS classification of hypovolaemic shock: does it really reflect clinical reality? Resuscitation 2013; 84: 309–313

[1594] Osler T, Baker SP, Long W. A modification of the injury severity score that both improves accuracy and simplifies scoring. J Trauma 1997; 43: 922–926

[1595] Pereira BMT, Chiara O, Ramponi F et al. WSES position paper on vascular emergency surgery. World J Emerg Surg 2015; 10: 49

[1596] Prevaldi C, Paolillo C, Locatelli C et al. Management of traumatic wounds in the Emergency Department: position paper from the Academy of Emergency Medicine and Care (AcEMC) and the World Society of Emergency Surgery (WSES). World J Emerg Surg 2016; 11: 30

[1597] Reichert M, Hecker M, Horbelt R et al. [The role of biomarkers in the diagnostics of acute mesenteric ischemia]. Chirurg 2015; 86: 47–55

[1598] Reichert M, Alkoudmani I, Hecker A et al. Thoraxchirurgie für Allgemeinchirurgen. Teil II: Aseptische Eingriffe. Allgemein- und Viszeralchirurgie up2date 2018; 12: 355–375

[1599] Schneck E, Koch C, Borgards M et al. Impact of abdominal follow-up sonography in trauma patients without abdominal parenchymal organ lesion or free intraabdominal fluid in whole-body computed tomography. Rofo 2017; 189: 128–136

[1600] Slotta JE, Justinger C, Kollmar O et al. Liver injury following blunt abdominal trauma: a new mechanism-driven classification. Surg Today 2014; 44: 241

[1601] Soreide K, Weiser TG, Parks RW. Clinical update on management of pancreatic trauma. HPB (Oxford) 2018; 20: 1099–1108

[1602] Soyuncu S, Cete Y, Bozan H et al. Accuracy of physical and ultrasonographic examinations by emergency physicians for the early diagnosis of intraabdominal haemorrhage in blunt abdominal trauma. Injury 2007; 38: 564–569

[1603] Spahn DR, Bouillon B, Cerny V et al. The European guideline on management of major bleeding and coagulopathy following trauma. Crit Care 2019; 23: 98

[1604] Stavrou GA, Lipp MJ, Oldhafer KJ. [Approach to liver, spleen and pancreatic injuries including damage control surgery of terrorist attacks]. Chirurg 2017; 88: 841–847

[1605] Sung CK, Kim KH. Missed injuries in abdominal trauma. J Trauma 1996; 41: 276–282
[1606] Villavicencio RT, Aucar JA. Analysis of laparoscopy in trauma. J Am Coll Surg 1999; 189: 11–20
[1607] Weber DG, Bendinelli C, Balogh ZJ. Damage control surgery for abdominal emergencies. Br J Surg 2014; 101: e109–118

21.5 Muskuloskelettale Verletzungen

Martin Heinrich, Christian Heiß

21.5.1 Dritter Untersuchungsgang (Tertiary Survey)

Im Rahmen des ATLS-basierten Konzepts (ATLS: Advanced Trauma Life Support) des Schockraummanagements liegt der Fokus auf dem Erkennen und Behandeln *lebensbedrohlicher Verletzungen*, so dass *nicht lebensbedrohliche Verletzungen* regelmäßig *übersehen* werden. Dabei werden bei bis zu 15 % aller Patienten im Rahmen der Schockraumversorgung Verletzungen übersehen [1626], am häufigsten Kopf-, Thorax- und Extremitätenverletzungen [1617]. Besonders hoch ist das Risiko für das Nichterkennen von Frakturen bei Patienten mit schwerem Schädel-Hirn-Trauma (Glasgow Coma Scale [GCS] ≤ 8) und Schwerverletzten mit einem Injury Severity Scores (ISS) ≥ 16 [1620].

Aus diesem Grund hat sich analog zum ersten und zweiten Untersuchungsgang ein dritter Untersuchungsgang innerhalb der ersten 24 Stunden nach Aufnahme auf der Intensivstation etabliert. Die vollständige körperliche Untersuchung („from head to toe“) sollte am wachen Patienten durchgeführt werden, so dass ein früher Aufwachversuch anzustreben ist. Andernfalls sollte die Untersuchung baldmöglichst stattfinden und auch später erneut wiederholt werden [1616], [1643].

21.5.2 Operationsphasen bei Damage Control Orthopedics (DCO)

Der Begriff „Damage Control“ (DC) stammt ursprünglich von der Navy und beschreibt, dass ein Schiff und deren Besatzung einen Schaden soweit auffangen können, dass das Schiff seine Mission trotzdem weiter erfüllen kann [1609]. Im medizinischen Sprachgebrauch wird dieser Gedanke auf das Konzept der Damage Control Surgery (DCS) (blutungsorientiertes Vorgehen am Körperstamm), Damage Control Interventions (organspezifische Vorgehensweise) und der Damage Control Orthopedics (DCO) für den Bewegungsapparat übertragen. Hierbei ist anzumerken, dass sich DCS initial auf das primäre Überleben des Unfallverletzten fokussiert und DCO die Reduktion der Spätletalität durch ein geeignetes operatives Vorgehen in der Frühphase nach Trauma und dem Timing der im Nachgang erforderlichen Operationen priorisiert.

Hintergrund hierfür ist der Nachweis, dass das Trauma in Abhängigkeit seiner Schwere eine *systemische Immunantwort* auslöst, wobei diese durch Lungentraumen besonders stark hervorgerufen wird. Auf dieses Trauma (first hit) summiert sich in der Folge die systemische Immunantwort der operativen Versorgung (second hit), die daher möglichst gering gehalten werden sollte [1636]. Im Rahmen der initialen operativen Stabilisierung (day one surgery) sollte die posttraumatische Hyperinflammationsreaktion minimiert gehalten werden. Ab dem 5. posttraumatischen Tag können dann die definitiven knöchernen Stabilisierungsoperationen von Extremitäten, Wirbelsäule oder Becken erfolgen [1619].

Für folgende Patienten sollte die Versorgung nach DCO gewählt werden:

- Massenblutung mit Transfusion von > 10 Erythrozytenkonzentraten
- Koagulopathie (PTT > 60s)
- Hypothermie (< 34 °C)
- Azidose (pH < 7,2)
- ISS > 35
- ISS > 20 mit Thoraxtrauma (AIS > 2)
- multiple Extremitätenfrakturen und Stammverletzungen
- Polytrauma mit Abdominal- und Beckentrauma Moore > 3 und RR < 90
- Thoraxtrauma und Lungenkontusion auf erstem konventionell radiologischen Bild
- Patienten bei Initialoperationsdauer > 6 Stunden
- schweres Schädel-Hirn-Trauma (AIS > 2) [1615], [1619], [1633], [1634]

Im Rahmen der Day one Surgery werden nur DCO-orientierte Eingriffe wie Debridement, Fixateuranlage der Extremitäten und des Beckens oder dekomprimierende Eingriffe durchgeführt [1619]. Die endgültige Versorgung erfolgt nach dem 5. posttraumatischen Tag nach Stabilisierung des Patienten.

21.5.3 Mobilisierung des polytraumatisierten Patienten

▶ **Einflussfaktoren.** Die Mobilisierung polytraumatisierter Patienten hängt von *Art* und Ausmaß der Verletzungen und von der durch eine Osteosynthese erreichten biomechanischen Stabilität ab. Aber auch Begleiterkrankungen, der allgemeine Patientenzustand und einschränkende Begleitverletzungen haben Einfluss auf die Möglichkeit der Mobilisierung eines Patienten. Dies muss im Team aller Mitbehandler beurteilt und ein jeweils individuelles Mobilisierungskonzept angepasst werden.

Dennoch werden hier exemplarisch die Mobilisations- und Belastungspotenziale muskuloskelettaler Verletzungen dargestellt.

Merke M!

Gelenkkontrakturen, Muskelatrophien und Komplikationen einer Ruhigstellung wie Lagerungsschäden, Thrombosen sowie Pneumonien treten umso seltener auf, je früher und umfangreicher der Patient mobilisiert werden kann.

▶ **Konservative Frakturbehandlung.** Bei der konservativen Frakturbehandlung wird die betroffene Extremität in einer (Gips-)Schiene ruhiggestellt. Im Rahmen der Ruhigstellung ist eine Beübung oder Belastung des verletzten Extremitätenbereichs nicht möglich. Nach Ende der Schienenruhigstellung wird eine Beübung und schrittweise Belastungssteigerung aufgenommen, wobei die volle Belastbarkeit meist nach 8–12 Wochen erreicht werden kann. Bei übungsstabilen Frakturen können, bei entsprechender Analgesie nach Maßgabe der Beschwerden ohne primäre Ruhigstellung, direkt funktionelle Übungsbehandlungen eingeleitet werden. Möglich wäre dies beispielsweise bei nicht dislozierten Radiuskopffrakturen oder bei einer vorderen Beckenringfraktur.

▶ **Operative Frakturstabilisierung.** Wenn eine operative Frakturstabilisierung stattgefunden hat, legt der Unfallchirurg/Orthopäde die Stabilität des postoperativen Ergebnisses in 3 Kategorien fest: *lagerungs-*, *übungs-* oder *belastungsstabil*, denn je höher die Stabilität ist, desto besser und belastbarer ist eine Mobilisierung des Patienten möglich.

Merke M!

Als Faustregel kann gelten, dass eine Frakturversorgung an Extremitäten mit einem *Fixateur externe* zumindest als lagerungsstabil gilt. Nach einer *Platten- und Schraubenosteosynthese* ist die Extremität meist übungsstabil und in geringem Umfang auch belastungsstabil. Bei einer zum Beispiel mit Plattenosteosynthese versorgten Femurfraktur ist häufig sogar nur eine Belastung von 20 kg möglich [1644].

21.5.4 Operative Strategien am Körperstamm

Beckenfrakturen

▶ **Ursachen, Klassifikation.** Beckenfrakturen machen insgesamt 3–6 % aller Frakturen des Skelettsystems aus. *Ursachen* der Beckenfrakturen sind in der Regel hohe Krafteinwirkungen durch beispielsweise Hochrasanz- oder Verschüttungstraumata, sie können aber auch im Rahmen eines Bagatelltraumas bei geriatrischen Patienten entstehen.

Bezüglich der *Verletzungsschwere* unterscheidet zum Beispiel die Klassifikation nach Tile und AO zwischen stabilen (Typ A), rotationsinstabilen (Typ B) und vertikal-/rotationsinstabilen (Typ C) Frakturen [1632].

▶ **Blutungsrisiken.** Hämodynamisch relevante Blutungsrisiken finden sich bei instabilen B- sowie C-Frakturen und bedürfen einer notfallmäßigen Intervention. Das hauptsächliche Blutungsrisiko tragen hierbei die begleitenden Läsionen des präsakralen Venenplexus (80 %) sowie die weniger häufigen arteriellen Blutungen (10–20 %) oder Blutungen direkt aus dem Knochen. Eine Ausnahme bilden hier die Beckenfrakturen im Rahmen niederenergetischer Traumata beim geriatrischen Patienten. Wesentliche Blutungen sind hier in der Regel nicht zu erwarten [1618].

▶ **Maßnahmen.** Die notfallmäßige Intervention unterscheidet zwischen mechanisch stabilisierenden und interventionellen Maßnahmen. Zur *mechanischen Stabilisierung* eignen sich externe beckenumschlingende Maßnahmen vom Stecklaken über Beckengurtsysteme bis hin zu invasiven Maß-

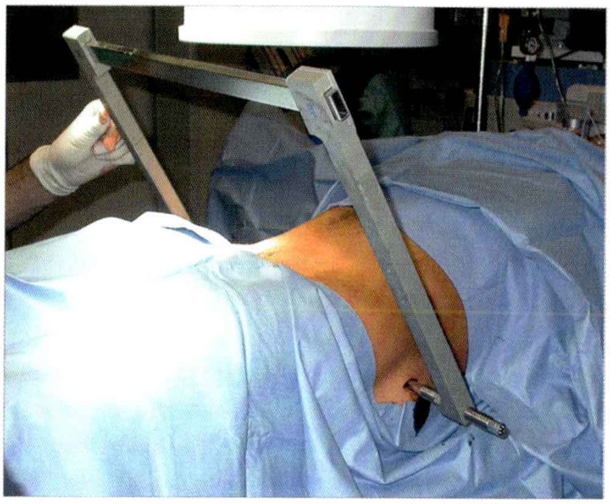

Abb. 21.5 Beckenfrakturen. Intraoperatives Bild einer angelegten Beckenzwinge zur notfallmäßigen Reposition und Stabilisierung einer Becken-C-Verletzung.

nahmen wie der Beckenzwingen- oder Fixateur-externe-Anlage (▶ Abb. 21.5).

In das kleine Becken protrusionierte Femurköpfe müssen reponiert werden und sind noch bei Aufnahme, beispielsweise durch eine Extension, zu retinieren. *Interventionelle Maßnahmen* umfassen bei persistierenden arteriellen Blutungen die radiologische Embolisation oder die offene chirurgische Tamponade des Beckens, wobei Letztere ebenfalls Läsionen des präsakralen Venenplexus adressieren kann.

▶ **Zeitpunkt, Ziele.** Operativ wird grundsätzlich eine frühzeitige Stabilisierung der Beckenfraktur nach Traumatisierung angestrebt. Die verzögerte frühzeitige Versorgung nach dem 4. Tag berücksichtigt die Auswirkungen der systemisch entzündlichen Antwort (SIRS) und die Theorie des Second Hit beim polytraumatisierten Patienten [1642]. Spätere Operationszeitpunkte können durch den Allgemeinzustand des Patienten vorgegeben werden.

Ziel der definitiven operativen Therapie ist die belastungsstabile Wiederherstellung des Beckenringes bzw. bei Beteiligung des Azetabulums die übungsstabile anatomische Rekonstruktion. Technisch kommen hierfür in der Regel Platten- und Schraubensysteme aus Stahl zum Einsatz.

Hüftgelenksnahe Femurfrakturen

Merke

Hüftgelenksnahe Femurfrakturen sollten möglichst *innerhalb von 24 Stunden* definitiv versorgt werden. Sowohl hinsichtlich des Anstiegs der Morbidität und Mortalität als auch unter den Gesichtspunkten des Qualitätsmanagements sind Versorgungen später als 24 Stunden nach Aufnahme zu vermeiden [1640].

Die *Hüftkopf- und Schenkelhalsfraktur* als proximale Fraktur des Femurs zählen aufgrund ihrer kritischen Durchblutungssituation nach aktueller Rechtslage beim jungen Menschen als Notfall und sind mit Reposition sowie Rekonstruktion (Osteosynthese) innerhalb der ersten 6 Stunden zu versorgen [1639]. Eine Belastungsstabilität ist hierbei nicht gegeben.

Bezüglich der *distalen pertrochantären* und *subtrochantären Femurfrakturen* ist eine verzögerte dringliche Versorgung binnen 24 Stunden möglich. Bezugnehmend auf das Operationsziel wird hier im Gegensatz zu den osteosynthetisch versorgten Hüftkopf- und Schenkelhalsfrakturen eine belastungsstabile Versorgung in der Regel mittels Verriegelungsnägeln angestrebt. Der endoprothetische Gelenkersatz beim älteren Menschen hingegen erlaubt im Allgemeinen die sofortige postoperative Vollbelastung der Extremität [1610].

Wirbelsäulenverletzungen

▶ **Inzidenz.** Die jährliche Inzidenz von Wirbelsäulenverletzungen wird mit 64 pro 100 000 Einwohnern angegeben und macht mit 3–6 % einen geringen Anteil der knöchernen Skelettverletzungen aus. Wirbelsäulenverletzungen stellen jedoch in der Klinik hohe Ansprüche an die Akutversorgung und Frührehabilitation.

▶ **Klassifikationen.** Ursache von traumatischen Wirbelkörperfrakturen sind direkte und indirekte Gewalteinwirkungen. Aufbauend auf dem Säulenmodell nach Magerl und Klassifikationen, die in einem Scoringsystem die radiologische Bruchmorphologie, den Bandkomplex und die neuronale Beteiligung kombinieren (z. B. TLICS: Thoraco-Lumbar Injury Classification and Severity Score), haben sich

Klassifikationen entwickelt, die zusätzlich die Therapie wesentlich beeinflussender Faktoren berücksichtigen (z. B. AOSpine-Klassifikation). Grundlegendes Ziel der Klassifikationen ist es, Aussagen über die Instabilität der Verletzung zu treffen, um weitere Maßnahmen ableiten zu können [1627].

- Als *klinisch stabil* gelten Verletzungen, bei denen keine wesentlichen weiteren Veränderungen der Stellung in Ruhe oder bei Belastung sowie keine sekundär neurologische Schädigungen bei funktioneller Behandlung dieser Frakturen zu erwarten sind.
- Ausgehend von der AO-Klassifikation sind Rotations- (Typ C), Distraktions- (Typ B) und schwere Kompressionsverletzungen (teilweise Typ A) grundsätzlich als *instabile Frakturen* zu werten [1646].

Je höher die Fraktur klassifiziert ist, desto eher liegen Begleitverletzungen der Dura mater oder des Rückenmarks vor. Komplikationen der Wirbelsäulenverletzungen sind Schädigungen des Rückenmarks und der Spinalnerven. Diese können primär durch direkte Scher- oder Kompressionskräfte verursachte Schädigungen oder sekundär beispielsweise durch in den Spinalkanal verlagerte Fragmente sowie durch extradurale Hämatome bedingt sein.

Das Ziel der operativen Versorgung ist die erneute Stabilisierung des Wirbelsäulenskeletts mit Druckentlastung des Rückenmarks. Die Dringlichkeit der Versorgung richtet sich nach dem neurologischen Defizit und der Instabilität. Die neueren Klassifikationen sollen hierbei einen erweiterten Leitfaden zur Behandlung offerieren [1625].

Merke M!

Generell sollten instabile Wirbelsäulenverletzungen mit neurologischem Defizit frühzeitig (< 24 Stunden nach Trauma) dekomprimiert und stabilisiert werden. Bei einer Versorgung innerhalb von 3 Tagen kann sich die Intensiv- und Hospitalisierungsphase der Patienten signifikant verkürzen. Zudem geht dieses frühzeitige Vorgehen bei Patienten mit neurologischem Defizit mit einer Verringerung der Morbidität einher [1628].

▸ **Maßnahmen.** Als primär stabilisierende Maßnahme hat sich der von dorsal, minimalinvasiv eingebrachte Fixateur interne etabliert. Ein sekundärer Ersatz des Wirbelkörpers kann in der Regel in Seit- oder Rückenlage erfolgen.

Bei allen instabilen Verletzungen ist die Sicherung einer axialen Rückenlagerung bis zur operativen Versorgung notwendig. Maßnahmen zur Mobilisierung des Patienten dürfen nur durch En-bloc-Manöver erfolgen. Postoperativ wird durch die Stabilisierung eine Situation geschaffen, die eine sofortige alltägliche Belastung erlaubt. Die uneingeschränkte Belastbarkeit wird nach Ausheilung der Verletzung gegeben sein. Stabile Wirbelkörperverletzungen können nach Sicherung der Diagnose mit Hilfsmitteln (z. B. Korsett, Mieder etc.) mobilisiert werden.

Verletzungen von Schulter/ proximalem Oberarm

▸ **Folgen, Ursachen.** Die obere Extremität ermöglicht zahlreiche entscheidende Bewegungen bei der Bewältigung der instrumentellen Funktionen des täglichen Lebens sowie der Ausübung der beruflichen Tätigkeit. Die Folgen von Verletzungen der oberen Extremität nehmen daher häufig Einfluss auf das weitere Leben der Unfallverletzten. Daher können Behandlungsfehler weitreichende Folgen haben.

Die Betreuung von Patienten mit Verletzungen im Bereich der oberen Extremität auf der Intensivstation beinhaltet in den meisten Fällen polytraumatisierte Patienten. Schulterverletzungen entstehen am häufigsten im Rahmen von Verkehrsunfällen und durch Stürze aus großer Höhe.

▸ **Dringlichkeit.** Nach abgeschlossener Schockraumdiagnostik muss die Dringlichkeit der operativen Interventionen festgelegt werden.

- Schwere Verletzungen im Bereich der oberen Extremität mit arterieller Blutung oder Durchblutungsstörung sowie Plexusschäden erfordern eine *sofortige chirurgische Intervention*.
- Frakturen des Humerusschaftes, offene Frakturen oder Luxationen sollten dringlich versorgt werden. Humerusschaftfrakturen werden beim Polytraumapatienten in der Regel zunächst durch einen *Fixateur externe* stabilisiert. Sollte der Allgemeinzustand des Patienten dies nicht zulassen, muss zumindest eine *achsenorientierte Reposition* und *Ruhigstellung* erfolgen. Gleiches gilt für die Schulterluxationen [1614].

▸ **Stabilität der Verletzung, Mobilisierung.** Nach Erstversorgung und Übernahme auf Intensivstation ist die Frage der Stabilität der Verletzung zu klären. Die Möglichkeiten der Mobilisierung zur Vermeidung von Kontrakturen und Muskeldysfunktionen müssen dabei unbedingt berücksichtigt werden.

Das Risiko für einen Intensivpatienten, eine *Muskeldysfunktion* zu entwickeln, ist hoch. Verschiedene Faktoren nehmen Einfluss auf die Entwicklung einer Muskelschwäche bei Intensivpatienten, darunter Inaktivität, entzündliche Prozesse und Medikamente [1644].

Die Mobilisierung unfallchirurgischer Patienten hängt von Art und Ausmaß der Verletzungen sowie von der durch eine Osteosynthese erreichten Stabilität ab.

▸ **Stabilität der Frakturversorgung.** Postoperativ legt der Operateur die Stabilität der Frakturversorgung fest. Faustregel ist, dass eine Frakturversorgung an Extremitäten mit einem Fixateur externe zumindest als lagerungsstabil gilt.

Eine Osteosynthese mittels Verriegelungsnagel ist primär belastungsstabil. Eine Kontraindikation stellt jedoch das Thoraxtrauma dar [1611].

Nach einer Platten- oder Schraubenosteosynthese an der oberen Extremität sind diese meist übungsstabil und in geringem Umfang auch belastungsstabil. Nach 4–6 Wochen und radiologisch nachgewiesener beginnender knöcherner Konsolidierung kann schließlich die Belastung schrittweise bis zur Vollbelastung gesteigert werden [1644].

▸ **Konservative Therapie.** Bei der konservativen Therapie wird die betroffene Extremität in der Regel in einem Gilchrist-Verband (Desault-Verband), Abduktionskissen oder im Gipsverband ruhiggestellt. Hierbei handelt es sich meist um eingestauchte proximale Humerusfrakturen, undislozierte Klavikulafrakturen oder reponierte Schulterluxationen.

Mit entsprechender Analgesie kann nach Maßgabe der Beschwerden direkt mit einer *funktionellen Übungsbehandlung* aus der Ruhigstellung heraus begonnen werden. Nach Beendigung der Ruhigstellung kann eine schrittweise Belastungssteigerung erfolgen, wobei eine volle Belastungsstabilität meist erst nach 12 Wochen erreicht werden kann [1613].

Thoraxtrauma

Das Thoraxtrauma (S. 617) wird an dieser Stelle nicht besprochen, Näheres findet sich im entsprechenden Kapitel.

21.5.5 Operative Strategien an den Extremitäten

Allgemeine Bemerkungen

Verletzungen an den Extremitäten werden häufig in Kombination mit stumpfen Verletzungen mit hoher Krafteinwirkung beobachtet. Auch wenn die Verletzung im Regelfall keine akute Bedrohung für das Leben des Patienten darstellt, dürfen diese Verletzungen nicht übersehen werden, um eine optimales Therapieergebnis zu erzielen.

OP-Zeitpunkt

Hämodynamisch relevante Frakturen (beidseitige Femurfrakturen), Frakturen mit grober Dislokation oder offene Frakturen mit Verletzungen des Gefäßnervenbündels werden nach abgeschlossener Schockraumdiagnostik im Rahmen der Notfallindikation therapiert.

Offene Frakturen mit einem steril angelegten Wundverband sollten unverzüglich im Operationssaal chirurgisch geöffnet und versorgt werden. Im Rahmen des Damage Control kann hier auf die Versorgung mittels Fixateur externe an den Extremitäten zurückgegriffen werden. Eine intravenöse Antibiotikagabe sollte bereits unmittelbar bei Aufnahme begonnen und postoperativ auf der Intensivstation weitergeführt werden.

Frakturen der langen Röhrenknochen werden zeitnah nach Stabilisierung durch einen Fixateur externe und nach Normalisierung der Vitalparameter des Patienten versorgt. Periphere Frakturen werden durch Schienung (z. B. Gipsschienen/Kunststoffschienen) ruhiggestellt und im Rahmen des stationären Aufenthalts osteosynthetisch versorgt [1608].

Schienenruhigstellung

Grundlage jeder Schienenruhigstellung ist die achsgerechte Stellung der Fraktur. Dislozierte Frakturen oder Luxationen müssen zuvor zwingend reponiert werden [1623]. Üblicherweise werden Gips- oder Kunststoffstützschienen verwendet. Desault-Westen oder Gilchrist-Verbände sowie

Rucksackverbände kommen bei Verletzungen des Schultergürtels zum Einsatz.

Merke

Gipsverbände dürfen nicht drücken oder einschnüren! Geschlossene Gipse bei akuten Frakturen sind obsolet und können fatale Folgen mit sich führen. Werden diese Vorgaben nicht beachtet, kann es zu Lagerungs-/Druckschäden, Zirkulationsstörungen, zum Kompartmentsyndrom, chronischen Schmerzsyndrom oder Repositionsverlust kommen [1630].

Kompartmentsyndrom

Das Kompartmentsyndrom ist ein gefürchtetes Krankheitsbild in der Traumatologie. Es entwickelt sich, wenn der Druck innerhalb einer Muskelloge oder mehrerer Logen steigt und zur Störung der Mikrovaskularisation führt, die bis hin zur Ischämie führen kann. Häufig betroffen sind Unterschenkel, Unterarm, Fuß, Hand und Oberschenkel. *Ursachen* für ein Kompartmentsyndrom können sein: Tibia- und Unterarmfrakturen, inadäquate Schienenruhigstellung bei akuten Verletzungen, schwere Muskelquetschungen oder Verbrennungen.

Folgende *Beschwerden* sind hinweisend auf ein Kompartmentsyndrom: zunehmende und intensive Schmerzen, deutlich gespanntes Integument, Schmerzen bei passiver Dehnung des Muskels oder Dysästhesien. Eine reduzierte Palpation der peripheren Pulse darf nicht als Diagnosekriterium gewertet werden, da es sich hierbei um ein sehr spätes Symptom der Erkrankungen handelt.

Merke

Die Diagnose des Kompartmentsyndroms wird *rein klinisch gestellt*! Eine apparative Diagnostik mittels Druckmessung der Muskulatur darf nur unterstützend verwendet werden.

Die adäquate *operative Therapie* eines gesicherten Kompartmentsyndroms ist die sofortige chirurgische Fasziotomie (Kompartmentspaltung) [1608].

21.5.6 Operative Strategien bei offenen Verletzungen

Second Look und Wundverschluss

Offene Verletzungen, insbesondere offene Frakturen, können das Behandlungsteam vor große Herausforderungen stellen. Da diese Verletzungen eine hohe Rate an Wund- und Knochenheilungsstörungen sowie Infektionen aufweisen, erfordert die Behandlung ein hohes Maß an Expertise und eine gut geplante sowie vorausschauende Behandlungsstrategie.

Die *Klassifikation* offener Frakturen erfolgt nach Gustilo und Anderson [1621], [1622], [1629].

Merke

Klassifikation offener Frakturen:

- *Grad I*: offene Fraktur mit Durchspießung der Haut von innen, einfache Quer- oder kurze Schrägfrakturen, Hautläsion < 1 cm, saubere Wundverhältnisse, geringe Muskelkontusion
- *Grad II*: offene Fraktur durch direkte Krafteinwirkung, einfache Quer- oder kurze Schrägfrakturen mit kleiner Trümmerzone, Hautläsion > 1–10 cm, mäßig kontaminierte Wunde, Weichteilschaden mit Lappenbildung oder Décollement, geringe bis mäßige Muskelquetschung
- *Grad III A*: offene Fraktur mit stark oder länger kontaminierter Wunde > 10 cm, Stückfrakturen oder Schussbrüche, ausgedehnte Weichteilverletzung mit noch adäquater Knochendeckung
- *Grad III B*: offene Fraktur mit freiliegendem, deperiostiertem Knochen, Wunde > 10 cm, erheblicher Weichteilverlust, massive Kontamination
- *Grad III C*: offene Fraktur, subtotale oder totale Amputation mit freiliegendem, deperiostiertem Knochen, Wunde > 10 cm, rekonstruktionspflichtige Gefäßverletzung

Das Risiko für das Auftreten von *Komplikationen*, insbesondere Infektionen, steigt mit der Verletzungsschwere und dem Ausmaß der Kontamination [1641].

Merke

Die Behandlungsstrategie zielt auf eine frühzeitige Weichteildeckung sowie eine frühe definitive Stabilisierung des Knochens ab. Der optimale Zeitpunkt für den definitiven Wundverschluss muss individuell getroffen werden, er hängt in hohem Maß von der Schwere der Verletzung ab.

▸ **Grad-I-, -II-, -III-A- und -III-B-Frakturen.** Der Wundverschluss kann nach gründlichem Débridement bei Grad-I-, -II- und -III-A-Frakturen primär erfolgen [1638], die Frakturversorgung erfolgt dabei mittels interner oder externer Fixation. Auch bei Grad-III-B-Frakturen kann ein primärer Wundverschluss nach erfolgter Frakturstellung im Fixateur externe erwogen werden [1637]. Es muss hierbei berücksichtigt werden, dass sich initial kritische Gewebeteile erholen können und sich initial vitales Gewebe im Verlauf als Nekrosen demarkieren kann.

▸ **Grad-III-C-Frakturen.** Bei kritischen Wunden mit rekonstruktionspflichtigen Gefäßverletzungen, wie sie bei Grad-III-C-Frakturen vorliegen, erfolgen in der Regel das Débridement und die Stabilisierung nach der Gefäßrekonstruktion. Da das tatsächliche Ausmaß der Weichteilverletzung initial häufig unterschätzt und nicht selten nach oben korrigiert werden muss, sollte bei einer hochgradigen Weichteilverletzung zunächst kein radikales Débridement erfolgen, sondern ein geplanter Second Look nach 24–48 Stunden durchgeführt werden. Unter Umständen können auch weitere Eingriffe im Sinne eines Third Look etc. notwendig werden, bis sich alle avitalen Gewebe demarkiert haben.

▸ **Vakuumtherapie.** Es empfiehlt sich, die Zeit bis zum Second Look und zum definitiven Wundverschluss zum Schutz vor Austrocknung und Infektionen des Gewebes mit einem Vakuumverband oder einer Kunsthaut zu überbrücken. Insbesondere die Vakuumtherapie kann bei entsprechender Indikation mit regelmäßigen Systemwechsel alle 3–7 Tage bis zu 4 Wochen fortgesetzt werden [1645].

▸ **Endgültiger Wundverschluss.** Nach Wundkonsolidierung kann schließlich der endgültige Wundverschluss geplant werden. Hierbei stehen sowohl einfache als auch aufwendige plastisch-chirurgische Verfahren zur Verfügung. Je nach Ausdehnung und Lokalisation erfolgt der Wundverschluss sekundär durch einfache Naht, Voll- oder Spalthaut, lokaler Lappenplastik oder einem freien Fasziokutan- oder Muskellappen.

Antibiose

Gemäß den Empfehlungen der East Practice Management Guidelines ist der *frühste mögliche Beginn* einer Antibiotikaprophylaxe ein entscheidender Faktor für das Ansprechen der Therapie und den weiteren Verlauf [1624].

▸ **Wirkstoffe.** Jede *offene Weichteilverletzung* und *offene Fraktur* sollten eine Antibiotikaprophylaxe (ABP) mit einem Cephalosporin der 1. oder 2. Generation, alternativ einem Aminopenicillin mit Betalaktamasehemmer, erhalten. Hier steht vor allem das grampositive Spektrum im Fokus. Liegt eine Penicillinallergie vor, sollte auf Clindamycin ausgewichen werden.

Höhergradige offene Frakturen (Grad III A–C) sollten zusätzlich die einmal tägliche Gabe eines Aminoglykosids erhalten, um auch das gramnegative Erregerspektrum abzudecken. Unter Berücksichtigung der potenziell schweren Nebenwirkungen von Aminoglykosiden mit Nephro- und Ototoxizität muss insbesondere bei älteren Patienten das Nutzen-Risiko-Verhältnis abgewogen werden.

Unabhängig vom Grad der Weichteilverletzung oder offenen Fraktur wird bei Verdacht auf eine *Kontamination mit Fäkalkeimen oder Clostridien* die zusätzliche hochdosierte Gabe von Penicillin empfohlen.

▸ **Therapiedauer.** Die ABP sollte bei Grad-I- und -II-Frakturen *24 Stunden* nach dem Wundverschluss beendet werden. Bei Grad-III-A-C-Frakturen sollte die ABP für *maximal 72 Stunden* fortgesetzt oder auch hier 24 Stunden nach erfolgtem Wundverschluss beendet werden. Das Fortsetzen der ABP > 72 Stunden zeigt in aktuellen Studien keinen weiteren Vorteil, erhöht jedoch das Risiko für das Auftreten nosokomialer Infektionen [1631].

Bei einem positiven Erregernachweis nach erfolgtem Second Look sollte eine resistenzgerechte antibiotische Therapie für entsprechend längere Dauer eingeleitet werden.

II

Merke

M!

Das primäre Weichteilmanagement mit operativem Débridement ist neben der frühzeitigen antibiotischen Prophylaxe die wichtigste Maßnahme zur Reduktion des Infektionsrisikos und hat eine entscheidende Bedeutung für die weitere Prognose der Behandlung offener Frakturen.

Literatur

[1608] ATLS® Advanced Trauma Life Support. American College of Surgeons Committee on Trauma (Hrsg.). Das Kompartmentsyndrom. 1. deutsche Auflage. München: Urban & Fischer in Elsevier. 190–192

[1609] Ball CG. Damage control surgery. Curr Opin Crit Care 2004; 1: 101–118

[1610] Bonnaire F, Lein T, Bula P. Pertrochantäre Femurfraktur: Anatomie, Biomechanik und Wahl der Implantate. Unfallchirurg 2011; 114: 491–500

[1611] Böttner F. Facharztkompendium, Orthopädie und Unfallchirurgie. 4. Aufl. Berlin: OrthoForum; 2010: 244

[1612] Bouillon B und die Arbeitsgemeinschaft Scoring der DGU. Ergebnisse der des Traumaregisters. Der Unfallchirurg 1995; 249: 490–494

[1613] Bühren V, Trentz O. Checkliste Traumatologie. 6. Aufl. Stuttgart: Thieme; 2005: 540

[1614] Burchardi H, Larsen R, Schuster HP et al. Die Intensivmedizin. 9. Aufl. Berlin, Heidelberg, New York: Springer; 2013: 969

[1615] Doll D, Müller T, Ruchholtz S et al. Damage Control – prioritätenorientiertes Behandlungsmanagement schwerstverletzter Patienten. Orthopädie und Unfallchirurgie up2date 2010; 2: 87–96

[1616] Enderson BL, Reath DB, Meadors J et al. The tertiary trauma survey: A prospective study of missed injury. J Trauma 1990; 6: 666–669; discussion 669–670

[1617] Ferree S, Houwert RM, van Laarhoven JJE et al. Tertiary survey in polytrauma patients should be an ongoing process. Injury 2016; 4: 792–796

[1618] Gabbe BJ, de Steiger R, Esser M. et al. Predictors of maortality following severe pelvic ring fracture: results of a population-based study. Injury 2011; 42: 985–991

[1619] Gebhard F, Huber-Lang M. Polytrauma – pathophysiology and management principles. Langenbeck's Arch Surg 2008; 6: 825–831

[1620] Giannakopoulos GF, Saltzherr TP, Beenen LFM et al. Missed injuries during the initial assessment in a cohort of 1124 level-1 trauma patients. Injury 2012; 9: 1517–1521

[1621] Gustilo RB, Anderson JT. Prevention of infection in the treatment of one thousand and twenty-five open fractures of long bones. J Bone Joint Surg Am 1975; 4: 523–527

[1622] Gustilo RB, Mendoza RM, Williams DN. Problems in the management of type III (severe) open fractures: A new classification of type III open fractures. J Trauma 1984; 8: 742–746

[1623] Halanski M, Noonan K. Cast and splint immobilization: Complications. J Am Acad Orthop Surg 2008; 1: 30–40

[1624] Hoff WS, Bonadies JA, Cachecho R et al. East practice management guidelines work group: Update to practice management guidelines for prophylactic antibiotic use in open fractures. J Trauma 2011; 3: 751–754

[1625] Kandziora F, Schleicher P, Schnake KJ et al. Spinal cord injury & vertebral fractures AOspine knowledge forum. The AOspine classification of thoraco-lumbar spine injuries. Z Orthop Unfall 2017; 154: 35–42

[1626] Keijzers GB, Campbell D, Hooper J et al. A prospective evaluation of missed injuries in trauma patients, before and after formalising the trauma tertiary survey. World J Surg 2014; 1: 222–232

[1627] Kepler CK, Vaccaro AR, Schroeder GD et al. The thoracolumbar AOspine injury score. Global Spine J 2016; 6: 329–334

[1628] Kerwin, AJ, Frykberg ER, Schinco MA et al. The effect of early spine fixation on non-neurologic outcome. J Trauma 2005; 58: 15–21

[1629] Kim PH, Leopold SS. In brief: Gustilo-Anderson classification (corrected). Clin Orthop Rel Res 2012; 470: 3270–3274

[1630] Krackhardt T, Eingartner C, Weise K. Grundlagen und Methoden der konservativen Frakturbehandlung. Der Orthopäde 2002; 2: 223–233

[1631] Messner J, Papakostidis C, Giannoudis PV et al. Duration of administration of antibiotic agents for open fractures: Meta-analysis of the existing evidence. Surg Infect 2017; 8: 854–867

[1632] Müller M. The comprehensive Classification of Fractures. Part 2: Pelvis and Acetabulum (CD-ROM). Berlin, Heidelberg, New York, Tokyo: Springer; 1996

[1633] Pape HC, Rixen D, Morley J et al. Impact of the method of initial stabilization for femoral shaft fractures in patients with multiple injuries at risk for complications (borderline patients). Ann Surg 2007; 3: 491–499; discussion 499–501

[1634] Pape HC. Effects of changing strategies of fracture fixation on immunologic changes and systemic complications after multiple trauma: Damage control orthopedic surgery. J Orthop Res 2008; 11: 1478–1484

[1635] Pape HP, Hildebrand F, Ruchholtz S. Management des Schwerverletzten. Heidelberg: Springer; 2018: 132

[1636] Perl M, Bühren V. Damage-Control-Konzepte. Trauma und Berufskrankheit 2017; 19 (Suppl 1): 75–79

[1637] Rajasekaran S, Sabapathy R, Jayaramaraju D et al. Ganga hospital open injury score in management of open injuries. Eur J Trauma Emerg Surg 2014; 1: 3–15

[1638] Scharfenberger AV, Alabassi K, Smith S et al. Primary wound closure after open fracture: A prospective cohort study examining nonunion and deep infection. J Orthop Trauma 2017; 3: 121–126

[1639] Schulze-Raestrup U, Grams A, Smektala R. Leitlinienkonforme Versorgung. Hüftgelenknahe Fraktur: Auswertung der QS-Daten NRW 2003 bis 2005. Unfallchirurg 2008; 111: 65–70

[1640] Smektala R, Schleiz W, Fischer B et al. Mediale Schenkelhalsfraktur: mögliche Gründe für eine verzögerte operative Versorgung. Teil 2: Ergebnisse der Daten der externen stationären Qualitätssicherung im Rhamen sekundärer Datennutzung. Unfallchirurg 2014; 117: 128–137

[1641] Thakore RV, Francois EL, Nwosu SK et al. The Gustilo-Anderson classification systemas predictor of nonunion and

infection in open tibia fractures. Eur J Trauma Emerg Surg 2017; 5: 651–656
[1642] Unfallchirurgie DGf. S3-Leitlinie Polytraum/Schwerverletzten-Behandlung. 2011. http://www.awmf.org/leitlinien/detail/II/012-019.html
[1643] Waydhas C, Hamsen U. Intensivbehandlung des polytraumatisierten Patienten. Orthopädie und Unfallchirurgie up2date 2017; 5: 571–587
[1644] Weiterer S, Trierweiler-Hauke B, Hecker A et al. Frühmobilisierung des chirurgischen Intensivpatienten. Intensivmed up2date 2012; 3: 165–185
[1645] Willy C, Stichling M, Müller M et al. Acute therapeutic measures for limb salvage. Part 2: Debridement, lavage techniques and anti-infectious strategies. Unfallchirurg 2016; 5: 388–399
[1646] Wood K, Li W, Lebl S et al. Management of thoracolumbar spine fractures. The Spine Journal 2014; 14: 145–164

21.6 Schädel-Hirn-Trauma

Christopher Beynon

21.6.1 Definition, Klassifikation

Als Schädel-Hirn-Trauma (SHT) wird die Folge einer Gewalteinwirkung mit Funktionsstörung und/oder Verletzung des Gehirns bezeichnet. Der Schweregrad eines SHT wird anhand des klinischen Bewusstseinszustands klassifiziert, der anhand der Glasgow Coma Scale (GCS) erhoben wird. Hiernach unterscheidet man zwischen *leichtem* (GCS 15–13), *mittelschwerem* (GCS 9–12) und *schwerem* (GCS 3–8) SHT.

Vorteile dieser Unterteilung liegen insbesondere in der Objektivität der Einteilung, auch wenn Werte zu verschiedenen Zeitpunkten durch unterschiedliche Untersucher erhoben werden. Die Einteilung anhand des GCS kann neben der prognostischen Bedeutung auch einen unmittelbaren Einfluss auf die Behandlung haben, etwa wenn über die Intubationspflicht eines Patienten entschieden werden muss.

Frühere Einteilungen (z. B. „contusio cerebri" und „compressio cerebri") sollten nicht mehr angewendet werden.

21.6.2 Epidemiologie

Das Schädel-Hirn-Trauma ist die häufigste Todesursache bei Patienten unter 45 Jahren [1661]. Überleben die Patienten ein schweres SHT, weisen sie oft aufgrund schwerer neurologischer Defizite eine dauerhafte Pflegebedürftigkeit auf. Die sozioökonomische Bedeutung des SHT ist immens: Schätzungen haben ergeben, dass die direkten und indirekten Kosten des SHT in industrialisierten Ländern 0,8 % des jährlichen Bruttoinlandsprodukts betragen [1663].

In Anbetracht der steigenden Lebenserwartung steigt die Anzahl derjenigen Patienten, die aufgrund einer erhöhten Sturzneigung ein SHT erleiden und bei schweren Komorbiditäten ein erhöhtes Risikoprofil für die Entwicklung eines ungünstigen Krankheitsverlaufs aufweisen. Daten aus dem TraumaRegister der Deutschen Gesellschaft für Unfallchirurgie haben aufgezeigt, dass in Deutschland Stürze für die Hälfte aller Fälle von mittelschweren und schweren SHT verantwortlich waren.

21.6.3 Pathophysiologie

Primärer und sekundärer Hirnschaden

Die Schädigung des Hirngewebes wird beim SHT in einen primären und sekundären Hirnschaden unterteilt. Der *primäre* Hirnschaden stellt eine unmittelbar und direkt durch die Gewalteinteilung verursachte Schädigung des Hirngewebes dar. Er ist irreversibel und kann durch therapeutische Maßnahmen nicht beeinflusst werden.

Im Gegensatz hierzu tritt der *sekundäre* Hirnschaden erst nach einem SHT auf (z. B. durch erhöhten intrakraniellen Druck) und kann potenziell durch Behandlungsmaßnahmen verhindert oder im Ausmaß reduziert werden. Die Vermeidung eines sekundären Hirnschadens beginnt bereits in der präklinischen Versorgung und ist oberstes Behandlungsziel im Rahmen der weiteren intensivmedizinischen Versorgung.

Intrakranieller Druck

Das Gehirn befindet sich innerhalb der Schädelkalotte in einem geschlossenen Raum, so dass raumfordernde Prozesse (z. B. posttraumatische Hämatome) den intrakraniellen Druck (ICP) erhöhen und hierdurch zu einer verminderten zerebralen Durchblutung führen können (▶ Abb. 21.6). Kommt es durch die reduzierte Durchblutung zu einer zerebralen Ischämie, kann das Auftreten eines Ödems den ICP weiter erhöhen und somit unbehandelt zu einem Circulus vitiosus mit potenziell letaler zerebraler Einklemmung führen. Bei Vorliegen intrakranieller Verletzungen und Hämatome können jedoch auch bei normwertigem ICP

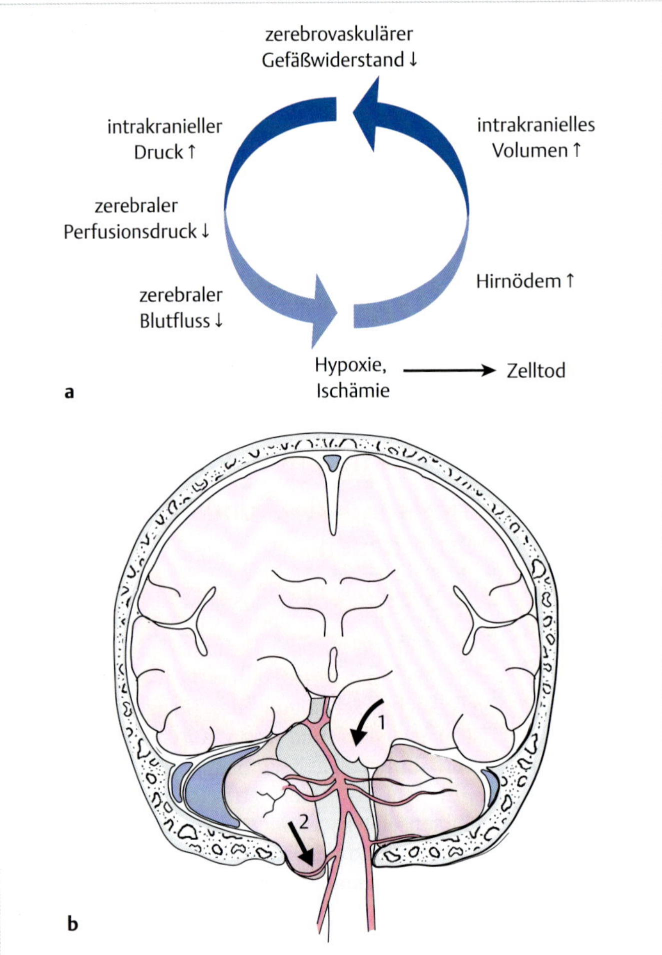

Abb. 21.6 Pathophysiologie des erhöhten intrakraniellen Druckes. **a:** Eine Erhöhung des intrakraniellen Druckes, beispielsweise durch das Vorliegen eines intrakranielles Hämatoms kann zu ischämischen Prozessen führen, die den intrakraniellen Druck weiter erhöhen. **b:** Darstellung der zerebralen Herniation bei (1) oberer und (2) unterer Einklemmung [1660]. (Quelle: Teilabb. b: Van Aken HK, Reinhart K, Welte T et al. Intensivmedizin. 3. Auflage. Stuttgart: Thieme; 2014)

durch ischämische und inflammatorische Prozesse sekundäre Hirnschädigungen ausgelöst werden [1655].

Zerebrale Schädigungsmuster

Beim SHT können verschiedene Arten posttraumatischer Verletzungen und intrakranieller Blutungen auftreten (▶ Abb. 21.7). Diese können unmittelbar nach Trauma oder erst im weiteren Verlauf entstehen. Zu den bedeutendsten Risikofaktoren für eine Größenzunahme traumatischer intrakranieller Blutungen gehören Störungen der Hämostase.

Epidurales Hämatom

Das epidurale Hämatom (EDH) befindet sich zwischen Dura mater und Schädelknochen. Typischerweise finden sich beim Vorliegen von EDH Frakturen des Schädels, die zu arteriellen Blutungen aus Ästen der A. meningea media führen können. Besonders gefährdet sind Kinder und junge Erwachsene, die wenige Verwachsungen zwischen der Dura mater und Schädelknochen aufweisen.

Subdurales Hämatom

Subdurale Hämatome (SDH) liegen unterhalb der Dura mater und treten oft durch Verletzungen kortikaler Venen auf. Während SDH oft bei schweren SHT durch traumatische Zerreißungen oberflächlicher Venen auftreten, können sie insbesondere bei

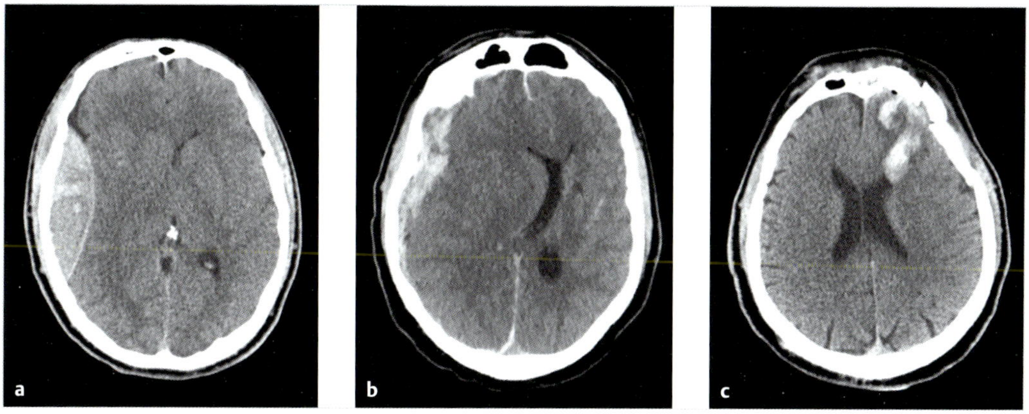

Abb. 21.7 Computertomografische Aufnahmen von Patienten mit Schädel-Hirn-Trauma. a: epidurales Hämatom, **b:** akutes subdurales Hämatom, **c:** Kalottenfraktur mit intrazerebralen Kontusionsblutungen. (Quelle: Prof. Dr. Martin Bendszus, Universitätsklinikum Heidelberg)

älteren Patienten auch nach Bagatelltraumata auftreten.

Intrazerebrales Hämatom

Traumatische intrazerebrale Hämatome entstehen durch Einrisse tief gelegener zerebrovaskulärer Strukturen innerhalb des Hirngewebes und finden sich typischerweise im Bereich der frontalen und temporalen Schädelbasis.

Schädel(basis)frakturen

Frakturen des Schädels sind mit einem erhöhten Risiko für das Auftreten eines epiduralen Hämatoms verbunden und können im Fall einer Dislokation von Knochenfragmenten das Hirngewebe komprimieren (‚Impressionsfraktur"). Zeigen CT-Aufnahmen intrakranielle Lufteinschlüsse, ist von einer Verletzung der Dura mater auszugehen und es liegt ein „offenes" SHT vor. Dieses kann auch bei Verletzungen des Felsenbeins und der vorderen Schädelbasis auftreten und zum Liquoraustritt aus den Ohren oder dem Nasen-Rachen-Raum führen. Schließt eine Fraktur den Canalis caroticus ein, sollte durch eine kontrastmittelverstärkte Darstellung das Vorliegen einer Gefäßdissektion ausgeschlossen werden. Das Vorliegen einer Schädelbasisfraktur nach einem SHT ist mit einer erhöhten Inzidenz von Gefäßdissektionen verbunden [1667].

21.6.4 Behandlung

Akutversorgung

Im Rahmen der präklinischen Versorgung eines Patienten mit SHT muss eine Traumaversorgung nach entsprechenden Leitlinien durchgeführt werden, auch um eventuell vorliegende Begleitverletzungen zu diagnostizieren und erste Behandlungsschritte einzuleiten [1654].

In Bezug auf das Vorliegen eines SHT muss der klinische *Bewusstseinszustand* des Patienten anhand der GCS evaluiert und das Vorliegen *neurologischer Defizite* (z. B. Hemiparese) durch eine kursorische Untersuchung überprüft werden. Bei der Untersuchung des Patienten ist auch auf das Vorliegen oberflächlicher *Verletzungen des Schädels* und einen eventuellen *Flüssigkeitsaustritt aus Ohren und Nasen-Rachen-Raum* zu achten.

Liegt ein schweres SHT (GCS < 9) vor, muss das Auftreten einer *Hypoxie* (SaO_2 < 90 %) verhindert werden und eine *Sicherung des Atemwegs* erfolgen. Das Vorliegen einer Hypoxie gehört beim SHT zu den relevantesten Faktoren für ein ungünstiges neurologisches Behandlungsergebnis und ist mit einer erhöhten Sterblichkeit verbunden [1668].

Das Auftreten einer *arteriellen Hypotension* muss ebenfalls vermieden werden, um eine ausreichende Perfusion des Gehirns zu gewährleisten: Liegt bei einem Patienten mit schwerem SHT initial eine Kombination aus Hypoxie und Hypotension vor, liegt die Sterblichkeitsrate bei 43 % [1665].

II

Merke

Der immensen Bedeutung einer ausreichenden zerebralen Perfusion wird auch in aktuellen Leitlinien Rechnung getragen: Während bei polytraumatisierten Patienten ohne SHT eine permissive Hypotonie mit einem mittleren arteriellen Druck (MAD) von 50–60 mmHg empfohlen wird, sollte bei Patienten mit SHT ein MAD > 80 mmHg aufrechterhalten werden [1664].

Die Versorgung eines Patienten mit mittel(schwerem) SHT muss in einem Zentrum mit *neurochirurgischem 24-Stunden-Bereitschaftsdienst* erfolgen. Eine verspätete neurochirurgische Behandlung von Patienten mit SHT durch die Notwendigkeit eines Sekundärtransports ist mit einer deutlich erhöhten Sterblichkeitsrate verbunden [1662].

Diagnostische Maßnahmen

► **Computertomografie (CT).** Der Goldstandard für die Diagnostik bei Patienten mit SHT ist die (CT) des Schädels dar. Hierdurch kann das Vorliegen von intrakraniellen Blutungen und Frakturen des Schädels hochsensitiv innerhalb kürzester Zeit detektiert werden.

► **Röntgenuntersuchung.** Konventionelle Röntgenaufnahmen sind zum Ausschluss intrakranieller Traumafolgen beim SHT obsolet.

► **Magnetresonanztomografie (MRT).** MRT-Untersuchungen sind der Akutphase ebenfalls keine geeignete diagnostische Behandlungsmaßnahme. Der erhöhte logistische Aufwand mit wesentlich längerer Untersuchungsdauer kann zu einer Verspätung sofort notwendiger Behandlungsmaßnahmen (z. B. Evakuation eines epiduralen Hämatoms führen und liefert keine Erkenntnisse, die für die Akutbehandlung des Patienten von Entscheidung sind. In ausgewählten Fällen kann eine Kontrastmittelgabe indiziert sein, um das Vorliegen einer Gefäßdissektion oder anderer vaskulärer Pathologien zu erkennen.

Operative Eingriffe

Evakuation intrakranieller Hämatome

Unmittelbar nach Durchführung der CT-Untersuchung muss über die Notwendigkeit eines operativen Eingriffs entschieden werden. Diese ergibt sich bei Patienten mit schwerem SHT, wenn durch das Vorliegen raumfordernder epiduraler oder subduraler Hämatome neurologische Ausfälle verursacht werden oder Zeichen eines erhöhten intrakraniellen Druckes vorliegen.

Die Brain Trauma Foundation Guidelines empfehlen beispielsweise bei Vorliegen eines subduralen Hämatoms mit einer Ausdehnung > 10 mm und einer Mittellinienverlagerung > 5 mm eine sofortige operative Evakuation [1649]. Letztlich kann jedoch nur auf Einzelfallbasis nach neurochirurgischer Konsultation in Abhängigkeit aller Untersuchungsergebnisse entschieden werden, ob eine unmittelbare operative Evakuation eines intrakraniellen Hämatoms erfolgen sollte.

Überwachung des intrakraniellen Drucks

Bei Patienten mit SHT ist die Überwachung des ICP ein wesentlicher Eckpfeiler der intensivmedizinischen Behandlung. Bei fehlender neurologischer Beurteilungsmöglichkeit (zerebrale Schädigung, Analgosedierung) können hierdurch Schlüsse auf das Vorliegen intrakranieller Pathologien (z. B. größenprogredientes Hämatom, Hirnödem) gezogen und über die Notwendigkeit erneuter diagnostischer und/oder therapeutischer Maßnahmen entschieden werden. Auch die Effektivität von Maßnahmen zur Senkung eines erhöhten ICP sollte nur durch Überwachung des ICP beurteilt werden.

Merke

Für die Überwachung des intrakraniellen Druckes stellt die *externe Ventrikeldrainage* (EVD) den Goldstandard dar.

Diese wird operativ über eine frontale Bohrlochtrepanation in das *Ventrikelsystem* eingebracht. Neben der hydrostatischen ICP-Messung besteht bei einliegender EVD die Möglichkeit zur ICP-senkenden Therapie durch eine Drainage von Liquor. *Nachteile* liegen in der Möglichkeit einer operationsassoziierten Stichkanalblutung im Hirngewebe (Inzidenz: 1 %) oder des Auftretens einer Liquorrauminfektion (Inzidenz: 4 %) im weiteren Verlauf [1656].

Die Anwendung von ICP-Messsonden, die über eine Bohrlochtrepanation in das *Hirngewebe* und nicht in das Ventrikelsystem eingebracht werden, findet zunehmend Verbreitung.

Dekompressionstrepanation

Bei der Dekompressionstrepanation wird der Schädelknochen entfernt und die Dura mater durch die Einnaht autologer oder künstlicher Materialien erweitert. Hierdurch wird das intrakranielle Kompartiment vergrößert und einer pathologischen ICP-Erhöhung entgegengewirkt. Eine frühe Dekompressionstrepanation bei Patienten mit SHT kann nach aktueller Studienlage nicht empfohlen werden [1653]. Die Anwendung dieses Verfahrens ist bei Patienten mit schwerem SHT eine *Ultima-Ratio-Behandlungsmaßnahme* in Fällen einer therapieresistenten ICP-Erhöhung. Verglichen mit einer maximalen konservativen Behandlung wird die Mortalität hierdurch signifikant reduziert.

Merke M!

Bei der Entscheidungsfindung zur Durchführung der Dekompressionstrepanation muss jedoch auch berücksichtigt werden, dass die Anwendung zu einem erhöhten Anteil überlebender Patienten im persistierenden vegetativen Zustand führt [1657].

Versorgung von Schädelbasis-/ Mittelgesichtsfrakturen

Bei Auftreten von Schädelbasisfrakturen müssen operative Eingriffe im Verlauf durchgeführt werden, insbesondere wenn die Frontobasis betroffen ist und eine Liquorrhö persistiert. Diese Eingriffe sollten jedoch in der Regel nicht in der Akutphase nach schwerem SHT durchgeführt werden, sondern erst nach Stabilisierung des Patienten und Vorliegen eines normwertigen ICP.

Intensivmedizinische Therapie

Basisüberwachung

Patienten mit mittelschweren und schweren SHT müssen kontinuierlich überwacht werden und bedürfen somit einer intensivmedizinischen Behandlung. Neben der Überwachung der *Vigilanz* müssen auch die *Vitalparameter* (z. B. periphere Sauerstoffsättigung, Herzfrequenz) kontrolliert werden. Liegt ein schweres SHT vor und/oder muss ein Patient intubiert und maschinell beatmet werden, ist eine *invasive Blutdruckmessung* – auch zur Durchführung regelmäßiger Blutgasanalysen – obligat.

Störungen der Blutgerinnung können bei SHT-Patienten zu einer erheblichen Größenzunahme intrakranieller Hämatome führen. Geeignete Maßnahmen sollten durchgeführt werden, um Hämostasestörungen im Rahmen einer traumatischen Koagulopathie (z. B. Hyperfibrinolyse) oder nach Behandlung mit antithrombotischen Medikamenten zu erkennen und behandeln [1648].

ICP-Therapie

▸ **Oberkörperhochlage.** Bei Patienten mit schwerem SHT sollte der ICP mittels externer Ventrikeldrainage oder parenchymatöser ICP-Sonde kontinuierlich überwacht werden. Zu den Basismaßnahmen der Behandlung eines erhöhten ICP gehört die 30-Grad-Oberkörperhochlage, insbesondere um einen widerstandsfreien venösen Abfluss zu gewährleisten (Tabelle 1). Treten erhöhte ICP-Werte auf, sollte über die Notwendigkeit einer erneuten CT-Diagnostik entschieden werden, um eine Größenprogredienz oder das Neuauftreten intrakranieller Hämatome zeitnah zu erkennen. Hieraus kann sich die Indikation zur operativen Evakuation ergeben, um einen erhöhten ICP effektiv zu therapieren.

▸ **Medikamentöse Therapie.** Liegen keine operationswürdigen intrakraniellen Hämatome vor, kann insbesondere in Fällen eines Hirnödems durch eine medikamentöse intravenöse Gabe hyperosmolarer Substanzen ein erhöhter ICP gesenkt werden. Hier stehen neben *Zuckerlösungen* (Mannitol, Sorbitol, Glyzerol) auch *hypertone Kochsalzlösungen* zur Verfügung. Eine Überlegenheit einer bestimmten Substanz gegenüber anderen Substanzen konnte bisher nicht belegt werden.

► **Hyperventilation.** Durch eine Hyperventilation kann eine Vaskonstriktion der zerebralen Gefäße einen erhöhten ICP reduzieren. Durch eine aggressive Hyperventilation (pCO_2 < 25 mmHg) kann jedoch auch eine zerebrale Hypoxie induziert werden, so dass diese nicht mehr empfohlen wird. Eine moderate Hyperventilation (pCO_2: 30–35 mmHg) kann bei Episoden eines erhöhten ICP indiziert sein, jedoch vorzugsweise unter einer kontinuierlichen Überwachung des Sauerstoffpartialdrucks im Hirngewebe [1650].

► **Obsolete Verfahren.** Folgende Verfahren wurden in der Vergangenheit angewendet, werden jedoch aufgrund aktueller Studienergebnisse nicht empfohlen:
- Therapie mit Glukokortikoiden
- therapeutische Hypothermie
- hyperbare Oxygenierung

Erweitertes Neuromonitoring

Unter dem Begriff „erweitertes Neuromonitoring" werden diagnostische Maßnahmen zur Detektion zerebraler ischämischer Episoden zusammengefasst.

► **Messung des Sauerstoffpartialdrucks.** Neben der Messung des Sauerstoffpartialdrucks in der *Jugularvene* als Surrogatparameter für die globale zerebrale Oxygenierung setzen sich zunehmend Sonden zur direkten Messung des Sauerstoffpartialdrucks *im Hirngewebe* ($P_{ti}O_2$) durch. Die Sonden werden durch eine Bohrlochtrepanation in das Hirngewebe eingebracht und ermöglichen somit die Detektion einer reduzierten Sauerstoffversorgung des entsprechenden Gehirnareals.

Eine prospektive Studie konnte zeigen, dass bei Patienten mit SHT eine Steuerung der Therapie mit $P_{ti}O_2$-Sonden das Ausmaß der zerebralen Hypoxie deutlich reduziert verglichen zu einer alleinigen ICP-gesteuerten Therapie [1659]. Zu den

Tab. 21.8 Maßnahmen zur Reduktion eines erhöhten intrakraniellen Druckes.

Maßnahme	Modalitäten	Kommentar
allgemein		
Oberkörperhochlage	30-Grad-Hochlage	Obstruktion der Jugularvenen (z. B. durch Zervikalorthese) vermeiden
Analgosedierung	z. B. Sufentanil, Dormicum, Ketamin, Propofol	entgegen früherer Annahmen gehört Ketamin zu den geeigneten Analgetika beim SHT
Hyperventilation	pCO_2: 30–35 mmHg	aggressive Hyperventilation vermeiden
medikamentös		
10–20 %ige Mannitollösung	z. B. 1 g/kgKG als intravenöser Bolus	auf Elektrolytstörungen und Auftreten einer Hyperosmolalität achten
hypertone NaCl-Lösung (z. B. 7,5 %)	z. B. 4 ml/kgKG als intravenöser Bolus	Auftreten einer Hypernatriämie beachten
Barbiturate	z. B. Thiopental (3 mg/kgKG)	ggf. mittels EEG-Ableitung bis zum Burst-Suppression-Muster
chirurgisch		
Liquordrainage durch externe Ventrikeldrainage	–	auch bettseitige Anlage möglich
Dekompressionstrepanation	–	nur als Ultima-Ratio-Therapie

pCO_2: Kohlendioxidpartialdruck

Nachteilen der $P_{ti}O_2$-Messung gehört jedoch, dass es sich um ein lokoregionales Verfahren handelt, bei dem nur Werte im Bereich der Sonde gemessen werden und keine zuverlässige Aussage bezüglich der globalen Sauerstoffversorgung des Gehirns möglich ist.

► **Mikrodialyse.** Die Anwendung der Mikrodialyse ist ebenfalls ein lokales Verfahren zur Überwachung von Gehirnarealen. Hierbei wird ein Katheter mit semipermeabler Membran in das Hirngewebe eingebracht und Stoffwechselprodukte mittels kontinuierlicher Spülung über einen Katheter gesammelt und anschließend analysiert. Erhöhte Konzentrationen anaerober Stoffwechselprodukte (z. B. Laktat, Glutamat) können hinweisend auf das Vorliegen einer zerebralen Ischämie sein und waren in Studien bei Patienten nach SHT mit einem schlechteren neurologischen Behandlungsergebnis assoziiert [1651].

Weitere Untersuchungen sind jedoch notwendig, um das Potenzial der Mikrodialyse in der Behandlung von Patienten mit SHT zu definieren. Derzeit ist die Anwendung beim SHT noch auf wissenschaftliche Fragestellungen in neurotraumatologischen Zentren beschränkt.

► **Weitere Verfahren.** Andere experimentelle Verfahren des erweiterten Neuromonitorings beinhalten unter anderem die *Nahinfrarotspektroskopie*, *Elektrokortikografie* und die *invasive Messung des zerebralen Blutflusses* [1666]. Eine Empfehlung zur routinemäßigen Anwendung dieser Verfahren bei Patienten mit SHT kann derzeit jedoch aufgrund der begrenzten Datenlage nicht ausgesprochen werden.

21.6.5 Neurorehabilitation und Prognose

Die Prognose eines Patienten mit SHT kann in der Akutversorgung meist nur unzuverlässig abgeschätzt werden. Die Durchführung einer frühen Neurorehabilitation wirkt sich bei Patienten mit SHT positiv auf das neurologische Behandlungsergebnis aus [1658]. Entsprechende Vorbereitungen zur Verlegung in ein geeignetes Rehabilitationszentrum sollten frühzeitig während der intensivmedizinischen Behandlung getroffen werden, um hiermit unmittelbar nach Abschluss der Akutbehandlungsphase beginnen zu können.

Chirurgische Behandlungen im weiteren Verlauf sind bei diesen Patienten oft notwendig: Nach Abschluss der Entwöhnung der maschinellen Beatmung kann der Verschluss eines Tracheostomas indiziert sein, zu weiteren notwendigen chirurgischen Behandlungen gehören die Durchführung einer *Kranioplastik* nach Dekompressionstrepanation oder auch die Anlage eines *ventrikuloperitonealen Shuntsystems*. Etwa 10 % aller Patienten mit SHT entwickeln im Behandlungsverlauf einen shuntpflichtigen posttraumatischen Hydrozephalus [1652].

Analysen des TraumaRegisters der Deutschen Gesellschaft für Unfallchirurgie zeigten auf, dass bei insgesamt 41 101 Patienten mit (mittel)schwerem SHT die Krankenhausmortalität bei 23,5 % lag und etwa 15 % der Patienten mit schwerer Behinderung oder im vegetativen Status überlebten. Die konsequente Einhaltung etablierter Behandlungsalgorithmen sowie die Weiterentwicklung experimenteller Behandlungsansätze sind erforderlich, um das Behandlungsergebnis von Patienten nach einem SHT künftig zu verbessern.

M!

Merke

Präventive Maßnahmen spielen beim SHT eine ganz bedeutende Rolle: Insbesondere in industrialisierten Ländern haben Verbesserungen der Fahrzeugsicherheit zu einem deutlichen Rückgang der Inzidenz des SHT geführt [1647]. Die konsequente Implementierung präventiver Maßnahmen (z. B. Fahrradhelme) stellt somit den mit großem Abstand effektivsten Behandlungsansatz des SHT dar.

21.6.6 Literatur

[1647] Beck B, Bray JE, Cameron PA et al. Trends in severe traumatic brain injury in Victoria, 2006–2014. Med J Aust 2016; 11: 407

[1648] Beynon C, Unterberg AW. [Traumatic brain injury in anticoagulated patients: Hemostatic therapy for the treatment of intracranial hemorrhage]. Unfallchirurg 2017; 3: 220–228

[1649] Bullock MR, Chesnut R, Ghajar J et al. Surgical management of acute subdural hematomas. Neurosurgery 2006; 3 (Suppl): S 16–24; discussion Si-iv

[1650] Carney N, Totten AM, O'Reilly C et al. Guidelines for the management of severe traumatic brain injury. Neurosurgery 2017; 1: 6–15

[1651] Carpenter KLH, Young AMH, Hutchinson PJ. Advanced monitoring in traumatic brain injury: Microdialysis. Curr Opin Crit Care 2017; 2: 103–109

[1652] Chen H, Yuan F, Chen SW et al. Predicting posttraumatic hydrocephalus: derivation and validation of a risk scoring system based on clinical characteristics. Metab Brain Dis 2017; 5: 1427–1435

[1653] Cooper DJ, Rosenfeld JV, Murray L et al. Decompressive craniectomy in diffuse traumatic brain injury. N Engl J Med 2011; 364 (16): 1493–1502

[1654] Hilbert-Carius P, Wurmb T, Lier H et al. [Care for severely injured persons: Update of the 2016 S3 guideline for the treatment of polytrauma and the severely injured]. Anaesthesist 2017; 3: 195–206

[1655] Hinson HE, Rowell S, Schreiber M. Clinical evidence of inflammation driving secondary brain injury: a systematic review. J Trauma Acute Care Surg 2015; 1: 184–191

[1656] Hoffman H, Jalal MS, Chin LS. The Incidence of meningitis in patients with traumatic brain injury undergoing external ventricular drain placement: A nationwide inpatient sample analysis. Neurocrit Care. doi:10.1007/s12028-018-0656-z

[1657] Hutchinson PJ, Kolias AG, Timofeev IS et al. Trial of Decompressive craniectomy for traumatic intracranial hypertension. N Engl J Med 2016; 12: 1119–1130

[1658] Königs M, Beurskens EA, Snoep L et al. Effects of timing and intensity of neurorehabilitation on functional outcome after traumatic brain injury: A systematic review and metaanalysis. Arch Phys Med Rehabil 2018; 6: 1149–1159.e1

[1659] Okonkwo DO, Shutter LA, Moore C et al. Brain oxygen optimization in severe traumatic brain injury phase-II: A phase ii randomized trial. Crit Care Med 2017; 11: 1907–1914

[1660] Plum F, Posner J. The diagnosis of stupor and coma. 3 rd ed. Philadelphia: Davis; 1980

[1661] Popescu C, Anghelescu A, Daia C et al. Actual data on epidemiological evolution and prevention endeavours regarding traumatic brain injury. J Med Life 2015; 3: 272–277

[1662] Prabhakaran K, Petrone P, Lombardo G et al. Mortality rates of severe traumatic brain injury patients: impact of direct versus nondirect transfers. J Surg Res 2017; 219: 66–71

[1663] Radford K, Sutton C, Sach T et al. Early, specialist vocational rehabilitation to facilitate return to work after traumatic brain injury: The FRESH feasibility RCT. Health Technol Assess 2018; 33: 1–124

[1664] Spahn DR, Bouillon B, Cerny V et al. The European guideline on management of major bleeding and coagulopathy following trauma: fifth edition. Crit Care 2019; 1: 98

[1665] Spaite DW, Hu C, Bobrow BJ et al. The effect of combined out-of-hospital hypotension and hypoxia on mortality in major traumatic brain injury. Ann Emerg Med 2017; 1: 62–72

[1666] Stocchetti N, Le Roux P, Vespa P et al. Clinical review: Neuromonitoring – an update. Crit Care 2013; 1: 201

[1667] Sun GH, Shoman NM, Samy RN et al. Analysis of carotid artery injury in patients with basilar skull fractures. Otol Neurotol 2011; 5: 882–886

[1668] Yan EB, Satgunaseelan L, Paul E et al. Post-traumatic hypoxia is associated with prolonged cerebral cytokine production, higher serum biomarker levels, and poor outcome in patients with severe traumatic brain injury. J Neurotrauma 2014; 7: 618–629

22 Intensivmedizin bei besonderen Patientengruppen

22.1 Intensivmedizin in der Schwangerschaft und postpartale Blutungen

Frank Oehmke

22.1.1 Intensivmedizin in der Schwangerschaft

Einleitung

Schwangerschaft und Geburt sind besondere Ereignisse im Leben einer Frau. Wenige Frauen benötigen während der Gravidität oder postpartal eine intensivmedizinische Therapie. Der hohe intensivmedizinische Standard, den alle anderen intensivpflichtigen Patienten erhalten ist auch bei Schwangeren einzuhalten unter der Berücksichtigung der spezifischen schwangerschaftsassoziierten Besonderheiten. Schwangere in der Intensivmedizin nehmen eine besondere Stellung ein. Die intensivmedizinischen Maßnahmen, die für die Mutter erforderlich sind, müssen mit den Bedürfnissen des Fetus in Einklang gebracht und berücksichtigt werden.

Alle geburtshilflichen Notfälle werden ernster und dramatischer eingeschätzt als die gynäkologischen. Zweifellos sind sie auch gefährlicher, weil an „zwei Personen" gedacht werden muss. Im *geburtshilflich-intensivmedizinischen Management* muss auch die extrauterine Lebensfähigkeit des ungeborenen Kindes mit in die Betrachtung einbezogen werden. Während der ganzen Schwangerschaft gilt, dass die Mutter bei jeder ärztlichen Überlegung in der intensivmedizinischen Versorgung Vorrang vor dem Kind hat. Eine intensivmedizinisch notwendige Behandlung der Mutter zu versagen, heißt eventuell Mutter und Kind noch mehr zu gefährden. Das bedeutet, dass die Behandlung nach den allgemeinen notfallmäßigen Standards erfolgt. Eine Schwangerschaft stellt keine Kontraindikation für Notfallmedikamente dar. Im Rahmen der Behandlung sollte, sofern dies möglich ist, bei höheren Schwangerschaftswochen die Linksseitenlage der Schwangeren eingehalten werden.

Nach Literaturangaben liegt die *Inzidenz* der Aufnahmen von Schwangeren zwischen 0,7 und 13,5 pro 1 000 Geburten [1694]. Indikationen, die häufig zu einer intensivmedizinischen Betreuung führen, sind u. a. hypertensive Schwangerschaftserkrankungen mit ihren Formen der Präeklampsie und Eklampsie sowie schwere postpartale Blutungen [1694]. Die maternale Mortalität ist in den Fällen von Intensivpflichtigkeit während oder nach der Schwangerschaft hoch. Sie liegt nach allgemeinen Schätzungen zwischen 3,4 und 14 % [1674].

Intimität, fremdkulturelle und religiöse Aspekte sollte man bei geburtshilflichen Notfällen, bei denen der Schambereich tangiert wird, beachten, speziell, wenn Tabubereiche angesprochen werden. Diese können konfliktbehaftet sein. Achten Sie auf die Anwesenheit einer weiblichen Bezugsperson. Offen über intime Details und Tabuthemen mit fremden Menschen zu sprechen in Anwesenheit männlicher Personen, ist häufig für die Patientinnen schwierig. Die Anzahl von männlichen Anwesenden soll auf ein Minimum beschränkt werden. Man sollte auf die körperliche Integrität und das Ausbleiben unsittlicher Berührungen achten.

Die *interdisziplinäre Betreuung* durch die Intensivmediziner mit den Gynäkologen/Geburtshelfern und Neonatologen ist zu fordern. Gegebenenfalls muss das Team der Betreuenden je nach zugrunde liegender Ursache beliebig erweitert werden. Die regelmäßige Evaluation des fetalen Zustandes durch Sonografie, Dopplerkontrolle und CTG-Kontrolle ist in Abhängigkeit der Schwangerschaftswoche unabdingbar.

Physiologische Veränderungen

In der Schwangerschaft treten typische physiologische Veränderungen auf. Diese Anpassungen erfolgen zum Teil bereits innerhalb der ersten Schwangerschaftswochen und dienen dazu, dass sich der Embryo bzw. später der Fetus entsprechend entwickeln kann. Weiterhin sind die in ▶ Tab. 22.1 genannten Veränderungen zur Vorbereitung der Geburt notwendig.

Rechtliche Vorgaben

Im Rahmen einer intensivmedizinischen Betreuung von Schwangeren stellen sich aus Sicht des Geburtshelfers zunächst folgende Frage:

- Um welches Gestationsalter handelt es sich?
- Ist die Grenze der Lebensfähigkeit des Fetus erreicht?

Tab. 22.1 Physiologische Veränderungen in der Schwangerschaft [1684].

physiologische Parameter	Veränderungen (%) (+: Zunahme oder –: Abnahme im Vergleich zu nicht schwangeren Frauen
minimale alveoläre Konzentration für Inhalationsanästhetika (MAC)	–40
systemischer vaskulärer Widerstand	–15
Herzfrequenz	+15
Schlagvolumen	+30
Plasmavolumen	+45
Herzindex	+40
funktionelle Residualkapazität	–20
HCO_3	–15
$paCO_2$	–15
paO_2	–15
Atemfrequenz	+15
Sauerstoffverbrauch	+20
Tidalvolumen	+40
Atemminutenvolumen	+50
Hämoglobin	–20
Gerinnungsfaktoren	+50 bis +200
glomeruläre Filtrationsrate	+50

HCO_3: Bicarbonat, $paCO_2$: arterieller Kohlendioxidpartialdruck, paO_2: Sauerstoffpartialdruck

- Ist eine Fortsetzung der Schwangerschaft möglich, ohne die Patientin zu gefährden?

Vor der 22 + 0 Schwangerschaftswoche (SSW) sind Feten nicht lebensfähig. Muss aus maternalen Gründen die Schwangerschaft beendet werden, ist dies ein Schwangerschaftsabbruch aus medizinischen Gründen. Eine sorgfältige Dokumentation und die Beachtung der rechtlichen Vorgaben in Deutschland muss dabei berücksichtigt werden. Vor dem Abschluss der 24. Schwangerschaftswoche ist nur in Ausnahmefällen mit einer Lebensfähigkeit der Feten zu rechnen.

Merke M!

In Deutschland gibt es die Leitlinie Frühgeborene an der Grenze der Lebensfähigkeit, die 2020 überarbeitet wurde. Prinzipiell kann zwischen der 22 + 0 und 23 + 6 SSW eine neonatologische Maximaltherapie erfolgen. Hierfür müssen gemeinsame Gespräche mit beiden Elternteilen, den Geburtshelfen und dem Neonatologen erfolgen und eine entsprechende Forderung nach Maximaltherapie vorliegen. Ob dies unter den Umständen einer intensivmedizinischen Maßnahme möglich ist, muss exakt geprüft und dokumentiert werden.

Vor Abschluss der 34. Schwangerschaftswoche kann, sofern dies aufgrund einer lebensbedrohlichen Situation der Mutter erforderlich ist, die Schwangerschaft beendet werden, auch wenn noch keine Steroidinduktion vorgenommen worden ist. Vor der 34. SSW sollte vor Beendigung der Schwangerschaft ein plazentagängiges Glukokortikoid (Betamethason 2 × 12 mg, Celestan, im Abstand von 24 Stunden, mindestens 48 Stunden vor Geburt begonnen) appliziert werden, sofern dies zeitlich nach gemeinsamer Abstimmung der Behandler möglich ist. Nach der 34. SSW ist keine Steroidinduktion mehr erforderlich.

Besonderheiten im Management von Schwangeren

Wenn möglich sollte bei Schwangeren ab der 20. SSW zur Vermeidung der aortokavalen Kompression die *Linksseitenlage* beachtet werden. Die aortokavale Kompression kann den venösen Rückstrom zum Herzen der Mutter beeinträchtigen und um 30–40 % reduzieren mit daraus resultierender ausgeprägter Hypotonie. Die Herzfrequenz wird um 15–20/min gesteigert.

Die *Lungenfunktion* ist durch die Kompression durch den wachsenden Fetus und durch den dadurch bedingten Zwerchfellhochstand verändert. Durch die Gravidität besteht ein erhöhter Sauerstoffbedarf- und verbrauch. Es kommt zu einer Zunahme der Atemfrequenz, der Sauerstoffbedarf steigt um ca. 20 %. Eine Intubation ist bei Schwangeren häufig schwieriger. Aufgrund der verzögerten Magenentleerung besteht ein erhöhtes Aspirationsrisiko.

Im Rahmen einer Schwangerschaft kommt es zu *Veränderungen der Gerinnung*, mit dem Ziel, eine effiziente Blutstillung bei der Entbindung zu gewährleisten. Verschiedene Funktionen der Gerinnung passen sich entsprechend an. Alle Gerinnungsfaktoren mit Ausnahme des Faktors XI steigen an, die fibrinolytische Kapazität sinkt durch Verminderung von Fibrinolyseaktivatoren und Erhöhung von Fibrinolysehemmern. Die natürliche Gerinnung wird durch Senkung von natürlichen Gerinnungsinhibitoren (z. B. Protein S) abgeschwächt und die primäre Hämostase wird durch Zirkulation von Membranmikropartikeln aus aktivierten Plättchen und Endothelzellen verstärkt. Dies alles schützt effizient vor verstärkten Blutungen, erhöht aber das relative Thromboserisiko bis auf das 4fache sowohl prä- als auch postpartal.

Zu beachten ist weiterhin das erhöhte Risiko von *Harnwegsinfektionen* aufgrund der relaxierenden Wirkung des Progesterons in der Schwangerschaft. Das Plasmavolumen nimmt um bis zu 50 % zu.

Postpartal sollten Patientinnen, die eine intensivmedizinische Betreuung benötigen, wenn möglich *stillen*. Die Option des Abpumpens sollte ermöglicht werden. Ist ein Abstillen erforderlich, kann dies mit dem Dopamin-D_2-Agonist Cabergolin 1 mg (Dostinex 0,5-mg-Tabletten, entsprechend 2 Tabletten) innerhalb der ersten 24 Stunden nach Geburt p. o. erfolgen. Ein sekundäres *Abstillen* ist mit Liserdol möglich. Dazu erhält die Patientin Liserdol am 1. und 2. Tag in der Dosierung 0–0–1, an Tag 3 + 4 in der Dosierung 0–1–1 und anschließend ab Tag 5 in der Dosierung 1–1–1. Die Medikation wird 3 Tage nach dem Stillstand des Milchflusses beendet.

Eine Schwangerschaft führt häufig zu *emotionalen und psychologischen Veränderungen* der Frau. Patientinnen in solchen akuten außerordentlichen Belastungssituationen sollten deshalb das Angebot einer psychologischen Mitbetreuung erhalten.

Medikamentöse Therapie

Die Mehrzahl der Medikamente sind in der Schwangerschaft und Stillzeit nach Angaben der Pharmaunternehmen aus haftungsrechtlichen Gründen kontraindiziert. Das Pharmakovigilanz- und Beratungszentrum für Embryonaltoxikologie der Charité Berlin bietet auf seiner Internetseite (http://www.embryotox.de) komprimiert Informationen zu mehr als 400 Arzneimitteln über Risiken in der Schwangerschaft und Stillzeit.

Bildgebende Verfahren

Bildgebende Verfahren mit ionisierender Strahlung in der Schwangerschaft sind ein sensibles Thema. Rechtfertigung, Optimierung und Dosisbegrenzung sind die drei Säulen, auf denen der medizinische Strahlenschutz beruht (▶ Tab. 22.2). Bei bekannter Gravidität ist zu prüfen, ob eine Untersuchung mit ionisierender Strahlung erforderlich und notwendig ist hinsichtlich der therapeutisch zu induzierenden Maßnahmen (Nutzen-Risiko-Abwägung).

Dabei stellt sich die Frage, ob gegebenenfalls mit anderen Verfahren wie Ultraschall oder MRT gleichwertige Ergebnisse zu erzielen sind. Radiografische Aufnahmen, bei denen der Uterus nicht im Zielvolumen liegt, können als unkritisch angesehen werden [1690].

Anwendung von Kontrastmittel

Die Anwendung von Kontrastmitteln (iod- oder gadoliniumhaltig) bedarf in der Schwangerschaft einer strengen Indikationsstellung. Jodhaltige Kontrastmittel passieren die Plazentaschranke. Da die fetale Schilddrüse im 2. und 3. Trimenon Iod aktiv aufnimmt und Schilddrüsenhormone produziert, kann die Gabe iodhaltiger Kontrastmittel postpartal beim Neugeborenen *Schilddrüsenstörungen* hervorrufen.

Diabetische Ketoazidose

Bei 1–3 % der Schwangeren mit vorbestehendem Diabetes mellitus kommt es zu einer diabetischen Ketoazidose [1675]. *Ursachen* hierfür sind Hunger und Erbrechen, Infektionen, schlecht eingestellter Diabetes, Versagen der Insulinpumpe oder des Schlauchsystems, Kortisongaben oder eine Tokolyse mit Betasympathomimetika.

Die auftretenden *Symptome* sind ähnlich wie bei Nichtschwangeren. Hyperventilation, Kussmaul-Atmung, Tachypnoe, Azetongeruch, abdominelle Beschwerden bis hin zum akuten Abdomen (Pseudoperitonitis diabetica), Tachykardie, Dehydratation, Hypotension, Somnolenz oder Koma,

Tab. 22.2 Klinische Leitsymptome, für deren Abklärung Röntgenuntersuchungen auch bei Schwangeren als primäres oder sekundäres Verfahren eingesetzt werden [1690].

Leitsymptom	mögliche Ursachen	primäres Untersuchungsverfahren (sekundäres Verfahren)
Dyspnoe	Lungenembolie	Venenduplex (CT-Angiografie)
	Pneumonie, Pneumothorax	Röntgen-Thorax
akutes/unklares Abdomen	Ileus	Ultraschall (CT)
	Urolithiasis	Ultraschall (Low-Dose-CT)
Trauma	Polytrauma, Wirbelsäulenfraktur, Schädel-Hirn-Trauma, Bauchtrauma	CT
	Extremitätenfraktur	Röntgen (konventionell)
akuter Kopfschmerz	Verdacht auf intrazerebrale Blutung/Subarachnoidalblutung	CT (kraniell)
	Verdacht auf Sinusvenenthrombose	CT (kraniell)
Apoplex	Präeklampsie, Eklampsie, Vasopathie, reversibles zerebrales Vasokonstriktionssyndrom	CT-Angiografie

Polyurie und gegebenenfalls verminderten Kindsbewegungen bis hin zum intrauterinen Fruchttod.

Typische *Laborbefunde* sind Hyperglykämie, Bikarbonatspiegel < 15 mmol/l, arterieller pH-Wert < 7,30, positiver Nachweis von Serum- und Urinketonen sowie erhöhten Serumkeratinin- und Nierenretentionswerten aufgrund der Dehydratation. Die Behandlung ist ähnlich der nicht schwangeren Patienten. Bei der Therapie steht der Flüssigkeitsersatz an erster Stelle, gefolgt von Insulingaben, Ausgleich des Elektrolythaushalts, insbesondere von Kalzium, Kalium und Magnesium.

Venöse Thrombembolien

Das Thromboserisiko ist in allen Trimestern gleich und steigt in der Schwangerschaft um den Faktor 4 und im Wochenbett um den Faktor 14. Das höchste Risiko besteht insbesondere wegen der peripartal eintretenden Gefäßschäden in der ersten postnatalen Woche [1683].

Im Verlauf der Schwangerschaft treten regelhaft begünstigende Veränderungen für eine Thrombose auf, die das Hämostasesystem aus dem Gleichgewicht bringen können. Es kommt zur Zunahme des prokoagulatorischen Potenzials durch den Anstieg der Aktivitäten der Gerinnungsfaktoren I (Fibrinogen), V und VIIIc sowie des Von-Willebrand-Faktors.

Zeitgleich kommt es zum Abfall des Inhibitorpotenzials (Abfall der Aktivitäten von Protein S und Antithrombin) und einem Rückgang der Fibrinolysekapazität [1693]. Zusätzliche Risikofaktoren, die die Thrombosegefährdung erhöhen, wie z. B. Alter > 35 Jahre, Sectio, Adipositas, Zustand nach venöser Thrombembolie, sind davon abzugrenzen (▶ Tab. 22.3).

Risikofaktoren für venöse Thrombembolie (VTE) in Schwangerschaft und Wochenbett [1697]:

- präexistente Risikofaktoren:
  - Alter > 35 Jahre
  - Multiparität (> 4 Geburten)
  - Paraplegie
  - Sichelzellanämie
  - chronisch-entzündliche Erkrankungen
  - angeborene maternale Herzfehler
  - Zustand nach Herzklappenersatz
  - myeloproliferative Erkrankungen
  - Adipositas (Body-Mass-Index > 25)
  - assistierte Reproduktion
  - Mehrlingsschwangerschaft
- neu auftretende oder transiente Risikofaktoren (1):
  - Hyperemesis
  - Dehydratation

Tab. 22.3 Änderungen der Gerinnungsfaktoren in der Schwangerschaft [1681].

Gerinnungsfaktor	Veränderung
Faktoren II und V	keine Veränderung
Fibrinogen	Zunahme > 100 %
Faktor VII	Zunahmeb > 1 000 %
Faktoren VIII, IX, X, XII und vWF	Zunahme > 100 %
Faktor XI	variable Veränderung
Faktor XIII	bis zu 50 % Zunahme
Protein C	keine Veränderung
Protein S	bis zu 50 % Abnahme
Antithrombin (ATIII)	bis zu 20 % Abnahme
D-Dimere	bis zu 400 % Zunahme
Thrombozyten	bis zu 20 % Abnahme

vWF: Von-Willebrand-Faktor

- ovarielles Überstimulationssyndrom
- Immobilität (> 4 Tage) vor/nach der Geburt (1), (2):
- Präeklampsie
- großer Blutverlust
- protrahierte Geburtsverläufe (2)
- vaginal-operative Entbindungen (2)
- operative Maßnahmen in der Schwangerschaft oder im Wochenbett (2)
- Trauma [1689]
- Myometritis [1689]
- systemischer Lupus erythematodes [1689]
- Kaiserschnittentbindung, besonders Notsectio (2) [1689]
- Gewichtszunahme > 1 kg
- Rauchen > 10 Zigaretten pro Tag
- Frühgeburt

• Erläuterung:
- (1) potenziell reversible oder erst später in der Schwangerschaft auftretende Risikofaktoren, die eine individuelle Anpassung der medikamentösen und nichtmedikamentösen Prophylaxe erfordern
- (2) für das Wochenbett spezifische Risikofaktoren

Tab. 22.4 Thromboserisiko in Schwangerschaft und Postpartalphase bei genetisch determinierten thrombophilen Einzel- oder Kombinationsdefekten. Statistisch gesicherte Abschätzung der individuellen Thrombosegefährdung [1693].

Konstellation	Thromboserisiko	
kein genetischer thrombophiler Risikofaktor	0,07 %	1:1 500
Faktor-V-Leiden-Mutation (heterozygot)	0,25 %	1:400
Prothrombin-G20210A-Mutation (heterozygot)	0,33 %	1:300
Faktor-V-Leiden-Mutation (homozygot)	1,25 %	1:80
Faktor-V-Leiden- und Prothrombin-G20210A-Mutation (jeweils heterozygot) in Kombination	5,00 %	1:20

Liegt kein genetisch determinierter thrombophiler Risikofaktor vor, ist von einer VTE-Inzidenz von 1:1500 Schwangerschaften auszugehen. Bei Vorliegen genetisch bedingter Risikofaktoren steigt das Risiko deutlich an (▶ Tab. 22.4).

Die *Inzidenz* einer Lungenembolie beträgt 0,3–1,2 %, die einer tiefen Beinvenenthrombose 0,08–0,3 %. Bei entsprechender Immobilisation (> 3 Tage) steigt das Risiko einer tiefen Beinvenenthrombose auf 1,56 %. Nach Sectio caesarea ist die Rate thrombembolischer Komplikationen im Vergleich zur vaginalen Entbindung um den Faktor 2,5–10 erhöht. Diese Rate verdoppelt sich nochmals im Falle einer Notsectio caesarea [1685].

Risikofaktoren sind beispielsweise mütterliches Alter > 35 Jahre, BMI > 30 kg/m^2, Mehrlingsschwangerschaft, Varizen, vorausgegangene Thrombose, Immobilisierung, Präeklampsie, Zustand nach Sectio caesarea, Herzerkrankungen und entzündliche Darmerkrankungen.

Die medikamentöse Therapie mit *Heparinen* ist sehr sicher [1682]. Zu beachten ist jedoch die Pharmakokinetik der Heparine bei Schwangeren [1672]. Die Therapie mit fraktioniertem und unfraktioniertem Heparin ist zu jedem Zeitpunkt in der Schwangerschaft möglich. *Kumarine* dürfen in der Schwangerschaft nicht verabreicht werden. Ziel ist das Verhindern einer Lungenembolie mit der damit verbundenen Mortalität und Morbidität sowie eines postthrombotischen Syndroms.

II

M!

Merke

Die therapeutische Antikoagulation muss zügig begonnen werden, um die bestmögliche Reduktion des Lungenembolierisikos zu erreichen.

Hypertensive Schwangerschaftserkrankungen

[ ]

Definition

Jeder (auch vorbestehend) erhöhte Blutdruck > 140/90 mmHg in der Schwangerschaft mit mindestens einer neu auftretenden Organmanifestation, die keiner anderen Ursache zugeordnet werden kann, wird als *Präeklampsie* bezeichnet.

Bei Fehlen der Proteinurie ist eine Präeklampsie wahrscheinlich, wenn es zusätzlich zur Hypertonie zu neuen Funktionseinschränkungen/pathologischen Befunden folgender Organsysteme kommt:

- Niere
- Leber
- respiratorisches System
- hämatologisches System
- Plazenta (SGA [small for gestational age]; IUGR [intrauterine growth restriction])
- zentrales Nervensystem

Ursachen, Formen

Die Ursachen der Präeklampsie sind bis heute nicht vollständig geklärt. Bekannt ist, dass eine Fehlfunktion der Plazenta im Fokus dieses Krankheitsbildes steht. Die Trophoblasteninvasion ist bei einer Präeklampsie gestört und die Spiralarterien werden nicht adäquat umgebaut.

Bei pathologischem Befund präeklampsiespezifische Markersysteme (z. B. angiogene Faktoren) zusätzlich zu einer Hypertonie kann auch von einer Präeklampsie ausgegangen werden, wenn andere Organmanifestationen fehlen. Eine Präeklampsie kann in einer Eklampsie enden. Eine Eklampsie tritt in 2–3 % der Fälle schwerer Präeklampsien und in 0,6 % der Präeklampsiefälle ohne Zeichen der schweren Präeklampsie auf. Die *Inzidenz* der Eklampsie beträgt in den industrialisierten Ländern etwa 1,5–10/10 000 Geburten.

Bei der Präeklampsie werden zwei Formen unterschieden – die Early-Onset- (< 34. SSW) und die Late-Onset-Variante. Etwa 2 Drittel treten pränatal und 1 Drittel in den ersten 2 Tagen (selten auch später) postpartum auf. Eine Eklampsie ist immer ein lebensbedrohlicher Zustand für Mutter und Fetus. Die Letalität der Mutter wird in der Literatur mit 2–5 %, die des Fetus mit < 20 % angeben. Klinisches Zeichen sind tonisch-klonische Krampfanfälle (häufig assoziiert mit Präeklampsie), die keiner anderen neurologischen Ursache (z. B. Epilepsie) zugeordnet werden können.

Klinik

Zeichen einer schweren Präeklampsie sind unter anderem:

- Nierenfunktionseinschränkung:
  - Kreatinin ≥ 0,9 g/l
  - oder Oligurie kleiner 500 ml/24h
- Leberbeteiligung:
  - z. B. Transaminasenanstieg
  - schwere Oberbauchschmerzen
- Lungenödem/Zyanose
- hämatologische Befunde:
  - Thrombozytopenie
  - Hämolyse
- neurologische Symptome:
  - Kopfschmerzen
  - Sehstörungen
- fetale Wachstumsrestriktion (IUGR: intrauterine growth restriction)
- Blutdruck ≥ 170/110 mmgHg
- Proteinurie ≥ 5 g/24h

▶ Tab. 22.5 ist zu entnehmen, welche klinisch-chemischen/hämatologischen Parameter erkrankungstypisch verändert sein können.

Medikamentöse Therapie

Die antihypertensive Behandlung bei schwerer Hypertonie dient der Prävention maternaler zerebro-/kardiovaskulärer Komplikationen. Im Vordergrund steht die Vermeidung zerebraler Blutungen. Zur Eklampsieprophylaxe ist die zusätzliche Gabe von Magnesium i. v. erforderlich. Ein Nutzen für die fetale Entwicklung und somit eine Verbesserung der kindlichen Prognose durch eine medi-

Tab. 22.5 Schwangerschaftspräemklampsie: Veränderung klinisch-chemischer/hämatologischer Parameter.

Parameter	Wert
Hämoglobin	> 13 g/dl
Hämatokrit	> 38 %
Thrombozyten	< 100G/l
GPT (ALT)	Anstieg > 2faches des Referenzbereichs
GOT (AST)	Anstieg > 2faches des Referenzbereichs
LDH	Anstieg > 2faches des Referenzbereichs
Bilirubin (indirekt)	> 1,2 mg/dl
Harnsäure	> 5,9 mg/dl
Kreatinin	> 0,9 mg/dl
Eiweiß im Urin	> 300 mg/24h
Haptoglobin	Abfall unter Referenzbereich
D-Dimer	rapider Anstieg im Verlauf; cave: DIC
sFlt-1/PlGF-Quotient	> 85 bzw. > 110

DIC: disseminierte intravasale Gerinnung, GOT (AST): Glutamat-Oxalacetat-Transaminase (Aspartat-Aminotransferase), GPT (ALT): Glutamat-Pyruvat-Transaminase (Alanin-Aminotransferase), LDH: Laktatdehydrogenase, sFlt-1/PlGF-Quotient: Soluble FMS-like Tyrosinekinase 1/Placental Growth Factor

kamentöse Blutdrucksenkung konnte bisher nicht nachgewiesen werden.

Es werden zwei *Hypertonieformen* unterschieden:

- milde/moderate Hypertonie: RR = 140–159/ 90–109 mmHg
- schwere Hypertonie: RR > 160/110 mmHg

Es besteht derzeit weltweit kein Konsens, ob eine Schwangere mit milder bis moderater Hypertonie antihypertensiv behandelt werden soll.

Die *schwere* Hypertonie soll medikamentös behandelt werden und die Einleitung der Therapie soll unter stationären Bedingungen erfolgen. Die Therapie hat die Reduktion der maternalen Komplikationen zum Ziel, für die der systolische Blutdruck als bester Prädiktor gilt. Schwangere mit Blutdruckwerten > 160/110 mmHg zeigen ein erhöhtes Risiko für die Entwicklung einer Präeklampsie mit assoziiertem Nierenversagen, Schlaganfall und Frühgeburt. Die Zielblutdruckwerte sollen zwischen 130 und 150 mmHg systolisch und 80–100 mmHg diastolisch betragen. Für Schwangere mit chronischer oder Gestationshypertonie ohne „Präeklampsiesymptome" liegt nach wie vor keine eindeutige Empfehlung vor. Eine strikte Blutdrucksenkung (diastolischer Zielblutdruckwert < 85 mmHg) zeigt im Vergleich mit einem moderaten Therapieziel (diastolischer Zielblutdruckwert: 100 mmHg) keinen signifikanten Unterschied im fetomaternalen Outcome.

Als Zielwerte bei Schwangeren mit chronischer Hypertonie werden von der Task-Force on Hypertension in Pregnancy des American Congress of Obstetricians and Gynecologists (ACOG) 120–160/ 80–105 mmHg angeben. Der Zielwert der englischen Leitlinie bei unkomplizierter chronischer Hypertonie ist mit < 150/100 mmHg angeben. Bei Schwangeren mit vorbestehendem Hypertonus richtet sich die Zielblutdruckeinstellung nach den aktuellen kardiologischen Leitlinien.

Merke

M!

Medikamente zur oralen antihypertensiven Langzeitbehandlung [1687]

geeignet

- Alpha-Methyldopa:
  - Dosierung: 250–500 mg oral (2–4 × /d), maximal 2 g/d
  - Mittel der 1. Wahl
- Labetalol (Österreich, Schweiz):
  - Dosierung: Startdosis 3 × 200 mg/d, maximal 4 × 300 mg/d
- Nifedipin retard:
  - Dosierung: 20–60 mg oral, maximal 120 mg/d

eingeschränkt geeignet

- selektive β1-Rezeptor-Blocker (Metoprolol, Mittel der Wahl):
  - Dosierung: 25–100 mg (2 × /d)

nicht geeignet

- Diuretika:
  - potenzielle Beeinträchtigung der uteroplazentaren Perfusion durch zusätzliche Plasmavolumenreduktion
- ACE-Hemmer:
  - keine teratogenen Effekte nachgewiesen
  - kontraindiziert im II. und III. Trimenon: akutes Nierenversagen bei Neugeborenen, Oligohydramnion
- Angiotensin-AT 1-Antagonisten:
  - Oligohydramnion
  - Schädelknochenhypoplasie
  - im Analogieschluss zu ACE-Hemmern potenziell teratogen und nephrotoxisch für das Neugeborene
- alle anderen Antihypertensiva:
  - ungenügende Informationen über Anwendung in der Schwangerschaft
- Dihydralazin:
  - wegen ausgeprägter maternaler Nebenwirkungen (Reflextachykardie, Kopfschmerzen, Tachyphylaxie) nicht zu empfehlen

Zur Behandlung der schweren Hypertonie der Schwangerschaft stehen in Deutschland *Urapidil, Nifedipin* und *Dihydralazin* zur Verfügung. In Österreich und der Schweiz steht Labetalol i. v. als Akutmedikation zusätzlich zur Verfügung (▶ Tab. 22.6).

Dihydralazin ist zur antihypertensiven Therapie zugelassen, weist aber gegenüber Urapidil signifikant häufiger maternale Nebenwirkungen (vor allem starke Kopfschmerzen, Reflextachykardie) auf, die die differenzialdiagnostische Abgrenzung gegenüber der Progredienz einer Präeklampsie erschweren können. Vor Gabe von Dihydralazin sollten zur Risikoreduzierung eines plötzlichen schweren Blutdruckabfalls mit konsekutiver fetaler Gefährdung zunächst bis zu 500 ml intravenöse Elektrolytlösung infundiert werden.

Bei schwerer Präeklampsie, insbesondere bei zentralnervösen Symptomen, kann mit *Magnesiumsulfat* eine signifikante Reduktion der Eklampsierate erreicht werden (▶ Tab. 22.7).

Eine Kontrolle des Magnesiumspiegels ist bei unauffälligem Verlauf in der Regel nicht erforderlich. Die Therapiekombination von Lungenreifeinduktion + Tokolyse + Magnesium i. v. sollte eine Bilanzierung der Patientin beinhalten. Je nach Einschätzung und Compliance der Patientin kann großzügig die Indikation zur transurethralen Dauerkatheteranlage gestellt werden.

Tab. 22.6 Medikamentöse Behandlung der schweren Hypertonie der Schwangerschaft.

Medikament	Dosierung
Urapidil i. v.	initial 5–10 mg, langsam i. v. (über 2 min)
	danach 3–24 mg/h (über Perfusor)
Nifedipin p. o.	initial 5 mg p. o.
	ggf. Wiederholung nach 20 min
Dihydralazin i. v.	initial 5 mg i. v. (über 2 min)
	danach 2–20 mg/h über Perfusor
	oder 5 mg alle 20 min

Tab. 22.7 Magnesiumsulfat zur Reduktion der Eklampsierate.

Medikament	Loading Dose i. v.	Erhaltungsdosis	Antidot	klinische Kontrollparameter
Magnesiumsulfat 50 % Amp.	4–6 g über 15–20 min über Perfusor oder Kurzinfusion	1–2 g/d	Kalziumglukonat 10 % - 10 ml i. v. über 3 Minuten	Reflexstatus: Patellarsehnenreflex Atemfrequenz > 12/min Nierenfunktion: Oligurie < 0,5 ml/kg/KG

HELLP-Syndrom

Ein HELLP-Syndrom entwickelt sich in rund 0,1–0,2 % aller Schwangerschaften. Bei Frauen mit Präeklampsie tritt es in 10–20 % der Fälle auf. Die Diagnose erfolgt laborchemisch mit Nachweis der Trias von Hämolyse, erhöhten Leberenzymen und Thrombozytopenie. Gleichzeitig treten gehäuft in den unterschiedlichen Kombinationen nachfolgende klinische Symptome auf:

- Proteinurie: 86–100 %
- Hypertonie: 82–88 %
- rechtsseitiger Oberbauchschmerz/epigastrischer Schmerz: 40–90 %
- Übelkeit/Erbrechen: 29–84 %
- Kopfschmerzen: 33–61 %
- Visusstörungen: 10–20 %
- Ikterus: 5 %

Patientinnen mit HELLP-Syndrom oder Verdacht auf ein beginnendes HELLP-Syndrom müssen engmaschig laborchemisch kontrolliert werden. Verlaufskontrollen sollten je nach Ausprägung in 6- bis 8-stündigen Intervallen erfolgen. Die Erkrankung verläuft fluktuierend in Schüben, mit Remissionen in bis zu 46 % der Fälle oder Exazerbationen (innerhalb von Stunden möglich).

Hämolyseparameter sind:

- Haptoglobin (bei 95–97 % der Schwangeren erniedrigt, sensitivster Parameter der Hämolyse)
- Nachweis von Fragmentozyten im peripheren Blutausstrich (54–86 %)
- erhöhtes Gesamtbilirubin (47–62 %)

Die Laktatdehydrogenase (LDH) ist kein hämolysespezifischer Parameter beim HELLP-Syndrom. Sie korreliert aber mit dem Schweregrad der Erkrankung. Ein Anstieg des C-reaktiven Protein (CRP) beim HELLP-Syndrom ist in bis zu 62 % der Fälle nachweisbar und nicht Folge einer Infektion.

Derzeit gibt es keine Evidenz für den Nutzen einer *Kortikosteroidgabe* zur Behandlung bei HELLP-Syndrom und Präeklampsie. Sie ist daher nicht zu empfehlen. In der internationalen Literatur wird die Gabe von Kortikoiden postpartal nicht empfohlen. In den NICE-Guidelines wird explizit davon abgeraten. Allenfalls in klinischen Situationen, in denen ein Anstieg der Thrombozytenzahl nützlich erscheint, kann der Einsatz von Glukokortikoiden gerechtfertigt sein.

Merke M!

Da es bisher keine kausale Therapie der Präeklampsie gibt, ist die frühzeitige Entbindung in vielen Fällen indiziert. Aufgrund dessen ist die interdisziplinäre Zusammenarbeit mit Geburtshelfern, Neonatologen und Intensivmedizinern wichtig, um die Risiken für Mutter und Fetus abzuschätzen hinsichtlich des optimalen Entbindungszeitpunkts und des Entbindungsmodus.

Eklampsie

Eine Eklampsie (tonisch-klonische Krampfanfälle) tritt in 2–3 % der Fälle schwerer Präeklampsien, in 0,6 % der Präeklampsiefälle ohne Zeichen der schweren Präeklampsie auf. Die Inzidenz der Eklampsie beträgt in den industrialisierten Ländern ca. 1,5–10/10 000 Geburten. Eine Eklampsie ist auch bei fehlender Hypertonie oder Proteinurie möglich (14–34 % der Fälle), 25 % der Frauen weisen keine klinischen Prodromalsymptome auf. Die Diagnose der Eklampsie wird klinisch gestellt. Prodromalsymptome bzw. Frühwarnzeichen sind:

- Hypertonie: 75 %
- Kopfschmerzen: 66 %
- Visusstörungen: 27 %

Eckpfeiler der Eklampsietherapie sind:

- Traumaprävention
- Prävention einer maternalen Hypoxämie
- antihypertensive Therapie
- Prävention erneuter Krampfanfälle
- Evaluation der Entbindungsindikation (sofern die Patientin noch schwanger ist)

Frauen, die neurologische Symptome entwickeln, sollen unverzüglich einem neurologischen Konsiliar vorgestellt werden. Die Indikation zur Bildgebung (MRT, CT) sollte zum Ausschluss eines intrakraniellen Geschehens (Blutung, PRES [posteriores reversibles Enzephalopathiesyndrom]) großzügig gestellt werden.

Postpartales Management und Nachsorge

Grundsätzlich gilt bei allen Frauen mit hypertensiven Schwangerschaftserkrankungen, dass ein Risiko für eine Exazerbation der Erkrankung bis zu 7 Tagen postpartal besteht.

- postpartales HELLP-Syndrom: 7–30 %
- postpartale Eklampsie: bis zu 28 %

In den meisten Fällen normalisiert sich der Blutdruck innerhalb der ersten Tage postpartum (29–57 % innerhalb der ersten 3 Tage, 50–85 % in der 1. Woche). Die Restitution ist dabei vom Schweregrad abhängig. Regelmäßige Kontrollen von Puls, Temperatur, Flüssigkeitsbilanzierung, Atmung, Sauerstoffsättigung und Labor sollen in Abhängigkeit von der klinischen Symptomatik durchgeführt werden.

Nachfolgende Empfehlungen sollen in der Behandlung Berücksichtigung finden:

- Fortsetzen der laufenden antihypertensiven Therapie bei persistierenden Hypertonus
- eventuell Umsetzen auf eine orale Medikation
- Reduktion der Medikation sollte erst ab dem 4. postpartalen Tag, bei sinkenden und unauffälligen Laborparametern erfolgen.
- Postpartale Zielblutdruckwerte < 150/100 mmHg sind anzustreben.
- Bei schwerer Hypertonie oder Blutdruckkrisen soll eine blutdrucksenkende Therapie mit vorzugsweise kurzwirksamen Medikamenten begonnen werden.
- Für mindestens 12 Wochen soll eine Blutdrucküberwachung erfolgen.

Basierend auf der Collaborative Eclampsia Trial, sollte die intravenöse Magnesiumgabe bis zu 48 Stunden postpartal weitergeführt werden. Ein Aussetzen der Therapie erscheint nur dann sinnvoll, wenn der Blutdruck ohne antihypertensive Therapie anhaltend < 140/90 mmHg ist oder wenn präpartal über mehr als 8 Stunden eine Magnesiumprophylaxe durchgeführt wurde.

22.1.2 Peripartale Blutungen

Peripartale Blutungen (PPH) sind eine Hauptursache der Müttersterblichkeit auch in der westlichen Welt. Sie sind gefürchtete Notfallsituationen in der Geburtshilfe. 30 % aller mütterlichen Todesfälle in der Dritten Welt und 13 % in den industrialisierten Ländern sind durch peripartale Blutungen verursacht [1688].

Die *Inzidenz* der PPH steigt kontinuierlich, bedingt durch die Zunahme von Uterusatonien und Plazentaimplantationsstörungen. Ursache dafür sind unter anderem die Zunahme der Rate an vaginaloperativen Entbindungen, die Zunahme an Kaiserschnittentbindungen und die großzügigere Anwendung von Oxytocin zu Geburtseinleitungen und Wehenunterstützung.

Peripartale Blutungen erfordern eine exakte Diagnose mit anschließendem raschem und korrektem therapeutischem Handlungsprotokoll. Eine interdisziplinäre Zusammenarbeit ist dabei zwingend erforderlich.

Verstärkte Nachblutungen treten meist ohne Vorboten auf. Eine engmaschige Überwachung ist daher wichtig, um frühzeitig eine verstärkte Blutung zu entdecken. Das Erkennen von präpartalen Risikofaktoren, die richtige Einschätzung des Blutverlustes, der häufig unterschätzt wird, sind wichtige Aspekte, um Morbidität und Mortalität zu senken. Das Ausmaß der Blutung wird bei visueller Beurteilung um 30–50 % unterschätzt [1678], [1673], [1696]. Nach Sectio caesarea muss in 5–10 % der Fälle mit einem Blutverlust > 1 000 ml gerechnet werden. Generell ist dabei der Blutverlust > 1 000 ml nach primärer Sectio caesarea signifikant niedriger als nach sekundärer Sectio caesarea [1691].

Eine international einheitliche Definition der PPH existiert nicht.

Definition

Die WHO definiert derzeit unabhängig vom Geburtsmodus eine PPH bei einem Blutverlust > 500 ml. Im deutschsprachigen Raum wird folgende Definition empfohlen:
- Blutverlust ≥ 500 ml nach vaginaler Geburt
- Blutverlust ≥ 1 000 ml nach Sectio caesarea

Bei diesen Angaben wird jedoch nicht die Dynamik des Blutverlustes berücksichtigt. Ebenso wenig geht in diese Betrachtung ein, ob dieser Blutverlust erst nach ersten blutstillenden Maßnahmen stattgefunden hat. Dies sind aber wichtige Angaben für die Einschätzung des Schweregrades der Blutung und der nachfolgenden Maßnahmen.

Eine Schwangerschaft zieht viele physiologische Veränderungen nach sich, die das Ziel haben, ein gesundes Kind auszutragen. Unter anderem kommt es zu einer Zunahme des zirkulierenden Blutvolumens (etwas 9 % des Körpergewichtes, ▶ Abb. 22.1). Die Erhöhung des Blutvolumens trägt dazu bei, dass Schwangere einen Blutverlust von 1 000–1 500 ml ohne Zeichen der hämodynamischen Instabilität tolerieren. Kompensationsmechanismen der Schwangeren oder entbundenen Frau sind zu beachten, da diese oft über einen gewissen Zeitraum eine kreislaufstabile Situation trotz vorhandener Blutung vortäuschen können. Zum Termin hin beträgt die Durchblutung der Gebärmutter 600–800 ml/min (▶ Tab. 22.8). Aufgrund dessen kann es innerhalb einiger Minuten zu einem fulminaten Blutverlust kommen.

Im angloamerikanischen Sprachgebrauch werden die Ursachen der PPH nach den „4 Ts" eingeteilt (▶ Tab. 22.9). Kombinationen dieser Ursachen sind häufig die Regel [1669].

Postpartale Blutungen werden nach dem zeitlichen Auftreten unterschieden (▶ Tab. 22.10).
- Bei einer primären PPH tritt der erhöhte Blutverlust innerhalb der ersten 24 Stunden nach Geburt auf. Zwei Drittel aller lebensbedrohlichen Blutungen treten bereits in den ersten 4 Stunden postpartum auf.
- Bei der sekundären PPH kommt es zwischen 24 Stunden und 12 Wochen postpartum zu einem erhöhten Blutverlust.

Äußerst wichtig im Risikomanagement der PPH sind das Erkennen der Blutung und eine exakte Einschätzung der Situation (▶ Tab. 22.11). Die PPH ist das klinische Zeichen einer zu diagnostizierenden Pathologie, sie ist keine Diagnose. Durch folgende Faktoren kommt es zur Erhöhung von Morbidität und Mortalität der Patientin:
- Verzögerung der Diagnose
- Verzögerung der therapeutischen Maßnahmen
- Verzögerung der Bereitstellung von Blut- und Gerinnungsfaktoren
- Fehlen von klaren Handlungsanweisungen
- schlechte Kommunikation im interdisziplinären Team

Tab. 22.8 Blutvolumen gegen Ende der Schwangerschaft [1681].

Gewicht (kg)	Blutvolumen (ml)	20 % Blutverlust (ml)	30 % Blutverlust (ml)
60	5 500	1 100	1 600
70	6 500	1 300	2 000
80	7 500	1 500	2 200
90	8 000	1 600	2 400
100	9 000	1 800	2 700
110	10 000	2 000	3 000
120	11 000	2 200	3 200

Berechnung: Blutvolumen (= 65 ml/kgKG) + 50 %. Ab einem Verlust von 20 % des Blutvolumens sind klinische Zeichen der Hypovolämie zu erwarten, ab einem Verlust von 30 % ist mit einer Koagulopathie zu rechnen.

POSTPARTALE BLUTUNG | Handlungsalgorithmus

nach vaginaler Geburt oder in der postoperativen Überwachungsphase nach Sectio caesarea

	klinische Symptome	allgemeine/operative Maßnahmen	Medikamente
STEP 1	Dauer max. 30 min nach Diagnosestellung	HINZUZIEHEN Oberarzt | Facharzt Geburtshilfe | INFORMATION Anästhesie	

	• vaginale Blutung
	>500 ml nach vaginaler Geburt
	>1000 ml nach Sectio caesarea
	
	CAVE: Unterschätzung
	! Messsystem !
	
	• Patientin kreislaufstabil
		• 2 i.v.-Zugänge (mindestens 1 großlumiger)
		• Kreuzprobe / Notfalllabor / EK's bereitstellen
		• Volumengabe (z.B. Kristalloide / Kolloide)
		• Blase katheterisieren
		• Blutverlust messen
		• rasche Abklärung der Blutungsursache (4T's)
		  • Uterustonus (Tonus-Atonie?)
		  • Plazentainspektion (Tissue-Plazentarest?)
		  • Speculumeinstellung (Trauma-Geburtskanal?)
		  • Gerinnung (Thrombin-Laborwerte?)
		• Uteruskompression - Ultraschall
		PARALLEL
			• OXYTOCIN
			3-5 IE (1 Amp.) als Kurzinfusion und
			40 IE in 30 min (Infusion/Perfusor)
			ODER
			• CARBETOCIN (off label use)
			100 µg (1 Amp.) in 100 ml NaCl 0,9%
			als Kurzinfusion
			
			bei starker persistierender Blutung STEP 2,
			bei moderat persistierender Blutung evtl.
			• MISOPROSTOL (off label use)
			800 µg (4 Tbl. á 200 µg) rektal

STEP 2	Dauer max. weitere 30 min (= 60 min nach Diagnosestellung)	HINZUZIEHEN Anästhesie | Alarmierung OP Team | ORGANISATION OP-Saal TRANSFERKRITERIEN überdenken	

	• anhaltend schwere Blutung
	• Patientin kreislaufstabil
		• OP-Vorbereitung
		• Ausschluss Uterusruptur
		  • Nachtastung / Ultraschall
		• bei V. a. Plazentarest (nach US oder Inspektion)
		  • manuelle Nachtastung
		  • ggf. Cürettage (US-Kontrolle)
			Bestellung FFP / EK / TK
			(kreuzen und in den Kreissaal/OP bringen lassen)
			
			• SULPROSTON
			500 µg (1 Amp.; max. 3 Amp. pro 24 h)
			nur über Infusomat/Perfusor
			• 2 g TRANEXAMSÄURE i.v.
			vor Fibrinogengabe
			Bei persistierender schwerer Blutung
			(ca. 1500 ml Gesamtblutverlust)
			• FIBRINOGEN 2-4 g
			• FFP / EK erwägen

STEP 3		TRANSFERKRITERIEN überdenken | HINZUZIEHEN Oberarzt Anästhesie INFORMATION der bestmöglichen personellen Expertise	
	• therapierefraktäre schwere Blutung und kreislaufstabile Patientin oder • hämorrhagischer Schock ZIEL • hämodynamische Stabilisierung (temporärer) Blutungsstop • Optimierung von Gerinnung und • Erythrozytenkonzentration • Organisation von STEP 4	CAVUMTAMPONADE BALLONAPPLIKATION • Balloneinführung unter Ultraschallkontrolle • ausreichendes Auffüllen des Ballons (Sulproston weiter) • leichten Zug applizieren • alternativ Streifentamponade BLUTUNGSSTOP • Intensivüberwachung • BALLONDEBLOCKADE nach 12-24 Std. (ggf. nach Transfer im Zentrum) PERSISTIERENDE oder ERNEUTE BLUTUNG (Blutung bei liegendem Ballon oder nach Deblockade) • ggf. erneute Ballonapplikation („bridging") • obligat STEP 4	ZIELKRITERIEN • Hämoglobin > 8-10 g/dl (5-6,2 mmol/l) • Thrombozyten > 50 Gpt/l • RR systolisch > 80 mmHg • pH ≥ 7,2 • Temperatur > 35° C • Calcium > 0,8 mmol/l
STEP 4		HINZUZIEHEN der bestmöglichen personellen Expertise	
	• persistierende Blutung	Definitive Versorgung | (chirurgische) Therapie KREISLAUFINSTABILITÄT BLUTSTILLUNG ↓ Laparotomie / Gefäßklemmen / Kompression STABILISIERUNG Kreislauf / Temperatur / Gerinnung eventuell rekomb. Faktor VIIa →	KREISLAUFSTABILITÄT DEFINITIVE CHIRURGISCHE THERAPIE Kompressionsnähte Gefäßligaturen Hysterektomie EMBOLISATION

Transferkriterien
- Fehlen von operativem oder interventionellem Equipment oder fehlende Anwesenheit von geschultem Personal
- temporärer Blutungsstop durch Cavumtamponade
- hämodynamische Transportstabilität der Patientin
- existierende SOP zw. Zielkrankenhaus und transferierendem Krankenhaus

rekombinanter Faktor VIIa (! off label use !)
- initial 90 µg/kg KG (Bolus)
- ggf. Wiederholungsdosis bei persistierender Blutung nach 20 min

Voraussetzungen
pH ≥ 7,2
Fibrinogen > 1,5 g/l
Thrombozyten > 50 Gpt/l
Hyperfibrinolyse ausgeschlossen/therapiert

Abb. 22.1 Peripartale Blutungen. Behandlungsalgorithmus [1681]. (Quelle: DACH-Arbeitsgruppe PPH: Handlungsalgorithmus Postpartale Blutung – Der D-A-Ch - Algorithmus)

Tab. 22.9 Ursachen der peripartalen Blutung (PPH) [1688] [1695].

„T"	Ursache	Häufigkeit (%)	Anteil (%) an PPH
Tonus (uterine Atonie)	Überdehnung der Uterusmuskulatur (Multiparität, Hydramnion, fetale Makrosomie, Mehrlinge)	2–8	50–70
	Wehenhemmer		
	überstürzte Geburt oder lange Geburtsdauer		
	hohe Gaben von kontraktionsfördernden Substanzen		
	Chorioamnionitis (Tripel-I)		
	Uterus myomatosus		
Tissue (Lösungsstörungen der Plazenta)	Lösungsstörungen	nach vaginaler Entbindung: 0,1–3	bis zu 39
	Plazentaimplantationsstörungen (Plazenta adhaerens, Plazenta accreta, Plazenta increta, Plazenta percreta)		
Trauma	Verletzung des Geburtskanals	10–20, nach Sectio: 0,5–1	10–15
Thrombin (Koagulopathie)	schwangerschaftsinduziert: Thrombopenie bei HELLP-Syndrom, disseminierte intravasale Gerinnung (DIG), z. B. bei Präeklampsie, intrauterinem Fruchttod, Abruptio placentae, Fruchtwasserembolie	–	–
	andere: Von-Willebrand-Jürgens-Syndrom, plasmatische Gerinnungsstörungen, Thrombopathien, Mangel an Gerinnungsfaktoren (Verlust, Verbrauch, Verdünnung)	–	–

Tab. 22.10 Unterscheidung der postpartalen Blutungen (PPH) nach dem zeitlichen Auftreten.

Kriterium	primäre PPH	sekundäre PPH
zeitliches Auftreten	< 24 h nach Entbindung	> 24 h bis 12 Wochen postpartum
Ursache	meist Atonie, Trauma (okkulte intraabdominelle oder retroperitoneale Blutungen) mit Kombinationskoagulopathien	atone Nachblutungen durch Plazentaresidueen
Klinik	rasche hämodynamische Entgleisung (blasses Hautkolorit, Kaltschweißigkeit, Tachykardie, Hypotension, Hyperventilation, Oligoanurie	Anstieg der Herzfrequenz, selten Blutdruckabfall

Tab. 22.11 Risikofaktoren, die eine peri-/postpartale Blutung (PPH) begünstigen.

soziodemografische Faktoren	geburtshilfliche Risikofaktoren	operative Risikofaktoren	sonstige Risikofaktoren
• Adipositas (Body-Mass-Index >35) • maternales Alter (>30 Jahre)	• Plazenta praevia • vorzeitige Plazentalösung • Plazentaretention • prolongierte Plazentarperiode • Präeklampsie • Mehrlingsgravidität • Zustand nach PPH • fetale Makrosomie • HELLP-Syndrom • lang anhaltende Oyxtocingaben • Geburtseinleitung • protrahierte Geburt	• notfallmäßige Sectio caesarea • elektive Sectio caesarea • vaginal-operative Entbindung • Episiotomie • Dammriss	• antepartale Blutung • Von-Willebrand-Syndrom • Anämie (<9 g/dl) • Fieber unter der Geburt • rasche/überstürzte Geburt • hohe maternale Parität • Uterus myomatosus • Fehlbildungen des Uterus

Durch das Erkennen präpartaler Risikofaktoren können präventive Maßnahmen eingeleitet werden. Trotzdem muss man wissen, dass die Mehrzahl der Patientinnen, die eine PPH entwickeln, keine Risikofaktoren haben [1698].

Ein wichtiger Prädiktor für die schwere PPH ist die *initiale Fibrinogenkonzentration*. Anhand von Daten von über 1700 Patientinnen aus mehreren Studien ist zu Beginn einer schweren PPH eine Fibrinogenkonzentration <3 g/l und besonders <2 g/l mit einem Fortschreiten der Blutung zu rechnen. Bei einem Wert >4 g/l ist damit nicht zu rechnen. Die normale Fibrinogenkonzentration bei Schwangeren zum Entbindungszeitpunkt beträgt 4,5–5,8 g/l, im nicht schwangeren Zustand (laborabhängig) 1,5–3,5 g/l.

Sollten entsprechende Risikofaktoren vorliegen sind nachfolgende Maßnahmen vorzunehmen und zu prüfen:

- adäquater venöser Zugang unter der Geburt
- Kreuzblutabnahme bei der Patientin
- eventuell prophylaktische Auskreuzung von Blutkonserven
- Bereitstellung von Uterotonika:
  - Oxytocin, Prostaglandine (z. B. Sulproston), ggf. Misoprostol (Cytotec, cave: off label use), Carbetocin (bisher keine ausreichenden Daten vorliegend)
- Überprüfung der Logistik:
  - Verfügbarkeit eines Notfalllabors:
    - Blutbild, Blutgasanalyse, Antihrombin, Fibrinogen, eventuell Thrombelastografie/Thrombelastometrie (ROTEM)
  - Logistik der Kollegen der Anästhesie?
  - Verfügbarkeit der Blutbank
  - zeitnahe Beschaffung von Erythrozytenkonzentraten und Frischplasma
  - Verfügbarkeit von Gerinnungsfaktoren:
    - Tranexamsäure (Cyclokapron) [1680], [1692]
    - Fibrinogen (Hämokomplettan)
    - Faktor XIII (Fibrogammin)
    - rekombinanter Faktor VIIa (rFVIIa, NovoSeven, off labe use)

Prävention der PPH nach vaginaler oder vaginal-operativer Geburt

Durch eine aktive Leitung der Nachgeburtsperiode soll sich die Plazenta rascher lösen und somit wird der postpartale Blutverlust verringert. Prophylaktisch kann der Patientin nach Geburt des Kindes 3–5 IE Oxytocin (Syntocinon) i. v. oder als Kurzinfusion gegeben werden. Durch diese Maßnahme werden etwa 50–70 % der verstärkten postpartalen Blutungen verhindert und die Notwendigkeit der therapeutischen Anwendung von Uterotonika um 50 % reduziert.

Prävention der PPH bei Sectio caesarea

Auch hier kann die Gaben von Oxytocin (Syntocinon) 3–5 IE als Kurzinfusion erfolgen. Alternativ steht Carbetocin (Pabal 100 µg) als Kurzinfusion zur Verfügung. Carbetocin ist ein synthetisches Oxytocinanalogon. Es zeichnet sich durch eine lange Halbwertszeit aus (40 Minuten). Carbetocin ist ausschließlich zur einmaligen Anwendung bestimmt und nur als Alternative zu Oxytocin anzuwenden.

Management bei PPH

Das Management sollte rasch, situationsgerecht und koordiniert erfolgen. Das Team der Geburtshelfer sollte dabei frühzeitig das Team der Anästhesie informieren und zielgerichtet gemeinsam arbeiten. Neben den allgemeinen kreislaufstabilisierenden Maßnahmen und einem entsprechenden Monitoring soll eine rasche Klärung der Blutungsursache erfolgen („4 Ts").

Dabei hat die Messung des Blutverlustes eine große Bedeutung und soll nicht unterschätzt werden. Die visuelle Beurteilung des Blutverlustes führt häufig zu einer Unterschätzung von 30–50 % (Blutverluste in Tüchern, Bettlacken usw.). Das Sammeln aller mit Blut getränkten Unterlagen, Binden, Wäsche und nennenswerter Koagelmengen ist daher unbedingt zu empfehlen. Beispielweise lässt sich mit kalibrierten Blutauffangbeuteln der Bluterlust im Rahmen von vaginalen Geburten oder nachfolgenden vaginalen operativen Eingriffen wie Nachkürettagen messen.

Medikamentöse Maßnahmen zur Behandlung der PPH

Uterotonika

In ▸ Tab. 22.12 sind wichtige Uterotonika aufgeführt.

Gerinnungsanalysen

Gerinnungsanalysen mit Bestimmung der Prothrombinzeit, aktivierter partieller Thromboplastinzeit und der Fibrinogenbestimmung sind für das Monitoring der Koagulopathie der PPH wenig hilfreich aufgrund der Verzögerung der Datenübermittlung. Patientennahes Monitoring wie die Thrombelastometrie (ROTEM) bzw. Thrombelastografie (TEG) haben an Bedeutung beim Management der PPH gewonnen. Steht eine solche Messung nicht zur Verfügung, sollte zusätzlich zum Antifibrinolytikum die Therapie mit 2–4 g Fibrinogen erfolgen.

Tranexamsäure

Das Erkennen der Hyperfibrinolyse, die mit der PPH auftritt, muss frühzeitig erkannt und entsprechend behandelt werden. Mithilfe des Thrombelastogramms kann dies zügig erfolgen. Die Abnahme der Gerinnselfestigkeit ist dabei ein typisches Zeichen der Hyperfibrinolyse. Die rechtzeitige Gabe von Tranexamsäure führt zu einem deutlich geringeren Blutverlust und geringeren Transfusionsbedarf. Dies konnte in einer Studie an 154 Patientinnen mit PPH nachgewiesen werden [1677].

Die prophylaktische Gabe von Tranexamsäure zur Vermeidung einer PPH kann diskutiert werden. Man muss dabei aber auch mögliche thrombembolische Nebenwirkungen bedenken. Die aktuelle Empfehlung ist, dass nach einem Blutverlust von 1 000 ml die Gabe von 1 g Tranexamsäure erfolgen sollte. Bei anhaltender Blutung sollte die erneute Gabe von 1 g nach 30–60 Minuten erfolgen [1680], [1692].

Fibrinogen

Nach gegenwärtigem Wissenstand kommt dem Fibrinogen eine wichtige Rolle zu bei Patientinnen mit PPH. Der Zielspiegel für Fibrinogen sollte bei PPH > 2 g/l liegen (Leitlinie 015/063). Die Evidenz aus randomisierten Studien fehlt zwar noch, aber es gibt eindeutige Hinweise, dass diese Maßnahme den Verlauf einer PPH positiv beeinflusst. Die prophylaktische Gabe von Fibrinogen bei Patientinnen mit PPH unter Normofibrinogenspiegeln zeigt jedoch keinen Effekt. Dies wurde in der randomisierten Studie (FIB-PPH-Trail, 2015) untersucht [1699].

Erythrozytenkonzentrate und Frischplasmen

Häufig wird der Blutverlust im Rahmen einer PPH deutlich unterschätzt und die Gabe von Erythrozytenkonzentraten (EK) und gefrorenem Frischplasma (FFP) erfolgt zu spät. Nach der aktuellen S2k-Leitlinie der AWMF sollte der Hämoglobinwert bei zirka 7–9 g/dl (4,3–5,5 mmoll) bzw. der Hämatokrit bei etwa 30 % liegen. Die im Rahmen der Notfallversorgung durchgeführten HB-Kontrollen sind häufig zu hoch gemessen und geben nicht den tatsächlichen noch zirkulierenden HB-Wert an. Analog den Daten aus der Traumaforschung wird ein Verhältnis von EK, FFP und Thrombozytenkonzentrat von 4:4:1 empfohlen. Bei der Applikation von Blutprodukten muss man auch immer trotz der Notfallsituation auf entsprechende Transfusionsreaktionen vorbereitet sein.

Thrombozytengabe

Thrombozyten als wichtige Elemente der primären Hämostase sollen ausreichend vorhanden sein.

Tab. 22.12 Medikamentöse Maßnahmen zur Behandlung der postpartalen Blutung: Uterotonika.

	Applikation	Nebenwirkung	cave/Kontraindikation
Oxytocin (Syntocinon)	• 3–5 IE (1 Amp.) in 10 ml NACL 0,9 % langsam i. v. • gefolgt von 10–40 IE Oxytocin in 500–1 000 ml Ringer-Laktat als Dauertropfinfusion (Dosis abhängig von uteriner Wirkung)	• Reflextachykardie • Erhöhung des Herzzeitminutenvolumens • vorübergebender Abfall des arteriellen Blutdrucks • Koronarspasmen	cave: • maternale Hypotension • kardiovaskuläre Erkrankung • Rezeptorsättigung bei lang anhaltender Gabe zur Wehenunterstützung
Sulproston (Nalador)	• 500 µg (1 Amp.) in 500 ml Infusionslösung • Maximaldosis: 1 000 µg /10 h (2 Amp.) • Tageshöchstdosis: 1 500 µg (3 Amp.)	• Spasmen im Ober- und Mittelbauch • bei Disposition bronchokonstriktorische Reaktion • Druckerhöhung im Pulmonalkreislauf (cave: Lungenödem) • selten Bradykardie und/ oder Blutdruckabfall • Myokardischämie • Störungen des Wasser- und Elektrolythaushalts	• intramyometrane Applikation von Sulproston z. B. in den Fundus uteri bei Sectio ist kontraindiziert
Misoprostol (Cytotec)	800–1 000 µg rektal oder 600 µg oral	Schwindel, Kopfschmerzen	Off-Label-Use
Carbetocin (Pabal) (Oxytocin-Agonist)	100 µg i. v. (langsame i. v.-Gabe über 1 Minute) oder i. m. – nur zur einmaligen Anwendung (keine Verabreichung weiterer Dosen), Halbwertszeit 40 min	Flush, Übelkeit, Wärmegefühl, Kopfschmerzen, Tremor, Pruritus, Hypotonie, Hitzewallungen, Schmerzen im Brustkorb, Dyspnoe	Überempfindlichkeit, Nieren- und Lebererkrankungen, schwere kardiovaskuläre Erkrankungen, Epilepsie
Methylergometrin (Methergin)	1 Amp. (= 1 ml) 0,2 mg	• Koronarspasmen • Herzrhythmusstörungen • Myokardinfarkt	• aufgrund des Nebenwirkungsprofils in vielen Kliniken nicht mehr eingesetzt, 2011 in Deutschland vom Markt genommen • Kontraindikation: Hypertonie, ischämische Gefäßerkrankungen, schwere Leber- und Nierenfunktionsstörungen, Sepsis, postpartal nach Präeklampsie/Eklampsie

Daten zur Thrombozytengabe oder Daten zu Grenzwerten bei PPH-Patientinnen gibt es nicht. Analog zu den Studiendaten an Traumapatientinnen, der S2k-Leitlinie der AWMF zu peripartalen Blutungen, wird empfohlen, den Thrombozytenwert > 100 000/µl zu halten bei massiven und lebensbedrohlichen Blutungen. Es ist zu hinterfragen, ob diese Zahl auch in der Akutsituation zu halten ist mit dem eventuellen Auftreten der Verbrauchskoagulopathie. Aus hämatologischer Sicht ist sicherlich auch eine Thrombozytenzahl von 50 000/µl ausreichend für die perioperative Hämostase.

Bei der Transfusion von Thrombozytenkonzentraten ist auf den Rhesusfaktor zu achten. Rhesus-negative Patientinnen sollten keine Rhesus-positiven

Thrombozytenkonzentrate erhalten. Sollte dies dennoch erfolgt sein, muss zur Vermeidung eines Morbus haemolyticus neonatorum in einer nachfolgenden Gravidität eine Rhesusprophylaxe erfolgen.

Rekombinanter Faktor VIIa

Der Einsatz von rekombinantem Faktor VIIa ist bei Erfolglosigkeit aller anderen Therapieoptionen als Ultima Ratio und strenger Indikationsstellung ist möglich. Die Gabe führt zu einer massiven Gerinnungsaktivierung. Es ist ein Off-Label-Use. Die Dosierung beträgt 90 µg/kgKG. Gegebenenfalls kann eine wiederholte Gabe nach 20 Minuten bei persistierender Blutung erfolgen. Eine Metaanalyse von 2010 mit 270 Patientinnen mit PPH ergab ein Sistieren der Blutung in etwa 85 % der Fälle [1679].

Um eine adäquate Wirkung zu erzielen, muss eine Hyperfibrinolyse therapiert werden, die Thrombozytenzahl muss > 50 000 µl und der Fibrinogenspiegel > 1 g/l sein. Die Körpertemperatur und der pH-Wert sollten im physiologischen Bereich liegen, da der rekombinante Faktor VIIa enzymatisch wirkt.

Literatur

[1660] American College of Obstetricians and Gynecologists. ACOG Practice Bulletin: Clinical Management Guidelines for Obstetrician-Gynecologists Number 76, October 2006: postpartum hemorrhage. Obstet Gynecol 2006; 4: 1039–1047

[1670] AWMF-Leitlinie Hypertensive Schwangerschaftserkrankungen: Diagnostik und Therapie 015/018, Stand März 2019

[1671] AWMF-Leitlinie S3-Leitlinie Prophylaxe der venösen Thromboembolie; 003/001Thrombose

[1672] Barbour LA, Smith JM, Marler RA. Heparin levels to guide Thromnoembolism prophylaxis during pregnancy. Am J Obstret Gynecol 1995; 6: 1869–1873

[1673] Bose P, Regan F, Paterson-Brown S. Improving the accuracy of estimated blood loss at obstetric haemorrhage using clinical reconstruction. BJOG 2006; 8: 919–924

[1674] Callaghan WM. Overview of maternal mortality in the United States. Semin Perinatol 2012; 36: 2

[1675] Carroll MA, Yeomanns ER. Diabetic ketoacidodid in pregnancy. Crit Care Med 2005; 33: 347

[1676] Cortet M, Deneux-Tharaux C, Dupont C et al. Association between fibrinogen level and serveity of postpartum haemorrhage: secondary analysis of a prospective trial. Br J Anaesth 2012; 108: 984–989

[1677] Ducloy-Bouthors AS, Jude B, Duhamel A et al. High-dose tranexamic acid reduces blood loss in postpartum haemorrhage. Crit Care2011; 15: R117

[1678] Dzuthie SJ, Ven D, Yung GL et al. Discrepancy between laboratory determination and visual estimation of blood loss during normal delivery. Eur J Obstet Gynecol Reprod Biol 1991; 2: 119–124

[1679] Franchini M, Franchi M, Bergamini V et al. The use of recombinant activated FVII in postpartum hemorrhage. Clin Obstet Gynecol 2010; 53: 219–227

[1680] Gayet-Ageron A, Prieto-Merino D, Ker K et al. Effect of treatment delay on the effectiveness and safety of antifibrinolytics in acute severe haemorrhage: a meta-analysis of individual patient-level data from 40 138 bleeding patients. The Lancet 2018; 391(10116): 125–132

[1681] Girard T, Bolliger. Gerinnungsmanagement bei peripartaler Hämorrhagie. Gynäkologe 2019; 52: 416–424

[1682] Greer IA, Nelson-Pierca C. Low-molecular-weighz heparins for thrombophylaxis ans treatment of venous thromboembolism in pregnancy. A systematic review of safety and efficacy. Blood 2005; 2: 401–407

[1683] Heit JA, Koobervig CE, James AH et al. Trends in the incidence of venous thromboembolism during pregnancy or postpartum: a 30-year population-based study. Ann Intern Med 2005; 10: 697–706

[1684] Juhasz-Böss I, Solomayer E, Strik M et al. Abdominaleingriffe in der Schwangerschaft – eine interdisziplinäre Herausforderung. Deutsches Ärzteblatt 2014; 111: 465–472

[1685] Kainer F. Hrsg. Facharztwissen Geburtsmedizin. 3. Aufl. München: Elsevier; 2016

[1686] Leitlinie 003/001 AWMF-S3-leitlinie Prophylaxe der venösen Thromboembolie (VTE). Stand 15.10.2015. Im Internet: https://www.awmf.org/uploads/tx_szleitlinien/003-001l_S3_VTE-Prophylaxe_2015-12.pdf. Zugriff: 04.05.2020

[1687] uvolumenLeitlinie 015/018 DGGG, OEGGG, SGGG: AWMF-S2k-Leitlinie Hypertensive Schwangerschaftserkrankungen: Diagnostik und therapie. Stand März 2019. Im Internet: https://www.awmf.org/uploads/tx_szleitlinien/015-018l_S2k_Diagnostik_Therapie_hypertensiver_Schwangerschaftserkrankungen_2019-07.pdf. Zugriff: 04.05.2020

[1688] Leitlinie 015/063 DGGG, OEGGG, SGGG: AWMF-S2k-Leitlinie Peripartale Blutungen, Diagnostik und Therapie. Im Internet: https://www.awmf.org/uploads/tx_szleitlinien/015-063l_S2k_Peripartale_Blutungen_Diagnostik_Therapie_PPH_2016-04.pdf. Zugriff: 04.05.2020

[1689] Lockwood CJ. Overview of prevention of venous thrombosis in pregnant and postpartum women. In: Rose BD, editor. Waltham, MA: UpToDate; 2007

[1690] Loose R, Wucherer M. Bildgebung in der Schwangerschaft. Radiopraxis 2017; 10: 131–138

[1691] Magann EF, Evans S, Hutchinson M et al. Postpartum hemorrhage after cesarean delivery: an analysis of risk factors. South Med J 2005; 7: 681–685

[1692] Novikova N, Hofmeyr GJ, Cluver C. Tranexamic acid for preventing postpartum haemorrhage. Cochrane Database Syst Rev 2015; 6: CD007872

[1693] Pestka MA, Scharf RE. Venöse Thromboembolien, Thrombophilie und Thromboseprophylaxe in der Gynäkologie und Geburtshilfe. Gynäkologe 2014; 47: 501–513

[1694] Pollock W, Rose L, Dennis CL. Pregnant and postpartum admission to the intensive care unit: a systematic review. Intensive Care Med 2010; 36: 1465

[1695] Rath W, Bohlmann MK. Postpartale Hämorhagie. Prävention und Therapie. Der Gynäkologe 2011; 44(7): 538–548

[1696] Rath W, Schneider M. Definition und Diagnostik postpartaler Blutungen (PPH): unterschätze Probleme! Geburtshilfe Frauenheilk 2010; 1: 36–40

[1697] RCOG-Leitlinie # 37a. Royal College of Obstetricians and Gynecologists. Reducing the Risk of Venous Thromboembolism during Pregnancy and the Puerperium. April 2015. Im Internet: https://www.rcog.org.uk/globalassets/documents/guidelines/gtg-37a.pdf. Zugriff: 04.05.2020

[1698] Samangaya R, Pennington R, Vause S. Factors relting to a rising incidence of major postpartum haemorrhage. BJOG 2010; 3: 370; author reply 370–371

[1699] Wikkelso AJ, Edwards HM, Afshari Aet al. Pre-emptive treatment with fibrinogen concentrate for postpartum haemoeehage:reandomized controlled trial. Br L Anaesth 2015; 114: 623–633

22.2 Der Krebspatient auf der Intensivstation

Matthias Kochanek

22.2.1 Einleitung

Bei einer zunehmenden Inzidenz von Krebsneuerkrankungen weltweit nimmt der Anteil in kurativer Intention behandelter Krebspatienten stetig zu. Auch Älteren und Patienten mit vielen Komorbiditäten werden inzwischen umfassende Therapien wie Polychemotherapien oder allogene Stammzelltransplantationen angeboten. Auch durch neue Therapieoptionen wie etwa Tyrosinkinaseinhibitoren, spezifische Antikörper oder genetisch manipulierte T-Zellen, so genannte chimäre-Antigen-Rezeptor T-Zellen (CAR-T-Zellen), stehen viele neue potente Krebstherapien zur Verfügung, die allerdings auch mit vielen Nebenwirkungen verbunden sind [1708]. Somit kommt es zu einer stetigen Zunahme an kritisch kranken Krebspatienten, die intensivpflichtig versorgt werden müssen.

Der Anteil von Krebspatienten auf deutschen Intensivstationen liegt aktuell bei ca. 24 % [1714]. Dadurch, dass viele Fachdisziplinen Krebspatienten bzw. Tumorpatienten behandeln, sind Fachwissen und ein interdisziplinärer Ansatz und Austausch für die Versorgung dieser speziellen Patientengruppe auf der Intensivstation extrem wichtig [1701].

Die Behandlung auf der Intensivstation ist bei einem großen Teil der Krebspatienten mit gutem Erfolg verbunden. Daher sollten Krebspatienten grundsätzlich auf eine Intensivstation aufgenommen werden [1703].

In diesem Kapitel werden die wichtigsten Aspekte der Versorgung von Krebspatienten besprochen und mögliche Therapieoptionen aufgezeigt.

Merke M!

Übersicht über die Krebskomplikationen und die therapieassoziierten Komplikationen

krebsassoziierte Komplikationen:

- Thrombophilie oder hämorrhagische Diathese
- Tumorkompressionssyndrome (Vena-cava-Syndrom, Luftwege, spinales Kompressionssyndrom)
- Polyserositis (Pleuraerguss, Perikarderguss, Aszites)
- Pneumothorax
- Panzytopenie
- neuromuskuläres System (paraneoplastisch, ZNS-Lymphom, zerebrale Tumormetastasen)
- Hyperleukozytosesyndrom
- Volumenmangelschock im Rahmen von Blutungen (Lungenblutung)
- Hyperviskositätssyndrom
- Elektrolytstörungen
- pathologische Osteolysen/ Frakturen

therapieassoziierte Komplikationen:

- unerwartete Komplikationen nach Tumorchirurgie
- Herzinsuffizienz
- Infektionen ± Sepsis
- Panzytopenie
- Lungendysfunktion (akutes Atemnotsyndrom [ARDS], interstitielle Pneumonitis, Engraftment-Syndrom etc.)
- Tumorlysesyndrom mit Elektrolytstörungen
- TRALI (transfusion associated lung injury)
- medikamentenassoziierte Toxizität oder Arzneimittelreaktionen
- Komplikationen nach Stammzell-/ Knochenmarktransplantation
- Zytokin-Freisetzungssyndrom (CRS)

gemischt/sonstige Komplikationen:

- akutes Nierenversagen
- Leberinsuffizienz
- ZNS-Veränderungen
- Fatigue-Syndrom (akut/chronisch)
- Wasting-Syndrom (akut/chronisch)

22.2.2 Krebsassoziierte Komplikationen

Thrombophilie

Eine Krebserkrankung ist ein unabhängiger Risikofaktor für die Entwicklung einer thrombotischen Komplikation. Bis zu 20 % der Patienten mit einer Krebserkrankung entwickeln eine *tiefe Venenthrombose* (TVT) oder *Lungenembolie* (LE). Die kumulative Inzidenz einer TVT liegt bei 8 pro 1 000 Patienten pro Jahr. In einer Langzeituntersuchung von Krebspatienten über fast 2 Jahre entwickeln 7,4 % der Patienten eine TVT bzw. LE [1700], [1702].

Mit dem gut validierten Khorana-Score ist es möglich, das *Risikoprofil* von Krebspatienten besser abzuschätzen. Für bestimmte Risikofaktoren werden Punkte vergeben, anhand der Summe der Punkte kann man das Risiko einer TVT oder LE errechnen. Patienten mit einem Score ≥ 3 haben ein 7 %iges Risiko, eine TVT zu bekommen [1700] (▶ Tab. 22.13).

Durch eine rechtzeitig begonnene *prophylaktische Antikoagulation* kann eine TVT/ LE effektiv vermieden werden. Die Wahl der Antikoagulation richtet sich dabei nach den individuellen Gegebenheiten des Patienten, einschließlich Komorbiditäten (Leber, Niereninsuffizienz, Punktionen, weitere geplante operative Eingriffe etc.).

Patienten mit einer nachgewiesenen TVT/ LE müssen therapeutisch antikoaguliert werden. Die Guidelines der Fachgesellschaften geben hier teilweise unterschiedliche Empfehlungen. In der Regel haben sich die *niedermolekularen Heparine* (LMWH) als Standard in der akuten Therapie durchgesetzt. Auch hier sind – wie oben bereits erwähnt – Organdysfunktionen und Komorbiditäten in der Dosierung einzubeziehen. *Vitamin-K-Antagonisten* (VKA) oder direkte orale Antikoagulanzien (DOAK) spielen in der akuten Therapie auf der Intensivstation keine wesentliche Rolle. Patienten mit einer fulminanten TVT oder LE, die mit einer kardiopulmonalen Instabilität einhergehen, können auf der Basis einer individuellen Abwägung unter Umständen auch *lysiert* werden.

Tab. 22.13 Khorana-Score zur Risikoabschätzung einer tiefen Venenthrombose [1711].

Risikofaktoren	Punkte
Sitz des Tumors:	
• sehr hohes Risiko (Magen, Pankreas)	2
• hohes Risiko (Lunge, Lymphome, gynäkologische Tumore, Hoden)	1
Thrombozytenzahl vor Chemotherapie ≥ 350 × 10^6/l	1
Hämoglobin < 10 mg/l oder Einsatz von Erythropoetin	1
Leukozytenzahl vor Chemotherapie > 11 × 10^9/l	1
Body-Mass-Index (BMI) ≥ 35 kg/m^2	1
Summe	
0: niedriges Risiko, 1–2: intermediäres Risiko, ≥ 3: hohes Risiko	

Hämorrhagische Diathesen

Plasmatische Gerinnungsstörungen

Paraneoplastische plasmatische Gerinnungsstörungen können bei einer Reihe von Krebserkrankungen auftreten. Die Diagnose kann in den meisten Fällen durch eine pathologische Veränderung in der routinemäßig abgenommenen plasmatischen Gerinnung (Quick-Wert, International Normalized Ratio [INR], aktivierte Thromboplastinzeit [aPTT], Thrombinzeit, Fibrinogen) neben der Blutungsklinik identifiziert werden.

Es wird empfohlen, hier direkt Kontakt mit einem Hämatoonkologen oder Gerinnungsspezialisten aufzunehmen, um eine spezifische Therapie einzuleiten. Eine Kontaktaufnahme sollte rasch erfolgen, da es in seltenen Fällen zu lebensbedrohlichen Blutungskomplikationen kommen kann. Die Therapie richtet sich in der Regel nach den pathologischen Veränderungen in der plasmatischen Gerinnungskaskade.

Thrombozytäre Gerinnungsstörungen

Die therapieinduzierte Thrombopenie ist die häufigste Ursache für thrombozytäre Gerinnungsstörungen. Grundsätzlich sollte ab Thrombozytenkonzentraten, die kleiner 10 000/µl sind, eine tägliche Substitution erfolgen. Studien haben gezeigt, dass bei Thrombozytenwerten < 10 000/µl eine erhöhte Blutungsgefahr besteht [1709]. Unabhängig davon muss bei invasiven Eingriffen das Blutungsrisiko abgeschätzt werden und entsprechende Thrombozytengaben müssen erfolgen.

Patienten, die wiederholte Gaben von Thrombozytentransfer erhalten haben, entwickeln häufig thrombozytäre Antikörper. Trotz Gabe von Thrombozytenkonzentraten kann im peripheren Blutbild kein Anstieg der Thrombozyten gemessen werden. Hier wird empfohlen, mit einem Hämatoonkologen oder einem Transfusionsmediziner zu sprechen und unter Umständen Humane Leukozytenantigen(HLA)-gematchte Thrombozyten zu geben.

Darüber hinaus gibt es eine Reihe anderer paraneoplastischer thrombozytärer Störungen, die sich entweder durch eine Thrombopenie oder eine Thrombozytenfunktionsstörung ausdrücken. ▸ Tab. 22.14 zeigt einen Überblick über die möglichen Differenzialdiagnosen.

Kompressionssyndrome

Vena-cava-superior-Syndrom (VCSS)

Maligne Grunderkrankungen sind eine sehr häufige Ursache für ein VCSS (▸ Tab. 22.15): einerseits durch Kompression oder Infiltration von Tumormassen, anderseits durch malignomassoziierte Thrombosen mit Teil- oder Totalverschluss der V. cava oder entzündliche Prozesse. Ein beträchtlicher Anteil der onkologischen Patienten mit VCSS (20–40 %) hat zum Entstehungszeitpunkt einen *zentralvenösen Katheter* [1724].

▸ **Symptome.** Die häufigsten Symptome des VCSS sind Ödeme der oberen Körperhälfte, distendierte Venen des Halses und des Thorax, Dyspnoe, Husten, Pleuraerguss und Einengung von Pharynx-

Tab. 22.14 Thrombozytopenie und Thrombozytenfunktionsstörungen: Differenzialdiagnosen.

Ursache	Vorkommen
verminderte oder fehlende Megakaryozyten im Knochenmark	aplastische Anämie
	Leukämie
	Myelosuppressiva (z. B. Hydroxyharnstoff, Interferon-alpha, Chemotherapeutika)
	paroxysmale nächtliche Hämoglobinurie (bei einem Teil der Patienten)
verminderte Plättchenproduktion trotz Anwesenheit von Megakaryozyten im Knochenmark	Einnahme von Bortezomib
	myelodysplastische Syndrome
	Vitamin-B_{12}- oder Folsäuremangel
Thrombozytensequestration bei Splenomegalie	Osteomyelofibrose
immunologisch bedingter Abbau	arzneimittelinduzierte Thrombozytopenie (z. B. HIT)
	Immunthrombozytopenie
	lymphoproliferative Erkrankungen
	Posttransfusionspurpura
nicht immunologisch bedingter Abbau	bestimmte systemische Infektionen (z. B. durch Hepatitisviren, Epstein-Barr-Virus, Zytomegalievirus oder Dengue-Virus)
	Disseminierte intravasale Gerinnung
	thrombotisch-thrombozytopenische Purpura (TTP)/ hämolytisch-urämisches Syndrom (HUS)
Verdünnungseffekte	Transfusion von Erythrozyten oder isotonischen Flüssigkeiten

Tab. 22.15 Mit einem Vena-cava-superior-Syndrom (VCSS) assoziierte Malignome.

Tumor	Häufigkeit (% und Bereich)
nicht kleinzelliges Bronchialkarzinom (NSCL)	50 (43–59)
kleinzelliges Bronchialkarzinom (SCLC)	22 (7–39)
Lymphome	12 (1–25)
Metastasen (diverse, vor allem Mammakarzinom)	9 (1–15)
Keimzelltumoren	3 (0–6)
Thymome	2 (0–4)
Mesotheliom	1 (0–1)
andere	1 (0–2)

und Larynxregion mit Schluckbeschwerden und inspiratorischem Stridor. Es können aber auch unspezifische neurologische Symptome auftreten.

► **Diagnostik.** Häufig sind die klinischen Symptome wegweisend für die Diagnostik. Beweisend sind dann bildgebende Verfahren, in der Regel eine Computertomografie der entsprechenden Region. In der weiteren Diagnostik sollte rasch eine Sicherung einer Gewebeprobe des Tumors erfolgen. Dabei sollte die Biopsiemethode mit dem geringsten technischen Aufwand und einem vertretbaren Risiko für den Patienten gewahlt werden. Nach Möglichkeit sollte dies vor Beginn einer Therapie (Kortikosteroide oder andere Therapien) erfolgen, um die Interpretation durch die Pathologie nicht zu erschweren.

► **Therapie, Prognose.** Sie wird bestimmt durch die zugrunde liegende Erkrankung sowie die Schwere des VCSS. Rasch wirksame Therapieoptionen sind der Einsatz von Kortikosteroiden, Diuretika und Stenting des Gefäßes mit gleichzeitiger Antikoagulation. Je nach Art des Malignoms sind eine notfallmäßige Radiatio und/oder eine Chemotherapie indiziert.

Das Überleben der Patienten wird durch den Verlauf der Grunderkrankung bestimmt. Heilungen sind jedoch, in Abhängigkeit vom Primärtumor, prinzipiell möglich, daher sollte ein rasches und effektives Therapiemanagement erfolgen.

Spinales Kompressionssyndrom

► **Kennzeichen.** Das maligne spinale Kompressionssyndrom (MSCS) tritt bei etwa 5 % der Patienten mit einem fortgeschrittenen Malignom auf [1719]. Gekennzeichnet ist das MSCS durch ein verdrängendes Wachstum vertebrogener Tumoren oder Metastasen, die in den Epiduralraum einwachsen und zu einer Kompression des Rückenmarks oder der Spinalwurzeln führen. Dies führt zu entsprechenden neurologischen Ausfällen und häufig zu massiven Schmerzen im betroffenen Areal.

Die häufigsten Tumoren, die mit einem MSCS assoziiert sind, sind Bronchial-, Mamma- und Prostatakarzinom (15–20 %). Das multiple Myelom, Non-Hodgkin-Lymphome und Nierenzellkarzinome sind in nur 5–10 % der Fälle dafür verantwortlich.

► **Symptome.** Erste klinische Zeichen sind Schmerzen, die teils langsam zunehmend, aber auch akut auftreten können. Viele Patienten bieten eine seitenungleiche motorische Schwäche der unteren Extremitäten bis hin zu Gehunfähigkeit; 50 % zeigen Sensibilitätsstörungen und Inkontinenz, Harnverhalt mit Überlaufblase. Wenn neurologische Ausfälle auftreten, handelt es sich um einen Notfall, und es sollte unverzüglich eine entsprechende Diagnostik und Therapie eingeleitet werden.

► **Diagnostik.** Goldstandard in der Diagnostik und Bewertung eines MSCS ist die Magnetresonanztomografie (MRT; Sensitivität: 93 %, Spezifität: 97 %) gefolgt von der Computertomografie (CT). Konventionelle Röntgenaufnahmen sind nur eingeschränkt verwertbar.

► **Therapie, Prognose.** Eine Therapie sollte nach Diagnosestellung unmittelbar eingeleitet werden, damit es nicht zu irreversiblen Schäden kommt. Die Therapie richtet sich nach dem Primärtumor und sollte mit einem Hämatoonkologen abgesprochen werden. Therapeutische Optionen sind neben einer gezielten Chemotherapie eine Kortikoidtherapie und eine Notfallbestrahlung. In ausgewählten Fällen ist die Operation bzw. Dekompressionschirurgie eine Alternative. Die Prognose hängt entscheidend von einer schnellen und adäquaten Therapie ab.

Das spinale Kompressionssyndrom ist häufig Ausdruck einer fortgeschrittenen Krebserkrankung, prinzipielle Heilungen sind jedoch möglich [1719].

Zerebrale hämatoonkologische Raumforderungen

Intrakranielle Tumoren sind in den meisten Fällen Metastasen unterschiedlicher Primärtumoren, seltener handelt es sich um Manifestationen einer hämatologischen Erkrankung oder primäre zerebrale Tumoren. Je nach Ausprägung der Raumforderung und anatomischen Lage kann es zu leichten bis schwersten neurologischen Ausfällen unterschiedlichster Art kommen.

▶ **Diagnostik.** CT und MRT sind die Mittel der Wahl, um Gehirnmetastasen zu diagnostizieren. Vor allem das CT kann in Akutsituationen ausreichen, um große Metastasen, Hirndruck, Abflussstörungen oder Blutungen nachzuweisen.

Da es sich in den meisten Fällen um eine Notfallsituation handelt, sollte vor Einleitung einer Therapie trotzdem über eine adäquate Diagnosesicherung nachgedacht werden. Eine *Liquorpunktion* bei fehlendem Hirndruck kann die Dignität von unbekannten zerebralen Raumforderungen sichern, unauffällige Liquorbefunde schliessen aber ein Malignom nicht sicher aus. Daher muss in ausgewählten Fällen auch eine stereotaktische Punktion oder eine operative Biopsiegewinnung angestrebt werden.

▶ **Therapie.** Kortikosteroide spielen bei der Akutbehandlung zerebraler Metastasen mit erhöhtem Hirndruck die wichtigste Rolle. Die empfohlenen initiale intravenöse Dosis von *Dexamethason* liegt zwischen 6 und 24 mg, gefolgt von 6-stündlichen Gaben zu jeweils 4 mg. Weiterhin kann die intravenöse Gabe von *Mannitol* erfolgen.

Operative Therapieoptionen im Sinne einer *Dekompressionsmaßnahme* stellen nur in ausgewählten Fällen eine Möglichkeit dar (solitäre Metastase). Je nach Art des Tumors und Strahlensensibilität besteht mit der *Radiatio* eine gute Langzeittherapieoption. Für ausgewählte Malignome mit hoher Chemotherapiesensibilität (Lymphome, Keimzelltumoren, kleinzellige Karzinome) spielt eine *Chemotherapie* ebenfalls eine Rolle in der Langzeittherapie [1704], [1723].

Elektrolytstörungen

Hyponatriämie

Definition

Die Hyponatriämie ist eine der häufigsten Elektrolytstörungen und ist definiert als Serumnatriumkonzentration < 135 mmol/l.

▶ **Ursachen, Auslöser.** Meist handelt es sich um einen relativen Wasserexzess! Das *Syndrom der inadäquaten Sekretion von antidiuretischem Hormon* (SIADH) ist ein häufiger Grund für eine Hyponatriämie. Viele Tumoren können potenziell antidiuretisches Hormon (ADH) produzieren, insbesondere kleinzellige Bronchialkarzinome, aber auch Karzinome des Gastrointestinaltrakts und des HNO-Bereichs. Darüber hinaus kann bei zentralnervöser Metastasierung letztlich jedes Malignom ein SIADH verursachen.

Des Weiteren können diverse *Chemotherapeutika*, beispielsweise Cisplatin, Vincristin und Ifosfamid, zu einer gesteigerten Freisetzung von ADH aus dem Hypophysenhinterlappen führen. Weitere Kofaktoren, die zum Auftreten eines SIADH führen, sind *zerebrale* Prozesse, *pulmonale Prozesse* sowie häufige Auslöser wie etwa *Psychopharmaka* (Serotoninwiederaufnahme-Inhibitoren).

Ein *Salzverlust* in Folge von Erbrechen und Diarrhö kann ebenfalls eine Hyponatriämie bedingen. Letztere Situation tritt häufig bei Krebspatienten in Folge der therapiebedingten Hyperemesis, Mukositiden, antibiotika-/pathogenbedingten Diarrhöen sowie einer Graft-versus-Host-Erkrankung (GvHD) auf.

▶ **Diagnostik, Therapie.** Klinik, Diagnostik und spezifische Therapie der Hyponatriämie unterscheidet sich nicht von anderen Hyponatriämieformen (S. 470)). Die onkologische Therapie sollte interdisziplinär onkologisch, nephrologisch und intensivmedizinisch erfolgen und richtet sich nach dem auslösenden Faktor bzw. der Krebsdiagnose. Eine schwere Hyponatriämie kann zu einem lebensbedrohlichen Zustand führen, der unverzüglich behandelt werden muss.

Hyperkalziämie

Bei vielen Krebspatienten tritt entweder mit Erstdiagnose oder im Verlauf der Erkrankung eine Hyperkalziämie auf. Ursachen sind:

- PTH-related-Protein produzierende Malignome (PTH: Parathormon)
- lokale Osteolysen durch Knochenmetastasen oder osteolytischen Befall einer hämatologischen Neoplasie
- lymphomassoziierte Kalzitriolproduktion
- ektope PTH-Sekretion

► **Symptomatik.** Die Symptomatik der malignominduzierten Hyperkalziämie ist initial unspezifisch abhängig von der Serumkalziumkonzentration. Bei fortgeschrittener Hyperkalziämie treten dann Müdigkeit, Polyurie, Polydipsie, prärenales Nierenversagen, gastrointestinale, renale, neurologische und kardiale Beschwerden auf.

- gastrointestinale Symptome: Übelkeit, Erbrechen, abdominelle Beschwerden, Pankreatitis
- renale Symptome: Polyurie, Polydipsie, Nykturie, Exsikkose
- kardiale Symptome: Arrhythmien, QT-Zeit-Veränderungen
- neurologische Symptome: Müdigkeit

► **Diagnostik, Therapie.** Diagnostik und spezifische Therapie der Hyperkalziämie (S.476) sind unabhängig von der Krebserkrankung (siehe Kap. Wasser- und Elektrolythaushalt, Säure-Basen-Haushalt (S.469)). Grundsätzlich sollten der Ausgleich des hyperkalziämieassoziierten Volumenmangels, die Steigerung der renalen Exkretion, die Behandlung der zugrunde liegende Grunderkrankung, die Hemmung der Kalziummobilisierung aus dem Knochen und die Reduktion der enteralen Kalziumresorption durchgeführt werden.

M!

Merke

Der Einsatz von *Kortison* und *Bisphosphonaten*, die rasch die Kalziummobilisierung aus dem Knochen hemmen, ist bei Krebspatienten essenziell.

Der Wirkungseintritt der Bisphosphonate tritt zeitlich verzögert nach 2–4 Tagen ein und hält etwa 2–4 Wochen an. Dies schafft Zeit für eine begleitende *Radiatio* bzw. *Chemotherapie*. Bei lebensbedrohlichen Komplikationen muss eine *Akutdialyse* zur Elektrolytnormalisierung eingesetzt werden [1716].

Tumorlysesyndrom

Vorkommen

Das Tumorlysesyndrom (TLS) entsteht durch einen raschen Zerfall von Tumorzellen mit Austritt von Zellbestandteilen, was schwerwiegende systemische Konsequenzen nach sich ziehen kann. Insbesondere tritt es nach Beginn einer zytoreduktiven Therapie bei aggressiven hämatologischen Erkrankungen auf, beispielsweise bei akuter Leukämie oder Burkitt-Lymphom. Allerdings kann ein TLS bei hochproliferativen Erkrankungen als Ausdruck des hohen Zellumsatzes auch spontan und unabhängig von zytoreduktiven Therapien auftreten. Wesentlich seltener kommt ein TLS auch bei soliden Tumoren mit hoher Tumorlast und gutem Ansprechen auf zytoreduktive Therapien vor [1706], [1707].

Ursachen

Durch Tumorzellzerfall treten kurzfristig hohe Konzentrationen von Nukleinsäuren, Kalium und Phosphat auf, welche die exkretorische Kapazität der Niere überschreiten können. Nukleinsäuren werden umgehend in Harnsäure umgewandelt, die kaum wasserlöslich ist und in verschiedenen Geweben auskristallisiert. In den Nierentubuli kann dies zu renaler Dysfunktion und eventuell akutem Nierenversagen führen, wodurch die durch den Zellzerfall entstehende Hyperkaliämie aggraviert werden kann.

Klinik, Diagnostik

Neben den Symptomen von Elektrolytentgleisungen kommt es zu Störungen in diversen Organsystemen durch Auskristallisierung der Harnsäure. Auftreten können Übelkeit, Erbrechen, Durchfall, Überwässerung mit Ödembildung und Herzinsuffizienz bis zu Herzrhythmusstörungen, Muskelkrämpfen, Vigilanzstörungen, Synkopen, zerebralen Krampfanfällen und plötzlichem Herztod.

Die Diagnostik erfolgt anhand der Cairo-Bishop-Kriterien (► Tab. 22.16).

Tab. 22.16 Diagnose und Einteilung des Tumorlysesyndroms anhand der Cairo-Bishop-Kriterien [1706].

Komplikation	Grad					
	0	1	2	3	4	5
Kreatininveränderung	≤ 1,5faches des oberen Normwerts	1,5faches des oberen Normwerts	> 1,5- bis 3faches des oberen Normwerts	> 3- bis 6faches des oberen Normwerts	> 6faches des oberen Normwerts	Tod
Herzrhythmusstörungen	keine	keine Interventionen notwendig	keine notfallmäßige Intervention notwendig	symptomatische oder medizinisch nicht komplette Kontrolle (z. B. Kardioversion)	Reanimation	Tod
epileptischer Anfall	keine	keine	einmaliger, kurzer generalisierter Krampf; Krampf, der gut durch Antikonvulsiva kontrolliert werden kann, oder fokale Faszikulationen, die den normalen Tagesablauf nicht stören	Krämpfe mit Bewusstseineinschränkung; schlecht zu kontrollierende Krämpfe; fokale Krämpfe, die sich trotz Medikation generalisieren	Status epilepticus	Tod

Therapie

Wichtigste therapeutische Intervention ist die Vermeidung eines Tumorlysesyndroms. Daher ist eine niedrig dosierte Chemotherapie bei Malignomen mit hoher Proliferationsrate im Sinne einer Vorphase zu überlegen. Hier sollte dringend Rücksprache mit einem Hämatoonkologen gehalten werden.

Die Säulen der Therapie sind eine Steigerung der Diurese durch adäquate Bewässerung bzw. der Einsatz von Diuretika sowie die Senkung der Harnsäurewerte bei erhöhtem Risiko oder manifestem Tumorlysesyndrom.

Flüssigkeitsmanagement

Aggressive intravenöse Hydratation: 2–3 l/m² Körperoberfläche (KOF); Ziel: Urinausscheidung 80–100 ml/m² KOF/h, eventuell Einsatz von Diuretika

Cave

Überwässerung bei Niereninsuffizienz und Herzinsuffizienz; der Ausschluss eines postrenalen Nierenversagens im Sinne von Abflussstörungen mittels Sonografie ist obligat.

Harnsäuresenkung

▶ **Allopurinol.** Allopurinol führt durch die Hemmung der Xanthinoxidase zu einem reduzierten Anfall von Harnsäure, entfernt jedoch nicht bereits zirkulierende Harnsäure. Bei eingeschränkter glomerulärer Filtrationsrate (GFR) muss eine Dosisreduktion erfolgen. Es bestehen klinisch bedeutsame Interaktionen mit 6-Marcaptopurinen beziehungsweise Azathioprin.

Allopurinol wird bei intermediärem oder hohem Risiko und normalen Harnsäurewerten (≤ 7,5 mg/dl) in der Dosierung 100 mg alle 8 Stunden 1–2 Tage vor Beginn der zytoreduktiven Therapie verabreicht und 3–7 Tage lang (je nach Entwicklung des Risikoprofils) fortgesetzt.

▸ **Rasburicase.** Rasburicase ist ein Äquivalent der Uratoxidase, ein Enzym, das bei manchen Säugetieren die Umwandlung von Harnsäure in Allantoin katalysiert. Beim Menschen kommt es nicht vor und wird rekombinant hergestellt. Allantoin ist sehr gut wasserlöslich und wird renal ausgeschieden.

Rasburicase ist *kontraindiziert* bei Glucose-6-phosphat-Dehydrogenase-Mangel, induziert in etwa 10 % der Fälle spezifische Antikörper, muss aber bei Nierenfunktionsstörungen nicht dosisreduziert werden. Rasburicase entfaltet die Wirkung auch unter *Raumtemperatur*, so dass zur Kontrolle der Harnsäurewerte unter Therapie die Blutabnahmeröhrchen unmittelbar nach der Gewinnung gekühlt werden müssen, um falsch negative Harnsäurewerte zu vermeiden.

Rasburicase wird als prophylaktische Maßnahme bei hohem Risiko für das Auftreten eines Tumorlysesyndroms bei Hyperurikämie und bestehendem „Labor-TLS" oder klinischem TLS in der Dosierung 0,1–0,2 mg/kgKG empfohlen. Die Dauer der Therapie richtet sich nach den Harnsäurewerten.

Harnalkalisierung

Cave

Von einer routinemäßigen Harnalkalisierung, die viele Zentren zur Erhöhung der Harnsäurelöslichkeit durchführen, *wird ausdrücklich abgeraten*, da das Risiko für ein Ausfallen von Kalziumphosphatpräzipitaten und eine Natriumbikarbonat-induzierte Hypernatriämie besteht und die Effektivität nicht gesichert sind.

Akutdialyse

In ausgewählten Fällen, insbesondere bei kardiopulmonaler Instabilität, kann eine Akutdialyse in Erwägung gezogen werden. Insbesondere bei paralleler Chemotherapie und Dialyse sollten die Dosierung und die Sequenz der Chemotherapie entsprechend angepasst werden, um eventuelle Wirkungsverluste zu vermeiden.

Prognose

Die Prognose hängt entscheidend von der Ausprägung des Tumorlysesyndroms und der entsprechenden Grunderkrankung ab.

22.2.3 Infektionen

Einleitung

Infektionen tragen wesentlich zur Morbidität und Mortalität von hämatoonkologischen Patienten bei. Die Gründe für das erhöhte Infektionsrisiko sind multifaktoriell. Es ist sowohl durch die Grunderkrankungen selbst bedingt als auch Folge der therapiebedingten Schädigung des Immunsystems. Die intensivmedizinische Versorgung kritisch kranker hämatoonkologischer Patienten mit Infektionen stellt eine besondere Herausforderung dar. Sie geht nicht nur mit einem höheren Ressourcenverbrauch einher, sondern benötigt Expertenwissen aus unterschiedlichen medizinischen Fachbereichen [1712].

Risikofaktoren

Eine Reihe klinischer Risikofaktoren beeinflusst die Entstehung und den Verlauf von Infektion bei hämatoonkologischen Patienten. Die Kenntnis dieser Risikofaktoren ist hilfreich bei der Differenzialdiagnose von Patienten mit einer vermuteten Infektion. Der Schweregrad und die zu erwartende Dauer der Neutropenie sind die wichtigsten Risikofaktoren für das Auftreten von Infektionen. Der Abstand zwischen der letzten Chemotherapie bzw. der Stammzelltransplantation liefert weitere Hinweise, die helfen die Differenzialdiagnose weiter einzuschränken.

Das Risiko für virale Infektion wird hauptsächlich von der Schwere des Immundefekts der T-Zell-vermittelten Immunabwehr bestimmt. Daher sind insbesondere Patienten nach allogener Stammzelltransplantation oder Therapien, die mit einer Hemmung der T-Zell-Immunität verbunden sind, beispielsweise Purinanaloga oder T-Zell-depletierende Antikörper, einem erhöhten Risiko für Virusinfektionen ausgesetzt.

Viele Patienten erhalten standardmäßig unterschiedliche Prophylaxen gegen bakterielle/fungale oder virale Infektionen. Ein Weglassen dieser Medikamente oder Incompliance geben einen Hinweis für die Differentialdiagnose von Infektionen [1715].

Diagnostik

> **Merke**
>
> Das Spektrum der möglichen Differenzialdiagnosen ist bei hämatoonkologischen Patienten deutlich breiter als bei den meisten anderen Patientengruppen. Der Diagnostik kommt daher eine herausragende Bedeutung bei der die Behandlung von Infektionen zu.

Untersuchungen

Die initiale Diagnostik umfasst neben der körperlichen Untersuchung, laborchemischer und radiologischer Diagnostik eine umfangreiche mikrobiologische und virologische Diagnostik. Zur *mikrobiologischen* Untersuchung gehören die Abnahme von mindestens zwei Blutkulturpaaren. Je nach Symptomatik wird empfohlen, weitere gezielte mikrobiologische Untersuchungen durchzuführen. Die virologische Untersuchung beinhaltet hauptsächlich eine PCR (Polymerasekettenreaktion) für die Herpesgruppe (z. B. Herpes-simplex-Virus [HSV], Zytomegalievirus [CMV] und Epstein-Barr-Virus [EBV]). Ggf. müssen auch hier differentialdiagnostisch weitere virologische Untersuchungen durchgeführt werden (▸Tab. 22.17) [1710], [1718], [1721].

Aufgrund der Vielzahl an mikrobiologischen Tests ist es wichtig, zwischen einer *Infektion* und einer *reinen Besiedlung* zu unterscheiden. Der Nachweis eines Keimes in einem Untersuchungsmaterial bedeutet nicht zwangsläufig, dass eine behandlungsbedürftige Infektion vorliegt. Die Ergebnisse mikrobiologischer und virologischer Tests müssen daher stets im klinischen Kontext interpretiert werden.

Übersicht der Ergebnisse und Interpretation mikrobiologischer Befunde

Klinische Beurteilung mikrobiologischer Befunde bei Patienten mit febriler Neutropenie und Lungeninfiltration:

- *Die folgenden Befundkonstellationen werden als Hinweis für einen kausalen Zusammenhang zwischen Erregernachweis und Lungeninfiltrat und als Indikation für eine gezielte Therapie angesehen:*

Tab. 22.17 Erweiterte Diagnostik bei Infektionen.

Untersuchung	Indikation	Kommentar
Liquorpunktion	neurologische Symptome	Zellzahl
		Kultur auf Bakterien und Pilze
		PCR auf neurotrope Viren
Stuhldiagnostik	gastrointestinale Symptome	Kultur
		PCR auf Adenovirus, Rotavirus, Norovirus
		Test auf Clostridium-difficile-Toxin
Bronchoskopie mit BAL	respiratorische Symptome	Kultur auf Bakterien und Pilze
		PCR auf respiratorische Viren
		Test auf Aspergillusantigen
		Immunfluoreszenz und PCR auf Pneumocystis jirovecii
Ophthalmoskopie	Verdacht auf Candida/CMV-Infektion	–
Echokardiografie	Verdacht auf Endokarditis	–

BAL: bronchoalveoläre Lavage, CMV: Zytomegalievirus, PCR: Polymerasekettenreaktion

  - Pneumocystis jirovecii, gramnegative aerobe Keime, Pneumokokken, Nokardien, Mycobacterium tuberculosis, Aspergillus spp., Aspergillus galaktomannan oder mucorales in BAL oder Sputum; positive CMV-Schnellkultur; Nachweis von CMV, „immediate early antigen"
  - Nachweis von Pneumokokken, alphahämolysierenden Streptokokken, Bacillus cereus oder gramnegativen aeroben Keimen in der Blutkultur
  - jeder positive Keimnachweis mit invasivem Wachstum in Biopsiematerial
  - positiver Test auf Legionella-pneumophila-Serogruppe-1-Antigen im Urin
  - positiver Test auf Aspergillusgalaktomannan im Blut (Schwellenwert: 0,5) oder in der BAL (Schwellenwert ≥ 1,0 kann hier angemessener sein)
  - positive quantitative PCR auf Pneumocystis jirovecii mit > 1450 Kopien/ml
  - Umgekehrt ist eine Pneumocystispneumonie bei negativem Test auf 1,3-β-D-Glukan (BG) im Blut sehr unwahrscheinlich.
- *Die folgenden Befundkonstellationen werden nicht als Hinweis für einen kausalen Zusammenhang zwischen Erregernachweis und Lungeninfiltrat angesehen:*
  - Nachweis von Enterokokken in Blutkultur (Behandlung aber trotzdem erforderlich), Abstrichen, Sputum oder BAL
  - Nachweis von koagulasenegativen Staphylokokken oder Corynebacterium spp., unabhängig vom Ort des Nachweises (Behandlung in Abhängigkeit der Gesamtkonstellation)
  - Nachweis von Candida spp. in Abstrichen, Speichel, Sputum oder anderen respiratorischen Sekreten
  - Ergebnisse aus Überwachungskulturen, Stuhl- oder Urinkulturen
- *Potenziell relevante Befundkonstellationen sind:*
  - Nachweis von Staphylococcus aureus, Legionella spp. oder atypischen Mykobakterien in Sekreten der Atemwege
  - positive CMV-Nachweis, Herpes-simplex-PCR bei klinischer Wahrscheinlichkeit
  - respiratorische Viren
  - nicht quantitative Pneumocystis-PCR (ohne Bestätigung durch andere Methoden) in der BAL

Therapie

Bakterielle Infektionen

Bei Fieber in Neutropenie sollte nach Asservierung von Material für die mikrobiologische Diagnostik umgehend eine adäquate empirische antibiotische Therapie begonnen werden. Die Gewinnung der Proben für die Diagnostik darf dabei allerdings nicht den Therapiebeginn hinauszögern. Der *rasche Beginn einer empirischen antibiotischen Therapie* ist gerade bei immunsupprimierten Patienten mit hämatoonkologischen Erkrankungen entscheidend und jede Verzögerung führt zu einer Erhöhung der Mortalität.

Die Wahl der antibiotischen Therapie richtet sich dabei nach dem lokalen Resistenzspektrum oder eventuell nach der antimikrobiellen Vortherapie. Im Allgemeinen sollte die empirische Therapie mit einem Antibiotikum, das gegen *Pseudomonaden* wirksam ist, begonnen werden.

Sind die Patienten bereits antibiotisch vorbehandelt, ist in Abhängigkeit vom klinischen Zustand des Patienten, vom abgedeckten Erregerspektrum und von der Dauer der bisherigen antibiotischen Therapie – wenn möglich – ein Klassenwechsel zu einem Antibiotikum mit breiterer Wirksamkeit, das auch *multiresistente Erreger* erfasst, zu erwägen. Patienten mit einer hämatoonkologischen Grunderkrankung weisen häufiger eine Besiedlung mit multiresistenten Erregern auf.

Eine initiale *Kombinationstherapie* bringt in den meisten Fällen keinen Vorteil gegenüber einer Monotherapie und sollte daher *nicht routinemäßig eingesetzt werden*. Bei erfolgreichem Erregernachweis sollte die antibiotische Therapie dem Resistogramm entsprechend angepasst werden. Bei fehlendem Ansprechen 72–96 Stunden nach Therapiebeginn (z. B. weiterhin bestehendes Fieber oder kardiopulmonale Instabilität) sollte bei neutropenischen Patienten eine Umstellung der antibakteriellen Therapie erfolgen. Die *Dauer* der Therapie richtet sich nach der Art der Infektion, dem Erreger und dem klinischen Verlauf [1710].

Konkrete *Therapieempfehlungen* unterliegen ständigen Änderungen. Konkrete und aktuelle Empfehlungen für Prophylaxe und Therapie von Krebspatienten werden fortgehend aktualisiert auf der Internetseite der Arbeitsgemeinschaft in der Hämatoonkologie (AGIHO) (https://www.agiho.de/ueber-die-agiho).

Virale Infektionen

Hämatoonkologische Patienten, insbesondere Patienten nach allogener Stammzelltransplantation, haben ein erhöhtes Risiko für opportunistische virale Infektionen. Daneben besteht natürlich auch ein deutlich erhöhtes Risiko für klassische respiratorische Viren (Influenza etc.). ▶ Tab. 22.18 zeigt häufige virale Erreger und Therapieoptionen.

Bei den meisten viralen Infektionen mit Erregern, die eine latente Infektion auslösen können, handelt es sich um *Reaktivierungen* statt Neuinfektionen. Neuinfektion bzw. Erstmanifestation gehen bei immunsupprimierten Patienten häufig mit einer erhöhten Letalität einher.

Ein besonderes Problem stellen auch Infektionen mit *respiratorischen Viren* dar. Zu den respiratorischen Viren zählen unter anderem Adenovirus, RSV (respiratory syncytial virus) und *Parainfluenzavirus*. Für viele dieser respiratorischen Virusinfektionen existieren derzeit keine spezifischen Virostatika, die Therapie ist daher meist supportiv [1717].

Für *Influenzavirusinfektionen* kommen die Neuraminidaseinhibitoren Zanamivir, Oseltamivir und Peramivir, die sowohl gegen Influenza A und B wirksam sind, zum Einsatz. Auch der neue Endonukleaseinhibitor Baloxavir kann sowohl für Influenza A und B eingesetzt werden.

Tab. 22.18 Häufige virale Erreger und Therapieoptionen.

Virus	Therapie
CMV	Ganciclovir, Valganciclovir, Foscarnet
EBV	Rituximab
HSV	Aciclovir
VZV	Aciclovir, Brivudin
Adenovirus	Cidofovir i. v. oder bei hämorrhagischer Zystitis intravesikal
BKV	Cidofovir i. v. oder bei hämorrhagischer Zystitis intravesikal

CMV: Zytomegalievirus, EBV: Epstein-Barr-Virus, HSV: Herpes-simplex-Virus, VZV: Varizella-Zoster-Virus, BKV: BK-Virus

Pilzinfektionen

Invasive Pilzinfektionen sind eine häufige Komplikation bei Patienten mit hämatologischen Neoplasien. Insbesondere bei antibiotikarefraktärem Fieber und Neutropenie sollte an eine Pilzinfektion gedacht werden. Die Diagnostik invasiver Mykosen gestaltet sich oft schwierig und die Entscheidung für eine antimykotische Therapie muss häufig aufgrund einer reinen *Verdachtsdiagnose*, ohne eindeutigen Erregernachweis, auf der Grundlage von klinischen und radiologischen Hinweisen gefällt werden.

M!

Merke

Obwohl ein verzögerter Therapiebeginn auch bei Candidainfektionen mit einer erhöhten Mortalität verbunden ist, sollte bei der empirischen Therapie der febrilen Neutropenie nicht grundsätzlich mit einer antimykotischen Therapie begonnen werden. Stattdessen muss die Entscheidung für eine zusätzliche empirische antimykotische Therapie in dieser Situation stets aufgrund einer *individuellen Einschätzung* des Risikos für eine Pilzinfektion gefällt werden.

Detaillierte Empfehlungen zur Diagnostik und Behandlung von Candidainfektionen bei Patienten mit hämatologischen Neoplasien werden ebenfalls auf der Internetseite der AGIHO veröffentlicht und ständig erneuert (https://www.agiho.de/ueber-die-agiho) [1721].

Sepsis bei Patienten in Neutropenie

Patienten mit hämatologischen malignen Erkrankungen haben ein hohes Risiko, eine Sepsis zu entwickeln. Die Mortalität dieser Patientengruppe ist bei einer Sepsis deutlich höher als bei Patienten mit soliden Tumoren oder Patienten mit einer nicht malignen Grunderkrankung.

Die *Therapie* der Sepsis bei hämatoonkologischen Patienten sollte sich in Ermangelung spezifischer Daten an den allgemeinen Leitlinien zur Behandlung der Sepsis halten. Die AGIHO hat ebenfalls aktuell die neuen Sepsisleitlinien für Patienten mit einer Neutropenie veröffentlicht [1713]. Hier hat sich bestätigt, dass es keine gravierenden Änderungen zu den Sepsisleitlinien 2016 bestehen [1720].

22.2.4 Triagierung von Krebspatienten

In Zeiten knapper Ressourcen muss eine objektive Triagierung von intensivpflichtigen Krebspatienten erfolgen. Dies ist erforderlich, um einerseits eine zu restriktive Intensivaufnahme zu vermeiden und andererseits auch nicht zu übersehen, wann ein kuratives in ein palliatives Konzept übergeht [1712]. ▶ Abb. 22.2 zeigt ein Triagierungsmodell für Krebspatienten auf der Intensivstation.

Full-Code-Management

Die meisten kritisch kranken Tumorpatienten mit hochaggressiven Malignomen werden in der Frühphase ihrer Erkrankung im Rahmen von Komplikationen durch das Malignom selbst oder durch Komplikationen nach Einleitung einer Chemotherapie auf die Intensivstation verlegt. Bei Patienten mit weniger aggressiven Malignomen oder in (partieller) Remission hingegen präsentieren sich Komplikationen wie beispielsweise schwere Infektionen oder Toxizitäten ohne zeitliche Häufung – teils auch erst nach einer Zweit- oder Drittlinientherapie.

Die intensivmedizinische Therapie dieser Patientengruppe sollte derjenigen von Nichttumorpatienten entsprechen und beinhaltet neben einer invasiven mechanischen *Beatmung* und intensivierten *Katecholamintherapie* auch *extrakorporale Verfahren* (Nierenersatzverfahren, extrakorporale Membranoxygenierung [ECMO]) und die Einleitung oder Fortführung einer *Chemotherapie*.

ICU-Trial-Management

Trotz der Erkenntnis, dass invasive mechanische Beatmung, intensivierte Katecholamintherapie oder Beginn einer Nierenersatztherapie mit einer erhöhten Letalität assoziiert sind, erfordern die medizinischen Fortschritte der letzten 10–15 Jahre ein Umdenken und Hinzulernen, dass intensivmedizinische Maßnahmen auch bei Krebspatienten nicht länger als „zwecklos" angesehen werden dürfen. Nicht selten steht man jedoch vor der Situation, dass sich etablierte Aufnahmekriterien als unverlässlich erweisen und die Therapiezielfindung erschweren.

Anders, als diesen Patienten einen Intensivaufenthalt zu versagen, stellt ein „ICU Trial" mit initial unlimitiertem Intensivsupport und Reevaluation nach 3–5 Tagen eine mögliche Versorgungsoption dar. Untersucht wurde diese Strategie am Saint-Louis Hospital in Paris: Als Alternative, eine intensivmedizinische Behandlung bereits vor Aufnahme als nicht zielführend zu definieren, wurden die Patienten so lange intensivmedizinisch versorgt, bis objektivierbar keine Hoffnung auf Überleben mehr bestand. Ergebnis war, dass zum Zeitpunkt der Intensivaufnahme keine Faktoren identifiziert werden konnten, die überlebende und versterbende Patienten unterscheiden konnten. Erst ab Tag 3

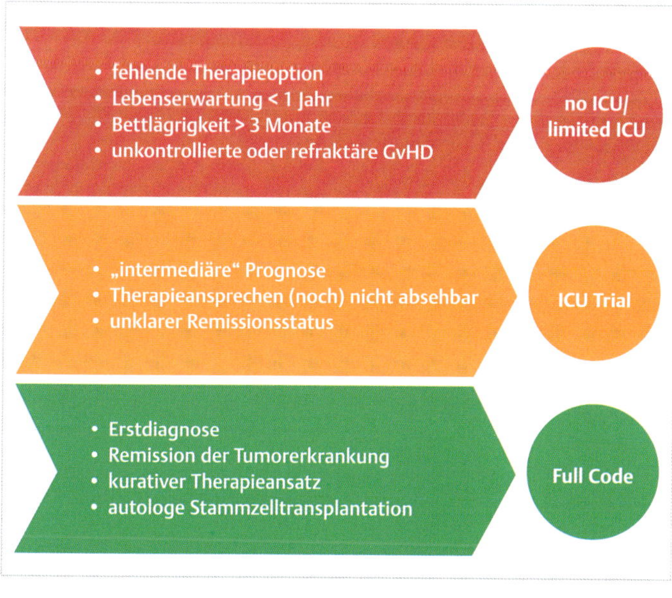

Abb. 22.2 Krebspatienten auf der Intensivstation. Triagierungsmodell (GvHD: Graft versus host disease, ICU: Intensive Care Unit).

der Intensivtherapie zeigten diejenigen Patienten mit letalem Verlauf eine höhere Rate an Organdysfunktionen. Die Überlebensrate von Patienten, die spätestens ab Tag 3 auf eine Intensivtherapie ansprachen, war gegenüber denjenigen, die nicht profitierten, um die Hälfte höher (40 versus 20 %).

Weitergehende Intensivindikationen

Im Folgenden werden beispielhaft weitergehende Intensivindikationen benannt, die nicht den klassischen Konzepten eines Full-Code- oder ICU-Trial-Managements entsprechen:

- klinische Verschlechterung eines Patienten durch Progress eines Malignoms, bei dem durch Einleitung einer Chemotherapie von einer Stabilisierung auszugehen ist („Exceptional ICU Admission“)
- Vorliegen neuer Therapieansätze aus klinischen Studien, die bei ansonsten ausbehandelten Patienten zu einer Lebensverlängerung führen („Exceptional ICU Admission“)
- Konfliktsituationen, die sich durch eine unterschiedliche Bewertung von Prognose oder aktueller Versorgungsintensität ergeben. Ziel dieser Kurzzeitverlegung (24–48 Stunden) ist es, eine bessere Bewertungsmöglichkeit und somit ein größeres Vertrauen zwischen den Interessengruppen zu erreichen. Es ist darauf zu achten, dass bei Patient, Angehörigen, Klinikern und Intensivmedizinern keine falschen Hoffnungen bzw. unrealistische Erwartungen entstehen („Heroic ICU Admission“).
- prophylaktische Frühverlegung auf Intensivstation bei Patienten mit drohenden Organdysfunktionen, um eine bei späterer Verlegung erhöhte Letalität zu vermeiden
- palliative Intensivverlegung als zeitlich limitierte Maßnahme (Stunden) zur zeitnahen Einleitung palliativmedizinischer Maßnahmen (Schmerztherapie, Ergusspunktion)

No-ICU-Management

Klinische Situationen, in denen durch eine antineoplatische Therapie keine oder eine nur geringe Lebensverlängerung von weniger als 12 Monate erzielt werden kann, in denen nach allogener Stammzelltransplantation eine refraktäre oder unkontrollierbare Graft-versus-Host-Reaktion oder eine Bettlägerigkeit von mehr als 3 Monaten vorliegt, werden nach aktueller Datenlage dahingehend eingeschätzt, dass der Patient nicht (mehr) von einer Intensivaufnahme profitiert.

Cave

Grundsätzlich sind dies nur Empfehlungen. Im Einzelfall muss die Indikation zur Aufnahme immer geprüft werden.

22.2.5 Literatur

[1700] Angelini D, Khorana AA. Risk assessment scores for cancer-associated venous thromboembolic disease. Semin Thromb Hemost 2017; 43: 469–478

[1701] Annecke T, Hohn A, Böll B, Kochanek M. [Cancer patients in operative intensive care medicine]. Anaesthesist 2018; 67: 83–92

[1702] Ay C, Pabinger I, Cohen AT. Cancer-associated venous thromboembolism: Burden, mechanisms, and management. Thromb Haemost 2017; 117: 219–230

[1703] Azoulay E, Pène F, Darmon M et al. Managing critically Ill hematology patients: Time to think differently. Blood Rev 2015; 29: 359–367

[1704] Behl D, Hendrickson AW, Moynihan TJ. Oncologic emergencies. Crit Care Clin 2010; 26: 181–205

[1705] Bergwelt-Baildon M von, Böll B, Shimabukuro-Vornhagen A, Kochanek M. [Hematologic and oncologic emergencies]. Med Klin Intensivmed Notfallmedizin 2013; 108: 184–190

[1706] Cairo MS, Coiffier B, Reiter A et al. Recommendations for the evaluation of risk and prophylaxis of tumour lysis syndrome (TLS) in adults and children with malignant diseases: An expert TLS panel consensus. Br J Haematol 2010; 149: 578–586

[1707] Coiffier B, Altman A, Pui C-H et al. Guidelines for the management of pediatric and adult tumor lysis syndrome: an evidence-based review. J Clin Oncol 2008; 26: 2767–2778

[1708] d'Hargues Y, Prinz J, Gödel P et al. Diagnostik und Therapie von immunvermittelten Nebenwirkungen durch Checkpointinhibitoren in der Intensivmedizin. Med Klin Intensivmed Notfallmedizin 2018

[1709] Greinacher A, Kiefel V, Klüter H et al. Empfehlungen zur Thrombozytentransfusion der Thrombozyten-Arbeitsgruppe der DGTI, GTH und DGHO. Transfus Med Hemotherapy 2006; 33: 528–543

[1710] Heinz WJ, Buchheidt D, Christopeit M et al. Diagnosis and empirical treatment of fever of unknown origin (FUO) in adult neutropenic patients: Guidelines of the Infectious Diseases Working Party (AGIHO) of the German Society of Hematology and Medical Oncology (DGHO). Ann Hematol 2017; 96: 1775–1792

[1711] Khorana AA, McCrae KR. Risk stratification strategies for cancer-associated thrombosis: An update. Thromb Res 2014; 133: S 35–S 38

[1712] Kiehl MG, Beutel G, Böll B et al. Consensus statement for cancer patients requiring intensive care support. Ann Hematol 2018; 97: 1271–1282

[1713] Kochanek M, Schalk E, von Bergwelt-Baildon M et al. Management of sepsis in neutropenic cancer patients: 2018 guidelines from the Infectious Diseases Working Party (AGIHO) and Intensive Care Working Party (iCHOP) of the German Society of Hematology and Medical Oncology (DGHO). Ann Hematol 2019; 98: 1051–1069

[1714] Kochanek M, Shimabukuro-Vornhagen A, Russ K et al. [Prevalence of cancer patients in German intensive care units]. Med Klin Intensivmed Notfmed 2020; 115: 312–319

[1715] Kochanek M, von Bergwelt-Baildon M, Shimabukuro-Vornhagen A. [Infections in hemato-oncology patients in intensive care. An interdisciplinary challenge]. Med Klin Intensivmed Notfallmedizin 2013; 108: 197–202

[1716] Lee C-T, Yang C-C, Lam K-K et al. Hypercalcemia in the emergency department. Am J Med Sci 2006; 331: 119–123

[1717] Lilienfeld-Toal M von, Berger A, Christopeit M et al. Community acquired respiratory virus infections in cancer patients-Guideline on diagnosis and management by the Infectious Diseases Working Party of the German Society for haematology and Medical Oncology. Eur J Cancer Oxf Engl 2016; 67: 200–212

[1718] Maschmeyer G, Carratala J, Buchheidt D et al. Diagnosis and antimicrobial therapy of lung infiltrates in febrile neutropenic patients (allogeneic SCT excluded): Updated guidelines of the Infectious Diseases Working Party (AGIHO) of the German Society of Hematology and Medical Oncology (DGHO). Ann Oncol 2015; 26: 21–33

[1719] McCurdy MT, Shanholtz CB. Oncologic emergencies. Crit Care Med 2012; 40: 2212–2222

[1720] Rhodes A, Evans LE, Alhazzani W et al. Surviving sepsis campaign: International guidelines for management of sepsis and septic shock: 2016. Intensive Care Med 2017; 3: 304–377

[1721] Ruhnke M, Behre G, Buchheidt D et al. Diagnosis of invasive fungal diseases in haematology and oncology: 2018 update of the recommendations of the infectious diseases working party of the German society for hematology and medical oncology (AGIHO). Mycoses 2018; 61: 796–813

[1722] Taccone FS, Artigas AA, Sprung CL et al. Characteristics and outcomes of cancer patients in European ICUs. Crit Care Lond Engl 2009; 13: R15

[1723] Tosoni A, Ermani M, Brandes AA. The pathogenesis and treatment of brain metastases: A comprehensive review. Crit Rev Oncol Hematol 2004; 52: 199–215

[1724] Wilson LD, Detterbeck FC. Superior vena cava syndrome with malignant causes. N Engl J Med 2008; 358: 1083–1083

22.3 Dysphagie

22.3.1 Dysphagie aus neurologischer Sicht

Rainer Dziewas, Tobias Warnecke

Einleitung

Schluckstörungen sind bei Intensivpatienten sehr häufig. 50–70 % der Patienten auf internistischen beziehungsweise anästhesiologischen/chirurgischen Intensivstationen sind davon betroffen [1746], [1725]. In einer neuen Studie bei neurologischen Intensivpatienten wurde sogar eine Dysphagiehäufigkeit von über 90 % festgestellt. Bei der Hälfte der betroffenen Patienten bestand die Schluckstörung bis zur Entlassung [1738].

Klinisch besonders relevant ist, dass die Schluckstörungen häufig höhergradig und bei 10–20 % der Patienten mit einer stillen Aspiration assoziiert sind [1725], [1726], [1733].

Schluckstörungen haben, unabhängig vom Diagnosespektrum, großen Einfluss auf die Prognose der Patienten. Betroffene leiden häufiger an Komplikationen (vor allem Aspirationspneumonien und Reintubationen), können später entlassen werden und haben ein schlechteres Outcome [1738], [1744], [1749].

So zeigte die prospektive DYnAMICS-Studie, dass extubierte Intensivpatienten mit Dysphagie gegenüber der nicht dysphagischen Kohorte auch nach Adjustierung für Krankheitsschwere und Dauer der künstlichen Beatmung eine um mehr als 9 % höhere 90-Tages-Mortalität aufwiesen [1744]. In einer prospektiven Beobachtungsstudie an 133 extubierten Schlaganfallpatienten war die Dysphagie zudem der einzige unabhängige Risikofaktor für eine Reintubation [1748].

Problembewusstsein auf der Intensivstation

In Übereinstimmung mit der klinischen Relevanz des Störungsbildes wurde die Dysphagie in zwei Umfragen von der Mehrheit der befragten Intensivmediziner als häufiges Problem in ihrem Arbeitsalltag identifiziert [1739], [1751]. In dem MAD^{ICU}-Survey (Management of Dysphagia on the Intensive Care Unit), der zwischen Neurointensivmedizinern und allgemeinen Intensivmedizinern differenzierte, zeigte sich, dass Schluckstörungen, möglicherweise aufgrund ihrer akzentuierten Bedeutung in der neurologischen Patientenklientel, von Ersteren als besonders schwerwiegend eingestuft wurden. Risikofaktoren und assoziierte klinische Komplikationen der Dysphagie auf der Intensivstation wurden in beiden Umfragen von den Teilnehmern treffend beschrieben.

Ätiologie und Pathogenese

Dysphagien bei Intensivpatienten können aus unterschiedlichen Gründen entstehen (► Tab. 22.19).

Grundsätzlich lassen sich folgende drei ätiologische Hauptgruppen unterscheiden:

Tab. 22.19 Ätiopathogenese der Dysphagie auf der Intensivstation.

Dysphagie auf der Intensivstation	
neurologische Hauptdiagnose (Hauptursache der Dysphagie)	
zentrale Schädigung	Schlaganfall, Enzephalitis
periphere Schädigung	Guillain-Barré-Syndrom, Myasthenia gravis
Komorbiditäten (Begleitfaktor, Symptomverstärkung)	
zentrale Schädigung	neurovaskulär (z. B. Zustand nach Schlaganfall)
	neurodegenerativ (z. B. Morbus Parkinson)
periphere Schädigung	neuromuskulär (entzündliche Myopathie, Motoneuronerkrankungen)
Folgen der Intensivtherapie	
Verletzungen im Hypopharynx und Larynx mit konsekutiven Sensibilitätsstörungen	Endotrachealtubus, Larynxmaske, Magensonde, Absaugen
Schwäche der Schluckmuskulatur	Critical-Illness-Polyneuropathie (CIP), Critical-Illness-Myopathie, Inaktivitätsatrophie
qualitative und quantitative Bewusstseinsstörungen	Delir, Sedierungsüberhang,
gastropharyngealer Reflux	künstliche Ernährung, Lagerung
pharyngeale Sensibilitätsstörung	multiätiologisch infolge von Traumata, CIP, Reflux
Dyssynchronizität von Atmung und Schlucken mit Verkürzung/Aufhebung der Schluckapnoe	Schwäche der Atemmuskulatur, z. B. infolge eines prolongierten respiratorischen Weanings

- Die Dysphagie ist Folge der (neurologischen Hauptdiagnose).
- Die Dysphagie ist mit (neurologischen) Komorbiditäten assoziiert.
- Die Dysphagie ist als Folge der Intensivtherapie entstanden.

Häufig sind die Ätiologien, gerade bei neurologischen Patienten auf Intensivstationen, kombiniert.

Diagnostik

Die Dysphagiediagnostik auf der Intensivstation verfolgt das Ziel, dieses Störungsbild so zeitnah und präzise wie möglich zu identifizieren und Behandlungsstrategien zu erarbeiten auf dem Boden der erhobenen Befunde entsprechende Behandlungsstrategien festzulegen. Diese betreffen:

- Maßnahmen zur Atemwegssicherung (Intubation, Tracheotomie, Dekanülierung)
- Ernährungsmanagement (orale Ernährung, Ernährung über Magensonde oder PEG [Perkutane Endoskopische Gastrostomie]-Anlage)
- rehabilitative Behandlungsansätze (z. B. Einübung kompensatorischer Techniken, Einsatz von Stimulationsverfahren)

Nachfolgend werden die auf der Intensivstation anwendbaren Modalitäten der Dysphagiediagnostik vorgestellt sowie spezifische Problemkonstellationen erläutert.

Aspirationsscreening

► **Wassertests.** Es gibt eine Vielzahl von Screeningprotokollen, die alle das Ziel haben, mit einfachen Mitteln möglichst schnell und zuverlässig aspirationsgefährdete Patienten zu identifizieren. Bei sämtlichen Tests trinken die Patienten eine vorgegebene Menge Wasser, während die Untersucher prüfen, ob sie Aspirationszeichen (z. B. veränderte Stimmqualität, Husten, Stridor) zeigen. Diese Wassertests unterscheiden sich meist nur in der verwendeten Flüssigkeitsmenge (üblicherweise 50–200 ml).

Allerdings haben diese Tests weitgehend eine schlechte Sensitivität und/oder Spezifität [1736], außerdem werden stille Aspirationen nicht erkannt [1742]. Hinzu kommt, dass bei einem großen Anteil der Intensivpatienten das Screening aufgrund des klinischen Zustands nicht durchgeführt werden kann.

▶ **Modifizierter Evans-Blue-Test.** Patienten mit Trachealkanülen können mit dem modifizierten Evans-Blue-Test (mEBT, Evans Blue Dye Test) untersucht werden [1743]. Der Test ist einfach durchzuführen und wird deshalb häufig eingesetzt. In einer neuen Metaanalyse wurden allerdings 50 % der Patienten falsch negativ befundet [1727]. Aufgrund dieser unzureichenden Sensitivität kann dieses Screeninginstrument nur zur Steuerung weiterführender apparativer Evaluation dienen und ist allein zur Beurteilung der Dekanülierbarkeit nicht empfohlen.

Bei dem Test wird die Trachealkanüle entblockt, dann wird subglottisch abgesaugt. Danach trinkt der Patient kleine Flüssigkeitsmengen, die mit Speisefarbe gefärbt sind. Nach dem Schlucken kann geprüft werden, ob der Patient aspiriert hat und sich transstomatal gefärbte Flüssigkeit absaugen lässt.

Klinische Schluckuntersuchung

Obwohl die klinische Schluckuntersuchung die am häufigsten durchgeführte Untersuchung zur Beurteilung von Dysphagie bei Intensivpatienten ist, hat sie ihre Limitierungen und ist allein nicht ausreichend für ein effektives Dysphagiemanagement. In zahlreichen Studien wird ihre Sensitivität, Spezifität und Reliabilität infrage gestellt [1734], [1740]. So wurden auch in einer Studie von Hales et al. an 25 tracheotomierten Intensivpatienten nur eine Sensitivität von 66 % und eine Spezifität von 91 % für die Detektion von Aspirationen gezeigt. Zur klinischen Schluckuntersuchung gehören neben einer genauen Untersuchung der oropharyngealen Strukturen auch Schluckversuche mit verschiedenen Konsistenzen [1753].

Flexible endoskopische Evaluation des Schluckakts (FEES)

Bei der FEES wird zur direkten Visualisierung des Schluckakts ein flexibles Nasopharyngolaryngoskop transnasal in den Pharynx eingeführt. Mit Hilfe der FEES soll ein umfassendes Bild von der pharyngealen Phase des Schluckakts gewonnen werden. Im Einzelnen sollen pathologische Bewegungsmuster identifiziert werden und die Effektivität und Sicherheit des Schluckvorgangs beurteilt werden. Außerdem sollen für den betreffenden Patienten geeignete Nahrungskonsistenzen bzw. Ernährungsformen festgelegt werden und der Einsatz von Schlucktechniken im Einzelfall evaluiert werden. Grundsätzlich ist die FEES eine nebenwirkungsarme und mit einem nur geringen Zeitaufwand bettseitig durchführbare Untersuchung [1732].

In der FEES-Register-Studie, die an 23 Kliniken in Deutschland und der Schweiz durchgeführt wurde und 2401 Patienten rekrutierte, erfolgten mehr als 50 % der Untersuchungen auf einer Intensiv- oder Intermediate Care Station. Die Untersuchungsdauer lag im Durchschnitt bei unter 10 Minuten. Sämtliche Nebenwirkungen waren selbstlimitiert und traten nur in 2 % der Fälle auf. Bei mehr als der Hälfte der Patienten war nach der FEES eine Anpassung der Ernährungsweise möglich bzw. erforderlich. So konnten mehr als 40 % der Patienten nach der FEES eine liberalere Kostform erhalten, bei mehr als 15 % war sogar der Wechsel von einer künstlichen enteralen Ernährung über eine Magensonde zu einer oralen Kost möglich. Demgegenüber wies die FEES bei rund 12 % der Patienten auf eine bisher unterschätzte Schluckstörung hin und gab so Anlass für eine vorsichtigere Ernährung.

Inzwischen gibt es auch ein von den drei großen Fachgesellschaften (DGN, DSG und DGG) getragenes Fortbildungsprogramm zur Vermittlung dieser Untersuchungstechnik [1729].

Diagnostische Algorithmen

Algorithmus für nicht intubierte Patienten

In ▶ Abb. 22.3 ist eine pragmatische Handlungsempfehlung zur Dysphagiediagnostik bei nicht intubierten Patienten dargestellt. Anhand dieser kann die Auswahl der Ernährungsform und anderer protektiver sowie rehabilitativer Maßnahmen gesteuert werden. Zwar liegen im Augenblick noch

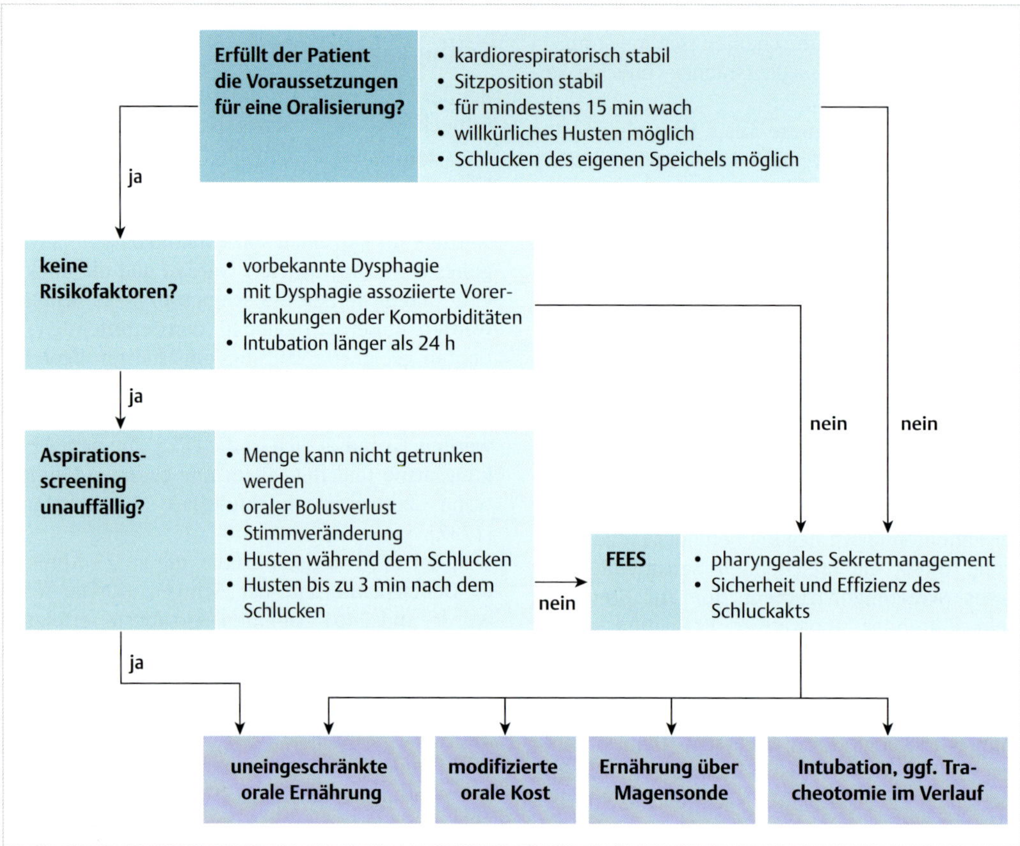

Abb. 22.3 Dysphagie. Algorithmus zur Wahl der Ernährungsform für nicht intubierte Patienten (FEES: flexible endoskopische Evaluation des Schluckakts) [1738].

keine in prospektiven Studien evaluierten Protokolle vor, dennoch werden in diesem Algorithmus die vorher diskutierten Studien umfassend berücksichtigt. Vor allem wird die eingeschränkte Aussagekraft von Aspirationsscreenings und klinischen Schluckuntersuchungen dahingehend berücksichtigt, dass der endoskopischen Untersuchung eine entsprechend große Bedeutung beigemessen wird.

Diesem Algorithmus folgend werden zunächst grundsätzliche Faktoren wie Vigilanz und ausreichende Rumpfstabilität geprüft. Anschließend werden Risikofaktoren für Dysphagie berücksichtigt. Neben der Hauptdiagnosen werden auch Komorbiditäten sowie die Intubationsdauer miteinbezogen (▶ Tab. 22.19). Insbesondere eine Intubationsdauer von mehr als 24 Stunden stellt einen Risikofaktor dar. Liegen keine Risikofaktoren vor, wird ein Aspirationsscreening durchgeführt. Zeigen sich auch hier keine Auffälligkeiten, kann der Patient orale Kost erhalten.

Beim Vorliegen von Risikofaktoren sollte eine klinische Schluckuntersuchung durch einen Logopäden stattfinden sowie eine FEES durchgeführt werden. Anhand der Ergebnisse wird dann entschieden, ob eine eventuell konsistenzadaptierte orale Ernährung möglich ist, eine Ernährung über eine Magensonde oder eine erneute Intubation zur Atemwegssicherung zu erwägen ist [1730].

Algorithmus für tracheotomierte Patienten

Da die Tracheotomie mittlerweile ein Standardverfahren auf der Intensivstation darstellt, ist es wichtig, ein standardisiertes Vorgehen zur Aspirationsprophylaxe vorzuhalten. Nachdem die Patienten erfolgreich von der Beatmungsmaschine entwöhnt sind, muss sorgfältig geprüft werden, ob eine Entfernung der Trachealkanüle möglich ist. Diese Beurteilung sollte bevorzugt über FEES erfolgen [1729], [1753] und kann z. B. dem SESETD-Algorithmus folgen (SESETD = Standardized endoscopic swallowing evaluation for tracheostomy decannulation in critically ill neurologic patients) [1754].

Nach Entblocken der Trachealkanüle werden zunächst Pharynx und Larynx durch subglottisches Absaugen gereinigt. Dann werden die folgenden vier Parameter beurteilt (▸ Abb. 22.4):

- *Umfang und Lokalisation der Speichelretentionen*: Für 2–4 Minuten werden die Menge des auslaufenden Speichels und die dadurch ausgelösten Schutzmechanismen beobachtet. Bei massivem Speichelstau mit stiller Penetration und Aspiration kann die Trachealkanüle nicht entfernt werden und sollte wieder geblockt werden.
- *Spontane Schluckfrequenz*: Auch hier sollte 2–4 Minuten lang beobachtet werden. Die Beobachtung kann gleichzeitig mit der vorherigen durchgeführt werden. Bei einer spontanen Schluckfrequenz < 1 Minute kann man aufgrund der fehlenden Whiteouts von einer ausgeprägten Pharyngenese ausgehen und die Trachealkanüle sollte nicht entfernt werden. Um pharyngeale und laryngeale Sensibilitätsstörungen zu verbessern, sollte durch regelmäßiges Entblocken der physiologische Luftstrom ermöglicht werden.
- *Laryngeale Sensibilität*: Hierbei werden mit dem Endoskop die Aryknorpel vorsichtig berührt; wird dadurch keine motorische Reaktion provoziert, liegt sehr wahrscheinlich eine schwere Sensibilitätsstörung vor. Eine Dekanülierung ist dann nicht möglich.
- *Transstomatale Untersuchung* (nach Entfernung der Trachealkanüle): Dabei wird das Endoskop durch das Tracheostoma in die subglottische Trachea eingeführt, so dass der Untersucher von unten auf den Kehlkopfeingang blickt [1728]. In dieser Position können subglottische strukturelle Atemweghindernisse, die einer Dekanülierung entgegenstehen könnten, detektiert werden. Bleibt auch dieser letzte Untersuchungsschritt ohne relevante Auffälligkeiten, kann das Tracheostoma mit einem Pflaster verschlossen werden.

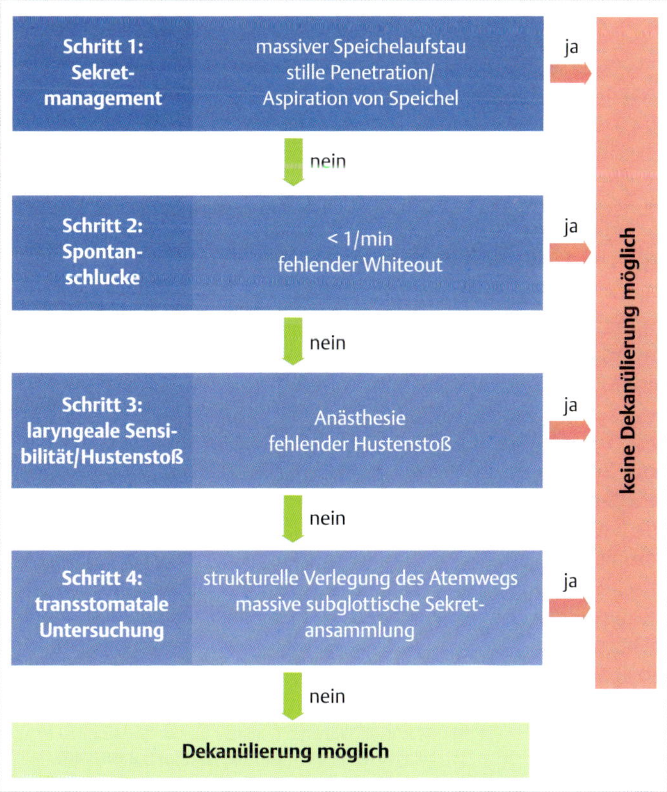

Abb. 22.4 Dysphagie. Endoskopiebasierter Dekanülierungsalgorithmus für tracheotomierte Patienten [1752], [1754].

In einer Studie konnte bei 54 von 100 tracheotomierten Patienten mit dem in ▶ Abb. 22.4 dargestellten Algorithmus eine sichere Entfernung der Trachealkanüle ermöglicht werden. Nur einer der Patienten musste in der Folge rekanüliert werden. Beim Vergleich mit der klinischen Untersuchung unter Beurteilung der Vigilanz, Kooperationsfähigkeit, dem Abschlucken von Speichel, dem Hustenstoß sowie der Menge des aus der Trachealkanüle abgesaugten Sekrets zeigte sich, dass nur bei 27 Patienten der 100 Patienten eine Dekanülierung möglich gewesen wäre. Die Interrater- und Intrarater-Reliabilität dieses Algorithmus sind selbst bei weniger erfahrenen Untersuchern zufriedenstellend [1754].

In einer weiteren Studie an tracheotomierten Patienten mit Guillain-Barré-Syndrom war das Ergebnis dieser Schluckuntersuchung zudem prädiktiv für die Möglichkeit einer zeitnahen Dekanülierung [1745]. Zudem wurde dieser Dekanülierungsalgorithmus inzwischen erfolgreich als primärer Endpunkt einer multizentrischen Studie eingesetzt [1731] und auch von einer französischen Leitlinie empfohlen [1750].

Therapie

▶ Diätetische Maßnahmen, schlucktherapeutische Übungen. Zur Behandlung der Dysphagie auf der Intensivstation stehen grundsätzlich alle für die Therapie von Schluckstörungen verfügbaren Verfahren zur Verfügung. Angesichts der spezifischen Situation in diesem Behandlungskontext kommen zum einen insbesondere diätetische Maßnahmen und schlucktherapeutische Übungen und Manöver in Betracht [1755]. Diese sollten idealerweise in Abhängigkeit von dem mittels der FEES beschriebenen Störungsmuster individuell angepasst eingesetzt werden (ein Überblick findet sich z. B. bei [1753]).

▶ Pharyngeale elektrische Stimulation. Zum anderen kann zur Behandlung der bei Intensivpatienten als Hauptursache der Dysphagie häufig anzutreffenden sensorischen Afferenzstörung möglicherweise auch die pharyngeale elektrische Stimulation (PES) eine therapeutische Alternative darstellen. Bisher konnte in zwei randomisierten Studien an tracheotomierten Schlaganfallpatienten gezeigt werden, dass die PES in diesem Szenario im Vergleich zu einer Scheinbehandlung die Entwöhnung der Patienten von der Trachealkanüle signifikant beschleunigte [1731], [1747]. In einer Proof-of-Concept-Studie fanden die Autoren zudem erste Evidenz dafür, dass bei orotracheal intubierten Patienten mit einem hohen Risiko für eine schwere Postextubationsdysphagie eine vor der Extubation durchgeführte PES das Risiko für eine Reintubation senken konnte [1735].

Literatur

[1725] Ajemian MS, Nirmul GB, Anderson MT et al. Routine fiberoptic endoscopic evaluation of swallowing following prolonged intubation: Implications for management. Arch Surg 2001; 136: 434–437

[1726] Barquist E, Brown M, Cohn S et al. Postextubation fiberoptic endoscopic evaluation of swallowing after prolonged endotracheal intubation: A randomized prospective trail. Crit Care Med 2001, 29: 1710–1713

[1727] Bechet S, Hill F, Gilheaney O et al. Diagnostic accuracy of the modified Evan's blue dye test in detecting aspiration in patients with tracheostomy: A systematic review of the evidence. Dysphagia 2016; 6: 721–729

[1728] Donzelli J, Brady S, Wesling M et al. Simultaneous modified Evans blue dye procedure and video nasal endoscopic evaluation of the swallow. Laryngoscope 2001; 111: 1746–1750

[1729] Dziewas R, Glahn J, Helfer C et al. [FEES for neurogenic dysphagia: training curriculum of the German Society of Neurology and the German Stroke Society]. Der Nervenarzt 2014; 8: 1006–1015

[1730] Dziewas R, Glahn J. Dysphagiemanagement. In: Schwab S, Schellinger P, Werner C, Unterberg A, Hacke W, Hrsg. NeuroIntensiv. 3. Aufl. Berlin, Heidelberg: Springer; 2015: 108–114

[1731] Dziewas R, Stellato R, van der Tweel I et al. Pharyngeal electrical stimulation for early decannulation in tracheotomised patients with neurogenic dysphagia after stroke (PHAST-TRAC): A prospective, single-blinded, randomised trial. The Lancet Neurology 2018; 10: 849–859

[1732] Dziewas R, auf dem Brinke M, Birkmann U et al. Safety and clinical impact of FEES – results of the FEES-registry. Neurol Res Pract 2019; 1: 16

[1733] El Solh A, Okada M, Bhat A et al. Swallowing disorders post orotracheal intubation in the elderly. Intensive Care Med 2003; 29: 1451–1455

[1734] Hales PA, Drinnan MJ, Wilson JA. The added value of fibreoptic endoscopic evaluation of swallowing in tracheostomy weaning. Clin Otolaryngol 2008; 33: 319–324

[1735] Koestenberger M, Neuwersch S, Hoefner E et al. A pilot study of pharyngeal electrical stimulation for orally intubated icu patients with dysphagia. Neurocrit Care 2020; 32: 532–538

[1736] Lynch YT, Clark BJ, Macht M et al. The accuracy of the bedside swallowing evaluation for detecting aspiration in survivors of acute respiratory failure. J Crit Care 2017; 39: 143–148

[1737] Macht M, Wimbish T, Clark BJ et al. Postextubation dysphagia is persistent and associated with poor outcomes in survivors of critical illness. Crit Care 2011; 5: R231

[1738] Macht M, Wimbish T, Bodine C et al. ICU-acquired swallowing disorders. Crit Care Med 2013, 41: 2396–2405

[1739] Marian T, Dunser M, Citerio G et al. Are intensive care physicians aware of dysphagia? The MAD(ICU) survey results. Intensive Care Med 2018; 44(6): 973–975

[1740] McCullough GH, Wertz RT, Rosenbeck JC et al. Inter- and intrajudge reliability of a clinical swallowing examination of swallowing in adults. Dysphagia 2000; 15: 58–67

[1741] McCullough GH, Wertz RT, Rosenbek JC. Sensitivity and specificity of clinical/bedside examination signs for detecting aspiration in adults subsequent to stroke. J Commun Disord 2001; 34: 55–72

[1742] Noordally SO, Sohawon S, De Gieter M et al. A study to determine the correlation between clinical, fiber-optic endoscopic evaluation of swallowing and videofluoroscopic evaluations of swallowing after prolonged intubation. Nutrition Clin Pract 2011; 4: 457–462

[1743] Peruzzi W, Logemann JA, Currie D et al. Assessement of aspiration in patients with tracheostomies: comparison of the bedside colored dye assessment with videofluoroscopic examination. Respir Care 2001; 46: 243–247

[1744] Schefold JC, Berger D, Zurcher P et al. Dysphagia in mechanically ventilated ICU patients (dynamics): A prospective observational trial. Crit Care Med 2017; 12: 2061–2069

[1745] Schroder JB, Marian T, Muhle P et al. Intubation, tracheostomy, and decannulation in patients with Guillain-Barre-syndrome-does dysphagia matter? Muscle & Nerve 2019; 2: 194–200

[1746] Skoretz SA, Flowers JL, Martino R. The incidence of dysphagia following endotracheal intubation: A systematic review. Chest 2010; 137: 665–673

[1747] Suntrup S, Marian T, Schroder JB et al. Electrical pharyngeal stimulation for dysphagia treatment in tracheotomized stroke patients: A randomized controlled trial. Intensive Care Med 2015; 9: 1629–1637

[1748] Suntrup-Krueger S, Schmidt S, Warnecke T et al. Extubation readiness in critically ill stroke patients. Stroke 2019; 8: 1981–1988

[1749] Suntrup-Krüger S, Schmidt S, Warnecke T et al. Extubation readiness in critically ill stroke patients – a prospective observational trial on when and how to assess. Stroke 2019 [in press]

[1750] Trouillet JL, Collange O, Belafia F et al. Tracheotomy in the intensive care unit: Guidelines from a French expert panel. Ann Intens Care 2018; 1: 37

[1751] Snippenburg W van, Kroner A, Flim M et al. awareness and management of dysphagia in dutch intensive care units: A nationwide survey. Dysphagia 2019; 2: 220–228

[1752] Warnecke T, Suntrup S, Teismann IK et al. Standardized endoscopic swallowing evaluation for tracheostomy decannulation in critically ill neurologic patients. Crit Care Med 2013; 7: 1728–1732

[1753] Warnecke T, Dziewas R. Neurogene Dysphagien. Diagnostik und Therapie. 2 Aufl. Stuttgart: Kohlhammer; 2018

[1754] Warnecke T, Muhle P, Claus I et al. Inter-rater and test-retest reliability of the “standardized endoscopic swallowing evaluation for tracheostomy decannulation in critically ill neurologic patients”. Neurol Res Pract 2020; 2(9)

[1755] Zuercher P, Moret CS, Dziewas R et al. Dysphagia in the intensive care unit: Epidemiology, mechanisms, and clinical management. Crit Care 2019; 1: 103

22.3.2 Dysphagie aus HNO-ärztlicher Sicht

Karim Zaoui, Peter Karl Plinkert

Allgemeine Definition

Der Begriff Dysphagie definiert sich als eine Störung während des Schluckbeginns, des Schluckvorgangs/-ablaufs sowie der Schutzfunktion für die Atemwege. Im Gegensatz zum Globusgefühl ist eine Dysphagie nicht permanent, sondern in den allermeisten Fällen nur beim Schlucken von festen oder flüssigen Nahrungsbestandteilen vorhanden. Darüber hinaus geht eine Odynophagie mit Schmerzen beim Schluckvorgang einher.

Die Einteilung erfolgt anhand der Lokalisation im Sinne einer oro-/hypopharyngealen oder ösophagealen Dysphagie. Des Weiteren kann zwischen einem akuten oder nicht akuten Ereignis beziehungsweise zur Weiterführung in „entzündlich“ und „nicht entzündlich“ differenziert werden.

Akute Dysphagie

Bolusgeschehen

► **Akutsituation.** Das akute Einsetzen einer Schluckunfähigkeit von flüssigen oder festen Nahrungsbestandteilen, einschließlich eigenem Speichel, deutet in den allermeisten Fällen auf die Einwirkung von Fremdkörpern im Bereich des oro-/hypopharyngealen oder ösophagealen Bereichs hin und erfordert sofortigen Handlungsbedarf.

Leichte und *spitze* Fremdkörper wie Fischgräten und Knochenteile führen häufig zu Einspickungen im Bereich der Gaumentonsillen, des Zungengrundes bzw. der Vallekula. *Flächenhafte* Fremdkörper wie Lorbeerblätter verkeilen sich häufig im Bereich der supraglottischen Region und führen zu Hustenanfällen, Heiserkeit und Dysphagie. Unter indirekter oder direkter endoskopischer Sicht können diese im Regelfall problemlos entfernt werden, andernfalls in kurzer Intubationsnarkose.

Fremdkörper, die bei Kindern spielerisch in den Mund genommen und verschluckt werden bzw. lose versehentlich mitverschluckte Zahnprothesen bei älteren Menschen können bei *Verhalt im Bereich des Hypopharynx zu einem akuten Bolusgeschehen mit drohendem Bolustod/Reflextod* aufgrund einer akut eingetretenen Aphagie, Aspiration, Zyanose und daraus resultierender Bewusstlosigkeit führen. Unter dem sofortigen Versuch der manuellen Ausräumung von Pharynx und Supraglottis wird versucht, den Bolus in der Akutsituation zu entfernen; andernfalls ist eine Notfallkoniotomie durchzuführen.

> **Merke**
>
> Falls keine sofortige manuelle oder instrumentelle Ausräumung des Bolus zielführend ist, muss die sofortige Koniotomie zur Sicherung der Atemwege erfolgen.

Mit einer Inzidenz von 25 von 100 000 Menschen pro Jahr und einer 1,5fach erhöhten Inzidenz für Männer tritt ein *ösophageales Bolusgeschehen* vor allem bei Menschen über 70 Jahre auf [1760], [1763]. Unter Ingestion von vorrangig grobfaserigem Fleisch (Hähnchen-, Truthahn- oder Rindfleisch) können Patienten Schluckbeschwerdesymptome bis hin zur Aphagie mit Speichelauswurf, partieller Aspiration aufgrund eines kompletten ösophagealen Lumenverschlusses entwickeln.

▸ **Persistierende Beschwerden.** Bei Persistenz der Beschwerdesymptomatik trotz medikamentöser Verwendung von Parasympatholytika wie *Butylscopolamin* (Muskarinrezeptorantagonist) wird eine HNO-fachärztliche *Endoskopie* (flexibel und starr) mit sukzessiver Entfernung oder vorsichtigem Vorschieben des Nahrungsbolus in den Magen in Abhängigkeit von der Lagehöhe im Ösophagus durchgeführt [1764], [1765].

Indiziert sind in Abhängigkeit von der Lagedauer des Bolus und dem Mazerationszustand der Speiseröhre die temporäre Einlage einer *Magensonde* (nasogastrale Ernährung) und eine *intravenöse Antibiotikatherapie* unter regelmäßiger Anamnese neu auftretender mediastinaler Beschwerden sowie Evaluation der Entzündungsparameter zum Ausschluss einer gedeckten Speiseröhrenperforation und beginnenden Mediastinitis im postoperativen stationären Verlauf.

Halstraumata, Halsschwellung

Durch spitze bzw. stumpfe Gewalteinwirkung auf die Halsweichteile oder den oberen Aerodigestivtrakt kann es zur akuten Dysphagie und Heiserkeit bis hin zur lebensbedrohlichen Dyspnoe kommen. Eine stumpfe Gewalteinwirkung bzw. Strangulation auf Höhe des Kehlkopfes, der Halsgefäße und des Pharynxschlauches kann eine massive pharyngolaryngeale Schwellung durch Ödembildung oder massive Einblutung aufgrund rupturierter Halsgefäße mit *parapharyngealer Hämatombildung* nach sich ziehen.

Neben einem äußerlich sichtbar zunehmenden und sich im *Ultraschall* des Halses bestätigenden Hämatom und zervikalen Prellmarken weist eine flexible *Pharyngolaryngoskopie* auf eine mögliche Einblutung im Bereich des Pharynxschlauches und des Larynx mit Seitenwandverschiebung sowie Einengung hin.

Eine *Computertomografie* mit Gefäßdarstellung gibt Aufschluss über eine mögliche Gefäßdissektion, -ruptur und das Ausmaß der Hämatombildung. Mögliche Kehlkopffrakturen-/dislokationen, laryngotracheale Separationen mit *kollarem Luftemphysem* können ebenfalls in ihrer Ausprägung bestimmt werden. Zeigt sich eine rasche Progredienz der Schwellungsproblematik mit Dysphagie und Dyspnoe, erfolgt eine sofortige *Schutzintubation* oder eine *Tracheotomie* bei bereits weit fortgeschrittener pharyngolaryngealer Schwellung (Hämatom bzw. Emphysem) bzw. CT-morphologisch sichtbarem Kehlkopftrauma [1759].

> **Cave**
>
> Bei Verdacht auf CT-morphologisch *dislozierte Kehlkopffraktur/Tracheaseparation* mit Verletzung der Schleimhaut soll *keine Intubation, sondern eine Tracheostomie* in Lokalanästhesie mit anschließender Rekonstruktion erfolgen.

Besteht eine offene Halsverletzung oder bildmorphologisch sichtbare Verletzung größerer Gefäße, ist neben einer starken Kompression in Abhängigkeit der Blutungs-/Einblutungspersistenz eine *gezielte operative Halsexploration mit Gefäßrekonstruktion/-unterbindung sowie Hämatomausräumung* notwendig, um zusätzlich auch einen pharyngolaryngealen Schwellungsrückgang zu erzielen [1756], [1761].

Das Gleiche gilt für eine postoperativ entstandene (beispielsweise nach Neck Dissektion unter partieller Antikoagulation) Einblutung im Bereich der Halsgefäßscheide mit daraus resultierender zunehmender Dysphagie und Dyspnoe. Hier ist eine sofortige Halseröffnung mit Hämatomentlastung zur möglichen Tracheostomievermeidung indiziert.

Merke

Eine *äußere Halsschwellung* (zum Beispiel Einblutung oder Emphysem) mit Dysphagie und Dyspnoe geht meistens auch mit einer *Schwellung des Pharynx/Larynx* einher.

Verätzung mit Säure oder Lauge

▶ **Substanzen.** Vor allem bei *Kleinkindern* kann die akzidentelle Aufnahme sowohl von kristallinen Substanzen wie Natriumhydroxid als auch ätzende Flüssigkeiten (Haushaltsreiniger) zu Verletzungen vor allem der Mundhöhle sowie des Meso- und Hypopharynx führen; seltener ist die Speiseröhre betroffen.

Bei *Erwachsenen* hingegen erfolgt die Aufnahme häufig in *suizidaler Absicht*. Neben anderen Substanzen wie sedierenden Medikamente oder Alkohol werden in der Regel große Mengen von Säure oder Lauge geschluckt.

▶ **Symptomatik, Diagnostik.** Als Folgen der Säure- bzw. Laugeningestion können als Akutkomplikationen eine Atemnot bei auftretendem Larynxödem, eine Perforation des Ösophagus bzw. des Magens und ein daraus resultierender Schockzustand mit Multiorganversagen auftreten. Bei höhergradigen Schleimhautläsionen treten durch Ausbildung einer *Kolliquationsnekrose* im Langzeitverlauf häufig Stenosen im pharyngolaryngealen Übergang, jedoch vor allem im Ösophagus auf. Des Weiteren wird ein Kausalzusammenhang zwischen Verätzungen des Ösophagus und dort auftretenden Malignomen beschrieben.

Neben einer ausführlichen Anamnese mit möglicher Probenasservation zur Substanzanalyse steht die Inspektion des betroffenen Areals einschließlich HNO-ärztlicher *Pharyngolaryngoskopie* im Vordergrund. Neben sichtbaren ödematösen Veränderungen zeigen sich bei der Inspektion häufig Rötungen und Schleimhauterosionen mit beginnenden Fibrinbelägen.

▶ **Therapie.** Lediglich innerhalb einer Stunde nach Säureverätzung ist ein *Neutralisationsversuch* mit einem Antazidum wie Aluminiumhydroxid bzw. mit Zitronensäure bei einer Laugeningestion sowie Wasser zur Verdünnung für beide Formen indiziert.

Als *Notfallversorgung sind primär großvolumige intravenöse Zugänge* bei drohendem Herz-Kreislauf-Versagen aufgrund höhergradiger und weitflächiger Schleimhautschädigungen zu legen. Des Weiteren ist die Bestimmung und Korrektur des pH-Wertes entscheidend. Auf eine ausreichende analgetische Abdeckung sowie die Gabe von Glukokortikoiden zur Reduktion eines Larynxödems ist zu achten.

Bei höhergradigen Schleimhautläsionen ist der Speiseweg ruhig zu stellen, eine parenterale Ernährung sowie eine intensivmedizinische Überwachung aufgrund möglicher systemischer Auswirkungen wie Sepsis, Verbrauchskoagulopathie, Eiweißverlust und respiratorischer Insuffizienz sind indiziert. Wie auch beim Bolusgeschehen ist bei Ösophagusperforationsgefahr sowie möglicher Entstehung einer Mediastinitis die *Abdeckung mittels Breitbandantibiotika* zusätzlich notwendig. Im Verlauf sollten kurz nach dem Geschehen und in der Nachsorge engmaschig *Ösophagoskopien* zur Darstellung einer Strikturdynamik durchgeführt werden [1757], [1758].

Merke

Die Therapie einer akuten Säure-/Laugeningestion ist wie beim Schockpatienten mit primärer Sicherung der Herz-Kreislauf-Funktion und der Atemwege durchzuführen.

Verbrühung/Verbrennung

Durch thermische Kälte- oder Hitzeeinwirkung nach Nahrungsaufnahme von Eis oder heißen Flüssigkeiten wie Tee oder Kaffee kann es zu Verbrühungs- oder Erfrierungsverletzungen mit Schwellung und Rötung der Schleimhaut kommen.

Eine HNO-ärztlich durchgeführte starre oder flexible Pharyngolaryngoskopie gibt Aufschluss über den Grad und die Fläche der Erfrierung/Verbrühung sowie über ein mögliches Pharynx-/Larynxödem. Unter analgetischer Abdeckung heilen die meisten Schleimhautschäden ohne Narbenrückstände restlos ab. Lediglich bei schwerstgradigen Schädigungen kann es zu ähnlichen Komplikationen wie bei Verätzungen kommen.

II

Akute Entzündung des oberen Aerodigestivtrakts

► **Gingivostomatitis herpetica.** Neben einer akuten viralen oder bakteriellen Entzündung des Waldeyer-Rachenrings (vor allem Tonsilla palatina und lingualis) mit akuter Dysphagie kann eine Gingivostomatitis herpetica durch eine Herpes-simplex-Infektion je nach Schweregrad bis hin zur Aphagie führen.

Es treten eine hochrote Schleimhaut sowie etwa 2–4 mm große Bläschen auf, die nach Ruptur flächige Erosionen mit gelblich pseudomembranösen Belegen bilden. Die Erosionen heilen nach einer Woche und die als Begleitreaktion aufgetretene Lymphadenitis colli nach einem Monat gegenstandlos ab. Eine symptomatische Behandlung und eine systemische Therapie mit Aciclovir sind zu empfehlen.

► **Herpangina.** Ein ähnliches Bild weist die Herpangina durch Infektion mit dem Coxsackie-Virus Typ A auf. Vor allem bei Kleinkindern tritt diese Erkrankung in Form von Bläschen und flachen Ulzera mit dunkelrotem Hof im Bereich der Gaumenbögen und der Tonsilla palatina auf.

Begleitet wird dies von Fieber, Erbrechen, Kopfschmerzen und vor allem schmerzhafter Dysphagie. Hier ist eine symptomatische Therapie ausreichend.

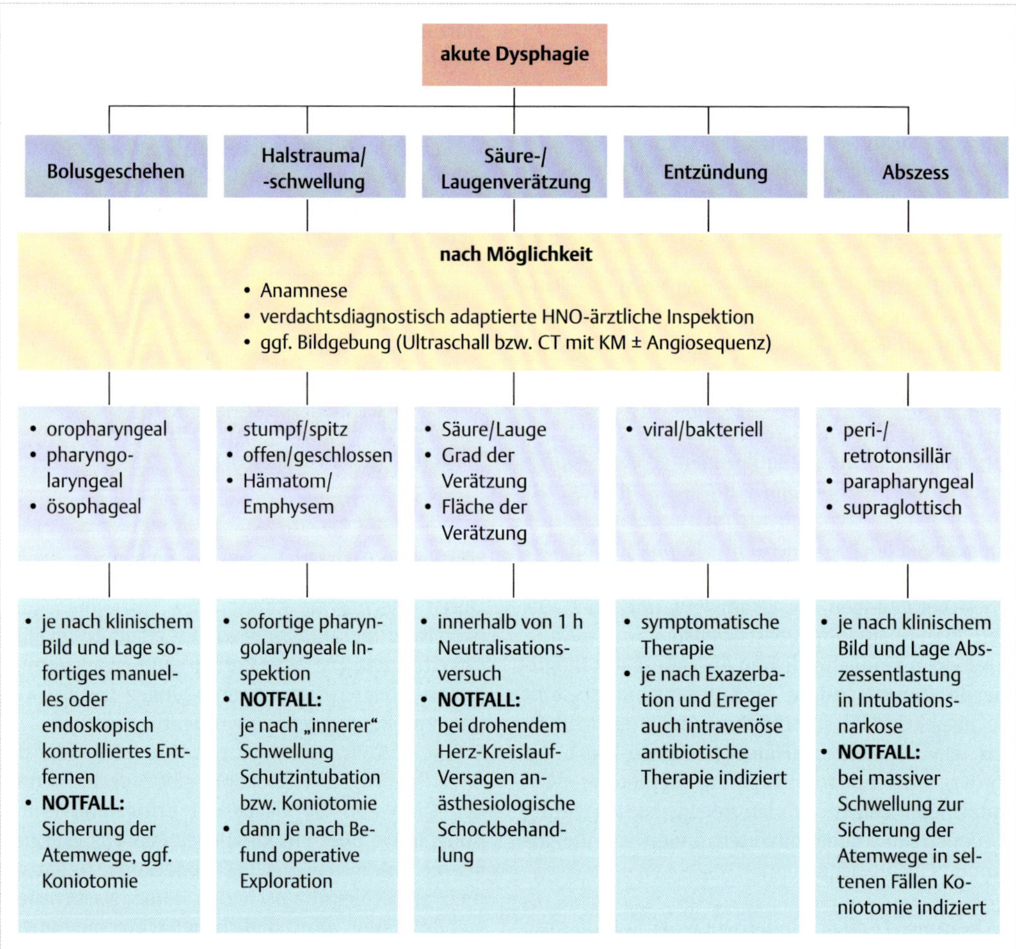

Abb. 22.5 Akute Dysphagie. Differenzialdiagnosen.

▸ **Nekrotisierende und ulzerierende Gingivitis.** Durch eine Mischinfektion mit fusiformen Stäbchen und Borrelia vincenti kann es zu einer akut nekrotisierenden und ulzerierenden Gingivitis (ANUG, syn. Angina Plaut-Vincent) kommen. Durch eine reduzierte Immunabwehr oder eine schlechte Mundhygiene entsteht hierbei eine schmerzhafte Schwellung und Rötung der Mundschleimhaut mit Ulzerationen sowie graugelben, schmierigen Belägen im Bereich der Tonsille oder des Alveolarkamms.

Es werden starke Schmerzen, ein Foetor ex ore und ein metallischer Geschmack angegeben. Nach erfolgtem Abstrich erfolgt die Behandlung mit Penicillin, Analgetika sowie lokalen Antiseptika.

▸ **Erythema exsudativum multiforme.** Nach viraler bzw. bakterieller Infektion, jedoch auch nach Antibiotika- oder Analgetikaexposition kann es zum akuten Erythema exsudativum multiforme (Stevens-Johnson-Syndrom) kommen. Neben kokardenartigen Läsionen an allen Extremitäten kommt es vor allem im Vestibulum oris sowie dem Hart- und Weichgaumen zur Bläschenbildung mit oberflächlichen Erosionen und flottierenden Epithelfetzen. Aufgrund einer bakteriellen Superinfektion können sich flächenhafte schwarze Krusten bilden.

Die Patienten weisen eine ausgeprägte Dysphagie und eine Blepharoconjunctivitis purulenta auf. Die Therapie der Wahl besteht in einer häufig notwendigen parenteralen Ernährung sowie einer symptomatischen Behandlung. Die Gabe von Glukokortikoiden erscheint heilungsförderlich.

Abszessgeschehen

Bei Persistenz einer Entzündung im oberen Aerodigestivtrakt kann es zu einem Abszessgeschehen kommen. Es treten eine ausgedehnte Schmerzsymptomatik und häufig eine rasch zunehmende, hochgradige Dysphagie auf.

▸ **Peri-/Retrotonsillarabszess, Parapharyngealabszess.** Ein Peri- oder Retrotonsillarabszess kann als Komplikation einer Angina lacunaris auftreten und unterscheidet sich primär anhand der Lage des Abszessgeschehens. Dabei wird zunächst eine Ausbreitung der Entzündung im Bindegewebe zwischen Gaumenmandel und M. constrictor pharyngis beobachtet (Peritonsillitis), die anschließend zu einer Abszessbildung führt und neben der oben beschriebenen Beschwerdesymptomatik häufig mit Kieferklemme, unilateraler peritonsillärer Schwellung und Begleitödem einhergeht.

Als weitere schwerwiegende Komplikation ist ein Einbruch des Abszesses in das Spatium parapharyngeum (*Parapharyngealabszess*) bis hin zum Absinken in das Mediastinum mit Mediastinitis möglich.

Zur Bestätigung des Verdachtsbefundes erfolgen eine vorsichtige HNO-ärztliche, starr- oder flexibel-optische Inspektion und eine Ausdehnungsbestimmung mit Beurteilung der Intubationsmöglichkeit. Zusätzlich wird ein Ultraschall der Halsregion durchgeführt. Bei Verdacht auf Ausbreitung des Abszesses entlang der Halsfaszien sollte eine zusätzliche Computertomografie des Halsbereiches durchgeführt werden.

Als therapeutische Maßnahmen sind neben einer mehrtägigen, intravenösen, antibiotischen Abdeckung mit Penicillin, Clindamycin bzw. einem Cephalosporin der 2. Generation die unilaterale Tonsillektomie sowie die endopharyngeale Abszesseröffnung in Vollnarkose mit Abstrichnahme sowie eventuell abschwellende Maßnahmen mittels Glukokortikoidtherapie indiziert.

▸ **Epiglottisabszess.** Die Notwendigkeit einer HNO-ärztlichen Bestätigung der Verdachtsdiagnose gilt auch für einen Epiglottisabszess, der sich in einer ballonierten abszedierten Epiglottis spiegelbefundlich bei zusätzlich kloßiger Sprache und starken Schluckbeschwerden, hohem Fieber und rasch zunehmender Atemnot sowie inspiratorischem Stridor äußert.

Ein Epiglottisabszess ist unter Vollnarkose zu inzidieren und zu drainieren. Ist eine Intubation nicht möglich, muss notfallmäßig koniotomiert, im Anschluss tracheostomiert werden. Dies ist jedoch in den meisten Fällen nicht mehr indiziert. Eine postoperative kurzzeitige Zunahme der Schwellung macht eine intensivmedizinische Nachbeatmung je nach Ausdehnung unumgänglich [1762].

Cave

Eine spiegelbefundliche Manipulation der geschwollenen Epiglottis sowie der aryepiglottischen Falten kann zu weiterer Schwellung bis hin zum Atemstillstand führen. Deshalb darf die Untersuchung nur nasal flexibel-endoskopisch *durch einen erfahrenen HNO-Arzt* erfolgen.

▸ **Zungengrundabszesse.** Seltener kann es zu isolierten Zungengrundabszessen mit ähnlichem oben beschriebenem Erkrankungsbild kommen. Hierbei ist jedoch der Druck mittels Zungenspatels auf Teilbereiche der Zunge schmerzhaft, eine abszessverdächtige Vorwölbung außer einem eventuell verhärteten Zungenkörper ist nicht immer vorhanden.

Abgenommene Entzündungsparameter zeigen deutliche Erhöhungen. Eine zusätzliche starr- oder flexibel-optische Inspektion und eine CT-Untersuchung sind auch hier unabdingbar. Die Therapie der Wahl ist bei Persistenz des Befundes unter intravenöser antibiotischer Abdeckung mit einem Cephalosporin der 2. Generation oder Clindamycin die HNO-ärztliche Abszesseröffnung in Intubationsnarkose.

Praxistipp

Eine akute Dysphagie kann in ihrer Ausprägung und Therapie sehr unterschiedlich sein. Wesentlicher Bestandteil ist die gemeinsame Evaluation mit dem HNO-Arzt durch eine Spiegeluntersuchung. Gemeinsam mit ihm ist in der Notfallsituation der krankheitsspezifische Behandlungsalgorithmus festzulegen.

Chronische Dysphagie

Während die akute Dysphagie gehäuft mit einem Bolus-/Fremkörpergeschehen, Halstrauma oder mit Entzündungen einhergeht, ist eine chronische Dysphagie meistens nicht entzündlich bedingt. Mithilfe der Bestimmung von Entzündungsparametern (Differenzialblutbild und C-reaktives Protein) und bakteriologischen Abstrichen kann eine Differenzierung erfolgen.

Literatur

[1756] Berget J, Tonglet M, Ransy P et al. Direct and indirect injuries of the pharynx and larynx. B-Ent 2016; Suppl 26: 59–68

[1757] Bird JH, Kumar S, Paul C et al. Controversies in the management of caustic ingestion injury: An evidence-based review. Clin Otolaryngol 2017; 42: 701–708

[1758] Bonnici KS, Wood DM, Dargan PI. Should computerised tomography replace endoscopy in the evaluation of symptomatic ingestion of corrosive substances? Clin Toxicol (Phila) 2014; 52: 911–925

[1759] Fuhrman GM, Stieg FH, 3rd, Buerk CA. Blunt laryngeal trauma: classification and management protocol. J Trauma 1990; 30: 87–92

[1760] Gretarsdottir HM, Jonasson JG, Bjornsson ES. Etiology and management of esophageal food impaction: A population based study. Scand J Gastroenterol 2015; 50: 513–518

[1761] Henry M, Hern HG. Traumatic injuries of the ear, nose and throat. Emerg Med Clin North Am 2019; 37: 131–136

[1762] Sideris A, Holmes TR, Cumming B et al. A systematic review and meta-analysis of predictors of airway intervention in adult epiglottitis. The Laryngoscope 2020; 130: 465–473. doi: 10.1002/lary.28076. Epub 2019 Jun

[1763] Sperry SL, Crockett SD, Miller CB et al. Esophageal foreign-body impactions: Epidemiology, time trends, and the impact of the increasing prevalence of eosinophilic esophagitis. Gastrointest Endosc 2011; 74: 985–991

[1764] Vicari JJ, Johanson JF, Frakes JT. Outcomes of acute esophageal food impaction: Success of the push technique. Gastrointest Endosc 2001; 53: 178–181

[1765] Vicari JJ, Frakes JT. Endoscopic treatment of esophageal food impactions. Gastrointest Endosc 2007; 65: 493–495; author reply 2

23 Organisatorische, rechtliche und ethische Grundlagen

23.1 Organisatorische Grundlagen und diagnosebezogene Fallpauschalen (DRG)

Tobias Schürholz

23.1.1 Organisatorische Grundlagen

Die Deutsche Interdisziplinäre Vereinigung für Intensiv- und Notfallmedizin (DIVI) hat zuletzt 2010 eine Empfehlung zu Struktur und Ausstattung von Intensivstationen herausgegeben, die neben der personellen, baulichen und apparativen Ausstattung die organisatorischen Erfordernisse abhandelt.

▸ **Gliederung von Intensiveinheiten.** Bei größeren Intensiveinheiten kann es sinnvoll sein, den Bereich in *Intensivstation* (ITS) und *Intermediate Care* (IMC) zu gliedern. Entscheidend ist hierbei, dass Kriterien für die Aufnahme und Verlegung festgelegt werden und so eine Trennung in die Bereiche ITS und IMC als ein sinnvolles Vorgehen implementiert werden kann. Da die Patientenallokation nach Krankheitsschwere erfolgt, lässt sich im Ergebnis bei gleichbleibender Bettenzahl die Fallzahl steigern. Dieses wird erreicht, indem multimorbide Patienten nicht mehr direkt von der Intensiv- auf die Normalstation verlegt werden und die reine Intensivüberwachung im IMC-Bereich geleistet wird. So kann trotz höherer Erkrankungsschwere eine gleichbleibende Letalität und eine konstante Rückverlegungsrate auf die ITS oder IMC erreicht werden [1773].

▸ **Qualitätsindikatoren.** Zur Qualitätssicherung werden externe Audits oder die dauernde Überwachung von Qualitätsindikatoren gefordert [1774]. Diese Qualitätsindikatoren (QI) sind 2010 eingeführt worden und liegen seit 2017 in der dritten, überarbeiteten Fassung vor. Dabei haben die QI über die verschiedenen Entwicklungsstufen deutliche Veränderung erfahren. Die Umsetzung von QI kann neben positiven ökonomischen Aspekten vor allem zur Qualitätsverbesserung dienen [1774]. Abgebildet werden in 10 QI wichtige Kernprozesse oder Strukturmerkmale der Intensivmedizin, wobei die meisten Indikatoren sowohl Struktur als auch Prozess abbilden (▸ Tab. 23.1).

Die Anwendung der QI ist zwar im Sinne des Qualitätsmanagements sinnvoll, kann aber ohne das Vorhandensein einer elektronischen Patientenakte (patient data management system; PDMS) sehr aufwändig sein [1774]. Dazu können Faktoren wie Inanspruchnahme von Zeit und Personal, feh-

Tab. 23.1 Qualitätsindikatoren der Intensivmedizin 2017 [1774].

Nummer	Qualitätsindikator	Art des Indikators
1	tägliche Visite, multiprofessionell und interdisziplinär, inklusive Dokumentation von Tageszielen	Struktur, Prozess
2	Management von Sedierung, Analgesie und Delir	Struktur, Prozess
3	Beatmung angepasst an den Patienten	Struktur, Prozess
4	frühzeitiges Weaning	Struktur, Prozess
5	infektionspräventive Maßnahmen und deren Überwachung	Ergebnis
6	Infektionsmanagement	Struktur, Prozess, Ergebnis
7	frühe enterale Ernährung	Struktur, Prozess
8	dokumentierte, strukturierte Kommunikation mit Patienten und Angehörigen	Struktur, Prozess
9	Frühmobilisation	Struktur, Prozess
10	Leitung der Intensivstation	Struktur

lendes Wissen über Qualitätsmanagement und fehlende Motivation zum Qualitätsmanagement die Einführung der QI behindern oder sogar verhindern [1774], [1786].

Ressource Intensivmedizin

Besonderes Gewicht bekommen die Anforderungen für die intensivmedizinische Organisation durch die demografische Entwicklung mit einer Zunahme an alten und sehr alten Patienten verbunden mit einer Zunahme an operativen und interventionellen Verfahren. So steigt der Bedarf an Betten zur Intensivtherapie und -überwachung, obwohl es signifikante Veränderungen im Hinblick auf eine Therapiebegrenzung gab.

In einem Vergleich der Ethicus-2-Studie (2015/2016) mit der Ethicus-1-Studie (1999/2000) wurden Entscheidungen zur *Therapiebegrenzung* auf Intensivstationen erfasst [1781]. Therapiebegrenzungen (Beendigung lebenserhaltender Maßnahmen oder Verkürzung des Sterbeprozesses) wurden bei 89,7 % der Patienten der Ethicus-2-Studie im Vergleich zu 68,3 % in der Ethicus-1-Studie festgelegt. Signifikant weniger Patienten verstarben ohne Therapiebegrenzung 2015/2016 als im Zeitraum 1999/2000 (10,3 versus 31,7 %; $p < 0{,}001$). Bemerkenswert ist aber hier ebenso die Zunahme der Patienten über 70 Jahre um 8,1 % auf insgesamt 51,5 % [1781].

Die steigende Beanspruchung der Ressource Intensivmedizin durch *alte und gebrechliche Patienten* wurde auch in weiteren Publikationen belegt. Eine österreichische Kohortenstudie erfasste zwischen 1998 und 2008 Patienten mit einem Lebensalter über 80 Jahre auf insgesamt 87 Intensivstationen. Der Anteil der Patienten über 80 Jahre stieg von 11,5 auf 15,3 % an der jeweiligen Kohorte. Zugleich gab es eine Zunahme der Patienten mit invasiver (+ 11,8 %) und nicht invasiver Ventilation (+ 6,6 %). Trotzdem wurde keine signifikante Änderung der ITS-Sterblichkeit (19,4–20,6 %) bei dieser Population festgestellt. Die Autoren forderten weitere Untersuchungen zur optimalen Dauer und Intensität der Intensivtherapie [1768].

Ein systematisches Review zeigte bei den gebrechlichen Intensivpatienten ein signifikant höheres Risiko zu versterben oder Komplikationen zu erleiden. Eine *routinemäßige Erfassung der Gebrechlichkeit* kann wertvolle, prognostische Informationen liefern [1777]. Weitere Untersuchungen belegten, dass die Gebrechlichkeit der Patienten nicht nur mit der Letalität assoziiert ist, sondern auch die Verweildauer auf der Intensivstation und alle Formen der Organunterstützung beansprucht. Damit entstehen Implikationen für die zukünftige Konzeption intensivstationärer Leistung für die klinisch tätigen Ärzte und die administrativ Verantwortlichen. Möglicherweise müssen für die wachsende Anzahl an gebrechlichen Intensivpatienten eigene Behandlungspfade entwickelt werden [1788].

Es ist eine der großen Herausforderungen, organisatorisch derartige Grundlagen zu schaffen, damit die knappe Ressource Intensivmedizin in Zukunft optimal im Sinne aller Patienten genutzt werden kann.

Personalbedarf

► **Teamzusammensetzung.** Zumindest für chirurgische Patienten ist eine *interdisziplinäre* Zusammensetzung eines ITS-Teams zu bevorzugen, da diese Maßnahme zu einer geringeren Letalität führen kann [1787]. Das *Kernteam* umfasst neben ärztlichem und pflegerischem Personal andere an der Intensivtherapie beteiligte Berufsgruppen wie etwa Physiotherapeuten. Alle Berufsgruppen tragen zum Erfolg einer Intensiveinheit auf medizinischer und ökonomischer Ebene bei und sind daher integraler Bestandteil.

Entscheidend ist auch, wie in den Qualitätsindikatoren der DGAI festgelegt, dass der *Leiter* der Intensivstation keine anderen ärztlichen Tätigkeiten übertragen bekommt [1783]. Welcher medizinischen Disziplin er angehört, ist dabei nicht vorgegeben. Genauso ist aber weiter unklar, wie die optimale Zusammensetzung des Teams sein soll [1779].

Einigkeit besteht darüber, dass auf einer ITS immer (also 24 Stunden am Tag, 7 Tage in der Woche) ein intensivmedizinisch erfahrener Arzt anwesend sein muss. Neben der Bedeutung als qualitätssichernde Maßnahme ist dieses die unbedingte Voraussetzung für eine Geltendmachung der intensivmedizinischen Komplexbehandlung (OPS-Kode 8–980) im Rahmen der deutschen diagnoserelevanten Kodierung (G-DRG).

► **Betreuungsschlüssel.** Darüber hinaus kommt dem Betreuungsschlüssel im *ärztlichen Bereich* besondere Bedeutung bei der Visite und Schichtübergabe zu. Allein aus Gründen der kognitiven Kapazität sollten nicht mehr als 7 Patienten durch einen

Arzt betreut werden. Damit die volle Konzentration erhalten bleiben kann, wird eine maximale Übergabezeit von 30 Minuten empfohlen, so dass sich auch bei größeren Stationen eine Übergabe aufgeteilt in mehrere Teams empfiehlt [1772], [1783].

Für den Betreuungsschlüssel des *Pflegepersonals* gab es bereits Empfehlungen von Fachgesellschaften, die einen Betreuungsschlüssel von 2 Patienten pro Pflegekraft anregten, der in besonderen Situationen (Verbrennungen, besondere Organersatzverfahren) auch unterschritten werden kann [1771]. In Zeiten des Personalmangels fanden diese Empfehlungen regelmäßig keine Beachtung. Durch das Bundesministerium für Gesundheit wurde ab dem 1. Januar 2019 und nochmals verschärft ab dem Jahr 2020 bzw. 2021 neue Untergrenzen für das Betreuungsverhältnis Pflege zu Patient in besonders pflegeintensiven Bereichen wie der Intensivmedizin durch die *Pflegepersonaluntergrenzen-Verordnung* (PpUGV) festgelegt.

So gelten bisher in der Intensivmedizin maximal 2,5 Patienten (nachts 3,5 Patienten) pro Pflegekraft als zulässig. Ab dem 1. Januar 2021 wird diese Grenze auf 2 Patienten pro Pflegekraft (Tagschicht) respektive 3 Patienten pro Pflegekraft (Nachtschicht) gesenkt. Der Anteil an Pflegehilfskräften darf in allen Schichten nicht 8 % überschreiten. Dabei gelten für alle Vorgaben die Durchschnittswerte in einzelnen Monaten und Schichten [1785]. Werden diese Grenzen in den verpflichtenden Quartalsmeldungen unterschritten, müssen Krankenhäuser, die sich nicht an die Vorgaben halten, Vergütungsabschläge hinnehmen.

Merke

M!

Besondere Bedeutung haben die Anforderungen an den Personalbedarf in den aktuellen Zeiten des Personalmangels. Wenn aus Personalmangel die gesetzlichen Vorgaben nicht eingehalten werden (können), drohen entweder Leistungseinschränkungen der Klinik oder Abschläge in der Vergütung durch die Kostenträger. Der Wettbewerb der Arbeitgeber um qualifizierte Arbeitskräfte hat daher bereits begonnen.

Intensivstation in unterschiedlichen Strukturen

Eine Intensivstation kann in unterschiedliche Strukturen eingebunden sein. Die grundlegende Struktur Intensivstation ist am häufigsten funktional gegliedert, d. h., dass die Berufsgruppen der ITS einzeln organisiert sind. Die reine *Zuständigkeit nach Berufsgruppen* hat jedoch den Nachteil, dass damit Entscheidungswege verlängert sind, da jede Gruppe für sich eine Entscheidung bearbeitet. In einer derartigen Struktur ist die Integration der intensivstationären Pflege schwierig, was in problematischer Identifikation mit der Intensiveinheit resultieren kann.

Zwischen den Fachdisziplinen gibt es Absprachen zur Organisation der interdisziplinären Zusammenarbeit, in denen geregelt ist, dass die „intensivmedizinische Behandlung und die Behandlung des Grundleidens eine gemeinsame Aufgabe der beteiligten Fachgebiete darstellen". Konkret soll dabei der chirurgische Fachvertreter über Maßnahmen das Grundleiden betreffend entscheiden, während Entscheidungen zu intensivtherapeutischen Maßnahmen durch den Leiter der Intensivtherapie getroffen werden [1784].

Eine Fachspezialisierung einer ITS bringt jedoch keine Vorteile für den Patienten. Eine Untersuchung an mehr als 80 000 Patienten auf internistischen, neurologischen und verschiedenen chirurgischen ITS zeigte keine unterschiedliche Letalität, wenn Patienten auf einer fachübergreifenden ITS statt auf einer fachspezifischen ITS behandelt wurden. Wurden die Patienten jedoch auf eine für den jeweiligen Patienten nicht fachspezifische ITS aufgenommen, ergab sich ein höheres Letalitätsrisiko. Auch die Liegedauern auf ITS konnten durch fachspezifische Betreuung nicht reduziert werden [1776].

Innerhalb des Krankenhauses findet sich traditionell die *divisionale Struktur*, in der die spezialisierten ITS den jeweiligen Kliniken oder Abteilungen zugeordnet sind. Budgetär und personell werden den Intensivstationen dadurch unterschiedliche Ressourcen zugeordnet. Die Gesamtklinik oder Abteilung wird optimiert, aber auf der anderen Seite werden Nachteile in Kauf genommen. So werden beispielsweise unnötig lange Verweildauern als Teil einer Strategie adaptiert, die sich an den Bedürfnissen der Einzelklinik, aber nicht an den übergeordneten Interessen des Unternehmens orientieren [1775].

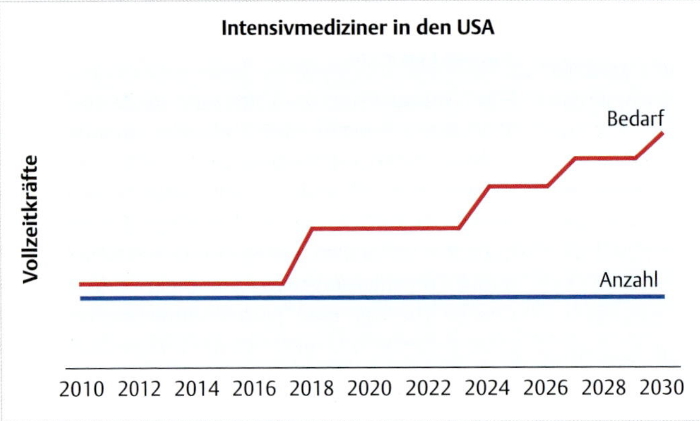

Abb. 23.1 Intensivstationen. Geschätzte Anzahl und Bedarf an Intensivmedizinern in den USA bis 2030 [1766].

Dazu kommt eine in aller Regel *eingeschränkte Kommunikation der Intensivstationen* innerhalb eines Krankenhauses. Das wiederum führt zu erhöhtem Verlegungsdruck auf einzelnen ITS, obwohl auf anderen ITS noch Kapazität vorhanden ist. In der Folge können so *erhöhte Wiederaufnahmeraten* mit daran gekoppelten negativen Folgen in medizinischer und ökonomischer Hinsicht auftreten [1779].

Die Bildung von *Zentren*, die sich an gemeinsamen Prozessen oder Organerkrankungen orientieren, hat bereits in der Vergangenheit in anderen Fachgebieten zu Verbesserungen im Ablauf geführt. Auch Intensivstationen, die in eine divisionale Struktur mit Matrixelementen eingebunden sind, d. h., die auch in ein Zentrum eingebunden sind, können so, verbunden mit der Implementierung übergreifender Standards (standard operating procedures; SOP), eine ungenügende fach- und/oder berufsgruppenübergreifende Zusammenarbeit ausgleichen. Um eine optimierte Qualität der Therapie und damit auch des Behandlungsergebnisses zu erreichen, ist die Entscheidungskompetenz in einer Hand ein entscheidender Faktor [1770], [1779]. Erschwert wird der Erhalt der Behandlungs- und Entscheidungskompetenz durch einen Mangel an erfahrenen Intensivmedizinern in den kommenden Jahren und Jahrzehnten (▶ Abb. 23.1).

23.1.2 Diagnosebezogene Fallpauschalen (DRG)

Einführung der DRG

Bis zur Einführung der DRG wurde ein Pflegesatz pro Tag abgerechnet. Die Einführung der diagnosebezogenen Fallpauschalen sollte eine leistungsorientierte Vergütung abbilden. Ab dem Jahr 2003 noch optional, waren die DRG ab 2004 verpflichtend für alle Krankenhäuser in der Bundesrepublik Deutschland. Wenige Jahre nach der Einführung wurde Personal in 30 repräsentativen Krankenhäusern und deren Zuweiser in Niedersachsen befragt [1780].

In den Kliniken gaben 51 % des ärztlichen Personals und 63 % des Pflegepersonals an, dass die Qualität gleich oder sogar besser geworden sei. Die Mehrheit der Patienten (83 %) war zu diesem Zeitpunkt mit der Versorgungsqualität überaus zufrieden. Bei den zuweisenden Ärzten hingegen sahen zwischen 64 % (Orthopädie) und 72 % (Allgemeinmedizin und Innere Medizin) eine Verschlechterung der Versorgung. Nur etwa 10 % der gesamten Zuweiser sahen die Qualität der Versorgung als gleich oder besser an. Insgesamt kamen die Autoren zu dem Schluss, *dass die unmittelbare Patientenversorgung qualitativ nicht gelitten hatte, es aber auch keine Verbesserung ergeben habe* [1780].

Zusammensetzung der DRG

Im Sinne der Kalkulation von Behandlungskosten wird der Leistungsbereich Intensivstation definiert als Bereich, „in denen Patienten versorgt werden, die aufgrund der Schwere ihrer Erkrankung einer ständigen Überwachung und/oder therapeutischen Intervention bedürfen“ [1767]. Eingeschlossen sind neben den originären Intensivstationen auch Step-down-Einheiten wie Intermediate Care oder Stroke Unit.

Die *DRG-Ziffern* setzen sich aus Angaben zu Organsystem, Behandlungspartition und Schweregrad zusammen. Die Bewertungsrelation (oder auch Relativgewicht) wird gebildet durch die Einbeziehung von Hauptdiagnose, Prozeduren, Nebendiagnosen und eventuell von Beatmungsdauer sowie Alter des Patienten. Dieser Faktor (der Bewertungsrelation) wird multipliziert mit dem Basisfallwert und ergibt somit die Vergütung, die dem Kostenträger in Rechnung gestellt werden kann. Der *Basisfallwert* wird für die einzelnen Bundesländer festgelegt und variiert zwischen etwa 3 438 und 3 684 Euro.

Wird eine *Grenzverweildauer* unter- oder überschritten, gibt es Abschläge oder Zuschläge in Bezug auf die DRG. Somit gibt es zur Erreichung der maximal abrechenbaren Vergütung den Anreiz, sämtliche relevante Prozeduren (wie Bronchoskopie, Anlage von Kathetern etc.) und alle vorhandenen Nebendiagnosen zu verschlüsseln. Zusätzliche Komplikationen und Komorbiditäten werden mithilfe des *patientenbezogenen Gesamtschweregrads* (PCCL) abgebildet. Basis-DRG wie etwa „A11“ (Beatmung > 249 oder > 95 Stunden mit intensivmedizinischer Komplexbehandlung) können bei sehr teuren Fällen eine Aufwertung erfahren. Dieses wird durch einen weiteren Buchstaben nach der Basis-DRG ausgedrückt (z. B. A11G).

Für die Abrechnung von *besonderen OPS-Ziffern* der intensivmedizinischen Behandlung bedarf es neben strukturellen Voraussetzungen auch einer vorgegebenen *Personalvorhaltung*. Beispielhaft ist für den OPS 8–98f (aufwändige intensivmedizinische Komplexbehandlung [Basisprozedur], so genannter *Super-SAPS*) notwendig, dass ein Facharzt mit der Zusatzweiterbildung Intensivmedizin wochentags zwischen 8 und 18 Uhr mindestens 7 Stunden auf der Intensivstation anwesend sein muss. Ein ebenso qualifizierter Facharzt muss außerhalb dieser Zeiten innerhalb von 30 Minuten am Krankenbett sein. Der Super-SAPS war für die Deckung der Extremkostenfälle gedacht. Im Jahr 2014 erbrachten etwa 37 % der Krankenhäuser, die die einfache Komplexbehandlung (OPS 8–890) geltend machten, auch Leistungen mit dem OPS-Code 8–98f. Als Folge wurden die Anforderungen an den OPS 8–98f immer genauer und teilweise anspruchsvoller definiert.

Zusatzinfo

Alles rund um das deutsche DRG-System wie den Fallpauschalenkatalog für das laufende und kommende Jahr kann man auf einer Webseite des Instituts für das Entgeltsystem im Krankenhaus (InEK) herunterladen. Dort finden sich auch die neuesten Angaben zur Pflegepersonal-Untergrenzen-Verordnung (PpUGV) [1769].

23

Auswirkungen auf die Krankenhaustherapie und -landschaft

Trotz veränderter Arbeitsbedingungen, verursacht durch kürzere Verweildauern, einer Fallzahlsteigerung und damit verbundener Arbeitsverdichtung, waren zumindest in den ersten Jahren die mittleren und großen Krankenhäuser wirtschaftlich durch strategische Neuausrichtung erfolgreich. Kleinere Kliniken hatten damit erheblich mehr Schwierigkeiten [1780]. Die schon seit Anfang der 1990er-Jahre rückläufige Zahl der aufgestellten Krankenhausbetten ging bis 2017 erneut um etwa 8 % nach der Einführung der DRG in 2003 zurück. Parallel dazu nahm die Fallzahl der Patienten im gleichen Zeitraum um rund 12 % zu (▶ Abb. 23.2). Während im ärztlichen Dienst zwischen 2003 und 2017 die Personalstärke um 41 % zunahm, lag der Anstieg im nicht ärztlichen Dienst bei lediglich 3 % [1782].

Nach den primär nicht nur negativen Erfahrungen der ersten Jahre sind die DRG zunehmend kritisiert worden. Man sah nun Anreize zum Abbau von (Pflege-)Personal und eine Konzentration bestimmter Leistungserbringer auf gut vergütete DRG-Ziffern. Um genau dieser an sich gewollten, aber an dieser Stelle fehlgeleiteten Ökonomisierung einen Riegel vorzuschieben, hat man ab 2020 die Krankenhausvergütung von der bislang in der DRG enthaltenen Vergütung für Pflegepersonal auf eine Kombination von DRG und separater Pflegepersonalkostenvergütung umgestellt.

Die *Pflegepersonalkostenvergütung* soll die Kosten für das Pflegepersonal individuell für das jeweilige Krankenhaus widerspiegeln. Durch die Extravergütung der Pflege ist somit der Anreiz für eine Einsparung in diesem Bereich entfallen. Es ist aber nicht davon auszugehen, dass die Kranken-

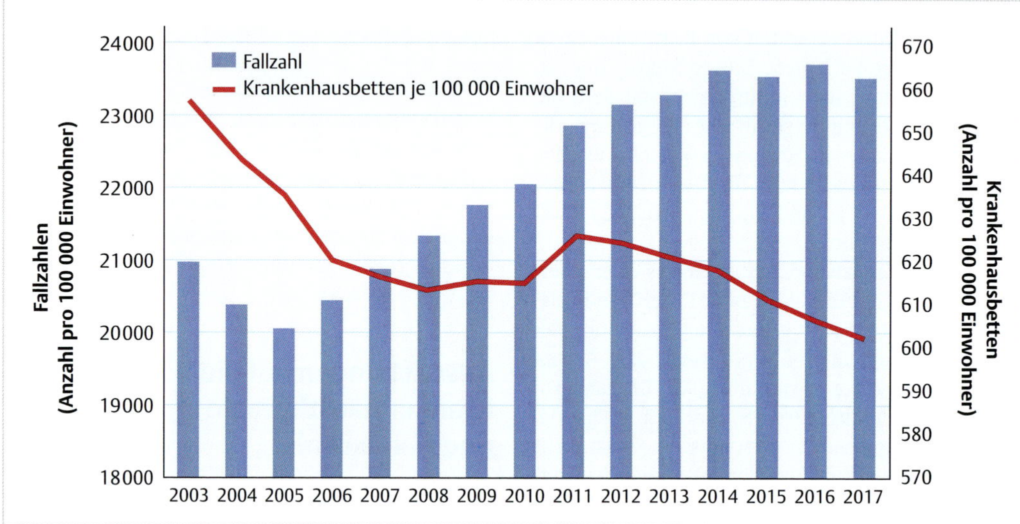

Abb. 23.2 Diagnosebezogene Fallpauschalen (DRG). Fallzahl und aufgestellte Krankenhausbetten zwischen 2003 und 2017 [1782].

häuser damit ein Plus in der Vergütung erhalten [1778].

Sicher ist, dass es in Zukunft weitere Anpassungen im deutschen DRG-System geben wird. Ob es wie in Norwegen zu einer Minoritätsfinanzierung von 40 % über DRG und einer festen Budgetierung von 60 % der Kosten kommen könnte, ist allerdings fraglich.

23.1.3 Literatur

[1766] Angus DC, Kelley MA, Schmitz RJ et al. Caring for the critically ill patient. Current and projected workforce requirements for care of the critically ill and patients with pulmonary disease: Can we meet the requirements of an aging population? J Am Med Assoc 2000; 21: 2762–2770

[1767] Deutsche Krankenhausgesellschaft (DKG), Spitzenverbände der Krankenkassen (GKV), (PKV) VdpK. Kalkulation von Behandlungskosten – Handbuch zur Anwendung in Krankenhäusern. Düsseldorf: Deutsche Krankenhaus Verlagsgesellschaft mbH; 2016

[1768] Ihra GC, Lehberger J, Hochrieser H et al. Development of demographics and outcome of very old critically ill patients admitted to intensive care units. Intensive Care Med 2012; 4: 620–626

[1769] InEK – Institut für das Entgeltsystem im Krankenhaus. https://www.g-drg.de/

[1770] Jain M, Miller L, Belt D et al. Decline in ICU adverse events, nosocomial infections and cost through a quality improvement initiative focusing on teamwork and culture change. Quality & Safety In Health Care 2006; 4: 235–239

[1771] Jorch G, Kluge S, König F et al. Empfehlungen zur Struktur und Ausstattung von Intensivstationen. In: Deutschen Interdisziplinäre Vereinigung für Intensiv- und Notfallmedizin (DIVI); 2010: 1–40

[1772] Klöcker K, Schindler N, Schindler AW et al. Information transfer during ICU ward rounds – analysis under cognitive psychological aspects. Intensive Care Med 2009; 35: 111

[1773] Kopp R, Schurholz T, Asche P et al. Intensive care and intermediate care under a single roof. Anaesthesiol Intensivmed 2012; 53: 598

[1774] Kumpf O, Braun JP, Brinkmann A et al. Quality indicators in intensive care medicine for Germany. 2017. German medical science: GMS e-journal 2017; 15: Doc10

[1775] Leung S, Gregg SR, Coopersmith CM et al. Critical care organizations: Business of critical care and value/performance building. Crit Care Med 2018; 1: 1–11

[1776] Lott JP, Iwashyna TJ, Christie JD et al. Critical illness outcomes in specialty versus general intensive care units. Am J Respir Crit Care Med 2009; 8: 676–683

[1777] Muscedere J, Waters B, Varambally A et al. The impact of frailty on intensive care unit outcomes: A systematic review and meta-analysis. Intensive Care Med 2017; 8: 1105–1122

[1778] Osterloh F. DRG-System wird umgebaut. Dtsch Arztebl 2018; 7: A276

[1779] Schürholz T, Schmidt C. Leitungs- und Führungskonzepte für die Intensiveinheit. In: Kluge S, Marx G, Janssens U, Zacharowski K, Hrsg. Management in der Intensivmedizin: Führung, Organisation, Planung und Steuerung. Berlin: Medizinisch Wissenschaftliche Verlagsgesellschaft; 2018: 113–120

[1780] Sens B, Wenzlaff P, Pommer G et al. Die Qualität hat nicht gelitten. Dtsch Arztebl 2010; 1–2: A25–27

[1781] Sprung CL, Ricou B, Hartog CS et al. Changes in end-of-life practices in european intensive care units from 1999 to 2016. J Am Med Assoc 2019; 17: 1–12

[1782] Statistisches Bundesamt. Grunddaten der Krankenhäuser. Wiesbaden; 2018
[1783] Vagts DA. Organisation und Management einer Intensivstation. In: Marx G, Muhl E, Zacharowski K, Zeuzem S, Hrsg. Die Intensivmedizin. Heidelberg: Springer; 2015; 111–117
[1784] Van Aken H, Steinau HU, Landauer B et al. Gemeinsame Empfehlungen zur Ausstattung und Organisation interdisziplinärer operativer Intensiveinheiten (IOI). Anästhesiologie & Intensivmedizin 2007; 48: 230–232
[1785] Verordnung zur Festlegung von Pflegepersonaluntergrenzen in pflegesensitiven Bereichen in Krankenhäusern (Pflegepersonaluntergrenzenverordnung – PpUGV). In: Bundesgesetzblatt. Bonn; 2018: 1632 – 1645
[1786] Vos M de, Graafmans W, Keesman E et al. Quality measurement at intensive care units: which indicators should we use? J Crit Care 2007; 4: 267–274
[1787] Yoo EJ, Edwards JD, Dean ML et al. Multidisciplinary critical care and intensivist staffing: Results of a statewide survey and association with mortality. J Intensive Care Med 2016; 5: 325–332
[1788] Zampieri FG, Iwashyna TJ, Viglianti EM et al. Association of frailty with short-term outcomes, organ support and resource use in critically ill patients. Intensive Care Med 2018; 9: 1512–1520

23.2 Rechtliche und ethische Aspekte

23.2.1 Rechtliche Aspekte

Nils Jennewein

Nachdem nunmehr eingehend die typischen intensivmedizinischen Fallgestaltungen erörtert wurden, wird im Folgenden kurz auf einige rechtliche Fragestellungen eingegangen, die sich für den Arzt auf einer Intensivstation stellen.

Ärztlicher Heileingriff als Körperverletzung

Hierbei stellt sich der Arzt meist zwei Fragen: Darf ich das? Muss ich das? Dabei ist die Antwort auf die erste Frage meist auch die Antwort auf die zweite Frage. Wenn der Arzt eine medizinisch gebotene Maßnahme ausführen darf, das heißt, wenn im konkreten Einzelfall alle Voraussetzungen zum Ausführen einer Maßnahme vorliegen (z. B. medizinische Indikation, Einwilligung usw.), wird er diese auch ausführen müssen. Andernfalls kann er sich leicht wegen Unterlassungsstraftaten strafbar machen.

Im Kern ist also gerade auf der Intensivstation die Frage zu beantworten, ob ein Arzt oder anderes medizinisches Personal eine Maßnahme am Patienten ausführen *darf*. Hierzu ist mit der ständigen Rechtsprechung des Bundesgerichtshofs festzuhalten, dass der ärztliche Heileingriff zunächst eine Körperverletzung darstellt und somit grundsätzlich verboten ist [1789]. Erst durch das Vorliegen eines Rechtfertigungsgrundes entfallen das Verbot und damit die Strafbewehrung. Meist haben es die Ärzte relativ einfach, da die Eingriffe durch eine wirksame Einwilligung gerechtfertigt werden können. Wenn der Arzt seinen Patienten zur Durchführung einer indizierten medizinischen Maßnahme also fragt, ob er das darf, und der Patient die Frage bejaht, dann darf der Arzt das auch. Natürlich muss er seinen Patienten vor dieser Frage vollumfänglich über den Eingriff und dessen Risiken aufklären, denn nur so kann der Patient eine informierte und damit auch rechtswirksame Entscheidung treffen.

Auf der Intensivstation ist die Situation jedoch aus verschiedenen Gründen meist anders. Dies beginnt mit der oftmals vorhandenen Bewusstlosigkeit oder Bewusstseinseintrübung der Patienten. Sei diese durch ihre Krankheit bedingt oder durch Ärzte zur Heilung gezielt herbeigeführt. Zudem arbeiten auf einer Intensivstation zahlreiche unterschiedliche Ärzte (Schichtsystem) aus unterschiedlichen Fachdisziplinen zusammen.

Bewusstlose (oder sonst einwilligungsunfähige) Patienten

Es stellt sich also gerade auf der Intensivstation die Frage, wie die „Körperverletzung“ an bewusstlosen oder bewusstseinseingetrübten Patienten rechtlich zur beurteilen ist. Der bewusstlose Patient kann in keine medizinische Behandlung einwilligen. Ein solcher Patient ist nämlich nicht in der Lage, einen eigenen Willen zu bilden – weder eine Zustimmung noch eine Ablehnung.

M!

Merke

Bereits das Reichsgericht hat über Jahrzehnte hinweg hierzu das Institut der *mutmaßlichen Einwilligung* entwickelt [1790]. Hiernach ist eine ärztliche Körperverletzung wegen der mutmaßlichen Einwilligung gerechtfertigt, wenn der mutmaßliche Wille des Betroffenen auch in die Körperverletzung einwilligen würde. Dabei ist der mutmaßliche Wille mitmilfe aller zur Verfügung stehenden Indizien zu ermitteln [1791].

Vorgehen in Notfallsituationen

Dabei gelten für die Ermittlung des mutmaßlichen Willens unterschiedliche Anforderungen, je nach Dringlichkeit der Maßnahme. Wenn sich also der Zustand eines Patienten unerwartet und rasch verschlechtert und dies nur eine sofortige medizinische Intervention unterbinden kann, werden keine weiteren Ermittlungsmaßnahmen des Arztes verlangt. Er muss auf Basis der ihm vorliegenden Informationen entscheiden ob er beispielsweise eine Intubation oder eine Reanimation durchführt. Dabei wird im Zweifel ein *Einverständnis in die lebensrettenden Maßnahmen anzunehmen sein*. Grundsätzlich darf davon ausgegangen werden, dass ein Mensch überleben will.

Etwas anderes gilt, wenn bereits zum Zeitpunkt der Zustandsverschlechterung für den Arzt Anhaltspunkte vorlagen, dass hier ein mutmaßlicher Wille der lebensrettenden Maßnahme entgegensteht. Ein *entgegenstehender Wille* kann sich beispielsweise aus einer Patientenverfügung ergeben. Dies setzt dann aber auch voraus, dass sich der Arzt mit dieser Patientenverfügung bereits auseinandergesetzt hat. Ein solcher entgegenstehender Wille kann sich aber auch aus den Aussagen eines anwesenden Bevollmächtigten, eines gesetzlichen Betreuers oder des zuvor noch bewusstseinsklaren Patienten selbst ergeben.

Bevollmächtigter und Betreuer

▶ **Bevollmächtigter.** Ein Bevollmächtigter ist derjenige, der vom Patienten selbst, zu einem Zeitpunkt, zu dem dieser noch bei Bewusstsein und einwilligungsfähig war, mit der Wahrnehmung der Patienteninteressen beauftragt wurde. Dies ist grundsätzlich sogar formfrei möglich; nur gelingt natürlich ein Nachweis einer solchen mündlichen Vollmacht schwer.

Typischerweise wird dem Arzt ein mit der Überschrift „*Vorsorgevollmacht*" versehenes Formular vorgelegt. Dies ermächtigt den Bevollmächtigten zur Vornahme bestimmter rechtlich erheblicher Handlungen im Interesse des Patienten. Hierbei muss der Arzt darauf achten, dass die Vollmacht tatsächlich auf die gegenwärtige Situation anwendbar ist und gerade die Bevollmächtigung für *gesundheitliche Entscheidungen* einschließt.

Rechtlich mit dem Bevollmächtigten vergleichbar sind die Eltern eines minderjährigen Kindes. Bei diesen ergibt sich diese Vollmacht allerdings bereits aus der Sorgeberechtigung, also Kraft Gesetzes. Auf die vertieften rechtlichen Aspekte vor allem der verweigerten elterlichen Einwilligung in eine Heilbehandlung kann hier aufgrund der gebotenen Kürze nicht eingegangen werden.

▶ **Betreuer.** Der gesetzliche Betreuer wird nach den Vorschriften des Bürgerlichen Gesetzbuches durch ein Familiengericht bestellt. Er weist seine Berechtigung durch eine vollstreckbare Ausfertigung seiner Bestellung nach. Dabei wird ein Betreuer dann bestellt, wenn davon auszugehen ist, dass ein Patient für eine längere Dauer nicht in der Lage sein wird, eigenständig Entscheidungen zu treffen. Der Betreuer ist zunächst nur ein Berater.

Den gebräuchlich verstandenen Begriff des Betreuers erfüllt erst der Betreuer mit „Einwilligungsvorbehalt". Der *Einwilligungsvorbehalt* wird durch das Betreuungsgericht gesondert für einzelne Geschäftsbereiche angeordnet. Aufgrund der sehr hohen Eingriffsintensität dieser früher „Entmündigung" genannten Entscheidung kann nur dringend angeraten werden, sich immer die *Betreuungsurkunde im Original vorlegen zu lassen*. Eine bloße Kopie reicht zum Nachweis gerade nicht aus. Die Entscheidung, einen Einwilligungsvorbehalt anzuordnen, wird durch das Familiengericht regelmäßig überprüft. Sofern der Einwilligungsvorbehalt aufgehoben wird, wird auch die Urkunde hierüber eingezogen.

Außer für die Frage der vorzulegenden Nachweise spielt die Unterscheidung zwischen Bevollmächtigtem und Betreuer in der Praxis keine Rolle. Keiner ist besser oder schlechter und hat mehr oder weniger Entscheidungsbefugnisse. Die im Folgenden dargestellten Regelungen der §§ 1901a und 1901b BGB finden für Bevollmächtigen und Betreuer gleichermaßen Anwendung.

▶ **Geschäftsführung ohne Auftrag.** Sofern weder ein Betreuer noch ein Bevollmächtigter für den Patienten tätig werden, wird diese Aufgabe von dem behandelnden Arzt übernommen. Dieser muss dann natürlich den mutmaßlichen Willen des Betreuten ermitteln. Dabei wird der Arzt nicht als Bevollmächtigter, sondern als Geschäftsführer ohne Auftrag tätig.

Vorgehen bei Übernahme des Patienten (ohne Notfall)

Dies bedeutet, dass sich die behandelnden Ärzte vor allem auf einer Intensivstation sehr zeitnah nach Übernahme des Patienten mit dessen mutmaßlichem Willen beschäftigen müssen. Solange der Patient *nicht bewusstseinseingetrübt* ist, soll daher ausführlich erörtert werden, welche Maßnahmen vom Patienten gewünscht bzw. nicht gewünscht werden. Dieses Gespräch ist umfangreich zu dokumentieren, vor allem dann, wenn sich im Gespräch ergibt sollte, dass der Patient keine weitere Behandlung wünscht.

Gleiches gilt, wenn der Patient eine medizinisch gebotene Behandlung wünscht und er durch einen *gesetzlichen Betreuer vertreten wird*. Der gesetzliche Betreuer (mit Einwilligungsvorbehalt für gesundheitliche Belange) kann statt des Patienten eine wirksame Einwilligung erteilen, aber sie nicht anstelle des Patienten verweigern. Wenn also der Patient sagt: „Ich möchte, dass Sie alles tun, damit ich lebe", kann der Betreuer die Behandlung nicht verhindern.

Cave

Wenn der Patient die ärztliche Behandlung eindeutig ablehnt (dies ist nur dem wachen Patienten möglich) und diese gleichwohl durchgeführt werden soll, ist nach § 1906a BGB stets das Betreuungsgericht zur Genehmigung anzurufen (*ärztliche Zwangsmaßnahme*).

Ist der Patient bereits bei Einlieferung auf die Intensivstation bewusstlos, sollten die Ärzte, sobald der Patient erstmals stabilisiert ist, sich um die Indizien zur *Ermittlung des mutmaßlichen Patientenwillens* bemühen. Dabei muss der Arzt zum einen auf vorhandenes Wissen über den Patienten zurückgreifen. Zum anderen hat er spätestens hier auch zu ermitteln, ob dieser seinen Willen bereits in einer Patientenverfügung kundgetan hat. Eine *Patientenverfügung* ist in § 1901a BGB folgendermaßen definiert: „Hat ein einwilligungsfähiger Volljähriger für den Fall seiner Einwilligungsunfähigkeit schriftlich festgelegt, ob er in bestimmte, zum Zeitpunkt der Festlegung noch nicht unmittelbar bevorstehende Untersuchungen seines Gesundheitszustands, Heilbehandlungen oder ärztliche Eingriffe einwilligt oder sie untersagt ..."

Sofern eine solche Patientenverfügung vorliegt, hat entweder ein bestellter gesetzlicher Betreuer oder Bevollmächtigter oder ansonsten der behandelnde Arzt, zu prüfen, *ob die Patientenverfügung auf den tatsächlich vorliegenden Fall anzuwenden ist*. Hierbei zeigen sich in der Praxis zahlreiche Schwierigkeiten. Insbesondere sind Patientenverfügungen oft sehr allgemein formuliert und berücksichtigen nicht, dass verschiedene Zustände durch vollkommen unterschiedliche Ursachen entstanden sein können. So wird eine Patientenverfügung, mit der jegliche Krankenhausbehandlung ausgeschlossen werden soll, wohl für den Fall einer unvorhergesehenen Unfallverletzung keine Wirksamkeit entfalten, es sei denn, auf diese Situation wurde ausdrücklich Bezug genommen.

Merke

Auch in § 1901a BGB wird nunmehr im Gesetz ausdrücklich klargestellt, dass der mutmaßliche Wille des Patienten zu ermitteln ist. Dies ist in § 1901a BGB nämlich für den Fall vorgesehen, dass keine Patientenverfügung vorliegt oder diese auf die tatsächliche Situation nicht anzuwenden ist. Hier heißt es: „Liegt keine Patientenverfügung vor oder treffen die Festlegungen einer Patientenverfügung nicht auf die aktuelle Lebens- und Behandlungssituation zu, hat der Betreuer die Behandlungswünsche oder den mutmaßlichen Willen des Betreuten festzustellen und auf dieser Grundlage zu entscheiden, ob er in eine ärztliche Maßnahme nach Absatz 1 einwilligt oder sie untersagt. Der mutmaßliche Wille ist aufgrund konkreter Anhaltspunkte zu ermitteln. Zu berücksichtigen sind insbesondere frühere mündliche oder schriftliche Äußerungen, ethische oder religiöse Überzeugungen und sonstige persönliche Wertvorstellungen des Betreuten."

Jetzt wird sich jeder Arzt fragen, wie das alles herausgefunden werden soll. Der Arzt auf der Intensivstation kennt den Patienten typischerweise nicht. Anders kennt den Patienten vielleicht ein Hausarzt, der den Patienten über viele Jahre begleitet und aus dieser Tätigkeit heraus bereits zahlreiche Kenntnisse über die Vorstellungen des Patienten erworben hat. Allerdings gibt hier das Gesetz eine Hilfestellung. Nach § 1901b Abs. 1 S. 2 BGB hat der Arzt mit dem Betreuer oder Bevollmächtigten ein „*Gespräch zur Feststellung des Patientenwillens*" zu führen. Dabei hat der Betreuer oder Bevollmächtigte natürlich alle Informationen einzubringen, die er über den mutmaßlichen Willen des Patienten hat. Wenn zeitlich möglich, soll nach § 1901b Abs. 2 BGB Angehörigen und sonstigen Vertrauenspersonen des Patienten Gelegenheit zur Stellungnahme gegeben werden.

Das bedeutet in der Praxis, dass der behandelnde Arzt nach Möglichkeit zeitnah ein Gespräch mit allen nahen Angehörigen und Freunden des Patienten herbeiführt, um den mutmaßlichen Willen des Patienten zu ermitteln. Dabei muss er auch mit sich widersprechenden Aussagen der Angehörigen umgehen können und diese im Gesamtzusammenhang werten.

Aufgabe des Betreuers oder Bevollmächtigten ist es, dem mutmaßlichen Willen des Patienten Geltung zu verschaffen. Dennoch und gerade deshalb darf sich ein Arzt nicht allein auf die Anweisung des Betreuers und Bevollmächtigten verlassen. Der mutmaßliche Wille des Patienten allein ist maßgeblich. Wenn also der Arzt erkennt, dass aus seiner Sicht der von dem Betreuer/Bevollmächtigten geäußert Wille nicht dem mutmaßlichen Patientenwillen entspricht, ist nach § 1904 BGB das Betreuungsgericht anzurufen, das dann letztlich entscheidet, ob eine Maßnahme durchgeführt wird oder nicht. Dies ergibt sich im Umkehrschluss aus § 1904 Abs. 4 BGB, wonach eine Entscheidung des Betreuungsgerichts nicht erforderlich ist, wenn zwischen Betreuer/Bevollmächtigtem und Arzt Einverständnis darüber besteht, dass die Durchführung bzw. Unterlassung einer Maßnahme dem mutmaßlichen Willen des Betroffenen entspricht.

Einerseits führt diese Regelung zu einer enormen Verantwortung des Arztes. Letztlich muss der Arzt, der eine Maßnahme durchführt, sich sicher sein, dass diese auch gerechtfertigt ist. Andererseits hat sich die Rechtslage für den Arzt deutlich vereinfacht. Es kommt auf den mutmaßlichen Patientenwillen und allein auf diesen an. Wenn der Arzt hieran Zweifel hat, kann immer das Betreuungsgericht angerufen werden. Die Betreuungsgerichte sind bei den Amtsgerichten angesiedelt. Dank vorhandener Eildienste kann in sehr kurzer Zeit eine Entscheidung herbeigeführt werden. Die größte Hilfe für die in der Intensivmedizin tätigen Ärzte wird es aber sein, so früh wie möglich ein Gespräch zur Feststellung des Patientenwillens zu führen, um eine sichere und fundierte Entscheidung treffen zu können.

An dieser Stelle sei kurz angemerkt, dass natürlich eine *wirksame Aufklärung* vorausgesetzt wird, damit ein Betreuer oder Bevollmächtigter eine Entscheidung darüber treffen kann, was aus seiner Sicht den mutmaßlichen Patientenwillen darstellt. Diese Aufklärung muss so umfangreich sein, wie sie auch für einen Patienten sein müsste, der die Entscheidung über eine Behandlung selbst treffen kann.

Sonderfall: Fixierung von Patienten

Die Fixierung eines Patienten stellt hierbei einen Sonderfall dar. Nach der aktuellen Rechtsprechung des Bundesverfassungsgerichts ist stets die Entscheidung eines Richters herbeizuführen, sofern ein Patient nicht nur kurzfristig 5- oder 7-Punkt-fixiert werden muss [1792]. Hierzu müssen die Gerichte einen täglichen Bereitschaftsdienst zwischen 6 und 21 Uhr unterhalten. Eine Fixierung ist dabei nur als kurzfristig anzusehen, wenn sie absehbar die Dauer einer halben Stunde unterschreitet – so das Bundesverfassungsgericht.

Der behandelnde Arzt muss bedenken, dass die volle Fixierung den massivsten Eingriff in die Freiheit eines Menschen darstellt. Sie darf nur das letzte Mittel sein. Alle anderen Möglichkeiten, beispielsweise eine 24-Stunden-Sitzwache, müssen zuvor ausgeschöpft werden. Auch greifen bei einer fixierten Person erhöhte Anforderungen an die ärztliche und pflegerische Überwachung. Insbesondere muss eine pflegerische 1:1-Betreuung sichergestellt werden [1792]. Zudem müssen die Notwendigkeit, die Anordnung der Fixierung, die maßgeblichen Gründe hierfür, ihre Durchsetzung, Dauer und die Art der Überwachung ausführlich dokumentiert werden.

Merke M!

Das Verfahren zur Fixierung von Patienten unterscheidet sich in den einzelnen Bundesländern durch *unterschiedliche landesrechtliche Regelungen*. Nicht alle Bundesländer haben das vorgenannte Urteil des Bundesverfassungsgerichts bereits in ihren Gesetzen umgesetzt. Für den Arzt auf der Intensivstation ist es zwingend notwendig, dass er sich mit den an seinem Beschäftigungsort geltenden Regelungen vertraut macht.

Vielzahl der behandelnden Ärzte

Wie bereits kurz dargestellt, ergeben sich auf einer Intensivstation auch gerade dadurch, dass hier viele Ärzte Hand in Hand arbeiten, besondere rechtliche Bedürfnisse.

Zunächst dürfte die Dokumentation auf der Intensivstation so wichtig sein wie in keinem anderen Bereich der ärztlichen Tätigkeit. Derjenige, der in einer nachfolgenden Schicht die Behandlung des Patienten übernimmt, muss jederzeit in der Lage sein, die Behandlungsschritte, aber auch gerade das mit dem Patienten/Betreuer/Bevollmächtigen Abgesprochene nachzuvollziehen. So wäre es fatal, wenn zum Beispiel tagsüber ein Gespräch zur Feststellung des Patientenwillens stattgefunden hätte, aus welchem heraus keine Reanimation mehr erfolgen dürfte, danach aber im Nachtdienst die Reanimation durchgeführt wird. Die Verantwortung liegt letztlich immer bei dem Arzt, der die Maßnahme tatsächlich durchführt oder dem Pflegepersonal anordnet.

Medizinproduktegesetz

Die Ärzte auf einer Intensivstation begegnen weiteren Herausforderungen, da sie in der hochtechnisierten Medizin mit zahlreichen Medizinprodukten konfrontiert werden. Dies beginnt mit den „einfachen" Medizinprodukten wie Venenverweilkanülen oder auch Tupfern.

Einweisungspflichtige Medizinprodukte

Vor allem auf der Intensivstation finden sich auch Medizinprodukte wie beispielsweise Defibrillatoren, Injektionsspritzenpumpen und Beatmungsgeräte. Hierbei handelt es sich um einweisungspflichtige Medizinprodukte (vgl. Anlage 1 Medizinproduktebetreiberverordnung, MedProdBetrV). Hierzu muss in dem jeweiligen Krankenhaus ein so genanntes *Medizinproduktebuch* geführt werden. Für jedes Gerät ist ein eigenes Buch anzulegen, das inzwischen auch digital geführt werden darf. Hier müssen neben den fälligen und durchgeführten Wartungen vor allem alle in das Medizinprodukt eingewiesenen Personen eingetragen sein.

Sofern eine solche Eintragung fehlt, darf durch den jeweiligen Arzt ein Medizinprodukt nicht verwendet werden. Wenn er ohne Einweisung ein solches einweisungspflichtiges Medizinprodukt fehlerhaft verwendet, wird man ihm mindestens grobe Fahrlässigkeit vorwerfen können. Darüber hinaus verhält sich der Arzt ordnungswidrig. Für eine solche Ordnungswidrigkeit kann nach § 42 Abs. 3 Medizinproduktegesetzt eine Geldbuße bis zu 3 000 000 Euro verhängt werden.

Ärzte auf Intensivstationen sollten also besonders darauf achten, dass sie gleich zu Beginn ihrer Tätigkeit in alle einweisungspflichtigen Medizinprodukte eingewiesen werden. Eine Bedienung der Geräte wird sich nicht ausschließlich auf das ebenfalls einweisungspflichtige Pflegepersonal delegieren lassen. Die Approbation berechtigt nicht pauschal zum Gebrauch aller Medizinprodukte.

Sämtliche Medizinprodukte

Für alle Medizinprodukte (auch die ohne Einweisungspflicht) ist auf § 4 Abs. 6 MedProdBetrV hinzuweisen. Hiernach muss sich der Anwender eines Medizinprodukts (also der Arzt) vor jeder Anwendung von der Funktionsfähigkeit des Medizinprodukts überzeugen und die Gebrauchsanweisung beachten.

Zudem ist jede Fehlfunktion eines Medizinprodukts, die nicht sofort behoben werden kann (wie etwa ein loses Anschlusskabel), unverzüglich an das Bundesamt für Arzneimittel und Medizinprodukte (BfArM) zu melden. Dies ergibt sich aus § 3 Abs. 2 der Verordnung über die Erfassung, Bewertung und Abwehr von Risiken bei Medizinprodukten (Medizinprodukte-Sicherheitsplanverordnung, MPSV). Dies gilt für Ärzte sogar für Fehlfunktionen und Vorkommnisse, die ihnen im Rahmen der Behandlung eines Patienten bekannt werden, obwohl sie vor der Behandlung stattgefunden haben. Die Meldepflicht betrifft den Anwender und Betreiber des Medizinprodukts, also den Arzt und das Krankenaus. Der Meldepflicht kann aber auch auf der Homepage des BfArM nachgekommen werden (http://www.bfarm.de).

Fazit

- Jeder ärztliche Heileingriff ist eine tatbestandliche Körperverletzung.
- Eine Rechtfertigung erfolgt über die Einwilligung oder mutmaßliche Einwilligung des Patienten.
- Zur Bestimmung des mutmaßlichen Willens des Patienten ist auf alle zur Verfügung stehenden Informationen und Indizien zurückzugreifen.
- Die Bestimmung des mutmaßlichen Willens des Patienten ist ausführlich zu dokumentieren.
- Eine nicht nur kurzfristige Fixierung eines Patienten bedarf stets richterlicher Anordnung.
- Einweisungspflichtige Medizinprodukte dürfen durch einen Arzt ohne dokumentierte Einweisung nicht verwendet werden.
- Jede Fehlfunktion eines Medizinproduktes ist durch den Anwender zu melden.

Literatur

[1789] so z. B.: BGH, Urteil vom 28.11.1957, Aktenzeichen 4 StR 525/57

[1790] z. B.: Reichsgericht, Urteil vom 11.03.1927, Aktenzeichen I 105/26

[1791] so z. B.: Erb in Münchener Kommentar zum StGB, 3. Aufl. 2017, § 34, Rn. 37

[1792] BVerfG, Urteil vom 24.07.2018, 2 BvR 309/15, 2 BvR 502/16

23.2.2 Ethische Aspekte

Marco Gruß

Denkansätze

Dank moderner (intensiv-)medizinischer Methoden können immer ältere und kränkere Patienten zunehmend komplexere Eingriffe und Therapien mit gutem Ergebnis überstehen. Die Intensivmedizin lotet dabei medizinische Grenzen aus und überschreitet dabei gelegentlich bewusst oder unbewusst bisher bestehende „natürliche" Grenzen.

Charakteristisch ist, dass für das weitere Leben der Patienten und ihrer Angehörigen weitreichende und gravierende Entscheidungen innerhalb kurzer Zeit, manchmal auch ohne Kenntnis der für eine solide Entscheidung notwendigen Informationen getroffen werden müssen. Es muss entschieden werden, da eine Verzögerung einer Entscheidung immer auch eine Entscheidung für ein zunächst „Weiter-so" ist [1796].

Wenn das initial angestrebte Therapieziel nicht erreicht wird, der Tod des Patienten trotz aller Bemühungen unausweichlich scheint oder aber ein Überleben nur mit schwersten Einschränkungen der Lebensqualität zu erreichen ist, zweifeln oft zumindest Teile des Behandlungsteams an der „Sinnhaftigkeit" des Vorgehens. Oft treffen in solchen Situation Wünsche und Erwartungen des Patienten auf Therapieschemata vielmals noch paternalistisch geprägter Ärzte.

Die Sektion Ethik der DIVI hat 2016 in einem Positionspapier ein Prozedere für solche Situationen entwickelt [1795]. Ein strukturiertes Vorgehen kann helfen, Ängste, Unsicherheiten, Frustrationen und Enttäuschungen zu vermindern:

- fundierte Kenntnis der rechtlichen Grundlagen als Grundvoraussetzung
- Klärung der Prognose für den Patienten in seiner aktuellen Situation
- Ermittlung des Patientenwillens
- Benennung eines realistischen Therapieziels
- Festlegung des weiteren Prozederes, klare Information aller Beteiligten sowie eine transparente und eindeutige Dokumentation
- regelmäßige Reevaluation und eventuell Anpassung an die geänderte Situation oder veränderte Erwartungen
- sensibler und sorgfältiger Umgang mit den besonderen Bedürfnissen sterbender Patienten
- mögliche Konflikte antizipieren und thematisieren

Fundierte Kenntnis der rechtlichen Grundlagen

Unsicherheiten im Umgang mit schwierigen Entscheidungen entstehen oft auch aus Unkenntnis der rechtlichen Rahmenbedingungen. Um mit Teammitgliedern, Angehörigen und Patienten verschiedene Vorgehensweisen und Therapieoptionen diskutieren zu können, muss klar sein, was gemacht werden muss, darf, kann und was aber vielleicht auch gerade nicht erlaubt oder auch nicht notwendig ist. Die rechtlichen Rahmenbedingungen zur Durchführung intensivmedizinischer Maßnahmen sind Thema des vorherigen Kapitels (S. 707) und müssen beherrscht werden.

Merke

M!

Die rechtmäßige Durchführung einer medizinischen Maßnahme basiert auf den beiden Säulen der medizinischen Indikation und der Zustimmung des Patienten. Daraus folgt aber auch, dass eine (Weiter-)Behandlung nicht zulässig ist, wenn auch nur eine der beiden Voraussetzungen entfällt.

Keinesfalls darf die – oft unbegründete – Angst vor juristischen Konsequenzen dazu führen, immer zunächst eine Maximaltherapie durchzuführen.

Klärung der Prognose

Das Ermitteln der Prognose für den Patienten in seiner aktuellen Situation ist eine schwierige Aufgabe. Voraussetzung für eine sorgfältige Planung des weiteren Vorgehens ist, dass sämtliche zur Entscheidungsfindung notwendigen Befunde und Informationen vorliegen oder gegebenenfalls noch eingeholt werden. Darauf folgt eine sorgfältige multiprofessionelle Aufarbeitung, Zusammenfassung und Bewertung aller Befunde.

Naturgemäß beinhaltet eine Prognose aber neben den *objektiven* Befunden auch die unterschiedlichen, *subjektiven* Einschätzungen der behandelnden Ärzte und Pflegekräfte, wie wahrscheinlich das Erreichen eines bestimmten klinischen Zustands bzw. eines Therapieziels ist [1795]. Zu beachten ist, dass Scores zur Beschreibung von Populationen bzw. Patientengruppen entwickelt wurden und bei der Prognose für den einzelnen Patienten in aller Regel nicht hilfreich sind. Bestehende Restunsicherheiten bei der Prognosestellung sind – da jeder Mensch und jeder Krankheitsverlauf individuell ist – nie ganz auszuschließen, sollten aber ggf. klar formuliert und auch dokumentiert werden.

Ermittlung des Patientenwillens

Bei der Ermittlung des Patientenwillens stehen sich die von Beauchamp und Childress beschrieben vier Prinzipien der modernen Medizinethik [1793] manchmal scheinbar konträr gegenüber. Die in den letzten Jahren durch die Gesetzgebung gestärkte Autonomie des Patienten (z. B. BGB § 1901a–c) trifft die oft noch paternalistisch geprägte Fürsorge des Arztes. Die Fürsorge des Arztes für seine Patienten ist auf der anderen Seite Grundlage ärztlichen Handelns. Diese ist in den Berufsordnungen für Ärzte geregelt [1794] und spiegelt als „beneficience“ (Gutes tun) und „nonmaleficience“ (nicht schaden) sowie dem Streben nach Gerechtigkeit die drei anderen der von Beauchamp und Childress genannten ethischen Grundprinzipien [1793] wider.

Ausgangspunkt zur Ermittlung des Patientenwillens ist dabei stets die Autonomie des Patienten, wobei ein Bevollmächtigter bzw. Betreuer laut Gesetz den vorausverfügten Willen zur Geltung zu bringen oder bei der Findung des mutmaßlichen Willens zu helfen hat. Sie sollen befragt werden (BGB § 1901).

Merke

M!

Die behandelnden *Ärzte* entscheiden über die mögliche Erreichbarkeit eines Therapieziels. Der *Patient* entscheidet, ob das Erreichen des vorgeschlagenen Therapieziels für ihn wünschenswert ist.

Merke

M!

Bürgerliches Gesetzbuch § 1901b Gespräch zur Feststellung des Patientenwillens

- Der behandelnde Arzt prüft, welche ärztliche Maßnahme im Hinblick auf den Gesamtzustand und die Prognose des Patienten indiziert ist. Er und der Betreuer erörtern diese Maßnahme unter Berücksichtigung des Patientenwillens als Grundlage für die nach § 1901a zu treffende Entscheidung.
- Bei der Feststellung des Patientenwillens nach § 1901a Absatz 1 oder der Behandlungswünsche oder des mutmaßlichen Willens nach § 1901a Absatz 2 soll nahen Angehörigen und sonstigen Vertrauenspersonen des Betreuten Gelegenheit zur Äußerung gegeben werden, sofern dies ohne erhebliche Verzögerung möglich ist.

23

Was ist das Therapieziel?

Das Therapieziel sollte bei Aufnahme (manchmal vor Aufnahme) auf die Intensivstation bekannt sein und vor allem auch klar benannt werden. Mögliche Therapieziele können Heilung, Lebensverlängerung, Verbesserung der Lebensqualität, Symptomlinderung oder aber auch Sterbebegleitung sein [1795]. Im Optimalfall sollte das Ziel der Therapie gemeinsam mit dem Patienten besprochen und festgelegt werden, solange der Patient psychisch und physisch dazu in der Lage ist. In der Situation übliche Therapieverfahren sollten genannt und mit den Erwartungen, Wünschen und Ängsten des Patienten abgestimmt werden.

Bei Aufnahme und während des Intensivaufenthalts kann dann auf diese Absprachen/schriftlichen Festlegungen zurückgegriffen werden, wenn die Festlegung des Therapieziels mit dem Patienten aufgrund der Erkrankungsschwere nicht (mehr) möglich ist. Fälschlicherweise wird oft aus der Zustimmung des Patienten zur Aufnahme auf die Intensivstation der Wunsch nach einer maximalen Therapie abgeleitet.

Jeder am Behandlungsprozess Beteiligte sollte regelmäßig hinterfragen, ob das – ursprünglich definierte – Therapieziel noch realistisch ist und ob geplante diagnostische und therapeutische Maßnahmen auch noch mittel- und langfristig den Interessen des Patienten dienen. Hierbei sind vor allem Äußerungen bzw. eventuell frühere Mitteilungen des Patienten, aber auch Dokumente wie eine Patientenverfügung hinzuzuziehen, um den Willen/mutmaßlichen Willen des Patienten zu ermitteln. Sobald dies auch nur eine der beteiligten Seiten – Angehörige/Betreuer oder Mitglieder des Behandlungsteams – infrage stellt, sollte dies Anlass für ein gemeinsames Gespräch der behandelnden Ärzte, Pflegekräfte, Angehörigen/Betreuer sowie – wenn eben möglich – dem betroffenen Patienten sein. Voraussetzung für eine sorgfältige Planung des weiteren Vorgehens ist, dass sämtliche zur Entscheidungsfindung notwendigen Befunde und Informationen vorliegen oder eventuell noch eingeholt werden.

Weiteres Prozedere, klare Information, eindeutige Dokumentation

Das gemeinsam erarbeitete Therapieziel sollte an Patient/Angehörige sowie die Mitglieder des Behandlungsteams transparent und vor allem klar kommuniziert werden. Begriffe wie „streng konservatives Vorgehen", „keine Therapieeskalation" oder aber auch „Maximaltherapie" sollten durch eine möglichst detaillierte Beschreibung des weiteren Vorgehens spezifiziert werden.

Missverständnisse und nicht intendierte Interpretationen dieser vagen Beschreibungen sind aufgrund unterschiedlicher Erfahrungen, Lebensgeschichten sowie unterschiedlicher religiöser und ethischer Einstellungen im Behandlungsteam leider eher die Regel als die Ausnahme. Daneben führen auch häufige mündliche Übergaben aufgrund des Schichtdienstes zu Fehlern oder Fehlinterpretationen, wenn nicht klar und detailliert dokumentiert wurde.

> **Zusatzinfo**
>
> Tipps dazu finden sich beispielsweise auf der Homepage der DIVI (https://www.divi.de/empfehlungen/publikationen/ethik). Hier ist auch eine Vorlage für einen Dokumentationsbogen zu finden.

Reevaluation, Anpassung

Die getroffenen Entscheidungen sollten regelmäßig überprüft und an die aktuelle Situation angepasst werden. Es kommt häufig vor, dass während eines Intensivaufenthalts mehrere Dokumentationsbögen angelegt werden. Dies ist nicht unbedingt als ein Zeichen von Inkonsequenz oder Inkonsistenz zu deuten, sondern verdeutlicht im Gegenteil oft ein kritisches Hinterfragen der Maßnahmen. Der Zustand des Patienten kann sich zum Guten oder Schlechten verändern, aber auch die Erwartungen und Wünsche des Patienten sowie seiner Angehörigen können sich aufgrund gemachter Erfahrungen und Reflexion der Situation ändern. Das oben Gesagte zu Transparenz und klarer Dokumentation gilt natürlich weiter.

Sensibler Umgang mit den Bedürfnissen sterbender Patienten

Eine adäquate Begleitung in den letzten Wochen, Tagen oder Stunden ist ureigene ärztliche und pflegerische Aufgabe, unverzichtbar und immer geboten („Sterbebegleitung" im eigentlichen Sinne – Hilfe im Sterben!). So heißt es auch in § 1 Satz 2 der aktuellen Musterweiterbildungsordnung der Bundesärztekammer: „Aufgabe der Ärztinnen und Ärzte ist es, das Leben zu erhalten, die Gesundheit zu schützen und wiederherzustellen, Leiden zu lindern, Sterbenden Beistand zu leisten und an der Erhaltung der natürlichen Lebensgrundlagen im Hinblick auf ihre Bedeutung für die Gesundheit der Menschen mitzuwirken." [1794]

Soweit dies im Intensivbereich möglich ist, sollen die Patienten wenn eben möglich in Entscheidungsprozesse eingebunden werden. Oft ist es angemessen, bestimmte bisherige Therapien zu beenden. Wichtig ist, im Verlauf darauf zu achten, ob sich bereits vorhandene Symptome verschlechtern (Schmerzen!) und/oder neue Beschwerden auftreten (z. B. Verwirrtheit, Delir, Angst, Atemnot).

Auch für die Intensivstation müssen klare Konzepte vorliegen, wie mit Schmerzen, Unruhe und Angst, Panikattacken, Sterberasseln oder Atemnot umgegangen wird. Klare Vorgaben können verhindern, dass vor allem unerfahrenere Kolleginnen und Kollegen aus Angst vor Nebenwirkungen zu zurückhaltend verschreiben. Auf der anderen Seite sind Transparenz im Team und eine konsequente Orientierung an klinischen Symptomen sowie eine gute Dokumentation essenziell, um Missbrauch potenter Medikamente wie etwa Morphin zu vermeiden. Beispiel für eine Dokumentation: „Morphin 3 mg als Bolus gegeben und Morphinperfusor von 20 mg/h auf 30 mg/h erhöht, da der Patient unter laufender Medikation noch schmerzgeplagt wirkt und tachypnoeisch ist."

Neben den rein medizinischen Aspekten sollten weitere Punkte mit dem Ziel einer *ganzheitlichen* Betreuung beachtet werden (unter anderem nach Fr. Dr. Mayer-Steinacker, Klinik für Innere Medizin III, Hämatologie, Onkologie, Palliativmedizin, Rheumatologie und Infektionskrankheiten, Universitätsklinikum Ulm):

- optimale Symptomkontrolle, aber auch emotionale Stabilisierung und Wahrhaftigkeit, Berücksichtigen spiritueller Gesichtspunkte
- Würde des Patienten erhalten
- Angehörige bzw. das soziale Umfeld zur Begleitung des Sterbenden anleiten/ befähigen/ einbeziehen und diese unterstützen (Trauerbegleitung als integraler Bestandteil)
- Selbstständigkeit und Selbstbestimmung sollen bis zuletzt unterstützt werden

Kernbedürfnisse sterbender Menschen können sein:

- nicht alleine, sondern inmitten vertrauter Menschen an vertrautem Ort zu sterben
- im Sterben nicht unter starken körperlichen Beschwerden (Schmerzen, Atemnot, Unruhe) leiden zu müssen
- Zeit für Regelung unerledigter Dinge zu haben
- die Sinnfrage (z. B. nach dem Sinn des Lebens, des Leidens und des Sterbens) und die Frage nach dem Danach stellen zu können und mit vertrauten Menschen zu erörtern

Umgang mit Konflikten

Trotz aller Bemühungen um ein strukturiertes und transparentes Vorgehen werden Konflikte auftreten. Voraussetzung für eine konstruktive Zusammenarbeit ist es aber, dass eine Atmosphäre herrscht, in der diese Konflikte bzw. zunächst auch Unbehagen geäußert und thematisiert werden können. Neben unterschiedlichen Erfahrungen, Lebensgeschichten sowie differenten religiösen und ethischen Einstellungen im Behandlungsteam spielt die unterschiedliche Nähe im Patientenkontakt eine erhebliche Rolle. Nahezu immer stehen Pflegekräfte zeitlich und emotional viel näher an Patienten und Angehörigen als Ärzte. Letztendlich sollten – nach Besprechung im Team – immer diejenigen entscheiden, die in der jeweiligen Situation die Verantwortung tragen. Umso wichtiger ist allerdings, dass die Entscheidung für die anderen, sei es pflegerische oder ärztliche Kollegen oder aber Angehörige oder der Patient selbst, so transparent und nachvollziehbar wie möglich begründet wird. Transparenz und Wissen um Hintergründe zu Entscheidungen helfen, diese besser nachvollziehen zu können.

Neben regelmäßigen Teambesprechungen können auch *Ethikkonsile* oder aber ein klinisches *Ethikkomitee* genutzt werden, um Diskussionen zu versachlichen. Gerade in Konfliktsituationen hilft es den Betroffenen, dass „ihre" Argumente durch ein externes Gremium gehört, ernst genommen und gewertet werden.

Literatur

[1793] Beauchamp TL, Childress JF. Principles of biomedical ethics. 7th ed. New York NY: Oxford University Press; 2013

[1794] Bundesärztekammer. (Muster-)Berufsordnung für die in Deutschland tätigen Ärztinnen und Ärzte. MBO-Ä 1997; 2018

[1795] Neitzke G, Burchardi H, Duttge G et al. Limits of the meaningfulness of intensive care medicine: Position paper of

the Ethics Section of DIVI. Med Klin Intensivmed Notfmed; doi:10.1007/s00063-016-0202-8
[1796] Salomon F, Hrsg. Praxisbuch Ethik in der Intensivmedizin. Berlin: MWV Medizinisch Wissenschaftliche Verlagsgesellschaft mbH & Co. KG; 2009

Sachverzeichnis

B

C

D

H

N

Q

R

S

T

U

V

W

Z